PEDIATRIA AMBULATORIAL

2ª Edição

PEDIATRIA AMBULATORIAL

2ª Edição

Eduardo Jorge da Fonseca Lima
Doutor em Saúde Materno-Infantil pelo Instituto de Medicina Integral
Professor Fernando Figueira – IMIP
Mestre em Saúde da Criança e do Adolescente pela Universidade Federal de Pernambuco – UFPE
Coordenador da Pós-graduação *Lato Sensu* do IMIP
Coordenador da Pós-graduação da Sociedade Brasileira de Pediatria – SBP
Coordenador de Tutor da Faculdade Pernambucana de Saúde – FPS
Médico Assistente do Ambulatório Geral de Pediatria do IMIP

Márcio Fernando Tavares de Souza
Mestre em Saúde Materno-Infantil pelo IMIP
Médico Assistente do Ambulatório Geral de Pediatria do IMIP
Médico Assistente do Hospital Geral de Pediatria Helena Moura

Rita de Cássia Coelho Moraes de Brito
Doutora em Saúde Materno-Infantil pelo IMIP
Mestre em Saúde da Criança e do Adolescente pela UFPE
Professora Adjunta de Pediatria da FCM-UPE
Médica Assistente do Ambulatório Geral de Pediatria do IMIP
Médica Assistente do Serviço de Pediatria do Hospital da Restauração – Recife-PE

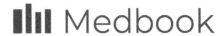

PEDIATRIA AMBULATORIAL – 2ª edição
Direitos exclusivos para a língua portuguesa
Copyright © 2017 by
MEDBOOK – Editora Científica Ltda.

Nota da editora: Os organizadores desta obra verificaram cuidadosamente os nomes genéricos e comerciais dos medicamentos mencionados e também conferiram os dados referentes à posologia, objetivando fornecer informações acuradas e de acordo com os padrões atualmente aceitos. Entretanto, em virtude do dinamismo da área da saúde, os leitores devem prestar atenção às informações fornecidas pelos fabricantes para que possam se certificar de que as doses preconizadas ou as contraindicações não sofreram modificações, principalmente em relação a substâncias novas ou prescritas com pouca frequência. Os organizadores e a editora não podem ser responsabilizados pelo uso impróprio nem pela aplicação incorreta de produto apresentado nesta obra.

Apesar de terem envidado esforço máximo para localizar os detentores dos direitos autorais de qualquer material utilizado, os organizadores e a editora estão dispostos a acertos posteriores caso, inadvertidamente, a identificação de algum deles tenha sido omitida.

Editoração Eletrônica: *Adielson Anselme*

Capa: *Thaissa Fonseca*

CIP-BRASIL. CATALOGAÇÃO NA PUBLICAÇÃO
SINDICATO NACIONAL DOS EDITORES DE LIVROS, RJ

P394

Pediatria ambulatorial / organização Eduardo Jorge da Fonseca Lima; coordenção Márcio Fernando Tavares de Souza; compilação Rita de Cássia Coelho Moraes de Brito.
2. ed. - Rio de Janeiro: MedBook, 2017.
    720 p. : il. ; 28 cm.

ISBN 978-85-83690214

1. Pediatria. I Lima, Eduardo Jorge da Fonseca. II. Souza, Márcio Fernando Tavares de. III. Brito, Rita de Cássia Coelho Moraes de.

16-34605   CDD: 618.92
                                   CDU: 616-053.2

12/07/2016   14/07/2016

Reservados todos os direitos. É proibida a duplicação ou reprodução deste volume, no todo ou em parte, sob quaisquer formas ou por quaisquer meios (eletrônico, mecânico, gravação, fotocópia, distribuição na Web ou outros), sem permissão expressa da Editora.

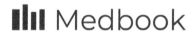

MEDBOOK – Editora Científica Ltda.
Avenida Treze de Maio 41/salas 803 e 804 – Cep 20.031-007 – Rio de Janeiro – RJ
Telefones: (21) 2502-4438 e 2569-2524 – **www.medbookeditora.com.br**
contato@medbookeditora.com.br – vendasrj@medbookeditora.com.br

Colaboradores

Adélia Maria de Miranda Henriques-Souza
Doutora e Mestre em Neurociências e Ciências do Comportamento – UFPE. Neurologista Infantil do IMIP e do Hospital da Restauração – Recife-PE. Presidente da Liga Brasileira de Epilepsia (LBE) no Biênio 2014-2016. Médica Assistente do Ambulatório de Neurologia Pediátrica do IMIP.

Adriana Guerra de Castro Borges
Doutora em Saúde da Criança e do Adolescente – UFPE. Mestre em Saúde da Criança e do Adolescente – UFPE. Professora da Pós-graduação em Fonoaudiologia – FAC REDENTOR.

Adriano Almeida Calado
Professor Livre-Docente em Urologia pela Universidade de São Paulo – USP. Doutor em Medicina (Urologia) – UNIFESP – São Paulo. Professor Adjunto da Disciplina de Urologia – FCM-UPE.

Aline de Moura Castro
Bacharel em Fonoaudiologia – FUNESO/UNESF. Especialista em Motricidade. Fonoaudióloga do IMIP.

Alline Ramos Cavalcanti Veras
Especialista em Oftalmologia pelo IOR do Recife e Hospital de Olhos Santa Luzia.

Amira Consuêlo de Melo Figueiras
Doutora em Ciências pelo Programa de Pediatria e Ciências Aplicadas à Pediatria da USP. Docente de Pediatria do Curso de Medicina da UFPA. Coordenadora do Ambulatório de Autismo do Centro de Atenção à Saúde da Mulher e da Criança – CASMUC/UFPA. Médica Pediatra.

Ana Angelica Barros de Avelar
Enfermeira Assistente do IMIP.

Ana Carla Augusto Moura Falcão
Mestre em Saúde da Criança e do Adolescente – UFPE. Residência Médica em Pediatria – USP. Especialização em Alergia e Imunologia – USP. Médica Assistente do Ambulatório de Alergia e Imunologia do IMIP.

Ana Carla Lins Neves Gueiros
Mestre em Saúde da Criança e do Adolescente – UFPE. Especialização em Endocrinologia Pediátrica – IMIP. Residência Médica em Pediatria – FCM/UPE. Médica Assistente do Ambulatório de Endocrinologia Pediátrica do IMIP.

Ana Carolina Valença Collier
Residência Médica em Oftalmologia no Instituto Hilton Rocha. Especialização em Estrabismo pela Santa Casa de Misericórdia de São Paulo. Médica Assistente em Oftalmologia do IMIP. Chefe do Serviço de Oftalmopediatria e Estrabismo do IOR. Médica Assistente do Ambulatório de Oftalmologia do IMIP.

Ana Catarina Gaioso Lucas Leite
Doutora em Odontopediatria – FOP/UPE. Mestre em Odontopediatria pela FOP/UPE. Odontopediatra do IMIP.

Ana Cecília Menezes de Siqueira
Especialização em Gastroenterologia Pediátrica pela Universidade Federal de São Paulo – UNIFESP. Residência Médica em Pediatria – HR/SUS. Coordenadora Médica do CETREIM (Centro de Tratamento de Erros Inatos do Metabolismo) – IMIP.

Ana Cecília Silveira Lins Sucupira
Doutora em Medicina pela FMUSP. Médica do Ambulatório Geral de Pediatria do Instituto da Criança – FMUSP.

Ana Cláudia de Aquino Carneiro Lacerda
Especialização em Nefrologia Pediátrica pelo IMIP. Médica Assistente da Nefrologia Pediátrica do IMIP.

Ana Hermínia de Azevedo Ferreira
Título de Especialista em Pediatria com Área de Atuação em Endocrinologia Pediátrica. Médica Assistente do Ambulatório de Endocrinologia Pediátrica do IMIP.

Ana Luiza Magalhães de Andrade Lima
Residente do Serviço de Cardiologia Pediátrica do IMIP.

Ana van der Linden
Professora Assistente do Departamento de Neuropsiquiatria da UFPE. Médica Assistente do Ambulatório de Neurologia Infantil do IMIP.

André Araújo de Vasconcelos
Especialização em Oftalmologia pela Fundação Altino Ventura. *Fellow* em Cirurgia Plástica e Vias Lacrimais no Instituto Hilton Rocha. Especialização em Oncologia Ocular no Hospital A.C. Camargo e na Escola Paulista de Medicina.

André Pimentel
Pós-graduado em Psiquiatria da Criança e do Adolescente pela Universidade Estácio de Sá. Médico com Especialização na Área de Pediatria pela SBP. Preceptor das Disciplinas de Saúde Integral do Adolescente e Pediatria do Centro Universitário Maurício de Nassau – UniNassau – Recife/PE.

Andréa de Melo Santos
Médica Assistente do CETREIM-IMIP.

Ariani Impieri de Souza
Doutora em Nutrição pela UFPE. Médica Ginecologista com Título de Qualificação em Ginecologia Infanto-Puberal pela SOGIA (Sociedade de Ginecologia e Obstetrícia da Infância e Adolescência). Docente da Graduação em Medicina da FPS e da Pós-graduação em Saúde Materno-Infantil do IMIP.

Arino Faria de Oliveira Neto
Médico Residente em Pediatria do IMIP.

Betinha Cordeiro Fernandes (Elizabeth)
Doutora em Saúde Materno-Infantil – IMIP. Professora Adjunta de Neonatologia e Puericultura da UFPE. Professora Titular da Disciplina de Assistência Integral à Saúde do Adolescente do Centro Universitário Maurício de Nassau – UniNassau – Recife/PE.

Cândida Augusta Rebêlo de Moraes Guerra
Mestre em Odontologia com Área de Concentração em Odontopediatria pela FOP/UPE. Odontopediatra do IMIP.

Carla Baptista Vasquez Cordeiro
Mestre em Avaliação em Saúde. Coordenadora do Serviço de Fonoaudiologia do IMIP.

Carlos Alexandre Antunes de Brito
Pós-doutorado – Centro de Pesquisa Aggeu Magalhães/FIOCRUZ. Doutor em Saúde Pública – Centro de Pesquisas Aggeu Magalhães. Mestre em Medicina Interna – UFPE. Professor Adjunto do Centro de Ciência da Saúde – UFPE.

Carlos Henrique Bacelar Lins de Albuquerque
Médico Assistente do Hospital Geral de Pediatria do IMIP. Médico Assistente da Disciplina de Pediatria da UFPE.

Claudia Andrade Coutinho
Mestre em Ciências da Saúde pela Faculdade de Ciências Médicas da Santa Casa de São Paulo – FCMSCSP. Especialização em Endocrinologia Pediátrica pela Santa Casa em São Paulo. Médica Assistente do Ambulatório de Endocrinologia Pediátrica do IMIP.

Cláudia Machado Siqueira
Pediatra com Área de Atuação em Neuropediatria. Professora Assistente do Departamento de Pediatria da Faculdade de Medicina da Universidade Federal de Minas Gerais – UFMG. Especialista em Neuropsicologia pela UNICAMP. Mestre em Saúde da Criança e do Adolescente pela UFMG. Doutoranda em Saúde da Criança e do Adolescente pela UFMG. Coordenadora do Laboratório de Estudo dos Transtornos de Aprendizagem (LETRA) do Hospital das Clínicas/UFMG.

Cláudia Marina Tavares de Araújo
Doutora em Nutrição – UFPE. Mestre em Nutrição – UFPE. Professor Adjunto IV – Fonoaudiologia – UFPE.

Cleusa Cavalcanti Lapa Santos
Mestre em Medicina Interna pela UFPE. Coordenadora do Serviço de Cardiologia Pediátrica do IMIP.

Cristina de Paula Quirino Mello
Médica Assistente do Ambulatório de Cardiologia Pediátrica do IMIP.

Daniela Saraiva Guerra Lopes
Residência Médica em Nefrologia Pediátrica – IMIP. Médica Assistente da Nefrologia Pediátrica do IMIP.

Daniele Rodrigues Leal
Mestre em Avaliação em Saúde – IMIP. Médica Assistente da Emergência Pediátrica do IMIP. Tutora da Faculdade Pernambucana de Saúde – FPS.

Deborah Maria de Castro Barbosa Leal
Residência Médica em Dermatologia – IMIP. Médica Assistente da Dermatologia do IMIP.

Edjane Figueiredo Burity
Doutora em Saúde Materno-Infantil do IMIP. Mestre em Saúde da Criança e do Adolescente pela UFPE. Médica Pneumologista Pediátrica do Hospital de Pediatria Helena Moura.

Edvaldo Souza Silva
Doutor em Saúde Materno-Infantil pelo IMIP. Mestre em Imunologia pela London School of Hygiene Tropical Medicine. Médico Assistente do Ambulatório de Alergia e Imunologia do IMIP.

Eduardo Andrada Pessoa de Figueiredo
Preceptor de Clínica Médica e Geriatria. Titulado pela SBGG em Geriatria. Supervisor do Programa de Geriatria do HC-UFPE.

Eduardo Jorge da Fonseca Lima
Doutor em Saúde Materno-Infantil pelo IMIP. Mestre em Saúde da Criança e do Adolescente pela UFPE. Coordenador da Pós-graduação *Lato Sensu* do IMIP. Coordenador da Pós-graduação da Sociedade Brasileira de Pediatria – SBP. Coordenador de Tutor da Faculdade Pernambucana de Saúde – FPS. Médico Assistente do Ambulatório Geral de Pediatria do IMIP.

Emanuel Sávio Cavalcanti Sarinho
Doutor em Medicina – UFPE. Mestre em Saúde da Criança e do Adolescente – UFPE. Professor Associado 1 da Disciplina de Pediatria da UFPE. Coordenador da Pós-graduação em Ciências da Saúde – UFPE.

Eunice Mitiko Okuda
Doutora em Medicina pela Faculdade de Ciências Médicas da Santa Casa de São Paulo. Médica Assistente do Departamento de Pediatria da Irmandade Santa Casa de Misericórdia de São Paulo – Serviço de Reumatologia Pediátrica.

Fabiana Araújo Sperandio
Doutora em Medicina pela Faculdade de Medicina da USP. Especialista pela Sociedade Brasileira de Otorrinolaringologia. Coordenadora da Residência Médica em Otorrinolaringologia do IMIP. Médica Assistente do Ambulatório de Otorrinolaringologia do IMIP.

Fernanda Maria Ulisses Montenegro
Doutora em Saúde Materno-Infantil – IMIP. Mestre em Saúde Materno-Infantil – IMIP. Tutora da Faculdade Pernambucana de Saúde – FPS. Médica Assistente do Ambulatório Geral de Pediatria do IMIP.

Fernanda Pessa Valente
Especialista em Cardiologia Pediátrica pela SBC e em Cardiologia pelo IMIP. Médica Assistente em Cardiologia Pediátrica do IMIP.

Fernando Antônio Ribeiro de Gusmão Filho
Doutor em Saúde Pública (Centro de Pesquisas Aggeu Magalhães – Fundação Oswaldo Cruz). Mestre em Medicina (Pediatria) – USP. Médico Pediatra com Complementação Especializada em Infectologia Pediátrica – USP. Professor de Medicina da UPE.

Fernando Moraes Neto
Coordenador do Serviço de Cirurgia Cardíaca do IMIP.

Francisco Mário de Biase Neto
Médico Especialista em Otorrinolaringologia. Coordenador do Departamento de Otorrinolaringologia do IMIP. Médico Assistente do Ambulatório de Otorrinolaringologia do IMIP.

Francylene Malheiros Cesar Macedo
Residência em Pneumologia Pediátrica no IMIP. Médica Assistente da Pneumologia Pediátrica do Hospital Geral Otávio de Freitas – SUS/PE.

Georgia Lima de Paula
Residência Médica em Gastroenterologia e Hepatologia Pediátrica – UNIFESP. Médica Assistente do Ambulatório de Gastroenterologia Pediátrica – IMIP.

Gerlane Alves Pontes da Silva
Médica Pediatra – Coordenadora do Hospital-Dia – HIV/IMIP. Médica Assistente do Ambulatório de Alergia e Imunologia do IMIP.

Giselia Alves Pontes da Silva
Doutora em Pediatria e Ciências Aplicadas à Pediatria pela EPM/UNIFESP. Especialista em Gastroenterologia Pediátrica pela SBP/AMB. Professora Titular de Pediatria – UFPE. Pesquisadora CNPQ.

Homero Rabelo Pena
Doutorando em Saúde da Criança e do Adolescente pela UFPE. Mestre em Saúde da Criança e do Adolescente pela UFPE. Médico Nutrólogo com Título de Especialista pela Associação Brasileira de Nutrologia (ABRAN/MEC). Título de Especialista em Pediatria pela SBP.

Iracy de Oliveira Araújo
Especialização em Nefrologia Pediátrica pelo IMIP. Médica Assistente da Nefrologia Pediátrica do IMIP.

Isabel Cristina Neves de Souza
Doutora em Ciências pelo Programa de Pediatria e Ciências Aplicadas à Pediatria da USP. Docente de Pediatria do Curso de Medicina da UFPA. Coordenadora do Ambulatório de Genética do Hospital Universitário Bettina Ferro de Souza. Médica Pediatra e Geneticista.

Ivanise Helena Bezerra Torres
Doutora em Nutrição – UFPE. Mestre em Pediatria pela UFPE. Professora Associada de Pediatria – UFPE. Coordenadora do Curso de Graduação em Medicina – UFPE.

Izabel Ribeiro da Cunha Lima
Mestrado em Medicina (Pediatria) – Faculdade de Ciências Médicas da Santa Casa de São Paulo. Residência Médica em Reumatologia Pediátrica – Irmandade da Santa Casa de Misericórdia de São Paulo – SCM/SP. Médica Assistente do Ambulatório de Reumatologia Pediátrica do IMIP.

Jailson de Barros Correia
Doutor em Medicina pela Universidade de Liverpool. Professor da Disciplina de Doenças Infecciosas e Parasitárias da UPE.

Jaqueline Cabral Peres
Mestre em Saúde da Criança e do Adolescente pela UFPE. Residência Médica em Hematologia/Hemoterapia – HEMOPE. Médica Hematologista Infantil – HEMOPE.

Joakim Cunha Rego
Mestre em Saúde Materno-Infantil do IMIP. Médico Assistente em Pneumologia Pediátrica do Hospital Otávio de Freitas.

João Bosco de Oliveira Filho
Pós-doutorado – National Institutes of Health. Doutorado em Imunologia Experimental – Universidade de Amsterdam. Doutor em Patologia – Universidade de São Paulo – USP. Residência Médica em Clínica Médica – UFPE.

João Guilherme Bezerra Alves
Doutor em Medicina pela UFPE. Diretor de Ensino do IMIP. Coordenação da Pós-graduação *Stricto Sensu* do IMIP. Professor Adjunto de Puericultura da UPE.

José Pacheco Martins Ribeiro Neto
Mestrado em Saúde da Criança e do Adolescente – UFPE. Especialização em Nefrologia Pediátrica – FCMS/CSP. Chefe da Unidade Renal Pediátrica do IMIP. Coordenador dos Tutores da Faculdade Pernambucana de Saúde – FPS.

Juliana Borges Fontan
Residência em Dermatologia – HUOC-UPE. Médica Assistente de Dermatologia – IMIP.

Karla Danielle Xavier do Bomfim
Mestre em Saúde Materno-Infantil pelo IMIP. Médica Assistente do Ambulatório Geral de Pediatria do IMIP.

Kátia Galeão Brandt
Doutora em Ciências – USP. Mestre em Saúde da Criança e do Adolescente – UFPE. Professora Adjunta do Departamento Materno-Infantil da UFPE.

Lídia Neves Vieira Bastos
Mestre Acadêmica em Saúde Pública do Centro de Pesquisas Aggeu Magalhães/Fundação Oswaldo Cruz – Recife/PE. Especialização em Oncologia Pediátrica pelo IMIP.

Lígia Helena Pessoa de Melo
Mestre em Medicina Tropical – UFPE. Residência Médica em Clínica Médica – HBL/SUS/PE. Residência Médica em Dermatologia e Dermatologia Cirúrgica – UFPE. Médica Assistente de Dermatologia – IMIP. Tutora da Faculdade Pernambucana de Saúde – FPS.

Lígia Maria Kelner Silveira (*In memoriam*)
Fonoaudióloga do IMIP.

Lígia Patrícia de Carvalho Batista Éboli
Mestre em Ciência pela UNIFESP. Residência Médica em Transplante Hepático Pediátrico e Gastroenterologia Pediátrica pela UNIFESP. Médica Assistente do Ambulatório de Hepatologia Pediátrica do IMIP. Tutora da Faculdade Pernambucana de Saúde – FPS.

Lucas Victor Alves
Mestre Profissional em Tecnologias e Atenção à Saúde – UNIFESP. Residência Médica em Neurologia Infantil – UNIFESP. Residência Médica em Pediatria – HC/UFPE. Tutor da Faculdade Pernambucana de Saúde – FPS. Médico Assistente do Ambulatório de Neurologia Pediátrica do IMIP.

Lúcia Helena Guimarães Rodrigues
Médica Assistente da Emergência Pediátrica do IMIP.

Luciana Cordeiro Souza Lima
Mestre em Educação para Profissionais de Saúde pela Faculdade Pernambucana de Saúde. Médica Assistente do Hospital Geral de Pediatria do IMIP.

Luciana Mendonça Alves
Pós-doutora em Linguística pelo Laboratoire Parole et Langage – França. Doutora e Mestre em Estudos Linguísticos pela UFMG. Especialista em Fonoaudiologia Educacional pelo Conselho Federal de Fonoaudiologia. Docente do Curso de Graduação em Fonoaudiologia do Centro Universitário Metodista Izabela Hendrix – Belo Horizonte-MG e do Curso de Pós-graduação do CEFAC. Colaboradora do Laboratório de Estudos dos Transtornos da Aprendizagem (LETRA) do HC-UFMG. Fonoaudióloga pelo Centro Universitário Metodista Izabela Hendrix – Belo Horizonte-MG.

Luciana Santana Lima
Mestre em Saúde Materno-Infantil pelo IMIP. Residência em Cirurgia Geral – HOC/UPE. Residência em Cirurgia Pediátrica pelo IMIP. Médica Assistente de Cirurgia Pediátrica – IMIP.

Luciano Lira de Albuquerque
Mestre em Saúde Materno-Infantil pelo IMIP. Especialização pelo Conselho Brasileiro de Oftalmologia. Coordenador do Ambulatório de Oftalmologia do IMIP. Médico Assistente do Ambulatório de Oftalmologia do IMIP.

Luiz Paulo Marques Piccinini
Residência Médica em Cardiologia Pediátrica pelo IMIP. Médico Assistente em UTIP do IMIP.

Luziene Alencar Bonates Lima
Especialização em Cardiologia Pediátrica pelo IMIP. Médica Assistente da Cardiologia Infantil do IMIP.

Lygia Carmen de Moraes Vanderlei
Doutora em Saúde Pública na Universidade Autônoma de Barcelona. Mestre em Saúde Materno-Infantil pelo IMIP. Professora da Pós-graduação em Saúde Materno-Infantil do IMIP. Editora da Revista Brasileira de Saúde Materno-Infantil. Pesquisadora do grupo de estudos em Gestão e Avaliação em Saúde do IMIP (GEAS).

Manuela Torres Camara Lins
Mestre em Saúde da Criança e do Adolescente – UFPE. Residência em Pediatria – HCPE. Residência em Gastroenterologia Pediátrica – IMIP. Médica Assistente do Ambulatório de Gastroenterologia Pediátrica – IMIP.

Mara Alves da Cruz Gouveia
Mestre em Saúde da Criança e do Adolescente – UFPE. Residência em Gastroenterologia Pediátrica – IMIP. Especialização em Gastroenterologia e Nutrologia Pediátrica no Hospital La Paz, Madri/Espanha. Médica Assistente do Ambulatório de Gastroenterologia Pediátrica do IMIP.

Marcela Corrêa de Araújo Pandolfi
Residência Médica em Pediatria – UPE. Especialização em Nefrologia Pediátrica pelo IMIP. Título de Especialista em Pediatria – SBP/AMB – e Certificado de atuação na área de Nefrologia Pediátrica – SBP/SBN/AMB. Médica Assistente da Nefrologia Pediátrica do IMIP.

Marcela Flávia Terra Cruz
Residente do Serviço de Cardiologia Pediátrica do IMIP.

Marcella Maria de Souza Araújo Figueira
Residência em Clínica Médica – HAM/SUS/PE. Residência Médica em Dermatologia – IMIP. Médica Assistente em Dermatologia do IMIP.

Marcello Pitta Pontual
Mestre em Saúde da Criança e do Adolescente – UFPE. Médico Assistente da Nefrologia Pediátrica do IMIP.

Marcelo Longman Mendonça
Doutor em Ciências Médicas pela Faculdade de Medicina da USP. Especialista pela Sociedade Brasileira de Otorrinolaringologia. Preceptor da Residência Médica em Otorrinolaringologia do IMIP. Médico Assistente do Ambulatório de Otorrinolaringologia do IMIP.

Márcia Jaqueline Alves de Queiroz Sampaio
Mestre em Saúde Materno-Infantil pelo IMIP. Médica Assistente do Ambulatório Geral de Pediatria do IMIP e do Hospital da Restauração. Coordenadora do Ambulatório Geral de Pediatria do IMIP.

Márcia Maria Melo de Souza
Médica Assistente do Ambulatório Geral de Pediatria do IMIP.

Márcia Maria Pessoa Santos
Médica Assistente da Otorrinolaringologia do IMIP.

Márcio Fernando Tavares de Souza
Mestre em Saúde Materno-Infantil pelo IMIP. Médico Assistente do Ambulatório Geral de Pediatria do IMIP. Médico Pediatra Assistente do Hospital de Pediatria Helena Moura.

Margarida Maria de Castro Antunes
Doutora em Saúde da Criança e do Adolescente – UFPE. Mestre em Saúde da Criança e do Adolescente – UNICAMP. Especialização em Gastropediatria – UNICAMP. Professora Adjunta do Departamento Materno-Infantil – UFPE.

Maria Angela Wanderley Rocha
Mestre em Medicina – UPE. Professora Regente da Disciplina de Doenças Infectocontagiosas Pediátricas – FCM/UPE.

Maria Carmelita Maia e Silva
Doutorado pela FIOCRUZ/Centro de Pesquisa Aggeu Magalhães – Recife. Mestre em Nutrição e Saúde Pública pela UFPE. Médica da Prefeitura do Recife – Instituto de Medicina Legal de Pernambuco (IML).

Maria Cristina Ventura Ribeiro
Mestre em Medicina Interna pela UFPE. Responsável pelo Setor de Ecocardiografia Pediátrica do IMIP. Médica Assistente do Ambulatório de Cardiologia Pediátrica do IMIP.

Maria das Graças Moura Lins
Doutora em Saúde da Criança e do Adolescente – UFPE. Mestre em Saúde da Criança e do Adolescente – UFPE.

Maria de Fátima Marinho de Souza
Mestre em Saúde do Adolescente pela UPE. Preceptora da Disciplina de Saúde Integral do Adolescente do Centro Universitário Maurício de Nassau – UniNassau – Recife-PE. Pediatra/Hebiatra.

Maria de Fátima Pessoa de Araújo Sabino
Mestre em Odontopediatria – FOP/UPE. Odontopediatra do IMIP.

Maria Dilma Bezerra de Vasconcellos Piscoya
Doutora em Saúde da Criança e do Adolescente – UFPE. Mestre em Saúde da Criança e do Adolescente – UFPE. Médica Assistente do Ambulatório Geral de Pediatria do IMIP.

Maria do Carmo Mangelli Ferreira
Psicóloga – Especialista em Neuropsicologia – UNICAMP. Mestre em Saúde da Criança e do Adolescente pela UFMG. Subcoordenadora do Laboratório de Estudo dos Transtornos de Aprendizagem (LETRA) do Hospital das Clínicas/UFMG.

Maria Eugênia Farias Almeida Motta
Doutora em Pediatria e Ciências Aplicadas à Pediatria pela EPM/UNIFESP. Especialista em Gastroenterologia Pediátrica pela SBP/AMB. Professora Adjunta 1 de Pediatria – UFPE.

Maria Goretti de Souza Lima
Doutoranda em Odontopediatria – FOP/UPE. Mestre em Odontopediatria – FOP/UPE. Odontopediatra do IMIP.

Maria Helena Cananea
Médica Assistente do Hospital Barão de Lucena. Médica Assistente do Hospital Maria Lucinda. Pediatra/Hebiatra.

Maria Isabella Londres Lopes
Mestre em Saúde da Criança e do Adolescente pela UFPE. Médica Assistente da Disciplina de Pediatria da UFPE.

Maria Júlia Gonçalves de Mello
Doutora em Medicina Tropical – UFPE. Mestre em Saúde Materno-Infantil – IMIP. Docente e Pesquisadora da Pós-graduação do IMIP. Tutora da Faculdade Pernambucana de Medicina – FBV-IMIP.

Marina Coutinho Domingues Querino
Residência em Dermatologia – HUOC-UPE. Médica Assistente de Dermatologia no IMIP.

Marta Cedrim Pituba
Médica Ginecologista com Título de Qualificação em Ginecologia Infanto-Puberal pela SOGIA (Sociedade de Ginecologia e Obstetrícia da Infância e Adolescência). Médica Assistente do Ambulatório de Ginecologia Infanto-Puberal do Centro de Atenção à Mulher do IMIP.

Matilde Campos Carrera
Doutora em Medicina Tropical – UFPE. Mestre em Medicina Tropical – UFPE. Especialização em Dermatologia – UFPE. Professora Adjunta de Dermatologia – UFPE. Tutora da Faculdade Pernambucana de Saúde – FPS. Médica Assistente de Dermatologia do IMIP.

Michela Cynthia da Rocha Marmo
Doutoranda em Saúde da Criança e do Adolescente – UFPE. Mestre em Ciências Aplicadas à Pediatria – UNIFESP-EPM. Especialista em Gastroenterologia Pediátrica pela SBP/AMB. Tutora da Faculdade Pernambucana de Saúde – FPS. Médica Assistente do Ambulatório de Gastroenterologia Pediátrica – IMIP.

Murilo Carlos Amorim de Britto
Doutor em Saúde Pública – FIOCRUZ. Mestre em Saúde Materno-Infantil – IMIP. Tutor da Faculdade Pernambucana de Saúde – FPS. Médico Assistente da Pneumologia Pediátrica do IMIP.

Nara Vasconcelos Cavalcanti
Doutora em Saúde Materno-Infantil – IMIP. Mestre em Pediatria Tropical – Liverpool School of Tropical Medicine (LSTM) – Inglaterra. Professora Adjunta de Pediatria da FCM/UPE. Médica Assistente da Enfermaria de Pediatria do IMIP.

Nathália Amanda de Vasconcellos Piscoya
Acadêmica do Curso de Medicina da UFPE.

Noélia Maria Cedrim Barbalho
Pediatra – Médica Assistente do Ambulatório Geral de Pediatria do IMIP.

Patrícia Gomes de Matos Bezerra
Doutora em Saúde Materno-Infantil pelo IMIP. Mestre em Saúde da Criança e do Adolescente – UFPE. Médica Assistente da Pneumologia Pediátrica do IMIP. Coordenação do Serviço de Doenças Respiratórias do IMIP. Tutora da Faculdade Pernambucana de Saúde – FPS.

Paula Teixeira Lyra
Mestranda em Saúde Materno-Infantil do IMIP. Residência Médica em Alergia e Imunologia na UFPE. Médica Assistente do Ambulatório de Alergia e Imunologia do IMIP.

Paulo Germano de Frias
Doutor em Saúde da Criança e do Adolescente – UFPE. Mestre em Saúde da Criança e do Adolescente – UFPE. Pesquisador do grupo de estudos em Gestão e Avaliação em Saúde do IMIP (GEAS). Técnico da Coordenação de Saúde da Criança da Prefeitura da Cidade do Recife.

Paulo Sergio Gomes Nogueira Borges
Doutorando em Saúde Materno-Infantil pelo IMIP. Mestre em Saúde da Criança e do Adolescente – UFPE. Residência Médica em Cirurgia Pediátrica pelo IMIP. Residência em Cirurgia Geral pelo HBL/SUS. Coordenador da Cirurgia Pediátrica do IMIP.

Rafaela Rodrigues Pitanga de Macêdo
Complementação Especializada em Hepatologia Pediátrica pelo Instituto da Criança da Faculdade de Medicina da Universidade de São Paulo – USP. Residência Médica em Pediatria pelo Hospital Universitário Oswaldo Cruz – HUOC. Médica Assistente do Ambulatório de Hepatologia Pediátrica do IMIP.

Rebeca Domingues Raposo
Doutora em Saúde da Criança e do Adolescente pela UFPE. Consultora da Coordenação Geral de Saúde da Criança e Aleitamento Materno do Ministério da Saúde para o Método Canguru. Fonoaudióloga das Unidades Neonatais do IMIP e do HAM/SUS.

Rebeca Luiz de Freitas
Mestre em Educação para Profissionais de Saúde pela FPS. Odontopediatra do IMIP.

Regis Andrade Filho
Professor Adjunto do Departamento de Cirurgia da UFPE. Médico Assistente da Ortopedia do IMIP.

Renata Cavalcanti Cauas
Mestranda em Medicina Tropical – UFPE. Residência em Dermatologia – HUOC-UPE. Médica Assistente em Dermatologia do IMIP.

Rita de Cássia Coelho Moraes de Brito
Doutora em Saúde Materno-Infantil pelo IMIP. Mestre em Saúde da Criança e do Adolescente – UFPE. Professora Adjunta de Pediatria da FCM/UPE. Médica Assistente do Ambulatório Geral de Pediatria do IMIP. Médica Assistente do Serviço de Pediatria do Hospital da Restauração.

Roberta Souza da Costa Pinto Meneses
Mestre em Saúde Materno-Infantil – IMIP. Especialista em Nefrologia Pediátrica pela SBN. Médica Assistente da Nefrologia Pediátrica do IMIP.

Roberta Torres Santos
Bacharel em Fonoaudiologia – FUNESO/UNESF. Especialista em Motricidade Oral – IMIP. Especialista em Habilitação e Reabilitação em Crianças – Hospital Samaritano, Bauru.

Roseane Campos Callado
Médica Assistente do Ambulatório Geral de Pediatria do IMIP.

Ruben Schindler Maggi
Mestre em Saúde Materno-Infantil pelo IMIP. Especialista em Pediatria pela Universidade do Chile e pela UFPE.

Seráfico Pereira Cabral Júnior
Mestre em Saúde Materno-Infantil pelo IMIP. Residência Médica em Urologia – HUOC-FCM-UPE. Médico Assistente da Urologia do IMIP.

Silvana B. Sacchetti
Doutora e Mestre em Medicina (Pediatria) pela USP. Professora da Faculdade de Ciências Médicas da Santa Casa de São Paulo.

Simone de Oliveira Barbosa Villa Verde
Residente em Cardiologia Pediátrica do IMIP. Residência em Pediatria pelo HC/UFPE.

Suely Arruda Vidal
Doutora em Saúde Materno-Infantil pelo IMIP. Mestre em Saúde Materno-Infantil pelo IMIP. Professora da Pós-graduação em Saúde Materno-Infantil do IMIP. Pesquisadora do grupo de estudos em Gestão e Avaliação em Saúde do IMIP (GEAS).

Suzana Vieira da Cunha Ferraz
Mestre em Saúde da Criança e do Adolescente – UFPE. Médica da CCIH. Responsável pelo Programa de Epidemiologia, Prevenção e Controle de Infecções Relacionadas à Assistência à Saúde do IMIP.

Taciana de Andrade Schuler
Residência Médica em Endocrinologia Pediátrica pelo HC-UFPE. Médica Assistente do Ambulatório de Endocrinologia Pediátrica do IMIP.

Tania Moisa da Silva Marinho
Mestre em Saúde Materno-Infantil pelo IMIP. Tutora da Faculdade Pernambucana de Saúde – FPS. Médica Assistente do Ambulatório de Adolescente do IMIP.

Tereza Arraes de Alencar Pinheiro
Residência Médica em Pediatria pela UPE. Residência Médica em Cardiologia Pediátrica pelo IMIP. Médica Assistente em Cardiologia Pediátrica do IMIP.

Tereza Cristina Teixeira da Fonseca
Onco-hematologista Pediátrica do IMIP.

Thereza Selma Soares Lins
Mestre em Saúde da Criança e do Adolescente – UFPE. Especialização em Endocrinologia Pediátrica pela Santa Casa em São Paulo. Médica Assistente do Ambulatório de Endocrinologia Pediátrica do IMIP.

Vanessa Leão de Medeiros Fabrino
Especialização em Endocrinologia pelo Hospital Agamenon Magalhães. Médica Assistente do Ambulatório de Endocrinologia Pediátrica do IMIP.

Valter Kozmhinsky
Mestre em Medicina Tropical pela UFPE. Professor Assistente de Dermatologia da FCM-PE/UPE. Médico Assistente de Dermatologia do IMIP.

Veronica Maria da Rocha Kozmhinsky
Doutora em Odontopediatria – FOP/UPE. Mestre em Saúde Materno-Infantil pelo IMIP. Coordenadora do Serviço de Odontologia do IMIP.

Vilneide Maria Santos Braga Diégues Serva
Mestre em Saúde Materno-Infantil pela Universidade de Londres. Coordenadora do Banco de Leite Humano do IMIP. Tutora da Faculdade Pernambucana de Saúde – FPS. Professora Assistente de Pediatria da UPE.

Wanda Alves Bastos
Médica Pediatra – Consultora e Cofundadora do Serviço de Reumatologia Infantil do Departamento de Pediatria da Santa Casa de Misericórdia de São Paulo.

Zelina Barbosa de Mesquita
Mestre em Pediatria pela Faculdade de Ciências Médicas da Santa Casa de Misericórdia de São Paulo. Médica Responsável pelo Serviço de Reumatologia Infantil do IMIP. Tutora da Faculdade Pernambucana de Saúde – FPS. Médica Assistente do Ambulatório de Reumatologia Pediátrica do IMIP.

Prefácio

Até o momento o IMIP publicou 71 livros relacionados com a saúde, todos com boa aceitação pelos estudantes e profissionais das áreas da saúde. Entretanto, *Pediatria Ambulatorial*, lançado em 2008 sob a coordenação dos médicos Eduardo Jorge da Fonseca Lima, Márcio Fernando Tavares de Souza e Rita de Cássia Coelho Moraes de Brito, tornou-se rapidamente uma das publicações médicas mais acessadas do País. O segredo de seu sucesso parece estar na abordagem simples e prática, terapêutica e preventiva, das afecções que mais acometem a criança em nossa região.

Esta segunda edição foi completamente revisada à luz do conhecimento científico mais recente e ampliada com outros temas de interesse à pediatria. Ficam aqui registrados o agradecimento, o louvor e a admiração a todos os colaboradores que sacrificaram suas horas de lazer com seus familiares para contribuir na confecção desta publicação com grande potencial de minorar a dor e o sofrimento da criança brasileira, ajudando-a a se tornar um adulto saudável.

Esta segunda edição de *Pediatria Ambulatorial* do IMIP chega em boa hora. Assistimos a uma verdadeira explosão de escolas médicas no País nos últimos anos. O número de escolas praticamente dobrou neste início de século, sendo hoje quase 300. Isso traz profundas preocupações aos educadores na área médica, em especial no que se refere à qualidade desses profissionais formados. Um médico malpreparado coloca em risco a saúde da população. Neste momento, a escola de pediatria criada pelo Prof. Fernando Figueira não poderia deixar de trazer mais uma contribuição para promover uma melhor assistência à criança. Espera-se que a leitura cuidadosa e dedicada deste livro possa deixar o estudante de medicina e o profissional médico com capacidade de resolver de maneira adequada e ética cerca de 90% da demanda espontânea aos ambulatórios de pediatria.

João Guilherme Bezerra Alves
Diretor de Ensino/Coordenador da Pós-graduação do IMIP

Apresentação

A primeira edição do livro *Pediatria Ambulatorial* do IMIP, publicada em 2008, foi muito bem aceita e avaliada pelos pediatras, residentes e estudantes de medicina em todo o País. Passados quase oito anos desde a sua edição, era necessária a sua atualização. A mudança do perfil epidemiológico em pediatria, a necessidade do desenvolvimento de novas competências no atendimento pediátrico e os conhecimentos recentemente incorporados tornaram esta segunda edição muito mais do que uma atualização dos capítulos. Surge um novo livro de pediatria ambulatorial que atende as necessidades atuais do exercício da pediatria do século XXI.

Mais uma vez, sua elaboração envolveu vários profissionais com perfis que alcançam desde o pediatra geral até os subespecialistas. A maior parte dos autores exerce suas atividades no IMIP, refletindo a experiência do serviço nesses 55 anos de assistência ambulatorial e 50 anos de residência em pediatria. Outros colaboradores são convidados especiais que atuam em instituições de ensino com expertise em suas áreas.

O ambulatório continua a ser um espaço privilegiado de aprendizagem em vários níveis de formação da graduação, internato e residência. Ensinar pediatria no ambulatório não é tarefa fácil; entretanto, nenhum outro cenário possibilita um atendimento tão amplo com o envolvimento do núcleo familiar.

A nova puericultura é bem ressaltada nos capítulos dedicados à prevenção e ao melhor acompanhamento da criança com perspectiva de viver até os 100 anos. As doenças crônicas, que exigem uma abordagem integral multidisciplinar, também mereceram atenção especial nesta edição. Temas relevantes na nova nosologia do atendimento pediátrico, como dificuldades escolares, transtornos do espectro autista, acompanhamento da criança com síndrome de Down e atendimento da criança vítima de violência, tiveram seu conteúdo ampliado, além de abordados em novos capítulos.

Mais uma vez, gostaríamos de registrar que permanece viva a memória dos preceptores que ao longo da história do IMIP exerceram suas atividades neste setor, e estas páginas trazem um pouco de cada um. O fundador do IMIP, o Professor Fernando Figueira, continuará presente em seus ensinamentos. Será sempre a força motriz da instituição.

O livro foi dividido em XVII seções. Na primeira seção são discutidos os aspectos gerais do atendimento ambulatorial, destacando-se a organização de um serviço ambulatorial, aspectos epidemiológicos e assistenciais e as particularidades da semiologia pediátrica. Na segunda, a puericultura é resgatada como a área mais nobre da pediatria, já que irá proporcionar às nossas crianças condições de pleno desenvolvimento de suas potencialidades genéticas e a garantia de promoção da saúde e prevenção de doenças. O restante da obra é dedicado às principais doenças atendidas em um ambulatório geral de pediatria, abordando temas que o pediatra precisa conhecer para lidar com novas e antigas situações.

Os nossos agradecimentos a todos os colaboradores desta obra, especialmente a Márcio Tavares, por toda a sua dedicação na organização do livro. Mais uma vez, eu, ele e Rita Brito tivemos o prazer de editar este importante trabalho.

Todas as vezes que este livro contribuir para a qualidade da assistência no atendimento de uma criança teremos certeza de que o esforço valeu a pena.

Boa leitura!
Eduardo Jorge da Fonseca Lima

Sumário

SEÇÃO I – ASPECTOS GERAIS, 1

CAPÍTULO 1
Atendimento Pediátrico: Reflexões de uma Pediatra, 3
Giselia Alves Pontes da Silva

CAPÍTULO 2
Organização de um Serviço Ambulatorial, 5
Ana Cecília Silveira Lins Sucupira

CAPÍTULO 3
Saúde da Criança: Aspectos Epidemiológicos e Assistenciais, 18
Lygia Carmen de Moraes Vanderlei
Suely Arruda Vidal
Paulo Germano de Frias

CAPÍTULO 4
Princípios do Atendimento à Criança: Importância da História Clínica, da Anamnese e do Exame Físico, 21
Rita de Cássia Coelho Moraes de Brito
Márcia Maria Melo de Souza

CAPÍTULO 5
O Paciente Pediátrico com Doença Crônica, 37
Rita de Cássia Coelho Moraes de Brito
Daniele Rodrigues Leal
Márcia Jaquelino Alves de Queiroz Sampaio

CAPÍTULO 6
A Pessoa com Síndrome de Down: do Pediatra ao Geriatra, 41
Rita de Cássia Coelho Moraes de Brito
Eduardo Andrada Pessoa de Figueiredo

SEÇÃO II – TÓPICOS DE PREVENÇÃO EM PEDIATRIA: PUERICULTURA PARA A CRIANÇA QUE VIVERÁ 100 ANOS, 55

CAPÍTULO 7
A Primeira Prevenção: Aleitamento Materno, 57
Vilneide Maria Santos Braga Diégues Serva

CAPÍTULO 8
Alimentação na Infância, 64
Noélia Maria Cedrim Barbalho
Márcio Fernando Tavares de Souza
Eduardo Jorge da Fonseca Lima

CAPÍTULO 9
Prevenção da Obesidade e do Sobrepeso na Criança e no Adolescente, 77
João Guilherme Bezerra Alves

CAPÍTULO 10
Acompanhamento do Crescimento, 82
Ivanise Helena Bezerra Torres
Márcio Fernando Tavares de Souza

CAPÍTULO 11
Acompanhamento do Desenvolvimento da Criança na Primeira Infância, 103
Amira Consuêlo de Melo Figueiras
Isabel Cristina Neves de Souza

CAPÍTULO 12
Prevenção de Doenças Infecciosas: Imunização, 114
Eduardo Jorge da Fonseca Lima
Ana Angelica Barros de Avelar

CAPÍTULO 13
Prevenção de Doenças Alérgicas, 137
Paula Teixeira Lyra
Ana Carla Augusto Moura Falcão
Emanuel Sávio Cavalcanti Sarinho

CAPÍTULO 14
Prevenção de Acidentes, 142
Karla Danielle Xavier do Bomfim
Márcia Jaqueline Alves de Queiroz Sampaio

CAPÍTULO 15
Prevenção de Doenças do Adulto com Raízes na Infância, 154
João Guilherme Bezerra Alves

CAPÍTULO 16
Vitamina D: Mitos e Verdades, 159
Homero Rabelo Pena

SEÇÃO III – MANEJO AMBULATORIAL DAS DOENÇAS MAIS FREQUENTES EM PNEUMOLOGIA, 163

CAPÍTULO 17
Infecções das Vias Aéreas Superiores, 165
Eduardo Jorge da Fonseca Lima
Arino Faria de Oliveira Neto

CAPÍTULO 18
Síndrome do Lactente Chiador, 172
Francylene Malheiros Cesar Macedo
Joakim Cunha Rego

CAPÍTULO 19
Asma na Infância, 177
Rita de Cássia Coelho Moraes de Brito
Patrícia Gomes de Matos Bezerra
Emanuel Sávio Cavalcanti Sarinho
Edjane Figueiredo Burity

CAPÍTULO 20
Fibrose Cística, 186
Murilo Carlos Amorim de Britto
Patrícia Gomes de Matos Bezerra
Rita de Cássia Coelho Moraes de Brito

CAPÍTULO 21
Abordagem da Tosse, 192
Rita de Cássia Coelho Moraes de Brito

CAPÍTULO 22
Pneumonia Aguda, 198
Eduardo Jorge da Fonseca Lima
Rita de Cássia Coelho Moraes de Brito

SEÇÃO IV – MANEJO AMBULATORIAL DAS DOENÇAS MAIS FREQUENTES EM GASTROENTEROLOGIA, 205

CAPÍTULO 23
Constipação Intestinal Crônica, 207
Michela Cynthia da Rocha Marmo
Giselia Alves Pontes da Silva
Maria Eugênia Farias Almeida Motta

CAPÍTULO 24
Diarreia Aguda, 212
Fernanda Maria Ulisses Montenegro
Kátia Galeão Brandt

CAPÍTULO 25
Diarreia Crônica: Roteiro Diagnóstico, 218
Giselia Alves Pontes da Silva
Maria Eugênia Farias Almeida Motta

CAPÍTULO 26
Distúrbios da Deglutição, 223
Adriana Guerra de Castro Borges
Cláudia Marina Tavares de Araújo

CAPÍTULO 27
Dor Abdominal Crônica, 228
Mara Alves da Cruz Gouveia
Giselia Alves Pontes da Silva
Maria Eugênia Farias Almeida Motta

CAPÍTULO 28
Intolerância Alimentar e Alergia Alimentar, 234
Giselia Alves Pontes da Silva
Maria das Graças Moura Lins
Maria Eugênia Farias Almeida Motta

CAPÍTULO 29
Regurgitação Infantil e Doença do Refluxo Gastroesofágico, 239
Georgia Lima de Paula
Manuela Torres Camara Lins
Margarida Maria de Castro Antunes

SEÇÃO V – MANEJO AMBULATORIAL DAS DOENÇAS MAIS FREQUENTES EM OTORRINOLARINGOLOGIA, 243

CAPÍTULO 30
Doenças Obstrutivas do Anel Linfático de Waldeyer, 245
Márcia Maria Pessoa Santos

CAPÍTULO 31
Otite Média Crônica, 246
Fabiana Araújo Sperandio
Marcelo Longman Mendonça

CAPÍTULO 32
Respiração Bucal, 249
Cândida Augusta Rebêlo de Moraes Guerra
Francisco Mário de Biase Neto
Ligia Maria Kelner Silveira (In memoriam)
Márcio Fernando Tavares de Souza

CAPÍTULO 33
Rinite Alérgica, 255
Rita de Cássia Coelho Moraes de Brito

SEÇÃO VI – MANEJO AMBULATORIAL DAS DOENÇAS MAIS FREQUENTES EM NEFROLOGIA, 261

CAPÍTULO 34
Enurese, 263
Marcela Corrêa de Araújo Pandolfi
José Pacheco Martins Ribeiro Neto

CAPÍTULO 35
Glomerulonefrite Aguda Pós-infecciosa, 268
Marcela Corrêa de Araújo Pandolfi
José Pacheco Martins Ribeiro Neto

CAPÍTULO 36
Hematúria na Infância, 272
Daniela Saraiva Guerra Lopes
Marcello Pitta Pontual

CAPÍTULO 37
Hipertensão Arterial na Criança, 276
Roberta Souza da Costa Pinto Meneses
José Pacheco Martins Ribeiro Neto

CAPÍTULO 38
Infecção do Trato Urinário, 282
Roberta Souza da Costa Pinto Meneses
José Pacheco Martins Ribeiro Neto

CAPÍTULO 39
Litíase Renal, 286
Adriano Almeida Calado
Iracy de Oliveira Araújo
José Pacheco Martins Ribeiro Neto
Seráfico Pereira Cabral Júnior

CAPÍTULO 40
Síndrome Nefrótica, 291
Ana Cláudia de Aquino Carneiro Lacerda
José Pacheco Martins Ribeiro Neto

SEÇÃO VII – MANEJO AMBULATORIAL DAS DOENÇAS MAIS FREQUENTES EM REUMATOLOGIA, 295

CAPÍTULO 41
Dores nos Membros, 297
Eunice Mitiko Okuda
Izabel Ribeiro da Cunha Lima

CAPÍTULO 42
Lúpus Eritematoso Sistêmico, 302
Izabel Ribeiro da Cunha Lima
Wanda Alves Bastos
Zelina Barbosa de Mesquita

CAPÍTULO 43
Artrite Idiopática Juvenil, 309
Zelina Barbosa de Mesquita
Silvana B. Sacchetti

SEÇÃO VIII – MANEJO AMBULATORIAL DAS DOENÇAS INFECCIOSAS MAIS FREQUENTES, 313

CAPÍTULO 44
Acompanhamento Ambulatorial da Criança Exposta e da Criança Infectada pelo Vírus da Imunodeficiência Humana, 315
Edvaldo Souza Silva
Gerlane Alves Pontes da Silva

CAPÍTULO 45
Arboviroses: Dengue, Zika e Chikungunya, 322
Carlos Alexandre Antunes de Brito
Rita de Cássia Moraes de Brito

CAPÍTULO 46
Doenças Exantemáticas em Pediatria, 345
Nara Vasconcelos Cavalcanti
Maria Angela Wanderley Rocha
Fernando Antônio Ribeiro de Gusmão Filho
Jailson de Barros Correia

CAPÍTULO 47
Diagnóstico Sorológico de Toxoplasmose, Citomegalovirose, Mononucleose Infecciosa e Rubéola, 350
Nara Vasconcelos Cavalcanti
Jailson de Barros Correia

CAPÍTULO 48
Febre de Origem Obscura, 356
Ruben Schindler Maggi

CAPÍTULO 49
Hepatites Virais em Pediatria, 364
Lígia Patrícia de Carvalho Batista Éboli
Rafaela Rodrigues Pitanga de Macêdo

CAPÍTULO 50
Hepatoesplenomegalia: Roteiro Diagnóstico, 375
Fernanda Maria Ulisses Montenegro
Carlos Henrique Bacelar Lins de Albuquerque

CAPÍTULO 51
Infecções de Repetição: Quando Pensar em Imunodeficiência?, 378
João Bosco de Oliveira Filho
Edvaldo Souza Silva
Gerlane Alves Pontes da Silva

CAPÍTULO 52
Parasitoses Intestinais, 383
João Guilherme Bezerra Alves
Roseane Campos Callado

CAPÍTULO 53
Vermifugação Periódica, 393
João Guilherme Bezerra Alves
Roseane Campos Callado

CAPÍTULO 54
Tuberculose na Infância, 397
Joakim Cunha Rego

CAPÍTULO 55
Uso Racional de Antibióticos no Ambulatório de Pediatria, 404
Suzana Vieira da Cunha Ferraz
Maria Júlia Gonçalves de Mello
Fernando Antônio Ribeiro de Gusmão Filho

SEÇÃO IX – MANEJO AMBULATORIAL DAS DOENÇAS MAIS FREQUENTES EM DERMATOLOGIA, 409

CAPÍTULO 56
Acne, 411
Matilde Campos Carrera
Marcella Maria de Souza Araújo Figueira

CAPÍTULO 57
Diagnóstico Diferencial de Manchas Hipocrômicas, 414
Valter Kozmhinsky
Renata Cavalcanti Cauas
Lígia Helena Pessoa de Melo

CAPÍTULO 58
Diagnóstico Diferencial de Manchas Hipercrômicas, 418
Valter Kozmhinsky
Marina Coutinho Domingues Querino

CAPÍTULO 59
Escabiose, 423
Valter Kozmhinsky
Juliana Borges Fontan

CAPÍTULO 60
Piodermites, 426
Valter Kozmhinsky
Deborah Maria de Castro Barbosa Leal

SEÇÃO X – MANEJO AMBULATORIAL DAS DOENÇAS MAIS FREQUENTES EM NEUROLOGIA, 431

CAPÍTULO 61
Cefaleias na Infância e na Adolescência, 433
Lucas Victor Alves
Ana van der Linden

CAPÍTULO 62
Convulsão Febril, 437
Ana van der Linden

CAPÍTULO 63
Encefalopatia Crônica não Evolutiva, 440
Lucas Victor Alves

CAPÍTULO 64
Epilepsia, 443
Adélia Maria de Miranda Henriques-Souza

CAPÍTULO 65
Transtorno do Déficit da Atenção e Hiperatividade (TDAH), 452
Adélia Maria de Miranda Henriques-Souza

CAPÍTULO 66
Transtorno do Espectro Autista, 460
Amira Consuêlo de Melo Figueiras

CAPÍTULO 67
Transtornos Paroxísticos não Epilépticos, 467
Ana van der Linden

SEÇÃO XI – MANEJO AMBULATORIAL DAS DOENÇAS MAIS FREQUENTES EM CARDIOLOGIA, 471

CAPÍTULO 68
Abordagem Ambulatorial da Criança com Cianose, 473
Simone de Oliveira Barbosa Villa Verde
Luziene Alencar Bonates Lima
Cleusa Cavalcanti Lapa Santos

CAPÍTULO 69
Cardiopatias Congênitas: Acompanhamento Ambulatorial e Indicação Cirúrgica, 477
Luiz Paulo Marques Piccinini
Tereza Arraes de Alencar Pinheiro
Cleusa Cavalcanti Lapa Santos
Fernando Moraes Neto

CAPÍTULO 70
Sopro Cardíaco: Diagnóstico Diferencial, 480
Marcela Flávia Terra Cruz
Fernanda Pessa Valente
Maria Cristina Ventura Ribeiro

CAPÍTULO 71
Febre Reumática, 484
Ana Luiza Magalhães de Andrade Lima
Cristina de Paula Quirino Mello
Cleusa Cavalcanti Lapa Santos

SEÇÃO XII – MANEJO AMBULATORIAL DAS DOENÇAS MAIS FREQUENTES EM HEMATOLOGIA, 489

CAPÍTULO 72
Anemias Carenciais, 491
Eduardo Jorge da Fonseca Lima
Maria Isabella Londres Lopes

CAPÍTULO 73
Diagnóstico Diferencial das Anemias Hemolíticas, 504
Jaqueline Cabral Peres

CAPÍTULO 74
Distúrbios Hemorrágicos: Petéquias, Equimoses e Epistaxes, 509
Jaqueline Cabral Peres
Lídia Neves Vieira Bastos
Lúcia Helena Guimarães Rodrigues
Tereza Cristina Teixeira da Fonseca

CAPÍTULO 75
Interpretação do Hemograma em Pediatria, 515
Fernanda Maria Ulisses Montenegro

SEÇÃO XIII – MANEJO AMBULATORIAL DAS DOENÇAS MAIS FREQUENTES EM ENDOCRINOLOGIA, 519

CAPÍTULO 76
Atraso Puberal, 521
Taciana de Andrade Schuler

CAPÍTULO 77
Crescimento Deficiente, 524
Ana Hermínia de Azevedo Ferreira
Thereza Selma Soares Lins

CAPÍTULO 78
Diabetes Melito: Diagnóstico e Tratamento, 531
Ana Carla Lins Neves Gueiros
Thereza Selma Soares Lins
Ana Hermínia de Azevedo Ferreira

CAPÍTULO 79
Hiperplasia Congênita das Suprarrenais, 535
Vanessa Leão de Medeiros Fabrino
Thereza Selma Soares Lins

CAPÍTULO 80
Hipertireoidismo na Infância, 541
Ana Hermínia de Azevedo Ferreira

CAPÍTULO 81
Hipotireoidismo na Infância, 544
Claudia Andrade Coutinho

CAPÍTULO 82
Puberdade Precoce, 548
Taciana de Andrade Schuler

SEÇÃO XIV – MANEJO AMBULATORIAL DAS DOENÇAS MAIS FREQUENTES EM ODONTOLOGIA PEDIÁTRICA, 553

CAPÍTULO 83
Atenção Odontológica na Primeira Infância, 555
Ana Catarina Gaioso Lucas Leite
Cândida Augusta Rebêlo de Moraes Guerra
Veronica Maria da Rocha Kozmhinsky

CAPÍTULO 84
Cárie Dentária, 559
Maria de Fátima Pessoa de Araújo Sabino
Rebeca Luiz de Freitas
Veronica Maria da Rocha Kozmhinsky

CAPÍTULO 85
Hábitos Bucais, 562
Cândida Augusta Rebêlo de Moraes Guerra
Maria Goretti de Souza Lima
Veronica Maria da Rocha Kozmhinsky

CAPÍTULO 86
Doença Periodontal na Infância, 565
Ana Catarina Gaioso Lucas Leite
Veronica Maria da Rocha Kozmhinsky
Rebeca Luiz de Freitas

CAPÍTULO 87
Traumatismo Dentário, 568
Maria de Fátima Pessoa de Araújo Sabino
Maria Goretti de Souza Lima
Veronica Maria da Rocha Kozmhinsky

SEÇÃO XV – MANEJO AMBULATORIAL DAS DOENÇAS MAIS FREQUENTES EM OFTALMOLOGIA, 571

CAPÍTULO 88
Exame Oftalmológico Realizado pelo Pediatra, 573
Ana Carolina Valença Collier

CAPÍTULO 89
Cuidados com a Visão, 576
Ana Carolina Valença Collier

CAPÍTULO 90
Conjuntivites, 579
Ana Carolina Valença Collier
Luciano Lira de Albuquerque

CAPÍTULO 91
Estrabismo, 584
Alline Ramos Cavalcanti Veras
Ana Carolina Valença Collier

CAPÍTULO 92
Obstrução Nasolacrimal Congênita, 588
Ana Carolina Valença Collier
André Araújo de Vasconcelos

SEÇÃO XVI – HEBIATRIA, 593

CAPÍTULO 93
Abordagem Médica do Adolescente, 595
Tania Moisa da Silva Marinho
Maria de Fátima Marinho de Souza
Maria Helena Cananea

CAPÍTULO 94
Crescimento e Desenvolvimento Físico na Adolescência, 600
Betinha Cordeiro Fernandes (Elizabeth)
Maria de Fátima Marinho de Souza
Tania Moisa da Silva Marinho

CAPÍTULO 95
Desenvolvimento Psicossocial do Adolescente, 609
Betinha Cordeiro Fernandes (Elizabeth)

CAPÍTULO 96
Ginecologia Infanto-Puberal, 616
Ariani Impieri de Souza
Marta Cedrim Pituba

CAPÍTULO 97
Violência contra Crianças e Adolescentes, 628
André Pimentel
Betinha Cordeiro Fernandes (Elizabeth)

SEÇÃO XVII – MISCELÂNEA, 637

CAPÍTULO 98
Alterações Fonoaudiológicas na Infância, 639
Rebeca Domingues Raposo
Aline de Moura Castro
Roberta Torres Santos
Carla Baptista Vasquez Cordeiro

CAPÍTULO 99
Principais Doenças Ortopédicas em Pediatria, 648
Regis Andrade Filho

CAPÍTULO 100
Baixo Desempenho Escolar, 651
Cláudia Machado Siqueira
Maria do Carmo Mangelli Ferreira
Luciana Mendonça Alves

CAPÍTULO 101
Abordagem Multidisciplinar da Violência contra Crianças e Adolescentes, 661
Maria Dilma Bezerra de Vasconcellos Piscoya
Maria Carmelita Maia e Silva
Karla Danielle Xavier do Bomfim
Nathália Amanda de Vasconcellos Piscoya

CAPÍTULO 102
Testes de Triagem Neonatal, 670
Luciana Cordeiro Souza Lima

CAPÍTULO 103
Oportunidade Cirúrgica em Pediatria, 674
Paulo Sérgio Gomes Nogueira Borges
Luciana Santana Lima

CAPÍTULO 104
Erro Inato do Metabolismo: Quando Pensar?, 678
Ana Cecília Menezes de Siqueira
Andréa de Melo Santos

CAPÍTULO 105
Exames Complementares em Crianças Assintomáticas, 681
Fernanda Maria Ulisses Montenegro

Índice Remissivo, 683

PEDIATRIA AMBULATORIAL

2ª Edição

SEÇÃO I
Aspectos Gerais

Capítulo 1

Atendimento Pediátrico: Reflexões de uma Pediatra

Giselia Alves Pontes da Silva

"A criança é o pai do homem."
(William Wordsworth – poeta inglês, século XIX)

A pediatria, como uma especialidade médica, surgiu na segunda metade do século XIX. Sua criação foi motivada por um movimento iniciado no final do século XVIII, quando passou a existir uma preocupação maior com o cuidado infantil por conta das altas taxas de mortalidade na infância. Isso motivou um discurso impositivo e persuasivo sobre a importância de medidas higiênicas com o objetivo de melhorar as condições de vida da população pediátrica. Um ponto importante foi o reconhecimento do papel da mãe como cuidadora ideal, alterando uma prática vigente há séculos. Outras medidas foram paulatinamente surgindo – a preocupação com a alimentação e com a manutenção do estado geral de saúde e constituíram a base da puericultura.

A pediatria é definida pela Sociedade Brasileira de Pediatria (SBP) como "a especialidade médica dedicada à assistência biopsicossocial da criança do nascimento até a adolescência". Cobre uma fase da vida humana em que o processo de crescimento e desenvolvimento se faz de maneira expressiva e, à luz do conhecimento atual, é considerado um período em que os investimentos em relação à saúde têm maior retorno tanto do ponto de vista individual como populacional.

Nas últimas décadas, a prática da medicina tem se transformado sob a influência do paradigma da tecnociência, a partir do qual a doença passou a ser *o objeto* de interesse profissional, e isso contribuiu para que surgissem diversas áreas de especialização. A pediatria pagou um alto preço por isso. Nas palavras de um importante pediatra argentino, Florencio Escardó, *"quien atiende la enfermedad actual de un chico hace clínica médica; quien por cima de ello reconoce, vigila y plantea la proyección de ese trance en el futuro psicofísico del niño y en el presente biosocial, hace pediatría"*.

Para que se assegure assistência integral à criança e ao adolescente, essa prática precisa mudar. Daí um convite para refletirmos sobre o significado do atendimento pediátrico. Atender significa dar ou prestar atenção, estar atento, cuidar de. Consultar significa pedir conselho, instruções, opinião ou parecer a. Portanto, é uma ação que inclui a criança/adolescente, a família e o pediatra. Isso exige que este profissional esteja preparado para enfrentar grandes desafios, como a apropriação de conhecimentos gerados nas disciplinas biomédicas e conhecimentos oriundos de outras áreas, coletivamente denominadas humanidades médicas.

Nos últimos anos, a preocupação com a formação do pediatra motivou a criação de um movimento internacional denominado *Global Pediatric Education Consortium – Training and Sustaining a Global Pediatric Workforce*. No Brasil, a SBP tem liderado a discussão e a implantação de uma mudança substancial no currículo e nos campos de prática da residência médica em pediatria, o que implica o aumento do período da especialização, de 2 para 3 anos. Esse período é maior para aqueles que decidem atuar nas subespecialidades pediátricas. Espera-se que, ao final da especialização, tenha sido formado um pediatra apto a dar atenção holística à criança e ao adolescente, entendendo a complexidade do que significa zelar pela saúde, reconhecer a variabilidade do normal, identificar e manejar adequadamente a doença, cuidar do paciente crônico e acolher o paciente mesmo quando a medicina não tenha muito mais a oferecer no sentido curativo.

Os desafios são grandes, pois se exige uma mudança paradigmática: não mais apenas o olhar biomédico, mas uma abordagem biopsicossociocultural. Essa mudança, para ser bem-sucedida, exige um novo olhar sobre a formação na graduação e pós-graduação. Novas áreas disciplinares precisam ser apresentadas para que se aprenda a complexidade da interação natureza-ambiente. A hereditariedade já não pode ser entendida apenas como herança genética mas, como propõem Eva Jablonka e Marion Lamb, ampliada às dimensões epigenética e comportamental e à história da vida. Conrad H. Waddington, desde meados da década de 1940, já chamava a atenção para a importância do ambiente na modulação e na expressão de nossos genes. Hoje a *paisagem epigenética de Waddigton* já se mostra de outro modo, não determinística, ao se acrescentar o papel da plasticidade orgânica à adaptação aos estímulos ambientais. Todo esse conhecimento está bem fundamentado na visão evolucionista, o que levou à criação de uma nova área disciplinar: a medicina evolucionista.

Nas últimas décadas do século XX, um novo olhar paradigmático surgiu e promoveu um melhor entendimento, uma melhor abordagem de vários problemas na área da saúde humana. Vários pesquisadores contribuíram e contribuem na construção do marco teórico-conceitual da Origem Desenvolvimentista da Saúde e da Doença (DOHaD, na sigla em inglês). Em um artigo seminal, publicado por Gluckman, Hanson & Beedle em 2007, o conceito foi apresentado: o fenômeno DOHaD representa a manifestação mais visível do processo de plasticidade do desenvolvimento através do qual os mamíferos ajustam suas estratégias em relação à história da vida em resposta a "pistas" do ambiente durante a fase precoce do desenvolvimento. Começamos agora a nos familiarizar com o fato de a informação contida no genoma depender do contexto celular e tecidual, do órgão, do organismo e do ambiente. Em que momento se inicia esse processo? Ele vai além, além do momento da concepção, pois a influência do ambiente se faz sentir através das gerações.

O pediatra deve se preparar para acompanhar o processo de crescimento e desenvolvimento e não apenas para identificar e tratar doenças. O avanço do conhecimento permitiu o amplo desenvolvimento das ciências ômicas, fundamental para o entendimento do percurso que vai do genótipo ao fenótipo. Mais recentemente foi proposto um novo campo, que busca entender a interação com os fatores ambientais – o exposoma. Essa é a base do modelo biopsicossocial da saúde e da doença. Qual a repercussão que isso tem na prática pediátrica?

O conceito de saúde é bastante amplo mas, de maneira simplificada, o que se busca é que o ser humano esteja adaptado a seu ambiente. Daí a importância de se cuidar também da saúde mental desde a mais tenra idade. Portanto, a prática da puericultura vai além do que tradicionalmente é feito: orientação alimentar, avaliação do crescimento linear, do estado nutricional e do desenvolvimento neuropsicomotor, vacinação e prevenção de acidentes. Devemos também nos preocupar com a formação moral, a formação do cidadão. É preciso o apoio da família, da escola, da comunidade, da mídia. Mais do que isso, são necessárias políticas públicas voltadas para as crianças e adolescentes que tenham esse objetivo pois, nas palavras do poeta William Wordsworth, "a criança é o pai do homem". Triste do país que não percebe isso e deixa suas crianças e os adolescentes desprotegidos. Como bem expressou o Professor Fernando Figueira: "o exercício da medicina não deve se subordinar à crueza das leis econômicas. Deve ser regido pelas necessidades sociais de um povo em determinado momento histórico."

O pediatra enfrenta hoje, em sua prática, outros desafios: a terceirização das crianças, o culto ao individualismo, o estímulo ao consumo infantil, as mídias *deseducadoras*, a erotização infantil, a violência (*bullying*, sexual, doméstica etc.), as questões relacionadas com a definição precoce do gênero e os comportamentos de risco instituídos de maneira cada vez mais precoce. As famílias desestruturadas já não são nossas aliadas e, muitas vezes, o que a criança apresenta é um sintoma de um problema que é familiar.

Quais os limites da atuação do pediatra? Percebendo desordens na criança e no adolescente, deve adotar a mesma conduta de quando percebe doenças? Estamos preparados para atender a necessidade maior que é do cuidar?

O atendimento pediátrico vai muito além de uma boa anamnese, um exame físico acurado, um plano de investigação refinado, hipóteses diagnósticas cientificamente embasadas. O pediatra deve estar preparado para atender a criança/adolescente e sua família, ou seja, dar ou prestar atenção, estar atento, cuidar de. Diagnosticar e tratar quando preciso. Acolher sempre. M. Bálint afirmava que "o medicamento utilizado com maior frequência em medicina geral é o próprio médico, mas não se sabe qual deve ser a dose que o médico deve prescrever de sua própria pessoa, nem sob qual forma, com qual frequência e quais os riscos associados a tal medicação".

Atualmente, a pediatria pode ser considerada a especialidade médica com maior potencial de atuação na área da promoção da saúde e da prevenção. Nós não escolhemos a especialidade, somos *conquistados* por ela, e é com prazer que estamos assistindo ao renascimento da pediatria. Necessitamos continuamente nos atualizar e ampliar o horizonte de nossa atuação, pois o alvo de nossa prática é a saúde da criança e do adolescente, e não as doenças que acometem crianças e adolescentes. Importante também que a sociedade assuma um papel mais ativo em termos da promoção da saúde infantil, que cuide de suas crianças e adolescentes. Devemos lutar por "uma cultura do cuidado que impregne toda a sociedade" (Papa João Paulo II).

Bibliografia

Bálint M. O médico, o seu doente e a doença. Climepsi editores, 2004.

Burian RM. The epistemology of development, evolution, and genetics. Cambridge: Cambridge Press, 2005.

Engel GL. The need for a new medical model: A challenge for biomedicina. Science 1977; 196:129-36.

Gluckman PD, Hanson MA (eds.) Developmental origins of health and disease. Cambridge: Cambridge University Press, 2006.

Gluckman PD, Hanson MA, Beedle AS. Early life events and their consequences for later disease: a life history and evolutionary perspective. Am J Hum Biol 2007; 19:1-19.

Halfon N, Larson K, Lu M, Tullis E, Russ S. Lifecourse health development: past, present and future. Maternal and Children Health Journal 2014; 18:344-65.

Pujadas E, Feinberg AP. Regulated noise in the epigenetic landscape of development and disease. Cell 2012; 148:1123-31.

Rappaport SM. Implications of the exposome for exposure science. Journal of Exposure Science and Environmental Epidemiology 2011; 21:5-9.

Sturmberg JP, Martin CM (eds.) Handbook of systems and complexity in health. New York: Springer, 2013.

Trevathan WR, Smith EO, McKenna JJ (eds.) Evolutionary medicine. New York: Oxford University Press Inc, 1999.

Waddigton CH. Canalization of development and the inheritance of acquired characters. Nature 1942; 150:563-5.

Waddington CH. Instrumental para o pensamento. Belo Horizonte: Ed. Itatiaia, 1979.

Capítulo 2

Organização de um Serviço Ambulatorial

Ana Cecília Silveira Lins Sucupira

INTRODUÇÃO

A atenção à saúde da criança apresenta características próprias, uma vez que a criança necessita de um cuidado específico voltado para o acompanhamento de seu processo de crescimento e desenvolvimento, além do atendimento nas situações de doença. O ambulatório constitui-se no espaço privilegiado para a realização desse cuidado, que se inicia nos primeiros dias de vida e se estende até a adolescência.

As consultas ambulatoriais têm, portanto, dois grandes objetivos: acompanhar o crescimento e desenvolvimento da criança e atendê-la quando doente. No primeiro caso, o atendimento vai pautar-se nas ações de vigilância da saúde, orientações de promoção da saúde e prevenção das doenças, intervindo sobre os fatores e as situações de risco. No segundo caso, a consulta está centrada na queixa e o objetivo é o estabelecimento do diagnóstico e das medidas terapêuticas.

Em ambos os casos, o atendimento ambulatorial necessita de uma estrutura física e funcional que ofereça as condições adequadas para a execução dos objetivos propostos. Entretanto, é ainda recente a preocupação com a qualidade dos serviços ambulatoriais, observando-se, muitas vezes, que o atendimento ocorre em situações precariamente adaptadas para esse fim.

O predomínio da atividade hospitalar, tendo em vista que grande parte dos cuidados e dos procedimentos diagnósticos exigia a hospitalização, fez com que a consulta ambulatorial fosse pouco valorizada, considerada, inclusive, uma prática menor. Uma indicação do modo como era visto o ambulatório estava no espaço destinado aos consultórios, uma área pequena, com pouco conforto, e geralmente situada na parte menos importante do hospital.

O grande desenvolvimento tecnológico, observado principalmente a partir dos anos de 1970, contribuiu para uma mudança significativa nos modos de realização da prática médica. Por um lado, a produção de tecnologias mais eficientes e simplificadas tornou possível a realização no ambulatório de procedimentos anteriormente só factíveis na enfermaria, permitindo que as investigações diagnósticas passassem a ser feitas com o paciente em atendimento ambulatorial e em um espaço de tempo muito mais curto. Por outro lado, a incorporação de tecnologias cada vez mais sofisticadas no tratamento do paciente hospitalar contribuiu para o aumento dos custos da atenção médica, tornando cada vez mais cara a internação.

Os serviços ambulatoriais passaram a ser a alternativa mais adequada para a realização de grande parte dos cuidados requeridos pelos pacientes. Observou-se a expansão da atividade ambulatorial em todo o mundo, superando as internações. No Brasil, a evolução das internações e do atendimento ambulatorial no período de 2001 a 2014 mostra que houve redução de 3,7% nas internações e aumento de 57,2% na produção ambulatorial (Ministério da Saúde SIH/SUS; SIA/SUS). Atualmente, a maior parte da prática médica é exercida nos serviços ambulatoriais.

Embora não se possa negar a importância da internação nos casos em que o paciente necessita cuidados mais específicos e intensos, é preciso considerar que a internação de uma pessoa acrescenta outros problemas àqueles sofridos pela doença. Green ressalta que "muito precisa ser feito para prevenir e atenuar os efeitos psicológicos da hospitalização em crianças".

Existem muito boas razões para deixar a criança (e qualquer outra pessoa) fora do hospital; poupar gastos é apenas uma delas. (Catherine D. DeAngelis, MD)

As vantagens do atendimento ambulatorial são bastante significativas:

- Não é preciso retirar o paciente do convívio familiar, o que causa menos transtornos para a família e possibilita maior conhecimento das condições que causaram a doença. Isso é fundamental em pediatria, uma vez que a criança tem mais dificuldade em adaptar-se a ambientes e pessoas estranhas, principalmente quando doente.

- Diminui o risco de complicações que podem advir das infecções hospitalares.
- Possibilita o atendimento a um maior número de pacientes em curto intervalo de tempo, melhorando a relação custo/benefício na atenção à saúde.
- Oferece condições para a vigilância das condições de saúde da criança, intervindo precocemente nas situações que podem comprometer o desenvolvimento e o crescimento.

A importância do atendimento ambulatorial no cenário da prática médica está substanciada, também, no fato de que a internação hospitalar pode ser vista como indicador de falhas no sistema de saúde. Em muitas situações, a internação pode significar dificuldades no acesso ou má qualidade dos serviços de saúde. Avaliando o impacto da atenção ambulatorial na internação pediátrica, Gadomski e cols. verificaram uma forte relação inversa entre o cuidado preventivo realizado nas consultas ambulatoriais e as internações.

Um conceito que reforça essas observações é o de *Internações Evitáveis por Adequada Atenção Ambulatorial*, que inclui condições clínicas para as quais existem evidências de que os cuidados ambulatoriais efetivos, na qualidade e no tempo certo, podem reduzir as taxas de internação por essas condições. Gadomski e cols. também observaram redução de todos os tipos de internação quando se implantaram melhorias no sistema de atenção primária local. Como exemplo de hospitalização evitável, esses autores citam a internação por asma nos casos em que não houve prescrição adequada dos medicamentos, principalmente dos esteroides. As internações por desidratação decorrente de doença diarreica aguda, quando não tenha sido prescrita a hidratação oral, são exemplos típicos, em nosso meio, de internações evitáveis, por serem condições sensíveis à atenção ambulatorial.

No Brasil, o Ministério da Saúde adotou a expressão *Internações por Condições Sensíveis à Atenção Primária* (ICSAP) e publicou, em 2008, a lista brasileira das causas que são responsáveis por essas internações.

Atualmente observam-se, na literatura internacional, a tendência de substituição das internações pelo atendimento ambulatorial e a inserção cada vez maior dos serviços ambulatoriais nas comunidades. Outro aspecto importante refere-se à intensificação das atividades de ensino nos serviços ambulatoriais. Cresceu, também, o número de pesquisas realizadas em ambulatórios.

O AMBULATÓRIO E O ENSINO MÉDICO

Hunt e cols., analisando as tendências e necessidades de mudanças curriculares na formação clínica dos médicos, particularmente dos pediatras, constataram que, nas últimas décadas, houve um movimento de reivindicação por aumento no tempo proporcionado pelo currículo para o ensino médico nos serviços ambulatoriais.

O atendimento nos ambulatórios favorece o ensino, possibilitando o acompanhamento de grande variedade de doenças ao longo do tempo, em suas várias formas de manifestação em sujeitos diferentes, e a diversidade de evolução das doenças a partir da maneira como a família, em função de suas condições de vida, pode cuidar e interagir com o indivíduo doente.

Atualmente, o maior campo de trabalho para o médico, tanto nos países desenvolvidos como no Brasil, está na prática ambulatorial. Dessa maneira, é fundamental que a experiência educacional, tanto na graduação como na residência, forme profissionais aptos a identificar, no atendimento ambulatorial, as principais necessidades de saúde da criança.

O ambulatório é um lugar privilegiado para oferecer aos alunos e residentes a oportunidade de consolidar o aprendizado nas técnicas de consulta, na realização de avaliações das condições de saúde, do crescimento e do desenvolvimento e nas orientações nutricionais e de imunização.

A vivência da prática ambulatorial em pediatria é decisiva para a formação do residente. É principalmente no ambulatório, em contato com a criança e a família, que o futuro pediatra vai construir seu modo de ser médico. A construção de um modelo de atuação do médico depende de valores e crenças pessoais que vão interagir com aquilo que pode ser ensinado no cotidiano da prática ambulatorial. Assim, as atitudes, as condutas e o tipo de relacionamento com diferentes crianças e pais serão aprendidos nos estágios ambulatoriais e poderão ter grande influência no comportamento do médico em sua prática futura.

Apesar de todas essas considerações, a formação do médico no Brasil ainda é fortemente fundamentada no ambiente hospitalar. Nas residências médicas, apesar da determinação da Comissão Nacional de Residência Médica de que no mínimo 40% do tempo sejam dedicados a estágios em serviços ambulatoriais, ainda é pequena a importância dada a esse tipo de atividade, privilegiando-se a carga de ensino nas unidades neonatais, enfermarias e unidades de cuidados intensivos.

Hunt e cols. apontam, ainda, a necessidade de enfatizar as experiências em ambulatórios localizados na comunidade, a continuidade do cuidado e a integração com experiências baseadas no perfil epidemiológico populacional. Uma das principais mudanças curriculares comentadas por esses autores foi a exposição precoce dos alunos à vivência clínica ambulatorial.

A PESQUISA NO AMBULATÓRIO

O ambulatório é um excelente campo para pesquisas. É possível formar uma casuística com amostra considerável de casos em curto espaço de tempo, facilitando a realização de estudos do tipo ensaio clínico, caso-controle e formação de coortes, entre outros. Atualmente, é grande o volume de pesquisas produzidas nos serviços ambulatoriais em todo o mundo. No Brasil, também se observa essa produção, e já começam a aparecer pesquisas de qualidade realizadas no espaço das Unidades Básicas de Saúde (UBS).

Uma questão importante, referente à pesquisa em ambulatório, é a qualidade das informações provenientes dos atendimentos realizados.

Vários estudos mostram que, nos serviços ambulatoriais brasileiros, não há registro adequado das informações produzidas durante o atendimento. Mesmo nos serviços que já dispõem de um prontuário eletrônico, os dados não são registrados de modo sistemático. A falta de tradição de pesquisa nas unidades de atenção básica ou atenção primária faz com que esse registro ainda não tenha a importância devida.

OS SERVIÇOS AMBULATORIAIS NO BRASIL

Para entender a organização dos serviços ambulatoriais brasileiros é preciso recuperar um pouco da história da evolução desse tipo de atendimento no Brasil. As primeiras propostas de atendimento ambulatorial à criança, nos postos de saúde, visavam normatizar o modo de cuidar das crianças, com forte caráter de missão educativa. Posteriormente, com as noções de educação sanitária, mantém-se a mesma missão mas, na tentativa de fugir do tom moralista das práticas anteriores, introduzem-se conceitos científicos importados da revolução pasteuriana, que passam a constituir os fundamentos das ações de higiene. O atendimento ambulatorial dos centros de saúde, voltados para a puericultura, era basicamente dirigido às crianças sadias, enquanto aquelas doentes deveriam ser atendidas em serviços de pronto-socorro.

Na década de 1970, a atenção à saúde da criança passou a ser orientada pelo Programa Materno-Infantil (PMI), o qual propunha um esquema de visitas mensais de puericultura, alternando consultas médicas e consultas de enfermagem, na perspectiva da racionalização e extensão de cobertura. As consultas destinavam-se às ações de promoção da saúde e prevenção de doenças, ainda fortemente influenciadas pelos conceitos da doutrina da puericultura tradicional.

Com a incorporação do modelo médico-assistencial nos centros de saúde, a proposta educativa é suplantada pela demanda explícita por atendimento médico. Nesse novo modelo de atenção médica é preciso dar resposta às demandas de atendimento: a queixa trazida pelo cliente deveria ser resolvida por meio de consultas, exames complementares, receitas ou encaminhamentos a especialistas. Vários fatores contribuíram para que se instalasse, nessas unidades, o sistema de pronto-atendimento, no qual a queixa é respondida com uma conduta imediata, deixando de lado as preocupações com a promoção da saúde e a prevenção das doenças.

Na década de 1990, o fato marcante é a implantação do Sistema Único de Saúde (SUS), fundamentado nos princípios de universalidade, equidade e integralidade e nas diretrizes organizacionais de descentralização, regionalização e hierarquização dos serviços de saúde, segundo o tipo de atendimento oferecido. Diversificam-se as modalidades de serviços ambulatoriais: UBS, ambulatórios de especialidades, policlínicas, entre outros. A UBS, nova denominação para os antigos postos ou centros de saúde, constitui a porta de entrada e instância responsável pela garantia do acesso universal ao sistema de saúde. Isso significa que, para todos os cidadãos, a UBS é a via de acesso tanto para as ações preventivas, consultas de rotina ou eventuais, como para a realização de procedimentos diagnósticos e terapêuticos mais complexos, mediante o encaminhamento aos serviços mais especializados.

O ATENDIMENTO AMBULATORIAL E OS PRINCÍPIOS DA ATENÇÃO PRIMÁRIA

No Brasil, a Atenção Primária é denominada Atenção Básica e compreende todos os serviços públicos ambulatoriais que assumem os princípios da Atenção Primária. Esses princípios ou atributos são: acesso/primeiro contato, longitudinalidade, integralidade e coordenação do cuidado. Para a pediatria, esses princípios são fundamentais quando se pensa no acompanhamento do crescimento e desenvolvimento da criança.

Os serviços ambulatoriais pediátricos que se pautam pelos princípios da Atenção Primária, que podem ser tanto públicos (as UBS) como privados (os consultórios e clínicas), devem atender tanto a demanda programática, fundamentada nas rotinas estabelecidas para o atendimento à criança, como a demanda eventual. Espera-se que o ambulatório de pediatria ofereça um atendimento quando o paciente necessita, no horário mais adequado para ele e com a forma de agendamento mais confortável.

Entretanto, esse é um grande conflito na organização dos serviços ambulatoriais. É possível observar serviços que ainda seguem rigidamente a sequência programada de retornos definidas pelos programas, não priorizando também a demanda eventual originada pelas intercorrências. As UBS que ainda centram suas atividades em um modelo focado apenas nas atividades de promoção e "controle" da saúde não criam as condições para o atendimento daqueles que apresentam queixas e necessidades de saúde não programadas. É preciso assumir a criança e a família em todas as suas necessidades e, portanto, atender a criança em suas intercorrências de doenças.

Atualmente, um movimento que vem mudando a dinâmica de funcionamento do acesso, em muitas unidades de saúde no Brasil e em outros países, tem conseguido trabalhar a organização da demanda e oferecer vagas para os pacientes programados e para aqueles não agendados. Essa abordagem é conhecida como *acesso avançado, acesso aberto ou agenda flexível*. É preciso reorganizar a agenda de atendimento para aumentar a disponibilidade de vagas, sendo necessárias uma revisão dos programas de seguimento da criança e uma nova organização dos fluxos de atendimento. A partir de uma nova relação entre as famílias e os profissionais da saúde, que permita maior conhecimento das necessidades da clientela vinculada ao serviço, é possível a flexibilidade de agendamentos.

OS DIFERENTES TIPOS DE SERVIÇOS AMBULATORIAIS

A definição da proposta de atendimento define as prioridades para a organização físico-funcional de cada serviço. O atendimento ambulatorial ocorre nas UBS, nos ambulatórios de especialidades, nos hospitais, nos ambulatórios de ensino, nos serviços próprios dos planos de saúde e nas clínicas particulares.

Algumas características de funcionamento são comuns a todas essas unidades, mas existem particularidades necessárias para que sejam atendidos os propósitos de cada uma.

É importante que todo serviço ambulatorial tenha uma proposta clara para seu funcionamento, uma filosofia de atendimento que oriente os processos de trabalho e a organização do serviço. Essa proposta deve estar escrita e ser discutida com todos os profissionais que trabalham na unidade. É necessário que a missão do ambulatório esteja bem definida, ou seja, o objetivo principal da unidade, suas normas de funcionamento e as metas que se pretende alcançar. Vale lembrar que tudo isso deve ser bastante discutido e elaborado com a participação de todos os profissionais da unidade. Cada profissional deve participar das decisões, levando-se em conta as especificidades de cada um no funcionamento do serviço. Na pesquisa da autora deste capítulo, que estudou o atendimento à criança em diferentes serviços ambulatoriais públicos e privados, as dificuldades observadas na qualidade do atendimento em muitas das unidades decorriam, em grande parte, do desconhecimento das normas de funcionamento da unidade e, consequentemente, da falta de envolvimento com seus objetivos.

Sempre que possível, quando existe uma clientela demarcada por um território, os usuários devem participar das decisões sobre o funcionamento do serviço. Esse é o caso específico das UBS que atendem uma área delimitada e que têm no Conselho Gestor Local o espaço para discussão do funcionamento da unidade.

Na discussão sobre a organização interna do serviço ambulatorial, um aspecto importante é a reflexão sobre a lógica que deve reger o funcionamento da unidade na organização do atendimento. É importante que haja uma proposta de organização que leve em conta as características do trabalho dos profissionais e que contemple, também, as necessidades e especificidades de quem procura o atendimento. O fato de a unidade estar orientada basicamente pelos interesses dos trabalhadores não significa que os processos de trabalho os satisfaça. Uma vez que essa forma de organização do trabalho não consiga atender adequadamente às necessidades de saúde da população, ela causa insatisfação e conflitos entre os usuários e os trabalhadores. É preciso, portanto, pensar essa organização para contemplar os interesses de todos os sujeitos envolvidos.

Estudos mostram a importância do conhecimento do perfil epidemiológico da demanda do serviço ambulatorial para a adequação do atendimento oferecido. O conhecimento das necessidades de saúde da demanda é necessário tanto para a avaliação do serviço como para a orientação dos gestores do serviço, visando à programação e ao planejamento do serviço. Para isso, pode-se aplicar periodicamente, em espaços curtos de tempo, questionários que consigam identificar as características sociodemográficas e os motivos de procura do serviço naquele período de tempo.

AS ESPECIFICIDADES DO ATENDIMENTO AMBULATORIAL DE PEDIATRIA

Na área da pediatria, as novas formas de pensar o processo saúde/doença e os avanços no conhecimento sobre os fatores envolvidos na gênese dos problemas de saúde produziram novas dimensões para a prática da puericultura. Assim, o conceito de risco e a identificação de fatores e situações de risco antecipam e direcionam ações que, além de prevenir doenças, visam à proteção do crescimento e desenvolvimento. Da mesma maneira, é importante considerar o conceito de vulnerabilidade, que enfoca as características individuais e sociais do cotidiano da criança que podem aumentar as chances de ocorrência de problemas que possam comprometer seu desenvolvimento.

A puericultura deixa de ser vista apenas como um conjunto de orientações que visavam à educação em saúde e à normatização da vida privada das famílias e passa a ser encarada como um campo de ação do pediatra, em qualquer nível de atenção à criança, que visa à promoção da saúde, com foco no crescimento e desenvolvimento da criança, considerando as condições de risco e vulnerabilidade, a partir do conhecimento das condições de vida em que ocorre o processo saúde-doença no contexto familiar de cada criança.

A ESTRUTURA FÍSICA DO AMBULATÓRIO

Grande parte dos serviços ambulatoriais no Brasil não foi projetada segundo uma filosofia bem definida para seu funcionamento. Muitas vezes, principalmente nos hospitais, bastavam o consultório e um lugar de espera dos pacientes para se designar aquele espaço como ambulatório.

Atualmente, existem concepções próprias para um serviço ambulatorial. Essas concepções vão definir espaços, fluxos e procedimentos para o serviço. Ao se pensar no espaço para o ambulatório, é preciso considerar algumas premissas: inicialmente, definir se o serviço será destinado estritamente para o atendimento ou se também proporcionará ensino e pesquisa, e qual dessas atividades se constituirá no principal objetivo. Em seguida, algumas perguntas deverão ser respondidas:

1. Qual a equipe que vai trabalhar no ambulatório, o número de profissionais, a formação e as especialidades?
2. Qual a população a ser atendida?
3. Qual a capacidade de atendimento pretendida?
4. Quais os períodos de funcionamento do serviço?
5. Que tipo de atividades se pretende realizar no serviço (além de atendimento, aulas, reuniões, discussões de casos)?
6. De que estrutura de apoio o ambulatório pode dispor (SAME [Serviço de Arquivo Médico], relacionamento com outros serviços do sistema de saúde)?
7. Quais serviços de apoio diagnóstico estarão disponíveis?
8. Qual a disponibilidade de recursos terapêuticos?
9. Qual sistema de informação poderá ser utilizado?

A partir dessas definições, será possível determinar os espaços que serão necessários para o serviço: salas de espera, corredores, número de consultórios, salas de discussão de casos e espaços para seminários.

Os consultórios devem estar equipados para que o profissional possa pesar e medir a criança. Deve contar com cadeiras para os pais e a criança, além dos conteúdos básicos de qualquer consultório. É desejável que estejam disponíveis negatoscópio e aparelho para aferir a pressão. Em algumas situações, esses dois últimos itens podem ser compartilhados por vários profissionais, situando-se, por exemplo, no corredor de circulação interna. A existência de uma pia é essencial para facilitar a lavagem das mãos a cada consulta. A presença de brinquedos deve obedecer aos princípios de higiene, de modo que sejam facilmente laváveis e não ofereçam nenhum tipo de risco à criança.

Na organização do espaço do consultório, um aspecto importante é pensar nas crianças maiores e nos adolescentes. Devem estar disponíveis uma mesa de exame de tamanho adequado e um lençol para cobrir o paciente durante o exame, além da possibilidade de manter trancada a porta, principalmente no atendimento ao adolescente. A privacidade no momento da consulta deve ser considerada um direito do paciente e da família. Em muitos serviços ambulatoriais pode-se observar que os profissionais de qualquer nível hierárquico entram e saem dos consultórios, não respeitando a privacidade que a família deve ter durante a consulta.

A presença de ambos os pais na consulta deve ser pensada quando da organização dos espaços, tanto na sala de espera como nos consultórios. O pai tem direito a entrar na consulta e participar do atendimento de seu filho. É interessante a observação, em nosso ambulatório, de como a presença do pai e da mãe na consulta diminui os conflitos na sala de espera e aumenta a adesão às consultas.

Ao se pensar nos espaços, é preciso definir imediatamente fluxos de circulação das pessoas para que usuários e profissionais possam estabelecer um relacionamento adequado, que garanta condições adequadas para o trabalho e para um bom atendimento.

A recepção e o acolhimento

> A recepção é um lugar estratégico no atendimento ambulatorial, definindo, em grande parte, o grau de satisfação do usuário.

Ao chegar ao serviço, é fundamental que o usuário encontre alguém a quem possa dirigir-se para receber informações e ser orientado sobre os caminhos que deve seguir na unidade.

Esse setor, a Recepção, deve estar localizado na entrada da unidade.

A recepção do paciente, entretanto, não se pode limitar a um procedimento burocrático de organização da clientela. É preciso acolher o paciente, ouvi-lo e dar respostas e esclarecimentos às suas questões.

As condições de atendimento, as acomodações para a espera da consulta e a disponibilidade de informações são alguns aspectos que podem expressar a consideração e o respeito necessários ao acolhimento do paciente, que deve ser visto como uma pessoa com necessidades e expectativas diante de um sofrimento que o torna fragilizado.

Acolher com respeito, solidariedade e compromisso passa, necessariamente, pelo reconhecimento de que o usuário é portador de direitos: direito de ser bem atendido, direito de ter explicações sobre seu diagnóstico e as condutas tomadas e direito de discutir as prescrições.

O estresse produzido pelo mau acolhimento pode levar o usuário a tornar-se impaciente e até agressivo. Do mesmo modo, os profissionais que trabalham em situações inadequadas não conseguem estabelecer diálogo com os usuários. Um dos aspectos que causam muitos conflitos é o fato de a recepção estar no mesmo local que o SAME, além de responsabilizar-se por diversos outros procedimentos, sendo obrigado a atender ao mesmo tempo um grande número de usuários.

O acesso

O acesso ao serviço geralmente representa um dos pontos de maior conflito, quando é preciso coordenar o excesso de demanda com a oferta de consultas. Nos ambulatórios de ensino em unidades hospitalares que definem como prioridade as atividades docentes, o acesso é definido, previamente, pelo sistema de agendamento. Nas UBS e em muitos ambulatórios onde não é possível restringir a demanda às necessidades de ensino, o acesso deve ser organizado de modo a possibilitar o atendimento a todos que procuram a unidade.

Sucupira (1982) refere que a maior parte das insatisfações da clientela com relação aos serviços de saúde advém do modo como é atendida antes de chegar à consulta. O atendimento médico está, de certa maneira, protegido pelo valor dado a esse profissional em função do poder de cura que lhe é atribuído.

Situações que devem ser resolvidas por quem está na recepção: (1) o paciente chega atrasado; (2) o paciente não tem consulta agendada e vem porque a criança adoeceu; (3) o paciente perdeu o dia da consulta e quer ser atendido naquele dia.

1. **Em um ambulatório de pediatria, nunca é a criança que atrasa; por isso, ela não pode ser penalizada ao não ser atendida.** O serviço precisa definir as normas de funcionamento, estabelecendo o tempo de tolerância de atraso. Entretanto, todo paciente* que chega atrasado precisa ser ouvido para que possa justificar seu atraso. O prontuário deve ser consultado para se avaliar se é possível remarcar a consulta, quando o atraso prejudica o funcionamento do serviço. Por outro lado, quando as consultas estão atrasadas, a família deve ser informada de que terá um tempo maior de espera e o motivo desse atraso.

    Na experiência desenvolvida no AGER**, o primeiro atraso é sempre resolvido pelo profissional que atende na recepção, que deve anotar no cartão que houve o atraso. No segundo atraso, a família é encaminhada para conversar com o supervisor do dia, que explica mais detalhadamente os problemas que o atraso acarreta e pede a colaboração para que não ocorram mais atrasos. Apenas quando a família é bastante reincidente, e dependendo da patologia apresentada pela criança, a consulta poderá ser remarcada. A experiência tem mostrado que a adoção desses procedimentos diminui os atrasos, principalmente porque se procura adequar o horário da consulta às possibilidades da família.

2. **Os pacientes que não têm consulta agendada precisam passar por uma triagem para que se verifique a necessidade de atendimento no mesmo dia.** Atualmente, enfatiza-se a escuta qualificada, que possibilita direcionar o tipo de atendimento que o usuário deve receber. Em muitas situações, principalmente quando não há consulta previamente agendada, a família pode estar apreensiva e insegura se vai conseguir a consulta. É preciso ouvir a queixa e entender as necessidades do paciente para proporcionar-lhe

---

*Em pediatria, a relação médico-paciente tem muitas peculiaridades. Aquele a quem chamamos de paciente, muitas vezes, não é a criança mas sim a mãe ou o pai.

**O AGER (Ambulatório Geral de Pediatria) foi o ambulatório de ensino e pediatria geral que funcionou no Instituto da Criança de 1976 a 2000. Em 2001, esse ambulatório foi transferido para o Hospital Universitário da USP e passou a chamar-se AGEP, também Ambulatório Geral de Pediatria. Trata-se de um ambulatório de ensino, pesquisa e assistência dirigido, principalmente, aos residentes do Departamento de Pediatria da Faculdade de Medicina da USP e que recebe, também, alunos de graduação dessa mesma Faculdade.

a melhor maneira de atendimento possível. Vale ressaltar que nem todo atendimento deve significar uma consulta médica. Diferentes profissionais podem atender o paciente, dependendo da queixa apresentada.

Na triagem, é importante que a família perceba que o atendimento não lhe está sendo negado, mas adequado às suas necessidades e às condições do serviço.

Uma experiência interessante, desenvolvida no AGER, foi o chamado "Grupo de Orientações", efetuado pela equipe multiprofissional com os pacientes novos, no dia do atendimento, logo após a matrícula. O objetivo desse grupo era "interpretar o serviço para a população", ou seja, fornecer aos usuários informações sobre o serviço, sua finalidade, normas de funcionamento, tipos de atendimento oferecidos e os profissionais que atendem, de modo que entendessem seus direitos e deveres naquele serviço. O objetivo era estabelecer um contrato simbólico no qual as regras ficassem claras para a clientela, que passava a ter mais condições de exigir seus direitos e, ao mesmo tempo, colaborar para o melhor funcionamento do ambulatório. Como resultado dessa atividade, diminuíram os conflitos entre os funcionários, os médicos e a clientela. As famílias passaram a entender a demora no atendimento, a necessidade de trazer roupa e alimentação para a criança, a importância de não faltarem aos retornos, de evitarem os atrasos, o rodízio dos residentes e as discussões dos casos dos residentes com os assistentes, entre outros aspectos.

Outro ponto importante para uma boa relação entre o usuário e os profissionais que trabalham na unidade consiste na distribuição de um folheto com todas as informações sobre o serviço e as orientações necessárias para a família a cada visita. Esse folheto ou pequeno manual deve ser entregue na primeira consulta ou na reunião de um grupo de orientação, como descrito.

3. **É preciso saber por que ocorreu a falta à consulta e o problema de saúde que a criança apresenta para decidir se ela deve ser atendida ou não naquele dia.** Essa decisão, muitas vezes, não poderá ficar a cargo apenas do profissional da recepção e, portanto, o médico ou o enfermeiro também deverão ser ouvidos.

O importante é não adotar uma postura burocrática, apenas com o objetivo de punir, mas entender que esse é um momento fundamental para uma atitude educativa que visa garantir o cumprimento das normas do serviço.

Essas considerações apontam para a necessidade de qualificação do profissional que fica na recepção, o qual deve ter um perfil que o credencie para o atendimento ao público, principalmente no caso específico de uma clientela fragilizada por um sofrimento, e é importante que ele compreenda a importância desse trabalho.

A sala de espera

O usuário tem direito a esperar pelos procedimentos dentro da unidade em ambientes agradáveis, sentado e sabendo que não vai demorar muito para ser atendido. A sala de espera deve ter cadeiras confortáveis, bebedouro com copos descartáveis, lixeiras, enfim, tudo o que se faz necessário para que a espera não seja uma experiência desagradável. Também é importante um espaço adequado para que os pais possam trocar fraldas e fazer a higiene da criança.

> Uma sala de recreação para as crianças é uma forma de atenção diferenciada do serviço para com as famílias.

A sala de recreação deve contar com profissionais ou voluntários que desenvolvam atividades com as crianças, mas é bom deixar claro, em cartazes afixados nessas salas, que a responsabilidade pela criança continua sendo da família.

Embora seja comum a disponibilidade de aparelhos de TV nas salas de espera, muitas vezes esses televisores estão sintonizados em programas totalmente inadequados para crianças. Os televisores são ótimos recursos para a apresentação de vídeos educativos. É possível pensar em atividades interativas por meio das quais possam ser formuladas questões pelas famílias após assistirem aos vídeos.

Em alguns serviços ambulatoriais, na sala de espera, pode-se observar um quadro com o nome dos profissionais que atendem na unidade, suas especialidades e horários de atendimento.

A chamada pelos pacientes na sala de espera também deve ser idealizada no sentido de enfatizar a humanização. Em muitos serviços, os pacientes são chamados aos gritos. Quando possível, o profissional deve personalizar o convite para entrada no consultório, chamando o paciente pelo nome de um modo que ele já aí se sinta acolhido. Em outras situações, pode haver um sistema eletrônico de chamada dos pacientes, os quais recebem a senha quando entregam o cartão na recepção e aguardam, sentados, até serem chamados pelo painel. No entanto, é importante que um profissional permaneça na sala de espera, orientando as pessoas e respondendo as dúvidas dos clientes ou buscando informações junto a outros profissionais mais capacitados para responder aos usuários.

O fluxo de pacientes

A disposição dos consultórios deve propiciar o fluxo adequado dos pacientes. Um modelo que atende bem à dinâmica do atendimento ambulatorial dispõe de um corredor central com consultórios dos dois lados. Cada sala tem uma porta voltada para esse corredor central e outra para um corredor interno. Os pacientes circulam pelo corredor central, enquanto médicos, enfermeiros e demais profissionais circulam pelo corredor interno, onde podem trocar ideias com outros profissionais sobre os casos, procurar equipamentos para pequenos procedimentos e utilizar o telefone para buscar informações dos serviços de apoio, entre outras finalidades. É necessário que existam passagens entre algumas salas para que os profissionais possam passar dos corredores internos para o central. Deve ser garantida a ventilação interna desses consultórios.

Nas novas unidades de Saúde da Família do Município de Sobral, no Ceará, cada equipe conta com um consultório com sala de espera e um pequeno jardim, o que ajuda a clientela a sentir-se vinculada à equipe.

Na porta de cada consultório, que deve ser numerada, devem constar o nome do médico e o horário de atendimento. Isso facilita o vínculo com o profissional, que passa a ser identificado pelo nome, ao mesmo tempo que informa ao cliente até que horas vai o atendimento. Em pediatria, principalmente, é importante que o paciente seja atendido sempre na mesma sala, para que ele experimente algum grau de familiaridade com o ambiente. Por isso, o serviço deve fixar o profissional e a clientela à sala.

Nos serviços em que vários profissionais atenderão o mesmo paciente, é preferível que os prontuários fiquem em um balcão único, com uma folha com espaço para anotar se o paciente já chegou ao serviço, o nome do profissional que está com o prontuário e se já foi concluído o atendimento. Nos ambulatórios de ensino, esse sistema facilita o acompanhamento do atendimento realizado pelos alunos ou residentes.

A pré-consulta em pediatria não é um procedimento desejável, pois a pesagem e a medição da criança devem ser executados pelo profissional, durante a consulta, antes de iniciado o exame físico.

O recurso de faixas coloridas, orientando o fluxo dos pacientes, é sempre muito interessante, mas não dispensa por completo a presença de funcionários que possam ajudar os clientes a se movimentarem pela unidade. Na saída dos consultórios, essas faixas podem orientar o cliente a procurar a pós-consulta ou o profissional que esclarecerá os procedimentos que devem ser efetuados para marcar as consultas com especialistas, o retorno, os exames e as medicações.

É importante que a circulação do paciente seja bastante sinalizada e ocorra, sempre que possível, em espaços diferentes daqueles em que circulam os profissionais que fazem o atendimento.

O sistema de agendamento

O agendamento dos pacientes vai depender das finalidades determinadas para o atendimento e da origem da demanda. A dinâmica de marcação de consultas expressa o modo como a unidade garante o acesso ao usuário, ou seja, se existem facilidades ou barreiras que limitam esse acesso. A marcação por telefone, em princípio, constitui uma medida simplificadora, mas que só deve ser implantada quando se pode garantir um sistema que possibilite o atendimento do usuário sempre que efetuar a ligação. Em muitos serviços, embora seja possível a marcação por telefone, isso nunca se efetiva, pois o sistema sempre acusa que a linha está ocupada. Em vez de facilitar o acesso, essa é uma forma sutil de dificultá-lo.

Nos serviços ambulatoriais em unidades hospitalares, deve ser garantido e facilitado o acesso dos pacientes que recebem alta das unidades neonatais, das enfermarias ou do pronto-socorro. Da mesma maneira, o encaminhamento para as UBS dos pacientes que têm alta hospitalar deve ser feito mediante a ficha de referência. Os recém-nascidos devem ter prioridade na matrícula para que possam iniciar o seguimento o mais precocemente possível.

O serviço ambulatorial deve definir o número de atendimentos diários por sala, reservando vagas para os casos novos, os retornos e para os atendimentos eventuais. A proporção de cada uma dessas categorias dependerá da demanda e da capacidade de atendimento da unidade. Para facilitar o atendimento, os casos novos, em geral mais demorados, não devem ser marcados para o final do período.

O número total de casos por profissional deve ser discutido de acordo com a proposta de atendimento. Em geral, estipulam-se 16 casos por período de 4 horas. Para os ambulatórios de ensino, esse número é bem mais reduzido, em virtude da aprendizagem e, portanto, da necessidade de discussão e supervisão dos casos. O tempo adequado para cada consulta é bastante relativo. Segundo Lin e cols., embora a percepção do paciente quanto ao tempo gasto na consulta seja importante para sua satisfação com relação ao atendimento, há muitos outros determinantes, dos quais o mais importante é a relação médico-paciente, destacando-se as habilidades de comunicação. É importante considerar que o tempo de consulta é determinado pelo tipo de serviço em que ela é realizada. Em serviços de urgência, a consulta pode ser mais rápida e relacionada apenas com a queixa apresentada. Consultas de acompanhamento em ambulatório necessitam mais tempo. Um tempo muito curto de consulta pode comprometer as orientações e a qualidade das explicações fornecidas ao paciente sobre o diagnóstico e a prescrição.

Um aspecto fundamental é a marcação por horário, mas a família precisa estar informada de que o horário marcado corresponde ao momento de chegada ao serviço, não significando que o atendimento vá ocorrer naquele horário, pois, às vezes, é impossível limitar a consulta ao tempo preconizado. O agendamento por hora marcada tem como principal efeito diminuir o tempo de espera do paciente. Além disso, a família tem a possibilidade de solicitar um horário mais adequado para sua chegada, evitando, assim, os atrasos. Vale ressaltar a necessidade de um processo educativo do cliente para que esse sistema funcione bem. Essa questão deve ser comentada no folheto informativo ou em orientações pessoais. Algumas vezes, a família chega antes e logo quer ser atendida. Essa é uma situação que pode ser de exceção. Aceitá-la como rotina poderá prejudicar todo o sistema de atendimento por hora marcada.

CRONOGRAMA DE AGENDAMENTO DAS CONSULTAS DE PUERICULTURA

Para o planejamento do cronograma de consultas de puericultura é preciso tomar como base os aspectos importantes a serem observados na criança e a vulnerabilidade que ela apresenta. Nos primeiros 2 anos de vida, quando o processo de crescimento e desenvolvimento é mais intenso, os olhares devem ser mais frequentes. Para a determinação da frequência e do espaçamento das consultas é importante definir os riscos que se pretende avaliar, identificando os melhores momentos para essa avaliação. Por exemplo:

- **Risco de agravos existentes desde o nascimento:** consultas no primeiro e no segundo mês. É importante avaliar as condições de vitalidade e a presença de malformações e doenças congênitas.
- **Risco de agravos nutricionais:** as consultas têm como finalidade o entendimento dos fatores que naquela criança intervêm na amamentação, de modo a oferecer apoio para que a amamentação não seja interrompida. Nesse sentido, as visitas no primeiro e no segundo mês são fundamentais. Entre 4 e 6 meses, quando ocorre a introdução progressiva

de alimentos complementares (dependendo do tempo de licença-gestante da mãe), as orientações são importantes para dar início à alimentação saudável. Entre os 9 e 12 meses, fase de aquisição dos hábitos alimentares familiares, as consultas terão como objetivo identificar problemas e orientar a nutrição adequada.
- **Risco de comprometimento do desenvolvimento:** alguns marcos do desenvolvimento, principalmente do desenvolvimento motor, podem indicar de que modo a criança vem se desenvolvendo, alertando para a existência de possíveis problemas. Toda criança, nascida de termo, *deve estar sustentando a cabeça aos 4 meses, deve sentar-se sem apoio aos 9 meses e deve andar sem apoio aos 18 meses*. Outro aspecto importante consiste na avaliação, aos 2 meses, da presença do *sorriso social*. As consultas aos 2, 4, 9, e 18 meses possibilitam um bom acompanhamento do processo de desenvolvimento da criança.
- **Risco de infecções:** a imunização correta previne a ocorrência de doenças infecciosas imunopreveníveis. As vacinas são recomendadas nas seguintes idades: ao nascimento e com 1, 2, 3, 4, 5, 6, 12 e 15 meses. A verificação do cartão de vacinação com 1, 2, 4, 6 e 12 meses garante que a criança esteja protegida desses agravos. A consulta aos 18 meses permite, ainda, verificar se a criança fez a vacinação de reforço aos 15 meses.

Esquema mínimo de visitas nos seguintes meses:								
Risco de agravos	1º	2º						
Risco nutricional	1º	2º	4º	6º	9º	12º		
Risco no desenvolvimento		2º	4º		9º		18º	
Risco de infecções	1º	2º	4º	6º		12º	18º	
Total	1º	2º	4º	6º	9º	12º	18º	24º

As consultas aos 12 e 24 meses constituem marcos para o seguimento posterior nas datas do aniversário da criança. Outros momentos de avaliação serão determinados conforme a necessidade imposta por problemas de saúde. Para as crianças de alto risco, o esquema de consultas é determinado pelo profissional que analisa cada caso.

Em serviços ambulatoriais que contam com a participação de outros profissionais, com exceção das consultas do primeiro e segundo meses que, preferencialmente, devem ser feitas pelo médico, os demais atendimentos podem ser realizados pelo enfermeiro, liberando o médico para o atendimento das consultas com queixas e para o atendimento dos bebês de alto risco. Nos meses em que não há consultas marcadas, se há uma demanda da família para verificar peso e altura, essa avaliação pode ser feita pelo auxiliar de enfermagem.

Essa é uma proposta mínima e suficiente de seguimento da criança de baixo risco. O acúmulo de consultas, mesmo com atendimentos alternados com a enfermagem, tem levado ao preenchimento das vagas na unidade, de modo que não há espaço para as intercorrências. Dessa maneira, a criança consultada mensalmente, enquanto sadia, não é atendida no momento em que adoece, sendo encaminhada para o pronto-atendimento, para ser vista por médicos que não conhecem sua história de saúde. No dizer de uma mãe: "Quando não precisa, tem consulta marcada; quando fica doente, não tem vaga."

As propostas de acesso avançado, já comentadas, demandam reorganização das agendas com reavaliação das necessidades dos retornos, de modo a liberar vagas para permitir o atendimento dos pacientes com problemas eventuais de saúde.

O agendamento é um instrumento importante para garantir o vínculo entre o paciente e o profissional e possibilitar uma relação profissional/clientela adequada. Para isso, é necessário que a consulta seja agendada sempre com o mesmo médico ou outro profissional que está fazendo o atendimento.

Atualmente, a maioria dos serviços pode dispor de um sistema informatizado de marcação de consultas. O profissional controla sua agenda pessoal e, por meio de um impresso, solicita a marcação do retorno. Convém que a marcação final do paciente seja centralizada na recepção. Isso porque é ali que se tem, de maneira mais precisa, o mapa de vagas de cada mês, incluindo as datas em que o atendimento está suspenso ou há um bloqueio de agenda. Para evitar confusões, o bloqueio das agendas só deve ser feito pelo supervisor. Isso pode parecer limitar a autonomia do profissional, mas a experiência de muitos serviços mostra que alguns procedimentos têm de ser centralizados para que funcionem bem.

O PRONTUÁRIO
O registro das consultas

Um dos fatores determinantes da qualidade do atendimento é o sistema de registro das consultas. Para o atendimento de crianças, como mencionado previamente, por ter a continuidade do cuidado como a principal característica, é necessário que os dados obtidos em cada consulta sejam obrigatoriamente anotados. As informações relatadas pela família, os sinais obtidos no exame físico, os resultados dos procedimentos, as hipóteses diagnósticas e a proposta terapêutica são informações importantes para o embasamento das decisões tomadas naquela consulta, bem como para a orientação quanto ao seguimento da criança. Atualmente, vários profissionais atendem uma mesma criança, tornando necessária a socialização das informações, o que reforça a importância do registro de todos os dados obtidos nas diferentes consultas. O registro dos dados no prontuário facilita ainda a personalização da relação com o paciente e a família, na medida em que o profissional pode recuperar a história do paciente nos atendimentos anteriores.

Além do apoio à assistência, o registro adequado dessas informações é essencial para o desenvolvimento do ensino e da pesquisa. Para esta última, a possibilidade de construir um conhecimento médico bem-fundamentado depende, em grande parte, da existência de registros confiáveis que possibilitem a observação sistemática e a longo prazo de um grande número de pacientes.

O registro das informações obtidas nas consultas também é importante para a avaliação da qualidade do atendimento e, consequentemente, para a avaliação do serviço.

O prontuário em si

O tipo de prontuário adotado depende da filosofia de atendimento do ambulatório. Um ambulatório de ensino necessita de prontuários mais completos para que o aluno ou residente possa incorporar os principais pontos do roteiro da consulta. Em geral, nesses casos, um prontuário com sistema de anotação semifechado é mais interessante para agilizar a consulta. Nos serviços em que não há ensino, o prontuário pode ser mais simplificado, porém é importante indicar as informações que devem ser obrigatoriamente preenchidas.

Uma questão presente em muitos serviços ambulatoriais que funcionam em hospitais refere-se à necessidade de preencher um prontuário completo para o atendimento de uma criança que recebeu alta de alguma das unidades do hospital ou que é oriunda do pronto-socorro, mas com queixas que vão demandar um ou, no máximo, dois retornos. Na experiência do AGEP, o médico preenche um prontuário simplificado na primeira consulta e, se houver necessidade de mais de três retornos, o prontuário completo deverá ser preenchido nas próximas consultas. Isso evita que um prontuário com grande volume de informações seja aberto para o atendimento de pacientes com queixas de resolução rápida.

Mais importante do que o tipo de formulário ou impresso para o registro das informações relativas à consulta é a valorização do registro propriamente dito e sua inserção na prática rotineira da consulta. Recentemente, acrescentaram-se outros sentidos e maneiras de utilização da informação médica: epidemiológica, para planejamento e administração, para fins legais e de informação social. A informatização dos registros e a substituição progressiva do prontuário tradicional de papel são uma tendência recente, a qual não deve alterar a estrutura da consulta nem de seus registros.

A importância de um prontuário bem preenchido está relacionada, ainda, com a questão legal. Para os comitês de investigação de óbitos é fundamental a análise do registro de todas as ocorrências com o paciente.

Quanto ao prontuário eletrônico, no Brasil ainda são escassas as experiências de utilização e, principalmente, a publicação de artigos sobre essas experiências. Na literatura internacional começam a aparecer alguns artigos que relataram, principalmente, os processos de implantação desse modo de registro das informações. Fullerton e cols. (2006) comentam que, ante a crescente pressão para a implantação do prontuário eletrônico, aumenta a necessidade de determinar os elementos essenciais para a estratégia de implantação dessa tecnologia. Em recente revisão sistemática da literatura, esses autores afirmam que as evidências quanto ao impacto da tecnologia de informação em saúde sobre a qualidade, a eficiência e os custos da atenção médica são ainda muito escassas. Acrescentam ainda que, com relação ao prontuário eletrônico, há pouca informação sobre a efetividade e o impacto dos sistemas comercialmente disponíveis, principalmente para os serviços ambulatoriais, destacando a importância do processo de implantação, em especial quanto ao treinamento de todos os profissionais envolvidos, à realização de estudos-piloto para detectar os principais problemas que costumam aparecer e ao apoio de suporte técnico de alto nível.

De acordo com observações da autora, a implantação do sistema de prontuário eletrônico sem esses pressupostos, em vez de racionalizar, tem contribuído, em alguns casos, para complicar o atendimento dos pacientes. É importante atentar para a necessidade de preparar e treinar os profissionais para a utilização do prontuário eletrônico, principalmente quanto às maneiras de integrá-lo ao trabalho diário.

O SISTEMA DE ANOTAÇÃO DOS DIAGNÓSTICOS

No atendimento ambulatorial que se caracteriza pela longitudinalidade do cuidado, com seguimentos que podem durar meses, nos serviços que atendem apenas doenças, ou anos, naqueles que fazem o acompanhamento de puericultura, uma questão a ser considerada refere-se ao registro de todos os problemas apresentados nesse seguimento. Não se pode perder nenhum diagnóstico ao longo do tempo e, por isso, o sistema de anotação é fundamental. Muitas vezes, na primeira consulta, ainda não é possível formular um diagnóstico ou mesmo elaborar uma hipótese de diagnóstico. Tem-se uma queixa ou um problema que precisará ser investigado para que se possa definir o diagnóstico. Dessa maneira, é possível fazer uma anotação por problemas que, depois, será substituída por diagnósticos mais precisos. A anotação do problema "febre a esclarecer" será oportunamente substituída pelo diagnóstico encontrado para a febre.

Em função da continuidade do atendimento, é necessário numerar os diagnósticos para que, nas consultas posteriores, possa ser anotada a evolução de cada um deles, sem que se perca nenhum problema apresentado pela criança. No Instituto da Criança do Hospital das Clínicas da FMUSP adotou-se o sistema de anotar em todas as consultas os cinco diagnósticos que abrangem os principais setores do cuidado em pediatria: (1) crescimento; (2) estado nutricional; (3) desenvolvimento neuropsicomotor; (4) alimentação; (5) imunização.

Além desses cinco diagnósticos, anotam-se todos os problemas relatados pela família. Por convenção, o diagnóstico de número 6 é o diagnóstico principal, considerado do ponto de vista do paciente. Isto é, trata-se do problema que originou a busca do cuidado, valorizando-se, assim, a queixa que preocupa a família, independentemente de sua relevância clínica. Cada diagnóstico deve ter ao lado a descrição das condutas referentes à investigação complementar e ao plano terapêutico.

Alguns serviços adotam uma *folha de rosto*, na capa do prontuário, com a relação de todos os diagnósticos, com a data de início e de solução do problema. Isso facilita a visualização dos problemas que a criança apresenta ou já apresentou.

Nas consultas de retorno, a anotação deverá ser mais simplificada, porém abrangendo todos os itens necessários para o registro das informações referentes aos problemas/diagnósticos que fazem parte do cuidado daquela criança. Assim, destacam-se os seguintes pontos: evolução dos problemas já anotados anteriormente e registro das intercorrências; exames complementares e vacinações realizados; alimentação; desenvolvimento e condições de vida; exame físico; diagnósticos e condutas.

A quantidade de informações que devem ser registradas nos retornos também depende dos objetivos do ambulatório, sendo mais detalhadas quando há uma proposta de ensino. É possível a adoção de modelos de fichas de anotação simples que deem conta de registrar todos os dados necessários para o acompanhamento da criança.

Todos os registros feitos no prontuário do paciente devem ser assinados e carimbados. Isso significa que o profissional está assumindo o cuidado com o paciente e responsabilizando-se pelas informações e condutas anotadas. Nos ambulatórios de ensino, nos quais a responsabilidade pelo atendimento não pode ser dos alunos ou mesmo dos residentes, que não fazem parte do corpo clínico da instituição, é interessante que os responsáveis pelo ensino assumam o atendimento. No Instituto da Criança há no prontuário um espaço para uma *nota de ingresso*, na qual se resumem o motivo do atendimento e o plano terapêutico proposto. Essa nota é assinada pelo médico que fez a supervisão do atendimento realizado pelo aluno ou residente. Esse médico passa a ser o responsável por todos os atendimentos referentes àquele paciente.

A EQUIPE DO AMBULATÓRIO

Até pouco tempo atrás o atendimento no ambulatório e, principalmente, o ensino no ambulatório não pareciam exigir tecnologia específica. Atualmente, sabe-se que para o funcionamento adequado de um ambulatório é preciso que haja uma filosofia e uma proposta técnica que garantam a qualidade do atendimento. O primeiro passo consiste em definir uma estrutura administrativa, os serviços de apoio e a equipe de atendimento direto ao cliente.

O atendimento ambulatorial tem características próprias e envolve procedimentos tecnológicos que devem ser observados. O que ocorre na prática é que ainda não há uma cultura de avaliação sistemática da qualidade e da efetividade do atendimento que é oferecido nesses serviços. Dessa maneira, qualquer atendimento que é feito e que dê uma resposta à clientela passa a ser considerado suficiente. Os serviços de pronto-atendimento têm exatamente esse propósito e, funcionando no esquema de "queixa-conduta", caracterizam-se pela baixa resolutividade, contribuindo para manter sempre a demanda por esses serviços.

Para que sejam alcançados indicadores de qualidade no funcionamento do serviço ambulatorial é fundamental uma equipe, altamente qualificada, que conheça as peculiaridades do atendimento em ambulatório e domine a tecnologia necessária para esse atendimento. O investimento nos recursos humanos deve visar à formação de um grupo que apresente homogeneidade com relação aos princípios do modelo de atenção proposto. Essa homogeneidade é construída por meio de discussões permanentes sobre as atividades desenvolvidas, incluindo, principalmente, reuniões para discussão de casos, nas quais são possíveis a troca de experiências e a definição dos princípios que devem orientar as condutas a serem tomadas. Vale ressaltar que, na prática ambulatorial, é quase impossível elaborar protocolos de tratamento para todos os tipos de queixa levados à consulta. Muitos problemas são expressos como queixas vagas que não caracterizam, inicialmente, um diagnóstico clínico. Além disso, o tipo de problema levado à consulta sofre influências diretas de inúmeros fatores e das condições de vida, de modo que se torna quase impossível a elaboração de protocolos que deem conta de todas essas variáveis. Livros direcionados para as principais patologias que devem ser tratadas ambulatorialmente, como é o caso deste livro do IMIP, são muito bem-vindos, pois direcionam o modo de pensar cada problema.

A definição dos profissionais que devem compor a equipe ambulatorial dependerá, também, dos objetivos propostos para o atendimento. Qual a abrangência da atenção pretendida? Qual a diversidade de tipos de atendimento que poderão ser oferecidos? Na perspectiva da atenção em pediatria geral, a equipe mínima deve ser constituída por um médico, um enfermeiro, auxiliares de enfermagem, atendentes e as equipes dos serviços de apoio (SAME, laboratório, entre outros). O apoio do Serviço Social é bastante requisitado, mas pode-se contar com os profissionais que atendem em outras áreas do hospital, quando o ambulatório funciona no ambiente hospitalar, ou com várias equipes, no caso da Atenção Básica. Atualmente, o desenvolvimento tecnológico aumenta a necessidade de mais profissionais participando do atendimento, em função das possibilidades de oferta de cuidados específicos aos pacientes. Assim, passa a ser uma reivindicação o apoio de nutricionistas, psicólogos e fisioterapeutas, entre outros.

A integralidade da atenção à saúde implica uma visão multiprofissional. Entretanto, não se trata de fazer a criança e sua família circularem de maneira programática por vários técnicos que depois se reúnem e fornecem um diagnóstico mais amplo da criança. O importante é que cada técnico seja capaz de ter uma visão integral do indivíduo, sabendo identificar quando realmente há a necessidade de atuação conjunta com profissionais de outras áreas. A presença de uma equipe multiprofissional no serviço amplia as possibilidades de atendimento, mas as restrições quanto à disponibilidade dessa equipe não podem ser motivo para comprometer a qualidade da atenção.

A relação entre os especialistas pode ocorrer a partir da presença de alguns deles na mesma unidade ou por meio da articulação com outros serviços. Dois aspectos são fundamentais para uma articulação efetiva: a definição prévia das situações em que deve acontecer a participação do especialista e a existência de um diálogo entre o generalista e o especialista.

Em geral, a oferta de consultas especializadas é limitada. Por isso, é importante uma decisão criteriosa de quando será necessária a opinião do especialista. Um grande número de crianças é encaminhado inadequadamente aos especialistas. Um exemplo é o encaminhamento de crianças ao reumatologista ou ao ortopedista ou ao oncologista, em razão de uma queixa inicial de dor nos membros.

O diálogo com o especialista pode acontecer por meio das anotações nos encaminhamentos, efetivando-se um sistema de referência e contrarreferência. Os contatos diretos por telefone podem adicionar mais informações sobre o caso e possibilitar, ainda, o esclarecimento de dúvidas tanto do generalista como do especialista. No AGER, introduziu-se a prática de solicitar a presença de alguns especialistas para uma avaliação e discussão inicial do caso com os profissionais do ambulatório. Nessas discussões, identifica-se a necessidade de encaminhamento ou se é possível a continuidade do caso no ambulatório geral a partir de uma orientação direta do especialista.

Assim, uma vez por mês, agendam-se os casos para discussão com cada um dos especialistas. Essa experiência tem sido bastante rica para o aprendizado dos residentes e dos assistentes.

A QUALIDADE NA ATENÇÃO AMBULATORIAL

A preocupação com a qualidade do atendimento se expressa no cuidado para que sejam observadas todas as condições anteriormente citadas. A rotina diária do trabalho impede que as pessoas enxerguem as situações inadequadas de organização da unidade, as quais comprometem a qualidade do atendimento. Há uma "naturalização" dos problemas, tanto estruturais como funcionais, os quais só são percebidos por quem está de fora e utiliza os serviços da unidade. A discussão quanto à qualidade do atendimento remete, portanto, à reavaliação das condições de trabalho e, necessariamente, a repensar a estrutura físico-funcional da unidade de saúde, visando atender tanto as necessidades da população como as dos profissionais que nela trabalham. Esse é um dos marcos da Política Nacional de Humanização (PNH), o HumanizaSUS. Em geral, os usuários costumam valorizar a atenção recebida em todos os momentos do atendimento como um dos aspectos mais destacados da qualidade do serviço.

O relacionamento dos profissionais com a clientela é fundamental para a continuidade do atendimento e a resolução dos problemas apresentados. Diferentemente da enfermaria, onde a autorização obtida no momento da internação permite que sejam feitos todos os procedimentos necessários e garante a realização do tratamento, no ambulatório o *contrato* entre o médico e o paciente (no caso da pediatria, a família) tem de ser renovado em cada consulta. O retorno do paciente, a realização dos exames complementares e a adesão ao tratamento vão depender muito, ainda que não exclusivamente, desse *contrato*, o qual é simbólico e sintetiza o conjunto de variáveis necessárias e suficientes para que se concretize o atendimento naquele local e com aqueles atores. Entre essas variáveis se sobressai a relação médico-paciente, pois é por meio da participação ativa do paciente nesse *contrato* que o pediatra pode ir agregando novos dados para a compreensão do problema e a elaboração de uma proposta de tratamento. A relação que se estabelece entre o médico e o paciente ou, de modo geral, entre o profissional que atende e o paciente é um dos determinantes da qualidade do atendimento.

A fixação do paciente ao profissional é uma condição indispensável tanto para fortalecer a relação profissional-paciente, e o vínculo que ela proporciona, como para garantir que o médico ou outro profissional esteja familiarizado com as informações sobre o paciente.

O registro das consultas é outro ponto importante para a avaliação da qualidade do atendimento prestado, como comentado previamente. Muitas informações que devem estar nesses registros são consideradas chave para avaliação da qualidade do serviço. Por exemplo, no atendimento pediátrico não pode faltar a anotação de peso, comprimento/altura, perímetro cefálico, entre outros. Muitas pesquisas sobre a qualidade dos serviços se utilizam do registro das informações contidas no prontuário.

Para aumentar a resolutividade, é fundamental que todos os profissionais leiam, com antecedência, os prontuários dos pacientes que irão atender para sistematizar os problemas apresentados e definir um plano de condutas. Na experiência desenvolvida pelo AGER, a reunião de *preparo de casos* é um dos pontos mais valorizados pelos residentes para a efetividade do atendimento. Nessa reunião, na qual participam o grupo de residentes que farão o atendimento no dia seguinte e um médico-assistente, além de outros profissionais, os casos são apresentados e discutidos para se obter um resumo do que já foi feito com o objetivo de decidir os próximos passos na condução do caso.

A qualidade, do ponto de vista técnico, depende do compromisso dos profissionais com o serviço e do investimento feito para resolver efetivamente os problemas levados pelos pacientes: resolver no sentido de dar uma resposta que atenda as necessidades e angústias trazidas pela família diante da criança com algum sofrimento.

A CONSULTA POR TELEFONE E POR *E-MAIL*

Atualmente, na prática clínica privada é muito comum o acesso dos pacientes a seu médico por meio do telefone. São muitos os motivos dessas chamadas, desde esclarecimentos de dúvidas sobre as prescrições ou até mesmo consultas médicas.

Na atenção primária à saúde essa é uma prática que vem crescendo na mesma proporção do desenvolvimento e expansão das comunicações telefônicas. Nos EUA, no Canadá e em países da Europa, a consulta por telefone constitui um procedimento que já dispõe de literatura específica para orientação dessa prática. Grossman e Tavares referem que os médicos de família ingleses usam o telefone para resolver problemas simples, poupando o tempo das consultas. A maioria dispõe de um horário definido para esses contatos, mantendo um livro de registros e recados.

Na literatura, há descrição de que as consultas por telefone duram em torno de 3 minutos. Vários estudos mostram redução dos custos e da demanda para os médicos, deixando mais tempo para consultas mais demoradas ou para atender mais clientes nos serviços ambulatoriais.

No Brasil, a consulta por telefone já é uma prática adotada por alguns planos de saúde. Nos ambulatórios da atenção básica, esses atendimentos ainda são pouco frequentes.

Entre os pontos positivos descritos pelos autores citados, destacam-se: redução de custos e tempo; redução de faltas; possibilidade de *feedback* após as altas hospitalares; reforço às ações de promoção da saúde, como vacinações.

Muitos serviços de atendimento ambulatorial, principalmente consultórios privados, adotam o telefone para lembrar e confirmar com os pacientes as consultas agendadas.

Os autores recomendam a introdução de uma capacitação específica para o atendimento por telefone na formação dos médicos da atenção primária à saúde. Já se encontram disponíveis diretrizes que orientam sobre os problemas que podem ser tratados por telefone e quando se deve agendar uma consulta presencial.

Entre as recomendações para a utilização do atendimento por telefone, destacam-se: esclarecer dúvidas sobre as prescrições e solicitação de exames; aconselhar sobre queixas mais simples; ajudar no controle das doenças crônicas; reforçar ações de promoção da saúde; avaliar a necessidade de comparecer para uma consulta presencial; consulta clínica.

As consultas clínicas devem ficar sob a responsabilidade do médico, mas os demais itens podem ser resolvidos pelo enfermeiro. Na literatura, há inúmeros relatos de atendimento por enfermeiros treinados, principalmente no que se refere ao aconselhamento de problemas menores e ao controle de doenças crônicas.

Tony Males comenta, em seu livro, que as consultas médicas por telefone são mais seguras quando o médico conhece previamente o cliente. Assim, recomenda-se que o médico faça atendimentos por telefone de usuários que ele já conhece, ou seja, pacientes sobre os quais ele já tenha conhecimento do principal problema de saúde que os acomete. Além disso, o profissional já conhece o modo como esses pacientes reagem diante dos sintomas apresentados.

As orientações e consultas por telefone são recursos importantes para resolver o atendimento dos pacientes que não têm consulta agendada para aquele dia e estão com algum problema de saúde, para o qual querem uma atendimento nos serviços de saúde. Diante das agendas lotadas, esse é um procedimento bastante válido para resolver muitas demandas simples que, no entanto, sobrecarregam as agendas médicas. Nos casos não tão simples, podem ser também um recurso para orientação inicial e avaliação no dia seguinte.

Muito importante é a possibilidade de avaliação das condições da criança após a alta hospitalar. A dificuldade de vagas na agenda dificulta a marcação de uma consulta para essa avaliação. O atendimento por telefone é uma alternativa para o acompanhamento imediato da criança após a internação e para avaliação da necessidade de consulta presencial.

Todos esses atendimentos podem ser complementados por *e-mail*. Gusso, em texto sobre gestão da clínica, comenta a possibilidade de utilização do *e-mail* também para a solicitação de agendamento de consulta ou para esclarecimento de dúvidas sobre o tratamento. Essa ferramenta merece alguns cuidados, como o de não privilegiar excessivamente a população que a utiliza e o de zelar pela confidencialidade dos conteúdos das mensagens. É necessária, nesse caso, a criação de um *e-mail* específico para esse fim por médico e enfermeiro.

Para a implantação do atendimento pelo telefone é necessário:

- Disponibilização de números de celular que só recebam chamadas e estabelecimento de horários para receber essas chamadas tanto para o médico como para o enfermeiro. O horário disponibilizado (p. ex., 10 a 15 minutos) para os atendimentos por telefone pode ser computado como o tempo de uma consulta presencial.
- Treinamento específico dos médicos e enfermeiros, com enfoque nas habilidades de comunicação, não presencial.
- Elaboração de protocolos de orientação para o atendimento por telefone.
- Anotação de todos os atendimentos feitos por telefone no prontuário do paciente e disponibilização de livro de registro desses atendimentos, com anotação do número do paciente, para o caso de eventual necessidade de chamada de retorno.

A AVALIAÇÃO

Não tem sido uma prática sistemática a avaliação dos serviços ambulatoriais, principalmente no que se refere à qualidade do atendimento. Novaes (2000) comenta que a qualidade dos serviços de saúde passou a ganhar destaque como parte dos direitos sociais e pelos movimentos de consumidores. Alguns serviços costumam avaliar a satisfação da clientela logo após o atendimento. Há que se considerar que a natureza dos pressupostos utilizados pelos usuários para a avaliação da qualidade do serviço difere bastante daqueles que constituem a base da avaliação da qualidade do ponto de vista técnico. Em geral, os usuários costumam valorizar, principalmente, a atenção recebida. Quanto à resolutividade, o critério utilizado depende da resposta imediata obtida na consulta.

Flocke (1997), em artigo no qual propõe um instrumento para avaliação dos principais atributos da atenção primária do ponto de vista do paciente, destaca os seguintes aspectos: comunicação interpessoal, conhecimento acumulado do médico sobre o paciente, organização da atenção e preferência do paciente por ser atendido sempre pelo mesmo médico.

Para avaliação do atendimento ambulatorial, de acordo com autores como Donabedian, alguns parâmetros podem ser considerados para avaliar a estrutura, o processo e os resultados:

- **Quanto à estrutura:** condições de conforto na sala de espera; adequação dos consultórios ao atendimento (espaço, mesa de exame, pia, equipamentos mínimos, condições para privacidade); espaços de circulação do cliente; material utilizado para o atendimento (prontuário, impressos).
- **Quanto ao processo:** como é feito o acolhimento; intervalo de tempo entre o agendamento e a consulta; tempo de espera para ser atendido; preenchimento do prontuário; intervalo de tempo entre a realização dos exames complementares e seus resultados; número de pacientes atendidos; porcentagem de faltosos.
- **Quanto ao resultado:** perfis demográfico e epidemiológico da clientela do serviço; número de altas com resolução do problema; número de abandono do tratamento; número de exames complementares solicitados indevidamente; número de encaminhamentos para as especialidades; número de encaminhamentos para serviços de emergência; número de internações por condições sensíveis à atenção primária (ICSAP).

Em relação ao último item, o Ministério da Saúde publicou, em 2008, uma portaria com a lista brasileira das ICSAP, propondo que essa lista seja utilizada como instrumento de avaliação da atenção primária.

Ainda com relação à avaliação dos serviços ambulatoriais pautados pelos princípios da atenção primária, o Ministério da Saúde propõe a utilização do *Primary Care Assessment Tool* validado no Brasil (PCATool-Brasil) versão criança.

Esse questionário foi originalmente desenvolvido pelo grupo de Bárbara Starfield e colaboradores no The Johns Hopkins

Populations Care Policy Center for the Undeserved Populations e validado em vários países.

O PCATool adota como referência os princípios da avaliação de qualidade propostos por Donabedian e possibilita a avaliação dos quatro atributos essenciais e dos dois atributos derivados da atenção primária. Para cada atributo essencial, o instrumento contém um componente relacionado com a estrutura e outro com o processo do cuidado à saúde. Além do cálculo dos escores de cada um dos atributos separadamente, é possível o cálculo de um escore geral (que engloba os quatro atributos essenciais e os dois atibutos derivados) e de um escore essencial (envolvendo apenas os quatro atributos essenciais).

Tanaka (2001) propõe que para avaliação quantitativa das atividades realizadas pelo serviço seja utilizada a "semana típica", que se baseia no "pressuposto de que uma oferta constante gera uma demanda constante e, portanto, representa a produção de atividades que se deseja analisar. Esse procedimento permite elaborar uma linha de base para o processo de avaliação, de modo que, se para um outro momento de avaliação for utilizada a mesma técnica, ter-se-á a comparação entre os indicadores coletados, mesmo que estes não sejam exatos, isto é, com capacidade de retratar de forma completa e acurada a situação avaliada".

As avaliações periódicas dos serviços de atenção ambulatorial produzem informações para a reflexão de todos os atores sobre a organização e o funcionamento da unidade, tendo como norte o alcance dos objetivos propostos para o serviço.

As informações produzidas nessas avaliações contribuem, ainda, para a definição de medidas que possam melhorar o atendimento, assim como para a elaboração de políticas públicas dirigidas à atenção básica.

É importante comentar que em muitos serviços de atendimento ambulatorial as filas de espera para consulta nem sempre se devem ao excesso de demanda. Em muitos casos, é possível encontrar problemas na organização e no funcionamento desses serviços, principalmente no que se refere à organização do sistema de agendamento das consultas.

Em relação ao atendimento em ambulatórios, que se caracterizam como o primeiro acesso, ou seja, serviços que se pautam pelos princípios da atenção primária, é importante verificar o grau de autonomia que os pacientes vêm adquirindo no acompanhamento ambulatorial. Em pediatria, esse é um aspecto muito importante. Qual a competência dos pais para o cuidado com suas crianças que o serviço está formando? O número de consultas fora de dia, por motivos que poderiam ser resolvidos pelos pais, é um indicador de que o serviço ambulatorial não está sendo eficaz na formação de pais com habilidades, competências e autonomia para cuidar bem de seus filhos.

À guisa de conclusão, é preciso reafirmar a importância da estrutura física e da organização dos processos de trabalho para que o serviço ambulatorial possa, efetivamente, oferecer uma atenção de qualidade que atenda as necessidades da clientela e esteja de acordo com os objetivos de atendimento previamente definidos para aquele serviço.

Bibliografia

Ayres JRCM Organização das Ações de Atenção à Saúde: modelos e práticas. Saúde e Sociedade 2009; 18(supl 2).

Brasil, Ministério da Saúde. Acolhimento com classificação de risco. Cartilha da PNH – Ministério da Saúde, Humaniza-SUS, Brasília, DF, 2004.

Casanova C, Starfield B. Hospitalizations of children and access to primary care: a cross-national comparison. Int J Health Serv 1995; 25(2):283-94.

Curitiba – Prefeitura Municipal de Curitiba. Novas possibilidades de organizar o Acesso e a Agenda na Atenção Primária à Saúde, 2014.

Donabedian A. The quality of care. How can it be assessed? JAMA 1988; 260:1743-8.

Ferrer APS. Avaliação da Atenção Primária à Saúde prestada a crianças e adolescentes na região oeste do município de São Paulo. São Paulo, 2013. Tese (doutorado). Faculdade de Medicina da Universidade de São Paulo. Programa de Pediatria.

Flocke SA. Measuring attributes of primary care: development of a new instrument. Journal of Family Practice 1997; 45(1):64-74.

Fullerton C, Aponte P, Hopkins R et al. Lessons learned from pilot site implementation of an ambulatory electronic health record. Proc (Bayl Univ Med Cent) 2006; 19:303-10.

Gadomski A, Jenkins P, Nichols M. Impact of a Medicaid primary care provider and preventive care on pediatric hospitalization. Pediatrics 1998; 101:3.

Green M. Integration of ambulatory services in a children's hospital – a unifying design. Am J Dis Child 1965; 110:178-84.

Grossman C, Tavares M, Consultas por telefone como recurso em atenção primária à saúde. In: Gusso G, Lopes MCL (orgs.) Tratado de medicina de família e comunidade: princípios, formação e prática. Vol. I. Porto Alegre: Artmed, 2012.

Harzheim E, Starfield B, Rajmil L, Álvarez-Dardet C, Stein AT. Consistência interna e confiabilidade da versão em português do Instrumento de Avaliação da Atenção Primária (PCATool-Brasil) para serviços de saúde infantil. Cad Saúde Pública 2006; 22(8): 1649-59.

Hunt CE, Kalenberg GA, Whitcomb ME. Trends in clinical education of medical students: implications for pediatrics. Arch Pediatr Adolesc Med 1999; 153(3):297-302.

Lin CT, Albertson GA, Schilling LM et al. Is patients' perception of time spent with the physician a determinant of ambulatory patient satisfaction? Arch Intern Med 2001; 161:1.437-42.

Novaes HMD. Avaliação de programas, serviços e tecnologias em saúde. Rev Saúde Pública 2000; 34(5):547-59.

Studdiford JS 3rd, Panitch KN, Snydorman DA, Pharr ME. The telephone in primary care. Prim Care 1996; 23(1):83-102.

Sucupira, ACSL. O acolhimento e a Estratégia de Saúde da Família. In: Cavalcanti o Silva AM. Livro do médico de família. Tomo I – Medicina de Família e Comunidade – Saúde da Criança e do Adolescente. Gráfica e Editora LCR, 2007.

Sucupira ACSL. Relações médico-paciente nas instituições de saúde brasileiras. Dissertação de Mestrado apresentada ao Departamento de Medicina Preventiva da Universidade de São Paulo, 1982.

Sucupira ACSL. Prática pediátrica no consultório. In: Sucupira ACSL et al. (orgs.) Pediatria em consultório. 5. ed. São Paulo: Sarvier, 2010.

Sucupira ACSL. Relação médico-paciente. In: Sucupira ACSL et al. (orgs.) Pediatria em consultório. 5. ed. São Paulo: Sarvier, 2010.

Sucupira ACSL. Saúde da criança. In: Gusso G, Lopes JMC (orgs.) Tratado de medicina de família e comunidade: princípios, formação e prática. Vol. I Porto Alegre: Artmed, 2012.

Tanaka Y, Melo C. Avaliação de programas de saúde do adolescente: um modo de fazer. São Paulo: Editora da Universidade de São Paulo, 2001.

Capítulo 3

Saúde da Criança: Aspectos Epidemiológicos e Assistenciais

Lygia Carmen de Moraes Vanderlei
Suely Arruda Vidal
Paulo Germano de Frias

INTRODUÇÃO

A criança, com suas características próprias, representa o grupo mais vulnerável da humanidade, justificando todo o cuidado que lhe é dispensado nos âmbitos familiar, comunitário e institucional. Sua inteira dependência de adultos, a necessidade de garantir o desenvolvimento pleno e o imperativo quanto à perpetuação da espécie humana, viabilizando a constituição de sujeitos saudáveis e socialmente adaptados, são os fundamentos para que as políticas priorizem, consensualmente, a atenção integral à criança.

SITUAÇÃO SOCIODEMOGRÁFICA E EPIDEMIOLÓGICA DA SAÚDE DA CRIANÇA NO BRASIL

No Brasil, a cada ano, nascem cerca de três milhões de crianças, existindo atualmente cerca de 29 milhões entre 0 a 9 anos de idade, mais da metade na faixa etária de 5 a 9 anos. Esses dados foram fortemente influenciados pela queda da taxa de fecundidade, que passou de 5,8 filhos por mulher, na segunda metade dos anos 1960, para 1,77, em 2013.

Quanto aos indicadores sociais para o ano de 2013, a proporção de domicílios com iluminação pública atingiu quase a totalidade (99,6%), enquanto a coleta de lixo, o abastecimento de água e o esgotamento sanitário alcançaram 89,4%, 85,0% e 76,2%, respectivamente. O acesso à telefonia chegou a 92,5% dos domicílios. Em relação à educação, foi mantida a tendência de declínio das taxas de analfabetismo, chegando a 8,5%, e de crescimento da taxa de escolarização do grupo etário de 6 a 14 anos (98,4%). O diferencial por gênero persistiu em favor da população feminina.

Esses resultados refletem valores médios, mascarando importantes diferenças entre as regiões, estados e municípios brasileiros, com os piores indicadores persistindo nas regiões Norte e Nordeste.

Quanto à mortalidade infantil, nas últimas décadas a taxa vem decrescendo sistematicamente, reduzindo de 47,1/mil nascidos vivos em 1990 para 15/mil, em 2013. No entanto, esse decréscimo apresentou diferenças em seus componentes, passando a se concentrar no neonatal precoce, seguido pelo pós-neonatal e o neonatal tardio. Acrescente-se a ocorrência, no período, de mudanças no perfil das causas de mortalidade das crianças brasileiras. Em 1990, as principais causas de óbitos infantis eram afecções perinatais, malformações congênitas e doenças infecciosas e do aparelho respiratório. Passados 25 anos, observam-se certa estabilização das malformações congênitas e redução significativa dos óbitos pelas demais causas, embora a velocidade de diminuição das afecções perinatais tenha sido menor.

As doenças que mais acometem crianças na faixa etária de 1 a 4 anos, considerando o Sistema Único de Saúde (SUS), são as doenças do aparelho respiratório (40,3%), seguidas das infecciosas e parasitárias (21%), do aparelho digestório (5,5%), causas externas (2,5%) e doenças do aparelho geniturinário (2,2%). A análise das hospitalizações infantis é relevante para identificar situações por condições sensíveis à atenção ambulatorial, haja vista que sua ocorrência expõe fragilidades na atenção primária.

Com a nova configuração do perfil brasileiro promovida pelas transições demográficas e epidemiológicas, associadas às mudanças organizacionais no sistema de saúde, o país vem enfrentando novos desafios. A tendência de aumento das taxas de cesariana, prematuridade e baixo peso ao nascer, paralelamente ao aumento da prevalência da obesidade na infância e dos acidentes e violências como causas de morte evitáveis, reflete uma sociedade contemporânea complexa e de grande diversidade sociocultural.

Essas mudanças relacionadas com as dimensões socio-demográfica, epidemiológica e de acesso aos serviços de saúde nos últimos anos culminaram com o aumento expressivo da esperança de vida ao nascer que, entre 1980 e 2013, avançou de 62,5 para 74,9. O ganho de 12,4 anos no período é considerado uma das maiores conquistas sociais das últimas décadas.

COMPROMISSOS INTERNACIONAIS ASSUMIDOS E INICIATIVAS NACIONAIS PARA ENFRENTAR OS PROBLEMAS PREVALENTES

O Brasil assumiu compromissos para a redução das desigualdades sociais e da mortalidade materna, infantil e na infância. Em âmbito internacional, foi signatário dos Objetivos de Desenvolvimento do Milênio das Nações Unidas, que têm oito metas, sendo a redução da mortalidade infantil em dois terços entre 1990 e 2015 (a quarta meta) alcançada desde 2012. Entretanto, a quinta meta, relacionada com a saúde materna e a redução de sua mortalidade em três quartos no mesmo período, provavelmente não será alcançada.

Em âmbito nacional, diversos programas, projetos e pactos ao longo das últimas décadas têm enfatizado como prioritária a saúde da mulher e da criança, a exemplo do Programa Nacional de Imunização (1975), do Programa de Assistência Integral à Saúde da Mulher e da Criança (1984), do Programa de Saúde da Família (PSF) (1994), do Projeto de Redução da Mortalidade Infantil (1995), do Programa de Humanização da Atenção ao Parto e Nascimento (2000), do Pacto pela Redução da Mortalidade Materna e Neonatal (2004), do Pacto pela Vida (2006) e da Rede de Atenção à Saúde Materno-Infantil (Rede Cegonha) (2011), culminando com a aprovação da Política Nacional de Atenção Integral à Saúde da Criança (PNAISC) na Comissão Intergestora Tripartite em 2014.

A PNAISC objetiva promover o desenvolvimento integral da criança a partir de parceria tripartite, envolvendo a sociedade e a família, contribuindo para o exercício da cidadania e a melhoria da qualidade de vida. Tem como propósito promover e proteger a saúde da criança, mediante a atenção e os cuidados integrais e integrados, da gestação até os 9 anos de vida, com ênfase na primeira infância (0 a 6 anos) e nas áreas e populações de maior vulnerabilidade, contribuindo para um ambiente facilitador à vida com condições dignas de existência e pleno desenvolvimento.

A PNAISC está orientada a partir de sete eixos estratégicos, que abrangem o escopo da atenção integral à saúde da criança: (1) atenção humanizada e qualificada a gestação, parto, nascimento e recém-nascido; (2) aleitamento materno e alimentação complementar saudável; (3) promoção e acompanhamento do crescimento e do desenvolvimento integral; (4) atenção integral a crianças com agravos prevalentes na infância e com doenças crônicas; (5) atenção integral à criança em situações de violência, prevenção de acidentes e promoção da cultura de paz; (6) atenção à saúde de crianças com deficiência, e em situações específicas e de vulnerabilidades, e (7) prevenção do óbito fetal, infantil e materno.

A política inova ao destacar o cuidado integral, especialmente na primeira infância, considerando o amplo escopo de conhecimento acumulado nas diversas áreas, a exemplo da biologia, da psicologia e da psicanálise, e as neurociências, em interação com o saber popular e as práticas médicas que reconhecem a necessidade de ambientes favoráveis ao crescimento e ao amadurecimento das crianças junto a seu potencial genético, que otimizem suas capacidades e habilidades motoras, socioafetivas, cognitivas, de linguagem e comunicação.

O PSF E A RECONFIGURAÇÃO DA ASSISTÊNCIA À SAÚDE DA CRIANÇA

Com o advento do PSF como estratégia para viabilizar a estruturação dos serviços de atenção primária nos municípios, ocorreu a interiorização de médicos, enfermeiros e dentistas, ampliando o acesso aos serviços de saúde com influência direta sobre a saúde infantil.

A organização da atenção primária, mesmo que apresente lacunas, ao envolver diagnósticos e tratamentos mais oportunos, promove um cuidado de saúde mais apropriado, contribuindo para a redução de hospitalizações evitáveis por condições sensíveis à atenção ambulatorial. Esse modelo, ao se disseminar no país, foi determinante para a ênfase de ações voltadas ao grupo materno-infantil inserido nos contextos familiar e comunitário.

O conjunto das atividades previstas e consolidadas nos diversos programas e projetos ao longo das últimas décadas, que passaram a ser desenvolvidas preferencialmente pelos profissionais do PSF, possibilitou o redirecionamento de algumas ações da pediatria ambulatorial. Diante de sua *expertise*, o pediatra passa a assumir o papel de referência para os casos não resolvidos na atenção primária, além de garantir assistência às crianças de famílias não adscritas ao PSF. Adicionalmente, é recomendável que realize consultas compartilhadas com os profissionais da atenção primária, promovendo o matriciamento como um dispositivo para ampliar a resolutividade desse nível de atenção.

Associadas à ampliação da cobertura da atenção primária no país, as mudanças no perfil sociodemográfico e epidemiológico da morbimortalidade infantil têm exigido ajustes importantes na organização dos serviços dos ambulatórios de pediatria. Além da pediatria geral, suas subespecialidades vêm ganhando relevância cada vez mais expressiva, implicando a necessidade de maior apoio logístico, métodos diagnósticos mais sofisticados e a incorporação de equipes multiprofissionais especializadas na garantia do cuidado integral.

OS AGRAVOS PREVALENTES E AS PRINCIPAIS ATIVIDADES NOS AMBULATÓRIOS DE PEDIATRIA

Desde a implantação da estratégia de Atenção Integrada às Doenças Prevalentes na Infância (AIDPI), na década de 1990, priorizaram-se ações relacionadas com a redução da mortalidade por doenças infecciosas; entretanto, no contexto da polarização epidemiológica, onde se sobrepõem as doenças do "atraso" e da modernidade, adicionaram-se atividades referentes ao componente neonatal. A adoção das ações direcionadas a esse componente justificou-se porque, no Brasil, 70% das mortes no primeiro ano de vida ocorrem nesse período.

As condutas preconizadas pela AIDPI incorporam todas as normas do Ministério da Saúde relativas à promoção, à prevenção e ao tratamento dos problemas infantis mais frequentes, como aqueles relacionados com aleitamento materno, promoção de alimentação saudável, crescimento e desenvolvimento, imunização, assim como o controle dos agravos à saúde, como desnutrição, doenças diarreicas, infecções respiratórias agudas e malária, entre outros. Seu objetivo é reduzir o número e a gravidade de agravos prevalentes, diminuindo a mortalidade por essas doenças e melhorando a qualidade da assistência à criança nos serviços de atenção primária e referenciando aos ambulatórios e emergências pediátricas casos mais complexos, porém mais estáveis.

Apesar dessas iniciativas, os ambulatórios de pediatria permanecem atendendo como agravos prevalentes as doenças respiratórias, que são o primeiro motivo de consulta. Entre essas, a asma e sua associação às alergias e, secundariamente, infecções de vias aéreas superiores e pneumonias constituem-se nas de maior demanda ambulatorial. As parasitoses intestinais e as doenças diarreicas, mesmo que em menor intensidade, mantêm-se como demanda importante por assistência nesse nível de atenção.

Além desses agravos, as doenças nutricionais e carenciais, destacando-se a anemia ferropriva, as infecções de pele, as doenças do aparelho geniturinário, em especial as infecções do trato urinário, as síndromes nefróticas e glomerulonefrites, as cardiopatias e epilepsias continuam compondo o amplo espectro de atuação da pediatria ambulatorial geral e especializada. De modo recorrente, doenças negligenciadas, emergentes e reemergentes somam-se ao rol de consultas pediátricas ambulatoriais, como sífilis, tuberculose, hanseníase, dengue, esquistossomose e até mesmo as imunopreveníveis, como a coqueluche.

Além disso, diante da melhora das condições sociais, da oferta de tecnologias e das mudanças no estilo de vida, detectam-se a redução na magnitude das doenças infecciosas e parasitárias e, ao mesmo tempo, a maior sobrevida das crianças, favorecendo a ascensão de doenças crônicas, como obesidade, hipertensão arterial e diabetes. Do mesmo modo, o aumento da sobrevivência de crianças prematuras, com malformações congênitas, com doenças genéticas e erros inatos do metabolismo exige um acompanhamento pediátrico longitudinal, especializado e multiprofissional, muitas vezes necessitando dos recursos provenientes de tecnologias densas.

Em síntese, não é demais ressaltar que as demandas ambulatoriais são frequentemente condicionadas pelo perfil da população adscrita e pela qualificação, diversidade e nível de especialização dos profissionais, associados às características dos serviços, como a amplitude e a oferta de diferentes níveis de densidade tecnológica, de apoio logístico, diagnóstico e terapêutico. Contribuem, ainda, o nível de organização do sistema de saúde local e a disponibilidade de um complexo regulador de consultas ambulatoriais de pediatria geral e especializada e para os demais profissionais da saúde.

Bibliografia

Almeida PVB. Apresentação. In: Penello LM, Lugarinho LP (orgs.) Estratégia Brasileirinhas e Brasileirinhos Saudáveis: a contribuição da Estratégia Brasileirinhas e Brasileirinhos Saudáveis à construção de uma política de atenção integral à saúde da criança. Rio de Janeiro: Instituto Fernandes Figueira, 2013.

Aquino R, Oliveira NF, Barreto ML. Impact of the family health program on infant mortality in Brazilian municipalities. Am J Public Health 2009; 99(1):87-93.

Alfradique ME, Bonolo PF, Dourado I, Lima-Costa MF, Macinko J, Mendonça CS. Internações por condições sensíveis à atenção primária: a construção da lista brasileira como ferramenta para medir o desempenho do sistema de saúde (Projeto ICSAP Brasil). Cadernos de Saúde Pública 2009; 25(6):1337-49.

Barros FC, Matijasevich A, Requejo JH, Giugliani E, Maranhão AG, Monteiro CA. Recent trends in maternal, newborn, and child health in Brazil: progress toward millennium development goals 4 and 5. Am J Public Health 2010; 100:1877-89.

Bhutta ZA, Chopra M, Axelson H et al. Countdown to 2015 decade report (2000-10): taking stock of maternal, newborn, and child survival. Lancet 2010; 375(9730):2032-44.

Brasil. Ministério do Planejamento, Orçamento e Gestão. Instituto Brasileiro de Geografia e Estatística – IBGE. Diretoria de Pesquisas – Estudos e Pesquisas. Informação Demográfica e Socioeconômica número 34. Rio de Janeiro, 2014.

Brasil. Ministério da Saúde. Secretaria de Atenção à Saúde. Departamento de Ações Programáticas e Estratégicas. Manual AIDPI neonatal/Ministério da Saúde. Secretaria de Atenção à Saúde. Departamento de Ações Programáticas e Estratégicas, Organização Pan-Americana da Saúde. 4. ed. Brasília: Ministério da Saúde, 2013.

Brasil. Ministério da Saúde. Secretaria de Atenção à Saúde. Departamento de Atenção Básica. Saúde da criança: crescimento e desenvolvimento/Ministério da Saúde. Secretaria de Atenção à Saúde. Departamento de Atenção Básica. Brasília: Ministério da Saúde, 2012.

Frias PG, Mullachery PH, Giugliani ERJ. Políticas de saúde direcionadas às crianças brasileiras: breve histórico com enfoque na oferta de serviços de saúde. In: Saúde Brasil 2008 – 20 anos de Sistema Único de Saúde (SUS) no Brasil. Brasília: Ministério da Saúde, 2009:85-110.

Frias PG, Vidal SA, Pereira PMH, Lira PIC, Vanderlei LCM. Avaliação da notificação de óbitos infantis ao Sistema de Informações sobre Mortalidade: um estudo de caso. Rev Bras Saúde Matern Infant 2005; 5(Supl.1):43-521.

Monteiro CA, Benicio MH, Conde WL et al. Narrowing socioeconomic inequality in child stunting the Brazilian experience, 1974-2007. Bull World Health Organ 2009; 88:305-11.

Oliveira BRG, Viera CS, Collet N, Lima RA. Causas de hospitalização no SUS de crianças de zero a quatro anos no Brasil. Revista Brasileira de Epidemiologia 2010; 13(2):268-77.

Paim J, Travassos C, Almeida C, Bahia L, Macinko J. The Brazilian health system: history, advances, and challenges. Lancet 2011; 377:1778-97.

Victora CG, Aquino EML, Leal MC, Monteiro CA, Barros FC, Szwarcwald CL. Maternal and child health in Brazil: progress and challenges. Lancet 2011; 377(9780):1863-76.

Victora CG, Barreto ML, Leal MC et al. Health conditions and health-policy innovations in Brazil: the way forward. Lancet 2011; online, May 9.

Capítulo 4

Princípios do Atendimento à Criança: Importância da História Clínica, da Anamnese e do Exame Físico

Rita de Cássia Coelho Moraes de Brito
Márcia Maria Melo de Souza

INTRODUÇÃO

A prática médica será bem executada apenas quando aqueles que a exercem forem capazes de realizar uma boa semiologia, requisito indispensável para a formulação das hipóteses diagnósticas, da terapêutica e do prognóstico. São indispensáveis o desenvolvimento e o aprimoramento contínuos da habilidade de escutar e ver, pois somos capazes de ouvir e não escutar e de olhar e não enxergar. Saibamos, portanto, utilizar nossos sentidos para que nos tornemos bons médicos, merecedores da confiança que é em nós depositada.

O prontuário médico é um documento oficial usado em todos os serviços de saúde para o registro das informações, devendo ser preenchido com letra legível, sem uso de siglas ou abreviaturas não padronizadas.

A CONSULTA MÉDICA

O primeiro contato com o paciente será importante para toda a continuidade do acompanhamento. A consulta deve ser iniciada de maneira cordial, com o cumprimento ao paciente e ao acompanhante, identificando-se. Quando na condição de estudante, é necessário que isso seja informado, assim como que a entrevista está sendo realizada em um hospital-escola e que, por isso, será necessária a orientação do preceptor, o qual o aluno também deve identificar.

Identificação

Os dados da identificação do paciente e do registro são apresentados no prontuário de acordo com a instituição. São itens fundamentais para a identificação do paciente: nome, data de nascimento, gênero, naturalidade e procedência e residência atual. Convém chamar o paciente e seu acompanhante pelos nomes e de maneira respeitosa. Na consulta de pediatria, apesar da identificação do acompanhante e de seu vínculo com o paciente, as perguntas devem ser dirigidas à criança, quando ela tem condições de responder com coerência, para que o vínculo médico-paciente seja estabelecido. Após a apresentação e a identificação, começa a se fortalecer a relação entre o médico e o paciente, a qual será determinante para a qualidade técnica da consulta.

História clínica
Queixa principal e duração (QPD)

A queixa principal é o motivo da procura ao médico e deve ser registrada com as próprias palavras do adolescente e/ou dos pais ou informantes. A história da doença atual pode ser iniciada nos casos em que o motivo da queixa principal não pode ser imediatamente identificado. Nessa parte da entrevista, deve-se identificar quem é o informante da consulta.

História da doença atual (HDA)

A história clínica é um componente muito importante na consulta médica, pois é nesse espaço que se detalha a queixa principal. Dirija-se ao paciente ou informante perguntando diretamente o motivo que o está levando à consulta médica – por exemplo: o que aconteceu que o fez procurar atendimento médico? Por qual motivo o senhor(a) procurou este serviço? Muitas vezes, em hospitais-escolas, os pacientes são encaminhados e levam alguns exames. Mesmo assim, insista em fazer a "sua" história clínica, para não se deixar influenciar pelo diagnóstico que o trouxe ao serviço, o qual nem sempre é correto.

No prontuário, é importante escrever de maneira legível e ordenada, organizando as informações fornecidas pelo paciente ou acompanhante, pois os dados são derivados do paciente, mas a organização é de quem está escrevendo. A história deve seguir a cronologia em relação aos motivos que levaram o paciente ao ambulatório, início dos sintomas, intensidade, fatores agravantes e atenuantes, manifestações e tratamentos prévios. Os sintomas principais devem ser descritos quanto a localização, qualidade, quantidade ou intensidade, início, duração e frequência, as circunstâncias em que surgem os sintomas, fatores que agravam ou aliviam e manifestações associadas. Às vezes é necessário informar, também, dados negativos.

Os exames complementares levados pelo paciente devem ser solicitados e seus resultados devem ser anotados, assim como os tratamentos prévios e sua eficácia ou não.

No HDA deve ser utilizada uma linguagem clara, que possibilite identificar o motivo da consulta e suas principais características. Devem ser evitadas interrupções da fala do paciente, a menos que se mostre claramente inoportuna naquele momento. De modo esquemático, a história clínica deve seguir a sequência apresentada no Quadro 4.1.

Interrogatório sintomatológico (IS)

Nesse momento, cabe ao médico/estudante direcionar as perguntas sobre os diversos sistemas utilizando termos técnicos para descrevê-los, o que torna necessário o conhecimento desses termos. Algumas expressões usadas pela população são muito características da região Nordeste (p. ex., "impando": gemente; "chiando": cansado/dispneico; "roxo": cianótico). Apesar de muitas vezes a pergunta ser feita na linguagem popular, deverá ser escrita no prontuário a nomenclatura técnica correta.

Os sintomas referentes a cada sistema deverão ser registrados de acordo com suas características, intensidade e duração. Na ausência de sintomas, pode-se escrever "paciente nega (tosse, dispneia, edemas, por exemplo)", tornando possível concluir, na consulta subsequente, que aquele sintoma foi investigado. No Quadro 4.2 são apresentados os sintomas por sistemas orgânicos.

Antecedentes pessoais

- **História da gestação ou pré-natal:** idade da mãe da criança no período da gravidez (é possível que surjam algumas síndromes de acordo com a idade da mãe), se a gravidez foi desejada ou não, época da última menstruação (para cálculo da idade gestacional), acompanhamento adequado de pré-natal (quantas consultas), exames complementares realizados (VDRL e HIV, entre outros, e os resultados), parentesco entre os pais, início da movimentação fetal, tipo sanguíneo, doenças durante a gestação, número de gestações, paridade, natimortos e/ou partos prematuros (qual o motivo).

Quadro 4.1 Caracterização do sintoma

Início da doença ou do sintoma (data, época ou duração; modo súbito ou gradual)	Evolução ao longo do tempo, modificações observadas, surgimento de novos sintomas em ordem de ocorrência
Caráter ou qualidade	
Fatores agravantes e de alívio	
Localização exata, intensidade, frequência, duração, ritmo	Fatores predisponentes e desencadeantes
Crises e períodos intercríticos: o que acontece em cada um deles	Tratamentos realizados, doses, duração, resultados e eventuais efeitos colaterais, adesão
Dados negativos relevantes	
	Medicação em uso

- **Parto ou natal:** semanas de ocorrência do parto, tipo e condições do parto, necessidade de oxigenoterapia e boletim de Apgar, onde aconteceu, quem realizou (médico, parteira etc.), rápido ou demorado, uso ou não de fórceps, tempo de bolsa rota, aspecto e volume do líquido amniótico (poli- ou oligoidrâmnio ou anidrâmnio) e avaliação da placenta.
- **Nascimento ou neonatal:** peso e tamanho ao classificar o recém-nascido (RN) – prematuro, a termo ou pós-termo, de acordo com a avaliação da maturidade pelo método de Capurro –, grau de atividade ao nascimento (avaliado pelo índice de Apgar no primeiro, quinto e décimo minutos após o nascimento), se houve circular de cordão, cianose, distúrbios respiratórios com necessidade de oxigenação, convulsões, hemorragias, malformações, distúrbios alimentares, icterícia com uso de fototerapia e/ou exsanguineotransfusões, infecções congênitas ou adquiridas, tempo de internação (se houver ocorrido), bem como exames complementares realizados, medicamentos utilizados e evolução durante esse período (peça o resumo da alta da paciente fornecido pela maternidade).
- **Antecedentes patológicos pregressos ou doenças anteriores:** doenças anteriores, incluindo as infectocontagiosas, além da ocorrência de internações (período e duração, exames complementares, transfusões e/ou intervenções cirúrgicas realizadas), hemotransfusões, acidentes, manifestações alérgicas e, nos casos de rinite alérgica e/ou asma, detalhar época do início dos sintomas, frequência, intensidade das crises com necessidade de atendimento em emergências, corticoterapia e UTI.
- **Antecedentes familiares:** ocorrência de doenças comuns na família, epilepsias, doenças mentais, atopias, discrasias sanguíneas, hemoglobinopatias, diabetes, obesidade, hipertensão arterial, cardiopatias, arterioesclerose, hipercolesterolemias, doenças neoplásicas, doenças neuromusculares, malformações, neoplasias, doenças renais, hipoacusias etc.

Ambiente/condições socioeconômicas

A pediatria se preocupa com o completo bem-estar da criança, e algumas doenças têm como determinantes características sociais e ambientais. Por isso, importa ao pediatra conhecer as condições socioeconômicas em que a criança está inserida e se o ambiente favorece o risco de adoecer. Questões como presença de mofo nas paredes, animais e fumantes na casa e exposição a doenças endêmicas na região (tuberculose, esquistossomose, filariose, leishmaniose, Chagas) fazem parte da consulta de rotina. É importante registrar idade, escolaridade e profissão dos pais, tipo de habitação, saneamento básico e doenças que necessitam de medicação contínua entre os pais e irmãos.

As informações quanto aos antecedentes são obtidas na primeira consulta, mas cabe ao médico indagar a ocorrência de doenças pessoais ou familiares no período entre a última consulta e a consulta atual e, nas consultas subsequentes, checar se essas informações estão contempladas no prontuário; se ausentes, devem ser acrescentadas.

Informações sobre alimentação, vacinas e crescimento e desenvolvimento são importantes em todos os atendimentos de pediatria.

Quadro 4.2 Sintomas por sistemas

Sistema	Sintomas
Aspectos gerais	Perda ou ganho de peso (quantidade e em quanto tempo, fatores contribuintes), alterações do apetite, astenia, fraqueza, mal-estar, febre, hipotermia, calafrios, sudorese, palidez
Pele e anexos	Prurido, petéquias, equimoses, máculas, pápulas, eritema, exantema, vesículas, bolhas, pústulas, crostas, úlceras, alterações de cor, textura, umidade e elasticidade da pele, feridas, alterações das unhas
Olhos	Acuidade visual, amaurose, escotomas, fotofobia, diplopia, borramento da visão, lacrimejamento, vermelhidão, secreção, dor ocular, estrabismo, hemeralopia, alucinações visuais
Ouvidos	Hipoacusia, surdez, zumbidos, otalgia, otorreia, otorragia, tontura e vertigem, secreções patológicas, prurido etc.
Nariz	Epistaxe, obstrução, coriza, espirros, prurido nasal, apneia, presença de secreção e suas características etc.
Boca	Halitose, úlceras (aftas), cárie e outros problemas dentários, uso de chupeta ou dedo, gengivorragia, piorreia, alterações da língua (língua geográfica) etc.
Faringe	Odinofagia, disfagia, rouquidão, disfonia, afonia etc.
Pescoço	Mobilidade, dor, torcicolo, aumento do diâmetro, bócio, nódulos
Aparelho respiratório	Dor torácica (tipo, localização, intensidade, duração, relação com o esforço, movimentos, respiração e posição), dispneia, tosse (tipo, frequência, associação com dispneia; em criança pequena, interrogar se foi súbita, em virtude do risco de corpo estranho), fatores precipitantes, agravantes e atenuantes, medicação usada para melhora, tosse noturna e associação com esforço e alimentação, presença de tosse sem IVAS estabelecida), expectoração (características físicas, quantidade, horário), hemoptise, sibilância (frequência e intensidade) Deformidade torácica, estridor, batimento de asas do nariz etc.
Aparelho circulatório	Palpitações, tonturas, síncope, edema dos membros inferiores, cianose, fadiga e diminuição da tolerância aos esforços; em crianças cianóticas, questionar se adota a posição de cócoras
Aparelho digestório	Halitose, sialorreia, anorexia, regurgitação, pirose retroesternal, náuseas, vômitos (quantidade, frequência, conteúdo, cor, cheiro, relação com a alimentação etc.), intolerância alimentar, dor abdominal (localização, horário, tipo, ritmicidade, periodicidade, irradiação, relação com a alimentação, com as evacuações etc.), diarreia (aguda ou crônica, frequência das evacuações, quantidade ou volume, características físicas das fezes, presença de sangue, pus, gordura, parasitas, muco, alimentos não digeridos), constipação intestinal (evacuações endurecidas, em cíbalos, frequência semanal das evacuações), tenesmo (sensação de peso no reto e desejo de evacuar), alternância do hábito intestinal, flatulência, distensão abdominal, incontinência fecal, prurido anal, prolapso retal, período de tratamento antiparasitário etc.
Aparelho geniturinário	Disúria (total, inicial, terminal), oligúria, poliúria, polaciúria, nictúria, alterações do jato urinário (força, calibre, gotejamento, retenção e exposição da glande), hematúria, leucorreia, prurido vulvar, menarca Nos adolescentes: além das informações do ciclo menstrual, abordar crescimento das mamas e das gônadas, presença de pelos pubianos e sexualidade, características do ciclo menstrual (sintomas pré-menstruais, intervalo, duração e regularidade dos períodos menstruais, volume de fluxo, dor menstrual, data da última menstruação), vida sexual etc.
Sistema musculoesquelético	Deformidades congênitas ou adquiridas, alterações articulares (dor, calor, rubor, restrição de movimentos, distribuição, simetria ou assimetria, deformidades, evolução etc.), lombalgia, escoliose, lordose, cifose, claudicação, mialgia, contraturas, tremores, fasciculações, câimbras, fraqueza, atrofia, história de fraturas e traumatismos etc.
Sistema linfoide e hematológico	Palidez, petéquias, equimoses, sufusões hemorrágicas, hematomas, gengivorragia, hematúria, hemorragia digestiva, linfadenomegalias, sonolência, dor nas panturrilhas, adenomegalia, hipertrofia gengival, infecções frequentes
Sistema nervoso	Cefaleia (localização, intensidade, duração, pródromos, associação com vômito, horário de maior ocorrência, relação com esforço visual e postura, frequência, história familiar de enxaqueca), sintomas associados, fatores predisponentes ou desencadeantes, resposta a analgésicos, equilíbrio e marcha (ataxia, desequilíbrio, tontura, vertigem etc.), coordenação motora, alterações sensitivas (tátil, térmica, vibratória, posicional, parestesia, anestesia, hipoestesia, hiperestesia), convulsões (tipo, frequência, pródromos, perda da consciência, relaxamento de esfíncteres, duração, estado pós-crítico, associação com febre, história familiar de convulsão febril, uso de agentes antiepilépticos etc.), movimentos involuntários (mioclonia, fasciculações, tiques, hipertonia, coreia), alterações da consciência, coma, insônia (tipos), sonolência, hipersonia, memória (imediata, mediata, remota, confusão mental), fala (disfasia, afasia, disartria etc.), capacidade intelectual e de entendimento, distúrbios do sono e tipos de insônia
Medicações em uso	Questionar uso de medicação contínua, inclusive as medicações caseiras e remédios prescritos por amigos; se o paciente faz uso de alguma medicação e não sabe o nome, pedir para trazer receitas ou medicamentos no retorno

Fonte: Pernetta, 1980 (modificado).
IVAS: infecção de vias aéreas superiores.

Alimentação

Convém avaliar se a criança foi amamentada ao seio exclusivamente ou não e por quanto tempo; em caso de aleitamento misto ou artificial desde o início, deve ser detalhada a fórmula láctea (ou leite *in natura*) usada (a forma do preparo, com ou sem adição de massas e açúcar), além da técnica de alimentação praticada. Nos lactentes, devem ser relatados a época de introdução da dieta de transição e os alimentos oferecidos. Na criança maior e nos adolescentes, devem ser verificadas e discriminadas a frequência (número de refeições ao dia), a qualidade e a quantidade dos alimentos oferecidos.

Em razão do aumento do número de obesos no nosso país, é extremamente importante conhecer o cardápio alimentar para que possa ser orientada uma dieta balanceada.

Exercício e lazer

Diante da preocupação com doenças do adulto com origem na infância, e com o objetivo de estabelecer hábitos saudáveis, é necessário abordar a frequência e a intensidade da prática de exercícios e estimulá-la em crianças a partir de 2 anos de idade. A orientação quanto à atividade física deve ser fornecida a partir dos 2 anos: 30 a 60 minutos de atividade física moderada ou vigorosa, apropriada para a idade, três a cinco vezes por semana.

Imunização

Observar o calendário vacinal e anotar no prontuário. Na ausência do cartão (por esquecimento ou extravio), questionar sobre as vacinas administradas e, em caso de atraso vacinal ou em outras situações, a criança deve ser encaminhada ao setor de vacinação logo após sair da sala de atendimento.

Desenvolvimento

Como o amadurecimento do sistema nervoso central (SNC) se dá no sentido craniocaudal, deve-se perguntar em que época a criança acompanhou com o olhar, sorriu, sustentou a cabeça, sentou-se com e sem apoio, engatinhou, andou e falou as primeiras palavras. A Ficha de Acompanhamento do Desenvolvimento, preconizada pelo Ministério da Saúde, deve fazer parte sistemática da avaliação na consulta de crianças por possibilitar o acompanhamento da sequência evolutiva do desenvolvimento normal e a observação e identificação precoces daquelas crianças que apresentam desvios da normalidade, favorecendo o acompanhamento por equipe multidisciplinar. Nas crianças maiores e nos adolescentes, averiguar a frequência ou o abandono escolar e o desempenho na escola, assim como a sociabilização, o comportamento e a exposição a álcool e drogas.

Durante o preenchimento da ficha, caso a mãe ou o informante fiquem em dúvida se a criança adquiriu algum dos marcos do desenvolvimento questionados, o profissional deverá tentar observar e obter essa informação durante a consulta, anotando sua observação no espaço correspondente ao marco esperado, de acordo com a seguinte codificação: P: presente; A: ausente; NV: não verificado. O desenvolvimento deve ser avaliado em todas as consultas. Devem ser abordados, também, outros aspectos, como erupção dentária, maturação óssea, ritmo do sono, controle dos esfíncteres, relacionamento com os familiares e outras crianças, desempenho escolar, maturação sexual, profissionalização, se fuma, bebe ou usa tóxicos, atividade sexual (se conhece e usa métodos contraceptivos), incluindo perguntas sobre a ocorrência de abortos, gravidez, parto e filhos.

EXAME FÍSICO

A segunda fase da consulta consiste na realização do exame físico, que pode ser subdividido em aspecto geral, dados vitais e medidas antropométricas.

Antes de se dirigir para a mesa de exame, o médico/estudante deverá informar a necessidade do exame físico, esclarecendo como ele será feito. Deverá solicitar ao paciente que retire a roupa (em caso de crianças maiores, mantêm-se as peças íntimas, que serão retiradas no momento oportuno) e que se deite com a cabeça voltada para a esquerda do examinador. Enquanto o exame é realizado, convém manter diálogo com o paciente, o que pode deixar a criança menos tensa. A criança menor costuma chorar, mas isso não deve impedir o exame, que pode ser feito com a criança no colo da mãe. Antes de tocar no paciente, deve-se lavar as mãos, procedimento que será repetido ao término do exame. Quando um ou mais estudantes forem examinar o paciente, o que é uma prática frequente nos ambulatórios de ensino, é indispensável solicitar a autorização do paciente para fazê-lo.

Abordagem e visão geral

Convém demonstrar tranquilidade e organização na sequência do exame, mantendo-se atento às expressões de dor, desconforto e ansiedade, questionando-se prontamente o que está incomodando. Deve-se sempre procurar deixar o paciente o mais confortável possível. Quanto mais minucioso for o exame clínico, maior será a chance de se diagnosticar a causa do incômodo. Por isso, deve ser sempre respeitada a sequência "da cabeça aos pés". Como o lactente e o pré-escolar podem oferecer resistência, dificultando o cumprimento dessa sequência, esta pode ser iniciada com a criança no colo da mãe, onde ela se sente mais tranquila e cooperativa, deixando para o fim os procedimentos que causam desconforto, deitando-a na mesa do exame. Convém dirigir-se à criança com voz tranquila e suave, porém firme.

Para um bom exame clínico, todos os sentidos e a sensibilidade devem ser bem utilizados. O exame clínico é composto por inspeção, palpação, percussão e ausculta.

Antropometria

Procedimento obrigatório, em que se deve aferir o peso, o comprimento/altura e o perímetro cefálico e calculado o índice de massa corporal (IMC). Em seguida, essas medidas devem ser registradas nos gráficos de acompanhamento do crescimento utilizados pela OMS/MS. Os gráficos são organizados por gênero e idade: de 0 a 5 anos e de 5 a 19 anos. No exame de adolescentes, devem ser preenchidos os critérios de Tanner. Em situações específicas, convém aferir o perímetro torácico e o abdominal.

Essas curvas não devem ser utilizadas no exame de crianças prematuras e portadores da síndrome de Down, para os quais existem curvas específicas.

No momento da aferição do peso, deve-se verificar se as condições da balança estão adequadas, retirar os calçados e deixar o mínimo de roupas possível. Para medir a criança deitada (comprimento) até os 4 anos de idade a régua (antropômetro) deve estar ajustada na parte superior da cabeça e na região plantar (calcâneo), com os joelhos totalmente estendidos na hora da tomada da medida, o que torna necessária a ajuda do(a) acompanhante, posicionado na cabeceira do leito. Para crianças com mais de 4 anos de idade, utiliza-se a régua fixa na parede ou a da balança, procurando mantê-las com calcanhares, glúteos, costas e cabeça junto ao anteparo.

O perímetro cefálico deve ser sempre medido nos primeiros 2 anos de vida, posicionando a fita métrica no ponto mais saliente do occipital e na glabela, bem justa na aferição final (circunferência occipitofrontal).

Para aferição do perímetro torácico, a fita é posicionada no nível dos mamilos, com a criança deitada ou de pé e em posição respiratória média (entre a inspiração e a expiração completa). Aos 2 anos de idade, esse perímetro passa a ser maior do que o cefálico.

Por ser variável e pouco elucidativo, o perímetro abdominal é menos importante do que as medidas anteriores, sendo interessante sua aferição com a fita métrica no nível do umbigo e com a criança de pé para o acompanhamento de algumas patologias (ascite, tumores abdominais, hipertrofia de vísceras, síndrome de má absorção, obesidade, síndromes metabólicas etc.).

Medidas antropométricas

Os Quadros 4.3 a 4.5 mostram a estimativa de crescimento por peso, estatura e perímetro cefálico.

Nos primeiros dias de vida, ocorre perda normal de 3% a 10% do peso de nascimento, o qual deve ser recuperado no décimo dia de vida. O peso duplica dos 4 para os 5 meses, triplica com 1 ano e quadruplica aos 2 anos de idade.

Quadro 4.3 Estimativa de peso na criança

Faixa etária	Ganho em gramas por mês	Ganho em gramas por dia
1º ano de vida		
1º trimestre	700	25 a 30
2º trimestre	600	20 a 25
3º trimestre	500	15 a 20
4º trimestre	400	10 a 15
2º ano de vida: 2,5kg/ano		
3º ao 5º ano de vida: 2,0kg/ano		
6º ao 10º ano de vida: 3,0kg/ano		
2 aos 8 anos: P = 2 × idade (em anos) + 9		
3 aos 12 meses: P = 0,5 × idade (em meses) + 4,5		

Fonte: Needlman, 2005.

Quadro 4.4 Crescimento médio da estatura do nascimento à puberdade

Idade	Ganho em centímetro por ano
Nascimento	50
1º ano de vida	25 cm/ano
1º semestre	15 cm
2º semestre	10 cm
2º ano de vida	12 cm/ano
3º ao 5º ano de vida	7 cm/ano
6º ao 10º ano de vida masculino feminino	6 cm/ano 28 cm 25 cm

Cálculo da estatura-alvo:

Paciente feminino: $TH = \dfrac{(\text{estatura do pai} - 13) + \text{estatura da mãe}}{2}$

Paciente masculino: $TH = \dfrac{(\text{estatura da mãe} + 13) + \text{estatura do pai}}{2}$

Fonte: Needlman, 2005.

Quadro 4.5 Crescimento mensal médio do perímetro cefálico

Idade	Ganho em centímetros por mês	Tamanho (cm)
Recém-nascido		34 a 35
1º trimestre	2	40
2º trimestre	1	42 a 43
2º semestre	0,5	44,5
2º ano até o início da vida adulta		Mais 10cm no total

Fechamento das fontanelas: a fontanela anterior fecha entre o 9º e o 18º mês de vida e a fontanela posterior aos 2 meses, mas já pode não ser palpável desde o nascimento.
Perímetro torácico: até os 2 anos: aproximadamente PT = PC = PA; em seguida, passa a predominar o PT. Até 6 meses: PC > PT; a seguir, PT ligeiramente > PC.
Fonte: Needlman, 2005.

Pressão arterial

De acordo com a literatura, a partir dos 3 anos de idade, todas as crianças devem ter a pressão arterial (PA) medida em consultas de rotina anuais e nas condições listadas no Quadro 4.6, independentemente da idade.

Para isso, os profissionais devem observar as seguintes recomendações:

Cuidados para aferição da pressão arterial
Instrumento

- **Manômetro e manguitos:** encontram-se disponíveis dois tipos de manômetros: os de mercúrio e os aneroides, os quais são os mais usados. Estes são menores e necessitam de calibragem. Antes de medir a PA, é muito importante verificar se o manômetro está calibrado. Há três larguras de manguitos pediátricos padronizados: 5, 7 e 9cm. O manguito para adultos tem 12cm. Os manguitos padronizados têm sempre comprimento proporcional à sua largura. As referências à largura do manguito se aplicam somente à borracha inflável interna.

Quadro 4.6 Situações clínicas indicadas para aferição de PA, independentemente da idade

Lactentes com	
Déficit de crescimento	Convulsões
Insuficiência cardíaca	Sopro abdominal
Massa abdominal	Coarctação da aorta
Hiperplasia suprarrenal congênita	Neurofibromatose
Em uso de corticoides e/ou hormônio adrenocorticotrófico (ACTH)	
Suspeita de doença renal	
Síndrome de Turner	
Obrigatória em crianças de qualquer idade	
Sintomáticas (cefaleia, déficit de crescimento, convulsão)	
Em salas de emergência ou em unidades de terapia intensiva	
Em uso de fármacos que interferem na PA (corticoides/anovulatórios)	
Na avaliação clínica pré-operatória	

Fonte: The Fourth Report on the Diagnosis, Evaluation and Treatment of High Blood Pressure in Children and Adolescents (adaptado).

- **Seleção do manguito apropriado:** o tamanho apropriado deve cobrir obrigatoriamente 80% a 100% da circunferência do braço; largura correspondente a 40% da circunferência do braço no ponto médio entre o acrômio e o olécrano, deixando espaço livre tanto na fossa cubital, para colocação do estetoscópio, como na parte superior ao manguito, para prevenir a obstrução da axila. Como não há manguitos com 8cm de largura, deve ser escolhido o de 9cm. O Quadro 4.7 mostra as dimensões de bolsa para diferentes circunferências de braços em crianças e adulto.

Procedimento de medida da pressão arterial

Nos Quadros 4.8 e 4.9 constam as orientações de como se proceder para a aferição da pressão arterial.

Os Quadros 4.10 e 4.11 mostram as tabelas utilizadas atualmente para a classificação dos valores da pressão arterial (PA) sistólica e diastólica e se baseiam no gênero, na idade e no percentil de altura da criança, sendo adotadas universalmente. Todos os dados da PA usados para compor as tabelas foram obtidos de medidas da PA no braço direito, com o paciente em posição sentada ou, no caso de lactentes, na posição supina, como descrito anteriormente.

Como usar as tabelas

- Medir a altura da criança e determinar o percentil (p) de altura, de acordo com o gênero e a idade do paciente, usando as tabelas do National Center for Health Statistics (NCHS), disponíveis neste capítulo.

Quadro 4.7 Dimensões da bolsa de borracha para diferentes circunferências de braços em crianças e adultos

Manguito	Circunferência do braço (cm)	Bolsa de borracha (cm)	
		Largura	Comprimento
Recém-nascido	≤ 10	4	8
Criança	11 a 15	6	12
Infantil	16 a 22	9	18
Adulto pequeno	20 a 26	10	17
Adulto	27 a 34	12	23
Adulto grande	35 a 45	16	32

Fonte: Brasil, 2010.

Quadro 4.8 Preparo do paciente para a medida da pressão

1. Explicar o procedimento ao paciente
2. Repouso de pelo menos 5 minutos em ambiente calmo
3. Evitar bexiga cheia
4. Não praticar exercícios físicos de 60 a 90 minutos antes
5. Não ingerir bebidas alcoólicas, café ou alimentos e não fumar 30 minutos antes
6. Manter pernas descruzadas, pés apoiados no chão, dorso recostado na cadeira e relaxado
7. Remover roupas do braço em que será colocado o manguito
8. Posicionar o braço na altura do coração (nível do ponto médio do esterno ou 4º espaço intercostal), apoiado, com a palma da mão voltada para cima e o cotovelo ligeiramente fletido
9. Solicitar que não fale durante a medida

Fonte: Brasil, 2010.

Quadro 4.9 Procedimentos da medida da pressão arterial (diastólica)

1. Medir a circunferência do braço do paciente
2. Selecionar o manguito de tamanho adequado ao braço
3. Colocar o manguito sem deixar folgas acima da fossa cubital, cerca de 2 a 3cm
4. Centralizar o meio da parte compressiva do manguito sobre a artéria braquial
5. Estimar o nível da pressão sistólica (palpar o pulso radial e inflar o manguito até seu desaparecimento, desinflar rapidamente e aguardar 1 minuto antes da medida)
6. Palpar a artéria braquial na fossa cubital e colocar a campânula do estetoscópio sem compressão excessiva
7. Inflar rapidamente até ultrapassar 20 a 30mmHg o nível estimado da pressão sistólica
8. Proceder à deflação lentamente (velocidade de 2 a 4mmHg por segundo)
9. Determinar a pressão sistólica na ausculta do primeiro som (fase I de Korotkoff), que é um som fraco seguido de batidas regulares, e, após, aumentar ligeiramente a velocidade de deflação
10. Determinar a pressão diastólica no desaparecimento do som (fase V de Korotkoff)
11. Auscultar cerca de 20 a 30mmHg abaixo do último som para confirmar seu desaparecimento e depois proceder à deflação rápida e completa
12. Se os batimentos persistirem até o nível zero, determinar a pressão diastólica no abafamento dos sons (fase IV de Korotkoff) e anotar valores da sistólica/diastólica/zero (Korotkoff)
13. Esperar 1 a 2 minutos antes de novas medidas
14. Informar os valores de pressão arterial obtidos para o paciente
15. Anotar os valores e o membro

Fonte: Brasil, 2010.

- Na tabela de PA, verificar os valores da PA sistólica e diastólica correspondentes aos percentis 90 e 95 para idade, gênero e percentil de altura da criança, comparando esses valores com os medidos no paciente, o que indica se os valores estão < p90, entre p90 e p95 e > p95.

A interpretação dos resultados é mostrada no Quadro 4.12.

Atenção:

A medida da PA elevada em uma única ocasião é insuficiente para classificar os pacientes como hipertensos.

A principal causa de HAS na infância é erro na técnica de medida da PA (Quadro 4.13).

Quadro 4.10 Valores de PA referentes aos percentis 90 e 95 para meninos de 1 a 17 anos de idade de acordo com o percentil de estatura

Idade	Percentil	5 S	5 D	10 S	10 D	25 S	25 D	50 S	50 D	75 S	75 D	90 S	90 D	95 S	95 D
1 ano	50º	80	34	81	35	83	36	85	37	87	38	88	39	89	39
1 ano	90º	94	49	95	50	97	51	99	52	100	53	102	53	103	54
1 ano	95º	98	54	99	54	101	55	103	56	104	57	106	58	106	58
1 ano	99º	105	61	106	62	108	63	110	64	112	65	113	66	114	66
2 anos	50º	84	39	85	40	87	41	88	42	90	43	92	44	92	44
2 anos	90º	97	54	99	55	100	56	102	57	104	58	105	58	106	59
2 anos	95º	101	59	102	59	104	60	106	61	108	62	109	63	110	63
2 anos	99º	109	66	110	67	111	68	113	69	115	70	117	71	117	71
3 anos	50º	86	44	87	44	89	45	91	46	93	47	94	48	95	48
3 anos	90º	100	59	101	59	103	60	105	61	107	62	108	63	109	63
3 anos	95º	104	63	105	63	107	64	109	65	110	66	112	67	113	67
3 anos	99º	111	71	112	71	114	72	116	73	118	74	119	75	120	75
4 anos	50º	88	47	89	48	91	49	93	50	95	51	96	51	97	52
4 anos	90º	102	62	103	63	105	64	107	65	109	66	110	66	111	67
4 anos	95º	106	66	107	67	109	68	111	69	112	70	114	71	115	71
4 anos	99º	113	74	114	75	116	76	118	77	120	78	121	78	122	79
5 anos	50º	90	50	91	51	93	52	95	53	96	54	98	55	98	55
5 anos	90º	104	65	105	66	106	67	108	68	110	69	111	69	112	70
5 anos	95º	108	69	109	70	110	71	112	72	114	73	115	74	116	74
5 anos	99º	115	77	116	78	118	79	120	80	121	81	123	81	123	82
6 anos	50º	91	53	92	53	94	54	96	55	98	56	99	57	100	57
6 anos	90º	105	68	106	68	108	69	110	70	111	71	113	72	113	72
6 anos	95º	109	72	110	72	112	73	114	74	115	75	117	76	117	76
6 anos	99º	116	80	117	80	119	81	121	82	123	83	124	84	125	84
7 anos	50º	92	55	94	55	95	56	97	57	99	58	100	59	101	59
7 anos	90º	106	70	107	70	109	71	111	72	113	73	114	74	115	74
7 anos	95º	110	74	111	74	113	75	115	76	117	77	118	78	119	78
7 anos	99º	117	82	118	82	120	83	122	84	124	85	125	86	126	86
8 anos	50º	94	56	95	57	97	58	99	59	100	60	102	60	102	61
8 anos	90º	107	71	109	72	110	72	112	73	114	74	115	75	116	76
8 anos	95º	111	75	112	76	114	77	116	78	118	79	119	79	120	80
8 anos	99º	119	83	120	84	122	85	123	86	125	87	127	87	127	88
9 anos	50º	95	57	96	58	98	59	100	60	102	61	103	61	104	62
9 anos	90º	109	72	110	73	112	74	114	75	115	76	117	76	118	77
9 anos	95º	113	76	114	77	116	78	118	79	119	80	121	81	121	81
9 anos	99º	120	84	121	85	123	86	125	87	127	88	128	88	129	89
10 anos	50º	97	58	98	59	100	60	102	61	103	61	105	62	106	63
10 anos	90º	111	73	112	73	114	74	115	75	117	76	119	77	119	78
10 anos	95º	115	77	116	78	117	79	119	80	121	81	122	81	123	82
10 anos	99º	122	85	123	86	125	86	127	88	128	88	130	89	130	90
11 anos	50º	99	59	100	59	102	60	104	61	105	62	107	63	107	63
11 anos	90º	113	74	114	74	115	75	117	76	119	77	120	78	121	78
11 anos	95º	117	78	118	78	119	79	121	80	123	81	124	82	125	82
11 anos	99º	124	86	125	86	127	87	129	88	100	89	132	90	132	90
12 anos	50º	101	59	102	60	104	61	106	62	108	63	109	63	110	64
12 anos	90º	115	74	116	75	118	75	120	76	121	77	123	78	123	79
12 anos	95º	119	78	120	79	122	80	123	81	125	82	127	82	127	83
12 anos	99º	126	86	127	87	129	88	131	89	133	90	134	90	135	91
13 anos	50º	104	60	105	60	106	61	108	62	110	63	111	64	112	64
13 anos	90º	117	75	118	75	120	76	122	77	124	78	125	79	126	79
13 anos	95º	121	79	122	79	124	80	126	81	128	82	129	83	130	83
13 anos	90º	128	87	130	87	131	88	133	89	135	90	136	91	137	91
14 anos	50º	106	60	107	61	109	62	111	63	113	64	114	65	115	65
14 anos	90º	120	75	121	76	123	77	125	78	126	79	128	79	128	80
14 anos	95º	124	80	125	80	127	81	128	82	130	83	132	84	132	84
14 anos	99º	131	87	132	88	134	89	136	90	138	91	139	92	140	92
15 anos	50º	109	61	110	62	112	63	113	64	115	65	117	66	117	66
15 anos	90º	122	76	124	77	125	78	127	79	129	80	130	80	131	81
15 anos	95º	126	81	127	81	129	82	131	83	133	84	134	85	135	85
15 anos	99º	134	88	135	89	136	90	138	91	140	92	142	93	142	93
16 anos	50º	111	63	112	63	114	64	116	65	118	66	119	67	120	67
16 anos	90º	125	78	126	78	128	79	130	80	131	81	133	82	134	82
16 anos	95º	129	82	130	83	132	83	134	84	135	85	137	86	137	87
16 anos	99º	136	90	137	90	139	91	141	92	143	93	144	94	145	94
17 anos	50º	114	65	115	66	116	66	118	67	120	68	121	69	122	70
17 anos	90º	127	80	128	80	130	81	132	82	134	83	135	84	136	84
17 anos	95º	131	84	132	85	134	86	136	87	138	87	139	88	140	89
17 anos	99º	139	92	140	93	141	93	143	94	145	95	146	96	147	97

Fonte: Brasil, 2007.

Quadro 4.11 Valores de PA referentes aos percentis 90 e 95 para meninas de 1 a 17 anos de idade de acordo com o percentil de estatura

Idade	Percentil	Percentil de estatura – Sexo Feminino													
		5		10		25		50		75		90		95	
		S	D	S	D	S	D	S	D	S	D	S	D	S	D
1 ano	50º	83	38	84	39	85	39	86	40	88	41	89	41	90	42
	90º	97	52	97	53	98	53	100	54	101	55	102	55	103	56
	95º	100	56	101	57	102	57	104	58	105	59	106	59	107	60
	99º	108	64	108	64	109	65	111	65	112	66	113	67	114	67
2 anos	50º	85	43	85	44	87	44	88	45	89	46	91	46	91	47
	90º	98	57	99	58	100	58	101	59	103	60	104	61	105	61
	95º	102	61	103	62	104	62	105	63	107	64	108	65	109	65
	99º	109	69	110	69	111	70	112	70	114	71	115	72	116	72
3 anos	50º	86	47	87	48	88	48	89	49	91	50	92	50	93	51
	90º	100	61	100	62	102	62	103	63	104	64	106	64	106	65
	95º	104	65	104	66	105	66	107	67	108	68	109	68	110	69
	99º	111	73	111	73	113	74	114	74	115	75	116	76	117	76
4 anos	50º	88	50	88	50	90	51	91	52	92	52	94	53	94	54
	90º	101	64	102	64	103	65	104	66	106	67	107	67	108	68
	95º	105	68	106	68	107	69	108	70	110	71	111	71	112	72
	99º	112	76	113	76	114	76	115	77	117	78	118	79	119	79
5 anos	50º	89	52	90	53	91	53	93	54	94	55	95	55	96	56
	90º	103	66	103	67	105	67	106	68	107	69	109	69	109	70
	95º	107	70	107	71	108	71	110	72	111	73	112	73	113	74
	99º	114	78	114	78	116	79	117	79	118	80	120	81	120	81
6 anos	50º	91	54	92	54	93	55	94	56	96	56	97	57	98	58
	90º	104	68	105	68	106	69	108	70	109	70	110	71	111	72
	95º	108	72	109	72	110	73	111	74	113	74	114	75	115	76
	99º	115	80	116	80	117	80	119	81	120	82	121	83	122	83
7 anos	50º	93	55	93	56	95	56	96	57	97	58	99	58	99	59
	90º	106	69	107	70	108	70	109	71	111	72	112	72	113	73
	95	110	73	111	74	112	74	113	75	115	76	116	76	116	77
	99º	117	81	118	81	119	82	120	82	122	83	123	84	124	84
8 anos	50º	95	57	95	57	96	57	98	58	99	59	100	60	101	60
	90º	108	71	109	71	110	71	111	72	113	73	114	74	114	74
	95º	112	75	112	75	114	75	115	76	116	77	118	78	118	78
	99º	119	82	120	82	121	83	122	83	123	84	125	85	125	86
9 anos	50º	96	58	97	58	98	58	100	59	101	60	102	61	103	61
	90º	110	72	110	72	112	72	113	73	114	74	116	75	116	75
	95º	114	76	114	76	115	79	117	77	118	78	119	79	120	79
	99º	121	83	121	83	123	84	124	84	125	85	127	86	127	87
10 anos	50º	98	59	99	59	100	59	102	60	103	61	104	62	105	62
	90º	112	73	112	73	114	73	115	74	116	75	118	76	118	76
	95º	116	77	116	77	117	77	119	78	120	79	121	80	122	80
	99º	123	84	123	84	125	85	126	86	127	86	129	87	129	88
11 anos	50º	100	60	101	60	102	60	103	61	105	62	106	63	107	63
	90º	114	74	114	74	116	74	117	75	118	76	119	77	120	77
	95º	118	78	118	78	119	78	121	79	122	80	123	81	124	81
	99º	125	85	125	85	126	86	128	87	129	87	130	88	131	89
12 anos	50º	102	61	103	61	104	61	105	62	107	63	108	64	109	64
	90º	116	75	116	75	117	75	119	76	120	77	121	78	122	78
	95º	119	79	120	79	121	79	123	80	124	81	125	82	126	82
	99º	127	86	127	86	128	87	130	88	131	88	132	89	133	90
13 anos	50º	104	62	105	62	106	62	107	83	109	64	110	65	110	65
	90º	117	76	118	76	119	76	121	77	122	78	123	79	124	79
	95º	121	80	122	80	123	80	124	81	126	82	127	83	128	83
	99º	128	87	129	87	130	88	132	89	133	89	134	90	135	91
14 anos	50º	106	63	106	63	107	63	109	64	110	65	111	66	112	66
	90º	119	77	120	77	121	77	122	78	124	79	125	80	125	80
	95º	123	81	123	81	125	81	126	82	127	83	129	84	129	84
	99º	130	88	131	88	132	89	133	90	135	90	136	91	136	92
15 anos	50º	107	64	108	64	109	64	110	65	111	66	113	67	113	67
	90º	120	78	121	78	122	78	123	79	125	80	126	81	127	81
	95º	124	82	125	82	126	82	127	83	129	84	130	85	131	85
	99º	131	89	132	89	133	90	134	91	136	91	137	92	138	93
16 anos	50º	108	64	108	64	110	65	111	66	112	66	114	67	114	68
	90º	121	78	122	78	123	79	124	80	126	81	127	81	128	82
	95º	125	82	126	82	127	83	128	84	130	85	131	85	132	86
	99º	132	90	133	90	134	90	135	91	137	92	138	93	139	93
17 anos	50º	108	64	109	65	110	65	111	66	113	67	114	67	115	68
	90º	122	78	122	79	123	79	125	80	126	81	127	81	128	82
	95º	125	82	126	83	127	83	129	84	130	85	131	85	132	86
	99º	133	90	133	90	134	91	136	91	137	92	138	93	139	93

Fonte: Brasil, 2007.

Quadro 4.12 Classificação da pressão arterial para crianças e adolescentes

Classificação	Percentil* para PAS e PAD	Freqüência de medida da pressão arterial
Normal	PA < percentil 90	Reavaliar na próxima consulta médica agendada
Limítrofe	PA entre percentis 90 a 95 ou se PA > 120/80mmHg sempre < percentil 90 até < percentil 95	Reavaliar em 6 meses
Hipertensão estágio 1	Percentil 95 a 99 mais 5mmHg	Paciente assintomático: reavaliar em 1 a 2 semanas, se hipertensão confirmada, encaminhar para avaliação diagnóstica. Paciente sintomático: encaminhar para avaliação diagnóstica
Hipertensão estágio 2	PA > percentil 99 mais 5mmHg	Encaminhar para avaliação diagnóstica
Hipertensão do avental branco	PA > percentil 95 em ambulatório ou consultório e PA normal em ambientes não relacionados com a prática clínica	

*Para idade, gênero e percentil de estatura.
Fonte: The Fourth Report on the Diagnosis, Evaluation and Treatment of High Blood Pressure in Children and Adolescents (adaptado).

Após a análise dos dados coletados na anamnese e o exame físico, deverão ser formuladas as hipóteses diagnósticas pertinentes ao caso, que constituirão os problemas do paciente que deverão ser acompanhados e resolvidos. À medida que o paciente retorna para novas consultas, algumas hipóteses serão afastadas e novas poderão ser acrescentadas. Essas hipóteses, bem como as condutas a tomar, deverão ser comunicadas e discutidas com a família para que seja programada a melhor maneira de cuidar da criança.

O exame físico compreende a ectoscopia ou somatoscopia e o exame dos sistemas. Antes de entrarmos nas considerações sobre a ectoscopia e o exame dos sistemas, teceremos alguns breves comentários sobre a sequência de inspeção, palpação, percussão, ausculta e olfato, que deve ser obedecida durante o exame dos sistemas (Quadro 4.13).

Quadro 4.13 Cálculo da PA

Para crianças > 1 ano:	Pressão média sistólica = 2 × (idade em anos) + 90 Pressão diastólica = sistólica × 0,66 Pressão sistólica limite inferior = 2 × idade em anos + 70
Pressão arterial mínima = diastólica	Mn = máxima/2 + 10

Inspeção

A inspeção pode fornecer, em alguns casos, importantes informações ou, até mesmo, o diagnóstico, quando realizada atenciosa e cuidadosamente. Devem ser avaliados não só o aspecto, o tamanho, a cor, a forma, o movimento do corpo e algumas cavidades acessíveis, mas também a interação da criança com o meio ambiente.

Palpação

A palpação pode ser executada de várias maneiras, de acordo com a região do corpo a ser examinada: mão espalmada, uma das mãos superposta sobre a outra, bimanualmente, em pinça, digitopressão e em garra.

Percussão

A percussão, do mesmo modo, poderá ser realizada de acordo com a área examinada, podendo ser direta, por digitodigital, por punhopercussão, com a borda da mão e tipo piparote.

Ausculta

A ausculta é realizada nos pulmões, no coração, no abdome e nos vasos sanguíneos. A ausculta do aparelho respiratório (com o estetoscópio pediátrico) deve ser executada nas faces anterior, lateral e posterior dos dois hemitórax, comparativamente, e na região supraclavicular (Figura 4.1). Convém verificar o murmúrio vesicular normal e suas alterações com a criança não colaborativa no colo.

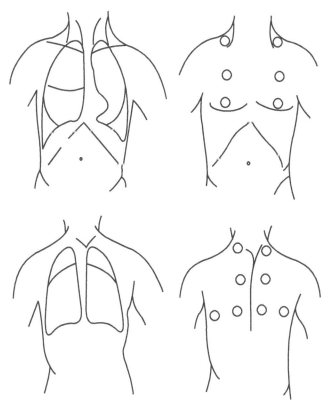

Figura 4.1 Como fazer a ausculta torácica.

O olfato auxilia muito o diagnóstico de algumas patologias, como diabetes melito descompensado (odor de acetona), uremia (odor de urina), corpos estranhos cavitários e vulvovaginites (odor de secreção infectada ou pútrido) etc.

Aspectos gerais

Na fase inicial do exame físico, por meio da somatoscopia ou ectoscopia, avaliam-se o estado geral (bom, regular, comprometido ou grave), a perfusão, a marcha (anserina, claudicante, atáxica, parética etc.), o biótipo (longilíneo, normolíneo e brevilíneo), os movimentos, a nutrição (peso), a estatura, a temperatura, a hidratação, a atitude (posturas atípicas como as antálgicas, de cócoras, contraturais etc.), o psiquismo (distúrbios da consciência do tipo sonolência, estupor, coma, depressão, alucinação, agitação etc.) e a fala do(a) paciente (articulação das palavras, voz e linguagem).

Pele e mucosas

Para avaliação da coloração da pele e descrição de suas lesões, assim como das mucosas e dos fâneros, são necessários uma boa iluminação (preferir a luz natural) e o conhecimento das lesões elementares da pele, pois, muitas vezes, a dermatose tem base genética ou relaciona-se com doenças sistêmicas (lúpus eritematoso disseminado, esclerose tuberosa, neurofibromatose etc.). No RN, observam-se verniz caseosa (primeiras 24 horas de vida) e cianose, que traduz graves afecções de diferentes etiologias, exceto nos RN prematuros de peso muito baixo (em crises), após esforços (principalmente após as refeições), por imaturidade dos centros respiratórios e dos pulmões, e nos RN normais, lactentes, pré-escolares e escolares, quando expostos ao frio (nas extremidades e transitoriamente). A icterícia pode ser normal (quando afastadas outras causas) nos RN a termo e prematuros entre o segundo e o décimo dia de vida. Palidez das mucosas e translucidez dos pavilhões auriculares podem ser observadas em estados de choque, em edemas de etiologias variadas etc., sendo a palidez mais bem pesquisada na palma das mãos (palidez palmar), em comparação com a da mãe. Diferenciar petéquias, que não desaparecem à digitopressão, das micropápulas eritematosas da dermatozoonose, que desaparecem à digitopressão; identificar equimoses (lesão purpúrica extensa), hematomas (lesão purpúrica muito extensa provocada por traumatismos), os diferentes tipos de eczemas, líquens, *nevus* ou outras pigmentações anormais, vitiligos, ictioses, impetigos, dermatofitoses (tinhas), ceratofitoses (pitiríases), candidíase mucocutânea, dermatoviroses (molusco, verrugas e herpes), dermatozoonoses (escabioses, pediculose, *larva migrans* e leishmaniose), alopecias, hirsutismos e discromias e distribuição anômala dos pelos. Proceder à avaliação do turgor e do panículo adiposo, grosseiramente com os dedos (nas avaliações mais precisas, usa-se o compasso milimétrico, medindo a espessura de uma dobra cutânea), bem como à palpação do tecido subcutâneo, à procura dos diferentes tipos de nódulos, esclerema (endurecimento lenhoso da hipoderme), edema e enfisema subcutâneos.

Gânglios linfáticos

Na inspeção e palpação dos linfonodos, observam-se sua localização, tamanho, consistência, sensibilidade, mobilidade, presença de sinais flogísticos e agregação a outros linfonodos. Ao contrário dos adolescentes e adultos, na criança os gânglios cervicais, axilares e inguinais moles, móveis e < 2cm são facilmente palpáveis não só por serem mais acessíveis, mas também pela frequência de infecções banais de vias aéreas superiores e piodermites nessa faixa etária. As adenopatias nas regiões supraclavicular, auricular posterior, epitroclear e poplítea devem ser investigadas (Figura 4.2).

Cabeça

Observam-se o crânio e a face. O crânio deve ser avaliado quanto a formato, tamanho (dimensões), protuberâncias, deformidades e fontanelas. Existem seis fontanelas (duas esfenoidais e duas mastóideas já fechadas ao nascer, uma anterior ou bregmática e uma posterior ou lambdoide) e as suturas frontal (metópica), coronária (separa os ossos parietais do frontal), sagital (separa os ossos parietais) e lambdoide (separa os ossos parietais do occipital). No fechamento precoce da sutura sagital, o crânio tem formato alongado no sentido anteroposterior (escafocefalia); no da sutura coronal unilateral, o crânio fica assimétrico (plagiocefalia) e, se o fechamento da sutura coronal for bilateral, o crânio cresce verticalmente (turricefalia).

Durante a inspeção podem ser encontrados, ainda, microcefalias, macrocefalias, bossas serossanguíneas, cefalematomas, *craniotabes* congênita (pequenas áreas de amolecimento dos parietais com sensação, à palpação, de uma bola de pingue-pongue) ou adquirida, fraturas com depressão da tábua óssea, encefalocele, meningoencefalocele e alargamento ou fechamento precoce e/ou depressão ou abaulamento das fontanelas.

A percussão lateral do crânio, no nível da região frontal, occipital ou dos parietais, evidencia som de panela rachada, nos casos de hipertensão intracraniana com alargamento das suturas.

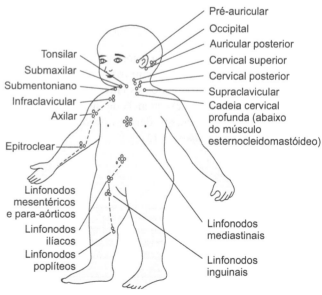

Figura 4.2 Cadeias ganglionares.

A ausculta do crânio pode evidenciar sinais sugestivos de malformações arteriovenosas (sopros em fístulas arteriovenosas).

Na face, além das assimetrias faciais, devem ser avaliados os olhos, com sua constituição anatômica, brilho, tamanho das córneas, aspecto das pupilas, presença de desvios oculares, acuidade visual e pesquisa do reflexo vermelho com o oftalmoscópio focado na pupila da criança, detectando, precocemente, anormalidades do segmento ocular posterior e opacidade do eixo axial (cataratas e opacidade da córnea). Com relação às pálpebras, convém considerar as anomalias congênitas, como blefaroptoses, colobomas (falha na estrutura da pálpebra em sua borda), telecanto, epicanto, blefarofimose (diminuição da fenda palpebral nos sentidos horizontal e vertical), entrópio (borda livre das pálpebras voltada para dentro), ectrópio (borda livre das pálpebras voltada para fora), hordéolos, calázio, blefarites etc.

A obstrução do ducto nasolacrimal deve ser suspeitada mediante presença de lacrimejamento contínuo, geralmente unilateral. A microftalmia e o hiper- ou hipotelorismo podem estar presentes, geralmente nas síndromes genéticas e em algumas infecções congênitas.

Nas conjuntivas, as anomalias congênitas, como cistos dermoides, dermolipomas e anomalias vasculares, são raramente encontradas, ao contrário das conjuntivites (principalmente as foliculares agudas, provocadas por vírus e clamídias, e as papilares agudas, provocadas por bactérias). Alterações pigmentares das conjuntivas devem ser procuradas.

Na córnea, as alterações observadas costumam ter graves consequências sobre a visão. As alterações no tamanho da córnea constituem a megalocórnea e a microcórnea, enquanto as alterações em seu formato levam à córnea vertical e ao ceratoglobo (córnea com formato globoso), e as alterações em sua transparência por distensão, edema e turvação podem ser provocadas por glaucomas, infecções, traumatismos com cicatrizes etc.

A íris, responsável pela cor dos olhos, pode apresentar alteração em sua simetria com a pupila negra reagindo à luz de maneira simétrica. A pupila branca deve ser cuidadosamente observada, pois sua presença geralmente representa afecção visual importante (catarata congênita, retinoblastoma, fibroplasia retrolenticular, inflamações intraoculares etc.). Observam-se, ainda, nistagmos e estrabismos (afastar os falsos estrabismos) congênitos, adquiridos e os fisiológicos (estes últimos transitórios até o sexto mês). Nos casos de estrabismos congênitos e adquiridos, diagnóstico e tratamento precoces estabelecem a visão binocular, evitando a ambliopia e o diagnóstico tardio de tumores como a causa do estrabismo.

A avaliação da acuidade visual por meio de testes de triagem pode ser feita na consulta pediátrica, solicitando que a criança ou o adolescente identifique um objeto ou letra de tamanho padronizado (optótipo) colocado à distância padronizada de 6m, devendo ser valorizada a existência de uma quantidade desigual de visão entre os dois olhos com encaminhamento para o oftalmopediatra.

Os ouvidos devem ser inicialmente inspecionados, começando pelas orelhas, se pequenas (microtia), grandes (macrotia) ou ausentes (anotia), se com baixa inserção (vista em algumas síndromes genéticas) ou malformações como rudimento de cartilagem e anormalidades dos lóbulos das orelhas (frequentemente acompanhadas de malformações renais), além da presença de fístulas pré-auriculares que, quando infectadas, drenam secreção purulenta e se acompanham de adenite pré-auricular reacional. Na palpação, deve ser afastada a presença de massas tumorais, abscessos, sensibilidade e edema da mastoide. Com o otoscópio, examinam-se o conduto auditivo externo e a membrana do tímpano. A acuidade auditiva, avaliada precocemente, evita prejuízo da aquisição da fala e do desenvolvimento cognitivo.

No nariz, verificam-se tamanho, forma, cor da mucosa, alterações do septo (desvios), presença de cistos dermoides, *nevus* pigmentares, hemangiomas, encefalocele no nariz, malformações congênitas, atresia de coanas, pólipos, hipertrofias de cornetos, corpo estranho e sangramentos em mucosas nasais, além de secreção mucopurulenta fétida (nas sinusites), eczema, foliculites, furunculose e batimento de asas do nariz. As narinas podem ter sua permeabilidade testada com um pedaço de algodão na narina não ocluída.

Boca e faringe

É preciso ter paciência e habilidade, principalmente no momento do exame dessas cavidades em lactentes, para evitar traumatismos locais. O uso do abaixador de língua para visualização da orofaringe é destinado apenas às crianças de baixa idade, com foco luminoso (lanterna), estando o(a) paciente bem contido(a) pelos acompanhantes; nos demais casos, solicita-se à criança que abra a boca largamente, ponha a língua para fora e pronuncie a letra "E" demoradamente. Nesse momento, convém verificar halitose, sialorreia e mobilidade da mandíbula, palpando a articulação temporomandibular (assimetria, creptos etc.), bem como visualizar simetria, cor, presença de fissuras, vesículas, edema, máculas escurecidas, deformidades congênitas dos lábios (lábio leporino etc.), alterações das gengivas, língua (macroglossia, língua geográfica, estomatites etc.), alinhamento e alterações dos dentes, alterações do palato (fendas, inclusive submucosas, palato em ogiva), úvula (úvula bífida, centralizada ou não etc.), glândulas salivares e amígdalas (hipertrofia uni- ou bilateral e seus graus de aumento, com ou sem exsudatos). A deglutição da criança ao se alimentar deve ser observada, bem como se a respiração bucal é acompanhada de apneia do sono e fácies adenoidianas.

Pescoço

Na inspeção, verifica-se a ocorrência de pescoço curto, assimetria, massas, cicatrizes, glândulas parótidas, submaxilares, linfonodos, mobilidade ativa, torcicolo, batimentos arteriais e venosos e se o lactente de 3 meses já começou a sustentar o pescoço. Na palpação, a presença de massas na linha média (tireoide), higroma cístico (massa de tecido linfático, geralmente no triângulo cervical posterior, por trás do músculo esternocleidomastóideo), tumores, massas ganglionares (por bacilo de Koch [BK], vírus, bactérias, metastáticas etc.), cisto branquial (ao longo da borda anterior do músculo esternocleidomastóideo, que pode infectar, fistulizar e drenar para a pele), cisto tireoglosso (na parte anterior do pescoço, entre o osso hioide e o manúbrio esternal, que pode também infectar e fistulizar para a pele), parotidite epidêmica ou não, grandes vasos do pescoço (carótidas e jugulares) e frêmitos.

Tórax e sistema respiratório

Todas as regiões do tórax devem ser examinadas. Detectam-se assimetrias que podem traduzir malformações cardíaca, pulmonar, da coluna ou do arcabouço costal. Rosário costal raquítico (espessamento da junção osteocartilaginosa das costelas, formando nódulos arredondados visíveis e palpáveis) pode estar presente nos casos de raquitismo de diferentes etiologias. O tórax "em quilha", "peito de pombo" ou *pectus carinatum* (abaulamento do esterno) pode ser transitório (nas bronquiolites, asma grave etc.) ou permanente (cardiopatias congênitas com hipertensão pulmonar, fibrose cística, fases adiantadas do paciente asmático grave etc.). O *pectus excavatum*, tórax "do sapateiro" ou tórax "em funil" (grande depressão do esterno) é quase sempre congênito, geralmente simétrico, ou mais acentuado em um lado (em geral, o lado direito), e pode progredir ou atenuar-se com a idade. A respiração do lactente é diafragmática, e, no início do terceiro ano de vida, já se nota o começo da respiração torácica, mas só aos 7 anos está presente o tipo respiratório torácico do adulto.

A frequência respiratória deve ser contada em 1 minuto, e caracteriza-se como taquipneia ou polipneia quando acima do esperado para a faixa etária (Quadro 4.14), podendo sugerir diagnósticos de pneumonias, edema pulmonar, empiema pleural, insuficiência cardíaca, afecções neurológicas, acidose metabólica, uremia, certas intoxicações (salicílicos), febre, esforço físico intenso, apreensão, dor etc. Nos lactentes, cuja respiração é diafragmática, patologias intra-abdominais que dificultam os movimentos do diafragma (peritonite, ascite, distensão gasosa intensa etc.) levam à taquipneia acentuada. A dispneia pode ser predominantemente inspiratória, expiratória ou mista. A dispneia inspiratória é vista em obstruções de qualquer etiologia das vias aéreas superiores (laringe ou traqueia) e acompanha-se de ruído respiratório, chamado estridor, e retrações torácicas. A dispneia expiratória é encontrada em caso de enfisema pulmonar, bronquiolite aguda, asma, fibrose cística do pâncreas etc. De modo geral, na maioria dos casos, a dispneia é do tipo mista.

Na paralisia unilateral do diafragma, os movimentos respiratórios normais modificam-se, ficando o hemidiafragma paralisado imóvel durante a inspiração e sendo aspirado para o tórax, o que deprime a parede abdominal e repuxa a margem costal, enquanto no lado não atingido observa-se elevação do abdome nesse momento.

Ritmo de Kussmaul (movimentos respiratórios lentos, mas muito profundos, com envolvimento dos músculos acessórios da respiração nos casos de acidose metabólica grave, diabetes melito descompensado, desidratação profunda, estados pré-agônicos etc.), ritmo de Cheyne-Stokes (períodos alternados de apneia com fases de taquipneia crescente e, depois, decrescente, em casos de coma por hipertensão intracraniana, insuficiência cardíaca congestiva [ICC] etc.) e crises de apneia (paradas respiratórias que duram > 20 segundos e se acompanham de cianose, palidez, bradicardia em casos de RN pré-termo, anoxia perinatal, hemorragia do SNC etc.) são as alterações do ritmo respiratório que podem ser observadas nas situações descritas previamente.

Traduzem esforço respiratório as tiragens (retrações inspiratórias do tórax) supraesternal, supraclavicular, intercostal e subdiafragmática, acompanhadas de depressão do esterno nos lactentes muito jovens, os gemidos respiratórios comuns em RN (som musical, contínuo, de longa duração, produzido por oclusão parcial das cordas vocais na fase expiratória, na tentativa de manter os alvéolos expandidos) e o estridor laríngeo (ruído inspiratório musical).

Abaulamento dos hemitórax e dos espaços intercostais com diminuição da expansibilidade torácica é visto nos derrames pleurais volumosos. Convém observar se há respiração paradoxal, que consiste na perda dos movimentos sincronizados de expansão toracoabdominal na inspiração com retração do gradil costal, associada a discreta expansão do abdome, a qual ocorre em RN pré-termo pela fragilidade do arcabouço torácico e nas crianças maiores devido a patologias que cursam com intenso esforço respiratório, a ponto de causar fraqueza e exaustão muscular. Baqueteamento digital e/ou cianose, se presentes, significam hipoxia crônica.

Na palpação, avalia-se o frêmito toracovocal (FTV), comparando-o em cada região do tórax. Se o FTV estiver aumentado, deve-se pensar na possibilidade de consolidação pulmonar provocada por pneumonias e, se diminuído, pesquisam-se atelectasias, derrame pleural, pneumotórax, enfisema pulmonar etc.

Na percussão torácica, o som normal é claro e atimpânico, sendo o som submaciço ou maciço escutado nas atelectasias em parênquima ou mesmo pleural e nos processos com acúmulo de líquido. O som é timpânico em caso de pneumatoceles volumosas, pneumotórax ou hiperinsuflação pulmonar por corpo estranho ou asma.

A ausculta pulmonar é a mais importante, por elucidar a intensidade e a localização da lesão, devendo ser auscultadas comparativamente as faces anterior, lateral e posterior dos dois hemitórax. Os lactentes ansiosos podem ser auscultados no colo, e as crianças maiores ou adolescentes, em pé ou sentadas, inspirando profundamente a pedido do examinador. De acordo com a terminologia simplificada sugerida no 10º Congresso Internacional de Ruídos Respiratórios, realizado em 1987, os estertores são classificados em contínuos – sibilos e roncos – e descontínuos – estertores finos e grossos. Para avaliação da frequência respiratória observa-se a expansão torácica em 1 minuto, contando o número de inspirações.

Quadro 4.14 Variação da frequência respiratória de acordo com a idade

Idade	Variação da frequência respiratória (irpm)
0 a 2 meses	< 60
2 a 12 meses	< 50
12 a 5 anos	< 40
> 5 anos à adolescência	< 30

Fonte: Brasil, 2012.
irpm: incursões respiratórias por minuto.

Sistema cardiovascular

À inspeção observa-se, no precórdio, o choque de ponta inconstante, o qual, às vezes, é invisível. À palpação, procura-se na região precordial o choque de ponta, ou *ictus cordis*, analisando sua velocidade, amplitude, duração e localização. O ponto de maior impulso está localizado, em geral, no quinto ou sexto espaço intercostal, na linha axilar anterior. Congestão das jugulares, não encontrada com frequência em crianças, deve ser analisada com o paciente em decúbito dorsal. A perfusão periférica é avaliada pelo aspecto da pele e o enchimento capilar. Se há má perfusão, a pele é pálida ou cianótica, mosqueada e fria e, à compressão da unha do paciente por alguns segundos, a cor normal da região pressionada só retorna após 2 segundos. Esses sinais precedem a queda da PA no colapso circulatório agudo.

A palpação dos pulsos braquial e femoral deve ser feita de rotina, ao passo que a do pulso carotídeo deve ser realizada em crianças maiores, comparando-os. Pulsos diminuídos ou ausentes em membros inferiores (MMII) e palpáveis em membros superiores (MMSS) sugerem coarctação da aorta; pulsos amplos podem ser encontrados em caso de persistência do canal arterial (PCA), anemia, febre e tireotoxicose, e diminuídos na estenose aórtica e em miocardiopatias. O pulso pedioso, nos casos de comprometimento da circulação dos membros inferiores, deve ser palpado. Registra-se a frequência cardíaca em 1 minuto. A variação média da frequência é mostrada no Quadro 4.15.

A ausculta cardíaca deve ser feita com RN e lactentes em decúbito e crianças maiores e adolescentes sentados. Inicia-se pela ponta e percorrem-se os diferentes focos, com a análise de frequência, ritmo, intensidade e qualidade das bulhas cardíacas com estetoscópio de tamanho adequado ao paciente. A ausculta deve ser sistematizada, sendo realizada em todos os focos de ausculta, como mostrado na Figura 4.3. Inicia-se pelo *ictus*, que corresponde à área mitral (AM) e segue-se pela área tricúspide (AT), a área pulmonar (AP) e, finalmente, a área aórtica (AA).

A primeira bulha identifica o início da sístole ventricular; a segunda bulha, a diástole; a terceira bulha traduz a fase de enchimento ventricular rápido, presente fisiologicamente na infância e nas situações de grande distensão ventricular, em consequência da sobrecarga circulatória, e a quarta bulha está relacionada com a contração atrial, sendo frequentemente um achado normal. A segunda bulha apresenta, normalmen-

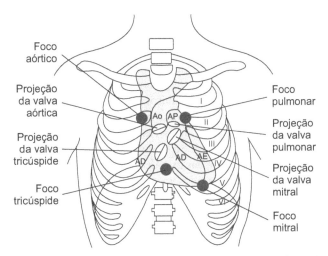

Figura 4.3 Representação da região precordial e respectivos focos de ausculta.

te, um desdobramento fisiológico caracterizado por uma variação com o círculo respiratório (o componente pulmonar aproxima-se do aórtico na expiração e afasta-se na inspiração). Registra-se a presença de clique (estalido) de ejeção, como na estenose pulmonar e na estenose aórtica valvar, ou clique de abertura, como na estenose mitral. Na criança normal (sem patologias associadas), as extrassístoles, de até 5 a 10 por minuto, sugerem benignidade, quando monomórficas isoladas (solicitar avaliação do cardiologista).

Os sopros, de extrema importância no exame cardiológico das crianças, dividem-se em sistólicos, diastólicos e contínuos. Convém descrever localização, irradiação, intensidade (usar escala de 1+ a 6+) e o caráter do sopro (ejetivo, como na estenose aórtica e na estenose pulmonar; regurgitativo, como na comunicação intraventricular [CIV]; ou em maquinaria, como na PCA). Os sopros inocentes, funcionais ou benignos são comuns na infância, tendem a diminuir com o crescimento, não têm significado patológico e são suaves, variando com as diferentes fases da respiração e da passagem da posição deitada para a sentada, ou vice-versa, e de pé. São descritos cinco tipos de sopros inocentes: *still*, ejetivopulmonar, ejetivocardíaco, zumbido venoso e pulmonar periférico. Os estados anêmicos graves produzem, frequentemente, um sopro sistólico que desaparece com a normalização do hemograma. O atrito pericárdico pode ser discreto, áspero, com ruído de arranhadura na sístole e na diástole, somente na base ou ao longo da borda esternal esquerda, não desaparecendo com a parada da respiração, o que o diferencia do ruído do atrito pleural. Há, ainda, a hiperfonese, em geral das duas bulhas (mais da primeira bulha), em consequência de atividade física anormal, excitação psíquica, hipertrofia do miocárdio, febre, hipertireoidismo, anemia intensa, desnutrição e alguns tipos de deformidades torácicas. O abafamento geral das duas bulhas ocorre em caso de enfisema pulmonar, obesidade, derrame pericárdico volumoso, miocardite, insuficiência cardíaca e estados de choque.

O ritmo de galope caracteriza-se por taquicardia moderada com a terceira bulha anormalmente muito forte, não devendo ser confundido com o desdobramento de bulhas, pois no desdobramento os dois ruídos em que uma das bulhas se

Quadro 4.15 Variação da frequência cardíaca de acordo com a idade

Idade	Variação de frequência cardíaca (bpm)
0 a 1 mês	70 a 190
1 mês a 11 meses	80 a 160
2 a 6 anos	80 a 130
6 a 10 anos	75 a 115
10 a 14 anos	70 a 110
14 a 18 anos	60 a 105
> 18 anos	50 a 95

Fonte: Brasil, 2012.
bpm: batimentos por minuto.

desdobra são tão próximos um do outro que só são percebidos pela ausculta cuidadosa. Já no ritmo de galope, há uma terceira bulha independente, produzida após um intervalo nítido da segunda (a terceira bulha normal é muito fraca), sempre acompanhada de taquicardia. A bradicardia sinusal é observada em caso de desnutrição grave, convalescença de doenças infecciosas, hipertensão intracraniana, icterícia, hipotireoidismo, febre tifoide, alguns casos de doença reumática, intoxicação pelo digital etc., e a taquicardia sinusal (sem exceder 180 a 200bpm) ocorre em caso de infecções, estresse, anemia intensa, miocardite, estados anóxicos, hipertireoidismo, exercício físico etc. A taquicardia paroxística supraventricular, rara, pode ocorrer em qualquer idade e levar à ICC (subitamente, os batimentos cardíacos atingem 160bpm ou mais). Em crianças sem doença cardíaca, as extrassístoles supraventriculares se mostram, às vezes, sob o influxo de emoções, sendo mais comuns em cardiopatias congênitas ou adquiridas.

Alguns sinais clínicos são sugestivos de ICC, como taquicardia, taquipneia, hepatomegalia, cardiomegalia e presença de ritmo de galope na ausculta cardíaca.

Abdome e sistema digestório

Na inspeção, avaliam-se alterações do formato e mobilidade, bem como distensão abdominal, circulação venosa superficial colateral, fortes ondas peristálticas, diástase dos músculos retos do abdome, agenesia dos músculos abdominais (frequentemente coincidem com malformações congênitas do aparelho urinário), depressão acentuada da parede abdominal (por caquexia, hérnia diafragmática, em que boa parte do conteúdo abdominal se desloca para o tórax, etc.), saliências localizadas na parede abdominal (abscessos de parede, distensão da bexiga etc.), extrofia da bexiga, movimentos respiratórios da parede abdominal e suas alterações, hérnia umbilical, hérnia inguinal, onfalocele congênita, granuloma umbilical, persistência do úraco e do canal onfalomesentérico (duas anomalias raras, que podem confundir-se com o granuloma umbilical), artéria umbilical única (em vez de duas artérias e uma veia, como vemos normalmente; essa anomalia pode estar associada a malformações congênitas dos aparelhos geniturinário, digestório e circulatório, do SNC, ossos e trissomia do cromossomo 18), cicatrizes da parede abdominal, além de alterações da cor da pele ou outras alterações cutâneas.

A palpação abdominal exige a colaboração do paciente, em decúbito dorsal, iniciando-se pela palpação superficial até a mais profunda, nas áreas não dolorosas para, em seguida, aproximar-se das áreas mais sensíveis. Durante a palpação, convém avaliar: presença de dor à descompressão brusca, contratura ou espasmo permanente, defesa muscular, tumores (anotar posição, tamanho, formato, consistência, sensibilidade e mobilidade), hérnias, hepato- e/ou esplenomegalia (anotar seus limites, medindo com fita métrica de acordo com os pontos de referência clássicos – abaixo da linha hemiclavicular ou mamilar direita, axilar direita e abaixo do apêndice xifoide, ultrapassando-o ou não no sentido horizontal, para hepatomegalia, e abaixo da linha hemiclavicular esquerda ou mamilar esquerda e da axilar esquerda, para esplenomegalia), lojas renais (se preenchidas ou não) e, com relação à ascite, pequenas pancadas com a ponta

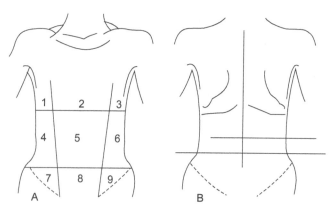

Figura 4.4 Divisão topográfica do abdome. **A** *Divisão do abdome – parede anterior:* (1) hipocôndrio direito, (2) epigástrio, (3) hipocôndrio esquerdo, (4) flanco direito, (5) mesogástrio ou umbilical, (6) flanco esquerdo, (7) fossa ilíaca direita, (8) hipogástrio, (9) fossa ilíaca esquerda. **B** *Região lombar direita e esquerda.*

do dedo médio ou leves piparotes com a mão direita em um dos lados do abdome revelam, com a mão esquerda espalmada do lado oposto, as ondas pela mobilização do líquido ascítico, que não devem ser confundidas com as ondas produzidas pela vibração da gordura subcutânea (Figura 4.4).

A percussão do abdome provoca, normalmente, um som timpânico que, quando exagerado, levanta a suspeita de aerofagia, obstrução intestinal, pneumoperitônio etc. Ao contrário, se na percussão for obtido um som maciço ou submaciço, delimita-se, por exemplo, fígado ou baço aumentados ou suspeita-se da presença de tumores ou ascite.

A ausculta do abdome (com a criança calma e quieta) revela, normalmente, o borborismo intestinal, que se encontra aumentado nas diarreias, no início de peritonite e na obstrução intestinal mecânica e diminuído ou ausente nas fases finais da obstrução mecânica por necrose do intestino e peritonite, no íleo paralítico etc.

Sistema geniturinário

Avalia-se se o paciente apresenta alterações na genitália externa ou edemas periféricos e, na palpação do abdome, tenta-se delimitar rins e/ou massas localizadas em lojas renais, pesquisando dor em regiões lombares, e afere-se a pressão arterial. Nos órgãos genitais externos masculinos, avaliam-se o tamanho, o formato e a cor do pênis (com base no gráfico de pênis). O pênis oculto das crianças obesas dá a falsa impressão de micropênis, sendo muito raro o micropênis verdadeiro, bem como o pênis duplo (difalia) e o pênis bífido. O priapismo (ereção dolorosa e prolongada) é observado raramente na anemia falciforme ou na litíase vesical.

Prepúcio estreitado em grau acentuado, não descobrindo a glande e não possibilitando a visualização do meato uretral, é considerado fimose; já na aderência balanoprepucial, o prepúcio recobre parcialmente a glande. O prepúcio muito longo pode ser confundido com fimose.

Podem-se observar, ainda, balanopostites, uretrites, cistos de retenção de esmegma, estenose ou atresia do meato, prega penoescrotal, hipospadia (fenda uretral na face inferior ou ventral do pênis), epispadia (fenda uretral na face superior ou dorsal do pênis que, do mesmo modo que a hipospadia, pode tratar-se de anomalia dos cromossomos sexuais ou de órgão genital feminino com hipertrofia de clitóris por hiperplasia suprarrenal congênita), criptorquidia (parada da migração testicular em seu trajeto de descida até a bolsa escrotal, com ausência da gônada e maior risco de infertilidade), testículo retrátil (o testículo situa-se fora da bolsa, porém é possível levá-lo com facilidade para o interior da bolsa), ectopia testicular (o testículo sai de seu trajeto de descida normal, podendo localizar-se no períneo, na região femoral, no escroto contralateral ou no tecido celular subcutâneo da região inguinal), hidroceles, orquite, torção do testículo, epididimite etc.

Na genitália externa feminina, a inspeção, com a paciente na posição correta (decúbito dorsal com os membros inferiores fletidos e em abdução) e boa iluminação, possibilita a avaliação dos grandes e pequenos lábios, do clitóris, do óstio externo da uretra e da parte da vagina pelo orifício do hímen. Nos primeiros dias de vida, há edema local, grandes lábios mal desenvolvidos com saliência dos pequenos lábios, desenvolvimento acentuado do clitóris e, às vezes, presença de secreção catarral ou sanguínea local devido à passagem transplacentária dos hormônios maternos.

Outras alterações que podem ser vistas são: sinéquia parcial ou total dos pequenos lábios, hipertrofia clitoriana (pode ser encontrada em crianças, devendo ser afastada puberdade precoce ou hiperplasia suprarrenal congênita), prolapso de uretra (massa vermelha e saliente com formato de amora, que pode obstruir totalmente a vagina), leucorreia fisiológica (na RN e pouco antes da puberdade), vulvovaginites (anotar cor, odor, consistência e volume da secreção, bem como a presença de escoriações ou prurido local) e hímen imperfurado, com ou sem hidrocolpo ou hematocolpo.

Nos casos de ambiguidade sexual, a genitália pode apresentar características sexuais totalmente indeterminadas ou mostrar ambiguidade com aspecto feminino predominantemente ou ambiguidade com preponderância de características masculinas, devendo ser avaliados detalhadamente, na pesquisa de gônadas palpáveis, o tamanho do falo, a presença de hipospadia e o número de orifícios da região perineal (normalmente há três orifícios na genitália feminina, que correspondem às aberturas da uretra, da vagina e do ânus). Nos adolescentes, avalia-se o amadurecimento dos órgãos sexuais pelos critérios da tabela de Tanner, que aborda o grau de desenvolvimento das mamas no sexo feminino, dos testículos e do pênis no sexo masculino e dos pelos pubianos nos dois sexos.

Ânus

Examina-se a criança em posição genopeitoral ou decúbito lateral, sendo possível presenciar imperfurações do ânus, malformações anorretais com ou sem fístulas para períneo, vagina ou uretra (que podem estar associadas a outras malformações da coluna dorsolombar e de vias urinárias), prolapso retal, fístulas anorretais adquiridas por abscessos perianais não tratados, fissuras ou escoriações anais, pólipos retais, hemorroidas, plicomas, condilomas etc. O toque retal não é um processo de rotina, porém torna-se indispensável em alguns casos.

Sistema esquelético

Examina-se rotineiramente a coluna na busca de escoliose, cifose, lordose acentuada, dor local, depressão na região sacra, acompanhada de tufos de pelos e/ou solução de continuidade local (nos casos de disrafismos espinhais ocultos), bem como alterações posturais, da marcha, malformações dos membros superiores e/ou inferiores, alterações do quadril (p. ex., displasia do desenvolvimento do quadril – antes conhecida como luxação congênita do quadril, percebida pelo sinal de Ortolani (Figura 4.5) – e sinovites transitórias do quadril etc.), lesões causadas por traumatismos, *genu recurvatum*, geno varo (ou pernas em O), geno valgo (ou pernas em X), pé torto verdadeiro (deformidade fixa, diferentemente do falso pé torto posicional dos RN), pés planos, poli- ou sindactilia etc.

Sistema nervoso

O exame neurológico completo de rotina não costuma ser necessário, sobretudo quando não há queixas diretamente relacionadas com o sistema nervoso. Entretanto, em todos os pacientes devem ser observados: função cerebral, nervos cranianos, função motora, função sensitiva, coordenação/equilíbrio e reflexos.

A função cerebral pode ser avaliada mediante a observação do comportamento geral, consciência, memória, orientação, comunicabilidade e compreensão, fala, escrita e atividade motora. Convém observar aspecto e comportamento da criança, postura, gestos, expressão facial, atividade motora, o discurso (a fala é coerente?) e se a criança está responsiva, alerta, sonolenta ou torporosa (Quadro 4.16):

- **Função cerebelar:** testes simples de coordenação, equilíbrio e marcha.
- **Função motora:** postura, tônus e força muscular, simetria e paralisias.
- **Função sensitiva:** testes de sensibilidade tátil, dor superficial, sensibilidade vibratória e propriocepção. Durante a avaliação, a criança deve permanecer com os olhos fechados.

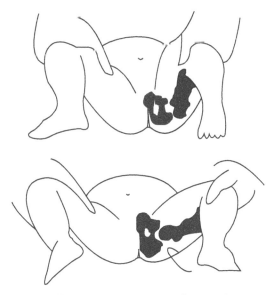

Figura 4.5 Representação do teste de Ortoloni. (Brasil, 2012.)

Quadro 4.16 Exame dos nervos cranianos

Olfatório	Identificação de odores
Óptico	Acuidade visual (eventualmente, fundo de olho)
Oculomotor, troclear e abducente	Movimentos oculares, ptose, dilatação pupilar, nistagmo, acomodação e reflexo pupilar
Trigêmeo	Sensibilidade facial, reflexo corneano, músculos masseter e temporal e refexo maxilar
Facial	Musculatura da mímica
Acústico	Testes simples da audição
Glossofaríngeo e vago	Deglutição e reflexo do vômito
Acessório	Músculos esternocleidomastóideo e trapézio
Hipoglosso	Movimentos da língua

- **Reflexos:** os reflexos comuns que podem ser testados são os do bíceps, do braquirradial, do tríceps, da região patelar e do calcanhar. No RN, testam-se os reflexos próprios da faixa etária (Moro, preensão palmoplantar, sucção, fuga à asfixia, pontos cardeais, marcha automática, tônico-cervical).

Além do exame neurológico, aspectos relacionados com o psiquismo devem ser observados, como atitude diante do ambiente e do examinador, temperamento, comportamento/desenvolvimento perceptivo, nível intelectual, comportamento emocional e expressão verbal.

Identificação e intervenção precoces de lesões neuropsicológicas são fundamentais para que se consiga o resgate de crianças que poderiam apresentar problemas neurológicos e psicológicos graves no futuro.

CONSIDERAÇÕES FINAIS

A análise dos dados importantes obtidos de anamnese bem feita, associados ao exame físico bem conduzido, possibilita que o médico levante as hipóteses diagnósticas da maneira mais acurada possível, evitando a solicitação de exames complementares desnecessários em determinados casos. Após essas etapas, será possível estabelecer uma hipótese diagnóstica e definir a melhor conduta que trará benefícios para o paciente. As hipóteses diagnósticas devem ser numeradas em ordem decrescente de importância, e as condutas para cada uma das hipóteses diagnósticas devem começar pela solicitação dos exames complementares necessários (para esclarecimento ou confirmação), seguida da conduta terapêutica (medicamentosa ou outras). A prescrição com letra legível, explicando como devem ser administrados os medicamentos, evita a principal causa de insucesso dos planos terapêuticos, que é a não aderência à prescrição.

O principal papel da pediatria é "fazer com que o ser humano, ao atingir a idade adulta, esteja apto a exercer plenamente seu potencial" (Murahovschi). Para isso é importante a identificação precoce de circunstâncias que possam interferir negativamente nesse potencial, possibilitando uma intervenção que dê à criança a oportunidade de crescer saudável.

Independentemente da hipótese diagnóstica e da conduta a ser adotada, em toda consulta de pediatria deve ser reservado um tempo para orientações quanto a alimentação, atividade física, ambiente saudável, risco de acidentes e vacinação. Uma criança saudável é uma criança feliz e será um adulto equilibrado, e o pediatra tem um compromisso com o futuro.

A consulta médica é como um quebra-cabeça, e a clareza das peças dependerá do empenho do médico para buscá-la com anamnese e exame físico de boa qualidade. O paciente confia a seu médico seu bem mais precioso, e este tem o compromisso moral e ético de fazer sempre o seu melhor.

Bibliografia

Alves JBG, Ferreira OS, Maggi RS. Pediatria – Instituto Materno-Infantil de Pernambuco (IMIP). 4. ed., Rio de Janeiro: Medsi, 2011.

Áreas auscultatórias. SlidePlayer. Disponível em:\\htpp:\\\www.google.com.br. Acessado em 18/08/2015.

Brasil, Ministério da Saúde. Saúde da Criança: Crescimento e Desenvolvimento. Brasileiro: Ministério da Saúde, 2012 (Cadernos de Atenção Básica, n 33).

Brasil, Sociedade Brasileira de Cardiologia – Sociedade Brasileira de Hipertensão – Sociedade Brasileira de Nefrologia. VI Diretrizes Brasileiras de Hipertensão Arterial. Arq Bras Cardiol 2010; 95(1 Supl1): 1-51.

Brasil, Sociedade Brasileira de Cardiologia/Sociedade Brasileira de Hipertensão/Sociedade Brasileira de Nefrologia. V Diretrizes Brasileiras de Hipertensão Arterial. Arq Bras Cardiol 2007; 89(3):e24-e79.

Children Specialists. Representação do Teste de Ortoloni. Disponível em: <http//www.cssd.us/images/medicalinfo/hip3.gif>. Acesso em: 07/05/2012.

Costa MCO, Souza RP. Semiologia e atenção primária à criança e ao adolescente. 2. ed., Rio de Janeiro: Revinter, 2005:117-28.

Diez Javilla JL, Cienfuegos Vâsquez M, Suarez Salvador E. Ruido Adventicios Respiratórios: Factores de Confusion. Med Chr (Barc): 1997; 109(16):632-4.

Needlman RD. Crescimento e desenvolvimento. O primeiro ano. In: Behrman RE, Kliegman RM, Jenson HB (eds.) Nelson tratado de pediatria. 16. ed. Rio de Janeiro: Guanabara Koogan, 2002: 33-9.

Pernetta C. Semiologia pediátrica. 4. ed., Rio de Janeiro: Interamericana, 1980.

Rodrigues YT, Rodrigues PPB. Semiologia pediátrica. 2. ed., Rio de Janeiro: Guanabara Koogan, 2003.

Sucupira ACSL, Ferrer A. Uma experiência de ensino de propedêutica pediátrica em ambulatório. Pediatria de São Paulo 2000; 22(2): 105-13.

The Fourth Report on the Diagnosis, Evaluation, and Treatment of High Blood Pressure in Children and Adolescents. Pediatrics 2004; 114 (2):555-76.

Capítulo 5

O Paciente Pediátrico com Doença Crônica

Rita de Cássia Coelho Moraes de Brito
Daniele Rodrigues Leal
Márcia Jaqueline Alves de Queiroz Sampaio

INTRODUÇÃO

A evolução da medicina vem permitindo o tratamento mais efetivo para enfermidades graves e a sobrevida com sequelas de crianças que estiveram criticamente enfermas (prematuridade, traumatismos, infecções, oncológicas). Esses fatores aumentam a sobrevida de crianças portadoras de doenças crônicas orgânicas até a adolescência e a idade adulta. Entretanto, apesar de todos esses avanços científicos e tecnológicos, um grupo de pacientes portadores de doenças crônicas sofre com alterações orgânicas, emocionais e sociais que exigem constantes cuidados e adaptações.

Define-se doença crônica como condição que apresenta duração prolongada, podendo ser incurável ou deixando sequelas e impondo limitações às funções do indivíduo, a ponto de exigir adaptações contínuas para continuar executando atividades habituais. A principal característica da doença crônica é o tempo de duração. Essa definição a partir do tempo de adoecimento e da frequência aos serviços de saúde, ou ainda do impedimento das atividades de rotina, direciona os profissionais para o diagnóstico, porém não dimensiona o impacto real na vida dessas crianças, adolescentes, familiares e no sistema de saúde. Não se pode deixar de considerar as transições etárias quando uma doença é diagnosticada e tratada desde a infância, pois a criança irá passar por transformações que incluem a maneira como se dá seu fluxo entre os serviços e as mudanças em sua vida, que incluem processos de alta, tomada de decisão e construção de rede que abranja família, hospital, escola e sistema de garantia de direitos. Isso se reveste de importância porque na revisão empreendida não há consenso sobre quando e como começar a transição do tratamento da infância para a adolescência e daí para a idade adulta. Essa discussão coloca em questão a capacidade de organização do sistema de saúde como uma rede integrada.

Algumas características são importantes para uma visão global sobre a condição crônica de crianças e adolescentes de maneira a contribuir para a condução tanto dos profissionais como dos serviços assistenciais como, por exemplo:

- Condição permanente na criança por mais de 3 meses ou ocorrência de episódio clínico três vezes ou mais no último ano e provavelmente com reincidência, associando a duração e as limitações funcionais impostas, a duração e a necessidade de adaptações.
- Comprometimento das dimensões de sociabilidade específicas da infância, as quais podem ser definidas, além dos recortes clínicos, por dias de ausência na escola e limitações de atividades cotidianas e de vida diária para as crianças (marcos do desenvolvimento).
- Necessitar de apoio para as funções humanas de interação, comunicação, expressão e necessidades de suporte tecnológico à vida.
- A vulnerabilidade que pode associar alterações nas condições físicas, emocionais, de desenvolvimento e comportamentais e que necessitem de cuidados de serviços de saúde, além dos usuais, e de domiciliares primários.
- Possível presença de associação de fatores genéticos/familiares e fatores pré- e pós-neonatais.

CARACTERIZAÇÃO DA DOENÇA CRÔNICA

Quando uma criança nasce, a expectativa é de que ela tenha condições de saúde para crescer e desenvolver-se dentro dos limites da normalidade. No entanto, quando essa premissa é comprometida pela condição de adoecimento, há a tendência de se observar mudanças em seu comportamento. Sua reação diante dessa experiência desconhecida, a doença, pode suscitar sentimentos de culpa, medo, angústia, depressão e apatia e ameaçar sua rotina. Nos casos crônicos, especialmente, a criança e o adolescente têm seu cotidiano modificado, muitas vezes com limitações, principalmente físicas, devido aos sinais e sintomas da doença, e podem ser frequentemente submetidos a hospitalizações para exames e tratamento, à medida que a doença progride. Assim, a hospitalização permeia seu processo de crescimento e desenvolvimento, modificando, em maior ou menor grau, o cotidiano, separando-os do convívio de seus familiares.

São três as fases da doença crônica: (1) *crise*, caracterizada pelo período sintomático, que se estende até o início do tratamento; (2) *crônica*, marcada pela constância, progressão e remissão do quadro de sinais e sintomas; e (3) *terminal*, que envolve desde o momento em que a morte pode ser uma possibilidade até sua ocorrência de fato. Todas essas fases são marcantes para a família, já que a doença ocasiona a desestruturação não somente na vida da criança, mas também na familiar.

Como a doença crônica afeta toda a família, é comum uma certa desorganização em um primeiro momento, alterando a rotina e a dinâmica habitual. Posteriormente, na fase crônica, a família procura desenvolver certa autonomia, buscando a reestruturação de seus membros e adaptando rotinas às necessidades impostas pela condição da criança ou adolescente. Configura-se, desse modo, uma nova situação com o estabelecimento de estratégias para o enfrentamento da complexidade e gravidade da doença. Um dos passos consiste em procurar engajar essas famílias em grupos de pais e cuidadores com o mesmo problema possibilitando, mediante a troca de informações e experiências, melhor acompanhamento das crianças e adolescentes.

Embora à primeira vista os problemas pareçam comuns aos portadores de doenças crônicas, o modo como a criança enfrentará o fato de ser portadora de uma enfermidade crônica dependerá de fatores relacionados com a própria doença e suas implicações na vida diária (como limitações físicas e sociais), época em que o diagnóstico foi estabelecido (precoce ou tardio), prognóstico, gravidade e visibilidade. Não menos importantes são os fatores relacionados com a criança (idade, gênero, temperamento e personalidade) e com a família (estrutura familiar, habilidades de comunicação e solução de problemas). Assim, as implicações para o desenvolvimento cognitivo, social e emocional também diferem consideravelmente, dependendo da interação desses vários fatores e podendo, muitas vezes, causar uma percepção negativa do fato ou levar à unificação da família em torno da criança.

Não se pode deixar de discutir a grande variabilidade das taxas de incidência e prevalência encontrada na literatura, decorrente, entre outros fatores, da não uniformização do conceito e do uso de listas que variam em conteúdo de acordo com a referência utilizada, acarretando subnotificações para o sistema de saúde.

Um estudo retrospectivo desenvolvido em quatro hospitais públicos no Rio de Janeiro, em amostra de 170 internações ocorridas nas enfermarias de pediatria no período de janeiro a dezembro de 2008, demonstra a mudança do perfil epidemiológico dos pacientes pediátricos, bem como um impacto no sistema de saúde. Nesse estudo, 47,6% das internações foram de pacientes crônicos, com elevado percentual de pacientes com histórico de reinternações (35,3%). Apesar de muitas doenças crônicas serem consideradas relativamente raras, juntas afetam de 15% a 18% da população infantil.

As principais doenças crônicas em pediatria são, entre outras:

- **Doenças crônicas orgânicas:** fibrose cística, cardiopatias congênitas, insuficiência renal crônica, atresia de vias biliares, cirrose hepática, câncer, hemofilia, síndrome da imunodeficiência adquirida e diabetes melito.
- **Deficiências físicas:** deformidades ou falta de algum membro do corpo, fissura labiopalatal e deficiências visuais e auditivas.
- **Dificuldades de aprendizagem e enfermidades neurológicas:** epilepsia, paralisia cerebral e déficit de atenção.
- **Doença mental:** transtorno de espectro autista, esquizofrenia e encefalopatias crônicas.
- **Doenças psicossomáticas:** asma e obesidade.

Como a pediatria é antes uma especialidade preventiva, muitas vezes o tratamento tem início na assistência à gestante, nos cuidados no período neonatal e na identificação precoce, ao nascimento.

Com o objetivo de prevenir doenças e identificar precocemente condições que coloquem em risco a saúde da criança, na consulta de rotina da pediatria devem ser avaliados: estado nutricional, alimentação, vacinação e desenvolvimento neuropsicomotor, assim como peso, estatura, perímetro cefálico (nos menores de 3 anos) e índice de massa corporal (IMC); nos maiores de 3 anos, também é obrigatória a aferição da pressão arterial. Outras condições de cronicidade podem ser identificadas na sistematização da consulta de rotina. A avaliação visual deve ser realizada na primeira consulta do recém-nascido (RN) e aos 4, 6 e 12 meses, e também aos 2 anos de idade. É importante lembrar que, como a criança pequena não se queixa de dificuldades visuais, a partir dos 3 anos está indicada a triagem da acuidade visual. Crianças de 3 a 5 anos devem ser encaminhadas para avaliação periódica com o oftalmologista.

A perda auditiva é importante causa de doença crônica, podendo comprometer significativamente o desenvolvimento cognitivo e social, quando não identificada precocemente. Por esse motivo, a triagem auditiva neonatal (TAN), ou teste da orelhinha, consiste em uma avaliação que objetiva detectar, o mais precocemente possível, a perda auditiva congênita e/ou adquirida no período neonatal, devendo ser realizada nos RN, preferencialmente, até o final do primeiro mês de vida. Um diagnóstico mais definitivo será obtido em torno do quarto ou quinto mês, bem como o início da reabilitação, até os 6 meses de idade. Os indicadores de risco para perdas auditivas congênitas no período neonatal ou progressivas na infância são os seguintes: história familiar de perda auditiva congênita; permanência em unidade de tratamento intensivo (UTI) por mais de 5 dias em situação que envolva circulação extracorpórea, ventilação assistida, exposição a medicamentos ototóxicos e diuréticos de alça, hiperbilirrubinemia com níveis de exsanguineotransfusão e infecções intrauterinas (citomegalovirose, herpes, rubéola, sífilis e toxoplasmose); anomalias craniofaciais; síndromes com perda auditiva sensorineural ou condutiva associada (Waardenburg, Alport, Pendred, Jervell e Lange-Nielson); doenças neurodegenerativas, como neuropatias sensorimotoras, síndrome de Hunter, ataxia de Friedreich e síndrome de Charcot-Marie-Tooth; infecções pós-natais associadas à perda auditiva sensorineural, incluindo meningites bacterianas e virais confirmadas (especialmente herpesvírus e varicela); traumatismos cranioencefálicos (TCE), especialmente fraturas do osso temporal; quimioterapia.

Outro momento importante na consulta pediátrica de rotina é o de estímulos e orientação quanto à mudança de hábitos, na busca por uma melhor qualidade na saúde. Entre as orientações, encontram-se:

- Aconselhamento quanto à realização de atividade física para crianças a partir dos 2 anos: 30 a 60 minutos por dia de atividade física moderada ou vigorosa, apropriada para a idade, entre três e cinco vezes por semana.
- Aconselhamento em relação aos hábitos alimentares, desde a primeira consulta de pediatria, com estímulo ao aleitamento exclusivo até o sexto mês de vida.
- Aconselhamento e prevenção de lesões não intencionais, frequentemente causadas por acidentes domésticos ou no ambiente externo.
- Aconselhamento quanto ao risco de uso de drogas e álcool, sobretudo entre adolescentes.
- Aconselhamento quanto à possibilidade de abuso sexual, sobretudo nas crianças com retardo mental leve.

Diante de sinais sugestivos de alguma condição crônica, esta deve ser identificada e alguns aspectos necessitarão ser abordados especificamente para a causa da doença, acompanhados das orientações gerais para todas as condições. O pediatra deve poder acompanhar e cuidar da criança e de sua família durante a doença, entendendo que passarão a existir algumas necessidades especiais, principalmente naquelas condições em que ocorrem limitações físicas ou impossibilidade de cura. Quando confirmado o diagnóstico, essa informação deve ser dada em local adequado, de preferência a ambos os pais, em linguagem adequada. Deve ser organizada a equipe multidisciplinar (fisioterapeutas, nutrólogos, fonoaudiólogos, psicólogos, pedagogos, ortopedistas, entre outros) que prestará assistência à criança e criadas as condições necessárias para favorecer a independência e a socialização. Convém estabelecer com a família um diálogo aberto para que as dúvidas, os medos e a insegurança possam ser claramente discutidos, referendando-os para apoio psicológico e torná-los aptos a identificar transtornos próprios da patologia, intercorrências e efeitos colaterais da medicação.

Exame físico completo deve ser realizado em todas as consultas; entretanto, algumas alterações são mais frequentes em portadores de doenças crônicas, como mostrado no Quadro 5.1, precisam ser abordadas.

Definidos os diversos pilares para a condução das doenças crônicas em crianças e adolescentes, a diretriz prioritária será o suporte para o desenvolvimento das funções motoras e comunicacionais, contribuindo para a interação com o meio e com as pessoas e o reconhecimento de suas expressões afetivas, desejos e vontades. Nesse mapa conceitual, identificam-se os conhecimentos e as técnicas que possam facilitar a mobilidade e a interação com o meio mediante a criação de códigos linguísticos adaptados, além do uso de tecnologia assistiva, visando a melhorar a qualidade de vida da criança e de seus responsáveis (Figura 5.1).

Diante do exposto, faz-se necessária uma nova abordagem da criança e do adolescente com doença crônica para o efetivo dimensionamento das necessidades de recursos diagnósticos e terapêuticos com as especificidades inerentes a essas faixas etárias, a presença e a participação da família, a adequação da carga de trabalho dos profissionais envolvidos de caráter interdisciplinar, as estratégias de redução do tempo de internação e a desospitalização. É fundamental a estruturação de um sistema adequado de regionalização e de referência e contrarreferência para a atenção pediátrica, incluindo suporte para acompanhamento e atendimento de intercorrências de menor complexidade em unidades secundárias mais próximas às residências dos pacientes. As questões referentes às dificuldades de acesso e adesão à atenção especializada se tornam ainda mais evidentes naqueles que residem em municípios distantes dos grandes centros. Para esses pacientes, o trabalho em rede poderia facilitar o tratamento em centros de saúde regionais, atenuando o impacto familiar produzido pela doença.

Quadro 5.1 Alterações clínicas frequentes em pacientes com doença crônica

Alterações oftalmológicas	Glaucoma, catarata, miopia, estrabismo
Alterações auditivas	Otite média aguda ou recorrente, hipoacusia, surdez e ototoxicidade
Alterações ortopédicas	Luxação e subluxação do quadril, escoliose, deformidade nos pés, subluxação atlantoaxóidea nos portadores de síndrome de Down. Espasticidade constante que ocasiona alterações de postura, como flexão de membros superiores e hiperextensão com adução de membros inferiores, em posição de X
Alterações cardiológicas	Síndromes associadas a cardiopatias. Medicações cardiotóxicas, hipertensão arterial por corticoides
Alterações pulmonares	Infecções respiratórias recorrentes, hemoptises
Alterações digestivas	Doença do refluxo gastroesofágico, constipação intestinal, diarreia, desnutrição e desvios alimentares, síndromes aspirativas
Alterações renais	Hematúria, infecção do trato urinário, bexiga neurogênica, insuficiência renal aguda e crônica
Alterações neurológicas	Crises convulsivas, movimentos incoordenados, retardo mental, ataxia
Alterações endócrinas	Puberdade precoce e amenorreia

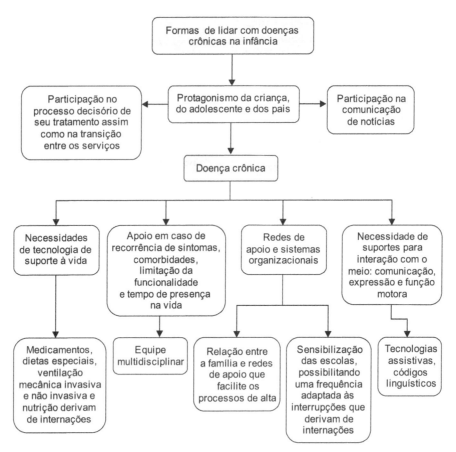

Figura 5.1 Cadeias ganglionares.

Bibliografia

Almeida MI, Moema RCM, Higarashi JH, Moscov SS. O ser mãe de criança com doença crônica realizado cuidados complexos. Esc Anna Nery R Enferm 2006; 10(1):36-46.

Brasil. Ministério da Saúde. Secretaria de Atenção à Saúde. Departamento de Atenção Básica. Saúde da criança: crescimento e desenvolvimento/Ministério da Saúde. Secretaria de Atenção à Saúde. Departamento de Atenção Básica. Brasília: Ministério da Saúde, 2012. 272 p.: il. – (Cadernos de Atenção Básica, nº 33)

Costa JC. Crianças/adolescentes em quimioterapia ambulatorial: implicações para a enfermagem. Rev Latino-am Enfermagem 2002; 10(3):321-33.

Duarte JG, Gomes SC, Pinto MT, Gomes MASM. Perfil dos pacientes internados em serviços de pediatria no município do Rio de Janeiro: mudamos? Rev Saúde Coletiva 2012; 22(1):199-214.

Piccinini CA, Castro EK, Alvarenga S, Oliveira VZ. A doença crônica orgânica na infância e as práticas educativas maternas. Estudos de Psicologia 2003; 8(1):75-8.

Ribeiro NRR. A família enfrentando a doença grave da criança. In: Elsen I, Marcon SS, Silva MRS. O viver em família e sua interface com a saúde e a doença. 2. ed. Maringá(PR): UEM, 2004: 183-98.

Rolland JS. Doença crônica e o ciclo de vida familiar. In: Carter S, Goldrinle M. As mudanças no ciclo de vida familiar. Porto Alegre (RS): Artes Médicas, 1995:372-92.

Vieira MA, Lima RAG. Crianças e adolescentes com doença crônica: convivendo com mudanças. Rev Latino-am Enfermagem 2002 julho-agosto; 10(4):552-60.

Vila VSC. O significado cultural do cuidado humanizado em unidade de terapia intensiva: "Muito falado e pouco vivido". Rev Latino-am Enfermagem 2002; 10(2):137-44.

A Pessoa com Síndrome de Down: do Pediatra ao Geriatra

Rita de Cássia Coelho Moraes de Brito
Eduardo Andrada Pessoa de Figueiredo

INTRODUÇÃO

Em 1866, o médico inglês John Langdon Haydon de Down descreveu um determinado tipo de retardo mental que ocorria em 10% de seus pacientes. Em razão das semelhanças fenotípicas com os asiáticos, sobretudo os olhos e as características faciais, utilizou o termo mongolismo.

Em 1958, Jerome Lejeune, geneticista francês, descobriu que as características descritas por Down estavam associadas a uma anomalia cromossômica – a trissomia 21(T21) –, sendo esta a primeira síndrome de origem cromossômica a ser descrita.

À semelhança do que acontece com as anormalidades cromossômicas em geral, o nascimento de uma criança com síndrome de Down (SD) é esporádico dentro de uma família e apenas uma minoria de casos é familiar.

A SD é a anomalia cromossômica mais comum entre os recém-nascidos vivos e a forma mais frequente de deficiência intelectual (retardo mental) causada por alteração cromossômica microscopicamente demonstrável. Caracteriza-se por uma variedade de características dismórficas, malformações congênitas e outros problemas de saúde e condições médicas. No entanto, nem todas essas características estão presentes em todos os indivíduos afetados.

A SD ocorre com a frequência de cerca de 1 em 700 nascidos vivos e 1 em 150 concepções.

Como em outras anormalidades cromossômicas, concepções com T21 são altamente inviáveis, e em cerca de 80% dos casos ocorre abortamento espontâneo.

Atualmente, o risco de ocorrência de acordo com a idade da mãe é o seguinte: entre 15 e 24 anos: 1/1.300; entre 25 e 29 anos: 1/1.100; aos 35 anos: 1/350; aos 40 anos: 1/100; aos 45 anos: 1/25. Entretanto, a frequência de anomalias cromossômicas vem mudando em virtude, principalmente, do impacto provocado pelas técnicas de triagem pré-natal e as condições de estrutura materna em diferentes populações.

À semelhança do que acontece com as anormalidades cromossômicas em geral, o nascimento de uma criança com SD é um fato esporádico dentro de uma família; entretanto, a partir da citogenética, a SD pode ser ocasionada por:

1. **Trissomia 21 livre:** nesta condição há três cópias do cromossomo 21, em vez das duas de ocorrência normal, e está relacionada com a idade materna. São observados cariótipos 47, XY 21, se do gênero masculino, ou 47, XX +21, se do feminino. Estudos sugerem que o cromossomo 21 extra é de origem materna por meio de não disjunção (separação) durante meiose cromossômica materna. Assim, o ovo deverá conter duas cópias do cromossomo 21, sendo a terceira cópia fornecida pelo pai. Esse quadro é mais frequente em mulheres com idade materna avançada (35 anos ou mais), porém a verdadeira causa deste fenômeno ainda é desconhecida, havendo diferentes teorias para explicá-la.
2. **Mosaicismo:** caracteriza-se pela presença de duas ou mais linhas celulares com diferentes constituições cromossômicas no mesmo indivíduo. Ocorre em cerca de 2% a 4% dos casos de SD. Quando duas linhas de células são observadas, uma é normal e a outra apresenta T21 livre. O cariótipo é relatado como 47, XY +21/46, XX (cariótipo feminino) ou 47,XY + 21/46, XY (cariótipo masculino). O fenótipo apresentado pelo mosaicismo T21 pode ser muito variável, dependendo da porcentagem e da distribuição tecidual das células trissômicas.
3. **Translocação robertsoniana:** este tipo de anormalidade estrutural é visto em cerca de 2% a 4% dos casos de SD. Não foi detectada ligação entre essas anormalidades e a idade materna. As translocações podem ser familiares ou casuais.
4. **Outros rearranjos estruturais (< 1%):** o impacto da SD é individual, havendo alguns indivíduos intensamente afetados e com maior comprometimento de suas habilidades e sua saúde, enquanto outros são saudáveis e capazes de viver de maneira independente quando adultos. O comprometimento individual dependerá das características de cada paciente e da abordagem de cada um.

RECONHECIMENTO CLÍNICO DA PESSOA COM SÍNDROME DE DOWN

Cada recurso dismórfico característico da SD está presente em 47% a 82% dos casos. Essas características são observadas predominantemente na cabeça, no pescoço e nas extremidades, mas também podem acometer outros sistemas (Quadro 6.1):

- **Cabeça e pescoço:** fissuras palpebrais oblíquas para cima, epicanto, ponte nasal, perfil facial plano, orelhas dobradas ou displásicas, implantação baixa e orelhas pequenas, braquicefalia, manchas de Brushfield (pequenas descolorações esbranquiçadas ou cinzentas, localizadas na periferia da íris do olho humano como resultado do acúmulo de tecido conjuntivo, não exclusivas da SD), boca mantida aberta e língua para fora, a qual é enrugada, pescoço curto, excesso de pele na nuca do pescoço e palato estreito.
- **Extremidades:** mãos largas e curtas, quinto dedo médio encurvado com falange hipoplástica, vinco palmar transversal (prega simiesca), espaço alargado entre o primeiro e segundo dedos do pé e hiperflexibilidade de articulações.
- **Características neonatais:** dez características dismórficas são comuns em RN com SD e geralmente reconhecidas logo após o nascimento: perfil facial plano, fendas palpebrais oblíquas, orelhas anômalas, hipotonia, reflexo de Moro pobre, displasia da falange média do quinto dedo, prega simiesca, excesso de pele no dorso do pescoço, hiperflexibilidade de articulações e displasia da pelve.

Quadro 6.1 Diagnóstico clínico da SD com base nas seguintes características

Olhos	Boca	Nariz
Epicanto	Palato alto	Ponte nasal plana
Fenda palpebral oblíqua	Hipodontia	Nariz pequeno
Sinofre	Protrusão lingual	

Cabeça	Orelha	Pescoço
Forma C	Pequena com lobo delicado	Tecidos conjuntivos
Braquicefalia	Implantação baixa	Excesso de tecido adiposo no dorso do pescoço
Cabelo		Excesso de pele no pescoço
Fino, liso e de implantação baixa		

Tórax	Abdome	Sistema locomotor superior
Coração	Parede abdominal	Prega palmar única
Cardiopatia	Diástase do músculo reto do abdome	Clinodactilia do 5º dedo da mão
	Cicatriz umbilical	**Inferior**
	Hérnia umbilical	Distância entre 1º e o 2º dedo do pé

Tônus		Desenvolvimento global
Hipotonia		Déficit ponderoestatural
Frouxidão ligamentar		Déficit psicomotor
		Déficit intelectual

Fonte: adaptado do Committee of Genetics of American Academy of Pediatrics, 2011.

- **Doença cardíaca:** quase metade dos indivíduos com SD tem doença cardíaca congênita: defeito do septo atrioventricular total, defeito de septo ventricular, defeito do septo atrial, defeito do septo atrioventricular parcial, tetralogia de Fallot ou patência do canal arterial (PCA).
- **Manifestações gastrointestinais:** atresia duodenal ou estenose, por vezes associada a pâncreas anular (lesão mais característica, ocorrendo em 2,5% dos casos), ânus imperfurado e atresia de esôfago com fístula traqueoesofágica são vistos com menos frequência. Doença de Hirschsprung é mais comum em SD do que na população em geral, apesar de o risco ser inferior a 1%. Parece existir uma forte associação entre DS e doença celíaca (5% e 16%).
- **Crescimento:** o peso de nascimento, o comprimento e o perímetro cefálico são menores em portadores de SD. Os RN com SD pesam cerca de 0,18 a 0,37kg a menos do que seus irmãos. A média de comprimento ao nascer é cerca de 0,5 desvio padrão inferior. Os portadores de SD devem ter seu crescimento acompanhado por meio de curvas específicas (Figuras 6.1 a 6.10).
- **Baixa estatura:** a taxa de crescimento é reduzida em comparação às crianças sem SD, especialmente na infância e na adolescência. O crescimento é mais reduzido em crianças que apresentam cardiopatia congênita grave. Em adultos com SD, a altura média de homens e mulheres é de 157cm e 144cm, e o peso médio, 71 e 64kg, respectivamente. Por isso, o acompanhamento dessas crianças deve ser realizado por meio de curvas específicas. As causas da restrição no crescimento associada à DS permanecem desconhecidas. Baixos níveis circulantes de fator de crescimento semelhante à insulina 1 (IGF-1), diminuição provocada e secreção espontânea de hormônio do crescimento (GH) têm sido relatados em alguns doentes. Os níveis séricos de GH não são pobres em crianças com SD, mas tem sido demonstrada produção subótima de GH endógeno como resultado de disfunção hipotalâmica. Deficiência seletiva de IGF-1, mas não de IGF-2, foi vista em pacientes com SD com mais de 2 anos de idade. Receptores de IGF-1 estão presentes nas células do cérebro de fetos com trissomia 21.
- **Obesidade:** a prevalência da obesidade (definida como IMC > 27,8kg/m^2 em homens e > 27,3kg/m^2 em mulheres) é maior em portadores de SD do que na população em geral, possivelmente em virtude da redução da taxa metabólica de repouso em crianças e adultos com SD.
- **Problemas oftalmológicos:** doenças oftalmológicas podem ocorrer em crianças com SD, necessitando monitorização e, às vezes, intervenção. Os distúrbios mais comuns são: erros de refração (miopia, hipermetropia, astigmatismo), estrabismo e nistagmo. Catarata ocorre em 5% dos RN; entretanto, a partir da segunda década de vida, muitas pessoas desenvolvem opacidades corneanas. Crianças ocasionalmente desenvolvem glaucoma.
- **Perda de audição:** a deficiência auditiva afeta 38% a 78% dos indivíduos com SD, sendo a otite média um problema frequente e, muitas vezes, a causa da perda auditiva nessa população. O monitoramento dessa condição é importante para preservar a audição, devendo ser realizado no RN,

Capítulo 6 • A Pessoa com Síndrome de Down: do Pediatra ao Geriatra

Curva de crescimento para meninas com Síndrome de Down
Comprimento | 0 - 3 anos

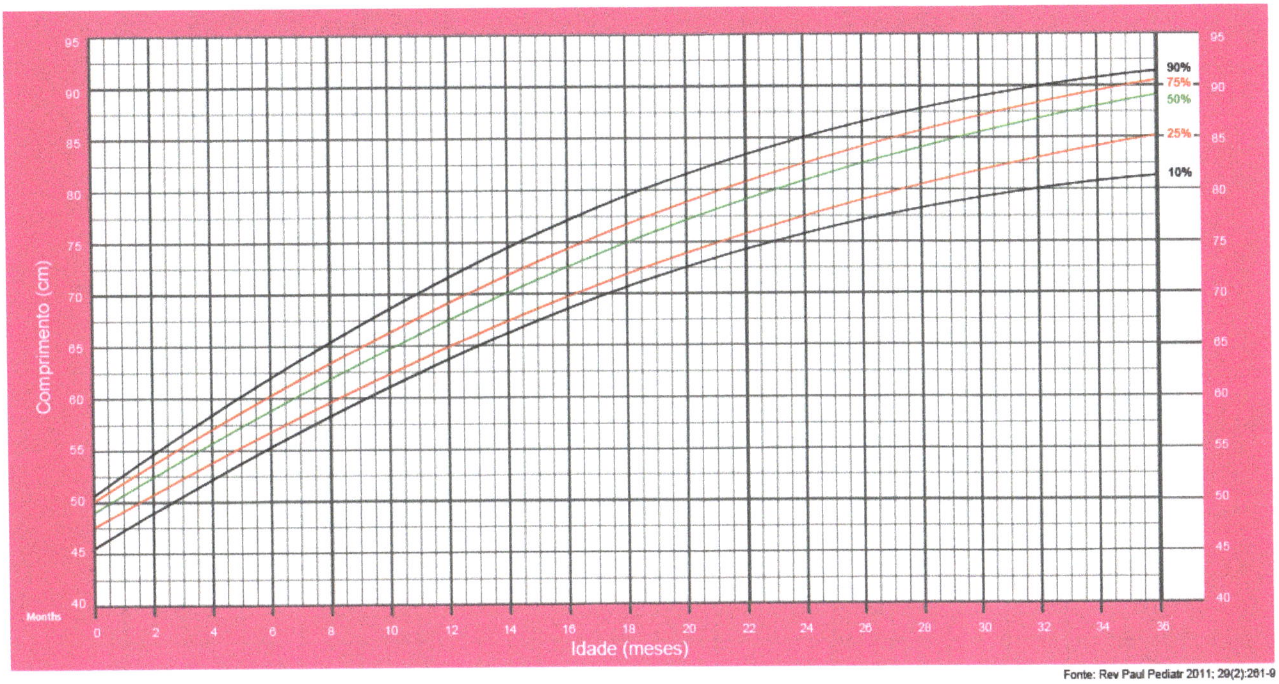

Fonte: Rev Paul Pediatr 2011; 29(2):261-9

Figura 6.1

Curva de crescimento para meninas com Síndrome de Down
Estatura | 2 - 18 anos

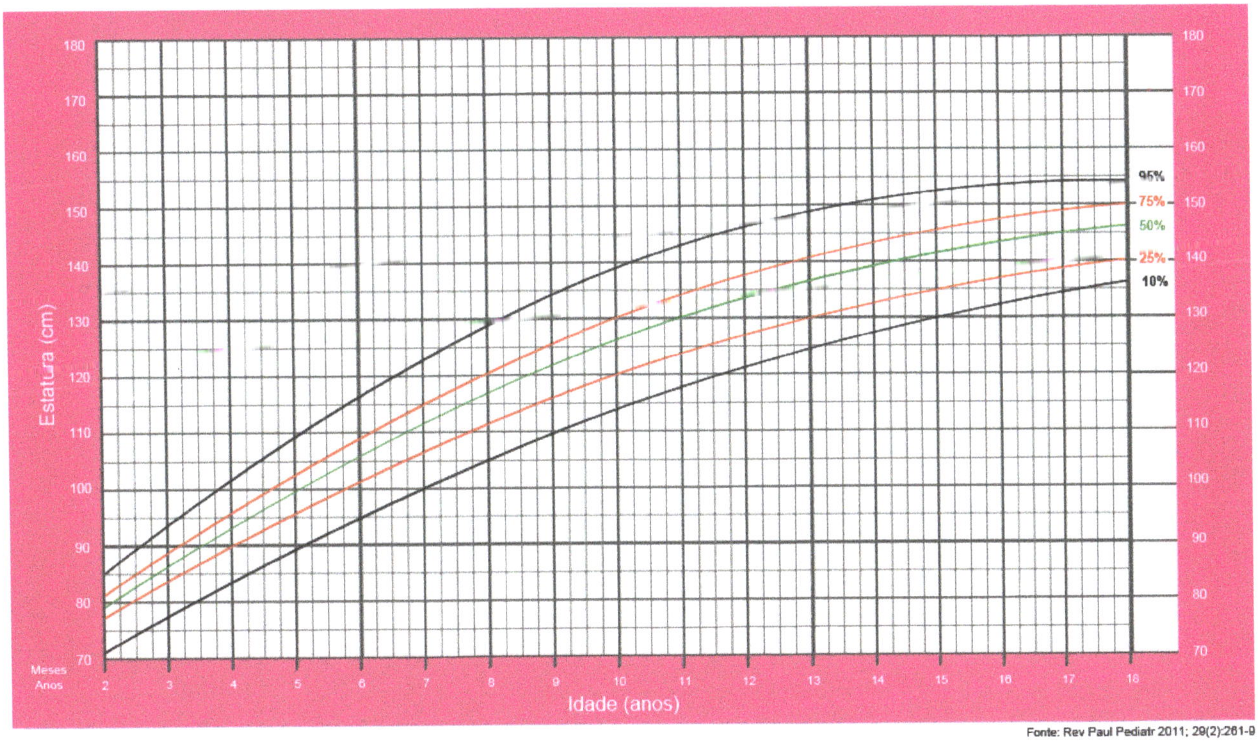

Fonte: Rev Paul Pediatr 2011; 29(2):261-9

Figura 6.2

Curva de crescimento para meninas com Síndrome de Down

Peso | 0 - 3 anos

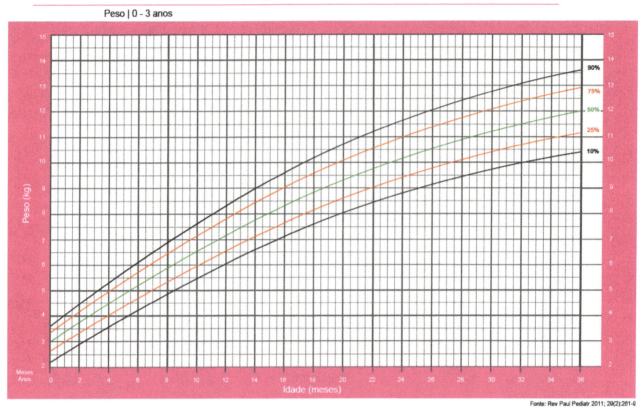

Figura 6.3

Curva de crescimento para meninas com Síndrome de Down

Peso | 2 - 18 anos

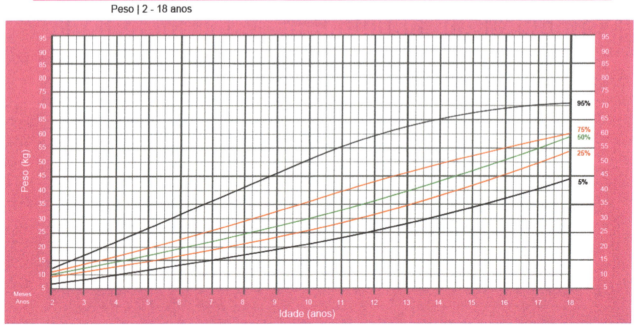

Figura 6.4

Capítulo 6 • A Pessoa com Síndrome de Down: do Pediatra ao Geriatra 45

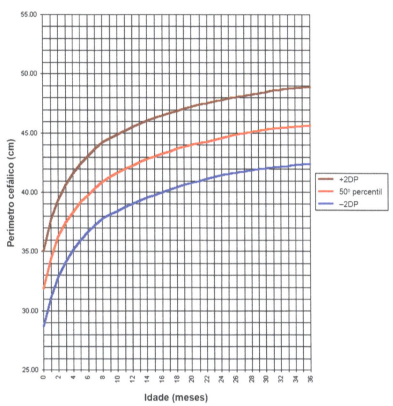

Figura 6.5 Curva de perímetro cefálico para meninas com síndrome de Down – 0 a 3 anos.
(Serviço de Genética http://edumed.imss.gob.mx/pediatria/nueshosp/divespmed/genetica/pagcurvas.htm.)

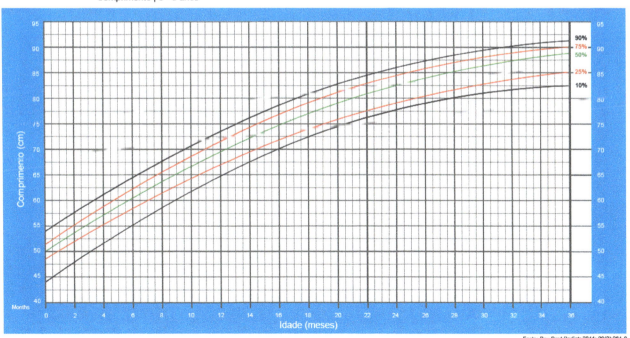

Figura 6.6

46 Seção I • Aspectos Gerais

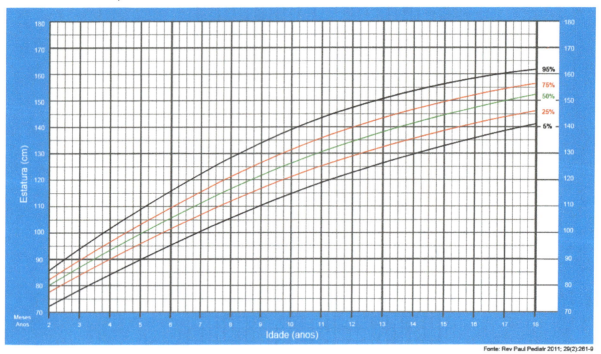

Figura 6.7

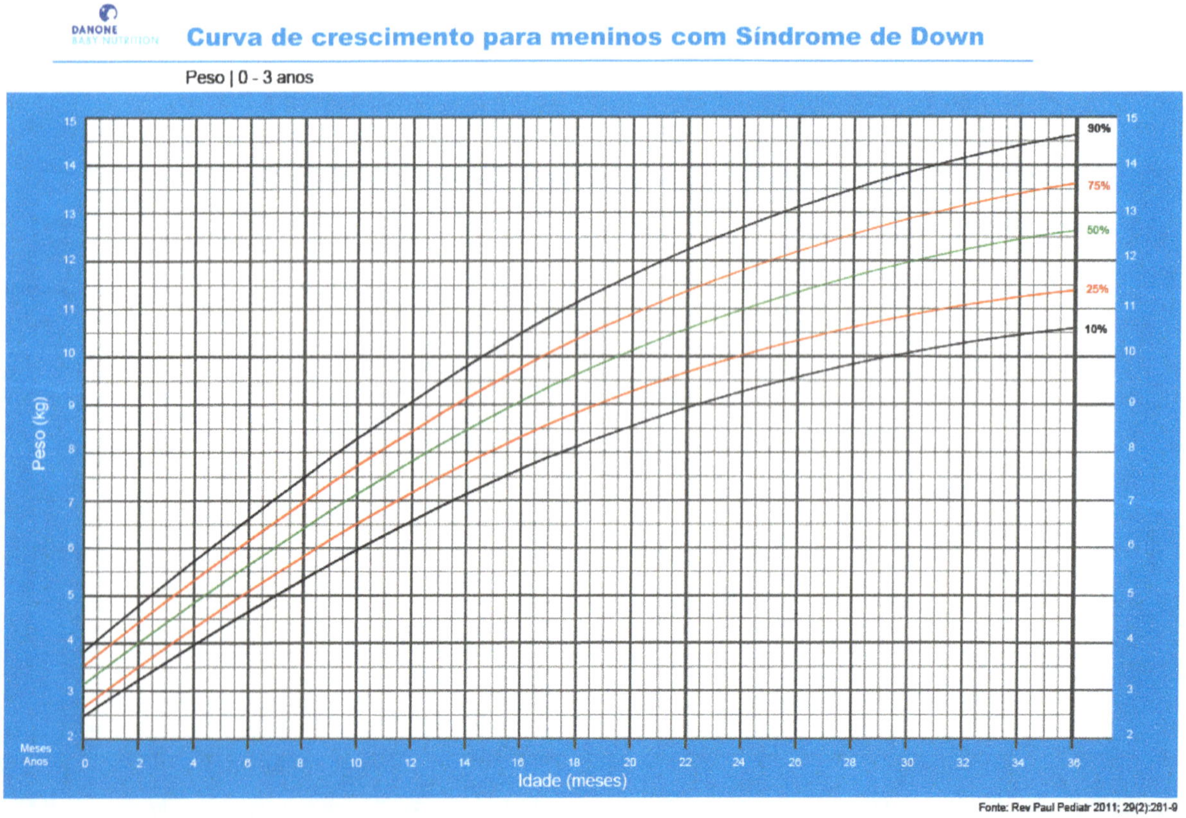

Figura 6.8

Capítulo 6 • A Pessoa com Síndrome de Down: do Pediatra ao Geriatra 47

Curva de crescimento para meninos com Síndrome de Down
Peso | 2 - 18 anos

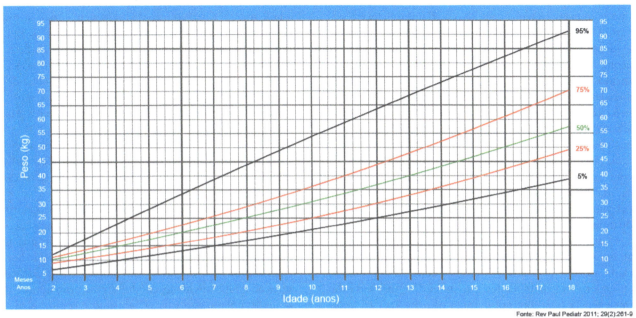

Figura 6.9

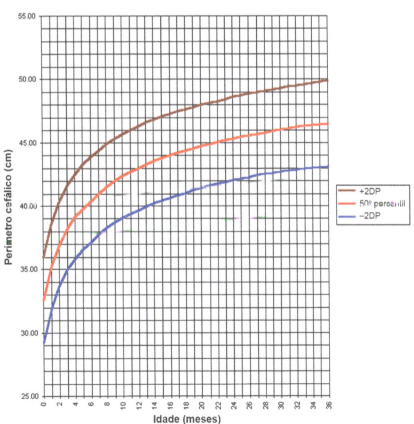

Figura 6.10 Curva de perímetro cefálico para meninos com síndrome de Down – 0 a 3 anos.
(Serviço de Genética http://edumed.imss.gob.mx/pediatria/nueshosp/divespmed/genetica/pagcurvas.htm.)

repetido aos 6 meses e executado regularmente por toda a infância, normalmente a cada 6 meses até os 4 ou 5 anos de idade e, em seguida, anualmente.

- **Cognição:** quase todos os indivíduos com SD apresentam comprometimento cognitivo, variando de leve a severo. O comprometimento do desenvolvimento se torna evidente no primeiro ano de vida, sendo fundamental o acompanhamento periódico das curvas de desenvolvimento. A monitorização do desenvolvimento deve ser realizada por equipe multidisciplinar, sendo a estimulação precoce um procedimento importante para que a criança alcance os marcos de desenvolvimento com menos atraso em relação à população em geral (Figura 6.11). A estimulação é feita por meio de fisioterapia e fonoterapia e, conforme a idade e as necessidades da criança, são indicadas terapia ocupacional, psicomotricidade, equoterapia, musicoterapia e natação terapêutica, além da prática de esportes.

O desenvolvimento da linguagem também demonstra atraso, sendo de 18 meses a idade média em que é pronunciada a primeira palavra. A criança com SD continua a aprender novas habilidades. No entanto, o quociente de intelegência (QI) diminui durante os primeiros 10 anos de vida, atingindo um patamar na adolescência, que continua na idade adulta. Os déficits cognitivos são, principalmente, em morfossintaxe, memória verbal de curto prazo e memória explícita de longo prazo. O perfil mais comum, no qual a compreensão da linguagem se iguala à idade mental e a produção de linguagem é mais atrasada, é observado em dois terços das crianças afetadas. Em um terço delas, a compreensão da linguagem, a idade mental e a produção de linguagem são iguais. Outros déficits seletivos têm sido descritos, como maior dificuldade em entender as regras gramaticais. O Quadro 6.2 mostra o desenvolvimento comparativo da SD em relação à criança sem essa condição.

- **Demência/doença de Alzheimer:** em torno da sexta década de vida, adultos com SD geralmente desenvolvem alterações neuropatológicas e funcionais características da doença de Alzheimer.
- **Distúrbios comportamentais e psiquiátricos:** distúrbios comportamentais e psiquiátricos são comuns nessas crianças, embora menos frequentes do que naquelas que apresentam outras causas de retardo mental. Os transtornos mais comuns são: distúrbios de comportamento, déficit de atenção e hiperatividade, conduta/transtorno opositivo ou comportamento agressivo. O autismo é comorbidade comumente presente em crianças com SD (até 7% dos caso).

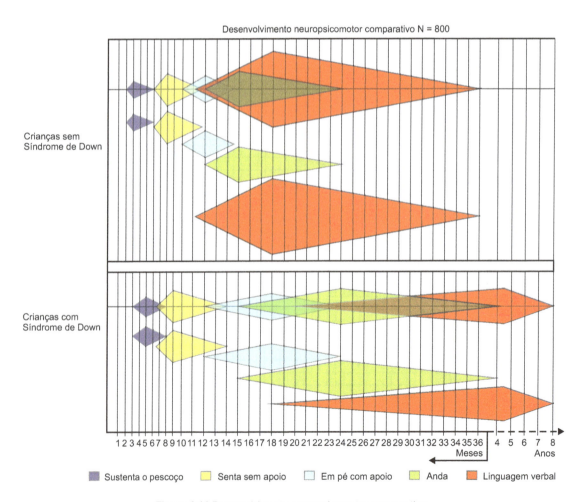

Figura 6.11 Desenvolvimento neuropsicomotor comparativo.

Quadro 6.2 Desenvolvimento comparativo entre crianças com e sem SD

Motor	Etapas na SD	Média na SD	Média normal
Controle cervical total	De 6 a 20 meses	8 meses	4 meses
Rolar	De 6 a 20 meses	13 meses	6 meses
Arrastar	De 6 a 23 meses	16,5 meses	6 a 7 meses
Sentado sem apoio	De 8 a 21 meses	13 meses	7 meses
Engatinhar	De 13 a 24 meses	19,5 meses	10 meses
Ficar em pé com apoio	De 10 a 25 meses	17 meses	8 a 9 meses
Andar com apoio	De 11 a 25 meses	17,5 meses	12 meses
Andar sem apoio	Em torno de 23,5 meses		1 ano e 2 meses

- **Doenças endócrinas:** os distúrbios da tireoide e o diabetes tipo I são comuns na SD. No entanto, observa-se uma mudança nos níveis de hormônios da tireoide em pacientes com SD que não apresentam sintomas evidentes da doença da tireoide, sugerindo que os valores normais podem ser diferentes nesse grupo.
- **Doenças hematológicas:** anormalidades hematológicas que afetam glóbulos vermelhos, glóbulos brancos e plaquetas são comuns na SD. O risco de leucemia é de 1% a 1,5%.

  Leucemia transitória, também conhecida como doença transitória mieloproliferativa (DTM) ou mielopoese anormal transitória (TAM), é uma forma de leucemia que afeta quase que exclusivamente os RN com SD. A incidência combinada de casos pré-natais e pós-natais detectados é de aproximadamente 20%. A maioria dos RN é assintomática, ocorrendo a resolução espontânea da doença em 2 a 3 meses (mediana de 54 dias), embora alguns desenvolvam doença grave. No pré-natal, a maioria dos casos morre antes do nascimento com hidropisia fetal.
- **Doenças pulmonares:** apneia do sono e asma, distúrbios da vasculatura pulmonar, doença pulmonar parenquimatosa, anormalidades das vias aéreas superiores e inferiores e aspiração crônica são mais comuns nos pacientes com SD. Infecções respiratórias também são mais frequentes e muitas vezes mais graves do que em crianças sem SD.
- **Doenças da pele:** a maior parte é benigna, sendo as mais comuns: hiperceratose palmoplantar, dermatite seborreica, língua fissurada, *cutis marmorata*, língua geográfica, xerose e alopecia *areata*. Nos adolescentes, problemas dermatológicos se tornam particularmente incômodos, sendo a foliculite a condição mais comum.
- **Reprodução:** mulheres com SD são férteis e podem engravidar, ao passo que a maioria dos homens é infértil, em virtude do comprometimento da espermatogênese.
- **Anormalidades urológicas:** entre as alterações urológicas, as mais comuns são as hipospadias (1 em 250), o câncer testicular e as malformações renais.
- **Instabilidade atlantoaxial:** consiste na mobilidade excessiva da articulação do atlas (C1) e do eixo (C2), o que pode levar a subluxação da coluna cervical. Cerca de 13% dos indivíduos com SD apresentam essa condição de maneira assintomática, podendo ocorrer compressão da medula espinhal devido ao distúrbio, a qual afeta cerca de 2% dos pacientes. O diagnóstico é estabelecido por meio de radiografias laterais do pescoço tomadas em posição neutra, flexão e extensão. Pacientes com compressão da medula espinhal sintomáticos podem se queixar de dor no pescoço, torcicolo, anormalidades da marcha, perda de controle do intestino ou bexiga ou sinais de quadriparesia ou tetraplegia, necessitando estabilização imediata.
- **Artropatia:** o risco de artrite idiopática juvenil é até seis vezes maior em pacientes com SD, comparados à população em geral.
- **Imunodeficiência:** SD está associada a uma variedade de deficiências imunológicas supostamente relacionadas com aumento da suscetibilidade a infecções, desordens autoimunes e doenças malignas. Foram demonstrados defeitos quimiotáticos, diminuição dos níveis de imunoglobulina G4 (IgG4) e anormalidades quantitativas e qualitativas dos sistemas de células T e B celulares, mas não se sabe se essas alterações representam imunodeficiência primária ou senescência precoce do sistema imune.

DIAGNÓSTICO DA CRIANÇA COM SÍNDROME DE DOWN

Diagnóstico pré-natal

Os testes para o diagnóstico pré-natal de SD podem ajudar a preparar a mãe e os familiares para a chegada de um filho que exigirá cuidados especiais. Em gestações não submetidas a avaliações de *screening*, a incidência de SD se situa entre 1 em 600 e 1 em 800 nascidos vivos, a de trissomia do 18 está entre 1 em 4.000 e 1 em 6.000 nascidos vivos e a de trissomia do 13 é de 1 em 10.000.

Inicialmente, procede-se aos exames de pré-natal convencionais, como ultrassonografia (USG) fetal, exame realizado periodicamente entre a 18ª e a 20ª semana de idade gestacional, com sensibilidade média de 40% para detecção de anomalias genéticas (variação de 13% a 82%; alguns centros relatam mais de 95% de sensibilidade).

Em uma gestação normal, de mães que nunca tiveram filho com SD ou de mães sem histórico familiar, o risco de gravidez com SD é de cerca de 1 em 600 a 800 nascimentos. A detecção de alteração da translucência nucal poderá levar ao diagnóstico de SD em até 70% dos casos, com taxa de falso-positivo de apenas 5% (Quadro 6.3).

Em pacientes que não apresentam alterações morfológicas durante as USG fetais, incluindo a morfológica, o risco é em torno de 1 em 1.500 a 1 em 2.000, podendo chegar a 1 em 4.000, dependendo da experiência do serviço. Convém ressaltar que o risco é mínimo, porém não inexistente pois, mesmo

Quadro 6.3 Achados ultrassonográficos associados à trissomia 21

1. Anormalidades estruturais

1.1 Defeitos cardíacos
1.2 Higroma cístico
1.3 Atresia duodenal
1.4 Ventriculomegalia

2. Anormalidades não patológicas

2.1 Espessamento na região nucal (> 6mm entre 11 e 14 semanas de gestação)
2.2 Osso nasal hipoplástico ou ausente
2.3 Cisto plexo coroide
2.4 Foco intracardíaco ecogênico
2.5 Pielectasia renal
2.6 Úmero curto
2.7 Intestino ecogênico
2.8 Artéria umbilical única
2.9 Hipoplasia da falange mediana do quinto dedo
2.10 Espaço da sandália do hálux (separação do hálux)

Fonte: Levi S, 2002.

que todos os exames ultrassonográficos se revelem normais, ainda assim poderão nascer crianças com SD. As malformações mais graves, como cardiopatias ou atresias, terão menos chance de surgir ao nascimento, de acordo com os exames de USG prévios, incluindo as morfológicas.

Durante a gestação, mães de crianças que apresentem algumas alterações morfológicas intraútero na USG compatíveis com SD e achados ultrassonográficos associados à trissomia 21 deverão receber orientação específica de seu obstetra e do pediatra quanto à realização de testes indiretos, como o NIPT (*non invasive prenatal text*), que apresenta altas sensibilidade e especificidade (ambas > 95%), para detecção da síndrome de Down e outras anomalias genéticas, como: trissomia 21, trissomia 18, trissomia 13, monossomia X, triploidia/gêmeo evanescente, deleção 22q11.2, síndrome de DiGeorge ou velocardiofacial, deleção 1p36, deleção 15q11-q13 materna (síndrome de Angelman), deleção 5p (síndrome *cri-du-chat*) e deleção 15q11-q13 paterna (síndrome de Prader-Willi) (Quadro 6.4).

O Colégio Americano de Obsterícia e Ginecologia recomenda a realização de testes de *screening* para aneuploidia em todas as mulheres antes de 20 semanas de gestação. O teste deverá ser considerado diagnóstico, mais do que exame de *screening*, nas seguintes circunstâncias: (1) caso prévio de gravidez complicada pela trissomia fetal; (2) pelo menos uma estrutura fetal alterada maior, ou duas menores, na gravidez corrente; (3) história de translocação cromossomal, inversão ou aneuploidia na gestante ou em seu parceiro.

Exames mais invasivos, como cariótipo por meio de amniocentese e biópsia da vilosidade coriônica, podem ser realizados em situações muito especiais, pois acarretam risco de aborto em até 1% dos casos. No momento atual pode-se chegar a uma conclusão razoável com o NIPT sem colocar em risco a viabilidade fetal; entretanto, a decisão final deverá ser partilhada com a família, sendo necessário explicar todos os riscos da amniocentese diagnóstica para o resultado pré-natal definitivo.

A amniocentese apresenta taxas de complicações de 1:100, como abortamento, lesão fetal, transmissão de doenças, perda de líquido amniótico, entre outras, sendo a mais grave a perda fetal, cujo risco varia de 1 em 100 a 1 em 1.000, não se conhecendo ao certo o valor específico atribuído diretamente ao procedimento.

Diagnóstico pós-natal

O cariótipo não é indispensável para o diagnóstico de SD, mas é fundamental para orientação do aconselhamento genético da família, tendo em vista que somente o exame do cariótipo determina a forma casual ou herdada, ou seja, trissomia simples, mosaico ou trissomia por translocação. O resultado

Quadro 6.4 Exemplo de uso do NIPT – paciente de 31 anos de idade com 24 semanas e 4 dias de idade gestacional e história de gravidez prévia de criança com SD

	Risco pré-teste pela idade materna	Risco pós-teste	Avaliação de risco
Trissomia 21	1:895	<1:10.000	Muito baixo
Trissomia 18	<1:10.000	<1:10.000	Muito baixo
Trissomia 13	<1:10.000	<1:10.000	Muito baixo
Monossomia X	<1:10.000	<1:10.000	Muito baixo
Triploidia/gêmeo evanescente	–	–	Muito baixo
Deleção 22q11.2 (síndrome de DiGeorge ou velocardiofacial)	1:2.000	1:13.300	Muito baixo
Deleção 1p36	1:5.000	1:12.400	Muito baixo
Deleção 15q11-q13 materna (síndrome de Angelman)	1:12.000	1:16.600	Muito baixo
Deleção 5p- (síndrome *cri-du-chat*)	1:20.000	1:57.100	Muito baixo
Deleção 15q11-q13 paterna (síndrome de Prader-Willi)	<1:10.000	1/13.800	Muito baixo

do cariótipo (genótipo) não determina as características físicas (fenótipo) e o desenvolvimento da pessoa com SD.

INFORMAÇÃO AOS FAMILIARES

Dado o nível de complexidade da SD, sua abordagem clínica deve ser necessariamente multidisciplinar; entretanto, o neonatologista ou o pediatra costuma ser o primeiro profissional a receber o paciente, cabendo a ele a função de comunicar a família que sua criança é portadora da T21 e direcionar o acompanhamento dessa criança, observando possíveis situações que comprometam a saúde e o desenvolvimento para que ela atinja toda a sua potencialidade. A comunicação à mãe deve ser feita, preferencialmente, na presença do pai ou, em sua ausência, de outro membro da família com quem mantenha um relacionamento significativo para que ela se sinta apoiada e confortável. Nas *Diretrizes de Atenção à Pessoa com Síndrome de Down*, o Ministério da Saúde recomenda que, antes da notícia, a mãe e o pai tenham a oportunidade de ver, acariciar e amamentar o RN, estabelecendo vínculo com ele e evitando ideias fantasiosas após o diagnóstico. A notícia deve ser dada em local reservado e protegido de interrupções. Nesse momento, o pediatra deve ter tempo para comunicar o diagnóstico ou a suspeita de SD, informar o que isso significa e fornecer orientações quanto aos exames e aos encaminhamentos necessários.

Durante o exame físico, convém apresentar aos pais as características fenotípicas da SD que levaram ao diagnóstico clínico. Recomenda-se que, desde o primeiro contato, os pais sejam parabenizados pela criança, chamando o RN e os pais pelos respectivos nomes. Ainda na maternidade, devem ser fornecidas apenas as informações essenciais para que a família crie vínculo com o RN e compreenda a necessidade de cuidado, investimento, exames e procedimentos solicitados. O encaminhamento aos profissionais que darão continuidade ao acompanhamento deve ser reforçado e a família deve ser esclarecida de que esse profissional gradualmente irá complementar as informações.

Convém explicar as perguntas quanto à realização de exames de cariótipo ou outras que venham a surgir. Deve-se revelar que não existe cura e salientar que o tratamento é fundamental para que a pessoa com SD possa conquistar maior autonomia e qualidade de vida no futuro. A etiologia deve ser desmistificada no sentido de diminuir dúvidas e sentimentos de culpa. Deve ser fornecido apoio necessário para que o RN seja uma criança muito amada. Por se tratar de alteração de origem genética, pode ser necessário o encaminhamento a uma consulta de aconselhamento genético com médico geneticista

PUERICULTURA DA CRIANÇA COM SÍNDROME DE DOWN

Após o diagnóstico, o cuidado com a saúde da criança com SD deve ser direcionado para apoio e informação à família e para o diagnóstico de patologias associadas, com o objetivo de tratar ou prevenir sua ocorrência (Quadro 6.5).

Quadro 6.5 Patologias associadas à SD

Sistemas	Patologia
Aparelho visual	Catarata – 15% Pseudoestenose do ducto lacrimal – 85% Vício de refração – 50%
Aparelho auditivo	Perda auditiva – 75% Otite de repetição – 50% a 70%
Sistema cardiovascular	CIA CIV – 40% a 50% DSAV
Sistema digestório	Atresia de esôfago – 12% Estenose/atresia de duodeno – 12% Megacólon aganglionar/doença de Hirschsprung – 1% Doença celíaca – 5%
Sistema nervoso	Síndrome de West – 1% a 13% Autismo – 1%
Sistema endócrino	Hipotireoidismo – 4% a 18%
Sistema locomotor	Subluxação cervical sem lesão – 14% Subluxação cervical com lesão medular – 1% a 2% Luxação de quadril – 6% Instabilidade das articulações em algum grau – 100%
Sistema hematológico	Leucemia – 1% Anemia – 3%

CIA: comunicação interatrial; CIV: comunicação interventricular; DSAV: defeito de septo atrioventricular.

Tendo em vista a delicadeza desse momento, convém seguir as recomendações da National Society of Genetic Counselors, publicadas em 2011 e resumidas a seguir:

1. Informar os pais assim que seja possível.
2. Idealmente, o diagnóstico deve ser relatado a ambos os pais por profissional de saúde com conhecimento suficiente sobre a condição.
3. Evitar expressar juízos de valor, como "eu sinto muito" ou "infelizmente eu tenho notícias ruins" ao iniciar a conversa.
4. Deve-se fazer uso de escuta ativa e empática para dar suporte aos pais.
5. Permitir tempo para o silêncio e para as lágrimas e oferecer aos pais um tempo a sós.
6. Responder as questões e fazer planos para uma conversa de acompanhamento.
7. Fornecer informações atuais sobre a SD, atendendo às solicitações dos pais e às suas expectativas, incluindo quanto às variações cognitivas e de saúde, bem como às preocupações individuais com a síndrome.
8. Equilibrar informações positivas relacionadas com a síndrome e seus desafios.
9. Fornecer informações de fontes leigas sobre a síndrome, como relatos de pais e crianças com SD e de grupos locais de apoio, bem como endereços eletrônicos, como www.ndss.org (EUA) e www.movimentodown.org.br (Brasil).

10. Encaminhar a especialistas focados nas crianças com SD (médicos geneticistas, cardiologistas, neonatologistas, pediatras e cirurgiões pediatras).
11. Em caso de diagnóstico durante a gravidez, fornecer aconselhamento gestacional, informando ainda os riscos de aborto e prematuridade, bem como os cuidados médicos a serem prontamente avaliados no parto e no período pós-parto.
12. Estabelecer encontros com pais que tiveram filhos com SD ou adotaram crianças com SD.

ESTIMULAÇÃO PRECOCE

Estimulação global, imunização, estímulo ao aleitamento materno e manutenção da saúde com acompanhamento periódico fazem parte das medidas de atendimento a essas crianças. Recomenda-se o estímulo da criança com SD o mais precocemente possível. Terapias como fisioterapia e fonoaudiologia poderão ser iniciadas no primeiro mês de vida. Terapias cognitivas, como terapia ocupacional, poderão ser iniciadas a partir do segundo mês de vida. Alguns profissionais englobam esquemas multimodalidades. O mais importante é que a criança seja acompanhada individualmente por especialistas nas terapias citadas.

Costumam ser necessárias duas visitas semanais a cada modalidade terapêutica: fisioterapia motora, fonoaudiologia e terapia ocupacional. Os métodos aplicados variam, sendo os mais conhecidos a metodologia de Bobath e o método Padovam.

ACOMPANHAMENTO SUBSEQUENTE

Os pacientes com SD devem comparecer mensalmente a consultas médicas até os 12 meses de vida, as quais passam a ser trimestrais dos 12 aos 36 meses e semestrais a partir dos 3 anos de idade até a adolescência, quando passam a ser anuais.

Nas consultas deverão ser fornecidas informações sobre alimentação saudável, prevenção da obesidade, calendário vacinal e avaliação do crescimento e desenvolvimento e observadas as necessidades específicas e o desempenho escolar. Deve ser seguido o calendário vacinal adotado pelo Ministério da Saúde do Brasil.

O Quadro 6.6 apresenta as recomendações do Ministério da Saúde para a avaliação de crianças com SD por ciclos de vida.

CONSIDERAÇÕES FINAIS

Atualmente, os indivíduos com SD alcançam potencial cada vez maior graças ao aprimoramento dos programas educacionais, aos avanços da medicina e dos recursos da comunidade e, principalmente, ao apoio da família e dos amigos.

Quadro 6.6 Acompanhamento por ciclo de vida

	Recém-nascidos	Crianças de 1 a 10 anos	Adolescentes	Adultos	Idosos
Exames	TSH (aos 6 meses e 1 ano)	TSH (anual)	TSH (anual)	TSH (anual)	TSH (anual)
	Hemograma (aos 6 meses e 1 ano)	Hemograma (anual)	Hemograma (anual)	Hemograma (anual)	Hemograma (anual)
	Cariótipo				
			Glicemia de jejum, triglicerídeos e lipidograma (na presença de obesidade)	Glicemia de jejum, triglicerídeos e lipidograma (na presença de obesidade)	Glicemia de jejum, triglicerídeos e lipidograma (na presença de obesidade)
		Rx de coluna cervical (aos 3 e 10 anos)	Rx de coluna cervical (SN)	Rx de coluna cervical (SN)	Rx de coluna cervical (SN)
	Ecocardiograma	Ecocardiograma (SN)	Ecocardiograma (SN)	Ecocardiograma (SN)	Avaliação cardiológica
Avaliações	Visão (6 meses)	Visão (anual)	Visão (binual)	Visão (trianual)	Visão (trianual)
	Audição (6 meses)	Audição (anual)	Audição (anual)	Audição (anual)	Audição (anual)
Imunização extra	Antipneumocócica 3 doses	Antivaricela 1 ano e reforço com 4 anos Anti-hepatite A	Avaliação ginecológica (anual)	Avaliação ginecológica (anual)	Avaliação ginecológica (anual) Influenza sazonal antipneumocócica
	Posicionamento do pescoço	Posicionamento do pescoço	Posicionamento do pescoço	Posicionamento do pescoço	Posicionamento do pescoço

Continua

Quadro 6.6 Acompanhamento por ciclo de vida (continuação)

	Recém-nascidos	Crianças de 1 a 10 anos	Adolescentes	Adultos	Idosos
Orientações	Estimulação global	Atividade física	Atividade física	Atividade física	Atividade física
	Estímulo ao aleitamento materno	Alimentação saudável	Alimentação saudável (cuidado com obesidade)	Alimentação saudável (cuidado com obesidade)	Alimentação saudável (cuidado com obesidade)
	Contato com outros pais	Hábitos de vida saudáveis	Hábitos de vida saudáveis	Hábitos de vida saudáveis	Hábitos de vida saudáveis
		Socialização	Socialização	Socialização	Socialização
		Escolaridade	Escolaridade e adaptação curricular	Escolaridade e preparo para emprego	Inclusão social e econômica
		Estimular autocuidado	Estimular autocuidado e autonomia para as AVD e AIVD	Estimular autocuidado e autonomia para as AVD e AIVD	Estimular independência e inclusão no mercado de trabalho e autonomia para as AVD e AIVD
	Apoio da comunidade	Risco de exploração sexual	Risco de exploração sexual	Risco de exploração sexual	Risco de exploração sexual
		Mudanças de comportamento (autismo)		Comportamento social adequado	Cuidado com sinais de Alzheimer e depressão
		Risco de lesão cervical no lazer	Risco de lesão cervical pelo uso de computador e esporte	Risco de lesão cervical pelo uso de computador e esporte	Risco de lesão cervical pelo uso de computador e esporte
			Comportamento social adequado	Observar presença de transtorno obsessivo-compulsivo	Observar presença de transtorno obsessivo-compulsivo
			Cuidado com apneia do sono	Cuidado com apneia do sono	Cuidado com apneia do sono
			Prevenção de gravidez	Prevenção de gravidez	Prevenção de gravidez
					Planejamento financeiro e de cuidados futuros

Fonte: Brasil, 2013.
AVD: atividades da vida diária; AIVD: atividades instrumentais da vida diária.

Bibliografia

Bobath Centre: http://www.bobath.org.uk/index.php

Brasil. Ministério da Saúde. Secretaria de Atenção à Saúde. Departamento de Ações Programáticas Estratégicas. Diretrizes de atenção à pessoa com Síndrome de Down/Ministério da Saúde, Secretaria de Atenção à Saúde, Departamento de Ações Programáticas Estratégicas. 1. ed., 1. reimp. – Brasília : Ministério da Saúde, 2013. 60 p.

Driscoll DA, Gross S. Prenatal screening for aneuploidy. Clinical practice. N Engl J Med 2009; 360:2556-62.

Driscoll DA, Gross SJ. First trimester diagnosis and screening for fetal aneuploidy. Genet Med 2008; 10(1):73-5.

Gregg AR, Gross SJ, Best RG et al. ACMG statement on noninvasive prenatal screening for fetal aneuploidy. The Noninvasive Prenatal Screening Work Group of the American College of Medical Genetics and Genomics. Gen Med 2013; 15:395-8.

Guia do bebê com síndrome de Down, zan Mustacchi. São Paulo: Companhia Editora Nacional, associação mais 1, 2009.

Levi S. Ultrasound in prenatal diagnosis: polemics around routine ultrasound screening for second trimester fetal malformations. Prenat Diagn 2002; 22:285.

Sheets KB, Crissman BG, Feist CD et al. Practice guidelines for communicating a prenatal or postnatal diagnosis of Down syndrome: recommendations of the National Society of Genetic Counselors. J Genet Couns. 2011 Oct; 20(5):432-41. Epub 2011 May 27.

Up to date on line 2015. Down syndrome: Overview of prenatal screening. Routine prenatal ultrasonography as a screening tool.

Up to date on line 2015: Diagnostic amniocentesis. www.uptodate.com ©2015 UpToDate, Down syndrome: Clinical features and diagnosis.

SEÇÃO II

Tópicos de Prevenção em Pediatria: Puericultura para a Criança que Viverá 100 Anos

Capítulo 7

A Primeira Prevenção: Aleitamento Materno

Vilneide Maria Santos Braga Diégues Serva

INTRODUÇÃO

Nas últimas duas décadas observou-se uma mudança quanto ao objetivo do manejo nutricional: em vez de simplesmente se alcançarem os requerimentos nutricionais e a prevenção de deficiências, passou-se a considerar o efeito biológico potencial da alimentação na saúde futura do indivíduo.

Atualmente, um grande número de estudos mostra que o alimento, durante a infância, pode agir como um agente programador com potencial efeito biológico, a longo prazo, para a estrutura e a função do organismo.

Neste capítulo discutiremos o papel do aleitamento materno como agente de prevenção no que se refere a alguns aspectos a curto prazo da saúde bem estabelecidos na literatura, assim como seu efeito potencial na prevenção das doenças do adulto que têm raízes na infância.

IMPORTÂNCIA DO ALEITAMENTO MATERNO COMO PREVENÇÃO A CURTO PRAZO

Favorecimento de um ótimo crescimento

Vários são os estudos que comprovam a superioridade do leite humano para que seja alcançado um crescimento saudável.

No início da vida, o leite humano é o alimento que reúne características nutricionais ideais, com balanceamento e biodisponibilidade inigualáveis.

No Brasil, estudos longitudinais demonstram ótimo crescimento ponderal de recém-nascidos (RN) e lactentes amamentados exclusivamente até o sexto mês de vida, com duplicação do peso do nascimento em torno do quarto mês e desaceleração do ganho ponderal após o quarto mês de vida. Achados semelhantes são encontrados em outros estudos, tanto em países ricos como em pobres.

Como as curvas utilizadas para aferição do crescimento das crianças não incluíam um número significativo de sujeitos amamentados, tornaram-se necessários o planejamento e a implementação de um estudo multicêntrico com 8.500 crianças de seis países (Brasil, Gana, Índia, Noruega, Omã e EUA), o *Multicentre Growth Reference Study* (MGRS).

A importância do aleitamento materno para o crescimento ideal pode ser demonstrada inclusive em crianças hospitalizadas. Um estudo realizado em Recife mostrou que 27,6% dos lactentes hospitalizados relactados com sucesso durante a internação tiveram um ganho ponderal significativamente maior que os não relactados, com *odds ratio* (OR) de 5,81 (IC 95%: 2,25 a 15,58).

Melhora do desenvolvimento neuropsicomotor e do vínculo afetivo

Inúmeros são os artigos na literatura que descrevem os efeitos benéficos do aleitamento materno e do leite humano no desenvolvimento neuropsicomotor infantil.

Dados prospectivos da alimentação enteral e parenteral – volume total de leite humano oferecido, calculado em mL/kg/dia; ajuste para variáveis de confusão e avaliação aos 18 meses de idade corrigida, usando análise multivariada – foram levantados por Vohr e cols. em 1.035 RN norte-americanos. Esses dados indicaram associação independente e significativa entre a ingesta de leite humano e os três parâmetros investigados com relação ao desenvolvimento neuropsicomotor, utilizando-se a escala de Bayley para avaliação. Para cada 10mL/kg/dia de leite humano ingerido, houve aumento de 0,53 ponto no índice de desenvolvimento mental, 0,63 ponto no índice de desenvolvimento psicomotor e 0,82 ponto na escala comportamental.

Outro estudo investigou a duração mínima do aleitamento materno exclusivo como modo de obtenção de um ótimo desenvolvimento neurológico, medido pela qualidade dos movimentos dos lactentes. Foi encontrada associação positiva entre a duração do aleitamento materno exclusivo e a qualidade dos movimentos, com efeito de saturação em torno da sexta semana de vida, em estudo longitudinal de 147 RN holandeses a termo, adequados para a idade gestacional. Bouwstra e cols. concluíram que o aleitamento materno exclusivo por mais de 6 semanas está associado a aumento significativo na presença de movimentos ótimos e ausência significativa de movimentos anormais, indicando a possibilidade de melhor desenvolvimento neurológico.

Várias metanálises foram realizadas para avaliação da associação entre o melhor desenvolvimento cognitivo e o aleitamento materno. Uma delas, a de Anderson e cols., analisou 20 estudos e relatou incremento nas funções cognitivas entre lactentes americanos de 6 a 23 meses de vida amamentados, com OR de 3,16 (IC95%: 2,35 a 3,98) e na relação dose/resposta quanto à duração do aleitamento materno. Quando foi comparado o incremento nas funções cognitivas entre prematuros (OR: 5,18; IC95%: 3,59 a 6,77) e crianças a termo amamentadas (OR: 2,66; IC95%: 2,15 a 3,17), verificou-se diferença marcante entre os grupos, sugerindo um benefício ainda maior para o desenvolvimento cognitivo dos prematuros quando alimentados com leite humano.

O vínculo é outro importante fator de prevenção no que se refere ao aleitamento materno. Até mesmo em crianças adotadas, o papel do aleitamento materno, por meio da lactação induzida, deve ser considerado. Um estudo de casos de Gribble demonstrou maior vínculo mãe/filho, menor estresse e aumento da sensibilidade materna para responder à criança entre as mulheres que se submeteram à lactação induzida.

Fornecimento adequado de água para hidratação

O aleitamento materno é capaz de fornecer água adequada para hidratação, até mesmo em condições climáticas de temperatura e umidade adversas. Vários artigos na literatura corroboram essa acertiva, incluindo lactentes entre 2 e 4 meses de idade em aleitamento materno exclusivo por um período de 8 dias e os mesmos lactentes com administração de água *ad libitum* nos 8 dias subsequentes, como controles. Foram realizadas avaliações de hematócrito, sódio sérico, osmolaridades plasmática e urinária, além de, em alguns estudos, administração de análogo sintético de vasopressina para medir a capacidade de concentração urinária, não sendo registrada diferença entre os grupos estudados.

Proteção contra infecções, alergias e outras afecções

Há muitos anos têm sido descritas diferenças tanto na morbidade como na mortalidade de crianças amamentadas ou não. Estudos tão antigos como o de 1934, de Grulee e cols., já apontavam para a associação entre o aleitamento materno e a diminuição da morbimortalidade infantil.

O sistema imune do RN humano não está completamente desenvolvido ao nascimento e um sistema único, o ciclo enterobroncoimunomamário, auxilia a transferência da proteção imunológica materna, via leite humano, para o RN.

As proteínas do leite humano não exercem somente proteção imunológica, mas têm, também, função imunomoduladora. O leite materno contém todas as classes de imunoglobinas, cada uma delas com funções específicas. A mais importante, a IgA secretória, exerce funções de bloqueio da adesão dos microrganismos no intestino, formação de anticorpos contra antígenos bacterianos e virais e facilitação da fagocitose pelos neutrófilos e tem papel importante na proteção imunológica sistêmica passiva.

Há, ainda, a proteção não imunogênica exercida pelo pH específico do leite humano; pelas funções da lactoferrina (linfoestimulatória, anti-inflamatória, bactericida, fungicida e viricida); pela lisozima, que lisa a parede bacteriana e liga-se aos lipopolissacarídeos das bactérias, reduzindo seu efeito endotóxico, e ainda por liberação de componentes das membranas celulares, promovendo o aumento da produção de IgA secretória, ativação de macrófagos e, por conseguinte, imunomodulação.

Além de servirem como carreadores de vitaminas lipossolúveis e hormônios e serem componentes estruturais vitais do sistema de membranas em todos os tecidos, os lipídios do leite humano são precursores de mediadores biológicos, como as prostaglandinas, o tromboxano e o leucotrieno.

Os lipídios do leite humano são uma fonte de ácidos graxos que exercem papel na inibição da aderência parasitária, assim como apresentam ação antiviral. Dentre os ácidos graxos, os essenciais (linoleico e linolênico) são importantes para o desenvolvimento cerebral, a proliferação celular, a mielinização e a função retiniana. Há, inclusive, maior lipólise, pois o leite humano contém grande quantidade de lipase, favorecendo, assim, a ação das diversas frações lipídicas.

O leite humano é único, comparado ao de outros mamíferos, por conter alta concentração de oligossacarídeos complexos. A estrutura desses oligossacarídeos imita a dos receptores bacterianos das células intestinais, bloqueando a adesão bacteriana às membranas celulares do intestino. Eles também funcionam como receptores análogos para vírus e influenciam o crescimento da flora bífida, por promoverem o substrato adequado para o crescimento do *Lactobacillus bifidus* e, assim, limitarem a colonização intestinal por microrganismos potencialmente patogênicos.

Inúmeras são as enzimas presentes no leite humano, algumas das quais promovem proteção contra doenças na criança amamentada. As antiproteases e proteases modulam a quebra proteolítica das proteínas do leite e muitas têm papel importante na proteção do RN. A lipase do leite humano digere os triglicerídeos do leite no intestino e libera ácidos graxos e monoglicerídeos, contribuindo dessa maneira, indiretamente, para a atividade lítica antiviral e antibacteriana.

O leite humano também contém componentes com efeito anti-inflamatório, como as vitaminas A, C e E, enzimas, prostaglandinas, inibidores enzimáticos e da protease, fatores de crescimento, citocinas anti-inflamatórias e receptores específicos para citocinas inflamatórias.

Vários são os hormônios (p. ex., cortisol, insulina e tiroxina), fatores de crescimento e citocinas presentes no leite humano. Essas substâncias têm absorção sistêmica e subsequente atividade biológica a distância, com provável efeito no controle e na manutenção do sistema imune e da mucosa gastrointestinal do RN e do lactente humano.

As células presentes no leite humano são funcionantes e ativas e incluem macrófagos, polimorfonucleares e linfócitos com a habilidade de fagocitar e destruir bactérias. Os linfócitos do leite humano são principalmente da linhagem T (80%) e contêm CD4 e CD8 em taxas similares às do sangue periférico.

Um mecanismo que explicaria o ganho da experiência imunológica materna na criança amamentada seria a colonização seletiva da glândula mamária durante a lactação por células T de memória.

As células imunocompetentes do leite humano sobrevivem no trato gastrointestinal da criança e segregam fatores bioativos que potencializam não só a resposta local no trato gastrointestinal, como também a resposta sistêmica imune.

A resposta imune ativa a antígenos vacinais específicos também é diferente em crianças amamentadas. Evidências científicas demonstram resposta vacinal aumentada após vacinação com BCG, *Haemophilus influenzae* tipo B, pólio, tétano, sarampo, parotidite, rubéola e toxoide diftérico.

EVIDÊNCIAS EPIDEMIOLÓGICAS DA PROTEÇÃO PROPORCIONADA PELO ALEITAMENTO MATERNO CONTRA INFECÇÕES, ALERGIAS E OUTRAS AFECÇÕES

O *Millenium Cohort Study*, que seguiu 15.890 crianças no Reino Unido, revelou associação entre o aleitamento materno e a prevenção de hospitalização de lactentes entre 1 e 8 meses de vida. Houve a prevenção de 53% de internações por diarreia para os lactentes em aleitamento exclusivo e de 31% para aqueles em aleitamento materno. No caso da prevenção de hospitalização por pneumonia, o estudo relatou proteção de 27% para as crianças em aleitamento materno exclusivo e de 25% para aquelas em aleitamento materno. Os pesquisadores concluíram que o aumento da prevalência do aleitamento materno exclusivo e do aleitamento materno traria benefícios consideráveis para a saúde pública do Reino Unido.

Estudos realizados em países pobres mostram resultados ainda mais contundentes. Victora e cols., em estudo de 152 crianças entre 28 e 364 dias hospitalizadas por pneumonia no Brasil e 2.391 controles, mostraram risco significativamente maior de admissão hospitalar em lactentes não amamentados, com risco relativo (RR) de 17 (IC95%: 7,7 a 36,0). Quando avaliadas as menores de 3 meses isoladamente, o RR foi de 61 (IC95%: 19,0 a 195,5). Comparando o risco das crianças com mais de 3 meses (RR: 10; IC95%: 2,8 a 36,2), o estudo aponta o papel fundamental do aleitamento materno na proteção contra a internação por pneumonia para todos os lactentes, principalmente para os de menor faixa etária. O mesmo estudo demonstra a importância do aleitamento materno exclusivo como fator de proteção contra admissão por pneumonia. Lactentes com menos de 6 meses de vida suplementados por sólidos tiveram um RR de 13,4 (IC95%: 7,6 a 23,5). Nos menores de 3 meses, esse risco subiu para 175 (IC95%: 21,8 a 1.405,1).

Há diferenças com relação a inúmeras outras enfermidades infecciosas, como otite média aguda, enterocolite necrosante, botulismo, infecção do trato urinário, colite ulcerativa, apendicite e tonsilite.

Um estudo da Organização Mundial da Saúde (*WHO Collaborative Study Team of the Role of Breastfeeding on the Prevention of Infant Mortality*) sobre o papel do aleitamento materno na prevenção da mortalidade infantil em 1.223 crianças de seis países pobres, inclusive do Brasil, relatou risco aumentado de morte no primeiro ano de vida associado ao desmame precoce. O RR de mortalidade em menores de 2 meses não amamentados foi de 5,8, comparados aos amamentados. Entre os lactentes de 2 a 3 meses, o RR foi de 4,1, e entre os de 4 e 5 meses, de 2,6. O risco de morte entre os lactentes no segundo ano de vida (RR 1,6 a 2,1) ainda se manteve elevado em comparação com o daqueles amamentados, indicando que a promoção do aleitamento materno deve durar 2 anos ou mais.

Mesmo em situações extremas, em períodos de guerra, o aleitamento materno expressa diferenças significativas com relação à mortalidade. Jakobsen e cols. demonstraram que o aleitamento materno seria um preditor de mortalidade entre lactentes desmamados em campos de refugiados, com RR de 5,73 (IC95%: 2,40 a 13,71), comparados com aqueles que mantiveram a amamentação.

Com relação a atopias, o *Promotion of Breastfeeding Intervention Trial* (PROBIT) demonstrou efeito protetor do aleitamento materno contra o desenvolvimento de atopia na infância. Estudos randomizados e metanálises mostram diminuição de doenças de base alérgica, principalmente eczema e asma, nos sujeitos amamentados quando lactentes, mais marcadamente naqueles com história familiar positiva. Segundo Zeiger, nos EUA e na Europa, há a recomendação atual de aleitamento materno exclusivo por 6 meses para prevenção primária de atopia.

Há, ainda, vários estudos que mostram melhores potencial evocado e acuidade visual em crianças amamentadas, comparadas às não amamentadas.

Quanto ao câncer infantil, o *Childhood Cancer Study* do Reino Unido, entre outros estudos, indica diferença estatisticamente significativa em 3.500 casos de câncer – para leucemia, linfomas e todos os casos de neoplasias malignas combinadas na infância –, favorecendo o aleitamento materno como fator de prevenção.

O desenvolvimento orofacial de crianças amamentadas é melhor que o das não amamentadas. Carrascoza e cols., em 202 crianças aleitadas exclusivamente no peito até os 6 meses de vida, excluindo aquelas com hábitos orais, como uso de chupeta e sucção digital, demonstraram diferenças no desenvolvimento orofacial dos pré-escolares aos 4 anos entre o grupo que introduziu alimentos de transição com copo e um segundo grupo que os introduziu com a mamadeira. Houve melhor selamento labial (p = 0,0065), repouso lingual no arco superior (p < 0,0001), respiração nasal (p < 0,0001) e maxila normal (p = 0,0206) entre as crianças que introduziram alimentos de transição com copo, demonstrando que a amamentação contribui para um ótimo desenvolvimento orofacial e que até em indivíduos amamentados exclusivamente por 6 meses a introdução de alimentos de transição com a mamadeira pode interferir no desenvolvimento orofacial. Ainda sobre a saúde oral, com base nos estudos atuais, podemos concluir que não há evidências que sustentem a associação entre o aleitamento materno noturno sob livre demanda e o surgimento de cáries, o que implica positivamente a adesão aos *10 passos para o sucesso do aleitamento materno* da Iniciativa Hospital Amigo da Criança UNICEF/WHO/MS, no caso, o Passo 8: Encorajar o Aleitamento Materno sob Livre Demanda.

Após análise multivariada, um estudo de Serva e cols. verificou decréscimo estatisticamente significativo da recorrência de episódios de migrânia, com e sem aura, na primeira e na quarta semana pós-parto entre lactantes que praticavam o aleitamento materno exclusivo, caracterizando-se como mais uma vantagem do aleitamento materno exclusivo, desta feita em mulheres diagnosticadas como portadoras de migrânia no pré-natal.

EFEITO POTENCIAL DO ALEITAMENTO MATERNO NAS DOENÇAS DO ADULTO E NO DESENVOLVIMENTO COGNITIVO

Debateremos, a seguir, alguns aspectos dos possíveis efeitos a longo prazo do aleitamento materno em algumas doenças do adulto, que, na maioria das vezes, têm raízes na infância.

Pressão arterial

O aumento da pressão arterial (PA) no adulto está associado ao aumento do risco de doença isquêmica cardíaca e acidente vascular. Ultimamente, tem sido discutida a influência de exposições precoces, como crescimento intrauterino, ganho ponderal compensatório e alimentação infantil, para o desenvolvimento de hipertensão na vida adulta.

Há algumas razões biológicas possíveis para a associação entre o leite humano e seu efeito programador sobre a diminuição da PA a longo prazo.

Entre os adultos, há associação entre baixa ingesta de sódio e menor PA. Sugeriu-se, então, que a diferença do conteúdo de sódio entre as fórmulas infantis e o leite humano, este com menor conteúdo de sódio, poderia estar associada a um mecanismo programador para a PA futura.

Um segundo mecanismo possível seria o efeito protetor do aleitamento materno sobre a obesidade e o sobrepeso no adulto. Entretanto, permanece a dúvida se esse pequeno efeito poderia influenciar tão marcadamente os níveis pressóricos a longo prazo.

Como os ácidos graxos polinsaturados de cadeia longa estão presentes no leite humano e ausentes na maioria dos fórmulas infantis, especula-se que a presença desses ácidos – componentes estruturais das membranas teciduais de todos os sistemas, inclusive do cardiovascular – teria papel importante na prevenção da hipertensão na vida adulta. Este é o principal mecanismo, à luz dos conhecimentos atuais, que explicaria a associação entre aleitamento materno e diminuição dos níveis pressóricos no adulto.

Evidências epidemiológicas demonstram a associação entre o leite humano e a diminuição da PA. Horta e cols., em revisão sistemática e metanálise de 30 artigos, concluíram que há um efeito protetor a longo prazo do aleitamento materno na PA sistólica e diastólica. Mesmo após ajuste para variáveis socioeconômicas e demográficas, a diferença entre as médias na PA sistólica (diferença entre as médias: –1,19; IC95%: –1,70 a –0,69) e na diastólica (diferença entre as médias; –0,61mmHg; IC95%: –1,12 a –0,10) dos sujeitos amamentados na infância permaneceu. Os autores da metanálise afirmam, ainda, que possíveis vícios nos estudos incluídos na revisão sistemática não explicariam as diferenças encontradas.

Lipídios plasmáticos

As concentrações séricas de colesterol total e do colesterol LDL (*low-density lipoprotein*) são fatores de risco importantes para a doença coronariana. Tem sido sugerido que os níveis do colesterol total e do LDL podem ser programados pela exposição precoce na infância ao rápido crescimento e à alimentação infantil.

Comparado às fórmulas infantis, o leite humano contém grande quantidade de colesterol. O consumo elevado de colesterol do leite humano na infância parece ter um efeito programador, a longo prazo, em sua síntese por regulação da coenzima A hidroximetilglutaril hepática que, por sua vez, tem efeito limitador na síntese do colesterol.

Em 2007, Horta e cols. encontraram, em revisão sistemática de 23 estudos e metanálise realizada em adultos maiores de 19 anos, uma associação entre a diminuição dos níveis de colesterol total em 0,18mmol/L (6,9mg/dL [IC95%: 0,06 a 0,30mmol/L]) e o aleitamento materno. Os autores relatam que os resultados não parecem ser decorrentes de vício na seleção das amostras ou de falta de controle das variáveis de confusão.

Sobrepeso e obesidade

Tem sido proposta uma relação entre o aleitamento materno e a prevenção de sobrepeso e obesidade. A menor ingesta calórica e proteica das crianças amamentadas pode ser um dos possíveis mecanismos para explicar esse efeito, pois foi relatada associação entre o aumento da ingesta proteica na infância e a obesidade na vida adulta.

Outro possível mecanismo seria a diferença da resposta hormonal para a alimentação. As crianças alimentadas com fórmula infantil apresentam maior resposta insulínica, resultando em maior deposição de gordura e aumento do número de adipócitos, o que repercutiria na vida adulta.

Um terceiro mecanismo proposto, ainda com evidência limitada, seria a de melhores adaptação e aceitação dos lactentes amamentados à introdução de novos alimentos, como os vegetais, o que diminuiria a densidade calórica das dietas complementares, reduzindo, assim, o risco de sobrepeso/obesidade na infância, associado a sobrepeso e obesidade futuros.

A revisão sistemática e metanálise de 37 estudos realizada por Horta e cols. mostrou que a chance de os indivíduos amamentados na infância terem sobrepeso ou se tornarem obesos é menor, com OR de 0,78 (IC95%: 0,72 a 0,84). Não parece ter havido vícios nas publicações, e o controle das variáveis de confusão socioeconômica e da antropometria parental manteve a associação. Entretanto, o efeito protetor sobre a obesidade pareceu ser maior do que para o sobrepeso. Alguns autores revelam efeito dose/resposta com relação à duração da amamentação, sugerindo que, quanto maior sua duração, menor a chance de sobrepeso/obesidade.

Diabetes melito tipo 2

Dois possíveis mecanismos têm sido propostos para explicar o efeito protetor, a longo prazo, contra o diabetes melito tipo 2. Em primeiro lugar, os níveis glicêmicos de jejum estão inversamente correlacionados com os níveis de ácidos graxos polinsaturados de cadeia longa (AGPI-CL) nas membranas dos músculos esqueléticos. Como a maioria das fórmulas infantis é pobre em AGPI-CL, essa diminuição poderia ser responsável por mudanças nas membranas dos músculos esqueléticos dos lactentes não amamentados, com possível papel na resistência à insulina, hiperinsulinemia compensatória e posterior falha nas células beta das ilhotas pancreáticas, resultando na ocorrência do diabetes melito tipo 2.

Outra possível explicação advém do fato de que lactentes alimentados com fórmula apresentam concentrações basal e pós-prandial mais elevadas de insulina e neurotensina, que são moduladores da liberação de insulina e glucagon. Essas diferenças poderiam resultar na resistência precoce à insulina e no diabetes melito tipo 2.

Horta e cols., em revisão sistemática de cinco estudos que preenchiam os critérios de inclusão, concluíram que indivíduos amamentados tiveram menos chance de apresentar diabetes melito tipo 2 com OR de 0,63 (IC95%: 0,45 a 0,89).

Quociente de inteligência

Os ácidos graxos polinsaturados de cadeia longa, como citado previamente, são componentes estruturais das membranas teciduais de todos os sistemas, porém são incorporados, preferencialmente, nas membranas celulares neurais. Lipídios estruturais constituem cerca de 60% do cérebro humano. O ácido docosaexaenoico (DHA) e o ácido araquidônico (ARA) são componentes lipídicos principais, pois são importantes para o desenvolvimento retiniano e do córtex cerebral. O ARA e o DHA acumulam-se mais rapidamente no cérebro humano e na retina no último trimestre da gestação e nos primeiros meses de vida pós-natal. Há descrições de correlação positiva entre a maior concentração sérica de DHA e o melhor resultado nos índices de desenvolvimento mental e psicomotor de Bayley. Como as reservas de DHA e ARA são limitadas ao nascimento, principalmente em prematuros, e declinam rapidamente quando há falta desses ácidos graxos na dieta, e como há menores níveis de AGPI-CL em crianças alimentadas com fórmula p < 0,02 (demonstrado por Farquharson e cols.), este seria um mecanismo potencial para explicar as diferenças no quociente de inteligência (QI), a longo prazo, nos sujeitos alimentados com fórmula ou leite humano.

O maior apego entre mãe e filho seria outro possível mecanismo para explicar os melhores níveis de QI encontrados a longo prazo em sujeitos amamentados na infância. A diferença entre as médias do QI na revisão sistemática de oito estudos realizados por Horta e cols. foi de 4,9 pontos nos escores dos testes de inteligência (IC95%: 2,97 a 6,92), ajustados para variáveis socioeconômicas e estimulação domiciliar, privilegiando os sujeitos amamentados quando lactentes.

Vários outros estudos, como o de Angelsen e cols., mostraram persistência na correlação entre o aumento do QI e o aleitamento materno, mesmo após o controle para o QI materno.

Essa associação a longo prazo entre o aleitamento materno e um melhor desempenho em testes de inteligência, que pode ter efeito importante na vida real, aumentando a escolaridade e a renda na idade adulta, foi encontrado em estudo de coorte de base populacional de Victora e cols. Informações sobre a amamentação foram coletadas na infância e aos 30 anos foram avaliados o QI (terceira versão da Escala Wechsler de Inteligência), a escolaridade e a renda de 3.493 participantes. Nas análises foi utilizada regressão linear múltipla, com ajuste para dez variáveis de confusão. Nas análises bruta e ajustada, a duração da amamentação total e predominante (amamentação como a principal forma de nutrição, incluindo alguns outros alimentos) foi associada positivamente ao QI, à escolaridade e à renda. As associações entre duração da amamentação e QI e escolaridade apresentaram relação dose-resposta. Na análise ajustada para fatores de confusão, os participantes amamentados por 12 meses ou mais apresentaram maior QI (diferença de 3,76 pontos; IC95%: 2,20 a 5,33); maior escolaridade (0,91 ano; IC95%: 0,42 a 1,40) e renda mensal mais elevada (R$ 341,00; IC95%: 93,8 a 588,3) do que aqueles amamentados por menos de 1 mês. A análise de mediação sugeriu que o QI foi responsável por 72% dos efeitos da amamentação sobre a renda.

O Quadro 7.1 resume a magnitude dos efeitos do aleitamento materno de quatro metanálises realizadas por Horta e cols. e os compara com outras intervenções de saúde pública para adultos, com relação a PA, concentração de colesterol, diabetes melito tipo 2 e sobrepeso/obesidade. O quadro também traz o resumo dos dados da metanálise quanto às diferenças dos escores nos testes de inteligência.

Para a PA, o efeito do aleitamento materno foi pequeno, comparado ao de outras intervenções de saúde pública direcionadas aos adultos, como conselho dietético, atividade física, redução da ingesta de sódio e a associação de intervenções para múltiplos fatores de risco. Entretanto, para os níveis de colesterol total entre adultos, a magnitude dos efeitos do aleitamento materno foi similar e, até mesmo, maior que a de outras intervenções estudadas. Do mesmo modo, para prevenção de diabetes melito tipo 2, a magnitude do efeito do aleitamento materno foi similar à obtida por dieta e atividade física. Com relação ao sobrepeso/obesidade, por sua vez, a metanálise mostrou redução significativa (de 22%) para o risco de crianças amamentadas desenvolverem sobrepeso/obesidade, enquanto dieta, aconselhamento dietético e atividade física não se mostraram efetivos. Os autores reconhecem que esse quadro é meramente ilustrativo e deve ser interpretado com cautela, pois faz comparações com intervenções que apresentam níveis diferentes de adesão.

Outras associações possíveis do aleitamento materno a longo prazo

Fewtrell demonstra, com base em seu artigo de revisão sobre os efeitos a longo prazo do aleitamento materno, que é grande a chance de o leite humano também estar associado à redução do risco de diabetes insulino-dependente, doença inflamatória intestinal e osteoporose. Entretanto, o autor recomenda a rea-

Quadro 7.1 Resumo dos efeitos do aleitamento materno (AM) e comparação com outras intervenções

Resultado	Efeitos de outras intervenções de saúde pública a longo prazo			Aleitamento materno	
	Dieta/conselho dietético	Exercício	Intervenção para múltiplos fatores de risco	Restrição sódica	Efeito IC 95%	Conclusão

Resultado	Dieta/conselho dietético	Exercício	Intervenção para múltiplos fatores de risco	Restrição sódica	Efeito IC 95%	Conclusão
Pressão arterial (diferença entre as médias em mmHg IC95%) Sistólica Diastólica	−2,1 (−2,8 a −1,4) −1,6 (−2,7 a −0,6) (Brunner e cols.)	−3,8 (−4,97 a −2,72) −2,58 (−3,35 a −1,81) (Whelton e cols.)	−4,2 (−4,6 a −3,8) −2,7 (−2,7 a −2,5) (Ebrahim e cols.)	−2,03 (−2,56 a −1,50) −0,99 (−1,4 a −0,57) (He e cols.)	−1,21 (−1,72 a −0,70) −0,49 (−0,87 a −0,11)	O efeito do aleitamento materno é significativo, mas menor que o de outras intervenções
Colesterol sérico total (diferença entre as médias em mmol/L IC95%)	−0,13 (+0,23 a −0,03) (Brunner e cols.)		−0,14 (−0,16 a −0,121) (Ebrahim e cols.)		−0,18 (−0,30 a −0,06)	O efeito do aleitamento materno é significativo e maior que o de outras intervenções
Sobrepeso/obesidade	Dieta/conselho dietético e exercício em 5 de 6 estudos não mostraram efeito na obesidade em crianças. Metanálise não foi realizada por conta da heterogeneidade entre os estudos (Summerbell e cols.) Dieta/conselho dietético e exercício reduziram em 31% a 46% o risco de pessoas com intolerância à glicose (Pan e cols.)				OR 0,78 (0,72 a 0,84)	O efeito do aleitamento materno é significativo (redução de 22%), enquanto outras intervenções não mostraram efeito
Diabetes melito tipo 2					OR 0,63 (0,45 a 0,89)	O efeito do aleitamento materno é significativo (redução de 37%) e de magnitude similar ao de outras intervenções
Escores em teste de inteligência					Diferença dos médios 4,9 pontos (2,97 a 6,92)	O efeito do aleitamento materno é significativo

Fonte: adaptado de Horta e cols.

lização de outros estudos que poderão prover uma estimativa ainda mais acurada sobre o impacto da promoção do aleitamento materno nas doenças por ele analisadas.

Com base no que foi discutido neste capítulo, cabe redirecionar a prática pediátrica médica no sentido de promover, proteger e apoiar o aleitamento materno como um modo de prevenção primária, tanto a curto como a longo prazo.

Bibliografia

Alves JGB. Relactation improves nutritional status in hospitalized infants. J Trop Pediatr 1999; 45:120-1.

Alves JGB, Figueira F. Doenças do adulto com raízes na infância. Recife: Bagaço, 1998:60.

Anderson JW, Johnstone BM, Remely DT. Breastfeeding and cognitive development: a meta analysis. Am J Clin Nutr 1999; 70:525-35.

Angelson NK, Vic T, Jacobsen G, Bakketeig LS.Breastfeeding and cognitive development at ages 1 and 5 years. Arch Dis Child 2001; 85:183-8.

Ashraf RN, Jalil F, Aperia A, Lindblad BS. Additional water is not needed for healthy breast-fed babies in a hot climate. Acta Paediatr 1993; 82:1007-11.

Beral V, Fear NT, Appleby AP. Breastfeeding and childhood cancer. Brit J Cancer 2001; 85(11):1685-94.

Birch E, Birch D, Hoffman D et al. Breast-feeding and optimal visual development. J Pediatr Ophthalmol Strabismus 1993; 30:33-8.

Bouwstra H, Boersma ER, Boehm G et al. Exclusive breastfeeding of healthy term infants for at least 6 weeks improves neurological conditions. J Nutr 2003; 133(12):4243-5.

Carrascoza KC, Possobon RF, Tomita LM, Moraes ABA. Consequences of bottle-feeding to the oral facial development in initially breastfed children. J Pediatr (Rio J) 2006; 82:395-7.

de Onis M, Victoria CG. Growth charts for breastfed babies. J Pediatr (Rio J) 2004; 80(2):85-7.

Farquharson J, Cockburn F, Patrick WA et al. Infant cerebral cortex phospholipid fatty-acid composition and diet. Lancet 1992; 340:810-3.

Fewtrell MS. The long-term benefits of having been breast-fed. Current Paediatrics 2004; 14:97-103.

Gribble KD. Mental health, attachment and breastfeeding: implication for adopted children and their mothers. International Breastfeeding Journal 2006; I:5.

Grulee CG, Sanford HN, Herron PH. Breast and artificial feeding. JAMA 1934; 103:735.

Hanson LÅ. Breastfeeding provides passive and likely longlasting active immunity: review. Ann Allergy Asthma Immunol 1998; 81:523-37.

Horta BL, Bahl R, Martines JC, Victora CG. Evidence on the long-term effects of breastfeeding: systematic reviews and meta-analysis. WHO 2007.

Jakobsen M, Sodemann M, Nylén G et al. Breastfeeding status as a predictor of mortality among refugee children in an emergency situation in Guinea-Bissau. Tropical Medicine and International Health 2003; 8(11):992-6.

Koletzko B. Long chain polyunsaturated fatty acids (LC-PUFA) and perinatal development. Acta Paediatrica 2001; 90(4):460-4.

Kramer MS, Chalmers B, Hodnett ED et al. Promotion of Breastfeeding Intervention Trial (PROBIT): a randomized trial in the Republic of Belarius. JAMA 2001; 285:413-20.

Lucas A, Cole TJ. Breast milk and neonatal necrotizing enterocolitis. Lancet 1990; 336:1519-23.

Marques RFSV, Lopez FA, Braga JAP. Growth of exclusively breastfed infants in the first six months of life. J Pediatr (Rio J) 2004; 80(2): 99-105.

Oddy WH. Breastfeeding protects against illness and infection in infants and children: a review of the evidence. Breastfeeding Review 2001; 9(2):11-8.

Pickering LK, Granoff DM, Erickson JR et al. Modulation of the immune system by human milk and infant formula containing nucleotides. Pediatrics 1998; 101:242-9.

Quigley MA, Kelly YJ, Sacker AS. Breastfeeding and hospitalization for diarrhoeal and respiratory infection in the United Kingdom Millennium Cohort Study. Pediatrics 2007; 119:e837-e842.

Ribeiro NME, Ribeiro MAS. Aleitamento materno e cárie do lactente e do pré-escolar: uma revisão crítica. J Pediatr (Rio J) 2004; 80(Supl):5.199-210.

Serva VB. Aleitamento materno. In: Figueira F, Ferreira OS, Alves JGB (eds.) Pediatria: Instituto Materno-Infantil de Pernambuco (IMIP). 3. ed., Rio de Janeiro: Medsi, 2004:92-105.

Serva, WAD, Serva, VMSBDS, Caminha, MFC et al. Exclusive Breastfeeding Protects against Postpartum Migraine Recurrence Attacks. Arquivos de Neuro-psiquiatria 2012; 70:428-34.

Singhal A, Cole T, Fewtrell M, Lucas A. Breast-milk feeding and lipoprotein profile in adolescents born preterm: follow-up of a prospective randomized study. Lancet 2004; 363:1.571-8.

Singhal A, Cole T, Lucas A. Early nutrition in preterm infants and later blood pressure: two cohorts after randomized trials. Lancet 2001; 357:413-9.

Victora CG. Breastfeeding and school achievement in Brazilian adolescent. Acta Paediatrica 2005; 94(11):1656-60.

Victora CG, Barros FC. Impact of breastfeeding on admission for pneumonia during postneonatal period in Brazil: nested case-control study. BMJ 1999; 318:1.316-20.

Victora CG, Horta BL, Mola CL et al. Association between breastfeeding and intelligence, educational attainment, and income at 30 years of age: a prospective birth cohort study from Brazil. The Lancet Global Health 2015; 3:e199-e205.

Victora CG, Vaughan JP, Lombardi C et al. Evidence for protection by breat-freeding against infant deaths from infectious diseases in Brazil. Lancet 1987; 2:319-22.

Vohr DR, Poindexter BB, Dusick AM et al. Beneficial effect of breast milk in the neonatal intensive care unit on the development outcome of extremely low birth weight infants at 18 months of age. Pediatrics 2006; 118:115-23.

WHO Collaborative Study Team on the Role of Breastfeeding on the Prevention of Infant Mortality. Lancet 2000; 355:451-5.

Zeiger RS. Food allergen avoidance in the prevention of food allergy in infants and children. Pediatrics 2003; 111:1662-71.

Capítulo 8

Alimentação na Infância

Noélia Maria Cedrim Barbalho
Márcio Fernando Tavares de Souza
Eduardo Jorge da Fonseca Lima

INTRODUÇÃO

Alimentação e nutrição adequadas, desde o período gestacional até o nascimento, e principalmente nos primeiros anos de vida, são essenciais para um crescimento e desenvolvimento normais, com repercussão ao longo da vida.

À primeira vista parece implausível que o estresse e as toxinas que a mãe recebe enquanto está grávida, a forma como ela alimenta seu filho e como ocorre o desenvolvimento desde o início da vida possam determinar a saúde da pessoa quando adulta.

Os primeiros 2 anos de vida de uma criança são caracterizados por crescimento acelerado e novas aquisições no processo de desenvolvimento, sendo, por isso, considerados um período de maior vigilância, tornando necessária a adoção de ações de promoção do crescimento e do desenvolvimento. Nesse período de maior velocidade de crescimento, os erros e acertos têm repercussões ao longo de toda a vida da criança e do adolescente. Atualmente, sabe-se que a deficiência e/ou o excesso de nutrientes podem predispor doenças crônicas no adulto, como obesidade, aterosclerose, doenças cardiovasculares, diabetes tipo 2, catarata e osteoporose.

O avanço da ciência e das novas tecnologias de produção, transporte e conservação dos alimentos, além da tendência à urbanização, ocasionou mudanças nos hábitos alimentares das sociedades ocidentais. O consumo dos alimentos industrializados ricos em gordura aumentou consideravelmente, em detrimento da ingestão de alimentos não processados, associado à diminuição da atividade física; dessa maneira, surge a preocupação com a qualidade, a composição, a biossegurança e a oferta adequada de nutrientes às crianças para que elas cresçam e se desenvolvam bem, de modo a prevenir as doenças degenerativas do adulto.

A orientação nutricional adequada durante o primeiro ano de vida é fundamental para os bons crescimento e desenvolvimento. O aleitamento materno é o mais importante componente para a alimentação infantil nos primeiros meses de vida; portanto, deve ser sempre estimulado, conforme discutido no capítulo anterior. É o alimento ideal, capaz de suprir adequadamente todas as necessidades nutricionais, quando usado de maneira exclusiva até o sexto mês de vida, e deve ser mantido até os 2 anos de idade, complementando a alimentação que será introduzida gradativa e adequadamente em cada fase da vida do lactente.

Quando o crescimento é deficiente no lactente, a recuperação nutricional é mais difícil de ser revertida posteriormente, o que alerta as organizações de saúde (OMS, OPAS, MS e SBP), de modo global, para a necessidade de assegurar que toda criança tenha direito a uma alimentação apropriada para seu desenvolvimento somático e intelectual.

O objetivo dos profissionais de saúde é promover a saúde da criança. É necessário promover a alimentação adequada. Com esse objetivo, organizações como OPAS, OMS e Ministério da Saúde elaboraram as recomendações alimentares para crianças menores de 2 anos, intituladas *Os 10 passos para a alimentação saudável da criança com menos de 2 anos* (Quadro 8.1). Para que essas recomendações tenham sucesso, é necessária a participação dos profissionais de saúde, utilizando seus conhecimentos, orientando as mães para sua execução e recebendo o apoio dos governos federal, estadual e municipal e da sociedade civil.

DEFINIÇÕES
Alimentação

Ato de alimentar, nutrir; abastecimento renovado de um conjunto de substâncias necessárias à manutenção da vida.

Aleitamento materno

- **Aleitamento materno exclusivo:** quando a criança recebe apenas leite materno, diretamente da mama ou extraído, e nenhum outro líquido ou sólido, com exceção de gotas ou xaropes (medicamentos), vitaminas e/ou minerais.

Quadro 8.1 Dez passos para a alimentação saudável de crianças com menos de 2 anos de idade

Passo 1 – Dar somente leite materno até os 6 meses, sem oferecer água, chás ou qualquer outro alimento
Passo 2 – Ao completar 6 meses, introduzir outros alimentos de maneira lenta e gradual, mantendo o leite materno até os 2 anos de idade ou mais
Passo 3 – Ao completar 6 meses, dar alimentos complementares (cereais, tubérculos, carnes, leguminosas, frutas e legumes) três vezes ao dia, se a criança estiver em aleitamento materno
Passo 4 – A alimentação complementar deve ser oferecida de acordo com os horários de refeição da família, em intervalos regulares e de modo a respeitar o apetite da criança
Passo 5 – A alimentação complementar deve ser espessa desde o início e oferecida de colher; iniciar com a consistência pastosa (papas/purês) e, gradativamente, aumentar a consistência até chegar à alimentação da família
Passo 6 – Oferecer à criança diferentes alimentos ao dia. Uma alimentação variada é uma alimentação colorida
Passo 7 – Estimular o consumo diário de frutas, verduras e legumes nas refeições
Passo 8 – Evitar açúcar, café, enlatados, frituras, refrigerantes, balas, salgadinhos e outras guloseimas nos primeiros anos de vida. Usar sal com moderação
Passo 9 – Cuidar da higiene no preparo e manuseio dos alimentos; garantir armazenamento e conservação adequados
Passo 10 – Estimular a criança doente e convalescente a se alimentar, oferecendo sua alimentação habitual e seus alimentos preferidos e respeitando sua aceitação

Fonte: Brasil – 2010.

- **Aleitamento materno predominante:** quando a criança recebe, além do leite materno, água ou bebidas à base de água, como chás e sucos de frutas.
- **Aleitamento materno:** quando a criança recebe leite materno diretamente do seio ou extraído, independentemente de estar recebendo qualquer alimento ou líquido, incluindo leite não humano.
- **Aleitamento materno complementado:** quando a criança recebe, além do leite materno, qualquer alimento sólido ou semissólido com a finalidade de complementá-lo e não substituí-lo. A criança também pode receber outro tipo de leite, que não é considerado um alimento complementar.
- **Alimentação complementar × dieta de transição:** alimentação no período em que outros alimentos ou líquidos são oferecidos às crianças em adição ao leite materno. Segundo a Portaria 34/1998 – SVS–MS: "qualquer alimento industrializado para uso ou empregado em preparo caseiro, utilizado como complemento do leite materno ou fórmulas infantis, introduzido na alimentação de lactentes e crianças de primeira infância com o objetivo de promover uma adaptação progressiva aos alimentos comuns e de tornar esta alimentação balanceada e adequada às suas necessidade, respeitando-se sua maturidade fisiológica e seu desenvolvimento neuropsicomotor."

Dieta de transição

Quando o alimento é preparado especialmente para ser oferecido à criança até chegar o momento em que o alimento complementar passe a ser o mesmo alimento consumido pela família, modificado apenas, se necessário, para atender às habilidades e necessidades da criança.

O termo desmame, usado ao longo dos tempos, não deve ser empregado para não estimular a ideia de que o aleitamento materno deve ser suspenso. Apenas no final, quando a criança parar de amamentar, será usada a expressão desmame total.

NECESSIDADES NUTRICIONAIS

A oferta de nutrientes deve ser suficiente para suprir as perdas metabólicas diárias e promover um crescimento adequado.

Considera-se uma prática adequada o oferecimento do alimento em quantidade e qualidade correspondentes à real necessidade nutricional da criança e que não exceda à capacidade funcional do trato gastrointestinal e dos rins. De acordo com a concentração de determinados nutrientes em certos alimentos, os distribuímos em quatro grupos:

1. **Cereais/tubérculos ou raízes:** suprem 70% da necessidade de carboidratos e aumentam a densidade energética nas refeições.
2. **Grãos ou leguminosas:** fornecem 15% a 30% das proteínas, uma quantidade importante de carboidrato e ferro não heme; se combinados com os cereais (p. ex., arroz) e um alimento rico em vitamina C, podem ter valor proteico e de ferro comparável ao contido nas carnes. Esse grupo também é composto pela soja.
3. **Hortaliças/frutas:** ricas em sais minerais, vitaminas, ferro, ácido fólico e fibras, as folhas verdes contêm ferro não heme, cuja absorção aumenta quando oferecidas junto às frutas, fontes importante de vitamina C, como goiaba, caju, acerola e laranja.
4. **Origem animal:** nesse grupo se encontram proteínas de alto valor biológico, ricas em gordura, ferro de alta biodisponibilidade e vitaminas; as carnes brancas têm melhor digestibilidade, e sua gordura é não saturada.

As necessidades nutricionais por faixa etária e gênero são apresentadas no Quadro 8.2. Para uma correta orientação nutricional é necessário conhecer a composição nutricional dos alimentos. Os Quadros 8.3 a 8.8 mostram os alimentos por grupo e por composição nutricional.

ALIMENTAÇÃO COMPLEMENTAR EM CRIANÇA COM ALEITAMENTO MATERNO EXCLUSIVO

O uso exclusivo do leite materno passa a não suprir todas as necessidades nutricionais da criança após os 6 meses de vida, tornando necessária a introdução de novos alimentos.

O período de introdução da alimentação complementar é uma fase de transição considerada de risco para a criança, tanto pela possibilidade de contaminação como pelas chances de ofertar alimentos inadequados, favorecendo a ocorrência de infecções, desvios nutricionais e acidentes, como aspiração. A partir dos 6 meses de vida, a criança apresenta plena maturidade fisiológica e neurológica. Inicialmente, ela tende a rejeitar a nova alimentação por não conhecer os novos sabores e estar habituada a comer usando a língua para sucção do mamilo.

Quadro 8.2 Valores de referência para a oferta de nutrientes a crianças e adolescentes

	0 a 6	7 a 12	1 a 3	4 a 8	9 a 13 anos Meninos	9 a 13 anos Meninas
Água total* (L/dia)	0,7	0,8	1,3	1,7	2,4	2,1
Carboidratos (g/dia)	60	95	130	130	130	130
Proteínas (g/dia)	9,1	13,5	13	19	34	34
Fibras (g/dia)	–	–	19	25	31	26
Gorduras (% kcal/dia)	31	30	30 a 40	25 a 35	25 a 35	25 a 35
Ácido linoleico (g/dia)	4,4	4,6	7	10	12	10
Ácido alfalinolênico (g/dia)	0,5	0,5	0,7	0,9	1,2	1
Vitaminas						
A (mg/dia)	400	500	300	400	600	600
C (mg/dia)	40	50	15	25	45	45
D (mg/dia)	5	5	5	5*	5*	5*
E (mg/dia)	4	5	6	7	11	11
K (mg/dia)	2	2,5	30	55	60	60
Tiamina (mg/dia)	0,2	0,3	0,5	0,6	0,9	0,9
Riboflavina (mg/dia)	0,3	0,4	0,5	0,6	0,9	0,9
Niacina (mg/dia)	2	4	6	8	12	12
Vitamina B_6 (mg/dia)**	0,1	0,3	0,5	0,6	1	1
Folato (mg/dia)	65	80	150	200	300	300
Vitamina B_{12}	0,4	0,5	0,9	1,2	1,8	1,8
Ácido pantotênico (mg/dia)	1,7	1,8	2	3	4	4
Biotina (mg/dia)	5	6	8	12	**20**	**20**
Colina (mg/dia)	125	150	200	250	375	375
Minerais						
Cálcio (mg/dia)	210	270	500	800	1.300	1.300
Cromo (mg/dia)	0,2	5,5	11	15	25	21
Cobre (mg/dia)	200	220	340	440	700	700
Flúor (mg/dia)	0,01	0,5	0,7	1	2	2
Iodo (mg/dia)	110	130	90	90	120	120
Ferro (mg/dia)	0,27	11	7	10	8	8
Magnésio (mg/dia)	30	75	80	130	240	240
Manganês (mg/dia)	0,003	0,6	1,2	1,5	1,9	1,6
Molibdênio (mg/dia)	2	3	17	22	34	34
Fósforo (mg/dia)	100	275	460	500	1.250	1.250
Selênio (mg/dia)	15	20	20	30	40	40
Zinco (mg/dia)	2	3	3	5	8	8
Potássio (g/dia)	0,4	0,7	3,0	3,8	4,5	4,5
Sódio (g/dia)	0,12	0,37	1	1,2	1,5	1,5
Cloro (g/dia)	0,18	0,57	1,5	1,9	2,3	2,3

Água total inclui toda a água contida na alimentação (bebidas e alimentos).
*Como calciferol – 1µg = 40 DI vitamina D.
**1mg de folato = 0,6mg de ácido fólico.
Fonte: adaptado de Dietary Reference Intakes.

Quadro 8.3 Grupos de alimentos proteicos

Alto valor biológico	Médio valor biológico	Baixo valor biológico
Carne de boi e derivados	Feijão	Gelatina
Carne de porco e derivados	Soja	Vegetais em geral
Carne de frango e derivados	Vagem	
Peixe e derivados	Lentilha	
Leite e derivados	Grão de bico	

Fonte: adaptado de *Dez passos para uma alimentação saudável*. Ministério da Saúde, 2002.

Quadro 8.4 Grupos de alimentos ricos em carboidratos

Açúcar
Farinhas em geral: trigo, aveia, milho, centeio, cevada
Tubérculos: batata-inglesa, batata-doce, abóboras, inhame
Cereal (arroz)
Massas: macarrão, pães
Mel de abelha (não recomendado no primeiro ano de vida)

Fonte: adaptado de *Dez passos para uma alimentação saudável*. Ministério da Saúde, 2002.

Quadro 8.5 Grupos de alimentos ricos em lipídios

De origem animal – ricos em gordura saturada e colesterol: banhas, manteiga, creme de leite
De origem vegetal – ricos em gordura polinsaturada: óleos de soja, de milho, de girassol, de arroz, de canola e outros; azeite de oliva (azeite doce), de dendê, de pequi

Fonte: adaptado de *Dez passos para uma alimentação saudável*. Ministério da Saúde, 2002.

Quadro 8.6 Grupos de alimentos ricos em vitaminas e minerais

Nutrientes	Função	Fonte
Vitamina A	Integridade da visão, integridade e diferenciação dos tecidos epiteliais, principalmente os produtores de muco; imunologia, crescimento geral e ósseo e na reprodução	Fígado, leite integral e seus derivados integrais, gema de ovo, vegetais amarelos e verde-escuros, óleos de dendê, pequi e buriti
Vitamina D	Importante no metabolismo do cálcio e do fósforo, atuando nos rins, intestinos e nos ossos; crescimento ósseo e dos dentes	Luz solar (fonte principal); fígado, leite, manteiga, gema de ovos
Vitamina E	Propriedades antioxidantes, proteção das membranas celulares e metabolismo lipídico; absorção de vitamina A	Cereais integrais, gema de ovo, castanhas, soja, brócolis, espinafre
Vitamina K	Fator importante no metabolismo hepático da trombina; síntese proteica plasmática, renal e óssea	Abundante nos vegetais folhosos verde-escuros: couve, brócolis, espinafre; em concentrações significativas: fígado de boi e de porco, cereais, frutas e leite da vaca
Vitamina C	Produção do colágeno, integridade vascular resistência às infecções, melhora na absorção do ferro	Frutas e vegetais crus em geral: laranja, limão, goiaba, acerola, morango, abacaxi, pimentão, couve, tomate, repolho, brócolis
Vitamina B_1 (tiamina)	Auxílio no metabolismo energético	Cereais integrais, ovos, carnes, fígado, nozes e tomate
Vitamina B_2 (riboflavina)	Auxílio no metabolismo energético e na manutenção da integridade da pele	Cereais integrais, leite, ovos, queijos, vegetais verdes e carnes
Vitamina B_6 (piridoxina)	Auxílio no metabolismo das proteínas	Banana, cenoura, ervilha, carnes e fígado, germe de trigo, salmão
Vitamina B_{12} (cianocobalamina)	Atuação na hematopoese e na manutenção da mielinização do sistema nervoso central (SNC)	Fígado, carnes, peixes, rins, leite, ovos, frutos do mar
Vitamina B_5 (ácido pantotênico)	Estímulo à reposição dos tecidos corporais	Carne, ovos, cereais integrais, soja, amendoim, fígado
Ácido fólico	Envolvimento na síntese de DNA, RNA; prevenção de malformações congênitas do SNC	Vísceras, feijão e vegetais de folhas verdes; bactérias intestinais também podem sintetizá-la
Vitamina B_3 (niacina)	Constituinte de coenzimas I e II. Participa de várias reações enzimáticas (NAD, NADP)	Fígado, carnes magras, peixes, germe de trigo, leite, ovos e vegetais
Ferro	Composição da hemoglobina, da mioglobina e de várias enzimas orgânicas	Carnes e vísceras de qualquer origem animal, soja, feijão e vegetais verde-escuros
Zinco	Atuação na síntese de proteínas e como cofator em várias reações enzimáticas	Frutos do mar, carnes vermelhas, peixes, ovos, cereais e feijão
Cálcio	Formação de ossos e dentes; cofator e regulador de várias reações bioquímicas	Leite e derivados, nozes, vegetais verde-escuros

Fonte: adaptado de *Dez passos para uma alimentação saudável*. Ministério da Saúde, 2002.

Quadro 8.7 Composição nutricional das frutas

Frutas	Calorias	Proteínas (g)	Gordura (g)	H.C. (g)	CA. (mg)	Ferro (mg)	Tiamina (mg)	Riboflavina (mg)	Niacina (mg)	Vitamina C (mg)
Abacate	110	1,5	9,9	6,6	14	0,7	0,06	0,12	1,7	17
Abacaxi	52	0,4	0,2	13,7	18	0,5	0,08	. 0,04	0,2	61
Ameixa seca	268	2,3	0,6	71,0	54	3,9	0,10	0,16	1,7	3
Azeitona verde	132	1,5	13,5	4,0	87	1,6	tr.	–	–	–
Banana-anã	107	2,0	0,2	27,3	8	0,5	0,06	0,06	0,7	13
Banana-comprida	122	1,0	0,3	32,3	8	0,8	0,06	0,04	0,6	20
Banana-maçã	97	1,2	0,2	25,4	9	0,6	0,04	0,04	0,6	11
Banana-pão	97	1,3	0,2	25,3	10	0,4	0,04	0,04	0,5	9
Banana-prata	110	1,2	0,2	29,0	7	0,5	0,04	0,04	0,7	15
Carambola	36	0,5	0,3	8,8	5	0,4	0,04	0,02	0,3	35
Caju	46	0,8	0,2	11,6	4	1,0	0,03	0,03	0,4	219
Cana-de-açúcar (suco)	82	0,3	0,1	20,5	13	0,7	0,02	0,01	0,1	2
Cana-de-açúcar	36	0,1	0,0	9,0	6	0,3	0,01	0,00	0,0	1
Coco maduro	296	3,5	27,2	13,7	13	1,8	0,04	0,03	0,6	4
Goiaba	69	0,9	0,4	17,3	22	0,7	0,04	0,04	1,0	218
Jaca	98	1,3	0,3	25,4	22	–	0,03	0,06	0,4	8
Jaboticaba	46	0,1	0,0	12,6	6	0,5	0,02	0,02	0,2	23
Laranja-baía/pera	42	0,8	0,2	10,5	34	0,7	0,09	0,03	0,2	59
Laranja-baía/pera (suco)	40	0,4	0,3	9,3	11	0,7	0,05	0,02	0,2	53
Laranja comum	50	0,7	0,1	13,0	43	0,6	0,06	0,04	0,3	42
Laranja comum (suco)	43	0,7	0,2	10,0	44	0,3	0,07	0,05	0,1	42
Laranja-cravo	43	0,7	0,2	10,9	30	0,4	0, 08	0,03	0,3	33
Laranja-mimo	42	0,8	0,2	10,5	34	0,7	0,09	0,03	0,2	59
Lima	30	0,7	0,6	8,4	28	0,5	0,05	0,03	0,2	48
Limão	29	0,6	0,6	8,1	41	0,7	0,06	0,02	0,1	51
Limão (suco)	22.	0,3	0,2	7,7	10	0,4	0,03	0,01	0,2	51
Maçã	58	0,3	0,3	15,2	6	0,4	0,03	0,05	0,2	46
Mamão maduro	32	0,5	0,1	8,3	20	0,4	0,03	0,04	0,3	52
Manga madura	59	0,5	0,2	15,4	12	0,8	0,05	0,06	0,4	6
Mangaba	113	1,8	2,0	25,0	–	–	–	–	–	53
Maracujá	25	0,5	0,1	6,2	8	0,4	0,00	0,04	1,5	18
Melancia	22	0,5	0,1	5,3	6	0,2	0,02	0,03	0,2	5
Melão	25	0,5	0,1	6,2	15	1,2	0,04	0,03	0,5	29
Pinha	89	1,9	0,1	22,8	17	0,4	0,06	0,07	0,4	33
Pitanga	51	0,8	0,4	12,5	9	0,2	0,03	0,06	0,3	14
Sapoti	94	0,5	1,1	23,0	24	1,0	0,01	0,01	0,2	15
Tamarindo	272	3,1	0,4	71,8	54	1,0	0,44	0,16	2,1	6
Umbu	40	0,6	0,4	10,6	20	2,0	0,04	0,04	0,5	33
Acerola	Rica em vitamina C, fósforo, cálcio e ferro						–	–	–	1.680g

Fonte: adaptado de Dietary Reference Intakes.

Quadro 8.8 Componentes das misturas

Cereais ou tubérculos/raiz	Leguminosas/ grãos	Hortaliças	Proteína animal
Arroz	Feijão	Verduras	Carne de boi
Milho	Soja	Legumes	Carne de frango
Macarrão	Ervilha		Vísceras
Batatas	Lentilha		Peixe
Mandioca	Grão-de-bico		Ovos
Inhame/cará			

Fonte: Sociedade Brasileira de Pediatria, 2012.

Um comportamento frequentemente observado consiste no reflexo de protrusão da língua, em que a criança empurra o alimento para fora da boca, o que não deve ser interpretado como aversão permanente da criança ao alimento. Em média, a criança precisa ser exposta a esse novo alimento de 8 a 10 vezes para que o aceite bem. A introdução será gradual, um alimento de cada vez, a cada 3 dias. Nesse momento, quando um novo alimento começa a ser adicionado à dieta, é importante oferecer água nos intervalos das refeições. Com o fim do reflexo de protrusão, a criança poderá consumir alimentos pastosos e semissólidos, os quais devem ser oferecidos com ela em posição sentada. O uso de prato, colher e copo deve ser estimulado. Os alimentos devem ser cuidadosamente preparados, de acordo com as normas higiênicas; devem ser bem cozidos e conservados em temperatura adequada, com atenção especial à água e à higienização de frutas e hortaliças.

Nessa fase podem ser fornecidas as seguintes orientações à família:

- Sorrir e responder ao bebê durante a alimentação.
- Ensinar o filho a comer com paciência e amorosamente.
- Ajudar ativamente o filho a comer.
- Responder a estímulos de fome, saciedade e rejeição.
- Ajudar, mas não conter fisicamente a criança.
- Elogiar e incentivar a criança a comer; fazer comentários positivos.
- Resposta à recusa da criança oferecendo mais uma mordida.
- Incentivar a autoalimentação e dar à criança alimentos mastigáveis, deixando-a tocar nos alimentos para comer.

É importante pesquisar história familiar de atopia, pois a predisposição para o desenvolvimento de certos tipos de resposta imunológica é geneticamente determinada. Enquanto o risco de desenvolvimento de alergia é estimado em 10% a 15% na população em geral, há aumeno para 50% se um dos pais ou irmão sofre de alergia e para 70% se ambos os pais são alérgicos. A Academia Americana de Pediatria recomenda a introdução de alimentos sólidos com dieta hipoalergênica a partir dos 6 meses de vida, para crianças sob risco de apresentar alergia alimentar, e que se retarde a introdução de leite de vaca, ovo, peixe e amendoim. Convém ressaltar que não há evidência de que fórmulas com alergenicidade reduzida devam ser indicadas para crianças saudáveis, sem história familiar de doença alérgica. Alguns alimentos são ricos em histamina, como os fermentados e enlatados, ou a apresentam em pequena quantidade, como tomate, espinafre, laranja e alguns peixes; outros liberam a histamina, como clara do ovo, morango, chocolate, marisco, peixe e tomate. Além disso, há os alimentos com tiramina, como queijos fermentados, peixe em conserva e chocolate. Todos esses alimentos podem provocar uma pseudoalergia, reação alérgica não mediada pela IgE.

O cardápio da criança deverá conter elementos de todos os grupos para que ela consuma uma dieta satisfatória do ponto de vista nutricional. Não existe alimento mau ou bom, mas a forma, a quantidade e o momento adequado de ingeri-lo.

Frutas

As frutas devem ser oferecidas, preferencialmente, sob a forma de papas, sempre em colheradas, na hora dos lanches (intervalo da manhã e meio da tarde). Os sucos naturais deverão ser oferecidos como complemento, não substituindo o lanche ou outra refeição.

Atualmente, a oferta de suco deve respeitar as seguintes recomendações:

- Evitar a oferta até o primeiro ano de vida em mamadeira, oferecendo a quantidade máxima de 100mL por dia após a alimentação pastosa. O suco não promove benefícios nutricionais maiores do que os das frutas inteiras, que são fontes de fibras e outros nutrientes.
- O suco deve ser de fruta natural, sem adição de açúcares ou adoçantes.
- Verificar se a introdução do suco não está interferindo no interesse da criança pelo leite materno ou a água.
- Ficar alerta a possíveis sinais de excesso da ingestão do suco, sendo recomendado que de 1 a 6 anos o limite seja de 120 a 180mL/dia e de 7 a 8 anos, 240 a 360mL/dia.

O tipo de fruta dependerá das características regionais, das estações do ano, do custo para a família, da presença de fibras na dieta e do próprio lactente.

A maioria das frutas tem baixa alergenicidade e é rica em frutose, vitaminas, sais minerais e fibras. No entanto, várias publicações preocupam-se com o risco de alergia representado por algumas frutas e preconizam orientações, como oferecer inicialmente mamão, maçã, melancia, banana, pera, melão e banana cozida, entre outras. Entretanto, em virtude da baixíssima frequência de reações alérgicas às frutas, e por ser o Brasil um país tropical, rico em diversidade, não nos parece prudente impor restrições ao consumo de qualquer tipo de fruta, a não ser em caso de história clínica de alergia comprovada. As frutas cítricas, como a laranja, deverão ser utilizadas com mais parcimônia em pacientes com doença do refluxo.

Papa salgada

A primeira papa salgada deve ser oferecida em horário próximo ao almoço da família, porém deve ser respeitada a vontade da criança. No almoço, a papa salgada deve conter um alimento de cada grupo: 1º grupo: cereais ou tubérculos/raízes; 2º grupo: grãos/leguminosas; 3º grupo: hortaliças (composto pelos *legumes*, cujas folhas não são a parte comestível, e *verduras*, cujas folhas são a parte comestível), sendo possível, nesse grupo, a variação das hortaliças, agrupando-as de três em três; 4º grupo: proteína animal.

O sal deve ser usado com moderação e a gordura acrescentada sob a forma de óleo vegetal, podendo ser de soja, sempre em pequena quantidade (5g/dia – 1 colher de chá cheia) e cru. Convém evitar os temperos e caldos industrializados. A papa deverá ser amassada, *sem o uso de peneira nem liquefação*, preservando, assim, as fibras da dieta. A partir do sétimo mês, a segunda refeição salgada deverá ser introduzida no fim da tarde e não deverá conter grãos ou leguminosas, os quais já foram oferecidos na papa salgada do almoço.

Quando possível, respeitando a evolução do desenvolvimento da criança, o alimento não precisa ser muito amassado. Os de origem animal podem ser desfiados. Recomenda-se não misturar os quatro grupos, oferecendo-os separadamente, para que a criança comece a identificar os vários sabores. A alimentação precisa ser variada e colorida. Nessa idade, a criança começa a participar do cardápio familiar. A consistência da alimentação vai aumentando gradativamente; aos 10 meses, os alimentos já serão mais granulosos, e com 12 meses o lactente estará adaptado à alimentação da família.

Outros alimentos

Além de estimular o uso de frutas e hortaliças, é necessário desestimular o uso de açúcar, café, enlatados, frituras, refrigerantes, balas, salgadinhos e guloseimas em geral. Embora o recém-nascido demonstre preferência pelo sabor doce, a adição de açúcar deve ser evitada ou usada com cautela nos 2 primeiros anos de vida, o que fará com que ele não se desinteresse pelos outros alimentos. As frituras são desnecessárias. As fontes de lipídio estão naturalmente presentes no leite, nas fontes proteicas e no óleo vegetal cru ou para cozimento (cocção). Vale lembrar que os óleos usados para frituras liberam radicais livres, que são prejudiciais à mucosa intestinal e, em longo prazo, exercem efeitos danosos sobre a saúde.

O mel de abelha, de uso bastante comum, deverá ser evitado no primeiro ano de vida devido ao risco de botulismo, uma vez que, nessa faixa etária, os esporos do *Clostridium botulinum* são capazes de produzir toxinas na luz intestinal. Entretanto, isso não é comum e, caso seu uso esteja bem incorporado ao cardápio familiar, poderá ser liberado.

O ovo, fonte proteica de baixo custo e boa qualidade, rica em fosfolipídios e lipoproteínas, pode ser introduzido a partir dos 6 meses; no entanto, quando o ovo é cozido, desnatura essa proteína e reduz a sensibilização. No entanto, por ser a clara do ovo um alimento liberador de histamina e um dos alimentos indicados para introdução mais tardia, no caso de história familiar de atopia, em nosso serviço oferecemos primeiro a gema, três vezes por semana. A clara será oferecida a partir do primeiro ano de vida. Em caso de indisponibilidade de outra fonte proteica de origem animal, e se não houver história positiva de atopia na família, a criança poderá consumir todo o ovo a partir dos 6 meses de vida. Vale ressaltar que as publicações internacionais só recomendam sua introdução a partir do primeiro ano.

No Quadro 8.9 encontram-se sugestões para o esquema alimentar nos primeiros 2 anos de vida das crianças amamentadas.

Quadro 8.9 Esquema alimentar para os primeiros 2 anos de vida das crianças amamentadas

Ao completar 6 meses	Ao completar 7 meses	Ao completar 12 meses
Leite materno sob livre demanda	Leite materno sob livre demanda	Leite materno e fruta ou cereal ou tubérculo
Papa de fruta	Papa de fruta	Fruta
Papa salgada	Papa salgada	Refeição básica da família
Papa de fruta	Papa de fruta	Fruta ou pão simples ou tubérculo ou cereal
Leite materno	Papa salgada	Refeição básica da família

Fonte: Brasil, 2010.

Orientações

- Continuar com a amamentação frequente.
- Oferecer comida de consistência macia e grossa.
- Fornecer incentivos diários.
- Oferecer alimentos de origem animal: ovos, leite, carne, fígado.
- Oferecer quantidade de alimentos adequada à idade em cada refeição.
- Fornecer verduras verde-escuras/legumes/frutas.
- Oferecer comida cinco vezes por dia.
- Continuar a alimentação durante a doença; aumentar durante a convalescença.
- Oferecer uma colher de chá de óleo.
- Oferecer alimentos fortificados.
- Lavar as próprias mãos (e as do filho) antes da preparação dos alimentos e da refeição.

A pirâmide alimentar é um instrumento prático para facilitar a escolha de uma alimentação saudável e adequada (Figura 8.1 e Quadro 8.10).

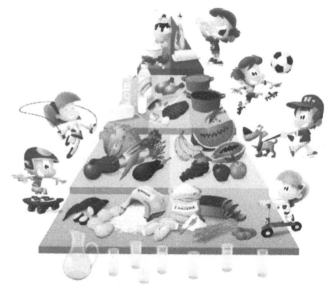

Figura 8.1 Pirâmide alimentar para crianças e adolescentes.

Quadro 8.10. Pirâmide alimentar como instrumento para a educação nutricional

Nível pirâmide	Grupo alimentar	Idade 6 a 11 meses	Idade 1 a 3 anos	Idade pré-escolar e escolar	Adolescentes e adultos
1	Cereais, pães, tubérculos e raízes	3	5	5	5 a 9
2	Verduras e legumes	3	3	3	4 a 5
	Frutas	3	4	3	4 a 5
3	Leites, queijos e iogurtes	Leite materno	3	3	3
	Carnes e ovos	2	2	2	
	Feijões	1	1	1	
4	Óleos e gorduras	2	2	1	1 a 2
5	Açúcar e doces	0	1	1	1 a 2

Fonte: Brasil, 2012.

Na pirâmide alimentar, os alimentos são separados por seus macro- e micronutrientes, os quais são agrupados de acordo com os seguintes *níveis* da base para o topo, lembrando sempre de oferecer água:

- **Nível 1:** cereais, tubérculos ou raízes e pães.
- **Nível 2:** hortaliças (verduras, legumes) e frutas.
- **Nível 3:** grãos ou leguminosas; alimentos de origem animal (carnes, ovos) e leites, queijos e iogurtes.
- **Nível 4:** óleos e gorduras; açúcares e doces.

Alimentos de um mesmo grupo ou nível da pirâmide alimentar podem ser substituídos entre si, mas os alimentos de grupos diferentes não devem ser trocados por outros. Alguns dos alimentos que compõem uma refeição estão quantificados em porções e em função de seu valor energético, como mostra o Quadro 8.11, de modo a auxiliar a elaboração de um cardápio com alimentos distribuídos pelas diversas refeições do dia.

ALIMENTAÇÃO COMPLEMENTAR EM CRIANÇAS SEM ALEITAMENTO MATERNO

Em algumas situações, o aleitamento materno está contraindicado, como em caso de infecção materna pelo vírus da imunodeficiência humana (HIV), vírus linfotrópico humano de células T (HTLV 1 e 2), citomegalovírus (CMV), herpes-zóster, vírus da varicela, vírus da hepatite C (HCV), hanseníase, doença de Chagas e tuberculose pulmonar, e em mães que fazem uso excessivo de drogas ou determinados medicamentos, como quimioterapia/radioterapia.

Diante da impossibilidade do aleitamento materno, as fórmulas infantis estão indicadas, por serem mais apropriadas para a alimentação do lactente no primeiro ano de vida; no entanto, seu alto custo dificulta seu uso no Brasil.

A composição das fórmulas infantis industrializadas foram se modificando, avançando tecnologicamente na tentativa de compensar algumas deficiências digestivo-absortivas do leite de vaca integral, tendo como modelo ideal a aproximação com o leite humano, padrão de referência em alimentação infantil e que não será conseguido com o leite industrializado. As fórmulas vêm sofrendo constantes alterações nos últimos 40 anos e apresentaram avanços nutricionais importantes, principalmente após 2011, quando a Agência Nacional de Vigilância Sanitária (ANVISA) divulgou quatro resoluções, estabelecendo níveis de vários nutrientes, buscando adequar sua composição às necessidades dos lactentes e com o objetivo de diminuir os efeitos colaterais ou as deficiências nutricionais para as crianças impossibilitadas de serem amamentadas.

Quadro 8.11 Equivalência calórica por grupos de alimentos

Pães/cereais/ tubérculos	2 a 3 col. sopa de arroz ou 2 col. sopa de macarrão	1 unid. méd. tubérculo – 100 a 120g	1 col. sopa farinha de arroz ou milho	½ pão francês ou 1 fatia de pão de forma
Frutas	½ maçã	1 laranja	½ banana	½ mamão-papaia
Legumes/verduras	1 col. sopa de couve picada	½ col. sopa de chuchu picado	4 fatias de cenoura	2 col. sopa de brócolis
Grãos/leguminosas	1 col. sopa de feijão	1 col. sopa de soja	1 col. sopa de grão-de-bico	½ col. sopa de feijão-branco
Origem animal	2 col. sopa de carne moída	1 ovo ou ½ filé de peixe	½ filé de frango grelhado	¼ bife de fígado
Queijos	1½ col. sopa de requeijão	2 col. sopa de leite integral	1½ fatia de queijo minas	1 pote de iogurte natural
Açúcares/doces	½ col. sopa de açúcar	1½ col. de sobremesa de geleia	½ fatia de goiabada	1 col sopa de doce de leite
Óleo/gordura	1 col. chá de margarina	1 col. chá de manteiga	1 a 2 col. chá de óleo vegetal	

Identificação da colher medida:

Colher de sopa	Colher de sobremesa	Colher de chá	Colher de café
Corresponde a 15g	Corresponde a 10g	Corresponde a 5g	Corresponde a 2,5g

Atualmente, as fórmulas infantis apresentam as seguintes características:

- **Gordura:** quantidade reduzida de gordura animal saturada e acrescida de óleo vegetal (gordura polinsaturada de melhor qualidade). Algumas fórmulas contêm ácidos graxos de cadeia longa, importantes para o processo de mielinização e maturação do sistema nervoso central (SNC) e estruturas da retina.
- **Carboidratos:** acréscimo de lactose ou amido (maltose-dextrina); por isso, não é necessário o acréscimo de açúcar ou farinhas no preparo desses leites.
- **Proteínas:** redução da quantidade de proteína e desnaturação proteica (quebra da caseína em cadeias menores), formando proteínas solúveis, o que favorece a digestão e a absorção e melhora a relação caseína/proteína. Atualmente encontram-se disponíveis fórmulas de rotina com proteína parcialmente hidrolisada.
- **Minerais:** concentrações modificadas, tentando aproximar seus teores dos do leite materno; melhora da relação cálcio/fósforo, o que favorece a mineralização óssea.
- **Vitaminas e oligoelementos:** acrescidas para se aproximarem das concentrações encontradas no leite materno.

As fórmulas industrializadas são divididas em de partida e de seguimento.

As fórmulas de partida são destinadas à alimentação de lactentes desde o nascimento até os 6 meses de vida, observando-se a tendência de que essa fórmula infantil de partida seja consumida de maneira exclusiva até o sexto mês de vida, quando o lactente não pode ser amamentado.

Fórmulas infantis de seguimento são destinadas aos lactentes a partir dos 6 meses de vida. Nessa fase, o lactente começa a receber novos alimentos, e essa fórmula contém nutrientes que ainda estarão escassos nos primeiros meses da dieta de transição, como ferro, cálcio, proteína e alguns tipos de gorduras, sendo recomendado o consumo mínimo de 500mL/dia para suprir essas necessidades.

Além da composição básica que garante a energia necessária, carboidratos, proteínas, lipídios, vitaminas e minerais, algumas fórmulas contêm outros nutrientes, como imunorreguladores, arginina, zinco, selênio, além de nucleotídeos (RNA e DNA), ácidos graxos essenciais (AGE), *pufas* (ácidos linoleico [ômega-6]) e alfalinolênico [ômega-3]), ARA (ácido araquidônico), LC-pufas (DHA – ácido docosa-hexaenoico), probióticos e prebióticos.

Fórmulas infantis especiais têm composição modificada com o objetivo de atender às necessidades específicas decorrentes de alterações fisiológicas e/ou patológicas do lactente e da criança na primeira infância e incluem fórmulas para o pré-termo, fórmulas isentas de lactose, fórmulas que ajudam nos casos de refluxo gastroesofágico, que contêm, também, proteínas parcialmente hidrolisadas, isoladas de soja, que apresentam proteínas sob a forma de hidrolisados proteicos e sob a forma de aminoácidos, o que aumenta o custo e limita seu uso. Vale destacar que o elevado teor proteico de algumas fórmulas infantis pode aumentar os níveis de insulina, resultando em maior ganho de peso e sendo fator importante e desencadeante de alteração no índice de massa corporal (IMC) e risco para a obesidade na idade escolar, além de levar à sobrecarga renal, devido à imaturidade renal dos lactentes.

Estudos mostram que o leite de vaca integral tem quantidade insuficiente de ferro, zinco e vitaminas D, E e C para satisfazer as necessidades da criança com menos de 1 ano de idade, o que acarreta alguns riscos.

O teor de ferro, um importante micronutriente para o lactente, se encontra reduzido no leite de vaca integral. Sua biodisponibilidade também é problemática; enquanto a absorção de ferro do leite materno alcança 50%, no leite integral não chega a 10%, o que favorece a instalação de anemia e suas consequências, como restrição do desenvolvimento neuropsicomotor e intelectual e diminuição da imunidade celular e da capacidade fagocítica e bactericida dos neutrófilos.

O fósforo, presente em quantidade elevada, prejudica a absorção do cálcio e a mielinização óssea. A deficiência de várias vitaminas e o baixo teor dos ácidos linoleico (ômega-6) e alfalinolênico (ômega-3) prejudica o crescimento e o desenvolvimento neurológico do lactente. A composição do leite de vaca, com excesso de cálcio e fósforo e baixa quantidade de vitamina C, contribui para diminuir ainda mais a biodisponibilidade do ferro oriundo de outras fontes alimentares introduzidas a partir dos 4 meses de vida.

O consumo regular de leite de vaca integral nessa faixa etária pode induzir hipersensibilidade às proteínas do leite, predispondo ao surgimento de doenças alérgicas e de micro-hemorragias na mucosa intestinal, o que intensifica ainda mais a deficiência de ferro.

Quando fervido e diluído, o leite de vaca tem seus níveis de vitaminas do complexo B diminuídos, podendo ocasionar quadros carenciais. Por todas essas características do leite integral, o *aleitamento materno deve ser um constante objetivo da prática pediátrica.*

O uso do leite de vaca integral ainda é prática comum no Nordeste do Brasil, pois o custo elevado das fórmulas infantis, como referido, limita sua utilização pelas classes sociais menos favorecidas e é responsável por uma preocupação constante no cotidiano dos ambulatórios de pediatria. Um dos problemas para a manutenção do aleitamento materno é o retorno precoce das mães ao trabalho, apesar do direito constitucional de licença maternidade de 6 meses, o qual é respeitado por órgãos públicos e algumas poucas empresas privadas.

Nesses casos, é necessário que o profissional conjugue seus conhecimentos à realidade da população assistida, buscando a melhor solução para fornecer um suporte nutricional adequado.

Pesquisas recentes sobre alimentação na infância referem a importância de uma alimentação responsiva. O Quadro 8.12 mostra a progressão do comportamento alimentar do lactente e dos cuidadores.

Esquema alimentar sugerido para crianças sem amamentação

Nos casos em que os lactentes estejam em desmame total ou em aleitamento materno não exclusivo, usando leite integral, sugerimos o esquema alimentar apresentado no Quadro 8.13.

Quadro 8.12 Comportamento alimentar responsivo do lactente e dos cuidadores

	Preparação proativa dos cuidadores	Capacidade da criança e sinais	Responsividade do cuidador	O que a criança aprende
Do nascimento aos 6 meses	Preparar-se para alimentar quando a criança dá sinais de fome	Sinaliza fome e saciedade por voz, expressões faciais e movimentos	Responder aos sinais da criança	Que os pais respondem e atendem às suas necessidades
6 a 12 meses	Garantir que a criança está posicionada com conforto e estabelecer horários e rotinas alimentares	Sentar, mastigar e deglutir alimentos semissólidos. Comer sozinha com os dedos	Responder aos sinais da criança, aumentar a variedade, textura e sabores. Encorajar a criança quando consegue comer sozinha com os dedos	Começar a se alimentar sozinha, experimentar novos sabores e texturas, que a hora da refeição é agradável e divertida
12 a 24 meses	Oferecer 3 a 4 opções saudáveis por refeição, oferecer alimentos que possam ser picados, mastigados e deglutidos pela criança	Comer sozinha muitos tipos de alimentos, utilizar utensílios seguros para se alimentar, usar palavras ou sinais para pedir	Responder aos sinais da criança de fome e saciedade, responder positivamente às tentativas da criança de se alimentar sozinha	Provar novos alimentos, alimentar-se sozinha, confiar que os cuidadores irão responder às suas solicitações

Fonte: Black & Aboud, 2011.

Quadro 8.13 Esquema alimentar para os primeiros 2 anos de vida das crianças não amamentadas

	Menores de 4 meses	De 4 a 8 meses	Após completar 8 meses	Após completar 12 meses
Alimentação láctea	Leite	Leite	Leite	Leite e fruta ou cereal ou tubérculo
	Papa de fruta	Fruta	Fruta	
	Papa salgada	Papa salgada ou refeição da família	Refeição básica da família	
	Papa de fruta	Fruta	Fruta ou pão simples ou cereal ou tubérculo	
	Papa salgada	Papa salgada ou refeição da família	Refeição básica da família	
	Leite	Leite	Leite	

Fonte: Brasil, 2010.

A partir do quarto mês, pode-se iniciar a alimentação complementar de modo gradativo.

Grãos/leguminosas, ovos e alguns alimentos só deverão ser oferecidos a partir dos 6 meses de vida, seguindo os mesmos critérios, como referido neste capítulo, para os lactentes em aleitamento materno. As mães devem ser orientadas a: alimentar segundo sinais de fome e saciedade da criança; alimentar devagar e pacientemente, sem forçar; estimular a autossuficiência; não distrair; manter-se atentas à criança durante a alimentação; falar com a criança e olhar em seus olhos; não forçar, pois a criança satisfeita deixa sobras de alimentos na refeição; nunca devem oferecer à criança sobras da refeição anterior, uma vez que o alimento pode estar contaminado.

A criança aprende mais por imitação e só vai adquirir bons hábitos alimentares de acordo com o cardápio que lhe é oferecido e do que está vendo. A criança desmamada pode receber de cinco a seis refeições por dia, respeitando um intervalo aproximado de 3 horas entre elas.

Para as crianças desmamadas durante o primeiro ano de vida, e quando não é possível o uso das fórmulas infantis por motivos financeiros, o uso de leite integral deverá ser orientado de acordo com as recomendações expressas no Quadros 8.14 e na Figura 8.2.

O leite integral fluido só deve ser diluído até o quarto mês de vida. O preparo de fórmulas infantis deve seguir as recomendações fornecidas no rótulo do produto, o que também é válido para o leite integral. A partir dessa idade, deve ser oferecido com outros alimentos.

Quadro 8.14 Diluição do leite integral

Leite em pós integral:
1 colher das de sobremesa rasa para 50mL de água fervida ou 1 colher medida padrão para 50mL de água fervida

Preparo do leite em pó:
Primeiro, diluir o leite em pó em um pouco de água fervida e em seguida adicionar a água restante necessária

Leite integral fluido:
2/3 de leite fluido + 1/3 de água fervida
70mL de leite + 30mL de água = 100mL
100mL de leite + 50mL de água = 150mL
130mL de leite + 70mL de água = 200mL

Fonte: Brasil, 2010 (adaptado).

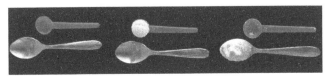

Figura 8.2 Tamanho de colher medida.

SUPLEMENTAÇÃO

Ferro

A biodisponibilidade do ferro no aleitamento materno exclusivo é de 70%, o que é suficiente para manter as necessidades desse micronutriente nos primeiros 6 meses de vida, nas crianças a termo e que estejam sob aleitamento materno exclusivo.

A suplementação de ferro tem sido recomendada de maneira rotineira. As recomendações do Departamento de Nutrologia da Sociedade Brasileira de Pediatria e do Ministério da Saúde são as seguintes:

- Lactentes nascidos a termo, com peso adequado para a idade gestacional, em aleitamento materno exclusivo até os 6 meses de vida, em uso de fórmula infantil também até os 6 meses ou a partir do sexto mês, se houver ingestão mínima de 500mL de fórmula por dia: não é indicado o uso profilático de ferro.
- Lactentes nascidos a termo, com peso adequado para a idade gestacional, a partir da introdução de alimentos complementares: está indicado o uso profilático de ferro – 1mg de ferro elementar/kg/dia até os 2 anos de idade ou 25mg de ferro elementar/semana até os 18 meses.
- Prematuros > 1.500g e RN de baixo peso, a partir do 30º dia de vida: está indicado o uso profilático de ferro – 2mg/kg/dia, durante todo o primeiro ano de vida; após esse período, 1mg/kg/dia até os 2 anos de idade.

Além da profilaxia, é necessário manter-se atento à dieta e à oferta de alimentos ricos ou fortificados com ferro; segundo a resolução do Ministério da Saúde de 18 de junho de 2004, todas as farinhas de trigo e de milho devem ser fortificadas.

O ferro pode ser encontrado sob duas formas: heme, que tem boa biodisponibilidade, encontrada em carnes e vísceras, e não heme, de baixa biodisponibilidade e presente em legumes e verduras de folhas verde-escuras (sua absorção é melhor quando introduzido com outros alimentos facilitadores, como os ricos em vitamina C). Devem ser evitados os agentes inibidores da absorção, como refrigerantes e chás.

A densidade do ferro (em mg/100kcal) recomendada nos alimentos complementares é de 4,0mg/100kcal nas crianças de 6 a 8 meses, 2,4mg/100kcal nas crianças de 9 a 11 meses e 0,8mg/100kcal nas crianças de 12 a 24 meses.

Vitaminas

A maioria das vitaminas não é sintetizada pelo organismo e precisa ser ingerida por meio da alimentação; no entanto, em algumas situações, precisam ser utilizadas sob a forma medicamentosa:

- **Vitamina K:** deve ser administrada a todo RN ao nascer, na dose de 0,5 a 1,0mg IM, como modo de prevenir sangramentos resultantes da carência dos fatores de coagulação, que resulta na síndrome hemorrágica do RN dependente de vitamina K.
- **Vitamina D:** sofrerá processo de formação endógena; para isso, o RN deverá ser exposto ao sol a partir da segunda semana de vida. Estudos demonstram que o período de exposição ao sol de uma criança despida não deve passar de 30 minutos por semana (5min/dia ou 10min/dia, três vezes por semana) para lactentes apenas com fraldas no primeiro ano de vida, ou de 2 horas por semana (17min/dia) para lactentes com vestimentas (apenas face e mãos expostas), sem chapéu, assegurando concentrações adequadas de vitamina D. Nos casos em que o lactente está sob aleitamento materno exclusivo, ou se o lactente estiver em uso de fórmula infantil fortificada e houver exposição regular ao sol, não é necessária a suplementação de vitamina D. A concentração de vitamina D no leite materno é de aproximadamente 22UI/L; nas fórmulas infantis alcança cerca de 10mg/L (400UI/L). Ambientes poluídos, vidraças, neblina, fumaça, hábitos da vida moderna, uso de filtro solar, viver em altas latitudes e pigmentação cutânea escura prejudicam a penetração dos raios ultravioleta e impedem a formação da vitamina D. Por isso, em 2014 o Departamento de Nutrologia da Sociedade Brasileira de Pediatria (SBP) publicou um documento científico no qual recomenda a suplementação medicamentosa profilática para todo RN a partir da primeira semana de vida até os 12 meses, independentemente do aleitamento materno exclusivo ou da região do país, de 400UI/dia e de 600UI/dia nos lactentes dos 12 aos 24 meses. Para crianças e adolescentes pertencentes aos grupos de risco, recomenda-se dose mínima de 600UI/dia, com monitoramento periódico e reajuste quando necessário.

Tendo em vista a inexistência de estudos em nosso meio, crianças e adolescentes devem ser estimulados à prática de atividades ao ar livre e ao consumo regular de alimentos fontes de vitamina D, com atenção às doses profiláticas usadas com o objetivo de evitar intoxicação.

- **Vitamina B$_{12}$:** é aconselhável a suplementação para as crianças cujas mães são vegetarianas com dieta restrita, devendo ser administrada VO ou com reposição vitamínica nas mães.
- **Vitamina C:** não é necessária para crianças em aleitamento materno exclusivo, desde que as mães tenham uma alimentação adequada ou se a criança faz uso de fórmula infantil. Crianças em uso de leite integral precisam fazer reposição a partir do segundo mês de vida (30mg/dia) até o primeiro ano de vida.
- **Vitamina A:** vem sendo administrada de acordo o esquema de suplementação medicamentosa da OMS/UNICEF nas regiões em que é alta a prevalência de deficiência dessa vitamina: 50.000UI a cada 4 ou 6 meses para crianças menores de 6 meses e que não mamam, 100.000UI para crianças de 6 a 12 meses e 200.000UI para crianças de 12 a 72 meses. A concentração de vitamina A no leite materno varia de acordo com a dieta adotada pela mãe.

Zinco

A quantidade de zinco no leite materno é pequena, mas suficiente para suprir as necessidades dos lactentes, sem perturbar a absorção de cobre e ferro. Sua biodisponibilidade é elevada em comparação às fórmulas infantis. O zinco é essencial na estrutura e funcionamento das enzimas e no funcionamento, crescimento e imunidade celular. Seu papel na prevenção da morbimortalidade por doenças infecciosas vem sendo reconhecido. Em países em desenvolvimento, é pobre o consumo desse micronutriente, abaixo do recomendado pela OMS, que é de 0,8mg/100kcal para as crianças de 6 a 8 meses e de 0,5mg/100kcal para as crianças de 9 a 11 meses. A diarreia também contribui para sua deficiência, devido à perda intestinal. O consumo maior de fígado e peixe seco pode suprir essas necessidades. Sua biodisponibilidade é maior nos produtos de origem animal, principalmente no fígado, no peixe seco e na gema do ovo. Os vegetais são pobres nesse micronutriente e, à diferença do ferro em sua fração não heme, o ácido ascórbico (vitamina C) não aumenta sua biodisponibilidade. Atualmente, não há recomendação universal quanto à suplementação de zinco. Nos casos de carência de zinco, o tratamento deve ser feito com a dose de zinco elementar de 1 a 2mg/kg/dia VO, chegando a 10mg/dia para crianças menores de 6 meses e 20mg/dia para aquelas com mais de 6 meses de vida, associado à correção dietética.

Flúor

O acréscimo de flúor à água de abastecimento público é a maneira mais acessível à população. Desse modo, não se faz necessária a suplementação em localidades onde há fluoretação da água. Sua ação é predominantemente tópica sobre os dentes, por deposição de fluoreto de cálcio sobre a superfície do esmalte.

ALIMENTAÇÃO DO PRÉ-ESCOLAR

Na fase pré-escolar, as crianças têm participação mais ativa na vida familiar, começam a ir à escola ou à creche e dão início às atividades sociais. Adquirem autonomia na marcha e ocorre o amadurecimento da linguagem e das habilidades relacionadas com a alimentação. Os sentidos são desenvolvidos, os sabores se diversificam e são estabelecidas as preferências pessoais. Há impacto no hábito alimentar. No entanto, o ritmo de crescimento regular da criança diminui de velocidade em relação ao do lactente: o ganho é maior na altura do que no peso, o que promove um aspecto mais magro, motivo de preocupação para muitos pais. As escolhas alimentares podem ser percebidas pela demonstração de interesse ou de aversão aos alimentos consumidos pelos adultos. As famílias e as escolas devem estar orientadas e atentas quanto às formas saudáveis de alimentação para a garantia de uma nutrição adequada, com qualidade, quantidade e harmonia. Bons hábitos promoverão saúde não apenas nessa fase da vida, mas auxiliarão a formação de hábitos futuros e uma vida saudável. Devem ser obedecidas as seguintes orientações:

- Estabelecer horário para as refeições, de preferência com familiares e em ambiente propício.
- Respeitar os limites de aceitação e as opções de alimentos da criança.
- Limites bem estabelecidos para ingestão de guloseimas.
- Refeições bem diversificadas com alimentos dos quatro grupos (cereais/tubérculos, grãos/leguminosas, hortaliças/verduras e legumes e proteína de origem animal).
- Atividade física.
- Evitar bebidas em geral, principalmente as gaseificadas, durante as refeições, pois prejudicarão a ingestão de alimentos sólidos.
- Evitar alimentos industrializados; a comida caseira, mesmo a mais simples, é a mais saudável.
- Os sucos naturais de frutas são preferíveis aos de sabor artificial e aos refrigerantes, que devem ser consumidos com moderação.

As recomendações atuais para a ingestão de fibras de crianças normais com mais de 2 anos estabelecem a seguinte fórmula para o cálculo da quantidade diária necessária:

$$\text{Gramas de fibra/dia} = \text{idade da criança} + 5$$

O interesse pelas fibras na alimentação está ligado tanto ao funcionamento normal do intestino como à diminuição do risco de algumas doenças crônicas na idade adulta, como alguns tipos de câncer, doença cardiovascular e diabetes tipo 2. Na infância, dietas com maior teor de fibras têm sido usadas nos casos de constipação intestinal, obesidade, hipercolesterolemia e diabetes melito.

ALIMENTAÇÃO DO ESCOLAR

O escolar apresenta ritmo de crescimento constante, com ganho mais acentuado de peso próximo ao estirão da adolescência. Caracteriza-se por maior atividade física. A criança torna-se cada vez mais independente, e novos laços sociais são formados, inclusive com adultos. Os processos educacionais, associados a todas as mudanças, são determinantes para o aprendizado em todas as áreas e para o estabelecimento de novos hábitos. A escola tem papel importante, junto à família, para manutenção da saúde física e psíquica da criança. A merenda escolar deve adequar-se aos hábitos regionais. Deve ser evitado o uso de alimentos isentos de valor nutricional, e as famílias devem manter uma prática alimentar saudável. As recomendações para alimentação do escolar são:

- Ingestão de nutrientes em quantidade e qualidade adequadas ao crescimento e ao desenvolvimento dessa faixa etária.
- Alimentação variada, que inclua todos os grupos alimentares, evitando o consumo de refrigerantes, balas e outras guloseimas.
- Consumo diário e variado de frutas, verduras e legumes, ótimas fontes de calorias, minerais, vitaminas hidrossolúveis e fibras.
- Consumo restrito de gorduras saturadas, para profilaxia de aterosclerose e doença coronariana na vida adulta.
- Controle da ingestão de sal, para prevenção de hipertensão arterial.
- Consumo adequado de cálcio, para formação adequada da massa óssea e profilaxia de osteoporose na vida adulta.
- Controle do ganho excessivo de peso mediante adequação da ingestão de alimentos de gasto energético e desenvolvimento de atividade física.

Bibliografia

Abrams SA. Dietary guidelines for calcium and vitamin D: a New Era. Pediatrics 2011; 127(3):566-8.

Allen LH. Zinc and micronutrient supplements for children. Am J Clin Nutr 1998; 68(Suppl):495S-498S.

American Academy of Pediatrics Committee on Nutrition. Energy. In: Kleinman RE, Greer FR (eds.) Pediatric nutrition. 7. ed. Elk Grove Village, IL: American Academy of Pediatrics, 2014:359.

American Academy of Pediatrics, Comminittee on Nutrition. Current legislation and regulations for infant formulas. In: Pediatric nutrition handbook. 5. ed. USA, American Academy of Pediatrics Press, 2004:99-101.

American Academy of Pediatrics, Committee on Nutrition. Formula feeding of term infants. In: Pediatric nutrition handbook. 5. ed., USA, American Academy of Pediatrics Press, 2005:87-97.

American Academy of Pediatrics, Committee on Nutrition. Recommended nutrient levels of infant formulas. In: Pediatric nutrition handbook. 4. ed., Illinois, Library of Congress, 1998.

Beck SA, Williams LW, Shirrell A, Burks AW. Egg hipersensitivily and MMR vaccine administration. Pediatrics 1991; 88(5):913-7.

Black MM, Aboud FE. Responsive feeding is embedded in a theoretical framework of responsive parenting. J Nutr 2011 Mar; 141(3):490-4.

Brasil. Ministério da Saúde, Secretaria de Políticas de Saúde, Área de Saúde da Criança. Prevalência de aleitamento materno nas capitais brasileiras e no Distrito Federal. Brasília, Ministério da Saúde, 2001.

Brasil. Ministério da Saúde, Secretaria de Políticas de Saúde, Organização Pan-americana da Saúde. Guia alimentar para crianças menores de 2 anos. Brasília-DF, 2005.

Brasil. Ministério da Saúde, Secretaria de Vigilância Sanitária, n° 33/98. Ingestão diária recomendada (IDR) para lactentes e crianças. Brasília, 30 de março de 1998.

Brasil. Ministério da Saúde. Alimentos regionais brasileiros. Brasília-DF, 2002.

Brasil. Ministério da Saúde. ANVISA, Resolução – RDC 43, 44, 45, 46, de 19 de setembro de 2011.

Brasil. Ministério da Saúde. Secretária de Atenção Saúde. Departamento de Atenção Básica. Dez passos para uma alimentação saudável : Guia alimentar para crianças menores de dois anos. Um guia para o profissional da saúde na atenção básica. 2ª ed. Brasília. Ministério Saúde, 2015.

Brasil. Ministério da Saúde. Dez passos para uma alimentação saudável: guia alimentar para crianças menores de dois anos: um guia para o profissional da saúde na atenção básica. 2. ed. Brasília: Ministério da Saúde, 2010. (Série A. Normas e Manuais Técnicos).

Brasil. Ministério da Saúde. Guia alimentar para população brasileira. Brasília, DF: Nov. 2014.

Brasil. Ministério da Saúde. Guia prático de preparo de alimentos para crianças menores de 12 meses que não podem ser amamentadas. Brasília-DF, 2002.

Brasil. Ministério da Saúde. Saúde da criança: nutrição infantil, aleitamento materno e nutrição complementar. Brasília: Ministério da Saúde, 2009. (Cadernos de Atenção Básica, n. 23) (Série A. Normas e Manuais Técnicos)

Cochran W, Baker SS, Chairperson American Academy of Pediatrics. The use and misuse of fruit juice in pediatrics Committee on Nutrition, 1999-2000.

FAO/OMS. Codex alimentarius. Food standards programme codex standard for follow up formulae. In: Codex Alimentarius Commission. Roma: FAO/OMS, 1994.

Félix DS, Souza e Silva MK. Obesidade. In: Teixeira Neto F. Nutrição clínica. Rio de Janeiro: Guanabara Koogan, 2003:185-95.

Koletzko B, von Kries R, Closa R et al. Lower protein in infant formula is associated with lower weight up to age 2 y: a randomized clinical trial. Am J Clin Nutr 2009 Jun; 89(6):1836-45. Epub 2009 Apr 22.

Leão E, Figueiredo Filho PP. Nutrição na criança e a interface com a biossegurança alimentar. In: Campos JA et al. Manual de segurança da criança e do adolescente. Belo Horizonte: Sociedade Brasileira de Pediatria, 2003:329-31.

Leão E, Starling ALP. Alimentação da criança. In: Teixeira Neto F. Nutrição clínica. Rio de Janeiro: Guanabara Koogan, 2003.

Leite CAC, Faculdade de Medicina da Univ. Federal do Ceará. Proteínas-Benefícios para lactente e perspectivas para o futuro. Nestlé Nutrition Institute, 2015.

Lima EJF, Souza MFT, Barbalho NMC. Alimentação na infância. In: Lima EJF, Souza MFT, Brito RCCM. Pediatria ambulatorial. Rio de Janeiro: Medbook, 2008:67-87.

Lopez FA, Campos D Jr. Tratado de pediatria – Sociedade Brasileira de Pediatria (SBP). 1. ed. 2007:1.473-84.

Mafra D, Cozzolino SMF. Zinco na nutrição humana. Rev Nutr 2004.

Mattos AP, Ribeiro Jor HC, Oliveira NAL et al. Características e indicações das fórmulas infantis. In: Lopez FA, Campos Júnior D. Tratado de pediatria. Sociedade Brasileira de Pediatria. 2. ed. Barueri-SP: Manole, 2010.

Monte CMG, Giuliani ERJ. Recomendações para a alimentação complementar da criança em aleitamento materno. J Ped 2004; 5:131s-41s.

Monte MG, Giugliani ERJ, Recommendations for the complementary feeding of the breastfed child (recomendações para alimentação complementar da criança em aleitamento materno). J Pediatr (Rio J) 2004; 80(5 Supl):131-41.

Palma D, Escrivão ME, Oliveira FE. Nutrição clínica na infância e adolescência. Barueri-SP: Manole 2009.

Pedrazai DF, Queiroz D. Micronutrients in child growth and development (micronutrientes no crescimento e desenvolvimento infantil). Rev Bras Cresc Desenvolv Hum São Paulo 2011; 21(1).

Sarni RS. Alimentação da criança nos primeiros anos de vida. Temas de nutrição em pediatria do Departamento de Nutrição da Sociedade Brasileira de Pediatria. 2004, fascículo 3.

SBP – Sociedade Brasileira de Pediatria Manual de orientação para a alimentação do lactente, do pré-escolar, do escolar, do adolescente e na escola/Sociedade Brasileira de Pediatria. Departamento de Nutrologia. 3. ed. Rio de Janeiro, RJ: SBP, 2012.

SBP – Sociedade Brasileira de Pediatria. Departamento de Nutrologia. Manual de orientação: alimentação do lactente, alimentação do pré-escolar, alimentação do escolar, alimentação do adolescente, alimentação na escola/Sociedade Brasileira de Pediatria. Departamento de Nutrologia. São Paulo: Sociedade Brasileira de Pediatria. Departamento de Nutrologia, 2006. 64 p.

SBP – Sociedade Brasileira de Pediatria. Manual de orientação para a alimentação do lactente, do pré-escolar, do escolar, do adolescente e na escola. Departamento de Nutrologia. 3. ed. Rio de Janeiro, RJ: SBP, 2015. 148 p.

Seidman CT. Food allergy: a practical update from the gastroenterological viewpoint. J Pediatr 2007; 83(1):7-20.

Silva CE, Carrão-Panizzi MC, Mandarino JMG et al. UTFPR; Avaliação de ácidos graxos da soja: grão inteiro, casca, cotilédones e hipocótilo. Embrapa Soja. Documentos, 323. Universidade Norte do Paraná/UNOPAR. Londrina, Paraná, PP 31/34.

SPB – Sociedade Brasileira de Pediatria. Documentos Científicos: Deficiência de vitamina D em crianças e adolescentes. <http://www.sbp.com.br/src/uploads/2015/02/vitamina_d_dcnutrologia2014-2.pdf>.Acesso em 13/0/2015.

Starling ALP, Leão E, Figueiredo RCP. Alimentação. In: Leão Enio. Pediatria Ambulatorial. Belo Horizonte: Coopmed, 2013:437-52.

The Global Strategy was endorsed, by consensus, on 18 May 2002 by the Fifty-fifth World Health Assembly, and on 16 September 2002 by the UNICEF Executive Board.

Victora CG et al. Evidence for essential nutrition actions draft worldwide timing of growth faltering: revisiting implications for interventions. Pediatrics 2010; 125):473-80.

Welfort VRS. Avanços nutricionais em fórmulas infantis (Advances in nutritional formulas infants). Pediatr Mod Abr 2012; 48(4).

Werber M, Grote V, Closa Monasterolo R Escribano J, Langhen et al. Lower protein content in infant formula reduces BMI and obesity risk at school age; follow up of a randomized trial. Am J Clin Nutr 2014; 99(5):1041-51.

Capítulo 9

Prevenção da Obesidade e do Sobrepeso na Criança e no Adolescente

João Guilherme Bezerra Alves

INTRODUÇÃO

A obesidade é considerada um dos principais problemas de saúde pública do século XXI, não apenas por sua elevada e crescente prevalência, mas por sua associação à doença cardiovascular, principal causa de morte no mundo, ao diabetes melito tipo 2, à síndrome metabólica e a alguns tipos de câncer, entre outras afecções de morbimortalidade elevada. A Organização Mundial da Saúde (OMS) e os Centers for Diasease Control (CDC) estimam que a obesidade seja responsável, isoladamente, por 15% dos óbitos em todo o mundo.

Nas últimas décadas, a prevalência de obesidade nos países desenvolvidos chegou a duplicar (entre crianças na faixa etária escolar) e a triplicar (entre os adolescentes). Esse incremento, nos últimos anos, passou a ser mais intenso nos países em desenvolvimento, como o Brasil, em que a subnutrição apresenta comportamento epidemiológico de declínio e a obesidade vem se tornando um problema crescente, caracterizando a transição nutricional.

Em cerca de um terço dos adultos obesos, a obesidade teve início na infância. A obesidade iniciada na infância apresenta maior gravidade e é de difícil controle, pois as alterações no tecido adiposo são impostas em uma fase primordial de crescimento e desenvolvimento desse tecido e tendem a se perpetuar por toda a vida. Ressalte-se que, à luz do conhecimento científico atual, o tecido adiposo não pode ser mais considerado apenas como um simples reservatório de energia. O tecido adiposo tem sido reconhecido como um órgão com múltiplas funções e de papel central na gênese de várias doenças crônicas, pois, entre outras funções, segrega leptina, adiponectina e fator de necrose tumoral alfa (TNF-α), substâncias que participam da regulação da função endotelial, da sensibilidade à insulina e da regulação do balanço energético. Sabe-se, também, que o adipócito, de acordo com sua localização, apresenta características metabólicas diferentes, e aquele com localização intra-abdominal (visceral) é o que representa o maior impacto sobre a deterioração da sensibilidade à insulina.

O excesso de peso e a obesidade na infância e na adolescência ainda apresentam como agravantes associações a doenças psíquicas, distúrbios respiratórios, hipertensão arterial, alterações osteoarticulares e afecções da pele, além de chance elevada de se perpetuarem durante a vida adulta. Além disso, cerca de 60% das crianças ou adolescentes com excesso de peso apresentam, pelo menos, um fator de risco adicional para doença cardiovascular, como elevação da pressão arterial, hiperlipidemia ou hiperinsulinemia.

O aumento da prevalência de excesso de peso e obesidade na infância e na adolescência tem sido descrito como resultado de mudanças dos padrões dietéticos, diminuição da atividade física e aquisição de hábitos sedentários. Um número importante de fatores ambientais e culturais contribuiu para que a criança ficasse mais exposta a esses agravantes.

Os hábitos alimentares das crianças, por exemplo, foram fortemente modificados nas últimas décadas. Alimentos de elevado valor nutritivo, como o feijão, foram trocados por *fast-foods*, refeições com alto teor calórico e ricas em gorduras saturadas, habitualmente acompanhadas por refrigerantes, bebidas destituídas de valor nutritivo e que acarretam elevados picos glicêmicos pós-prandiais. Some-se, ainda, a oferta exagerada desses tipos de refeições, com base em campanhas publicitárias que seduzem as crianças e iludem os pais. Isso muito contribuiu para a constatação de que, atualmente, menos de 10% das crianças ingerem diariamente frutas e verduras, alimentos do mais alto valor nutritivo, além de vários outros maus hábitos alimentares impostos pelo *merchandising*, como o *supersizing*, que impõe à criança excessos alimentares, além da nefasta propaganda de alimentos pouco saudáveis.

Com relação à inatividade física, identificamos o crescente processo de urbanização, a especulação imobiliária, o excesso de veículos motorizados nas vias públicas e o extraordinário crescimento da violência como fatores que têm determinado intensas restrições à atividade física na infância. Exemplificando, brincadeiras tão comuns em nosso meio há 30 ou 40 anos, que possibilitavam gasto energético à custa de atividade da musculatura esquelética, como ir a pé ou de bicicleta à escola, jogar bola de gude, pião, empinar pipas e outros jogos (garrafão, pega, esconde-esconde, peladas etc.), quase não são vistas hoje em dia. As atividades passaram a ser realizadas dentro de quatro paredes, determinando hábitos sedentários: uma criança assiste hoje, em média, a 27 horas de TV por semana, sem contar as horas de videogame e computador, o que corresponde à sua principal atividade durante a semana, só sendo ultrapassada pelas horas de sono. Além disso, com elevada e crescente frequência, vem sendo imposto aos bebês um corportamento sedentário desde as primeiras semanas de vida, mediante a imposição de tempo dispendido em telas (*tablets*, vídeos, *smartphones* etc.). Para alguns investigadores, esse comportamento sedentário, imposto nessa faixa etária, tende a se manter por toda a vida.

Infelizmente, os programas para o tratamento da obesidade têm resultados discretos, o que aponta para a relevância das estratégias de prevenção, por suas maiores segurança e eficácia. Neste capítulo, abordaremos algumas das medidas, com base em evidências científicas, de maiores eficácia e eficiência para o controle do excesso de peso e da obesidade.

NUTRIÇÃO FETAL E OBESIDADE NA VIDA ADULTA

Apesar de ainda não bem explicado, estudos clínicos e epidemiológicos realizados no ser humano e estudos experimentais com animais têm demonstrado uma relação entre a nutrição fetal e o desenvolvimento de obesidade na vida futura. Essa relação é observada tanto com o baixo peso ao nascer por inadequada alimentação materna, tabagismo na gestação ou insuficiência placentária, como pela macrossomia, habitualmente por diabetes gestacional. Essas observações, surgidas na década passada, levantaram a hipótese de que a restrição nutricional durante períodos críticos do desenvolvimento altera a programação celular durante toda a vida, levando a modificações irreversíveis do organismo, tanto morfológicas como fisiológicas.

Recentemente, em Washington (EUA), o National Institute of Health concluiu que a doença cardíaca isquêmica (DCI), a hipertensão arterial, o diabetes tipo 2 e a obesidade têm suas raízes nos primórdios da vida. Chegaram a afirmar que o número de casos de morte por DCI em homens e mulheres estava mais relacionado com o baixo peso ao nascer do que com os fatores de risco comportamentais conhecidos para essa afecção.

Essas observações, hoje com forte embasamento científico, indicam que os programas de prevenção de excesso de peso e obesidade devam ter início ainda na vida intrauterina, ao se prover uma alimentação materna adequada. Desse modo, a prevenção da obesidade começa no pré-natal, ainda na vida intrauterina. Inclusive, essa prevenção talvez deva ter início antes mesmo da gestação, pois o excesso de peso da futura mãe ao engravidar representa um importante fator de risco para a obesidade em sua prole.

ALEITAMENTO MATERNO E PREVENÇÃO DE OBESIDADE

Alguns autores acreditam que o aleitamento materno, quando comparado às fórmulas lácteas, acarreta ingestão proteica e calórica mais adequada para o bebê, além de respostas hormonais menos intensas, especialmente menor liberação da insulina e, consequentemente, menor desenvolvimento de adipócitos e deposição de gordura. Velocidades de crescimento menos intensas nos primeiros meses de vida também são observadas em crianças amamentadas, quando comparadas àquelas alimentadas de maneira artificial. Outra constatação é a de que crianças amamentadas apresentam, durante o desmame, melhor aceitação oral de novos alimentos, como frutas e verduras, o que contribui para o combate a dietas hipercalóricas na infância. Para muitos pesquisadores esses fatores poderiam explicar o desenvolvimento de excesso de peso ou obesidade futura entre os lactentes não amamentados.

Outro fator associado ao aleitamento materno que parece contribuir para a prevenção do excesso de peso e a obesidade é o nível de atividade física dos bebês. Há evidências de que os lactentes que mamam diretamente ao peito materno são fisicamente mais ativos, quando comparados aos que recebem mamadeiras. A sucção do peito é um processo ativo, envolvendo um número maior de músculos da face e, consequentemente, maior gasto calórico, quando comparado ao processo passivo de sucção da mamadeira. Por outro lado, os bebês mais pesados tendem a desenvolver menos movimentos das pernas e dos braços, quando comparados àqueles sem excesso de peso.

Várias revisões sistemáticas têm apontado para o efeito protetor do aleitamento materno contra a obesidade. Arenz e cols. constataram que o aleitamento materno reduzia o risco de obesidade (*odds ratio* de 0,78; IC95%: 0,71 a 0,85), sendo esse efeito dependente da duração do aleitamento. Também, Harder e cols., em revisão com metanálise de 17 estudos observacionais, verificaram relação inversa entre a duração do aleitamento materno e o desenvolvimento de excesso de peso na vida adulta – 30 dias de amamentação diminuíram o risco de excesso de peso em 4%. Em outra revisão sistemática, Owen e cols. analisaram 36 ensaios, envolvendo 355.301 indivíduos, e constataram que o índice de massa corporal (IMC) nas populações amamentadas era menor, muito embora essa diferença não fosse elevada. Mais recentemente, Aquilar Cordero e cols. verificaram, em revisão envolvendo 113 estudos, incluindo 20 metanálises, que os maiores benefícios do aleitamento materno são obtidos quando a duração do aleitamento materno ultrapassa os 6 primeiros meses de vida e, em especial, quando atinge os 2 anos de idade. Nessa revisão, outros dois fatores de risco para obesidade foram o excesso de peso materno durante a gravidez e o peso elevado do recém-nascido.

Em resumo, existem evidências científicas de que à exposição ao aleitamento materno oferece proteção aos bebês contra o excesso de peso e a obesidade na vida futura. Quanto maior a duração dessa exposição, menor o risco de desenvolvimento de obesidade.

HÁBITOS ALIMENTARES SAUDÁVEIS SÃO DETERMINADOS NA INFÂNCIA

As evidências científicas nos últimos anos têm revelado que o desenvolvimento dos hábitos alimentares na vida adulta é дляtemente influenciado pela alimentação nos primeiros anos de vida, incluindo a vida pré-natal. Durante a vida intrauterina, o feto desenvolve seu paladar, recebendo como principal estímulo a ingestão do líquido amniótico. Os alimentos ingeridos pela gestante podem afetar o sabor do líquido amniótico e, com isso, influir na diferenciação do paladar do feto. Estudos recentes demonstraram, de maneira categórica, que alimentos ingeridos frequentemente pela mãe durante a gravidez são mais bem aceitos pelo bebê durante a época de desmame. Assim, uma excelente intervenção para a instalação de hábitos alimentares saudáveis nas crianças deve ter início durante o pré-natal.

O recém-nascido reconhece os sabores básicos (doce, amargo, salgado e azedo), o que pode ser confirmado com os movimentos faciais a esses estímulos. O recém-nascido aceita bem o doce, é indiferente ao salgado e rejeita o amargo e o azedo. Entretanto, esse processo de diferenciação do paladar continua em rápido desenvolvimento nos primeiros meses de vida. Nas primeiras semanas de vida ocorre o amadurecimento das papilas gustativas, um processo estímulo-dependente. Desse modo, elevados estímulos para o consumo de determinados alimentos, como doces ou salgados, nas primeiras semanas de vida propiciarão o desenvolvimento de preferências alimentares para esses sabores ao longo da vida.

Assim, parece fundamental que a prevenção do excesso de peso e da obesidade tenha início nos primeiros meses de vida. As crianças, nessa faixa etária, utilizam cerca de 25% de sua ingestão calórica para manter seu crescimento rápido. Após os 2 anos de idade, a velocidade de crescimento diminui, e a criança necessita apenas de 5% de energia para seu crescimento. São os primeiros 2 anos de vida, portanto, os mais vulneráveis aos estímulos nutricionais. Talvez seja essa a explicação para que vários ensaios clínicos, com o intuito de reduzir o excesso de peso em crianças, obtenham resultados discretos, pois são habitualmente realizados em crianças que já ultrapassaram essa fase mais rápida de crescimento e desenvolvimento.

O papel da família no desenvolvimento desses hábitos tem importância fundamental. Para isso, além do conhecimento dos valores nutritivos dos alimentos que oferecem a seus filhos, os familiares devem prover o exemplo. As refeições na família devem ser compartilhadas com a presença de todos os membros, de preferência em horários e locais fixos, e sem pressa. As refeições devem ser servidas em porções pequenas, deixando os pratos de servir fora da mesa, longe do alcance da visão da criança. Alimentos desnecessariamente adoçados e refrigerantes devem ser restringidos. Deve-se evitar pular refeições, especialmente o café da manhã. O hábito de assistir à TV durante as refeições precisa ser fortemente desencorajado, pois, além de coibir o diálogo familiar, essencial para manter a união da família, retira a atenção do ato da alimentação, fazendo com que a "saciedade psíquica" não seja plenamente atingida. Aparelhos de TV devem ser removidos, ou melhor, nunca instalados nos quartos das crianças.

O PAPEL DA ESCOLA

Após o lar e o papel fundamental da família, a escola é o segundo local em importância para os programas de prevenção de excesso de peso e obesidade. As intervenções devem atingir equitativamente a alimentação da criança e sua atividade física.

Observação cuidadosa deve ser feita com relação às cantinas e às merendas escolares. A merenda escolar deve atender às necessidades nutricionais das crianças não só em quantidade, mas em qualidade, e ser um agente formador de hábitos saudáveis. A experiência demonstra que os vários tipos de alimentos, quando servidos a grupos de crianças, tendem a ser mais bem aceitos do que quando servidos a uma criança isoladamente. É o comportamento grupal que pode beneficiar a instalação de hábitos saudáveis, como, por exemplo, a oferta de frutas e verduras.

As cantinas precisam ser fiscalizadas pelos responsáveis pelas escolas, para coibirem o excesso de exposição da criança a produtos alimentares caloricamente densos e pobres em micronutrientes (p. ex., salgadinhos e refrigerantes). Deve-se incentivar o resgate de dietas tradicionais saudáveis (alimentação é cultura).

A introdução de noções de nutrição e de educação alimentar no currículo escolar também tem sido uma medida proposta por alguns estudiosos do tema, muito embora ainda não validada.

As aulas de educação física escolar têm importante papel no desenvolvimento desse hábito salutar na infância. Entretanto, essa importante intervenção não tem sido utilizada de maneira adequada nem em frequência (a atividade física para a criança deve ser diária e não apenas duas vezes por semana) nem em qualidade (as crianças necessitam de fisicultores com formação especial e aulas diferenciadas, pois elas não são simples miniaturas de adultos). A prescrição de educação física escolar tem sido considerada por várias instituições internacionais (American Academy of Pediatrics, American Heart Association, American College of Sports Medicine, Centers for Disease Control and Prevention e Task Force on Community Preventive Service, entre outras), uma importante intervenção na prevenção das doenças crônicas degenerativas que têm início na infância, entre elas a obesidade.

As aulas de educação física ou atividades livres no pátio das escolas, para as crianças desenvolverem atividades com gasto muscular energético, devem ser diárias, pelo menos durante 1 hora. Naquelas situações em que seja possível, deve-se encorajar a ida à escola a pé ou de bicicleta e o uso das escadas, quando houver elevadores.

ATIVIDADE FÍSICA FORA DA ESCOLA

A prática de atividade física por crianças e adolescentes, de maneira regular e contínua, auxilia a formação e a manutenção das estruturas musculares e osteoarticulares, reduz a quantidade corporal de gordura e aumenta a massa muscular, previne e combate o desenvolvimento de hipertensão arterial e reduz a ansiedade e a depressão. Segundo a American Heart Association (AHA), a prática da atividade física deveria iniciar-se a partir dos 2 anos de idade e ser mantida por toda a adolescência e até a vida adulta.

Entretanto, apesar de todos os benefícios para a saúde, a inatividade física atinge de maneira bastante abrangente toda a sociedade, independentemente do gênero, da faixa etária, da situação geográfica ou da condição socioeconômica. Na população pediátrica, é maior entre os adolescentes do que entre as crianças.

Quadro 9.1 Recomendação de atividade física para crianças

Idade	Atividade recomendada	Duração diária	Orientação aos pais
Lactentes	Estimular o desenvolvimento motor	Especificamente, nenhuma	Prover local seguro; limitar tempo no berço e no bebê-conforto; não usar "anda já"
Pré-escolar	Brincar em *playgrounds*	Assegurar 30min de atividade estruturada, como ter espaço, andar de velocípede e jogos; 1h de brincadeiras não estruturadas, como jogar bola	Vigilância
Escolar	Nadar, pular, andar de bicicleta, esportes coletivos	1½ a 2h	Prover equipamentos para brincadeiras em casa; assegurar local seguro
Adolescente	De acordo com o interesse; esportes competitivos, nadar, correr, andar de bicicleta	30 a 60min – pelo menos 3 sessões de 20min por semana de atividade física intensa	Prover equipamentos, transportar; incentivar

Fonte: Recomendação da Heart and Stroke Foundation of Canada, 2004.

A prescrição de atividade física para crianças deve ter como objetivo principal a criação de um hábito de vida; por isso, deve ser exercida de maneira regular, nunca ser punitiva, não necessariamente competitiva, mas sempre lúdica, agradável e prazerosa (Quadro 9.1). A adesão é, portanto, fundamental. Os pais também devem ser orientados a reduzir o número de horas gastas com TV, videogame, *tablets* e computador e estimular a participação dos estudantes em competições esportivas.

SONO

Poucas horas de sono diário têm sido recentemente descritas como fator de risco para obesidade na infância. Esse tema passa a ser relevante na prevenção da obesidade, pois a estimativa é de que entre 25% e 50% das crianças apresentem um padrão de sono inadequado. A explicação para a associação do sono inadequado à obesidade ainda não foi devidamente esclarecida. Entretanto, sabe-se que o processo de sono auxilia a regulação da secreção hormonal relacionada com o crescimento e a homeostase energética. A curta duração do sono pode produzir alterações nas concentrações de leptina, grelina, insulina, cortisol e hormônio do crescimento. O sono pode afetar ainda a taxa metabólica, a atividade termogênica não relacionada com a atividade física e o efeito térmico dos alimentos. Assim, todos esses efeitos podem contribuir para a quebra do equilíbrio entre a ingestão alimentar e o gasto calórico, base para o desenvolvimento da obesidade.

Algumas práticas comuns em nosso meio parecem estar associadas ao sono inadequado na criança e, por isso, devem ser evitadas, como dormir no mesmo quarto com os pais, acordar o bebê para alimentá-lo, dar comida à criança que está dormindo, TV no quarto, deixar de providenciar um ambiente tranquilo para a criança repousar e dormir tarde da noite e acordar tarde do dia.

PROGRAMAS DE INTERVENÇÃO

Alguns resultados são conflitantes com relação à eficácia e à eficiência dos programas de intervenção para a prevenção da obesidade, especialmente na infância e na adolescência, sobre os quais se encontra um número ainda reduzido de ensaios clínicos.

Revisões narrativas têm apontado a atividade física como importante medida de prevenção da obesidade, embora os resultados em seu tratamento não sejam tão eficazes. Para a queima de meio quilograma de gordura é necessária uma jornada de aproximadamente 60km, o que, em termos de tratamento, não é um resultado encorajador. Entretanto, para a manutenção do peso naquelas crianças que deixaram de apresentar excesso de peso ou obesidade, a atividade física é muito eficaz, assim como e nos programas de prevenção da obesidade. Programas de exercícios físicos na escola e intervenções para a redução de horas gastas assistindo à TV têm apresentado melhores resultados.

Revisão sistemática da Cochrane concluiu que os programas de intervenção para prevenção da obesidade na infância, com base em dietas, atividade física, estilo de vida e suporte social, não influenciaram o IMC de maneira significativa. Entretanto, quando esses programas enfocaram abordagens exclusivamente dietéticas ou de atividade física, demonstraram impacto positivo no IMC, embora de pequena intensidade.

Estudo de metanálise recentemente divulgado, e que analisou vários programas de intervenção para a prevenção da obesidade, sugeriu que a maioria desses programas não produz grandes resultados. Os outros relataram ainda que, nesses estudos, os resultados são avaliados apenas no período da intervenção, sendo desconhecidos os efeitos a longo prazo. Programas de prevenção com outros objetivos, como a prevenção do tabagismo ou outros distúrbios nutricionais, produzem efeitos sobre a redução de peso, o que representa resultados encorajadores, uma vez que esses programas podem resultar em múltiplos efeitos benéficos à saúde. São recomendados ensaios clínicos com período de observação mais longo.

ALGUNS ASPECTOS LEGAIS NOS PROGRAMAS DE PREVENÇÃO DA OBESIDADE

Em virtude do aumento explosivo da obesidade em crianças, contribuindo para o aumento da morbidade na infância e na adolescência e da mortalidade na vida adulta, vários países vêm tentando adotar medidas no âmbito legal semelhantes àquelas empregadas no combate ao tabagismo e que se mostraram eficientes. Iniciativas governamentais, em alguns países, instituíram programas que restringem a venda de determinados alimentos em cantinas escolares, removem as máquinas automáticas de venda de refrigerantes, chocolates e biscoitos e obrigam a indústria alimentícia a colocar nos rótulos de seus produtos toda a composição de nutrientes e seus respectivos valores calóricos e as redes de *fast-food* a colocarem em seus cardápios alimentos com frutas e vegetais.

Para muitos estudiosos desse tema, a prevenção da obesidade na infância não deve compreender apenas medidas de caráter educativo e informativo. Medidas de ordem legal, como controle da propaganda de alimentos considerados pouco saudáveis, especialmente direcionados às crianças, devem ser adotadas, segundo esses especialistas. Outras medidas tributárias, como a oneração de alimentos não saudáveis e a redução de impostos para alimentos saudáveis, também têm sido propostas e utilizadas com êxito em alguns países desenvolvidos.

CONSIDERAÇÕES FINAIS

As evidências científicas sugerem que intervenções na área da alimentação e da atividade física para prevenção do excesso de peso e da obesidade podem propiciar melhor controle dessa doença nutricional ao promover hábitos dietéticos e de estilo de vida mais saudáveis.

Dessa maneira, programas direcionados às crianças, a partir dos primeiros anos de vida, e adolescentes devem ser estimulados como importante medida para melhorar o controle da obesidade, um dos principais problemas de saúde pública deste século. Intervenções pré-natais também são relevantes, como melhor controle do peso da gestante e alimentação saudável durante a gestação.

Bibliografia

Aguilar Cordeiro MJ, Sanchez López AM, Madrid Baños N, Murvillar N, Expósito Ruiz M, Hermosos Rodriguesz E. Breastfeeding for the prevention of overweight and obesity in children and teenagers: systematic review. Nutr Hosp 2014; 31(2):606-20.

Askie LM, Baur LA, Campbell K et al. EPOCH Collaboration Group. The Early Prevention of Obesity in CHildren (EPOCH) Collaboration –an individual patient data prospective meta-analysis. BMC Public Health 2010; 10:728.

Centre for Public Health Excellence at NICE (UK), National Collaborating Centre for Primary Care (UK). Obesity: the prevention, identification, assessment and management of overweight and obesity in adults and children [Internet]. London: National Institute for Health and Clinical Excellence (UK); 2006 Dec.

McPherson ME, Homer CJ. Policies to support obesity prevention for children: a focus on of early childhood policies. Pediatr Clin North Am. 2011; 58(6):1521-41.

Moreno LA, Bel-Serrat S, Santaliestra-Pasías AM, Rodríguez G. Obesity prevention in children. World Rev Nutr Diet. 2013; 106:119-26.

Peirson L, Fitzpatrick-Lewis D, Morrison K, Ciliska D, Kenny M, Usman Ali M, Raina P. Prevention of overweight and obesity in children and youth: a systematic review and meta-analysis. CMAJ Open. 2015; 3(1):E23-33.

Pérez-Escamilla R, Kac G. Childhood obesity prevention: a life-course framework. Int J Obes Suppl. 2013; 3(Suppl 1):S3-S5.

Rush E, Simmons D. Physical activity in children: prevention of obesity and type 2 diabetes. Med Sport Sci. 2014; 60:113-21.

Sabin MA, Kiess W. Childhood obesity: current and novel approaches. Best Pract Res Clin Endocrinol Metab. 2015; 29(3):327-338.

Capítulo **10**

Acompanhamento do Crescimento

Ivanise Helena Bezerra Torres
Márcio Fernando Tavares de Souza

INTRODUÇÃO

O crescimento, interpretado como aumento físico do corpo como um todo ou em partes, se deve à multiplicação e ao aumento do tamanho individual das células. Trata-se de um fenômeno biológico complexo, determinado geneticamente e modulado por um conjunto de fatores extrínsecos. Da interação entre a carga genética e os fatores do meio ambiente dependerá a maior ou menor expressão do potencial genético. No entanto, é o crescimento físico linear que representa o aumento corporal em altura, sendo, portanto, a característica básica que diferencia a criança do adulto.

O desenvolvimento, por sua vez, implica a diferenciação de células e tecidos, a complexidade crescente da estrutura, tanto orgânica como funcional, e a aquisição de novas capacidades mediante um processo de maturação. Embora sejam descritos como fenômenos diferentes em sua concepção biológica, o crescimento e o desenvolvimento são paralelos em seu curso e integrados em seu significado.

O crescimento e o desenvolvimento normais são considerados entre os melhores indicadores de saúde da criança, em razão de sua estreita dependência dos fatores ambientais, servindo como verdadeiro testemunho da situação de vida e de saúde da criança.

É a partir do reconhecimento da influência importante que as condições de vida exercem sobre o crescimento e o desenvolvimento que seus acompanhamentos têm sido preconizados como eixos referenciais para todas as atividades de rotina na atenção à saúde da criança e do adolescente no que diz respeito aos aspectos biológico, afetivo, psíquico e social.

Uma vez que os processos de crescimento e desenvolvimento começam no momento da concepção, na primeira divisão do óvulo fecundado, estes devem ser avaliados de maneira concomitante.

No que se refere ao acompanhamento do crescimento físico pós-natal, a responsabilidade do profissional que cuida da criança, do ponto de vista clínico e prático, abrange o período da vida que se inicia no nascimento e estende até a adolescência, quando cessa o crescimento somático do indivíduo.

Este capítulo tem como objetivo principal tratar de aspectos básicos relacionados com o entendimento do processo do crescimento físico linear, seus padrões, e como é feita sua avaliação, especialmente em crianças menores de 5 anos. Tendo em vista a vastidão do tema, optou-se por apresentá-lo na forma de perguntas e respostas direcionadas de modo a auxiliar o trabalhador de saúde a responder, na prática de sua rotina, a pergunta que deve conduzir o atendimento à criança: *ela está ou não está crescendo bem?*

QUAIS OS GRUPOS DE RISCO ASSOCIADOS À MAIOR OCORRÊNCIA DE PROBLEMAS DO CRESCIMENTO?

As crianças menores de 5 anos, especialmente as menores de 2 anos de famílias que vivem em condições socioeconômicas desfavoráveis, não amamentadas, precocemente desmamadas, com dieta de transição inadequada, que vivem em habitações insalubres, com pouca estimulação ambiental, carentes de cuidados higiênicos, de afeto e de atenção apresentam problemas de crescimento com maior frequência.

A Organização Mundial da Saúde (OMS), com o objetivo de melhorar a eficiência das ações que visam à prevenção e ao diagnóstico precoce dos distúrbios de crescimento, tem preconizado o uso de indicadores de risco no atendimento pediátrico. Com o uso desses indicadores é possível classificar as crianças em *alto risco* e *médio risco* para retardo de crescimento infantil, determinando o seguimento mais adequado (Quadro 10.1).

COMO SE DÁ O PROCESSO DE CRESCIMENTO LINEAR?

Todo indivíduo nasce com um potencial genético de crescimento, que poderá ou não ser atingido, dependendo das

Quadro 10.1. Fatores de risco para restrição do crescimento infantil

	Fatores de risco
Alto risco	Baixo peso ao nascer, RNBP* simétrico (peso e comprimento baixos) Baixo comprimento ao nascer (< 46cm) Nível socioeconômico muito baixo (renda familiar < 0,25smpc**) Irmão portador de baixa estatura ou desnutrição Morte de irmão < 5 anos Ambos os pais com baixa estatura
Médio risco	Baixo peso ao nascer, RNBP assimétrico (baixo peso ao nascer, mas comprimento > 46cm) Peso insuficiente ao nascer (2.500 a 2.999g) Comprimento insuficiente ao nascer (entre 46 e 49cm) Nível socioeconômico baixo (renda familiar entre 0,25 e 0,5smpc) Um dos pais com baixa estatura

*RNBP: recém-nascido com baixo peso; **smpc: salário mínimo *per capita*.
Fonte: modificado de Yamamoto RM, Dowek PC, 2009.

condições de vida a que esteja submetido desde a concepção até o início da idade adulta.

O crescimento linear sofre influência de fatores intrínsecos e extrínsecos. Os intrínsecos estão representados pelos fatores genéticos e neuroendócrinos e pela higidez dos órgãos efetores terminais, as cartilagens de crescimento. Os extrínsecos compreendem uma extensa gama de características ambientais, com ênfase no ambiente propriamente dito com seus componentes físicos e psicossociais, assim como na nutrição, nas condições de saúde, na atividade física, na estimulação psicossocial e nos cuidados gerais com a criança.

Assim, a descrição dos fatores envolvidos no crescimento pré- e pós-natal deve abordar: programação genética, fatores neuroendócrinos e fatores ambientais, em especial nutrição, atividade física e estimulação psicossocial (Figura 10.1).

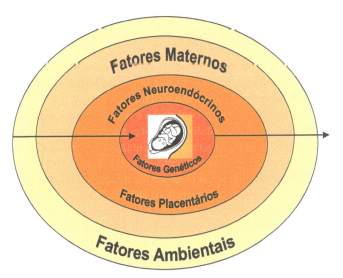

Figura 10.1 Fatores determinantes do crescimento intrauterino normal. (Torres IHB. Peso ao nascer: influência na nutrição e no crescimento infantil. [Tese de doutorado.] Recife: Universidade Federal de Pernambuco, Departamento de Nutrição, 2007.)

A herança genética

A herança genética é a propriedade de os seres vivos transmitirem suas características aos descendentes. No que se refere ao crescimento, essa herança recebida dos pais estabelece um potencial que pode ou não ser atingido.

Poucas funções biológicas dependem tanto do potencial genético como o crescimento. No entanto, desde a concepção, e especialmente nos primeiros anos de vida, fatores ambientais podem modificar o ritmo e a qualidade desse processo. O alcance da meta biológica depende, na verdade, das condições ambientais em que a criança está inserida, havendo grande variabilidade no potencial de crescimento determinado pela herança genética.

A influência do fator genético também pode ser demonstrada, observando-se a velocidade de crescimento de diversas partes do corpo que apresentam diferentes ritmos de crescimento. A cabeça do feto aos 2 meses de vida intrauterina representa, proporcionalmente, 50% do corpo; no recém-nascido, equivale a 25%, e na idade adulta, a 10%.

Existem, também, diferenças de crescimento de outros tecidos e partes do corpo, como, por exemplo, o sistema linfoide (timo, nódulos linfáticos e massa linfática intestinal) e o crescimento do tecido ósseo (crescimento linear). No período de maior velocidade do crescimento, quando os órgãos e tecidos estão se formando, o organismo está mais exposto aos efeitos deletérios das agressões externas.

Na Figura 10.2 estão representadas as curvas de crescimento de diferentes partes e tecidos do corpo:

- **Tipo geral ou somático:** curva em S deitado (dois períodos de maior velocidade, intercalados com uma fase de aumentos anuais constantes).

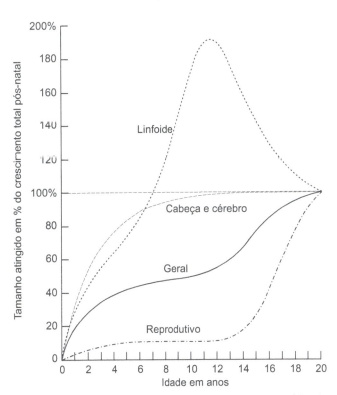

Figura 10.2 Curvas de crescimento de diferentes partes e tecidos do corpo. (Tanner, 1962 [copiado de Tanner J.M., 1978].)

- **Tipo neural (cabeça e cérebro):** o sistema nervoso central (SNC) apresenta crescimento extremamente rápido nos primeiros 2 anos.
- **Tipo genital ou reprodutivo:** latência até o início da puberdade; daí em diante, ocorre crescimento rápido.
- **Tipo linfoide:** desenvolvimento máximo até 8 a 10 anos.

Fatores neuroendócrinos

Os fatores neuroendócrinos, no período de crescimento pós-natal, referem-se à rota básica córtex cerebral → hipotálamo → hipófise → fígado → cartilagem de crescimento associada à ação dos hormônios tireoidianos → célula. Na adolescência, os hormônios gonadais começam a atuar, sendo responsáveis pelo aparecimento dos fenômenos pubertários (Figura 10.3).

O hipotálamo é o centro integrador de mensagens, controlando a função hipofisária na produção e a liberação dos hormônios tróficos e possibilitando, assim, a atividade harmônica de todas as glândulas do organismo e que a criança alcance seu potencial genético de crescimento. Por sua vez, o hipotálamo é controlado por vias neurais que trazem estímulos provenientes de centros superiores do SNC. São produzidos no hipotálamo seis fatores liberadores e dois inibidores, cuja liberação também depende das aminas biogênicas (dopamina, noradrenalina e serotonina).

A maior parte dos hormônios e neuroaminas modula o crescimento, no âmbito do SNC, regulando a secreção do hormônio liberador do hormônio de crescimento (*growth hormone releasing hormone* – GHRH), ou da somatostatina hipotalâmica (*somatotropin release-inhibiting hormone* – SRIH) na hipófise, determinando o ritmo de secreção do hormônio de crescimento (*growth hormone* – GH), no fígado, ou mesmo na cartilagem de crescimento.

O crescimento linear depende diretamente do crescimento dos ossos longos, especialmente na região da cartilagem de conjugação (cartilagem de crescimento). Esse fenômeno é modulado localmente por vários fatores de crescimento teciduais próprios do osso e da cartilagem. Esses fatores locais são estimulados, principalmente, pela somatomedina C (SmC) produzida, predominantemente, pelos hepatócitos, sob o controle do GH hipofisário.

O recrutamento de células a partir da zona de reserva da cartilagem de crescimento é obtido a partir do estímulo do GH, enquanto a multiplicação das células selecionadas depende do estímulo dos *insuline-like growth factors* (IGF). Tanto a IGF-1 hepática como as IGF locais ósseas são importantes para essa proliferação celular.

O crescimento da cartilagem de conjugação está sob o controle de diversos hormônios. Os principais hormônios responsáveis pela modulação do crescimento ósseo são: IGF, GH, tri-iodotironina (T_3), esteroides sexuais, cortisol, paratormônio (PTH), 1,25-vitamina D_3 e insulina (essencial para o crescimento fetal).

Além disso, para que o crescimento ósseo seja normal, a matriz proteica óssea deve ser sintetizada a partir da oferta de aminoácidos e de energia, e os substratos minerais (cálcio, fósforo, zinco e magnésio) devem estar presentes em concentrações adequadas.

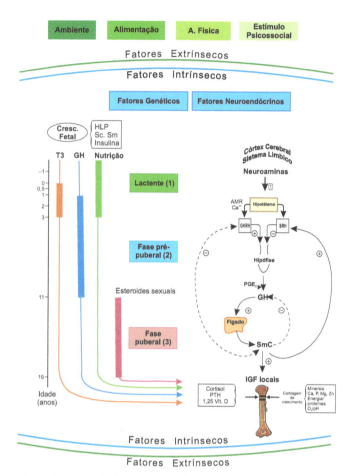

Figura 10.3 Modelo do crescimento linear normal (simplificado). (Torres IHB. Peso ao nascer: influência na nutrição e no crescimento infantil. [Tese de doutorado.] Recife: Universidade Federal de Pernambuco, Departamento de Nutrição, 2007.)

Meio ambiente

A influência do meio ambiente ocorre desde a vida intrauterina, quando o crescimento é limitado a partir de um certo momento pelo espaço da cavidade uterina, até a idade adulta. Assim, os fatores ambientais podem ser divididos em pré- e pós-natais.

Herança e fatores ambientais estão integrados de maneira tão íntima que, muitas vezes, é impossível diferenciar suas contribuições ao crescimento somático do feto.

Desse modo, entre a concepção e o nascimento, o crescimento fetal é influenciado por fatores genéticos, fatores ligados ao feto, neuroendócrinos, placentários, fatores ligados ao ambiente materno e ao ambiente em geral (Figura 10.1).

Após o nascimento, o meio ambiente apresenta uma contínua variabilidade, o que obriga o indivíduo a uma constante adaptação fisiológica. O ambiente está representado pela totalidade dos fatores bióticos (os animais e as plantas), abióticos (a atmosfera, o solo, o clima) e psicossocioculturais. Juntos, esses elementos formam o ecossistema, que consiste na totalidade de fatores que se inter-relacionam em determinado local da biosfera.

São cada vez maiores as evidências sobre a uniformidade genética da espécie humana e o peso crescente de outros condicionantes, favorecendo ou impedindo a expressão do potencial genético.

Entre os fatores mais importantes para a promoção do crescimento normal destacam-se a nutrição, a estimulação psicossocial e a atividade física.

Nutrição

Em crianças menores de 5 anos, o crescimento satisfatório depende, principalmente, de uma alimentação apropriada. A proteína é material fundamental no crescimento. Crescer também consome energia: 32% das necessidades calóricas de um recém-nascido, assim como 40% das calorias fornecidas normalmente à criança no primeiro ano de vida, são destinadas ao crescimento.

Para a formação de novos tecidos, são também importantes, pelo menos, 12 minerais. Sete deles têm ação mais direta sobre o crescimento: cálcio, fósforo, magnésio, potássio, ferro, iodo e zinco. Todas as vitaminas são indispensáveis para o crescimento, embora algumas delas sejam mais evidentes nesse processo: as vitaminas A, C e D.

A dieta da criança deve ter qualidade, quantidade, frequência e consistência adequadas para cada idade. Para crianças com até 6 meses de idade, o leite materno exclusivo é o melhor alimento.

Estimulação psicossocial

A estimulação psicossocial, traduzida especialmente em oferta de carinho e formação de bom vínculo mãe-filho, é indispensável para o crescimento normal da criança. Quando a necessidade instintiva de receber afeto, atenção e contato físico agradável não é satisfeita, surge uma doença carencial que determina o aparecimento de uma síndrome complexa, que leva à desaceleração do crescimento. Durante algum tempo, essa síndrome só foi estudada em instituições (asilos, creches, hospitais), sendo depois evidenciada em famílias de nível socioeconômico muito baixo e, mais recentemente, encontrada também em famílias de classe média ou alta. Atualmente, a maior parte dos trabalhos publicados se refere a crianças que vivem com suas famílias, mas estão sujeitas à rejeição ou à indiferença afetiva por parte das mães e de seus familiares.

Desse modo, para a promoção de um crescimento saudável, importa garantir a estimulação, o afeto e o carinho com que a criança é criada, e que devem ser oferecidos por seus pais, assim como por outros membros da família e por toda a comunidade.

Atividade física

É consenso que a atividade física é um dos fatores mais importantes para um crescimento normal. Há, na realidade, um forte impulso para a atividade física por parte das crianças, sobretudo as pré-escolares. No entanto, o crescimento normal pode ser alterado tanto pela falta de atividade física como por seu excesso.

A forma básica do osso é determinada pela herança. Assim, o comprimento do osso está sob intenso controle dos fatores intrínsecos do crescimento, mas seu diâmetro é muito sensível aos fatores ambientais, entre os quais os exercícios físicos.

A compressão ou tensão intermitente, a força da gravidade e o suporte do peso corporal são indispensáveis para o crescimento ósseo adequado. No entanto, a estimulação excessiva desses fatores pode ser prejudicial.

Embora não se conheça o mecanismo exato da interação dos fatores que promovem o crescimento ósseo, os autores concordam que há um fator de crescimento "exercício-mediado" durante os anos de crescimento da criança.

POR QUE A COMPREENSÃO DO PROCESSO DE CRESCIMENTO LINEAR IMPLICA O ENTENDIMENTO DA VARIABILIDADE DA VELOCIDADE DE CRESCIMENTO?

A velocidade de crescimento (VC) é definida como o incremento em altura (em centímetros), ocorrido no intervalo de 1 ano.

A VC alcançada em distintas idades, incluindo o período de crescimento intrauterino, não é uniforme. As mudanças que se produzem em um ser humano que está crescendo só podem ser analisadas e compreendidas quando se pensa no crescimento como um processo dinâmico. A VC é o principal critério de normalidade do crescimento.

Com relação à velocidade de crescimento e aos fatores de regulação, o crescimento linear humano pode ser analisado em cinco fases distintas:

- **Fase intrauterina:** período de grande velocidade de crescimento, dependente de fatores genéticos, embrionários e nutricionais, e de fatores hormonais, como a insulina, o hormônio lactogênio placentário (HLP), de ação semelhante ao GH, as somatotropinas coriônicas (Sc) e as somatomedinas (Sm).
- **Fase do lactente:** a VC ainda se mantém elevada, porém com evidente desaceleração com relação ao período intrauterino. A VC é, em média, de 20 a 25cm por ano, no primeiro ano de vida, e de 12cm por ano, no segundo ano de vida, sendo mantida, principalmente, por uma nutrição adequada, associada à ação da insulina, do GH e dos hormônios tireoidianos. Nessa fase, o lactente atinge o canal de crescimento compatível com o potencial genético familiar, em geral entre os 9 e os 18 meses de idade.
- **Fase pré-puberal:** ocorre um crescimento mais lento e constante (VC = 5 a 7cm/ano), em que a ação fisiológica predominante é a do GH.
- **Fase puberal:** dependente dos esteroides sexuais, assim como do GH. Nessa fase, a VC é, em média, de 8cm/ano, para as meninas, e de 10cm/ano, para os meninos.
- **Fase puberal final:** observa-se um crescimento lento (1 a 1,5cm/ano), com duração média de 3 anos.

No que diz respeito à VC observada no período intrauterino, verificou-se que seu pico máximo, com relação ao comprimento, ocorre em torno da 20ª semana de gestação e, no que se refere ao peso, ao redor da 34ª semana. Esses achados sugerem que alterações nos padrões de crescimento em diferentes estágios da gestação podem levar ao estabelecimento de diferentes fenótipos antropométricos ao nascer, com repercussões no crescimento pós-natal.

QUAL O PADRÃO DE CRESCIMENTO INTRAUTERINO E SUAS REPERCUSSÕES NO CRESCIMENTO PÓS-NATAL?

É no período intrauterino que se observa a maior VC. O crescimento fetal é caracterizado por uma fase inicial de organização e diferenciação tecidual, associada a intensa proliferação celular. Corresponde ao crescimento embrionário e varia de 5cm/mês durante o terceiro mês de gestação até 10cm/mês entre o quarto e o quinto mês de gestação. Uma fase posterior é caracterizada por crescimento menor (2 a 3cm/mês).

Fatores genéticos, suprimento transplacentário de oxigênio e de substratos, além das ações endócrina e parácrina de hormônios produzidos pelo feto, pela placenta ou pela mãe, são os principais moduladores do crescimento fetal.

No entanto, caso o crescimento intrauterino não ocorra dentro do esperado, a dinâmica do crescimento pós-natal é alterada com repercussões em curto e longo prazo.

Padrão do crescimento de crianças nascidas a termo adequadas para a idade gestacional

O padrão do crescimento linear humano normal está bem documentado: VC elevada na vida fetal e rápida desaceleração até os 3 anos de idade, seguida de um período de desaceleração lenta até a puberdade. Na puberdade, ocorrem novas aceleração da VC e, após a idade do pico de maior velocidade, desaceleração, até que o crescimento se complete.

O recém-nascido a termo adequado para a idade gestacional (AIG) tem, ao nascer, aproximadamente 50cm, com variações entre 49 e 51cm. Durante o primeiro ano de vida, a diminuição da velocidade de crescimento pode ser observada se dividirmos o ano em quatro trimestres: no primeiro trimestre, a criança cresce 9cm; no segundo, 7cm; no terceiro, 5cm, e no quarto trimestre, 3cm, em média. Ao final do primeiro ano, o comprimento oscila entre 74 e 75cm. No segundo ano de vida, a criança crescerá 11 a 12cm, em média, ou seja, aproximadamente a metade do que cresceu no primeiro ano.

O pré-termo sadio, cujo peso de nascimento é apropriado para a idade gestacional, tem a mesma velocidade de crescimento esperada para um recém-nascido a termo, desde que se faça a correção da idade cronológica com relação à data esperada do nascimento. Excetuando os casos de intercorrências graves durante o período neonatal, a recuperação do comprimento se dá nos primeiros meses de vida, podendo ocorrer mais tardiamente. No entanto, a recuperação do perímetro cefálico é mais precoce e, por isso, o acompanhamento do perímetro cefálico tem sido usado por alguns autores como critério para avaliar a recuperação do crescimento dessas crianças.

Com relação ao comprimento, ocorre uma variação no incremento de 2,5 a 4,0cm por mês, podendo, na fase de crescimento acelerado, apresentar aumento médio semanal de 1,0cm. Já o perímetro cefálico apresenta, na fase de crescimento rápido, aumento médio de 1,1cm por semana.

Pode-se dizer que, sob condições adequadas de vida, essas crianças alcançam o crescimento dos nascidos a termo AIG entre os 18 e os 24 meses de idade.

Padrão de crescimento de crianças nascidas pequenas para a idade gestacional

O crescimento pós-natal das crianças nascidas pequenas para a idade gestacional (PIG) é registrado na literatura de modo discordante. Acredita-se que este seja um grupo heterogêneo e de etiologia muito variável. Aproximadamente 35% dos casos de PIG devem ser consequência de anormalidades genéticas. Entre os restantes, cerca de 70% são pequenos por causa de fatores maternos e/ou fatores placentários.

São muitos os critérios utilizados na literatura para definir esse grupo de crianças. De modo geral, a sigla PIG descreve um recém-nascido que apresenta um comprimento e/ou peso menor do que o esperado para a idade gestacional.

O recém-nascido PIG apresenta VC do perímetro cefálico maior com relação ao comprimento nas primeiras semanas de vida. Entretanto, na data correspondente ao nascimento, as medidas de perímetro cefálico e comprimento estão abaixo do décimo percentil.

Enquanto a maioria dessas crianças normaliza seu comprimento em torno de 2 anos, 10% a 15% não o fazem. Essas crianças continuam com crescimento deficiente durante toda a infância e apresentam baixa estatura na idade adulta, podendo ter, também, problemas metabólicos e cardiovasculares.

Entre aquelas que não recuperam o crescimento de modo satisfatório, devemos distinguir as que não o fazem porque continuam crescendo em ambiente inadequado, seja por oferta alimentar escassa, seja por outros agravos, daquelas que, apesar de bem-alimentadas e cuidadas, continuam com desempenho de crescimento deficiente.

COMO AVALIAR O CRESCIMENTO?

O crescimento pode ser avaliado levando-se em conta seus diferentes processos, como dentário, linear e estado nutricional e pubertário. Para avaliação do estado nutricional e do crescimento linear (incremento em altura), a antropometria, conjunto de técnicas utilizadas para medir o corpo humano ou suas partes, é largamente utilizada por sua facilidade de execução, baixo custo e por contar com ampla aceitação da população.

As medidas antropométricas básicas usadas para avaliação do crescimento são peso, estatura (comprimento e/ou altura) e perímetro cefálico. Com relação à avaliação do crescimento linear, utilizam-se os termos comprimento, para crianças menores de 2 anos de idade (criança deitada), e altura, para aquelas a partir dos 2 anos de idade (criança/adulto em pé). O termo estatura é usado para representar ambos (comprimento e altura).

São consideradas informações complementares na avaliação do crescimento: medidas dos segmentos (inferior e superior), relação entre segmentos superior e inferior, envergadura, pregas cutâneas, perímetros (torácico e abdominal) e indicadores maturacionais.

A avaliação do crescimento implica a coleta de medidas antropométricas com metodologia padronizada, a relação dessas medidas com gênero, idade ou outra variável da criança, comparando-as com os valores de referência, e a verificação se os valores encontrados estão dentro dos limites estabelecidos como normais, os chamados pontos de corte.

O QUE SÃO AS CURVAS DE REFERÊNCIA?

Para avaliação do crescimento, os profissionais que cuidam das crianças fazem a comparação das medidas corpóreas dessas crianças com as curvas de referência apropriadas e específicas para idade e gênero, o que torna possível identificar potenciais problemas relacionados com o crescimento, a saúde e a nutrição.

As curvas de referência, ou referencial adotado para comparação na avaliação do crescimento, não devem ser usadas como se fossem padrões.

*Todo padrão é uma referência,
mas nem toda referência é um padrão.*

Padrão é algo a que todos têm de se igualar, enquanto referência serve para que se estabeleçam comparações. Qualquer que seja a curva adotada para avaliação do crescimento individual, não se espera seguir um padrão exatamente igual ao dessa curva.

A curva ou padrão de referência deve refletir a variabilidade do crescimento que é esperada quando as condições ambientais são ótimas. Por essa razão, curvas de referência devem ser construídas a partir da distribuição de medidas obtidas em amostras suficientemente grandes de populações que gozem de ótimo estado nutricional.

COMO SÃO CONSTRUÍDAS AS CURVAS DE REFERÊNCIA?

Para a construção das curvas de referência podem ser utilizados dois métodos principais: o método transversal e o método longitudinal. Existe, também, o método híbrido, chamado longitudinal misto, mais complexo, que utiliza dados transversais e longitudinais. Cada método apresenta vantagens e desvantagens. O método transversal, por ser mais barato e rápido, é o mais utilizado para coletar dados sobre o crescimento humano. As curvas são elaboradas a partir de medidas tomadas uma única vez de uma amostra de determinada população de um país, região ou cidade, e a partir daí é feita a determinação das medidas de tendência central e de dispersão que estabelecem os limites estatísticos de normalidade das variáveis antropométricas consideradas. Assim foram construídas as curvas do National Center for Health Statistics (NCHS) e as de Marcondes e cols.

No método longitudinal, as medidas antropométricas são obtidas dos mesmos indivíduos, em idades determinadas, ao longo de um período de tempo, desde o nascimento até a idade adulta. Sua principal desvantagem é precisar de longo tempo de seguimento. É o método utilizado na construção das curvas de velocidade de crescimento. A curva de Tanner e cols. é um exemplo.

Já no *Multicentre Growth Reference Study* (MGRS), patrocinado pela OMS, realizado entre 1977 e 2003 e publicado em 2006, foram lançadas as curvas com base no crescimento fisiológico de crianças de 0 a 5 anos de idade que estivessem em aleitamento materno exclusivo ou predominante até pelo menos 4 meses de idade, com alimentação complementar adequada a partir de 6 meses, manutenção do aleitamento materno no mínimo até 12 meses e condição materna de não fumante, utilizando dados transversais e longitudinais para a construção das curvas. Trata-se, portanto, de um estudo longitudinal misto. O delineamento do MGRS combinou um estudo longitudinal realizado com crianças do nascimento aos 24 meses de idade com estudo transversal que teve a participação de crianças com idades entre 18 e 71 meses. Essa metodologia também possibilita a construção de curvas de VC.

Em 2007, a OMS apresentou as novas curvas de crescimento para as crianças dos 5 aos 19 anos de idade. Essas curvas foram construídas com a utilização das informações de 1977 do banco de dados do NCHS para as crianças dos 5 aos 19 anos. Foi utilizada a amostra original dos participantes de 1 a 24 anos. Além disso, acrescentaram-se os dados de crianças de 18 a 71 meses provenientes do padrão de crescimento da OMS para facilitar o alisamento das curvas na transição aos 5 anos de idade. Foram aplicados os métodos estatísticos mais atuais para o desenvolvimento de referências para crianças pré-escolares.

O QUE SÃO ÍNDICES E INDICADORES?

O conhecimento isolado das medidas antropométricas não tem significado e, por isso, estas devem ser relacionadas com a idade, o gênero ou outra variável antropométrica. A combinação dessas variáveis possibilita a construção de índices antropométricos, como peso para idade (P/I), comprimento ou altura para a idade (E/I), peso para comprimento ou altura (P/E), perímetro cefálico para a idade (PC/I) e índice de massa corporal para a idade (IMC/idade). A comparação desses índices entre a criança em estudo e uma população de referência possibilita descrever se ela apresenta crescimento satisfatório:

- **Índice P/I:** a aferição do peso é uma medida antropométrica de fácil obtenção e expressa as variações na massa corporal do organismo com relação à idade da criança. Essas variações são mais rápidas, dependem principalmente do aporte e do aproveitamento dos nutrientes e antecedem as variações de estatura no caso de agravos à saúde da criança. Por esses motivos, o índice P/I tem sido recomendado pelo Ministério da Saúde para acompanhamento do crescimento no âmbito da rede de atenção básica de saúde.
- **Índice E/I (comprimento ou altura):** a aferição do comprimento/altura avalia fundamentalmente o crescimento físico linear que se realiza mediante ossificação endocondral a partir da cartilagem de crescimento dos ossos longos e sofre influência de outros fatores além da nutrição. Trata-se de uma medida do crescimento que se altera mais lentamente; é necessário um agravo intenso ou duradouro para que os efeitos deletérios sobre a estatura sejam detectáveis. Portanto, a estatura e o peso refletem diferentes processos de crescimento físico.

Pode-se dizer que os déficits de peso/idade e de altura/idade não são apenas diferentes representações do mesmo fenômeno. Embora apresentem causas em comum, seus determinantes são distintos. O déficit altura/idade reflete um processo de *falha* em atingir o potencial do crescimento linear resultante das más condições de saúde e nutrição em que vive a população. Para crianças menores de 3 anos de idade, esse índice representa um processo continuado de falha no crescimento, ou *stunting*, e é potencialmente reversível. Para crianças maiores, indica um processo cumulativo em que a baixa estatura, já instalada, é de difícil regressão.

- **Índice P/E:** este índice dispensa a informação da idade; expressa a harmonia entre as dimensões de massa corporal e estatura. O déficit no índice de peso/estatura pode significar um processo biológico de comprometimento recente do crescimento que interferiu no ganho de peso, mas que ainda não acometeu a estatura. Pode ser utilizado para o diagnóstico de excesso de peso, necessitando, porém, ser avaliado com outros índices para um diagnóstico adequado de sobrepeso e obesidade.
- **Índice PC/I:** a aferição do perímetro cefálico é especialmente importante nos 2 primeiros anos de vida porque indica, indiretamente, o crescimento da massa encefálica, contribuindo para o diagnóstico precoce de microcefalia e macrocefalia e suas implicações.
- **Índice IMC/I:** a inclusão do IMC como parâmetro de avaliação possibilita que a criança seja mais bem avaliada em sua relação peso *vs.* comprimento (para menores de 2 anos) ou peso *vs.* altura (para maiores de 2 anos). Esse parâmetro auxilia a classificação de crianças que em determinado período estiveram desnutridas e apresentaram comprometimento de sua estatura, possibilitando melhor identificação de crianças com excesso de peso e baixa estatura. Por outro lado, o peso por idade limita-se a mostrar se a criança está com peso abaixo do recomendado para sua idade, mas não mostra se sua estatura já foi comprometida. O IMC já foi validado em crianças como bom marcador de adiposidade e sobrepeso, apresentando estreita correlação com outros parâmetros que avaliam a porcentagem de gordura corpórea, como as pregas cutâneas, a densitometria e a bioimpedância eletromagnética.

O IMC ou índice de Quetelet é calculado da seguinte maneira:

$$IMC = \frac{Peso\ (kg)}{Altura^2\ (m)}$$

Um índice antropométrico passa a ser um indicador das condições do crescimento quando ele é associado a pontos de corte que tornem possível situar a criança dentro de uma faixa aceita como normal, de acordo com a referência de crescimento utilizada.

COMO DEFINIR CRITÉRIO DE NORMALIDADE?

Nem sempre é fácil o estabelecimento de critérios de normalidade em biologia, tendo em vista a variabilidade dos fenômenos biológicos. No caso do crescimento físico, a tarefa é facilitada pelo fato de o fenômeno ser quantificável mediante procedimentos simplificados, quais sejam, a obtenção de pelo menos peso e estatura.

Para avaliação da normalidade do crescimento de uma criança é necessário dispor de uma curva de crescimento de referência que possibilite a comparação dos dados antropométricos obtidos de modo a quantificar a *posição* desses valores com relação à população de referência. Para esse propósito existem diferentes maneiras de representação dos pontos de corte dos índices antropométricos determinados estatisticamente: por meio de percentis, de escores z ou de outras formas de classificação.

O percentil indica a porcentagem do total de observações que são iguais ou se situam abaixo de determinado valor e é obtido dividindo-se a população organizada em 100 partes iguais. Supondo que a Figura 10.4 represente 100 meninos normais ordenados com relação à altura do menor para o maior, pode-se dizer que a criança que ocupa a décima posição é maior do que nove entre as 100 e menor do que 90 entre as 100. Em outras palavras, uma criança tem uma altura que está no décimo percentil quando 10% das crianças normais têm uma altura inferior e 90% têm uma altura superior a ela. O 50º percentil indica que 50% têm altura superior e os 50% restantes, altura inferior.

Outra maneira de quantificar valores antropométricos com relação à população-referência é pelo uso do escore z (desvios padrões) para representar a variabilidade de determinado parâmetro entre os indivíduos. O escore z expressa a que distância, medida em unidades de desvios padrões, o parâmetro obtido está afastado da mediana da população de referência para os mesmos gênero e idade. Valores negativos de escore z indicam que o valor está à esquerda da mediana e valores positivos, que o valor está à direita da mediana (Figura 10.5).

O objetivo primordial da quantificação das medidas e índices antropométricos é determinar se os valores encontrados significam normalidade ou não. Para isso, torna-se necessário a definição de limites a partir dos quais um indivíduo será considerado anormal. São os chamados pontos de corte. A escolha de um ponto de corte significa determinar um limite entre o crescimento normal e o anormal. Desse modo, a interpretação de determinada prevalência de atraso do crescimento necessita análise cuidadosa do critério usado como ponto de corte.

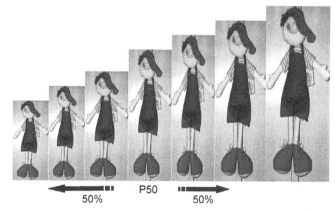

Figura 10.4 Exemplo ilustrativo do conceito de percentil.

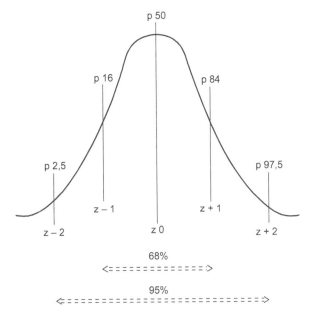

Figura 10.5 Representação gráfica da distribuição normal, do percentual da população compreendida entre os limites e da correspondência dos valores de percentil e desvio padrão.

QUAIS OS REFERENCIAIS ADOTADOS NA AVALIAÇÃO DO CRESCIMENTO?

A OMS e o Ministério da Saúde (MS) recomendam a utilização dos valores de referência para o acompanhamento do crescimento e do ganho de peso das curvas da OMS 2006 (crianças menores de 5 anos) e OMS 2007 (para a faixa etária dos 5 aos 19 anos), e que devem ser usados para a avaliação de crianças de qualquer país, independentemente de etnia, condição socioeconômica e tipo de alimentação.

As curvas da OMS diferem das demais curvas existentes nos seguintes aspectos:

- No reconhecimento da necessidade de *padrões*: a incorporação de metas ou normas em sua construção possibilita julgamento de valor. Em vez de atualizações *descritivas*, que mostram como as crianças presumivelmente saudáveis crescem em momentos e locais específicos, as novas curvas têm um caráter *prescritivo*, ou seja, mostram como as crianças deveriam crescer, mediante a formulação de critérios de seleção que incluíram comportamentos específicos, relacionados com a saúde, que são consistentes com as atuais recomendações de promoção à saúde.
- Estabelece que o crescimento dos bebês alimentados com leite materno deve ser considerado o *modelo normativo de crescimento*.
- As crianças participantes do estudo procedem de seis países de meios étnicos e culturais bem distintos; portanto, a amostra pode ser considerada verdadeiramente internacional.

Embora a OMS prefira o uso do escore z para descrição dos índices antropométricos, nas novas curvas esses e os percentis são diretamente relacionados e apresentam interpretação consistente dos pontos de corte para os diferentes índices antropométricos.

As interpretações dessas curvas de crescimento e seus limites de normalidade são resumidas nos Quadros 10.2 e 10.3.

Curvas de perímetro cefálico/idade

Para avaliação do perímetro cefálico (PC), a curva de referência recomendada pelo MS e utilizada na Caderneta de Saúde da Criança 2015 é a da OMS 2006.

Quadro 10.2 Classificação do estado nutricional de crianças menores de 5 anos de idade para cada índice antropométrico, segundo recomendações do SISVAN

VALORES CRÍTICOS		ÍNDICES ANTROPOMÉTRICOS PARA CRIANÇAS MENORES DE 5 ANOS			
		Peso para idade	Peso para estatura	IMC para idade	Estatura para idade
< percentil 0,1	< escore z –3	Muito baixo peso para a idade	Magreza acentuada	Magreza acentuada	Muito baixa estatura para a idade
≥ percentil 0,1 e < percentil 3	≥ escore z –3 e < escore z –2	Baixo peso para a idade	Magreza	Magreza	Baixa estatura para a idade
≥ percentil 3 e < percentil 15	≥ escore z –2 e < escore z –1	Peso adequado para a idade	Eutrofia	Eutrofia	Estatura adequada para a idade[2]
≥ percentil 15 e ≤ percentil 85	≥ escore z –1 e ≤ escore z +1		Risco de sobrepeso	Risco de sobrepeso	
> percentil 85 e ≤ percentil 97	> escore z +1 e ≤ escore z +2				
> percentil 97 e ≤ percentil 99,9	> escore z +2 e ≤ escore z +3	Peso elevado para a idade[1]	Sobrepeso	Sobrepeso	
> percentil 99,9	> escore z +3		Obesidade	Obesidade	

Fonte: adaptado de OMS, 2006.
[1]Uma criança com a classificação de peso elevado para a idade pode ter problemas de crescimento, mas o melhor índice para essa avaliação é o IMC para idade (ou peso para estatura).
[2]Uma criança classificada com estatura para idade acima do percentil 99,9 (escore z +3) é muito alta, mas isso raramente corresponde a um problema. Contudo, alguns casos correspondem a desordens endócrinas e tumores. Em caso de suspeita dessas situações, a criança deve ser encaminhada para atendimento especializado.

Quadro 10.3 Classificação do estado nutricional de crianças de 5 a 10 anos de idade para cada índice antropométrico, segundo recomendações do SISVAN

VALORES CRÍTICOS		CRIANÇAS DE 5 A 10 ANOS INCOMPLETOS		
		Peso para a idade	IMC para idade	Estatura para a idade
< percentil 0,1	< escore z −3	Muito baixo peso para a idade	Magreza acentuada	Muito baixa estatura para a idade
≥ percentil 0,1 e < percentil 3	≥ escore z −3 e < escore z −2	Baixo peso para a idade	Magreza	Baixa estatura para a idade
≥ percentil 3 e < percentil 15	≥ escore z −2 e < escore z −1	Peso adequado para a idade	Eutrofia	Estatura adequada para a idade[2]
≥ percentil 15 e ≤ percentil 85	≥ escore z −1 e ≤ escore z +1	Peso adequado para a idade	Eutrofia	Estatura adequada para a idade[2]
> percentil 85 e ≤ percentil 97	> escore z +1 e ≤ escore z +2	Peso adequado para a idade	Sobrepeso	Estatura adequada para a idade[2]
> percentil 97 e ≤ percentil 99,9	> escore z +2 e ≤ escore z +3	Peso elevado para a idade	Obesidade	Estatura adequada para a idade[2]
> percentil 99,9	> escore z +3	Peso elevado para a idade	Obesidade grave	Estatura adequada para a idade[2]

Fonte: adaptado de OMS, 2006.
[1] Uma criança com a classificação de peso elevado para a idade pode ter problemas de crescimento, mas o melhor índice para essa avaliação é o IMC para idade (ou peso para estatura).
[2] Uma criança classificada com estatura para idade acima do percentil 99,9 (escore z +3) é muito alta, mas raramente corresponde a um problema. Contudo, alguns casos correspondem a desordens endócrinas e tumores. Em caso de suspeitas dessas situações, a criança deve ser referenciada para um atendimento especializado.

A intepretação é fundamentada nos seguintes escores:

- **> +2 escore z:** PC acima do esperado para a idade.
- **≤ +2 escore z e ≥ −2 escore z:** PC adequado para a idade.
- **< −2 escore z:** PC abaixo do esperado para a idade.

Como as curvas de referência refletem tendências de saúde em determinado momento de uma população, são necessárias revisões periódicas. Em populações que vivenciam rápidas mudanças em saúde pública, esses padrões merecem revisão a cada década. Em outros, essa revisão pode ser feita a cada 30 anos, ou até que o fenômeno do crescimento secular tenha cessado. Convém considerar, também, certos efeitos que a imigração ou a emigração pode ter nos padrões gerais de altura daquelas populações.

QUAIS AS DIFERENÇAS NAS INTERPRETAÇÕES DAS CURVAS DA OMS/2006 COM RELAÇÃO ÀS DO NCHS/1977 E SUAS IMPLICAÇÕES NOS PROGRAMAS DE SAÚDE DA CRIANÇA?

Existem relevantes diferenças entre as curvas da OMS/2006 e as da população-referência NCHS/77 que variam de acordo com o grupo de idade, índice, parâmetro de dispersão (percentil ou escore z) e indicadores populacionais do estado nutricional utilizados. Essas diferenças são particularmente importantes entre crianças com menos de 24 meses, tendo em vista que a amostra utilizada para a construção das curvas da OMS é constituída apenas de crianças amamentadas exclusivamente ao seio, enquanto nas da referência NCHS predominam crianças alimentadas com fórmulas. Além disso, diferenças nos intervalos de aferições nas curvas das duas bases de dados, a cada 2 semanas nos 2 primeiros meses (OMS) e trimestralmente (NCHS) em um período de crescimento rápido, também podem explicar as variações encontradas nos perfis de crescimento das crianças. Essas diferenças devem ser consideradas por ocasião do aconselhamento das mães com relação à manutenção do aleitamento materno ou à introdução de alimentos complementares, assim como na interpretação das prevalências dos índices antropométricos.

O Quadro 10.4 resume o impacto esperado nas prevalências dos índices antropométricos no que diz respeito ao uso das curvas da OMS em relação às da população-referência NCHS.

Quadro 10.4 Uso das curvas da OMS e impacto nas prevalências dos índices peso/idade, comprimento/altura/idade, peso/altura em relação às da população-referência NCHS

Índice	Impacto na prevalência em relação ao NCHS
Peso/idade	**Déficit** – aumento nos primeiros meses. Tendência à diminuição em torno dos 8 meses de idade
Comprimento/altura/idade	**Déficit** – aumento em todas as faixas etárias
Peso/altura	**Déficit** – aumento em crianças com comprimento < 70cm; diminuição em crianças com comprimento > 70cm **Sobrepeso** – aumento entre crianças < 24 meses

Fonte: OMS, 2006.

QUAIS OS REFERENCIAIS ADOTADOS PARA AVALIAÇÃO DAS CRIANÇAS NASCIDAS PRÉ-TERMO?

Nas últimas décadas, com o aumento da taxa de sobrevivência das crianças nascidas pré-termo, verifica-se a importância de entender a dinâmica de seu crescimento e estabelecer diretrizes para seu acompanhamento.

Até a década de 1970 não havia curvas específicas para avaliação da criança nascida antes do termo. A partir daí, diversos estudos e diferentes propostas surgiram para monitorizar o crescimento do pré-termo. Algumas dessas propostas sugerem o uso de curvas de crescimento intrauterino e outras advogam o uso de curvas de crescimento longitudinais como melhor expressão do crescimento dessas crianças.

No que se refere ao uso das curvas de crescimento intrauterino, existem alguns problemas e limitações: amostras muito reduzidas; a não utilização de medidas antropométricas seriadas dos fetos na construção das curvas; a construção das curvas com dados de crianças em cada idade gestacional de nascimento, admitindo-se, portanto, que o peso de uma criança ao nascer seja igual ao que ela teria dentro do útero, nesse mesmo instante, se sua gestação prosseguisse até uma época posterior. A curva de crescimento intrauterino recomendada pela OMS como referência internacional é a curva de referência multirracial de Williams e cols.

O acompanhamento do crescimento dos recém-nascidos pré-termo utilizando-se curvas de crescimento longitudinais tem sido defendido por alguns com a justificativa de que estes podem não alcançar a taxa de crescimento esperada durante o crescimento intrauterino devido ao estresse do ambiente extrauterino.

Entretanto, os Centers for Disease Control (CDC) referem ser difícil recomendar curvas para avaliação do crescimento para crianças nascidas com peso < 1.500g, tendo em vista as limitações das duas melhores opções: as curvas dos CDC não incluem as crianças nascidas com peso < 1.500g, que foram excluídas por apresentar um padrão de crescimento bastante diferenciado com relação às demais, e as curvas para crianças de muito baixo peso desenvolvidas pelo Infant Health and Development Program (IHDP), em 1985, antes da implementação dos protocolos de cuidados de nutrição e medicamentos, podem ter sido responsáveis por um melhor desempenho no crescimento dessas crianças.

Desse modo, sejam elas curvas de crescimento intrauterino ou longitudinais, nenhuma parece representar o crescimento ideal dessas crianças, pois cada uma delas reflete o viés dos padrões clínicos de assistência da população estudada.

É importante lembrar que a idade pós-natal necessita ser corrigida para a idade gestacional em crianças nascidas prematuras, até 2 anos de idade, independentemente da referência utilizada, antes de representar graficamente os resultados das aferições das medidas antropométricas nas curvas de crescimento. Esse ajuste reduz a variabilidade do crescimento entre as crianças e possibilita, individualmente, uma avaliação mais efetiva do crescimento. Um modo prático de se obter a idade gestacional corrigida consiste em, para cada semana de vida pós-natal, acrescentar 1 semana à idade gestacional do recém-nascido.

No Brasil, se o recém-nascido pré-termo (RNPT) tiver o acompanhamento de seu peso avaliado pela curva de referência do NCHS/77 e a avaliação iniciada a partir de sua idade cronológica (data do nascimento), ficará, durante algum tempo, abaixo da curva do 10º ou 3º percentis, quanto mais prematuro for.

Por esse motivo, na tentativa de adequação do uso da curva de referência à curva de crescimento da criança prematura, foi publicada uma proposta que associa uma curva do crescimento de pré-termos até a 40ª semana de idade gestacional corrigida a uma curva de crianças a termo, em uma só curva (Figuras 10.6 e 10.7). A primeira curva é a desenvolvida no trabalho de Xavier e cols. a partir da população atendida em três hospitais da região Sudeste do Brasil; a segunda, a do NCHS.

Após a adoção das curvas da OMS como referência internacional e nacional para o acompanhamento do crescimento infantil, novas propostas para a avaliação das crianças nascidas pré-termo deverão surgir.

O QUE SE ENTENDE POR AVALIAÇÃO DINÂMICA DO CRESCIMENTO LINEAR?

O crescimento linear consiste no aumento de tamanho corporal em um intervalo de tempo. Por ser um fenômeno dinâmico, sua avaliação deve levar em conta dois conceitos: (a) o do comprimento/altura alcançada e (b) o de velocidade.

Comprimento/altura alcançada

A estatura alcançada depende do tamanho prévio da criança. A avaliação se faz comparando o tamanho medido em determinada idade com a distribuição de frequências dessa medida em crianças de mesmos gênero e idade. Nas extremidades da curva, é maior a chance de encontrar crianças que não são normais. Por isso, é necessário estabelecer limites de normalidade que possibilitem a tomada de decisão. Se estabelecermos que o terceiro percentil é o limite para o diagnóstico de baixa estatura, significa que 3% das pessoas normais estão abaixo daquele valor, o que quer dizer que muitas das crianças que procuram o médico com diagnóstico de baixa estatura são, na verdade, variantes extremos da normalidade (cerca de 80% das crianças com baixa estatura), ou seja, aproximadamente 20% dos casos corresponderão às crianças que não são normais.

Assim, é preciso entender que não se faz diagnóstico de problema de crescimento em uma única consulta, e que estar abaixo de um ponto de corte (3º percentil, 5º percentil) não significa, necessariamente, que a criança tem problema de crescimento, uma vez que esses pontos de corte são arbitrários. O que sugere problema de crescimento é a VC, principal critério de normalidade.

Velocidade de crescimento

A VC implica um conceito dinâmico: é altura ganha em determinado intervalo de tempo e é independente do tamanho alcançado. Trata-se de um reflexo do crescimento experimentado pela criança durante o intervalo de avaliação dessa velocidade. O intervalo de tempo mínimo necessário para avaliação da VC depende da medida considerada. No caso da altura, só é possível avaliar mudanças significativas em um intervalo mínimo de 3 meses, isso porque, como o ganho em altura é pequeno, medidas tomadas em curto prazo podem ser mascaradas por erros de aferição.

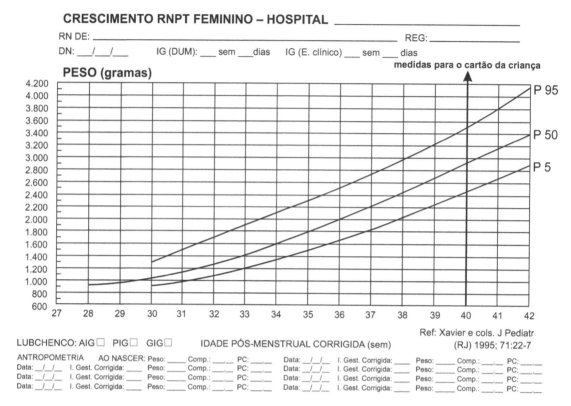

Figura 10.6 Mediana, P5 e P95 do peso feminino de RNPT.

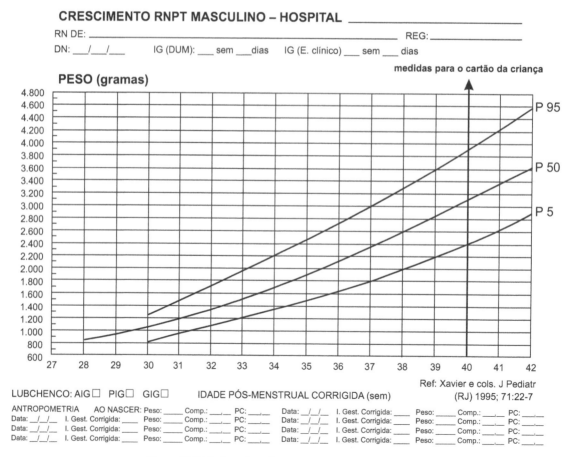

Figura 10.7 Mediana, P5 e P95 do peso masculino de RNPT.

Mesmo considerando 3 meses o menor tempo de intervalo para o estudo da velocidade, deve-se levar em conta que, quando se utilizam curvas com crianças medidas uma vez por ano, estas representam incrementos anuais, e a variabilidade desses aumentos anuais é muito menor do que a observada em períodos mais curtos. Com efeito, a VC durante 1 ano não é uniforme. Existem variações cíclicas no aumento da altura que fazem com que a variação de velocidade trimestral ou semestral seja muito maior do que a velocidade correspondente a períodos anuais. Entretanto, 1 ano é um intervalo de tempo muito longo quando se trata de avaliar incrementos, principalmente, em crianças menores de 2 anos. Assim, recomenda-se que medidas de comprimento sejam feitas com, pelo menos, 3 meses de intervalo.

O cálculo da VC pode ser feito utilizando-se a razão entre a diferença das alturas (anterior e atual) e o intervalo de tempo entre as duas medidas. Com relação ao tempo, o cálculo é feito com o tempo decimalizado. Assim, 3 meses equivalem a um quarto de ano (0,25). A seguir, compara-se o resultado obtido com a curva de referência (Tanner e cols.) ou com a curva de velocidade de crescimento da OMS para crianças menores de 5 anos, quando esta for viabilizada. Valores de velocidade abaixo do 10º percentil são considerados de risco, já que 80% das crianças abaixo desse valor apresentam algum problema.

COMO MONITORIZAR O CRESCIMENTO?

O monitoramento do crescimento pode ser definido como um processo sequencial de medidas para o diagnóstico do crescimento físico e desenvolvimento de indivíduos na comunidade com a finalidade de promover a saúde, o desenvolvimento humano e a qualidade de vida.

O acompanhamento do crescimento serve a objetivos que incluem educação, organização comunitária, detecção de crianças de risco e produção de indicadores de saúde. É de aplicação individual, ao contrário da vigilância, que é populacional.

A interpretação adequada do crescimento da criança depende de fatores como: (a) informação correta da idade da criança; (b) obtenção e registros apropriados das medidas antropométricas (técnica cuidadosa, instrumentos em perfeito estado); (c) conhecimento dos diferentes padrões de crescimento e das limitações do referencial utilizado; (d) uso das curvas de distância e velocidade, de acordo com idade e gênero; (e) seguimento evolutivo da criança; (f) outros dados clínicos além da antropometria (anamnese, exame físico).

Embora haja consenso de que o melhor parâmetro para o acompanhamento do crescimento de uma criança é a VC, na prática os gráficos de velocidade ou não estão disponíveis ou são pouco utilizados. Com relação ao índice comprimento ou altura/idade, o MS, em publicação recente, passou a recomendar seu uso para o acompanhamento do crescimento linear e identificação dos déficits de comprimento/altura das crianças do nascimento aos 10 anos de idade, estabelecendo o 3º percentil como limite para diagnóstico de baixa estatura.

No Brasil, na maioria dos serviços de saúde, o que se usa rotineiramente para acompanhamento do crescimento são as curvas de peso/idade. Estas não representam a maneira ideal de avaliação do crescimento, uma vez que, por se tratar de curvas construídas pelo método transversal, não avaliam a VC. No entanto, a VC é inferida a partir da inclinação da curva que a criança apresenta. O diagnóstico de crescimento satisfatório (curva ascendente) ou insatisfatório (curva retificada ou descendente) não é feito a partir de um ponto de corte, mas, sim, *como* a criança cresce. Essa forma de avaliação implica a necessidade de seguimento da criança.

No entanto, independentemente do gráfico de crescimento utilizado, aferições seriadas de peso ou estatura são importantes para determinação do padrão de crescimento da criança, e o profissional de saúde deve estar atento para as mudanças nos canais de crescimento. Algumas dessas mudanças são normais. O problema é, então, saber quantos centis (canais) a criança pode cruzar e ainda ser normal. A opinião dos autores ainda é bastante discordante.

De modo geral, a avaliação do crescimento das crianças que estão atravessando espaços intercentis, principalmente para aquelas em sentido descendente, deve levar em consideração o percentil em que a criança estava no início do processo, sua idade e o contexto em que está inserida (p. ex., boas ou más condições socioeconômicas). É importante avaliar, além da história clínica e social, o exame físico, a altura dos pais, problemas com a alimentação, especialmente naquelas que estão em dieta de transição, a possibilidade de doenças e as particularidades referentes às mudanças da VC nos diferentes grupos de idade, principalmente nas menores de 2 anos, antes de encaminhá-las para investigação.

CONSIDERAÇÕES FINAIS

A velocidade de crescimento e a altura alcançada nas diferentes idades são fenótipos condicionados pela herança genética dos indivíduos, ou seja, cada indivíduo nasce com determinado potencial de crescimento, que é definido pelo genótipo herdado de seus pais biológicos. A realização plena desse potencial, entretanto, depende da existência de um ótimo estado nutricional e, por extensão, de um bom estado de saúde, de uma alimentação adequada e de boas condições de vida em geral. Essa dependência é particularmente importante nos primeiros anos de vida.

A avaliação do crescimento é parte integrante e indispensável da consulta da criança e de seu acompanhamento. Para acompanhamento do crescimento de maneira adequada devem ser conhecidos os padrões de crescimento descritos como normais e os de crianças prematuras, pequenas para a idade gestacional, amamentadas exclusivamente ao seio, assim como as curvas de referência utilizadas para avaliação do crescimento dessas crianças e suas limitações.

O novo referencial consolidado pela OMS apresenta caráter prescritivo, além de viabilizar uma curva de VC atualizada, o que possibilita a identificação precoce dos problemas de crescimento.

No entanto, o processo de substituição das curvas atuais pelas novas precisa ir além da simples mudança de gráficos, devendo ser incluída uma revisão das práticas de monitoramento do crescimento como um todo.

ANEXOS

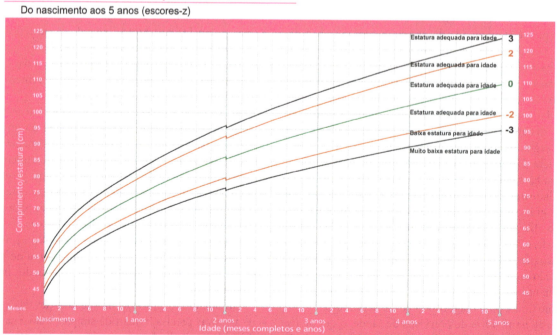

Fonte: WHO Child Growth Standards, 2006 (http://www.who.int/childgrowth/standards/en)

Perímetro cefálico para idade – MENINAS
Do nascimento aos 5 anos (escores-z)

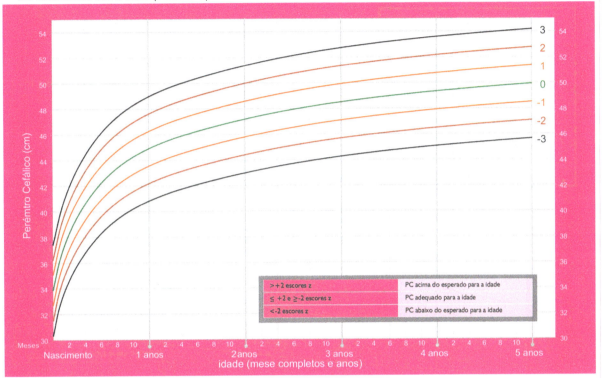

IMC por idade – MENINAS
Do nascimento aos 5 anos (escores-z)

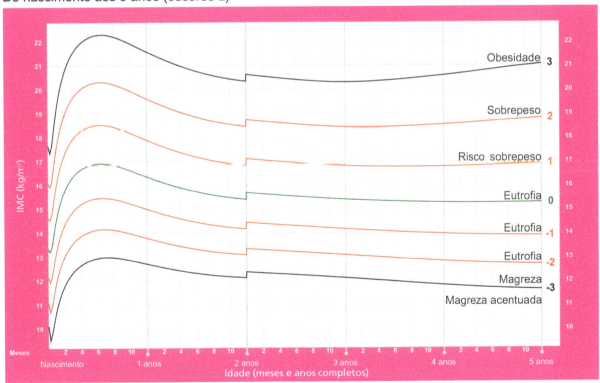

Fonte: WHO Child Growth Standards, 2006 (http://www.who.int/childgrowth/en/)

INSTITUTO DE MEDICINA INTEGRAL PROF. FERNANDO FIGUEIRA
GRÁFICO DE CONTROLE DE EVOLUÇÃO PONDO-ESTATURAL

Nome:_____
Data de Nasc.:___/___/___ Registro:_____

Peso por idade – MENINAS
Dos 5 aos 10 anos (escores-z)

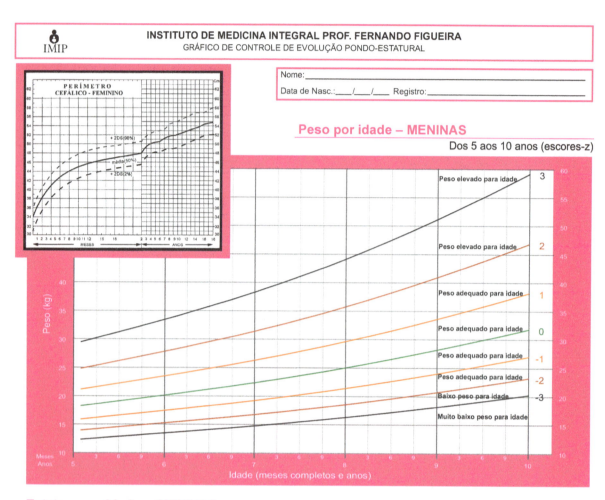

Estatura por idade – MENINAS
Dos 5 aos 19 anos (escores-z)

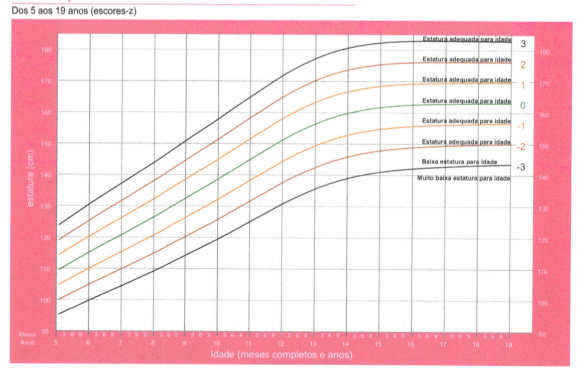

Fonte: WHO Growth reference data for 5-19 years, 2007 (http://www.who.int/growthref/en/)

Capítulo 10 • Acompanhamento do Crescimento

IMC por idade – MENINAS
Dos 5 aos 19 anos (escores-z)

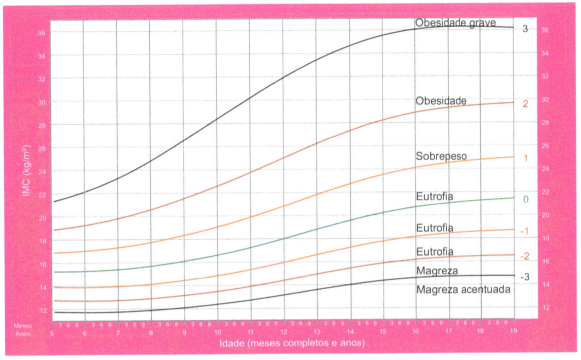

Fonte: WHO Growth reference data for 5-19 years, 2007 (http://www.who.int/growthref/en/)

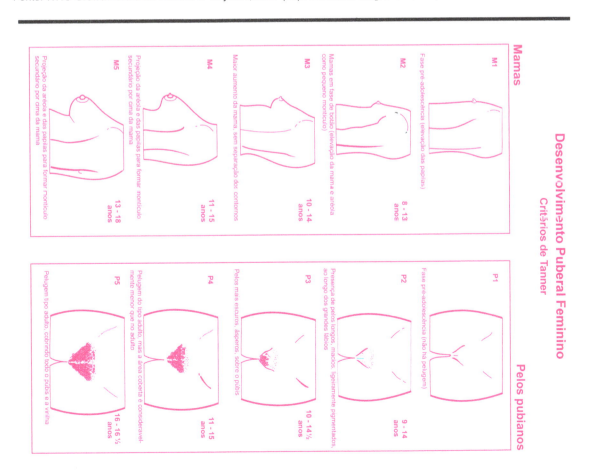

98 Seção II • Tópicos de Prevenção em Pediatria: Puericultura para a Criança que Viverá 100 Anos

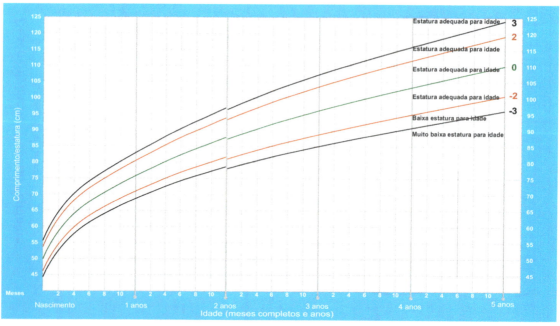

Fonte: WHO Child Growth Standards, 2006 (http://www.who.int/childgrowth/standards/en)

Perímetro cefálico para idade – MENINOS
Do nascimento aos 5 anos (escores-z)

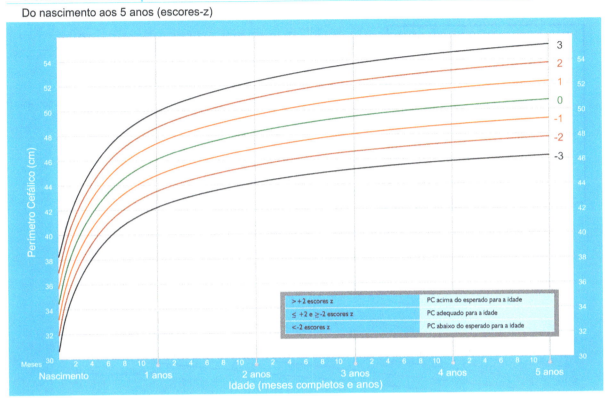

IMC por idade – MENINOS
Do nascimento aos 5 anos (escores-z)

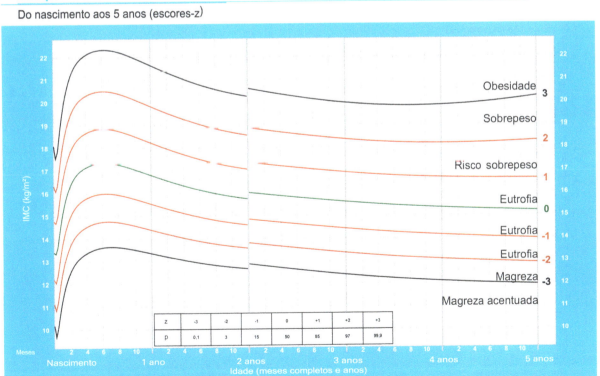

Fonte: WHO Child Growth Standards, 2006 (http://www.who.int/childgrowth/en/)

100 Seção II • Tópicos de Prevenção em Pediatria: Puericultura para a Criança que Viverá 100 Anos

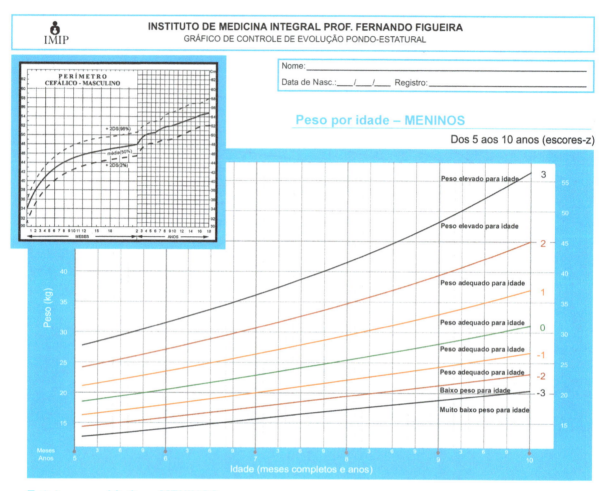

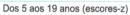

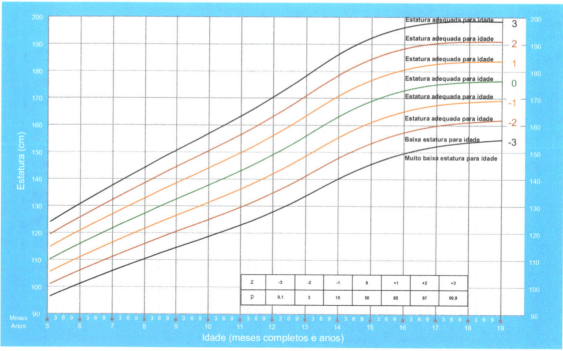

Fonte: WHO Growth reference data for 5-19 years, 2007 (http://www.who.int/growthref/en/)

IMC por idade – MENINOS
Dos 5 aos 19 anos (escores-z)

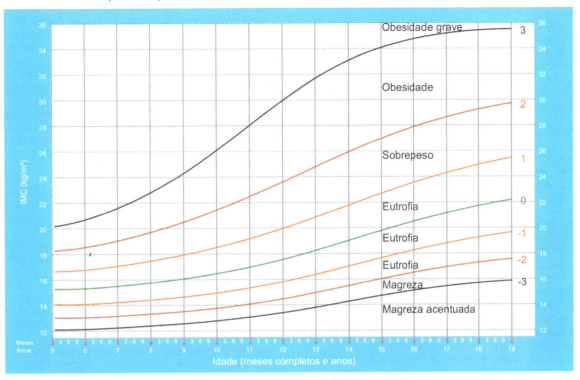

Fonte: WHO Growht reference data for 5-19 years, 2007 (http://www.who int/growthref/en/)

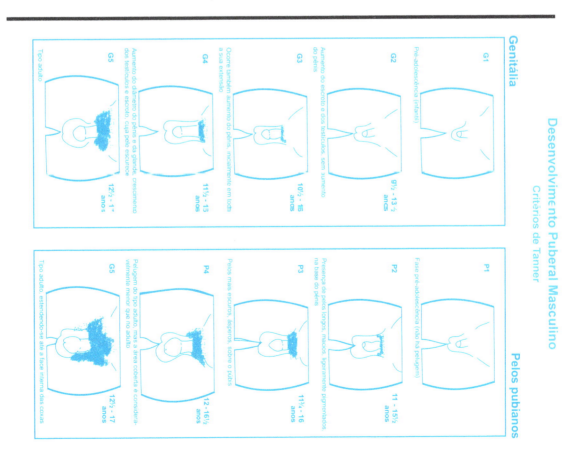

Desenvolvimento Puberal Masculino
Critérios de Tanner

Bibliografia

Allen LH. Nutritional influences on linear growth: a general review. Eur J Clin Nutr 1994; 48(Suppl 1):S25-44.

Alves CRL, Santos LC. Acompanhamento do crescimento. In: Leão E. et al. Pediatria ambulatorial. Belo Horizonte, Coopmed, 2013:193-12.

Alves JGB, Figueira F. Doenças do adulto com raízes na infância. 2. ed. Recife: Medbook, 2010.

Aquino LA. Acomapnhamento do crescimento normal – Comitê de Pediatrial Ambulatorial – SOPERJ. Revista de Pediatr SOPERJ 2011 (suplemento):15-20.

Battaglia FC, Lubchenco LO. A practical classification of newborn infants by weight and gestational age. J Pediatr 1967; 71(2):159-63.

Beaton G, Kelly A, Kevan J et al. Apropriate uses of anthropometric indices in Children: a report based on ACC/SCN Workshop. [s.n.] dec. 1990.

Brandt I. Growth dynamics of low birthweight infants with emphasis on the perinatal period. In: Faulkner F, Tanner J (eds.) Human growth: a comprehensive treatise. 2 ed., New York: Plenum Press, 1986:415-75.

Brasil. Ministério da Saúde. Caderneta de saúde da criança – Passaporte da cidadania. 9. ed. Brasília-DF, 2014.

Brasil. Ministério da Saúde. Caderneta de saúde da criança. 10. ed., Brasília-DF, 2015.

Brasil. Ministério da Saúde. Orientações para coleta e análise de dados antropométricos em serviços de saúde: norma técnica do sistema de Vigilância Alimentar e Nutricional – SISVAN. Brasília: Ministério da Saúde, 2011. (Série G. Estatística e Informação em Saúde.)

Brasil. Ministério da Saúde. Protocolos do Sistema de Vigilância Alimentar e Nutricional – SISVAN na assistência à saúde. Brasília: Ministério da Saúde, 2008. (Série B. Textos Básicos de Saúde)

Brasil. Ministério da Saúde. Secretaria de Atenção à Saúde. Departamento de Atenção Básica. Coordenação Geral da Política de Alimentação e Nutrição. Incorporação das curvas de crescimento da Organização Mundial de Saúde 2006 e 2007 no SISVAN. Disponível em: http://nutrição.saude.gov/sisvan.

Brasil. Ministério da Saúde. Secretaria de Atenção à Saúde. Departamento de Atenção Básica de Saúde. Saúde da criança – Crescimento e Desenvolvimento. Cadernos de Atenção Básica, nº 33, Brasília-DF, 2012.

Brasil. Ministério da Saúde. Secretaria de Políticas de Saúde. Saúde da criança – Acompanhamento do crescimento e desenvolvimento infantil. Série Cadernos de Atenção Básica 11, série A, Normas e Manuais Técnicos, n. 173. Brasília – DF, 2002.

Centers for Disease Control and Prevention and National Center For Health Statistics. 2000 CDC growth charts: United States, Hyaltsville [site na internet]. Disponível em: http://www.cdc.gov/growthcharts. Acessado em: 01/08/2015.

Cusminsky M, Lejarrada H, Mercer R et al. Manual de crescimiento y desarrollo del niño. Washington, D.C.: OPAS/OMS, 1986.

De Onis M, Victora CG. Growth charts for breastfed babies. J Pediatr (RJ) 2004; 80:85-7 [editorial].

De Onis M, Wijnhoven TMA, Onyango AW et al. Comparison of the World Health Organization (WHO) child growth standards and the National Center for Health Statistics/Who International Growth reference: implications for child health programmes. Public Health Nutrition 2006; 9(7):942-7.

De Onis M, Wijnhoven TMA, Onyango AW. Wordwide practices in child growt monitoring. J Ped 2004; 144:461-5.

Ferreira AA. Avaliação do crescimento de crianças: a trajetória das curvas de crescimento. DEMETRA 2012; 7(3)191-202.

Gibson RS. Anthropometric assessment of growth. In: Principles of nutricional assessment. Oxford University Press, 1990:163-83.

Growth Monitoring: The Coventry Concensus [site na internet]. Disponível em: http://www.healthforallchildren.com. Acessado em: 01/8/2015.

Jaldin MGM, Pinheiro SF, Santos AM, Muniz NC, Brito LMO. Crescimento do perímetro cefálico nos primeiros seis meses em crianças em aleitamento materno exclusivo. Rev Paul Pediatr 2011; 29(4):509-14.

Jordán JR. El lactante de 0 a 2 años: antropometria e crecimiento. In: Cusminsky M, Moreno EM, Ojeda ENS. Crecimiento y desarrollo: hechos y tendencias. Washington (DC): OPS; 1988:184-207. (Publicación Científica n. 510).

Karlberg JA, Baber FM, Low LCK, Yeung CY. Born small for gestational age: consequences for growth. Acta Paediatr Suppl 1996; 417:8-13.

Kessler DB, Dawson P (eds.). Failure to thrive and pediatric undernutrition – a transdisciplinary approach. Baltimore, Md: Brookes Publishing Co, 1999:579.

Marcondes E, Steian N, Carrazza FT. Desenvolvimento físico (crescimento) e funcional. In: Marcondes E et al. (eds.) 9. ed. Volume 1, São Paulo: Sarvier, 2002.

Mei Z, Grummer-Strawn LM, Thompson D, Dietz WH. Shifts in percentiles of growth during early childhood: analysis of longitudinal data from the California Child Health and Development Study. Pediatrics 2004; 113:e617-e627. Disponível em: ahttp://pediatrics.aappublications.org. Acesso em 01/08/2015.

Mei Z, Grummer-Strawn LM, Thompson D, Dietz WH. Shifts in percentiles of growth during early childhood: analysis of longitudinal data from the California Child Health and Development Study. Pediatrics. 2004 Jun; 113(6):e617-27. Disponível em: http://pediatrics.aappublications.org./ Acessado em 12/08/2015.

National Center for Health Statistics. NCHS Growth curves for children, birth-18 years. United States: Vital and Health Statistics 1977; 11(165):1-74.

Nilson A, Ohlsson C, Isaksson OGP et al. Hormonal regulation of longitudinal bone growth. Eur J Clin Nutr 1994; 48(Suppl 1):S150-160.

Ornelas SL, Xavier CC, Colosimo EA. Crescimento de recém-nascidos pré-termo pequenos para a idade gestacional. J Pediatr (RJ) 2002; 78:230-6.

Polhamus B, Thompson D, Benton-Davis SL et al. Overview of the CDC Growth Charts [site na internet]. Disponível em: http://www.medscape.com/viewprogram/2560pnt. Acessado em: 12/08/2015.

Ramos JL. Características do crescimento fetal. In: Ramos JL, Leone CR (eds.) O recém-nascido de baixo peso. São Paulo: Sarvier, 1986:5-16.

Romani SAM, Lira PIC. Fatores determinantes do crescimento infantil. Rev Bras Saúde Matern Infant 2004; 4(1):15-23.

Sherry B, Mei Z, Grummer-Strawn L, Dietz WH. Evaluation of and recommendation for growth references for VLBW (1500gm) infants in the United States. Pediatrics 2003; 111(4 Pt 1):750-8.

Steward DK, Moser DK. Intrauterine growth retardation in full-term newborn infants with birth weights greater than 2500 g. RINAH 2004; 27: 403-12.

Tanner JM, Whitehouse RH, Takahishi M. Standards from birth to maturity for height, weight, height velocity, and weight velocity: British Children, 1965. I. Arch Dis Child 1966; 41:454-71.

Tanner JM, Whitehouse RH, Takahishi M. Standards from birth to maturity for height, weight, height velocity, and weight velocity: British Children, 1965. II. Arch Dis Child 1966; 41:613-35.

Tanner JM. Foetus into man: physical growth from conception to maturity. Revised and enlarged edition. Cambridge, Massachusetts: Harvard University Press, 1990.

WHO. Physical status: the use and interpretation of anthropometry (1995). Report of a WHO expert committee. Wood Health Organ Tech Rep Sem, Geneva, 854:161-262.

Williams RL, Creasy RK, Cunningham GC. Fetal growth and perinatal viability in California. Obstet Gynecol 1982; 59(5):624-32.

World Health Organization. The Who Multicentre Growth Reference Study (MGRS). Child Growth Standards [site na internet]. Disponível em: http//www.who.int/childgrowth/mgrs/en/index.htlm. Acessado em: 02/08/2015.

Xavier CC, Abdallah VOS, Silva BR et al. Crescimento de recém-nascidos pré-termo. J Pediatr (RJ) 1995; 71:22-7.

Yamamoto RM, Dourek PC. Crescimento físico. In: Escobar AMU, Grisi SJFE, Valente MH (eds.). A promoção da saúde na infância. Barueri, SP: Manole, 2009 (Coleção Pediatria. Instituto da Criança HC – FMUS/Benita G Soares Schvartsman, Paulo Taufi Maluf Jr.).

Zeferino AMB, Barros Filho AA, Bettiol H, Barbieri MA. Acompanhamento do crescimento. J Pediatr (RJ) 2003; 79(Suppl.1):S23-S32.

Capítulo 11

Acompanhamento do Desenvolvimento da Criança na Primeira Infância

Amira Consuêlo de Melo Figueiras
Isabel Cristina Neves de Souza

INTRODUÇÃO

O interesse pelo desenvolvimento da criança tem aumentado de maneira expressiva nos últimos anos. Essa preocupação se deve ao surgimento mais frequente, com a redução da mortalidade infantil, de outras patologias que não levam ao óbito, mas que interferem na qualidade de vida das crianças e seus familiares. As situações evidenciadas pela queda abrupta da mortalidade infantil possibilitaram, então, que as crianças antes expostas ao risco biológico de morrer tivessem a possibilidade de vivenciar as consequências não só desses riscos biológicos, mas também dos estresses relativos às condições desfavoráveis em que vivem, propiciadas, em sua maior parte, pelo aumento da urbanização, violências, mudanças na estrutura familiar e falta de políticas públicas adequadas às suas necessidades, entre outras. Nesse contexto, os transtornos do desenvolvimento da criança e do adolescente, principalmente os mentais, emergem com alta taxa de prevalência, variando de 10% a 40%, dependendo da faixa etária analisada e da metodologia utilizada e sendo, portanto, consideradas a causa mais importante de problemas na infância e na adolescência.

CONCEITOS

Conceituar o desenvolvimento infantil não é tão simples, variando com o referencial teórico a ser adotado e os aspectos abordados. Para o pediatra é útil a definição clássica de Marcondes e cols. (1991): "desenvolvimento é o aumento da capacidade do indivíduo na realização de funções cada vez mais complexas." O neuropediatra, por sua vez, certamente pensará na maturação do sistema nervoso central. Do mesmo modo, o psicólogo, dependendo de sua formação e experiência, estará pensando nos aspectos cognitivos, na inteligência, na adaptação, na inter-relação com o meio ambiente. Por fim, o psicanalista dará mais ênfase às relações com os outros e à constituição do psiquismo.

Para Mussen e cols. (1995) o desenvolvimento é definido como mudanças nas estruturas físicas e neurológicas, cognitivas e comportamentais que emergem de maneira ordenada e são relativamente duradouras. Seu estudo consiste em detectar como e por que o organismo humano cresce e muda durante a vida, tendo como um dos objetivos a compreensão das mudanças que parecem ser universais – mudanças que ocorrem em todas as crianças, não importando a cultura em que cresçam ou as experiências que tenham. Um segundo objetivo é explicar as diferenças individuais. O terceiro objetivo é compreender como o comportamento das crianças é influenciado pelo contexto ou situação ambiental. Esses três aspectos – padrões universais, diferenças individuais e influências contextuais – são necessários para se entender claramente o desenvolvimento da criança. Dependendo da orientação teórica seguida pelo pesquisador e dos tipos de questões a serem estudadas, a ênfase pode ser colocada em qualquer um desses aspectos.

O modelo ecológico do desenvolvimento humano parte da concepção ecológica na qual interatuam os diferentes ambientes micro- e macrossociais (Figura 11.1). Nessa visão, o

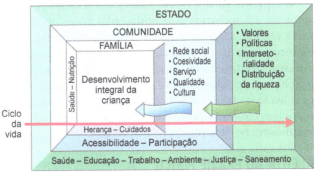

Figura 11.1 Modelo ecológico para o desenvolvimento infantil. (Molina et al., 2002.)

ambiente e o entorno são representados pelo Estado, a comunidade e a família. Cada um deles dispõe de suas normas e valores: o Estado através da formulação de políticas e marcos institucionais; a comunidade, através de seus modelos de organização e participação; finalmente, as famílias em seu papel transcendente de proteção, cuidado e satisfação das necessidades imediatas da infância.

Em síntese, o desenvolvimento infantil é um processo que inicia com a concepção e envolve vários aspectos, passa pelo crescimento físico e segue até a maturação neurológica, comportamental, cognitiva, social e afetiva da criança. Tem como produto tornar a criança competente para responder às suas próprias necessidades e às de seu meio, considerando seu contexto de vida.

FATORES DE RISCO NO DESENVOLVIMENTO INFANTIL

Diversos fatores podem ser responsáveis pelos problemas de desenvolvimento nas crianças. Na maioria das vezes não se pode estabelecer uma única causa, existindo a associação de diversas etiologias possivelmente associadas ao problema. Como o desenvolvimento da criança é decorrente da interação de características biológicas e experiências oferecidas pelo meio ambiente, fatores adversos nessas duas áreas podem alterar seu ritmo normal. A probabilidade de ocorrência é denominada *risco para o desenvolvimento*. A primeira condição para que uma criança se desenvolva bem é o afeto de sua mãe ou da pessoa que está encarregada de cuidar dela. A falta de afeto e de amor nos primeiros anos de vida deixará marcas definitivas no desenvolvimento da criança, constituindo-se em um dos riscos mais importantes para o bom desenvolvimento da criança.

A maior parte dos estudos classifica os riscos para problemas no desenvolvimento da criança em biológicos e ambientais. Os biológicos são eventos pré-, peri- e pós-natais que resultam em danos biológicos e que podem aumentar a probabilidade de prejuízo no desenvolvimento. Alguns autores separam dos biológicos os riscos ditos estabelecidos, referindo-se a desordens médicas definidas, especialmente as de origem genética. Como exemplos de riscos estabelecidos estariam os erros inatos do metabolismo, as malformações congênitas, a síndrome de Down e outras síndromes genéticas. Entre os biológicos estariam a prematuridade, a hipoxia cerebral grave, o *kernicterus*, as meningites e encefalites, entre outros.

As experiências adversas de vida ligadas à família, ao meio ambiente e à sociedade são consideradas riscos ambientais. Entre estes estariam as condições precárias de saúde, a falta de recursos sociais e educacionais, a educação materna, os estresses intrafamiliares, como violência, abuso, maus-tratos e problemas de saúde mental da mãe ou do cuidador, e as práticas inadequadas de cuidado e educação, entre outros. Os estudos têm mostrado que os fatores sociais exercem influência significativa no desenvolvimento da criança.

ALERTA NO EXAME FÍSICO

Dois sinais de alerta no exame físico de toda criança são fáceis de visualizar ou medir e se associam a risco maior de transtornos ou atrasos no desenvolvimento: alterações fenotípicas e alteração no perímetro cefálico.

Entende-se por fenótipo qualquer característica física ou na conduta detectada na criança determinada pela interação do genótipo (carga genética) com o meio. Entre essas características físicas estão as anomalias maiores e menores. As primeiras representam comprometimento na função do órgão na saúde do paciente, enquanto as anomalias menores são definidas como alterações morfológicas pouco frequentes e que podem não representar um problema médico sério, com ou sem consequências cosméticas graves para o paciente. As anomalias maiores são cardiopatias, lábio leporino e fenda palatina, e as menores, fenda palpebral oblíqua, hipertelorismo, implantação baixa de orelhas com ou sem rotação posterior, pescoço curto e alado, prega palmar única, quinto dedo da mão curto e encurvado (clinodactilia), entre outras. Seu reconhecimento pode servir como indicativo de uma morfogênese globalmente alterada. A presença de três ou mais dessas alterações menores no indivíduo tem alta probabilidade de levar ao desenvolvimento de alterações maiores e está associada a algum transtorno genético com transtorno no desenvolvimento.

O segundo sinal de alerta no exame físico é o perímetro cefálico, ou seja, a medida do tamanho do crânio, que indica o índice de seu volume (encéfalo e líquido cefalorraquidiano – LCR). A medição periódica do perímetro cefálico é muito importante por possibilitar, mediante seguimento e comparação, valorizar desvios e predizer alterações no desenvolvimento do sistema nervoso central (SNC). Desvios no perímetro cefálico, ou seja, perímetro cefálico > 2 desvios padrões (DP) ou > –2 DP associa-se a risco maior de transtorno no desenvolvimento. Atualmente, utilizam-se como referência as curvas de crescimento do perímetro cefálico da Organização Mundial da Saúde (OMS).

ACOMPANHAMENTO DO DESENVOLVIMENTO

O acompanhamento do desenvolvimento da criança nos primeiros anos de vida é de fundamental importância, pois é nessa etapa da vida extrauterina que o tecido nervoso mais cresce e amadurece e está, portanto, mais sujeito aos agravos. Por sua grande plasticidade, é também nessa época que a criança responde melhor às terapias e aos estímulos que recebe do meio ambiente. Inúmeras experiências demonstram que estimulação e cuidados adequados de maneira integrada, envolvendo ações de saúde, educação e assistência à criança e suas famílias nos primeiros anos de vida, melhoram seu raciocínio, suas habilidades e seu comportamento, entre outros aspectos.

Para a implantação dessas intervenções é necessário conhecer o desenvolvimento normal da criança em suas diversas faixas etárias, proporcionar situações que promovam um desenvolvimento saudável e identificar as que precisam de atendimento especializado, encaminhando-as o mais breve possível a serviços onde possam receber essas intervenções. É fundamental, portanto, que nesse período o profissional de saúde, juntamente com a família e a comunidade na qual está inserido, promova o acompanhamento do desenvolvimento de suas crianças.

Apesar do consenso entre os profissionais quanto à importância do acompanhamento do desenvolvimento da criança, a maneira como fazê-lo ainda é controvertida. Várias são as propostas e modelos para esse acompanhamento. Para um bom entendimento dessas divergências é importante a definição de certas expressões habitualmente usadas na literatura, como:

- *Screening:* consiste na provável identificação de uma doença ou defeito mediante a utilização de testes, exames ou outros procedimentos que podem ser aplicados rapidamente. Não se trata de provas diagnósticas; as pessoas que respondem positivamente devem ser encaminhadas para esclarecimento e, se necessário, tratamento. *Screening* do desenvolvimento significa um processo de checagem metodológica do desenvolvimento das crianças aparentemente normais. É tradicionalmente limitado à detecção. Grupos de crianças são testados em idades preestabelecidas para determinação daquelas com possíveis desvios da normalidade no desenvolvimento.
- **Vigilância do desenvolvimento:** compreende todas as atividades relacionadas com a promoção do desenvolvimento normal e a detecção de problemas de desenvolvimento da criança. Trata-se de um processo contínuo, flexível, envolvendo informações dos profissionais de saúde, pais e professores, entre outros. Na vigilância do desenvolvimento devem ser considerados os antecedentes familiares da criança, a história pré-, peri- e pós-natal, exames físico e neurológico, a trajetória de desenvolvimento, a percepção dos pais, a qualidade da interação dos pais com a criança, o ambiente domiciliar e as experiências extradomiciliares, além da observação acurada da criança. Deve-se procurar obter os dados relacionados com possíveis fatores de risco para distúrbios do desenvolvimento, desde a concepção até o momento do exame, assim como os possíveis fatores de proteção a serem incentivados.
- **Avaliação do desenvolvimento:** consiste na investigação mais detalhada de crianças supostamente portadoras de problemas no desenvolvimento. Em geral, é multidisciplinar e diagnóstica e implica a elaboração de um plano terapêutico interdisciplinar envolvendo as necessidades da criança avaliada.

Dependendo da finalidade, todos esses procedimentos têm seu espaço no estudo do desenvolvimento da criança. Assim, nos inquéritos populacionais, quando o objetivo é o rastreamento de crianças com maior ou menor risco para problemas no desenvolvimento, os testes de *screening* constituem a melhor opção. No acompanhamento individual da criança, a *vigilância do desenvolvimento* é o teste mais adequado. Nos casos em que é necessário o diagnóstico, torna-se indispensável a *avaliação do desenvolvimento*. Muitas vezes, um procedimento estará imbricado com o outro, de modo a promover um melhor resultado. É possível que a vigilância do desenvolvimento necessite alguma escala ou teste para servir de roteiro no exame do desenvolvimento.

Na vigilância do desenvolvimento, deve ser dado destaque à percepção dos pais sobre o desenvolvimento de seus filhos. De modo geral, há consenso na literatura de que a opinião dos pais como detectores acurados das deficiências observadas em seus filhos tem altas sensibilidade e especificidade.

INSTRUMENTOS DE ACOMPANHAMENTO DO DESENVOLVIMENTO

Em todos os processos de acompanhamento do desenvolvimento da criança e detecção daquelas com possíveis desvios, vários instrumentos são usados nos processos de *screening*, vigilância ou avaliação do desenvolvimento da criança. Estes podem ser mais ou menos úteis, cabendo ao examinador proceder a uma análise das qualidades e do domínio de cada uma deles antes da escolha. Entre os mais conhecidos destacam-se a escala de Arnold Gesell, a *Denver Developmental Screening Test (DDST)*, a escala norte-americana mais utilizada em todo o mundo, a *Bayley Scales of Infant Development (BSID)*, uma escala também norte-americana, considerada por muitos o padrão-ouro para avaliação do desenvolvimento e largamente utilizada em pesquisas de fatores de risco para o desenvolvimento e na validação e padronização de instrumentos simplificados empregados em comunidades de diversos países, e as *Guias de Avaliação do Desenvolvimento dos Menores de 6 Anos*, elaboradas por Lejarraga e cols. com crianças argentinas. No Brasil são usadas duas escalas elaboradas por pesquisadores nacionais: a *Escala de Desenvolvimento Heloísa Marinho* e a *Escala de Desenvolvimento do Comportamento da Criança Elizabeth Pinto*, para crianças de 1 a 12 meses de vida, concebida a partir de uma abordagem multidisciplinar do desenvolvimento do comportamento humano.

As escalas ou testes estão indicados quando bem aplicados, contribuindo para detecção de crianças com risco de apresentar possíveis problemas no desenvolvimento e para comparação de populações em diversas localidades. Têm valor no estudo do desenvolvimento da criança, como sistematizadoras do exame, principalmente durante os primeiros anos de vida, fase em que predomina o aspecto biológico-maturacional no processo do desenvolvimento. Entretanto, como são fundamentadas em populações de contextos culturais distintos, é difícil sua aplicação em crianças maiores.

Seguindo a proposta de vigilância do desenvolvimento, a Organização Panamericana de Saúde publicou o *Manual para Vigilância do Desenvolvimento Infantil no Contexto da AIDPI*, elaborado pela equipe que implantou o Programa de Vigilância do Desenvolvimento Infantil no município de Belém/PA, usando a metodologia da Atenção Integrada das Doenças Prevalentes na Infância (AIDPI) com a finalidade de sistematizar o atendimento, facilitando para os profissionais de saúde da atenção primária a orientação dos pais sobre a promoção do desenvolvimento normal de seus filhos e a detecção precoce de crianças com a possibilidade de apresentar algum problema no desenvolvimento. Estas, por sua vez, seriam referenciadas para avaliação por profissionais especializados em desenvolvimento infantil para aprofundamento da investigação e instituição do tratamento adequado. Nesse instrumento destacam-se os fatores de risco para o desenvolvimento, a percepção da mãe sobre o desenvolvimento de seu filho, a verificação do perímetro cefálico e a observação da presença de alterações fenotípicas ao exame físico, assim como a observação de algumas posturas, reflexos, comportamentos e habilidades presentes em determinadas faixas etárias da criança. Essas posturas e reflexos foram retirados de Lefèvre e Diament e os comportamentos/habilidades provêm das quatro escalas de desenvolvimento citadas anteriormente e validadas por outros autores. Em sua primeira versão, o *Manual para Vigilância do Desenvolvimento Infantil no Contexto da AIDPI* aborda a vigilância do desenvolvimento até 2 anos de idade. Posteriormente foi relançado com a complicação da faixa etária até 6 anos.

No Brasil, em 2006, a Caderneta de Saúde da Criança (CSC) foi relançada com algumas modificações, destacando o componente do desenvolvimento da criança. Em sua sexta versão, em 2009, o componente de desenvolvimento infantil da CSC se baseou no *Manual para Vigilância do Desenvolvimento Infantil no Contexto da AIDPI* com algumas modificações, com ênfase na vigilância do desenvolvimento até os 3 anos de idade. Atualmente está sendo revisto e abrangerá a vigilância do desenvolvimento até os 6 anos de idade. Nesse instrumento, o profissional de saúde deverá verificar os fatores de risco para o desenvolvimento da criança, as alterações físicas normalmente associadas a alterações do desenvolvimento e, finalmente, os marcos do desenvolvimento, da criança, de acordo com sua faixa etária (Quadros 11.1 a 11.3). Com essas informações utilizará o Quadro 11.4 para estabelecer uma classificação do desenvolvimento da criança.

Quadro 11.1 Marcos do desenvolvimento da criança até 12 meses

Idade	Marcos do desenvolvimento	Como pesquisar
0 a < 1 mês	Postura: barriga para cima, pernas e braços fletidos, cabeça lateralizada	Deite a criança em superfície plana, de costas; observe se seus braços e pernas ficam flexionados e sua cabeça lateralizada
	Observa um rosto	Posicione seu rosto aproximadamente 30cm acima do rosto da criança. Observe se a criança olha para você, de maneira evidente
	Reage ao som	Bata palma ou balance um chocalho a cerca de 30cm de cada orelha da criança e observe se ela reage com movimentos nos olhos ou mudança da expressão facial
	Eleva a cabeça	Posicione a criança de bruço e observe se ela levanta a cabeça, desencostando o queixo da superfície sem se virar para um dos lados
1 a < 2 meses	Sorriso social – quando estimulada	Sorria e converse com a criança; não lhe faça cócegas ou toque em sua face. Observe se ela responde com um sorriso
	Abre as mãos	Observe se em alguns momentos a criança abre as mãos espontaneamente
	Emite sons	Observe se a criança emite algum som que não seja choro. Caso não seja observado, pergunte ao acompanhante se o faz em casa
	Movimenta ativamente os membros	Observe se a criança movimenta ativamente os membros superiores e inferiores
2 a < 4 meses	Resposta ativa ao contato social	Fique diante do bebê e converse com ele. Observe se ele responde com sorriso e emissão de sons como se estivesse "conversando" com você. Pode pedir que a mãe o faça
	Segura objetos	Ofereça um objeto tocando no dorso da mão ou nos dedos da criança. Esta deverá abrir as mãos e segurar o objeto pelo menos por alguns segundos
	Emite sons, ri alto (gargalhada)	Fique diante da criança e converse com ela. Observe se ela emite sons (gugu, eeee etc.) e veja se ela ri, emitindo sons (gargalhada)
	De bruço, levanta a cabeça, apoiando-se nos antebraços	Coloque a criança de bruço em uma superfície firme. Chame sua atenção com objetos ou seu rosto e observe se ela levanta a cabeça, apoiando-se nos antebraços
4 a < 6 meses	Busca ativa de objetos	Coloque um objeto ao alcance da criança (sobre a mesa ou na palma de sua mão), chamando a atenção para ele. Observe se ela tenta alcançá-lo
	Leva objetos a boca	Coloque um objeto na mão da criança e observe se ela o leva à boca
	Localiza o som	Faça um barulho suave (sino, chocalho etc.) próximo à orelha da criança e observe se ela vira a cabeça em direção ao objeto que produziu o som. Repita no lado oposto
	Muda de posição ativamente (rola)	Coloque a criança em superfície plana de barriga para cima. Incentive-a a virar para a posição de bruços
6 a < 9 meses	Brinca de esconde-achou	Coloque-se diante da criança e brinque de aparecer e desaparecer, atrás de um pano ou de outra pessoa. Observe se a criança faz movimentos para procurá-lo quando desaparece, como tentar puxar o pano ou olhar atrás da outra pessoa
	Transfere objetos de uma mão para outra	Ofereça um objeto para que a criança segure. Observe se ela o transfere de uma mão para outra. Se não fizer isso, ofereça outro objeto e observe se ela transfere o primeiro para a outra mão
	Duplica sílabas	Observe se a criança fala "papa", "dada", "mama". Se não, pergunte à mãe se o faz em casa
	Senta-se sem apoio	Coloque a criança em uma superfície firme, ofereça-lhe um objeto para que ela segure e observe se ela fica sentada sem o apoio das mãos para equilibrar-se
9 a < 12 meses	Imita gestos	Faça algum gesto conhecido pela criança, como bater palmas ou dar tchau, e observe se ela o imita. Caso ela não o faça, peça à mãe para estimulá-la
	Faz pinça	Coloque próximo a criança uma jujuba ou uma bolinha de papel. Chame a atenção da criança para que ela o pegue. Observe se ao pegá-lo ela usa o movimento de pinça com qualquer parte do polegar associado ao indicador
	Produz "jargão"	Observe se a criança produz uma conversação incompreensível consigo própria, com você ou com a mãe (jargão). Caso não seja possível observar, pergunte se ela faz isso em casa
	Anda com apoio	Observe se a criança consegue dar alguns passos com apoio

Quadro 11.2 Marcos do desenvolvimento da criança de 1 ano até 3 anos e 6 meses

Idade	Marcos do desenvolvimento	Como pesquisar
1 ano a 1 ano e 3 meses	Mostra o que quer	A criança indica o que quer sem que seja por meio do choro, podendo ser por palavras ou sons, apontando ou estendendo a mão para alcançar. Considere a informação do acompanhante
	Coloca blocos na caneca	Coloque 3 blocos e a caneca sobre a mesa, em frente à criança. Estimule-a a colocar os blocos dentro da caneca, por meio de demonstração e fala. Observe se a criança consegue colocar pelo menos um bloco dentro da caneca e soltá-lo
	Diz 1 palavra	Observe se durante o atendimento a criança diz pelo menos 1 palavra que não seja o nome de membros da família ou de animais de estimação. Considere a informação do acompanhante
	Anda sem apoio	Observe se a criança já anda bem, com bom equilíbrio, sem se apoiar
1 ano e 3 meses a 1 ano e 6 meses	Usa colher ou garfo	A criança usa colher ou garfo, derramando pouco fora da boca. Considere a informação do acompanhante
	Constrói torre de 2 cubos	Observe se a criança consegue colocar um cubo sobre o outro sem que ele caia ao retirar sua mão
	Fala 3 palavras	Observe se durante o atendimento a criança diz 3 palavras que não sejam os nomes de membros da família ou de animais de estimação. Considere a informação do acompanhante
	Anda para trás	Peça à criança que abra uma porta ou gaveta e observe se dá 2 passos para trás sem cair
1 ano e 6 meses a 2 anos	Tira a roupa	Observe se a criança é capaz de remover alguma peça de roupa como sapatos que exijam esforço para remoção, casacos, calças ou camisetas. Considere a informação do acompanhante
	Constrói torre de 3 cubos	Observe se a criança consegue empilhar 3 cubos sem que ele caia ao retirar sua mão
	Aponta 2 figuras	Observe se a criança é capaz de apontar 2 figuras de um grupo de 5
	Chuta bola	Observe se a criança chuta a bola sem apoiar-se em objetos
2 anos a 2 anos e 6 meses	Veste-se com supervisão	Pergunte aos cuidadores se a criança é capaz de vestir alguma peça de roupa, como cueca, meias, sapatos, casaco etc.
	Constrói torres de 6 cubos	Observe se a criança consegue empilhar 3 cubos sem que ele caia ao retirar sua mão
	Frases com 2 palavras	Observe se a criança combina pelo menos 2 palavras, formando uma frase com significado, que indique uma ação. Considere a informação do acompanhante
	Pula com ambos os pés	Se a criança pular com os ambos os pés, atingindo o chão ao mesmo tempo, mas não necessariamente no mesmo lugar
2 anos e 6 meses a 3 anos	Brinca com outras crianças	Pergunte ao acompanhante se a criança participa de brincadeiras com outras crianças de sua idade
	Imita linha vertical	Observe, após demonstração, se a criança faz uma linha ou mais (no papel) de pelo menos 5cm de comprimento
	Reconhece 2 ações	Observe se a criança aponta a figura de acordo com a ação, como: "quem mia?" "quem late?", "quem fala?", "quem galopa?"
	Arremessa bola	Observe se a criança arremessa a bola acima do braço
3 anos a 3 anos e 6 meses	Veste uma camiseta	Pergunte aos cuidadores se a criança é capaz de vestir sua camiseta e/ou pulôver sem ajuda
	Move o polegar com a mão fechada	Demonstre para a criança e observe se ela é capaz de mover o polegar para cima em sinal de "OK" ou "legal" ou "tudo bem", com uma ou ambas as mãos
	Compreende 2 adjetivos	Verifique se a criança é capaz de compreender 2 adjetivos. Pergunte: "o que você faz quando está com fome?", "o que você faz quando está com frio?", "o que você faz quando está cansado?". Verifique se suas respostas são coerentes, como: "eu como", "eu visto um casaco", "vou deitar" etc.
	Equilibra-se em cada pé por 1 segundo	Após demonstração, verifique se a criança consegue equilibrar-se em um pé apenas, sem apoiar-se em nenhum objeto, pelo menos por 1 segundo, dando-lhe 3 tentativas. Repita com o outro pé

(continua)

Quadro 11.3 Marcos do desenvolvimento da criança de 1 ano até 3 anos e 6 meses (*continuação*)

Idade	Marcos do desenvolvimento	Como pesquisar
3 anos e 6 meses a 4 anos	Emparelha cores	Observe se a criança é capaz de emparelhar objetos da mesma cor, como, por exemplo, os cubos
	Copia círculos	Forneça à criança um lápis e uma folha de papel. Mostre-lhe a figura de um círculo e verifique se ela é capaz de desenhar qualquer forma de aproximação com um círculo que esteja fechado ou quase fechado
	Fala inteligível	Durante a avaliação, observe a inteligibilidade da fala da criança (articulação e verbalização de ideias em sequência)
	Pula em um pé só	Demonstre e verifique se a criança consegue pular em um pé apenas, 2 ou mais vezes, sem apoiar-se em nenhum objeto
	Veste-se sem ajuda	Pergunte aos cuidadores se a criança é capaz de se vestir sem ajuda
4 anos a 4 anos e 6 meses	Copia cruz	Forneça à criança um lápis e uma folha de papel. Mostre-lhe a figura de uma cruz e verifique se ela é capaz de desenhar 2 linhas que se cruzem próximo a seu ponto médio
	Compreende 4 preposições	Dê a criança o bloco e peça: "coloque o bloco em cima da mesa", "coloque o bloco embaixo da mesa", "coloque o bloco na minha frente", "coloque o bloco atrás de mim". Observe se ela cumpre adequadamente os 4 comandos
	Equilibra-se em cada pé por 3 segundos	Procedimento semelhante a "equilibra-se em cada pé por 1 segundo" com o tempo de 3 segundos ou mais
4 anos e 6 meses a 5 anos	Escova dentes sem ajuda	Pergunte aos cuidadores se a criança é capaz de escovar os dentes sem ajuda ou supervisão (durante algum tempo), inclusive a colocar a pasta de dentes, escovar os dentes posteriores e usar o fio dental. Verifique se a criança recebeu treinamento para isso
	Aponta a linha mais comprida	Mostre para a criança uma ficha contendo o desenho de 2 linhas paralelas em posição vertical. Verifique se ela é capaz de apontar a linha mais comprida, mesmo mudando a posição do papel. Em 3 tentativas, mudando a posição do papel, ela deve acertar as 3 ou 5 em 6 tentativas
	Define 5 palavras	Verifique se a criança é capaz de definir 5 palavras. Faça perguntas do tipo "o que é uma bola?" ou "o que você sobre o rio?". Use palavras adequadas a seu contexto de vida. Ela terá de responder 5 de 7 palavras. A definição é aceitável quando inclui: (1) uso; (2) forma; (3) material do que é feito; (4) categoria geral (p. ex., rio = tem peixe, água, pescar)
	Equilibra-se em um dos pés por 5 segundos	Procedimento semelhante a "equilibra-se em cada pé por 1 segundo" com o tempo de 5 segundos ou mais
5 anos a 5 anos e 6 meses	Brinca de faz-de-conta com outras crianças	Pergunte aos cuidadores se a criança participa de brincadeiras de faz-de-conta (p. ex., casinha, escola), tanto no contexto familiar como no escolar
	Desenha pessoa com 6 partes	Forneça à criança um lápis e uma folha de papel (sem pauta). Peça-lhe a que desenhe uma pessoa (menino, menina, mamãe, papai etc.). Certifique-se de que ela tenha terminado o desenho antes de pontuar o item do teste. As partes do corpo presentes em pares deverão se consideradas uma parte apenas (orelhas, olhos, braços, mãos, pernas e pés). Considere certo somente se ambas as partes do par forem desenhadas
	Faz analogia	Pergunte à criança, devagar e claramente, uma questão de cada vez: "se o cavalo é grande, o rato é…", "se o fogo é quente, o gelo é…" "se o sol brilha durante o dia, a lua brilha durante…". A criança deverá completar corretamente 2 das 3 frases
	Marcha ponta-calcanhar	Demonstre à criança como andar em linha reta, encostando a ponta de um pé no calcanhar do outro. Dê aproximadamente 8 passos desse modo e peça à criança para imitá-lo. Se necessário, demonstre várias vezes (pode-se facilitar a compreensão comparando esse andar com "andar na corda bamba"). São permitidas até 3 tentativas. Se a criança conseguir dar 4 ou mais passos em linha reta, com o calcanhar a, no máximo, 2,5cm da ponta do pé, sem apoiar-se, terá alcançado esse marco
5 anos e 6 meses a 6 anos	Aceita e segue regras nos jogos de mesa	Pergunte aos cuidadores se a criança é capaz de aceitar e seguir regras dos jogos de mesa
	Copia um quadrado	Forneça à criança um lápis e uma folha de papel (sem pauta). Mostre-lhe a ficha contendo o desenho "□". Não nomeie a figura nem mova seu dedo ou o lápis para demonstrar como desenhá-la. Peça para a criança: "faça um desenho como este!" Podem ser fornecidas 3 tentativas. Se a criança for incapaz de copiar o quadrado da ficha, mostre-lhe como fazer, desenhando 2 lados opostos (paralelos) e depois os outros 2 lados opostos (em vez de desenhar o quadrado com um movimento contínuo). Podem ser fornecidas 3 demonstrações e 3 tentativas
	Define 7 palavras	Procedimento semelhante ao do item "Define 5 palavras" com 7 palavras
	Equilibra-se em cada pé por 7 segundos	Procedimento semelhante a "equilibra-se em cada pé por 1 segundo" com o tempo de 7 segundos ou mais

Quadro 11.4 Quadro de classificação do desenvolvimento

Dados de avaliação	Classificação	Conduta
Perímetro cefálico < –2 escores z ou > +2 escores z ou Presença de 3 ou mais alterações fenotípicas ou Ausência de um ou mais reflexos/posturas/ habilidades para a faixa etária anterior **(se a criança estiver na faixa de 0 a 1 mês, considerar a ausência de um ou mais reflexos/ posturas/ habilidades para sua faixa etária suficiente para esta classificação)**	**PROVÁVEL ATRASO NO DESENVOLVIMENTO**	Referir para avaliação neuropsicomotora
Ausência de um ou mais reflexos/posturas/ habilidades para sua faixa etária **(para crianças de 1 mês a 6 anos)**	**ALERTA PARA O DESENVOLVIMENTO**	Orientar a mãe/cuidador sobre a estimulação da criança Marcar consulta de retorno em 30 dias Informar a mãe/cuidador sobre os sinais de alerta para retornar antes de 30 dias
Todos os reflexos/posturas/habilidades para sua faixa etária estão presentes, mas existe um ou mais fatores de risco	**DESENVOLVIMENTO ADEQUADO COM FATORES DE RISCO**	
Todos os reflexos/posturas/habilidades presentes para sua faixa etária	**DESENVOLVIMENTO NORMAL**	Elogiar a mãe/cuidador Orientar a mãe/cuidador para que continue estimulando a criança Retornar para acompanhamento conforme a rotina do serviço de saúde Informar a mãe/cuidador sobre os sinais de alerta para retornar antes

Quadro 11.5 Orientações às mães sobre o desenvolvimento de seus filhos

Faixa etária	Orientações
0 a 2 meses	Converse de maneira carinhosa com seu filho, olhando-o nos olhos. Desde o nascimento ele é capaz de ouvir, reconhecer e de se acalmar com a voz de pessoas da família, especialmente a da mãe, do pai ou de outro cuidador frequente Nessa idade, o bebê já escuta e enxerga a uma distância de 20cm, exatamente a distância entre o bebê e o rosto da mãe quando amamentando. Aproxime seu rosto de seu filho e converse com ele de maneira carinhosa. Pode parecer infantil, mas ele vai se interessar. A ligação entre a mãe e o bebê é muito importante nesse início de vida e por isso deve ser fortalecida Ele também se assusta quando ouve sons ou ruídos inesperados e altos, movimentando os olhos ou mudando a expressão de seu rosto. Faça barulhos suaves com um chocalho, a cerca de 30cm de sua orelha, de um lado e de outro. Cante para ele. Os bebês gostam do som e do ritmo das canções de ninar e das cantigas de rodas. A música estimula a linguagem e transmite uma sensação de tranquilidade e alegria. Você também pode ler e contar histórias para ele desde essa idade Mostre objetos coloridos a uma distância de cerca de 30cm, para estimulá-lo, movendo-os para cima, para baixo e para os lados Para fortalecer os músculos do pescoço do bebê, deite-o de barriga para baixo e chame sua atenção com brinquedos e diga seu nome, estimulando-o a levantar a cabeça
2 a 4 meses	Quando acordado, deixe seu filho em lugar firme, seguro, no qual ele possa ficar com os braços livres. Vire-o de bruços por breves períodos, em seu próprio colo ou na cama, para que ele possa olhar o mundo de outro ângulo. Brinque com ele, conversando ou mostrando-lhe brinquedos Mostre brinquedos ou objetos que estejam distantes do bebê e peça que ele os pegue. Distancie e aproxime o brinquedo para os lados e para cima. Esse jogo, além de favorecer seus movimentos, também irá diverti-lo. Na hora de colocá-lo para dormir, as canções suaves ajudam muito a acalmá-lo Continue conversando com seu filho. Aos poucos ele começa a balbuciar, a brincar com o próprio som de sua voz e gosta quando você corresponde ou o imita
4 a 6 meses	Após o quarto mês de vida, os bebês podem segurar objetos com as duas mãos, observá-los e levá-los à boca. Ofereça brinquedos e objetos coloridos, macios e limpos, como pequenas tigelas de plástico, chocalhos e mordedores, para que o bebê possa segurá-los e levá-los à boca sem risco de se engasgar ou machucar. Os brinquedos estimulam a criança de acordo com a etapa de seu desenvolvimento. Também gostam de brincar com as próprias mãos e pés. Observe-os e deixe-os livres para que possam conhecer o próprio corpo Converse ou faça barulhos de um lugar onde seu filho não esteja vendo você, para que ele tente localizar de onde vem o som. Ao final desse período ele já é capaz de chamar sua atenção Ofereça comida, brinquedos etc. e espere um pouco para ver sua reação. Ele já sabe encontrar uma maneira de solicitar sua atenção. Com isso ele também aprenderá a expressar aceitação, prazer e desconforto Por volta dos 5 meses, estimule-o a rolar de barriga para cima e depois para baixo. Coloque-o sobre um papelão grosso de uma caixa desmontada ou outro forro que fique firme no chão para facilitar seus movimentos; bata palmas ou crie situações atraentes e curiosas para ele. Use sua imaginação. Evite deixar seu filho muito tempo sentado sem que possa sair dessa posição sozinho. Ele precisa de liberdade para movimentar o corpo inteiro, rolar e para depois, por volta dos 6 meses, começar a tentar sentar sozinho, embora ainda com apoio das próprias mãos

(continua)

Quadro 11.5 Orientações às mães sobre o desenvolvimento de seus filhos (*continuação*)

Faixa etária	Orientações
6 a 9 meses	Nesta idade, a criança busca chamar a atenção das pessoas, procurando agradá-las e obter sua aprovação. Dê-lhe atenção e demonstre que está atenta a seus pedidos. Demonstre alegria e interesse com sua aprendizagem O bebê já consegue dormir, comer e brincar em uma rotina mais organizada, de acordo com o ritmo da família. A manutenção de uma rotina diária dá segurança à criança e ajuda no aprendizado da organização e da disciplina, o que será importante para toda a sua vida. Nessa idade, o bebê busca chamar a atenção das pessoas, procurando agradá-las e obter a sua aprovação Nessa fase, começa a estranhar as outras pessoas e isso é um bom sinal. Ele já sabe que você e as pessoas que cuidam regularmente dele são diferentes das demais e demonstra sua preferência Cubra o rosto ou um objeto com um pano e pergunte à criança onde está você ou o objeto. Caso ela não os encontre, retire o pano para que ela possa vê-lo. Aos poucos, a criança perceberá que você ou o objeto está escondido por trás do pano. Essa brincadeira faz com que a criança aprenda que as pessoas e os objetos continuam existindo mesmo quando ela não os vê Dê à criança brinquedos de diferentes cores, texturas e temperaturas, fáceis de segurar, para que ela aprenda a passar objetos de uma mão para a outra. Elas também gostam de batê-los no chão e colocá-los dentro de caixas ou outros recipientes de boca larga Converse bastante com a criança usando palavras de fácil repetição, como "dadá", "papá" etc. Dê nomes a objetos, pessoas e partes do corpo da criança, incentivando que ela participe da conversa, emitindo sons e sorrisos Coloque a criança no chão, em uma esteira ou colchonete, estimulando-a a se sentar. Coloque objetos diante dela e peça que ela vá buscá-los, incentivando-a a se arrastar ou engatinhar
9 a 12 meses	Em torno de 1 ano de vida, o bebê já consegue falar algumas palavras além de mamã e papá e nomear os objetos e ações mais comuns. Ajude seu filho a aumentar seu vocabulário. Ensine-lhe o nome das coisas e das pessoas, explique tudo o que faz com ele, para ele, porque está fazendo e para que serve. Conversando sempre com o bebê, ele vai aprendendo a falar e a entender bem o que as outras pessoas falam Ouça e cante músicas fazendo gestos, batendo palmas, dando tchau, incentivando que seu filho imite você Converse com seu filho, faça perguntas simples e dê pequenas ordens: "vem aqui", "pegue o brinquedo", "me dá" etc. Conte histórias, principalmente na hora de dormir; mostre as figuras dos livros quando estiver lendo e contando as histórias Mostre fotos, livros e revistas com figuras de animais, pessoas e objetos. Estimule o bebê a reconhecer e repetir o nome das pessoas, dos animais e dos objetos que vê. As crianças gostam de apontar as figuras e ouvir alguém contar uma história sobre elas Coloque objetos em cima de sofás ou poltronas e estimule seu filho a pegá-los. Ele deve se apoiar nos móveis. Esse movimento ajuda a criança a ter segurança e equilíbrio para ficar em pé sem precisar de apoio Estimule seu filho a caminhar. No início, ele precisa apoiar-se em móveis, que devem estar firmes para que não caiam sobre ele. Aos poucos, ele irá soltando as mãos, se equilibrará nas duas pernas e conseguirá caminhar. Para evitar quedas, traumatismos na cabeça, afogamento e até queimaduras, não coloque o bebê no andador Estimule o contato de seu filho com outras crianças
1 ano a 1 ano e 6 meses	Continue sendo clara e firme ao colocar limites. Ordens diferentes, dadas ao mesmo tempo, deixam a criança confusa, sem saber o que fazer Afaste-se da criança por períodos curtos, para que ela não se sinta insegura e vá se acostumando, aos poucos, com sua ausência Crie oportunidades para que seu filho aprenda a comer sozinho, a usar o talher com a própria mão, direita ou esquerda, de acordo com sua habilidade, mas ajude-o a terminar sua refeição. Ele ainda precisa de seu apoio Ofereça caixas ou potes de diversos tamanhos e incentive-o a empilhá-los. Mostre como fazer isso e deixe-o imitá-la Faça solicitações simples e fale o nome correto dos objetos. Isso ajuda a criança a aumentar seu vocabulário e a aprender como alcançar, pegar ou largar um brinquedo Crie oportunidades para que ela aprenda a andar sozinha com equilíbrio e segurança Dê papel e giz de cera tipo estaca, grosso, para que o bebê faça rabiscos. Essa atividade estimula a criatividade e a coordenação dos movimentos das mãos Dê limites. Nesta fase ele já entende o que você diz. Seja clara com a criança, mostrando o que ela pode e não pode fazer Crie oportunidades para que seu filho possa andar tanto para a frente como para trás ou fazendo curvas. Você pode fazer isso puxando o carrinho com uma corda e movendo-o em diferentes direções, enquanto o bebê acompanha os movimentos
1 ano e 6 meses a 2 anos	**Entre 1 ano e meio e 2 anos** a criança já compreende melhor o que é dela e o que é dos outros, mas ainda precisa de orientação para aprender a compartilhar brinquedos e para aceitar que não pode fazer tudo o que quer Estimule seu filho a tirar suas roupas, mas ajude-o no início de suas tentativas **Próximo aos 2 anos de idade,** as crianças começam a falar ou apontar quando fazem cocô ou xixi. Comece a incentivar seu filho a usar o vaso sanitário ou o penico. Faça isso em clima de brincadeira, sem pressioná-lo ou repreendê-lo. Inicialmente, deixe-o sem fraldas durante o dia, com cueca ou *short*, para que perceba quando faz xixi ou cocô; e quando você mesma perceber que ele está com vontade, leve-o até um penico e deixe que ele experimente usá-lo sem ser forçado. Aos poucos, vá incentivando-o e ajudando-o a usar o vaso sanitário Continue oferecendo brinquedos de encaixe que possam ser empilhados e brinque com ele para que possa imitá-la Conte histórias usando livros e revistas. Nomeie os objetos e os personagens e crie histórias a partir das figuras Brinque de bola com seu filho
2 a 3 anos	Incentive seu filho a alimentar-se, vestir-se, banhar-se e escovar os dentes sozinho. Procure acompanhar essas atividades e demonstre interesse e satisfação por seu aprendizado e amadurecimento nessas habilidades. Elogie suas conquistas e só o ajude quando ele precisar Continue estimulando-o a controlar a eliminação de fezes e urina, em clima de brincadeira, sem pressioná-lo ou repreendê-lo. A retirada das fraldas depende muito da presença motivadora da mãe Estimule seu filho a brincar com outras crianças para aprender a se relacionar e compartilhar os brinquedos. A brincadeira fortalece a convivência social e os vínculos comunitários Cante músicas e conte histórias de um jeito simples para que seu filho possa repeti-las. Ele pode falar sobre os personagens e acontecimentos da história e também sobre fatos de seu dia a dia, de suas brincadeiras, os nomes dos amigos e os lugares que frequenta. Essas atividades estimulam o desenvolvimento da linguagem e da imaginação da criança Mostre à criança figuras de animais, de peças do vestuário, de objetos domésticos e estimule-a a falar sobre eles: o que fazem, para que servem. Pergunte-lhe, por exemplo: "quem mia?" Brinque de desenhar. Seu filho pode desenhar no papel, com giz, e também na terra, com o dedo. Nessa fase, ele já pode desenhar pessoas ou situações de seu dia a dia. Ofereça pedaços de madeira, plástico, caixinhas e potes e peça a seu filho que construa torres, pontes, caminhos e casas. Essa brincadeira ajuda a desenvolver a imaginação e a criatividade. Você também pode solicitar que ele separe os objetos pela cor e pelo formato

(*continua*)

Quadro 11.5 Orientações às mães sobre o desenvolvimento de seus filhos (*continuação*)

Faixa etária	Orientações
3 a 4 anos	Crie situações em que a criança possa experimentar e reconhecer as diferentes sensações. Nessa fase, ela já é capaz de diferenciar sensações, como frio e calor e seco e molhado. Você pode, por exemplo, fazer comentários como: "Hoje está muito frio. Vamos colocar esse casaco?" ou "Está fazendo calor. Vamos tirar esse casaco?", "Pegue aqui no copo. O leite está quente" ou "Pegue aqui no copo. A água está fria" Estimule-a a jogar bola. Faça com que ela chute a bola com um pé de cada vez e salte e pule em um pé só, cada vez com uma perna. Esses movimentos ajudam a criança a ter mais segurança e equilíbrio Promova brincadeiras com outras crianças Incentive a criança a alimentar-se, vestir-se, banhar-se e escovar os dentes de modo independente. Elogie suas conquistas e só a ajude quando ela precisar Converse com seu filho. Peça-lhe que fale sobre sua rotina doméstica, suas brincadeiras preferidas e sobre seus amigos. Estimule-o a contar como foi seu dia na escola. Faça perguntas como: "Você está cansado?", "Você está com sono?" Faça brincadeiras que desenvolvam o equilíbrio e a concentração: andar de triciclo, pular "dentro-e-fora" em um círculo desenhado no chão, andar em linha reta Após os 3 anos, a criança já consegue permanecer por mais tempo em uma mesma brincadeira e prestar mais atenção em características como a cor, o formato e o tamanho dos objetos. Faça brincadeiras que a estimule a identificar objetos e agrupar aqueles que são semelhantes. Incentive o uso de lápis colorido ou giz de cera e papel
4 a 5 anos	A partir dos 4 anos a criança já se comunica bem por meio de palavras e faz muitas coisas de maneira independente. Incentive seu filho a expressar suas ideias e a inventar ou recontar histórias, canções e rimas. Escute-o com atenção. Essa atitude amorosa estimula o desenvolvimento da linguagem e da imaginação da criança Não repreenda seu filho quando ele estiver expressando suas fantasias. Lembre-se que ele está apenas aprendendo a falar o que pensa Não corrija eventuais erros de linguagem, apenas repita o que seu filho disse de maneira correta para que ele tenha um modelo a imitar Incentive-o com brincadeiras e atividades como desenhar de modo espontâneo, copiar desenhos, colorir, recortar e colar figuras de revistas, fazer esculturas com argila ou barro. Peça-lhe que fale sobre o que desenhou ou construiu Continue incentivando seu filho a brincar com outras pessoas. A interação da criança com seus brinquedos, amigos e familiares proporciona apoio necessário para que ela se relacione com o meio social e cultural Estimule seu filho a correr, a subir e descer, a pular de pequenas alturas e a pular em um pé só. Você pode, por exemplo, convidá-lo a imitar o saci-pererê, pular corda e brincar de amarelinha Passeie com ele em praças, parques ou outros locais onde ele possa se movimentar com segurança, mantendo sempre o olhar atento Brinque de colocar pedras, brinquedos e outros objetos em ordem de tamanho. Peça a seu filho que ordene os objetos do maior para o menor e do menor para o maior Nessa idade, a criança já consegue fazer muitas coisas de modo independente. Permita que ela guarde seus brinquedos, escolha suas roupas, tome banho e vá ao banheiro sozinha. Mesmo que a criança tenha dificuldade, estimule suas iniciativas e ajude-a somente quando perceber que ela está com dificuldade para realizar a tarefa. Permita que seu filho colabore na realização de atividades simples do dia a dia, como, por exemplo, colocar os sapatos dentro do armário, pegar o pão em cima da mesa, tirar o brinquedo de dentro da caixa e organizar seus brinquedos Ensine as posições que os objetos ocupam no espaço – acima ou abaixo, perto ou longe, à frente ou atrás. Esse tipo de aprendizado é importante para a criança se orientar no espaço Promova brincadeiras que exijam movimentos amplos, equilíbrio e agilidade, como as brincadeiras de "estátua" e de "coelho sai da toca" Nessa idade, a criança pergunta com insistência sobre os motivos de alguns acontecimentos. "Por quê?", "Como?", "Para quê?" são perguntas frequentes. Responda as perguntas de seu filho de um jeito que ele possa entender. Satisfaça sua curiosidade e deixe que explore sua capacidade de descobrir e compreender o mundo
5 a 6 anos	Incentive seu filho a estabelecer novas relações entre os objetos para fortalecer sua capacidade de reflexão. Solicite, por exemplo, que ele observe como os objetos podem ter quantidades diferentes, ou como podem ter a mesma quantidade, mas formas diferentes. Pergunte, por exemplo: "Onde tem mais objetos?", "Onde tem menos?" Incentive as brincadeiras de faz-de-conta, de "casinha", de "escola" e de "teatrinho". Elas ajudam a criança a organizar e expressar seus pensamentos e emoções e enriquecem sua identidade. Ao interpretar personagens e dar vida e função aos objetos, a criança experimenta outras formas de ser Promova brincadeiras que ajudem seu filho a desenvolver seu equilíbrio; por exemplo, solicite que ele ande sobre uma linha desenhada no chão, colocando os pés bem juntinhos, um na frente do outro Próximo aos 6 anos de idade, a criança tem interesse por jogos e brincadeiras com regras – "passa anel" e "jogo da memória" – que desenvolvem habilidades como adequação a limites, cooperação, negociação e competição saudável. Nessa fase, a criança já é capaz de aceitar e seguir regras dos jogos de mesa Conte histórias, ensine poesias, rimas e canções e incentive seu filho a usar criativamente o que aprendeu. Brinque de formar famílias de palavras, como: família das frutas – limão, abacaxi e banana; a família dos meios de transporte – ônibus, carro, caminhão, carroça Dê tarefas que sejam adequadas à capacidade e à habilidade da criança e cobre dela a realização dessas tarefas. Ela pode, por exemplo, organizar e cuidar de seus brinquedos e de seu material escolar. Com isso ela estará construindo o senso de responsabilidade, que é uma atitude fundamental para a vida adulta Promova atividades de desenho e pintura

Esse instrumento possibilita a avaliação das crianças que merecem mais atenção e aquelas com provável atraso, sendo referenciadas para serviços onde uma equipe multidisciplinar fará uma avaliação mais detalhada e onde será estabelecido o diagnóstico quanto ao desenvolvimento e fornecidas as devidas orientações.

As orientações sobre a estimulação do desenvolvimento serão fornecidas de acordo com a idade da criança e seu nível de desenvolvimento. No Quadro 11.5 encontram-se algumas sugestões de orientação de acordo com a faixa etária para as crianças típicas. As orientações para as crianças com algum tipo de atraso ou transtorno serão individualizadas e fornecidas por profissionais especializados, como fonoaudiólogo, terapeuta ocupacional, fisioterapeuta, psicólogo e pelo próprio pediatra com experiência no acompanhamento de crianças com transtorno de desenvolvimento.

CONSIDERAÇÕES FINAIS

Apesar da disponibilidade de roteiros sistematizados para a vigilância do desenvolvimento da criança, essa prática ainda não está completamente incorporada às ações rotineiras do profissional de saúde na atenção primária, nem nos países desenvolvidos nem nos países em vias de organização de seus sistemas de saúde. Diversas causas citadas pelos profissionais de saúde da atenção primária tentam justificar a dificuldade em executar essa atividade no atendimento à criança, as quais vão desde a falta de conhecimentos suficiente sobre o desenvolvimento da criança, passando pelo tempo de consulta insuficiente para o cumprimento de todas as demandas necessárias para atendimento adequado de puericultura, até a grande demanda para atendimento e a falta de materiais para avaliação dos marcos do desenvolvimento da criança.

Entretanto, algumas pesquisas têm demonstrado que programas de formação e educação permanente sobre a vigilância do desenvolvimento da criança, bem planejados, com metodologias adequadas, envolvendo não apenas treinamento teórico, mas a prática e encontros posteriores para discussão de casos, podem aumentar o conhecimento dos profissionais de saúde nessa área.

Bibliografia

Ayward GP, Verhulst SJ. Predictive utility of the Bayley Infant Neurodevelopmental Screener (BINS) risk status classifications: clinical interpretation and application. Dev Med Child Neurol 2000; 42(1):25-31.

Bartholomeusz HH, Courchesne E, Karns CM. Relationship between head circumference and brain volume in healthy normal toddlers, children and adults. Neuropediatrics 2002; 33:239-41.

Bayley N. Bayley Scales of Infant Development III. San Antonio, TX: The American Psychologicol Corporation, 2006.

Brasil. Ministério da Saúde. Caderneta de saúde da criança. 3. ed. Brasília, DF, 2006.

Brasil. Ministério da Saúde. Caderneta de saúde da criança. 6. ed. Brasília, DF, 2009. Revisada e nas versões menino e menina. Disponível em: http://www.redeblh.fiocruz.br/media/cadmenina.pdf. Acesso em: 10/04/2015.

Brasil. Ministério da Saúde. Secretaria de Políticas de Saúde. Área Técnica da Criança. Fundamentos técnicos-científicos e orientações práticas para o acompanhamento do crescimento e desenvolvimento. Vol. 2, Brasília: Ministério da Saúde, 2002.

Dwarkin PH. British and american recommendations for developmental monitoring: the hole of surveillance. Pediatrics 1989; 84:1000-10.

Dworkin PH. Detection of behavioral, developmental, and psychosocial problems in pediatric primary care practice. Curr Opin Pediatr 1993; 5:531-6.

Figueiras AC, Puccini RF, da Silva EM, Pedromônico MR. Avaliação das práticas e conhecimentos de profissionais da atenção primária à saúde sobre vigilância do desenvolvimento infantil. CAD Saúde Pública 2003; 19(6):1691-9.

Figueiras ACM, Puccini RF, Silva EMK. Continuing education on child development for primary healthcare professionals: a prospective before-and-after study. Sao Paulo Med J [Internet] 2014 [cited 2015 May 02]; 132(4):211-8. Disponível em: http://www.scielo.br/scielo.php?script=sci_arttext&pid=S1516-31802014000400211&lng=en. Epub May 20, 2014. http://dx.doi.org/10.1590/1516-3180.2014.1324665.

Figueiras ACM, Souza ICN, Rios V, Benguigui Y. Manual de vigilância do desenvolvimento infantil no contexto da AIDPI. Washington, DC: OPAS, 2005.

Figueiras ACM. Programa de vigilância do desenvolvimento infantil na atenção primária à saúde – uma experiência no município de Belém [tese doutorado]. São Paulo: Universidade Federal de São Paulo – Escola Paulista de Medicina, 2006.

Figueiras AM. Programa de vigilancia de desarrollo enel contexto infantil de AIEPI. In: Benguigui Y, Bissot AA (eds.) Desafios em la atención pediátrica em el siglo XXI. La estrategia AIEPI em el XIII Congresso Latino-Americano de Pediatria. Panamá: Organización Panamericana de La Saude, 2003:99-109. Disponível em: http://www1.paho.org/spanish/ad/fch/ca/si-desafio.pdf. Acessado: em: 05/07/2013.

Frankenburg WK, Dodds JB. The Denver developmental screening test. J Pediatr 1967; 71:181-91.

Friedman SA, Bernbaum JC. Growth outcome of critically ill neonates. In: Polin RA, Fox WW (eds.) Fetal and neonatal physiology. Philadelphia: WB Saunders, 1992:285-90.

Gesell A, Amatruda C. Diagnostico del desarrollo normal y anormal del niño: metodos clinicos e aplicaciones praticas. Traduzido por Bernardo Serebrinsky. Buenos Aires: Medico Qirurgica, 1945.

Glascoe FP. Are overreferal on developmental screening tests really a problem? Arch Pediatr Adolesc Med 2001; 155:54-9.

Glascoe FP. Parents' evaluation of developmental status: how well do parents' concerns identify children with behavioral and emotional problems? Clin Pediatr (Phila) 2003; 42(2):133-8.

Goldfarb CE, Roberts W. Developmental monitoring in primary care. Can Fam Phisician 1996; 42:1527-36.

Graminha SSVG, Martins MAO. Condições adversas na vida de crianças com atraso no desenvolvimento. Medicina (Ribeirão Preto) 1997; 30(2):259-67.

Hadders-Algra M. Challenges and limitations in early intervention. Dev Med Child Neurol 2011; 53 Suppl 4:52-5.

Halfon N, Regalado M, Sareen H et al. Assessing development in the pediatric office. Pediatrics 2004; 113(6 Suppl):1926-33.

Hall DM, Stewart-Brown S. Screening in child health. Br Med Bull 1998; 54:929-43.

Hutchson T, Nicoll A. Developmental screening and surveillance. Br Hosp Med 1988; 39:22-9.

Lefèvre BL, Diament A. Exame neurológico do recém-nascido de termo. In: Diament A, Cypel S. Neurologia infantil. 2. ed. Rio de Janeiro: Atheneu, 1990.

Lejarraga H, Krupitzky S, Kelmansky D et al. Edad de cumplimiento de pautas de desarollo em ninos argentinos menores de 6 anos. Archivos Argentinos de Pediatria 1996; 94:355-68.

Lejarraga H. O fascinante processo de desenvolvimento psicomotor da criança. Berço, 13 – dezembro 2002. Nestlé Nutrition.

Lima MC, Eickmann SH, Lima ACV et al. Determinants of mental and motor development at 12 months in a low income population: a cohort study in northeast Brasil. Acta Paediatr 2004; 93(7):969-75.

Marcondes E, Machado DVM, Setian N, Carrazza FR. Crescimento e desenvolvimento. In: Marcondes E (coord.) Pediatria básica. 8. ed. São Paulo: Sarvier, 1991:35-62.

Marinho H. Escala do desenvolvimento Heloisa Marinho. Rio de Janeiro: Papelaria América, 1978.

Martin AJ, Darlow BA, Salt A et al. Identification of infants with major cognitive delay using parental report. Dev Med Child Neurol 2012; 54(3):254-9.

Mehes K et al. minor malformation in the neonate. Helv Pediatracta 1973; 28:477.

Menezes AMB, Dumith SC, Martínez-Mesa et al. Problemas de saúde mental e tabagismo em adolescentes do sul do Brasil. Rev Saúde Pública 2011; 45(4).

Merikangas KR, He JP, Burstein M et al. Lifetime prevalence of mental disorders in U.S. adolescents: results from the National Comorbidity Survey Replication-Adolescent Supplement (NCS-A). Journal of the American Academy of Child and Adolescent Psychiatry 2010; 49:980-9.

Miranda LP, Resegue R, Figueiras ACM. A criança e o adolescente com problemas de desenvolvimento no ambulatório de pediatria. J Pedatr (Rio J) 2003; 79(supl. 1):33-42.

Molina H, Bedregal P, Margozzini P. Revision sistematica sobre eficacia y costo de intervenciones para el desarollo biosicosocial de la niñez. OPS/OMS – Programa de salud familiar y comunitaria e salud del niño y del adolescente. Santiago de Chile: Tierra Mia, 2002.

Mussen PH, Conger JJ, Kagan J, Huston AC. Desenvolvimento e personalidade da criança. 3. ed. Traduzido por Rosa MLGL. São Paulo: Herbra, 1995.

Organización Panamericana de la Salud. Manual para la vigilancia del desarrollo infantil (0-6 años) en el contexto de AIEPI Washington, D.C.: OPS, © 2011 Segunda edición: 2011 (Serie OPS/FCH/HL/11.4.E)

Palfrey JS, Hauser-Cram P, Bronson MB et al. The Brookline Early Education Project: a 25-year follow-up study of a family-centered early health and development intervention. Pediatrics 2005; 116(1):144-52.

Pinto EB, Vilanova LCP, Vieira RM. O desenvolvimento do comportamento da criança no primeiro ano de vida. São Paulo: FAPESP/Casa do Psicólogo, 1997.

Reichert APS. Vigilância do desenvolvimento neuropsicomotor de lactentes na estratégia da saúde da família [thesis]. Recife: Universidade Federal de Pernambuco; 2011. Disponível em: http:// www.ufpe.br/posca/images/documentos/teses_e_cissertacoes/ altamira.pdf. Acesso em: 05/07/2015.

Ribeiro AM, Silva RR, Puccini RF. Conhecimentos e práticas de profissionais sobre desenvolvimento da criança na atenção básica à saúde [Knowledge and practices regarding child development among primary health care]. Rev Paul Pediatr 2010; 28(2):208-14.

Sandler AD et al. Developmental surveillance and screening of infants and young children. Pediatrics 2001; 108(1):192-6.

SmithJones. Patrones reconocibles de malformaciones humanas. Anomalias menores. España: Elsevier, 2007.

Capítulo 12

Prevenção de Doenças Infecciosas: Imunização

Eduardo Jorge da Fonseca Lima
Ana Angelica Barros de Avelar

INTRODUÇÃO

Entre as ações básicas em saúde, a imunização representa uma das medidas mais eficazes na promoção da saúde de uma população, sendo considerada pela Organização Mundial da Saúde (OMS) uma das quatro atitudes básicas para melhorar as condições de vida na infância.

No Brasil, a vacinação é coordenada pelo Programa Nacional de Imunizações (PNI) do Ministério da Saúde (MS), cujas atividades tiveram início em 1973. O PNI estimulou e expandiu a utilização de agentes imunizantes no Brasil. Anteriormente, as ações de imunização eram marcadas pela atuação isolada de programas nacionais para o controle de doenças específicas, como a varíola, a poliomielite e a tuberculose, ou por recomendações médicas. A partir da criação do PNI, o MS passou a definir e atualizar regularmente as vacinas obrigatórias do calendário vacinal, permitindo às unidades federadas a proposição de medidas complementares em seu território.

A organização de um calendário nacional, a disponibilidade dos imunobiológicos na rede pública de saúde e a meta de vacinar todas as crianças nascidas a cada ano se constituíram em fatores essenciais para os crescentes índices de cobertura vacinal observados no país.

Nas últimas décadas, o Brasil apresentou importante avanço no setor da imunização, tanto com o aumento das coberturas vacinais contra tuberculose, poliomielite, difteria, tétano, coqueluche, sarampo, rubéola, caxumba, hepatite B e *Haemophilus influenzae* do tipo b (Hib), levando a mudanças no panorama das doenças infecciosas tradicionais na infância, como com a inclusão em anos recentes de novas vacinas, como rotavírus, meningococo C conjugada, pneumococo conjugado 10-valente, varicela e hepatite A no calendário do PNI. Além disso, vacinas mais seguras foram incorporadas ao calendário nacional, como a inativada para poliomielite. Outro ganho importante consistiu no uso da vacina contra o papilomavírus humano (HPV) em meninas, o que será um aliado valioso na prevenção do câncer de útero.

Na elaboração dos calendários vacinais é considerado o comportamento da(s) doença(s) no país, assim como o impacto que causa(m) na população. Desse modo, são observados critérios como magnitude, vulnerabilidade, transcendência, gravidade e relevância social e econômica.

Ressalte-se que o calendário vacinal ideal deve ser eficaz (proteger contra as doenças a que se destina), otimizado (menor número de doses e visitas necessárias), adaptado às necessidades da população, bem aceito pelos profissionais da saúde e pela sociedade, unificado por área geográfica e atualizado permanentemente. O calendário do PNI é atualizado com a perspectiva de proteção mais ampla possível dentro da disponibilidade de recursos. O MS do Brasil instituiu em todo o território nacional os calendários de vacinação da criança (Quadro 12.1) para o ano de 2016.

As sociedades científicas, cientes dos conhecimentos mais recentes e da disponibilidade de novos produtos, têm elaborado calendários ampliados para grupos específicos. Cabe ressaltar que essas indicações, embora pertinentes, nem sempre podem ser contempladas pelo serviço público. As sociedades elaboram seus calendários utilizando como princípio a proteção mais ampla possível à saúde, recomendada por evidências científicas e conforme liberação por órgãos reguladores. O calendário vacinal vigente, elaborado pela Sociedade Brasileira de Pediatria (SBP), é o de 2016, como mostrado no Quadro 12.2.

A imunidade pode ser dividida em: *ativa natural*, produzida pela infecção; *ativa artificial*, conseguida por meio da administração das vacinas; *passiva natural*, obtida pela passagem transplacentária de anticorpos da mãe e do leite materno, e *passiva artificial*, com os anticorpos ofertados pela administração de gamaglobulinas (homólogas ou heterólogas).

A imunoglobulina humana normal (padrão ou *standard*), obtida de doadores não selecionados, apresenta espectro de proteção maior que as específicas, pois inclui anticorpos capazes de proteger contra mais de uma doença. Entretanto, devido à baixa concentração desses anticorpos, são poucas as

Quadro 12.1 Calendário Nacional de Vacinação da Criança e Adolescente (PNI/SUS, 2016)

Grupo alvo	Idade	BCG	Hepatite B	Penta/DTP	VIP/VOP	Pneumocócica 10V (conjugada)	Rotavírus Humano	Meningocócica C (conjugada)	Febre Amarela	Hepatite A	Tríplice Viral	Tetra Viral*	HPV	Dupla Adulto	dTpa**
Crianças	Ao nascer	Dose única	Dose ao nascer												
	2 meses			1ª dose	1ª dose	1ª dose	1ª dose								
	3 meses							1ª dose							
	4 meses			2ª dose	2ª dose	2ª dose	2ª dose								
	5 meses							2ª dose							
	6 meses			3ª dose	3ª dose										
	9 meses								Uma dose						
	12 meses					Reforço		Reforço			1ª dose				
	15 meses			1º reforço (com DTP)	1º reforço (com VOP)					Uma dose		Uma dose			
	4 anos			2º reforço (com DTP)	2º reforço (com VOP)				Reforço						
	9 anos														
Adolescentes	10 a 19 anos		3 doses (a depender da situação vacinal)						Uma dose e um reforço, a depender da situação vacinal		2 doses		2 doses (9 a 13 anos)	Reforço a cada 10 anos	

doenças infecciosas que podem ser evitadas mediante seu uso (p. ex., sarampo, hepatite A) e, em virtude da existência de vacinas contra essas doenças, o uso desse tipo de imunoglobulina tem sido cada vez menos frequente.

As imunoglobulinas humanas específicas são direcionadas para a proteção contra determinados microrganismos ou toxinas causadores de doenças como tétano, hepatite B, raiva e varicela. São obtidas de doadores humanos selecionados, que apresentam alto título sérico de anticorpos contra a doença específica, geralmente pessoas recentemente vacinadas contra as respectivas doenças contra as quais se deseja proteger.

As imunoglobulinas de uso médico são constituídas basicamente por IgG que, em circunstâncias habituais, tem sua concentração sérica reduzida à metade (meia-vida) em 21 a 28 dias, sendo variável a duração da proteção. As vacinas são muito superiores às imunoglobulinas. A vantagem principal das imunoglobulinas é a rapidez de proteção por elas conferida.

CONTRAINDICAÇÕES (VERDADEIRAS E FALSAS) E PRECAUÇÕES

Apesar de seguras, as vacinas são associadas, em algumas situações, a eventos adversos, que variam desde os mais comuns, como dor local e febre baixa, a outros mais importantes, como choque anafilático, de frequência extremamente rara. O conhecimento das reais contraindicações e precauções é fundamental para o uso seguro das vacinas e para que se evitem as falsas contraindicações.

Entende-se por contraindicação uma condição, na pessoa a ser vacinada, que aumente muito o risco de evento adverso grave ou que faça com que o risco de complicações da vacina seja maior do que o risco da doença da qual se deseja proteger. Precaução é uma condição, na pessoa a ser vacinada, que pode aumentar o risco de evento adverso grave ou que pode comprometer a capacidade de produção de imunidade pela vacina.

A presença de contraindicação representa uma proibição absoluta à utilização da vacina. Por outro lado, diante de uma situação de precaução, devem ser analisados cuidadosamente os riscos e benefícios da utilização de determinada vacina. Eventualmente, o benefício de uma vacina pode superar o risco de evento adverso ou de que a vacina não funcione adequadamente, justificando, assim, sua utilização.

CONTRAINDICAÇÕES

As contraindicações verdadeiras são:

- **Para vacinas de bactérias atenuadas ou vírus atenuados:** imunodepressão e gravidez.
- **Para qualquer vacina:** alergia grave, de natureza anafilática, a um componente da vacina ou após uma dose anterior.
- **Encefalopatias nos primeiros 7 dias após a aplicação de uma dose de vacina que contenha o componente *pertussis*:** é contraindicada a utilização posterior de qualquer tipo de vacina que contenha esse componente.

Quadro 12.2 Calendário Vacinal – 2016 (Recomendação da Sociedade Brasileira de Pediatria)

	IDADE												
	Ao nascer	2 meses	3 meses	4 meses	5 meses	6 meses	7 meses	12 meses	15 meses	18 meses	4 anos	11 anos	14 anos
BCG ID[1]	■												
Hepatite B[2]	■	■		■		■							
DTP/DTPa[3]		■		■		■			■		■		
dT/dTpa[4]													■
Hib[5]		■		■		■			■				
VIP/VOP[6]		■		■		■			■		■		
Pneumocócica conjugada[7]		■		■		■		■					
Meningocócica C e A, C, W, Y conjugadas[8]			■		■			■			■	■	
Meningocócica B recombinante[9]			■		■		■	■					
Rotavírus[10]		■		■		■							
Influenza[11]						■	■						
SCR/Varicela/SCRV[12]								■	■				
Hepatite A[13]								■		■			
Febre Amarela[14]	A partir dos 9 anos de idade												
HPV[15]	Meninos e meninas a partir dos 9 anos de idade												

NOTA EXPLICATIVA DO CALENDÁRIO DA SBP

1. **BCG – *Tuberculose*:** deve ser aplicada em dose única. Uma segunda dose da vacina está recomendada quando, 6 meses após a primeira dose, não se observa cicatriz no local da aplicação. ***Hanseníase*:** em comunicantes domiciliares de hanseníase, independentemente da forma clínica, uma segunda dose pode ser aplicada com intervalo mínimo de 6 meses após a primeira dose.
2. **Hepatite B:** a primeira dose da vacina para hepatite B deve ser idealmente aplicada nas primeiras 12 horas de vida. A segunda dose é indicada com 1 ou 2 meses de vida e a terceira, aos 6 meses. Desde 2012 no Programa Nacional de Imunizações (PNI), a vacina combinada DTP/Hib/HB (denominada Penta pelo Ministério da Saúde) foi incorporada aos 2, 4 e 6 meses de vida. Desse modo, os lactentes que fizerem uso dessa vacina devem receber quatro doses da vacina contra hepatite B. Aqueles que forem vacinados em clínicas privadas poderão manter o esquema de três doses: a primeira ao nascimento e a segunda e a terceira aos 2 e aos 6 meses de idade. Nessas duas doses podem ser usadas vacinas combinadas acelulares – DTPa/IPV/Hib/HB. Crianças com peso de nascimento ≤ 2kg ou idade gestacional < 33 semanas devem receber, além da dose ao nascer, mais três doses da vacina (total de quatro doses: 0, 2, 4 e 6 meses). Crianças > 6 meses e adolescentes não vacinados devem receber três doses da vacina no esquema 0, 1 e 6 meses, 0, 2 e 6 meses ou 0, 2 e 4 meses. A vacina combinada A+B (apresentação adulto) pode ser utilizada na primovacinação de crianças de 1 a 15 anos de idade, em duas doses com intervalo de 6 meses. Em pessoas > 16 anos o esquema deve ser administrado em três doses (0, 1 e 6 meses). Em circunstâncias excepcionais, quando não há tempo suficiente para completar o esquema de vacinação padrão de 0, 1 e 6 meses, pode ser utilizado um esquema de três doses, aos 0, 7 e 21 dias. Nesses casos, uma quarta dose deverá ser administrada 12 meses após a primeira, para garantir a indução de imunidade em longo prazo.
3. **DTP/DTPa:** difteria, tétano e *pertussis* (tríplice bacteriana): a vacina DTPa (acelular), quando possível, deve substituir a DTP (células inteiras), pois tem eficácia similar e é menos reatogênica. O segundo reforço pode ser aplicado entre 4 e 6 anos de idade.
4. **dt/dTpa:** adolescentes e adultos com esquema primário de DTP ou DTPa completo devem receber reforços com dT a cada 10 anos, sendo o primeiro reforço realizado preferencialmente com dTpa. Em caso de esquema primário para tétano incompleto ou desconhecido, deve ser indicado um esquema em três doses, a primeira dose com dTpa e as demais com dT. As duas primeiras doses devem ser administradas com intervalo de 2 meses (no mínimo 4 semanas) e a terceira dose 6 meses após a segunda. Alternativamente, pode ser aplicada em três doses com intervalo de 2 meses entre elas (intervalo mínimo de 4 semanas).
5. **Hib:** a vacina Penta do MS protege contra difteria, tétano, coqueluche, hepatite B e *H. influenzae* b (conjugada). A vacina é recomendada em três doses, aos 2, 4 e 6 meses de vida. Quando utilizadas as vacinas combinadas com componente *pertussis* acelular (DTPa/Hib/IPV, DTPa/Hib, DTPa/Hib/IPV, HB etc.), disponíveis em clínicas privadas, uma quarta dose da Hib deve ser aplicada aos 15 meses de vida. Essa quarta dose contribui para diminuir o risco de ressurgimento das doenças invasivas causadas pelo Hib em longo prazo.
6. **VIP/VOP:** as três primeiras doses, aos 2, 4 e 6 meses, devem ser administradas obrigatoriamente com a vacina pólio inativada (VIP). Recomenda-se que as doses subsequentes sejam preferencialmente também com a vacina inativada (VIP). Nessa fase de transição da vacina pólio oral atenuada (VOP) para a vacina pólio inativada (VIP) é aceitável o esquema atual recomendado pelo PNI, que oferece três doses iniciais de VIP (2, 4 e 6 meses de idade), seguidas de duas doses de VOP (15 meses e 4 anos de idade). As doses de VOP podem ser administradas na rotina ou no Dia Nacional de Vacinação. Crianças podem receber doses adicionais de vacina VOP nas campanhas, desde que já tenham recebido pelo menos duas doses de VIP anteriormente.
7. **Pneumocócica conjugada:** recomendada a todas as crianças até os 5 anos de idade em três doses no primeiro ano de vida (2, 4 e 6 meses) e uma dose de reforço entre os 12 e os 15 meses de vida. A partir de 2016, o Ministério da Saúde reduziu para duas doses a vacina pneumocócica 10-valente no primeiro ano de vida, administradas aos 2 e aos 4 meses de idade, seguidas de um reforço preferencialmente aos 12 meses, podendo ser aplicado até os 4 anos de idade. Essa recomendação surgiu em virtude de estudos terem mostrado que o esquema de duas doses mais um reforço tem a mesma efetividade do esquema de três doses mais um reforço. Crianças saudáveis que receberam as quatro primeiras doses da vacina 7 ou 10-valente podem receber uma dose adicional da vacina 13-valente até os 5 anos de idade. Crianças com risco aumentado para doença pneumocócica invasiva (DPI), entre 2 e 18 anos de idade, devem receber uma dose adicional com a vacina 13-valente. Para crianças e adolescentes com risco aumentado para DPI (veja recomendações nos CRIE – Centros de Referência de Imunobiológicos Especiais), recomenda-se também a vacina pneumocócica polissacarídica 23-valente, mesmo que tenham recebido a vacina pneumocócica conjugada anteriormente. Essa vacina deverá ser aplicada após o intervalo mínimo de 2 meses da vacina pneumocócica conjugada. Uma única dose de revacinação com a vacina pneumocócica polissacarídica 23-valente deve ser administrada 5 anos após a primeira dose às pessoas com risco aumentado de DPI.
8. **Meningocócica conjugada:** recomenda-se o uso rotineiro da vacina meningocócica conjugada para lactentes >2 meses de idade, crianças e adolescentes. A vacina meningocócica C conjugada está licenciada no Brasil para uso a partir de 2 meses de idade. A vacina meningocócica ACWY conjugada ao mutante diftérico (ACWY-CRM) foi licenciada recentemente no Brasil também para uso a partir dos 2 meses de idade. A vacina meningocócica ACWY conjugada ao toxoide tetânico (ACWY-TT) está licenciada para uso a partir de 12 meses de idade. No primeiro ano de vida são recomendadas duas doses da vacina meningocócica C conjugada, aos 3 e aos 5 meses, lembrando-se que ela é disponibilizada pelo PNI. Quando for utilizada a vacina meningocócica ACWY conjugada ao mutante diftérico (ACWY-CRM) no primeiro ano de vida, no momento disponível apenas em clínicas privadas, recomendam-se três doses para os lactentes que iniciam a vacinação entre 2 e 6 meses de idade, com intervalo de pelo menos 2 meses, e uma quarta dose no segundo ano de vida, entre 12 e 16 meses. Para aqueles entre 7 e 23 meses de idade, não vacinados previamente, o esquema vacinal é de duas doses, com a segunda dose administrada a partir de 12 meses de idade e com pelo menos 2 meses de intervalo da dose anterior. A dose de reforço, recomendada pela SBP entre 12 e 15 meses de idade, pode ser feita com a vacina meningocócica C conjugada ou, preferencialmente, com a vacina meningocócica ACWY, assim como as doses entre os 5 e os 6 anos de idade e aos 11 anos. A recomendação de doses de reforço 5 anos depois (entre 5 e 6 anos de idade para os vacinados no primeiro ano de vida) e na adolescência (a partir dos 11 anos de idade) é fundamentada na rápida diminuição dos títulos de anticorpos associados à proteção evidenciada com todas as vacinas meningocócicas conjugadas.
9. **Meningocócica B recombinante:** recomenda-se o uso da vacina meningocócica B recombinante para lactentes a partir de 2 meses de idade, crianças e adolescentes. Para os lactentes que iniciam a vacinação entre 2 e 5 meses de idade, são recomendadas três doses, com a primeira dose a partir dos 2 meses e com pelo menos 2 meses de intervalo entre elas e uma dose de reforço entre 12 e 23 meses de idade. Para os lactentes que iniciam a vacinação entre 6 e 11 meses, duas doses da vacina são recomendadas, com dois meses de intervalo entre elas, com uma dose de reforço no segundo ano de vida. Para crianças que iniciam a vacinação entre 1 e 10 anos de idade, são indicadas duas doses, com pelo menos 2 meses de intervalo entre elas. Finalmente, para os adolescentes e adultos são indicadas duas doses com pelo menos 1 mês de intervalo entre elas. Não há dados disponíveis para adultos acima de 50 anos de idade. Não se conhece a duração de proteção conferida pela vacina.
10. **Rotavírus:** duas vacinas encontram-se disponíveis: a vacina monovalente incluída no PNI, indicada em duas doses, seguindo os limites de faixa etária: a primeira dose aos 2 meses (limites de 1 mês e 15 dias até, no máximo, 3 meses e 15 dias) e a segunda aos 4 meses (limites de 3 meses e 15 dias até, no máximo, 7 meses e 29 dias); a vacina pentavalente, disponível na rede privada, é indicada em três doses, aos 2, 4 e 6 meses. A primeira dose deverá ser administrada no máximo até 3 meses e 15 dias e a terceira até, no máximo, 7 meses e 29 dias. O intervalo mínimo é de 4 semanas entre as doses. Se a criança regurgitar, cuspir ou vomitar durante ou depois da administração da vacina, a dose não deverá ser repetida. Recomenda-se completar o esquema da vacina do mesmo laboratório produtor.
11. **Influenza:** está indicada para todas as crianças a partir dos 6 meses de idade. A primovacinação de crianças com idade < 9 anos deve ser feita com duas doses com intervalo de 1 mês. A dose para aquelas com idade entre 6 meses e 2 anos é de 0,25mL e dos 3 aos 8 anos de idade, 0,5mL por dose. Crianças > 8 anos devem receber apenas uma dose (0,5mL) na primovacinação. A vacina deve ser administrada anualmente, e como a influenza é uma doença sazonal, a vacina deve ser realizada antes do período de maior prevalência da gripe.
12. **Sarampo, caxumba, rubéola e varicela (vacina tríplice viral – SCR; quádrupla viral – SCRV; varicela):** aos 12 meses de idade, na mesma visita, devem ser administradas as primeiras doses das vacinas tríplice viral (SCR) e varicela, separadamente ou com a vacina quádrupla viral (SCRV). A vacina quádrupla viral está associada a maior frequência de febre nos lactentes que receberam a primeira dose dessa vacina, quando comparados com os que recebem as vacinas varicela e tríplice viral em injeções separadas na primeira dose. Aos 15 meses de idade, deverá ser administrada a segunda dose, preferencialmente com a vacina quádrupla viral (SCRV), com intervalo mínimo de 3 meses da última dose de varicela e SCR ou SCRV. Em situações de risco, como, por exemplo, surto ou exposição domiciliar ao sarampo, ou surtos ou contato íntimo com caso de varicela, é possível vacinar crianças imunocompetentes de 6 a 12 meses com a primeira dose da vacina SCR ou com a vacina monovalente contra varicela de 9 a 12 meses. Nesses casos, a dose aplicada antes dos 12 meses de idade não será considerada válida e será necessária a aplicação de mais duas doses após a idade de 1 ano. Em dose única, a vacina contra varicela mostrou-se altamente eficaz para prevenção de formas graves da doença. Entretanto, em virtude da possibilidade de ocorrência de formas leves da doença em crianças vacinadas com apenas uma dose, sugere-se a aplicação de uma segunda dose. Em crianças que receberam apenas uma dose da vacina e apresentem contato domiciliar ou em creche com indivíduo com a doença deve-se antecipar a segunda dose, respeitando o intervalo mínimo de 1 mês entre as doses. A vacinação pode ser indicada na profilaxia pós-exposição dentro de 5 dias após o contato, preferencialmente nas primeiras 72 horas.
13. **Hepatite A:** a vacinação compreende duas doses, a partir dos 12 meses de idade. O intervalo mínimo entre as doses é de 6 meses.
14. **Febre amarela:** indicada para residentes ou viajantes para as áreas em que está recomendada a vacinação (pelo menos 10 dias antes da data da viagem): todos os estados das regiões Norte e Centro-Oeste, Minas Gerais e Maranhão e alguns municípios dos estados do Piauí, Bahia, São Paulo, Paraná, Santa Catarina e Rio Grande do Sul. Está indicada, também, para pessoas que se deslocam para países que se encontram em situação epidemiológica de risco. Nas áreas em que a vacina está indicada, de acordo com o PNI, recomenda-se um esquema de duas doses, aos 9 meses e aos 4 anos de idade, sem a necessidade de doses de reforço. Em situações excepcionais (p. ex., surtos), a vacina pode ser administrada aos 6 meses de idade com reforço aos 4 anos, também sem a necessidade de doses de reforço. Em situações excepcionais, a vacina pode ser administrada aos 6 meses de idade, com reforço aos 4 anos, também sem a necessidade de doses adicionais. A OMS recomenda atualmente apenas uma dose, sem a necessidade de reforço a cada 10 anos. Em caso de viagens internacionais prevalecem as recomendações da OMS com comprovação de apenas uma dose. Em mulheres lactantes inadvertidamente vacinadas, o aleitamento materno deve ser suspenso, preferencialmente por 28 dias após a vacinação e no mínimo por 15 dias. A vacina contra febre amarela não deve ser administrada no mesmo dia que a vacina tríplice viral (sarampo, caxumba e rubéola) devido ao risco de interferência e diminuição de imunogenicidade. Recomenda-se que essas vacinas sejam aplicadas com intervalo de 30 dias entre elas.
15. **HPV:** no Brasil, duas vacinas encontram-se disponíveis contra o HPV: a vacina com os VLP (partículas semelhantes aos vírus – *virus-like particle*) dos tipos 16 e 18, que está indicada para meninas > 9 anos de idade, adolescentes e mulheres, em três doses (a segunda dose deve ser administrada 1 mês após a primeira e a terceira, 6 meses após a primeira); a vacina com os VLP dos tipos 6, 11, 16 e 18 está indicada meninas e mulheres entre 9 e 45 anos e para meninos e homens de 9 a 26 anos, em três doses (a segunda dose deve ser administrada 2 meses após a primeira e a terceira, 6 meses após a primeira). Um esquema alternativo de vacinação para indivíduos entre 9 e 13 anos de idade seria de duas doses, a segunda de 6 a 12 meses após a primeira. A vacina disponível no PNI, exclusivamente para o gênero feminino entre 9 e 13 anos de idade, é a vacina com os VLP 6, 11, 16 e 18. A partir de 2016, o PNI modificou o esquema, que passou a ser de duas doses, e a menina que recebe a segunda dose 6 meses após a primeira não precisa receber a terceira dose. Estudos recentes mostram que a resposta de anticorpos em meninas saudáveis de 9 a 14 anos de idade ao esquema com duas doses não é inferior à resposta imune de mulheres de 15 a 25 anos que receberam três doses. As mulheres entre 9 e 26 anos de idade que vivem com HIV devem continuar recebendo o esquema de três doses.

- **Vacinação de adolescentes e adultos:** manter o adolescente e o adulto com esquema de vacinação completo indicado para a idade pode levar à redução do risco de infecção na criança.

PRECAUÇÕES

Recomenda-se o adiamento da vacinação nas seguintes situações:

- Durante 3 meses, pelo menos, após o tratamento com imunodepressores ou com corticosteroides em doses elevadas.
- Administração de imunoglobulinas ou de sangue e seus derivados, em virtude da possibilidade de que os anticorpos presentes nesses produtos neutralizem o vírus vacinal. As doses e intervalos sugeridos entre a administração de produtos contendo imunoglobulinas e vacinas virais vivas atenuadas estão detalhados a seguir:
  - Hemácias lavadas: 10mL/kg (quase sem IgG) – sem intervalos.
  - Concentrado de hemácias: 10mL/kg (20 a 60mg de IgG/kg) – intervalo de 5 meses.
  - Sangue total: 10mL/kg (80 a 100mg de IgG/kg) – intervalo de 6 meses.
  - Plasma ou plaquetas: 10mL/kg (160mg de IgG/kg) – intervalo de 7 meses.
  - Imunoglobulina endovenosa (reposição): 300 a 400mg de IgG/kg – intervalo de 8 meses.
  - Imunoglobulina endovenosa (terapêutica): 1.000mg de IgG/kg – intervalo de 10 meses.
  - Imunoglobulina endovenosa (terapêutica): 1.600 a 2.000mg de IgG/kg – intervalo de 11 meses.
- Doenças agudas moderadas ou graves: embora não existam evidências de que doenças com essas características interfiram na resposta às vacinas ou aumentem a incidência de eventos adversos, recomenda-se o adiamento da vacinação para que seus sinais e sintomas não sejam atribuídos ou confundidos com eventuais eventos adversos das vacinas.
- Em gestantes, as vacinas de vírus atenuados não devem ser administradas sem orientação médica.

FALSAS CONTRAINDICAÇÕES DAS VACINAS

Algumas das mais frequentes são:

- **Doenças agudas leves com febre baixa, como doenças infecciosas ou alérgicas no trato respiratório superior, com tosse ou coriza, e diarreia leve ou moderada, exceto pólio (na rotina) e rotavírus:** não há evidência de que esse tipo de doença diminua a eficácia das vacinas ou aumente os eventos adversos.
- **Uso de qualquer tipo de antimicrobiano:** os antibióticos não interferem na resposta imune às vacinas, e nenhum dos antibióticos ou antivirais comumente utilizados é capaz de inativar as vacinas de vírus atenuados.
- **Reação local a uma dose prévia de vacina tríplice bacteriana:** além de dar prosseguimento ao esquema normalmente, está formalmente contraindicada a utilização de recursos como o fracionamento das doses subsequentes.
- **História ou diagnóstico clínico pregresso da doença contra a qual se pretende vacinar:** não havendo certeza quanto ao diagnóstico, deve-se efetuar a vacinação porque esta não determinará nenhum aumento na incidência de eventos adversos caso a criança já seja efetivamente imune à doença em questão.
- **Vacinação contra a raiva:** o uso simultâneo de qualquer das vacinas atualmente disponíveis contra a raiva e outras vacinas indicadas não leva à diminuição da imunogenicidade e ao aumento dos eventos adversos. Quando houver indicação de tratamento profilático antirrábico na gestante, este deverá ser feito.
- **Desnutrição:** a resposta dos desnutridos graves pode ser menor do que a dos pacientes eutróficos. Entretanto, na maioria das vezes é adequada, não sendo descrito aumento dos eventos adversos decorrentes de vacinas, inclusive as preparadas com microrganismos atenuados.
- **Doença neurológica estável** (p. ex., convulsão controlada ou pregressa com a presença de sequela): as crianças com doença neurológica de base podem apresentar risco aumentado de complicações, caso tenham coqueluche. Por isso, uma vez estabilizada a doença neurológica, recomenda-se a vacinação contra a coqueluche, dando-se preferência à vacina DTPa, disponível nos CRIE.
- **Tratamento com corticosteroides em doses não imunodepressoras.**
- **Alergias:** história pessoal de alergia (exceto alergia de natureza anafilática relacionada com componente da vacina) ou história familiar de alergia não indica aumento de risco de reações adversas a nenhuma das vacinas atualmente utilizadas.
- **Gravidez em residente no mesmo domicílio da criança vacinada:** os vírus atenuados do sarampo, da caxumba e da rubéola que são eliminados pelo vacinado não são infectantes; portanto, não há risco de infecção da mulher grávida, exceto em caso de exantema vesicular após vacinação contra varicela.
- **Aleitamento:** as vacinas geralmente não têm contraindicações para mulheres que estão amamentando. O vírus vacinal da rubéola já foi isolado no leite materno, porém não há referência de transmissão para crianças pequenas e é provável que a transmissão da mãe para a criança, quando ocorre, se dê por outras vias. Mulheres que amamentam podem receber as vacinas indicadas sem a necessidade de cuidados especiais quanto à criança, exceto em caso da vacina contra febre amarela, quando devem ser apresentadas à mãe alternativas para evitar a transmissão do vírus vacinal pelo leite materno (na impossibilidade de adiamento da vacinação até a criança completar 6 meses de vida):
  - Antes da vacinação, fazer a ordenha do leite e mantê-lo congelado por 15 dias em *freezer* ou congelador para planejamento de uso durante o período da viremia, ou seja, por 14 dias após a vacinação.
  - Encaminhar a mãe ao banco de leite humano para atividade de coleta e pasteurização do leite.
- **Prematuridade ou baixo peso ao nascimento:** em geral, as vacinas devem ser administradas na idade cronológica recomendada; já foi demonstrado que os prematuros são capazes de responder adequadamente às vacinas usadas em crianças pequenas (veja item específico).

- **Internação hospitalar:** a internação hospitalar pode e deve ser aproveitada para atualização do esquema de imunizações, desde que não haja contraindicação formal para isso. A vacina oral contra a poliomielite não deve ser administrada em ambiente hospitalar em virtude da possibilidade de haver algum paciente imunodeprimido internado.

PACIENTES COM SUSPEITA OU CONFIRMAÇÃO DE INFECÇÃO PELO HIV

De acordo com o MS, as crianças expostas verticalmente ao HIV devem receber orientação especial quanto às vacinas até os 18 meses de idade. Neste capítulo, essas orientações serão detalhadas separadamente nos comentários sobre cada vacina.

Após os 18 meses de idade, caso a criança se mantenha negativa para o HIV, deverá seguir o esquema básico vacinal da criança recomendado pelo MS/PNI, à exceção de algumas vacinas, como a varicela, que deve ser aplicada nas crianças suscetíveis não infectadas para proteção dos contatos domiciliares com imunodeficiência, e a pólio inativada, que deve ser utilizada nas crianças que convivem com pessoas imunodeficientes.

Em virtude do risco de administração de vacinas não indicadas para crianças infectadas pelo HIV, está contraindicada a vacinação dessa faixa etária durante as campanhas de vacinação.

VACINAS
Vacina BCG

Obtida de bacilos vivos *Mycobacterium bovis* atenuados da cepa Moreau Rio de Janeiro, a vacina BCG (bacilo de Calmette-Guérin) visa proteger das formas graves da tuberculose, como a meningite tuberculosa e a tuberculose miliar.

Contraindicações

Não é recomendada a aplicação da BCG em crianças com peso < 2.000g e nos pacientes imunodeficientes e com lesões de pele no local da aplicação.

Composição e apresentação
- Bacilo de Calmette-Guérin e glutamato de sódio.
- Frasco âmbar contendo o BCG liofilizado e ampola com diluente (solução fisiológica de cloreto de sódio a 0,9%).

Via de administração

Via intradérmica (0,1mL) no braço direito, no nível da inserção inferior do deltoide.

Esquema

A vacina é aplicada precocemente em dose única, de preferência ainda na maternidade.

> **Observação:** a segunda dose é indicada apenas para os contatos domiciliares de doentes com hanseníase, independentemente da forma clínica, com intervalo mínimo de 6 meses da primeira dose.

Evolução normal
- Evolução da lesão vacinal: segunda semana: nódulo; da quinta à sexta semana: amolecimento do centro do nódulo → crosta → crosta cai → úlcera (2 a 6mm); da oitava à 13ª semana: cicatriz (3 a 7mm).

> **Observação:** às vezes a cicatrização se prolonga até o sexto mês. Se a marca vacina não aparecer após esse tempo, o MS recomenda revacinar uma única vez.

Eventos adversos
- **Complicações locais e regionais:** em geral, são decorrentes de má técnica de aplicação: úlcera > 1cm, abscesso subcutâneo frio ou quente, linfadenopatia regional supurada e cicatriz queloide (processo de cicatrização anormal que não depende da vacina).
- **Lesões resultantes de disseminação (bastante raras):**
  - Localizadas: pele, osteoarticular, órgãos torácicos, abdominais e linfonodos.
  - Lesões generalizadas.

Hipertrofia ganglionar satélite (10% dos casos) axilar, supra- e infraclavicular, única ou múltipla, não supurada, pode ocorrer durante a evolução normal da lesão vacinal. Evolui em torno de 4 semanas e permanece estacionária por 1 a 3 meses, em geral desaparecendo espontaneamente.

Conservação

A vacina deve ser mantida em refrigerador à temperatura de +2ºC a +8ºC. Não deve ser congelada.

Esquema da BCG para o paciente com possibilidade de transmissão vertical do HIV
- Deve-se administrar ao nascimento ou o mais precocemente possível.
- Criança que chega ao serviço ainda não vacinada poderá receber BCG se assintomática e sem sinais de imunodepressão.
- Não está indicada a revacinação.

Vacina contra hepatite B

Estima-se em 350 milhões o número de pessoas que adoecem de hepatite B a cada ano em todo o mundo. Como a infecção da hepatite B pode evoluir para hepatite crônica ativa, cirrose e hepatocarcinoma, justifica-se a indicação universal de vacinação. No calendário do PNI, a vacina contra a hepatite B está indicada a toda a população independentemente da idade ou das condições de vulnerabilidade.

As vacinas são produzidas por técnicas de engenharia genética dotadas de elevado poder imunogênico e com baixa reatogenicidade.

O esquema de vacinação habitual fora do primeiro ano de vida consiste em três doses com intervalo de 2 meses entre a primeira e a segunda dose e de 6 meses entre a primeira e a terceira dose.

Atualmente, com a incorporação da vacina pentavalente com células inteiras (DTP, Hib, hepatite B) no esquema vacinal do PNI no primeiro ano de vida, o esquema passou a consistir em quatro doses: 0, 2, 4 e 6 meses. A primeira dose é administrada, de preferência na maternidade, com a vacina para hepatite B e as demais com a vacina pentavalente. É aplicada por via IM, no músculo vasto lateral da coxa ou deltoide. Não deve ser aplicada no glúteo, em virtude da menor resposta imune à vacina.

A vacina alcança de 90% a 95% de eficácia, e a proteção conferida parece ser duradoura.

Os RN de mães HbsAg-positivas (especialmente se também HbeAg-positivas) devem receber, com a vacina, a gamaglobulina hiperimune para hepatite B nas primeiras 24 a 72 horas após o parto, o que confere cerca de 95% de proteção ao RN. Como a solicitação de sorologia para hepatite B na gestante, não costuma ser rotina no pré-natal, recomenda-se a vacinação rotineira em todo RN o mais precocemente possível, de preferência nas primeiras 12 horas de vida, já que a vacinação isolada também tem importante papel protetor na transmissão perinatal.

Conservação

A vacina deve ser mantida em refrigerador, à temperatura de +2ºC a +8ºC. Não deve ser congelada.

Esquema da vacinação contra hepatite B no paciente com possibilidade de transmissão vertical do HIV

- A primeira dose da hepatite B deve ser administrada ao nascer, preferencialmente nas primeiras 12 horas.
- Se a mãe for HbsAg-positiva, aplicar simultaneamente, em local diferente, a imunoglobulina humana hiperimune contra hepatite B ou até o sétimo dia de vida.
- Conforme as normas vigentes no PNI, o esquema deve seguir com vacina combinada pentavalente (contra difteria, tétano, coqueluche, *H. influenzae* tipo b e hepatite B), aplicada aos 2, 4 e 6 meses de idade.
- Aplicar outra dose aos 15 meses com vacina pentavalente (DTP/Hib/hepatite B).
- Dosar anti-Hbs das crianças comprovadamente infectadas pelo HIV de 30 a 60 dias após a última dose. Caso anti-HBs <10UI, repetir esquema com 0, 1, 2 e 6 meses, usando dose dobrada de hepatite B monovalente.
- Se a criança ou o adolescente ainda não foi vacinado, ou se o esquema é incompleto, a vacina deve ser iniciada ou completado o esquema vacinal de acordo com as doses que faltam.

Vacina pentavalente bacteriana de células inteiras – DTP+ Hib + hepatite B

Vacina composta de toxoides purificados de difteria e tétano, organismos inativados de *pertussis*, partículas purificadas de antígeno de hepatite B e subunidades bacterianas de polissacarídeos capsulares de *H. influenzae* b (Hib).

Esquema básico

Inicia-se a partir dos 2 meses de idade, enquanto a segunda e terceira doses são administradas no quarto e no sexto mês de vida. Portanto, o esquema básico das primeiras três doses é administrado com a vacina pentavalente (DTP + Hib + hepatite B).

A introdução da vacina contra *H. influenzae* tipo b no calendário do MS representou um ganho importante para a população infantil, uma vez que essa bactéria era agente etiológico importante de infecções graves, como meningite, pneumonia, epiglotite, sepse etc.

O desenvolvimento das vacinas conjugadas possibilitou uma resposta imunogênica completa (timo-dependente), já a partir do segundo mês de vida, reduzindo, drasticamente, a prevalência das infecções causadas pelo *Haemophilus* tipo b após o uso dessa vacina.

O primeiro reforço da DTP é administrado de 6 a 12 meses após a terceira dose, sendo feito na rotina aos 15 meses, e o segundo reforço é preconizado aos 4 anos de idade, garantindo melhor duração da imunidade para coqueluche. Esses dois reforços são administrados com a vacina tríplice bacteriana (DTP) isolada. A necessidade de reforço da Hib após 1 ano de idade combinada à DTP clássica é controversa, não sendo recomendada atualmente pelo Ministério da Saúde.

Após o reforço dos 4 aos 6 anos, o PNI recomenda a administração de reforços a cada 10 anos com a vacina dupla adulto (dT) contra a difteria e o tétano. No setor privado, opta-se pela administração do primeiro reforço na adolescência com a vacina dTpa.

A imunização contra o tétano (vacina e soro) em caso de ferimento deve respeitar as orientações listadas no Quadro 12.3.

Vacina dupla bacteriana – dT (tipo adulto) e DT (lipoinfantil)

Essa vacina combina toxoides diftérico e tetânico. A vacina dupla infantil (DT) contém a mesma concentração de toxoides diftérico e tetânico existente na DTP. Está indicada para crianças com menos de 7 anos de idade que não podem fazer uso do componente *pertussis*. Essa vacina se encontra disponível nos CRIE.

A vacina dupla dT (tipo adulto) contém menor quantidade de toxoide diftérico e está indicada a partir dos 7 anos de idade, sendo utilizada nos reforços.

Via de administração

A vacina é administrada via IM profunda no vasto lateral da coxa (dos 2 meses aos 2 anos de idade) ou na região glútea (a partir dos 2 anos de idade).

Quadro 12.3 Orientações para imunização contra o tétano

História de vacinação contra o tétano	Ferimento limpo e/ou superficial Vacina	Ferimento limpo e/ou superficial SAT	Outros tipos de ferimentos Vacina	Outros tipos de ferimentos SAT
Incerta ou menos de três doses	Sim	Não	Sim	Não
Três doses ou mais:				
Última dose < 5 anos	Não	Não	Não	Não
Última dose entre 5 e 10 anos	Não	Não	Sim	Não
Última dose há mais de 10 anos	Sim	Não	Sim	Não

Eventos adversos

A vacina DTP é reconhecida como a mais reatogênica do calendário vacinal. Febre, dor, irritabilidade, eritema e nódulo local são observados com frequência e são considerados reações leves.

Atualmente, febre > 39,5°C ou choro persistente por mais de 3 horas após dose anterior não são mais considerados contraindicações para a continuidade do esquema com a vacina tríplice clássica. Nesses casos, bem como nas crianças com história pessoal e familiar de convulsão, recomenda-se a administração de antitérmico/analgésico no momento da vacinação e a intervalos regulares nas 24 a 48 horas seguintes.

São considerados eventos adversos maiores: (1) convulsões até 72 horas após a aplicação da vacina; (2) síndrome hipotônico-hiporresponsiva (início súbito com palidez, hipotonia e diminuição da resposta a estímulos com ou sem perda da consciência), até 48 horas após a aplicação da vacina; (3) encefalopatia nos primeiros 7 dias após a aplicação da vacina; e (4) reação anafilática. Nas situações (1) e (2) é sugerida a continuação do esquema com a vacina com o componente *pertussis* acelular (DTPa), disponível nos CRIE para essas situações.

Nos casos de reação anafilática, é contraindicada a utilização de qualquer produto que contenha os componentes diftérico, tetânico e da coqueluche, inclusive vacina acelular. No caso de encefalopatia após a vacina DTP, deve-se completar o esquema vacinal com a vacina dupla do tipo infantil (DT), já que a causa é o componente *pertussis*.

Outras possibilidades de uso da DTPa nos CRIE incluem: doença convulsiva crônica, cardiopatias ou pneumopatias crônicas com risco de descompensação em vigência de febre, doenças neurológicas crônicas incapacitantes, crianças com neoplasias e/ou que necessitem de quimio-, rádio- ou corticoterapia, RN que permaneça internado na unidade neonatal por ocasião da idade de vacinação e RN prematuro extremo (< 1.000g ou 31 semanas).

Em relação à dT, os eventos adversos mais comuns são: dor, calor, vermelhidão, induração local e febre.

Conservação

A vacina deve ser mantida em refrigerador, à temperatura de +2°C a +8°C. Não deve ser congelada.

Esquema da DTP para o paciente com possibilidade de transmissão vertical do HIV

Vacina pentavalente utilizada de acordo com o esquema básico de rotina do PNI.

DTPa (tríplice bacteriana – difteria, tétano e coqueluche acelular)

A vacina de células inteiras é constituída de uma suspensão de *Bordetella pertussis* inativada pela formalina com seus inúmeros antígenos, enquanto a vacina acelular contém muito menos endotoxinas, uma vez que é constituída de apenas alguns componentes da *pertussis*. Vários são os tipos de vacinas acelulares, produzidas por diferentes laboratórios, contendo de um a cinco componentes da *Bordetella pertussis*: toxoide *pertussis*, fito-hemaglutinina, pertactina e aglutinógenos fimbriais 2 e 3. Em alguns países desenvolvidos, a vacina de células inteiras foi substituída pela vacina acelular, visando à redução dos eventos adversos locais e sistêmicos.

A combinação de vacinas é um meio prático para se evitar o inconveniente de múltiplas injeções e reduzir o número de visitas ao serviço de saúde, sendo bem aceita pelos pais. Encontram-se disponíveis no setor privado vacinas DTP acelulares combinadas com Hib e pólio de vírus inativados – VIP (pentavalente acelular) e combinadas com hepatite B, Hib e VIP (hexavalente acelular).

Embora o risco de a criança vacinada com as vacinas acelulares desenvolver eventos adversos seja menor do que o verificado após o uso das vacinas celulares, esses eventos também podem ocorrer.

A eficácia das vacinas acelulares assemelha-se à das vacinas de células inteiras, e elas causam menos eventos adversos do que as vacinas celulares, mas seu custo é um fator limitante.

As vacinas acelulares, quando combinadas com as vacinas contra *Haemophilus influenzae* do tipo b (penta- ou hexavalente), induzem menores títulos de anticorpos contra o Hib, em comparação com a vacina de células inteiras; por isso, é fundamental o reforço da Hib aos 15 meses nesse grupo.

A coqueluche é doença infecciosa aguda que continua endêmica mesmo em países com elevada cobertura vacinal. O principal motivo para a circulação permanente da *Bordetella pertussis* é a queda na imunidade em 5 a 10 anos após a vacinação.

Além da vacina acelular para uso em crianças, encontra-se disponível a vacina tríplice, contra tétano, difteria e *pertussis* acelular (dTpa), formulada para uso em adolescentes, adultos e gestantes e oferecendo, dessa maneira, novas oportunidades para redução do impacto da coqueluche. No PNI, está indicada para gestantes após 28 semanas de gestação como uma das três doses do esquema usado.

A recomendação da vacina dTpa para adolescentes baseia-se nas evidências de que a doença causa impacto nessa faixa etária, ao passo que os adultos parecem ser os responsáveis pela transmissão da doença em lactentes jovens ainda não imunizados, especialmente os pais.

As recomendações da Academia Americana de Pediatria (AAP) e dos Centers for Disease Control and Prevention (CDC) para uso da vacina dTpa em adolescentes e adultos são:

1. Adolescentes entre 11 e 18 anos de idade e adultos entre 19 e 64 anos devem receber uma dose única da dTpa em vez da dupla adulto (dT) como reforço contra tétano, difteria e coqueluche, desde que tenham completado o esquema de vacinação com DTP ou DTPa e não tenham recebido dT ou dTpa. Nos EUA, a idade preferencial para uso no adolescente é dos 11 aos 12 anos.

2. Adolescentes que completaram a série básica com cinco doses de DTP ou DTPa e que tenham recebido dT, mas não dTpa, devem receber uma dose única da dTpa para promover proteção contra coqueluche.

Observações:
1. Atualmente, a dTpa pode ser administrada independentemente do intervalo de tempo desde a última vacina do tétano ou toxoide de difteria.
2. Adultos com 65 anos de idade ou mais: aqueles que mantêm contato próximo com criança de idade inferior a 12 meses devem receber uma dose única de dTpa.

Vacinas contra rotavírus

A diarreia aguda permanece como um dos grandes problemas de saúde pública no mundo, sendo o rotavírus um agente importante. Elaborada com vírus isolado de humanos e atenuado, a vacina utilizada no PNI é denominada vacina oral de rotavírus humano (VORH). É monovalente (G1P8) da cepa RIX 4414, com certa reação cruzada com outros sorogrupos (G2, G3, G4).

Foram realizados estudos adequados de eficácia, imunogenicidade e segurança com essa vacina. Sua administração é *exclusivamente oral*.

A vacina contra rotavírus consiste em uma suspensão (incolor) para administração oral, disponível em caixa com 10 seringas com uma dose (1,5mL) cada, contendo rotavírus humano vivo atenuado, cepa RIX 4414, na concentração mínima de $10^{6,0}$ $CCID_{50}$.

Esquema vacinal

A vacina contra rotavírus oral monovalente está indicada para crianças de 6 a 32 semanas de vida, devendo a primeira dose ser administrada, idealmente, aos 2 meses e a segunda aos 4 meses. É possível administrar a primeira dose a partir de 1 mês e 15 dias, e o intervalo preconizado da primeira para a segunda dose é de 8 semanas, sendo admitido o intervalo mínimo de 4 semanas. A idade máxima para administração da segunda dose é de 7 meses e 29 dias (32 semanas), e a vacina não deve ser administrada após essa data (Quadro 12.4).

A vacinação deve ser adiada na vigência de doença febril de moderada a grave e se o lactente estiver com diarreia moderada a grave e/ou vômito.

Eventos adversos

Nos estudos de segurança realizados, a incidência de eventos adversos não diferiu entre o grupo vacinado e o placebo, assim como não foi observado aumento do risco de invaginação intestinal.

Os eventos adversos da vacina contra rotavírus são leves e temporários. As reações mais comuns são: diarreia, vômitos, febre e alteração na cor e consistência das fezes nas primeiras semanas após a administração da vacina. Após a adoção da vacinação no Brasil e no México, observou-se discreto aumento nas taxas de intussuscepção cerca de 1 semana após a administração da primeira ou segunda dose da vacina contra rotavírus (cerca de 1 caso em cada 100 mil crianças vacinadas).

A ocorrência de diarreia com raios de sangue após a vacinação do lactente tem sido relatada com certa frequência, o que não impede a administração da segunda dose, segundo o MS do Brasil.

Esquema de rotavírus para o paciente com possibilidade de transmissão vertical do HIV

- A primeira dose deve ser aplicada entre 6 e 14 semanas de idade, podendo se estender até 15 semanas, e a segunda dose entre 14 e 24 semanas, com tolerância até 32 semanas. A vacina não deve ser aplicada após essa idade.
- Crianças expostas e infectadas pelo HIV podem receber a vacina. No setor privado, é possível o uso de uma a vacina contra rotavírus com composição pentavalente, conforme descrito a seguir.

Vacina contra rotavírus pentavalente

Vacina oral, atenuada, pentavalente, de rearranjo genético bovino-humano, reunindo amostras geneticamente reestruturadas com especificidades antigênicas para os tipos G1P (5), G2P (5), G3P (5), G4P (5) e G6P (8). Trata-se de produto não reatogênico e altamente eficaz, alcançando níveis de proteção de até 100% contra episódios diarreicos mais graves e 74% contra episódios de qualquer gravidade.

Esquema vacinal

A vacina pentavalente bovino-humana deverá ser administrada em três doses, aos 2, 4 e 6 meses. A primeira dose poderá ser administrada a partir de 6 semanas de vida até, no máximo, 12 semanas, enquanto a terceira dose deverá ser administrada até, no máximo, 32 semanas. O intervalo mínimo é de 4 semanas entre as doses.

Também existem restrições de faixa etária para essa vacina:

- **Primeira dose:** idade mínima de 1 mês e meio e idade máxima de 3 meses e 7 dias.
- **Segunda dose:** deve ser administrada, idealmente, 2 meses após a primeira dose e no mínimo 45 dias após.
- **Terceira dose:** idade máxima de 8 meses.

Contraindicações

A vacina está contraindicada nas seguintes situações:

- Hipersensibilidade conhecida a qualquer componente da vacina.
- Indivíduos que desenvolvem sintomas sugestivos de hipersensibilidade após uma dose da vacina não devem receber outras doses.
- Imunodeficiências congênitas ou adquiridas.
- Uso de corticosteroides em doses imunossupressoras.
- Uso de imunossupressores.
- Presença de doença gastrointestinal crônica.
- Malformação congênita do trato digestivo.
- História prévia de intussuscepção.
- Enterorragia maciça após administração da vacina.

Quadro 12.4 Esquema vacinal da rotavírus monovalente

Dose	Idade	Idade mínima	Idade máxima
1ª dose	2 meses	1 mês e 15 dias	3 meses e 15 dias
2ª dose	4 meses	3 meses e 15 dias	7 meses e 29 dias

Via de administração

A vacina deve ser utilizada exclusivamente por via oral.

Considerações sobre as vacinas de rotavírus

Apesar da existência de inegáveis vantagens na redução dos internamentos por diarreia observada no país após a introdução da vacina, algumas questões merecem ser analisadas. A opção pela cepa G1P[8] foi feita a partir de estudos epidemiológicos pré-lincenciamento, porém houve alterações na epidemiologia após a introdução da vacina, com redução importante da cepa G1P[8] e predomínio da G2. É necessário, portanto, melhor definição da pressão seletiva ocasionada pela vacina e das consequências futuras desta prevalência de sorotipos.

Diante dos questionamentos e das repercussões epidemiológicas da vacina RIX4414, é necessário manter a vigilância para monitorização do impacto da vacina na circulação das cepas virais, bem como medir a extensão da proteção cruzada contra diferentes sorotipos.

Conservação

A vacina deve ser mantida em refrigerador, à temperatura de +2ºC a +8ºC. Não deve ser congelada.

Vacinas contra poliomielite

No Brasil, o último caso de pólio ocorreu em 1989, e em 1994 o país obteve o Certificado de Erradicação da Transmissão Autóctone do Poliovírus Selvagem. A instituição dos Dias Nacionais de Vacinação contribuiu de maneira efetiva para isso.

Com a erradicação da poliomielite, o questionamento quanto ao melhor esquema de vacinação passou a ser o ponto-chave. Deveríamos manter a produção de pólio oral de vírus vivos, por sua alta efetividade, imunidade de rebanho e baixo custo, ou deveríamos passar a utilizar a pólio inativada, que seria mais segura, por não ocorrer reversão da neurovirulência? Caso se opte pela utilização da pólio inativada, seria inicialmente em um esquema sequencial com a pólio oral?

Em 2012, o PNI substituiu o esquema de rotina com a vacina oral com a VOP pelo esquema sequencial de duas doses de VIP, aos 2 e 4 meses, e VOP aos 6 meses e primeiro reforço aos 15 meses. Em 2016, o PNI modificou novamente seu esquema vacinal, que passou a consistir nas doses iniciais com VIP (2, 4 e 6 meses) e apenas os reforços com VOP (15 meses e 4 anos). Além disso, desde agosto de 2016, a VOP utilizada nesses reforços é bivalente, sem o vírus P2.

Provavelmente, no processo de erradicação mundial da pólio, deveremos substituir universalmente a VOP pela VIP (eliminando os casos associados à reversão de neurovirulência).

A poliomielite ainda não está erradicada do mundo mas, finalmente, estamos muito próximos de atingir essa meta. Atualmente, a doença está presente em apenas dois países. O sorotipo P2 foi erradicado como vírus selvagem e estava presente apenas como variante vacinal, sendo o último caso registrado em 2014. A OMS recomendou que a vacina oral passasse a ser bivalente, sem o componente P2. Para incorporação dessa recomendação à rotina é importante que todos os países utilizem pelo menos uma dose da VIP trivalente em sua rotina.

A principal vantagem da VIP é sua segurança. O risco de paralisia associado à vacina oral (em 1/3,2 milhões de doses aplicadas) é baixo, porém a eliminação da poliomielite em muitos países alterou a relação risco-benefício com o uso da vacina oral na rotina.

Em 1997 os EUA passaram a adotar esquema sequencial com uso de vacina inativada (VIP) nas duas primeiras doses, seguida da vacina oral (VOP) nas demais. Esse procedimento diminuiu, mas não eliminou os casos de paralisia associados à vacina. Em 1999, o país substituiu totalmente a vacina oral pela inativada.

Atualmente, todas as vacinas inativadas contra poliomielite apresentam potência elevada. A imunidade desenvolvida é essencialmente do tipo humoral, embora também ocorra a produção de IgA secretora. A vacina inativada imuniza exclusivamente o indivíduo vacinado, não havendo imunização secundária entre os contatos. Não ocorre, portanto, imunidade coletiva como a proporcionada pela pólio oral, sendo necessária alta cobertura vacinal para imunização de toda a população. A vacina VIP é altamente imunogênica. Após duas doses, a soroconversão é de 85% a 100% para os três poliovírus.

Composição e apresentação da VOP

Contém por dose:

- Poliovírus 1 1.000.000 CCID$_{50}$.
- Poliovírus 3 600.000 CCID$_{50}$.

Via de administração

Oral: duas gotas/dose.

Esquema básico

Atualmente, a VOP é administrada como dose de reforço de 6 a 12 meses após a terceira dose, de preferência aos 15 meses de idade, como segundo reforço e nas campanhas de vacinação.

Contraindicações da VOP

Os pacientes portadores de imunodeficiência não deverão receber a vacina de vírus vivos atenuados. Recomenda-se, ainda, adiar o uso da vacina oral em crianças com diarreia ou vômitos intensos.

A vacina pode ser aplicada em crianças alimentadas com leite materno, não havendo necessidade de intervalo entre a aplicação da vacina e a alimentação.

As ações de vigilância epidemiológica, incluindo, fundamentalmente, a investigação oportuna de paralisia flácida aguda (PFA) em menores de 15 anos, são imprescindíveis para a erradicação da poliomielite.

Conservação

A vacina deve ser mantida à temperatura de +2ºC a +8ºC. Não deve ser congelada.

Composição e apresentação da VIP
Contém por dose:

- Poliovírus 1: 40U AgD.
- Poliovírus 2: 8U AgD.
- Poliovírus 3: 32U AgD.

Via de administração
- Intramuscular ou subcutânea.

Esquema vacinal
- Primeira, segunda e terceira doses: 2, 4 e 6 meses de idade.

Esquema da vacina da pólio em paciente com possibilidade de transmissão vertical do HIV

Deve-se utilizar apenas a vacina inativada (VIP) – três doses com intervalo de 2 meses, iniciando aos 2 meses de idade. São necessários dois reforços: um aos 15 meses de idade e outro entre 4 e 6 anos de idade.

Vacina tríplice viral (SCR)
Composição e apresentação

A SCR é uma vacina combinada de vírus vivos atenuados do sarampo, da caxumba e da rubéola, liofilizada (frasco-ampola com uma dose ou múltiplas doses).

As vacinas contra o sarampo e a caxumba são obtidas por propagação dos vírus (separadamente) em cultura de ovos embrionados de galinha, enquanto a vacina contra a rubéola é obtida de células diploides humanas.

Via de administração
Subcutânea (SC): 0,5mL.

Esquema

De acordo com o calendário atual preconizado pelo PNI, todas as crianças devem receber duas doses de vacina contra sarampo, a primeira aos 12 meses, com a vacina tríplice viral (SCR), e a segunda aos 15 meses, com a vacina tetraviral (sarampo, rubéola, caxumba e varicela). Todas as crianças/adolescentes entre 1 e 19 anos de idade devem ter recebido duas doses com os componentes sarampo, rubéola e caxumba, com intervalo mínimo de 30 dias entre as doses.

A suspeita da doença em um caso-índice deve levar imediatamente à vacinação de bloqueio dos contactantes o mais rápido possível, preferencialmente dentro de 72 horas após a exposição. Em crianças entre 6 e 11 meses, administra-se uma dose da vacina tríplice viral e mantém-se o esquema vacinal preconizado, orientando as mães para vaciná-las com o esquema de rotina com duas doses após completarem 1 ano de idade.

Eventos adversos

É possível o surgimento de vermelhidão, dor e edema no local da injeção. Entre o quinto e o 12º dia após a vacinação, podem surgir febre, *rash* e intumescimento das parótidas. Nas adolescentes, pode ocorrer artralgia. Meningite asséptica (relacionada com o componente da caxumba) e púrpura trombocitopênica são reações raras.

Contraindicações
- Antecedentes de reação anafilática após ingestão do ovo de galinha (urticária generalizada, dificuldade respiratória, edema de glote, hipotensão ou choque) e gelatina. Atualmente, essa contraindicação é discutível.
- Gravidez.
- Administração de imunoglobulina humana, sangue total ou plasma nos últimos 3 meses.
- Uso de imunossupressores (em doses imunossupressoras).
- Neoplasias em geral.

Observação: as adolescentes vacinadas, assim como as mulheres em idade fértil, deverão evitar a gravidez por 30 dias após a aplicação da vacina.

Conservação
A vacina deve ser mantida em refrigerador à temperatura de +2ºC a +8ºC.

Esquema da tríplice viral para o paciente com possibilidade de transmissão vertical do HIV

- Nas crianças expostas ao HIV ou infectadas, mas assintomáticas, a vacina tríplice viral deve ser aplicada aos 12 meses de idade, com indicação de dose adicional aos 15 meses, respeitando-se o intervalo mínimo de 4 semanas.
- Nas crianças cuja infecção pelo HIV foi excluída, pode-se utilizar a vacina tetraviral (sarampo/caxumba/rubéola/varicela) para a dose de 15 meses.
- Não deve ser administrada às crianças com imunodepressão grave (LT-CD4+ < 15% em crianças ≤ 5 anos e nas > 5 anos com LT-CD4+ < 200 células/µL, por pelo menos 6 meses) ou sintomatologia grave (Categoria C).

Vacina contra varicela

Doença infecciosa altamente contagiosa, a varicela costuma manifestar-se como doença benigna ao acometer crianças eutróficas e sadias. No entanto, trata-se de infecção que assume grande importância em duas situações: quando acomete crianças internadas, pois dissemina-se com bastante rapidez pelas enfermarias, e nos imunodeprimidos, nos quais o vírus varicela-zóster (VVZ) determina doença geralmente grave. As vacinas disponíveis no Brasil são constituídas por vírus vivos atenuados derivados da cepa Oka, com diferentes quantidades de unidades formadoras de placa (UFP) do VVZ, e devem ser administradas SC.

Estima-se que uma só dose da vacina contra a varicela induza imunidade contra a infecção em 70% a 90% das crianças que a receberam e em 95% a 98% contra as formas graves da doença. Contudo, não é incomum a ocorrência dessa virose em crianças já vacinadas. Vários países incluíram a vacina contra a varicela em seus calendários de vacinação, pois os estudos de custo-benefício, levando em consideração especialmente as faltas dos pais ao trabalho e das crianças à escola, demonstraram sua efetividade. Nos EUA, a vacina contra a varicela foi introduzida há cerca de 16 anos.

No Brasil, a vacina foi incorporada no calendário do PNI no segundo semestre de 2013. A apresentação utilizada consiste na vacina tetraviral (sarampo, caxumba, rubéola e varicela), administrada aos 15 meses de idade, naquelas crianças que já tenham recebido a primeira dose da vacina tríplice viral aos 12 meses. Como o uso da vacina tetraviral sem exposição prévia à vacina tríplice viral foi associado a maior incidência de febre alta e convulsão febril, o esquema adotado pelo MS consiste na administração da tríplice viral aos 12 meses e da tetraviral aos 15 meses.

Nos CRIE, a vacina monovalente é oferecida a grupos de risco (imunodeprimidos, asplênicos) no esquema de duas doses com intervalo de 60 dias entre elas.

Na profilaxia pós-exposição, a vacina deve ser usada, preferencialmente, até 72 horas após o contato, e seu uso pode ser indicado a partir dos 9 meses de idade. O tempo necessário para o desenvolvimento de anticorpos é menor que o de incubação da doença, o que justifica essa medida.

A Sociedade Brasileira de Imunizações (SBIm) e a SBP recomendam a administração de uma segunda dose da vacina contra a varicela. O esquema preconizado consiste em uma dose aos 12 meses e outra aos 15 meses de vida ou com pelo menos 2 meses de intervalo entre as doses. Encontram-se disponíveis no setor privado a varicela isolada e a vacina tetraviral. A vacina contra varicela pode ser administrada simultaneamente com outras vacinas do calendário sem interferência na resposta imune. No entanto, deve-se adotar o intervalo de 4 semanas entre a aplicação da vacina contra a varicela e as vacinas tríplice viral e contra febre amarela, quando não forem administradas no mesmo dia, pois experiências prévias com vacinas virais demonstraram provável interferência no desenvolvimento de anticorpos pelo interferon produzido logo após a vacina. Com relação à pólio, esse intervalo não é necessário.

Composição
Vacina de vírus vivos atenuados, cepa OKA.

Conservação
A vacina deve ser mantida em refrigerador à temperatura de +2ºC a +8ºC. Não deve ser congelada.

Situações especiais para vacinação contra varicela
Crianças com leucemia linfoblástica aguda podem ser vacinadas nas seguintes situações:

- Remissão hematológica com pelo menos 12 meses.
- Contagem de linfócitos > 1.200/mm^3.
- Não submetidas à radioterapia.
- Sem quimioterapia de manutenção durante 1 semana antes e 1 semana depois da vacinação.
- Crianças com tumores sólidos malignos, adotando-se as mesmas precauções recomendadas para os pacientes leucêmicos.
- Crianças com doenças crônicas (problemas metabólicos e endócrinos, afecções pulmonares, renais, cutâneas, cardiovasculares etc.) que não se encontrem imunodeprimidas e que não estejam recebendo corticoides sistêmicos em doses elevadas (> 2mg/kg de prednisona ou dose equivalente de outros corticoides por mais de 1 mês).
- Transplantados de medula óssea: 2 anos após a realização do transplante, se não estiverem recebendo quimioterapia há mais de 1 ano.

Eventos adversos
As reações colaterais são pouco frequentes. Reações locais leves podem aparecer em 17% a 25% dos vacinados. Exantema vesicular pode surgir em 4% a 5% das crianças saudáveis, em 40% a 50% dos leucêmicos e em 10% dos adultos vacinados, sem maiores consequências. A febre é rara. A ocorrência de zóster é muito menos frequente nos vacinados do que nos indivíduos que contraem a infecção natural, o que afasta um dos óbices para o uso da vacina.

Contraindicações e precauções
- Imunodeficiências congênitas ou adquiridas.
- Imunodepressão por uso crônico de corticosteroides, em dose > 2mg/kg/dia por mais de 1 mês. Nesses casos, vacinar 3 meses após o término do tratamento.
- História de reação anafilática à neomicina.
- Gestantes, uma vez que os eventos adversos ainda são desconhecidos nesse grupo.
- Doenças neoplásicas em quimioterapia ou radioterapia: a vacina pode ser administrada a crianças com leucemia linfocítica aguda, conforme previamente comentado.
- Após a administração de sangue ou hemoderivados, recomenda-se postergar a vacinação por 5 meses.
- Os pacientes que recebem a vacina contra varicela devem ser orientados a evitar o uso de ácido acetilsalicílico (AAS) por 8 semanas, devido ao risco teórico de desenvolvimento da síndrome de Reye.

Imunoterapia passiva para varicela
A imunoglobulina humana antivaricela-zóster (IGHAVZ), disponibilizada nos CRIE, está indicada para imunodeprimidos e gestantes suscetíveis que tiveram contato com doente de varicela em fase contagiosa, devendo ser usada em até 96 horas após a exposição. A IGHAVZ também está indicada para RN cujas mães apresentaram quadro clínico de varicela 5 dias antes ou 2 dias após o parto. A dose de IGHAVZ é de 125 unidades para cada 10kg de peso corporal (dose mínima de 125 unidades).

Esquema da vacina de varicela para o paciente com possibilidade de transmissão vertical do HIV
- Deve ser aplicada aos 12 meses de idade para crianças e adolescentes suscetíveis e infectados pelo HIV, nas categorias clínicas N, A e B com LT-CD4+ > 15%. Recomenda-se uma segunda dose com intervalo de 3 meses.
- Independentemente da classificação clínica e imunológica, deve-se considerar a vacinação nos casos em que a criança apresente ausência de imunossupressão grave, ou seja, com LT-CD4+ < 15% em ≤ 5 anos e nos > 5 anos com LT-CD4+ < 200 células/µL.

Vacina contra hepatite A

A hepatite A é frequente nos países pobres, sendo sua prevalência diretamente relacionada com o nível de saneamento básico local. Dependendo das condições socioeconômicas, a faixa etária da população acometida pode ser diferente. Assim, nos países em desenvolvimento, as crianças são o grupo mais atingido, enquanto nos países desenvolvidos esse vírus infecta, preferencialmente, adultos (< 10% dos pacientes são crianças). Na primeira infância, a infecção geralmente adquire caráter benigno, cursando, na maior parte das vezes, de maneira oligossintomática. A letalidade é baixa e tende a aumentar com a idade. A complicação mais temível da doença é a hepatite A fulminante, que acomete cerca de 0,1% a 0,5% dos indivíduos infectados.

À medida que as condições de saneamento melhoram, o contato com o vírus passa a ocorrer em épocas mais tardias da vida. O Brasil encontra-se em processo de transição epidemiológica, apresentando redução da soroprevalência da hepatite A, conforme demonstrado no último inquérito nacional, mesmo na população de baixo nível socioeconômico, justificando sua inclusão no esquema do PNI.

A SBP recomenda, desde 1997, que a vacina para hepatite A seja oferecida às crianças, a qual foi introduzida em 2014 no calendário do PNI. O MS baseia-se em experiências bem-sucedidas para a recomendação do esquema de apenas uma dose, como as da Argentina e de Israel. No Brasil será importante o acompanhamento do comportamento da doença nos próximos anos.

Constituição
Vírus inativado com formaldeído.

Época de administração
A partir de 1 ano de idade.

Via de administração
Intramuscular, podendo ser utilizados os músculos vasto lateral da coxa, glúteo ou deltoide (em crianças maiores).

Esquema vacinal
No PNI (2016), a dose é única, administrada aos 15 meses. No calendário da SBP permanece a recomendação de duas doses com intervalo de 6 meses entre a primeira e a segunda dose (aos 12 e 18 meses).

Eficácia
Superior a 95% 15 dias após a primeira dose.

Contraindicações específicas
Hipersensibilidade aos componentes da vacina.

Eventos adversos
Dor, eritema, edema e calor no local da aplicação. Até o momento não foram notificados eventos graves.

Uso combinado de vacinas
A vacina contra hepatite A pode ser utilizada em combinação com a vacina contra hepatite B. Nesse caso, recomenda-se o esquema em três doses (0, 1 e 6 meses) para proteção adequada contra ambas as doenças. Encontram-se disponíveis as apresentações dos tipos adulto e pediátrico da vacina combinada A + B.

Persistência da imunidade
A duração da imunidade ainda não foi determinada. Até o momento, não existe recomendação de doses de reforço. Estudos de farmacocinética sugerem que concentrações protetoras possam durar 30 anos.

Conservação
A vacina deve ser mantida em refrigerador à temperatura de +2°C a +8°C. Não deve ser congelada.

Esquema da vacina de hepatite A para o paciente com possibilidade de transmissão vertical do HIV
Indicada para crianças e adolescentes a partir de 12 meses de idade em duas doses, com intervalo de 6 a 12 meses.

Vacina contra febre amarela

A respeito da vacinação contra a febre amarela em nosso meio, devem ser considerados: o estado de suscetibilidade da população, o risco de ocorrência da doença e o custo reduzido da vacina.

A condição de suscetibilidade da população, aliada à presença disseminada de um dos vetores (*Aedes aegypti*), e a possibilidade de contato com indivíduos infectados provenientes de áreas endêmicas caracterizam uma situação de risco potencial de febre amarela no país.

A doença tem elevada mortalidade (até 30% a 40% nas formas graves).

A vacina contra febre amarela é eficaz e sempre foi considerada muito segura. Eventos adversos, envolvendo o sistema nervoso, são raros.

Tipo de vacina
Vírus atenuados da febre amarela, da cepa 17 D, cultivados em ovos embrionados de galinha.

Idade para vacinação
Nas áreas endêmicas (onde há casos humanos de febre amarela), a partir de 9 meses de idade.

Via de administração e doses
Subcutânea: 0,5mL, em dose única.

Em maio de 2014 a regulamentação sanitária foi alterada, estendendo a validade do certificado internacional de vacinação contra a febre amarela dos atuais 10 anos para toda a vida do vacinado. Essa regulamentação terá validade legal a partir de junho de 2016.

Indicações
Imunização ativa contra a febre amarela em residentes ou visitantes de zonas de risco e profissionais expostos ao vírus.

Contraindicações

- Imunodeficiência congênita ou adquirida.
- Gravidez (a não ser em condições epidemiológicas especiais).
- Hipersensibilidade a qualquer componente da vacina.
- Reação anafilática ao ovo.
- Não administrar a vacina contra a febre amarela juntamente com a tríplice viral no mesmo dia em menores de 2 anos. O intervalo deve ser de 30 dias.

Eventos adversos

A vacina contra a febre amarela é bem tolerada. Cerca de 2% a 5% dos vacinados poderão apresentar, a partir do terceiro ou quarto dia, febre, cefaleia e mialgia.

Alguns vacinados podem apresentar dor no local da injeção, cefaleia, febre (em geral baixa), dor muscular, entre o quinto e o 12º dia da vacinação, e excepcionalmente, visceração.

Conservação

A vacina deve ser mantida em refrigerador à temperatura de +2ºC a +8ºC. Não deve ser congelada.

Esquema da de vacina contra febre amarela para o paciente com possibilidade de transmissão vertical do HIV

Deve ser aplicada aos 9 meses de idade, levando-se em consideração as restrições mencionadas abaixo:

Atenção: não foram estabelecidas a eficácia e a segurança da vacina contra febre amarela para os pacientes portadores do HIV. Portanto, para sua recomendação é necessário levar em consideração a condição imunológica do paciente e a situação epidemiológica local, conforme orientação do Ministério da Saúde (Quadros 12.6 e 12.7).

Em relação à contagem de LT-CD4+, devem ser levados em consideração os dois últimos exames, de preferência os realizados no último ano, sendo o último exame realizado com no máximo 3 meses de antecedência. O paciente não deve apresentar manifestação clínica de imunodeficiência, com ou sem uso de terapia antirretroviral. Para crianças < 13 anos, valoriza-se preferencialmente o percentual de LT-CD4+, por representar melhor a situação imunológica da criança.

Os pacientes e seus responsáveis devem ser orientados sobre o risco/benefício de receber a imunização contra febre amarela, levando-se em consideração a possibilidade de eventos adversos e de ausência de resposta à vacina.

VACINA CONTRA PAPILOMAVÍRUS HUMANO (HPV)

A infecção pelo HPV é considerada a doença sexualmente transmissível (DST) mais comum em mulheres. Dos mais de 100 tipos de HPV descritos, 35 a 40 sorotipos são reconhecidos infectantes da genitália humana, causando manifestações clínicas que vão desde infecções assintomáticas até o câncer cervical invasivo. No Brasil, estima-se que a cada ano cerca de 7.000 mulheres morrem em decorrência do câncer do colo do útero. Vale ressaltar que a proteção não é garantida mesmo

Quadro 12.5 Orientações referentes à vacinação contra febre amarela para residentes em área com recomendação da vacina ou viajantes para essa área

Indicação	Esquema
Crianças de 9 meses até 4 anos, 11 meses e 29 dias de idade	Administrar 1 dose aos 9 meses de idade e 1 dose de reforço aos 4 anos de idade com intervalo mínimo de 30 dias entre as doses
Pessoas a partir de 5 anos de idade que receberam uma dose da vacina antes de completar 5 anos de idade	Administrar uma única dose de reforço com intervalo mínimo de 30 dias entre as doses
Pessoas a partir de 5 anos de idade que nunca foram vacinadas ou sem comprovante de vacinação	Administrar a primeira dose da vacina e 1 dose de reforço 10 anos após a administração dessa dose
Pessoas a partir dos 5 anos de idade que receberam 2 doses da vacina	Considerar vacinado. Não administrar nenhuma dose
Pessoas com 60 anos e mais que nunca foram vacinadas ou sem comprovante de vacinação	O médico deverá avaliar o benefício/risco da vacinação, levando em conta o risco da doença e o risco de eventos adversos nessa faixa etária e/ou decorrentes de comorbidades
Gestantes, independentemente do estado vacinal	A vacinação está contraindicada. Na impossibilidade de adiar a vacinação, como em situações de emergência epidemiológica, vigência de surtos, epidemias ou viagem para área de risco de contrair a doença, o médico deverá avaliar o benefício/risco da vacinação
Mulheres amamentando crianças com até 6 meses de idade, independentemente do estado vacinal	A vacinação não está indicada, devendo ser adiada até a criança completar 6 meses de idade. Na impossibilidade de adiar a vacinação, como em situações de emergência epidemiológica, vigência de surtos, epidemias ou viagem para área de risco de contrair a doença, o médico deverá avaliar o benefício/risco da vacinação. Em caso de mulheres que estejam amamentando e receberam a vacina, o aleitamento materno deve ser suspenso, preferencialmente, por 28 dias após a vacinação (com um mínimo de 15 dias)

Fonte: nota técnica informativa n. 102 cgpni/devit/svs/ms 26/08/14.

Quadro 12.6 Recomendações para vacinação contra febre amarela em crianças menores de 13 anos de idade, infectadas pelo HIV, de acordo com a alteração imunológica, em área com recomendação de vacina

Alteração imunológica	Área com recomendação de vacina
Ausente	Indicar vacinação
Moderada	Oferecer vacinação
Grave	Não vacinar

Quadro 12.7 Recomendações para vacinação contra febre amarela em adolescentes (13 ou mais anos de idade) infectados pelo HIV, de acordo com o número de LT-CD4+ em área com recomendação de vacina

Contagem de LT-CD4+ em células/mm³	Área com recomendação de vacina
> 350	Indicar vacinação
200 a 349	Oferecer vacinação
< 200	Não vacinar

naquelas que fazem uso de preservativo, pois a transmissão pode ocorrer por contato direto com a pele infectada.

O início precoce da atividade sexual e a multiplicidade de parceiros são fatores que aumentam a probabilidade da doença. A progressão da infecção para câncer cervical pode levar muitos anos. O pico de infecção pelo HPV ocorre dos 20 aos 25 anos de idade, coincidindo com a fase de maior atividade sexual. Estima-se que 70% a 80% das mulheres sexualmente ativas irão infectar-se com um ou mais tipos de HPV em alguma época de suas vidas.

Desenvolvimento da vacina

O capsídeo do HPV é composto por apenas duas proteínas, chamadas L1 e L2. A L1 é a proteína principal, constituindo cerca de 95% do capsídeo. A infecção natural pelo HPV induz a produção de anticorpos neutralizantes contra essa proteína.

A vacina quadrivalente licenciada para o HPV (sorotipos 6, 11, 16 e 18) contém a proteína L1, obtida por meio da clonagem do gene responsável por sua produção e posterior recombinação. A proteína L1, produzida por esses vetores recombinantes, agrupa-se espontaneamente para formar partículas virais vazias, as VLP (*virus-like particles*), de conformação espacial semelhante ao HPV mas que, por não conterem DNA, não são infectantes.

Os tipos virais contidos nessa vacina – 16 e 18 – são responsáveis por cerca de 70% das neoplasias anogenitais e lesões pré-cancerosas de alto grau, enquanto o 6 e o 11 estão relacionados com mais de 90% das verrugas genitais.

No Brasil, a vacina quadrivalente contra o HPV está licenciada no setor privado para mulheres de 9 a 45 anos e para homens de 9 a 26 anos de idade. Outra apresentação da vacina HPV é a bivalente (sorotipos 16 e 18), com proteção específica para câncer de colo e não para verrugas genitais. Essa apresentação é indicada para mulheres a partir dos 9 anos de idade, sem idade limite.

A população prioritária preconizada para receber a vacina é a de mulheres ainda não infectadas, ou seja, meninas e adolescentes que ainda não iniciaram atividades sexuais.

Estratégia do PNI

Em 2014, o PNI introduziu no calendário vacinal a vacina contra o HPV quadrivalente em esquema estendido de três doses (0,6 e 60 meses), inicialmente para meninas de 11 a 13 anos como estratégia de saúde pública de prevenção do câncer do colo do útero. Realizou campanha bem-sucedida para a primeira dose em todas as escolas públicas e privadas do país; entretanto, casos isolados de estresse pós-vacinal levaram a uma baixa cobertura na segunda dose.

Em 2015, outra inclusão importante no calendário do PNI foi a de mulheres de 9 a 26 anos de idade portadoras do vírus HIV. Esse grupo é mais suscetível a complicações decorrentes do HPV, com probabilidade cinco vezes maior de desenvolver câncer no colo do útero do que a população em geral.

Esquema vacinal

O esquema preconizado pelo PNI a partir de 2016 consiste em duas doses em meninas a partir dos 9 até os 13 anos, sendo a segunda dose administrada 6 meses após a primeira. Estudos realizados em outros países demonstraram boa resposta com apenas duas doses da vacina, e a imunidade observada com esse esquema serviu de base para a recomendação dessa mudança na recomendação para apenas duas doses.

A SBP e a SBIm ainda recomendam o esquema de vacinação clássico da vacina quadrivalente em três doses, com a segunda e terceira doses administradas 2 e 6 meses após a dose inicial, respectivamente (esquema de 0, 2 e 6 meses) ou, quando usada a bivalente, no esquema de 0, 1 e 6 meses.

Eventos adversos

A vacina costuma ser bem tolerada. Os eventos adversos mais comuns são cefaleia e reações locais consideradas, geralmente, de intensidade leve a moderada. O uso em adolescentes pode estar relacionado com a síndrome de estresse pós-vacinal.

Duração da imunidade

Nas avaliações iniciais de acompanhamento por 10 anos, os títulos de anticorpos permaneceram elevados, embora em valores menores do que os verificados logo após o final da imunização.

Quanto à eficácia, houve, nesse período, redução de 96% na incidência de infecção persistente e doença associada aos tipos de HPV presentes na vacina. Cabe salientar que a vacinação não substituirá o controle periódico com o exame de Papanicolau, fundamental para o diagnóstico precoce de lesões pré-cancerosas causadas por outros tipos de HPV oncogênicos não contidos na vacina.

Conservação

A vacina deve ser mantida em refrigerador à temperatura de +2°C a +8°C. Não deve ser congelada.

Esquema vacinal de HPV para pacientes portadoras do vírus HIV

Vacina quadrivalente recombinante (HPV4)

A vacinação de pessoas infectadas pelo HIV/AIDS está indicada em meninas, adolescentes e mulheres de 9 a 26 anos, independente da contagem de LT-CD4+, com esquema de três doses, em intervalos de zero, 2 e 6 meses.

A ampliação da faixa etária para imunização contra o HPV justifica-se pelo maior risco de a infecção pelo HPV evoluir para câncer do colo do útero nas pessoas que vivem com HIV e AIDS. O esquema convencional de vacinação para o HPV em indivíduos imunossuprimidos proporciona maior imunogenicidade a essa população.

Meninas de 11 a 13 anos de idade que já tenham recebido as duas primeiras doses (zero e 6 meses) deverão receber a terceira dose no prazo de 3 a 6 meses após a última.

Vacina contra influenza (gripe)

O vírus influenza é um dos principais causadores de morbidade e hospitalizações, especialmente na população com menos de 2 e com mais de 65 anos de idade.

A OMS coordena centros de Vigilância Epidemiológica para o vírus influenza em vários países, inclusive o Brasil. Esses centros identificam os vírus circulantes e estabelecem sua caracterização antigênica. Atualmente, é definido um tipo de vacina anual para o hemisfério Sul e outro para o hemisfério Norte. Aí reside uma das principais dificuldades relacionadas com essa vacina, tendo em vista que ela é preparada com cepas selecionadas antecipadamente, conferindo imunidade apenas contra essas cepas e havendo sempre a emergência de cepas novas. A formulação trivalente atualmente em uso contém quantidades equivalentes (15µg) de cada um dos três vírus circulantes: A H1N1, A H3N2 e B.

Desde 2015 é possível optar, no mercado privado, por vacinas quadrivalentes que contemplam, além das três cepas existentes, uma segunda cepa B. Portanto, nas vacinas quadrivalentes há duas cepas A (H1N1 e H3N2) e duas B (Yamagata e Victoria).

A prioridade da OMS e do MS é vacinar os grupos de risco principais, visando diminuir complicações/internações/óbitos e a disseminação do vírus, destacando-se idosos, portadores de doenças crônicas e outras condições clínicas especiais, crianças de 6 meses a menores de 5 anos, gestantes, puérperas, trabalhadores da área da saúde, povos indígenas, população privada de liberdade e funcionários do sistema prisional.

Em todo o mundo, as recomendações para vacinação contra influenza na infância variam de acordo com a percepção do governo de cada país sobre o impacto da doença em suas crianças.

Constituição

Vírus inativados e fragmentados (tipo *split*), propagados em ovos embrionários.

Época de administração

A partir de 6 meses de idade.

Via de administração

Intramuscular, podendo ser utilizados o músculo glúteo ou deltoide (em crianças maiores).

Esquema vacinal

O Quadro 12.8 exibe o esquema posológico.

Como a composição da vacina varia a cada ano, devido às modificações das cepas virais, recomenda-se vacinação anual.

Contraindicações específicas

Reações anafiláticas às proteínas do ovo.

Quadro 12.8 Esquema posológico para administração da vacina contra a influenza

Idade	Produto	Dose	Nº de doses	Via
6 a 35 meses	*Split* apenas	0,25mL	1 ou 2 doses	IM
3 a 8 anos	*Split* apenas	0,5mL	1 ou 2 doses	IM
9 a 12 anos	*Split* apenas	0,5mL	1	IM
> 12 anos	Inteiro ou *split*	0,5mL	1	IM

*Na primovacinação, em crianças < 9 anos de idade, devem ser aplicadas duas doses com intervalo de 1 mês.

Eventos adversos

- **Locais:** dor, eritema, edema e calor.
- **Sistêmicos:** febre nas primeiras 72 horas após aplicação, cefaleia e mialgia.

Conservação

A vacina deve ser mantida em refrigerador à temperatura de +2ºC a +8ºC. Não deve ser congelada.

Esquema para o paciente com possibilidade de transmissão vertical do HIV

A vacina deve ser administrada a partir dos 6 meses de idade. Crianças com menos de 9 anos de idade, ao receberem a vacina pela primeira vez, necessitam de duas doses com intervalo de 4 a 6 semanas. Utiliza-se 0,25mL até 35 meses de idade e 0,5mL após esta idade.

A vacinação em dose única deve ser anual em virtude das mudanças nas características dos vírus influenza em decorrência da diversidade antigênica e genômica a cada ano.

Vacinas pneumocócicas conjugadas 10-valente e 13-valente e vacinas polissacarídicas (23 sorotipos)

Considerações gerais

O *Streptococcus pneumoniae* permanece como agente etiológico de grande importância em virtude da morbimortalidade em pessoas de todas as idades ao redor do mundo. Lactentes, idosos, portadores de certas doenças crônicas debilitantes e/ou imunossupressoras são particularmente suscetíveis a doenças invasivas causadas por essa bactéria. Além disso, nas últimas décadas, a preocupação com o aumento da resistência do pneumococo à penicilina tem se tornado a tônica de várias publicações.

O *Streptococcus pneumoniae* é responsável por parcela significativa das infecções de vias áreas superiores (otite média e sinusite), sendo o principal agente etiológico bacteriano de pneumonias adquiridas na comunidade e de doenças invasivas (meningite, bacteriemia e sepse) tanto em crianças como em adultos. Nos países em desenvolvimento, o pneumococo é responsável por mais de 1 milhão de óbitos por ano em crianças com menos de 5 anos, a maioria por pneumonia, que se caracteriza como a doença responsável pelo maior número de mortes preveníveis por meio de vacinas.

Em 2010, o Brasil incorporou a vacina pneumocócica conjugada 10-valente no calendário do PNI, sendo observada progressiva redução de doenças invasivas causadas por essa bactéria.

Vacina pneumocócica 10-valente (VPC10)

Composição

A VPC10 é constituída por polissacarídeos derivados de 10 diferentes cepas de pneumococo conjugado a proteínas. Dessas, oito são combinadas com a proteína transportadora (proteína D), obtida a partir do segundo mais importante patógeno pediátrico em otite média – o *H. influenzae* não tipificável. Dois sorotipos (19F e 18C) são conjugados ao toxoide diftérico e ao toxoide tetânico, respectivamente.

Os 10 sorotipos incluídos na vacina são: 1, 4, 5, 6B, 7F, 9V, 14, 18C, 19F e 23F. Por apresentar como carreador principal a proteína D do *H. influenzae* não tipificável (HiNT), há a possibilidade de ampliação da proteção contra essa bactéria e, consequentemente, redução dos quadros de otites médias.

Esquema

O esquema foi modificado em 2016. A vacinação da criança é iniciada com a primeira dose aos 2 meses de vida e a segunda dose é administrada aos 4 meses. A dose de reforço deve ser realizada, preferencialmente, aos 12 meses (esquema 2+1), podendo ser administrada até os 4 anos de idade.

Via de adminmistração

Intramuscular, na dose de 0,5mL. Em crianças com menos de 2 anos de idade, no vasto lateral da coxa; e nas maiores, preferencialmente no músculo deltoide. A vacina não deve ser administrada na região glútea.

Eventos adversos

- **Locais:** dor, vermelhidão, endurecimento e calor são os mais comuns.
- **Sistêmicos:** diminuição do apetite, irritabilidade, sonolência e febre também podem ocorrer nas primeiras 48 horas. Não são observadas reações graves.

Vacina pneumocócica 13-valente (VPC13)

Além da vacina com 10 sorotipos, alguns países utilizam a vacina com 13 sorotipos, no Brasil disponível no mercado privado. Estima-se que os seis sorotipos adicionais (1, 3, 5, 6A, 7F e 19A) aumentem para cerca de 95% a proteção vacinal para prevenção de doença invasiva pneumocócica em lactentes e crianças. Os sorotipos 6A e 19A são importantes porque são responsáveis por doenças invasivas e também são prevalentes em adultos, especialmente o 19A, que é um sorotipo envolvido na resistência aos antibióticos, especialmente nos EUA.

Essa vacina também está indicada para prevenção da doença pneumocócica em adultos com mais de 50 anos de idade que apresentem fatores de risco.

Composição

A VPC13 inclui os sete sorotipos da vacina heptavalente (4, 6B, 9V, 14, 18C, 19F e 23F), que era o padrão global anterior para prevenção da doença pneumocócica em crianças, e acrescenta outros seis sorotipos adicionais (1, 3, 5, 6A, 7F e 19A), todos conjugados à proteína transportadora CRM_{197} diftérica não tóxica.

Esquema vacinal

O esquema vacinal encontra-se detalhado no Quadro 12.9.

Vacinas polissacarídicas – 23 sorotipos

A vacina polissacarídica é composta de antígenos de polissacarídeos capsulares purificados dos 23 sorotipos de pneumococo mais prevalentes (14 outros sorotipos não contidos na vacina estão antigenicamente relacionados e podem oferecer proteção cruzada) identificados como causadores de infecção.

Estão representados na vacina 88% dos sorotipos que causam bacteriemia e meningite em adultos, cerca de 100% daqueles responsáveis por bacteriemia e meningite em crianças e 85% dos sorotipos recuperados de crianças com otite média aguda.

Essa vacina é recomendada para os indivíduos com idade igual ou superior a 2 anos nas seguintes condições: portadores de asplenia anatômica (congênita ou por remoção cirúrgica) ou funcional (anemia falciforme), imunodeficiência congênita ou adquirida (linfomas, mieloma múltiplo, infecção sintomática ou assintomática pelo HIV, transplante de órgãos e uso de agentes imunossupressores), portadores de doenças crônicas cardiovasculares, pulmonares, renais (incluindo a síndrome nefrótica), hepáticas, diabetes, alcoolismo e indivíduos idosos (60 anos ou mais). Nos casos de esplenectomia eletiva, a vacina deve ser administrada pelo menos 2 semanas antes da cirurgia, intervalo também recomendado entre a vacinação e o início de tratamento com agentes imunossupressores.

Constituição

Polissacarídeos de 23 sorotipos de pneumococos: 1, 2, 3, 4, 5, 6B, 7F, 8, 9N, 9V, 10A, 11A, 12F, 14, 15B, 17F, 18C, 19F, 19A, 20, 22F, 23F e 33F.

Época de administração

A partir dos 2 anos de idade.

Via de administração

Intramuscular, utilizando-se o músculo deltoide.

Esquema vacinal

As crianças com mais de 2 anos de idade com doenças que justifiquem o uso dessa vacina devem receber duas do-

Quadro 12.9 Esquema de imunização para vacina pneumocócica conjugada 13-valente de acordo com a idade de início

Idade de início	Esquema básico	Reforço
2 a 6 meses	3 doses com intervalos de 60 dias	1 dose entre 15 e 18 meses
7 a 11 meses	2 doses com intervalo de 60 dias	1 dose 60 dias após a segunda dose
12 a 24 meses	2 doses com intervalo de 60 dias	Não
Acima de 24 meses	1 dose	Não
Adultos com 50 anos de idade ou mais	1 dose	

ses da vacina polissacarídica, independentemente de terem recebido a vacina conjugada. Para a primeira dose, deve-se respeitar o intervalo de 2 meses após a última dose de VPC10. Aplica-se uma segunda dose de VPC23 5 anos após a primeira dose. Não devem ser aplicadas mais do que duas doses da VPC23.

As demais situações em que está indicada a vacina podem ser encontradas no Quadro 12.10.

Contraindicações
Reações anafiláticas com doses anteriores.

Eventos adversos
As reações colaterais, como dor, induração e eritema, são frequentes (cerca de 50% dos receptores), bem toleradas e autolimitadas. Reações locais mais intensas e febre elevada são raras, sendo observadas, às vezes, nos indivíduos com altos títulos de anticorpos ao polissacarídeo capsular submetidos à revacinação.

Conservação
A vacina deve ser mantida em refrigerador, à temperatura de +2ºC a +8ºC. Não deve ser congelada

Esquema das vacinas pneumocócicas para pacientes com possibilidade de transmissão vertical do HIV ou infectados

Vacina pneumocócica 10-valente
Indicada para todas as crianças de 2 meses até 5 anos de idade, que devem receber três doses no primeiro ano de vida, com intervalo de 2 meses entre as doses, e uma dose aos 12 meses de idade.

Crianças entre 7 e 11 meses de idade, ainda não vacinadas, deverão receber duas doses da vacina conjugada, com 2 meses de intervalo entre elas, e uma dose adicional entre 12 e 15 meses de idade.

Crianças que iniciam a vacinação entre os 12 e os 59 meses de idade devem receber duas doses com intervalo de 2 meses entre elas.

Quadro 12.10 Indicações para revacinação com vacina pneumocócica polissacarídica

Indicação	Revacinação
Idade > 60 anos	Uma dose após 5 anos, se for vacinado antes de 65 anos
Imunodeficiências, tumores ou após transplante, asplenia anatômica ou funcional, síndrome nefrótica	Uma dose após 5 anos
Doenças crônicas cardíacas, pulmonares ou metabólicas, fístula liquórica	Não indicada
Asplenia anatômica ou funcional ou síndrome nefrótica	Crianças até 10 anos: um reforço após 3 anos. Crianças > 10 anos: um reforço após 5 anos

Vacina pneumocócica 23-valente polissacarídica
Indicada para crianças de 2 anos ou mais de idade, comprovadamente infectadas pelo HIV.

As crianças com mais de 2 anos de idade devem receber duas doses da vacina polissacarídica, independentemente de terem recebido a vacina conjugada. Para a primeira dose, deve-se respeitar o intervalo de 2 meses após a última dose de VPC10. Aplica-se uma segunda dose de VPC23 5 anos após a primeira dose. Não se deve aplicar mais de duas doses da VPC23.

Crianças com mais 5 anos de idade e adolescentes não vacinados previamente contra pneumococo devem receber apenas a VPC23.

Vacinas meningocócicas
As infecções por meningococos estão entre as principais causas de meningite em todo o mundo. Além da meningite, a meningococemia isolada ou associada a meningite tem elevada taxa de letalidade, estimada em torno de 20% dos casos. As infecções podem ocorrer durante todo o ano, nas formas endêmica e epidêmica, com picos no final do inverno e no início da primavera.

No Brasil, aproximadamente metade dos casos de meningite bacteriana é provocada pela *N. meningitidis*, porém em mais da metade dos casos de meningite não há definição do agente etiológico. Cerca de 35% dos sobreviventes apresentarão surdez, retardamento mental ou outras sequelas permanentes que levam à diminuição da qualidade de vida. O perfil dos sorogrupos no país vem sofrendo alterações epidemiológicas, ainda com predomínio do meningococo C, especialmente em adolescentes e adultos. O sorotipo B ocupa a segunda posição em todas as regiões do país.

Vacina meningocócica C conjugada
O licenciamento das vacinas meningocócicas C conjugadas, no fim dos anos 1990, representou enorme avanço no controle da doença meningocócica (DM) causada pelo sorogrupo C. Estratégias diferentes de imunização de rotina foram utilizadas na introdução dessas vacinas em vários países e todas essas experiências foram acompanhadas de importante redução na incidência de DM causada pelo sorogrupo C, com sucesso no controle da doença pouco tempo após sua introdução. Uma das lições aprendidas referiu-se à possibilidade dessas vacinas não apenas propiciarem proteção direta contra a doença aos vacinados, mas também reduzirem a doença entre os indivíduos não vacinados (imunidade de rebanho), efeito atribuído a sua capacidade de prevenir a aquisição do estado de portador nasofaríngeo do meningococo C entre os vacinados, fazendo com que a circulação e a transmissão da bactéria diminuam em toda a população.

Ao contrário das vacinas polissacarídicas, as vacinas conjugadas induzem uma resposta imune T-dependente e estimulam a memória imunológica, mesmo nos lactentes a partir dos 2 meses de idade.

O Reino Unido foi o primeiro país a iniciar o esquema de vacinação em massa com vacina conjugada para o meningococo C em 1999, obtendo eficácia de 92% em crianças e 96% em adolescentes. O licenciamento inicial dessas vacinas fundamentou-se apenas em estudos de segurança e imunogenicidade, já que os estudos randomizados e controlados de fase III, em virtude da baixa incidência da doença, são inexequíveis. Entretanto, a avaliação da imunogenicidade a longo prazo evidenciou queda dos níveis de anticorpos bacterianos séricos tanto em lactentes como em pré-escolares. Como a invasão desse agente etiológico ocorre em poucas horas e a resposta imune anamnésica pode levar dias, é necessária a manutenção de níveis de anticorpos sempre elevados para uma resposta mais efetiva.

Esquema de imunização

O esquema atual do PNI preconiza a administração da vacina aos 3 meses e aos 5 meses, com dose de reforço aos 12 meses de idade, podendo ser administrada até os 4 anos. A indicação de reforços adicionais está sendo avaliada.

A SBP recomenda esquema inicial igual ao PNI, porém com doses de reforço 5 anos depois (entre os 5 e os 6 anos de idade para os vacinados no primeiro ano de vida) e na adolescência (a partir dos 11 anos de idade). Essa recomendação é fundamentada na rápida diminuição dos títulos de anticorpos associados à proteção. Esses reforços, quando possível, podem ser realizados com a vacina quadrivalente conjugada (A, C, W e Y).

Via de administração

A vacina deve ser aplicada IM. Nos pacientes com alteração de coagulação, a vacina pode ser administrada SC. A dose é de 0,5mL.

Eventos adversos

Cerca de 5% das crianças vacinadas apresentam edema, dor e hiperemia no local da aplicação no primeiro ou segundo dia após a vacinação; 2% apresentam febre nas primeiras 48 horas. Não foram descritos eventos adversos graves.

Conservação

Deve ser conservada entre 2ºC e 8ºC.

Esquema da vacina meningocócica C para pacientes com possibilidade de transmissão vertical do HIV

- Aplicada aos 3 e aos 5 meses com reforço após 12 meses de idade.
- A partir de 12 meses de idade, para os não vacinados anteriormente ou com esquema incompleto, estão indicadas duas doses com intervalo de 8 semanas entre elas.
- Aplicar uma dose 5 anos após a última.

Vacinas antimeningocócicas conjugadas quadrivalentes

Após o uso da vacina meningocócica C conjugada foram licenciadas no mercado privado do Brasil duas vacinas quadrivalentes (A, C, W e Y) conjugadas. A primeira delas é composta pela combinação dos oligossacarídeos conjugados à proteína CRM$_{197}$ do *Corynebacterium diphtheriae*, com indicação inicial para crianças a partir de 2 meses (veja detalhes no item 8 da página 116). A outra é uma vacina quadrivalente conjugada ao toxoide tetânico como carreador, a qual está indicada a partir dos 12 meses de idade.

Os sorogrupos W e Y não apresentam grande incidência no Brasil, mas nos últimos anos observou-se tendência a aumento. No setor privado, essas vacinas estão indicadas preferencialmente em substituição à meningocócica C, ampliando a proteção contra a DM, assim como nos reforços preconizados com 5 e com 11 anos.

Via de aplicação

Intramuscular, podendo ser utilizados o músculo vasto lateral da coxa ou o deltoide (em crianças maiores).

Vacina meningocócica B

As vacinas conjugadas que têm como alvo a cápsula polissacarídica de patógenos causadores da meningite, como *H. influenzae* tipo B, *S. pneumoniae* e *N. meningitidis* dos sorogrupos A, C, W e Y, apresentaram bons resultados. Entretanto, as abordagens capsulares das vacinas contra o meningococo do sorogrupo B (MenB) falharam porque sua cápsula polissacarídica é fracamente imunogênica por ser estruturalmente semelhante às moléculas encontradas no tecido neuronal humano. Como o uso dos polissacarídeos capsulares do sorogrupo B não é viável, estratégias para o desenvolvimento da vacina contra o MenB focaram no uso de antígenos não capsulares, incluindo aqueles das OMV (*outer membranes vesicles*). As vacinas de OMV controlaram com sucesso surtos locais causados por cepas específicas de MenB em Cuba, na Noruega e na Nova Zelândia. Entretanto, as epidemias e os surtos por sorogrupo são normalmente clonais, causados por uma cepa específica de PorA P1.4 (estrutura de membrana externa). As proteínas de membrana externa PorA apresentam alto grau de variabilidade de sequência entre as cepas de MenB. Portanto, as vacinas de OMV foram eficazes no controle de surtos contra uma única cepa de MenB e não ofereciam cobertura ampla contra a DM.

Por meio da vacinologia reversa, mediante sequenciamento genômico da bactéria, foi desenvolvida a vacina adsorvida MenB (recombinante). Trata-se da primeira vacina contra meningococo B com o potencial de fornecer cobertura ampla para a maioria das cepas do sorogrupo B causadoras da DM.

A imunização com essa vacina tem o objetivo de estimular a produção de anticorpos bactericidas que reconhecem os antígenos vacinais NHBA, NadA, fHbp e PorA P1.4 (o antígeno imunodominante presente no componente de OMV). A estimativa do impacto da vacinação na saúde pública necessita da avaliação de cobertura da cepa, além de dados mais concretos sobre a imunogenicidade. No Brasil, atualmente a vacina encontra-se disponível apenas na rede privada.

Um ensaio chamado Sistema de Tipagem de Antígeno Meningocócico (MATS) avaliou até que ponto as cepas de meningococo B circulantes expressam fHbp, NadA, NHBA e PorA P1.4. Esses resultados ressaltam a possibilidade de a vacina adsorvida meningocócica B apresentar impacto na prevenção da doença. Com base na análise pelo MATS dos isolados meningocócicos invasivos do grupo B, a estimativa de cobertura das cepas no Brasil é de aproximadamente 80%.

Imunogenicidade

Os estudos de imunogenicidade primária foram realizados como estudos clínicos randomizados, controlados e multicêntricos. A imunogenicidade foi avaliada em lactentes, crianças, adolescentes e adultos.

Indicação

A vacina está indicada para imunização ativa de indivíduos a partir de 2 meses a 50 anos de idade (veja detalhes no item 9 da página 116).

Via de administração

A vacina deve ser administrada IM profunda, preferencialmente na região anterolateral da coxa em lactentes, ou no deltoide. A dose é de 0,5mL.

Eventos adversos

Em lactentes e crianças, as reações locais e sistêmicas mais comuns foram sensibilidade, dor, edema e eritema no local de aplicação, febre e irritabilidade.

Em adolescentes e adultos, as reações mais comuns foram dor no local da aplicação, mal-estar e cefaleia.

VACINAÇÃO EM IMUNODEPRIMIDOS E SITUAÇÕES ESPECIAIS

As recomendações para vacinação de pessoas imunocomprometidas variam segundo o grau e a causa da imunodeficiência, o risco da exposição à doença e o tipo de vacina. Dessa maneira, embora a eficácia das vacinas administradas aos imunodeprimidos seja, em geral, baixa, o uso das vacinas inativadas é considerado seguro e benéfico em quase todas as situações que acometem a imunidade, com exceção daquelas em que existe comprometimento acentuado da imunidade. Quanto às vacinas contendo agentes vivos, além da baixa eficácia, existe o risco de disseminação do agente vacinal em imunodeprimidos. As vacinas de bactérias e vírus vivos atenuados são contraindicadas na maioria das circunstâncias que envolvam imunossupressão clinicamente significativa. A VOP (pólio oral) é contraindicada tanto nos pacientes como nos contactantes de pessoas imunocomprometidas, em virtude do risco de poliomielite paralítica associada à vacina. Por outro lado, as vacinas anti-influenza e pneumocócica são indicadas, nas idades apropriadas, para os contatos domiciliares de pessoas imunocomprometidas, a fim de ajudar a prevenir a propagação de infecções entre esses pacientes de alto risco. Destacaremos, a seguir, classes especiais de imunodeficiência que merecem comentários específicos.

Imunodeficiências congênitas

As deficiências isoladas da imunidade humoral variam desde a falta de uma única subclasse de anticorpos até a ausência completa da produção de anticorpos. A segurança e a eficácia das vacinas variam conforme o tipo de imunodeficiência. Como regra geral, vacinas à base de agentes vivos atenuados não devem ser administradas a pessoas com deficiências da imunidade celular. Vacinas à base de agentes vivos atenuados e não vivos podem ser utilizadas em pacientes com deficiências isoladas de imunoglobulinas. Os pacientes com deficiência de complemento devem receber as vacinas que protegem contra germes capsulados, pois as infecções por esses germes, particularmente a meningocócica, representam alto risco para esses pacientes. Pacientes com deficiência de fagocitose não devem receber vacinas bacterianas vivas, como o BCG, mas podem receber todas as demais vacinas.

Imunodeficiência decorrente de câncer ou imunodepressão terapêutica

A imunização de pacientes imunodeprimidos e/ou submetidos a terapia imunodepressora é sujeita a controvérsias, e as recomendações para vacinação desses pacientes devem ser consideradas em diferentes perspectivas, levando em consideração os pacientes, as pessoas com as quais convivem e os doadores, nos casos de transplantes. O esquema vacinal deverá ser atualizado, sempre que possível, até 14 dias antes do início da terapia imunodepressora. Aspecto importante diz respeito à vacinação das pessoas que convivem com o paciente que apresenta a imunodepressão.

Na imunodepressão secundária a quimioterapia, radioterapia, corticoterapia ou câncer, a duração da condição de imunodepressão e o histórico vacinal são importantes para avaliação do paciente. Preferencialmente, a vacinação não deve ser administrada durante o período máximo de imunodepressão, para que se obtenha melhor resposta imunológica e se evite o risco de provocar doença pelo agente vacinal. As vacinas vivas não devem ser administradas durante esse período. Se houver necessidade, as vacinas inativadas podem ser utilizadas ainda durante o procedimento da quimioterapia, da radioterapia ou da corticoterapia, tendo-se o cuidado de repeti-las após o procedimento, para assegurar resposta imune adequada.

Quadro 12.11 Esquema de imunização para vacina meningocócica B de acordo com a idade de início

Faixa etária	Esquema primário de vacinação	Intervalo entre as doses primárias	Dose de reforço
Lactentes de 2 a 5 meses	Três doses com intervalos de 60 dias	Não < 2 meses	Entre 12 e 15 meses
Lactentes não vacinados de 6 a 11 meses de idade	Duas doses com intervalos de 60 dias	Não < 2 meses	Entre 12 e 15 meses
De 1 a 50 anos	Duas doses com intervalos de 60 dias	Não < 2 meses	Necessidade não estabelecida

Três meses depois de cessada a condição de imunodepressão, o paciente pode utilizar vacinas vivas, bacterianas ou virais, na dependência de sua situação clínica. Às vezes, a imunodeficiência de um indivíduo só é reconhecida após a utilização de vacina viva, como no caso de BCG, exigindo observação e conduta específica conforme sua situação clínica.

O uso de corticosteroides pode levar à imunodepressão, na dependência da dose e do tempo de utilização. Doses ≥ 2mg/kg/dia de prednisona ou equivalente para crianças e ≥ 20mg/dia para adultos, por um período maior que 14 dias, deve ser considerada imunodepressora e, por consequência, esses indivíduos não devem receber vacinas vivas antes de pelo menos 1 mês após o término da administração do medicamento. O uso de corticoides por via inalatória ou tópico, ou em doses de substituição fisiológica, ou em esquemas de altas doses em curta duração (< 14 dias), não constitui contraindicação para vacinação. O uso de corticoide em dias alternados, com doses < 2mg/kg/dia de prednisona ou equivalente, não é considerado imunodepressor.

Transplantes de órgãos solidos

Os candidatos a receber transplantes de órgãos sólidos devem ter seus esquemas vacinais avaliados e atualizados. A necessidade de imunização para os candidatos a receptores de transplantes de órgãos sólidos é importante em virtude da atividade imunodepressora da doença de base e porque serão submetidos à terapia imunodepressora após o transplante, para evitar a rejeição do órgão transplantado. A imunogenicidade e a eficácia da vacina recombinante contra hepatite B (HB) em pacientes imunodeprimidos, assim como nos renais crônicos, são menores do que nos indivíduos saudáveis. Doses maiores e/ou número aumentado de doses são necessários para indução de anticorpos em níveis protetores. Por esse motivo, são recomendadas quatro doses de vacina HB, com o dobro da dose habitual. Nos candidatos a transplante de órgãos sólidos, devido à possibilidade de o transplante ocorrer a qualquer momento, propõe-se um esquema acelerado de vacinação contra hepatite B: zero, 1, 2 e 6 meses, e avaliação da necessidade de uso de dose dobrada de acordo com a situação clínica de base.

Transplante de células-tronco hematopoéticas (medula óssea)

Inúmeros fatores comprometem a resposta imune à vacinação de pacientes que se recuperam de transplante bem-sucedido de medula óssea, incluindo imunidade do doador, tipo de transplante (autólogo ou alogênico), tipo de célula utilizada no resgate, intervalo pós-transplante, uso de medicamentos imunossupressores e presença de doença enxerto *versus* hospedeiro. Embora os pacientes receptores adquiram imunidade dos doadores, alguns não apresentam evidências sorológicas dessa imunidade. A retenção de memória imunológica pode ser facilitada se o doador receber um estímulo antigênico pré-doação.

A recomendação de vacinação pós-transplante não é diferente para receptores de transplante autólogo, alogênico ou singênico e, até o presente momento, não existem evidências na literatura que justifiquem modificações no programa de vacinação para os receptores de transplante de células-tronco hematopoéticas.

A atualização do esquema de vacinação do doador (desde que cadastrado em programa de transplante) deve ser feita com antecedência suficiente para que possa ocorrer resposta imune efetiva antes do transplante. De maneira geral, o esquema vacinal deverá ser completado até 14 dias antes do transplante. A finalidade de imunizar o doador está em possibilitar imunidade na fase pós-transplante até que o paciente tenha seu sistema imune reconstituído. A imunidade do doador transferida para o receptor é de curta duração.

Estudos têm demonstrado que os transplantados de células-tronco hematopoéticas (medula óssea), tanto alogênicos como autólogos, perdem a imunidade protetora no pós-transplante. Esses indivíduos devem ter seu esquema vacinal refeito. Os protocolos de vacinação variam muito entre os diversos centros de transplante de células-tronco hematopoéticas (medula óssea). Há a tendência de início do esquema com vacinas não vivas a partir do terceiro mês pós-transplante. Existem vários esquemas vacinais pós-transplante de células-tronco hematopoéticas (medula óssea), os quais devem ser adaptados, levando em conta a situação epidemiológica local.

Como regra geral, os pacientes pós-transplante de medula óssea devem ser revacinados com todo o esquema vacinal. Decorridos de 3 a 12 meses do transplante de medula óssea, os pacientes podem receber as vacinas de bactérias inativadas, vírus inativados, frações de bactérias ou toxoides. Desse modo, as vacinas indicadas são: tríplice (difteria, coqueluche e tétano) nas crianças menores de 7 anos e dupla (difteria e tétano) naquelas maiores de 7 anos, hepatite B, hepatite A, anti-*Haemophilus*, pólio inativada e pneumocócica. As vacinas devem ser aplicadas segundo o esquema habitual. A imunidade para hepatite B deve ser testada após a terceira dose e, caso a resposta não tenha sido adequada (títulos < 10UI/mL), nova série deverá ser aplicada. Para obter mais detalhes, consulte o manual do CRIE.

Infecções pelo HIV

Este tema foi discutido anteriormente em cada um dos tópicos abordados neste capítulo.

LACTENTES PREMATUROS

Com o avanço da neonatologia, é cada vez maior o número de RN prematuros na assistência ambulatorial, sendo a imunização um aspecto importante no acompanhamento dessas crianças.

Os prematuros apresentam concentração de anticorpos mais baixa que os RN a termo. Ocorre menor resposta imune, tanto humoral como celular, quando comparados a RN com peso adequado. Todas essas características tornam essas crianças suscetíveis a doenças infecciosas e com possibilidade de curso mais grave.

Com relação à imunização dos prematuros, é recomendável seguir a idade pós-natal, em vez da idade gestacional ou do peso ao nascimento. Portanto, os lactentes pré-termo, incluindo aqueles de muito baixo peso ao nascer, devem ser vacinados na mesma idade cronológica pós-natal que os lactentes a termo, de acordo com o calendário rotineiro de imunizações infantis, desde que estejam clinicamente estáveis. Com relação ao local de aplicação, devido à reduzida massa muscular, deve-se dar preferência ao músculo vasto lateral da coxa, utilizando agulhas mais curtas. Com relação ao início da vacinação do prematuro, são duas as exceções: a vacina contra hepatite B nos RN de mães HB-sAg-negativas, que deve ser adiada até que o lactente pese 2kg ou tenha 2 meses de idade, e a vacina BCG intradérmica, que também deve ser adiada até que o RN atinja o peso de 2kg. Com relação à hepatite B, caso a mãe seja HbsAg-positiva, o RN prematuro deverá receber imunoglobulina hiperimune para hepatite B e um esquema de quatro doses da vacina recombinante, em vez das três doses usuais, seguindo o esquema: 0, 1, 2 e 6 meses de idade, assim como nas mães com sorologia desconhecida e RN com menos de 33 semanas de gestação, o esquema deve ser de quatro doses. No Quadro 12.12 encontram-se descritas as recomendações para a vacinação do prematuro elaboradas pela SBIm.

A vacina influenza deve ser aplicada a partir dos 6 meses de vida, lembrando da importância de também vacinar os cuidadores e os profissionais da unidade neonatal, que devem receber a vacina tríplice bacteriana acelular para adultos, influenza e varicela (se suscetíveis), a fim de evitar a transmissão dessas infecções ao lactente.

Os efeitos adversos das vacinas nos RN pré-termo são semelhantes, tanto em frequência como em intensidade, aos dos RN a termo. Foi relatada associação entre a vacina DPT e o aumento de episódios de apneia. Essa associação não é observada quando se usam vacinas acelulares. Além disso, foi demonstrado possível aumento de casos de convulsões febris, embora não tenha sido estabelecida uma relação causal bem definida.

CENTROS DE REFERÊNCIA PARA IMUNOBIOLÓGICOS ESPECIAIS – CRIE

Os CRIE foram criado pelo MS em 1993 para atender às necessidades de indivíduos que, por diversos motivos, não devem receber determinados imunizantes utilizados na rotina dos serviços públicos de saúde ou que precisam receber vacinas que ainda não estão implantadas na rede pública. Para isso, é necessário que seja elaborado pelo médico e/ou enfermeiro do serviço um laudo justificando a necessidade do atendimento. Quando o motivo estiver relacionado com reação grave à vacinação anterior, é obrigatório anexar ao laudo a *Ficha de Investigação dos Eventos Adversos Pós-vacinais*.

Entre as muitas indicações para encaminhamento médico de pacientes ao CRIE, destacam-se os portadores de imunodeficiência, congênita ou adquirida, asplênicos, transplantados, entre outros, além de pessoas que têm convívio domiciliar permanente e/ou hospitalar com imunodeprimidos.

Os imunobiológicos disponíveis no CRIE para atendimento dos casos especiais são:

- Vacina inativada contra a poliomielite (VIP).
- Vacina contra hepatite B (HB) e imunoglobulina anti-hepatite B (IGHAHB).
- Vacina contra hepatite A (HA).
- Vacina contra varicela (VZ) e imunoglobulina humana antivaricela-zóster.
- Imunoglobulina humana antirrábica (IGHR).
- Vacina contra influenza inativada (INF).
- Vacina contra pneumococo (polissacarídica, 23-valente e conjugada, 10-valente).
- Vacina contra *Haemophilus influenzae* tipo b (Hib).
- Vacina tríplice acelular (DTPa).
- Vacina dupla infantil (DT).
- Imunoglobulina antitetânica (IGHAT).
- Imunoglobulina antirrábica (IGHAR).

Quadro 12 12 Calendário de vacinação do prematuro (SBIM, 2015)

Vacinas	Recomendações
BCG – ID	Deverá ser aplicada, preferencialmente, ainda na maternidade, em RN com peso ≥ 2.000g
Hepatite B	Aplicar a primeira dose logo ao nascimento, preferencialmente nas primeiras 12 horas de vida, e posteriormente as outras duas doses (esquema 0-1 ou 2-6 meses). Nos RN com menos de 33 semanas de gestação e/ou com < 2.000g de peso ao nascimento, usar o esquema com quatro doses (0-1-2-6 meses)
Palivizumabe	Durante todo o período de circulação do vírus sincicial respiratório
Pneumocócica conjugada	Iniciar o mais precocemente possível (aos 2 meses), respeitando a idade cronológica. Três doses: aos 2, 4 e 6 meses, e um reforço aos 15 meses
Influenza (gripe)	Respeitando a idade cronológica e a sazonalidade da circulação do vírus. Duas doses a partir dos 6 meses com intervalo de 30 dias entre elas
Poliomielite	Utilizar somente a vacina inativada (injetável) em RN internados na unidade neonatal
Rotavírus	Não utilizar a vacina em ambiente hospitalar
Tríplice bacteriana	Utilizar preferencialmente vacinas acelulares
H. influenzae B	As vacinas combinadas de vacina tríplice bacteriana acelular (DTPa) com Hib e outros antígenos são preferenciais, possibilitam aplicação simultânea e se mostraram eficazes e seguras para os RN pré-termo

Bibliografia

Amato Neto V (ed.). Imunizações – Atualizações, orientações e sugestões. São Paulo: Segmento Farma, 2011. 594p.

American Academy of Pediatrics. Committee on Infectious Diseases. Policy statement: Recommended childhood and adolescent immunization schedule – United States, 2014. Pediatrics 2014; 133:357-63.

American Academy of Pediatrics. Committee on Infectious Diseases. Policy statement: Recommended childhood and adolescent immunization schedule – United States, 2015. Pediatrics 2015; 135:396-7.

American Academy of Pediatrics. Red Book: 2012 Report of the Committee on Infectious Diseases. 29. ed. Elk Grove Village, IL: American Academy of Pediatrics, 2012.

American Academy of Pediatrics. Red Book: 2015 Report of the Committee on Infectious Diseases. 30. ed. Elk Grove Village, IL: American Academy of Pediatrics, 2015.

Barroso LF 2nd. The role of Human Papilloma Virus (HPV) vaccination in the prevention of anal cancer in individuals with Human Immunodeficiency Virus-1 (HIV-1) infection. Ther Adv Vaccines 2013; 1:81-92.

Bilukha O, Messonnier N, Fischer M. Use of meningococcal vaccines in the United States.[CDC Review Article]. PIDJ 2007; 26:371-6.

Brasil, Ministério da Saúde. Calendário Nacional da Vacinação – 2016. Disponível em: http://portalsaude.saude.gov.br/index.php/ministerio/principal/leia-mais-o-ministerio1997-secretaria-svs/13600-calendario-nacional-de-vacinacao>.acessado em abril 2016.

Brasil, Ministério da Saúde, Fundação Nacional de Saúde. Recomendações para imunização ativa e passiva de doentes com neoplasias. Brasília: Ministério da Saúde, 2002.

Brasil, Ministério da Saúde. Nota técnica informativa 102 GPPNI/DEVIT/SVS/MS. Novas recomendações para a vacina contra febre amarela. Brasília, 26 de agosto de 2014.

Brasil. Ministério da Saúde. Departamento de Vigilância Epidemiológica. Coordenação Geral do Programa Nacional de Imunizações. Proposta para a Introdução da vacina pneumocócica 10-valente (conjugada) no calendário básico de vacinação da criança. Incorporação Março de 2010. Brasília, fevereiro de 2010.

Brasil. Ministério da Saúde. Departamento de Vigilância Epidemiológica. Coordenação Geral do Programa Nacional de Imunizações. Informe técnico da introdução da vacina pentavalente. Brasília, 2012.

Brasil. Ministério da Saúde. Secretaria de Vigilância em Saúde. Departamento de Vigilância das Doenças Transmissíveis. Manual de Normas e Procedimentos para Vacinação/Ministério da Saúde, Secretaria de Vigilância em Saúde, Departamento de Vigilância das Doenças Transmissíveis. Brasília: Ministério da Saúde, 2014. 176 p.

Brasil. Ministério da Saúde. Secretaria de Vigilância em Saúde. Departamento de Vigilância das Doenças Transmissíveis. Manual de vigilância epidemiológica de eventos adversos pós-vacinação/Ministério da Saúde, Secretaria de Vigilância em Saúde, Departamento de Vigilância das Doenças Transmissíveis. 3. ed. Brasília: Ministério da Saúde, 2014. 250 p.

Brasil. Ministério da Saúde. Secretaria de Vigilância em Saúde. Departamento de Vigilância das Doenças Transmissíveis. Manual dos Centros de Referência para Imunobiológicos Especiais/Ministério da Saúde, Secretaria de Vigilância em Saúde, Departamento de Vigilância das Doenças Transmissíveis. 4. ed. Brasília: Ministério da Saúde, 2014. 160 p.

Brasil. Ministério da Saúde. Secretaria de Vigilância em Saúde. Departamento de DST, Aids e Hepatites Virais. Protocolo clínico e Diretrizes Terapêuticas para Manejo da Infecção pelo HIV em Crianças e Adolescentes. Disponível em: <http://www.aids.gov.br/pcdt/pediatrico/3>. Acessado em jun.2015.

Brasil. Ministério da Saúde. Secretaria de vigilância em saúde. Portaria nº 1.133, de 23 de maio de 2014. Define valores para operacionalização da campanha nacional de vacinação contra o sarampo, complementação das campanhas de influenza e de HPV em 2014.

Bricks LF. A melhor conduta para realizar prevenção vacinal da infecção por Haemophilus influenzae tipo b, necessidade da quarta dose? In: Weckx L, Amato Neto V (eds.) Controvérsias em imunização, 2004.

Centers for Disease Control and Prevention. Prevention and control of meningococcal disease. Recommendations of the Advisory Committee on Immunization Practices (ACIP). MMWR 2013; 62(RR02):1-22.

Centers for Disease Control and Prevention. Quadrivalent Human Papillomavirus Vaccine. Recommendations of the Advisory Committee on Immunization Practices (ACIP). MMWR 2007; 56 (RR02).

Correia JB, Patel MM, Nakagomi O et al. Effectiveness of monovalent rotavirus vaccine (Rotarix) against severe diarrhea caused by serotypically unrelated G2P[4] strains in Brazil. Journal of Infectious Diseases 2010; 201:363-9.

Fitzwater SP, Chandran A, Santosham M et al. The worldwide impact of the seven-valent pneumococcal conjugate vaccine. Pediatric Infectious Disease Journal 2012; 31:501-8.

Global Polio Eradication Initiative. Polio Eradication & Endgame Strategic Plan 2013-2018. Disponível em: <www.polioeradication.org/resourcelibrary/strategyandwork.aspx>. Acessado em ago. 2015.

Harper DM, Franco EL, Wheeler C et al. Efficacy of a bivalent L1 virus-like particle vaccine in prevention of infection with human papillomavirus types 16 and 18 in young women: a randomized controlled trial. Lancet 2004; 364:1757-65.

Jefferson T, Smith S, Demicheli V et al. Assessment of the efficacy and effectiveness of influenza vaccines in healthy children: systematic review. Lancet 2005; 365:773-80.

Lima EJF, Melo HVP. Prevenção de doenças infecciosas II – Vacinas especiais. In: Lima EJF, Souza MFT, Brito RCCM (org.) Pediatria ambulatorial. Rio de Janeiro: MedBook, 2008:153-75.

Lima EJF, Oliveira M. Prevenção de doenças infecciosas I – Vacinas do calendário básico. In: Lima EJF, Souza MFT, Brito RCCM (org.) Pediatria ambulatorial. Rio de Janeiro: MedBook, 2008: 137-52.

Lima EJF. Imunizações. In: Alves JGB, Ferreira OS, Maggi RRS, Correia JB (Org.) Fernando Figueira – Pediatria – Instituto Materno-Infantil de Pernambuco (IMIP). 4. ed. Rio de Janeiro: MedBook, 2011:473-508.

Manzoli L, Schioppa F, Boccia A et al. The efficacy of influenza vaccine for healthy children: a meta-analysis evaluating potential sources of variation in efficacy estimates including study quality. PIDJ 2007; 26:97-106.

Meissner HC. Influenza vaccines: a pediatric perspective. Curr Opin Pediatr 2007; 19:58-63.

Miller E, Salisbury D, Ramsay M. Planning, registration, and implematation an imunisation campaign against meningococcal serogroup C disease in the UK: a success story. Vaccine 2002; 20:S58-S67.

Nøkleby H, Aavitsland P, O'Hallahan J et al. Safety review: two outer membrane vesicle (OMV) vaccines against systemic Neisseria meningitides serogroup B disease. Vaccine 2007; 25(16): 3080-4.

Osclka C. Precauções, contra indicações e conceitos errôneos em vacinação. In: Farhat C, Carvalho ES, Weckx L et al. (eds.) Imunizações, fundamentos e prática. 4. ed. Rio de Janeiro: Atheneu, 2000.

Osterholm MT, Kelley NS, Sommer A et al. Efficacy and effectiveness of influenza vaccines: a systematic review and meta-analysis. The Lancet Infectious Diseases 2012; 12(1):36-44.

Plotkin SA, Orenstein WA, Offit PA (Eds). Vaccines. 6. ed. The University o Pennsylvania, PA, USA: Elsevier Saunders, 2013. 1576 p.

Riddell A, Buttery JP, McVernon J et al. A randomized study comparing the safety and immunogenicity of a conjugate vaccine combination containing meningococcal group C and pneumococcal capsular polysaccharide – CRM_{197} with a meningococcal group C conjugate vaccine in healthy infants: challenge phase. Vaccine 2007; 25:3906-12.

Rodolfo B. Immunization recommendations for the HIV-infected adolescent. HIV Clinician 2012; 24:15-21.

Sáfadi, MAP. Perspectivas na prevenção da doença meningocócica no Brasil. Imunizações 2014; 7:8-11.

Sáfadi MAP, McIntosh EDG. Epidemiology and prevention of meningococcal disease: a critical appraisal of vaccine policies. Expert Review of Vaccines 2011; 10:1717-30.

Sato HK, Sáfafi MAP, Kfouri RA et al. (Coord.). Imunizações em Pediatria. São Paulo: Atheneu, 2013. 250 p. (Série Atualizações Pediátricas).

Soares-Weiser K, MacLehose H, Bergman H et al. Vaccines for preventing rotavirus diarrhoea: vaccines in use. Cochrane Database of Systematic Reviews 2012 Issue 11, Art. No. CD008521.

Sociedade Brasileira de Imunizações. Calendário de vacinação do prematuro. Recomendações da Sociedade Brasileira de Imunizações (SBIm) – 2014/2015. Disponível em: <http://www.sbim.org.br/wp-content/uploads/2014/09/calend-sbim-prematuro-2014-15-141218.pdf>. Acessado em jun.2015.

Sociedade Brasileira de Pediatria. Calendário vacinal 2015. Recomendação da Sociedade Brasileira de Pediatria. Disponível em: <http://www.sbp.com.br/src/uploads/2015/02/calendario-vacinal2015-2.pdf>. Acessado em jun.2015.

Trotter CL, Andrews NJ, Kaczmarski EB et al. Effectiveness of meningococcal serogroup C conjugate vaccine 4 years after introduction. Lancet 2004; 364(9431):365-7.

Vesikari T, Esposito S, Prymula R et al. Immunogenicity and safety of an investigational multicomponent, recombinant, meningococcal serogroup B vaccine (4CMenB) administered concomitantly with routine infant and child vaccinations: results of two randomised trials. The Lancet 2013; 381(9869):825-35

Wong S, Lennon D, Jackson C et al. New Zealand epidemic strain meningococcal B outer membrane vesicle vaccine in children aged 16-24 months. PIDJ 2007; 26:345-50.

Yeh SH, Gurtman A, Hurley DC et al. Immunogenicity and safety of 13-valent pneumococcal conjugate vaccine in infants and toddlers. Pediatrics 2010; 126:e493-505.

Capítulo 13

Prevenção de Doenças Alérgicas

Paula Teixeira Lyra
Ana Carla Augusto Moura Falcão
Emanuel Sávio Cavalcanti Sarinho

INTRODUÇÃO

O estudo das doenças alérgicas é tema de interesse para toda a sociedade, tanto no que se refere aos aspectos de saúde pública como no que diz respeito aos aspectos da vida diária, pois é comum encontrar-se algum familiar ou amigo com doença alérgica. Estima-se que mais de 25% da população brasileira apresentem algum tipo de alergia, sobretudo entre as crianças e os adolescentes.

O aumento progressivo do número de pacientes alérgicos resulta em custo elevado para a economia em decorrência das hospitalizações, do absenteísmo escolar e da ausência ao trabalho. Além disso, uma porção considerável do orçamento em saúde é destinada para o tratamento dessas afecções. Bem mais difícil é a mensuração do prejuízo à qualidade de vida e do risco aos plenos crescimento e desenvolvimento dos pacientes pediátricos que apresentam atopia. Todos esses fatores acarretam uma busca intensa de medidas preventivas em níveis primário e secundário que sejam eficazes.

POR QUE AS DOENÇAS ALÉRGICAS (ASMA, ALERGIA ALIMENTAR) AUMENTARAM CONSIDERAVELMENTE NOS ÚLTIMOS ANOS?

Uma das hipóteses para explicar a progressiva elevação da prevalência dessas doenças nos países industrializados é a hipótese ou *teoria da higiene*. Segundo essa hipótese, o controle efetivo das doenças infecciosas e parasitárias, a intensificação dos cuidados com a higiene e a vacinação deixaram o sistema imune "desocupado", com maior ativação dos clones de linfócitos de padrão Th2, cuja secreção de citocinas estimula a produção de IgE e o acúmulo de eosinófilos, responsáveis pela resposta alérgica mediada por IgE.

Nos últimos anos, as origens desenvolvimentistas da saúde e da doença (*DOHaD*), linha de estudo para doenças crônicas, destacam a importância de fatores epigenéticos e desenvolvimento de doenças alérgicas, particularmente a asma e a alergia alimentar. A expressão fenotípica das doenças alérgicas parece ser regulada pela interação de genótipo, herança genética e fatores ambientais – vírus, bactérias, poluentes ambientais, fatores dietéticos maternos – capazes de atuar na metilação do DNA com modificações químicas no cromossomo, modificações de histona e consequente mudança de transcrição gênica e fenótipo.

Em relação ao sistema imune, há diminuição da produção de interferon-gama, alteração de imunidade inata e células T reg (genes *FOXP3*) com desregulação (aumento) da resposta Th2. Alguns fatores epigenéticos estão bem estabelecidos, como a exposição intrauterina ao tabagismo e o desenvolvimento de doenças alérgicas.

A infecção pelo vírus sincicial respiratório (VSR) acomete a maioria das crianças antes dos 2 anos de idade e quando evolui para bronquiolite, com necessidade de internamento, tem sido considerada um fator de risco para asma alérgica aos 13 anos de idade.

A primeira questão a ser levantada é se a doença alérgica pode ser efetivamente impedida de aparecer, o que caracteriza a prevenção primária.

A prevenção primária da alergia para todas as crianças deve ser a busca ideal, mas, nesse caso, as medidas devem promover a saúde de maneira integral e ser de baixo custo, pois toda a população é alvo. Esse objetivo preventivo para a população inteira pode ser difícil de ser alcançado. Medidas de alto custo e/ou de difícil execução devem ser restritas ao grupo de risco elevado de doença atópica e, mesmo assim, deve ser plenamente assegurado que não haverá dano algum ao pleno crescimento e desenvolvimento da criança.

A identificação precoce de crianças em risco acentuado de doença alérgica ou o direcionamento do foco na prevenção secundária daquelas que estão no início da marcha atópica pode ser uma estratégia.

A expressão *marcha atópica* foi descrita por Spergel para designar a mudança de apresentação da doença alérgica de acordo com a fase do crescimento. Nos lactentes e pré-escolares, são comuns a alergia alimentar e a dermatite atópica. Na idade escolar, predomina a asma e, na fase adulta, a rinite alérgica. Essas formas clínicas se sucedem ou se acumulam, ou se alternam. Isso irá depender da apresentação inicial, da sensibilização e da predisposição genética. Assim, pacientes com dermatite atópica de moderada gravidade com história familiar e sensibilizados aos ácaros em idade inferior a 5 anos apresentam 40% ou mais de probabilidade de se tornarem asmáticos no futuro.

A literatura médica recente busca encontrar características ou marcadores que possam encontrar aqueles indivíduos sob risco elevado de desenvolver doenças atópicas para que se torne possível a implementação de medidas primárias de prevenção. É considerada criança de alto risco para desenvolver doença alérgica aquela com pelo menos um parente em primeiro grau (pai, mãe ou irmão) com doença alérgica documentada (dermatite atópica, asma alérgica, rinite alérgica ou alergia alimentar).

Infelizmente, o foco mais utilizado na prática clínica atual ainda tem sido a prevenção secundária, desde que implementada logo que apareçam os primeiros sintomas e sinais da doença que possibilitem o estabelecimento do diagnóstico. Esse tipo de prevenção pode e tem sido utilizado como uma tentativa de bloquear a marcha atópica frequentemente presente nos pequenos pacientes.

CONCEITOS BÁSICOS APLICADOS À ALERGIA

É importante diferenciar alguns conceitos para que as medidas preventivas sejam completamente entendidas:

- **Hipersensibilidade:** termo empregado quando a resposta imune adaptativa ocorre de maneira exagerada, ocasionando dano tecidual.
- **Atopia:** predisposição hereditária para produzir anticorpos IgE em resposta a pequenas doses de alérgenos, geralmente proteínas, que pode resultar em doenças como asma, rinite, dermatite atópica e/ou alergia alimentar. Vale ressaltar que a atopia, por se tratar de uma predisposição genética do indivíduo, ainda não pode ser modificada no estágio atual do conhecimento.
- **Alergia:** de significado mais amplo, consiste em qualquer reação de hipersensibilidade em que haja a participação de mecanismos imunológicos, podendo ser mediada por anticorpos ou células. A reação alérgica imediata, que ocorre logo após a exposição ao alérgeno, apresenta a imunoglobulina E como a molécula-chave indutora da resposta e é reconhecida, segundo a classificação proposta por Gell e Coombs, como reação de hipersensibilidade do tipo I ou reação IgE-mediada, servindo de modelo para explicar a anafilaxia. A alergia, no entanto, pode ser inibida ou reduzida, desde que sejam implementadas medidas preventivas em níveis primário, secundário e terciário.
- **Prevenção primária:** consiste na eliminação de qualquer fator de risco ou de agente etiológico antes da sensibilização aos alérgenos (p. ex., uso de fórmulas infantis hidrolisadas na dieta do lactente de alto risco com o intuito de prevenir alergia alimentar e/ou dermatite atópica grave).
- **Prevenção secundária:** é realizada com o objetivo de reduzir o desenvolvimento de doença após a sensibilização.
- **Prevenção terciária:** objetiva a redução dos sintomas após ocorrer a expressão clínica da doença alérgica.

PREVENÇÃO PRIMÁRIA DA ALERGIA NA POPULAÇÃO EM GERAL

Para a prevenção primária, ainda não se encontram perfeitamente esclarecidos a ação efetivamente eficaz nem o período ideal em que essas medidas devem ser iniciadas. Fortes argumentos sugerem que a sensibilização aos alérgenos alimentares e, até mesmo, aos inalantes possa ocorrer no útero, mas medidas preventivas realizadas exclusivamente no *período pré-natal* têm sido ineficazes em reduzir a prevalência das doenças alérgicas. As medidas que demonstraram eficácia no período pré-natal deveriam continuar a ser implementadas e mantidas durante algum tempo de vida extrauterina, o que põe em dúvida a época crítica em que o provável benefício ocorreu.

É possível que durante o desenvolvimento linfoide ocorra uma *janela de oportunidade de modulação imune* que deve ser aproveitada adequadamente com medidas preventivas persistentes nesse período crítico.

Apesar de a prevenção primária ser a maneira ideal de profilaxia, e a que mais considera uma visão global e transdisciplinar do processo saúde-doença, ela abrange todo um processo altamente dispendioso e de difícil implementação na vida prática da população em geral. Com a finalidade de melhorar a relação custo/benefício, é forte a argumentação de que a população-alvo das ações profiláticas seja um determinado grupo específico.

Várias medidas de prevenção e intervenção foram avaliadas em termos de eficácia, como redução da exposição a alérgenos intradomiciliares, exclusão de animais domésticos e eliminação de exposição passiva ao fumo. Medidas dietéticas também têm sido utilizadas, como aleitamento materno exclusivo e uso de fórmulas infantis hidrolisadas e probióticos. Convém ressaltar que algumas dessas medidas, mesmo que se demonstrem efetivas, terão indicação apenas em prevenção secundária ou, em alguns casos, na prevenção primária, mas apenas naquelas crianças com risco bastante elevado de doenças alérgicas.

Algumas recomendações apresentam evidências de eficácia ao impedir a sensibilização e a posterior doença alérgica, como dermatite atópica e/ou sibilância do lactente, especialmente nas crianças de alto risco familiar. Medidas dietéticas específicas, como o uso de probióticos, apresentam custo elevado e não têm eficácia comprovada em prevenir doenças alérgicas na população em geral.

Aleitamento materno

A amamentação exclusiva por 6 meses é uma medida que tem excelente racional biológico e algumas evidências científicas. O aleitamento materno apresenta quantidades elevadas de IgA secretória, possibilita o desenvolvimento de uma microbiota intestinal adequada e favorece o retardo na introdução de alimentos potencialmente alergênicos, o que tem sido apontado como medida eficaz para prevenção primária de alergia, especialmente quando se considera que o leite materno é um alimento completo, capaz de amadurecer o sistema imune em direção aos clones linfocitários Th1.

Introdução de fórmulas e alimentos sólidos

Leite de vaca integral deve ser evitado em todas as crianças no primeiro ano de vida, não apenas por motivos relacionados com a alergia. Na impossibilidade do aleitamento materno exclusivo nos primeiros 6 meses de vida, recomenda-se a ingestão de fórmula modificada para a idade. O uso da fórmula de soja não mostrou benefícios para a prevenção de doenças alérgicas.

Os alimentos sólidos devem ser oferecidos a partir dos 6 meses, sem restrição quanto aos alimentos potencialmente alergênicos, como ovo, peixe e amendoim.

Exposição a alérgenos domésticos (ácaros e baratas)

O aumento da exposição aos alérgenos intradomiciliares por alterações no estilo de vida, como uma vida mais sedentária e o uso de tapetes e carpetes, tem sido relacionado com o aumento da prevalência de asma e de alergia. A redução de exposição à poeira domiciliar com medidas árduas de prevenção (lavagem do quarto, uso de acaricidas, cobertura do colchão e do travesseiro) mantém alérgenos de ácaros em níveis muito baixos, mas esse conjunto de medidas é extremamente neurotizante e de eficácia duvidosa. Apenas o encapamento de travesseiros e colchões mostrou ser uma intervenção satisfatória e que, talvez, possa auxiliar a evitar a sensibilização primária aos ácaros.

A prevenção contra os alérgenos de baratas é possível, mas seu custo é elevado e deve estar sempre relacionada com o nível adequado de saneamento básico e a coleta do lixo para que o controle seja efetivo e duradouro. Esses alérgenos têm sido frequentemente relacionados com alergia respiratória e internamentos de maior gravidade por asma, mas não se sabe ao certo qual seu real papel em termos de prevenção primária.

Antígenos de animais domésticos

Os alérgenos de cães e gatos são de exposição uniforme e difíceis de erradicar das residências, pois são bastante leves e permanecem suspensos no ar por longo período. Contudo, não se justifica a proibição de animais de estimação como medida de prevenção primária. Para a criança com asma comprovadamente sensibilizada a animal e com mais de 6 anos de idade, o bicho de estimação pode ser inadequado, mas para as crianças com menos de 2 anos de idade não sensibilizadas, em prevenção primária, o contato com animais pode apresentar um efeito protetor contra as doenças alérgicas. Assim, no presente, a indagação é se a exposição aos alérgenos de gatos e/ou cães nos primeiros anos de vida, além dos benefícios emocionais, poderia, realmente, proteger contra o aparecimento de alergias, mas esta afirmativa ainda carece de comprovação.

Exposição a fumo

Apesar das dificuldades no desenvolvimento de pesquisas em que seja excluída a exposição ao fumo, essa medida tem se mostrado benéfica, pois o tabaco é um agressor direto do sistema respiratório e facilita a adsorção do alérgeno na mucosa, o que elucida uma resposta IgE-mediada. A interrupção do tabagismo apresenta evidências consideráveis de que pode, efetivamente, reduzir a prevalência e a gravidade das doenças alérgicas.

PREVENÇÃO PRIMÁRIA DE ALERGIA EM INDIVÍDUOS DE ALTO RISCO

Existem poucos preditores que possam alertar para o fato de um lactente ser de alto risco para doença alérgica. Asma materna, história familiar direta de doença alérgica (na mãe, no pai e nos irmãos) e exposição ambiental ao fumo têm sido associadas ao desenvolvimento de doenças alérgicas. Contudo, muitas crianças nas quais nenhum desses fatores de risco é encontrado poderão apresentar dermatite atópica, asma, rinite alérgica ou alergia alimentar.

O nível de IgE total no cordão umbilical não tem auxiliado. Níveis > 0,5UI/mL de IgE total indicam probabilidade maior de alergia, mas muitas crianças com níveis normais de IgE total no cordão serão alérgicas no futuro. Por isso, foi constatado que essa dosagem não apresenta relação custo/benefício adequada.

Mais relevantes para a prevenção primária são os grandes estudos de intervenções multifatoriais em pacientes sob risco de apresentar alergia, como o estudo de prevenção primária de asma canadense e o australiano. O estudo de seguimento canadense demonstra efeito protetor razoável, para a prevenção em crianças com alto risco de asma, de uma intervenção multifacetada que inclui estímulo ao aleitamento materno e redução da exposição à poeira domiciliar, a animais de estimação e ao fumo. No entanto, os resultados de outras pesquisas similares e dados que demonstram a durabilidade desses benefícios serão necessários para que possa ser formulada uma medida de saúde pública nesse sentido.

Alimentação da gestante e da lactante

A restrição materna a determinados alimentos durante a gravidez e a lactação não foi eficaz em impedir o início da doença alérgica e não pode ser recomendada, mesmo para lactentes de risco. A recomendação atual é de que a dieta seja normal durante a gestação e a lactação em virtude do potencial prejuízo à nutrição materna e ao recém-nascido da restrição dietética extensa.

As mães devem ser claramente advertidas de que não existem provas convincentes de que a restrição de alimentos promova qualquer benefício para a criança em termos de prevenção alérgica. Todavia, alimentos de importância secundária, como nozes, castanhas, amendoins e crustáceos, talvez possam ser excluídos por um período que se inicia nos 3 meses de gestação e passa por toda a lactação, em casos selecionados com intensa história familiar.

Introdução de fórmulas e alimentos sólidos

Para os lactentes com risco elevado de atopia (pai, mãe ou irmão com doença alérgica) e incapacitados de receber amamentação exclusivamente ao seio, o uso de fórmulas hidrolisadas (parcial ou extensamente hidrolisadas) do leite demonstrou efeito protetor contra o desenvolvimento de alergia nos primeiros anos de vida em crianças de países ricos.

Consensos anteriores recomendavam o adiamento na introdução de alimentos sólidos com alto poder de alergenicidade, como leite de vaca, ovo, peixe e amendoim, como forma de prevenção de doença alérgica em crianças de alto risco. Entretanto, com base em evidências recentes, recomenda-se que esses alimentos sejam introduzidos aos 6 meses de idade (no mínimo 4 meses) caso a criança já tenha tolerado alimentos sólidos menos alergênicos. Esses alimentos devem ser introduzidos gradual e cuidadosamente nos casos de crianças de alto risco assintomáticas. O leite de vaca integral não deve ser introduzido no primeiro ano de vida, mas sim seus derivados, como queijo e iogurte.

Probióticos

Um efeito protetor dos lactobacilos *rhamnosus* GG, quando administrados durante a gestação e a lactação a mães com história familiar de atopia, assim como para o lactente de alto risco, ajudou a reduzir a taxa de dermatite atópica, mas não demonstrou efeito algum na prevenção de alergia respiratória.

Exposição intradomiciliar ao ácaro

Medidas para evitar os ácaros da poeira domiciliar, incluindo o uso de coberturas em travesseiros e colchões, lavagens mensais do quarto com água quente e redução da umidade do dormitório, são efetivas em reduzir o nível do ácaro da poeira domiciliar. Três estudos controlados e randomizados com essas medidas de prevenção primária realizadas desde o nascimento em crianças de alto risco demonstraram algum benefício em reduzir a dispneia nos primeiros 2 anos de vida. Um período maior de seguimento vai ajudar a responder se essas medidas efetivamente funcionam na prevenção da asma alérgica infanto-juvenil para alguns doentes específicos.

Emolientes

Trabalhos recentes vêm apontando para o uso precoce de emolientes, já a partir das primeiras semanas de vida, em crianças de alto risco, para prevenção primária de dermatite atópica.

PREVENÇÃO SECUNDÁRIA DE ALERGIA

A presença de dermatite atópica e/ou de sensibilização ao ovo aos 2 anos de idade por teste cutâneo e/ou IgE específica tem sido associada ao desenvolvimento posterior de asma, principalmente quando há história familiar de atopia. Alguns estudos de intervenção têm sido realizados para evitar a progressão dessa marcha atópica.

Exposição intradomiciliar ao ácaro

A sensibilização a aeroalérgenos em um paciente com asma identifica-o como atópico. Está indicada, então, a prevenção secundária que, nesse caso, consiste em encapar o colchão e o travesseiro com material impermeável ao ácaro. Se o paciente for sensibilizado ao ácaro, e este efetivamente for importante para o quadro alérgico respiratório do paciente, essa medida será benéfica. Muitos pacientes, no entanto, são sensibilizados a vários alérgenos e apresentam crises de asma precipitadas por inúmeros fatores. Por isso, o controle ambiental contra os ácaros não terá o efeito desejado nesses casos.

Importante ressaltar que, de todas as medidas de exclusão alergênica, o encapamento dos colchões e travesseiros tem demonstrado ser o recurso mais efetivo. O que não é justo é orientar a execução de medidas excessivas, trabalhosas e de eficácia duvidosa, que possam causar prejuízo emocional ao paciente ou à família.

Exclusão do alérgeno

Em vários casos, a exclusão do alérgeno na presença da doença estabelecida é de grande valor e, muitas vezes, consiste no tratamento de algumas formas de alergia, como nos casos de alergia alimentar e à picada de insetos.

Prevenção medicamentosa

Com relação ao uso de medicamentos, alguns trabalhos sugerem que pacientes com dermatite atópica sensibilizados aos ácaros ou ao pólen que usaram anti-histamínicos como a cetirizina por tempo prolongado foram beneficiados com a interrupção da marcha atópica nos anos seguintes, com menor taxa no aparecimento de asma. Resta avaliar para qual paciente específico essa medida pode acarretar boa relação custo/benefício.

Do mesmo modo, a imunoterapia subcutânea ou sublingual padronizada com o alérgeno específico de ácaros ou de pólens demonstrou reduzir o desenvolvimento subsequente de asma em pacientes com rinite alérgica.

PREVENÇÃO TERCIÁRIA DE ALERGIA

A fisioterapia respiratória encontra-se plenamente indicada para prevenção dos efeitos limitantes que podem advir da asma. A atividade física e a correção postural são medidas complementares. Uma orientação nutricional que promova o crescimento e o desenvolvimentos plenos aos pacientes com exclusão do leite de vaca por alergia alimentar também é fundamental. A hidratação cutânea, além de ter efeito terapêutico, influencia a prevenção de sequelas na pele. A valorização dos aspectos emocionais e o estímulo para a prática de atividade ao ar livre e exercícios físicos previnem o aparecimento de sequelas psíquicas oriundas de doenças alérgicas crônicas.

RECOMENDAÇÕES AO PACIENTE E AOS FAMILIARES

O aleitamento materno, por suas inúmeras vantagens biológicas, psíquicas e sociais, deve fazer parte da estratégia da prevenção primária da alergia. Independentemente de algumas pesquisas oriundas de países ricos questionarem o valor direto desse recurso na prevenção alérgica, é indiscutível o papel imunomodulador do leite humano.

A exposição passiva ao fumo, além da agressão direta ao epitélio do sistema respiratório, possibilita maior sensibilização alérgica. Combater o hábito de fumar, ou pelo menos garantir que a criança não sofra exposição tão nociva no domicílio ou nos veículos, deve ser uma luta constante no papel educativo do médico.

Para prevenção secundária, existem algumas recomendações para reduzir o nível de exposição na casa do alérgico, bem como ajudá-lo a ter uma vida plena:

- Manter a casa bem ventilada e limpa; abrir as janelas para o sol entrar e reduzir a umidade.
- Para limpar a casa, e em especial o quarto, não usar vassoura ou espanador; utilizar pano úmido.
- Evitar usar ventiladores; quando necessário, limpar diariamente.
- Guardar as roupas e objetos dentro de um armário para que a limpeza do ambiente seja mais fácil e rápida.
- Proteger o colchão e o travesseiro, encapando-os de modo a reduzir a proliferação de ácaros em seu interior.
- Evitar estofados, cortinas, carpetes, bichos de pelúcia e cobertores de lã; preferir, se necessário, os edredons.
- Estimular a criança alérgica a ter uma vida ao ar livre e a praticar esportes.
- Evitar a superproteção dos familiares e estimular a autonomia da criança.
- Procurar evitar que a criança se sinta como um estraga-prazeres ou que use a doença para ter ganhos secundários.
- Proibido proibir sem a comprovação efetiva de que a ação precipite a doença no paciente; evitar proibir chocolate, sorvete e outras atividades prazerosas que, na maioria dos casos, nada têm a ver com a doença.

CONSIDERAÇÕES FINAIS

As doenças alérgicas são responsáveis um custo social muito alto para o país e devem ser um interesse constante do médico e dos profissionais de saúde, pois constituem um grande problema de saúde pública, nem sempre adequadamente valorizado. Essas doenças atingem, principalmente, o ser em crescimento ou em plena atividade produtiva, o que pode causar distúrbios nutricionais, acarretar dificuldades emocionais e interferir de maneira bastante significativa na qualidade de vida. As duas medidas mais importantes para a prevenção primária das doenças alérgicas são a amamentação ao seio e o estimulo dos familiares a pararem de fumar.

Bibliografia

Arshad SH, Bateman B, Sadeghnejad A et al. Prevention of allergic disease during childhood by allergen avoidance: the Isle of Wight prevention study. J Allergy Clin Immunol 2007; 119(2):307-13.

Chan-Yeung M, Becker A. Primary prevention of childhood asthma and allergic disorders. Curr Opin Allergy Clin Immunol 2006; 6:146-51.

Chan-Yeung M, Ferguson A, Watson W et al. The Canadian Childhood Asthma Primary Prevention Study: outcomes at 7 years of age. J Allergy Clin Immunol 2005; 116:49-55.

Carter MC, Perzanowski MS, Raymond A, Platts-Mills TA. Home intervention in the treatment of asthma among inner-city children. J Allergy Clin Immunol 2001; 108:732-7.

Custovic A, Hallam CL, Simpson BM et al. Decreased prevalence of sensitization to cats with high exposure to cat allergen. J Allergy Clin Immunol 2001; 108:537-9.

Douglass JA, O'Hehir RE. Diagnosis, treatment and prevention of allergic disease: the basics. Med J Aust 2006; 185(4):228-33.

Gore C, Custovic A. Primary and secundary prevention of allergic airway disease. Paediatric Respiratory Reviews 2003; 4:213-24.

Halken S. Prevention of allergic disease in childhood: clinical and epidemiological aspects of primary and secondary allergy prevention. Pediatr Allergy Immunol 2004; 15(suppl. 16):9-32.

Fleischer DM. Introducing formula and solid foods to infants at risk for allergic disease. Disponível em: www.uptodate.com 2015.

Horimukai K, Morita K, Masami N et al. Application of moisturizer to neonates prevents development of atopic dermatitis. J Allergy Clin Immunol 2014; 134:824-30.

Hong X, Wang X. Epigenetics and development of food allergy (FA) in early childhood. Curr Allergy Asthma Resp 2014; 14:460.

Kramer MS. Maternal antigen avoidance during pregnancy for preventing atopic disease in infants of women at high risk, Cochrane Database System Review, 2000(2), CD000133.

Koopman LP, van Strien RT, Kerkhof M et al. Placebo-controlled trial of house dust mite-impermeable mattress covers: effect on symptoms in early childhood. Am J Respir Crit Care Med 2002; 166:307-13.

Novembre E, Galli E, Landi F et al. Coseasonal sublingual immunotherapy reduces the development of asthma in children with allergic rhinoconjunctivitis. J Allergy Clin Immunol 2004; 114:851-7.

Peat JK, Mihrshahi S, Kemp AS et al. Childhood Asthma Prevention Study. Eighteen-month outcomes of house dust mite avoidance and dietary fatty acid modification in the Childhood Asthma Prevention Study (CAPS). J Allergy Clin Immunol 2004; 114:807-13.

Platts-Mills TAE. The role of indoor allergens in chronic allergic disease. J Allergy Clin Immunol 2007; 119(2):297-302.

Prescott SL, Tang MLK. The Australasian Society of Clinical Immunology and Allergy position statement: summary of allergy prevention in children. Med J Aust 2005; 182:464-7.

Prescott SL, Craig JM, Huang RC et al. Nutritional Influences on epigenetic programming asthma, allergy, and obesity. Immunol Allergy Clin N Am 2014; 34:825-37.

Romagnani S. Coming back to a missing immune deviation as the main explanatory mechanism for the hygiene hypothesis. J Allergy Clin Immunol 2007; 110:1511-3.

Spergel JM. Atopic march: link to upper airways. Curr Opin Allergy Clin Immunol 2005; 5:17-21.

Warner JO; ETAC Study Group. Early treatment of the atopic child. A double-blinded, randomized, placebo-controlled trial of cetirizine in preventing the onset of asthma in children with atopic dermatitis: 18 months' treatment and 18 months' posttreatment follow-up. J Allergy Clin Immunol 2001; 108:929-37.

Wilson SR, Yamada EG, Sudhakar R et al. A controlled trial of an environmental tobacco smoke reduction intervention in low-income children with asthma. Chest 2001; 120:1709-22.

Capítulo 14

Prevenção de Acidentes

Karla Danielle Xavier do Bomfim
Márcia Jaqueline Alves de Queiroz Sampaio

INTRODUÇÃO

Segundo a Organização Mundial da Saúde (OMS) e o Ministério da Saúde do Brasil, os acidentes são lesões não intencionais identificadas como eventos de trânsito (atropelamento, passageiro de veículos e ciclista), afogamento, obstrução de vias aéreas (sufocação, estrangulamento e engasgamento), envenenamento e intoxicação, queimaduras e choques elétricos, acidentes com armas de fogo, entre outros.

A falta de informação, de infraestrutura adequada, de espaços de lazer, creches e escolas e de políticas públicas direcionadas à prevenção é fator que aumenta a exposição das crianças aos riscos de acidente. Sabe-se que alguns fatores, como pobreza, mãe solteira e jovem, baixo nível de educação materna, habitações precárias e famílias numerosas, estão associados aos riscos de acidentes. Por outro lado, é importante ressaltar que qualquer criança, independentemente de sua classe social, está vulnerável à ocorrência de um acidente.

Os acidentes na infância são potencialmente previsíveis e preveníveis. O termo acidente sugere ocorrência ao acaso; por isso, o contexto médico atual tende a substituí-lo por "evento potencialmente causador de injúria física". Sob este enfoque, torna-se mais fácil promover a ideia de que os danos ao corpo humano são passíveis de controle, pois, mesmo que um acidente ocorra, a lesão pode ser prevenida (p. ex., no caso de um desastre de automóvel em que a criança nada sofre por estar usando o assento de segurança).

Estima-se que pelo menos 90% das lesões físicas podem ser prevenidas com a adoção das seguintes medidas: ações educativas, modificações no meio ambiente, modificações de engenharia e criação e cumprimento de legislação e regulamentação específicas.

As estratégias para o controle das lesões físicas envolvem três níveis de prevenção:

- **Nível primário:** comportamento e ambientes seguros, em que se tenta evitar a ocorrência dos acidentes ou, quando isso não é possível, a transferência de energia à vítima em quantidades que excedam seus limiares de tolerância.
- **Nível secundário:** no qual se estrutura um sistema efetivo de atendimento aos feridos e cuidados hospitalares.
- **Nível terciário:** conduta adequada nas sequelas, em que são aplicadas medidas de reabilitação para auxiliar a vítima a retornar a seu máximo potencial físico e mental de antes da ocorrência do evento traumático.

As medidas de intervenção para prevenção de acidentes são consideradas ativas, passivas ou mistas, na dependência do nível de exigência com relação às mudanças de comportamento pelos indivíduos. As medidas de proteção ativas são aquelas que exigem determinada ação sempre que a vítima necessitar de proteção (p. ex., a manutenção de produtos de limpeza e medicamentos longe do alcance das crianças). As medidas de proteção passivas são as mais eficazes, pois costumam ser implementadas por meio de leis que normatizem as condições de segurança de produtos ou que obriguem as pessoas a modificarem certos tipos de comportamento (p. ex., tampas de segurança em medicamentos e substâncias tóxicas ou a obrigatoriedade do uso de cinto de segurança em automóveis).

As medidas de proteção mistas são estratégias que não se enquadram exatamente como ativas ou passivas, como, por exemplo, grades nas janelas, pois o ato de instalação configura uma ação ativa, enquanto a grade instalada é uma estratégia passiva.

Uma *estratégia preventiva* será mais efetiva se exigir uma ação única em vez de repetidas ações, for de fácil implementação, tiver baixo custo, for confortável e for prioritária entre outras opções familiares, o que pode ser melhorado por incentivos socioeconômicos (p. ex., multas, redução do IPVA etc.).

O NOVO PERFIL DA FAMÍLIA E DA SOCIEDADE

As transformações sociais e da estrutura familiar suscitaram novas situações de risco para a criança e o adolescente. O perfil familiar atual é o do casal que trabalha fora de casa, sendo a criança cuidada em creches, por vizinhos ou outros familiares ou, até mesmo, por outras crianças em idade escolar ou pré-escolar.

Com a urbanização crescente, um grande número de indivíduos vive agora em grandes cidades, onde as condições de moradia são, muitas vezes, inadequadas por falta de espaço físico ou saneamento básico. O trânsito de veículos é intenso e as leis de trânsito, frequentemente desrespeitadas. A casa e a rua são perigosas para crianças e adolescentes.

Há a tendência de altos índices de tensão social nas grandes cidades, o que predispõe a atos de violência, não apenas relacionados com crimes, mas também nas relações familiares, nas relações de gênero, de raça, na escola e em diversos aspectos da vida social.

EPIDEMIOLOGIA

O maior percentual (98%) das mortes por causas externas (acidentes e violência) entre crianças e adolescentes é registrado nos países em desenvolvimento.

Segundo o *Relatório Mundial sobre Prevenção de Acidentes com Crianças e Adolescentes*, lançado em dezembro de 2008 pela OMS e o UNICEF, 830 mil crianças morrem vítimas de acidentes, anualmente, em todo o mundo. De acordo com o Ministério da Saúde, todos os anos, cerca de 4,7 mil crianças morrem e 125 mil são hospitalizadas vítimas de acidentes no Brasil. Essas lesões são decorrentes da falta de cultura de prevenção, informação, cuidados no dia a dia, ausência de ambientes adequados à criança e leis específicas.

Calcula-se que a sobrecarga mundial de mortes e incapacidades físicas decorrentes de causas externas crescerá em torno de 20% até 2020. As quedas e os acidentes automobilísticos são responsáveis por quase 90% de todos os traumatismos em crianças. Segundo a OMS, 45% dos acidentes ocorrem em casa, 30% em locais públicos, 24% nos locais de trabalho e 10% nas autoestradas. Não podem ser esquecidas, ainda, as lesões por maus-tratos, que vêm aumentando assustadoramente entre a população infantil.

No Brasil, com exceção do primeiro ano de vida, as lesões físicas causam mais mortes que as demais causas de morte somadas. Segundo dados do Ministério da Saúde, na faixa etária de zero a 14 anos, os acidentes foram responsáveis, em 2012, por 4.685 mortes (consideradas para até 30 dias do acidente ocorrido) e mais de 75 mil hospitalizações de meninos e meninas, o que caracteriza o acidente como um grave problema de saúde pública. Estimativas mostram que a cada morte outras quatro crianças ficam com sequelas permanentes que irão causar, provavelmente, consequências emocionais, sociais e financeiras a essa família e à sociedade.

Os acidentes de trânsito, que incluem atropelamentos, passageiros de veículos, motos e bicicletas, representaram 39,9% dessas mortes, seguidos de afogamento (24,5%), sufocação (15,9%) queimaduras (6,28%), quedas (4,65%) e outros (8%) (Quadro 14.1).

Analisando os dados comparativos da última década, verifica-se que não houve variação na porcentagem de mortes por acidentes de meninas e meninos de zero a 9 anos de idade. Os dados mostram que os meninos estão sob maior risco e respondem por mais de 60% das mortes por acidentes nessa faixa etária. Dados de 2008 mostram que homicídios são a primeira causa de óbito entre adolescentes de 15 a 19 anos de idade, com 40% (7.543 óbitos), e em seguida estão os acidentes de trânsito, com 17,8% (3.360 óbitos).

Enquanto na mortalidade a principal causa são os acidentes de trânsito, em hospitalizações são as quedas. Os acidentes de trânsito são mais letais, enquanto quedas fazem parte do desenvolvimento da criança, do aprendizado de andar, de reconhecer

Quadro 14.1 Principais causas de morte por acidentes em crianças com menos de 14 anos de idade

Tipo de acidente	Total de mortes – 0 a 14 anos									
	2012	2011	2010	2009	2008	2007	2006	2005	2004	2003
Acidentes de trânsito	1.862 (39,9%)	1.793 (38%)	1.895 (40%)	1.937 (39%)	1.971 (39%)	2.134 (40%)	2.176 (39%)	2.364 (40,7%)	2.427 (41,10%)	2.446 (41%)
Afogamento	1.161 (24,56%)	1.115 (24%)	1.184 (25%)	1.376 (28%)	1.360 (27%)	1.382 (26%)	1.489 (27%)	1.496 (25,7%)	1.533 (26%)	1.527 (25%)
Sufocação	756 (15,99%)	735 (16%)	729 (15%)	761 (15%)	754 (15%)	701 (13%)	698 (13%)	806 (13,90%)	791 (13,40%)	771 (13%)
Queimaduras	297 (6,28%)	311 (7%)	313 (6%)	293 (6%)	313 (6%)	337 (6%)	366 (7%)	367 (6,30%)	387 (6,60%)	420 (7%)
Outros	285 (6,03%)	461 (10%)	340 (7%)	289 (6%)	323 (6%)	359 (7%)	352 (6%)	317 (5,50%)	329 (5,60%)	367 (6%)
Quedas	220 (4,65%)	221 (5%)	213 (4%)	225 (4%)	255 (5%)	254 (5%)	315 (6%)	310 (5,30%)	292 (4,90%)	289 (5%)
Intoxicações/ envenenamento	83 (1,76%)	71 (2%)	77 (2%)	86 (2%)	94 (2%)	105 (2%)	81 (1%)	108 (1,90%)	109 (1,80%)	121 (2%)
Armas de fogo	21 (0,44%)	20 (0%)	30 (1%)	25 (0%)	36 (1%)	52 (1%)	43 (1%)	40 (0,70%)	34 (0,60%)	52 (1%)
Total	4.685	4.727	4.781	4.992	5.106	5.324	5.520	5.808	5.902	5.993

os limites do corpo e de perceber os riscos. No entanto, identifica-se que esse desenvolvimento se dá em ambientes inadequados, o que ocasiona muitas hospitalizações com lesões e sequelas graves. As quedas representam cerca de 40% das hospitalizações, seguidas de queimaduras (20%) e acidentes de trânsito (9%) na faixa etária de 1 a 14 anos. Observa-se também que, conforme a criança cresce, as admissões em hospitais aumentam. Esse fator se dá, principalmente, por maior exposição da criança aos riscos e sua crescente interação social.

Na análise histórica brasileira de 2008 a 2012, apenas hospitalizações por armas de fogo, afogamento e envenenamento apresentaram reduções de, respectivamente, 69%, 28% e 9%. Os acidentes de trânsito, queimaduras e sufocação apresentaram aumentos significativos de 32%, 28% e 25%, respectivamente.

FATORES DE RISCOS QUE PREDISPÕEM AS CRIANÇAS ÀS LESÕES

As crianças estão em fase de crescimento físico e aprendizado. Como resultado, elas apresentam maior suscetibilidade aos fatores de risco para lesões que os adultos.

Fatores de risco para lesões em crianças de zero a 4 anos de idade incluem: falta de habilidade para entender e reconhecer perigos; coordenação ainda em desenvolvimento; tendência de imitar o comportamento do adulto; habilidade limitada para reagir de maneira rápida e correta. Crianças a partir de 5 anos e adolescentes assumem tarefas de adultos, têm maior interesse pelo perigo e tendência a desafiar uns aos outros para agir perigosamente, bem como têm mais tempo livre sem a supervisão de um adulto.

Algumas características biológicas das crianças as tornam mais vulneráveis às lesões de ordem física, como:

- **Centro de gravidade:** as cabeças das crianças são proporcionalmente maiores e mais pesadas que seus corpos, resultando em um centro de gravidade na altura do tórax e tornando-as mais propensas a quedas e à perda de equilíbrio. Por esse motivo, bebês, em particular os que começam a andar, correm maior risco de cair em banheiros e escadas e de virar dentro de baldes. Além disso, uma vez que a criança caia dentro de algum lugar, torna-se mais difícil para ela libertar-se.
- **Exposição a maior área de superfície:** sendo expostos ao mesmo perigo, uma criança e um adulto encaram diferentes níveis de risco. Por exemplo, uma xícara de café quente derramada pode causar danos significativamente maiores em uma criança do que em um adulto. A mesma quantidade de líquido derramado em um adulto cobre uma superfície menor em comparação a uma criança. Esse aumento de exposição significa que a lesão resultante é, geralmente, mais grave em uma criança.
- **Menor tolerância aos agentes causadores de lesões:** a gravidade de uma lesão depende da capacidade de absorção de energia que tem o corpo atingido. Uma criança pequena é menos capaz de absorver ou tolerar a exposição de energia que um adulto. Para uma criança, o tamanho menor significa que a energia deve ser absorvida por uma área menor. A lesão resultante é mais intensa e, portanto, mais grave. Por exemplo, as crianças terão mais reações adversas a uma quantidade bem menor de toxinas.
- **Habilidade limitada de escapar de situações perigosas e de reconhecer perigos:** a habilidade motora leva tempo para se desenvolver. Muitas das ações dos recém-nascidos são simplesmente reflexos. Um bebê leva cerca de 5 meses para se sentar, 1 ano para se levantar ou andar e vários anos para desenvolver habilidades motoras finas (como destreza manual). Esses estágios de desenvolvimento afetam a habilidade da criança pequena para escapar de uma situação de perigo. As crianças não reconhecem as relações de causa e efeito até os 5 anos de idade ou mais. Por isso, bebês e crianças engatinhando podem entrar em local de onde não conseguem escapar, como vãos de escada, caixas de brinquedo ou, até mesmo, água escaldante, não compreendendo o perigo. A falta de experiência e a habilidade mental em desenvolvimento da criança também comprometem sua percepção do perigo ou a previsão do tipo de lesão relacionada com o risco. Por esses motivos, as crianças podem tocar em superfícies quentes, colocar fio elétrico na boca ou escalar escrivaninhas e outros móveis.
- **Maior atração por perigos potenciais:** a incorporação das preferências sensoriais e a inexperiência expõem as crianças ao risco de lesão. Por exemplo, crianças jovens sentem-se atraídas por sabores doces e cores vibrantes. Incapazes de reconhecer o perigo, elas são naturalmente atraídas por produtos coloridos e que aparentam sabor doce, como produtos de limpeza, vitaminas e medicamentos aromatizados.

A partir dos 7 anos de idade, a criança já tem noções seguras de perigo e como evitá-los, porém ainda necessita de acompanhamento e proteção para evitar atropelamentos, quedas, afogamentos e envenenamentos. Os cuidados seguem nos anos subsequentes, inclusive na adolescência, pois acidentes podem acontecer em situações grupais em virtude da distração.

A criança é naturalmente curiosa e exploradora, e os acidentes ocorrem como consequência dessa curiosidade, somada à desatenção do adulto. Além de promover um ambiente seguro para a criança em qualquer momento de seu desenvolvimento, é tarefa fundamental dos adultos cuidar para que ela aprenda a evitar riscos desde muito cedo.

PREVENÇÃO PRIMÁRIA DOS PRINCIPAIS TIPOS DE ACIDENTES

Quedas

A queda pode ser conceituada como uma rápida desaceleração vertical. A gravidade do traumatismo vai depender da região do corpo acometida e da capacidade da criança em absorver ou dissipar o impacto sobre si. As quedas são as principais causas de traumatismos cranioencefálicos, seguidas pelos acidentes automobilísticos.

Medidas preventivas

- **Para crianças de 0 a 1 ano:**
  - Nunca deixar a criança sozinha, em cima de qualquer móvel (cama, cadeira, trocador, sofá etc.).

- Baixar o estrado do berço assim que o bebê estiver sentando sem apoio; não deixar travesseiros, brinquedos ou outros objetos soltos no berço, pois a criança poderá utilizá-los para ficar em pé; o espaço entre as grades do berço não deve ser > 9cm, a fim de evitar que a criança caia ou prenda a cabeça por entre elas.
- Não utilizar andadores ("anda-já"). Crianças em andadores caem sobre objetos, fornos, piscinas, aquecedores, rolam escada abaixo e se intoxicam com mais frequência em virtude da maior facilidade de locomoção; seu uso não propicia desenvolvimento motor antecipado, além de deixar a criança excitada.
- Fazer o transporte da criança, com segurança, em colo de adultos ou carrinhos; não deixar que crianças carreguem o bebê no colo.
- Aumentar a vigilância das crianças que estejam começando a deambular.

- **Para crianças de 1 a 4 anos:**
  - Instalar grades ou telas de proteção em janelas e varandas.
  - Impedir o acesso a escadas, usando portas ou grades de proteção.
  - Manter portas trancadas, com acesso restrito para cozinha e banheiro.
  - Os móveis devem ter as bordas arredondadas para evitar uma lesão grave em caso de traumatismo.
  - Vigilância no parquinho.
  - Desencorajar a criança a subir em lugares altos (muros, árvores, barreiras).
  - Na sala de estar ou de visita, não deixar fios soltos, como os de telefone ou do computador, evitando tropeções, os quais poderão aumentar a incidência de lesões. Não é recomendável que toalhas decorativas fiquem pendentes sobre a mesa, pois as crianças podem puxá-las, e os objetos que estão sobre a mesa poderão cair sobre elas.

- **Para crianças de 5 anos ou mais:**
  - Considerar as recomendações anteriores.
  - Adaptar pisos: mantê-los limpos e secos, com tapetes bem aderidos.
  - Evitar brincar em locais próximos a buracos ou bueiros descobertos.
  - Utilizar equipamentos de segurança nas atividades de esporte, lazer ou com bicicleta; evitar essas atividades se em uso de medicações ou substâncias que produzem sonolência.
  - Desencorajar brincadeiras (bola, pipa) em lajes, telhados, varandas ou terraços.
  - Prevenir situações que promovam reações intempestivas (p. ex., aproximação ou brincadeiras próximos a cães, animais peçonhentos, abelhas etc.).
  - Utilizar normas de segurança para evitar atropelamentos.

Acidentes em parquinhos

Acidentes em parquinhos podem provocar lesões mais comumente relacionadas com a escola, na faixa etária entre 5 e 14 anos. Estima-se que a cada 2 minutos e meio ocorra um acidente nesses locais, 35% dos quais são caracterizados como graves e 3% exigem hospitalização. A cada ano, aproximadamente 20 crianças morrem vítimas desse tipo de acidente, tendo como causa primária, em 75% dos casos, a queda do brinquedo associada a lesões cerebrais. Destacam-se ainda como consequências relacionadas com esse tipo de acidente: fraturas, lacerações, contusões, deslocamentos, amputações, esmagamentos e lesões internas.

Os brinquedos de maior risco são, pela ordem: balanço (quedas ou quando a cabeça da criança é atingida com a cadeirinha), barras para escalar, escorregador, carrossel e gangorra.

Segurança do parquinho

- **Amortecimento das quedas:** utilizar piso de areia, serragem, cascalho fino e esteira de borracha. Ao brincar de escorregar, a criança terá de cair em piso de areia fina, borracha ou cortiça. Os pisos de concreto, ardósia e terra batida não são recomendados, pois não amortecem quedas.
- **Ensinar as crianças a comportar-se nos parquinhos:** não empurrar, dar encontrões ou se amontoar; mostrar os equipamentos adequados para a idade; placas devem indicar a idade adequada das crianças para utilizar os brinquedos; crianças menores que brincam em equipamentos de crianças mais velhas estão sob risco maior (p. ex., somente aos 2 anos, quando já consegue andar com equilíbrio, a criança pode ir ao escorrega e ao trepa-trepa; só a partir dos 3 anos ela passa a ser capaz de brincar de gangorra, de casinhas de dois andares, com túneis, escadas, pontes, cordas e outros obstáculos); manter sempre a supervisão dos adultos: evitar deixar o bebê com irmãos mais velhos, bem como deixá-lo com outras mães, pois elas primeiro olharão o próprio filho.
- **Manutenção dos brinquedos:** os brinquedos devem ter correntes seguras, degraus firmes, apoio de mãos, cantos arredondados, tintas atóxicas, parafusos galvanizados (que não enferrujam) e embutidos, materiais que não soltam fiapos; os brinquedos de ferro são facilmente sujeitos à corrosão e devem ser substituídos pelos de plásticos ou madeira tratada.
- **Balanço:** deve ficar distante de outros brinquedos, de preferência protegido por uma cerca; a cadeira deve ter encosto, para diminuir o risco de queda para trás.
- **Barras para escalar:** o diâmetro recomendado das barras é de 3cm, em média, para que a criança possa segurá-las com firmeza, diminuindo o risco de escorregões.
- **Carrossel:** o encaixe da parte giratória com o eixo principal do brinquedo deve ser perfeito; se houver um vão entre eles, a criança poderá prender as mãos e ferir-se com gravidade.
- **Escorregador:** as escadas devem ter corrimões e no topo do escorregador deve ser instalada uma grade de proteção alta o suficiente para a criança se segurar; a rampa de descida precisa ser feita de uma chapa única e, no final, ligeiramente inclinada para o alto – isso evitará o impacto violento contra o piso.
- **Gangorra:** na posição horizontal, a gangorra deve ficar a 1m de distância do chão; deve ter uma alça para a criança segurar com firmeza; os melhores modelos têm uma cadeira para aumentar o conforto e a segurança.

Queimaduras

As queimaduras podem causar repercussões em todo o organismo: desidratação, choque, lesões inalatórias, desnutrição, complicações infecciosas e estéticas e óbito. Segundo a OMS, a cada ano, 300 mil crianças com menos de 12 anos de idade se queimam, 18 mil ficam com sequelas graves e cerca de 600 morrem. A maior parte das queimaduras em crianças ocorre no próprio domicílio. Em estudo com crianças vítimas de queimaduras, atendidas no Hospital da Restauração, foi observado que os agentes causadores de queimaduras se distribuíram de acordo com a faixa etária: entre 0 e 2 anos predominaram os líquidos quentes (água e café) e os objetos quentes (ferro de passar roupa e cigarro), sendo relatados alguns acidentes elétricos de baixa voltagem; entre 2 e 4 anos, houve predomínio dos acidentes com chama (brincadeira com fogo, fogos de artifício e grandes incêndios), eletricidade de alta voltagem e substâncias químicas; a partir dos 4 anos de idade, a chama foi o principal, e quase exclusivo, agente de queimaduras.

Medidas preventivas

1. Avaliar a temperatura da água do banho de crianças pequenas (manter até 37,5°C).
2. Bloquear o acesso da criança à cozinha, que é o local mais perigoso da casa.
3. Não comer ou beber com a criança no colo (Figura 14.1).
4. Não deixar líquidos, alimentos quentes, fios elétricos, tostadeiras, bules e garrafas térmicas ao alcance das crianças.
5. Ao cozinhar, usar as "bocas" de trás do fogão e colocar os cabos das panelas também voltados para trás (Figura 14.2).
6. Cuidado com o ferro elétrico: não permitir que a criança esteja por perto ao passar roupas; evitar tábuas de passar roupa que possam ser puxadas para baixo.
7. Manter cigarros acesos, velas, lamparinas e candeeiros longe do alcance das crianças.
8. Cuidado com o álcool; preferir o álcool em gel, que tem menor poder de combustão que o álcool líquido; guardar o produto longe do alcance de crianças e não permitir que ele faça parte da brincadeira, principalmente quando já houver alguma fogueira ou chama por perto.
9. Ensinar os perigos do fogo; "brincadeiras" com fósforos e isqueiros podem começar quando crianças estão sozinhas no quarto e transformar-se em incêndios de grandes proporções; fogos de artifícios nunca devem ser manipulados por crianças; nas festas juninas, não permitir brincadeiras com balões ou de saltar fogueiras.
10. Não permitir que crianças introduzam objetos pontiagudos em interruptores elétricos; manter os interruptores com protetores adequados (Figura 14.3).
11. Evitar ligar vários aparelhos eletrônicos em uma mesma tomada.
12. Não permitir que crianças soltem pipa junto a fios elétricos.

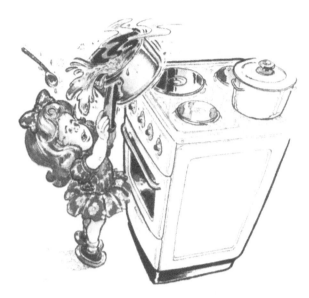

Figura 14.2 Criança em perigo: acesso ao fogão e ao cabo de panela contendo alimento em cozimento.

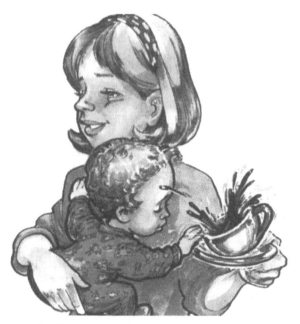

Figura 14.1 Criança em perigo: contato com líquido quente de fácil alcance.

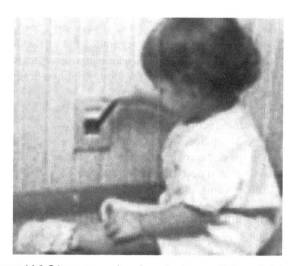

Figura 14.3 Criança em perigo: risco de choque elétrico pela introdução de objeto pontiagudo em interruptor.

Aspiração e ingestão de corpo estranho

A maior parte das vítimas de aspiração de corpo estranho é formada por lactentes e crianças nos primeiros anos de vida. A aspiração de produtos alimentares ocorre com maior frequência, principalmente relacionada com a imaturidade da mastigação associada à oferta de alimentos sólidos. A aspiração de corpos estranhos pode promover quadros respiratórios obstrutivos graves de vias aéreas superiores ou desencadear quadros mais insidiosos, causando pneumonias de repetição, atelectasias e hiperinsuflação pulmonares.

A ingestão de corpo estranho e a impactação de bolo alimentar têm, na maior parte das vezes, resolução espontânea. Predominam as ingestões de corpos metálicos e partes de animais (p. ex., espinha de peixe). A sintomatologia pode ser pobre ou ausente, porém alguns casos podem evoluir com sintomas respiratórios agudos ou insidiosos, bem como com quadros obstrutivos do trato gastrointestinal.

Medidas preventivas

1. Não alimentar crianças enquanto elas andam ou correm; não oferecer alimentos em pedaços duros; vigiar a ingestão de frutas com sementes.
2. Não deixar objetos pequenos ao alcance da criança.
3. Orientar a criança para que não coloque objetos na boca.
4. Não usar cordões ou chupetas no pescoço; evitar colchões e travesseiros muito macios que afundam com o simples peso da criança, a fim de evitar sufocações.
5. Não usar medicamentos mastigáveis até os 3 anos de idade e cápsulas ou comprimidos até os 7 anos de idade.
6. Observar as especificações da faixa etária antes de comprar ou oferecer brinquedos à criança (Figura 14.4).

Acidentes com brinquedos

A arte de brincar contribui para o desenvolvimento da criança e, embora a maioria dos brinquedos seja segura, eles podem tornar-se perigosos quando utilizados por crianças com idade inadequada. A seleção apropriada e o uso adequado dos brinquedos, combinados com a supervisão de adultos, podem reduzir drasticamente a incidência e a gravidade desses acidentes.

A maioria dos acidentes relacionados com brinquedos não é fatal. Aproximadamente 98% das crianças que sofrem algum tipo de acidente com brinquedos são tratadas com curativos e recebem alta. Cerca de 60% dos acidentes relacionados com brinquedos e 75% das mortes acontecem com crianças até os 4 anos de idade.

Brinquedos de locomoção, principalmente bicicletas, estão associados a mais acidentes que qualquer outro grupo de brinquedos e são a principal causa de morte. Crianças de até 3 anos são mais propensas a sofrer engasgos, porque tendem a colocar pequenos objetos na boca e por causa do tamanho das vias aéreas, sendo causa importante de morte nessa faixa etária, como, por exemplo, por balões de festa e brinquedos compostos por partes pequenas.

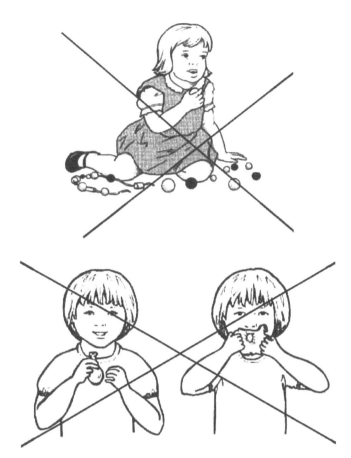

Figura 14.4 Crianças em perigo: risco de deglutição e aspiração de corpo estranho.

Medidas preventivas

1. Ao selecionar um brinquedo, levar em consideração a idade da criança, seu interesse e nível de desenvolvimento, com atenção à qualidade e ao desenho da construção e seguindo as instruções da embalagem; verificar se contém o selo do INMETRO na embalagem, o que indica que o brinquedo foi testado e aprovado; ler com atenção as instruções, indicação de idade e os cuidados do fabricante antes de comprá-lo.
2. Optar pelos brinquedos educativos que estimulem a coordenação motora, a socialização, a criatividade e a inteligência; procurar brinquedos de construção robusta; peças pequenas (p. ex., olhos) em animais de pelúcia devem ser firmemente costuradas; evitar brinquedos com cordas, alças ou fitas maiores que 15cm, pois podem resultar em estrangulamento.
3. Evitar brinquedos muito barulhentos, que podem prejudicar a audição da criança, e produtos com cheiros e formas que imitem alimentos, para evitar a tentação de engoli-los.
4. Certificar-se de que os brinquedos são utilizados em ambiente seguro. Brinquedos de locomoção não devem ser utilizados próximo a escadas, tráfego e piscinas. Todas as partes do brinquedo devem ser maiores que o pulso da criança, para prevenir sufocamento. Se um brinquedo passar por dentro de um tubo de papelão de um rolo de papel higiênico, ele é muito pequeno para crianças pequenas.

5. Guardar balões de encher fora do alcance das crianças e não deixar a criança insuflá-los, descartando todos após o uso; guardar todos os brinquedos em lugar seguro após usados, principalmente se houver em casa crianças de idades diferentes.
6. Residências em que vivem crianças de diferentes faixas etárias devem redobrar a atenção para o correto manuseio e armazenamento do brinquedo, principalmente para que as crianças menores não tenham acesso aos brinquedos das maiores.
7. Em períodos de Páscoa, Dia das Crianças e Natal, redobrar o alerta na compra dos brinquedos. Ovos de Páscoa, por exemplo, são recheados de pequenos brinquedos em seu interior, que costumam ser o maior atrativo para as crianças.

Acidentes de trânsito

Em todo o mundo, a energia mecânica transmitida por veículos automotores é a principal causa de morte e traumatismos graves em crianças a partir de 1 ano de idade e em adolescentes. A cada dia, mais de 3.000 pessoas morrem no mundo em virtude de lesões causadas pelo trânsito. Os países de renda baixa e média representam cerca de 85% dessas mortes e 90% do total anual de anos de vida ajustados por incapacitação (AVAD) perdidos por causa dessas lesões. As projeções apontam que, entre 2000 e 2020, as mortes no trânsito diminuirão em cerca de 30% nos países de renda alta, mas aumentarão substancialmente nos países de renda baixa e média. A ausência de infraestrutura adequada em nossas cidades, somada à falta de um marco regulatório legal, torna o exponencial aumento no número de acidentes algo ainda mais preocupante. As estatísticas mostram que, no Brasil, 30 mil pessoas morrem, a cada ano, em acidentes de trânsito. Dentre elas, 44% têm entre 20 e 39 anos de idade e 82% são homens. Os acidentes com pedestres são os mais frequentes: a maioria dos óbitos ocorre quando a criança corre para a rua ou tenta atravessá-la entre cruzamentos. Nas crianças ocupantes de veículos motorizados, o risco de morte mais elevado está associado à ejeção do veículo; quando transportada corretamente, a chance de uma criança morrer em uma colisão diminui 71%. Muitas colisões acontecem nas proximidades do domicílio, em vias com baixos limites de velocidade; por isso, é importante o uso do assento de segurança mesmo ao percorrer pequenas distâncias.

Deve-se investir na orientação da criança sobre o trânsito: a melhor escola que as crianças têm são seus pais; eles são seu modelo, e elas assimilam seus hábitos e atitudes.

Os pais podem aproveitar os momentos de lazer ou o caminho para a escola para ensinar a seus filhos as regras do trânsito, a partir dos 2 ou 3 anos de idade. Dos 2 aos 6 anos, a criança pode compreender as noções mais simples, como: "a calçada é para os pedestres, a rua é para os carros", além da utilidade dos semáforos e das placas de trânsito. Dos 6 aos 11 anos, a criança começa a ser capaz de entender situações mais elaboradas no trânsito e, como sua atividade fora de casa costuma aumentar, o aprendizado deve concentrar-se no ato de atravessar as ruas da maneira mais segura possível. Dos 11 anos em diante, a criança é capaz de entender e participar do trânsito quase como um adulto, percebendo os conflitos que surgem, causados pelos interesses diferentes das pessoas que participam do trânsito e pela necessidade de todos dividirem o mesmo espaço.

Medidas preventivas para ocupantes de veículos motorizados

Lesões no interior do veículo

Quando a temperatura exterior está alta, o calor quase duplica dentro do carro. Nessas condições, as crianças podem sofrer sérias lesões em poucos minutos, pois seus corpos não suportam altas temperaturas. Outro alerta importante é com relação aos vidros elétricos. Deve-se ter muito cuidado, pois uma criança pode sufocar-se ao fechar a janela de maneira acidental enquanto está com a cabeça para fora. É importante nunca deixar uma criança sozinha no carro ou o veículo aberto, pois ela pode entrar e não conseguir mais sair.

Recomendações
- Ensinar a criança a não brincar dentro ou perto de carros; antes de trancar o carro, certificar-se de que as chaves estão com o motorista e deixá-las longe do alcance da criança.
- Manter os bancos de trás travados para impedir que a criança entre no porta-malas por dentro do carro; travar as portas traseiras, acionando a trava de segurança para a criança; em caso de vidro elétrico traseiro, travar a abertura das janelas.

Transporte seguro de crianças em automóveis

A criança deve, obrigatoriamente, viajar no banco traseiro do veículo até os 10 anos de idade ou mais.

- **Estágio 1 – assento do lactente voltado para trás:**
  - Os bebês devem andar de costas para o movimento do veículo, desde a alta da maternidade até 1 ano de idade completo, ou até alcançarem o peso de 10kg.
  - Nessa posição, o bebê está mais protegido contra ferimentos na coluna cervical no momento do acidente.
  - As tiras da cadeirinha devem ficar abaixo do ombro.
  - Nunca colocar nada entre a criança e a cadeira.
  - Cuidado com roupas grossas ou acolchoadas entre a criança e as tiras da cadeirinha. Esses materiais podem sofrer compressão durante um acidente, provocando afrouxamento e afetando a proteção da cadeirinha de segurança (Figura 14.5).
- **Estágio 2 – assento de segurança voltado para frente:** indicado a partir de 1 ano de idade, até o peso de 20 a 22kg, em torno dos 5 anos de idade (Figura 14.6).
- **Estágio 3 – Dispositivo posicionador do cinto de segurança (assento de elevação ou *booster*):**
  - Indicado a partir dos 20 a 22kg, até alcançar a estatura de 1,45m (Figura 14.7).
  - Promove melhor ajuste do cinto de segurança.
  - Usar assento de segurança para que o cinto de três pontos do carro passe confortavelmente pelo meio do ombro, o centro do peito (nunca sobre o pescoço) e sobre os quadris da criança (nunca sobre o abdome).
- **Estágio 4 – cinto de segurança (com três pontos de inserção):** indicado quando a criança ou adolescente atinge a altura mínima de 1,45m e peso de 36kg (por volta dos 11 anos de idade).

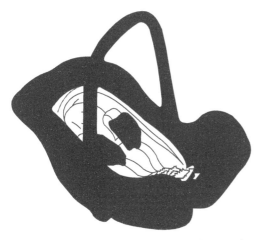

Figura 14.5 Assento de segurança voltado para trás.

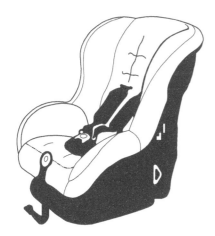

Figura 14.6 Assento de segurança voltado para a frente.

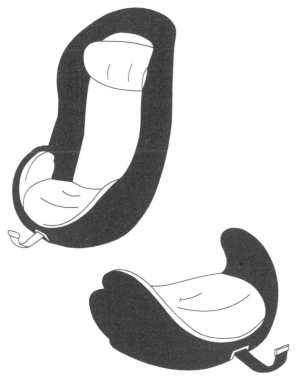

Figura 14.7 Dispositivos posicionadores do cinto de segurança.

O dorso deve tocar no encosto do banco traseiro, os joelhos devem estar dobrados confortavelmente, os pés devem permanecer no chão, e o cinto de segurança deve estar corretamente ajustado sobre o corpo.

É fundamental diminuir o número de colisões a partir de uma efetiva obediência à legislação de trânsito e equipar todos os veículos com dispositivos de proteção passiva (*air bags* e cintos de segurança com três pontos de inserção em todas as posições do carro).

Medidas preventivas para ocupantes de ônibus escolar

1. Disponibilização de cintos de segurança nos assentos do ônibus.
2. Aperfeiçoamento das saídas de emergência e dos sistemas de espelhos.
3. Aumento da altura dos assentos para melhor contenção das crianças maiores.
4. Não permitir que a criança permaneça em pé quando o ônibus estiver em movimento.
5. Praticar o treinamento da saída ordenada.

Medidas preventivas para pedestres

O atropelamento se destaca como a principal causa de morte por acidentes envolvendo crianças na faixa etária que oscila entre 5 e 10 anos. É consenso entre os estudiosos do desenvolvimento infantil que crianças menores de 10 anos ainda não dispõem de condições que lhes permitam interpretar adequadamente os riscos e as sinalizações que o trânsito oferece. Na condição de pedestres, os meninos se destacam como vítimas mais frequentes do que as meninas. As crianças que vivem em regiões onde se concentram populações de baixa renda são mais propensas a atropelamentos. Mais de 70% das mortes e mais de 50% dos acidentes de trânsito ocorrem não apenas porque os locais se apresentam desprovidos de mecanismos indispensáveis para a segurança no trânsito – presença de semáforos, faixas de pedestres ou de outro tipo de sinalização –, mas também porque ou as crianças atravessam no meio da quadra ou tentam desafiar as convenções e preferem transitar pelas ruas em pontos que não comportam sinalização. Convém ensinar às crianças as regras da rua desde cedo, como *treinamento gradual sobre segurança* oferecido às crianças até que todas as orientações sejam repassadas. Quando as crianças atingirem a idade de 10 anos e puderem agir independentemente, as regras de segurança na rua já farão parte de sua natureza:

1. Crianças menores de 10 anos não devem atravessar as ruas sozinhas. O *acompanhamento de um adulto* é vital até que a criança demonstre habilidades e capacidade de julgamento do trânsito.
2. Procurar um lugar seguro para atravessar a rua (faixa de segurança, passarela); aguardar pacientemente o momento adequado para a travessia; escolher um local com boa visibilidade, longe das curvas; aguardar a autorização eletrônica ou a do guarda.
3. Segurar sempre o punho da criança; sempre que possível as crianças devem *andar na calçada*. Em áreas sem calçada, devem ser ensinadas a caminhar o mais afastadas possível

da rua e de frente para o tráfego (quando a única opção for andar na rua); ensinar as regras de trânsito; atravessar sem correr, para não escorregar ou cair.
4. Separar pedestres e veículos com barreiras, passarelas ou passagens subterrâneas.
5. Diminuir a velocidade de veículos motorizados em zonas residenciais.
6. Planejar rota que evite proximidade com áreas de tráfego em alta velocidade.
7. Planejar rotas para que crianças não precisem atravessar ruas quando entram ou saem de ônibus; manter a supervisão de adultos no ponto de ônibus.
8. A criança deve entrar ou sair do carro sempre pelo lado da calçada. Para maior segurança, um adulto deve descer e abrir a porta para a criança entrar ou sair.
9. Entradas e saídas de garagens, quintais sem cerca, ruas ou estacionamentos *não constituem locais seguros para as crianças brincarem.*

Ciclistas e motociclistas

A bicicleta vem ganhando cada vez mais espaço em nossos centros urbanos. Em áreas de lazer, constiui um brinquedo que, quando utilizado com os materiais de segurança, fornece momentos de muito prazer. No entanto, quando utilizada em vias públicas, passa a ser um veículo e deve respeitar as leis de circulação. Nas vias urbanas e nas zonas rurais de pista dupla, a circulação de bicicletas deverá ocorrer, quando não houver ciclovia, ciclofaixa ou acostamento nos bordos da pista de rolamento, no mesmo sentido da via de circulação. São equipamentos obrigatórios: campainha, sinalização noturna traseira, dianteira, laterais e nos pedais e espelho retrovisor no lado esquerdo. O uso apropriado do capacete pode diminuir em até 45% as chances de traumatismos de crânio. A utilização de calçados fechados evita traumatismos graves no pé e no tornozelo, muitas vezes com fraturas expostas. O uso de roupas claras em dias escuros ou períodos noturnos e o uso de roupas reflexivas auxiliam a visualização do ciclista. O uso de assento adequado para o transporte das crianças protege os pés dos raios da roda bicicleta.

Skates e patins devem ser utilizados somente com os acessórios de proteção, como capacete, protetores de punho e cotovelo e joelheiras; os patins estão diretamente relacionados com fraturas do punho, pois, ao cair, a criança apoia-se diretamente sobre sua mão com o punho em extensão, onde se concentrará todo seu peso.

Impressiona o ritmo de aumento do número de motocicletas. Entre 1998 e 2011, a frota de motocicletas aumentou 610%, acompanhada também do exponencial crescimento da mortalidade nos acidentes de motocicleta. Os cuidados ao dirigir motocicletas devem ser constantes, como usar luvas de punhos longos, que protegem do resfriamento e de ferimentos nas quedas; usar botas que se estendam acima dos tornozelos; usar roupas justas, espessas, coloridas e com reforços especiais nos ombros, nos cotovelos e nos joelhos; usar o capacete; o acompanhante deve colar-se ao corpo do motociclista e acompanhar seus movimentos de corpo; farol baixo aceso "dia e noite"; evitar "costurar" por entre os veículos; respeitar os limites de velocidade. No caso de motocicletas, motonetas e ciclomotores, o Código de Trânsito Brasileiro estabelece no artigo 244, inciso V, que somente poderão ser transportadas nesses veículos crianças a partir de 7 anos de idade e que apresentem condições de cuidar da própria segurança.

O adolescente na direção

À medida que se difundiu o uso de bicicletas motorizadas, lambretas e motocicletas, aumentou o número de acidentes fatais envolvendo esse tipo de veículo. A causa principal de morte nesses casos é, indiscutivelmente, o traumatismo cranioencefálico, sendo também frequentes as queimaduras e as fraturas de membros. Por isso, o adolescente deve ser alertado para a fragilidade do veículo que está utilizando e sobre as medidas de segurança que deve praticar.

Intoxicações exógenas

As intoxicações exógenas estão entre os principais acidentes envolvendo crianças e adolescentes, com maior frequência de casos até os 5 anos de idade (cerca de 7% de todos os acidentes nessa faixa etária) e estão implicadas em cerca de 2% de todas as mortes na infância no mundo. Em geral, as intoxicações exógenas nessa faixa etária são acidentais, preveníveis e acontecem no ambiente doméstico, decorrentes de situações facilitadoras, das características peculiares das fases de desenvolvimento da criança e do pouco incentivo às medidas preventivas.

Deve-se pensar sempre em intoxicação quando o paciente, previamente sadio, apresentar quadro neurológico súbito, como perda da consciência, convulsões e sonolência.

Os principais agentes registrados no Hospital da Restauração, no período de 2001 a 2004, estão agrupados no Quadro 14.2.

Medidas preventivas

1. Guardar em local seguro, e com chave, drogas e substâncias tóxicas, mantendo-as fora do alcance das crianças, em seus recipientes originais; evitar a reutilização de embalagens (Figura 14.8).

Quadro 14.2 Número de pacientes vítimas de intoxicação segundo agente no período de 2001 a 2004 – Hospital da Restauração, Recife

	2001	2002	2003	2004
Escorpião	821	853	616	1.513
Carbamatos	582	629	540	632
Medicamentos	497	488	452	596
Serpentes não peçonhentas	215	200	161	205
Queimadura domiciliar	96	42	105	127
Queimadura industrial	91	79	110	66
Serpentes	59	42	105	50
Outros animais	46	20	29	72
Desconhecido	22	44	75	146
Cumarínicos	14	6	37	24
Total	**2.353**	**2.603**	**2.229**	**3.431**

Fonte: CEATOX/HR.

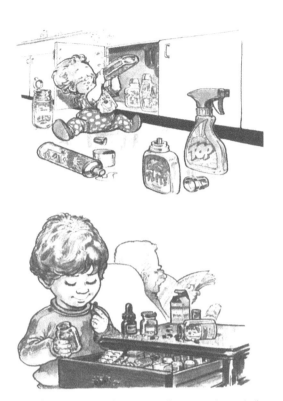

Figura 14.8 Crianças em perigo: acesso livre a produtos de limpeza e medicamentos.

2. Não armazenar produtos tóxicos junto a alimentos.
3. Não administrar remédios no escuro nem oferecer remédios com gosto atrativo como se fossem guloseimas; seguir a instrução do fabricante: ler o rótulo ou a bula antes de usar o produto.
4. Dar preferência a embalagens de segurança. Tampas de segurança não garantem que a criança não abra a embalagem, mas podem dificultar bastante, a tempo de alguém intervir.
5. Não praticar a automedicação; não armazenar produtos fora do prazo de validade ou com rótulo danificado.
6. Ensinar a criança a não colocar plantas, frutos ou cogumelos desconhecidos ou remédios na boca; conhecer as plantas do domicílio ou da vizinhança pelo nome e características; não manter em casa plantas venenosas.
7. Não usar remédios caseiros à base de plantas sem orientação médica.
8. Cuidados com gotas nasais descongestionantes; não tomar medicações na frente das crianças, pois elas tendem a imitar o comportamento do adulto.
9. Prevenção do acidente por escorpião: limpeza periódica do peridomicílio, evitando acúmulo de materiais como lenha, tijolos e pedras para impedir o alojamento e a proliferação de escorpiões; cuidados de higiene das residências, manejo adequado do lixo, vedação da soleira das portas; o uso de inseticidas no controle desses animais é muito discutido.

Agressões por armas

As principais circunstâncias nas quais ocorrem lesões físicas com armas brancas ou de fogo são dos tipos acidental, intencional e por "brincadeira". Em estudo realizado no Hospital da Restauração, dos 6.408 casos estudados em menores de 12 anos, 67 foram por agressão com armas: 50,7% por arma branca e 49,3% por arma de fogo. Os casos de agressão acidental e intencional (p. ex., assaltos) predominaram na faixa etária dos 7 aos 12 anos de idade. Os casos "por brincadeira" foram restritos ao gênero masculino e ocorreram sempre em idade inferior a 7 anos. Aos 3 anos de idade, uma criança já consegue puxar um gatilho, e crianças com menos de 8 anos nem sempre distinguem armas de brinquedo de armas de verdade.

Em tese de mestrado desenvolvida no IMIP, que analisou todas as causas de óbitos ocorridos na cidade do Recife, no ano de 1997, na faixa etária de 1 mês a 19 anos de idade, demonstrou-se que o risco de perder anos potenciais de vida (APV) por homicídios foi três vezes maior que o risco de perder APV por pneumonias. Isso revela a soberania dos homicídios como causa de morte prematura nessa faixa etária e ressalta a importância da aplicação de medidas preventivas, visto que se trata de óbitos prematuros e preveníveis.

Melhor nível educacional, prática religiosa e presença do pai em casa foram considerados fatores de proteção contra o homicídio entre crianças e adolescentes.

Medidas preventivas

1. Guardar facas, tesouras, objetos pontiagudos e armas de fogo longe do alcance de crianças e adolescentes; eliminar armas do ambiente familiar.
2. Não estimular brincadeiras com armas de brinquedo ou jogos digitais violentos.
3. Limitar o número de horas que a criança assiste a programas de televisão e fica no computador; estimulá-la a assistir a programas educativos.
4. Não guardar armas de fogo carregadas.

Acidentes por submersão

O afogamento representa, na faixa etária de 1 a 14 anos, a segunda causa de morte e a sétima de hospitalização entre os acidentes no Brasil. Segundo o Ministério da Saúde, em 2012, 1.161 crianças morreram, o que representa uma média diária de três óbitos. Trata-se da principal causa de morte na faixa etária de 1 a 4 anos. O risco de afogamento não ocorre apenas nos mares, açudes, rios e piscinas. Para crianças pequenas, uma camada líquida de 3 a 4cm representa grande risco. Assim, elas podem se afogar até em baldes, banheiras e vasos sanitários.

A maioria dos acidentes por submersão na infância ocorre em água doce. A incidência aumenta consideravelmente nos fins de semana, feriados e meses de verão. Nas classes socioeconômicas mais favorecidas, é maior o risco de afogamento em água doce, na piscina do domicílio.

Segundo observações, em nosso meio, na população de baixa renda atendida no Hospital da Restauração, esse tipo de acidente predominou entre os meninos, durante o primeiro ano de vida, em locais como baldes, córregos, valas e praias. Um segundo pico foi observado na faixa etária entre 5 e 9 anos de idade, com predomínio, também, entre os meninos, prevalecendo o afogamento ou o semiafogamento em praias. Entre os adolescentes, o uso de bebida alcoólica está frequentemente envolvido.

Medidas preventivas

1. Nunca deixar a criança sozinha na banheira, em tanques, piscinas e praias. Recipientes como baldes e bacias devem ser mantidos vazios, em locais mais altos e, preferencialmente, com a boca voltada para baixo.
2. Utilizar cerca de proteção ao redor da piscina, com altura mínima de 1,50m, nos quatro lados, distância entre as traves verticais de até 12cm e portão de acesso com tranca.
3. As portas de acesso a banheiros devem permanecer sempre fechadas, bem como a tampa do vaso sanitário.
4. Aulas de natação para crianças pequenas são importantes, mas não garantem a sobrevivência em caso de submersão.
5. Obedecer à sinalização nas praias; evitar nadar próximo a rochas e marinas; reconhecer os riscos da submersão em locais de clima frio.
6. Checar as condições de profundidade, obstáculos e correntezas antes de entrar em lagos, rios, piscinas e praias; nunca saltar em águas desconhecidas.
7. Utilizar equipamentos de proteção individual (p. ex., colete salva-vidas) ao praticar esportes náuticos e em passeios de barco.
8. As boias infantis não evitam que as crianças mergulhem a cabeça na água e ainda podem facilmente estourar. Boias de braço deixam apenas os membros boiando e podem ser retiradas pelas próprias crianças. As boias de cintura podem fazer com a criança vire de cabeça para baixo ou deixá-las escapar pelo orifício central. Por isso, o único equipamento de segurança para evitar o afogamento infantil é o colete salva-vidas.
9. Adolescentes devem aprender sobre o perigo do uso do álcool e outras drogas, principalmente ao pilotar embarcações.

PREVENÇÃO SECUNDÁRIA DE ACIDENTES

A prevenção secundária preconiza o atendimento efetivo às vítimas de lesões físicas, no âmbito pré-hospitalar e hospitalar, visando à redução de sequelas e óbitos.

Este capítulo tem como principal objetivo enfatizar as medidas de prevenção primária de acidentes no âmbito ambulatorial. A prevenção secundária está ligada à instituição da terapêutica após o evento nocivo ter ocorrido, não sendo objetivo deste capítulo a descrição do atendimento pediátrico de urgência. O leitor deve complementar o estudo em livros e pautas de emergência em pediatria.

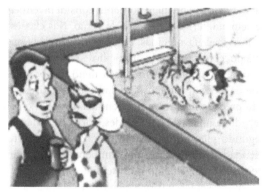

Figura 14.9 Criança em perigo: falha na vigilância do banho de piscina.

Segundo a Academia Americana de Pediatria, a cadeia de sobrevivência pediátrica é resumida pela sequência: prevenção da lesão, animação cardiopulmonar precoce, acesso precoce a serviços médicos de urgência e suporte avançado de vida precoce. Pais ou funcionários, professores e demais pessoas leigas devem estar treinados para: (a) reconhecer crianças feridas ou doentes; (b) providenciar os primeiros socorros; (c) ativar os serviços médicos de urgência, e (d) manter-se familiarizados com os recursos de cuidados de emergência em suas comunidades. Os cursos de suporte básico de vida para leigos devem ser estimulados.

PREVENÇÃO TERCIÁRIA DE ACIDENTES

A prevenção no nível terciário visa minimizar o grau de incapacidade da vítima, após prestados os cuidados emergenciais. Tem por objetivo oferecer o suporte necessário de modo a auxiliar o paciente a retornar a seu potencial físico e mental máximo de antes da ocorrência do evento nocivo. Conta com apoio interdisciplinar da fisioterapia, psicologia, terapia ocupacional, cirurgia plástica e psicologia, entre outras especialidades.

Toda pessoa morta, ferida ou incapacitada em um acidente é parte de uma rede de outros indivíduos, como familiares e amigos, que são também intensamente afetados. Não é possível estabelecer um valor para cada caso de sacrifício e sofrimento humano, somar os valores e produzir um número que represente o custo social global dos acidentes. Lesões causadas pelos acidentes também colocam um pesado ônus não apenas sobre as economias global e nacional, mas também sobre as finanças das famílias. Muitas são levadas à condição de extrema pobreza pela perda daqueles que eram responsáveis por seu sustento e pela carga adicional de cuidar das pessoas incapacitadas. Apesar disso, pouco é gasto na implementação de medidas, embora muitas intervenções que evitariam acidentes sejam bastante conhecidas, testadas, custos-eficientes e com boa aceitação da população.

A prevenção exige uma firme vontade política e esforços conjuntos, sustentados por uma série de setores. O setor saúde é um parceiro importante nesse processo. Seu papel é reforçar a base de evidências científicas, divulgar e trabalhar junto a outros setores as medidas de prevenção, disponibilizar cuidados pré-hospitalares e hospitalares apropriados e reabilitação, pleitear e contribuir em favor da execução e avaliação de intervenções.

Bibliografia

Arnold MW. Anos potenciais de vida perdidos pelas vítimas de homicídios entre crianças e adolescentes residentes na cidade do Recife no ano de 1997. [Tese de Mestrado] Recife (PE): Instituto Materno-Infantil de Pernambuco, 2000.

Campos JA, Paes CEN, Blank D et al. (eds.) Manual de segurança da criança e do adolescente. Belo Horizonte: Sociedade, 2003.

Carrying Children Safely [site na internet]. Disponível em: http://www.childcarseats.org.uk/carrying safely/carrying safely.htm.

Cummings P, Rivara FP, Thompson RS et al. Ability of parents to recall the injuries of their young children. Inj Prev 2005; 11:43-7.

Falbo GH, Buzetti R, Cattaneo A. Homicide in children and adolescents: a case-control study in Recife, Brazil. Bull WHO 2001; 79:1-7.

Fonseca SS, Victora CG, Halpern R et al. Fatores de risco para injúrias acidentais em pré-escolares. J Pediatr 2002; 78:97-104.

Laforest S, Robitaille Y, Lesage D et al. Surface characteristics, equipment height, and the occurrence and severity of playground injuries. Inj Prev 2001; 7:35-40.

Martins, CBG. Acidentes na infância e adolescência: uma revisão bibliográfica. Rev Bras Enferm 2006; 59(3):35-40.

Mendonça RNS. Gastos do Sistema Único de Saúde com internações hospitalares de crianças e adolescentes vítimas de violência, no Estado de Pernambuco, em 1999. [Tese de mestrado] Recife (PE): Instituto Materno-Infantil de Pernambuco, 2003.

Norton C, Nixon J, Sibert JR. Playground injuries to children. Arch Dis Child 2004; 89:103-8.

Organização não governamental Criança Segura: www.criancasegura.org.br.

Queiroz MJA, Pessoa ZF, Amorim LMP. Acidentes na infância. In: Alves JGB, Ferreira OS (eds.) Pediatria: Fernando Figueira. Recife, Medsi, 2004.

Rivara FP. Prevention of injuries to children and adolescents. Inj Prev 2002; 8:iv5-iv8.

Silva ES. Avaliação do conhecimento, atitude e prática por policiais militares do Estado de Pernambuco de medidas preventivas contra acidentes domésticos com arma de fogo em crianças e adolescentes. [Tese de mestrado] Recife (PE): Instituto Materno-Infantil de Pernambuco, 2003.

Silva Neto RP, Queiroz MJA. Acidentes na infância: estudo descritivo de 6.408 casos no Hospital da Restauração. [Monografia] Recife, 2001.

The injury chartbook. A graphical overview of the global burden of injuries, World Health Orgmanization, Geneva, 2002. Disponível em: http://whqlibdoc.who.int/publications/924156220X.pdf.

Plano Nacional da Primeira Infância – Projeto Observatório Nacional da Pequena Infância. Mapeamento da Ação Finalística Evitando Acidentes na Primeira Infância. IFAN, 2014. Disponível em: http://primeirainfancia.org.br/wp-content/uploads/2015/01/RELATORIO--DE-MAPEAMENTO-EVITANDO-ACIDENTES-versao-4-solteiras.pdf. Acesso em 16 jun 2015.

Relatório Mundial sobre Prevenção de Lesões Causadas pelo Trânsito. Organização Pan-Americana da Saúde/Organização Mundial da Saúde/Ministério da Saúde. 2012. Disponível em: http: //vias-seguras.com/content/download/5820/35562/file/relatorio%20mundial%20 prevenção.PDF. Acesso em 16 jun 2015.

Capítulo 15

Prevenção de Doenças do Adulto com Raízes na Infância

João Guilherme Bezerra Alves

INTRODUÇÃO

O cenário da pediatria brasileira, até poucas décadas atrás, era basicamente composto por elevados índices de mortalidade infantil, subnutrição e doenças infecciosas imunopreveníveis. Atualmente, com a transição epidemiológica e nutricional vigente no Brasil, o quadro nosológico que se apresenta aos profissionais de saúde que lidam com a saúde da criança modificou-se bastante. Paralelamente às doenças mentais, à violência e ao câncer, as doenças crônico-degenerativas não transmissíveis características da vida adulta, como aterosclerose, obesidade, diabetes tipo 2, hipertensão arterial e dislipidemia, passaram a ser identificadas de maneira crescente na infância e na adolescência. Além disso, o conhecimento científico recente vem apontando que essas doenças principiam na infância ou na adolescência, ou até mesmo na vida intrauterina, indicando que a prevenção dessas afecções passa pela responsabilidade dos profissionais de saúde que lidam com essa população.

Vários estudos, divulgados nos últimos anos, trouxeram importantes conhecimentos sobre as origens fetais, na infância e na adolescência, das doenças crônicas da vida adulta. Essas afecções crônicas anteriormente citadas e o câncer representam hoje as principais causas de morte no mundo, tanto nos países desenvolvidos como naqueles em desenvolvimento. No Brasil, do total de um milhão de mortes anuais, o infarto agudo do miocárdio e o acidente vascular encefálico provocam, juntos, mais de 25% desses óbitos. Como agravante para os países em desenvolvimento como o nosso, esses novos conhecimentos apontaram dois novos fatores de risco para essas afecções: o baixo peso ao nascer e a subnutrição no primeiro ano de vida, situações em declínio em nosso país, mas ainda com elevada incidência nesse momento de transição nutricional e epidemiológica.

O controle das afecções crônicas da vida adulta representa um custo bastante elevado, além de resultados, muitas vezes, pouco expressivos. Essas doenças não têm cura, podendo ser apenas controladas. Entretanto, esses novos conhecimentos são alvissareiros, pois vislumbram a possibilidade da prevenção primária dessas afecções, mediante a adoção de ações dirigidas ao pré-natal, à infância e à adolescência.

ATEROSCLEROSE TEM INÍCIO NA INFÂNCIA

A aterosclerose, ou doença aterosclerótica, é responsável por mais da metade das mortes de adultos em países desenvolvidos, a maioria relacionada com a doença cardíaca isquêmica e o acidente vascular encefálico. Decorre da formação de placas gordurosas nas paredes das artérias, iniciando-se na infância e evoluindo progressiva e silenciosamente até a vida adulta, quando pode resultar em quadros isquêmicos, principalmente em regiões como coração, cérebro, rins e extremidades dos membros.

Existe hoje um amplo embasamento científico que comprova ser a aterosclerose uma doença da infância. Hogson, em 1815, fez a primeira descrição de aterosclerose em indivíduos jovens, ao estudar 98 pacientes com menos de 20 anos de idade. Em 1908, Fremont-Smith chamou atenção para o achado de aterosclerose na necropsia de pacientes jovens falecidos por quadros infecciosos agudos, associando a doença arterial a quadros infecciosos. Entretanto, a publicação que despertou o interesse da comunidade científica foi o estudo histórico de Enos e cols., que constataram um percentual de 45% a 77% de aterosclerose em vasos coronarianos de soldados jovens, mortos em combate na Guerra da Coreia. Esses mesmos resultados foram observados por McNamara e cols., também em soldados americanos mortos no Vietnã. Mason Rigal e cols. também relataram esses mesmos achados em jovens do gênero masculino. Holman, em 1968, estudando necropsias de crianças, encontrou estrias gordurosas em grandes artérias de menores de 5 anos de idade e placas fibrosas em adolescentes. O *Bogalusa Heart Study* e o *Pathological Determinants of Atherosclerosis in Youth Study* (PDAY) demonstraram, de maneira inequívoca, a presença de lesões ateroscleróticas precoces em pacientes pediátricos falecidos em acidentes. Evidenciaram, também, efeitos adversos dos fatores de risco em adolescentes, acelerando a transformação das estrias gordurosas em placas fibrosas.

Alguns estudos vêm sugerindo que a aterosclerose tenha origem na vida fetal. Gale e cols. realizaram estudos ecocardiográficos em 216 crianças com 9 anos de idade que haviam sido avaliadas previamente ao nascimento e observaram variações no diâmetros das coronárias, da aorta e do débito cardíaco do ventrículo esquerdo, de acordo com o peso ao nascer. Quanto menor o peso de nascimento, menores essas dimensões estudadas. Mesmo após ajuste para sexo, idade gestacional, peso e estatura atual, essa associação se manteve. Para cada aumento de um desvio padrão do peso ao nascer, o diâmetro total da coronária elevou-se em 0,10mm, o log do diâmetro da raiz da aorta elevou-se em 1,5% e o débito do ventrículo esquerdo cresceu em 1,6%. Dessa maneira, esses autores concluíram que alterações do crescimento fetal apresentam efeitos a longo prazo na estrutura cardíaca, o que ajuda a explicar a maior mortalidade por doenças cardiovasculares em pessoas que apresentaram baixo peso ao nascer.

Mais recentemente, o desenvolvimento de tecnologias não agressivas que possibilitam o reconhecimento da aterosclerose em um estágio "pré-clínico" tem proporcionado a demonstração dos fortes impactos das medidas de prevenção sobre os fatores de risco na infância (p. ex., a avaliação da função endotelial por meio de mediadores da vasodilatação derivados do óxido nítrico e o emprego da ultrassonografia para mensurar a espessura da camada arterial média, como das carótidas e da aorta). Também a proteína C reativa, importante mediador da inflamação, tem-se mostrado elevada em crianças sob risco de doença cardíaca isquêmica precoce.

Dos vários fatores de risco bem estabelecidos, existem aqueles imutáveis, como a idade avançada, o sexo masculino e a história familiar. No entanto, os outros fatores podem ser razoavelmente controlados, como a hipertensão arterial, a hipercolesterolemia (LDL > e HDL <), o tabagismo, a intolerância à glicose, a obesidade e a vida sedentária. Todos esses fatores podem ser identificados na infância ou na adolescência. Uma vez identificados, podem ser controlados, diminuindo assim a exposição a esses fatores de risco para a doença aterosclerótica e contribuindo assim para a sua prevenção primária. Além do mais, sabe-se que hábitos saudáveis instalados nos primórdios da vida tendem a se perpetuar por toda a vida.

DOENÇA CARDIOVASCULAR: ORIGENS FETAIS

A doença cardiovascular (DCV) é a principal causa de morte no mundo, inclusive no Brasil. Os fatores de risco conhecidos para as DCV, como dislipidemia, diabetes, hipertensão arterial, sedentarismo e obesidade, não explicam totalmente as diferenças de risco entre indivíduos e populações para a doença cardíaca isquêmica. Recentemente, um novo fator de risco foi identificado, a subnutrição, englobando os primeiros mil dias de vida (270 dias da gestação + 730 dias nos primeiros 2 anos de vida). Em 1977, Forsdahl descreveu uma correlação entre a mortalidade por DCV coronariana, entre os anos de 1964 e 1967, e a taxa de mortalidade infantil na Noruega, no período de 1896 a 1925. Esse autor procurou explicar esses achados sugerindo que o crescimento do indivíduo em condições socioeconômicas desfavoráveis e que propiciam má alimentação em períodos nobres do crescimento, como o período fetal e os primeiros meses de vida, provoca um dano permanente ao metabolismo celular e resulta em maior vulnerabilidade para o resto da vida.

Diferenças geográficas nas taxas de mortalidade pela DCV coronariana, observadas na Inglaterra e no País de Gales, foram relacionadas com diferenças nas taxas de mortalidade infantil 70 anos antes. Em vários outros estudos, o baixo peso ao nascer e a subnutrição nos primeiros 2 anos de vida têm-se apresentado como fatores de risco para DCV coronariana na vida adulta.

O baixo peso ao nascer, resultado da subnutrição fetal, leva a adaptações da célula em períodos críticos do crescimento, o que altera permanentemente seu metabolismo; o feto, na tentativa de preservar tecidos nobres, como o cérebro, promove alterações hormonais visando adaptar o organismo a uma vida com menor aporte calórico e proteico, o que chega a comprometer o desenvolvimento de vários órgãos (rins, fígado, pâncreas) e sistemas (vascular, muscular, ósseo). Esse mecanismo, desde que superada a subnutrição após os primeiros meses de vida, predispõe a afecções cardiovasculares, doença vascular encefálica, diabetes melito tipo 2, obesidade, hipertensão arterial, osteopenia, alguns tipos de câncer e doenças mentais.

Essa correlação positiva entre a subnutrição fetal ou no primeiro ano de vida e o maior risco para DCV coronariana é preocupante em virtude do impacto que pode provocar nas taxas de mortalidade pelas afecções cardiovasculares nos países em desenvolvimento. Desse modo, a prevenção da DCV deve ter início durante o pré-natal com os cuidados à gestante. Alimentos saudáveis durante a gravidez e vigilância do crescimento fetal parecem ser medidas simples e bastante eficazes para a prevenção da DCV na vida adulta.

Estudos recentes também conferem ao aleitamento materno um importante papel protetor contra as DCV. Essa proteção parece ser ainda maior quando o aleitamento materno se prolonga ao longo de todo o primeiro ano de vida. A promoção do aleitamento materno, exclusivo nos primeiros 6 meses de vida e ainda se prolongando até os 12 meses de idade parece ser, também, uma importante medida para a prevenção da DCV na vida adulta.

DOENÇA VASCULAR ENCEFÁLICA: RAÍZES NA VIDA INTRAUTERINA E NO PRIMEIRO ANO DE VIDA

O acidente vascular encefálico (AVE), ou doença vascular encefálica (DCE), representa a terceira causa de morte em países industrializados, sendo precedido apenas por DCV e o câncer. A Organização Mundial da Saúde (OMS) estima em 15 milhões, atualmente, o número de vítimas anuais no mundo por AVE. No Brasil, o AVE responde por quase 10% dos óbitos, chegando a ser a primeira causa de mortalidade em alguns estados da Federação.

No AVE, mais uma vez as condições da vida intrauterina e no primeiro ano de vida parecem atuar como fatores determinantes na doença do adulto. Coggon e cols., em estudo controlado com 55 pacientes que tiveram AVE com hemiparesia e 99 pacientes com infarto agudo do miocárdio (IAM), verificaram que após o reajuste de algumas variáveis, como classe social e o hábito de fumar, o risco de IAM e AVE era maior naqueles de condição social precária, baixa estatura e com história de morte de irmãos no período neonatal ou no primeiro ano de vida.

Observação interessante é a de Barker e Osmond, que encontraram forte associação entre a saúde das mães e o risco de AVE em seus filhos na idade adulta. As diferenças nas taxas de mortalidade materna por área geográfica na Inglaterra, no período de 1911 a 1914, se correlacionaram positivamente com a taxa de morte por AVE na geração nascida nesse período. Barker, Osmond e Law examinaram a relação entre a mortalidade geral na Inglaterra durante os anos de 1968 a 1978 e a mortalidade neonatal e pós-neonatal entre 1911 e 1925. O AVE no adulto esteve relacionado com a mortalidade neonatal.

PREVENÇÃO

Parece de extrema importância que estratégias e intervenções que promovam a diminuição da prevalência dos fatores de risco em crianças e adolescentes para as DCV sejam rapidamente desenvolvidas no sentido de retardar o processo aterogênico.

Algumas medidas de consenso, estabelecidas por epidemiologistas e clínicos, em reuniões internacionais, devem ser iniciadas de imediato para o combate e a prevenção da aterosclerose na infância:

1. **Ter início na vida intrauterina com alimentação materna adequada:** evitar insultos nutricionais durante a fase crítica do desenvolvimento intraútero, a organogênese, prevenindo, assim, o baixo peso ao nascer, reconhecido fator de risco para doenças cardiovasculares.
2. **Promover o aleitamento materno durante todo o primeiro ano de vida:** a orientação aqui vai além do aleitamento exclusivo nos primeiros 6 meses de vida, devendo o leite materno continuar a ser oferecido ao bebê, como complemento, além do primeiro ano de vida; alguns pesquisadores já o indicam, também, no segundo ano de vida.

    Existe evidência científica de que o aleitamento materno exclusivo diminui as chances de obesidade, diabetes melito e hipertensão arterial e promove níveis mais baixos de colesterol na vida adulta. Uma das hipóteses para justificar essa hipótese seria a do ganho ponderal mais regular oferecido pelo leite materno nos primeiros meses de vida.
3. **Evitar desvios nutricionais nos primeiros meses de vida:** os agravos nutricionais nessa faixa etária parecem ocasionar os mesmos riscos que no período intrauterino. Tanto a restrição do crescimento como um crescimento em ritmo muito acelerado são fatores de risco para a doença aterosclerótica. O acompanhamento do crescimento das crianças deve ser realizado periodicamente, pelo menos uma vez por mês, por meio das curvas de crescimento. O seguimento das crianças por meio de seus canais de crescimento permite um reconhecimento precoce dos desvios nutricionais, possibilitando um rápido diagnóstico e proporcionando uma intervenção precoce com maiores chances de resultados adequados.

    A imagem muito comum aos pais de terem um bebê "gordinho" deve ser abolida. Nos primeiros anos de vida, o número de células gordurosas (adipócitos) pode multiplicar-se na dependência da ingestão de dietas hipercalóricas. Isso pode significar uma obesidade de mais difícil controle.
4. **Identificar crianças de risco na vida adulta:** é importante a identificação de história familiar de DCV precoce – episódio de doença cardiovascular antes do 55 anos de idade em pais, avós ou tios, ou hipercolesterolemia.

    A associação da história familiar a outros fatores de risco para DCV, como, por exemplo, o adolescente que é obeso ou que fuma, aumenta de modo exponencial essa chance.
5. **Estimular a prática de atividade física:** ainda não há estudos que mostrem os resultados de intervenções sobre a atividade física em crianças e adolescentes e sua associação à redução da doença aterosclerótica do adulto. Entretanto, especificamente para as crianças, apesar da escassez de estudos e de respostas a essa questão ainda não bem evidentes, três vantagens são sustentadas pelos estudos científicos:
    - **As crianças são mais saudáveis:** têm menos excesso de peso, apresentam melhor desempenho cardiovascular, desenvolvem menor recorrência de infecção das vias aéreas superiores (IVAS) e número menor de crises de asma, além de maior densidade óssea.
    - **Esses efeitos são transferidos à vida adulta:** as doenças crônicas da vida adulta têm raízes na infância. O processo de aterogênese principia no início da vida.
    - **Manutenção do hábito na vida adulta:** crianças e adolescentes que se mantêm fisicamente ativos apresentam probabilidade menor de se tornarem adultos sedentários.

Para várias autoridades em saúde, a atividade física representa "o melhor remédio do mundo", pois oferece uma série de benefícios à saúde (sistemas cardíaco, respiratório, osteomuscular, nervoso etc.), combate doenças (obesidade, hipertensão arterial, diabetes, depressão etc.) e pode ser praticada por todos e quase sem custo. Entretanto, mais de 70% das pessoas do mundo não usufruem desse "medicamento". Para que esse quadro seja alterado, são necessárias intervenções eficazes que tenham início na infância, pois é reconhecidamente nessa fase da vida que a prática de atividade física se torna um hábito.

Para a Associação Americana de Cardiologia, o estímulo à prática de atividade física deve ter início por volta do segundo ano de vida e estender-se até a vida adulta. Contudo, deixamos a lembrança de que a atividade física da mãe, antes mesmo do nascimento, traz benefícios ao binômio mãe-feto, ao estimular o crescimento fetal e aumentar as chances de um parto eutócico.

Alguns ensaios clínicos que executaram intervenções em recém-nascidos prematuros, como estímulos táteis, massagens e movimentos passivos dos membros, verificaram maior ganho de peso e alta hospitalar mais precoce.

Recentemente, surgiu uma nova preocupação, o "bebê sedentário". Trata-se da criança que, antes do segundo ano de vida, passa horas diante da tela (TV, smartfone, *tabletes*, computador, *games*, etc.); a recomendação atual é de que esse período seja de no máximo 2 horas por dia, mas só após o segundo ano de vida. Esse hábito, segundo estudos recentes, aumenta a chance de a criança adotar um comportamento sedentário pelo resto da vida.

6. **Evitar o tabagismo:** segundo a OMS, a abolição do cigarro seria a medida que tomada de maneira isolada, em termos de saúde pública, teria o maior impacto sobre as taxas de mortalidade; reduziria em cerca de 16% a mortalidade geral no mundo.

    O fumo é um fator de risco bem comprovado para o desenvolvimento da aterosclerose, e o hábito de fumar geralmente tem início na adolescência. O exemplo dos pais e de outros adultos mais chegados à criança (parentes, médicos e professores, entre outros) seria um bom começo.

    Intervenções na infância e na adolescência podem ter eficiência elevada, além de não promoverem riscos, como, por exemplo, as intervenções nas áreas da alimentação. A experimentação é o fator preponderante no estabelecimento do hábito de fumar.

7. **Dieta pobre em sal:** a educação quanto à ingestão de sal pode ajudar as pessoas no controle da pressão arterial, inclusive com suspensão parcial do tratamento medicamentoso. Ingerimos o dobro da quantidade de sal que necessitamos, e a ingestão precoce de alimentos salgados facilita o desenvolvimento desse hábito, habitualmente adquirido na primeira infância. Nesse período da vida, as papilas gustativas encontram-se em fase de diferenciação e amadurecimento, processo fortemente influenciado pelo estímulo oferecido (substrato-dependente), ou seja, quanto mais alimentos salgados, maior a probabilidade de o indivíduo crescer com o paladar mais sensível ao sabor salgado. Fazem-se necessárias, ainda, medidas fiscalizadoras na indústria alimentícia no sentido de controlar a comercialização de alimentos com quantidades elevadas de sal.

8. **Evitar excesso de alimentos doces:** esse hábito alimentar também costuma ser adquirido na primeira infância. O que foi descrito para o sal acontece também com as papilas gustativas para esse sabor primário, o doce. Esse hábito alimentar propicia ganho ponderal excessivo e aumenta o risco de diabetes. Além disso, pode causar doença bucal, considerada recentemente um fator de risco para DCV. Merece comentário especial a ingestão elevada do açúcar de cana em nosso meio. Esse tipo de açúcar, refinado, não oferece sais minerais, vitaminas, fibras ou proteínas, além de ser rico em substâncias antiumectantes e clareantes.

9. **Evitar dieta rica em gordura saturada:** o colesterol e os triglicerídeos de cadeia longa (a hipercolesterolemia associada ao aumento do LDL parece ser o principal fator de risco para aterosclerose). As gorduras do tipo "trans" também devem ser afastadas do cardápio das crianças, pois consistem em um tipo artificial de gordura, formada mediante processo de hidrogenação industrial de gorduras insaturadas.

    Alguns estudos demonstraram forte associação entre ingestão de gordura "trans" e aterosclerose e DCV, especialmente por promover aumento dos níveis de triglicerídeos e LDL e diminuição do HDL. Sua ingestão pela gestante ocasiona inibição dos PUFA no feto, podendo ocasionar baixo peso, prematuridade e pré-eclâmpsia. Existem, ainda, evidências de que possa aumentar o risco de câncer de mama e de cólon (*EURAMIC study*), alergia respiratória (ISAAC), diabetes melito e síndrome metabólica. O consenso universal é de que sua ingestão deva ser limitada a 1% da quota calórica total, ou < 2g/dia. Vários países têm legislação para que a indústria alimentícia siga essa determinação.

    As dislipidemias, principalmente as elevadas concentrações de LDL e colesterol, representam importante fator de risco para as DCE e o AVE, afecções que têm raízes na infância. Entretanto, apenas nos últimos anos a dosagem de colesterol durante a infância tem recebido maior atenção. A detecção de níveis séricos elevados de colesterol na infância é importantíssima para identificação das crianças que correm maior risco de desenvolver aterosclerose na idade adulta e que se podem beneficiar de uma intervenção dietética. Para as crianças, habitualmente, medidas como estímulo à atividade física, controle do peso e modificações dietéticas são suficientes para a normalização dos níveis de lipídios circulantes, sem a necessidade de medicamentos do tipo estatinas, não recomendadas para crianças menores de 10 anos de idade.

10. **Estimular o consumo de fibras, frutas e vegetais:** além de suas capacidade antioxidante, esses alimentos controlam a absorção de lipídios. Segundo a OMS, a baixa ingestão de frutas acarreta hoje, em todo o mundo, 2,7 milhões de mortes/ano, 31% das doenças cardíacas isquêmicas, 19% dos cânceres do tubo intestinal e 11% dos casos de AVE. A orientação da OMS, do Instituto Nacional do Câncer dos EUA e do Instituto Americano para Pesquisa do Câncer é de que as pessoas tenham uma ingestão diária de 400g de frutas ou vegetais por dia. As propriedades medicinais desses alimentos são garantidas pela presença de substâncias antioxidantes, como os licopenos, os glucosinolatos e os alilsulfidos, além de vitaminas C e E, glutationa, flavonoides, minerais (cobre, zinco e selênio), metionina e cisteína. Já as fibras diminuem a absorção da gordura e os níveis de colesterol, melhoram o hábito intestinal e contribuem na prevenção do câncer do intestino, no controle do diabetes e na prevenção e tratamento da doença diverticular do cólon. O consumo ideal é de cerca de 20 a 30g/dia.

    Esses hábitos alimentares devem ser iniciados durante o pré-natal com a alimentação materna, pois o sabor dos alimentos maternos é sentido pelo feto através da ingestão do líquido amniótico; conhecimento recente demonstra que algumas características químicas dos alimentos ingeridos pela mãe atingem o líquido amniótico.

11. **Controle da pressão arterial:** a hipertensão arterial dita "essencial", que afeta em torno de 20% da população

mundial e é um dos principais fatores de risco para AVE, também principia na infância. Dessa maneira, é fundamental seu reconhecimento nessa faixa etária, e para isso se faz necessário o estabelecimento da rotina da aferição da pressão arterial de crianças, hábito geralmente pouco disseminado.

São recomendadas duas aferições por ano para todas as crianças a partir do terceiro ano de vida. Aqueles profissionais que cuidam das crianças devem estabelecer o hábito de aferir corretamente a pressão arterial das crianças, assim como é feito com os adultos. A maioria das crianças com hipertensão arterial essencial tem sua pressão controlada apenas com medidas dietéticas e a prática de atividade física, sem a necessidade do emprego de medicamentos.

CONSIDERAÇÕES FINAIS

Com a adoção das medidas aqui estipuladas, é possível que aqueles que cuidam da criança e do adolescente ofereçam uma contribuição de importância inigualável para a redução das doenças crônicas na vida adulta. A prática dessa nova puericultura pode auxiliar as crianças que estão nascendo neste século para que vivam de maneira saudável até os 100 anos de idade. A adoção de um estilo de vida saudável, iniciado na infância, representa custos menores e maiores probabilidades de aderência, evitando a adoção de uma prevenção secundária ou terciária na vida adulta, a custos mais elevados e com resultados menos exitosos.

Bibliografia

Alves JG, Figueira F. Raízes na infância de doenças do adulto. 2. ed. Rio de Janeiro: Medbook, 2010.

Alves JG, Carneiro-Sampaio M. Prevenção de doenças do adulto na infância e na adolescência. Rio de Janeiro: Medbook, 2007.

Alves JG, Carneiro-Sampaio M. Prevenção de doenças crônicas do adulto com origem na infância. In: Pessoa, JH. Puericultura – Conquista da saúde da criança e do adolescente. São Paulo: Atheneu, 2013.

Garmendia ML, Corvalan C, Uauy R. Assessing the public health impact of developmental origins of health and disease (DOHaD) nutrition interventions. Ann Nutr Metab 2014; 64(3-4):226-30.

Gluckman P, Hanson M. Incompatibilidades – Doenças associadas ao estilo de vida: uma bomnba relógio. São Paulo: Atheneu, 2011.

Kent AL. Developmental origins of health and adult disease: what should neonatologists/paediatricians be considering about the long-term health of their patients? J Paediatr Child Health 2012; 48(9):730-4.

Capítulo 16

Vitamina D: Mitos e Verdades

Homero Rabelo Pena

INTRODUÇÃO

Nos últimos anos tem sido observado um aumento na solicitação de dosagem de vitamina D, bem como em sua prescrição para crianças e adolescentes, independentemente da presença de sinais e sintomas clínicos. Além disso, pesquisas recentes têm demonstrado funções "não ósseas" relacionadas com a vitamina D. Por fim, um grande embate científico perdura até hoje: quais os pontos de corte dessa vitamina? Neste capítulo faremos uma abordagem crítica em relação a esses tópicos, a fim de guiar os pediatras em sua prática clínica.

METABOLISMO DA VITAMINA D

Vitamina D diz respeito a um "complexo" formado por dois componentes: ergocalciferol (D_2) e colecalciferol (D_3), sendo o primeiro obtido a partir de alimentos vegetais e o segundo de origem animal ou obtido mediante a produção endógena na pele. A vitamina D_3 é produzida a partir de um precursor cutâneo, a 7-desidrocolesterol, desde que haja a exposição aos raios ultravioleta (UVB), em uma variação de onda entre 280 e 315nm. Após sua síntese, o colecalciferol liga-se a uma proteína (α-2-globulina) que o transporta até o fígado, no qual sofre a primeira hidroxilação, sendo convertido em calcidiol ou 25(OH)D, a principal forma circulante da vitamina D, com meia-vida de 2 a 3 semanas. Nos túbulos proximais dos rins ocorre a segunda hidroxilação, convertendo o calcidiol em calcitriol ou 1,25(OH)$_2$D, que é a forma biologicamente ativa da vitamina D. A responsável por essa conversão é a 1-α-hidroxilase renal. No entanto, os rins não são os únicos locais em que essa enzima se faz presente, sendo encontrada, também, em pelo menos outros nove órgãos, como placenta, pâncreas e cérebro. Por outro lado, para que o calcitriol possa agir é necessário ligar-se a um receptor (VDR), o qual já foi descoberto em mais de 36 tipos de células no organismo, entre elas linfócitos B e T, músculo cardíaco, células da mama e da próstata, além dos osteoblastos. Diante dessas descobertas acerca do metabolismo da vitamina D, inúmeras pesquisas apontam para uma possível associação da vitamina D a funções que excedam a homeostase do cálcio.

Por ser sintetizada na pele e atuar em diferentes órgãos-alvo no organismo, a vitamina D passou a ser considerada um hormônio esteroidal.

Classicamente, o calcitriol mantém os níveis séricos de cálcio adequados no organismo mediante a absorção desse íon na luz intestinal ou pela reabsorção nos túbulos distais dos rins, atuando, assim, como regulador endócrino da homeostase óssea. Em caso de deficiência dessa vitamina, ocorre aumento do paratormônio (PTH), o que leva à produção de hiperfosfatúria e à mobilização de cálcio dos ossos. As manifestações clínicas da deficiência persistente de 25(OH)D consiste em tetania, raquitismo e osteomalacia.

No raquitismo há deficiente mineralização da placa de crescimento dos ossos longos e, com o tempo, observa-se alargamento das epífises, genuvaro ou genuvalgo, alargamento das extremidades anteriores dos arcos costais ("rosário raquítico") e fontanelas mais amplas com fechamento tardio. Países localizados em latitudes mais elevadas, e portanto com menor incidência de radiação UVB, têm registrado o ressurgimento do raquitismo neste início de século.

Encontrada em crianças maiores e adolescentes com deficiência de vitamina D, na osteomalacia ocorre um defeito da mineralização óssea longe da placa de crescimento. Além das alterações bioquímicas semelhantes àquelas encontradas no raquitismo (↑ PTH, ↓ cálcio e fósforo, ↑ fosfatase alcalina), chama atenção a importante dor óssea relatada por esses pacientes.

FATORES DE RISCO PARA DEFICIÊNCIA DE VITAMINA D

A exposição solar entre as 10h00 e as 15h00, poucos minutos ao dia, é suficiente para promover níveis adequados de vitamina D. No entanto, o medo do câncer de pele e as mudanças no estilo de vida, como a verticalização das moradias em grandes centros urbanos, o aumento da poluição, a prática de atividades físicas em ambientes fechados e o uso rotineiro de protetor solar, levaram as crianças (e os adultos) a se expor cada vez menos à radiação ultravioleta. Somem-se a isso a pequena oferta de alimentos naturais ricos em vitamina D, como salmão, óleo de fígado de bacalhau e cogumelos, e a pequena quantidade encontrada no leite humano ou de vaca. Desse modo, diversos estudos em inúmeras populações têm registrado uma pandemia de deficiência dessa vitamina.

Alguns fatores podem agravar ainda mais essa deficiência. Consequentemente, são consideradas de risco para hipovitaminose D:

- Crianças de cor da pele não branca. A maior quantidade de melanina na pele limita a síntese endógena do colecalciferol.
- Crianças institucionalizadas ou com menos exposição à radiação solar, como encefalopatas, ou nas quais a exposição ao sol está contraindicada (lúpus).
- Pacientes com insuficiência hepática ou renal.
- Crianças que usam medicações que interferem no metabolismo da 25(OH)D, como anticonvulsivantes (fenobarbital, fenitoína e carbamazepina), glicocorticoides e antirretrovirais.
- Crianças obesas: o tecido adiposo "sequestra" a vitamina D por ser esta lipossolúvel.
- Crianças com doenças que cursam com má absorção intestinal (fibrose cística, doença celíaca, doença inflamatória intestinal).

STATUS DA VITAMINA D

O nível sanguíneo de 25(OH)D é o melhor método para determinação do *status* da vitamina D. Recentemente, o Institute of Medicine (IOM) e a Endocrine Society lançaram pontos de corte divergentes para definição de suficiência da vitamina D.

O relatório do IOM refere-se apenas à saúde óssea e não encontrou nenhuma evidência de que uma concentração de 25(OH)D > 20ng/mL apresente efeitos benéficos para os indivíduos. Os estudos empregados nesse relatório mostraram aumento do PTH (hiperparatireoidismo secundário) somente quando a vitamina D se encontrava < 20ng/mL.

Por outro lado, a Endocrine Society baseia-se em dois pontos:

- Evidências científicas que demonstram supressão do PTH quando os níveis circulantes da 25(OH)D são > 30ng/mL.
- Estudos que associam níveis de vitamina D > 30ng/mL a efeitos benéficos extraesqueléticos.

O Quadro 16.1 mostra os pontos de corte da vitamina D propostos pelas duas organizações supracitadas.

Então, qual seria o melhor ponto de corte da vitamina D a ser adotado?

Muito provavelmente, as necessidades de vitamina D são indivíduo-dependentes e, portanto, a melhor maneira de definir se uma criança está com deficiência de vitamina D seria por meio de uma avaliação conjunta do PTH e da calciúria. Hiperparatireoidismo (aumento de PTH) associado a hipo-

Quadro 16.1 Estratificação do *status* da vitamina D

Status 25(OH)D	IOM	Endocrine Society
Suficiência	≥ 20,0	≥ 30,0
Deficiência	< 20,0	< 20,0
Insuficiência	NA	20,0 a 20,9

NA: não aplicável.
Valores expressos em ng/mL.

calciúria (relação cálcio/creatinina urinária < 0,05) indica inadequação de vitamina D, independentemente de os níveis de 25(OH)D estarem < 20 ou 30ng/mL. Dessa maneira, individualiza-se o conceito de deficiência de vitamina D, enquanto se aguarda uma decisão da comunidade científica quanto aos diferentes pontos de corte atualmente disponíveis.

PREVENÇÃO E TRATAMENTO

A dosagem sérica de 25(OH)D deverá ser realizada pelo menos uma vez ao ano em crianças com maior risco de apresentar hipovitaminose D. Não é recomendado o *screening* para toda a população. Por sua meia-vida curta, não se preconiza a dosagem da 1,25(OH)$_2$D para averiguar o *status* da vitamina D, a não ser em condições pontuais, como em pacientes com doença renal crônica.

Em 2014, o Departamento de Nutrologia da Sociedade Brasileira de Pediatria (SBP) publicou um documento científico no qual recomenda a suplementação medicamentosa profilática para todo recém-nascido (RN), a partir da primeira semana de vida, até os 12 meses, independentemente do aleitamento materno exclusivo, com 400UI/dia, e de 600UI/dia dos 12 aos 24 meses. Para crianças e adolescentes pertencentes aos grupos de risco, recomenda-se uma dose mínima de 600UI/dia, com monitoramento periódico e reajuste quando necessário.

Níveis de 25(OH)D < 20ng/mL devem ser considerados como deficiência de vitamina D e, assim, deve ser realizado tratamento com a dose diária ou semanal, como mostra o Quadro 16.2. O monitoramento deve ser feito com a dosagem sérica da 25(OH)D após 3 meses com o objetivo de alcançar níveis > 30ng/mL.

Quadro 16.2 Tratamento de crianças com deficiência de vitamina D*

Tratamento com dose diária
Menores de 1 mês: 1.000UI/dia por 2 a 3 meses
Entre 1 e 12 meses: 1.000 a 5.000UI/dia por 2 a 3 meses
Maiores de 1 ano: 5.000UI/dia por 2 a 3 meses
Manutenção: 400 a 1.000UI/dia

Tratamento com dose semanal
0 a 1 ano: 50.000UI 1 vez por semana, por 6 semanas, ou até atingir concentrações de 25(OH)D > 30ng/mL
Manutenção: 400 a 1.000UI/dia
1 a 18 anos: 50.000UI 1 vez por semana, por 6 semanas, ou até atingir concentrações de 25(OH)D > 30ng/mL
Manutenção: 600 a 1.000UI/dia

*Conforme o Departamento de Nutrologia da SBP.
UI: unidades internacionais.

Apesar da recomendação de uma dose de manutenção após o período de tratamento da deficiência de vitamina D, o IOM, a Endocrine Society e o Departamento de Nutrologia da SBP não se posicionaram de maneira clara quanto à duração dessa fase de manutenção. Sugere-se que os pacientes com fatores de risco permanentes ou persistentes para hipovitaminose D (uso de glicocorticoides como imunossupressores, antirretrovirais, hepatopatas e nefropatas e pacientes com síndromes de má absorção intestinal) mantenham a medicação por tempo indeterminado. As outras crianças deverão ser incentivadas a desenvolver hábitos alimentares saudáveis, mediante o consumo de alimentos fontes de vitamina D (peixes) e um estilo de vida adequado, como a prática de atividades ao ar livre.

VITAMINA D E FUNÇÕES NÃO ÓSSEAS

Estudos têm demonstrado a ação imunomoduladora da vitamina D mediante a diminuição de citocinas proinflamatórias (IL-2, IFN-γ, TNF-α) e o aumento daquelas anti-inflamatórias (IL-5, IL-10). Assim, especula-se a participação da 25(OH)D na fisiopatologia de doenças inflamatórias como asma, obesidade, pré-eclâmpsia e doenças autoimunes, como diabetes tipo 1 e artrite reumatoide.

Pena e cols. encontraram níveis menores de 25(OH)D em RN nascidos de mães com pré-eclâmpsia e/ou obesidade gestacional. Kaludjerovic e Vieth chamam a atenção para a deficiência de vitamina D, principalmente no período perinatal e nos primeiros 2 anos de vida, pois pode ser um fator de risco para doenças crônicas na idade adulta, como diabetes melito tipo 2, câncer, esquizofrenia, esclerose múltipla e doenças cardiovasculares.

Em ensaio clínico com suplementação de vitamina D em crianças obesas com síndrome metabólica, os autores encontraram redução da resistência insulínica naquelas que receberam a vitamina.

Entretanto, ao analisarem 107 revisões sistemáticas de estudos observacionais, 74 metanálises de estudos observacionais e 87 metanálises de ensaios clínicos randomizados com suplementação de vitamina D, Theodaraton e cols. encontraram apenas uma provável associação entre menor concentração de vitamina D e cáries dentárias em crianças, além de correlação positiva entre a vitamina D materna e o peso ao nascer. Os autores concluíram que não existem evidências científicas sobre o papel da vitamina D em uma série de desfechos clínicos e que os estudos atualmente disponíveis sugerem apenas uma associação, e não causalidade, entre altas concentrações de vitamina D e menor risco de diabetes melito gestacional, câncer colorretal, fraturas, doenças cardiovasculares (hipertensão, acidente vascular encefálico isquêmico), déficit cognitivo, depressão, elevação do índice de massa corporal, síndrome metabólica e diabetes tipo 2.

CONSIDERAÇÕES FINAIS

Ensaios clínicos randomizados, com número expressivo de participantes, são necessários para que se chegue a uma conclusão mais clara quanto à participação da vitamina D em outras áreas além do metabolismo ósseo.

A profilaxia e o tratamento atualmente disponíveis devem ser postos em prática, com o objetivo de melhorar a saúde óssea das crianças brasileiras.

Apenas um grupo específico de crianças deve ter sua vitamina D rotineiramente mensurada.

Bibliografia

Anderson PH, May BK, Morris HA. Vitamin D metabolism: new concepts and clinical implications. Clin Biochem Ver 2003; 24:13-26.

Christakos S, Hewison M, Gardner DG et al. Vitamin D: beyond bone. Ann N Y Acad Sci 2013; 1287:45-58.

Hewison M. An update on vitamin D and human immunity. Clin Endocrinol 2012; 76(3):315-25.

Holick MF. Resurrection of vitamin D deficiency and rickets. J Clin Invest 2006; 116(8):2062-72.

Holick MF, Binkley NC, Bischoff-Ferrari HA et al. Evaluation, treatment, and prevention of vitamin D deficiency: an Endocrine Society Clinical Practice Guideline. J Clin Endocrinol Metab 2011; 96(7):1911-30.

10. Brasil. Sociedade Brasileira de Pediatria. Documentos Científicos: Deficiência de vitamina D em crianças e adolescentes. Disponível em: <http://www.sbp.com.br/src/uploads/2015/02/vitamina_d_dcnutrologia2014-2.pdf>.

Hossein-Nezhad A, Holick MF. Vitamin D for health: a global perspective. Mayo Clin Proc 2013; 88(7):720-55.

Kaludjerovic J, Vieth R. Relationship between vitamin D during perinatal development and health. J Midwifery Womens Health 2010; 55(6): 550-60.

Kelishadi R, Salek S, Salek M, Hashemipour M, Movahedian M. Effects of vitamin D supplementation on insulin resistance and cardiometabolic risk factors in children with metabolic syndrome: a triple-masked controlled trial. J Pediatr 2014; 90(1):28-34.

Norman AW. From vitamin D to hormone D: fundamentals of the vitamin D endocrine system essential for good health. Am J Clin Nutr 2008; 88 (suppl):491S-9S.

Pena HR, de Lima MC, Brandt KG, de Antunes MM, da Silva GA. Influence of preeclampsia and gestational obesity in maternal and newborn levels of vitamin D. BMC Pregnancy Childbirth 2015; 15(1):112.

Premaor MO, Furlanetto TW. Hipovitaminose D em adultos: entendendo melhor a apresentação de uma velha doença. Arq Bras Endocrinol Metab 2006; 50(1):25-37.

Prietl B, Treiber G, Thomas R, Pieber TR, Amrein K. Vitamin D and immune function. Nutrients 2013; 5(7):2502-21.

Ross AC, Manson JE, Abrams SA et al. The 2011 report on dietary reference intakes for calcium and vitamin D from the Institute of Medicine: what clinicians need to know. J Clin Endocrinol Metab 2011; 96(1):53-8.

Theodoratou E, Tzoulaki I, Zgaga L, Ioannidis JP. Vitamin D and multiple health outcomes: umbrella review of systematic reviews and meta-analyses of observational studies and randomised trials. BMJ 2014; 348:g2035.

Tsiaras WG, Weinstock MA. Factors influencing vitamin D status. Acta Derm Venereol 2011; 91(2):115-24.

# SEÇÃO III

Manejo Ambulatorial das Doenças mais Frequentes em Pneumologia

Capítulo 17

Infecções das Vias Aéreas Superiores

Eduardo Jorge da Fonseca Lima
Arino Faria de Oliveira Neto

INTRODUÇÃO

As infecções das vias aéreas superiores (IVAS) estão entre os problemas mais comumente encontrados em serviços de atendimento médico pediátricos, resultando em morbidade significativa em todo o mundo. A infância é a faixa etária de maior incidência de infecções respiratórias agudas, que representam 20% a 40% das consultas aos serviços de pediatria. Observa-se relação inversa entre a incidência das IVAS e a idade. Crianças menores de 5 anos apresentam entre cinco e 14 episódios de IVAS por ano, enquanto adultos relatam, no máximo, dois a quatro episódios anuais. Cerca de 90% das infecções respiratórias agudas são virais, tendo sido identificados, até o momento, mais de 200 vírus diferentes.

Em virtude da frequência dessas doenças entre as crianças atendidas no ambulatório de pediatria, faz-se necessário abordar elementos básicos que poderão contribuir para melhor orientação nas condutas diagnósticas e terapêuticas dessas doenças.

RINOFARINGITE AGUDA

Introdução e etiopatogenia

Denominam-se rinofaringite viral o resfriado comum e outras rinites virais agudas. Trata-se do quadro infeccioso agudo e autolimitado mais comum da infância, podendo ocorrer de cinco a oito episódios por ano em menores de 5 anos imunocompetentes. O resfriado pode ser causado por mais de 200 vírus, sendo os mais frequentes os rinovírus e os coronavírus, além de outros vírus relacionados, como vírus sincicial respiratório, parainfluenza, adenovírus, enterovírus e metapneumovírus.

Crianças que convivem em comunidades fechadas e semifechadas, como creches (importantes na morbidade de lactentes), escolas e outras coletividades, apresentam risco maior de contaminação. A frequência a creches durante o primeiro ano de vida está associada a aumento de 50% na prevalência de resfriados.

Patologia

A transmissão dos vírus ocorre por meio das gotículas eliminadas por meio de tosse e espirros ou pelo contato de mãos contaminadas com as vias aéreas de indivíduos sadios. Em geral, o período de incubação é de 2 a 5 dias.

Sinais e sintomas/quadro clínico

Na apresentação clínica da rinofaringite podem surgir rinorreia, dor de garganta, coriza, obstrução nasal, espirros, tosse seca e febre de intensidade variável. Alguns pacientes não apresentam quadro febril. A intensidade dos sintomas costuma ser maior nas crianças mais novas, podendo surgir em lactentes: inquietação, choro fácil, recusa alimentar, vômitos, alteração do sono e dificuldade respiratória por obstrução nasal; em crianças maiores, ocorrem cefaleia, mialgias e calafrios.

Coriza, obstrução nasal e espirros são as manifestações típicas e, eventualmente, pode surgir otalgia transitória. A presença de secreções nas vias aéreas superiores tem duração média de 7 dias, podendo prolongar-se por até 2 semanas, principalmente a tosse.

Ao exame clínico, as crianças apresentam-se com estado geral preservado. À ausculta respiratória, podem ser observados roncos difusos. O diagnóstico é essencialmente clínico, não sendo necessários exames complementares. É papel do pediatra excluir infecção bacteriana associada, evitando o uso desnecessário de antibióticos.

Convém diferenciar o quadro clínico do resfriado comum daquele exibido pela gripe, que é causada pelo vírus influenza. A gripe caracteriza-se por início súbito dos sintomas, como febre elevada, fadiga e mialgia. Há três tipos de influenza: A, B e C. Os tipos A e B levam à doença endêmica, enquanto o tipo C é um agente esporádico e que acomete a via aérea superior. A sintomatologia é mais intensa, e o paciente apresenta recuperação lenta, frequentemente em torno de 2 semanas.

Em 2009 foi identificado um novo vírus da influenza A (H1N1), que se disseminou pelo mundo, causando pandemia e aumento da morbimortalidade, especialmente nos grupos de risco.

Com frequência, as IVAS evoluem sem complicações, porém alguns sinais clínicos, como persistência da febre por mais de 72 horas, recorrência de hipertermia ou prostração mais acentuada, indicam a possibilidade de complicações associadas. Entre as complicações bacterianas, as mais frequentes são otite média aguda e sinusite. Surgimento de dificuldade respiratória, como taquipneia, retrações ou gemência, sobretudo em menores de 5 anos, pode representar doença respiratória inferior de maior gravidade.

Tratamento geral

Medidas gerais podem ser adotadas, como repouso no período febril, higiene e desobstrução nasal, uso de antitérmicos e analgésicos, para aumentar o conforto do paciente, e aumento da ingesta hídrica, para fluidificação das secreções. Os antibióticos são desnecessários nesses pacientes. Não existem evidências científicas que justifiquem a indicação de vitamina C como tratamento ou profilaxia do resfriado comum.

Obstrução nasal

Solução salina em temperatura ambiente está indicada para o alívio da obstrução nasal, especialmente antes das mamadas e de dormir. Os vasoconstritores tópicos não devem ser utilizados devido ao risco de efeitos colaterais, como bradicardia, hipotensão e coma. Seu uso crônico pode causar rinite medicamentosa, com congestão nasal de rebote.

Tosse

O uso de expectorantes, antitussígenos e mucolíticos não tem ação comprovada no curso da infecção viral. Em caso de associação à asma, está indicado o tratamento apropriado.

Prevenção

A melhor prevenção consiste na lavagem das mãos, evitando a disseminação dos vírus. Outra medida efetiva consiste em evitar lugares fechados com a aglomeração de pessoas. A imunização contra influenza nas crianças maiores de 6 meses é útil para prevenir a infecção causada por esse agente.

RINOSSINUSITE AGUDA

A rinossinusite aguda consiste na inflamação da mucosa de revestimento das cavidades paranasais com duração inferior a 3 semanas. Considerando que as crianças geralmente apresentam mais de cinco infecções respiratórias virais ao ano, e cerca de 5% desses casos evoluem com complicações bacterianas secundárias, conclui-se que a sinusite é um problema muito frequente na prática clínica.

Por outro lado, muitos quadros virais podem evoluir com rinorreia purulenta, mesmo sem infecção bacteriana associada. Isso torna importante o diagnóstico correto da sinusite bacteriana aguda, de modo a evitar o uso excessivo de antibióticos, o que não beneficia os quadros de resfriado comum.

Os seios paranasais são constituídos por cavidades pertencentes a quatro estruturas ósseas: maxilar, etmoidal, frontal e esfenoidal. Ao nascimento, os seios maxilares e etmoidais já se encontram presentes, embora de dimensões reduzidas, e apenas o etmoidal está pneumatizado. Os seios maxilares se tornam pneumatizados aos 4 anos de idade, enquanto os seios frontais iniciam seu desenvolvimento entre os 7 e os 8 anos e o completam na adolescência. Essas cavidades comunicam-se com as fossas nasais através de pequenos orifícios (óstios).

Os seios mais frequentemente comprometidos são o maxilar e o etmoidal. A etmoidite costuma aparecer após os 6 meses de idade. A infecção maxilar produz manifestações clínicas após o primeiro ano de vida. A sinusite frontal é rara antes dos 10 anos de idade.

Os agentes bacterianos mais comuns são o *Streptococcus pneumoniae*, o *Haemophilus influenzae* não tipável e a *Moraxella catarrhalis*. Agentes infecciosos virais podem estar associados a quadros de sinusite bacteriana, especialmente como coinfecções. A presença de bactérias anaeróbias é pequena, sendo representada por *Bacteroides*, *Fusobacterium* e *Peptostreptococcus*, que acometem, especialmente, adolescentes e estão associadas a infecções dentárias. O *Staphylococcus aureus* é agente comum em pacientes imunodeprimidos, enquanto as infecções por bactérias gram-negativas ocorrem em pacientes hospitalizados, sendo os agentes mais comuns *Pseudomonas aeruginosa*, *Klebsiella pneumoniae*, *Enterobacter* sp., *Proteus mirabilis* e *Escherichia coli*.

Alguns outros fatores predispõem a sinusite, como obstrução do óstio sinusal (não viral), rinite alérgica, rinofaringite viral, adenoidite, tabagismo (ativo ou passivo), desvio de septo, corpo estranho e tumores nasais, imunodeficiências, asma, fibrose cística e atividades de mergulho.

Sinais e sintomas

O diagnóstico de sinusite na infância é fundamentado nas manifestações clínicas e na duração dos sintomas. O quadro clínico apresenta-se de duas maneiras: persistência dos sintomas do resfriado (tosse, obstrução nasal e rinorreia) por mais de 10 a 14 dias, sem melhora, ou piora súbita, com exacerbação dos sintomas rinossinusais, febre, edema e dor facial em torno do quarto ou quinto dia após o início do resfriado. Esses quadros podem ser acompanhados de halitose, cefaleia, diminuição do olfato e otalgia. A tosse piora à noite, em decorrência do gotejamento pós-nasal.

Na rinoscopia, observa-se congestão da mucosa com rinorreia, que varia de amarelada até francamente purulenta. Pode-se realizar rinoscopia anterior na criança, elevando a ponta do nariz; é possível o uso de otoscópio nessa avaliação. Na orofaringe, é possível observar secreção purulenta pós-nasal.

Classificação das sinusites

Define-se sinusite aguda como o processo inflamatório sinusal com duração de até 12 semanas com resolução completa dos sintomas. A rinossinusite aguda recorrente é caracterizada por três episódios em 6 meses ou quatro em 12 meses, com intervalo assintomático, ou seja, com remissão completa por no mínimo 10 dias. Cada novo episódio deve apresentar duração inferior a 30 dias. Na rinossinusite crônica, sintomas como tosse, rinorreia e obstrução nasal duram mais de 3 meses.

Diagnóstico

O diagnóstico de sinusite aguda é clínico. A história clínica, associada aos achados do exame físico anteriormente mencionados, torna possível o estabelecimento do diagnóstico de sinusite na criança. O estudo radiográfico de seios da face é assunto bastante controverso. Na presença de secreção nasal, comum nos quadros de resfriados, podem ser observadas alterações nas radiografias, especialmente dos seios maxilares, o que torna esse exame geralmente desnecessário para o diagnóstico das sinusites.

A radiografia dos seios da face tem baixas sensibilidade e especificidade. Os achados que poderiam sugerir o diagnóstico de sinusite aguda são espessamento da mucosa > 4mm, nível hidroaéreo e opacificação total do seio, embora esses achados também possam ser encontrados em infecções virais não complicadas. Em virtude do processo de formação dos seios paranasais durante a infância, o consenso internacional ressalta que, nos primeiros 18 meses de vida, a radiografia convencional dos seios da face tem pouca ou nenhuma utilidade na avaliação de inflamação sinusal. As cavidades frontais só devem ser avaliadas radiograficamente em crianças a partir da idade escolar.

A tomografia computadorizada (TC) permanece como melhor exame de imagem para o estudo dos seios paranasais, mas não é necessária, na maioria dos casos, para definição do diagnóstico das rinossinusites agudas, sendo útil em caso de refratariedade ao tratamento adequado ou na suspeita de complicações ósseas, orbitárias ou intracranianas. Outras indicações são rinossinusites agudas de repetição, rinossinusites crônicas e quando procedimento cirúrgico está sendo considerado após falha do tratamento clínico. O custo elevado e o excesso de radiação são outros motivos para indicação parcimoniosa desse exame.

A ressonância magnética tem uso restrito e limitado, estando indicada nos casos de complicações intracranianas (principalmente abscessos) e no diagnóstico diferencial de doenças neoplásicas. Apesar de não emitir radiação, não é de boa utilização para visualização óssea.

A nasofibroscopia, realizada pelos otorrinolaringologistas, é um método não invasivo, fácil e rápido, capaz de identificar a infecção e verificar a presença de fatores que predispõem a sinusite, como hipertrofia de adenoide, rinite, desvio de septo e pólipos, pois promove uma análise funcional e anatômica.

Punção aspirativa do seio é o exame indicado quando se faz necessário o diagnóstico etiológico preciso do agente bacteriano associado ao quadro de sinusite. Está indicada em crianças com imunodeficiência ou em casos graves, refratários ao uso de antimicrobianos apropriados.

O diagnóstico diferencial deve ser realizado com prolongamento da infecção viral não complicada, rinite alérgica, corpo estranho nasal e adenoidite.

A avaliação otorrinolaringológica deve ser solicitada em casos de:

- Sinusites recorrentes (sinusites bacterianas agudas, separadas por períodos assintomáticos > 10 dias).
- Sinusite crônica (episódios de inflamação dos seios paranasais que duram > 90 dias).

Tratamento

Nos pacientes com sinusite aguda, devem ser recomendadas medidas gerais, como repouso, lavagem nasal frequente com solução salina, hidratação para fluidificação de secreções e analgésico/antitérmico, quando necessários. A limpeza nasal é fundamental, pois facilita o transporte das secreções em direção à nasofaringe, tornando as secreções menos viscosas e favorecendo sua eliminação. Além disso, elimina mediadores inflamatórios, como leucotrienos, prostaglandinas e interleucinas (IL), que podem causar danos à mucosa nasal. Com isso, a limpeza nasal propicia a redução da resposta inflamatória das mucosas das vias aéreas. Há controvérsia quanto ao tipo de solução salina a ser empregada, se isotônica ou hipertônica, para o manejo das sinusites. A maioria dos estudos considera as soluções salinas isotônicas mais fisiológicas, não alterando a morfologia celular do epitélio nasal. Os que defendem o uso de soluções salinas hipertônicas alegam que elas atuam favoravelmente no *clearance* mucociliar.

Embora cerca de 35% das crianças com sinusite bacteriana possam apresentar cura espontânea, está indicada antibioticoterapia para resolução mais rápida do quadro e prevenção de complicações. As alternativas mais frequentemente recomendadas são:

- Amoxicilina é a medicação de primeira escolha, na dose de 40 a 50mg/kg/dia. O tratamento deve ser prolongado por 7 dias após a melhora clínica, o que geralmente determina um período de 10 a 14 dias.
- Nos casos em que há falha terapêutica, ou naqueles pacientes que utilizaram amoxicilina há menos de 1 mês, pode-se usar amoxicilina em doses elevadas (80mg/kg/dia), amoxicilina associada ao ácido clavulânico ou ampicilina-sulbactam (30 a 50mg/kg/dia). Outra opção consiste no uso de cefuroxima, 30mg/kg/dia, que é eficaz contra os pneumococos de resistência intermediária.
- Casos graves com complicações devem ser hospitalizados e tratados com antibióticos endovenosos.

Os anti-histamínicos não apresentam eficácia documentada, assim como o uso de descongestionantes tópicos ou orais não é recomendado em virtude do risco de manifestações tóxicas. Estudos que compararam o uso de solução salina ao de descongestionantes tópicos não mostraram vantagem com o uso dessas medicações. Atualmente, os corticoides tópicos são prescritos com frequência pelos otorrinolaringologistas e parecem auxiliar a resposta clínica com eficácia e segurança. O uso de corticoides sistêmicos deve ser individualizado, com boa avaliação dos riscos e benefícios.

Prognóstico

Em crianças previamente hígidas, quando o tratamento utilizado é adequado, o prognóstico é bom. Crianças com rinite alérgica ou outros fatores de risco estão mais propensas a apresentar episódios recorrentes ou crônicos de sinusite.

Complicações

As complicações são raras. Entre as possíveis complicações podem ser citados: sinusite crônica, osteíte frontal, osteomielite maxilar, celulite periorbitária, abscesso orbitário e subperiosteal, meningite, tromboses de seios cavernoso e sagital superior, abscesso epidural, empiema subdural e abscesso cerebral.

Medidas preventivas
- Lavagem frequente de mãos.
- Tratar rinite alérgica, quando presente (profilaxia).
- Vacinação contra influenza.
- Evitar mergulhos durante o processo de IVAS.
- Evitar tabagismo (passivo).
- Correção cirúrgica de fatores predisponentes.

FARINGOAMIGDALITE AGUDA

A faringoamigdalite de etiologia viral é mais frequente do que a bacteriana, especialmente nas crianças com menos de 3 anos de idade. Os vírus mais identificados são: enterovírus (coxsáckie e echovírus), ortomixovírus (influenza A e B), paramixovírus (parainfluenza 3, vírus sincicial respiratório), adenovírus, rinovírus, citomegalovírus e o vírus Epstein-Barr. Alguns sintomas podem sugerir a etiologia viral, como rinorreia hialina, tosse e rouquidão, associados à hiperemia da orofaringe, com ou sem exsudato. Sintomas associados, como conjuntivite, vômitos e diarreia, também colaboram na suspeita de infecção viral.

Alguns vírus apresentam características clínicas especiais:

- **Vírus coxsáckie:** são os agentes etiológicos do quadro da estomatite herpética (herpangina), que se caracteriza por febre alta, vômitos, formação de vesículas e úlceras no palato mole, na úvula e nos pilares anteriores. A dor ocasiona disfagia, o que leva ao risco de desidratação. A sialorreia é sinal clínico importante.
- **Adenovírus:** faringoamigdalite prolongada, com exsudato amigdaliano conhecido como febre faringoconjuntival. A conjuntivite persiste por 10 a 14 dias e o quadro clínico tem resolução espontânea e boa evolução.
- **Vírus Epstein-Barr:** causa da mononucleose infecciosa, acometendo especialmente adolescentes. O quadro clínico varia de infecções leves até doença multissistêmica. Em geral, observam-se queda do estado geral, dor de garganta, estomatite, enantema, adenomegalia cervical importante e hepatoesplenomegalia.

Em relação à etiologia bacteriana, destaca-se a faringoamigdalite aguda esptreptocócica (FAE), uma infecção aguda da orofaringe causada pelo *Streptococcus pyogenes* do grupo A. Acomete com maior frequência crianças entre 5 e 14 anos de idade, mas pode ocorrer em menores de 3 anos e causar doença ao longo de toda a vida. O diagnóstico diferencial com faringoamigdalite viral é fundamental devido ao risco de complicações supurativas e não supurativas associadas às cepas do estreptococo. O modo mais comum de contágio é pelo contato direto e íntimo com o doente ou por secreções respiratórias, e o período de incubação é de 2 a 5 dias.

A importância da FAE reside no fato de, além das complicações supurativas provocadas diretamente pela infecção, poder desencadear reações não supurativas tardias, como febre reumática (FR) e glomerulonefrite difusa pós-estreptocócica (GNPE), de acordo com o tipo de cepa. A FR pode ser evitada com o uso apropriado de antimicrobianos. Entretanto, o tratamento antimicrobiano precoce da FAE parece não reduzir significativamente o risco de desenvolvimento de GNPE.

O estado de portador, em geral, não apresenta consequências significativas para o paciente. Nesses casos, a contagiosidade não costuma ser elevada e é frequentemente uma situação autolimitada, que pode persistir por muitos meses.

Quadro clínico e diagnóstico

A doença tem início súbito, com febre alta, dor de garganta, prostração, cefaleia e calafrios, podendo ainda apresentar vômitos e dor abdominal.

O diagnóstico de amigdalite bacteriana nem sempre é fácil, embora a história aguda, associada à observação, durante o exame físico, de congestão faríngea, aumento significativo do volume amigdaliano (com ou sem exsudato), linfonodomegalia cervical dolorosa, petéquias em palato e ausência de sinais de infecções virais, como coriza e conjuntivite, sugira o diagnóstico presuntivo de FAE e permita que o examinador dê prosseguimento à conduta adequada com a prescrição de antibióticos, especialmente em locais onde o acesso a exames laboratorais e o acompanhamento clínico são difíceis.

Estudos que avaliaram o valor preditivo das combinações de sinais e sintomas para diferenciar a faringite estreptocócica da não estreptocócica não obtiveram respostas consistentes.

Resumo dos achados clínicos sugestivos de doença:

- Febre, odinofagia de início súbito, cefaleia, vômitos e dor abdominal.
- Hiperemia, hipertrofia e exsudato purulento em tonsilas.
- Adenopatia cervical anterior dolorosa.
- Petéquias em palato.
- Ausência de sinais e sintomas sugestivos de infecção viral de via aérea superior, como tosse, coriza, lacrimejamento ocular, obstrução de vias aéreas superiores e diarreia.

Para o diagnóstico etiológico definitivo de faringoamigdalite estreptocócica, a cultura é o teste padrão-ouro. O teste de detecção rápida do antígeno apresenta especificidade de 90% e sensibilidade entre 60% e 90%. O teste rápido, sempre que disponível, deverá ser uma opção na tentativa de redução de prescrição antibiótica desnecessária. Em países desenvolvidos ou com baixa incidência de febre reumática é preconizada a realização de cultura do material obtido do *swab* faríngeo nos casos em que o teste rápido é negativo, sugerindo apenas a prescrição de sintomáticos até a obtenção do resultado definitivo da cultura.

Os exames sorológicos são importantes para determinação de infecções estreptocócicas prévias, mas não para o diagnóstico do quadro agudo. Os níveis de estreptolisina O aumentam 1 semana após a infecção, atingindo o pico em 3 a 6 semanas.

Tratamento

O curso natural da FAE caracteriza-se por infecção autolimitada, com resolução espontânea dos sinais e sintomas em 2 a 5 dias. No entanto, o quadro pode durar de 8 a 10 dias e o indivíduo permanece infectado, transmitindo o agente por até 1 semana após a resolução dos sintomas.

A antibioticoterapia precoce diminui o tempo de doença, reduzindo sua morbidade e proporcionando o retorno às atividades mais precocemente, além de prevenir complicações supurativas (abscesso peritonsilar, mastoidite, abscesso retrofaríngeo, linfadenite supurativa cervical, otite média e sinusite), a transmissão do estreptococo (após 24 horas de antibioticoterapia, a transmissão do agente bacteriano é interrompida) e, principalmente, complicações não supurativas (especialmente, febre reumática).

Tratamento específico

O tratamento de escolha para a FAE consiste na administração de penicilina. Em caso de suspeita clínica bem definida, em condições de difícil acesso a exames e seguimento clínico, ampliam-se as indicações do antibiótico. A penicilina G benzatina é considerada boa opção especialmente nos pacientes com possibilidades de não adesão ao curso de 10 dias de terapia oral, em situações de baixo nível socioeconômico, ou em pacientes com história pessoal ou familiar de febre reumática. A dose recomendada é de 600.000UI IM para pacientes com menos de 20kg e 1.200.000UI para pacientes com mais de 20kg.

A fenoximetilpenicilina (penicilina V oral) é tão eficaz quanto a benzatina e deve ser administrada no seguinte esquema: 25.000 a 50.000UI/kg/dia, a cada 8 ou 12 horas, por 10 dias. A amoxicilina oral, na dose de 50mg/kg/dia, administrada a cada 12 horas, também é uma opção de tratamento. Entretanto, como se trata de agente de escolha para o tratamento de outras infecções respiratórias, seu uso não é recomendado para o tratamento de rotina das amigdalites bacterianas.

As cefalosporinas estão indicadas para os pacientes alérgicos à penicilina. Cabe ressaltar que cerca de 10% dos pacientes alérgicos à penicilina são também alérgicos às cefalosporinas. Alguns estudos sugeriram que o curso de 10 dias de cefalosporina oral mostra-se superior ao uso de penicilina oral para erradicação do agente da faringe. As cefalosporinas de espectro reduzido, como cefalexina, são preferidas às cefalosporinas de amplo espectro, como cefaclor ou cefuroxima. Os macrolídeos, como eritromicina e claritromicina, ou os azalídeos (azitromicina) também podem ser indicados para pacientes alérgicos à penicilina.

A colonização de indivíduos saudáveis varia de 20% a 50%. Quando colonizado, o indivíduo não apresenta risco de complicações supurativas ou não supurativas. Assim, não há indicação de antibioticoterapia para esses pacientes.

Complicações

As complicações da FAE podem ser supurativas e não supurativas. Entre as supurativas, merecem destaque o abscesso periamigdalino, caracterizado por dor e dificuldade de engolir, voz abafada ou anasalada, proeminência da tonsila amigdaliana e do pilar anterior da faringe e deslocamento da úvula para o lado não afetado. As complicações não supurativas da FAE são a febre reumática e a glomerulonefrite aguda pós-estreptocócica.

Prognóstico

Casos de FAE adequadamente tratados têm bom prognóstico, com encurtamento da fase aguda e redução de complicações.

OTITE MÉDIA AGUDA

A otite média aguda (OMA) apresenta importante morbidade, principalmente porque atinge a população pediátrica mais jovem e por ser a doença bacteriana mais frequentemente diagnosticada em pediatria. Nos EUA, a OMA é responsável por 24 milhões de visitas médicas anuais e pelo consumo de cerca de 240 milhões de dólares em antibióticos.

Em geral, a OMA é desencadeada por uma infecção viral do trato respiratório que provoca edema do conduto auditivo, levando ao acúmulo de fluido e muco, os quais se tornam secundariamente infectados por bactérias. A disfunção da trompa de Eustáquio (tuba auditiva), demonstrada pela pressão negativa na timpanometria, foi observada em 75% das crianças com infecção viral. Estudos experimentais demonstram aumento da aderência do $S.\ pneumoniae$ e do $Haemophilus\ influenzae$ não tipável durante infecções virais, como influenza A ou adenovírus. A infecção viral também causa lesões no epitélio respiratório, diminuindo a efetividade do movimento mucociliar.

A OMA é doença de início súbito, caracterizada por sinais e sintomas sugestivos de inflamação aguda no ouvido e pela presença de efusão em ouvido médio.

Vários fatores de risco estão classicamente associados à ocorrência de OMA em crianças, como:

- IVAS de repetição.
- Idade: especialmente entre os 6 e os 24 meses de idade, com novo pico de incidência entre os 5 e os 6 anos, período habitualmente associado à entrada das crianças na escola.
- Frequentar berçários e creches.
- Ausência de aleitamento materno: o aleitamento reduz a colonização da nasofaringe por bactérias patogênicas associadas à OMA.
- Uso de chupetas.
- Exposição ao tabaco e a ambientes poluídos.
- Outros fatores: história familiar, fatores genéticos, baixas condições socioeconômicas, alterações imunológicas e comorbidades (síndrome de Down, lábio leporino, fenda palatina, rinite alérgica, refluxo gastroesofágico, hipertrofia de adenoides).

Etiologia

Os patógenos envolvidos na OMA são vírus e bactérias. Entre os vírus identificados na etiologia, o sincicial respiratório (VSR) foi o mais frequente, seguido por parainfluenza, influenza, enterovírus, adenovírus e rinovírus. Vale ressaltar que frequentemente se observa coinfecção, seja vírus-vírus, seja vírus-bactérias.

Quatro bactérias predominam como agentes etiológicos: *S. pneumoniae, H. influenzae* não tipável, *Moraxella catarrhalis* e *S. pyogenes*.

Diagnóstico

Três condições são importantes para o diagnóstico de OMA:

1. História de início súbito de sintomas.
2. Presença de secreção no ouvido médio.
3. Sinais e sintomas inflamatórios no ouvido médio.

Uma otoscopia bem feita é fundamental para o diagnóstico correto e necessita instrumento adequado, boa fonte de luz e imobilidade do paciente. A otoscopia pneumática torna possível a visualização da membrana em movimento, sendo importante o treinamento dos pediatras nessa técnica.

Os achados otoscópicos definidores de OMA são otorreia, abaulamento da membrana timpânica e hiperemia bilateral da membrana timpânica.

É importante diferenciar, por sua frequência, a otite média com efusão (OME) da OMA. A OME pode acompanhar quadros virais, ser o estágio inicial da OMA ou, mais frequentemente, representar uma fase prolongada para resolução do processo agudo. Quando o diagnóstico de OME não é estabelecido, antimicrobianos podem ser prescritos desnecessariamente. Portanto, são imprescindíveis a acurácia diagnóstica e a habilidade em reconhecer a presença de efusão do ouvido médio.

A OMA bilateral tem sido considerada um fator que define a indicação de antibióticos.

Tratamento antibiótico de OMA

Após o diagnóstico da OMA, a pergunta central passa a ser se o tratamento com antibiótico será benéfico ou não para aquele paciente e em quais a conduta deverá ser expectante. Oitenta por cento dos casos de OMA têm resolução espontânea, sobretudo se não é grave, e o número de complicações não aumenta quando o paciente é apenas acompanhado pelo médico assistente.

Estudos de metanálise de avaliações de antibióticos consideram que a OMA tem resolução espontânea em 1 semana em grande parte dos pacientes tratados com placebo. As crianças que se beneficiam do uso de antibiótico não são identificáveis no momento do diagnóstico. Uma das estratégias propostas para diminuição do uso de antibiótico consiste em retardar o início da terapêutica em 48 horas (estratégia *wait and see*).

Em alguns casos, as crianças não são candidatas à observação inicial:

- Menores de 6 meses.
- Falhas no tratamento da OMA.
- Recidivas de OMA (em menos de 30 dias).
- Imunodeficientes.

As recomendações para o tratamento são as seguintes (Quadro 17.1):

- Todas as crianças com idade ≤ 6 meses devem ser tratadas.
- Nas crianças de 6 meses a 2 anos de idade, se não houver manifestações de doença grave (febre alta, toxemia, otalgia intensa) e estiver garantida a possibilidade de reavaliação em 48 a 72 horas, a melhor opção é não iniciar o antibiótico.
- Em crianças com mais de 2 anos de idade, a antibioticoterapia estaria indicada apenas em situações graves.

A primeira medida deve ser o alívio da dor, principalmente nas primeiras 24 horas do quadro agudo. Nesse período inicial, o uso do antibiótico não tem influência sobre o sintoma, estando recomendado o uso de analgésicos, como paracetamol ou dipirona.

O antibiótico de escolha para tratamento da OMA continua sendo a amoxicilina. Em caso de primeiro episódio de OMA em criança sem fatores de risco, deve-se utilizar a dose padrão de 40 a 50mg/kg/dia a cada 12 horas por 7 a 10 dias. Em situações especiais, como em pacientes que frequentam creches, apresentam otites de repetição, fizeram uso de antibiótico nos últimos 3 meses ou apresentam alguma doença imunossupressora, o tratamento consiste, inicialmente, em uma dose dobrada de amoxicilina de 80 a 90mg/kg/dia, associada ou não ao ácido clavulânico.

A falha terapêutica pode ser reconhecida pela persistência da febre, otalgia e piora dos achados à otoscopia após 3 dias ou mais de antibioticoterapia. Nessa situação, é possível que o quadro seja causado por *Pneumococcus* parcialmente resistente ou bactérias produtoras da betalactamase. Nesses casos, recomenda-se dose alta de amoxicilina, associada a clavulanato ou cefuroxima. Eventualmente, a timpanocentese com cultura pode auxiliar a orientação terapêutica.

Complicações

Podem ocorrer perfurações na membrana timpânica, colesteatomas e perda auditiva neurossensorial. Podem ocorrer, ainda, complicações supurativas mais graves, como mastoidite e abscesso cerebral.

No entanto, as complicações a longo prazo são mais frequentes e menos perceptíveis, como comprometimento da linguagem, da comunicação e da audição.

CONSIDERAÇÕES FINAIS

A frequência dos quadros de IVAS em pediatria, além das dificuldades observadas na clínica em relação ao diagnóstico diferencial e etiológico, muitas vezes leva ao uso excessivo de antimicrobianos na prática ambulatorial. O manejo adequado das infecções respiratórias superiores é medida essencial para o uso racional dos antibióticos.

Bibliografia

American Academy of Pediatrics Subcommittee on Management of Acute Otitis Media. Diagnosis and management of acute otitis media. Pediatrics March 2013; 131(3).

American Academy of Pediatrics Subcommittee on Management of Acute Otitis Media. Diagnosis and management of acute otitis media. Pediatrics 2004; 113(5):1451-65.

Barbosa PJB, Müller RE, Latado AL et al. Diretrizes brasileiras para diagnóstico, tratamento e prevenção da febre reumática da Sociedade Brasileira de Cardiologia, da Sociedade Brasileira de Pediatria e da Sociedade Brasileira de Reumatologia. Arq Bras Cardiol 2009; 93(3 supl.4):1-18.

Bonsignori F, Chiappini E, De Martino M. The infections of the upper respiratory tract in children. Int J Immunopathol Pharmacol 2010 Jan-Mar; 23(1 Suppl):16-9.

Cardoso DM, Bueno AR. Infecções de vias aéreas superiores. In: Gilio AE, Grisi S, Bousso A, De Paulis (eds.) Urgências e emergências em pediatria geral, 1 ed. São Paulo: Atheneu, 2015.

Coates, H. Neonatal nasal obstruction. Japan Journal of Rhinology 1999; 38(2):191-8.

Coco A, Vernacchio L, Horst M, Anderson A. Management of acute otitis media after publication of the 2004 AAP and AAFP clinical practice guideline. Pediatrics 2010; 125(2):214-20.

Cohen JF, Cohen R, Ley C et al. Selective testing strategies for diagnosing group A streptococcal infection in children with pharyngitis: a systematic review and prospective multicentre external validation study. CMAJ1 2015 Jan 6; 187(1):23-32.

DeMuri G, Wald ER. Acute bacterial sinusitis in children. Pediatr Rev 2013 Oct; 34(10):429-37.

Ejzenberg B, Sih T, Haetinger R. Conduta diagnóstica e terapêutica na sinusite na criança. J Pediatr (Rio J) 1999; 75(6):419-3.

Fontes MJF, Andrade CR, Pedrosa BF et al. Infecções respiratórias agudas. In: Leão E, Corrêa AJ, Mota JAC et al. (eds.). Pediatria ambulatorial. 5. ed. Belo Horizonte: Coopmed, 2013.

Garbutt JM, Godstein M, Geliman E et al. A randomized, placebo-controlled trial of antimicrobial treatment for children with clinically diagnosed acute sinusitis. Pediatrics 2001; 107(4):619-25.

Grijalva CG, Nuorti JP, Griffin MR. Antibiotic prescription rates for acute respiratory tract infections in US ambulatory settings. JAMA 2009; 302(7):758-66.

Marchetti F, Ronfani L, Nibali SC, Tamburlini G; Italian Study Group on Acute Otitis Media. Delayed prescription may reduce the use of antibiotics for acute otitis media: a prospective observational study in primary care. Arch Pediatr Adolesc Med 2005; 159(7):679-84.

Marchisio P, Mira E, Klersy C et al. Medical education and attitudes about acute otitis media guidelines: a survey of Italian pediatricians and otolaryngologists. Pediatr Infect Dis J 2009; 28(1):1-4.

Nascimento-Carvalho CM. Antibioticoterapia ambulatorial como fator de indução da resistência bacteriana: uma abordagem racional para as infecções de vias aéreas. J Pediatr (Rio J) 2006; 82(5 Supl):S146-52.

Pappas DE, Hendley JO. In: Behrman, RE, Kliegman R, Jenson HB (eds.) Nelson textbook of pediatrics. 19. ed. Philadelphia: Elsevier, 2011.

Pitrez PMC, Pitrez JLB. Infecções agudas das vias aéreas superiores – diagnóstico e tratamento ambulatorial. J Pediatr (Rio J) 2003; 79(7):s77.

Rovers MM, Glasziou P, Appelman CL et al. Predictors of pain and/or fever at 3 to 7 days for children with acute otitis media not treated initially with antibiotics: a meta-analysis of individual patient data. Pediatrics 2007; 119(3):579-85.

Saffer M, Miura MS. Otites-otite média aguda. In: Campos Júnior D, Burns DAR, Lopes FA (eds.) Tratado de pediatria: Sociedade Brasileira de Pediatria. 3. ed., Barueri/SP: Manole, 2014.

Sanders S, Glasziou PP, DelMar C, Rovers M. Antibiotics for acute otitis media in children [review]. Cochrane Database Syst Rev 2009 ;(2):1-43.

Shaikh N, Swaminathan N, Hooper EG. Accuracy and precision of the signs and symptoms of streptococcal pharyngitis in children: a systematic review. J Pediatr 2012 Mar; 160(3):487-93.

Vernacchio L, Vezina RM, Mitchell AA. Management of acute otitis media by primary care physicians: trends since the release of the 2004 American Academy of Pediatrics/American Academy of Family Physicians clinical practice guideline. Pediatrics 2007; 120(2): 281-7.

Wald ER et al. American Academy of Pediatrics. Clinical practice guideline for the diagnosis and management of acute bacterial sinusitis in children aged 1 to 18 years. Pediatrics 2013 Jul; 132(1):e262-80.

Síndrome do Lactente Chiador

Francylene Malheiros Cesar Macedo
Joakim Cunha Rego

INTRODUÇÃO

A queixa de chiado no peito, referida pelos familiares de um lactente, é uma das mais frequentes na clínica pediátrica, sendo motivo de grande preocupação tanto para a família como para o profissional de saúde. A síndrome do lactente sibilante consiste em manifestação de um grupo heterogêneo de distúrbios, respiratórios ou não, incluindo desde patologias benignas e transitórias, até outras com evolução desfavorável e prognóstico mais grave, cujo diagnóstico e intervenção precoces são essenciais para a qualidade de vida e o prognóstico da criança. Além disso, o risco elevado de desenvolvimento de asma persistente na adolescência, sobretudo em atópicos, reforça ainda mais a importância da identificação e da terapêutica específica, o que influencia diretamente a morbimortalidade dessas crianças.

DEFINIÇÃO E CONCEITOS ESSENCIAIS

A definição de sibilância nos primeiros anos de vida ainda não se encontra padronizada na literatura médica atual em virtude da subjetividade dos termos utilizados e da diversidade de critérios diagnósticos. O termo "chiado", por exemplo, pode ter múltiplos significados, os quais devem ser interpretados com cuidado na anamnese para que não sejam confundidos com sibilância, que é um sinal detectado pelo profissional de saúde no exame físico. Sibilos, por sua vez, são ruídos adventícios pulmonares agudos e contínuos, causados por obstrução parcial das grandes vias aéreas.

Estima-se que pelo menos 30% dos pais de crianças com sibilância utilizam outras denominações para identificá-la e aproximadamente a mesma proporção a confunde com outros sons produzidos na via aérea, principalmente superior. A respiração ruidosa comumente observada em casos de infecções de vias aéreas superiores e os roncos de transmissão, presentes nos quadros de obstrução nasal crônica, são frequentemente interpretados pelos familiares como chiado.

Caracteriza-se como lactente sibilante, de acordo com a maioria dos especialistas, a criança com menos de 2 anos que apresenta três ou mais episódios de sibilância no período de 6 meses ou a persistência do sintoma por mais de 1 mês.

EPIDEMIOLOGIA

A incidência da sibilância no lactente ainda não se encontra bem estabelecida, assim como os fatores que determinam a instalação, a evolução e o prognóstico da síndrome. Estima-se que 40% das crianças apresentam sibilância no primeiro ano de vida e que 20% delas continuarão sibilantes. O projeto multicêntrico EISL (*Estudio Internacional de Sibilancias en Lactantes*), desenvolvido para verificar a epidemiologia, as características clínicas e os fatores de risco da sibilância recorrente em lactentes entre 12 e 15 meses de idade em vários países, demonstrou prevalência de 45,2% para pelo menos um episódio de sibilância e de 20,3% para sibilância recorrente entre as 30.093 crianças estudadas. Segundo o estudo, que abrangeu alguns países da América Latina, Espanha e Holanda, a prevalência foi maior nos países americanos do que nos europeus. A aplicação do questionário EISL no Brasil abrangeu 3.003 indivíduos em Curitiba, 1.014 em São Paulo e 1.261 em Belo Horizonte, sendo verificado pelo menos um episódio de sibilância em aproximadamente metade dos lactentes (Curitiba: 45%; São Paulo: 46%; Belo Horizonte: 52%), e cerca de 25% dos indivíduos (Curitiba: 22%; São Paulo: 26%; Belo Horizonte: 28%) apresentaram episódios de sibilância recorrentes (três ou mais episódios), com média de início do quadro aos 5 meses de vida.

FATORES PREDISPONENTES

Fatores anatômicos e fisiológicos relacionados com a idade

- **Imaturidade e formato da caixa torácica:** no lactente, o diâmetro anteroposterior do tórax é semelhante ao laterolateral, o que dificulta o movimento de elevação das costelas. A complacência aumentada torna mais difícil manter o parênquima expandido, predispondo a atelectasia. A inserção do diafragma é mais horizontal, o que acarreta contração muscular menos eficiente com aumento do trabalho respiratório (Figura 18.1).

- **Vias aéreas:** há aumento da resistência ao fluxo nas pequenas vias aéreas, o que as predispõe a obstrução e colabamento, quando inflamadas ou expostas a irritantes, levando a hiperinsuflação pulmonar, alteração na relação ventilação-perfusão e aumento do trabalho respiratório.
- **Parênquima:** existem menos poros de comunicação entre os alvéolos (poros de Khon) e os bronquíolos alveolares (canais de Lambert), o que diminui a ventilação colateral e predispõe a atelectasia. O parênquima pulmonar do lactente é mais rígido, o que também aumenta o trabalho respiratório e predispõe a evolução mais rápida para falência respiratória.

Fatores imunológicos

A imaturidade de algumas funções do sistema imunológico no primeiro ano de vida, influenciada pelo potencial genético e por fatores ambientais e relacionados com o desenvolvimento infantil, podem estar implicados na suscetibilidade individual à sibilância em crianças pequenas. Estudos demonstram associação entre níveis elevados de interleucina (IL-) 8 no sangue do cordão umbilical e sibilância no primeiro ano de vida, e níveis aumentados de IL-13 em quadros de bronquiolite aguda e recorrência da sibilância na infância.

Antecedentes familiares e pessoais de atopia

A presença de atopia familiar e pessoal como fator de risco para asma subsequente em lactentes sibilantes está fortemente estabelecida. Um estudo prospectivo acompanhou mais de mil crianças até os 10 anos de idade para observar os diversos fenótipos de sibilância e seus fatores de risco. A presença de atopia foi o fenótipo mais associado às formas mais graves de sibilância na infância. Um estudo de coorte envolvendo 849 lactentes mostrou maior chance de sibilância no primeiro ano de vida naqueles cujas mães tinham diagnóstico de asma, o que não foi observado quando os pais eram asmáticos. Verificou-se, ainda, que aqueles cujos pais e irmãos tinham história de asma isoladamente apresentaram chance maior de sibilar no primeiro ano de vida do que aqueles que não apresentaram história familiar de asma, reforçando o papel dos fatores genéticos no desenvolvimento de sibilância em lactentes. O estudo americano *Prevention on Early Asthma in Kids* (PEAK), realizado em lactentes com risco elevado para asma, observou alta prevalência de sensibilização a aeroalérgenos nesse grupo, sugerindo um possível papel destes últimos no desenvolvimento precoce de asma.

Gênero masculino

A maior prevalência de sibilância entre meninos foi observada por diversos autores, sendo justificada pelo menor tamanho das vias aéreas em relação ao tamanho dos pulmões e menor fluxo expiratório forçado em relação ao das meninas no primeiro ano de vida.

Infecções respiratórias

A associação entre infecções respiratórias e sibilância é bastante frequente e bem descrita, principalmente entre as virais, consideradas as principais responsáveis pelas exacerbações de asma nos primeiros anos de vida. O estudo EISL demonstrou que, entre os 28.687 lactentes estudados na America Latina e Europa, as infecções no primeiro semestre de vida, associadas à frequência a creches, representaram os principais fatores de risco para sibilância no primeiro ano de vida. Verificou, ainda, que aqueles que tiveram infecções de vias aéreas superiores no primeiro trimestre de vida apresentaram risco três vezes maior de sibilância pelo menos uma vez e sibilância recorrente. A relação entre bronquiolite e asma permanece controversa, existindo estudos prospectivos em crianças com bronquiolite viral aguda (BVA) e acompanhadas até a adolescência que não evidenciaram prevalência maior de asma nesse grupo, em relação à população em geral, o que sugere que a BVA não é fator de risco isolado para asma.

Baixa renda

Exposição a fatores de risco ambientais, especialmente associados a baixa renda e às condições socioeconômicas, pode explicar a maior prevalência de sibilância e asma em países em desenvolvimento, em relação aos desenvolvidos. Um estudo de coorte realizado no Chile demonstrou que 80,3% dos lactentes de famílias com baixa renda sibilaram no primeiro ano de vida e, destes, 43,1% apresentaram mais de três episódios.

Tabagismo passivo e poluição ambiental

O tabagismo passivo pré- e/ou pós-natal constitui um dos fatores de risco mais importantes para sibilância em lactentes. Sabe-se que a exposição materna à fumaça de cigarro durante a gestação altera o desenvolvimento pulmonar fetal, causando diminuição da função pulmonar e aumentando o risco de sibilância nos primeiros anos de vida.

FISIOPATOLOGIA DA SIBILÂNCIA NO LACTENTE

A sibilância é um fenômeno produzido pela obstrução em grandes vias aéreas, quando o fluxo de ar, elevado nesses locais, passa por uma zona de semiobstrução, produzindo uma

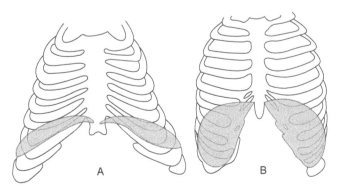

Figura 18.1A Tórax e diafragma de lactente. **B** Tórax e diafragma de criança maior e adulto. Observe a forma do tórax e a inserção do diafragma.

vibração na parede da via aérea que se transmite ao ar circundante, caracterizando um som agudo contínuo que conhecemos como sibilo.

Outras formas de obstrução podem existir ou coexistir, como compressão extrínseca de grandes vias aéreas por cistos, gânglios ou massas, obstrução intrínseca da via aérea por corpo estranho ou tumor, flacidez da via aérea por malacia congênita ou adquirida, de modo que nosso raciocínio clínico deve ser dinâmico e levar em consideração essas possibilidades.

ABORDAGEM DIAGNÓSTICA DO LACTENTE SIBILANTE

Diante da diversidade de patologias que podem causar chiado no lactente, é importante realizar minuciosa anamnese e exame físico completo, de modo a direcionar a investigação, evitando a solicitação de exames laboratoriais desnecessários. O diagnóstico de asma nessa faixa etária é difícil e deve ser sempre estabelecido após exclusão de outras causas mais raras e graves, quase sempre acompanhadas de sinais de alerta que devem ser exaustivamente pesquisados na história clínica e no exame físico. Por isso, recomenda-se a divisão desses pacientes em dois grupos, conforme a presença ou não desses sinais de alerta, identificando prioritariamente os lactentes de maior risco de gravidade e direcionando o diagnóstico.

Sibilância com sinais de alerta para diagnóstico alternativo à asma

Esses lactentes apresentam alguns sinais de alerta importantes, como sintomas no período neonatal, crises de sibilância mais graves com necessidade de ventilação mecânica, pneumonias recorrentes, desnutrição, engasgo e tosse de início súbito, diarreia crônica ou esteatorreia, vômitos e sintomas alimentares, contato com o bacilo da tuberculose ou sinais sugestivos de imunodeficiência. No exame físico é possível observar comprometimento do estado nutricional, estridor, deformidade torácica, baqueteamento digital, sopro cardíaco ou outros sinais de doença consumptiva. Nesse grupo, a abordagem diagnóstica tende a ser mais invasiva e específica para cada um dos grupos sindrômicos, como descrito no Quadro 18.1.

Sibilância sem sinais de alerta para doença de base

Após a exclusão de qualquer possibilidade de diagnósticos etiológicos alternativos, e na ausência de quaisquer sinais de alerta supradescritos, prossegue-se com a investigação da grande maioria dos lactentes sibilantes, nos quais o principal desafio é o diagnóstico de asma. Nesse grupo, deve-se primeiramente avaliar as manifestações compatíveis com asma, como episódios recorrentes de tosse, sibilos e dificuldade respiratória, desencadeados por alguns fatores (frio, alérgenos, IVAS, choro), de ocorrência predominantemente noturna e matinal. A frequência e a intensidade das crises devem ser determinadas, assim como a resposta a broncodilatadores e o relato de internamentos prévios. O intervalo intercrítico sintomático alerta para a necessidade de tratamento regular de controle, considerando o diagnóstico de asma não controlada. Nos antecedentes pessoais e familiares deve-se valorizar a presença

Quadro 18.1 Diagnóstico diferencial da sibilância com sinais de alerta para doença de base e investigação complementar específica

Diagnóstico etiológico	Sinais de alerta	Exames complementares
Bronquiolite obliterante	Internamento por bronquiolite grave seguida de sibilância contínua Oxigenoterapia por período prolongado	TAC de tórax
Síndromes aspirativas	Irritabilidade noturna Sintomas relacionados com a alimentação Vômitos ou regurgitações persistentes	pHmetria esofágica Estudo da deglutição
Imunodeficiências	Infecções recorrentes de resolução lenta e/ou em diversos sítios Mãe portadora de HIV Baixo peso	Imunoglobulinas séricas Sorologia para HIV NBT
Fibrose cística	História de íleo meconial Suor salgado Esteatorreia/baixo peso História familiar de FC Hipocratismo digital	Iontoforese por pilocarpina Estudo genético
Aspiração de corpo estranho	Episódio de engasgo Tosse/dispneia de início súbito Sibilos localizados	Radiografia de tórax Broncoscopia
Cardiopatia congênita	Sopro cardíaco Dispneia nas mamadas Baixo ganho ponderal Crises de cianose	Ecocardiograma Radiografia de tórax ECG
Traqueobroncomalacia	Estridor que se modifica com a posição da criança	Fibrobroncoscopia
Displasia broncopulmonar	Prematuridade/baixo peso VMA/oxigenoterapia prolongada Sintomas contínuos desde o período neonatal	Radiografia de tórax
Malformações congênitas pulmonares	Pneumonias recorrentes Sibilância localizada Malformações associadas de outros órgãos	Radiografia de tórax TAC de tórax

Fonte: adaptado de Alampi et al., 2009.
TAC: tomografia axial computadorizada; HIV: vírus da imunodeficiência adquirida; NBT: testes nitroazul de tetrazólio; FC: fibrose cística; ECG: eletrocardiograma; VMA: ventilação mecânica assistida.

de atopia (rinite, dermatite atópica) nos pais e irmãos, assim como questionar sobre outras doenças respiratórias. O ambiente domiciliar deve ser pesquisado mediante a avaliação das condições de higiene e saneamento, presença de mofo, animais de estimação e quantidade de crianças na casa. O exame físico nesse grupo frequentemente é normal, podendo evidenciar, em alguns pacientes, sinais cutâneos de atopia.

Segundo o GINA (*Global Initiative for Asthma – update* 2015), o diagnóstico de asma em crianças com menos de 5 anos de idade pode ser fundamentado no padrão de sintomas (tosse, sibilância, dificuldade respiratória, sintomas noturnos), na presença de fatores de risco para o desenvolvimento de asma (atopia pessoal ou familiar) e na resposta positiva ao teste terapêutico para asma. Nesses casos, a investigação complementar necessária é restrita e pode incluir, inicialmente, apenas o teste terapêutico, como será descrito adiante.

Métodos complementares

Teste terapêutico

O teste terapêutico deve ser realizado em lactentes sibilantes por no mínimo 2 meses, empregando-se, assim como na asma, os beta-2-agonistas inalados nas exacerbações e tratamento de controle naqueles com mais de três episódios na mesma estação ou crises graves, mesmo que menos frequentes, sugerindo padrão de asma não controlada. O tratamento de controle segue a mesma abordagem escalonada utilizada na asma e deve ser reavaliado quanto à resposta clínica ao término dos 2 meses iniciais. A ocorrência de melhora clínica (controle dos sintomas e da frequência de crises) ou piora quando o tratamento é descontinuado fecha o diagnóstico de asma nessas crianças.

Testes para avaliação de atopia

Avaliação de sensibilização a alérgenos por meio de testes cutâneos (*in vivo*) ou de dosagem sérica de IgE específica (*in vitro*) pode ser executada de maneira criteriosa para identificação de padrão fenotípico de atopia no lactente sibilante. O teste cutâneo realizado com extratos biologicamente padronizados ainda é o mais recomendado, por sua simplicidade, menor custo e maior rapidez no resultado, quando comparado à dosagem da IgE específica, que pode ser útil em pacientes com doença cutânea, em uso de anti-histamínicos ou, ainda, para confirmação ou complementação dos resultados dos testes *in vivo*.

Índice preditor de asma

Com o objetivo de predizer o risco futuro de asma nos lactentes com sibilância, Castro-Rodrigues e cols. desenvolveram um escore, o *índice preditor de asma*, de acordo com o qual os lactentes com um dos dois critérios maiores ou dois dos três critérios menores apresentam risco de cerca de quatro a dez vezes maior de desenvolver asma entre os 6 e os 13 anos de idade. Com valor preditivo positivo de 75% e valor preditivo negativo de 95%, o teste apresenta maior utilidade em afastar o diagnóstico de asma do que em confirmar (Quadro 18.2).

Quadro 18.2 Índice preditor de asma

Critérios maiores	Um dos pais com asma Diagnóstico de dermatite atópica
Critérios menores	Diagnóstico médico de rinite alérgica Sibilância não associada a resfriado Eosinofilia ≥ 4%

Fonte: adaptado de IV Diretrizes Brasileiras de Asma, 2006.

Avaliação do prognóstico de sibilância e classificação fenotípica

Estudos epidemiológicos realizados nas últimas décadas identificaram grupos de crianças com características e fatores de risco comuns, associados a desfechos que variam desde a remissão até a persistência do quadro de sibilância e asma na idade escolar. Esses padrões fenotípicos variam entre os estudos.

No estudo pioneiro de Tucson, Martinez e cols. identificaram os fenótipos para sibilância em crianças, redefinidos posteriormente como:

- **Sibilante transitório:** o fumo na gravidez e a prematuridade são os principais fatores de risco. O diâmetro reduzido das vias aéreas desde o nascimento as torna mais suscetíveis à obstrução, quando inflamadas. Essas alterações tendem a regredir em torno do segundo ou terceiro ano de vida. Não há história pessoal ou familiar de atopia. As provas de função pulmonar são normais ou pouco alteradas.
- **Sibilante persistente não atópico:** sem evidências de atopia, desencadeada, principalmente, por infecções respiratórias, na maioria das vezes por rinovírus e vírus sincicial respiratório, tende a remitir até a pré-adolescência. Provavelmente, essa categoria contém um subgrupo de transitórios que não cessaram os episódios até a idade de 3 anos.
- **Sibilante persistente atópico (relacionado com a IgE):** o quadro clínico tende a ser mais intenso com crises nem sempre associadas a IVAS. Existe história familiar e pessoal de atopia, hiper-reatividade à metacolina, sensibilização a alérgenos e função pulmonar diminuída. Esses lactentes apresentam perfil compatível com asma de início precoce.

Outra classificação, proposta pela European Respiratory Society, definiu dois fenótipos distintos:

- **Sibilantes episódicos:** secundariamente a infecções virais, por períodos curtos.
- **Sibilantes multifatoriais:** sibilância desencadeada por múltiplos fatores (vírus, alérgenos, tabagismo e exercícios), período intercrítico sintomático e comprometimento da função pulmonar mais acentuado em relação aos transitórios.

As diferentes classificações de fenótipos de sibilância têm aplicação apenas retrospectiva e ainda carecem de validação clínica.

CONSIDERAÇÕES TERAPÊUTICAS/ORIENTAÇÕES GERAIS

Uma vez estabelecida a síndrome associada à sibilância, deve-se instituir o tratamento específico adequado. Algumas medidas, porém, serão úteis em qualquer situação e incluem orientações sobre higiene ambiental e tratamento dos episódios agudos de sibilância. Assim como na asma, todo recém-nascido sibilante deve ter um plano de ação de tratamento da crise por escrito, fornecido aos pais pelo médico assistente, já na primeira consulta, independentemente do diagnóstico etiológico.

Higiene ambiental

A influência da higiene ambiental como profilaxia primária e secundária na asma tem sido questionada por vários estudos. Há evidências de que a exposição a antígenos ambientais influencia de modo positivo a história natural da asma e pode ter uma ação protetora. Trata-se da chamada "hipótese da higiene", segundo a qual o contato com antígenos de agentes ambientais do domicílio, como as endotoxinas bacterianas, promove, nos primeiros meses de vida, uma estimulação imunológica no lactente que favorece o desenvolvimento de uma imunidade em que a resposta atópica é suprimida parcial ou completamente.

A orientação a ser dada aos familiares deve respeitar as possibilidades da família de criar um bom ambiente para a criança. Deve-se evitar fumar no domicílio, afastar os animais de estimação, caso a proximidade desses provoque crises, reforçar a limpeza doméstica, evitando o estabelecimento de metas rígidas de difícil cumprimento, bem como a sobrecarga financeira com a aquisição de materiais antialérgicos.

Orientação para as crises

O plano de ação por escrito deve ser fornecido à família da criança na primeira consulta e deve conter informações sobre como identificar os sintomas iniciais de uma crise, quais medicações devem ser utilizadas com as respectivas doses e quais os sinais de alarme para crise grave, com necessidade de atendimento em urgência.

Tratamento das crises de sibilância

O tratamento das crises segue a mesma recomendação do tratamento das crises de asma, sendo recomendados beta-2-agonistas inalados a cada 4 a 6 horas, que devem ser iniciados no domicílio, de acordo com as orientações do plano de ação, tão logo seja identificada a exacerbação, e utilizados até a remissão dos sintomas. Corticoides sistêmicos (orais) são recomendados para crises moderadas ou graves e apresentam maior benefício quando iniciados precocemente na crise, na dose de 1 a 2mg/kg/dia de prednisolona por 3 a 5 dias.

Tratamento de controle

O tratamento de controle baseia-se na redução da inflamação, na manutenção da função pulmonar e da qualidade de vida, na prevenção de exacerbações e na disponibilização de medicamentos sem ou com mínimos efeitos adversos. Diretrizes nacionais e internacionais recomendam corticosteroides inflamatórios em doses baixas como primeira escolha de tratamento (nível de evidência A) e os antileucotrienos como terapêutica alternativa (nível de evidência A). Os beta-2-agonistas de longa duração não são recomendados em virtude da falta de estudos que comprovem sua eficácia e segurança na faixa etária dos lactentes. Corticoides orais e teofilina de liberação lenta são usados excepcionalmente como agentes de controle em sibilantes graves, com nível de evidência D. A reavaliação da resposta ao tratamento a cada 8 ou 12 semanas visa ajustar a dose mínima que mantenha o controle dos sintomas e a revisão do diagnóstico nos casos de falha terapêutica.

CONSIDERAÇÕES FINAIS

A síndrome do lactente chiador, por sua frequência e possibilidade de evolução para doença grave, é um diagnóstico diferencial que todo pediatra deve estar habilitado a realizar, solicitando auxílio do especialista sempre que julgar necessário.

Bibliografia

Alampi R, Pires PSJ, Pinto LA. Diagnóstico e manejo do lactente sibilante. Acta Med (Porto Alegre). 2009; 30:703-9.

Bacharier LB, Boner A, Carlsen KH, Eigenmann PA et al. Diagnosis and treatment of asthma in childhood: a PRACTALL consensus report. Allergy 2008; 63:5-34.

British Thoracic Society. British guideline on the management of asthma. Thorax 2003; 58(suppl. 1):1-83.

Castro-Rodrigues J, Holberg CJ, Wright AL, Martinez FD. A clinical index to define risk of asthma in young children with recurrent wheezing. Am J Resp Crit Care Med 2000; 162:1403.

Castro-Rodriguez JA. The Asthma Predictive Index: early diagnosis of asthma. Curr Opin Allergy Clin Immunol 2011 Jun; 11(3):157-61.

Chong Neto HJ, Rosário NA. Studying specific IgE: in vivo or in vitro. Allergo et Immunopathol 2009; 37(1):31-5.

Chong Neto HJ, Rosário NA. Wheezing in infancy: epidemiology, investigation, and treatment. J Pediatr (Rio J) 2010; 86(3):171-8.

Dela Bianca AC, Wandalsen GF, Sole D. Wheezing infant: prevalence and risk factors. Rev Bras Alerg Imunopatol 2010; 33(2):43-50.

Firmida MC. Abordagem clinica de Lactentes Sibilantes. Pulmão RJ 2013; 22(3):3-8.

Global Initiative for Asthma, Global Strategy for the Diagnosis and Management of asthma in children 5 years and younger. GINA 2015.

IV Diretrizes Brasileiras para o manejo da asma. J Bras Pneumol 2006; 32(supl. 7):S447-474.

Lau S, Illi S, Sommerfeld C et al. Early exposure to house-dust mite and cat allergens and development of childhood asthma: a cohort study. Multicentre Allergy Study Group. Lancet 2000; 356:1392-7.

Martinez FD, Wright AL, Taussig LM et al. Asthma and wheezing in the first six years of life. The Group Health Medical Associates. N Eng J Med 1995 Jan 19; 332(3):133-8.

Sherriff A, Golding J, and ALSPAC study team. Hygiene levels in a contemporary population cohort are associated with wheezing and atopic eczema in preschool infants. Arch Dis Child 2002; 87:26.

Stein RT, Martinez FD. Asthma phenotypes in childhood: lessons from an epidemiological approach. Paed Respir Rev 2004; 5:155-61.

Venn AJ, Cooper M, Antoniak M et al. Effects of volatile organic compounds, damp, and other environmental exposures in the home on wheezing illness in children. Thorax 2003; 58:955-60.

Capítulo 19

Asma na Infância

Rita de Cássia Coelho Moraes de Brito
Patrícia Gomes de Matos Bezerra
Emanuel Sávio Cavalcanti Sarinho
Edjane Figueiredo Burity

INTRODUÇÃO

A asma é uma doença inflamatória crônica dos brônquios caracterizada por hiper-responsividade das vias aéreas inferiores e por limitação variável ao fluxo aéreo, reversível espontaneamente ou com tratamento, que se manifesta clinicamente por episódios recorrentes de sibilância, dispneia, aperto no peito e tosse, particularmente à noite e pela manhã, ao despertar. Resulta da interação das características genéticas do indivíduo, associadas à exposição aos alérgenos e irritantes das vias respiratórias e a outros fatores específicos que levam ao desenvolvimento e à persistência dos sintomas.

Embora determine morbidade significativa, apresenta baixa letalidade, estando a gravidade dos sintomas de asma associada à diminuição na capacidade de executar as atividades diárias, o que muitas vezes leva as pessoas acometidas a apresentarem baixa produtividade, absenteísmo escolar, falta ao trabalho, bem como redução da participação na vida familiar.

A asma tende a ser mais grave nas crianças com baixas condições socioeconômicas em virtude do risco maior de exposição aos fatores ambientais predisponentes e do acesso mais difícil ao manejo adequado da crise e da doença. O risco de mortalidade pode ser perfeitamente abolido nos casos mais graves quando o acesso ao sistema de saúde e o manejo são adequados. Muitos desses pacientes com asma bem estabelecida na idade escolar e na adolescência apresentam sintomatologia de rinite alérgica associada. Importantes fatores envolvidos na fisiopatologia de ambas as condições fortalecem a ideia de que rinite alérgica e asma têm um mecanismo imunopatogenético comum.

EPIDEMIOLOGIA

Alguns estudos visaram esclarecer a prevalência de asma e outras doenças respiratórias e alérgicas, estabelecendo associações a possíveis fatores de risco e agentes etiológicos. Destacam-se entre eles: *The European Community Respiratory Health Survey* (ECRHS), *Swiss Study on Air Pollution and Lung Diseases in Adults* (SAPALDIA), *Swiss Study on Childhood Allergy and Respiratory Symptoms with Respect to Air Pollution, Climate and Pollen* (SCARPOL) e *International Study on Asthma and Allergy Asthma in Childhood* (ISAAC).

Desenvolvido em três fases, o ISAAC teve início em 1991 em virtude da observação, por parte de alguns estudiosos, de que doenças alérgicas (asma, rinite e dermatite atópica) estavam aumentando em prevalência e gravidade; entretanto, pouco era conhecido sobre a escala do problema no mundo e sobre os fatores que afetavam sua prevalência. A segunda fase do estudo teve como objetivo estabelecer fatores associados à asma e a terceira fase se propôs a observar as mudanças temporais dessas doenças, estabelecendo também a prevalência de asma associada a rinite no mesmo paciente.

Na última fase do ISAAC, entre as cidades brasileiras participantes, a prevalência de asma variou de 11,8% a 30,5%. Em Pernambuco, as prevalências de asma e rinite alérgica foram estabelecidas em Recife e Caruaru. Em Recife, observou-se que 19,1% dos adolescentes tinham asma e, em Caruaru, a prevalência foi estabelecida em 17,9%. A associação de asma a rinite entre os adolescentes foi de 5,1% em Recife, enquanto no mundo estima-se a prevalência de 3,5%. É possível que as diferenças observadas sejam determinadas por condições climáticas e ambientais peculiares a cada região.

FISIOPATOGENIA

A reação inflamatória é o fator patogênico mais marcante da asma, e essa inflamação é resultante de interações de células inflamatórias, mediadores inflamatórios e células estruturais das vias aéreas. A inflamação está presente desde o início da doença, a partir das formas leves, e até mesmo em pacientes assintomáticos.

Embora a inflamação ocorra nos estágios iniciais da doença, e em crianças jovens, a reação IgE-mediada atinge a plenitude a partir da idade escolar. As crises asmáticas dos mais jovens são geralmente desencadeadas por infecções virais respiratórias que induzem a liberação de citocinas inflamatórias. Após a idade escolar, além dos vírus, os aeroalérgenos, a atividade física e aspectos emocionais passam a ter papel importante como desencadeantes e agravantes das crises.

O efeito no trato respiratório inferior de uma respiração inadequada, em que o nariz não executa adequadamente suas funções, tem sido descrito em estudos experimentais de broncoprovocação induzida por exercício. Estudos sugerem que repetidas e prolongadas exposições das vias aéreas ao ar em baixas condições de filtração, umidificação e aquecimento podem ocasionar desordens funcionais e inflamatórias e induzir o remodelamento das vias aéreas.

Apesar da diferente origem embriológica, existem importantes semelhanças entre o nariz e os pulmões. Em pessoas saudáveis, as mucosas do nariz e dos brônquios têm estruturas semelhantes, constituídas de um epitélio colunar pseudoestratificado ciliar, em virtude da presença, nas submucosas, de glândulas mucosas, vasos sanguíneos, tecido conjuntivo, nervos e células inflamatórias Estas são representadas por eosinófilos, mastócitos, linfócitos T e células da linhagem monocítica. Em 1992 foi sugerido que o remodelamento brônquico seria um componente essencial da asma, um processo complexo que envolve fatores inflamatórios, resultando em modificações estruturais ou funcionais. O remodelamento é um modo de reparação de danos em todos os órgãos, representando um processo dinâmico que associa produção e degradação de matriz, como reação a um insulto inflamatório, levando a um processo de reconstrução normal (semelhante ao tecido lesado) ou patológico (modelo diferente).

Embora alguns componentes do remodelamento pareçam ser constitucionais e possam ser geneticamente determinados, eles constituem o resultado entre a inflamação inicial e o dano tissular subsequente. Essas células inflamatórias e seus mediadores são responsáveis pela lesão e alteração na integridade epitelial, anormalidade no controle neural autonômico do tônus da via aérea, hipersecreção de muco, mudanças na função mucociliar e aumento da reatividade do músculo liso da via aérea inferior, que pode resultar em sintomas contínuos ou de maior intensidade ante a exacerbação.

Os principais componentes do remodelamento brônquico na asma são: alteração do depósito/degradação de componentes da matriz extracelular, neovascularização da submucosa, hiperplasia e hipertrofia do músculo liso, hiperplasia das glândulas mucosas, hiperplasia de células caliciformes e alterações do epitélio brônquico, os quais promovem uma alteração permanente, resultando em sintomas mais graves proporcionalmente ao dano. A unidade trófica mesenquimal epitelial existe na rinite, mas o dano epitelial é mínimo e a membrana basal reticular não parece estar espessada (Figura 19.1).

Nos pacientes com asma moderada e grave, o infiltrado eosinofílico é mais intenso no brônquio do que no nariz, enquanto pacientes com quadros leves apresentam infiltrado eosinofílico semelhante em ambos os locais. Pacientes com asma apresentam espessamento da membrana basal, hipertrofia da musculatura lisa e extensa descamação epitelial, enquanto o epitélio daqueles que têm apenas rinite está bem menos danificado.

DIAGNÓSTICO CLÍNICO

O diagnóstico da asma é clínico, fundamentado em parâmetros como gravidade e frequência dos sintomas. A gravidade será estabelecida de acordo com a frequência e a intensidade da sibilância, sensação de aperto no peito e tosse, episódios de exacerbação, sintomas relacionados com a atividade diária e comprometimento na qualidade de vida. Esses parâmetros estão relacionados com a intensidade do processo inflamatório e têm ligação com a variação de obstrução ao fluxo aéreo. Nas crianças, o diagnóstico da asma baseia-se no reconhecimento

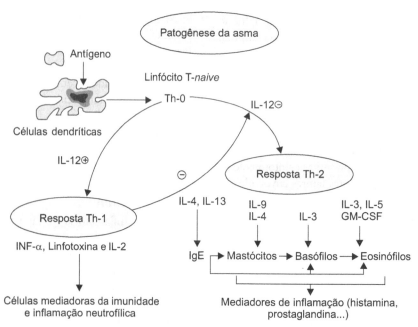

Figura 19.1 Patogênese da asma.

de um padrão característico e episódico de sintomas respiratórios, desde que excluída uma explicação alternativa para esses sintomas. A asma pode ser sugerida pela presença de mais de um dos seguintes sintomas: sibilância, tosse, dificuldade respiratória e aperto no peito, especialmente se são frequentes e recorrentes, são mais intensos à noite e pela manhã e ocorrem em resposta ou se intensificam após o exercício ou outros gatilhos, como exposição a animais de estimação, ar frio ou úmido, ou com as emoções ou o riso. Além disso, se os sintomas ocorrem em pessoas com história familiar de atopia, história pessoal de atopia, presença de sibilância ao exame físico e com a melhora dos sintomas ou da função pulmonar em resposta à terapêutica adequada, esses dados norteiam o diagnóstico.

Algumas perguntas devem ser formuladas para se estabelecer o diagnóstico clínico, incluindo a investigação do ambiente com o objetivo de detectar fatores predisponentes e precipitantes. O exame físico deve ser completo, podendo frequentemente ser normal ou apresentar alterações como dispneia, deformidade da caixa torácica (aumento do diâmetro anteroposterior nos casos mais graves e crônicos), baqueteamento digital e batimento de asas nasais, entre outros. Na ausculta, o sibilo é o achado mais comum; entretanto, pode não ser audível mesmo durante a crise aguda, dependendo da gravidade da crise de sibilância, sendo deflagrada apenas diminuição do fluxo respiratório.

CLASSIFICAÇÃO

O grau de limitação do fluxo aéreo e sua variabilidade possibilitam a classificação da gravidade da asma na intercrise em intermitente, persistente leve, persistente moderada e persistente grave, com base na frequência e na intensidade dos sintomas, na frequência de uso de medicação de alívio e nos testes da função pulmonar. A gravidade não é uma característica fixa do paciente com asma e pode variar de acordo com os meses ou anos, constituindo-se em uma avaliação periódica relevante. O Quadro 19.1 mostra os principais parâmetros para classificação da gravidade da asma.

O lactente apresenta algumas peculiaridades que agravam as crises de sibilância. Nessa faixa etária, a laringe é relativamente alta, condição que possibilita a respiração e deglutição simultâneas até a idade aproximada de 3 a 4 meses. A traqueia é mais curta, tornando-se vulnerável à entrada de bactérias e substâncias irritantes. O ar segue diretamente da cavidade nasal para os pulmões. Anatomicamente, o alinhamento relativamente horizontal da caixa torácica, associado ao formato arredondado do tórax, à natureza cartilaginosa do esqueleto torácico e ao ângulo horizontal de inserção do diafragma, dificulta a ação dos músculos intercostais e auxiliares. As vias aéreas têm diâmetro reduzido: 0,4mm dos brônquios e 0,1mm dos bronquíolos, comparados com 12 e 0,6mm nos adultos. É maior o número de glândulas mucosas no epitélio e a musculatura peribrônquica apresenta função e disposição diferentes das do adulto, além de haver menor quantidade de elastina e colágeno no interstício e menor número de alvéolos e de comunicações interalveolar e bronquíolo-alveolar, o que potencializa a gravidade de doença inflamatória nessa faixa de idade.

Em 2008, a nomenclatura dos fenótipos de sibilância entre os lactentes sofreu modificações:

- **Sibilância transitória:** sibilos durante os primeiros 2 ou 3 anos de vida e não mais após essa idade.
- **Sibilância não atópica:** sibilância desencadeada, principalmente, por vírus, que tende a desaparecer com o avançar da idade.
- **Asma persistente:** caracterizada por sibilância associada a um dos seguintes itens: manifestações clínicas de atopia (eczema, rinite e conjuntivite), alergia alimentar, eosinofilia e/ou níveis séricos elevados de IgE total, sensibilização comprovada pela presença de IgE específica a alimentos na infância precoce e, a seguir, IgE específica a aeroalérgenos, sensibilização a aeroalérgenos antes dos 3 anos de idade, especialmente quando exposto a níveis elevados de alérgenos perenes no domicílio, e ter pai e/ou mãe com asma.
- **Sibilância intermitente grave:** episódios pouco frequentes de sibilância aguda, associados a poucos sintomas fora dos quadros agudos e à presença de características de atopia (eczema, sensibilização alérgica e eosinofilia em sangue periférico).

Em 2014, o Global Initiative for Asthma (GINA) estabeleceu alguns critérios para melhorar o diagnóstico da asma em menores de 5 anos tendo em vista que, em virtude das

Quadro 19.1 Classificação inicial de gravidade da asma

	Intermitente*	Persistente		
		Leve	Moderada	Grave
Sintomas	Raros	Semanais	Diários	Diários ou contínuos
Despertares noturnos	Raros	Mensais	Semanais	Quase diários
Necessidade de β_2 para alívio	Rara	Eventual	Diária	Diária
Limitações de atividades	Nenhuma	Presente nas exacerbações	Presente nas exacerbações	Contínuas
Exacerbações	Raras	Afeta atividades e sono	Afeta atividades e sono	Frequentes
VEF_1 ou PFE	≥ 80% do predito	≥ 80% do predito	60% a 80% do predito	≤ 60% do predito
Variação VEF_1 ou PFE	< 20%	< 20% a 30%	> 30%	> 30%

Fonte: adaptado de Global Initiative for Asthma (GINA).
*Classifica-se o paciente sempre pela manifestação de maior gravidade.
VEF_1: volume expiratório forçado no primeiro segundo; PFE: pico de fluxo expiratório.

próprias condições anatômicas, das frequentes infecções respiratórias apresentadas por essas crianças e das síndromes aspirativas, são várias as causas de sibilância nessa faixa etária. Com base nessas dificuldades foram desenvolvidos alguns critérios clínicos que facilitam o estabelecimento desse diagnóstico (Quadro 19.2).

Os pacientes que preenchem os critérios diagnósticos de asma devem ser classificados quanto ao controle de sintomas à semelhança das crianças maiores, como mostra o Quadro 19.3.

EXAMES COMPLEMENTARES

Como a asma consiste em doença de diagnóstico clínico, exames complementares costumam ser desnecessários; entretanto, em caso de dúvida ou condição em que o paciente apresenta alguma complicação relacionada com a crise, a radiografia de tórax será importante para a definição diagnóstica e para a conduta. Outros recursos também podem ser utilizados, como:

- **Espirometria:** exame importante para o diagnóstico da função pulmonar. Os testes de função pulmonar são muito importantes para a avaliação de doenças respiratórias em

Quadro 19.3 Avaliação do controle clínico da asma

Avaliação do controle clínico atual (preferencialmente nas últimas 4 semanas)			
Parâmetros	Asma controlada	Asma parcialmente controlada	Asma não controlada
	Todos os parâmetros abaixo	Um ou dois dos parâmetros abaixo	Três ou mais parâmetros da asma parcialmente controlados
Sintomas diurnos	Nenhum ou ≤ 2 por semana	Três ou mais por semana	
Limitação de atividades	Nenhuma	Qualquer	
Sintomas/despertares noturnos	Nenhum	Qualquer	
Necessidade de medicação de alívio	Nenhuma ou ≤ 2 por semana	Três ou mais por semana	
Função pulmonar (PFE ou VEF$_1$)	Normal	< 80% do predito ou do melhor prévio (se conhecido)	
Avaliação dos riscos futuros (exacerbações, instabilidade, declínio acelerado da função pulmonar e efeitos adversos)			
Características que estão associadas a aumento dos riscos de eventos adversos no futuro: mau controle e exacerbações frequentes no último ano, admissão prévia em UTI, baixo VEF$_1$, exposição à fumaça do tabaco, necessidade de usar medicação em altas dosagens			

Fonte: adaptado de Global Initiative for Asthma (GINA).

Quadro 19.2 Características que sugerem o diagnóstico de asma em menores de 5 anos

Características	Características que sugerem asma
Tosse	Tosse não produtiva recorrente ou persistente que pode piorar à noite ou acompanhar-se de sibilância e dificuldade respiratória Tosse que surge com o exercício, o riso, o choro e a exposição à fumaça de cigarro sem que haja infecção respiratória associada
Sibilância	Sintomas recorrentes durante o sono ou com desencadeantes como resfriados virais, riso, choro e exposição à fumaça de cigarro ou a poluentes ambientais
Respiração difícil ou pesada ou dificuldade respiratória	Aparece com resfriados, exercício, riso e choro
Redução da atividade	Não corre, joga ou ri com a mesma intensidade das outras crianças; cansa-se logo ao caminhar (pede para ir ao colo)
Antecedentes pessoais ou familiares	Outras doenças alérgicas (dermatite atópica ou rinite alérgica). Asma em familiares de primeiro grau (pais ou irmãos)
Teste terapêutico com baixas doses de corticoide inalado e com β$_2$ de curta ação	Melhora clínica durante 2 a 3 meses de tratamento de controle e piora clínica com a suspensão do tratamento

adultos, mas ainda subutilizados na faixa pediátrica. A espirometria quantifica o volume de ar inspirado e expirado e os fluxos expiratórios. Pode ser realizada durante respiração lenta ou forçada – manobra expiratória forçada (MEF). A análise dos dados derivados dessa manobra proporciona as melhores informações sobre as anormalidades da função pulmonar. A espirometria é um teste esforço-dependente que exige cooperação e atenção da criança, assim como um técnico bem treinado em espirometria com crianças, experiente e paciente. Na criança, a espirometria é mais frequentemente indicada para avaliação do diagnóstico clínico de asma, tosse ou chiado recorrente/crônico, tosse ou dispneia induzida por exercício e sintomas respiratórios recorrentes.

Deve ser usada, também, para seguimento dos casos mais graves e atípicos. As curvas de padronização modificadas em 2005 pela American Thoracic Society e a European Respiratory Society utilizam valores segundo a idade, o gênero e a altura do paciente. Em crianças em idade pré-escolar, sua realização é dificultada pela falta de coordenação e colaboração, apresentando maior utilidade em crianças com mais de 6 anos de idade.

Os seguintes achados são sugestivos de asma:
- Distúrbio ventilatório obstrutivo caracterizado por redução do VEF$_1$ (< 80% do previsto) e da relação VEF$_1$/CVF (< 75% em adultos e < 86% em crianças).

- Aumento do VEF_1 de 7% em relação ao valor previsto e de 200mL em valor absoluto, após inalação de broncodilatador de curta ação.
- Aumentos espontâneos do VEF_1 após uso de corticosteroides (30 a 40mg/dia VO por 2 semanas) de 20%, excedendo 250mL em valor absoluto.

Em pacientes sintomáticos com espirometria basal normal e ausência de resposta ao uso de broncodilatador, o diagnóstico pode ser confirmado mediante a detecção de hiper-responsividade das vias aéreas por meio do teste de broncoprovocação com agentes broncoconstritores (metacolina, histamina e carbacol) e com exercício.

- **Pico de fluxo expiratório (PFE):** pode ser utilizado para diagnóstico, monitorização e controle da asma. São indicativos de asma:
  - Diferença percentual média entre a maior de três medidas de PFE efetuadas pela manhã e à noite com amplitude superior a 20% em um período de 2 a 3 semanas.
  - Aumento de 20% em adultos e 30% em crianças no PFE 15 minutos após uso de broncodilatador de curta ação.
- **Oscilometria de impulso:** exame relativamente independente do esforço e da colaboração do paciente, avalia a resistência e a impedância das vias aéreas, mas necessita maiores evidências em termos de acurácia diagnóstica.
- **Diagnóstico de alergia:** como a asma é uma doença imunomediada em boa parte dos casos, o diagnóstico de alergia pode ser confirmado por testes cutâneos ou pela determinação de IgE sérica específica. A técnica mais utilizada para os testes cutâneos é a de puntura, que pode ser realizada em qualquer idade, mas a expressão da sensibilidade aos aeroalérgenos costuma aparecer a partir dos 2 anos de idade.

DIAGNÓSTICO DIFERENCIAL

A asma é um diagnóstico de exclusão em lactentes, devendo previamente ser descartadas outras possibilidades diagnósticas, que variam de acordo com a idade do paciente (Quadro 19.4): em menores de 3 meses, os possíveis diagnósticos são displasia broncopulmonar, laringomalacia, paralisia das cordas vocais, angiomatose laríngea, cistos laríngeos, tumores e anomalias congênitas do pulmão e das vias aéreas; entre os 3 e os 12 meses deve ser feito diagnóstico diferencial com doença do refluxo gastroesofágico, síndromes aspirativas, fibrose cística e anomalias cardíacas; entre os maiores de 1 ano deve ser afastada a possibilidade de aspiração de corpo estranho, discinesia ciliar primária e anomalias congênitas do trato respiratório. O diagnóstico de bronquiolite e displasia broncopulmonar também deve ser afastado, dependendo da história clínica.

Em lactentes e pré-escolares, a doença pode se manifestar sem dispneia e sibilância, sendo a tosse caracteristicamente recorrente, noturna e seca, respondendo favoravelmente ao uso de broncodilatador (considerada a tosse variante asma).

Nas crianças maiores e adolescentes, os sinais e sintomas costumam ser de fácil reconhecimento, quando se manifestam por dispneia e sibilância recorrentes. Uma forma menos frequente de apresentação, mas importante nesse grupo etário, é a dispneia e/ou sibilância e/ou tosse e/ou dor torácica que surgem após exercício, choro ou ato de sorrir ou após atividades físicas e que podem funcionar como fator de confusão com cardiopatias.

TRATAMENTO

Por se tratar de uma doença crônica, os objetivos a longo prazo do tratamento da asma são o controle dos sintomas e a

Quadro 19.4 Diagnósticos diferenciais de asma de acordo com a faixa etária

0 a 2 anos	2 a 6 anos	6 a 10 anos	> 10 anos
Fibrose cística (FC)	Incoordenação da deglutição	Apneia obstrutiva do sono	Bronquiectasias não FC e FC
BDP	Cardiopatias com hiperfluxo	Bronquiectasia não FC	Aspergilose broncopulmonar
Malformação congênita	Massas hipofaríngeas/mediastinais	Disfunção de cordas vocais	Disfunção de cordas vocais
Cardiopatias com hiperfluxo	Bronquiolite obliterante	Bronquiolite obliterante	Bronquiolite obliterante
Branquiolites	Doença do refluxo gastroesofágico	Síndrome de Loeffler	Síndrome de Loeffler
DRC da prematuridade	Fibrose cística	Massa no mediastino	Massa no mediastino e outras neoplasias
Aspiração de corpo estranho	Doença neuromuscular	Bronquiectasias não FC/aspergilose broncopulmonar alérgica	Pneumonite por hipersensibilidade
Obstrução de vias respiratórias superiores/anel vascular	Aspiração de corpo estranho	Discinesia ciliar	Discinesia ciliar
DRGE	Imunodeficiências	Fibrose cística	
Doença neuromuscular	P. influenza	P. influenza	
Incoordenação na deglutição/discinesia de laringe	Discinesia ciliar	Pneumonias atípicas	
Coqueluche/P. influenza A/TB pulmonar			

FC: fibrose cística; BDP: broncodisplasia pulmonar; DRC: doença respiratória crônica; DRGE: doença do refluxo gastroesofágico.

redução dos riscos. Denomina-se asma controlada aquela cujo portador não apresenta sintomas relacionados com a doença, com ou sem tratamento. Para melhorar a qualidade de vida dos pacientes com asma é necessária a criação de estratégias terapêuticas que consigam controlar sintomas e prevenir exacerbações. Para que esse objetivo seja alcançado são necessários: o desenvolvimento das parceria médico/paciente, a identificação e redução da exposição a fatores de risco, a avaliação, o tratamento e o controle da asma, além do gerenciamento das exacerbações de asma. O tratamento da asma para controle dos sintomas e redução dos riscos inclui:

- Orientações sobre o uso da medicação de alívio.
- Tratamento para os fatores de risco modificáveis.
- Tratamento e estratégias não farmacológicas.
- Treinamento do paciente para habilidades específicas e automanejo (informações sobre asma, terapia inalatória, adesão, plano de ação por escrito para tratamento da exacerbação aguda).

O principal objetivo do tratamento da asma consiste na obtenção e manutenção do controle da doença. Por se tratar de doença crônica com episódios de agudização, o tratamento envolve duas etapas; o controle dos sintomas contínuos e o tratamento da crise, que não é o objetivo deste capítulo. As medidas que visam melhorar a qualidade de vida dos pacientes com asma incluem a elaboração de estratégias terapêuticas que consigam controlar sintomas e prevenir exacerbações, a manutenção da atividade física de maneira plena, a redução dos efeitos adversos da medicação, a manutenção da função pulmonar normal ou a melhor possível, a prevenção de limitação irreversível do fluxo aéreo e o remodelamento das vias respiratórias, além da prevenção de mortes em razão da afecção.

Para o tratamento da asma devem ser levados em consideração alguns aspectos importantes, como a educação dos pacientes, a despoluição do ambiente e o uso de medicações para controle dos sintomas e que repercutam na redução da frequência e intensidade das crises, além de imunoterapia, que não é objeto de estudo deste capítulo.

A GINA sugere um ciclo contínuo de cuidados (Figura 19.2) caracterizado por:

- **Avaliar**: diagnóstico, controle de sintomas, técnica inalatória e adesão e preferência do paciente (Quadro 19.5).
- **Ajustar tratamento**: medicações, estratégias não farmacológicas e tratamento dos fatores de risco modificáveis.
- **Avaliar a resposta**: sintomas, exacerbações, efeitos adversos e satisfação do paciente.

Essas etapas são obtidas por meio de passos que favorecem o controle dos sintomas e melhoram a qualidade de vida (Quadro 19.6).

Para o controle da asma sugere-se a redução da exposição do paciente a alérgenos domiciliares, particularmente à poeira doméstica. Entretanto, alguns estudos questionam a importância do papel desse controle ambiental no desenvolvimento da asma e de outras doenças alérgicas. A única medida amplamente recomendada é o afastamento da exposição passiva à fumaça do cigarro. O encapamento de colchões e a

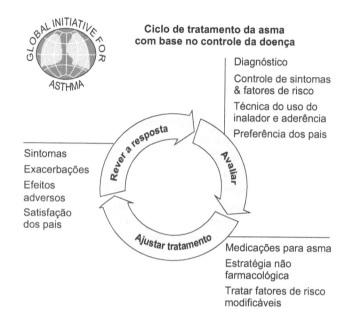

Figura 19.2 Ciclo de tratamento da asma com base no controle da doença.

Quadro 19.5 Níveis de controle do paciente com asma

Nas últimas 4 semanas o paciente teve:		Bem controlada	Parcialmente controlada	Não controlada
Sintomas diários >2×/semana?	Sim ( ) Não ( )	Nenhum	1 ou 2	3 ou 4
Despertar noturno?	Sim ( ) Não ( )			
Uso de β_2 de alívio >2×/semana?	Sim ( ) Não ( )			
Limitação de atividades?	Sim ( ) Não ( )			

Fonte: adaptado da revisão do GINA 2014.

limpeza dos ambientes com pano úmido, para não levantar poeira, podem ser de alguma utilidade em casos individualizados. As outras medidas são extremamente questionáveis, mas é prudente individualizar o controle do ambiente para cada paciente de acordo com sua sensibilização. Uma dieta rica em alimentos integrais, azeite e probióticos, bem como a exposição adequada à luz solar e um ambiente familiar saudável também se constituem em medidas de controle ambiental.

Tratamento farmacológico

Para o tratamento da asma a via inalatória é escolhida para o tratamento de controle por possibilitar a aplicação direta das medicações nas vias aéreas inferiores mediante a utilização de um inalador ou espaçador, minimizando a possibilidade de efeitos colaterais das medicações utilizadas.

A escolha dos medicamentos utilizados no controle da asma depende da classificação clínica inicial de gravidade da doença (veja o Quadro 19.1). A terapia anti-inflamatória de manuten-

Quadro 19.6 Estratégia global para manejo e prevenção da asma (GINA, 2014)

Passo 1 – Desenvolver parceria médico/paciente		
Educar os pacientes para desenvolver essa parceria	**Fatores envolvidos na não adesão**	
Orientações sobre o manejo da asma devem estar disponíveis, adaptadas e adotadas para uso local por equipes de planejamento da asma Comunicação clara entre profissionais de saúde e pacientes com asma é a chave para melhor cumprimento das medidas a serem adotadas	**Quanto ao uso de medicamentos** 1. Dificuldades associadas aos inaladores 2. Esquemas complicados 3. Temores acerca de ou efeitos colaterais reais 4. Custo 5. Distância das farmácias	**Fatores não medicamentosos** 1. Incompreensão/falta de informação 2. Temores quanto aos efeitos colaterais 3. Expectativas inadequadas 4. Subestimativa da gravidade 5. Atitudes em relação a problemas de saúde 6. Fatores culturais 7. Má comunicação

Passo 2 – Identificar e reduzir a exposição a fatores de risco
Reduzir a exposição aos alérgenos domiciliares Evitar a fumaça do tabaco Evitar emissões de veículos Identificar irritantes no local de trabalho Explorar o papel das infecções no desenvolvimento da asma, especialmente em crianças e lactentes jovens

Passo 3 – Avaliar, tratar e controlar a asma
Determinar o nível inicial de controle para aplicar o tratamento (avaliar o comprometimento do paciente – classificar a doença) Manter o controle quando o tratamento foi implementado (avaliar o risco do paciente) Dependendo do nível de controle da asma, o paciente é direcionado a uma das cinco etapas do tratamento O tratamento é ajustado em um ciclo contínuo impulsionado por mudanças no estado de controle da asma **O ciclo inclui:** avaliação de controle da asma, conseguir o controle, acompanhamento de manutenção do controle

Passo 4 – Gerenciar as exacerbações de asma

Passo 5 – Considerações especiais

ção é essencial para os pacientes com asma persistente leve, moderada ou grave. No entanto, o controle da asma deve ser fundamentado no nível de controle dos sintomas, escalonando-se a introdução ou a retirada de medicamentos de acordo com esse controle. Para essa análise utilizam-se em todas as consultas os parâmetros apontados no Quadro 19.5.

Após essa avaliação, deverão ser tomadas medidas para aumentar ou reduzir o uso de medicação de acordo com a Figura 19.3.

A terapêutica pode ser estabelecida em passos para o controle dos sintomas (Quadro 19.7).

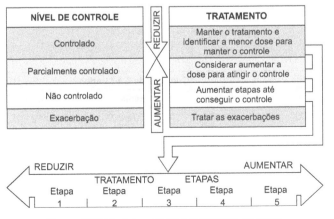

Figura 19.3 Nível de controle e tratamento da asma.

Em crianças com menos de 6 anos de idade, esses passos podem ser utilizados nas circunstâncias apresentadas nos Quadros 19.8 e 19.9.

O estado de controle do paciente com asma e o tratamento no momento da avaliação determinam a escolha e a dose dos medicamentos a serem prescritos. Por sua ação anti-inflamatória, os glicocorticoides inalados constituem os principais medicamentos utilizados nos tratamentos de manutenção, profilático e anti-inflamatório, tanto em adultos como em crianças. Seu uso reduz a frequência e a gravidade das exacerbações, o número de hospitalizações e de atendimentos nos serviços de emergência, melhora a qualidade de vida, a função pulmonar e a hiper-responsividade brônquica e diminui a broncoconstrição induzida pelo exercício. A dose utilizada encontra-se na dependência da gravidade e da frequência dos sintomas (Quadro 19.10).

Outras medicações, como os antagonistas dos leucotrienos e os broncodilatadores de ação prolongada, também podem ser utilizadas para controle da asma. Os antagonistas dos leucotrienos (montelucaste sódico) podem ser utilizados VO em uma única tomada ao dia e podem ser prescritos como monoterapia para casos de asma persistente leve. Também estão indicados em casos de asma persistente moderada ou grave, associados ao corticoide inalado. Os broncodilatadores de ação prolongada não devem ser administrados isoladamente para controle da inflamação, devendo seu uso estar sempre associado ao de corticoide inalado. O cromoglicato de sódio

Quadro 19.7 Abordagem passo a passo para o tratamento da asma

Medicação de controle de escolha	Passo 1 –	Passo 2 CI em baixa dose	Passo 3 CI em dose média*	Passo 4 CI em dose média/alta + LABA	Passo 5 Acrescentar anti-IgE
Outras opções de controle	Considerar dose baixa de CI	Antagonista de leucotrieno	CI em baixa dose + LABA**	CI em alta dose + antagonista de leucotrieno	Baixa dose de corticoide oral
Medicação de alívio	β_2 de curta ação, quando necessário		β_2 de curta ação, quando necessário ou CI em baixa dose + formoterol		

* Para crianças entre 6 e 11 anos.
** Para crianças maiores de 11 anos.
CI: corticoide inalado; LABA: broncodilatador de ação prolongada.
Fonte: adaptado da revisão do GINA 2014.

Quadro 19.8 Escolha terapêutica para o manejo da asma em crianças pequenas

Passo 1	Passo 2	Passo 3	Passo 4
Sibilâncias virais infrequentes ou sintomas com intervalos curtos ou nulos	< 5 anos, com os sintomas padrões de asma > 3 exacerbações/ano Padrão de sintomas não indicativos de asma, porém os episódios de sibilância ocorrem com intervalo de 6 a 8 semanas Usar por 3 meses	Diagnóstico de asma não bem controlada com baixas doses de corticoide	Ausência de controle dos sintomas com doses médias de corticoide
Verificar o diagnóstico, uso adequado do inalador, aderência e exposição.			

Fonte: adaptado da revisão do GINA 2014.

Quadro 19.9 Manejo da asma em crianças pequenas

Passo 1	Passo 2	Passo 3	Passo 4
	Baixa dose de CI	Dobrar a dose de CI	Continuar com a medicação de controle e encaminhar para o especialista
	Leucotrieno (LTRA) Corticoide intermitente	Dose baixa de CI + LTRA	Adicionar LTRA Aumentar a frequência de CI Adicionar CI intermitente
β_2 de ação curta segundo a necessidade de todas as crianças			

CI: corticoide inalado; LTRA: antagonista de leucotrienos.
▓ Tratamento de eleição; ▓ tratamento da crise; outras opções de tratamento.
www.ginasthma.org
Fonte: Gina 2014.

Quadro 19.10 Doses baixas, médias e altas diárias dos corticoides inalados (em µg)

Corticoide inalado	Adolescentes e adultos			Crianças de 6 a 11 anos		
	Baixa	Média	Alta	Baixa	Média	Alta
Beclometasona (HFA, MDI)	100 a 200	> 200 a 400	> 400	50 a 100	> 100 a 200	> 200
Budesonida (pó)	200 a 400	> 400 a 800	> 800	100 a 200	> 200 a 400	> 400
Budesonida (suspensão)	–	–	–	250 a 500	> 500 a 1.000	> 1.000
Ciclesonida (HFA, MDI)	80 a 160	> 160 a 320	> 320	80	> 80 a 160	> 160
Fluticasona (pó)	100 a 250	> 250 a 500	> 500	100 a 200	> 200 a 400	> 400
Fluticasona (HFA, MDI)	100 a 250	> 250 a 500	> 500	100 a 200	> 200 a 500	> 500
Mometasona (pó)	110 a 220	> 220 a 440	> 440	110	≥ 220 a < 440	≥ 440

HFA: propelente hidrofluoralcano; MDI: inalador dosimetrado.
Fonte: adaptado da revisão do GINA 2014.

foi retirado do mercado brasileiro por sua formulação em aerossol dosimetrado conter CFC, gás propelente proibido pela legislação vigente.

Após o início do tratamento de controle, convém agendar consulta de seguimento para 2 ou 3 meses com o objetivo de avaliar a resposta e a necessidade de aumento ou redução das medicações. Nesse momento, é importante retornar ao ciclo de cuidados contínuos proposto pela iniciativa GINA. Outros cuidados incluem, também, o acompanhamento do crescimento dos pacientes, para observar possível desaceleração, e o encaminhamento para avaliação oftalmológica regular, para checar efeitos adversos oculares, especialmente naqueles pacientes em uso de doses altas de corticoide inalado por tempo prolongado.

Nos lactentes, corticoterapia está indicada quando os pacientes apresentam sintomas contínuos ou mais de duas vezes por semana, mais de duas crises de sibilância por mês, crises com risco de morte (insuficiência respiratória grave) e função pulmonar anormal entre as crises. O diagnóstico de asma deve ser considerado se ocorreram três ou mais episódios de obstrução brônquica reversível em período inferior a 6 meses. Quando a sibilância está relacionada com infecções virais, a terapia diária com antagonistas de leucotrienos é uma opção terapêutica; entretanto, quando há evidência de alergia, as medicações de primeira linha são os corticoides inalatórios.

Nos casos mais graves de asma em crianças com mais de 6 anos de idade com hipersensibilidade aos aeroalérgenos e resistentes a doses elevadas de esteroides inalados associados a broncodilatadores de liberação prolongada, pode ser tentado o uso de omalizumabe em casos individualizados.

Redução do tratamento após controle da asma

- Quando a asma é controlada com médias a altas doses de corticoides inalados, a dose deve ser reduzida em 50% a intervalos de 3 meses.
- Quando controlada com doses baixas de corticoides inalados, convém mudar para uma dose única diária.
- Quando controlada com combinação de corticoides inalados e beta-2-agonista de ação prolongada, reduz-se a dose do corticoides inalados em 50%, continuando com o uso de beta-2-agonista de longa duração.
- Se o controle for mantido, deve-se reduzir a dose de corticoides inalados e suspender o beta-2-agonista de longa duração.

CONSIDERAÇÕES FINAIS

A iniciativa ARIA (*Allergic Rhinitis and its Impact on Asthma*) é uma organização não governamental criada para facilitar o manejo da rinite alérgica e para complementar o GINA (*Global Strategy for Asthma Management and Prevention*), outra estratégia que visa distribuir informações sobre os cuidados aos pacientes com asma e divulgar resultados de investigações científicas relacionadas com a asma. De acordo com esse documento, pacientes com rinite persistente devem ser avaliados para asma e pacientes com asma persistente devem ser avaliados para rinite, e a estratégia deve combinar o tratamento das vias aéreas superiores e inferiores em termos de eficácia e segurança.

O reconhecimento dos sintomas nasais como um dos pilares da síndrome alérgica respiratória crônica implica uma abordagem terapêutica mais abrangente, que culminará no controle adequado dos sintomas, repercutindo na melhoria da qualidade de vida do indivíduo acometido, bem como de seus familiares. É preciso desmistificar a asma, orientando corretamente seu tratamento, suprindo as angústias dos pais e permitindo que a criança com essa enfermidade tenha uma infância tão completa quanto aqueles não acometidos.

Bibliografia

American Thoracic Society Documents. An Official American Thoracic Society/European Respiratory Society Statement: Pulmonary Function Testing in Preschool Children. Am J Respir Crit Care Med 2007; 175(12):1304-45.

Bacharier LB, Boner A, Carlsen KH et al. Diagnosis and treatment of asthma in childhood: a PRACTALL consensus report. Allergy 2008; 63(1):5-34.

Bel EH, Sousa A, Fleming L et al.; Unbiased Biomarkers for the Prediction of Respiratory Disease Outcome (U-BIOPRED) Consortium, Consensus Generation. Diagnosis and definition of severe refractory asthma: an international consensus statement from the Innovative Medicine Initiative (IMI). Thorax 2011; 66(10):910-7.

Burity EF, Pereira CAC, Rizzo JA, Sarinho ESC, Jones MH. Efeito da terminação precoce da expiração nos parâmetros espirométricos em crianças pré-escolares saudáveis. J Bras Pneumol 2011; 37(4):464-70.

Burity EF. Manobra expiratória forçada em crianças pré-escolares: aplicação de critérios de aceitação e reprodutibilidade. Dissertação de Mestrado – Mestrado em Saúde da Criança e do Adolescente – UFPE, Recife, 2006.

Bussamra MH, Cukier A, Stelmach R, Rodrigues JC. Evaluation of the magnitude of the bronchodilator response in children and adolescent with asthma. Chest 2005; 127(2):530-5.

Busse WW, Calhoun WF, Sedgwick JD. Mechanism of airway inflammation in asthma. Am Rev Respir Dis. 1993 Jun; 147(6 Pt 2):S20-4.

Diretrizes da Sociedade Brasileira de Pneumologia e Tisiologia para o Manejo da Asma – 2012. J Bras Pneumol 2012; 38:S1-S46.

Entzsch NS, Camargos PAM, Melo EM. Adesão às medidas de controle ambiental em lares de crianças e adolescentes asmáticos. J Bras Pneumol 2006; 32(3):189-94.

Global Initiative for Asthma. Global Strategy for Asthma Management and Prevention 2016. Disponível em: www.ginasthma.org.

Gøtzsche PC, Johansen HK, Burr ML, Hammarquist C. House dust mite control measures for asthma (Cochrane Review). In: The Cochrane Library, Issue 2, 2002. Oxford: Update Software.

Martinez FD, Wright AL, Taussig LM, Holberg CJ, Halonen M, Morgan WJ, and the group health medical associates. Asthma and wheezing in the first six years of life. N Engl J Med 1995; 332(3): 133-8.

Miller MR, Hankinson J, Brusasco V et al. Standardization of spirometry. Eur Respir J 2005; 26(2):319-38.

Moraes LSL, Barros MD, Takano AO, Assami NMC. Fatores de risco, aspectos clínicos e laboratoriais da asma em crianças. J Pediatr 2001; 77:447-54.

National Institutes of Health and National Heart, Lung and Blood Institute. Global initiative for asthma. Global strategy for asthma management and prevention, 2014.

Plotnick LH, Ducharme FM. The Cochrane Library, Issue 3, 2002. Oxford: Update Software.

Rotta ET, Amantéa SE, Froehlich PE. Principles of the aerosol-therapy in the children acute asthma. Revista da AMRIGS 2007; 51(1):70-7.

Sociedade Brasileira de Pneumologia e Tisiologia. Diretrizes para testes de função pulmonar. J Bras Pneumol 2002; 28(Supl 3):S61.

Vilela MMS. Asma. In: Rozov T (ed.) Doenças pulmonares em pediatria – diagnóstico e tratamento. São Paulo: Atheneu, 2012, 1062p.

Capítulo 20

Fibrose Cística

Murilo Carlos Amorim de Britto
Patrícia Gomes de Matos Bezerra
Rita de Cássia Coelho Moraes de Brito

INTRODUÇÃO

Doença genética autossômica recessiva, progressiva e de elevada letalidade, a fibrose cística (FC) é reconhecidamente pleomórfica, cuja apresentação varia desde as formas graves, em que ocorrem infecções pulmonares recorrentes, insuficiência pancreática e concentrações elevadas de cloretos no suor – as formas clássicas –, até as oligossintomáticas, mais benignas, sem infecções pulmonares frequentes, com função pancreática normal e níveis de cloretos no suor limítrofes ou mesmo normais, denominadas formas não clássicas.

Embora a fibrose seja rara e de tratamento complexo, pediatras e médicos de saúde da família devem manter-se alertas ao problema, uma vez que o diagnóstico precoce pode aumentar consideravelmente a sobrevida de seus portadores. Além disso, como a sobrevida tem aumentado, o clínico e o pneumologista gerais devem estar alertas para a presença da doença nos indivíduos mais velhos. Embora o programa de triagem neonatal com inclusão da FC tenha sido implantado em muitos estados da Federação, inclusive em Pernambuco, continua válido o alerta do professor Fernando Figueira (o primeiro médico a realizar o diagnóstico *in vivo* da doença), feito em 1958, de que muitas crianças que falecem vítimas de diarreia, desnutrição ou pneumonia seriam na realidade portadoras de FC.

A FC exige tratamento em hospitais de alta complexidade e equipe multiprofissional composta por médicos, fisioterapeutas respiratórios, psicólogos, nutricionistas, assistentes sociais e enfermeiros especializados. Evidências apontam que essas medidas aumentam a sobrevida e a qualidade de vida dos pacientes.

Este capítulo tem por objetivo fornecer noções atuais sobre a doença ao pediatra e ao médico de saúde da família, com ênfase no diagnóstico e no manejo no nível ambulatorial.

EPIDEMIOLOGIA

A FC afeta, principalmente, caucasoides. No Brasil, estima-se a incidência de um caso para cada 9.000 nascimentos.

A sobrevida tem aumentado rapidamente. Segundo dados do Registro Europeu de FC, quase metade dos pacientes tem mais de 18 anos. Uma criança que nasce com a doença no Reino Unido tem expectativa de vida de 50 anos. Isso sem contar com os novos fármacos corretores e potenciadores da proteína regulador transmembrana da fibrose cística (CFTR), já disponíveis nos EUA. No Brasil, segundo o Registro Brasileiro de FC, 22% dos pacientes são maiores de 18 anos.

PATOGÊNESE

Genética

A FC é do tipo autossômico recessivo, ou seja, só se manifesta na presença de dois alelos mutantes. Isso também implica que pais heterozigóticos apresentam 25% de probabilidade de terem filhos com FC.

O defeito básico caracteriza-se por uma mutação na região 7q31 do braço longo do cromossomo 7, que codifica a proteína RTFC. Cerca de 2.000 tipos de mutação já foram detectados. Todavia, a mutação mais comum, a F508del, ocorre em cerca de 70% dos brasileiros portadores da doença e pouco mais de 100 mutações respondem pela quase totalidade dos casos.

A gravidade clínica da FC é determinada pelo genótipo de forma monogênica. Existe correlação entre insuficiência pancreática e colonização por *P. aeruginosa* com mutações graves, como a F508del. Todavia, o defeito *per se* não explica as variações na gravidade da doença. Genes modificadores, precocidade no diagnóstico, manejo contínuo por equipe especializada e condições socioeconômicas são responsáveis por essa heterogeneidade.

Transporte iônico

A síntese anormal, em quantidade ou qualidade, da RTFC dificulta a secreção de íons cloro para fora da célula por mecanismo dependente de AMPc e também de íons sódio, desidratando e espessando as secreções mucosas. Nas glândulas sudoríparas, dificulta sua absorção, aumentando a concentração no suor.

Alterações do muco

Por conta da desidratação local e da inflamação, o muco torna-se progressivamente espessado. As bronquites recorrentes exercem papel importante no processo, ocasionando inflamação crônica e resultando em alterações das glicoproteínas, necrose celular, que aumenta a concentração de DNA local, e inibição das antiproteases intrínsecas (como a α-1-antitripsina), entre outros processos. A produção de enzimas pelas bactérias que causam essas infecções, como elastase, proteases e proteinases alcalinas, também aumenta a viscosidade do muco.

Infecção

Na FC ocorre imunodeficiência localizada no trato respiratório, que predispõe a infecções repetidas por bactérias como *P. aeruginosa*, *S. aureus* e *B. cepacia*, entre outras.

A disfunção da RTFC impede a secreção de eletrólitos e, passivamente, de água para o lúmen das vias aéreas, reduzindo o líquido periciliar e o *clearance* mucociliar. Nessas condições, os mecanismos de lise bacteriana tornam-se prejudicados. Adicionalmente, as bactérias estimulam uma reação inflamatória predominantemente neutrofílica, com liberação de IL-8, IL-6, fator estimulador de crescimento de granulócitos/macrófagos, fator de necrose tumoral, IL-1, IL-10, interferon-gama, entre outros. Secundariamente à colonização crônica, desenvolve-se reação imunológica mediada por imunocomplexos, com produção de anticorpos e ativação de complemento, síntese de quimiopeptídeos estimulantes da migração de neutrófilos, secreção de enzimas lisossomais e radicais de oxigênio, que potencializam o efeito citolítico e a inflamação tecidual.

Os portadores de FC parecem nascer com pulmões histologicamente normais. Nos primeiros anos de vida, são colonizados e infectados por *S. aureus*. Posteriormente, a *P. aeruginosa* passa a predominar como patógeno colonizador. As cepas de pseudomonas tornam-se mucoides com a colonização pulmonar crônica, ou seja, passam a exibir matriz externa de alginato, que reduz a opsonização e a fagocitose dos macrófagos e neutrófilos e aumenta a viscosidade do muco. Outras substâncias produzidas pela pseudomonas, como a elastase e a protease, aumentam a agressão tissular. A exotoxina A atua inibindo os macrófagos. Já as piocianinas reduzem a proliferação linfocitária. Um percentual significativo de fibrocísticos torna-se colonizado por bactérias do complexo *Burkholderia cepacia*, germes multirresistentes aos antibióticos disponíveis e que provocam infecções mais graves. Outros germes podem colonizar o trato aéreo de fibrocísticos: *H. influenzae*, *E. coli*, *Klebsiella* sp., *Serratia* sp., *S. maltophylia*, *A. xylosoxidans*, fungos (*Aspergillus* sp.) e micobactérias atípicas. No IMIP, centro de referência de FC de Pernambuco, cerca de 43% dos pacientes são colonizados por *P. aeruginosa*, 38% por *S. aureus*, 11% por *B. cepacia* e 24% por *H. influenzae*.

PATOLOGIA E FISIOPATOLOGIA

As alterações pulmonares iniciais surgem nas vias respiratórias inferiores e caracterizam-se por hipertrofia e dilatação das glândulas mucosas. Com o início das infecções, surgem alterações inflamatórias, metaplasia escamosa e desarranjo da arquitetura ciliar. O envolvimento tissular é predominantemente bronquial, sendo mínima a agressão do parênquima, isto é, a manifestação infecciosa pulmonar comum é a bronquite; pneumonias não são comuns. Posteriormente, surgem bronquiectasias, atelectasias, hiperinsuflação, ruptura alveolar e fibrose, que provocam hipoxia e alteram a vasculatura pulmonar. Em decorrência, surgem hipertensão pulmonar e *cor pulmonale*. Funcionalmente, desenvolve-se distúrbio ventilatório do tipo obstrutivo, que predomina nas vias respiratórias menores. Com a evolução do processo, surge padrão restritivo, porém com predomínio de obstrução.

No pâncreas, a obstrução dos ductos por secreção espessada provoca inflamação e fibrose, poupando as ilhotas de Langerhans até uma fase tardia da doença. Insuficiência pancreática desenvolve-se na maioria dos pacientes. Diabetes é pouco frequente, ocorre tardiamente e é de controle mais fácil que as formas usuais de diabetes da criança. No fígado, pode haver icterícia neonatal devido à obstrução dos canalículos biliares. Em pacientes de mais idade, podem ocorrer esteatose e cirrose biliar focal. Colecistite e colelitíase por impactação de muco podem estar presentes. Outros órgãos e sistemas são também acometidos, como intestinos, aparelho genital e articulações.

DIAGNÓSTICO

Existem diversas circunstâncias nas quais o médico pode suspeitar da FC: presença de sintomas sugestivos, quando exames pré-natais sugerem a doença, como peritonite meconial detectada pela ultrassonografia gestacional, quando o teste de triagem neonatal se mostra alterado e quando há casos diagnosticados na família.

A FC é uma afecção com espectro de manifestações variado. Pode haver desde casos de morte intrauterina (p. ex., por peritonite meconial), até indivíduos assintomáticos, descobertos mediante estudo do DNA ou por investigação de infertilidade. O médico que lida com crianças deve estar alerta para o fato e não esperar casos graves com bronquiectasias, baqueteamento digital e esteatorreia para suspeitar da afecção, pois pode deixar de diagnosticar doença leve, precoce, ou formas não clássicas. No Quadro 20.1 encontram-se descritos alguns sinais e sintomas de FC segundo o grupo etário.

O método de triagem utilizado é o da tripsina imunorreativa sérica, que reflete o grau de enzima que invade a circulação sanguínea devido à obstrução pancreática. É feito com uma gota de sangue periférico. Podem ocorrer falso-negativos e, sobretudo, falso-positivos. Exames anormais necessitam confirmação mediante dosagem de cloretos do suor, pesquisa de mutações ou medida da diferença de potencial transepitelial.

Quadro 20.1 Manifestações clínicas de FC conforme a faixa etária

Recém-nascidos

Síndrome obstrutiva ileal
Íleo meconial (10% a 15%)
Atresia ileal
Peritonite meconial
Retardo na eliminação de mecônio
Icterícia obstrutiva (rara)
Hipoprotrombinemia

Lactentes

Desnutrição/baixa estatura
Hipoprotrombinemia/edema
Desidratação hiponatrêmica
Manifestações pulmonares: bronquiolite, sibilância recorrente, tosse crônica, pneumonia intersticial, atelectasia, hiperinsuflação pulmonar localizada, bronquite (60%)
Manifestações gastrointestinais: esteatorreia (20%), prolapso retal (85%), doença de refluxo gastroesofágico, invaginação intestinal, obstrução ileal

Crianças maiores

Vias aéreas superiores: otite recorrente, sinusite, polipose nasal (6% a 36%)
Manifestações pulmonares: tosse crônica, bronquite, bronquiectasias, baqueteamento digital, deformidades torácicas, hemoptise, doença pulmonar obstrutiva crônica/*cor pulmonale*
Manifestações gastrointestinais: dor abdominal recorrente, insuficiência pancreática (85%), pancreatite, deficiências vitamínicas (A, D, E e K), aumento de parótidas
Manifestações hepatobiliares: esteatose hepática, cirrose biliar (15% a 25%), hipertensão portal (2% a 5%), colecistite, colelitíase
Manifestações articulares: osteoartropatia hipertrófica/sinovite transitória

Adolescentes e adultos

Retardo do desenvolvimento sexual
Diabetes melito
Pancreatite recorrente
Redução da fertilidade/esterilidade
Pólipos endocervicais
Amenorreia secundária

A dosagem de sódio e cloro do suor é o método de escolha para confirmação da doença. Deve ser feita obrigatoriamente por meio de estimulação com pilocarpina, segundo técnica de Gibson e Cooke. Outros métodos de coleta de suor são inacurados. São necessários pelo menos 100mg de suor para a dosagem, pois quantidades menores provocam erro nos valores. Níveis de cloretos > 60mEq/L são compatíveis com FC. Valores entre 30 e 60mEq/L são considerados limítrofes e necessitam investigação adicional.

A pesquisa de mutações mediante análise do DNA por reação em cadeia da polimerase possibilita o diagnóstico tanto do doente como do portador (heterozigoto). A pesquisa de 25 mutações detecta 85% dos casos de FC. No Brasil, dispõe-se de laboratórios aptos a pesquisar mais de 100 mutações, ou até mesmo o genoma completo. Trata-se, contudo, de exame caro e pouco disponível.

A diferença de potencial transepitelial possibilita o diagnóstico das formas não clássicas, quando o teste do suor é limítrofe ou normal e a pesquisa de mutações é negativa. Trata-se também de exame caro, disponível apenas em poucos centros de atendimento de FC do Sudeste e do Sul do Brasil.

São critérios para confirmação diagnóstica: evidência de sinais e sintomas sugestivos, ou evidência de doença por exames antenatais, ou antecedentes familiares da doença e duas ou mais dosagens de sódio e cloretos do suor com valores anormais, ou presença de duas mutações no estudo genético, ou diferença de potencial nasal ou por biópsia retal positiva.

Recentemente, embora ainda pouco acessível no Brasil, tornou-se disponível a evaporimetria, que determina a velocidade de sudorese por estimulação beta-adrenérgica. Técnica acurada, possibilita inclusive a detecção de indivíduos heterozigotos (portadores do gene). Outros exames complementares podem ser úteis na determinação da disfunção de órgãos, como insuficiência pancreática, azoospermia, insuficiência hepática ou diabetes. Podem, também, ser úteis para o tratamento, como a cultura de escarro, ou para seguimento, como os testes de função pulmonar ou a tomografia computadorizada de tórax de alta resolução.

Para determinação de insuficiência pancreática exócrina utiliza-se, geralmente, o balanço de gordura fecal de 72 horas pelo método de van der Kamer ou, de maneira alternativa, a dosagem de elastase fecal, que fornecem uma medida indireta da insuficiência pancreática.

Radiografias simples, tomografia computadorizada de tórax de alta resolução e testes de função pulmonar são úteis para seguimento e determinação do grau de lesão pulmonar (Figura 20.1).

DIAGNÓSTICO DIFERENCIAL

Assim como o espectro da FC é variado, também são inúmeras as afecções que se encaixam no diagnóstico diferencial. No Quadro 20.2 são listadas as principais.

TRATAMENTO

Embora o manejo da FC ainda não seja curativo, excetuando-se o transplante pulmonar, cuja letalidade ainda é alta, melhora significativamente a sobrevida e a qualidade de vida. Recentemente foram liberados nos EUA o potenciador da RTFC ivacaftor para algumas mutações leves e o ivacaftor associado a um potencializador da RTFC, o lumacaftor, para portadores da mutação F508del. São medicamentos que certamente modificarão ainda mais o curso da doença. Um ensaio de fase 2 recente aponta que a terapia gênica pode ser outro recurso terapêutico disponível brevemente. De acordo com Corey e cols., o acompanhamento dos fibrocísticos em clínicas especializadas aumenta a sobrevida e melhora a qualidade de vida.

O tratamento deve ser individualizado de acordo com a gravidade e as particularidades de cada paciente. As metas básicas são: promover crescimento adequado, possibilitar um bom desenvolvimento psicossocial e manter um funcionamento familiar satisfatório.

Capítulo 20 • Fibrose Cística

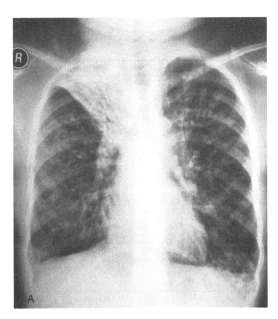

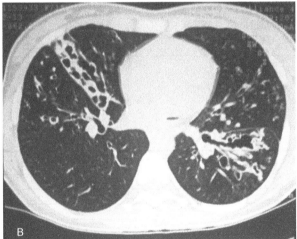

Figura 20.1A Radiografia de tórax, na qual se veem atelectasia de lobo superior direito, hiperinsuflação e infiltrado peri-hilar e nas bases pulmonares. **B** Tomografia computadorizada de outro paciente, na qual se observam hiperinsuflação pulmonar e bronquiectasias bilaterais.

Consultas regulares a cada 3 ou 4 meses são importantes quando, além da avaliação clínica, se realizam culturas de escarro e outros exames. Os fibrocísticos devem ser atendidos em dias diferentes, conforme o tipo de colonização pulmonar que apresentam, para se evitar contaminação cruzada. A lavagem das mãos antes do exame dos pacientes, além de outras medidas, é indispensável para reduzir a disseminação desses patógenos (Quadro 20.3).

Deve-se garantir imunização básica, inclusive contra influenza e pneumococo. Antibióticos são utilizados nos pacientes com infecção pulmonar, profilaticamente nos com colonização inicial por pseudomonas, assim como nos cronicamente colonizados pelo germe (Quadro 20.4). Dornase alfa e salina hipertônica são mucolíticos eficazes. A azitromicina contínua é usada como anti-inflamatório eficaz em alguns pacientes com infecções repetidas. A situação nutricional deve ser continuamente monitorizada. Orienta-se uma quota calórica 20% a 50% acima dos valores basais, balanceada em lipídios, proteínas e carboidratos, sem restrição de sal. Recomenda-se suplementação diária de 2g de cloreto de sódio para os lactentes. Quase todos os pacientes necessitam suplementação de enzimas pancreáticas e de vitaminas A, D e E. Deve-se, ainda, monitorizar e tratar o mais precocemente possível as complicações da doença.

O transplante pulmonar é o único procedimento curativo atualmente disponível. O pulmão transplantado não exibe sinais bioquímicos de doença. Tem custo e mortalidade ainda muito altos, embora seja uma alternativa terapêutica no Brasil.

Em síntese, pode-se dizer, a respeito do tratamento de fibrocísticos, que os gastos são elevados, exige-se equipe multiprofissional devidamente treinada e ainda não existe terapêutica curativa. Todavia, os resultados obtidos com o manejo precoce e contínuo aumentam a sobrevida e a qualidade de vida. É possível pensar em um tratamento curativo ou de reposição viável para os próximos anos, possibilitando que os fibrocísticos alcancem expectativa de vida equivalente à da população em geral.

Quadro 20.2 Diagnóstico diferencial segundo os sintomas apresentados

Sinais e sintomas	Afecção
Íleo meconial	Sífilis congênita, citomegalovirose, prematuridade
Icterícia obstrutiva	Infecção congênita, colangiopatia obstrutiva neonatal
Déficit ponderoestatural	Desnutrição secundária, refluxo gastroesofágico, doença celíaca, doença de Crohn, endocrinopatias, infecção urinária
Síndrome do lactente chiador	Asma, doença do refluxo gastroesofágico, bronquiolite
Bronquiectasias	Bronquiectasias pós-infecciosas, pneumonia estafilocócica e por adenovírus, discinesia ciliar, aspiração de derivados de petróleo
Pneumonias/bronquites	Bronquiectasias, doença do refluxo gastroesofágico, incoordenação cricofaríngea, imunodeficiências
Esteatorreia/prolapso retal	Giardíase, estrongiloidíase, tricocefalíase, desnutrição, alergia gastrointestinal, síndrome de Schwachman (Quadro 20.3), deficiência de sais biliares, enteropatia perdedora de proteínas
Cirrose biliar e hipertensão portal	Hepatite crônica, esquistossomose, atresia de vias biliares

Quadro 20.3 Escore de Schwachman

Pontos	Anamnese	Exame físico e tosse	Crescimento e nutrição	Radiografia de tórax
25	Atividade plena Desenvolvimento motor normal Bom humor e personalidade Boa frequência escolar	Sem tosse Boa postura Sem baqueteamento Sem hiperinsuflação FR e FC normais Ausculta pulmonar normal	Peso e altura > 25º percentil Musculatura normal Boa maturação sexual Bom apetite Fezes normais	Normal
20	Discreta limitação de atividade Desenvolvimento motor insatisfatório Ocasionalmente passivo ou irritado Bom rendimento escolar	Tosse produtiva ocasional Discreto baqueteamento dos dedos Pulso e respiração normais Discreta hiperinsuflação Roncos ocasionais	Peso e altura > 10º percentil Musculatura normal Tecido subcutâneo discretamente reduzido Pouco retardo na maturação sexual	Discreta hiperinsuflação Espessamento peri-hilar Sem infiltrados ou atelectasia
15	Moderada limitação de atividade Retardo leve no desenvolvimento motor Espessamento Passivo ou irritado	Tosse moderada matinal Baqueteamento + a ++ FR e pulso pouco alterados Roncos ou sibilos localizados Ligeiramente encurvado	Peso e altura > 3º percentil Atrofia muscular leve Tecido subcutâneo algo reduzido Leve distensão peri-hilar abdominal Imaturidade sexual evidente Fezes moles, mas formadas	Hiperinsuflação moderada
10	Atividade física limitada Dispneia de esforço Retardo motor moderado Irritado e apático Má frequência escolar	Tosse frequente Baqueteamento ++ a +++ FR e pulso alterados Deformidade torácica e hiperinsuflação Roncos e sibilos frequentes Cianose ±	Peso e altura < 3º percentil Massa muscular pobre Gordura escassa Distensão abdominal moderada Imaturidade sexual Fezes malformadas e fétidas	Hiperinsuflação evidente Atelectasia lobar/segmentar Infiltrados persistentes Cistos localizados
5	Atividade física francamente limitada Ortopneia Inativo e apático Não vai à escola	Tosse paroxística Vômica e hemoptise ocasionais Baqueteamento +++ a ++++ Cianose Tórax em barril Roncos, sibilos e estertores difusos Postura pobre Taquicardia e taquipneia	Desnutrido Abdome distendido Prolapso retal frequente Esteatorreia	Hiperinsuflação acentuada Atelectasia e infiltrados leves ou difusos Bronquiectasias e cistos

Obs.: o escore deve ser utilizado a cada 6 a 12 meses de intervalo.

Estabelecimento de gravidade

	leve	moderada	grave
1. Escore de Schwachman	> 80	80 a 50	< 50
2. VEF_1*	> 60	60 a 40	< 40

*Valores dados em percentual do previsto para a altura. Valor normal > 80%.

Quadro 20.4 Alguns antimicrobianos utilizados na FC

Agente máximo	Via	Dose	Intervalo	Dose
Amicacina	EV IN	30mg/kg 300 a 750mg	12h 6 a 12h	
Aztreonam	EV	150mg/kg	6h	8.000mg
Carbenicilina	EV	400 a 600mg/kg	4 a 6h	
Cefalotina	EV	100mg/kg	6h	
Ceftazidima	EV	150 a 250mg/kg	6 a 8h	
Ciprofloxacina	VO	30mg/kg	12h	
Cloranfenicol	EV	100mg/kg	6h	100mg/kg
Colistina	IN	80 a 160mg/kg	12 a 24h	
Cotrimoxazol	VO, EV	8 a 12mg/kg (trimetoprima)	12h	
Gentamicina	EV IN	10mg/kg 40 a 80mg	8h 8 a 12h	
Imipenem	EV	50 a 100mg/kg	6h	4.000mg
Meropenem	EV	60 a 120mg/kg	8h	6.000mg
Ticarcilina	EV	500 a 750mg/kg	6h	30.000mg
Tobramicina	EV IN	10mg/kg 150 a 300mg	12h 12 a 24h	
Vancomicina	EV	40 a 60mg/kg	6h	

EV: endovenoso; IN: inalada; VO: via oral.

Bibliografia

Ahmed NN, Durie PR. Nonpulmonary manifestations of CF. In: Wilmot RW et al. Kendig and Chernick's disorders of the Philadelphia respiratory tract in children. 8. ed. Philadelphia. Elsevier, 2012:781-95.

Bush A, Bilton D, Hodson M. Hodson and Geddes' cystic fibrosis. 4. ed. Miami: CRC Press, 2015.

Corey M, Farewell V. Determinants of mortality from cystic fibrosis in Canada, 1970-1989. Am J Epidemiol 1996; 143:1007-17.

Cutting GR, Zeitlin PL. Genetics and pathophysiology of cystic fibrosis. In: Kendig and Chernick's disorders of the respiratory tract in children. 8. ed. Philadelphia: Elsevier, 2012:753-62.

Drumm ML, Konstan MW, Schluchter MD et al. Genetic modifiers of lung disease in cystic fibrosis. N Engl J Med 2005; oct 6; 353:(14):1443-53.

Faro A, Michelson PH, Ferkol TW. Pulmonary disease in CF. In: Wilmot RW et al. Kendig and Chernick's disorders of the respiratory tract in children. 8. ed. Elsevier, 2012:770-80.

Figueira FJSS. Mucoviscidose (fibrose cística do pâncreas). Estudo clínico e anatomopatológico. Tese. Recife, 1958.

Knowles MR, Durie PR. What is cystic fibrosis? [Editorial] N Engl J Med 2002; 347:439-42.

Quinton P, Molynex L, Ip W et al. β-adrenergic sweat secretion as a diagnostic test for cystic fibrosis. Am J Respir Crit Care Med 2012; oct 15;186(8):732-9.

Wainwright CE, Elbomn JS, Ransey BW. Lumacaftor-Ivacaftor in patients with cystic fibrosis homozygous for Phe508del CFTR. N Engl J Med 2015 oct 29; 373(18): 1783-4.

Wallis C. Diagnosis and presentation of CF. In: Wilmot RW et al. Kendig and Chernick's Disorders of the respiratory tract in children, 8. ed. Philadelphia. Elsevier, 2012:763-9.

Capítulo 21

Abordagem da Tosse

Rita de Cássia Coelho Moraes de Brito

INTRODUÇÃO

A tosse é um sintoma frequentemente encontrado na prática pediátrica, correspondendo a uma das queixas mais comuns no atendimento do ambulatório de pediatria. Crianças saudáveis apresentam, em média, 11 episódios de tosse a cada 24 horas, mesmo na ausência de doenças do trato respiratório. Esse sintoma causa grande ansiedade e angústia, pois afeta negativamente o sono e promove angústia e preocupações nos pais, que vão desde o medo de a criança morrer asfixiada até a possibilidade de que seu filho seja portador de doença pulmonar permanente. A tosse está relacionada com grande absenteísmo escolar e falta ao trabalho, além de ser uma das principais causas de uso inadequado e desnecessário de medicação na faixa etária pediátrica, gerando grandes gastos para o serviço de saúde em exames complementares.

Tossir é um importante reflexo de defesa do trato respiratório e tem por finalidade eliminar secreções e agentes agressores das vias aéreas. Forma, com o sistema mucociliar, células fagocitárias, enzimas e imunoglobulinas, excepcional barreira contra os vários tipos de agressões que atingem continuamente o aparelho respiratório.

A tosse e o sistema mucociliar são os principais mecanismos de depuração para proteção das vias aéreas inferiores contra a entrada de partículas oriundas do meio ambiente. Vários são os benefícios da tosse, como eliminação das secreções das vias aéreas, proteção contra a aspiração de elementos, secreções e corpo estranho e proteção contra arritmias potencialmente fatais. Entretanto, a tosse também pode estar envolvida na disseminação de microrganismos presentes nas vias aéreas, possibilitando a transmissão de diversas doenças, e pode ser o sintoma de alerta para doença pulmonar ou extrapulmonar grave.

O ato de tossir é iniciado pela estimulação dos receptores da tosse localizados em toda a mucosa das vias aéreas superiores, até a bifurcação dos brônquios de calibre médio, seios paranasais, conduto auditivo externo, membrana timpânica, pleura, pericárdio, diafragma, estômago e esôfago. Os receptores da tosse podem ser encontrados em grande número nas vias aéreas altas, da laringe até a carina, e nos brônquios, e podem ser estimulados por mecanismos químicos (gases), mecânicos (secreções, corpos estranhos), térmicos (ar frio, mudanças bruscas de temperatura) e inflamatórios (asma, fibrose cística). Também podem apresentar receptores para tosse a cavidade nasal e os seios maxilares (nervo trigêmeo aferente), a faringe (nervo glossofaríngeo aferente), o canal auditivo externo e a membrana timpânica, a pleura, o estômago (nervo vago aferente), o pericárdio e o diafragma (nervo frênico aferente), além do esôfago. Receptores químicos sensíveis aos ácidos, ao calor e aos compostos capsaicina podem desencadear o reflexo da tosse e também os receptores mecânicos da tosse por meio do toque ou do deslocamento de partículas. As vias aéreas proximais (laringe e traqueia) são mais sensíveis à estimulação mecânica, enquanto as vias aéreas distais são mais sensíveis à estimulação química. Irritação bronquiolar e alveolar não estimula a tosse, pois os receptores de tosse não estão presentes nos alvéolos e no parênquima pulmonar.

Os impulsos dos receptores da tosse seguem via ramos aferentes transversais do nervo vago para um "centro da tosse" na medula e no núcleo do trato *solitarius*, que está sob o controle dos centros corticais superiores. O centro da tosse produz um sinal que se desloca pelos eferentes do vago, frênico e os nervos motores espinhais até a musculatura expiratória para produzir a tosse (Figuras 21.1 e 21.2). Os músculos do esfíncter pélvico também são estimulados, contraindo-se de modo a evitar a incontinência urinária.

O ato de tossir está sob controle voluntário e involuntário é contituído das fases inspiratória, compressiva, expiratória e de relaxamento:

- **Fase inspiratória:** ocorre inalação rápida, que produz o volume necessário para uma tosse eficaz.

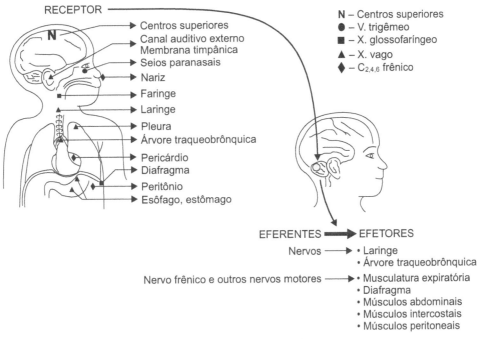

Figura 21.1 Anatomia do reflexo da tosse.

- **Fase compressiva:** ocorre o fechamento da laringe, combinado à contração dos músculos da parede torácica, do diafragma e da parede abdominal, o que irá resultar em aumento rápido da pressão intratorácica.
- **Fase expiratória:** a glote se abre, resultando em alto fluxo expiratório e no ruído característico da tosse. O fluxo elevado de ar traz consigo o muco das vias aéreas de modo a promover sua remoção da árvore traqueobrônquica.

O padrão específico da tosse depende do local e do tipo de estimulação. Estímulos mecânicos na laringe resultam em reflexo expiratório, protegendo as vias aéreas da aspiração, enquanto a estimulação distal à laringe provoca uma fase inspiratória mais proeminente, presumivelmente de modo a produzir um fluxo de ar capaz de remover o estímulo.

DEFINIÇÃO

Como a tosse é um sintoma comum a várias condições clínicas, é necessário conhecer algumas de suas características clínicas para identificar em que circunstâncias é necessária a decisão quanto à necessidade de investigação diagnóstica e possível abordagem terapêutica.

Inicialmente, é necessário estabelecer o tempo de duração da tosse. Quanto ao *tempo de duração*, o Consenso Brasileiro de Manejo da Tosse define a tosse em *aguda* (duração < 3 semanas), *subaguda* (de 3 a 4 semanas) e *crônica* (> 4 semanas); entretanto, não há consenso quanto à duração do tempo na definição de tosse crônica em crianças. O American College of Chest Physicians (ACCP) e a Thoracic Society of Australia and New Zealand (TSANZ) definem tosse crônica como episódios de tosse com mais de 4 semanas de duração. A British

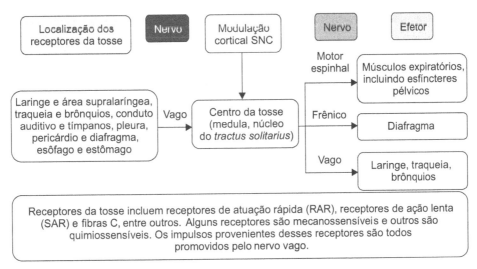

Figura 21.2 Anatomia da tosse.

Thoracic Society (BTS) define como tosse crônica a tosse com duração de mais de 8 semanas, mas também descreve uma "tosse aguda prolongada", ou seja, episódios de tosse que duram pelo menos 3 semanas e que são progressivos, podendo justificar sua investigação antes de 8 semanas.

Quanto às suas *características*, a tosse pode ser *seca*, quando não há presença de secreções e a tosse é irritativa, podendo ser paroxística, estridulosa, ladrante etc. Algumas causas da tosse seca são: asma, aspiração de corpo estranho, irritantes inalatórios e agentes como *B. pertussis* e *Chlamydia*, entre outros. A tosse seca pode evoluir para a produtiva.

A tosse *produtiva* caracteriza-se pela presença de secreção. Na criança pequena, a secreção será arremessada à boca, e como a criança não sabe escarrar, deglutirá o conteúdo ou o eliminará por vômito. Algumas doenças são caracterizadas por levar à produção maior de secreções no trato respiratório, determinando o tipo de tosse produtiva, como pode ser observado em infecções virais, bacterianas, discinesia ciliar primária, fibrose cística, fístulas traqueoesofágicas, doença do refluxo gastroesofágico (DRGE) e infecções respiratórias recorrentes, entre outras.

Quanto à *eficácia*, a tosse será *eficaz* quando desempenhar adequadamente sua função de toalete do aparelho respiratório (quanto maior a fase inspiratória da tosse, melhor seu papel na expulsão de secreções). A tosse *ineficaz* ocorre na presença de fatores que interfiram no reflexo da tosse ou alterem sua capacidade de limpeza da via respiratória. A tosse ineficaz aumenta o risco de atelectasia, pneumonia recorrente e doença crônica das vias aéreas por aspiração e retenção de secreções, comum em crianças com doença neuromuscular e deformidades da parede torácica, o que pode gerar um volume inspiratório profundo insuficiente ou um fluxo expiratório incapaz de liberar efetivamente as secreções em razão de mecanismos de "bomba" ineficazes. Crianças com função da musculatura da parede abdominal reduzida estão sob risco maior de apresentar tosse ineficaz. Crianças com traqueobroncomalacia (*floppy* das vias aéreas) ou com doenças obstrutivas das vias respiratórias muitas vezes não produzem taxas de fluxo necessárias para o apuramento eficaz das secreções. Os indivíduos com alterações laríngeas, incluindo aqueles submetidos à traqueostomia, podem não conseguir fechamento laríngeo suficiente para o aumento necessário da pressão intratorácica para uma tosse efetiva.

ETIOLOGIA E AVALIAÇÃO CLÍNICA DA TOSSE

Em virtude da multiplicidade de causas, é imprescindível a determinação da etiologia da tosse para que o tratamento seja direcionado à causa e não ao sintoma. A maior parte dos episódios de tosse em pré-escolares é causada por infecção respiratória, sendo a crise de asma a segunda causa. Como as causas da tosse crônica em crianças podem diferir bastante das dos adultos, na avaliação desse sintoma em menores de 15 anos a investigação diagnóstica de tosse crônica não deve ser fundamentada em protocolos utilizados para pacientes adultos.

Embora existam várias etiologias para a tosse aguda, a maioria dos pacientes é mais rapidamente diagnosticada do que aqueles com tosse crônica. A tosse aguda pode ser dividida em condições com baixo risco de complicações e morte e naquelas com alto risco de complicações e morte (Quadro 21.1). O diagnóstico diferencial da tosse crônica em crianças inclui quadros de tosse com evolução subaguda e crônica (p. ex., infecção por *pertussis*, micoplasma e tuberculose), aspiração de corpo estranho e asma dominante. Refluxo gastroesofágico, gotejamento retronasal, sinusite e outras patologias menos frequentes devem ser excluídos se a tosse é intensa e/ou frequente, ou quando há indícios de atraso no crescimento, escarro purulento, colapso pela dispneia, hipoxemia, dor torácica ou hemoptise.

Os estudos epidemiológicos sobre a tosse em crianças têm sido dificultados pela presença de outros sintomas concomitantes, como sibilância, e pela inexistência de parâmetros clínicos objetivos amplamente aceitos para mensuração da gravidade da tosse. Apesar dessas limitações, a tosse crônica parece ser bastante comum, com prevalência estimada em 5% a 7% das crianças pequenas e em 12% a 15% das crianças mais velhas.

Na investigação diagnóstica da tosse, uma história clínica detalhada, abordando fatores de exposição ambiental (como fumo, poeira, odores fortes, fumaças, exposição a animais etc.), história de alergia parental e na criança (dermatite, alergia alimentar e medicamentosa, urticárias, rinites e asma), doenças respiratórias prévias (bronquiolite, pneumonias, tuberculose), melhora com uso de medicamentos e aspiração de corpo estranho, é fundamental para apontar em que direção o médico deve seguir na investigação da etiologia.

O diagnóstico é fundamentado na história clínica e em achados de exame físico para, a partir destes, direcionar os exames laboratoriais a serem solicitados. A avaliação clínica é abrangente, devido à multiplicidade de causas, e deve cumprir a sequência normal e detalhada de uma consulta médica.

A história clínica deve ser clara, precisa e relatar de maneira cronológica os fatos, o surgimento e a associação de sintomas. Alguns aspectos deverão ser sempre abordados no paciente com essa queixa, como idade e as circunstâncias de início, história neonatal, existência de malformações congênitas (como traqueobroncomalacia), sintomas associados à alimentação, como engasgos, em virtude da possibilidade de síndromes aspirativas (como fístula traqueoesofágica, fenda de laringe, úvula bífida ou doenças neurológicas), alergias, história familiar de asma, dermatites, rinite, contato e/ou exposição a fatores ambientais (fumaça de cigarro, tinta fresca, almofadas, tapetes, carpetes, objetos guardados, mofo etc.), contato com doentes com tuberculose, tratados ou não, bronquite, fibrose cística, discinesia ciliar, medicamentos utilizados, tempo de uso e efeitos colaterais observados e respostas (agentes beta-bloqueadores, inibidores da enzima conversora da angiotensina, agentes antineoplásicos, nitrofurantoína etc.).

O passo seguinte consiste em caracterizar o tipo de tosse, sua intensidade, a interferência com o sono e com outras atividades do dia e a duração e o aspecto da secreção, com o objetivo de determinar sua etiologia para que o tratamento seja direcionado à causa e não ao sintoma (Quadro 21.1). Como em crianças é frequente a possibilidade de existir uma etiologia, a tosse pode ser classificada como *específica* (existência de indicadores que sugerem a presença de causa subjacente) ou *inespecífica*, geralmente caracterizada por tosse seca crôni-

Quadro 21.1 Causas de tosse em pediatria

Tosse aguda

Com baixo risco de complicações e morte	Resfriado comum, sinusite aguda, gripe, rinite, laringite, traqueíte e faringite, bronquite aguda. Exacerbação de doenças preexistentes – crise leve de asma, bronquiectasia – exacerbação leve de DPOC, rinossinusopatias, exposição a alérgenos ou irritantes ambientais ou ocupacionais, IECA, ß-bloqueadores
Com alto risco de complicações e morte	Pneumonia Crise grave de asma Edema pulmonar por insuficiência ventricular esquerda Embolia pulmonar

Tosse crônica

Recém-nascidos	Infecções de vias aéreas por vírus Irritação das vias aéreas por poluentes (fumaça) Pneumonia por *Chlamydia* Doença do refluxo gastroesofágico Fístula traqueoesofágica Fenda palatina Paralisia das cordas vocais Doença cardíaca congênita
Lactentes	Infecções virais Hiper-reatividade das vias aéreas Sinusite subaguda e crônica Irritação das vias aéreas por fumo Aspiração de corpo estranho Pneumonias
Escolares	Infecções virais Hiper-reatividade das vias aéreas Sinusite Irritação das vias aéreas Rinite alérgica Fibrose cística Pneumonia por tuberculose
Adolescentes	Infecções virais e bacterianas Hiper-reatividade brônquica Sinusite Inalação de irritantes respiratórios Tosse psicogênica Discinesia ciliar primária

DPOC: doença pulmonar obstrutiva crônica; IECA: inibidor da enzima de conversão da angiotensina.

ca sem indicadores específicos, havendo apenas a tosse como sintoma isolado, frequentemente relacionada com tosse pós-infecção viral e/ou aumento da sensibilidade dos receptores da tosse, sem etiologia grave.

Para classificação da tosse e direcionamento da investigação para sua etiologia, outros aspectos devem ser abordados, como os relacionados com o volume expectorado por dia, aspecto da secreção (purulenta, sanguinolenta, piossanguinolenta, rósea, aquosa), eliminação de moldes brônquicos, horário preferencial (matinal, vespertina, noturna ou sem horário de predomínio), fatores desencadeantes ou de piora (alérgenos e irritantes ocupacionais e/ou domiciliares, ansiedade, alimentação, medicamentos, atividade física), fatores de melhora (uso de medicamentos, elevação de cabeceira), sinais e sintomas concomitantes (febre, dispneia, chiado, dor torácica, sintomas nasais) e sinais e/ou sintomas de cardiopatia. As informações contidas na anamnese são fundamentais para uma investigação eficaz da etiologia desse sintoma.

O exame físico deve ser minucioso e completo, incluindo análise do crescimento ponderoestatural, desenvolvimento neurológico e malformações da caixa torácica e do abdome. Convém observar indícios de doença sistêmica, grave e crônica (hipoxia, baqueteamento digital, cianose e outros aspectos) e alterações dermatológicas, cardíacas e abdominais que sugiram doença sistêmica. A semiótica respiratória deve incluir inspeção, palpação e ausculta detalhadas.

Outras características tosse específicas incluem achados do exame físico, como sibilância ou crepitações, alterações na ausculta cardíaca, anormalidades neurológicas, atraso no crescimento, dificuldades na alimentação ou hemoptise. Entre as crianças com tosse crônica, a história, o exame físico, a radiografia de tórax e a espirometria podem sugerir uma causa específica, mas esses sinais ou sintomas estreitam as possibilidades diagnósticas e demandam a realização de novos testes específicos, como avaliação cardíaca, phmetria e tomografia axial computadorizada (TAC) de tórax, entre outros.

O Quadro 21.2 apresenta algumas características e possibilidades etiológicas da tosse.

A avaliação adicional depende do diagnóstico provisório e do curso dos sintomas, podendo ser dirigida conforme o algoritmo apresentado na Figura 21.3.

TRATAMENTO

Apesar de se tratar de um sintoma incômodo, não é recomendada a supressão da tosse, uma vez que ela exerce função protetora da via respiratória. A tosse não é uma doença, mas um sintoma cuja causa precisa ser esclarecida. Estudos relatam sucesso em 98% dos pacientes que tiveram a terapêutica direcionada para a etiologia da tosse.

Até o momento, os estudos não comprovaram a eficácia dos antitussígenos no tratamento da tosse na infância, e a dose terapêutica dessa classe de fármacos aproxima-se das doses tóxi-

Quadro 21.2 Características e possibilidades etiológicas da tosse

Pergunta	Exemplo	Diagnóstico
Como começou?	Subitamente Como resfriado	Aspiração de corpo estranho Pós-viral
Quando começou?	Período neonatal Após IVAS Após pneumonia	Aspiração, infecção congênita Fibrose cística Malformação congênita
Qual o tipo?	Produtiva Paroxística Metálica	Doença pulmonar crônica Síndrome pertussoide Causa traqueal ou glótica
Sintoma isolado?	Isolada Associada a sibilo Associada a febre	Não específica, bronquite viral recorrente Asma Tuberculose, pneumonia etc.
Fatores desencadeantes?	Exercício, ar frio Alimentação	Asma Aspiração recorrente

IVAS: infecção das vias aéreas superiores.

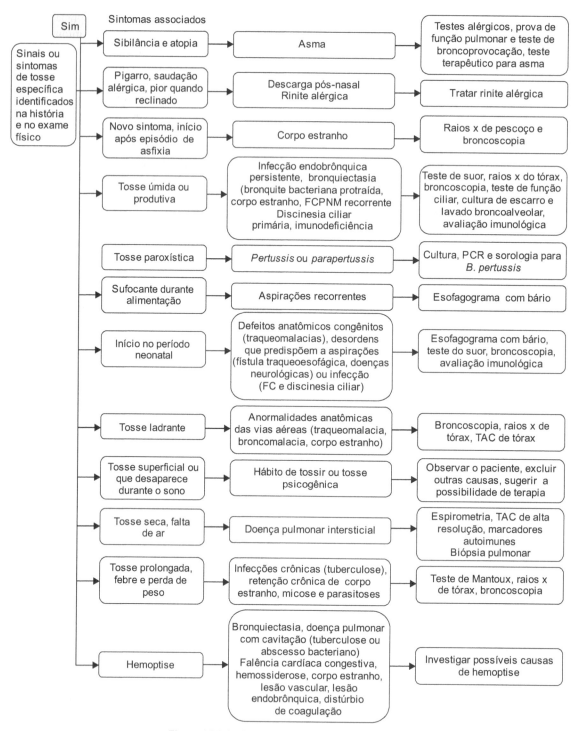

Figura 21.3 Avaliação para o diagnóstico da tosse.

cas, podendo causar sonolência, náuseas e depressão do sistema nervoso central. A codeína mostrou-se mais eficaz no controle da tosse em adultos, porém seu efeito em crianças é errático, e a dose terapêutica aproxima-se da dose tóxica. Estudos avaliaram a eficácia do dextrometorfano e da codeína x placebo, não evidenciando motivos que justifiquem o uso desses medicamentos para o tratamento da tosse aguda, quando comparados ao placebo.

Resultados semelhantes são observados em estudos que compararam placebo com mucolíticos, anti-histamínicos e descongestionantes. O uso desses fármacos só está indicado, e com ressalvas, quando a tosse é irritativa e atrapalha o sono, exceto em crianças com menos de 1 ano de idade, nas quais o uso de antitussígenos, sobretudo opiáceos, aumenta o risco de depressão respiratória.

Os broncodilatadores (formoterol), assim como o brometo de ipratrópio e o cromoglicato, mostraram-se eficazes no tratamento da tosse quando sua etiologia está associada a situações de hiper-reatividade, como exposição à fumaça ou a outros poluentes, o que resultaria na eficácia desses fármacos para o controle da tosse.

CONSIDERAÇÕES FINAIS

Mais fundamental do que tratar o sintoma é explicar aos familiares a importância desse sintoma no que diz respeito a seu papel protetor das vias aéreas e, por meio de uma boa conversa, tornar a família coparticipante na elucidação diagnóstica. Podem ser adotadas medidas para a fluidificação das vias aéreas, fornecidos esclarecimentos sobre os efeitos colaterais dos antitussígenos e ressaltada a importância de se evitar o uso de expectorantes, balsâmicos e mucolíticos.

Segundo Chevalier Jackson: "a tosse é o cão de guarda dos pulmões. Frequentemente, os médicos põem este cão para dormir, quando sua atuação seria importante. A tosse não é uma doença, mas um sintoma que precisa ter sua etiologia esclarecida."

Bibliografia

Bricks LF. Judicious use of medication in children. J Pediatrr (Rio J) 2003; 79(Supl. 1):S107-S114.

Bush A. Paediatric problems of cough. Pulm Pharmacol Ther 2002; 15:309.

Chang AB, Asher MI. A review of cough in children. J Asthma 2001; 38:299.

Chang AB, Glomb WB. Guidelines for evaluating chronic cough in pediatrics: ACCP evidence-based clinical practice guidelines. Chest 2006; 129:260S.

Chang AB, Landau LI, Asperen PP Van et al. Cough in children: definitions and clinical of the Thoracic Society of Australia and New Zealand. MJA 17 april 2006; 184(8).

Chang AB, Landau LI, Van Asperen PP et al. Cough in children: definitions and clinical evaluation. Med J Aust 2006; 184:398.

Chang AB, Powell CV. Non-specific cough in children: diagnosis and treatment. Hosp Med 1998; 59:680.

De Jongste JC, Shields MD. Chronic cough in children. Thorax 2003; 58:998.

Grad R, Mallor GB, Hoppin AG. Approach to chronic cough in children. Literature Review Current Through Jun 2015. This topic last updated Jun 27, 2013.

Hay AD; Wilson AD. The natural history of acute cough in children aged 0 to 4 years in primary care: a systematic review. Britsh Journal of General Pratice May 2002.

II Diretrizes Brasileiras no Manejo da Tosse Crônica; J Bras Pneumol 2006; 32(Supl 6):S403-446.

McCool FD. Global physiology and pathophysiology of cough: ACCP evidence-based clinical practice guidelines. Chest 2006; 129:48S.

Morice AH and committee members. The diagnosis and management of chronic cough. Eur Respir J 2004; 24:481-92.

Over-the-counter medications for acute cough in children and adults in ambulatory settings (Review) The Cochrane Collaboration. Published by JohnWiley & Sons, Ltd., 2009

Shields MD, Bush A, Everard ML et al. BTS guidelines: recommendations for the assessment and management of cough in children. Thorax 2008; 63(Suppl 3):iii1.

Widdicombe JG. Sensory neurophysiology of the cough reflex. J Allergy Clin Immunol 1996; 98:S84.

Capítulo 22

Pneumonia Aguda

Eduardo Jorge da Fonseca Lima
Rita de Cássia Coelho Moraes de Brito

INTRODUÇÃO

Entre as infecções respiratórias agudas, a pneumonia adquirida na comunidade (PAC) é a mais importante. Doença inflamatória do parênquima pulmonar de natureza infecciosa, acomete indivíduos fora do ambiente hospitalar ou surge em até 48 horas após a admissão no hospital, sendo uma doença frequente na infância.

A Organização Mundial da Saúde (OMS) estima a ocorrência de 156 milhões de novos casos anuais de pneumonia em crianças com menos de 5 anos de idade, dos quais mais de 95% ocorrem em países em desenvolvimento, onde a letalidade atinge até 20%. Por esse motivo, organizações internacionais têm se esforçado para identificar fatores de risco e difundir métodos de prevenção e tratamento globais. Tanto a OMS como o Fundo das Nações Unidas para a Infância (UNICEF) centralizam essas políticas de saúde no Plano de Ação Global para a Pneumonia e a Diarreia (GAPPD na sigla em inglês). Ao longo da última década observa-se tendência à diminuição da incidência, possivelmente relacionada com a redução na exposição a fatores de risco nos países em desenvolvimento.

Apesar do grande impacto da PAC na morbimortalidade na infância, vários aspectos de sua epidemiologia, diagnóstico, tratamento e prevenção ainda não estão completamente esclarecidos. Guias de manejo atuais sobre PAC na infância, produzidos tanto nos países desenvolvidos como em desenvolvimento, revelam grandes discrepâncias entre si, provavelmente em virtude da escassez de evidências claras provenientes de grandes estudos e da falta de dados padronizados.

Os principais agentes etiológicos das pneumonias são vírus e bactérias; no entanto, apesar dos avanços na identificação de microrganismos por meio de técnicas laboratoriais imunológicas altamente sensíveis, a identificação do agente causal ainda é tarefa complexa na maioria dos casos, devido à ausência de ferramentas diagnósticas precisas, rápidas e disponíveis para uso clínico.

A gravidade clínica apresentada pelos pacientes com PAC difere até mesmo em condições ambientais semelhantes, o que sugere que fatores relacionados com o hospedeiro, como funcionamento adequado do sistema imune, são fundamentais para que a resposta aos agentes patogênicos seja eficaz e importante na evolução da doença.

ETIOLOGIA

O agente etiológico da pneumonia aguda depende de diversos fatores, como faixa etária, condição socioeconômica e presença de fatores de risco. É difícil a identificação do agente causal com base nas características clínicas, pois, independentemente do patógeno, o processo inflamatório pulmonar é semelhante.

O conhecimento de que o *Streptococcus pneumoniae* e o *Haemophilus influenzae* tipo b (Hib) são os principais agentes bacterianos implicados na PAC em crianças vem de estudos realizados antes da introdução das vacinas conjugadas contra esses patógenos e ainda norteiam as diretrizes atuais para o tratamento da doença. Novos estudos etiológicos, após a introdução das vacinas conjugadas, responderão as questões sobre o comportamento etiológico atual das PAC.

Amplamente utilizada, a vacina contra o Hib promove expressiva diminuição das pneumonias e outras doenças graves causadas por essas bactérias. No entanto, persiste o questionamento quanto ao papel do *H. influenzae* não tipável na morbimortalidade em crianças. A vacina pneumocócica conjugada vem sendo implementada progressivamente em vários países e começou a ser usada no Brasil em 2010, observando-se declínio das doenças invasivas e de PAC causadas pelo *S. pneumoniae*; no entanto, aumentou a importância relativa de sorotipos não vacinais, além de questões referentes à resistência bacteriana e ao aumento das complicações, como derrame pleural.

Atualmente, grande atenção tem sido dedicada à ocorrência de etiologia mista, e a coinfecção com vírus respiratórios em até 25% dos casos de PAC bacterianas tem sido bem documentada.

A distribuição clássica por faixa etária é mostrada no Quadro 22.1. A etiologia bacteriana sofre alterações relacionadas com a idade do seguinte modo: até 3 dias após o nascimento, trata-se provavelmente de pneumonia adquirida intraútero, sendo os agentes etiológicos mais prováveis os estreptococos do grupo B, *E. coli* e *Listeria monocytogenes*; a partir do terceiro dia, deve-se considerar *Staphylococcus aureus* e *S. epidermidis*, além dos gram-negativos; entre 1 e 3 meses de vida, além do *S. pneumoniae*, devem ser lembrados os agentes da "pneumonia afebril do lactente", *Chlamydia trachomatis* e *Ureaplasma urealyticum*; depois dos 3 meses de vida, os agentes identificados são *S. pneumoniae*, *H. influenzae* (tipo b e cepas não tipáveis) e *S. aureus*; em pré-escolares, a participação do *S. aureus* é reduzida e, inversamente, o envolvimento do *M. pneumoniae* aumenta paulatinamente a partir dos 4 ou 5 anos de idade.

Entre os vírus, os mais frequentes são vírus sincicial respiratório (VSR), influenza A e B, parainfluenza 1, 2 e 3 e adenovírus e, nos últimos anos, o metapneumovírus e o bocavírus.

O VSR é o principal agente viral, identificado em 15% a 40% dos casos de PAC ou de bronquiolite que levam à admissão hospitalar em países em desenvolvimento. O risco é maior em crianças com menos de 2 anos de idade, especialmente no primeiro ano de vida. O VSR pode causar PAC de maneira isolada ou associada a outros vírus e/ou bactérias.

Outro vírus responsável por elevada morbimortalidade na PAC da infância é o influenza, que responde por mais de um terço das PAC virais. O diagnóstico das infecções por influenza melhorou consideravelmente com a utilização da reação em cadeia da polimerase.

FISIOPATOLOGIA

As vias aéreas estão continuamente expostas a microrganismos que atingem as áreas mais distais por inalação ou aspiração, cabendo ao epitélio das vias respiratórias a formação de uma grande barreira mecânica e um sistema sentinela para detecção dos patógenos e a estimulação da resposta imunológica. Os dois mecanismos de depuração para proteção das vias aéreas com relação à entrada de partículas procedentes do meio externo são o *clearance* mucociliar e a tosse, a qual ocorre por meio do ato reflexo e é fundamental para o sistema de defesa respiratório, estando presente em quase todos os pacientes com pneumonia.

Quando os macrófagos alveolares não eliminam os patógenos invasores, o estímulo antigênico persiste, ocorrendo a liberação de citocinas, que têm como função atrair mais neutrófilos para o sítio de infecção. A pneumonia bacteriana típica se caracteriza por história prévia de infecção respiratória alta, que evolui com o surgimento de febre elevada, calafrios, dor pleurítica e abdominal, cujos sinais são mantidos com a participação de citocinas como interleucina (IL)-1, fator de necrose tumoral (TNF), IL-6, IL-8 e interferon-alfa (INF-α).

Em resposta à lesão pulmonar direta, o TNF induz aumento da circulação do fluxo sanguíneo pulmonar, da permeabilidade vascular e da expressão das moléculas de adesão na superfície luminal de pequenos vasos, levando ao influxo de polimorfonucleares (PMN). Essa reação é caracterizada pela migração de PMN, componentes do complemento, mediadores da ação vascular e elementos da resposta imune adaptativa. O ar presente nos alvéolos é substituído por exsudato inflamatório rico em proteínas e que contém microrganismos. Em seguida, ocorre congestão intensa dos capilares septais com aumento da permeabilidade capilar, seguida da mobilização de PMN e hemorragia interalveolar (hepatização vermelha). Além da presença de leucócitos (neutrófilos) no local onde anteriormente havia ar, surge edema da mucosa, que leva à oclusão parcial dos brônquios e alvéolos, resultando em diminuição da pressão de oxigênio alveolar. Esse processo leva à hipoventilação com desequilíbrio da ventilação-perfusão e consequente hipoxemia arterial.

DIAGNÓSTICO

O diagnóstico clínico correto de pneumonia na infância permanece desafiante, uma vez que ainda não foi desenvolvido um padrão-ouro clinicamente aceitável, sendo a avaliação clínico-radiológica o critério diagnóstico mais utilizado na prática diária. A OMS preconiza, há mais de três décadas, a valorização da queixa de tosse associada a frequência respiratória elevada como indicativo de pneumonia em crianças com menos de 5 anos de idade, proposta adotada em vários países.

Os protocolos e programas da OMS melhoraram a assistência às crianças com quadro respiratório, principalmente no mundo em desenvolvimento e em locais que contam com recursos limitados, onde exames laboratoriais e de imagem não se encontram disponíveis. No entanto, a sensibilidade e a especificidade dos critérios da OMS para diagnóstico das PAC na infância, tendo como base a taquipneia e a tiragem, têm sido consideradas insuficientes por alguns autores. Outros têm recomendado o acréscimo de novos sintomas, como febre, embora isso também não pareça alterar a sensibilidade do diagnóstico.

Quadro 22.1 Etiologia da pneumonia por faixa etária

Idade	Patógeno (ordem de frequência)
< 3 dias	*Streptococcus* do grupo B, gram-negativos (sobretudo *E. coli*), *Listeria* sp. (pouco comum em nosso meio)
> 3 dias	*S. aureus*, *S. epidermidis* e gram-negativos
1 a 3 meses	Vírus, sincicial respiratório, *C. trachomatis*, *U. urealyticum*
1 mês a 2 anos	Vírus, *S. pneumoniae*, *H. influenzae* (tipo b), *H. influenzae* não tipável, *S. aureus*
2 a 5 anos	Vírus, *S. pneumoniae*, *H. influenzae* tipo b, *H. influenzae* não tipável, *M. pneumoniae*, *C. pneumoniae*, *S. aureus*
6 a 18 anos	Vírus, *S. pneumoniae*, *M. pneumoniae*, *C. pneumoniae*, *H. influenzae* não tipável

Fonte: adaptado de Jadavji T et al.
RN: recém-nascido.

Em relação à gravidade, a OMS costumava classificar a infecção como pneumonia, pneumonia grave e pneumonia muito grave. Em 2013, entretanto, passou a divulgar nova classificação em apenas duas categorias: pneumonia e pneumonia grave. Nessa nova abordagem, direcionada especialmente a países com parcos recursos, o achado de tiragem subcostal não é mais considerado sinal de pneumonia grave, com exceção da presença de retração intensa. Se por um lado essa medida poderá otimizar os recursos, com a redução do número de internamentos, por outro é preocupante sua menor sensibilidade na detecção de casos que poderiam evoluir de maneira desfavorável.

De acordo com a orientação da OMS e as Diretrizes Brasileiras em Pneumonia Adquirida na Comunidade em Pediatria (2007), a *taquipneia* é o sinal isolado mais sensível para o diagnóstico de pneumonia em crianças menores de 5 anos (sensibilidade de 75%), e a frequência respiratória (FR) deve ser avaliada com a criança afebril, tranquila, contada durante 1 minuto, de preferência duas vezes (Quadro 22.2).

A valorização de dados clínicos, associados a parâmetros como medida da saturação periférica de oxigênio (SpO2), deve ser empregada na prática para avaliação da gravidade da pneumonia.

O Quadro 22.3 mostra a classificação de gravidade anterior e a atual proposta pela OMS para pneumonias em crianças com menos de 5 anos de idade.

Crianças e recém-nascidos com pneumonia podem apresentar diferentes sinais e sintomas clínicos, como febre, tosse e taquipneia. No entanto, as síndromes respiratórias agudas apresentam sintomas muito semelhantes. Assim, a história clínica será de fundamental importância para diferenciar as infecções do trato respiratório superior das infecções do trato respiratório inferior e as virais das bacterianas.

Para o diagnóstico de pneumonia é essencial, na anamnese, uma história clínica que aborde aspectos como situação vacinal, uso recente de antibiótico, contato com indivíduo com doença infecciosa, história de cardiopatia, imunodeficiência, fibrose cística, condições ambientais e exposição à fumaça de cigarro.

Toxemia, palidez e cianose acompanham a prostração e estão relacionadas com a gravidade da doença. Outros sinais clínicos podem estar presentes no paciente com pneumonia, como irritabilidade, cefaleia, redução do apetite e vômitos. A dor pleurítica, com respiração entrecortada e posição antálgica, pode ocorrer em caso de derrame pleural. A dor abdominal pode ser causada por pneumonia bacteriana devido à irritação diafragmática.

O exame físico da criança doente deve ser completo, observando-se o estado geral, o humor, a aceitação da dieta, a hidratação e os sinais gerais de infecção grave. Na avaliação do aparelho respiratório devem ser observados, além da FR, a presença de dispneia, retração intercostal, batimento de asas do nariz (BAN) e a ocorrência de estridor. A ausculta pulmonar varia de acordo com o padrão anatômico e a extensão da pneumonia, devendo ser realizada após a inspeção torácica. Em crianças, é frequente o comprometimento brônquico com estertores finos e grossos. À ausculta, o murmúrio vesicular poderá estar diminuído na condensação por pneumonia, como também nas grandes atelectasias e nos derrames pleurais. O frêmito toracovocal estará aumentado nos casos de consolidação e diminuído nos de derrame. A radiografia de tórax é considerada ferramenta importante nas pneumonias, pois confirma a suspeita clínica e avalia a extensão e a presença de complicações. Há consenso entre os guias de manejo de que esse exame é dispensável nos casos de pneumonia que possam ser conduzidos ambulatorialmente. Apesar de sua importância nos pacientes mais graves, a grande variabilidade no diagnóstico entre os observadores e a ausência de um padrão que diferencie pneumonia viral de bacteriana são limitações do método.

Quadro 22.3 Critérios de classificação de gravidade de pneumonia em crianças menores de 5 anos, segundo a OMS

Classificação	Sinais e sintomas da classificação de 2005	Sinais e sintomas da classificação de 2013
Pneumonia	Taquipneia ≥ 60irpm em criança < 2 meses ≥ 50irpm em criança de 2 a 11 meses de idade ≥ 40irpm em criança de 1 a 5 anos de idade	Taquipneia ≥ 50irpm em criança de 2 a 11 meses de idade ≥ 40irpm em criança de 1 a 5 anos de idade Tiragem torácica subcostal
Pneumonia grave	Associação a tiragem torácica subcostal **(indicação de internação)**	Tosse ou dificuldade para respirar com saturação de oxigênio < 90% ou cianose central Cansaço respiratório grave (gemência, tiragem torácica muito grave) Sinais de pneumonia com sinais gerais de perigo (impossibilidade de mamar ou ingerir líquidos, letargia ou rebaixamento do nível de consciência, convulsões) **(indicação de internação)**
Pneumonia muito grave	Associação a Cianose central Cansaço respiratório grave (p. ex., flexão cefálica à inspiração) Impossibilidade de ingerir líquido **(indicação de internação)**	

Quadro 22.2 Valores de referência da frequência respiratória

Idade	FR
≤ 2 meses	≥ 60irpm
3 a 12 meses	≥ 50irpm
13 meses a 5 anos	≥ 40irpm

irpm: incursões respiratórias por minuto.

A importância de exames radiográficos para o manejo ambulatorial é ponto polêmico, mas concordamos com as seguintes premissas apresentadas por outros autores:

- É possível diagnosticar pneumonia mesmo em locais onde não se dispõe de radiografia.
- Pacientes com radiografia normal, mas com sintomas claros que levem a forte suspeita de pneumonia, podem receber o diagnóstico de pneumonia por meio de critérios clínicos e tratados de acordo, a despeito da imagem normal na radiografia.
- A radiografia de tórax, embora não seja o exame definidor de pneumonia, pode auxiliar consideravelmente o diagnóstico, além de identificar alterações como pneumotórax, derrames pleurais, cavitações etc.

Assim, em caso de suspeita razoável, e quando de fácil obtenção, o exame poderá ser realizado. Não resta dúvida, entretanto, que não deve ser solicitado como controle de cura em consultas ambulatoriais de seguimento, uma vez que alterações radiográficas podem persistir por semanas.

Uma utilidade clínica importante da radiografia consiste na identificação de complicações como derrame pleural, piopneumotórax, pneumatoceles e abscessos pulmonares, entre outras.

Outros exames, como leucograma evidenciando leucocitose, elevação na velocidade de eritrossedimentação (VSH) e aumento da proteína C reativa (PCR) e da procalcitonina, têm sido utilizados como preditores de pneumonia bacteriana, embora a maioria dos guias de manejo sobre PAC na infância concorde com relação à pequena especificidade desses exames na diferenciação entre pneumonia bacteriana e viral.

- **Leucograma:** deve ser realizado em pacientes hospitalizados. A presença de eosinofilia nos casos de pneumonia afebril pode sugerir infecção por *C. trachomatis*.
- **Hemoculturas:** as culturas de sangue têm baixa positividade (5%), a qual aumenta um pouco quando há derrame pleural associado. Assim, para pacientes em bom estado geral, que serão tratados ambulatorialmente com antibióticos VO, não é necessária a coleta para hemocultura rotineiramente, a qual é reservada para os casos que apresentam piora clínica e passarão a receber tratamento por via parenteral. Da mesma maneira, não é necessária a obtenção de culturas de controle após o tratamento se o paciente apresentar boa evolução. Por outro lado, nos casos graves com pneumonias extensas e em pacientes que necessitem internação, a coleta de hemocultura é obrigatória.

As recomendações sugerindo a coleta de cultura de escarro, quando possível, são pouco consistentes e, em geral, não acatadas, exceto em pacientes com fibrose cística.

- **Pesquisa de antígenos de *S. pneumoniae* na urina:** apresenta boa correlação com a infecção pneumocócica em adultos. No entanto, não é recomendada em crianças por apresentar, com frequência, resultados falsamente positivos nessa população, devido à condição de carreador em ORF.
- **Marcadores inflamatórios:** PCR ou concentração de procalcitonina podem ser coletadas e interpretadas em conjunto com o quadro clínico. Não é possível basear-se exclusivamente nesses dados para definição da etiologia viral ou bacteriana. Sua utilidade é maior quando são feitas coletas seriadas pra avaliação laboratorial da melhora ou piora do paciente, uma vez que exames de imagem podem permanecer inalterados por longo tempo.
- **Pesquisa de vírus respiratórios:** a pesquisa de vírus na secreção nasal deve ser realizada, desde que esteja disponível na unidade de tratamento.

Nenhuma alteração clínica, e nenhum exame isoladamente (exceto as culturas e a pesquisa viral, e mesmo estas com limitações), consegue determinar a probabilidade de uma pneumonia ser viral ou bacteriana. Desse modo, a decisão de tratar deve basear-se sempre na avaliação criteriosa de cada caso.

TRATAMENTO

A importância da classificação quanto à gravidade reside na decisão do local (ambulatorial × hospitalar) e da terapêutica inicial para os pacientes com pneumonia. Muitas crianças com pneumonia podem ser tratadas com antibiótico oral no domicílio, porém é necessário que os familiares tenham condições de cuidar da criança e sejam orientados quanto ao modo de administração dos antibióticos, ao tratamento da febre com antitérmicos e aos cuidados com alimentação e hidratação, além da observação e identificação de sinais de piora do paciente, procurando, de imediato, o serviço de saúde a qualquer momento.

Em lactentes em bom estado geral, não toxemiados, especialmente com sibilância associada, a infecção provavelmente é viral. Convém analisar a possibilidade da manutenção de conduta expectante sem antibiótico.

Em crianças com menos de 5 anos de idade, a OMS recomenda que o antibiótico de primeira escolha seja a amoxicilina, 50mg/kg/dia, em duas ou três doses, para cobertura dos dois agentes bacterianos mais importantes, *S. pneumoniae* e *H. influenzae*. Não há consenso bem definido quanto ao período de duração da antibioticoterapia, sendo os tratamentos curtos cada vez mais encorajados na literatura. Em 2013, a OMS recomendou, para países pobres com baixa prevalência de infecção por HIV, tratamento com amoxicilina por apenas 3 dias. Um período de 7 a 10 dias parece ser suficiente na maioria dos casos ambulatoriais.

Segundo dados do SIREVA II (Sistema Regional de Vacinas), é alta a sensibilidade à penicilina (92,5%) entre as crianças com menos de 5 anos, havendo somente 7,5% de casos com sensibilidade intermediária, e a taxa de resistência é praticamente inexistente. Portanto, a amoxicilina, nas doses padrões, é o agente de primeira escolha para o tratamento.

Todas as crianças precisam ser reavaliadas em 48 a 72 horas para observação da resposta ao tratamento. Nessa consulta ambulatorial de retorno, devem ser conferidos: redução de FR, ausência de tiragem subcostal (TSC) e febre e melhor aceitação alimentar. Assim, a orientação consiste em completar o tratamento. Caso não haja melhora desses parâmetros, exclui-se sibilância. Na ausência de sibilância, o paciente deve ser admitido no hospital para investigação, com a exclusão das complicações ou outros diagnósticos. Se estão presentes sinais de pneumonia grave, a criança deve ser admitida e tratada no hospital.

Falha terapêutica é definida como persistência da febre e/ou taquipneia por mais de 48 a 72 horas de uso correto do antibiótico prescrito. Nos casos de falha terapêutica, excluindo-se as situações que definam a necessidade de internação, uma das possibilidades terapêuticas consiste em substituir a amoxicilina por amoxicilina + clavulanato, aumentando a dose da amoxicilina para 80 a 90mg/kg/dia. Nessa conduta, os dois mecanismos de resistência do S. pneumoniae e do H. influenzae estariam contemplados (alteração nos receptores betalactâmicos e produção de betalactamase).

Em caso de suspeita de pneumonia atípica, nas crianças entre 3 e 5 anos de idade, pode-se também associar um macrolídeo à amoxicilina, para estender o espectro para bactérias atípicas, como Mycoplasma ou Chlamydophila pneumoniae.

Escolares e adolescentes apresentam maior incidência de pneumonias por agentes atípicos e podem ser tratados tanto com amoxicilina como com macrolídeos como primeira escolha. A eritromicina, a claritromicina e a azitromicina são opções terapêuticas nesses casos:

- **Azitromicina:** 10mg/kg/dia no primeiro dia e 5mg/kg/dia por mais 4 dias, uma vez ao dia ou
- **Claritromicina:** 15mg/kg/dia por 10 dias, em duas doses, ou ainda
- **Eritromicina:** 40mg/kg/dia por 10 dias, em quatro doses.

O uso da levofloxacina, 500mg, uma vez ao dia, por 7 a 14 dias, pode ser recomendado apenas para adolescentes com maturidade esquelética.

Caso a infecção por C. trachomatis seja possível em razão do quadro clínico de tosse coqueluchoide em crianças de 2 a 3 semanas de vida que tiveram conjuntivite, infiltrado pulmonar mal definido, curso afebril e com bom estado geral, o tratamento ambulatorial deverá ser feito, preferencialmente, com azitromicina (10mg/kg no primeiro dia, seguidos de 5mg/kg/dia por mais 2 a 5 dias), tendo como alternativas claritromicina (15mg/kg/dia a cada 12 horas) ou eritromicina (40mg/kg/dia a cada 6 horas).

A decisão de internar deve ser individualizada com base na idade e nos fatores clínicos. Os indicadores de internação podem ser: menores de 2 a 3 meses, desidratação ou incapacidade de manter a hidratação por via oral e se alimentar, dificuldade respiratória (FR > 70irpm em < 12 meses e > 50irpm para crianças maiores, TSC, BAN, apneia, gemido), toxemia, condições que podem predispor a maior gravidade (doença cardiopulmonar, síndromes genéticas, distúrbios cognitivos), as quais podem ser agravadas por pneumonia (doença metabólica) ou podem afetar negativamente a resposta ao tratamento (imunocomprometidos), complicações (derrame/empiema) e suspeita ou confirmação de que a PAC é causada por patógeno de maior virulência, como S. aureus ou estreptococos do grupo A.

Tratamento de suporte

- Antipirese e analgesia – febre e dor pleurítica, respiração superficial e incapacidade de tossir.
- Antitussígenos devem ser evitados.
- Orientações para garantir nutrição e hidratação adequadas.

PREVENÇÃO

A maioria dos quadros de pneumonia acontece após infecção viral de vias aéreas superiores (IVAS), mas apenas a minoria dos quadros de IVAS se complica com pneumonia. O uso precoce de antibióticos não previne as complicações bacterianas. A prevenção de infecções respiratórias agudas (IRA) está relacionada com a promoção da saúde integral da criança, evitando-se desnutrição, prematuridade, tabagismo passivo etc.

O papel do médico na prevenção de doenças respiratórias deve ter início no pré-natal, de modo a identificar infecções maternas associadas à pneumonia e instituir precocemente sua terapêutica. Após o nascimento, o estímulo ao aleitamento materno consiste em outra medida preventiva importante.

A vacinação é ação essencial na prevenção das PAC. No Brasil, a vacina conjugada contra o Hib foi incluída no calendário oficial de imunizações em agosto de 1999 levando, em pouco tempo, a expressiva diminuição do número de casos de meningite e pneumonia associados ao Hib no país. O uso universal da vacina pneumocócica conjugada heptavalente para as crianças menores de 2 anos nos EUA, a partir do ano 2000, levou à redução de até 73% dos casos de pneumonia pneumocócica. No Brasil, em 2010, a VPC-10 (vacina pneumocócica conjugada 10-valente) foi licenciada no Programa Nacional de Imunizações (PNI) e já se observa seu impacto na redução dos internamentos por pneumonias e doenças invasivas. A introdução da vacina influenza no calendário do PNI foi ampliada para o uso em crianças até os 5 anos de idade e também contribuiu efetivamente para a redução das PAC.

A abrangência dos inúmeros aspectos envolvidos no manejo ambulatorial das PAC, desde a etiologia até o tratamento, tem despertado o interesse da comunidade científica em razão da magnitude desse problema de saúde pública, sobretudo nos países em desenvolvimento.

Apesar de todos os conhecimentos, estes ainda se mostram infrutíferos no sentido de deter a morbidade e a mortalidade, denotando a necessidade de uma busca constante de estratégias efetivas para o controle da doença e seu manejo adequado.

Bibliografia

Afonso ET, Minamisava R, Bierrenbach AL et al. Effect of 10-valent pneumococcal vaccine on pneumonia among children, Brazil. Emerg Infect Dis 2013; 19(4):589-97.

Alvim CG, Picinin IFM, Camargos PAM. Pneumonia adquirida na comunidade em crianças e adolescentes. In: Leão E, Corrêa EJ, Mota JAC et al. (eds.). Pediatria ambulatorial. 5. ed. Belo Horizonte: Coopmed, 2013:643-56.

Araújo GV, Bezerra PGM, Brito RCCM. Pneumonia aguda. In: Lima EJF, Souza MFT, Brito RCCM. Pediatria ambulatorial. Rio de Janeiro: MedBook, 2008:291-8.

Ben Shimol S, Dagan R, Givon-Lavi N et al. Evaluation of the World Health Organization criteria for chest radiographs for pneumonia diagnosis in children. Eur J Pediatr 2012; 171(2):369-74.

Berti E, Galli L, de Martino M, Chiappini E. International guidelines on tackling community-acquired pneumonia show major discrepancies between developed and developing countries. Acta Paediatr Suppl 2013; 102(465):4-16.

Bezerra PGM, Britto MCA, Correia JB et al. Viral and atypical bacterial detection in acute respiratory infection in children under five years. PLoS One 2011; 6(4):e18928.

Bradley JS, Byington CL, Shah SS et al. Executive summary: the management of community-acquired pneumonia in infants and children older than 3 months of age: clinical practice guidelines by the pediatric infectious diseases society and the infectious diseases society of america. Clin Infect Dis 2011; 53(7):617-30.

Brasil. Ministério da Saúde. Vigilância Epidemiológica de Pneumonias no Brasil. São Paulo: Secretaria de Vigilância em Saúde, 2007:1-27.

Cardoso M-RA, Nascimento-Carvalho CM, Ferrero F, Alves FM, Cousens SN. Adding fever to WHO criteria for diagnosing pneumonia enhances the ability to identify pneumonia cases among wheezing children. Arch Dis Child 2011; 96(1):58-61.

Chang AB, Ooi MH, Perera D, Grimwood K. Improving the diagnosis, management, and outcomes of children with pneumonia: where are the gaps? Front Pediatr 2013 Oct; 1:29.

De Martino M, Chiappini E. Pneumonia in children: more shadows than lights. Acta Paediatr Suppl 2013; 102(465):1-3.

Diretrizes brasileiras em pneumonia adquirida na comunidade em pediatria. J Bras Pneumol 2007; 33(supl. 1):S31-S50.

Domingues CMAS, Verani JR, Montenegro Renoiner EI et al. Effectiveness of ten-valent pneumococcal conjugate vaccine against invasive pneumonoccal disease in Brazil: a matched case-control study. Lancet Respir Med 2014; 2(6):464-71.

Don M, Valent F, Korppi M, Canciani M. Differentiation of bacterial and viral community-acquired pneumonia in children. Pediatr Int 2009; 51(1):91-6.

Gilani Z, Kwong YD, Levine OS et al. A literature review and survey of childhood pneumonia etiology studies: 2000-2010. Clin Infect Dis 2012; 54 Suppl 2:S102-8.

Greenberg D, Givon-Lavi N, Sadaka Y, Ben-Shimol S, Bar-Ziv J, Dagan R. Short-course antibiotic treatment for community-acquired alveolar pneumonia in ambulatory children: a double-blind, randomized, placebo-controlled trial. Pediatr Infect Dis J 2014 Feb; 33(2):136-42.

Harris M, Clark J, Coote N, Fletcher P, Harnden A, McKean M. Guidelines for the management of community acquired pneumonia in children: update 2011. Thorax 2011 Oct; 66(Suppl 3):1-23.

Iroh Tam P-Y. Approach to common bacterial infections: community-acquired pneumonia. Pediatr Clin North Am 2013; 60(2): 437-53.

Jackson S, Mathews KH, Pulani D et al. Risk factors for severe acute lower respiratory infections in children – a systematic review and meta-analysis. Croat Med J 2013; 54(2):110-21.

Lassi ZS, Das JK, Haider SW, Salam RA, Qazi SA, Bhutta ZA. Systematic review on antibiotic therapy for pneumonia in children between 2 and 59 months of age. Arch Dis Child 2014 Jan; 25. [Epub ahead of print].

Leme MD. Pneumonia aguda. In: Gilio AE, Grisi S, Bousso A et al. (eds.) Urgências e emergências em pediatria geral. São Paulo: Atheneu, 2015:179-87.

Lima EJF, Mello MJG, Albuquerque MFPM et al. Clinical and epidemiological characteristics of severe community-acquired pneumonia in children after introduction of the 10-valent pneumococcal vaccine. Pediatric Health, Medicine and Therapeutics, 2015:131-8.

Lynch T, Bialy L, Kellner JD et al. A systematic review on the diagnosis of pediatric bacterial pneumonia: when gold is bronze. PLoS One 2010; 5(8):e11989.

Nair H, Simões EA, Rudan I et al. Global and regional burden of hospital admissions for severe acute lower respiratory infections in young children in 2010: a systematic analysis. Lancet 2013; 381(9875):1380-90.

Nascimento-Carvalho CM, Madhi SA, O'Brien KL. Review of guidelines for evidence-based management for childhood community-acquired pneumonia in under-5 years from developed and developing countries. Pediatr Infect Dis J 2013; 32(11):1281-2.

Nascimento-Carvalho CM, Souza-Marques HH. Recomendação da Sociedade Brasileira de Pediatria para antibioticoterapia em crianças e adolescentes com pneumonia comunitária. Rev Panam Salud Publica 2004; 15(6):380-7.

Nascimento-Carvalho CM. Outpatient antibiotic therapy as a predisposing factor for bacterial resistance: a rational approach to airway infections. J Pediatr (Rio J) 2006; 82(5suppl):S146-52.

Queen MA, Myers AL, Hall M et al. Comparative effectiveness of empiric antibiotics for community-acquired pneumonia. Pediatrics 2014; 133(1):e23-9.

Rudan I, O'Brien KL, Nair H et al. Epidemiology and etiology of childhood pneumonia in 2010: estimates of incidence, severe morbidity, mortality, underlying risk factors and causative pathogens for 192 countries. J. Glob. Health 2013; 3(1):010401.

Rudan I. Epidemiology and etiology of childhood pneumonia. Bull World Health Organ 2008; 86(5):408-16.

Simonsen L, Taylor RJ, Young-Xu Y et al. Impact of pneumococcal conjugate vaccination of infants on pneumonia and influenza hospitalization and mortality in all age groups in the United States. MBio 2011; 2(1):e00309-10.

Smith MJ, Kong M, Cambon A, Woods CR. Effectiveness of antimicrobial guidelines for community-acquired pneumonia in children. Pediatrics 2012; 129(5):e1326-33.

Walker CLF, Rudan I, Liu L et al. Global burden of childhood pneumonia and diarrhoea. Lancet 2013; 381(9875):1405-16.

Williams DJ, Shah SS. Community-acquired pneumonia in the conjugate vaccine era. J Pediatr Infect Dis Soc 2012; 1(4):314-28.

Wingerter SL, Bachur RG, Monuteaux MC, Neuman MI. Application of the World Health Organization Criteria to Predict Radiographic Pneumonia in a US-based Pediatric Emergency Department. The Ped Infect Dis J 2012; 31(6):561-4.

World Health Organization. Pocket book of hospital care for children: guidelines for the management of common childhood illnesses. 2. ed. Geneva: World Health Organization, 2013:1 483.

Zar HJ, Ferkol TW. The global burden of respiratory disease-impact on child health. Pediatr Pulmonol 2014; 49(5):430-4.

SEÇÃO IV

Manejo Ambulatorial das Doenças mais Frequentes em Gastroenterologia

Capítulo 23

Constipação Intestinal Crônica

Michela Cynthia da Rocha Marmo
Giselia Alves Pontes da Silva
Maria Eugênia Farias Almeida Motta

INTRODUÇÃO

A constipação intestinal está entre os sintomas gastrointestinais mais frequentes na faixa etária pediátrica, sendo responsável por cerca de 3% a 5% das consultas nos ambulatórios de pediatria geral. A origem é funcional em 90% a 95% dos casos, ao passo que os 5% a 10% restantes têm causa orgânica.

CONCEITO E CLASSIFICAÇÃO

A constipação intestinal não é uma doença, mas um sintoma definido pela presença de duas ou mais das seguintes características, durante o período mínimo de 1 mês para as crianças com menos de 4 anos de idade e de 2 meses para aquelas maiores de 4 anos e adolescentes: (1) duas ou menos defecações por semana, mínimo de um episódio de incontinência fecal por semana (considerar esta informação também para as crianças com menos de 4 anos que já fizeram treinamento esfincteriano); (2) relato de comportamento de retenção de fezes; (3) relato de defecações dolorosas ou com eliminação de fezes endurecidas; (4) presença de fezes volumosas no reto; e (5) relato de eliminação de fezes volumosas que obstruam o vaso sanitário.

A sensação de esvaziamento retal incompleto pode ser referida por crianças maiores e adolescentes, enquanto irritabilidade, apetite reduzido e/ou saciedade precoce podem estar presentes nas crianças com menos de 4 anos e costumam desaparecer após a eliminação de fezes volumosas.

Segundo os aspectos evolutivos e os mecanismos etiopatogênicos, a constipação intestinal pode ser classificada como:

- **Constipação intestinal aguda:** mudança abrupta do hábito intestinal, que ocorre nos processos febris e pós-operatórios, durante os quais há diminuição da atividade física, menor ingestão de alimentos e líquidos, uso de medicamentos e posição antifisiológica para defecação. A recuperação é espontânea, concomitantemente à melhora do quadro clínico de base.
- **Constipação intestinal crônica:** o sintoma está presente de maneira contínua por mais de 1 mês nas crianças menores de 4 anos e por mais de 2 meses naquelas com mais de 4 anos e nos adolescentes. Quando decorrente de alterações relacionadas com o cólon e o ato defecatório – seja de causa funcional ou orgânica – é considerada primária (Quadro 23.1); quando faz parte da sintomatologia de doença extraintestinal ou está associada ao uso de fármacos, é denominada secundária (Quadro 23.2).

Classifica-se como *constipação intestinal crônica primária funcional simples* quando a motilidade colônica, a sensibilidade anorretal e a função da musculatura do assoalho pélvico não apresentam alterações e o sintoma se deve à reduzida ingestão de fibra alimentar, aliada ao comportamento voluntário de retenção de fezes. A *constipação intestinal crônica primária funcional de difícil manejo* caracteriza-se por trânsito colônico lento, disfunção do assoalho pélvico ou sensibilidade anorretal diminuída. Considera-se *constipação intestinal crônica primária orgânica* quando há alterações estruturais do trato digestório.

Quadro 23.1 Causas primárias orgânicas de constipação intestinal

Alterações estruturais anorretais
Ânus imperfurado
Ânus ectópico anterior
Estenose anal congênita
Atresia retal
Alterações do sistema nervoso entérico
Doença de Hirschsprung (aganglionose congênita)
Displasia neuronal intestinal do tipo B (hiperganglionose ou gânglio gigante)
Pseudo-obstrução intestinal (hipoganglionose)

Quadro 23.2 Causas secundárias de constipação intestinal

Metabólicas
Hipotireoidismo
Fibrose cística
Hipercalcemia
Hipopotassemia
Medicamentosas
Sais de ferro
Antiácidos
Anti-inflamatórios
Neuropatias
Mielomeningocele
Espinha bífida
Paralisia cerebral
Imunológicas
Alergia à proteína do leite de vaca
Doença celíaca

De acordo com o Consenso de Paris, deve ser usada a seguinte terminologia para designar os pacientes constipados:

- **Incontinência fecal crônica** (para substituir os termos encoprese e escape fecal): eliminação de fezes em local inapropriado, por período superior a 8 semanas. Pode ser de origem orgânica – secundária a dano neurológico ou anormalidades do esfíncter anal – ou funcional – subdividida em incontinência fecal associada à constipação e incontinência fecal não retentiva.
- **Impactação fecal:** presença de massa fecal volumosa no reto ou palpável no abdome com pequena probabilidade de ser eliminada espontaneamente.

DIAGNÓSTICO CLÍNICO E EXAMES COMPLEMENTARES

A anamnese e o exame físico, incluindo exame retal digital (realizado com o consentimento da criança nas primeiras consultas, sem necessidade de repetição rotineira a cada consulta), são suficientes para o estabelecimento do diagnóstico e a elaboração de um plano terapêutico para a maioria das crianças com constipação intestinal.

As características clínicas do hábito intestinal – frequência de defecação reduzida, eliminação de fezes de consistência aumentada, ressecadas e de grosso calibre e defecação dolorosa ou com esforço – e o tempo de início das alterações identificam o paciente com constipação intestinal, embora esses sintomas não diferenciem os subgrupos crônico primário e secundário, funcional simples e de difícil manejo. A constipação intestinal crônica é frequentemente acompanhada de sinais e sintomas, os quais motivam a busca por consulta médica com maior frequência que as alterações exclusivas do hábito intestinal. Podem ser identificados os sintomas que estão associados a volume/consistência das fezes (sangramentos, fissuras e plicomas), tempo de instalação da constipação (retenção fecal/fecaloma, escape fecal/incontinência fecal crônica e dor abdominal crônica), retenção fecal (inapetência, saciedade precoce, náuseas/vômitos, caracterizando a *síndrome do estômago constipado*) e sintomas urinários (associados ao comportamento retentivo).

Na primeira consulta, deve-se procurar identificar marcadores clínicos que sugiram a presença de constipação de causa orgânica: primária – a síndrome ou doença de Hirschsprung – ou secundária – especialmente alergia alimentar ou doença celíaca. Os marcadores clínicos incluem, entre outros, início do sintoma no primeiro ano de vida, retardo na eliminação de mecônio, retardo do crescimento ponderoestatural, ausência de escape fecal/incontinência fecal crônica, ampola retal vazia ao exame retal digital, alterações cutâneas pigmentares, ausência de resposta ao tratamento de constipação, doença urinária obstrutiva, relação temporal entre o aparecimento do sintoma e a introdução de leite de vaca ou glúten na dieta, história pessoal ou familiar de atopia e presença de sintomas extraintestinais.

Informação sobre a eliminação do primeiro mecônio, além da ausência de incontinência fecal crônica, é fundamental para a suspeita de doença de Hirschsprung. Neste caso, o paciente necessitará de uma investigação complementar por meio de manometria anorretal, que demonstra a ausência de reflexo inibitório retoanal, enema opaco, que caracteriza o segmento aganglônico estreitado e o segmento dilatado suprajacente, dependendo da extensão do acometimento, e biópsia retal por sucção, que evidencia a ausência de gânglios neurais mioentéricos e submucosos, para indicação de tratamento cirúrgico.

Os pacientes com alteração do hábito intestinal, porém sem sinais e sintomas sistêmicos associados, enquadram-se nos casos de constipação intestinal crônica primária funcional simples e não precisam realizar exames complementares. Em alguns desses casos, a eliminação de fezes ressecadas e de grosso calibre pode causar sangramento eventual à defecação e fissura anal perceptível ao exame perianal. Ao exame abdominal, não se detecta massa abdominal palpável e, ao exame retal digital, a ampola retal poderá estar vazia ou com pequena quantidade de fezes, insuficiente para causar repercussões clínicas. No entanto, se esses pacientes não são diagnosticados e tratados precoce e adequadamente, inicia-se um ciclo vicioso de retenção fecal na tentativa de evitar dor à defecação, promovendo maior absorção de água, o que perpetua a retenção voluntária de fezes.

Quando a retenção fecal é crônica, outros sinais e sintomas costumam acompanhar as alterações do hábito intestinal no paciente com constipação intestinal crônica primária funcional simples. O comportamento de retenção de fezes caracteriza-se por extensão dos membros inferiores, contração da região glútea e do esfíncter anal externo e isolamento da criança; esse tipo de comportamento deve receber atenção especial, pois, muitas vezes, é considerado pelos pais uma tentativa malsucedida de defecação e eles não o entendem como uma tentativa de evitá-la. Como consequência da retenção fecal, surge escape fecal/incontinência fecal crônica funcional, que consiste na perda involuntária de fezes nas roupas, às vezes confundida com diarreia pelos pais, denunciando grande acúmulo de fezes e responsável por alterações secundárias de comportamento e relacionamento da criança.

O escape fecal/incontinência fecal crônica pode ocasionar hiperemia e dermatite perineal e perianal, com dor associada, o que pode perpetuar a retenção fecal. Após vários dias sem defecar, a frequência do escape fecal/incontinência fecal crônica costuma aumentar e aparecem queixas de dor e distensão abdominal e inapetência, reduzindo a ingestão oral; esses sintomas desaparecem imediatamente após a defecação. Ao exame abdominal, observa-se massa fecal palpável de tamanho variável, podendo estar localizada apenas na fossa ilíaca esquerda, delimitando o cólon sigmoide, ou alcançar o abdome superior. O exame digital retal é útil para avaliar o tônus do esfíncter anal interno, a quantidade e a consistência das fezes acumuladas e a amplitude da ampola retal.

Como a presença de escape fecal/incontinência fecal crônica caracteriza o acúmulo de fezes no reto, radiografia simples de abdome não é necessária para documentar a retenção fecal. Em casos selecionados de alterações duvidosas do hábito intestinal, de acordo com a história clínica, ou nos que se recusam a realizar o exame digital retal, a radiografia simples de abdome pode ser realizada. O comportamento retentivo também pode facilitar o aparecimento de sintomas urinários, em geral decorrentes da contração da musculatura do assoalho pélvico que facilita a retenção concomitante de urina.

Se o paciente mantém a retenção voluntária das fezes cronicamente, tanto as alterações do hábito intestinal como os sinais e sintomas decorrentes não serão modificados, apesar do tratamento, resultando em falha terapêutica, o que indica a necessidade de exames complementares, pois a retenção fecal crônica pode alterar a motilidade colônica e a dinâmica da defecação.

O enema opaco é útil para avaliação de dilatação de segmentos colônicos secundária à retenção fecal contínua, que origina cólon sigmoide redundante, megacólon ou megarreto, os quais dificultam a defecação e são responsáveis pela persistência da constipação intestinal.

A manometria anorretal deve ser realizada para afastar a possibilidade de doença de Hirschsprung, evidenciando ausência de reflexo inibitório retoanal. Nos pacientes com megarreto, observam-se pressão basal reduzida no reto e aumento do limiar de sensação retal à distensão do balão retal (é necessário maior volume para desencadear a sensação retal) e do volume de ar injetado no balão retal necessário para desencadear urgência de defecação (volume crítico). Presença de pressão elevada do canal anal e do esfíncter anal externo durante a tentativa de expulsão de balão retal auxilia a investigação de disfunção do assoalho pélvico.

A avaliação do tempo de trânsito (TT) colônico total e segmentar com marcadores radiopacos fornece informações sobre a função motora colônica e retal: (1) TT colônico normal – TT normal em todos os segmentos, com tempo total inferior a 62 horas; (2) constipação de trânsito lento – TT prolongado em todo o cólon; (3) obstrução de saída – TT atrasado no retossigmoide como indicativo de disfunção do assoalho pélvico.

Quando o TT colônico indica obstrução de saída e manometria anorretal sugere disfunção do assoalho pélvico, pode-se solicitar o exame de defecografia (imagem do reto com material de contraste e observação do processo de defecação por fluoroscopia) em casos selecionados de pacientes adolescentes que colaboram com sua realização, observando-se contração inadequada da musculatura do assoalho pélvico.

TRATAMENTO

O tratamento da constipação intestinal crônica funcional deve ser individualizado de acordo com o subgrupo fisiopatológico. No entanto, como os sintomas não fornecem indícios suficientes do mecanismo fisiopatológico, a conduta geral consiste em indicar o tratamento inicial considerando que o paciente não apresenta alterações da motilidade colônica, da sensibilidade anorretal e da função da musculatura do assoalho pélvico, com o quadro de constipação ocorrendo por ingestão reduzida de fibra alimentar, aliada ao comportamento voluntário de retenção de fezes. Assim, o tratamento é dividido em quatro fases: mudança comportamental, desimpactação fecal, prevenção de retenção das fezes e seguimento.

Para o sucesso das mudanças comportamentais, deve ser esclarecido o mecanismo provável de origem da constipação intestinal e do escape fecal/incontinência fecal crônica aos pacientes que o apresentam e seus familiares, enfatizada a necessidade de seguir o tratamento para regularizar a defecação e evitar o escape fecal/incontinência fecal crônica e a possibilidade de período prolongado de tratamento e ocorrência de recaídas durante o seguimento.

A criança que já adquiriu o treinamento esfincteriano deve ser estimulada a tentar evacuar pelo menos uma vez ao dia. No entanto, a família deve verificar a adaptação da criança ao vaso sanitário: adaptadores para sentar-se no vaso e apoio nos pés promovem melhor prensa abdominal. Comportamentos como medo e de retenção (andar nas pontas dos pés, evacuar em locais escondidos, contração dos músculos glúteos no momento de evacuar) também devem ser valorizados pelo médico, e a família deve receber orientações para evitar essas situações. Atitudes como recompensas, castigos e/ou ofensas são sempre desencorajadas.

As orientações dietéticas atualmente restringem-se à correção de erros alimentares e à ingestão balanceada de fibras. O paciente deve ser estimulado, também, a ingerir água de acordo com o recomendado para cada faixa etária. O aumento ou a sobrecarga de ingestão de fibras não é recomendado no tratamento da constipação em virtude da falta de evidências científicas para essas condutas.

A desimpactação fecal deve ser realizada antes de iniciada a terapia de manutenção, pois a remoção das fezes retidas faz desaparecer ou reduz as possíveis alterações secundárias à retenção fecal, como escape fecal/incontinência fecal crônica, dor abdominal e alteração da motilidade colônica, além de ser causa frequente de falha terapêutica. A desimpactação fecal pode ser obtida por meio de enemas ou laxantes orais. Atualmente, recomenda-se o uso de enema de sódio fosfato (Phosfoenema®), na dose de 2,5mL/kg via retal, até 133mL/dia. As doses podem ser repetidas uma vez vez ao dia por até 5 dias para eliminação total das fezes impactadas. A desimpactação oral com polietilenoglicol (PEG 3350 ou PEG 4000) tem sido uma opção eficaz e mais aceita pelos pacientes pediátricos.

Atualmente, é considerada a primeira escolha para desimpactação dos pacientes com constipação, sendo os enemas indicados na falta do polietilenoglicol. A dose recomendada é de 1 a 1,5g/kg/dia. A apresentação farmacêutica tanto do PEG 3350 (Munvinlax®) como do PEG 4000 é em pó, que pode ser diluído em água ou sucos e dado ao paciente uma vez ao dia por 3 a 5 dias. A dose máxima é de 100g/dia.

O tratamento de manutenção tem o objetivo de evitar a retenção fecal. A finalidade é tornar as fezes mais pastosas na tentativa de prevenir novos episódios de retenção fecal, utilizando orientação comportamental, dieta adequada, laxantes osmóticos ou lubrificantes. A última diretriz das sociedades americana e europeia de gastroenterologia, hepatologia e nutrição pediátrica recomenda o uso dos seguintes laxantes:

- **Lactulose:** 1 a 2mL/kg/dia uma vez ao dia (para crianças > 6 meses).
- **PEG 3350 ou PEG 4000:** 0,2 a 0,8g/kg/dia uma vez ao dia.
- **Hidróxido de magnésio** (1.500mg/15mL): 1 a 2mL/kg/dia uma vez ao dia ou em doses fracionadas.
- **Óleo mineral:** 1 a 2mL/kg/dia para crianças com mais de 1 ano de idade.

O óleo mineral está absolutamente contraindicado para crianças com menos de 1 ano e neuropatas, em virtude do risco de aspiração e consequente pneumonia lipoídica. Os laxantes estimulantes, como bisacodil, derivados do Senne e picossulfato de sódio, podem ser utilizados nos casos mais graves e por curto período de tempo, em razão de seus efeitos colaterais (dor abdominal e *melanosis coli*). Diante de todas as opções de tratamento medicamentoso, do ponto de vista de eficácia e custo, o polietilenoglicol mostra-se como a primeira opção também no tratamento de manutenção, sendo as outras medicações indicadas na ausência deste. O tratamento de manutenção deve ser feito por pelo menos 2 meses e, no caso de melhora, deve ser descontinuado gradualmente para evitar recaídas.

Na obstrução de saída, se for observado apenas comportamento voluntário de retenção fecal, ou quando se detecta sensibilidade anorretal diminuída, com megarreto e até megacólon, os pacientes podem seguir o mesmo esquema de tratamento dos pacientes com constipação intestinal sem alterações na motilidade intestinal, sensibilidade anorretal e/ou função da musculatura do assoalho pélvico, com o objetivo de evitar a retenção crônica de fezes, permitindo o retorno do retossigmoide à sua dimensão normal ou próxima do normal e restaurando a sensibilidade anorretal. Existem evidências limitadas sugerindo que o tratamento habitual e a terapia de *biofeedback*, aliados, promovem redução dos sintomas clínicos e normalização da função sensorial retal. Para os pacientes com disfunção do assoalho pélvico, o objetivo é treinar novamente o ato da defecação por meio da terapia de *biofeedback*. Essa terapia é proposta para distender e melhorar o controle do esfíncter anal externo e coordenar a contração e o relaxamento do assoalho pélvico, objetivando continência e defecação adequadas. Alguns pacientes se beneficiarão do tratamento prolongado com fibra alimentar e laxante, mas seu hábito intestinal normal dependerá do restabelecimento da capacidade de relaxamento do assoalho pélvico e do esfíncter anal externo. Ainda são necessários mais estudos e prática clínica para comprovar a eficácia e aprimorar o uso do *biofeedback* no tratamento da constipação funcional.

Os pacientes com doença de Hirschsprung serão encaminhados ao cirurgião pediátrico para realizar cirurgia de acordo com a extensão do segmento aganglônico – ressecção do segmento aganglionar e abaixamento do segmento ganglionar, com as mais variadas técnicas, ou norretomiectomia. São raros os casos de pacientes com doença de Hirschsprung que se beneficiam com o tratamento medicamentoso e, quando acontece, trata-se de pacientes com doença em segmentos intestinais muito curtos. De qualquer modo, essa decisão deve ser acordada com a família e a equipe médica que acompanha o paciente.

Quando o paciente não evolui bem com o tratamento da constipação intestinal crônica, devem ser investigadas as outras causas secundárias. Uma vez diagnosticada uma causa orgânica, o tratamento deve ser direcionado para a causa-base.

PROGNÓSTICO

O prognóstico da constipação intestinal crônica primária funcional simples é bom. Em caso de constipação intestinal crônica primária funcional de difícil manejo, o prognóstico dependerá da adesão às medidas instituídas, embora cerca de 40% dos casos não obtenham melhora clínica e necessitem do uso crônico de medicamentos, especialmente se não se consegue progredir na investigação diagnóstica para determinar a alteração funcional responsável pelo quadro clínico do paciente. Para esses pacientes é importante garantir a qualidade de vida com medidas terapêuticas mais apropriadas para cada caso em particular. Em caso de constipação intestinal crônica de causa orgânica, o prognóstico varia de acordo com a doença de base.

Bibliografia

Benninga MA, Candy DCA, Catto-Smith AG et al. The Paris consensus on childhood constipation terminology (PACCT) group. J Pediatr Gastroenterol Nutr 2005; 40:273-5.

Benninga MA, Voskuijl WP, Taminiau JA. Childhood constipation: is there new light in the tunnel? J Pediatr Gastroenterol Nutr 2004; 39:448-64.

Brandt LJ, Prather CM, Quigley EMM et al. Systematic review on the management of chronic constipation on North America. Am J Gastroenterol 2005; 100(Suppl 1):S5-22.

Clayden G, Agnarsson U. Constipation in childhood. Oxford: Oxford University Press, 1991. 123p.

De Lorijn F, Reitsma JB, Voskuijl WP et al. Diagnosis of Hirschsprung's disease: a prospective, comparative accuracy study of common tests. J Pediatr 2005; 146:787-92.

El-Salhy M. Chronic idiopathic slow transit constipation: pathophysiology and management. Colorect Dis 2003; 5:288-96.

Hyman PE, Milla PJ, Benninga MA et al. Childhood functional gastrointestinal disorders: neonatal/toddler. Gastroenterology 2006; 130:1519-26.

Morais MB, Maffei HVL. Constipação intestinal. J Pediatr (Rio J) 2000; 76(supl. 2):S147-S156.

Motta MEFA, Silva GAP. Sinais e sintomas associados à constipação crônica. J Pediatr (Rio J) 2000; 76:222-6.

Pijpers MAM, Bonjers MEJ, Benninga MA. Functional constipation in children: a systematic review on prognosis and predictive factors. J Pediatr Gastroenterol Nutr 2010; 50:256-68.

Rajindrajith S, Devanarayana NM. Constipation in children: novel insight into epidemiology, pathophysiology and management. J Neurogastroenterol Motil 2011; 17(1):35-47.

Rasquin A, Di Lorenzo C, Forbes D et al. Childhood functional gastrointestinal disorders: child/adolescent. Gastroenterology 2006; 130:1527-37.

Reid JR, Buonomo C, Moreira C et al. The barium enema in constipation: comparison with rectal manometry and biopsy to exclude Hirschsprung's disease after the neonatal period. Pediatr Radiol 2000; 30:681-4.

Reuchlin-Vrokluge LM, Bierma-Zeinstra S, Benninga MA et al. Diagnostic value of abdominal radiography in constipated children. Arch PediatrAdolesc Med 2005; 159:671-8.

Sauvat F. Sever functional constipation in child: what is the solution? J Pediatr Gastroenterol Nutr 2004; 38:10-1.

Sutphen J, Borowitz S, Ling W et al. Anorectalmanometric examination in encopretic-constipated children. Dis Colon Rectum 1997; 40:1051-5.

Tabbers MM, Di Lorenzo C, Berger MY. Evaluation and Treatment of Functional Constipation in Infants and Children: Evidence-Based Recommendations From ESPGHAN and NASPGHAN. J Pediatr Gastroenterol Nutr 2014; 58: 258-74.

Youssef NN, Peters JM, Henderson W et al. Dose response of PEG 3350 for the treatment of childhood faecal impaction. J Pediatr 2002; 141:410-4.

Zoppi G, Cinquetti M, Luciano A et al. The intestinal ecosystem in chronic functional constipation. Acta Paediatr 1998; 87:836-41.

Capítulo 24

Diarreia Aguda

Fernanda Maria Ulisses Montenegro
Kátia Galeão Brandt

INTRODUÇÃO

A diarreia aguda é importante causa de morbimortalidade infantil. Em 2011, cerca de 700 mil crianças com menos de 5 anos de idade faleceram em virtude de complicações relacionadas com a diarreia. A maioria dessas mortes (72%) ocorreu em crianças com menos de 2 anos de idade, destacando-se a importância de intervenções principalmente nesse período. O pico de incidência da diarreia ocorre entre 6 e 11 meses de idade, sendo a mortalidade proporcional maior entre zero e 11 meses, faixa etária na qual é maior o risco de doença grave.

Houve redução na mortalidade infantil nas últimas duas décadas, declínio este atribuído, em grande parte, a campanhas mundiais de tratamento da doença diarreica com a terapia de reidratação oral (TRO); entretanto, ainda se encontra muito aquém do desejado. As taxas de incidência da doença também se encontram aquém das metas, tendo ocorrido um declínio na incidência de 3,4 episódios por criança/ano em 1990 para 2,9 episódios por criança/ano em 2010, embora a diarreia ainda seja uma das causas mais comuns de internação hospitalar. Existe menor disparidade na incidência de doença diarreica entre diferentes regiões do mundo, mas a gravidade da doença e as taxas de casos fatais são muito maiores em países de baixa condição socioeconômica do que nos de média e alta condição.

A doença diarreica aguda tem maior prevalência nas crianças que vivem sob condições sanitárias precárias, por se tratar de doença infecciosa, de transmissão fecal-oral, veiculada principalmente pela água e por alimentos, mãos e objetos contaminados. O curso desfavorável da doença diarreica em países de baixas condições socioeconômicas está relacionado com fatores ligados à criança (maior ocorrência de desnutrição infantil), ao agente etiológico (maior frequência de agentes bacterianos) e ao manejo terapêutico (maior frequência de manejo inadequado).

Nutrição e doença diarreica estão interligados em um ciclo vicioso, onde cada episódio diarreico agrava a desnutrição que, por sua vez, torna a criança mais suscetível a novos episódios diarreicos. A recorrência dos episódios diarreicos e o agravamento dos déficits nutricionais estão relacionados com maior risco de baixa estatura e comprometimento cognitivo.

Fatores nutricionais de risco incluem a falta de aleitamento materno até o sexto mês em crianças menores de 6 meses, a alimentação complementar inadequada até o segundo ano de vida e a deficiência de vitamina A e zinco.

Em revisão sistemática sobre os benefícios do aleitamento materno, foi evidenciado seu efeito protetor sobre a incidência, a hospitalização e a mortalidade por diarreia aguda. Crianças de 0 a 5 meses de vida com diarreia aguda apresentaram risco 20 vezes maior de hospitalização do que aquelas em aleitamento materno exclusivo; entre as de 6 e 11 meses, o risco foi seis vezes maior para as não amamentadas, quando comparadas às que recebiam qualquer tipo de aleitamento materno. Em relação à mortalidade, crianças de 0 a 11 meses não amamentadas apresentaram risco 11 vezes maior de morrer, quando comparadas às parcialmente amamentadas.

CONCEITO E ETIOPATOGENIA DA DOENÇA DIARREICA

O episódio diarreico é definido pela presença de três ou mais evacuações de consistência diminuída ou, pelo menos, uma evacuação contendo sangue visível (nesse caso, denominado disenteria) durante um período de 24 horas; caracteriza-se pelo início abrupto, curso potencialmente autolimitado e pelas perdas fecais anormais, principalmente de água e eletrólitos. Quando se autolimita até em 14 dias, é considerada diarreia aguda, e quando se prolonga por mais de 14 dias, é considerada diarreia persistente.

Vários patógenos podem desencadear a diarreia aguda, como bactérias, vírus e protozoários (Quadro 24.1). A frequência de cada patógeno varia segundo as diferentes regiões geográficas, faixa etária, condições higiênico-sanitárias e imunidade

Quadro 24.1 Principais enteropatógenos que causam diarreia aguda

Bactérias	Vírus	Protozoários
Escherichia coli	Rotavírus	*Giardia lamblia*
Enteropatogênica clássica	Adenovírus	*Entamoeba hystolitica*
Enterotoxigênica	Astrovírus	*Cryptosporidium*
Enteroagregativa	Norovírus	
Enteroinvasiva	Sapovírus	
Êntero-hemorrágica		
Enteroaderente difusa		
Shigella		
Salmonella		
Campylobacter jejuni		
Yersinia enterocolitica		
Staphylococcus aureus		
Vibrio cholerae		

individual. Entre os vários enteropatógenos, destaca-se o rotavírus, cuja infecção é uma das mais importantes causas de morbimortalidade relacionada com a diarreia no mundo. É a causa mais frequente de gastroenterite grave tanto em países em desenvolvimento como nos desenvolvidos.

Dois mecanismos básicos estão envolvidos na gênese da diarreia infecciosa:

- **Mecanismo osmótico:** o microrganismo adere, penetra e destrói os enterócitos maduros, levando à redução da área absortiva e da concentração das dissacaridases (como a lactase). Com a redução na digestão da lactose, esta permanecerá livre na luz intestinal e será parcialmente fermentada pela microbiota colônica, ocorrendo maior produção de gases e radicais ácidos, o que justificaria o aspecto aquoso das fezes (fezes explosivas) e a hiperemia da região perineal. Esse mecanismo é descrito nas infecções associadas ao rotavírus. Entretanto, experimentos recentes, utilizando modelos murinos, demonstraram que a proteína viral NSP4 do rotavírus apresenta caráter enterotoxigênico, levando a fenômenos secretórios. Desse modo, na diarreia aguda causada por rotavírus podem atuar mecanismos osmóticos e secretores.
- **Mecanismo secretor:** o microrganismo adere à mucosa e segrega uma exotoxina que estimulará os mediadores intracelulares da secreção (adenil e guanilciclase). Como resultado, ocorrem aumento da secreção nas células das criptas e diminuição na absorção de água e eletrólitos nas células maduras das vilosidades, ocasionando espoliação hidroeletrolítica importante. São exemplos desse mecanismo as cepas de *Vibrio cholerae* e *Escherichia coli* enterotoxigênica.

ASPECTOS CLÍNICOS

Na abordagem a uma criança com diarreia, é importante perguntar sobre a frequência das dejeções, o número de dias, a presença de sangue nas fezes (cuja principal etiologia é a *Shigella*), relatos de surtos de cólera na localidade, tratamento recente com antibióticos ou com outros medicamentos e paroxismos de choro com palidez no lactente. No exame físico, é importante pesquisar sinais de desidratação moderada ou grave (Quadro 24.2), como agitação ou irritabilidade, letargia, diminuição do estado de consciência, olhos encovados, sinal da prega cutânea (a pele pinçada retorna lenta ou muito lentamente) e sede/avidez pela água ou pouca ingestão de líquidos ou incapacidade de beber. Convém avaliar, também, a presença de sangue nas fezes e verificar sinais de desnutrição grave e a presença de massa abdominal palpável e distensão abdominal.

Além da diarreia, a criança pode apresentar febre, vômitos, dores abdominais, perda ou diminuição do apetite e oligúria.

Os distúrbios eletrolíticos e ácido-básicos geralmente associados à desidratação podem estar presentes, bem como bacteriemia e septicemia, especialmente em lactentes e/ou desnutridos infectados por agentes invasivos.

Pode ocorrer insuficiência renal aguda (IRA), associada ou não à síndrome hemolítico-urêmica (SHU), que se caracteriza por anemia hemolítica, plaquetopenia, além da IRA. A SHU pode ser causada por cepas de *E. coli* êntero-hemorrágica (o sorotipo mais comum seria O157:H7) e *Shigella*.

Convulsões podem ser decorrentes de distúrbios hidroeletrolíticos e metabólicos, da ação de neurotoxinas segregadas por enteropatógenos, da febre ou do comprometimento do sistema nervoso central (sepse com meningite).

INVESTIGAÇÃO COMPLEMENTAR

Na maioria dos casos, a investigação complementar é dispensável, pois a doença diarreica aguda apresenta curso autolimitado e a reidratação, a suplementação com zinco e a manutenção da dieta habitual constituem os três elementos essenciais na abordagem a todas as crianças com diarreia, independentemente da etiologia envolvida. Portanto, a solicitação de exames complementares fica reservada a casos restritos que envolvem recém-nascidos, desnutridos graves e imunodeprimidos, ou seja, aos casos em que há riscos de generalização da infecção ou de seu prolongamento.

O leucograma pode ser solicitado apenas quando há sintomatologia sugestiva de comprometimento sistêmico, por ser de pouca utilidade quando a infecção está restrita ao intestino. Não são necessárias coproculturas de rotina, mas apenas na presença de toxemia associada ou em caso de diarreia com sangue em menores de 6 meses. Na presença de fezes aquosas,

Quadro 24.2 Classificação da gravidade da desidratação em crianças com diarreia

Classificação	Sinais e sintomas
Desidratação grave	Dois ou mais dos seguintes: Letargia/alteração da consciência Olhos encovados Incapacidade de beber ou beber pouco Pele pinçada retorna muito lentamente (> 2s)
Desidratação moderada	Dois ou mais dos seguintes: Agitação, irritabilidade Olhos encovados Sede, avidez pela água Pele pinçada retorna lentamente
Sem desidratação	Sem sinais que permitam classificar como desidratação moderada ou grave

pode-se solicitar teste imunoenzimático (ELISA) para rotavírus, principalmente em menores de 2 anos de idade, em caso de gravidade clínica. A presença de leucócitos nas fezes pode ser útil para a identificação de processos invasivos e a pesquisa de substâncias redutoras e pH fecal para o diagnóstico da diarreia osmótica.

TRATAMENTO

Alimentação

Embora a manutenção de dieta adequada para a idade seja prioritária para a regeneração da mucosa intestinal, ainda se observam práticas alimentares inadequadas no manejo da criança com diarreia aguda. O enterócito obtém seus nutrientes, principalmente, do conteúdo do lúmen intestinal, portanto o jejum, ou a restrição alimentar, pode retardar o processo de renovação das células danificadas pelo processo infeccioso. Má absorção intestinal, de maior ou menor gravidade, pode ocorrer em função da lesão causada pelo patógeno; entretanto, estudos sobre os processos de absorção intestinal, na fase aguda da doença, demonstram que boa parte dos nutrientes ofertados é absorvida e que períodos prolongados de jejum podem reduzir ainda mais a capacidade absortiva do intestino. Assim, deve ser assegurada uma boa nutrição, e restrições alimentares não devem ser instituídas sob a justificativa de diminuir as perdas diarreicas. Em crianças eutróficas, de classe abastada, um pequeno período de carência alimentar não implica maiores consequências, dada a disponibilidade de recursos para sua recuperação, mas isso não acontece com a criança desnutrida. Portanto, uma supressão alimentar prolongada não convém a um eutrófico e pode ser desastrosa para uma criança no limiar ou já em estado de desnutrição. Estando a criança hidratada, a alimentação habitual deve ser mantida. Em caso de desidratação leve ou moderada, a alimentação deve ser oferecida 4 a 5 horas após o início da reidratação. A manutenção do aleitamento materno durante o episódio diarreico, mesmo na criança com desidratação leve ou moderada, é um consenso. O uso do leite humano pode abreviar o período de reidratação da criança.

Em relação à lactose, quantidade normal de lactose pode ser mantida com segurança na maioria das crianças com diarreia; entretanto, a deficiência transitória de lactase e a consequente má digestão da lactose podem agravar o quadro diarreico em algumas delas. As crianças que mais se beneficiam com a restrição de lactose seriam aquelas que evoluem com desidratação grave e as desnutridas. A restrição de lactose, mediante a manutenção da dieta caseira, estaria relacionada com melhor ganho ponderal, quando comparada ao uso predominante de fórmulas sem lactose.

Em casos de crianças ainda não expostas à fórmula láctea à base do leite de vaca, deve-se evitar essa exposição durante ou logo após o episódio de doença diarreica aguda, para evitar a sensibilização à proteína do leite. Por outro lado, não há evidências de que a mudança para a fórmula de soja ou para a fórmula hipoalergênica seja benéfica para a criança.

Em crianças que já iniciaram a dieta sólida, deve ser oferecida a dieta habitual, e a alimentação deve apresentar a composição calórica adequada, assim como de macro- e micronutrientes. A dieta deve incluir alimentos com fibra e gordura. A suplementação da dieta com óleo vegetal é uma recomendação da Organização Mundial da Saúde (OMS) para aumentar a densidade calórica dos alimentos, evitando a desnutrição. Estudos sugerem que a ingesta de fibra pode diminuir o tempo de fezes líquidas. Devem ser evitados sucos com elevado teor de frutose, sacarose e sorbitol que, devido à elevada osmolaridade, podem agravar as perdas diarreicas. Em crianças hospitalizadas com diarreia, o aumento da ingesta calórica esteve associado à menor duração do episódio e, consequentemente, a um desfecho melhor.

A anorexia pode acometer a criança com diarreia aguda, o que costuma ocorrer na fase aguda de doenças e pode ser mais grave em casos de desidratação, acidose e hipopotassemia. Os distúrbios devem ser corrigidos e alimento deve ser oferecido em pequenas porções e com frequência, respeitando-se a vontade da criança.

Hidratação

A desidratação é a principal complicação da diarreia aguda, e a avaliação do estado de hidratação deve ser uma das primeiras atitudes na abordagem da criança com diarreia. A perda aguda de peso durante o episódio diarreico é considerada o melhor parâmetro para avaliação da desidratação. De acordo com a perda, a desidratação é classificada em leve (< 5% de perda de peso), moderada (5% a 10%) ou grave (> 10% de perda de peso). A classificação da gravidade da desidratação é essencial para o tratamento (Quadro 24.2). Em virtude da dificuldade de obtenção de informações sobre o peso anterior (para estimativa da perda de peso), esse parâmetro tem utilidade prática limitada e outras variáveis clínicas necessitam ser utilizadas. A avaliação clínica costuma ser empregada para definição do estado de hidratação, mas pode apresentar variações interpessoais, devendo ser utilizados sinais clínicos validados e passíveis de avaliação de maneira simples e objetiva. Os sinais mais frequentemente relacionados com desidratação moderada/grave são: enchimento capilar lentificado, turgor da pele diminuído e alteração do padrão respiratório. A apresentação clínica da doença também pode alertar para o risco de desidratação, o qual é maior na criança com diarreia de alto débito associada a vômitos.

Na criança desidratada, o tratamento hidroeletrolítico consiste em reidratação e reposição de perdas. A terapia de reidratação oral (TRO) deve ser a preferida para reidratação, enquanto a venosa (TRV) deve ser utilizada em caso de falha da TRO ou em casos graves de desidratação. Em revisão sistemática que comparou o uso da TRO ao da TRV em crianças com diferentes graus de desidratação não foi detectada diferença no risco de distúrbio metabólico, na duração média do episódio diarreico e quanto à necessidade de administração de fluidos. O grupo que utilizou TRO apresentou menor tempo de internamento hospitalar. O uso de TRV esteve mais relacionado com flebite e o de TRO, com íleo paralítico. A taxa de insucesso da TRO foi de 1:25, ou seja, para cada 25 crianças que realizaram TRO, uma necessitou TRV.

A OMS recomenda TRO (Quadro 24.3) com soro de reidratação oral (SRO) hipotônico (osmolaridade de 245mOsm/kg H$_2$O e concentração de sódio de 60 a 75mEq/L) nas diarreias não coléricas. As soluções hipotônicas estão associadas a menos vômitos, menores perdas fecais, menor duração da doença e menor necessidade de hidratação venosa do que o soro isotônico usado no passado. As soluções hipotônicas também contêm menores concentrações de glicose, o que garante a proporção adequada para o cotransporte de sódio e água pela mucosa intestinal.

Para favorecer a ingestão, a administração do soro oral deve ser fracionada em pequenas porções. Entretanto, volumes elevados podem não ser tolerados pela criança, que pode se recusar a ingerir o líquido ou vomitar. A sonda nasogástrica (SNG) poderá ser utilizada nessas circunstâncias, assim como na impossibilidade de hidratação venosa ou intraóssea, apresentando como vantagens: prevenir a hiper-hidratação, não ser invasiva, possibilitar o início rápido do tratamento e custo menor. A hidratação por SNG pode ser tão efetiva quanto a hidratação venosa em caso de desidratação moderada. Apesar disso, os profissionais da saúde estão mais familiarizados com o uso da hidratação venosa do que com a hidratação nasogástrica.

A eficácia dos SRO em reduzir a morbimortalidade por ocasião dos episódios de diarreia aguda é incontestável, mas seu uso está aquém da meta e não obteve avanços nos últimos 30 anos. Possíveis explicações para o uso inadequado dos SRO seriam a recusa das crianças (possivelmente relacionada com o sabor) e o fato de o soro oral não reduzir as perdas diarreicas. A flavorização dos SRO, presente em alguns produtos comerciais, aumenta sua palatabilidade, mas não parece modificar o volume consumido. A adição de zinco, prebióticos, aminoácidos, dissacarídeos e polímeros de glicose resultou em melhora apenas modesta na eficácia dos SRO. A adição de substrato que leva à produção de ácidos graxos de cadeia curta (AGCC) tem despertado interesse, uma vez que os AGCC são rapidamente absorvidos pelos colonócitos e estimulam a absorção de fluidos e de sódio. Apesar dos possíveis benefícios, alguns problemas técnicos ainda não foram resolvidos: forma-se uma solução opaca, que precipita rapidamente, e ainda não foi estabelecida a suspensão ideal para essa solução.

Embora deva ser preferida a TRO, a hidratação venosa é necessária e vital em casos de desidratação grave. Possíveis controvérsias quanto à melhor maneira de realizar a hidratação venosa estão relacionadas com o tipo de fluido, o volume e a velocidade de infusão. Em relação ao tipo de solução, sabe-se que a solução salina isotônica (solução salina a 0,9%) é preferível à hipotônica (solução salina a 0,45%), prevenindo a ocorrência de hiponatremia, sem causar hipernatremia. Quanto ao volume e à velocidade, estudos que compararam a infusão de 20mL/kg (rápida) a 60mL/kg (ultrarrápida) de solução salina a 0,9% em 1 hora em crianças com indicação de hidratação venosa por falha na TRO evidenciaram que as crianças submetidas à infusão ultrarrápida apresentaram mais episódios de hipernatremia e alta hospitalar mais tardia do que as submetidas à infusão rápida, não havendo diferença quanto à taxa de reidratação. Consequentemente, as evidências atuais não justificam o uso de reidratação ultrarrápida.

Segundo as recomendações da OMS, a reposição das perdas deve, sempre que possível, ser feita por via oral e iniciada ainda durante a reidratação venosa. A hidratação venosa deve ser suspensa assim que a criança esteja hidratada e alerta, assegurando-se a hidratação da criança por meio da TRO. A OMS recomenda o volume de um quarto de copo (50 a 100mL) para crianças com menos de 2 anos de idade, meio copo (100 a 200mL) para crianças de 2 a 10 anos e volume livre para aqueles com mais de 10 anos. Convém utilizar SRO como fluido para reposição das perdas diarreicas, porém, quando seu uso não é possível, a OMS recomenda o uso de outros fluidos salinizados, como água de arroz e caldo de legumes (com sal). Fluidos como energéticos, refrigerantes e sucos ricos em sorbitol não devem ser utilizados para repor as perdas em virtude de seu baixo teor de sódio e da elevada osmolaridade.

Na maioria dos casos (80% a 90%), a criança com diarreia aguda não apresenta sinais evidentes de desidratação e é possível o tratamento preventivo, domiciliar, que constitui o plano A. As famílias devem ser educadas quanto ao início precoce da hidratação oral e quanto aos indícios de falha, como a ocorrência de vômitos e sinais de desidratação.

Plano A – Prevenção

1. Fornecer líquidos extras.
2. Suplementação com zinco.
3. Continuar a alimentação.
4. Quando deverá retornar para reavaliação.

Para a prevenção de desidratação, devem ser oferecidos líquidos extras:

- Quando a criança tem menos de 2 anos de idade, deve-se oferecer 50 a 100mL após cada dejeção líquida.
- Quando a criança tem mais de 2 anos de idade, deve-se oferecer 100 a 200mL após cada dejeção líquida.
- Quando a criança é amamentada, a mãe deve ser orientada a amamentar com maior frequência e por mais tempo. Se estiver em aleitamento materno exclusivo, deve-se oferecer SRO ou água, além do leite materno.
- Quando a criança não é exclusivamente amamentada, deve-se oferecer SRO, alimentos líquidos (sopa, água de arroz, iogurte) e água potável. A mãe deverá oferecer pequenos

Quadro 24.3 Composição das soluções de reidratação oral

	Fórmula padrão (OMS – 1975)	Fórmula de osmolaridade reduzida (OMS – 2002)
Glicose (mmol/L)	111	75
Sódio (mEq/L)	90	75
Potássio (mEq/L)	20	20
Cloreto (mEq/L)	80	65
Citrato (mmol/L)	10	10
Osmolaridade (mOsm/L)	311	245

Quadro 24.4 Quantidade de SRO recomendada

Idade	Até 4 meses	4 a 11 meses	12 meses a 2 anos	2 a 5 anos
Peso	< 6kg	6 a < 10kg	10 a < 12kg	12 a 19kg
SRO (mL)	200 a 400	400 a 700	700 a 900	900 a 1.400

Obs.:
1. Só utilizar a idade para o cálculo quando desconhecer o peso da criança.
2. A quantidade de SRO necessária (em mL) também pode ser calculada multiplicando-se o peso da criança (em kg) por 75.
3. Se a criança solicitar quantidade maior que a oferecida, deve-se ofertar mais.

goles em um copo. Se a criança vomitar, convém aguardar 10 minutos e reiniciar lentamente.
- Deve-se oferecer líquidos extras até que pare a diarreia.

Plano B – Criança com desidratação moderada
- As crianças com desidratação devem permanecer na unidade de saúde até ser completada a reidratação. No período de 4 horas, deve ser administrada, no serviço de saúde, a quantidade recomendada de SRO, como mostra o Quadro 24.4.
- A mãe deve ser orientada sobre como deve administrar a solução de SRO.
- Dar, com frequência, pequenos goles, usando copo ou colher.
- Se a criança vomitar, aguardar 10 minutos e continuar mais lentamente.
- Continuar a amamentar sempre que a criança solicitar.
- Após 4 horas:
  - Reavaliar a criança e classificar quanto à desidratação.
  - Selecionar o plano adequado para continuar o tratamento.
  - Se possível, alimentar a criança no serviço de saúde.
- Quando, excepcionalmente, a mãe precisa ir para casa antes de terminar o tratamento, deve ser ensinada a preparar o SRO em casa e orientada quanto à quantidade de SRO a ser administrada até completar o tratamento.
- Oferecer os pacotes de SRO necessários e explicar as regras do plano A.

Plano C – Tratar a desidratação grave
- As crianças com desidratação grave necessitam hidratação EV rápida com monitoramento rigoroso, seguida de reidratação oral quando suas condições clínicas melhoram.
- Quando é possível a aplicação imediata de líquidos, administram-se 100mL/kg de solução (Ringer-lactato ou soro fisiológico a 0,9%), como ilustrado no Quadro 24.5.
- Quando a criança consegue beber, SRO é oferecida enquanto é preparada a solução para infusão EV.

Quadro 24.5 Administração de líquidos EV à criança com desidratação grave

Idade	Inicialmente 30mL/kg em:	Seguindo 70mL/kg em:
Lactente (< 12 meses)	1h	5h
12 meses a 5 anos	30min	2/2h

- Reavaliar a criança a cada meia hora; se não houver melhora do estado de desidratação, aumentar a velocidade de gotejamento.
- Oferecer SRO (cerca de 5mL/kg/h) assim que a criança conseguir beber.
- Reclassificar a criança com menos de 2 meses após 6 horas e a criança com mais de 2 meses após 3 horas.
- Avaliar e classificar a desidratação e escolher o plano adequado a seguir (plano A, B ou C).
- Quando não há condições para infusão imediata de líquidos EV, a criança deve ser transferida imediatamente para um hospital para receber tratamento EV.
- Quando a criança consegue beber, a SRO deve ser entregue à mãe, que deve ser orientada como oferecê-la durante o trajeto.
- Em caso de experiência com o uso da sonda nasogástrica, pode-se tentar a reidratação por esta via: oferecer 20 a 30mL de SRO/kg/h.
- Reavaliar a criança a cada 1 a 2 horas.
- Se não houver melhora após 3 horas, a criança deve ser transferida para o hospital para receber hidratação EV.
- Em caso de melhora, reclassificar a desidratação e escolher o plano adequado a seguir.

Manejo medicamentoso da diarreia aguda

Importante micronutriente para o desenvolvimento e para a saúde global da criança, o zinco é perdido em maior quantidade durante os episódios de diarreia. A reposição do zinco perdido é importante de modo a possibilitar a recuperação da criança e mantê-la saudável nos meses seguintes. A suplementação com zinco durante um episódio de diarreia reduz comprovadamente a duração e a gravidade do quadro e diminui a incidência de novo episódio nos 2 a 3 meses seguintes. Por isso, todas as crianças com diarreia deverão receber suplementação com zinco o mais precocemente possível após o início da diarreia.

Em geral, antieméticos são desnecessários, pois a fase de náuseas e vômitos é passageira e regride com a reidratação. O uso de antieméticos, por seu efeito sedativo, pode prejudicar a reidratação oral. Quando, excepcionalmente, são usados, a dose deve ser única e administrada por via parenteral. Na literatura, não se encontra boa evidência científica que embase o uso da metoclopramida e do dimenidrinato em casos de diarreia aguda. Em relação à ondansetrona, vários estudos mostram que reduz o risco de desidratação e de hospitalização no subconjunto de pacientes que apresentam alta frequência de vômito.

Os antiespasmódicos e os inibidores do peristaltismo não são indicados por inibirem um dos principais mecanismos de defesa, o peristaltismo intestinal. Nos quadros de diarreia aguda em que o mecanismo secretório está envolvido e as perdas diarreicas são importantes, o uso da racecadotrila pode ser benéfico para o paciente. Ao reduzir as perdas fecais e o tempo de doença (afeta o processo secretório ao inibir a encefalinase), facilita a manutenção do estado de hidratação e, consequentemente, reduz as chances de hospitalização. Nesses casos, recomenda-se a TRO como adjuvante, mas ainda não há evidências de que seu uso reduza a necessidade de TRV.

Os probióticos, suplemento alimentar microbiano vivo, têm efeito promissor em razão do melhor balanço microbiano intestinal. Apenas algumas cepas de probióticos têm sido estudadas no contexto da diarreia aguda. Esses estudos devem ser analisados criteriosamente quanto aos desfechos avaliados e às cepas empregadas, em virtude dos diferentes mecanismos de ação, e os objetos de estudo em relação a uma cepa não podem ser simplesmente transferidos para outra. Os lactobacilos GG e *S. boulardi* são os mais testados. A maioria dos estudos foi realizada em países desenvolvidos e analisou como desfecho a duração do episódio diarreico, a redução das perdas fecais e as hospitalizações, encontrando efeito benéfico. São necessários estudos que analisem o custo-benefício de sua utilização como adjuvante na TRO/TRV em países subdesenvolvidos e em desenvolvimento.

Antibióticos e quimioterápicos não devem ser usados de rotina no tratamento da diarreia aguda. Os antimicrobianos podem produzir efeitos colaterais, modificar a microbiota intestinal, facilitar o aparecimento de cepas resistentes e além disso, quando usados sem indicação, encarecem desnecessariamente o tratamento. Deve ser lembrado, ainda, que grande parcela das diarreias agudas apresenta etiologia viral. O tratamento ambulatorial apenas excepcionalmente exige o uso de antibióticos ou quimioterápicos, os quais estariam indicados em quadros disentéricos, cujo agente etiológico principal é a *Shigella*, quando acometem lactentes jovens, desnutridos graves ou cursam com comprometimento do estado geral (ciprofloxacina, ceftriaxona) e na cólera (tetraciclina em maiores de 8 anos e sulfametoxazol/trimetoprima em menores de 8 anos). Quando o agente causal é um protozoário, o tratamento etiológico raramente está indicado, exceto em pacientes imunodeprimidos.

PREVENÇÃO

Para o controle da doença diarreica, é necessário aumentar a atenção quanto à saúde materno-infantil, o que inclui incentivo à prática de aleitamento materno exclusivo nos primeiros 6 meses, práticas adequadas de desmame, higiene pessoal e doméstica, higiene alimentar, ampliação do acesso à água potável e ao saneamento básico, educação para a saúde, detecção precoce e controle das epidemias de diarreia e imunização. Foi licenciado no Brasil um imunizante contra a infecção pelo rotavírus, constituído por cepa humana monovalente G_1P_8 (Rotarix®). Estudo conduzido no país evidenciou que a vacina é bem tolerada e, após duas doses, 61% a 91% das crianças vacinadas desenvolveram anticorpos imunoglobulina A rotavírus-específicos. Na América Latina (Brasil, México e Venezuela), a estimativa da eficácia da vacina contra episódios graves de gastroenterite por rotavírus foi de 86% (IC95%: 63% a 96%), sendo > 70% contra qualquer gravidade (IC95%: 46% a 84%) e reduzindo a hospitalização em 42%. Pelo calendário vacinal do Ministério da Saúde, é administrada em duas doses, a primeira aos 2 meses (mínimo de idade de 1 mês e 15 dias até, no máximo, 3 meses e 1 semana) e a segunda aos 4 meses (3 meses e 1 semana até, no máximo, 5 meses e 15 dias). Estima-se que a introdução de vacinas para rotavírus possa reduzir consideravelmente os custos, a morbidade e a mortalidade por doença diarreica.

Bibliografia

Bern C, Martines J, de Zoysa I, Glass RI. The magnitude of the global problem of diarrhoeal disease: a ten-year update. Bull WHO (World Health Organization) 1992; 70:705-14.

Binder HJ, Brown I, Ramakrishna BS, Young GP. Oral rehydration therapy in the second decade of the twenty-first century. Curr Gastroenterol Rep 2014; 16(3):376.

Black RE, Morris SS, Bryce J. Where and why are 10 million children dying every year? Lancet 2003; 361:2226-34.

Carter B, Fedorowictz Z. Antiemetic treatment for acute gastroenteritis in children: an updated Cochrane systematic review with meta-analysis and mixed treatment comparison in a Bayesian framework. BMJ Open 2012;2:e000622.

Das JK, Salam RA, Bhutta ZA. Global burden of childhood diarrhea and interventions. Curr Opin Infect Dis 2014; 27(5):451-8.

Gaffey MF, Wazny K, Bassani DG, Bhutta ZA. Dietary management of childhood diarrhea in low- and middle-income countries: a systematic review. Public Health 2013; 13(Suppl 3):S17.

Guarino A, Ashkenazi S, Gendrel D, Lo Vecchio A, Shamir R, Szajewska H. European Society for Pediatric Gastroenterology, Hepatology, and Nutrition/European Society for Pediatric Infectious Diseases evidence-based guidelines for the management of acute gastroenteritis in children in Europe: update 2014. J Pediatr Gastroenterol Nutr 2014; 59(1):132-52.

Gusmão RHP, Machado FA, Lima FMLS, Martins MCV. Diarréia aguda. In: Lopez FA, Campos Júnior D (eds.) Tratado de pediatria. 1. ed., São Paulo: Manole, 2007:811-21.

King CK, Glass RG, Breese JS, Dugggan C. Managing acute gastroenteritis among children. MMWR Recommendations and Reports 2003/52(RR16):1-16.

Lamberti LM, Fischer Walker CL, Noiman A, Victora C, Black RE. Breastfeeding and the risk for diarrhea morbidity and mortality. BMC Public Health 2011 Apr 13; 11(Suppl 3):S15.

Mota JAC et al. Diarreia aguda. In: Leão E, Correa EJ, Mota JAC et al. (eds.) Pediatria ambulatorial. 5. ed., Belo Horizonte: COOPMED, 2013:378-85.

NICE. National Institute for Health and Care Excellence. ESNM12: Acute diarrhoea in children: racecadotril as an adjunct to oral rehydration. Last updated 12 March 2013. Disponível em: https://www.nice.org.uk. Acesso em 21/04/15.

Oliveira CS, Linhares AC. Rotavírus: aspectos clínicos e prevenção. J Pediatr 1999; 75:S91-S102.

OMS (Organização Mundial de Saúde). Livro de bolso. Cuidados hospitalares para crianças. Normas para o manejo de doenças freqüentes com recursos limitados. Disponível em: <http//:www.ichrc.org>. Acesso em 18/05/07.

PAHO (Pan American Health Organization). Regional meeting for the Americas assesses progress against rotavirus. Temas de actualidade/Current topics. Pan Am J Public Health 2004; 15:66-70.

Parashar UD, Hummelman EQ, Breese JC et al. Global illness and deaths caused by rotavirus disease in children. Emerg Infect Dis 2003; 9:565-72.

Preids GA, Hill C, Guerrante RL, Ramakrishna BS, Tannock G, Versalovic J. Probiotics, enteric and diarrheal Diseases, and global health. Gastroenterology 2011; 140:8-14.

Ruiz-Palacios GM, Pérez-Schael I, Velásquez R et al. Safety and efficacy of an attenuated vaccine against severe rotavirus gastroenteritis. N Engl J Med 2006; 354:11-22.

Silva GAP. Diarréia aguda e persistente. In: Alves JGB, Ferreira OS, Maggi RS (eds.) Fernando Figueira Pediatria. 3. ed., Rio de Janeiro: Medsi, 2004:537-43.

Snyder JD, Merson MH. The magnitude of the global problem of acute diarrhoeal disease: a review of active surveillance data. Bull WHO 1982; 60:605-13.

UNICEF (Fundo das Nações Unidas para Infância), 1992. Crianças e adolescentes em Pernambuco: saúde, educação e trabalho. Brasília: UNICEF.

WHO (World Health Organization), 1999. The World Health Report. Geneva.

Capítulo 25

Diarreia Crônica: Roteiro Diagnóstico

Giselia Alves Pontes da Silva
Maria Eugênia Farias Almeida Motta

INTRODUÇÃO

As fezes diarreicas apresentam consistência diminuída em virtude do maior teor de água fecal. Na maioria dos casos, associam-se à perda de outros nutrientes, independentemente do número de evacuações ao dia.

Quando a diarreia se instala de maneira abrupta e apresenta curso potencialmente autolimitado, denomina-se *diarreia aguda*, mas se o episódio não se autolimita até os 14 dias, passa a ser chamada *diarreia persistente*, sendo ambas de natureza presumidamente infecciosa. A *diarreia crônica* está associada a diferentes distúrbios do tubo digestório, como da motilidade, digestão, absorção ou secreção, e decorre de alterações patológicas nos diversos segmentos – do estômago ao cólon – e nos outros órgãos que participam das funções digestivas: pâncreas, fígado e vias biliares. A diarreia crônica não é autolimitada e exige intervenção terapêutica para seu controle.

Barbieri considera a ocorrência de diarreia crônica quando cursa por mais de 30 dias, tem início abrupto ou insidioso e, na evolução, o padrão diarreico é variável: intermitente (surtos de fezes diarreicas intercalados por períodos com fezes de aspecto normal) ou contínuo (podendo apresentar ou não fases de reagudização).

Portanto, o paciente que se queixa de diarreia crônica necessita uma abordagem diagnóstica ampla e o profissional, a partir dos dados da anamnese e do exame clínico, deve elaborar um roteiro diagnóstico que possibilite chegar à etiologia em tempo relativamente curto. Logo, é imprescindível conhecer as doenças mais frequentes que cursam com diarreia crônica por faixa etária.

ABORDAGEM INICIAL

Inicialmente, é preciso definir se a diarreia crônica está repercutindo no crescimento linear ou no estado nutricional da criança ou do adolescente. É necessário assegurar que essa repercussão não é decorrente de práticas iatrogênicas, ou seja, início intempestivo de manejo dietético na ausência de diagnóstico preciso, pois a restrição dietética leva a uma dieta hipocalórica, e o déficit nutricional e de crescimento decorre dessa prática, e não de uma doença de base. Outra situação, mais frequente em escolares e adolescentes, está associada à ingestão frequente de alimentos com alto teor osmótico (sucos de frutas concentrados ou excesso de produtos lácteos), o que induz o aparecimento de fezes diarreicas em indivíduos com funções digestivas/absortivas normais, tornando necessário que o médico ouça atentamente a história do paciente e procure indícios que associem essas práticas ao início dos sintomas, com o objetivo de evitar investigação complementar desnecessária, que acarreta custo financeiro e angústia para as famílias.

A diarreia crônica, associada ou não à síndrome de má absorção, é consequência de: alteração anatômica ou da motilidade do tubo digestório, alterações na qualidade e/ou na quantidade dos sucos digestivos e dos hormônios gastrointestinais, alteração da mucosa intestinal ou alterações na fase pós-absortiva.

Na anamnese, devem ser investigados os indícios que possibilitam identificar qual(is) a(s) alteração(ões) presente(s):

- Características relacionadas com o início do processo: quando iniciou? Após o desmame? Está relacionada com a introdução do leite de vaca ou outro tipo de alimento? Teve um fator desencadeante – pós-diarreia infecciosa, por exemplo?
- Características das fezes: aspecto, número de evacuações/dia, padrão de evacuações ao longo do dia, presença de muco ou sangue.
- A evacuação é precedida por dor ou desconforto? Existe a presença de tenesmo?
- Sinais e sintomas associados: vômitos, dor e/ou distensão abdominal, aftas de repetição, hiperemia em região perianal, fístulas/abscessos da região perianal.

- Sinais e sintomas fora do tubo digestório: febre, artralgias/artropatias, aftas de repetição, infecções respiratórias de repetição, manifestações clínicas de alergia ou colagenoses e, no paciente ou nos familiares, doença hepática associada.
- Passado cirúrgico abdominal.
- História familiar de doença inflamatória intestinal, doença celíaca, imunodeficiências.
- Uso frequente de antibióticos, causando alteração da microbiota intestinal.
- Procedência do paciente: características da moradia e socioeconômicas da família. Condições ambientais adversas podem levar à enteropatia ambiental.
- Avaliar condições emocionais e se situações estressoras desencadeiam o quadro diarreico.
- Analisar as curvas de crescimento linear (A/I), velocidade de crescimento, peso (P/I, P/A) e índice de massa corporal (IMC).

O exame clínico deve ser iniciado pela avaliação cuidadosa do estado geral do paciente (hidratação, palidez, sinais de toxemia, emagrecimento). Convém realizar medidas antropométricas (peso, comprimento/estatura) e buscar pela presença de: úlceras na cavidade oral, distensão e sensibilidade abdominais, alterações no peristaltismo intestinal, espessamento de alças intestinais, características do fígado e do baço, presença de ascite, circulação colateral, massas abdominais, edema periférico, linfedema, dermatite herpertiforme, pioderma gangrenoso, doença perianal e ataxia.

CAUSAS MAIS FREQUENTES DE DIARREIA CRÔNICA

Os mecanismos básicos que explicam o quadro diarreico crônico são: osmótico, secretor, dismotilidade ou alteração na absorção/troca iônica na mucosa intestinal. No entanto, muitas vezes é difícil, a partir dos dados clínicos, caracterizar o mecanismo básico envolvido. Por isso, os autores clássicos na gastroenterologia pediátrica recomendam que o raciocínio diagnóstico seja fundamentado no local de acometimento primário no tubo digestório – luz intestinal, mucosa intestinal, distúrbios anatômicos – ou no aspecto macro-/microscópico das fezes.

Seguindo uma linha diagnóstica semelhante, serão citadas as causas mais frequentemente associadas às principais alterações descritas.

Alterações anatômicas ou da motilidade do tubo digestório
- Síndrome do intestino curto, congênita ou adquirida.
- Síndrome do intestino irritável.

Alterações na qualidade e/ou na quantidade dos sucos digestivos e dos hormônios gastrointestinais
- Colestase hepática.
- Insuficiência exócrina pancreática: fibrose cística, síndrome de Shwachman-Diamond, deficiência congênita de lipase, deficiência específica de colipase, deficiência específica de tripsinogênio, deficiência de enterocinase.
- Ressecção ileal.
- Síndrome de Zollinger-Ellison.
- Síndrome do sobrecrescimento bacteriano.

Alteração da mucosa intestinal
- **Enteropatias primárias:** doença celíaca, alergia alimentar, deficiências imunológicas, atrofia vilositária congênita.
- **Enteropatias secundárias:** síndrome pós-enterite, desnutrição primária grave, enteropatia ambiental, intolerância secundária aos açúcares da dieta, pós-radiação.
- **Defeitos enzimáticos ou no transporte:** deficiência primária de sacarase-isomaltase, hipolactasia congênita, deficiência ontogenética de lactase, má aborção de glicose-galactose, acrodermatite enteropática, abetalipoproteinemia, hipobetalipoproteinemia.

Alterações na fase pós-absortiva (distúrbios na drenagem linfática)
- Linfangiectasia intestinal primária e secundária.
- Doença de Whipple.

Outras causas
- Diarréia funcional/síndrome do intestino irritável.
- Tumores neuroendócrinos.
- Colites: alergia alimentar, colite inespecífica, retocolite crônica idiopática, doença de Crohn, colite parasitária, colite tuberculosa, colite colagenosa, colite microscópica, colite actínica.
- Hiperplasia nodular linfoide.
- Quando o processo diarreico se inicia no período neonatal, devem ser lembradas as seguintes etiologias:
  - Enteropatia presente: atrofia microvilositária congênita, enteropatia tipo *tufting*, doença de inclusão microvilositária.
  - Enteropatia ausente: má absorção congênita de glicose-galactose, deficiência congênita de lactase, cloridrorreia congênita, deficiência congênita das trocas Na^+/H^+, má absorção congênita de ácidos biliares, deficiência congênita de enterocinase.
- Imunodeficiência: enteropatia autoimune, síndrome IPEX (imunodesregulação, poliendocrinopatia, enteropatia ligada ao X).

Vale destacar um dos quadros que mais frequentemente cursam com diarreia, a *síndrome do intestino irritável*, que para alguns autores consiste em uma pseudodiarreia, sem comprometimento da digestão e/ou da absorção. No Consenso de Roma III, que classifica e conceitua as doenças funcionais na infância e na adolescência, os autores definem como *diarreia funcional* o distúrbio que ocorre no lactente e nos pré-escolares, deixando o uso da expressão *síndrome do intestino irritável* para designar o quadro que ocorre nos escolares e nos adolescentes. De modo geral, a diarreia funcional inicia após o sexto mês de vida e caracteriza-se por evacuações amolecidas de fezes com maior consistência no início do dia e que se tornam menos consistentes ao longo do dia, com a presença de muco e restos alimentares. A criança chega a apresentar 10 a 12 evacuações/dia, mas, quando é mantida a oferta calórica adequada, não há comprometimento do estado nutricional, do crescimento ou do humor. Não são observados sintomas em outros sistemas orgânicos. A síndrome do intestino irritável (SII), por sua vez, tende a manter-se ao longo da vida e caracteriza-se ora pela presença de diarreia intercalada ou não por período de constipação, ora predominando o quadro de constipação intestinal. É frequente sua associação à dor abdominal, a qual é aliviada após a evacuação.

Atualmente, aceita-se como explicação para a diarreia funcional a presença de disfunção entre a comunicação do sistema nervoso entérico e o sistema nervoso central. Trata-se de um quadro benigno, que tende a desaparecer em torno do quarto ano de vida. Recentemente, vem sendo descrita a síndrome do intestino irritável pós-infecciosa; neste caso, acomete indivíduos de qualquer idade e tende a resolver-se espontaneamente dentro de semanas ou meses.

COMO CONDUZIR A INVESTIGAÇÃO

O diagnóstico da SII é feito em bases clínicas. Não há exames complementares que auxiliem o diagnóstico. Quando há dúvidas ou hipótese de doença orgânica, a investigação é direcionada aos aspectos sindrômicos.

O aspecto macroscópico das fezes varia na dependência do mecanismo patológico envolvido. Por isso, torna-se mais simples estabelecer o diagnóstico diferencial a partir das características macro- e microscópicas das fezes. Com base no aspecto das fezes, caracterizam-se as síndromes da diarreia aquosa (osmótica ou secretória), da diarreia com sangue e a esteatorreia (Figura 25.1).

DIARREIA OSMÓTICA

Caracteriza-se clinicamente pela presença de diarreia aquosa (ausência de muco, pus ou sangue), distensão e/ou dor abdominal, flatulência e, nos casos mais intensos, hiperemia na região perianal. Está associada a má digestão ou má absorção dos açúcares da dieta. Exceto quando há má digestão de sacarose (um açúcar não redutor), o pH fecal é baixo, e detecta-se a presença de substâncias redutoras nas fezes recentemente emitidas. A intolerância aos açúcares da dieta pode ser de causa primária ou secundária. É secundária quando há uma causa básica que leva a comprometimento da mucosa

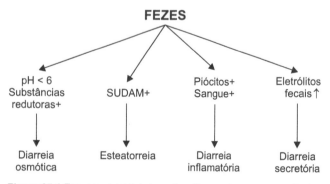

Figura 25.1 Esquema inicial de investigação com base no aspecto das fezes.

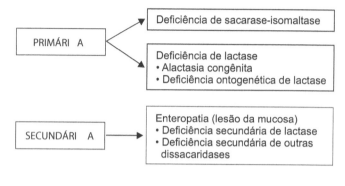

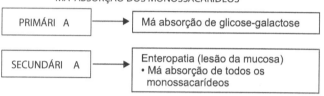

Figura 25.2 Diagnóstico diferencial dos casos de intolerância aos açúcares.

intestinal e redução na concentração das dissacaridases da borda em escova ou por redução de área absortiva, comprometendo o transporte dos monossacarídeos.

Procura-se, por meio da anamnese, identificar o açúcar (ou os açúcares) a que o indivíduo apresenta intolerância e indica-se a investigação complementar com o objetivo de refinar o diagnóstico (Figura 25.2):

- **Nas fezes:** pH e substâncias redutoras, em fezes recentemente emitidas.
- **No sangue:** teste com sobrecarga do açúcar, a fim de se obter a curva de tolerância ao açúcar.

Na maioria dos casos, esses exames são suficientes para a definição do diagnóstico. Quando disponível, o teste do H_2 no ar expirado após ingestão do açúcar tem a vantagem de não ser invasivo. A dosagem das dissacaridases em fragmento de mucosa intestinal não é utilizada na prática clínica, apenas em pesquisa.

O tratamento consiste na retirada ou na redução do açúcar na dieta, na dependência da gravidade do quadro clínico. Quando de causa primária, a restrição dietética é obrigatória ao longo da vida, embora haja tendência para melhor aceitação com o aumento da idade nos casos de defeitos no transporte dos monossacarídeos. No caso da intolerância à lactose, pode ser administrada lactase juntamente com as refeições lácteas. É importante que a quota calórica seja oferecida e que se proceda à suplementação oral de cálcio. Quando a intolerância é de causa secundária, deve-se tratar a causa básica.

DIARREIA SECRETÓRIA

A diarreia crônica que tem como mecanismo básico a secreção é observada mais raramente. Na maioria das vezes, faz parte de um complexo sintomático que orienta o diagnóstico. Inicia-se a investigação pela dosagem dos eletrólitos nas fezes, a partir da dosagem do sódio e do potássio fecal, aplicando-se a fórmula: $2(Na + K) + x = 300 mOsm/kgH_2O$; se valor de x < 50, está presente um mecanismo secretor.

Entre as causas congênitas, a cloridrorreia congênita é a causa mais importante de diarreia crônica. Nesses casos, o cloro fecal tem valor > 50mEq/L. Há história de polidrâmnio fetal.

A diarreia por defeito de absorção do sódio caracteriza-se por fezes líquidas logo após o nascimento, à semelhança da cloridrorreia congênita, porém, nesse caso, a dosagem do sódio encontra-se em valores equivalentes aos do plasma, as fezes têm pH alcalino, e o quadro pode evoluir com acidose metabólica.

Os tumores neuroendócrinos e a síndrome carcinoide podem ter a diarreia como manifestação clínica mais importante. O estudo com imagem (ultrassonografia e tomografia axial computadorizada) e a dosagem das catecolaminas refinam o diagnóstico.

DIARREIA COM SANGUE

A presença macro-/microscópica de sangue nas fezes é característica da diarreia inflamatória. Do ponto de vista clínico, é mais fácil o diagnóstico quando está presente a tríade febre-diarreia-dor abdominal. O segmento acometido é o cólon, e o sangue nas fezes pode ser vivo ou oculto. A colite alérgica, a colite parasitária e a doença inflamatória intestinal crônica são as causas mais frequentes.

A hiperplasia nodular linfoide pode cursar com fezes amolecidas e raios de sangue. Trata-se de um processo benigno, autolimitado, que pode exacerbar-se ante situações que estimulam o sistema imunológico, como infecções respiratórias, imunizações e alergia alimentar.

A investigação complementar busca definir a presença do processo inflamatório e a etiologia.

Os marcadores do processo inflamatório são:

- Hemograma completo (VHS, plaquetograma).
- Eletroforese de proteínas.
- Proteína C reativa quantitativa.
- Dosagem de alfa-1-antitripsina nas fezes.
- pANCA, ASCA.
- Calprotectina fecal.

A VHS é um indicador de atividade inflamatória, bem como leucocitose, plaquetose e anemia microcítica e hipocrômica. A hipoalbuminemia (< 3,5g/dL) decorre tanto das perdas intestinais, em razão do aumento da permeabilidade da mucosa, como da redução da ingestão proteica e do hipercatabolismo presente nas doenças inflamatórias. O ASCA é um marcador da doença de Crohn.

A calprotectina fecal é um marcador de inflamação intestinal inespecífico, porém bastante utilizado em pacientes com doença inflamatória para controle de atividade e remissão de doença.

Exames complementares dirigidos para a busca da etiologia incluem:

- Parasitológico de fezes, com pesquisa de *Strongyloides stercoralis* e *Schistosoma mansoni*.
- Teste de Mantoux, radiografia de tórax.
- Enema opaco: avalia anormalidades anatômicas, além de poder diagnosticar doenças que alteram a estrutura da mucosa intestinal.
- Colonoscopia com histopatológico (biópsias múltiplas seriadas) na busca dos achados característicos que possibilitem diferenciar as várias doenças inflamatórias.
- Imunoglobulinas séricas.
- Sorologia para HIV.

ESTEATORREIA

A perda de gordura fecal está associada, com frequência, à eliminação de fezes volumosas. Inicialmente, faz-se a pesquisa de gordura fecal (Sudam III) e, posteriormente, confirma-se, nas crianças pequenas, com o teste de sobrecarga de triglicerídeos ou, nas maiores, com o método quantitativo de van der Kamer.

Entre as causas de esteatorreia decorrentes do comprometimento da mucosa intestinal, a doença celíaca é a etiologia mais importante; quando a esteatorreia é consequência da má digestão da gordura, convém lembrar da fibrose cística.

A investigação laboratorial inclui:

- D-xilosemia: sua má absorção indica comprometimento da mucosa do intestino delgado, sendo anormal quando < 20mg%. De baixa especificidade com relação ao diagnóstico etiológico, praticamente caiu em desuso para investigação da doença celíaca após o advento dos anticorpos específicos.
- Dosagem dos anticorpos antitransglutaminase tecidual humana: considerada a investigação inicial para doença celíaca. Os anticorpos antiendomísio são mais específicos e devem ser usados de maneira sequencial.
- Iontoforese estimulada pela pilocarpina.
- Tubagem duodenal: avaliação do sobrecrescimento bacteriano.
- Dosagem de enzimas pancreáticas nas fezes e no suco duodenal.
- Trânsito intestinal: útil quando há distensão abdominal e se objetiva a identificação das causas que evoluam com sobrecrescimento bacteriano.
- Dosagem do colesterol e frações: na suspeita de hipo- e abetalipoproteinemia.
- Avaliação da função hepática: investigação de colestase.
- Hemograma com VHS e plaquetas: anemia, neutropenia e plaquetopenia na síndrome de Shwachman.
- Dosagem de imunoglobulinas.
- Biópsia do intestino delgado: útil na investigação da doença celíaca, da enteropatia alérgica, da abetalipoproteinemia e da linfangiectasia.

CONSIDERAÇÕES FINAIS

A busca pela etiologia da diarreia crônica é primordial, pois o tratamento depende do diagnóstico correto. O pediatra, fundamentado nas manifestações clínicas e nos dados do exame clínico, deve, inicialmente, caracterizar o tipo da diarreia, se osmótica, secretória, inflamatória, motora ou esteatorreia. A partir daí, deve conduzir a investigação com base nas doenças associadas à diarreia crônica mais frequentes na faixa etária.

Quando o quadro clínico sugere doenças com as quais o pediatra não está habituado a lidar, é prudente encaminhar o paciente para o especialista (o gastroenterologista pediátrico) pois, para garantir a qualidade de vida dos pequenos pacientes, é importante que o tratamento se inicie precocemente e o acompanhamento se faça de maneira satisfatória.

Bibliografia

American Gastroenterological Association. Technical review on the evaluation and management of chronic diarrhea. Gastroenterology 1999; 116:464-86.

Anderson CM. The child with persistently abnormal stools.In: Gracey M, Burke V (eds.) Pediatric gastrenterology and hepatology. 3. ed. Boston: Blackwell Scientific Publications. 1993:373-9.

Barbieri D. Diarréia: Conceito, mecanismos patogênicos, classificação da diarréia crônica. In: Barbieri D, Koda YKL (eds.) Doenças gastroenterológicas em pediatria. São Paulo: Atheneu, 1996:153-65.

Hill ID, Dirks MH, Liptak GS et al. Guideline for the diagnosis and treatment of celiac disease in children: recommendations of the North American Society for Pediatric Gastroenterology, Hepatology and Nutrition. J Pediatr Gastroenterol Nutr 2005; 40:1-19.

Hyman PE, Milla PJ, Benninga MD et al. Childhood functional gastrointestinal disorders: neonate/toddler. Gastroenterology 2006; 130:1519-26.

Penna FJ, Fagundes Neto U, Duarte MA. Diarréia crônica. In: Fagundes Neto U, Wehba J, Penna FJ (eds.) Gastroenterologia pediátrica. 2. ed., Rio de Janeiro: MEDSI, 1991:200-5.

Rasquin A, Di Lorenzo C, Forbees D et al. Childhood functional gastrointestinal disorders: child/adolescents. Gastroenterology 2006; 130:1527-37.

Roy CC, Silverman A, Alagille D. Diarrheal disorders. In: Roy CC, Silverman A, Alagille D (eds.) Pediatric clinical gastroenterology. 4. ed., USA: Mosby, 1995:216-28.

Schmitz J. Maldigestion and malabsorption. In: Walker WA, Durie PR, Hamilton JR et al. (eds.) Pediatric gastrointestinal disease: pathophysiology, diagnosis, management. 3. ed., Ontario: BC Decker, 2000:46-58.

Sherman PH, Mitchell DJ, Cutz E. Neonatal enteropathies: defining the causes of protracted diarrhea of infancy, JPGN, 2004.

Spiller R, Grundy D. Pathophysiology of the enteric nervous system. A basis for understanding functional diseases. USA: Blackwell Publishing, 2004.

Walker-Smith J, Murch S. Disease of the small intestine in childhood. 4. ed, Oxford, UK: ISIS Medical Media, 1999.

Capítulo 26

Distúrbios da Deglutição

Adriana Guerra de Castro Borges
Cláudia Marina Tavares de Araújo

INTRODUÇÃO

A alimentação é uma das fontes de manutenção da vida e, nesta perspectiva, uma dieta correta em todos os seus aspectos constitui a base para o crescimento e o desenvolvimento humano.

Estima-se que 25% a 35% das crianças apresentem algum tipo de distúrbio alimentar de etiologia idiopática, podendo causar déficit nutricional com possibilidade de desnutrição, contribuindo significativamente para sua prevalência em crianças com menos de 5 anos de idade. Estudos sobre o comportamento alimentar infantil dão mais ênfase ao aporte calórico recomendado por suas necessidades energéticas, havendo registro de escassas publicações que investiguem os fatores que interferem no desenvolvimento desse comportamento.

Um dos fatores determinantes é a maturidade neurológica da criança. Entretanto, essa maturação, por si só, não pode ser responsável pelo processo de desenvolvimento da alimentação. Outros fatores são necessários, como aprendizado motor, controle postural e integração dos sistemas sensoriais, enfatizando o efeito moderador do ambiente como participante efetivo desse processo.

O fonoaudiólogo atua nas funções orais que envolvem a alimentação e em sua formação teórico-prática estuda o sistema sensorimotor oral. A cavidade oral é responsável não somente por formar o bolo alimentar, mas também por conduzi-lo até o estômago. A mastigação e a deglutição são funções complexas que exigem atividade neuromuscular precisa e refinada, possíveis por ação sensorimotora. Além disso, ainda há o empréstimo de estruturas externas dos sistemas respiratório e digestório para a função de articulação dos sons da fala. Mediante esse conhecimento, o fonoaudiólogo volta sua atenção para a influência que a alimentação pode exercer sobre o crescimento craniofacial e a musculatura orofacial, assim como sobre o desenvolvimento das funções orais, principalmente nos primeiros anos de vida.

Emerge daí a área de interseção entre o fonoaudiólogo e outros profissionais preocupados com a ação do alimento na vida do indivíduo. Por tratar de assunto interdisciplinar com faces voltadas para várias áreas de conhecimento da saúde, este capítulo tem por objetivo apresentar o desenvolvimento do sistema sensorimotor oral e seus desvios, enfatizando os distúrbios da deglutição e suas repercussões no padrão alimentar infantil.

O capítulo é concluído com algumas sugestões para auxiliar o pediatra no diagnóstico e na conduta ante as alterações da deglutição.

DESENVOLVIMENTO DO SISTEMA SENSORIMOTOR ORAL E COMPORTAMENTO ALIMENTAR NA INFÂNCIA

O desenvolvimento normal da alimentação envolve uma série de fatores que podem ser encarados sob diferentes perspectivas conforme o interesse profissional. No entanto, em todo o processo de aquisição é importante relacionar a evolução do padrão de alimentação com o desenvolvimento motor global, considerando a inter-relação entre eles. Acredita-se que o nível de aquisição motora exercerá influência na cavidade oral. Assim, pode-se afirmar que o desempenho motor oral reflete a maturação do sistema nervoso central.

O desenvolvimento motor é um processo caracterizado pela habilidade individual em integrar novas aquisições e informações, evoluindo à medida que há estabilidade dessas conquistas.

Quanto ao aspecto do desenvolvimento global, devem ser enfatizadas as modificações biomecânicas que acontecem por volta do quarto mês de vida e que exercem influência no processamento motor oral. Nessa fase, o bebê desenvolve as formas, o tamanho e, principalmente, o alinhamento de estruturas e músculos orais, faríngeos e do sistema respiratório.

A sucção e a deglutição são consideradas respostas motoras complexas resultantes da atividade muscular integrada de lábios, bochechas, mandíbula, língua e palato. A sequência de ações motoras resultante da extração do leite, da formação e condução do bolo para a porção posterior da cavidade oral e da deglutição exige movimentos precisos e integrados de todas as estruturas envolvidas. A coordenação entre sucção, deglutição e respiração se faz ainda mais complexa.

Inicialmente, o desenvolvimento motor oral funciona em bloco, ou seja, não há dissociação entre os movimentos das estruturas orais. Com a maturação, mandíbula, lábios e língua passarão a funcionar sinergicamente como estruturas distintas e com movimentos independentes para a execução das funções do sistema estomatognático.

A função de alimentação é uma das primeiras aquisições complexas do desenvolvimento infantil, pois associa os aspectos sensoriais aos motores. Para um bom desenvolvimento sensorimotor oral são necessários quatro componentes: interação entre estabilidade e mobilidade, ritmicidade, eficiência oromotora e economia. O inter-relacionamento desses aspectos garante um funcionamento harmônico.

A interação da estabilidade com a mobilidade do sistema digestório possibilita uma sucção eficiente, a partir da estabilidade de cabeça e pescoço. A ritmicidade, inicialmente exercida pela língua por meio de movimentos anteroposteriores, seguindo para lateralização, possibilita a boa frequência e pausas durante a sucção. Com a maturidade, essas características perduram no processo de mastigação diante de diferentes texturas alimentares. A eficiência oromotora e a economia do sistema são caracterizadas pela habilidade e capacidade de consumir uma refeição no tempo médio de 20 minutos.

As habilidades motoras orais são desenvolvidas a partir do tipo de alimentação recebido desde o início da vida; portanto, devem ser considerados o alimento oferecido ao lactente (natural ou artificial) e a forma como é oferecido (seio materno ou mamadeira).

Assim, é possível revelar que a variedade do sabor do alimento promove estímulos sensoriais importantes, refletindo-se em um bom mecanismo de adaptação na ingestão de novos alimentos. O efeito benéfico da exposição a variedades de alimentos desde cedo não está limitado apenas à função cognitiva, mas provê uma dieta mais equilibrada. A variedade do sabor está frequentemente associada à grande diversidade de nutrientes, promovendo uma alimentação nutricionalmente mais balanceada em sua composição.

A identificação dos fatores de risco associados à má nutrição é importante, considerando que seu tratamento pode prevenir problemas relacionados com o comportamento, a saúde e o crescimento infantil. Não obstante, a avaliação do desempenho das funções de alimentação pode ser um aspecto valioso, com repercussão em processos de intervenção precoces, bem como durante todo o desenvolvimento neuropsicomotor infantil (Figura 26.1).

FATORES DETERMINANTES DO DESENVOLVIMENTO ALIMENTAR

O desenvolvimento alimentar sofre influência de diferentes fatores, que variam desde os aspectos familiares e da criança até os aspectos inerentes à relação entre esta e seu ambiente familiar. O modelo apresentado no Quadro 26.1 apresenta o desenvolvimento do sistema sensorimotor oral segundo a aquisição motora global.

DISTÚRBIOS DA DEGLUTIÇÃO NA INFÂNCIA

Os distúrbios da deglutição na infância, também denominados disfagias orofaríngeas, assumem uma importância cada vez maior na área de pediatria e outras afins.

A disfagia orofaríngea poderá acometer crianças em qualquer etapa do desenvolvimento, sendo mais evidenciada quando associada à disfunção neuromotora, quando são verificados distúr-

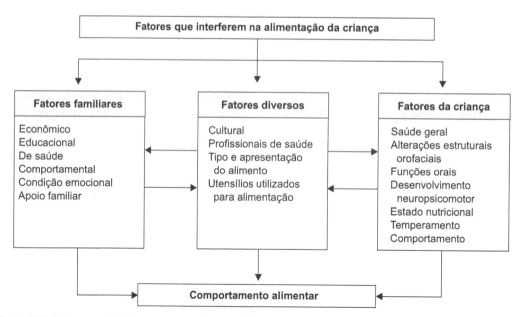

Figura 26.1 Fatores que interferem no comportamento alimentar da criança. (Com base em Stevenson & Allaire, 1991.)

Quadro 26.1 Desenvolvimento motor global e do sistema sensorimotor oral

	Aquisição motora global	Aquisição sensorimotora oral	Respiração/fonação	Consistência, textura e sabor dos alimentos	Como oferecer
0 a 3 meses	Plano sagital (vertical): predomínio de movimentos de flexão e extensão Reage aos estímulos sensoriais por reações automáticas Reflexo tônico cervical assimétrico forte	Reage aos estímulos sensoriais por atividade reflexa (sucção, procura e mordida fásica) Observam-se movimentos de flexão e extensão na cavidade oral Língua ocupa praticamente toda a cavidade oral, laringe elevada, palato mole rebaixado, almofadas de gordura presentes, não há contato labial em repouso e na função	Respiração nasal e superficial abdominal Coordena sucção-respiração-deglutição Mantém padrão respiratório rítmico durante a alimentação Choro é a forma de comunicação	Líquida Experiência sensorial através do aleitamento materno exclusivo	Seio materno
4 a 5 meses	Controle de cabeça Atividade simétrica dos membros superiores Organiza a entrada dos estímulos sensoriais, visuais, táteis, proprioceptivos e vestibulares	Início do plano lateral da língua Inibição das reações orais de sucção e procura Observa-se padrão voluntário de sucção Início da atividade dos músculos da mímica facial Início das modificações na cavidade oral: aumento da faringe, descida da laringe, elevação do palato mole durante a deglutição	A respiração é modificada pelas mudanças anatômicas ocorridas na faringe Produz diferentes tipos de choro de acordo com a intenção comunicativa Emite uma grande variedade de vogais devido aos novos movimentos orais e corporais	Líquida Experiência sensorial através do aleitamento materno exclusivo	Seio materno
6 meses	Atividade funcional da cabeça em todas as posturas Consegue ter controle de tronco na postura sentada Consegue alcançar objetos na diagonal	Inicia rotação da mandíbula com a lateralização da língua (plano transversal) Ponta da língua eleva durante o sorriso Contato labial completo Participação dos músculos das bochechas (bucinadores) durante a sucção	Coordena respiração mais facilmente com vários movimentos: alimentação, deglutição e fonação Sentado, emite sons com grande controle dos movimentos da língua e lábios Balbucio	Pastoso: frutas amassadas Líquido: sucos de frutas, leite materno	Colher (reconhece pela visão ou pelo tato) Copo (pode ocorrer algum escape pelas comissuras labiais)
7 a 9 meses	Reações de equilíbrio presentes Engatinha Senta sem suporte de peso dos braços Ao final dos 9 meses, puxa-se para sentar, apoiando-se na superfície	Gosta de brincar com os alimentos e os segura com as mãos Realiza no copo uma a três sugadas para cada deglutição Observa-se mastigação com dissociação entre mandíbula e língua (plano transverso) Faz mímica facial de prazer e desprazer Alimenta-se de maneira independente Início da erupção dentária (incisivos centrais inferiores)	Emite consoantes com contato labial Emite diferentes sons nasais e orais Emite combinações vogais + consoantes que podem ser confundidas como palavras	Consistência semissólida Frutas amassadas Legumes amassados	Colher Copo com canudo
12 meses	Segura a colher e leva à boca Reações de equilíbrio na postura de pé Inicia marcha independente com base alargada	Pode estabilizar a mandíbula, mordendo a beira do copo Deglute com vedamento labial A ponta da língua se eleva durante a deglutição de líquidos, semissólidos e sólidos Lábios estão ativos durante a mastigação Pode usar dentes ou gengivas para retirar a comida do lábio superior Pode soprar apitos, velas etc. Primeiros molares podem erupcionar	Inicia a respiração no padrão adulto (costodiafragmática) Pode iniciar a emissão das primeiras palavras	Sólidos Semissólidos Alimentação com cardápio da família	Prato com divisões Copo com canudo

Fonte: adaptado de Alexander, Boheme e Cupps, 1993.

bios na deglutição, relacionados com as fases oral, faríngea e/ou esofágica, dificultando a condução do alimento ao estômago.

A partir de uma possível relação causal entre os parâmetros motor global e sensorimotor oral, pode-se inferir que as dificuldades apresentadas na deglutição na infância impossibilitam ganhos no desenvolvimento do sistema sensorimotor oral, devido à falta de alongamento, simetria e sinergia dos músculos que compõem o tronco, a cintura escapular e a região cervical.

Uma variedade de condições neurológicas e neuromusculares pode comprometer as fases oral, faríngea e esofágica da deglutição, as quais são consideradas fatores de risco para distúrbios alimentares. Entre essas alterações destacam-se: alteração motora da dinâmica orofaríngea, falta de compreensão do contexto alimentar e dificuldade na ação motora voluntária da fase oral, que altera a sequencialização da fase faríngea, e gravidade da aspiração traqueal, uma das complicações mais difíceis de gerenciamento clínico em virtude das afecções pulmonares.

A entrada do alimento no vestíbulo laríngeo, ou na via aérea, é sinalizada por engasgo ou sufocamento que, repetidamente, causa desconforto e aversão aos momentos da alimentação, provocando problemas na díade mãe-filho. O surgimento de tensões na família contribui para reforçar, na criança, respostas adaptativas inadequadas.

O diagnóstico de disfagia orofaríngea se dá pela avaliação clínica e instrumental. Esses procedimentos são de fundamental importância na busca de melhores evidências terapêuticas.

A avaliação clínica é um meio de diagnóstico sensível, trazendo à luz respostas que evidenciam os desvios no processo da deglutição em cada uma de suas fases. No período preparatório oral observam-se: dificuldade no vedamento labial e na movimentação da língua, necessários para formar ou manter o bolo alimentar, assim como diminuição da resposta ao estímulo oral. Nessa fase, é possível verificar uma língua retraída, prejudicando sua elevação e movimentação no sentido anteroposterior.

Na fase faríngea, observam-se lentidão ou ausência do reflexo de deglutição, fechamento velofaríngeo inadequado, peristalse faríngeal reduzida, contração unilateral, disfunção cricofaríngea, adução inconsistente das pregas vocais e elevação reduzida da laringe.

Um crescente contingente de tecnologias está atualmente disponível para avaliação dos vários aspectos da função e disfunção da deglutição, possibilitando a mensuração dos movimentos das estruturas envolvidas e da ação muscular por meio de aspectos espaciais e temporais. Além de fornecer diferentes peças analíticas de todo o processo, a escolha dos métodos para uma avaliação específica será particularizada para cada caso ou objetivo, dependendo das questões clínicas envolvidas.

Atualmente, encontram-se disponíveis vários métodos para avaliação instrumental da deglutição, entre os quais os mais específicos, e também mais utilizados, são: videofluoroscopia (VFC), avaliação nasoendoscópica da deglutição e ausculta cervical com estetoscópio. Além desses, acrescentam-se: acelerômetros ou microfones, eletromiografia de superfície, ultrassonografia da deglutição e endoscopia virtual por tomografia computadorizada com *software* de reconstrução.

Não se duvida que o advento da tecnologia foi fundamental para o estudo da deglutição, pois os exames, em sua maioria, são pouco agressivos, podendo ser repetidos diversas vezes, norteando com segurança a investigação do profissional fonoaudiólogo na (re)habilitação dos pequenos pacientes, assim como no seguimento da eficiência da terapia instituída.

De maneira ampla, reabilitar os referidos distúrbios objetiva atingir uma deglutição o mais funcional possível, preservando os sistemas digestório e respiratório, frequentemente expostos a morbidades em crianças com transtornos alimentares.

Além disso, o trabalho do fonoaudiólogo torna-se mais eficaz quando o enfoque do acompanhamento também é o estímulo ao desenvolvimento motor global.

As evidências mostram que a reabilitação fundamentada no *Conceito Neuroevolutivo de Bobath* valoriza a estimulação do sistema sensorimotor oral, levando em consideração técnicas de facilitação que propiciem o alinhamento biomecânico da cintura escapular, do tronco e da cintura pélvica, essencial para a ação sinérgica dos músculos do complexo hióideo. Nessa perspectiva funcional, contribui-se para o (re)estabelecimento da função de deglutição.

DÉFICIT DE INTEGRAÇÃO/PROCESSAMENTO SENSORIAL

A integração sensorial é o processo pelo qual o cérebro organiza as informações sensoriais oriundas do ambiente de modo a executar respostas adaptativas, adequadas e eficientes. Os cinco sistemas sensoriais – auditivo, visual, vestibular, proprioceptivo e tátil – fornecem as bases para o desenvolvimento dessas capacidades funcionais que possibilitarão o desenvolvimento de habilidades mais complexas.

A integração sensorial está centrada em três sistemas: o primeiro, denominado tátil, processa a informação que chega através da pele. Uma disfunção no sistema tátil pode manifestar-se por sensação de desconforto ao toque, que leva o sujeito a evitar sujar as mãos ou a utilizar apenas as extremidades dos dedos para manusear de determinadas texturas. Outras características importantes referem-se à recusa em comer alimentos com determinadas texturas e sabores, incômodo diante de determinado tipo de vestimenta e dissabor ao lavar o rosto ou a cabeça.

O segundo sistema, o vestibular, processa informação de movimento, gravidade e equilíbrio. Algumas crianças podem ser super-reativas à estimulação vestibular ou temer atividades movimentadas, como as desenvolvidas no balanço e no escorrega. Podem também ter dificuldades no aprendizado de subir e descer escadas, andar em pisos irregulares, em superfícies instáveis, entre outras atividades que exijam prontidão desse sistema. Outras crianças são sub-reativas à estimulação vestibular e buscam experiências sensoriais muito fortes, como saltar repetidamente ou rodopiar.

O terceiro e último sistema, o proprioceptivo, processa a informação da posição do corpo e dos membros, recebida através de músculos, tendões e articulações. Quando o sistema funciona de maneira eficaz, o indivíduo adapta-se de maneira automática às mudanças posturais. Em grande parte, é o sistema responsável pela capacidade de planejamento motor, caracterizada pela habilidade em sequenciar movimentos de maneira ordenada, com o objetivo de cumprir uma função desejada. A disfunção no sistema proprioceptivo pode manifestar-se em crianças desajeitadas, com tendência a cair, com dificuldades na motricidade fina, além da dificuldade para adaptar-se a novas situações.

Alterações nesse nível são comumente encontradas na população de crianças portadoras de refluxo gastroesofágico que, além de apresentarem seletividade alimentar, evitam progredir na diversidade das características de texturas do alimento.

A ocorrência de problemas precoces na autorregulação e na modulação mediante a entrada dos estímulos sensoriais gustativos, visuais, olfativos e somatossensoriais (toque e temperatura) torna a alimentação um desafio para a criança e sua família. Nesses casos, são frequentemente encontrados distúrbios no aprendizado motor das estruturas do sistema sensorimotor oral responsáveis pela deglutição.

No planejamento terapêutico, deverão constar atividades que objetivem levar a criança a perceber que a alimentação é um dos maiores prazeres, e que esse prazer está relacionado não só com a incorporação do alimento, mas com todas as sensações vivenciadas na execução dessa função. Desse modo, surge a necessidade de condutas terapêuticas para distúrbios motores da deglutição fundamentadas na terapia de integração sensorial.

CONSIDERAÇÕES FINAIS

Neste capítulo, destacam-se três pilares – o desenvolvimento sensorimotor oral, os distúrbios da deglutição e o déficit de integração ou processamento sensorial – que, além de terem relação intrínseca, são permeados por fatores interferentes. Muito esforço tem sido destinado à compreensão e ao maior domínio desses temas. É um desafio trazer à luz da ciência definições, parâmetros de normalidade e conclusões precisas, quando tantas variáveis podem corroborar e/ou definir tal ou qual comportamento.

Os distúrbios da deglutição provocam atraso na introdução de diferentes texturas e consistências ao cardápio infantil, dificultando o processo de desenvolvimento sensorimotor oral. Assim, as disponibilidades sensorial e motora da criança devem ser consideradas, haja vista que diferentes alimentos oferecem e exigem níveis de sensação e movimentação orais distintos.

No decorrer de sua evolução, a fonoaudiologia, enquanto instrumento da ciência, vem discutindo e aprimorando métodos que controlam a eficácia do tratamento das disfagias orofaríngeas em pediatria. Tem-se como consenso a necessidade, para essa população infantil, de uma intervenção objetiva para, muito mais do que alcançar um padrão de deglutição "normal", potencializar o desempenho dessa função, com ou sem mecanismos adaptativos, oferecendo melhor qualidade de vida.

Bibliografia

Alexander R, Boehme R, Cupps B. Normal development of functional motor skills: the first year of life. Tucson: Therapy Skill Builders, 1993.

Alves CRJ, Tudella E. Comportamento motor oral: bases anatômicas e fisiológicas para a intervenção. Temas sobre Desenvolvimento 2001; 10(56):34-40.

Araújo CMT, Silva GAP. Alimentação complementar e desenvolvimento sensoriomotor oral: possíveis implicações. Temas sobre Desenvolvimento. 2005; 13(78):5-11.

Araújo CMT. Uso de chupeta: repercussões no aleitamento materno e no desenvolvimento sensório motor oral [tese]. Recife: Universidade Federal de Pernambuco, 2006.

Arvedson JC. Evaluation of children with feeding and swallowing problems. Language Speech and Hear Serv in Sch 2000; 31:28-41.

Arvedson JC. Oral-motor and feeding assessment. In: Arvedson JC, Brodsky L (eds.) Pediatric swallowing and feeding: assessment and management. San Diego: Singular Publishing Group Inc, 1993:249-91.

Averdeson J, Clark H, Lazarus C, Schooling T, Frymark T. The effects of oral-motor exercises on swallowing in children: an evidence-base systematic review. Dev Med Child Neurol 2010; 52(11):1000-13.

Ayres J. Sensory integration and the child. Los Angeles: Western Psychological Services, 1980:187.

Beauchamp GK, Mennella JA. Early flavor learning and its impact on later feeding behavior. Journal of Pediatric Gastroenterology and Nutrition 2009; 48:25-30.

Bly L. Motor skills acquisition in the first year: an illustrated guide to normal development. Tucson: Therapy Skill Builders, 1994.

Brasil. Ministério da Saúde. Secretaria de Atenção à Saúde. Departamento de Atenção Básica. Saúde da criança: Nutrição infantil – aleitamento materno e alimentação complementar. 2009; 112p.

Byars KC, Burklow KA, Ferguson K et al. A multicomponent behavioral program for oral aversion in children dependent on gastrostomy feeding. J Pediatr Gastroenterol Nutr 2003; 37(4):473-80.

Carruth BR, Skinner JD. Feeding behaviors and other motor development in healthy children (2-24 months). J Am Col Nutrit 2002; 21(2):88-96.

Castro AG, Lima MC, Aquino RR, Eickmann SH. Desenvolvimento do sistema sensoriomotor oral e motor global em lactentes nascidos pré-termo. Pró-Fono Revista de Atualização Científica 2007; 19(1):29-38.

Davies PL, Tucker R. Evidence review to investigate the support for subtypes of children with difficulty processing and integrating sensory information. The American Journal of Occupational Therapy 2010; 64(3):391-402.

Drent LV, Pinto EALC. Problemas de alimentação em crianças com doença do refluxo gastroesofágico. Pró-Fono Revista de Atualização Científica 2007; 19(1):59-66.

Duffy VB. Variation in oral sensation: implications for diet and health. Curr Opin Gastroenterol 2007; 23:171-7.

Fekete SW, Camargo LJG. Prematuridade, encefalopatias e síndromes. In: Rehder MI, Branco A. Disfonia e disfagia. Rio de Janeiro: Revinter 2011:125-46.

Levy Y, Levy A, Zangen T et al. Diagnostic clues for identification of nonorganic vs organic causes of food refusal and poor feeding. J Pediatr Gastroenterol Nutr 2009; 48:355-62.

Magalhães LC, Lambertucci MCF. Integração sensorial na criança com paralisia cerebral. In: Lima CLA, Fonseca LF (eds.) Paralisia cerebral: neurologia e reabilitação. Rio de Janeiro: Guanabara Koogan, 2004:321-33.

Mancini MC, Megale L, Brandão MB et al. Efeito moderador do risco social na relação entre risco biológico e desempenho funcional infantil. Rev Saúde Mater Infant 2004; 4(1):25-34.

Morris SE, Klein MD. Pre-feeding skills: a comprehensive resource for mealtime development. USA: Therapy Skill Builders, 2000.

Paula A, Botelho I, Silva AA et al. Avaliação da disfagia pediátrica através da videoendoscopia da deglutição. Rev Bras Otorrinolaringol 2002; 68(1):91-6.

Rogers B, Arvedson J. Assessment of infant oral sensorimotor and swallowing function. Mental Retard Dev Disabil Res Rev 2005; 11(1):74-82.

Ross ES, Browne JV. Developmental progression of feeding skills: an approach to supporting feeding in preterm infants. Semin Neonatol 2002; 7(6):469-75.

Silva RG. A eficácia da reabilitação em disfagia orofaríngea. Pró-Fono Revista de Atualização Científica 2007; 19(1):123-30.

Solthall A, Martin C. Feeding problems in children. Oxon: Radcliffe Publishing, 2011. 358p.

Stevenson RD, Allaire JH. The development of normal feeding and swallowing. Pediatr Clin North Am 1991; 38(6):1439-53.

World Health Organization. Child and adolescent health and development. Nutrition. Infant and young child. Complementary Feeding. Disponível em: URL: http://www.who.int/child-adolescent-health/NUTRITION/complementary.htm. Acessado em 14/01/04.

Capítulo 27

Dor Abdominal Crônica

Mara Alves da Cruz Gouveia
Giselia Alves Pontes da Silva
Maria Eugênia Farias Almeida Motta

INTRODUÇÃO

A dor é um mecanismo de defesa do organismo, um sinal não verbal que atua como um sistema de alarme do corpo para o cérebro com a função de alertar que algum problema de natureza física ou emocional está ocorrendo com o corpo. Assim, a dor pode ser definida como uma experiência sensorial e emocional desagradável, associada a dano tecidual atual ou potencial, ou descrita em termos desse dano. A dor é uma experiência subjetiva, ou seja, relatada conforme experiências nocivas prévias vivenciadas pelo indivíduo.

A dor abdominal é um problema clínico comum e acomete 10% a 20% das crianças e adolescentes. Constitui 4% das consultas pediátricas e é mais frequente no sexo feminino. Apesar de a maioria dos casos apresentar curso benigno, compromete o desempenho das atividades diárias e a qualidade de vida das crianças e de seus familiares. Além disso, os sintomas podem persistir por anos.

CLASSIFICAÇÃO

A dor pode ser classificada como aguda ou crônica.

A dor aguda é de curto prazo, frequentemente de início rápido, do tipo penetrante ou cortante, precisa, localizada em uma área específica antes de se difundir e alerta para um possível dano tecidual ou uma doença orgânica. A dor abdominal aguda pode estar acompanhada de outros sintomas e sinais, como febre, vômitos, diarreia, sangue nas fezes, sensibilidade localizada e reativa, massa palpável ou distensão, caracterizando maior probabilidade de doença orgânica.

A dor crônica tem mais de 2 meses de duração e persiste por mais tempo que o esperado para a dor associada a uma lesão tecidual estrutural potencialmente autolimitada ou que responda a um tratamento específico; em geral, é constante ou intermitente, de características indefinidas, difusa e não localizada. Os sintomas da dor abdominal crônica indicam, na maioria das vezes, uma alteração benigna, de natureza funcional, ou seja, sem evidência de alteração anatômica, metabólica, infecciosa, inflamatória ou neoplásica. Embora muitas doenças causem dor abdominal crônica, na prática clínica a maioria das crianças (70% a 90%) não apresenta causa orgânica, e sim dor abdominal funcional.

A dor abdominal crônica funcional caracteriza-se por exacerbações e reduções em cada episódio, de duração variável, e acompanha-se de sintomas autonômicos/vasomotores, incluindo náuseas, tonteira, palidez extrema e sudorese. Não apresenta sinais ou sintomas de alarme, modificações do exame físico e evidências de alterações anatômicas, metabólicas, infecciosas, inflamatórias ou neoplásicas, embora possa ocorrer após a resolução clínica de uma doença inflamatória aguda. Frequência, gravidade (pode ser intensa e alterar as atividades diárias da criança), localização e horário de ocorrência da dor (pós-prandial) não são características que auxiliem a diferenciação entre dor abdominal orgânica e funcional. A dor funcional, na quase totalidade dos casos, não desperta a criança do sono noturno (Quadro 27.1).

A dor abdominal crônica orgânica, em geral, é acompanhada por alguns sintomas (perda de peso, desaceleração do crescimento linear, sangramento gastrointestinal, vômitos significativos, diarreia crônica grave, dor importante no quadrante superior ou inferior direito, febre indeterminada, história familiar de doença inflamatória, achados físicos anormais) ou sinais de alarme (sensibilidade localizada no quadrante superior ou inferior direito, no ângulo costovertebral ou ao longo da superfície da coluna – os denominados *red flags*) (Quadro 27.2).

DIAGNÓSTICO CLÍNICO E EXAMES COMPLEMENTARES

Dor abdominal crônica funcional

Os critérios clínicos para o diagnóstico da dor abdominal crônica funcional na faixa pediátrica (Consenso Roma III) incluem as seguintes possibilidades diagnósticas: dispepsia fun-

Quadro 27.1 Características da dor abdominal funcional e orgânica

Funcional	Orgânica
Dor difusa (usualmente periumbilical, epigástrica ou hipogástrica)	Dor localizada (usualmente distante do umbigo)
Intermitente, ocorre em surtos; criança saudável entre os surtos	Persistente; criança aparentemente doente
Sem irradiação	Com irradiação
Sem despertar noturno	Despertar noturno
Ausência de sinais de alerta	Presença de sinais de alerta
Podem ocorrer náuseas, vômitos, palidez e ansiedade	Dor furando ou em queimação

Quadro 27.2 Sinas de alerta para dor abdominal de origem orgânica

- Perda de peso involuntária
- Desaceleração do crescimento
- Perda gastrointestinal de sangue
- Vômitos significativos
- Dor persistente nos quadrantes superior e inferior direitos, irradiação para as costas e os membros
- Diarreia crônica grave, principalmente em episódios noturnos
- Disfagia
- Artrites
- Anomalias perianais
- Febre inexplicável
- Icterícia
- Anemia
- Dor fora da região periumbilical ou que acorda o paciente
- Alteração miccional
- História familiar de doença inflamatória intestinal, doença celíaca, doença ulcerosa péptica
- Alterações no hemograma, VHS, PCR
- Sangue nas fezes ou pesquisa positiva de sangue oculto nas fezes

VHS: velocidade de hemossedimentação; PCR: proteína C reativa.

cional, síndrome do intestino irritável, enxaqueca abdominal, dor abdominal funcional da infância e síndrome da dor abdominal funcional da infância.

Atualmente, a dor abdominal crônica funcional não é considerada um diagnóstico de exclusão, mas baseia-se no conjunto de sintomas clínicos positivos, com ausência de sinais e sintomas de alarme, e não necessita avaliações complementares extensas para excluir alterações orgânicas. Ocasionalmente, um número limitado de exames complementares de baixa complexidade pode ser solicitado – hemograma, velocidade de sedimentação de eritrócitos, análise de urina e de parasitas nas fezes – cujos resultados negativos apontam para o diagnóstico de dor abdominal crônica funcional. A persistência dos sintomas não é um indicativo de doença orgânica ou para realização de exames complementares de maior complexidade.

A concomitância de dor abdominal crônica e resultados alterados de exames complementares diagnosticando, por exemplo, intolerância à lactose, infecção por *H. pylori* ou lesões inflamatórias inespecíficas da mucosa do trato digestório, não indica relação causal entre a presença da dor e a positividade do exame. Ou seja, teste de tolerância à lactose, endoscopia digestiva e outros exames não devem ser solicitados na ausência de sinais e sintomas de alarme, pois o tratamento dos possíveis diagnósticos que indicam frequentemente não resulta em resolução da dor, mas, ao contrário, aumenta a ansiedade da família.

Dispepsia funcional

Inclui todos os seguintes itens, presentes pelo menos uma vez por semana durante, no mínimo, 2 meses antes do diagnóstico: dor ou desconforto recorrente ou persistente localizado no abdome superior (acima do umbigo). A dor não é aliviada por defecação, não está associada ao início de mudança na frequência ou no formato das fezes, e não há evidência de processo inflamatório, anatômico, metabólico ou neoplásico que explique os sintomas. Sintomas e sinais como eructação, distensão abdominal, saciedade precoce, náuseas, ânsia de vômito ou vômitos podem estar associados. A endoscopia digestiva alta (EDA) está indicada apenas se houver disfagia associada, persistência dos sintomas apesar do tratamento empírico ou recorrência da sintomatologia após suspensão da medicação.

Síndrome do intestino irritável

Consiste no diagnóstico mais comum entre as dores abdominais funcionais. Definida pela presença, por período maior ou igual a uma vez por semana, durante pelo menos 2 meses prévios ao diagnóstico, de desconforto ou dor abdominal associada a dois ou mais dos sintomas a seguir por, no mínimo, 25% do tempo: melhora da dor com a defecação e início associado à mudança da frequência ou do formato das fezes. Não deve haver evidências de processo inflamatório, anatômico, metabólico ou neoplásico que explique os sintomas. Os sintomas que auxiliam o diagnóstico da síndrome do intestino irritável são: frequência anormal de defecação (menor ou igual a duas defecações por semana ou maior ou igual a quatro defecações por dia), formato anormal das fezes (em seixos/endurecidas ou pastosas/aquosas), distúrbios na defecação (esforço evacuatório, urgência fecal ou sensação de defecação incompleta), eliminação de muco, sensação de plenitude ou distensão abdominal.

Enxaqueca abdominal

Afeta entre 1% e 4% das crianças que apresentam dor abdominal crônica, principalmente aquelas com idade entre 7 e 12 anos. O critério diagnóstico inclui a ocorrência, por duas ou mais vezes nos 12 meses que precedem ao diagnóstico, de todos os seguintes itens: episódios paroxísticos (de intensificação súbita) de dor periumbilical aguda e intensa que dura 1 hora ou mais; períodos que podem durar semanas a meses entre as crises com retorno ao estado de saúde habitual; a dor interfere com as atividades normais (é incapacitante); a dor é associada a dois ou mais desses sintomas e sinais gastrointestinais e vasomotores: anorexia, náusea, vômitos, cefaleia, fotofobia e palidez extrema; não há evidência de processo inflamatório, anatômico, metabólico ou neoplásico que explique os sintomas. A história de sinalização de doença (aura) e a história familiar de cefaleia do tipo enxaqueca auxiliam, mas sua presença não é necessária para confirmação do diagnóstico. Pode existir história pessoal de cinetose, ansiedade e depressão. A enxaqueca abdominal é uma síndrome periódica da infância, em geral não acompanhada de cefaleia, mas é uma precursora de cefaleia do tipo enxaqueca na vida futura.

Dor abdominal funcional da infância

Todos os seguintes parâmetros, ocorrendo pelo menos uma vez por semana, por no mínimo 2 meses antes do diagnóstico, devem estar presentes: dor abdominal contínua ou episódica e critérios insuficientes para os outros diagnósticos possíveis de dor abdominal de origem funcional, além de nenhuma evidência de processos inflamatório, anatômico, metabólico ou neoplásico que explique os sintomas. Não é necessário que a criança reduza as atividades diárias durante os episódios de dor, assim como não se relaciona com a alimentação ou com o padrão de defecação. Ocasionalmente, a dor é acompanhada por tonteira, fadiga, cefaleia, náuseas e vômitos. Sintomas como ansiedade, depressão e somatização podem estar associados. O exame físico é normal.

O Consenso Roma III para desordens gastrointestinais funcionais da infância acrescentou uma subdivisão, denominada síndrome da dor abdominal funcional da infância, que tem de incluir a dor abdominal funcional da infância, definida de acordo com os parâmetros anteriores, por pelo menos 25% do tempo, e um ou mais dos seguintes itens, ocorrendo por período maior ou igual a uma vez por semana, durante pelo menos 2 meses antes do diagnóstico: perda variável da atividade diária e sintomas somáticos, como cefaleia, dor nos membros ou dificuldade para dormir. Não se relaciona com alimentação, menstruação ou padrão de defecação e não desperta a criança do sono noturno. Não se encontram alterações ao exame físico.

Dor abdominal crônica orgânica

Diante de uma criança ou adolescente com queixa de dor abdominal crônica e quando, após a realização da anamnese e do exame físico, o pediatra identifica sinais de alerta (Quadro 27.2) para doença orgânica (Quadro 27.3), a investigação complementar se faz necessária. Os exames devem ser solicitados considerando as hipóteses diagnósticas mais prováveis e dentro de um plano de investigação explicado à família.

Esofagite de refluxo

Caracteriza-se por dano à mucosa esofágica causado pelo conteúdo do estômago ou duodeno que retorna ao esôfago. A dor resulta do processo inflamatório mucoso secundário à exposição ácida ou alcalina contínua, que produz contrações esofágicas descoordenadas durante a ingestão. O tipo da dor referida é em queimação, localizada no abdome superior e/ou retroesternal, e pode estar associada a regurgitação ou vômito, eructações ou soluços excessivos, sintomas otorrinolaringológicos (p. ex., rouquidão, otite média recorrente), sinto-

Quadro 27.3 Causas de dor abdominal crônica orgânica

Esôfago e estômago
Esofagite
Gastrite
Duodenite
Úlcera péptica
Doença de Crohn
Tuberculose
Parasitoses: estrongiloidíase
Pâncreas
Pancreatite crônica
Vesícula biliar
Colecistite crônica
Intestino delgado
Intolerância à lactose
Doença inflamatória intestinal
Doença celíaca
Distúrbios obstrutivos: invaginação intestinal de repetição, bridas, má rotação, volvo
Intestino grosso
Doença inflamatória intestinal
Distúrbios obstrutivos
Desordens do trato geniturinário

mas respiratórios (tosse, broncoespasmo, apneia), anemia por deficiência de ferro e alteração do crescimento secundária à ingestão insuficiente.

Para a maioria dos pacientes com doença do refluxo gastroesofágico típica, sem sinais de complicação, não há indicação formal para a realização de exames diagnósticos da presença de refluxo, principalmente para aqueles que obtêm alívio dos sintomas após teste terapêutico empírico. No entanto, sintomas não são preditores do grau de esofagite. A EDA com biópsia está prontamente indicada quando há hematêmese não explicada por sangue deglutido, melena, disfagia, odinofagia, perda de peso, aversão alimentar e anemia ferropriva inexplicada. O exame também deverá ser realizado nos casos refratários ao tratamento empírico ou com sintomas que recorrem após sua suspensão. Vale lembrar que a normalidade do exame macroscópico não exclui a presença de esofagite histopatológica. Na presença de sintomas atípicos (otorrinolaringológicos ou respiratórios) acompanhando a dor, deve ser realizada a pHmetria de 24 horas.

Gastrite, duodenite e úlcera péptica

Nessas doenças ocorre lesão na mucosa do estômago ou do duodeno, que causa dor epigástrica, ou no abdome superior (periumbilical nas crianças menores), que pode despertar o paciente do sono, acompanhada ou não de náuseas ou vômitos, distensão abdominal e sensação de plenitude gástrica, e associar-se a perda de peso, sangramento gastrointestinal (hematêmese ou melena) e anemia por deficiência de ferro. Esses sintomas podem apresentar-se de maneira aguda. A relação temporal entre a alimentação e o aparecimento da dor é típica nas crianças. A infecção pelo *H. pylori* é a principal causa da úlcera péptica, localizada no duodeno, na infância. Com relação às gastrites, deve ser destacada a importância do uso excessivo de anti-inflamatórios não esteroides em sua gênese.

Endoscopia digestiva alta com biópsias no antro e corpo gástricos e pesquisa de *H. pylori* (teste da urease, histologia e cultura, no material de biópsia) deve ser realizada para diagnóstico de úlcera péptica, mas, após o tratamento, não é necessária a confirmação da cicatrização da lesão. Pode-se confirmar a erradicação da bactéria por meio do teste de ureia com carbono-13 expirado 4 semanas após o término do tratamento.

Intolerância à lactose

Síndrome clínica que ocorre nos indivíduos suscetíveis (pequena quantidade de lactase na mucosa intestinal) e que pode apresentar-se com dor abdominal tipo cólica, distensão abdominal, flatulência ou diarreia após a ingestão de lactose. É frequente, na população brasileira, o quadro de deficiência ontogenética de lactase, com a sintomatologia geralmente se iniciando na fase pré-escolar. No entanto, pode ser secundária a dano mucoso no intestino delgado proximal, como acontece após diarreia infecciosa, secundária à alergia alimentar ou à doença celíaca. A presença dos sintomas relaciona-se com a quantidade de lactose que não é absorvida e passa a ser um substrato para as bactérias intestinais, que produzem gases que estimulam o sistema nervoso entérico a partir da distensão das alças intestinais, causando dor. Assim, os sintomas dependem do volume de lactose consumida, do grau de deficiência enzimática (variável entre os indivíduos) e da maneira como a lactose é ingerida.

Avaliação diagnóstica pode ser feita por teste terapêutico – eliminação da lactose da dieta por no mínimo 15 dias com resolução dos sintomas – seguida por introdução gradual até a descoberta da quantidade de leite e derivados (iogurte, queijo, produtos contendo *Lactobacillus acidophilus*) que não cause sintomas no paciente. A curva de tolerância à lactose não deve ser realizada devido ao grande número de resultados falso-positivos e falso-negativos, sendo preferível, atualmente, o teste do hidrogênio no ar expirado, de maior utilidade e menos invasivo para o paciente.

Doença inflamatória intestinal

A apresentação clínica depende do local e da extensão do acometimento inflamatório da mucosa, e a dor abdominal pode ser o único sintoma. As formas clínicas de apresentação da doença inflamatória intestinal (DII) são: colite indeterminada, retocolite ulcerativa (RCU) e a doença de Crohn (DC). Os sintomas mais comuns na RCU são perda de peso, sangramento retal, diarreia com muco e dor abdominal tipo cólica. Na DC, os sintomas têm início insidioso e são mais discretos, apresentando-se com dor abdominal, diarreia e perda de peso. As manifestações extraintestinais (dermatológica, ocular, oral, pulmonar, vascular, hepatobiliar, pancreática, renal, hematológica, endócrina e musculoesquelética) podem estar presentes, afetando 25% a 35% dos casos de DC, mas são menos comuns na RCU.

Exames complementares de rotina, como hemograma (detecta anemia e plaquetose), velocidade de hemossedimentação (aumentada), PCR (aumentada), dosagem de ferro (diminuída) e ferritina séricos (normal ou aumentado) e eletroforese de proteínas (mostrando hipoalbuminemia), são úteis para a investigação inicial, cuja combinação tem alto valor preditivo positivo e maiores sensibilidade e especificidade em relação aos testes sorológicos. No entanto, estes (P-ANCA e ASCA) poderão ser solicitados e mostrar utilidade na diferenciação de RCU e DC. As causas infecciosas intestinais deverão ser sempre excluídas no diagnóstico de colite. Marcadores fecais de inflamação (p. ex., calprotectina) são extremamente sensíveis na detecção de inflamação da mucosa, mas não são específicos para a DII. Quando disponíveis, devem ser solicitados na suspeita diagnóstica. Exames de imagem podem auxiliar o diagnóstico e devem ser solicitados para a investigação do intestino delgado: ressonância de abdome com enterografia (exige que o exame seja feito sem sedação) e trânsito intestinal contrastado. Estes também possibilitam a localização de lesões mucosas, estreitamentos eventuais ou outras complicações. A colonoscopia com biópsias diferencia a RCU da DC: a primeira envolve o reto e áreas proximais e tem acometimento contínuo, atingindo mucosa e submucosa, enquanto a segunda acomete qualquer porção do trato gastrointestinal de maneira salteada, com inflamação transmural, podendo apresentar fístulas, úlceras, granulomas e vasculite. Em virtude da possibilidade de acometimento do trato gastrointestinal superior pela DCA, a EDA com biópsia também deverá ser solicitada na investigação.

Doença celíaca

Doença sistêmica imunomediada, induzida pelo glúten em indivíduos geneticamente suscetíveis, caracteriza-se por manifestações clínicas variáveis e dependentes do glúten, presença de autoanticorpos específicos, haplótipos DQ-2 e DQ-8 e lesão da mucosa intestinal. Embora a apresentação clássica consista em diarreia, alteração de crescimento, anemia e distensão abdominal, é cada vez mais comum o aparecimento de pacientes com poucos sintomas, como dor abdominal crônica isolada (77%), distensão abdominal ou excesso de produção de gases (73%) e constipação intestinal.

Com a disponibilidade dos testes sorológicos, tem sido verificada, em todos os continentes, alta incidência de doença celíaca, e as formas com manifestações extraintestinais, com sintomas de origem hematológica (anemia por deficiência de ferro), dermatológica (dermatite herpetiforme), endocrinológica (diabetes melito), hepática (aumento das transaminases), óssea (osteopenia e osteoporose), ginecológica (fertilidade reduzida), psiquiátrica, neurológica (epilepsia, demência, ataxia), reumatológica, cardiovascular e renal, têm-se tornado mais comuns.

Para o diagnóstico, os marcadores sorológicos são úteis para a identificação dos indivíduos que devem realizar biópsia de intestino delgado, exame que confirma o diagnóstico, com classificação histológica pelo critério de Marsh, que pode identificar os vários graus de atrofia vilositária, linfocitose intraepitelial e alongamento de criptas. Os testes sorológicos mais acurados são os anticorpos da classe IgA antitransglutaminase humana e o antiendomísio. Nos pacientes com deficiência de IgA, entretanto, os testes sorológicos são falso-negativos e deverão ser solicitados os de classe IgG. Além disso, diante de forte suspeita clínica, a biópsia deve ser realizada mesmo com sorologia negativa.

Algumas condições clínicas estão associadas à doença celíaca, como artrite idiopática juvenil, síndromes de Down e de Turner, deficiência de IgA, tireoidite autoimune, doença hepática autoimune, vitiligo e diabetes melito tipo I.

Parasitoses intestinais

Embora sejam uma causa sempre lembrada pelo pediatra diante de uma criança ou adolescente com dor abdominal crônica, na quase totalidade dos casos são apenas coadjuvantes, não sendo responsáveis pelo quadro de dor. Mesmo quando não há dados clínicos sugestivos de uma doença específica, o achado de parasitas no exame coprológico não é suficiente para a definição diagnóstica. Deve ser realizado o tratamento da parasitose e a criança mantida sob observação clínica por certo período, para assegurar-se de que o quadro de dor foi superado.

Constipação crônica funcional

Apesar de a etiologia não ser de origem orgânica, é causa comum de dor abdominal crônica, mas muito subestimada pelos pediatras. A dor pode ocorrer mesmo quando o quadro clínico é sutil. O diagnóstico é clínico e também é definido pelos Critérios de Roma III, para crianças maiores de 4 anos, com a presença de, no mínimo, um episódio nos últimos 2 meses de pelo menos dois dos seguintes aspectos: duas ou menos evacuações por semana; um episódio de escape fecal por semana; postura retentiva; dor ou esforço para evacuar; presença de massa fecal no reto impactada e fezes de grosso calibre que entopem o vaso sanitário.

TRATAMENTO
Dor abdominal crônica funcional

Para a dor abdominal crônica funcional, o fator mais importante consiste no estabelecimento de uma boa relação médico-família-paciente, a partir de uma escuta atenta e interessada, o que torna possível o fornecimento de explicações para o entendimento adequado de todos os envolvidos acerca da condição da criança. Convém esclarecer sobre a natureza benigna da desordem e afirmar que os sintomas são reais e importantes. O alívio completo dos sintomas frequentemente não é alcançado; por isso, o tratamento deve dirigir-se para objetivos realistas, como a redução dos sintomas diários e a melhora da qualidade de vida, identificando-se potenciais estressores. Convém manter as atividades habituais em vez de ficar esperando a cura. O manejo deve ser individualizado e multidisciplinar. Tratamentos psicológicos específicos (terapia cognitivo-comportamental, terapia familiar) devem ser programados, enquanto terapia medicamentosa pode ser útil em poucos casos.

Na síndrome do intestino irritável, assim como em caso de dor abdominal funcional, acredita-se nos efeitos benéficos da terapia cognitiva comportamental, da hipnose e do uso de probióticos (*lactobacillus GG*). Até o momento, não há evidência de benefício com o uso de fibra alimentar e a retirada da lactose da dieta (ou de qualquer outro componente). O tratamento farmacológico atualmente tem pouca efetividade, uma vez que a grande maioria dos estudos revela um elevado efeito placebo. Relaxantes da musculatura intestinal, como o óleo de hortelã-pimenta (*peppermint*), podem ser benéficos naqueles pacientes com espasmos intestinais importantes. Em casos graves e associados a sintomas depressivos, pode ser necessária dose baixa de amitriptilina. Antibióticos e antiparasitários devem ser reservados para os casos em que há forte suspeita de sobrecrescimento bacteriano ou giardíase. Na dispepsia funcional, o principal manejo consiste em orientação e em não usar anti-inflamatórios e alimentos irritantes. Na presença de sintomas importantes, podem ser usados antagonistas do receptor de histamina (H_2) e inibidores da bomba de prótons por 4 semanas. Em caso de enxaqueca abdominal, devem ser identificados os possíveis fatores desencadeantes. Convém evitar hipoglicemia e viagens de carro prolongadas, procurar dormir bem, usar óculos escuros ou chapéus para diminuir a claridade, diminuir a ingestão de aminas na dieta (chocolate, frutos cítricos, cafeína, queijo e corantes). Os estudos apontam algum benefício do tratamento farmacológico, como os antidepressivos tricíclicos, propranolol (2 a 4mg/kg/dia) e ciproeptadina (0,25 a 1,5mg/kg/dia). No entanto, devem ser utilizados em casos selecionados e nas crianças que não respondam ao tratamento não farmacológico.

Dor abdominal crônica orgânica

Para a dor abdominal crônica orgânica, o tratamento depende da doença diagnosticada. Em caso de esofagite de refluxo, o tratamento inicial é realizado por 4 a 8 semanas com antagonistas do receptor de histamina 2 (ranitidina, 8 a 10mg/kg/dia em duas doses), mas, se erosão for detectada na EDA, inibidor de bomba de prótons (omeprazol, 0,7 a 3mg/kg/dia, meia hora antes do café da manhã) é o fármaco indicado. Mudanças no estilo de vida (alimentação sem irritantes gástricos, medidas posturais) são recomendadas, porém não há evidências de que tenham efeito adicional à terapia medicamentosa. O tratamento cirúrgico (fundoplicatura) fica reservado apenas para as crianças com doença de refluxo grave e que não obtiveram sucesso com o tratamento medicamentoso apropriado.

O *H. pylori* precisa ser erradicado nos casos de gastrite com comprovação histológica e doença ulcerosa. Além disso, nos casos de história familiar de primeiro grau de câncer gástrico ou doença ulcerosa e anemia não responsiva ao tratamento. Para tratamento, recomenda-se a associação de três agentes: inibidor da bomba de prótons e dois antimicrobianos (amoxicilina, 50mg/kg/dia, e claritromicina, 15 a 30mg/kg/dia, em duas doses diárias), por 10 a 14 dias. Atualmente, a taxa de erradicação do *H. pylori* é em torno de 65%, e a principal causa dessa falha é a resistência bacteriana. No Brasil já foi relatada resistência à claritromicina e ao metronidazol.

Em caso de intolerância à lactose, a introdução gradual de leite e derivados (iogurte, queijo, produtos contendo *Lactobacillus acidophilus*) torna possível identificar a quantidade de leite consumida que não cause sintomas ao paciente.

Em caso de doença inflamatória intestinal, o tratamento baseia-se na gravidade da doença, mas o suporte nutricional deve ocorrer em qualquer situação. Para a indução da remissão e manutenção em caso de doença leve a moderada, podem ser utilizados agentes 5-aminossalicílicos (sulfassalazina ou messalazina, 50 a 80mg/kg/dia) na RCU e na DC de acometimento colônico. Em doença moderada a grave, a remissão poderá ser feita com corticoide (prednisona, 1 a 2mg/kg/dia, por 4 a 6 semanas, até a dose máxima de 60mg/dia) e manutenção com imunomodulador (azatioprina, 2 a 2,5 mg/kg/dia ou 5-aminossalicilatos). Especificamente para a doença de Crohn, é preferível induzir a remissão com o uso de nutrição enteral exclusiva por 6 a 8 semanas ou, nos casos selecionados, com o uso de imunobiológico (infliximabe). O infliximabe pode ser utilizado também na terapia de manutenção (5mg/kg/dose a cada 8 semanas), associado ou não ao imunomodulador, em casos específicos, como na doença refratária à medicação habitual. Em caso de doença celíaca, a dieta sem glúten é o único tratamento disponível a promover a recuperação da mucosa intestinal. No entanto, só deverá ser indicada após a biópsia intestinal.

Bibliografia

Chalian M, Ozturk A, Oliva-Hemker M et al. MR enterography findings of inflammatory bowel disease in pediatric patients. Am J Roentgenol 2011; 196:W810-6.

Di Lorenzo C, Colletti RB, Lehman HP et al. Chronic abdominal pain. J Pediatr Gastroenterol Nutr 2005; 40:249-61.

Diefenbach KA, Breuer CK. Pediatric inflammatory bowel disease. World J Gastroenterol 2006; 12:3204-12.

Dignan F, Abu-Arafeh I, Russell G. The prognosis of childhood abdominal migraine. Arch Dis Child 2001; 84:415-8.

Ertem D. Clinical practice: Helicobacter pylori infection in childhood. Eur J Pediatr 2013; 172:1427-34.

Ganesh R, Arvind Kumar R, Suresh N, Sathiyasekeran M. Chronic abdominal pain in children. Natl Med J India 2010; 23(2):94-9.

Henderson P, Casey A, Lawrence SJ et al. The diagnostic accuracy of fecal calprotectin during the investigation of suspected pediatric inflammatory bowel disease. Am J Gastroenterol 2012; 107:941-9.

Heyman MB, and Committee on Nutrition for American Academy of Pediatrics. Lactose intolerance in infants, children, and adolescents. Pediatrics 2006; 118:1279-86.

Husby S, Koletzko S, Korponay-Szabó IR et al. European Society for Pediatric Gastroenterology, Hepatology, and Nutrition guidelines for the diagnosis of coeliac disease. J Pediatr Gastroenterol Nutr 2012; 54(1):136-60.

Ieuan D, Shona BR, Stephen MM. Gastro-esophageal reflux disease in children: NICE guidance. BMJ 2015; 350:g7703.

Koletzko S1, Jones NL, Goodman KJ et al. H pylori Working Groups of ESPGHAN and NASPGHAN. Evidence-based guidelines from ESPGHAN and NASPGHAN for Helicobacter pylori infection in children. J Pediatr Gastroenterol Nutr 2011; 53(2):230-4.

Levine A1, Koletzko S, Turner D et al. European Society of Pediatric Gastroenterology, Hepatology, and Nutrition. ESPGHAN revised porto criteria for the diagnosis of inflammatory bowel disease in children and adolescents. J Pediatr Gastroenterol Nutr 2014; 58(6):795-806.

Levy J. Gastroesophageal reflux and other causes of abdominal pain. Pediatr Ann 2001; 30:42-7.

Marsh MN. Glúten, major histocompatibilty complex, and the small intestine. A molecular and immunobiologic approach to the spectrum of gluten sensitivity ('celiac sprue'). Gastroenterology 1992; 102:330-54.

Ogata SK, Godoy APO, Patricio FRS, Kawakami E. H. pylori Resistance in Brazilian Children and Adolescents. J Pediatr Gastroenterol Nutr 2013; 56: 645-8.

Popovich DM, Schentrup DM, McAlhany AL. Recognizing and diagnosing abdominal migraines. Journal of Pediatric Health Care 2010; 24(6):372-7.

Rasquin A, Di Lorenzo C, Forbes D et al. Childhood functional gastrointestinal disorders: child/adolescent. Gastroenterology 2006; 130:1.527-37.

Ruemmele FM, Veres G, Kolho KL et al. Consensus guidelines of ECCO/ESPGHAN on the medical management of pediatric Crohn's disease. Journal of Crohn's and Colitis 2014; 8:1179-207.

Rutten JMTM, Korterink JJ, Venmans LMAJ, Benninga MA, Tabbers MMT. Nonpharmacologic treatment of functional abdominal pain disorders: a systematic review. Pediatrics 2015; 135:522-35.

Sabery N, Bass D. Use of serologic markers as a screening tool in inflammatory bowel disease compared with elevated erythrocyte sedimentation rate and anemia. Pediatrics 2007; 119:193-9.

Sandhu BK, Paul SP. Irritable bowel syndrome in children: pathogenesis, diagnosis and evidence-based treatment. World J Gastroenterol 2014; 20(20):6013-23.

Saps M, Li BUK. Chronic abdominal pain of functional origin in children. Pediatr Ann 2006; 35:248-56.

Takkar K, Gilger MA, Shulman RJ et al. EGD in children with abdominal pain: a systemic review. Am J Gastroenterol 2007; 102:645-61.

Tiequn B, Guanqun C, Shuo Z. Therapeutic effects of Lactobacillus in treating irritable bowel syndrome: a meta-analysis. Intern Med 2015; 54:243-9.

Turner D, Levine A, Escher JC et al. Joint ECCO and ESPGHAN evidence-based consensus guidelines on the management of pediatric ulcerative colitis. J Pediatr Gastroenterol Nutr 2012; 55:340-61.

Intolerância Alimentar e Alergia Alimentar

Giselia Alves Pontes da Silva
Maria das Graças Moura Lins
Maria Eugênia Farias Almeida Motta

INTRODUÇÃO

A ocorrência de qualquer sintoma após a ingestão de um alimento é conceituada como reação adversa ao alimento ou hipersensibilidade alimentar e pode resultar de *intolerância alimentar* (hipersensibilidade alimentar não alérgica) ou *alergia alimentar* (hipersensibilidade alimentar alérgica). Em caso de intolerância alimentar, não há mecanismo imune envolvido na origem dos sintomas, ou seja, eles são decorrentes de características individuais, como ocorre nas alterações metabólicas (p. ex., deficiência ontogenética de lactase), enquanto na alergia alimentar os sintomas resultam de reações imunológicas, que podem ser mediadas ou não por IgE.

A intolerância alimentar mais comum é decorrente de má digestão ou má absorção de carboidratos, sobretudo os dissacarídeos, entre eles a lactose, causando sintomas gastrointestinais decorrentes da fermentação de carboidratos não digeridos que alcançam o cólon – dependente da quantidade do carboidrato ingerida. Apesar de a prevalência de alergia alimentar estar aumentando, o percentual real de casos ocasionados pelos alimentos mais comuns consumidos nessa faixa etária (leite de vaca, soja e clara de ovo) não passa de 0,3% a 2,5%.

Neste capítulo serão abordadas, especificamente, as possibilidades diagnósticas para a intolerância alimentar e a alergia alimentar, procurando-se estabelecer os limites de ação para que seja estabelecido o diagnóstico conforme o raciocínio clínico da gastroenterologia pediátrica, bem como a terapêutica.

INTOLERÂNCIA AOS CARBOIDRATOS

Essa síndrome clínica se caracteriza pela presença de sintomas após a ingestão de carboidratos. Em caso de intolerância à lactose, ocorre deficiência da enzima lactase, porém a quantidade de lactose que causa sintomas é individualmente determinada, dependendo não apenas do grau de deficiência de lactase, mas da quantidade e de que maneira a lactose é ingerida.

A deficiência primária ontogenética de lactase é atribuída à ausência relativa ou absoluta de lactase e ocorre com maior frequência nas crianças com mais de 4 a 5 anos de idade. A deficiência secundária de lactase resulta de lesões no intestino delgado, podendo ocorrer em qualquer idade durante episódios de diarreia aguda ou persistente, sobrecrescimento bacteriano, doença celíaca etc. A deficiência primária congênita de lactase é rara.

Diagnóstico

Uma história clínica adequada é capaz de estabelecer a relação entre a ingestão de lactose e os sintomas. Os sintomas de intolerância à lactose incluem dor abdominal em cólica, diarreia, náusea, flatulência e/ou distensão abdominal.

Pode-se realizar dieta de exclusão de todas as fontes alimentares que contêm lactose como teste terapêutico, com duração de 2 semanas. Após esse período, espera-se a resolução dos sintomas, com reaparecimento após a introdução gradual dos produtos alimentares contendo lactose.

Nas crianças com diarreia, as fezes podem ser examinadas para avaliação do pH fecal (ácido) e da presença de substâncias redutoras (positiva), sendo a medida do pH fecal a mais sensível.

Nos casos em que é mais difícil estabelecer o diagnóstico, o teste do hidrogênio no ar expirado apresenta maior utilidade do que o teste de tolerância à lactose, pois os índices de falso-positivos e falso-negativos são menores, com a vantagem de ser menos invasivo.

Tratamento

Após o diagnóstico, a criança deve ficar, no mínimo, 2 semanas sem ingerir produtos contendo lactose, até o desaparecimento dos sintomas, quando, então, se inicia a introdução gradual de leite e derivados (iogurte, queijo, produtos contendo *Lactobacillus acidophilus*), até a identificação da quantidade consumida que não cause sintomas. Podem ser utilizadas fórmulas lácteas que contêm baixo teor ou nenhuma quantidade de lactose, ou fórmulas de substituição isentas de lactose (à base de proteína de soja ou arroz), mas o leite de outros mamíferos também contêm lactose.

Vale lembrar que, embora a intolerância à lactose *per se* não altere a mineralização óssea, crianças que não consomem leite ingerem menos cálcio necessário à mineralização óssea, porque a lactose aumenta a absorção de cálcio. Como o conteúdo de vitamina D das fórmulas de substituição é variável, em caso de uso, deve-se confirmar a quantidade de vitamina D disponível para checar se há a necessidade de suplementação.

ALERGIA ALIMENTAR

A alergia alimentar é caracterizada pela ocorrência de mecanismo imune que desencadeia um processo inflamatório e daí surgem os sintomas. Para que a resposta imune seja desencadeada, é necessário considerar: a *vulnerabilidade genética* da criança, tanto pela presença de genes específicos para alérgenos como pela história familiar de atopia; a *idade da criança* (quanto mais baixa, maior a possibilidade de desenvolver alergia alimentar, devido à imaturidade dos mecanismos de defesa); a *natureza do antígeno alimentar*, pois reação imunológica ocorre apenas na presença de glicoproteínas de alto peso molecular; a *quantidade de proteína* ingerida é importante nos mecanismos mediados por IgE, nos quais pequenos volumes do alimento são capazes de ocasionar sintomas.

Manifestações clínicas

As manifestações clínicas sugerem o diagnóstico, porém não são específicas das alergias alimentares. Distúrbios do apetite, cólicas, alterações do humor, diarreia, constipação intestinal, anemia, hematoquezia, atraso do crescimento linear e perda de peso podem ser decorrentes, por exemplo, de doenças inflamatórias, metabólicas e infecciosas ou de alterações primárias da motilidade do trato digestório. Uma anamnese cuidadosa deve ser sempre realizada, procurando verificar possíveis correlações com a introdução dos novos alimentos e os sintomas apresentados. Os sintomas do trato digestório da pele e do trato respiratório são os mais frequentes (Quadro 28.1).

O refluxo gastroesofágico tem sido associado, em lactentes, à alergia à proteína do leite de vaca (APLV) e, diante da suspeita clínica, deve ser realizado o teste de desencadeamento aberto. Deve ser suspeitado em quadros refratários às medidas antirrefluxo habituais.

A constipação intestinal crônica secundária à alergia alimentar tem sido descrita em crianças que não respondem aos tratamentos habituais, manejo dietético e emprego de laxativos.

A proctite ou proctocolite alérgica começa, tipicamente, nos primeiros 6 meses de vida e se caracteriza pela presença de sangue e muco nas fezes. Tem início insidioso, após período prolongado de exposição ao alimento. A criança aparenta bom estado geral, não perde peso, e às vezes pode apresentar flatulência, cólicas e anemia, mesmo com suplementação de ferro.

A enteropatia alérgica apresenta-se com diarreia crônica nos primeiros 9 meses de vida, sendo mais comum nos primeiros 2 meses, algumas semanas após a introdução do alimento ofensivo. A criança pode apresentar retardo do crescimento ponderoestatural, com distensão abdominal, saciedade precoce e má absorção. Pode simular uma síndrome pós-enterite, especialmente porque pode se desenvolver após um episódio de diarreia aguda.

A reação anafilática ocorre em minutos ou poucas horas após a exposição ao alérgeno, em alguns casos acompanhada de outras manifestações atópicas, como urticária e sintomas respiratórios. Exposições repetidas podem deflagrar uma reação anafilática mais grave.

A síndrome da alergia oral é decorrente de uma reação de caráter imediato com prurido e intumescimento da língua, edema labial, prurido e inchaço palpebral logo após o contato com o alérgeno. Ocorre com maior frequência em crianças maiores, mas lactentes também podem apresentá-la.

A manifestação cutânea mais comumente associada à alergia alimentar é a dermatite atópica. As lesões são recorrentes, pruriginosas e localizam-se nas dobras. Leite de vaca, ovo e soja são os alimentos mais envolvidos.

Os sintomas respiratórios são representados pela sibilância crônica. Deve-se pensar nos pacientes com baixa responsividade aos tratamentos instituídos.

Choro inexplicável e inquietação que se prolongam por mais de 3 horas por dia, mais de 3 dias por semana e por mais de 3 semanas, são tradicionalmente definidos como choro excessivo. Quando associados à alergia alimentar, apresentam um ou mais dos seguintes sintomas: vômitos, baixo ganho de peso, muco e/ou sangue nas fezes, proctite, diarreia e eczema. O diagnóstico deve ser confirmado por meio do teste de desencadeamento alimentar oral.

A síndrome da enteropatia induzida pelas proteínas alimentares (*food protein-induced syndrome* – FPIES), inicialmente considerada uma reação alérgica muito rara, emerge nos últimos 10 anos como a mais estudada das reações alérgicas alimentares não IgE-mediadas, provavelmente por suas características distintas. Os vômitos repetidos, a palidez e a letargia, com ou sem diarreia, entre 1 e 3 horas após a exposição ao alérgeno simulam um choque séptico e constituem suas características marcantes. A hipotensão tem sido descrita em 15% dos casos. A FPIES diferencia-se da anafilaxia IgE mediada por não apresentar urticária/angioedema e sintomas respiratórios. A forma aguda da FPIES costuma desenvolver-se nos primeiros 3 a 6 meses de vida, e o padrão dos sintomas é

Quadro 28.1 Classificação das reações adversas a alimentos

Reações não imunes	Reações imunes
Substâncias tóxicas ou farmacológicas (p. ex., contaminantes químicos, microbianos)	Reação imune contra as frações proteicas alimentares (p. ex., alergia às proteínas do leite de vaca)
Distúrbios metabólicos	Esofagite eosinofílica Dermatite atópica
Deficiências enzimáticas (p. ex., intolerância à lactose por deficiência de lactase)	Síndrome da enteropatia induzida por proteínas alimentares (FPIES)

determinado pela frequência e a dose do alérgeno. Os sintomas desenvolvem-se com exposições intermitentes ou reexposição após um período de isenção. A forma crônica ocorre em lactentes (4 a 7 meses) em uso regular do alimento (p. ex., fórmula infantil) e promove atraso no desenvolvimento ponderoestatural (Quadro 28.2).

Devem ser consideradas as informações objetivas obtidas na anamnese e no exame físico e os resultados dos exames complementares comumente solicitados pelo pediatra.

A história clínica possibilita a busca de informações que sugiram a possibilidade de o alimento ser a causa dos sintomas e se a forma de apresentação dos sintomas tem características de ser mediada ou não por IgE. Pela idade da criança é possível relacionar os alimentos mais comumente responsáveis pelo aparecimento de alergia alimentar para cada faixa etária. O tipo de parto, destacando-se o natural, e o aleitamento materno exclusivo, elementos que contribuem para a formação da microbiota colônica e o estabelecimento da tolerância oral, devem ser investigados porque, nos casos em que não ocorreram, há aumento das chances de desenvolvimento de alergia alimentar. Deve-se investigar a introdução precoce (antes dos 6 meses de idade) de outros alimentos, muitos dos quais potencialmente alergênicos para o organismo ainda imaturo quanto às defesas em geral. A história pessoal ou familiar de doenças atópicas aumenta as chances de ocorrência de alergia alimentar. Na investigação dos sintomas, se a criança desenvolve os mesmos sintomas a cada ingestão do alimento, é maior a probabilidade de serem decorrentes de alergia alimentar.

Na investigação do(s) alimento(s) suspeito(s), deve-se atentar para o fato de que poucos alimentos (leite de vaca, soja, clara de ovo, trigo e amendoim) são responsáveis por reações alérgicas sintomáticas na criança; portanto, é necessário manter a atenção quando alimentos diversos são apontados. Embora seja comum a sensibilização (produção de anticorpo) a mais de uma proteína alimentar, a ocorrência de sintomas decorrentes do consumo de várias proteínas alimentares é rara. A quantidade de alimento ingerida para desencadear uma reação alérgica possibilita a identificação de mecanismos mediados por IgE, que costumam ocorrer imediatamente após a ingestão de quantidades mínimas da proteína, ou seja, quanto menores a porção de alimento ingerido e o tempo decorrido para o início dos sintomas, maior a probabilidade de o paciente ser alérgico ao alimento.

No *exame físico*, é importante identificar sinais de atopia, como asma, rinite alérgica e dermatite atópica. A avaliação do crescimento fornece indícios para a identificação da extensão do comprometimento da doença sobre o estado nutricional.

Os exames mais solicitados pelo pediatra geral são a dosagem de IgE sérica total e específica para alimentos e o teste cutâneo por puntura (*prick test*). Esses exames detectam apenas a alergia alimentar mediada por IgE, ou seja, se negativos, afastam a possibilidade de alergia alimentar mediada por IgE, mas não a mediada por células (não IgE). Por outro lado, os exames com resultado positivo indicam que o indivíduo foi sensibilizado, isto é, produziu anticorpo em resposta a um alimento que o organismo identificou como antígeno, mas que não é obrigatoriamente a causa dos sintomas. Assim, deve-se sempre correlacionar o exame complementar à história clínica para não ser surpreendido por casos com exames positivos que eliminaram o alimento da dieta e continuam com os sintomas, ou seja, ou a causa da alergia alimentar não é aquele alimento positivo no exame ou não se trata de alergia alimentar. Dessa maneira, esses exames complementares estariam indicados diante de um caso no qual a suspeita de mecanismo IgE é alta e nos pacientes cuja reação ao alimento foi anafilaxia. Esses exames não devem ser utilizados para a investigação inicial ou para o controle clínico do paciente, ou seja, para saber se a alergia alimentar foi superada, pois a sensibilização pode ser mantida, embora os sintomas não estejam mais presentes.

Na prática clínica, para a atribuição de outras possibilidades diagnósticas diante da criança com suspeita de alergia alimentar que apresenta doença crônica ou sintomas frequentes, pode-se dispor de duas alternativas: iniciar dieta de exclusão da proteína suspeita ou realizar o desencadeamento alimentar aberto.

A *dieta de exclusão* da proteína tem função diagnóstica e, em paralelo, terapêutica. Quando os sintomas desaparecem com a exclusão do alimento, há forte indício de que o paciente

Quadro 28.2 Manifestações clínicas das alergias alimentares – Diagnóstico

	Reações não IgE-mediadas	Reações parcialmente IgE-mediadas	Reações mediadas por IgE	Síndrome da enterocolite induzida por proteína alimentar (FPIES)
Manifestações digestivas	Refluxo gastroesofágico Cólica do primeiro trimestre Enteropatia induzida por proteína alimentar Proctocolite Distúrbios de motilidade do trato digestório Constipação crônica	Esofagite eosinofílica Gastrite eosinofílica alérgica Gastroenteropatia eosinofílica alérgica		Vômitos repetidos (letargia, choque) Diarreia com ou sem sangue (forma crônica)
Manifestações cutâneas	Dermatite herpetiforme	Dermatite atópica	Urticária aguda e crônica Angioedema	Edema nas formas crônicas
Manifestações respiratórias	Síndrome de Heine (hemossiderose pulmonar)	Asma	Rinite alérgica Crise de sibilância	

apresenta alergia alimentar. No entanto, o resultado pode ser negativo, isto é, os sintomas podem permanecer inalterados. Nesse caso, para a interpretação adequada é necessária a investigação de algumas intercorrências que podem dificultar o diagnóstico. É possível que o paciente realmente tenha alergia alimentar, o que torna fundamental averiguar: se a adesão à dieta de exclusão foi apenas parcial, sem a remoção completa do alimento suspeito; se houve seleção errônea do alimento a ser excluído, responsável, de fato, pelos sintomas; se o período de dieta de exclusão do alimento suspeito foi suficiente para resolver a inflamação intensa e/ou crônica, característica da alergia alimentar; se o paciente apresentou intercorrências que podem ter produzido sintomas, mas com outro fator causal.

O *desencadeamento alimentar aberto*, ou seja, ofertar o provável causador de alergia alimentar sob supervisão médica, mas com o médico e o paciente cientes da ingestão daquele alimento específico, tem papel apenas diagnóstico. Se o paciente não apresenta sintomas após a ingestão do alimento, é porque não tem alergia alimentar, ou porque o tempo de observação foi insuficiente para detectar sintomas secundários a mecanismo mediado por células (não IgE). Quando se suspeita que as manifestações não são mediadas pela IgE, deve-se estender o tempo de observação por 1 a 2 meses. Se o desencadeamento foi positivo, a interpretação desse resultado deve considerar: o fato de o paciente saber que está consumindo o alimento, sugestionando o aparecimento de sintomas; se o tempo de observação foi suficiente para resolver a inflamação intensa e/ou crônica, característica da alergia alimentar; se o paciente apresentou intercorrências adicionais que podem ter ocasionado sintomas, mas com outro fator causal.

Tratamento

O tratamento consiste em *dieta de exclusão do alimento* confirmado como a causa com o objetivo de obter o controle dos sintomas, orientando para evitar sempre a ingestão de qualquer produto ou preparação suspeita de conter o alimento alergênico. Como a alergia à proteína do leite de vaca é a mais comum e a de manejo mais difícil, devido às repercussões atuais e futuras para a criança, as informações sobre o tratamento serão dirigidas para esses casos, sendo possível a adoção de conduta semelhante para as demais proteínas alergênicas. Em geral, o consumo de leite de vaca é elevado, e sua eliminação aumenta o risco de nutrição inadequada.

Deve-se garantir a adesão do paciente à dieta de exclusão e orientar a família para que seja cuidadosa e assuma a condução da alimentação da criança, a fim de evitar transgressões inadvertidas. A família deve ser responsável pela leitura dos rótulos das embalagens, à procura de indícios da presença de leite de vaca nos alimentos industrializados. Não se deve fornecer uma lista de produtos isentos de leite de vaca, pois a indústria altera sua composição sem que haja tempo hábil para a comunicação da mudança aos pacientes. Além da identificação nos rótulos da expressão "leite de vaca", é necessário buscar os nomes dos constituintes do leite de vaca que não são usuais para o público leigo: caseína, caseinato, soro do leite, proteína do leite, lactoalbumina e lactoglobulina. É comum, também, que a família não associe o leite de vaca a alguns termos (p. ex., lácteo) e alimentos, como queijo, iogurte, pão doce, biscoito, bolacha, preparados à base de morango ou chocolate, manteiga e balas de caramelo. Para as crianças que frequentam creches e escolas, não deve ocorrer o compartilhamento de alimentos e utensílios, pois há o risco de ingestão de algum produto com leite de vaca e da contaminação acidental dos utensílios com resíduos de leite de vaca e de produtos que o contenham.

O lactente em aleitamento materno exclusivo deve continuá-lo, e a proteína do leite de vaca deve ser excluída da alimentação materna. A prescrição do leite de outros mamíferos (p. ex., cabra) está contraindicada, pois as chances de também levar ao desenvolvimento de alergia a essas proteínas estão aumentadas.

Nas crianças que não estão em aleitamento materno exclusivo, pode ser considerada a utilização de fórmula de proteína isolada de soja, que apresenta tolerância em 85% dos casos. No entanto, a Sociedade Europeia de Gastroenterologia, Hepatologia e Nutrição Pediátrica e a Academia Americana de Pediatria não recomendam ofertar fórmula de soja para os menores de 6 meses, devido ao risco de reação imune concomitante. As crianças com possível mecanismo não mediado por IgE, sintomas gastrointestinais intensos e menores de 6 meses têm maior probabilidade de não tolerar fórmulas à base de soja.

Qualquer outra fonte proteica (incluindo a soja) pode causar alergia alimentar, sobretudo no paciente que já apresenta alergia a uma proteína e possível mecanismo não mediado por IgE, considerando-se que a permeabilidade da mucosa intestinal a moléculas de alto peso molecular pode estar elevada em razão do processo inflamatório ainda não resolvido.

Alguns pacientes apresentam processos inflamatórios da mucosa intestinal mais extensos e necessitarão de fórmula de hidrolisado proteico de leite de vaca, cuja tolerância ocorre em torno de 98% dos casos, ou de fórmula de hidrolisado proteico de soja, ou mesmo fórmula à base de aminoácidos, para aqueles que reagem a quantidades residuais de proteína do leite de vaca presentes na fórmula amplamente hidrolisada. Fórmulas contendo proteínas do leite de vaca amplamente hidrolisadas e à base de aminoácidos são as únicas que preenchem o padrão de hipoalergenicidade.

Durante o acompanhamento do paciente, três aspectos serão considerados. Em primeiro lugar, deve-se assegurar as necessidades nutricionais (energia, proteínas, lipídios, carboidratos, vitaminas, minerais) para uma criança com dieta de exclusão de leite de vaca. Isso inclui a avaliação periódica do crescimento e do desenvolvimento e o trabalho conjunto com nutricionista, para realizar inquéritos alimentares periódicos e adequar a alimentação de modo a garantir o consumo de macro- e micronutrientes. Se o crescimento não está adequado, deve-se pensar primeiramente que o aporte de nutrientes está insuficiente e, apenas então, verificar se há transgressão da dieta e, por último, alergia a outra proteína. Em segundo lugar, deve-se avaliar a adesão à dieta, perguntando sobre o consumo alimentar. Em alguns casos, mesmo com a dieta de exclusão rigorosamente seguida pelo paciente, os sintomas têm gravidade reduzida, mas não remissão completa. Em terceiro lugar, deve-se reavaliar o paciente a intervalos regulares, desde o início da dieta de exclusão e, na ausência de transgressão, averiguar a possibilidade de tolerância clínica e de ingestão normal do alimento excluído (em geral, após cerca de 1 ano de dieta adequada) para evitar dietas prolongadas desnecessárias, tendo em mente que a reatividade sintomática desaparece à medida que a dieta de exclusão se mantém ao longo do tempo, sem a ocorrência de transgressões.

A ingestão de lipídios pode estar comprometida nas dietas de exclusão, tanto por perda de calorias totais como por não preencher o requerimento de ácidos graxos essenciais (linoleico, precursor da série ômega-6, e linolênico, precursor da série ômega-3), que estão reduzidos nas fórmulas de substituição. Além da contribuição nutricional, os ácidos graxos regulam a função imune, contribuindo para o desenvolvimento e a gravidade dos sintomas de alergia alimentar. A fonte de gorduras saturadas é a proteína animal, enquanto as de gorduras insaturadas e ácidos graxos essenciais são os óleos vegetais, mas a quantidade prescrita deve ser individualizada.

Na alergia alimentar, o processo inflamatório resulta em estresse oxidativo, com produção de radicais livres, daí a necessidade de substâncias antioxidantes (vitaminas A, C e E, zinco e selênio) para restringir a resposta inflamatória e evitar a progressão da lesão mucosa. O cálcio, o fósforo e a vitamina D são importantes para a manutenção da mineralização óssea, enquanto o ferro garante a hematopoese. A adequação de vitaminas e minerais depende da variedade de alimentos da dieta de exclusão, mas, certamente, o consumo é prejudicado com a exclusão de leite de vaca, devendo ser suplementados por alimentos ou medicamentos. Ainda não existe consenso quanto à dose das substâncias antioxidantes em casos de alergia alimentar. O consumo de cálcio e fósforo nas dietas de exclusão de leite de vaca está sempre baixo, pois a fórmula de substituição não assegura a ingestão adequada, em geral porque os produtos com leite de vaca são a principal fonte desses micronutrientes e porque o volume da fórmula de substituição ingerido é pequeno. Portanto, é fundamental a suplementação de cálcio para preencher a ingestão recomendada. Recomenda-se a suplementação de vitamina D nos lactentes ou nas crianças que ingiram < 500mL/dia da fórmula de substituição (500mL equivalem a 200UI/dia), apesar da exposição solar adequada em nosso meio. Para crianças com hemoglobina reduzida, é importante suplementar ferro por meio de medicamento.

De acordo com a história natural da alergia alimentar, a maioria das crianças alcança tolerância clínica para ovo, leite de vaca, trigo e soja nos primeiros 3 a 5 anos de vida.

CONSIDERAÇÕES FINAIS

De modo geral, acredita-se que o diagnóstico de intolerância alimentar e alergia alimentar está sendo superestimado. Por outro lado, o não reconhecimento do quadro pode prejudicar o crescimento e o desenvolvimento da criança e sua qualidade de vida. Portanto, é necessária postura criteriosa do pediatra no tocante à identificação precoce dos casos e ao manejo terapêutico cuidadoso, que não está restrito apenas à retirada do alimento da dieta.

Os casos mais graves devem ser acompanhados por uma equipe interdisciplinar, na qual é fundamental a presença do gastroenterologista e/ou do alergologista pediátrico e do nutricionista.

Bibliografia

Abrams SA, Griffin IJ, Davila PM. Calcium and zinc absorption from lactose-containing and lactose-free infant formulas. Am J Clin Nutr 2002; 76:442-6.

Agostoni C, Axelsson I, Goulet O et al. Soy protein infant formulae and follow-up formulae: a commentary by the ESPGHAN Committee on Nutrition. J Pediatr Gastroenterol Nutr 2006; 42:352-61.

Bellioni-Businco B, Paganelli R, Lucenti P et al. Allergenicity of goat's milk in children with cow's milk allergy. J Allergy Clin Immunol 1999; 103:1191-4.

Bock AS. Diagnostic evaluation. Pediatrics 2003; 111(suppl.):1638-44.

Chapman JA, Bernstein L, Lee RE, Oppenheimer J. Food allergy: a practice parameter. Ann Allergy Asthma Immunol 2006; 96(suppl.):S1-68.

Eggesbo M, Botteer G, Stigum H et al. Is delivery by cesarean section a risk factor for food allergy? J Allergy Clin Immunol 2003; 112:420-6.

Ewing WM, Allen PJ. The diagnosis and management of cow milk protein intolerance in the primary care setting. Pediatr Nurs 2005; 31:486-93.

Fiocchi A, Assa'ad A, Bahna S. Adverse reactions to foods. Committee of the American College of Allergy, Asthma and Immunology. Food allergy and the introduction of solid foods to infants: a consensus document. Ann Allergy Asthma Immunol 2006; 97:10-20.

Fiocchi A, Bouygue GR, Terraciano L et al. Ruling out food allergy in pediatrics and preventing the "march" of the allergic child. Allergy Asthma Proc 2006; 27:306-11.

Garrisson M, Christakis A. A systematic review of treatments for infantile colic. Pediatrics 2000; 106:184-90.

Hanson LA, Korotkova M, Telemo E. Breast-feeding, infant formulas, and the immune system. Ann Allergy Asthma Immunol 2003; 90(suppl. 3):59-63.

Heyman MB, and Committee on Nutrition for American Academy of Pediatrics. Lactose intolerance in infants, children, and adolescents. Pediatrics 2006; 118:1279-86.

Hochwallner H, Schulmeister U, Swoboda I, Spitzauer S, Valenta R. Cow's milk allergy: from allergens to new forms of diagnosis, therapy and prevention. Methods 2014; 66:22-33.

Høst A, Halken S. Cow's milk allergy: where have we come from and where are we going? Endocrine, Metabolic & Immune Disorders – Drug Targets 2014; 14:2-8.

Kattan JD, Sicherer SH. Optimizing the diagnosis of food allergy. Immunol Allergy Clin N Am 2015; 35:61-76.

Koletzko S, Niggemann B, Arato A et al. Diagnostic approach and management of cow's-milk protein allergy in infants and children: ESPGHAN GI Committee Practical Guidelines. J Pediatr Gastroenterol Nutr 2012; 55:221-9.

Laitinen K, Isolauri E. Management of food allergy: vitamins, fatty acids or probiotics? Eur J Gastroenterol Hepatol 2005; 17:1305-11.

Ortolani C, Pastorello EA. Food allergies and food intolerances. Best Pract Res Clin Gastroenterol 2006; 20:467-83.

Novak-Wegrzyn A, Katz Y, Mehr SS, Koletzko S. Non-IgE mediated gastrointestinal food allergy. J Allergy Clin Immunol 2015; 135:1114-24.

Sampson HA. Update on food allergy. J Allergy Clin Immunol 2004; 113:805-19.

Savage J, Johns CB. Food allergy. Epidemiology and natural history. Immunol Allergy Clin N Am 2015; 35:45-59.

Sicherer SH, Sampson HA. Food allergy: epidemiology, pathogenesis, diagnosis, and treatment. J Allergy Clin Immunol 2014; 133:291-307.

Suarez FL, Savaiano D, Arbisi P, Leviit MD. Tolerance to the daily ingestion of two cups of milk by individuals claiming lactose intolerance. Am J Clin Nutr 1997; 65:1502.

Capítulo 29

Regurgitação Infantil e Doença do Refluxo Gastroesofágico

Georgia Lima de Paula
Manuela Torres Camara Lins
Margarida Maria de Castro Antunes

INTRODUÇÃO

Refluxo gastroesofágico (RGE) consiste no retorno involuntário do conteúdo do estômago para o esôfago, com ou sem regurgitação ou vômito. Ocorre de maneira fisiológica várias vezes ao dia, geralmente após a alimentação, durando menos de 3 minutos e causando pouco ou nenhum sintoma.

Nos lactentes, o RGE é mais frequente em virtude da imaturidade do sistema digestório (SD) ao nascimento, somada ao número elevado de alimentações ao dia, ao volume ingerido e à característica líquida da dieta ofertada. Além disso, os lactentes permanecem mais tempo em posição horizontal e têm esôfago mais curto. Os vômitos e as regurgitações são tão comuns nos primeiros de vida, que é da crença popular que todo bebê é um "vomitador" natural.

A doença do refluxo gastroesofágico (DRGE) ou refluxo gastroesofágico patológico ocorre quando o RGE desencadeia complicações e sintomas – gastrointestinais ou não – e pode ser primária (distúrbios de motilidade intrínsecos do SD) ou secundária a outras doenças, como alergia alimentar, infecções, erros inatos do metabolismo e malformações do SD.

REGURGITAÇÃO INFANTIL

Regurgitação pode ser definida como a passagem do conteúdo gástrico refluído para a faringe e a boca, sendo às vezes exteriorizada, sem ocorrer esforço nem reflexo nauseoso. Na maioria dos lactentes saudáveis, as regurgitações se resolvem espontaneamente entre os 12 e os 18 meses de vida. Em crianças prematuras e naquelas que nasceram entre 38 e 40 semanas de gestação, os sintomas de regurgitação podem ser mais graves e demorar mais tempo para se resolver.

A expressão *regurgitação infantil* tem sido preferencialmente utilizada, nas crianças saudáveis, em substituição a refluxo fisiológico ou funcional para não remeter a família a uma situação de doença.

Habitualmente, as regurgitações constituem episódios de curta duração e não estão associadas a dano à mucosa ou sintomatologia. No lactente, o RGE pode ser exteriorizado como regurgitação sem que exista alteração estrutural ou repercussão sobre o bem-estar e o crescimento da criança. Algumas teorias postulam que a regurgitação seria um mecanismo de autorregulação da saciedade e proteção contra ganho acelerado de peso no início da vida.

Diagnóstico

A definição do diagnóstico de regurgitação infantil é clínica, fundamentada nos sintomas e na ausência de complicações. Exames complementares não são úteis para separar as crianças que têm regurgitação infantil daquelas com DRGE. Essa definição se baseia na presença de outros sintomas além da regurgitação.

Os Critérios de Roma III (Critérios diagnósticos para desordens gastrointestinais funcionais – 2006) para regurgitação infantil em lactentes saudáveis entre 3 semanas e 12 meses de vida a definem como:

1. Dois ou mais episódios de regurgitação por dia, por 3 semanas ou mais.
2. Ausência tosse, hematêmese, aspiração, apneia, baixo ganho de peso, dificuldade de deglutição ou alimentar e postura anormal.

Na história alimentar, pode-se constatar oferta exagerada de alimentos, que se acentua com a prática de oferecer uma segunda refeição após o episódio de regurgitação. Com o crescimento e o desenvolvimento da criança, e a introdução dos alimentos pastosos e posteriormente sólidos, ocorre diminuição importante no número de regurgitações.

Exacerbações das regurgitações ocorrem na vigência de doenças virais intercorrentes ou em situações de estresse, como em caso de choro excessivo do lactente ("cólicas do lactente"). Neste último, mais relacionado com dificuldades adaptativas do bebê no ambiente extrauterino, observa-se avidez pelo seio no sentido de se acalmar e, como consequência, maior volume de regurgitações.

Os bebês com regurgitações devem ter acompanhamento periódico, mais frequente e detalhado, confirmando o diagnóstico inicial ou modificando-o, caso surjam complicações ou quando estão presentes os sinais de alerta descritos no Quadro 29.1. Ganho de peso adequado sinaliza mais para a ocorrência de regurgitações funcionais.

Tratamento

Tratamentos dietético e comportamental

- Tranquilizar a família, esclarecendo sobre a natureza benigna das regurgitações. Valorizar o sintoma que aflige os pais, porém evitando medicar e realizar exames desnecessários.
- Não interferir com o aleitamento materno (exceto quando houver dificuldades no aleitamento). O leite materno é de rápido esvaziamento gástrico e é fator protetor contra as regurgitações. Não deve ser feita nenhuma tentativa de regular os horários ou o volume, pois essas medidas podem levar à perda do aleitamento.
- Corrigir erros dietéticos (evitar oferta de volumes excessivos de dieta) e corrigir técnicas de alimentação (posição da criança, tamanho do orifício do bico da mamadeira).
- Dieta espessa deve ser utilizada como medida de exceção, mesmo quando já está sendo oferecida fórmula. Não pode ser indicada nas crianças com suspeita de esofagite. As fórmulas espessadas têm apenas efeito "cosmético", ou seja, diminuem as regurgitações sem interferir no refluxo gastroesofágico oculto. Têm como desvantagens o custo (nas fórmulas industriais antirregurgitação) e o risco aumentado para obesidade (quando se usam os amidos habituais).
- Medidas posturais: evitar decúbito e manejo excessivo após as refeições. Evitar comprimir o abdome, tanto com faixas como com fraldas apertadas. Está contraindicado o uso de bebê-conforto e cadeirinhas para posicionamento do bebê durante o sono. No berço, recomenda-se elevação em rampa da cabeça em relação aos pés, em cerca de 30 graus.

DOENÇA DO REFLUXO GASTROESOFÁGICO

O refluxo patológico ocorre quando aos episódios de RGE associam-se sinais, sintomas ou complicações decorrentes da presença do material refluído no esôfago ou na árvore respiratória. Divide-se em duas categorias:

- **RGE patológico primário, ou doença do refluxo gastroesofágico (DRGE):** decorrente de anormalidade primária da motilidade esofagogástrica.
- **RGE patológico secundário:** o RGE é causado por alterações estruturais do trato gastrointestinal, alergia alimentar, doenças respiratórias obstrutivas crônicas, doença do colágeno etc.

De acordo com a evolução, a DRGE pode ser classificada como tipo infantil ou adulto. Na primeira forma, observa-se resolução do quadro até o quarto ano de vida. A DRGE do tipo adulto pode apresentar sintomas nos primeiros meses de vida, mas seu curso clínico é mais agressivo e os sintomas permanecem por toda a vida, necessitando acompanhamento regular e tratamento crônico ou intermitente. Esses pacientes apresentam maior risco para o desenvolvimento de complicações tardias, como estreitamento esofágico ou epitélio de Barrett.

Apresentações clínicas

Em lactentes, os sintomas mais frequentes estão associados a vômitos, baixo ganho de peso, irritabilidade e alterações na alimentação. Nos pré-escolares, a dor abdominal, muitas vezes sem localização preferencial, é a queixa preponderante, ao contrário das crianças maiores e adolescentes, que referem epigastralgia, pirose e sensação de globo esofágico.

Os sintomas da DRGE podem ser de natureza diversa, como os listados a seguir:

- Regurgitação, vômito, ruminação.
- Queimor retroesternal, choro excessivo, recusa alimentar, dor/desconforto na região epigástrica.
- Tosse crônica, broncoespasmo, estridor laríngeo, rouquidão, pigarros.
- Eventos que aparentemente ameaçam a vida (ALTE, na sigla em inglês), apneia.
- Retardo ponderoestatural.
- Síndrome de Sandifer: alteração postural com hiperextensão do pescoço adotada como mecanismo de defesa contra a pirose e dor associada à irritabilidade.
- Associação a pneumonia aspirativa e sibilância recorrente.

Vale lembrar que inúmeras patologias digestivas e de outros sistemas podem apresentar-se com vômitos. Portanto, o diagnóstico de DRGE deve ser firmado após descartadas outras doenças que possam ocasionar refluxo, como as listadas no Quadro 29.2.

Diagnóstico

A definição de refluxo patológico é, como salientado anteriormente, clínica. A indicação dos exames tem como objetivos documentar o refluxo patológico, esclarecer quanto à presença de complicações, avaliar o tratamento e excluir outras condições. No entanto, nenhum exame disponível contempla todos esses objetivos. Assim, é necessário avaliar a informação desejada e as limitações de cada método.

Quadro 29.1 Sinais de alerta para refluxo gastroesofágico patológico

Retardo no ganho de peso e na estatura
Vômitos com conteúdo bilioso ou sanguinolento
Episódio de apneia ou cianose
Anormalidades congênitas de orofaringe e tórax
Antecedentes de prematuridade ou de hipoxia neonatal
Sinais de dermatite atópica, broncoespasmo ou de outros distúrbios alérgicos
Vômitos e regurgitação durante o sono
Recusa alimentar ou irritabilidade durante a dieta
Doença do refluxo nos pais

Quadro 29.2 Causas de DRGE em crianças por faixa etária

Lactentes	Pré-escolares	Escolares	Adolescentes
Alergias alimentares	Gastroenterites agudas	Gastroenterites agudas	Intoxicações alimentares
Infecções sistêmicas	Intoxicações alimentares	Intoxicações alimentares	Gastroenterites agudas
Doenças neuromusculares	Infecções sistêmicas	Infecções sistêmicas	Infecções respiratórias
Pneumopatias crônicas	Pneumopatias crônicas	Hepatite aguda	Enxaqueca
Gastroenterites agudas	Alergias alimentares	Reação medicamentosa	Pneumopatias crônicas
Estenose hipertrófica do piloro	Malformações do tubo digestório	Síndrome dispéptica	Síndrome dispéptica funcional
Malformações do tubo digestório (bridas congênitas, má rotação intestinal)	Doença celíaca	Doença péptica	Gravidez
	Invaginação intestinal	Doença celíaca	Doença péptica
	Hipertensão intracraniana	Síndrome dos vômitos cíclicos	Distúrbios do apetite (anorexia nervosa, bulimia)
Doenças metabólicas (hiperplasia congênita de suprarrenal, galactosemia, tirosinemia, acidose tubular renal)	Doenças metabólicas	Malformações do tubo digestório (má rotação intestinal, volvos, bridas)	Intoxicação exógena (tentativa de suicídio, consumo abusivo de álcool, drogadição)
		Apendicite aguda	Pancreatite aguda
Hipertensão intracraniana		Distúrbios do apetite (anorexia, bulimia)	Colecistopatias
		Doenças metabólicas (porfiria aguda intermitente, distúrbios do ciclo da ureia)	Hipertensão intracraniana
			Doença inflamatória intestinal
		Hipertensão intracraniana	Distúrbios psiquiátricos

Os exames mais utilizados para condução dos pacientes com DRGE estão listados a seguir:

- **Estudo radiológico contrastado de esôfago, estômago e duodeno (EED):** está indicado para avaliação anatômica do trato gastrointestinal superior, afastando causas estruturais de refluxo, como hérnia de hiato, bridas ou estenoses de duodeno, pâncreas anular, volvo gástrico etc. Além disso, é útil também na identificação de complicações tardias, como presença de pregas engrossadas (sugerindo esofagite) ou estenoses pépticas.
- **Ultrassonografia (US) de abdome superior:** não está indicada para o diagnóstico de DRGE. Deve ser solicitada apenas em caso de suspeita de estenose hipertrófica do piloro.
- **Endoscopia digestiva alta:** possibilita o diagnóstico de esofagite e suas complicações. DRGE é a causa mais comum de esofagite, porém outras condições também podem causá-la, como esofagite eosinofílica, doença de Crohn e infecções. Biópsias devem ser sempre realizadas para o diagnóstico diferencial. Até recentemente, o achado de infiltrado eosinofílico era considerado diagnóstico de esofagite de refluxo; atualmente, porém, são descritas tanto a esofagite eosinofílica como a eosinofilia esofágica responsiva a inibidor da bomba de prótons, que compartilham infiltrados semelhantes. Contudo, a contagem de eosinófilos > 15 por campo de grande aumento corrobora essas duas últimas situações.
- **pHmetria esofágica:** consiste em medida quantitativa válida da exposição do esôfago ao ácido. Pode ser útil para correlacionar sintomas como tosse e dor no peito com episódio de refluxo ácido. Pode evidenciar ainda, em pacientes com broncoespasmo e outros sintomas respiratórios, a relação destes com a ocorrência do refluxo. É útil, também, para avaliação da eficácia do tratamento de bloqueio ácido. Além disso, está indicada em situações de manifestação atípica do refluxo, como laringite recorrente e outros sintomas supraesofágicos.
- **pHmetria com impedanciometria:** mede o movimento de fluidos, sólidos e ar, ou da mistura destes, no esôfago. Trata-se de uma tecnologia relativamente nova, disponível em poucos centros, que fornece informações mais detalhadas sobre os eventos esofágicos. Esse teste detecta episódios de refluxo ácidos, fracamente ácidos e não ácidos. Contudo, ainda é de difícil interpretação em crianças, por não haver parâmetros de normalidade bem definidos na infância.
- **Cintilografia com tecnécio:** está indicada em caso de suspeita de aspiração pulmonar, embora um exame negativo não exclua a possibilidade. Pode fornecer informações sobre o esvaziamento gástrico, que geralmente está diminuído em pacientes com DRGE.
- **Videofluoroscopia da deglutição:** embora sua principal indicação seja para avaliação da deglutição em boca e orofaringe, a videofluoroscopia possibilita a avaliação em tempo real do comportamento do esôfago durante a deglutição, evidenciando alterações do trânsito esofágico que sugerem dismotilidade primária ou esofagite.

Tratamento

As medidas terapêuticas disponíveis para o tratamento da DRGE são: mudanças comportamentais, tratamento medicamentoso (procinéticos e inibidores da produção ácida do estômago) e tratamento cirúrgico.

Medidas

- **Decúbito:** a posição prona diminui comprovadamente os episódios de refluxo durante o sono. No entanto, em virtude de o risco de morte súbita ser dez vezes maior nessa posição do que na posição supina, em crianças menores de 1 ano, essa posição é recomendada apenas no período pós-prandial com a criança acordada. Estudos com impedanciometria sugerem que a criança deva ser colocada em decúbito lateral direito por 1 hora, para melhora do esvaziamento gástrico, e depois em decúbito lateral esquerdo, para diminuição do refluxo. Entretanto, o decúbito lateral é uma posição instável, podendo a criança escorregar para a posição prona. Nas crianças maiores e adolescentes, ainda não há estudos conclusivos quanto à eficácia do decúbito no tratamento da DRGE. Contudo, parece haver melhora nos sintomas de RGE quando é adotado o decúbito lateral esquerdo. Cadeirinha e bebê-conforto não devem ser utilizados, pois causam a compressão do estômago pelo tronco, agravando o refluxo.

- **Mudanças no estilo de vida:** tratar o sobrepeso e a obesidade. Os adolescentes devem evitar o álcool e o fumo e fazer refeições volumosas antes de deitar.

Dieta

- As fórmulas espessadas estão contraindicadas nos pacientes com esofagite.
- Nos pacientes em uso de fórmulas lácteas está recomendado maior fracionamento da dieta (menores volumes e menores intervalos).
- Não se deve interferir no aleitamento materno, exceto corrigindo, se houver dificuldades técnicas.
- Nas crianças maiores e adolescentes, deve-se evitar excesso de gordura, cafeína, chocolate e condimentos.
- Em crianças, cuidado para evitar dietas muito restritivas.

Tratamento medicamentoso

O tratamento da DRGE baseia-se em dois pontos: supressão da secreção ácida e agentes procinéticos. As indicações de quais grupos de medicações utilizar variam de acordo com o mecanismo mais envolvido e a sintomatologia:

Agentes que atuam na supressão ácida

- **Anti-histamínicos H_2 ou antagonistas do receptor H_2:** início de ação rápido, porém essa classe de medicamentos promove, com o uso prolongado, taquifilaxia ou tolerância. Podem ser utilizados em doses mais altas nos casos de esofagite erosiva leves.
- **Inibidores da bomba de prótons (IBP):** apresentam taxa de cicatrização da mucosa maior e mais rápida em casos de esofagite erosiva do que os anti-H_2. Essa eficácia é explicada pela capacidade de manter o pH intragástrico em 4 ou acima por tempo mais prolongado e por inibir a secreção ácida induzida pela refeição. Não perdem efeito com o uso prolongado. Os IBP liberados para o uso em crianças no Brasil são o omeprazol (> 1 ano), o pantoprazol (> 5 anos) e o esomeprazol (acima de 12 anos), na dose de 1 a 2mg/kg/dia, em dose única em jejum, ou divididos em duas doses. Após a administração, deve-se aguardar 30 minutos antes da ingestão de alimentos. Em crianças pequenas que não conseguem engolir a cápsula inteira, é necessário utilizar as preparações tamponadas por grão, que resistem à acidez gástrica quando diluídas. A dose máxima não deve ultrapassar 40mg ao dia.

Agentes procinéticos

Os medicamentos procinéticos disponíveis para uso em crianças são a domperidona e a bromoprida. Ainda não existem estudos consistentes que demonstrem sua eficácia no tratamento a longo prazo da DRGE. São eficazes no controle de vômitos e regurgitações. A domperidona apresenta menos efeitos colaterais do que a bromoprida. Todavia, dada a possibilidade de efeitos neuro- e cardiotóxicos, como sintomas extrapiramidais e arritmias, o uso da domperidona deve ser criterioso, pesando-se rigorosamente seus riscos e benefícios. A domperidona é administrada na dose de 0,6mg/kg/dia, em três tomadas.

Cirurgia

As indicações de cirurgia antirrefluxo têm sido restritas em virtude da compreensão da evolução da doença e dos maiores recursos clínicos disponíveis. Entre elas estão a falha na terapia clínica e a aspiração pulmonar recorrente e grave.

A fundoplicatura de Nissen é a cirurgia mais utilizada. Embora aproximadamente 40% dos pacientes que realizam o procedimento tenham doenças neurológicas, a taxa de sucesso é menor nesse grupo, sendo quatro vezes maior a necessidade de novas cirurgias do que em crianças sem alterações neurológicas.

Bibliografia

Ieuan D, Shona B, Stephen M. Gastro-oesophageal reflux disease in children. NICE guidance 2015; 350:g7703.

Johannes CB, Varas-Lorenzo C, McQuay LJ, Midkiff KD, Fife D. Risk of serious ventricular arrhythmia and sudden cardiac death in a cohort of users of domperidone: a nested case-control study. Pharmacoepidem Drug Safe 2010; 19:881-8.

Lightdale JR, Gremse DA. Section on Gastroenterology, Hepatology and Nutrition. Gastroesophageal reflux: management guidance for the pediatrician. Pediatrics 2013; 131:e1684-95.

Neff LP, Becher RD, Blackham AU et al. A Novel antireflux procedure: gastroplasty with restricted antrum to control emesis (GRACE). J Pediatr Surg 2012; 47:99-106.

Quitadamo P, Papadopoulou A, Wenzl T et al. European pediatricians' approach to children with gastroesophageal reflux symptoms: survey on the implementation of 2009 NASPGHAN-ESPGHAN Guidelines. J Pediatr Gastroenterol Nutr 2013 Aug 11. [Epub ahead of print]

Ranjitkar S, Smales RJ, Kaidonis JA. Oral manifestations of gastroesophageal reflux disease. J Gastroenterol Hepatol 2012; 27:21-7.

van der Pol RJ, Smits MJ, Venmans L et al. Diagnostic accuracy of tests in pediatric gastroesophageal reflux disease. J Pediatr 2013; 162: 983-7.

Vandenplas Y, Schepper JD, Verheyden S et al. A preliminary report on the efficacy of the "Multicare AR Bed(R.)" in 3 weeks-3 month old infants on regurgitation, associated symptoms and acid reflux. Arch Dis Child 2010; 95:26-30.

Vandenplas Y, Rudolph CD, Di Lorenzo C et al. North American Society for Pediatric Gastroenterology Hepatology and Nutrition, European Society for Pediatric Gastroenterology Hepatology and Nutrition. Pediatric gastroesophageal reflux clinical practice guidelines: joint recommendations of the North American Society for Pediatric Gastroenterology, Hepatology, and Nutrition (NASPGHAN) and the European Society for Pediatric Gastroenterology, Hepatology, and Nutrition (ESPGHAN). J Pediatr Gastroenterol Nutr 2009; 49:498-547.

Vandenplas Y. Management of paediatric GERD. Nat Rev Gastroenterol Hepatol 2014; 11:147-57.

SEÇÃO V

Manejo Ambulatorial das Doenças mais Frequentes em Otorrinolaringologia

Capítulo **30**

Doenças Obstrutivas do Anel Linfático de Waldeyer

Márcia Maria Pessoa Santos

O anel linfático de Waldeyer (ALW) é constituído pelas amígdalas palatinas, faríngea, lingual, tecido linfático peritubário e pela granulação parafaríngea. Embora não seja totalmente conhecida, a função primária das amígdalas palatinas parece ser a de um órgão linfoide periférico (produzem as cinco classes de imunoglobulinas: IgG, IgM, IgA, IgD e IgE). Localizadas no trajeto dos sistemas respiratório e digestório, sua função é coletar informações antigênicas.

O ALW pode ser considerado a maior porta de entrada *antigênica* do organismo. Nos primeiros anos de vida, está frequentemente exposto às infecções das vias aéreas e à contaminação bucal. As repetidas estimulações levam, lenta e progressivamente, à maturação completa, podendo causar hipertrofia tonsilar, quando caracterizado o aumento de tamanho persistente e do tecido linfoide sem infecção. Por isso, em alguns casos é possível classificá-lo como *fisiológico*.

Queixas relacionadas com as amígdalas e as adenoides estão entre as mais frequentes nos consultórios de pediatria. Dificuldade respiratória, respiração bucal, ronco noturno e aumento do volume das tonsilas constituem os principais relatos dos pais. A obstrução é decorrente de excesso de tecido linfoide do ALW.

Na criança, as causas mais comuns de obstrução nasal são rinite alérgica e aumento das tonsilas faríngeas ou adenoides. No diagnóstico da hipertrofia adenoamigdaliana, além da importância da anamnese e do exame físico, a associação da radiografia de *cavum* define o grau de obstrução à passagem de ar pela rinofaringe.

Os principais sintomas e sinais encontrados nos pacientes com aumento dos tecidos adenotonsilares são: obstrução nasal de suplência que piora em decúbito dorsal, secreção nasal, alteração da fala com hiponasalidade, problemas otológicos e halitose. A radiografia é, na maioria das vezes, satisfatória. Atualmente, porém, em virtude da disponibilidade de fibras ópticas flexíveis, a endoscopia nasal pode ser utilizada para o diagnóstico por meio da visão direta da tonsila faríngea na coana, verificando o grau de obstrução. A confiabilidade desse exame talvez supere um pouco a da radiografia de *cavum*. Entretanto, seu alto custo e a necessidade de cooperação do paciente nos fazem reservá-lo para casos de difícil elucidação.

A hiperplasia adenotonsilar é a causa mais comum de apneia obstrutiva do sono na criança. O exame clínico não é difícil, bastando a orofaringoscopia. O tamanho das tonsilas é graduado com base na proporção da obstrução que provoca na orofaringe: grau 0 (na loja amigdaliana), grau 1 (comprometimento < 25%), grau 2 (de 25% a 50%), grau 3 (de 50% a 75%) e grau 4 (> 75%).

O tratamento cirúrgico dessa patologia é muitas vezes escolhido pelo otorrinolaringologista em virtude de suas múltiplas complicações. Estudos mostram que a hiperplasia adenoamigdaliana tem papel significativo na gênese das otites, não apenas pela obstrução da ventilação da orelha média, mas também como reservatório de bactérias. A adenoidectomia está indicada nos casos de hiperplasia adenoidiana com obstrução nasal crônica, com ou sem apneia associada.

Outras importantes repercussões da obstrução são *cor pulmonale*, dificuldade para se alimentar, anormalidades do desenvolvimento craniofacial e adenoidite recorrente, que também determinaria indicação para adenoidectomia.

As indicações para tonsilectomia são hiperplasia, com ou sem apneia associada, distúrbio no desenvolvimento físico e na fala, disfagia, abscesso periamigdaliano, *cor pulmonale*, amigdalite recorrente, halitose ou suspeita de neoplasia maligna.

Bibliografia

Baugh, RF, Archer Sm, Mitchell R. Guideline de prática clínica: tonsilectomia nas crianças. In: Sih T, Chinski A, Eavey R, Godinho R. XI Manual de Otorrinolaringologia Pediátrica da IAPO 2013:110-36

Bluestone CB. Current indications for tonsillectomy and adenoidectomy. The Annals of Otology Rhinology & Laryngology (suppl): 1992; 155, 58-64

Ciceran A. Imunologia do anel linfático de Waldeyer. In: Sih T, Chinski A, Eavey R. III Manual de Otorrinolaringologia Pediátrica da IAPO, 2003: 84-94.

Freire-Maia BA. A influência da obstrução das vias aéreas superiores na determinação do tipo facial. Tese de Doutorado. Universidade de São Paulo- 2009

Wang DY, Zhang Y, Shi Li. Diferenças entre tonsilite recorrente e tonsilas hiperplásicas. In: Sih T, Chinski A, Eavey R, Godinho R, IX Manual de Otorrinolaringologia Pediátrica da IAPO. 2012: 110-19

Otite Média Crônica

Fabiana Araújo Sperandio
Marcelo Longman Mendonça

INTRODUÇÃO

A otite média crônica (OMC) é doença infecciosa comum na população pediátrica, especialmente nas camadas socioeconômicas mais desfavorecidas. Pode ser conceituada sob os aspectos temporal, clínico ou histopatológico. Cronologicamente, dizemos que a otite média é crônica quando a duração da afecção ultrapassa 3 meses. Clinicamente, a OMC é definida como condição inflamatória da orelha média acompanhada de perfuração permanente da membrana timpânica, com presença de supuração, que pode ser constante ou intermitente. Sob o ponto de vista histopatológico, a OMC pode ser definida como processo inflamatório do mucoperiósteo da orelha média, de caráter irreversível.

Clinicamente, pode ser classificada em dois grupos, que são importantes na escolha do tratamento adequado:

- Otite média crônica colesteatomatosa (OMCC).
- Otite média crônica não colesteatomatosa (OMCNC).

A diferença entre os dois grupos está na presença ou não do colesteatoma, que confere à doença grau maior de agressividade.

Apesar da alta prevalência da OMC, pouco se sabe sobre o papel da imunologia molecular e celular no desenvolvimento do processo inflamatório crônico. É bem conhecido o papel da tuba auditiva no funcionamento adequado da orelha média e mastoide, e que disfunções tubárias persistentes, mais frequentes na infância, poderiam funcionar como gatilho inicial para inflamação da orelha média.

Recentemente, duas condições têm sido reportadas como fatores coadjuvantes na manutenção do processo inflamatório crônico das doenças de cabeça e pescoço. Evidências da presença de pepsina em secreções da orelha média corroboram a hipótese de que o refluxo extraesofágico poderia estar relacionado com a patogênese da OMC. Outra possibilidade seria decorrente da presença de biofilme bacteriano na mucosa da orelha média, que foi isolado em 92% dos espécimes coletados de criança com OMC. O biofilme seria responsável pela resistência bacteriana e pela falha do tratamento clínico.

Na OMC, a infecção bacteriana é causa comum de exacerbação do curso clínico. Os trabalhos de microbiologia mostram que, frequentemente, a microbiota é mista, sendo os germes mais comuns: estafilococos, pseudomonas e proteus. Nas formas colesteatomatosas, germes anaeróbios também estão presentes.

OTITE MÉDIA CRÔNICA NÃO COLESTEATOMATOSA

Forma mais frequente de OMC, a OMC não colesteatomatosa caracteriza-se por perfuração de membrana timpânica de etiologia traumática ou, mais comumente, infecciosa, apresentando supurações recorrentes ou, em casos mais importantes, otorreia constante.

Pode provocar alterações histopatológicas intensas, como fibrose, timpanosclerose, lesão de cadeia ossicular, osteítes e formação de tecido de granulação.

Sua expressão clínica pode ser mais leve, com presença de perfuração timpânica limitada à região da *pars tensa* e otorreia intermitente que, normalmente, é desencadeada por episódios de infecção da via aérea superior (IVAS) ou por contaminação com água. Nesse caso, a mucosa da caixa timpânica geralmente tem aparência normal, pálida e sem edema (Figura 31.1). Outras vezes, pode apresentar-se de modo mais intenso, levando, além de supuração frequente, mucopurulenta, exacerbada durante os quadros de IVAS, a perfurações timpânicas amplas ou totais. A mucosa da orelha média encontra-se inflamada, espessada, hiperemiada e, eventualmente, exterioriza-se para o meato auditivo externo sob a forma de pólipos inflamatórios.

Em ambas as formas, otalgia não é um sintoma comum. Além da otorreia, outra queixa frequente é a hipoacusia, que varia de acordo com a intensidade do processo inflamatório, o tamanho da perfuração e o grau de comprometimento da cadeia ossicular.

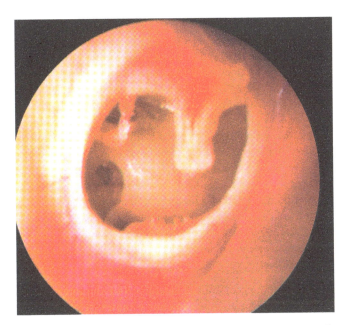

Figura 31.1 Otite média crônica supurativa não colesteatomatosa direita. Nota-se perfuração timpânica ampla. A mucosa da caixa é fina e transparente, sem a presença de supuração.

Assim, podem ser encontradas desde perdas auditivas condutivas leves até perdas auditivas mistas mais intensas.

À otoscopia, quando não há supuração, notam-se perfuração de membrana timpânica (central, marginal ou atical), mucosa pouco edemaciada, rósea e brilhante e ossículos às vezes erodidos. Se houver supuração, podem ser encontradas secreção amarelo-esverdeada de odor fétido e mucosa bastante edemaciada com tecido de granulação e pólipos.

O tratamento das agudizações restringe-se ao uso de gotas auriculares na tentativa de esfriar o processo. Estudos recentes sugerem que gotas com ciprofloxacina alcançam melhores resultados do que os outros antibióticos tópicos e que o uso de antibióticos sistêmicos associado às gotas não foi mais efetivo em controlar o processo infeccioso.

O tratamento definitivo é cirúrgico e consiste em timpanoplastias e mastoidectomias. É fundamental recomendar ao paciente que não molhe a orelha afetada.

OTITE MÉDIA CRÔNICA COLESTEATOMATOSA

Consiste em crescimento anormal de tecido epitelial dentro da orelha média ou em qualquer área pneumatizada do osso temporal, o qual forma massa de ceratina descamada envolta por tecido fibroepitelial com intensa atividade inflamatória. O colesteatoma comporta-se como um pseudotumor que cresce e absorve as estruturas adjacentes por compressão e pela ação de enzimas proteolíticas. Histologicamente, é constituído por matriz, perimatriz e conteúdo cístico. Com frequência, leva à infecção secundária por germes anaeróbios. Discute-se na literatura que o colesteatoma tende a apresentar comportamento mais agressivo quando aparece na população pediátrica com maior possibilidade de complicações, em comparação à população adulta.

A sintomatologia, bastante exuberante, consiste em otorreia purulenta constante e fétida, com raios de sangue. Em alguns casos, pode-se apresentar bilateralmente. Em períodos de exacerbação, o paciente pode queixar-se de dor, mas esta não é um sintoma frequente. Hipoacusia é comum. Com a evolução da doença, podem aparecer zumbido e tonteira.

À otoscopia, evidencia-se secreção amarelo-esverdeada de odor muito fétido, que os autores comparam a "ninho de rato", presença de descamação, pólipo e material ceratínico. A membrana timpânica pode apresentar retração posterossuperior na região atical ou perfuração, que pode ser ampla, total ou posteromarginal. Edema da mucosa e abundante tecido de granulação podem ser vistos na caixa timpânica (Figura 31.2).

A perda auditiva secundária é geralmente mais importante do que nas outras formas de OMC. A hipoacusia é do tipo condutiva, mas frequentemente apresenta um componente neurossensorial associado, levando a perdas auditivas do tipo misto, que podem ser de grau moderado a acentuado.

Apesar de o diagnóstico ser clínico, a tomografia computadorizada dos ossos temporais é útil para avaliação da extensão da doença e da presença de possíveis complicações, bem como deiscências ósseas ou erosões da cadeia ossicular, o que ajuda a programar melhor o tratamento cirúrgico e definir o prognóstico.

As complicações são mais comuns do que nas outras OMC e incluem surdez súbita, paralisia facial periférica, otomastoidites agudas, meningite e abscessos cerebrais, entre outras.

O tratamento clínico não é efetivo. Em episódios de exacerbação da doença, podem ser utilizadas gotas otológicas tópicas. O tratamento definitivo é cirúrgico e visa prevenir complicações, acabar com o processo infeccioso e, se possível, restabelecer a audição. A cirurgia indicada é a mastoidectomia, que pode ser mais conservadora (técnica fechada) ou mais agressiva (técnica aberta). A escolha depende do tamanho do colesteatoma, da idade do paciente e da experiência do cirurgião.

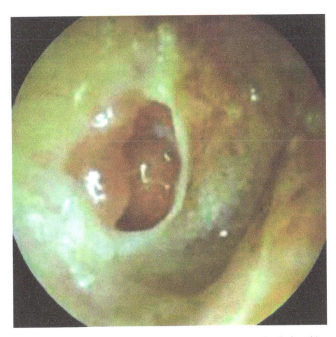

Figura 31.2 Otite média crônica colesteatomatosa à direita. Nota-se perfuração timpânica em região posterossuperior com descamação epitelial e presença de material polipoide proveniente da orelha média.

OTITE MÉDIA SECRETORA

A otite média secretora (OMS) consiste na presença de efusão na orelha média, por período prolongado, sem sinais ou sintomas de inflamação aguda, com membrana timpânica íntegra, geralmente acompanhada de comprometimento da audição. Representa o estágio inicial de alterações histopatológicas, infiltrado inflamatório e edema da mucosa, passíveis de reversão com tratamento clínico ou colocação de tubo de ventilação.

A OMS pode ser secundária a episódio de otite média aguda (OMA) ou decorrente de disfunção tubária primária ou obstrução crônica da tuba auditiva (hipertrofia de adenoide, rinossinusites, IVAS, atopia). A maioria dos episódios se resolve espontaneamente em 1 a 2 meses. A alta incidência, aliada à alta taxa de resolução espontânea, sugere que a presença de OMS é um fenômeno natural em algum momento da infância, sendo um achado normal nesses casos. Apesar disso, algumas crianças com OMS podem desenvolver um quadro crônico, com atraso de linguagem, problemas comportamentais e, inclusive, alterações estruturais da orelha média (bolsas de retração de membrana timpânica, erosão da cadeia ossicular e colesteatoma).

Em geral, o quadro clínico é pouco sintomático, levando à perda auditiva do tipo condutiva ou à OMA de repetição. Com frequência, a descoberta da OMS se dá por acaso, em exame clínico de rotina. Tem grande importância clínica, por ser a maior causa de perda auditiva adquirida em pré-escolares. Em geral, otalgia e febre não acompanham o quadro.

O diagnóstico costuma ser estabelecido a partir do exame físico. A membrana timpânica mostra-se opaca, retraída, amarelada ou azulada, com aumento da vascularização periférica. Às vezes, é possível observar nível hidroaéreo com formação de bolhas (Figura 31.3). A otoscopia pneumática revela diminuição da mobilidade timpânica.

O diagnóstico é confirmado pela audiometria, que mostra perda auditiva do tipo condutiva, e pela imitanciometria, que exibe curva timpanométrica tipo B, com ausência do reflexo estapediano.

O tratamento exige a correção dos possíveis fatores desencadeantes (rinites, sinusites, refluxo extraesofágico, evitar contato com piscina) e não inclui o uso rotineiro de antimicrobianos, descongestionantes e anti-histamínicos. O uso do antibiótico deve ser restrito à sobreposição de infecção aguda (OMA), à concomitância de IVAS que não cedeu após 15 dias ou às crianças que seriam candidatas à colocação de tubo de ventilação como última alternativa antes do procedimento cirúrgico. O uso de esteroides orais é controverso. Em pacientes que apresentam quadro clínico pouco sintomático, sem lesões estruturais de orelha média, perda auditiva leve e sem comprometimento de fala ou linguagem, o acompanhamento regular é uma estratégia apropriada.

O tratamento cirúrgico consiste na colocação de tubo de ventilação com ou sem adenoidectomia e está indicado nas seguintes situações:

- Perda auditiva condutiva bilateral > 20dB durante pelo menos 3 meses, ou de pelo menos 6 meses, se a efusão for unilateral.
- OMA recorrente com falha no tratamento clínico adequado.
- Retração importante da membrana timpânica com possibilidade de atelectasia.
- Alterações de fala e linguagem ou equilíbrio (a indicação pode ser mais precoce).

Bibliografia

Campbell TF, Dollaghan CA, Colborn DK et al. Effect of early or delayed insertion of tympanostomy tubes for persistent otitis media on developmental outcomes at the age of three years. N Engl J Med 2001; 344(16):1179-86.

Consenso sobre Otites Médias. Sociedade Brasileira de Otorrinolaringologia. Rev Bras Otorrinol 2002; 68(3)Supl 2.

Crapko M, Kerschner JE, Syring M, Johnston N. Role of extra-esophageal reflux in chronic otitis media with effusion. Laryngoscope 2007; 117(8):1419-23.

Dornelles C, Costa SS, Meurer L, Schweiger C. Comparação da espessura de perimatriz de colesteatomas adquiridos, entre pacientes pediátricos e adultos. Rev Bras Otorrinol 2005; 71(6):792-7.

Hall-Stoodley L, Hu FZ, Gieseke A et al. Direct detection of bacterial biofilms on the middle-ear mucosa of children with chronic otitis media. JAMA 2006; 296(2):202-11.

Lous J, Burton MJ, Felding JU et al. Grommets (ventilation tubes) for hearing loss associated with otitis media with effusion in children (Cochrane Review). In: The Cochrane Library, Issue 1, 2006.

Macfadyen CA, Acuin JM, Gamble C. Systemic antibiotics versus topical treatments for chronically discharging ears with underlying eardrum perforations. Cochrane Database Syst Rev 2006; 25(1):CD005608.

Post JC, Stoodley P, Hall-Stoodley L, Ehrlich GD. The role of biofilms in otolaryngologic infections. Curr Opin Otolaryngol Head Neck Surg 2004; 12(3):185-90.

Schwartz B. Otite média com efusão. In: Sih T (ed.) Infectologia em otorrinopediatria. Rio de Janeiro: Revinter, 2001:203-7.

Sih T, Chinski A, Eavey, R, Gondinho R (eds.) V manual de otorrinolaringologia pediátrica da IAPO (Interamerican Association of Pediatric Otorhinolaryngology). São Paulo: Lis Gráfica e Editora Ltda. 2006:302.

Sperandio F, Mendonça M. Otites média, aguda e crônica e mastoidite. In: Alves JG, Ferreira OS, Maggi RS (eds.) Pediatria IMIP. Rio de Janeiro: Guanabara Koogan, 2004:1493.

van der Veen EL, Rovers MM, Albers FW et al. Effectiveness of trimethoprim/sulfamethoxazole for children with choronic active otitis media: a randomized, placebo-controlled trial. Pediatrics 2007; 119(5):897-904.

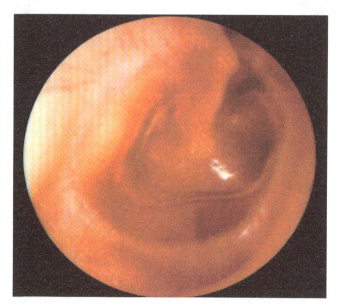

Figura 31.3 Otite média secretora à direita. Notam-se retração de membrana timpânica, presença de nível hidroaéreo e diminuição de brilho.

Capítulo 32

Respiração Bucal

Cândida Augusta Rebêlo de Moraes Guerra
Francisco Mário de Biase Neto
Ligia Maria Kelner Silveira (*in memoriam*)
Márcio Fernando Tavares de Souza

INTRODUÇÃO

A respiração é o mecanismo vital que tem início no pós-parto imediato e que, com o choro, representa o primeiro reflexo que servirá para a primeira avaliação da vida que principia. A respiração ocorre com a entrada do ar nos pulmões, promovendo sua expansão, o que frequentemente será seguido de choro. Posteriormente, quando em contato com a mãe, ainda na sala de parto, o recém-nascido procura, por ato reflexo, o seio materno, dando início e estimulando a amamentação, cuja importância não será apenas nutritiva, mas também para o desenvolvimento motor, sobretudo da face e da língua, e emocional, mediante o vínculo materno-infantil estabelecido por esse íntimo contato entre a mãe e seu filho. No início da vida, essas duas ações, a *respiração nasal e o aleitamento materno*, são essenciais para um bom desenvolvimento.

Para que a respiração nasal fisiológica do ser humano ocorra é necessária a integridade anatômica e funcional das vias aéreas. O nariz é o primeiro dos componentes das vias respiratórias, por onde o ar passa até alcançar os pulmões. A cavidade nasal tem como funções a olfação, a filtração e o condicionamento do ar, seja aquecendo, umedecendo ou mantendo inter-relação com outras estruturas, como os seios paranasais, o canal lacrimal, a orelha média e as amígdalas faríngeas (adenoides).

A passagem de ar pelas fossas nasais, mantida por meio da atividade muscular da língua, das paredes da faringe e da postura anterior da mandíbula, excita as terminações nervosas, que produzem respostas. Entre essas, as mais importantes são a amplitude do movimento torácico, o desenvolvimento tridimensional das fossas nasais, cuja base é o palato, a ventilação e o tamanho dos seios maxilares, além de inúmeros estímulos vitais para todo o organismo.

A simples obstrução mecânica da passagem de ar é suficiente para que o indivíduo inicie a respiração bucal no sentido de manter suas funções vitais. O padrão de respiração de suplência bucal ou misto não deve ser considerado uma adaptação fisiológica, mas uma adaptação patológica que acarreta uma série de alterações estruturais e funcionais no organismo e prejudica a qualidade de vida da criança.

A criança que apresenta um padrão respiratório pela boca por período não inferior a 6 meses caracteriza-se como um *respirador bucal*, o que ocorre em cerca de 9% a 40% das crianças, dependendo do método de análise.

ETIOLOGIA

A criança pode começar a desenvolver respiração bucal nos primeiros dias de vida (de 31 a 32 dias de vida pós-natal) como respiração auxiliar para suprir as necessidades da vida extrauterina, porém a manutenção dessa respiração poderá provocar uma série de alterações faciais e corporais que classificam o indivíduo como portador da síndrome do respirador bucal (SRB). Entre os fatores etiológicos envolvidos na SRB, estão os de natureza obstrutiva e não obstrutivas:

- **Causas obstrutivas:** atresia de coanas, tumores nasais, hipertrofia dos tecidos linfoides (adenoides e amígdalas), rinites, desvios septais, hematoma do septo nasal, corpo estranho, nasoangiofibroma e polipose nasal.
- **Causas não obstrutivas:** hábitos bucais deletérios, amamentação materna ausente ou insuficiente e hábito residual ou adquirido.

As causas obstrutivas nasais poderão ser anatômicas ou funcionais:

- **Funcionais:**
  - **Alérgicas:** rinite alérgica.
  - **Infecciosas:** bacterianas, fúngicas.
  - **Químicas:** medicamentos, inalantes.
  - **Físicas:** calor, frio, fricção.

- **Anatômicas:**
    - **Congênitas:** atresias de coanas, desvios septais, encefaloceles.
    - **Adquiridas:** pólipos, corpo estranho, traumatismo, tumores pós-cirúrgicos.

De acordo com a evolução da obstrução, a respiração pode ter caráter temporário, quando a criança poderá recuperar-se sem que as alterações se efetivem, ou prolongado, quando alterações osteomusculares poderão desenvolver-se. Como forma e função caminham juntas, as formas alteradas impedem a adequação das funções.

Causas obstrutivas

Atresia das coanas

Caracterizada pelo fechamento da parte posterior do nariz, pode ser óssea ou membranosa, uni- ou bilateral. Quando bilateral, pode levar a risco de morte, pois nessa fase a criança tem muita dificuldade em respirar pela boca.

O diagnóstico pode ser sugerido pela impossibilidade de progressão de sondas para aspiração nasal em salas de parto e confirmado por meio de radiografia contrastada, tomografia da face e nasofibroscopia.

O objetivo inicial consiste em possibilitar que o recém-nascido tenha uma boa ventilação, seja com uso de cânulas, seja com intubação orotraqueal, até que seja possível a realização da cirurgia.

Em torno de 30 dias de vida, a criança começa a desenvolver a respiração bucal e, em alguns casos, pode-se protelar a cirurgia para quando houver melhores condições técnicas e anestésicas, pois a correção poderá ser feita por via endoscópica nasal ou transpalatal (esta última nos casos em que as cavidades nasais apresentam dimensões reduzidas). Sondas são mantidas nas cavidades nasais por cerca de 4 semanas, para evitar a reestenose coanal.

Tumores nasais

Podem ser intranasais ou aparentes. Os mais importantes são: meningoencefalocele, glioma nasal, cistos (dermoides, epidermoides e sebáceos) e hemangiomas.

Hipertrofia dos tecidos linfoides

São, sem dúvida, os principais agentes causais da respiração bucal na criança.

A hipertrofia das vegetações adenoides e amígdalas manifesta-se clinicamente por meio de roncos, salivação, sono agitado, apneias obstrutivas e infecções das vias aéreas de repetição, a depender do grau de obstrução.

No período de 2 a 4 anos de idade, esses tecidos hiperplasiam, por solicitação imunológica, e podem causar transtornos respiratórios permanentes, mesmo quando corrigidos, o que seria denominado respiração bucal habitual.

O diagnóstico complementar pode ser feito por meio de radiografia do *cavum* e/ou nasofibroscopia.

Outra causa importante, e a muitas vezes associada à hipertrofia das adenoides, é a hipertrofia das amígdalas, que provoca obstrução respiratória, principalmente quando os polos superiores obstruem a passagem do ar através da projeção da rinofaringe. Dependendo do volume amigdaliano, pode ocorrer comprometimento da deglutição.

O grau da obstrução pode ser mensurado na oroscopia sem colocação da língua para fora, pois esse movimento promove a projeção das amígdalas para fora de suas lojas, sugerindo aumento de volume.

O tratamento clínico consiste no controle de patologias associadas, como alergia, infecções respiratórias de repetição, condição frequente em crianças que comparecem a creches e escolas, e exposição ao cloro, entre outras medidas.

As indicações cirúrgicas, isoladas ou associadas, são divididas em absolutas e relativas. Quando relativas, são motivo de controvérsia entre os otorrinolaringologistas, assim como entre os pediatras, o que está abordado no Capítulo 30, *Doenças Obstrutivas do Anel Linfático de Waldeyer*.

Rinite alérgica

Outra importante causa de respiração bucal, pode manifestar-se com rinorreia, crises esternutatórias e prurido nasal, além, é claro, de obstrução.

Em caso de exposição aos alérgenos inalatórios, a mucosa nasal desencadeia reação imunomediada local, com formação do quadro clássico de obstrução, coriza e espirros.

Em geral, o tratamento é clínico, havendo indicação cirúrgica nos casos em que existe hipertrofia importante dos cornetos inferiores com consequente quadro obstrutivo permanente.

Em crianças maiores, podemos deparar-nos com quadro de obstrução nasal por uso de medicamentos vasoconstritores nasais tópicos, que provocam vasodilatação de rebote e consequente perda da fisiologia nasal. Em virtude de sua importância, esse tema é discutido no Capítulo 33.

Desvio do septo nasal

Os desvios do septo nasal podem ser decorrentes de traumatismos que ocorrem desde o canal de parto até mais tarde, quando do aprendizado para andar, nas brincadeiras ou na prática esportiva; além disso, podem ser hereditários.

O quadro obstrutivo pode ser uni- ou bilateral, pois é frequente a ocorrência de hipertrofia do corneto inferior contralateral em virtude da falta do anteparo septal. Pode ser cartilaginoso, ósseo ou estar associado.

O diagnóstico pode ser estabelecido a partir de rinoscopia anterior, nasofibroscopia e tomografia da face, nos pacientes com suspeita de acometimento sinusal associado.

Dependendo do quadro obstrutivo, o tratamento cirúrgico trará grande benefício à qualidade respiratória nasal e, consequentemente, ganho na qualidade de vida do indivíduo. A indicação cirúrgica deve ser bastante cautelosa, pois devem ser preservadas as áreas de crescimento cartilaginoso, já que a cirurgia pode interferir no desenvolvimento da face.

Hematoma do septo nasal

Nos casos de obstrução progressiva pós-traumatismo, deve ser avaliada a presença de hematoma no septo nasal. A obstrução, muitas vezes, não é observada, e esse acúmulo de sangue pode levar a isquemia e perda cartilagínea, com consequente afundamento do dorso nasal (nariz em sela), ou por haver a formação do abscesso septal secundário ao hematoma.

A drenagem cirúrgica deve ser realizada o mais precocemente possível, para evitar possível comprometimento da estética nasal.

Corpo estranho

Naqueles casos de obstrução nasal unilateral com secreção de odor fétido, impõe-se a realização de rinoscopia anterior com o objetivo de descartar a possibilidade de corpo estranho nasal.

Quando corpos estranhos são identificados, devem ser retirados com material apropriado, devido ao risco de aspiração e infecção secundária.

Nasoangiofibroma juvenil

Mais frequentes no sexo masculino, os nasoangiofibromas consistem em tumores benignos com características invasivas. No quadro clínico, a queixa de sangramento nasal pode ser fator importante para o diagnóstico diferencial, o qual é confirmado por rinoscopia e tomografia, e o tratamento é cirúrgico.

Polipose nasal

Essa doença causa obstrução progressiva, uni- ou bilateral, com presença de massas multilobuladas. É grande a correlação com doença atópica.

Dependendo do estadiamento da polipose, o tratamento varia de clínico, mediante o uso de corticoides tópicos, a procedimentos cirúrgicos para exérese do pólipo. Mesmo quando bem realizado, o procedimento tem caráter altamente recidivante.

Causas não obstrutivas
Hábitos bucais deletérios

Os hábitos bucais resultam, em geral, da repetição de um ato com determinado fim, tornando-se resistente a mudanças com o tempo. Com base no efeito que os hábitos têm no desenvolvimento do sistema estomatognático, eles são classificados em normais (desejáveis) ou deletérios (indesejáveis). Os hábitos bucais desejáveis englobam as funções que contribuem para o estabelecimento de uma oclusão normal e favorecem a liberação do potencial de crescimento facial em toda sua plenitude, sem desvios. Essas funções exigem o uso correto da musculatura intrabucal e facial durante respiração, deglutição, mastigação e postura. Quando as funções bucais constituem fatores etiológicos potenciais para deterioração da oclusão e alteração do padrão normal de crescimento da face, são considerados hábitos bucais deletérios.

Os principais hábitos deletérios incluem os distúrbios da sucção não nutritiva, como o uso de dedos e chupetas, da mastigação, a onicofagia e o bruxismo, e os funcionais, como a deglutição atípica.

O efeito desses hábitos sobre o sistema estomatognático depende de fatores como a frequência, o tempo de duração, o desenvolvimento ósseo, o patrimônio genético e o estado de saúde da criança.

Aleitamento materno ausente ou insuficiente

Segundo Carvalho, a amamentação é o principal mecanismo para o desenvolvimento do circuito de respiração nasal, contribuindo para o crescimento mandibular e o posicionamento lingual adequados, por meio do equilíbrio das forças musculares.

Na amamentação, o bebê realiza movimentos posteroanteriores com sua mandíbula em uma "ordenha", à custa de grande esforço muscular. Esses movimentos vão promover crescimento em comprimento que compensará a mandíbula mais retraída em relação à maxila no recém-nascido. Além de toda a musculatura mastigatória ir ganhando tônus, que mais tarde possibilitará a mastigação de alimentos duros e fibrosos, o reflexo de respiração nasal fica mais reforçado, pois, para conseguir o leite, o bebê precisa promover um selamento hermético da cavidade bucal (lábios contra o peito).

A criança que usa mamadeira tem todo esse processo invertido. Além de não poder realizar os mesmos movimentos, sua saciedade é mais imediata. Por não ter a necessidade de fazer esforço ao sugar o bico da mamadeira, ela tenderá a introduzir o dedo ou a chupeta como uma necessidade de exercitação da musculatura, além da perda de sincronia respiração-sucção-deglutição que acontece no peito, despertando o hábito exclusivo de engolir e controlar o fluxo com o dorso lingual, facilitando o início de uma respiração bucal.

Hábitos residual e adquirido

O hábito residual caracteriza-se pelo fato de, mesmo após a remoção da causa obstrutiva, o paciente continuar respirando pela boca, necessitando reeducação funcional. É considerado hábito adquirido aquele em que a criança dorme com a cabeça voltada para trás, mantendo os músculos abaixadores da mandíbula tensos e a boca aberta, contribuindo para a instalação da respiração bucal. O simples fato de a criança dormir com a boca aberta não significa que esteja respirando pela boca, mas poderá conduzir para tal padrão respiratório, uma vez que essa posição se torna a mais favorável.

CARACTERÍSTICAS CLÍNICAS DO RESPIRADOR BUCAL

As manifestações da síndrome do respirador bucal são decorrentes da cronicidade da obstrução nasal. O paciente com a síndrome do respirador bucal apresenta algumas alterações morfofuncionais, sendo facilmente identificado (Figura 32.1A a D).

Alterações craniofaciais e dentárias (esqueléticas)

As principais características faciais do paciente respirador bucal são: desenvolvimento assimétrico de músculos, ossos do nariz, lábios e bochechas, provocando efeitos na face, como nariz curto e pequeno, bochechas pálidas e baixas, lábios entreabertos em repouso, o superior curto e o inferior evertido (ambos ressecados), e mandíbula posicionada para trás, com pouco desenvolvimento.

A alteração de tônus muscular pode influenciar a posição e a forma dos arcos dentários, atingindo, principalmente, o

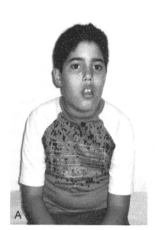 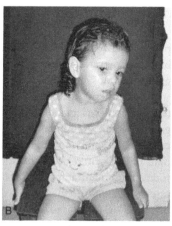 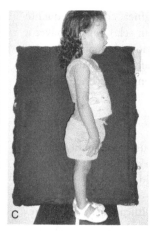 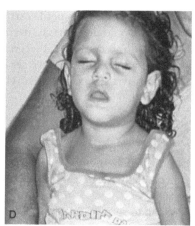

Figura 32.1A Paciente com respiração bucal – boca aberta, lábio inferior evertido, cianose infraorbitária, cintura escapular assimétrica à esquerda. **B** a **D** Criança respiradora bucal com manifestações clínicas clássicas da síndrome do respirador bucal.

músculo bucinador e provocando uma pressão lateral no arco maxilar (atresia de maxila ou palato ogival), em especial na região dos dentes posteriores, hipodesenvolvimento maxilar, face alongada, dentes anteriores inclinados para frente, além de outras alterações dentárias, como mordida cruzada e mordida aberta. Observam-se olhar cansado, tônus labial inadequado e aparência vaga, quadro tambem conhecido como "face adenoidiana".

Alterações musculares orofaciais

A obstrução das vias aéreas superiores desencadeia uma resposta neuromuscular com adaptação da cabeça, da língua, da mandíbula e da musculatura facial, ocasionando, assim, estímulos musculares inadequados com modificações das arcadas dentárias, adaptação postural e alterações esqueléticas, musculares e dentais. Destacam-se, ainda, as alterações dos órgãos fonoarticulatórios: hipotrofia, hipotonia e hipofunção dos músculos elevadores da mandíbula; alteração de tônus com hipofunção dos lábios; lábio superior retraído ou curto, seco e rachado com alteração de cor; lábio inferior evertido ou interposto entre os dentes; anteriorização da língua ou elevação do dorso para regular o fluxo de ar; boca aberta; alteração de tônus da bochecha; gengivas hipertrofiadas com alteração da cor e com sangramentos frequentes. Podemos encontrar também, nesses pacientes, uma fisionomia inexpressiva, sinal característico de *olheiras alérgicas*. Este sinal característico é encontrado com frequência em indivíduos alérgicos ou portadores de obstrução nasal significativa e é causado pela congestão venosa e pelo pobre fluxo venoso devido ao edema nasal existente nesses casos.

Alterações corporais

A criança respiradora bucal projeta a cabeça para frente, retificando o trajeto das vias aéreas, e faz o ar chegar mais rápido da boca até os pulmões. Ao projetar a cabeça para frente, as escápulas se elevam e a região anterior do tórax fica deprimida, fazendo com que a respiração se torne mais curta e rápida com pequena ação do músculo diafragma. Em razão do relaxamento desse músculo e do músculo reto do abdome, associado à ingestão constante de ar, a criança respiradora bucal apresenta uma "barriguinha". Essas alterações musculares fazem com que o corpo tenda a ir para frente e para baixo, provocando novas compensações nas posturas de braços, pernas e de todo o sistema estomatognático.

As alterações corporais nos respiradores bucais incluem deformidades torácicas, musculatura abdominal flácida ou distendida, ombros caídos para frente, comprimindo o tórax, alterações na coluna (lordose, cifose e escoliose) com intuito de compensar o posicionamento inadequado do pescoço, olheiras com assimetrias de posicionamento dos olhos e olhar cansado, escápulas aladas, assimetrias pélvicas, ventre proeminente, pés planos, tórax *carenatum*, tórax *excavatum*, tórax plano, tórax enfisematoso, tórax inspiratório, alteração de ráquis e trabalhos musculares inadequados.

Alterações das funções bucais

Entre as alterações das funções bucais encontram-se: mastigação ineficiente, levando a problemas digestivos e engasgos, devido à incoordenação da respiração com a mastigação; deglutição atípica com ruído, projeção anterior de língua, contração exagerada de orbicular e movimentos compensatórios de cabeça; fala imprecisa, trancada, com excesso de saliva, sem sonorização em virtude das otites frequentes, com alto índice de interposição lingual anterior ou lateral e voz rouca ou anasalada.

A respiração bucal prejudica, principalmente, o bom funcionamento do sistema estomatognático, que é formado pelas estruturas que respondem pelas atividades de respiração, mastigação, deglutição e fala. Estão presentes: mastigação insuficiente, predominantemente unilateral, às vezes com engasgos causados pela incoordenação respiração/mastigação, deglutição atípica com projeção da língua entre as arcadas e pressionamento atípico dos lábios e movimento associado de cabeça. Na fala, encontram-se articulação imprecisa, salivação excessiva, ceceio anterior ou lateral e voz rouca ou anasalada.

Entre os respiradores bucais, é comum a ingestão de líquido durante as refeições para facilitar a deglutição do alimento.

Outras alterações possíveis

São outras alterações possíveis: sinusites frequentes, rinites, faringites com o aumento das amígdalas faríngeas e palatinas, otites de repetição, halitose e diminuição da percepção do paladar e do olfato, alterações do sono, com sono inquieto e enurese noturna, ronco, baba noturna, insônia, expressão facial vaga, aerofagia (alterações gástricas), sede constante, engasgos, palidez, redução do apetite, inapetência, perda de peso com menor desenvolvimento físico ou obesidade, menor rendimento físico, incoordenação global com cansaço frequente, agitação, ansiedade, impaciência, impulsividade, desânimo e dificuldades de atenção e concentração, ocasionando dificuldades escolares ou aprosexia (falta de atenção).

Entre as alterações psíquicas encontram-se distúrbios de conduta e superproteção.

As alterações do metabolismo geral consistem em insuficiências glandulares, emagrecimento e alteração do aparelho ocular, manifestada por obstrução do ducto do lacrimal, blefarites e conjuntivites.

TIPOS DE RESPIRADORES BUCAIS

De acordo com Carvalho, existem três tipos de respiradores bucais:

- **Respiradores bucais puramente funcionais:** são respiradores bucais habituais. Mantêm a boca aberta em virtude de uma postura viciosa, apesar da eliminação de todos os obstáculos mecânicos, funcionais e/ou patológicos que dificultavam a livre respiração. Realizam quadros catarrais repetitivos, e seu diagnóstico pode ser feito clínica ou radiograficamente.
- **Respiradores bucais orgânicos ou genuínos:** apresentam obstáculos mecânicos nasais, retronasais e bucais que dificultam ou impedem a passagem de ar pelo nariz. Esses pacientes devem ser tratados pela equipe interdisciplinar, considerando o fato de serem crianças ou adultos.
- **Respiradores bucais impotentes funcionais:** apresentam respiração bucal por disfunção neurológica.

Segundo Becker, o respirador bucal crônico, até a puberdade, é classificado em dois tipos: o tipo 1, chamado "o accelerado", representa 70% dos casos e apresenta as seguintes características:

- Tipo magro, agitado e hiperativo.
- Incisivos superiores em projeção anterior; retrognatismo aparente.
- Rosto longo com malar baixo ("modigliano").
- Deglutição atípica; fala de boca cheia; interposição lingual.
- Baixo ganho ponderal; segundo a mãe: "não come nada" (deglute ar ou secreção durante as refeições; ingere pequenas quantidades e necessita fazer pequenos lanches). O apetite pode melhorar na puberdade.
- Sono agitado, só adormecendo quando exausto; baba no travesseiro; apresenta sudorese facilmente ao conciliar o sono.
- Tem hipermobilidade ligamentar e tendinosa.
- Projeta a cabeça para frente, com rotação posterior, ombros estreitos e anteriorizados, com escápulas aladas e retração peitoral.
- Genu valgo e pés planos são comuns; os pés frequentemente estão em rotação.

O respirador bucal tipo 2 – "o boca aberta" – corresponde a cerca de 20% dos respiradores e apresenta o seguinte protótipo:

- Lento, parado, desatento e cansado.
- Acima do peso.
- Dorme mal.
- Respira ruidosamente, mesmo em pé.
- Não consegue ficar bem sentado.
- Mastiga muito rápido; alimentação mais pastosa e sem fibras.
- Constipação intestinal crônica.
- Ombros estreitos; adultos com a cabeça enterrada entre os ombros.
- Lábio hipotônico.
- Papada; olheiras; rosto "gordinho" disfarça uma arcada superior estreita.
- Baixo rendimento escolar; baixa resistência física ao exercício.

Um terceiro grupo incluiria uma mistura desses achados, porém com algumas transformações decorrentes da puberdade, da prática de esportes, de tratamentos médicos, odontológicos, fonoaudiológicos ou fisioterápicos, ou por doença adicional.

DIAGNÓSTICO

Para o diagnóstico da SRB, é necessário conhecer as características clínicas para maior sensibilização, tornando o atendimento mais fácil. Quando se estabelece a obstrução nasal crônica como a provável etiologia, torna-se mais fácil definir a causa. Em crianças, as causas mais frequentes são rinite alérgica, hipertrofia de adenoide, hipertrofia de amígdalas e desvios de septos. Convém seguir um roteiro predeterminado, pois muitas informações não são conhecidas pelo paciente e seus familiares. As patologias obstrutivas ligadas ao anel de Waldeyer estão entre as queixas que mais levam o paciente pediátrico às consultas otorrinolaringológicas, e se caracterizam por dificuldade respiratória, respiração bucal, ronco noturno e aumento das amígdalas.

Anamnese

1. **Idade do paciente:** é de grande importância, pois as causas etiológicas para a SRB poderão ter períodos de maior incidência, como a hipertrofia de adenoide, que atinge seu pico entre 2 e 6 anos de idade, enquanto a rinite alérgica pode acometer qualquer idade.
2. **Gênero:** a prevalência de hipertrofia adenoamigdaliana é maior no gênero masculino.
3. **Procedência:** localizar a área geográfica de procedência – área de fábricas, marcenaria, padarias etc. – pois a grande maioria desses pacientes é alérgica, e os aeroalérgenos estão associados à persistência dos sintomas.
4. **Hábitos bucais:** resgatar a presença dos hábitos e sua duração, como aleitamento materno, uso de chupeta, sucção digital, uso de mamadeira, onicofagia ou bruxismo.
5. **Informações clínicas sobre a cronicidade dos sintomas:** convém incluir no roteiro de investigação: dormir de boca aberta, roncos noturnos, engasgos com alimentos sólidos,

apneia do sono, baba no travesseiro, bruxismo e qualidade do sono (posição, horas, agitação, sonambulismo, soniloquia, baba).

Deve-se investigar a ocorrência de processos alérgicos, infecções repetidas em vias aéreas superiores, distúrbios do nariz e as atividades durante o dia. Para o diagnóstico de rinite alérgica, o pediatra deverá seguir as orientações do projeto ARIA (*Allergic Rhinitis and it's Impact on Asthma*) da OMS (Organização Mundial da Saúde) e pesquisar sinas e sintomas como prurido nasal, obstrução nasal, espirros nasais e rinorreia nasal. Vale lembrar que a presença de um desses sintomas, principalmente o prurido, pode direcionar a investigação para esse diagnóstico.

Exame físico

Baseia-se no exame físico de rotina. No respirador bucal, no entanto, é essencial lembrar das características morfofuncionais e observar a posição assumida pelo paciente, o padrão respiratório, a posição da língua, a postura dos lábios etc.

Exames complementares

Os exames mais solicitados pelo pediatra são a radiografia de *cavum* e a videonasofibroscopia. Outros exames, a depender da patologia a ser investigada, poderão ser realizados, além de contar com a avaliação do especialista.

PAPEL DO PEDIATRA NA SÍNDROME DO RESPIRADOR BUCAL

A principal função do pediatra é atuar na prevenção, com identificação precoce do problema respiratório, busca de diagnóstico, tratamento e encaminhamentos adequados. Cabe ao pediatra estabelecer o diagnóstico e acompanhar as crianças com respiração bucal; logo, são necessários a sensibilização e o conhecimento da SRB.

A primeira prevenção consiste em estimular o aleitamento materno e evitar hábitos bucais perniciosos da infância, como o uso de chupetas e mamadeiras e a sucção digital. Deve-se orientar quanto ao momento adequado para introdução da dieta complementar, calendário vacinal, higiene nasal e do ambiente e acompanhar e orientar pais e familiares.

O principal meio de prevenção é a amamentação que, além de suprir as necessidades nutritivas e emocionais das crianças, estimula o desenvolvimento adequado das estruturas faciais e bucais.

Na maioria dos casos, a criança com SRB é levada ao consultório médico por vários motivos. Suas manifestações são muitas, o que dificulta seu conhecimento por parte dos pacientes e familiares. Nesse momento, é necessária a sensibilização do pediatra para o problema, pois ele terá de estabelecer o diagnóstico de uma criança com respiração bucal como via preferencial. Cabe ao pediatra estabelecer uma boa relação médico-paciente e um vínculo de confiança entre o médico e os familiares, uma vez que ele é o primeiro profissional a ser procurado, o que torna muito importante sua sensibilização para a síndrome em estudo. É importante identificar precocemente as causas dos distúrbios funcionais respiratórios apresentados, para que sejam adotadas condutas terapêuticas apropriadas à reorganização dessas funções inadequadamente automatizadas, além da elaboração de mecanismos efetivos de correção, limitando a velocidade de progressão dos danos morfofuncionais que estavam sendo produzidos.

A prevenção é intervenção mais precoce que pode evitar o comprometimento geral da saúde do indivíduo. É necessário, portanto, o desenvolvimento de um trabalho de integração estrutural e funcional do sistema estomatognático, envolvendo especialistas das áreas da fonoaudiologia, otorrinolaringologia, odontologia, pediatria e áreas correlatas, com vistas à maximização do diagnóstico, facultando a correção da patologia básica ainda nos primeiros anos de vida.

Bibliografia

Becker AL. O respirador bucal na visão da alergologia. In: Coelho-Ferraz MJP (ed.) Respirador bucal – uma visão multidisciplinar. São Paulo: Lovise, 2005:93-9.

Becker HMG et al. Respirador bucal. In: Leão N et al. (eds.) Pediatria ambulatorial. 4. ed., Minas Gerais: Coopmed, 2005:487-93.

Becker HMG et al. Síndrome do respirador bucal. In: Leão E et Al. (eds.) Pediatria ambulatorial. 5. ed. Belo Horizonte:Coopmed, 2013:699-708.

Carvalho GD. S.O.S. respirador bucal: uma visão funcional e clínica da amamentação. 2. ed. São Paulo: Lovise 2010.

Carvalho GD. Obstáculos nas diferentes estruturas dificultando ou impedindo o livre processo respiratório. Disponível em: URL:htpp://www.ceaodontofono.com.br/artigos. Acessado em 15/08/2015.

Costa SS, Cruz OLM, Oliveira JAA et al. Otorrinolaringologia – princípios e práticas. Artmed, 2006:794-5.

Di Francesco RC, Junqueira PA, Frizzarini R et al. Crescimento pondero-estatural de crianças após adenoamigdalactemia. Rev Bras Otorrinolaringol 2003; 69(2):193-6.

Di Francesco RC, Passerotii, Paulucci B et al. Respiração oral na criança: repercussões diferentes de acordo com o diagnóstico. Rev Bras Otorrinolaringol 2004; 70(5):665-70.

Garnero GH. Mecanismo da respiração. In: Coelho-Ferraz MJP (ed.) Respirador bucal – uma visão multidisciplinar. São Paulo: Lovise, 2005:37-41.

Lee JH. O respirador bucal na visão do pediatra. In: Coelho-Ferraz MJP (ed.) Respirador bucal – uma visão multidisciplinar. São Paulo: Lovise, 2005:79-83.

Lima CM. Hipertrofia das vegetações adenóides e rinite alérgica: por que alteram a respiração?. Disponível em: htpp:\\ www.cefac.br. Acessado em 15/08/2015.

Nover DF. Fatores etiológicos da respiração bucal. In: Coelho-Ferraz MJP (ed.) Respirador bucal – uma visão multidisciplinar. São Paulo: Lovise, 2005:43-50.

Reis TC, Quaglia C. O adolescente respirador bucal. Adolescência e Saúde (Rio J) 2005; 2(3):30-2.

Sant'Ana AT. Alterações posturais e sistêmicas do respirador bucal – importância do desenvolvimento infantil. Disponível em: htpp:\\ www.ceaodontofono.com.br\artigos. Acessado em 15/08/2015.

Sartori SE. Respiração bucal patológica ou adaptada? Disponível em: URL: htpp:\\ www.cefac.br. Acessado em 15/08/2015.

Silva MDS. A influência da obstrução nasal e da respiração oral no desempenho escolar. Disponível em: htpp:\\.www.ppe.uem.br/publicações. Acessado em 15/08/2015.

Simmen D, Jones N. Cirurgia endoscópica nasossinusal básica e avançada. Rio de Janeiro: Revinter, 2006.

Souza SHM. Saúde bucal – um ponto de vista mais integral. J ABO-PREV 1994; 5:2-3.

Voegels RL, Lessa M. Rinologia e cirurgia endoscópica dos seios paranasais. Rio de Janeiro: Revinter, 2006.

Weckc LLM. Respirador bucal: responsabilidade da família e do médico. Disponível em: htpp:\\www.sbrcpf.org.br/acervo. Acessado em 15/08/2015.

Weimert T. On airway obstriction in orthodontic pratice. J Clin Orthod 1986; 20(2):96-104.

Capítulo 33

Rinite Alérgica

Rita de Cássia Coelho Moraes de Brito

INTRODUÇÃO

A rinite alérgica e a asma estão entre as doenças alérgicas mais frequentes em todo o mundo, acometendo pessoas de todas as idades. Essas doenças apresentam baixa letalidade e alta morbidade, e a gravidade dos sintomas está associada à diminuição na capacidade em executar as atividades diárias, o que, muitas vezes, leva às pessoas acometidas a apresentar baixa produtividade, absenteísmo escolar, falta ao trabalho, bem como redução na participação na vida familiar. É comum a ocorrência concomitante dos sintomas de rinite alérgica e asma, mas nem todos os pacientes com rinite alérgica apresentam asma, ocorrendo também o inverso. Pessoas com sintomas de rinite alérgica fazem frequentes visitas às unidades de emergência em virtude das crises de asma, resultando em custos elevados aos serviços de saúde e comprometendo a qualidade de vida dos indivíduos, o que determina impacto pessoal, social e econômico muito importante.

Segundo os dados obtidos na fase 1 do protocolo ISAAC (*International Study on Asthma and Allergies in Childhood*), em 1996, a prevalência mundial de sintomas relacionados com rinite alérgica foi de 0,8% a 14,9% para a faixa etária de 6 a 7 anos e de 1,4% a 39,7% entre os adolescentes. Asher e cols. em 2006, avaliaram as mudanças na prevalência de asma, rinite alérgica e eczema atópico, por meio da fase 3 do ISAAC, e determinaram que a prevalência de rinite alérgica no mundo apresenta variação de 4,5% a 45,1%. Essa ampla variação na prevalência de rinite alérgica também foi documentada nos resultados obtidos entre as cidades brasileiras que participaram dessa fase (8,9% a 28,5%). Em Pernambuco, as prevalências de asma e rinite alérgica foram analisadas em Recife e Caruaru. Em Recife, 14,5% dos adolescentes apresentam quadro de rinoconjuntivite, enquanto em Caruaru a prevalência estabelecida foi de 15,4%. Em 2006, utilizando 940 dos questionários do protocolo ISAAC aplicados em 2002, Brito observou prevalência de rinite alérgica em adolescentes escolares de 9,7% (91/940; IC95%: 7,9% a 13%). Avaliando a prevalência da associação rinite alérgica/asma, 5,1% dos adolescentes (48/940; IC95%: 3,8% a 6,6%) apresentavam sintomas no nariz e nos pulmões. O aumento nessas prevalências sugere que modificações nas características epidemiológicas das doenças alérgicas estão ocorrendo em todo o mundo, o que vem sendo atribuído a diversos fatores relacionados com o estilo de vida, como mudanças na dieta, maior tempo de permanência em locais fechados, exposição aos aeroalérgenos ambientais e menor nível socioeconômico. Faz-se necessária monitorização contínua com o objetivo de alertar os médicos da importância do diagnóstico precoce e da abordagem diferenciada desses pacientes.

Há aproximadamente seis décadas vêm sendo registradas na literatura observações quanto à associação entre rinite e asma por meio de estudos da fisiopatologia, epidemiologia e tratamento. A descrição de um processo inflamatório único envolvido na fisiopatologia de ambas as doenças, associada a evidências de controle da asma com o uso de corticoides nasais em pacientes tratados para rinite e o reconhecimento do remodelamento das vias aéreas, sugerido em 1992, que pode ser encontrado em tecidos inflamados tanto na mucosa nasal como na mucosa brônquica de pacientes com rinite alérgica e asma, vem solidificando o conceito de que rinite alérgica e asma não devam ser consideradas doenças distintas, mas resultado de um processo patológico único, de natureza inflamatória, que compromete diferentes partes do aparelho respiratório.

Em 1999, Mygind e Dahl coordenaram uma extensa revisão da literatura, com a participação de vários especialistas, cujo objetivo foi descrever os fenômenos moleculares e celulares que ocorrem no nariz e no pulmão e que contribuiria para a estruturação desse novo paradigma: o da *unicidade das vias aéreas*, fazendo surgir o conceito de que provavelmente se trata de uma mesma doença: a *síndrome alérgica respiratória crônica*. Entretanto, esse novo paradigma, apesar de ser o prevalente, ainda não é consenso na comunidade científica.

Em decorrência das evidências epidemiológicas dessa associação e da importância do tema, foram publicados consensos para diagnóstico e tratamento da rinite alérgica. Em 2001, uma extensa revisão de fatores epidemiológicos, genéticos, mecanismos fisiopatológicos, diagnóstico e tratamento resultou na iniciativa ARIA (*Allergic Rhinitis and it's Impact on Asthma*).

A iniciativa ARIA é uma organização não governamental que tem sido adaptada para uso em diferentes países e cuja finalidade é fornecer um guia para orientação de especialistas, clínicos gerais e pediatras.

Apesar das diferentes origens embriológicas, existem importantes semelhanças entre o nariz e os pulmões: as mucosas do nariz e dos brônquios têm uma estrutura semelhante, constituída de um epitélio colunar pseudoestratificado ciliar, em virtude da presença, nas submucosas, de glândulas mucosas, vasos sanguíneos, tecido conjuntivo, nervos e células inflamatórias, representadas por eosinófilos, mastócitos, linfócitos T e células da linhagem monocítica.

O nariz e os pulmões estão anatômica e fisiologicamente envolvidos no processo da respiração. O nariz retém as partículas sólidas, filtra, aquece e umidifica o ar inspirado através do contato do ar inalado com a mucosa nasal. Trata-se de uma importante barreira imunológica, por ser o primeiro órgão encontrado por microrganismos que penetram as vias aéreas.

O ar inspirado pode conter uma série de impurezas que podem ser danosas ao trato respiratório inferior. A purificação do ar é realizada pelas vibrissas, pelo transporte mucociliar e pelo processo de respiração Quando o ar passa por *umidificação e aquecimento*, esse processo de aquecimento e umidificação ocorre por meio da ampla superfície de contato ar-mucosa, permitindo a rápida transferência de umidade da mucosa ao fluxo aéreo. O aquecimento do ar inspirado é realizado pela ampla rede de vascularização da mucosa nasal, que conduz calor ao fluxo aéreo nasal, possibilitando que o ar inspirado adquira a temperatura corporal ao atingir o trato respiratório inferior. O turbilhonamento do fluxo aéreo nasal aumenta o contato entre o ar inspirado e a mucosa nasal, enquanto o *ciclo nasal* é definido como congestão e descongestão que ocorrem por meio de predominância do sistema simpático ou parassimpático nas fossas nasais de maneira alternada. Na fossa nasal, com predomínio do simpático, ocorrem vasoconstrição local e, consequentemente, menor resistência nasal. Já na fossa nasal contralateral há o predomínio do sistema parassimpático, com vasodilatação local, aumentando a secreção mucosa, e maior congestão nasal, realizando uma função de "limpeza" desse lado. A duração média do ciclo é de 4 horas, variando de 2 a 7 horas.

Condições patológicas no nariz, como a rinite alérgica, que consiste na inflamação da mucosa de revestimento nasal, mediada por IgE, após exposição a alérgenos, podem comprometer essas funções, aumentando a exposição das vias aéreas inferiores aos alérgenos. Essas mudanças inflamatórias nasais podem determinar hiper-reatividade brônquica. O sistema mucociliar é um importante mecanismo capaz de regular as condições das vias aéreas, removendo partículas inaladas presentes no nariz, na tuba de Eustáquio, nos seios paranasais,

na árvore traqueobrônquica e na faringe. Na rinite alérgica e na sinusite, as secreções nasais contendo células e mediadores inflamatórios podem ser aspiradas, sendo responsáveis pelo envolvimento inflamatório das vias aéreas inferiores.

Clinicamente, a rinite alérgica é caracterizada pela presença de um ou mais dos seguintes sintomas: congestão nasal, rinorreia, espirros, prurido e hiposmia. Segundo recomendações da iniciativa ARIA e da Organização Mundial da Saúde (OMS), a classificação de rinite alérgica deve ser fundamentada na duração (persistente e intermitente) e na gravidade dos sintomas (leve, moderada/grave), incluindo aspectos relacionados com a qualidade de vida. Na Figura 33.1 encontra-se a classificação da rinite alérgica segundo a iniciativa ARIA.

QUADRO CLÍNICO E DIAGNÓSTICO

A criança com rinite alérgica frequentemente apresenta infecções das vias aéreas superiores, as quais tendem a agravar a rinite e podem acarretar complicações. A rinite por aeroalérgenos é poucas vezes observada até os 4 ou 5 anos de idade, quando ocorre aumento de sua incidência, alcançando o ápice entre a adolescência e a fase de adulto jovem. Na abordagem diagnóstica do paciente com rinite, deve-se proceder a uma anamnese detalhada, incluindo perguntas sobre os fatores de risco, como história familiar de atopia, gênero masculino, nascimento durante a temporada de polenização, uso precoce de antibióticos, exposição materna ao fumo no primeiro ano de vida, exposição a alérgenos, como ácaros da poeira, níveis séricos de IgE > 100UI/mL antes dos 6 anos de idade e a presença de IgE para alérgenos específicos. No interrogatório sintomatológico devem ser abordados sintomas relacionados com o nariz e que frequentemente não são valorizados pelos familiares, como espirros em salva, prurido, obstrução nasal e rinorreia, sintomas oculares de prurido e lacrimejamento, sintomas alérgicos, como dermatite atópica, asma e alergia alimentar. Fatores desencadeantes e antecedentes patológicos que frequentemente estão associados à rinite alérgica são: sinusite, otites de repetição e conjuntivite. O diagnóstico é fundamentado na história clínica, com o relato de vários sintomas, como espirros em salva, coriza clara e abundante, obstrução nasal e intenso prurido nasal e/ou do palato, de olhos, orelhas e garganta, geralmente acompanhado de lacri-

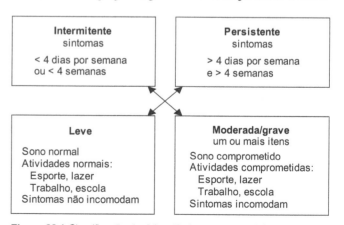

Figura 33.1 Classificação da rinite alérgica segundo a iniciativa ARIA.(III Congresso Brasileiro de Rinite, 2013.)

mejamento. Os sintomas oculares podem ser predominantes, ocorrendo ainda hiperemia conjuntival, fotofobia e dor local.

Congestão nasal é frequente, podendo ser permanente ou intermitente, uni- ou bilateral, e tendendo a ser mais intensa à noite.

A fricção frequente do nariz com a palma da mão é conhecida como "saudação alérgica". Na faixa etária pediátrica pode ocorrer epistaxe em virtude da fragilidade capilar da mucosa, dos episódios de espirro e do ato de assoar o nariz vigorosamente. A congestão nasal grave pode comprometer a aeração e a drenagem dos seios paranasais e da trompa de Eustáquio, o que resultará em cefaleia e otalgia, respectivamente. Alguns pacientes podem ainda referir diminuição da acuidade auditiva, sensação de orelha tampada ou estalido durante a deglutição. A obstrução nasal crônica resultará em respiração oral, associada a roncos, voz anasalada, alterações do olfato e secura na garganta. Podem ocorrer sintomas sistêmicos, como astenia, irritabilidade, redução na concentração, anorexia e tosse.

Algumas condições clínicas estão associadas à rinite alérgica, como:

- **Conjuntivite alérgica:** presente em até 60% dos pacientes, caracteriza-se clinicamente por prurido, lacrimejamento, edema conjuntival, hiperemia, ardor, fotofobia e edema da pálpebra, geralmente bilateral.
- **Sinusite:** a inflamação nasal pode ocasionar obstrução do complexo ostiomeatal sinusal, predispondo, assim, a infecção bacteriana dos seios da face. Cerca de 50% dos pacientes com asma têm rinite alérgica.
- **Dermatite atópica (eczema):** apresenta-se com placas eritematosas intensamente pruriginosas com pápulas e algumas crostas, geralmente afetando a face, o couro cabeludo, as extremidades ou o tronco, com preservação das áreas de fraldas.
- **Síndrome de alergia oral:** uma forma de alergia alimentar que se desenvolve em indivíduos que estão sensibilizados a pólens. Clinicamente, os pacientes referem prurido e/ou edema discreto da boca e da garganta imediatamente após a ingestão de algumas frutas (como maçãs, pêssegos, ameixas, cerejas e alguns tipos de nozes) ou vegetais crus.
- **Disfunção da trompa de Eustáquio:** causa otite média serosa e aguda concomitantemente.
- **Distúrbios respiratórios do sono e anosmia.**
- **Aumento da prevalência de enxaqueca.**

DIAGNÓSTICO

O diagnóstico de rinite alérgica deve ser estabelecido com base na presença de sintomas característicos (espirros em salva, coriza, obstrução nasal, prurido nasal, gotejamento pós-nasal, tosse, irritabilidade e fadiga), história clínica sugestiva (incluindo a presença de fatores de risco) e exame físico também sugestivo. Os exames complementares mais importantes para auxiliar o diagnóstico de rinite são os testes cutâneos de hipersensibilidade imediata pela técnica de puntura e a avaliação dos níveis séricos de IgE alérgeno-específica com o objetivo de identificar a etiologia da alergia, para que sejam adotadas medidas de prevenção direcionadas contra a exposição. Testes de alergia da pele confirmam que o paciente está sensibilizado aos aeroalérgenos, embora não sejam necessários para o diagnóstico inicial.

O teste cutâneo de hipersensibilidade imediata é rápido e de baixo custo, constituindo-se em uma maneira segura de identificar a presença de IgE específica a alérgenos, mas só deve ser realizado por especialistas em alergia. Esse teste se revela particularmente útil em pacientes com diagnóstico estabelecido a partir da história e do exame físico, pacientes com controle inadequado dos sintomas, como sintomas persistentes nasais e/ou resposta clínica inadequada aos glicocorticoides nasais, coexistência de asma persistente e/ou sinusite recorrente, otite recorrente ou, ainda, quando os pais manifestam o desejo de tentar evitar o alérgeno em vez da administração de medicamentos para controle dos sintomas.

Os imunoensaios para detecção dos anticorpos IgE específicos para alérgenos no soro têm utilidade limitada para o diagnóstico de rinite alérgica e fornece informações semelhantes às obtidas com os testes cutâneos, além de serem mais caros e menos sensíveis para o diagnóstico de alergia a alérgenos inalados, em comparação com os testes cutâneos. Uma limitação dos testes cutâneos é a maior chance de falso-negativos em crianças menores e idosos, enquanto a pesquisa de IgE específica é dispendiosa.

Citologia nasal pode ser usada quando se deseja diferenciar rinite alérgica de infecção, apesar de o exame ser relativamente inespecífico. Ocorre predomínio de eosinófilos na rinite alérgica, enquanto a presença de neutrófilos sugere um processo infeccioso. Os eosinófilos sofrem interferências de parasitoses frequentes em nosso meio.

Exames de imagem não costumam ser necessários, exceto quando está presente uma condição concomitante, como a rinossinusite crônica (RSC), ou em caso de suspeita de anormalidades anatômicas (congestionamento unilateral ou obstrução) facial.

Em pacientes com mais de 5 anos de idade, a rinoscopia por fibra óptica flexível é útil, mas não essencial para o diagnóstico. É necessária para avaliação da cavidade nasal e auxilia o diagnóstico de outras causas de obstrução nasal, como pólipos, corpo estranho, hipertrofia de conchas nasais e desvio de septo, entre outras.

Nos pacientes que apresentam obstrução nasal por hipertrofia das adenoides é necessária radiografia simples da rinofaringe, porém esse exame não é imprescindível para o diagnóstico de rinite alérgica. O mesmo se aplica à tomografia computadorizada e à ressonância magnética, as quais devem ficar reservadas para avaliação de doenças neoplásicas, fúngicas ou esfenoidais. O Consenso Brasileiro de Rinite recomenda um fluxograma como roteiro para o diagnóstico de rinite (Figura 33.2).

TRATAMENTO

As recomendações terapêuticas devem ser fundamentadas em evidências, levando em consideração alguns aspectos importantes, como despoluição do ambiente, tendo em

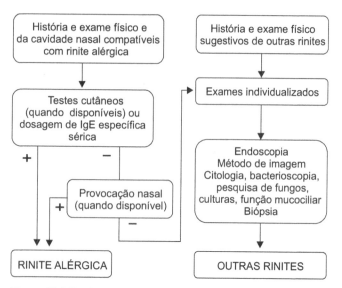

Figura 33.2 Roteiro para o diagnóstico das rinites. (III Congresso Brasileiro de Rinite, 2013.)

vista os aeroalérgenos ambientais serem importantes fatores desencadeantes da crise alérgica. A educação do paciente quanto à redução da exposição, ao cumprimento da prescrição indicada e quanto ao custo dos fármacos escolhidos é uma medida importante para garantir o cumprimento da prescrição.

A escolha da terapêutica depende da gravidade do quadro clínico e do comprometimento da qualidade de vida do indivíduo. Em caso de rinite intermitente leve, está indicado tratamento com anti-histamínico oral ou tópico. Os anti-histamínicos são os principais fármacos utilizados para controle dos sintomas de rinite alérgica por sua eficácia no controle de prurido nasal, espirros em salva e coriza. Os anti-histamínicos usados em crianças encontram-se descritos nos Quadros 33.1 e 33.2.

Na rinite intermitente moderada/grave e persistente leve, estão indicados fármacos de uso contínuo, como corticosteroide tópico, anti-histamínico oral ou tópico ou cromoglicato de sódio. Esses pacientes deverão ser reavaliados em 2 a 4 semanas para ajuste da medicação ou continuação do uso dos medicamentos indicados. Para os lactentes estão indicados os anti-histamínicos clássicos (dexclorfeniramina, hidroxizina) e não clássicos, como cetirizina e desloratadina. Nos pacientes com rinite persistente moderada/grave, o agente de escolha é o corticosteroide tópico. Naqueles com obstrução grave, no entanto, corticoide sistêmico (prednisona/prednisolona, 1 a 2mg/kg/dia) pode ser usado por curto período. O paciente deve ser reavaliado em 2 a 4 semanas e, se houver a persistência dos sintomas, deve ser asssociado anti-histamínico oral.

Os corticosteroides tópicos são a opção terapêutica mais segura e eficaz para o tratamento da rinite alérgica. Entretanto, mesmo os de uso tópico são absorvidos e, na dependência da dose utilizada, podem promover efeitos adversos, que podem ser locais (irritação local, sangramento, perfuração septal) e sistêmicos (efeitos oculares, efeito sobre o crescimento, reabsorção óssea etc.). As doses recomendadas no III Consenso de Rinites e as faixas etárias para uso dos corticosteroides são mostradas no Quadro 33.3.

O Quadro 33.4 exibe o efeito dos medicamentos sobre os sintomas de rinite alérgica.

Recentemente a ciclesonida foi introduzida no mercado sob a forma de *spray* nasal. Outros medicamentos para controle da rinite alérgica, principalmente nos pacientes que também apresentam sintomas de asma, são os antagonistas dos leucotrienos, uma opção para o tratamento de crianças que não aceitam medicação tópica nasal.

Na consulta médica é importante a orientação quanto ao modo de administração do corticoide nasal, que frequentemente é utilizado de maneira incorreta, o que pode comprometer sua eficácia. O jato deve ser sempre orientado para o canto do olho, o que favorecerá a entrada da medicação.

Quadro 33.1 Anti-histamínicos H$_1$ – clássicos

Nome	Apresentação	Posologia	
		Crianças	Adultos e crianças > 12 anos
Cetotifeno	Xarope: 0,2mg/mL Solução oral: 1mg/mL Comprimidos: 1mg	6 meses a 3 anos: 0,05mg/kg 2×/dia > 3 anos: 5mL 2×/dia	1 cápsula a cada 12h
Clemastina	Xarope: 0,05mg/mL Comprimidos: 1mg	Menores de 1 ano: 2,5 a 5mL a cada 12h 3 a 6 anos: 5mL a cada 12h 6 a 12 anos: 7,5mL a cada 12h	200mL a cada 12h ou 1 comprimido a cada 12h
Dexclorfeniramina	Xarope: 2mg/5mL Comprimidos: 2mg Drágeas: 6mg	2 a 6 anos: 1,25mL a cada 8h 6 a 12 anos: 2,5mL a cada 8h	5mL ou 1 comprimido a cada 8h (máximo de 12mg/dia)
Hidroxizina	Xarope (2mg/mL) ou comprimidos (10 e 25mg)	Até 6 anos: até 50mg/dia Maiores de 6 anos: até 100mg/dia	Até 150mg/dia
Prometazina	Xarope: 5mg/5mL Comprimidos: 25mg	1mg/kg/dia em 2 ou 3×/dia	20 a 60mg/dia

Fonte: III Consenso Brasileiro sobre Rinites, 2013.

Quadro 33.2 Anti-histamínicos H₁ – não clássicos

Nome	Apresentação	Posologia	
		Crianças	Adultos e crianças > 12 anos
Cetirizina	Gotas: 10mg/mL Comprimidos: 10mg Solução oral: 1mg/mL	2 a 6 anos: 2,5mg/dose a cada 12h 6 a 12 anos: 5mg/dose a cada 12h	10mg/dia
Desloratadina	Solução oral: 0,5mg/mL Comprimidos: 5mg	6 meses a 2 anos: 2mL, 1×/dia 2 a 5 anos: 2,5mL, 1×/dia 6 a 11 anos: 5mL 1×/dia	5mg/dia
Ebastina	Xarope: 1mg/mL Comprimidos: 10mg	2 a 6 anos: 2,5mL, 1×/dia 6 a 12 anos: 5mL, 1×/dia	10mg/dia
Epinastina	Comprimidos: 10mg ou 20mg		10 a 20mg/dia
Fexofenadina	Comprimidos: 30, 60, 120 e 180mg	6 a 11 anos: > 30 a 60mg/dia	60mg a cada 12h ou 120mg 1×/dia
Levocetirizina	Comprimidos: 5mg	6 anos: > 5mg/dia	5mg/dia
Loratadina	Solução oral: 5mg/mL Comprimidos: 10mg	2 anos: < 30kg 5mg/dia > 30kg 10mg/dia	
Rupatadina	Comprimidos: 10mg		10mg/dia

Fonte: III Consenso Brasileiro sobre Rinites, 2013.

Quadro 33.3 Corticosteroides de uso tópico nasal

Nome	Dosagem e administração	Dose	Idade
Beclometasona	50 e 100µg/jato 1 a 2 jatos/narina 1 a 2×/dia	100 a 400µg/dia	> 6 anos
Budesonida	32, 64,50 e 100µg/jato 1 a 2 jatos/narina 1×/dia	100 a 400µg/dia	> 4 anos
Fluticasona	50µg/jato 1 a 2 jatos/narina 1×/dia	100 a 200µg/dia	> 4 anos
Mometasona	50µg/jato 1 a 2 jatos/narina 1×/dia	100 a 200µg/dia	> 2 anos
Triancinolona	55µg/jato 1 a 2 jatos/narina 1×/dia	100 a 440µg/dia	> 6 anos

Fonte: III Consenso Brasileiro sobre Rinites, 2013.

Quadro 33.4 Efeitos dos medicamentos sobre os sintomas de rinite alérgica

	Espirro	Rinorreia	Obstrução nasal	Prurido nasal	Sintomas oculares
Anti-histamínicos					
Oral	++	++	+	+++	++
Nasal	++	++	+	++	0
Ocular	0	0	0	0	+++
Corticosteroides					
Nasal	+++	+++	+++	++	++
Cromonas					
Nasal	+	+	+	+	0
Ocular	0	0	0	0	++
Descongestionantes					
Nasal	0	0	++++	0	0
Oral	0	0	+++	0	0
Antileucotrienos	0	+	++	0	++

Fonte: modificado de van Cauwenberge et al. Consensus statement on the treatment of allergic rhinitis. Allergy 2000; 55(2):116-34.

O emprego de tratamentos alternativos (homeopatia, ervas naturais, acupuntura) para controle dos sintomas de rinite alérgica vem aumentando, porém, segundo recente revisão da literatura, não há evidências clínicas ou científicas que justifiquem seu uso.

CONSIDERAÇÕES FINAIS

Crianças acometidas de rinite alérgica frequentemente apresentam infecções das vias aéreas superiores que tendem a agravar a rinite, podendo acarretar complicações como otite de repetição, sinusite, hipertrofia de adenoide e respiração oral, entre outras. Esses sintomas, por não serem considerados graves, muitas vezes são esquecidos durante a consulta médica. Diante do paradigma emergente, a iniciativa ARIA recomenda que os pacientes com rinite persistente sejam avaliados para asma, enquanto os pacientes com asma persistente devem ser avaliados para rinite. A estratégia terapêutica deve combinar o tratamento das vias aéreas superiores e inferiores em termos de eficácia e segurança. Em 2006, Brito observou que 65,1% (86/132) dos adolescentes estudados não reconheciam os sintomas de rinite, evidenciando que se trata de doença subdiagnosticada em nosso meio. Entretanto, o reconhecimento precoce dos pacientes com esses sintomas tornará possível intervir na marcha alérgica, o que será de grande benefício para aquelas crianças com essa enfermidade.

Bibliografia

Allergic rhinitis: clinical manifestations, epidemiology, and diagnosis This topic last updated: Oct 22, 2014.

Annesi-Maesano I. Epidemiological evidence of the occurrence of rhinitis and sinusitis in asthmatics. Allergy 1999; 54(Suppl 57):7-13.

Asher M, Montefort S, Björkstein B et al. and the ISAAC Phase Three Study Group. Worldwide time trends in the prevalence of syntoms of asthma, allergic rhinoconjuntivitis, and eczema in childhood: ISAAC Phases One and Three repeat multicountry cross-sectional surveys. Lancet 2006; 368:733-43.

Bousquet J, Van Cauwenberg P, Khaltaev N; Aria Workshop Group; World Health Organization. Allergic rhinitis and its impact in asthma. J Allergy Clin Imunol 2001 Nov; 108(5 Suppl):S147-334.

Braunstahl GJ, Fokkens W. Nasal involvement in allergic asthma. Allergy 2003; 58:1235-43. Review.

Brito RCCM. Prevalência da associação rinite alérgica/asma e o impacto na gravidade da síndrome alérgica respiratória crônica. Tese de Mestrado do Programa de Saúde da criança e do adolescente da UFPE, 2007.

Britto M, Bezerra PGM, Brito RCCM, Rego JC, Burity EF, Alves JGB. Asthma in schoolchildren from Recife, Brazil. Prevalence comparison: 1994-95 and 2002. J Pediatr (Rio J) 2004; 80:391-400.

Casele TB, Dykewcz MS. Clinical implications of the allergic rhinitis-asthma link. The Amerian Journal of the Medical Sciences 2004; 327:127-38.

Fisiologia e anatomia endoscópica nasossinusal. Disponível em: www.otorrinousp.org.br/imagebank/seminarios/seminario_73.pdf.

III Consenso Brasileiro sobre Rinites. Brazilian Journal of Otorhinolaryngology. Disponivel em:\\ http://www.aborlccf.org.br/image Bank/CONSENSO_SOBRE_RINITE_-SP-2013/2014. Acessado em 25/08/15.

Passalacqua G, Bousquet PJ, Carlsen KH et al. ARIA update: I – Systematic review of complementary and alternative medicine for rhinitis and asthma. J Allergy Clin Immunol 2006 May; 117(5):1054-62. Review.

Pawankar R. Allergic rhinitis and asthma: are they manifestations of one syndrome? Clinical and Experimental Allergy 2006; 36:1-4.

Peroni DG, Piacentini GL, Alfonsi L et al. Rhinitis in pre-school children: prevalence, association with allergic diseases and risk factors. Clin Exp Allergy 2003; 33:1349-54.

Sherril DL, Guerra S, Minervini MC, Wright AL, Martinez FD. The relation to recurrent cough and wheezing: A longitudinal study. Respiratory Medicine 2005; 99:1377-85.

Solé D, de Mello Junior JF, Weck LLM, Rosário Filho NA. II Consenso Brasileiro sobre Rinites 2006. Rev Bras Aler Imunopatol 2006; 29(1).

Solé D, Wandalsen GF, Camelo-Nunes IC, Naspitz CK, ISAAC- Grupo Brasileiro. Prevalence of symptoms of asthma, rhinitis and atopic eczema among Brazilian children and adolescents identified by International Study of Asthma and Allergies in Childhood (ISAAC)- Phase 3. J Pediatr (Rio J) 2006; 82.

Thomas M, Kocevar VS, Zhang Q, Yin DD, Price D. Asthma-related health care resource use among asthmatic children with and without concomitant allergic rhinitis. Pediatrics 2005; 115:129-34.

Weiss K, Sullivan SD. The health economics of asthma and rhinitis. I. Assessing the economic impact. J Allergy Clin Immnol 2001; 107:3-8.

SEÇÃO VI

Manejo Ambulatorial das Doenças mais Frequentes em Nefrologia

Capítulo 34

Enurese

Marcela Corrêa de Araújo Pandolfi
José Pacheco Martins Ribeiro Neto

DESENVOLVIMENTO DA CONTINÊNCIA URINÁRIA

A aquisição da continência urinária é considerada um dos marcos do desenvolvimento na infância. A integridade anatômica e funcional do sistema nervoso (cérebro e medula espinhal), do detrusor, do colo vesical e do esfíncter externo é necessária para o funcionamento adequado do aparelho urinário inferior. O início voluntário da contração do detrusor e o controle do esfíncter urinário dependem da maturação e da coordenação neurológica sobre o trato urinário inferior.

A bexiga exerce duas funções: armazenamento e eliminação da urina. O músculo detrusor é o principal componente da parede vesical. A bexiga normal tem alta complacência, armazenando grande volume de urina sem nenhuma alteração na pressão intravesical. Durante a fase de enchimento vesical, que deve ocorrer na ausência de contrações não inibidas do detrusor, a musculatura do esfíncter externo é ativada, mantendo a continência. A contração do detrusor ocorre simultaneamente ao relaxamento do esfíncter uretral, possibilitando o esvaziamento completo da bexiga.

Vários fatores são fundamentais para a obtenção da continência urinária em crianças:

- A capacidade vesical aumenta progressivamente. A capacidade do adolescente e do adulto é de 400 a 450mL.
- A frequência das micções diminui. Após o nascimento, a primeira diurese pode ocorrer após 12 a 24 horas de vida. Depois da primeira semana de vida, o recém-nascido apresenta aproximadamente uma micção por hora. A frequência das micções diminui progressivamente, e aos 6 meses de vida a criança apresenta uma frequência aproximada de 10 a 15 vezes ao dia. Com o crescimento progressivo da bexiga, após os 12 meses de vida, as micções diminuem para oito a dez episódios ao dia. Entre 3 e 12 anos, a maioria das crianças urina cinco a seis vezes ao dia.
- Desenvolvimento da inibição voluntária dos reflexos da micção: a micção no neonato e no lactente é considerada autônoma e decorrente de um simples arco reflexo espinal. A idade de aquisição do controle urinário diurno e noturno pode variar. A percepção do enchimento vesical se inicia em torno de 1 e 2 anos de idade. A habilidade de reiniciar a micção ou interrompê-la independentemente da capacidade vesical ocorre entre os 2 e os 3 anos de idade. Aos 4 anos, o controle neurológico central sobre o trato urinário inferior está completo, a bexiga apresenta capacidade satisfatória, e a maioria das crianças já estabeleceu o controle da micção, mantendo-se secas durante o dia e na maior parte das noites. É importante salientar que a aquisição do padrão adulto e voluntário de controle da micção depende da presença do sistema nervoso intacto – sistema somático medular, parassimpático (nervo pudendo, S2-S4), simpático (plexo hipogástrico, T11-L2) e os centros nervosos supramedulares.

DISFUNÇÕES DO TRATO URINÁRIO INFERIOR (DTUI)

A Sociedade Internacional de Continência da Infância (ICCS na sigla em inglês) classifica as disfunções do trato urinário inferior (DTUI), quanto à etiologia, em distúrbios de causa neurológica, anatômica e funcional:

- **Causas anatômicas:** são decorrentes de obstrução mecânica, causadas principalmente por válvulas de uretra posterior, ureteroceles, extrofia de bexiga, epispadia, entre outras.
- **Causas neurológicas:** a bexiga neurogênica – bexiga com inervação anormal e que por esta razão atua de maneira disfuncional – é decorrente de várias condições, como doenças congênitas da coluna vertebral e da medula (mielodisplasias e agenesia sacral), traumatismos medulares, tumores, mielites e neuropatias congênitas e adquiridas. Mielomeningocele é a mais frequente das mielodisplasias, ocorrendo em 90% dos casos.
- **Causas funcionais:** caracterizam-se por alterações do trato urinário inferior na fase de enchimento ou esvaziamento vesical, na ausência de doença neurológica ou obs-

trução urinária anatômica. As DTUI de causa funcional nem sempre são evidentes, e o diagnóstico pode ser difícil. Muitas vezes, a DTUI de causa funcional só é investigada e diagnosticada quando ocorrem infecções urinárias de repetição.

A anamnese detalhada, avaliando os hábitos miccionais, é a melhor ferramenta para o diagnóstico. São sintomas de DTUI:

- **Sintomas de armazenamento:** aumento (> 7) ou diminuição (< 3) da frequência miccional, incontinência intermitente, incontinência contínua (frequentemente associada a ureter ectópico ou lesão do esfíncter externo), urgência miccional e noctúria.
- **Sintomas de esvaziamento ou miccionais:** hesitação, esforço miccional, jato urinário fraco, jato urinário intermitente, manobras de contenção, gotejamento urinário pós-miccional, sensação de micção incompleta, dor vesical, uretral ou genital.

No Quadro 34.1 encontra-se a classificação das DTUI. Neste capítulo será abordada apenas a enurese.

ENURESE
Conceito

Segundo a padronização da ICCS, enurese consiste na micção involuntária completa ou quase completa em crianças com trato urinário íntegro, em idade em que o controle esfincteriano está habitualmente presente, normalmente após os 5 anos de idade. Embora seja uma doença benigna na maioria das crianças, sua importância decorre da inconveniência social que acarreta para a criança e sua família e por constituir-se em queixa frequente nos consultórios de pediatria.

A enurese pode ser classificada da seguinte maneira:

- **De acordo com o horário:** noturna e/ou diurna.
- **De acordo com a evolução ou período de "tempo seco":**
  - **Primária:** a criança nunca apresentou continência noturna – trata-se da maioria dos casos.
  - **Secundária:** a criança, após um período de mais de 6 meses de controle miccional, volta a apresentar perda da continência – mais frequentemente relacionada com eventos pessoais e familiares estressantes.

Quadro 34.1 Classificação das DTUI segundo a ICCS

Enurese
Bexiga hiperativa
Urgeincontinência
Adiamento da micção
Bexiga hipocontrátil ou hipoativa
Disfunção miccional
Obstrução
Frequência urinária diurna extraordinária
Refluxo vaginal
Incontinência de riso
Incontinência de esforço

- **Quanto aos sintomas:**
  - **Monossintomática ou simples:** as crianças não têm sintomas vesicais ou miccionais diurnos, o que indica disfunção miccional, e também não apresentam anomalias urinárias e neurológicas. Ocorre em 80% a 85% dos enuréticos, frequentemente com antecedentes familiares de enurese.
  - **Polissintomática ou complicada:** ocorre disfunção miccional diurna, que se manifesta por polaciúria, urgência ou incontinência diurnas e jato miccional alterado; também podem estar presentes infecções urinárias de repetição, constipação intestinal e pequenas alterações no exame neurológico. Ocorre em 15% a 20% dos enuréticos. Em geral, os pacientes são mais resistentes ao tratamento.
- **Quanto à gravidade:**
  - **Leve:** os episódios de enurese ocorrem menos de três vezes por semana ou menos de seis vezes em 2 semanas.
  - **Grave:** os episódios de enurese ocorrem mais de três vezes por semana ou mais de seis vezes em 2 semanas.

EPIDEMIOLOGIA

A prevalência de emurese é alta em crianças. Alguns autores consideram a enurese noturna o distúrbio de desenvolvimento mais frequente em crianças. Cerca de 15% a 20% das crianças têm enurese aos 5 anos de idade. A enurese está presente em 10% das crianças aos 7 anos de idade, e apenas 1% a 5% das crianças aos 15 anos são enuréticas. A prevalência em adultos normais é de 0,5%. A incontinência diurna costuma estar presente em cerca de 20% das crianças enuréticas na primeira avaliação.

A relação meninos:meninas enuréticos é de 3:2.

ETIOLOGIA

A enurese noturna monossintomática primária (ENMP) é uma condição multifatorial (Quadro 34.2). Os três principais distúrbios básicos envolvidos são a poliúria noturna, a baixa capacidade funcional vesical e a incapacidade de a criança acordar em resposta ao estímulo da repleção vesical.

Em 69% dos enuréticos ocorre poliúria noturna com capacidade vesical e função vesical normais. Outros enuréticos com poliúria noturna apresentam frequência miccional diurna levemente aumentada (cinco a sete vezes por dia) com ritmo circadiano normal de produção de urina, porém a capacidade vesical é pequena. Nos outros 30% dos enuréticos ocorrem alterações cistométricas apenas noturnas, com contrações involuntárias do detrusor – a frequência dessas contrações é tão alta que não possibilita a sensação da plenitude vesical e, portanto, não há sensibilidade do centro da micção.

AVALIAÇÃO
Anamnese

A história clínica deve ser a mais completa possível. É importante que, durante a primeira avaliação, o médico responsável pelo atendimento seja capaz de: (1) identificar se a criança tem enurese secundária a outras condições clínicas; (2) identificar as crianças que irão necessitar investigação complementar; (3) identificar comorbidades relevantes, e (4) iniciar o tratamento adequado.

Quadro 34.2 Etiologia da enurese noturna

Genética e familiar	Predisposição genética: 40% de probabilidade de a criança ser enurética quando um dos pais tem enurese e de 75% quando ambos apresentam a doença Alguns estudos sugerem herança autossômica dominante poligênica (cromossomos 8q, 12q, 13q, 22q11)
Alterações vesicais	Redução da capacidade funcional vesical para a idade Hiperatividade detrusora somente noturna associada a capacidade vesical reduzida A instabilidade vesical é atribuída a retardo na maturação neurológica responsável pelo controle vesicoesfincteriano (alguns autores acreditam que crianças enuréticas também podem apresentar atraso para andar e falar ou no controle esfincteriano anal) Tendência natural de resolução espontânea
Fatores psicológicos	Não há evidências de causa psicológica para a enurese primária Morte familiar, acidentes, separação dos pais, nascimento de irmãos, cirurgias ou doenças estão relacionados com a enurese secundária
Hormônio antidiurético	Ritmo circadiano normal de secreção da vasopressina pelo hipotálamo: aumento durante o período noturno, levando à redução de até 50% da produção de urina. A redução do volume urinário noturno impede que o sono seja perturbado pelo enchimento vesical Setenta por cento das crianças com enurese noturna apresentam alteração no ritmo circadiano, com diminuição da vasopressina e menor produção do ADH, não havendo diminuição da produção noturna de diurese – poliúria noturna A ausência de variação circadiana parece estar relacionada com o atraso de amadurecimento neurológico responsável pelo controle vesicoesfincteriano
Distúrbios do sono	Em algumas crianças enuréticas não ocorre a superficialização suficiente do sono para acordá-las com o enchimento vesical, pois os impulsos nervosos do centro da micção para o cérebro ainda estão incompletos Dez por cento dos enuréticos não apresentam a capacidade de retransmissão dos estímulos nervosos do centro da micção para o cérebro e, portanto, não irão superficializar o sono A dificuldade de acordar é mais acentuada no primeiro terço do período noturno, coincindindo com a maioria dos episódios de enurese
Fatores orgânicos	Constipação intestinal, encoprese: papel importante nos casos de falha ao tratamento Obstrução das vias aéreas superiores por amígdalas ou adenoides
Presença de ITU	Causa infrequente Pode ser responsável por enurese secundária ou polissintomática, principalmente em meninas
Desordens neuropsiquiátricas	Associação ao transtorno de déficit de atenção e hiperatividade (TDAH)

Na história clínica, devem ser coletadas as seguintes informações:

- Avaliação cognitiva e do desenvolvimento: sinais de hiperatividade psicomotora ou de atraso do desenvolvimento.
- Aspectos psicológicos do paciente e da família: convém avaliar se há risco maior de doenças psiquiátricas associadas à enurese e, até mesmo, se a perda noturna é uma de suas manifestações, além de distúrbios emocionais que possam estar relacionados com enurese noturna secundária.
- Antecedentes pessoais médicos e urológicos: investigação de sinais e sintomas de doença renal crônica e diabetes.
- Antecedentes familiares de enurese ou de outras doenças nefrourológicas.
- Qualidade e horas de sono: respirador bucal; enurese associada a episódios de apneia do sono.
- Ingestão hídrica diária.
- Verificar a presença de constipação intestinal e encoprese.
- Caracterização da enurese: primária ou secundária, frequência, noturna e/ou diurna. Convém tentar caracterizar o horário e o volume das perdas.
- Antecedentes de infecções urinárias.
- Questionar sobre sintomas de DTUI: sintomas diurnos, urgência, incontinência, dor ou dificuldade para iniciar a micção, esforço miccional, jato urinário.
- Diário miccional: frequência miccional diurna (menos de quatro micções por dia e mais de sete por dia) e o intervalo (> 4 horas entre as micções), calendário de noites secas, aferição da diurese noturna (pesagem de fraldas).
- Excluindo a primeira urina do dia, o volume urinado é considerado pequeno quando corresponde a menos de 65% da capacidade vesical esperada (CVE) e grande quando > 150% da CVE.
- Poliúria noturna é definida como volume de urina (em mL) > 20 × (idade + 9).

Exame físico

- A maioria dos enuréticos tem exame físico normal.
- Palpação abdominal: pesquisa de massas em flanco; bexiga palpável.
- Sinais de constipação intestinal (fezes palpáveis no exame do abdome, fissuras anais e plicoma).
- Pesquisar lesões cutâneas no dorso (hemangiomas, manchas café-com-leite), assimetria de sulco glúteo, alterações da marcha, alterações da coluna lombossacra na pesquisa de eventual disrafismo oculto ou neuropatia.
- Inspeção da genitália e do meato uretral. Observar perdas urinárias na roupa íntima. Avaliar sensibilidade e reflexos perineais e tônus do esfíncter anal.
- Avaliação do jato urinário: fraco, forçado, partido, em gotejamento.
- Avaliação da pressão arterial.

Exames laboratoriais

A Academia Americana de Pediatria (AAP) e a ICCS recomendam a realização do sumário de urina e urocultura para avaliação de densidade urinária, glicosúria e presença de infecções do trato urinário (ITU), mesmo em pacientes com enurese noturna primária monossintomática (ENPM).

Exames de imagem

Estão indicados nas crianças que apresentam condições associadas, como ITU de repetição ou enurese polissintomatica:

- Ultrassonografia renal e de vias urinárias com medidas da capacidade vesical, resíduo pós-miccional e espessura da parede vesical pré- e pós-miccional. A AAP e a ICCS não recomendam rotineiramente a realização de ultrassonografia em pacientes com ENPM.
- Para crianças menores de 6 anos: considera-se anormal resíduo pós-miccional (RPM) em medida única > 30mL ou > 21% da capacidade vesical. Em medidas repetidas, considera-se anormal RPM > 20mL ou > 10% da capacidade vesical.
- Para crianças maiores de 7 anos: considera-se anormal uma única medida de RPM > 20mL ou > 15% da capacidade vesical.
- A capacidade vesical – CP = volume urinado + RPM – é expressa em percentual da capacidade vesical esperada (CVE [em mL] = [idade em anos +1] × 30).
- Uretrocistografia miccional e estudo urodinâmico: são solicitados em casos selecionados, quando não há resposta ao tratamento.

TRATAMENTO

A enurese noturna monossintomática é doença benigna com 15% ao ano de cura espontânea após os 6 anos de idade.

Em geral, a procura pelo tratamento acontece após os 7 anos de idade, quando a enurese pode causar impacto negativo na socialização da criança. Nesse momento, a terapia antienurética torna-se importante na tentativa de evitar distúrbios psicológicos (principalmente estresse e baixa autoestima).

O tratamento da enurese noturna primária e secundária tem os mesmos princípios, porém o médico deve estar atento à maior associação de causas psicológicas na enurese noturna secundária.

O tratamento deve ser sempre individualizado e consiste em aconselhamento motivacional (que deve ser utilizado em todos os pacientes), alarme noturno e terapia medicamentosa.

Aconselhamento motivacional

- A motivação da criança e a cooperação da família são essenciais para o sucesso terapêutico.
- Estimular a criança a urinar antes de ir dormir.
- Diminuir a ingestão hídrica 2 a 3 horas antes de dormir.
- Evitar alimentos como chocolate, refrigerantes e bebidas diuréticas, como café e chá, antes de dormir.
- Micção noturna programada: consiste em acordar a criança 3 horas após dormir e levá-la ao banheiro. A cada noite seca, o horário de acordar é antecipado em 30 minutos até meia hora antes de deitar.
- Treinamento de limpeza: estimular a própria criança a trocar a roupa da cama molhada.
- Treinamento vesical: estimular a criança a aumentar a ingestão de líquidos durante o dia e retardar ao máximo a micção, de modo a tentar aumentar a capacidade vesical (isoladamente, essa técnica não diminui a frequência da enurese).
- Incentivar a criança a utilizar o *mapa ou calendário das estrelas*: a cada noite que passa "seca", a criança ganha uma estrela no mapa; a nuvem representará a noite "molhada". Os pais devem evitar punições e optar sempre pelo reforço positivo com incentivos e premiações para as noites "secas".
- Tratamento da constipação intestinal e da encoprese: muitas vezes o simples fato de regularizar o hábito intestinal "cura" a enurese.
- Acompanhamento psicológico pode ser necessário nos casos de enurese noturna secundária.

Alarme noturno

- Historicamente, o alarme noturno é o tratamento mais antigo, sendo usado desde meados dos anos 1930.
- A enurese noturna com redução da capacidade vesical, na ausência de poliúria noturna por deficiência hormonal, é a que apresenta melhor resposta ao uso de alarmes.
- O alarme é acionado e acorda a criança quando ela começa a urinar. Ao despertar, a musculatura pélvica contrai, inibindo a continuidade da micção. A criança vai então ao banheiro terminar a micção. No início do tratamento, é comum a família acordar antes da criança.
- O sucesso terapêutico a longo prazo é de 50% a 60%, com recidiva associada às medidas comportamentais ou ao uso de medicação em 30% dos casos.
- O alarme deve ser usado por mais 3 semanas após o ultimo episódio de enurese.

Tratamento medicamentoso (Quadro 34.3)

- **Desmopressina (dDAVP):** a enurese noturna monossintomática primária com poliúria noturna deve ser tratada com a desmopressina. Trata-se de derivado sintético análogo do hormônio antidiurético, porém com poder antidiurético maior que o do hormônio natural. Não age sobre a pressão arterial e sua meia-vida é de 1,5 a 3,5 horas. O sucesso desse tratamento chega a 62% e, com 1 ano de tratamento, apenas 31% dos que responderam a esse fármaco estarão curados sem a medicação. Efeitos colaterais: cefaleia e dor abdominal (3% dos casos) e, raramen-

Quadro 34.3 Tratamento farmacológico

Medicamento	Dose	Apresentação
Desmopressina (dDAVP)	0,2mg/dia à noite Dose máxima: 0,3mg/dia	Comprimidos de 0,1 e 0,2mg
Oxibutinina	0,2 a 0,4mg/kg/dia em duas ou três tomadas Dose máxima: 15mg/dia	Comprimidos de 5 e 10mg Solução oral (1mg/mL)
Imipramina	1,5mg/kg/dia à noite Dose máxima: 75mg/dia	Comprimidos de 10 e 25mg Cápsulas de 75mg

te, intoxicação hídrica com hiponatremia e convulsão, nunca fatal. Para evitar esses efeitos, líquidos não devem ser ingeridos por 2 horas antes da ingestão do fármaco. Utilizado por via oral, o tratamento deve ocorrer por um período de 3 meses.

- **Anticolinérgicos:** a oxibutinina pode ser utilizada nos casos de enurese associada à diminuição da capacidade vesical com hiperatividade noturna do detrusor. As principais indicações são os casos de enurese noturna polissintomática ou monossintomática que não responderam ao tratamento com a desmopressina. Os principais efeitos colaterais são: boca seca, vertigem e aparecimento de urina residual.
- **Antidepressivos tricíclicos:** a imipramina e correlatos promovem melhora significativa da enurese diurna durante seu uso, com 40% de sucesso total e 10% a 20% de sucesso parcial (melhora de até 50% na frequência de micção), porém a taxa de recidiva após a suspensão varia de 60% a 83%. A imipramina parece estar relacionada com propriedades alfa-adrenérgicas e anticolinérgicas periféricas. Suas principais desvantagens são os efeitos colaterais (distúrbio do sono, irritabilidade, cefaleia, alteração da pressão arterial) e o risco cardiotóxico de superdosagem. Por isso, são agentes de segunda escolha.

Outras formas de tratamento

- Psicoterapia.
- Acupuntura.

Bibliografia

Austin P, Bauer SB, Bower W et al. The standardization of terminology of lower urinary tract function in children and adolescents: update report from the Standardization Committee of the International Children's Continence Society. The Journal of Urology 2014; 191(6):1863-5.

Calado AA. Disfunção do trato urinário inferior. In: Alves, JGB, Ferreira OS, Maggi RRS, Coosera JB (eds.) Fernando Figueira – Pediatria. 4ª ed, Rio de Janeiro: Medbook, 2011: 896-901.

Dénes FT. Enurese. In: Nefrologia – adulto-criança-idoso. 1. ed., São Paulo: Sarvier 1998:420-3.

Fagundes SN. Enurese noturna. In: Giron AM, Dénes FT, Srougi M (eds.) Urologia. 1. ed., São Paulo: Manole, 2011:276-85.

Kovacevic L, Wolfe-Christensen C, Mirkovic J, Yih J, Lakshmanan Y. Renal bladder ultrasound evaluation in monossymptomatic primary nocturnal enuresis: is it really necessary? Pediatr Nephrol 2014; 29:1189-94.

Maternik M, Krzeminska K. The management of childhood urinary incontinence. Pediatric Nephrol 2015; 30:41-50.

Mitchel ME, Balcom AH. Bladder dysfunction in children. In: Avner ED, Harmon WE, Niaudet P, Yoshikawa N (eds.) Pediatric Nephrology. 7. ed. Springer, 2009:1379-403.

Murahovschi J. Enurese. In: Toporovski, Mello, Martini Filho et al. (eds.) Nefrologia pediátrica. 2. ed., Rio de Janeiro: Guanabara Koogan, 2006:349-52.

Neveus T. Enurese noturna. In: Macedo Junior A, Lima SVC, Streit D, Barroso Jr. U (eds.) Urologia pediátrica. 1. ed São Paulo: Roca, 2004: 253-64.

Neveus T, Egger TP, Evans J et al. Evaluation of and treatment for monosymptomatic enuresis: a standardization document from the International Children's Continence Society. The Journal of Urology 2010; 183(2):441-7.

Vasconcelos MM, Lima EM, Vaz GB, Silva THS. Disfunção do trato urinário inferior – um diagnóstico comum na prática pediátrica. J Bras Nefrol 2013; 35 (1):57-64.

Capítulo 35

Glomerulonefrite Aguda Pós-infecciosa

Marcela Corrêa de Araújo Pandolfi
José Pacheco Martins Ribeiro Neto

INTRODUÇÃO

A expressão glomerulonefrite aguda pós-infecciosa inclui um grupo de glomerulopatias que resultam de grande variedade de agentes infecciosos virais (*ECHO virus*, vírus da varicela e vírus Epstein-Barr, que causa mais frequentemente nefrite intersticial, e H1N1), parasitários e bacterianos (*Treponema pallidum, Pneumococcus, Staphylococcus* e *Streptococcus*). A glomerulonefrite aguda é um processo patológico que pode manifestar-se clinicamente como síndrome nefrítica aguda, síndrome nefrótica ou glomerulonefrite rapidamente progressiva. O exemplo mais marcante e estudado no Brasil é a glomerulonefrite aguda secundária à infecção pelo estreptococo beta-hemolítico do grupo A de Lancefild, que costuma se manifestar clinicamente como uma síndrome nefrítica aguda.

Entre as glomerulonefrites agudas pós-infecciosas, as mais estudadas são: glomerulonefrite aguda pós-estreptocócica, doença renal associada a endocardite infecciosa e nefrite do *shunt*. Há relatos na literatura de que sífilis congênita e adquirida, febre tifoide aguda, abscessos viscerais e osteomielite causam glomerulonefrite. Neste capítulo será abordada apenas a glomerulonefrite aguda pós-estreptocócica (GNPE), por se tratar da glomerulopatia mais frequente na infância em nosso meio.

GLOMERULONEFRITE AGUDA PÓS-ESTREPTOCÓCICA

A GNPE caracteriza-se por um processo inflamatório glomerular desencadeado pela relação antígeno-anticorpo, resultando na ativação local do complemento e da cascata da coagulação.

Epidemiologia

A epidemiologia da GNPE vem sofrendo mudanças ao longo dos anos. Registrou-se um declínio mundial de sua incidência, particularmente em países industrializados, atribuído a diversos fatores, como acesso fácil e precoce ao tratamento médico de infecções estreptocócicas e a fluorinização da água. Entretanto, a incidência de GNPE permanece elevada em países em desenvolvimento e subdesenvolvidos, principalmente em virtude das precárias condições de higiene. Embora seja a glomerulopatia mais frequente na infância, não se conhece sua real prevalência. Vinte por cento das infecções com cepas nefritogênicas irão desenvolver GNPE.

A GNPE é rara antes dos 2 anos de idade, sendo mais frequente em crianças com mais de 3 anos, com pico de incidência em torno dos 7 anos de idade. É mais prevalente no gênero masculino (cerca de 2:1). Não há predileção por raça. O impetigo é a causa mais frequente, principalmente em regiões de clima mais quente. Outras infecções são a faringite e a amigdalite.

A GNPE ocorre normalmente em casos esporádicos. Epidemias são descritas e tendem a ocorrer em aglomerações populacionais. O risco de nefrite em epidemias varia de 5% nas amigdalites a mais de 25% nas piodermites causadas pelo tipo M 49 do estreptococo.

Etiologia

O agente mais frequente da GNPE é o *Streptococcus* β-hemolítico do grupo A; no entanto, podem ocorrer, também, estreptococias dos grupos C e G. As cepas mais frequentes do *Streptococcus* β-hemolítico do grupo A são: 2, 4, 6, 12, 19, 25, 31 e 49.

Patogenia

O estudo da etiopatogenia da GNPE baseia-se nas observações de que apenas algumas cepas do estreptococo são nefritogênicas e nem todos os indivíduos infectados desenvolvem a doença. A identificação desse antígeno nefritogênico tem sido motivo de muitas investigações e controvérsias. Não está bem estabelecido se a lesão renal é decorrente da deposição de imunocomplexos circulantes ou de sua formação *in situ* na membrana basal glomerular. Experimentos clássicos demonstraram que a deposição de imunocomplexos circulantes depende do tamanho dos complexos (300 a 500kDa), da quantidade de antígenos e da intensidade da resposta antígeno-anticorpo. O desenvolvimento da inflamação glomerular e sua intensidade dependem da duração da exposição ao antígeno. Alguns mecanismos imunes tentam explicar a origem da lesão renal na GNPE:

- **Reação imune cruzada – antígeno catiônico de Vogt (teoria heteróloga):** o antígeno catiônico penetraria a membrana basal glomerular (que tem carga negativa), determinando um processo imunológico com a formação do imunocomplexo *in situ* na membrana basal glomerular (MBG). Esses antígenos estão presentes em 100% dos pacientes com GNPE e ausentes em outras glomerulopatias.
- **Autoimunidade:** a neuraminidase produzida pelo estreptococo A atua na imunoglobulina G, removendo o ácido siálico e tornando-a antigênica. É formada uma IgG modificada ou uma IgM anti-IgG que estimula a formação de anticorpos com a deposição de imunocomplexos no rim. O achado de anti-imunoglobulina circulante e fixada ao glomérulo favorece essa hipótese.
- **Antígenos nefritogênicos dos estreptococos:** a proteína M foi amplamente investigada, porém as pesquisas mais recentes se concentram em duas frações antigênicas: NAPlr (receptor plasmina associado a nefrite), identificado como GAPDH (gliceraldeído 3-fosfato desidrogenase), e a exotoxina pirogênica estreptocócica B (SPEB) e seu precursor zimogênio (zSPEB). O anticorpo anti-NAPlr é encontrado nos estágios iniciais da GNPE, e seus títulos estão muito elevados na primeira semana de infecção, decrescendo a seguir. No entanto, esse anticorpo não desaparece totalmente, estando presente por anos, o que confere imunidade a longo prazo para infecção estreptocócica. Estudo realizado por Yoshizawa e cols. encontrou o anticorpo anti-NAPlr em 92% dos pacientes com GNPE.
- **Citocinas:** o envolvimento da imunidade celular é demonstrado pela infiltração renal de linfócitos e macrófagos em biópsias renais de pacientes com GNPE. A interleucina 6 (IL-6) desempenha papel importante na glomerulonefrite proliferativa.

Fisiopatologia

Acredita-se que haja a formação do imunocomplexo *in situ* na região endotelial da MBG com posterior ativação do sistema de complemento (tanto pela via clássica como pela via alternada) e liberação de substâncias lesivas à parede glomerular (p. ex., endotelina, peptídeo vasoconstritor e perpetuador da hipertensão, peptídeo natriurético atrial, fator ativador de plaquetas, além do aumento na produção da trombina). A ativação do sistema de complemento, com consumo de C_3, determina quimiotaxia com atração dos neutrófilos, levando a um processo inflamatório na MBG. Esse processo inflamatório provoca redução do fluxo sanguíneo renal (FSR) e do ritmo de filtração glomerular (RFG) com aumento de ureia e creatinina, sendo clinicamente representado pela oligúria.

Como a função tubular está preservada, há maior retenção de sódio e água com expansão do volume extracelular; a atividade da renina plasmática e da aldosterona está usualmente normal ou baixa e não reflete a atividade intrarrenal. Em virtude da hipervolemia, observa-se clinicamente a presença de edema e hipertensão arterial sistêmica (HAS). Entretanto, acredita-se que a HAS também decorra de um vasoespasmo generalizado em razão da produção de substâncias que causam vasoconstrição, como a endotelina, que tem sua produção aumentada durante a GNPE.

O Quadro 35.1 propõe um esquema para representação da fisiopatologia da GNPE.

Quadro clínico

A criança deve apresentar antecedente de infecção estreptocócica. O período de latência entre a infecção estreptocócica e a nefrite é maior nas piodermites (3 a 5 semanas) do que nas infecções de vias aéreas (7 a 15 dias). Durante o período de latência, crianças assintomáticas já podem apresentar a hematuria microscópica.

A apresentação clínica mais comum da GNPE é a síndrome nefrítica. O edema (85%) é discreto, diferentemente do edema da síndrome nefrótica. A hematúria (25% a 33%) habitualmente é macroscópica e a HAS (60% a 80%) é moderada, mas pode agravar-se mediante a ingestão de alimentos com excesso de sódio e/ou de líquidos.

Ocasionalmente, a doença pode apresentar-se de forma subclínica, caracterizada por redução sérica do complemento, hematúria microscópica e pressão arterial normal ou elevada em pacientes assintomáticos.

Quadro 35.1 Fisiopatologia da GNPE

Evento	Manifestação clínica e laboratorial
Ativação do sistema complemento	Hematúria glomerular, proteinúria, leucocitúria e cilindrúria
↓	
Processo inflamatório glomerular/ perda da integridade da membrana basal glomerular	Lesão renal aguda: azotemia, acidose metabólica, hiperpotassemia
↓	
Diminuição do RFG	Oligúria
↓	
Diminuição do volume filtrado	Fração de excreção de sódio < 1%
↓	
Diminuição da oferta distal + aumento da reabsorção tubular de sódio e água	Hipervolemia, edema, aumento do débito cardíaco (ICC), hipertensão
↓	Diminuição da renina e aldosterona plasmática
Manutenção positiva do balanço de sódio	
↓	
Expansão do volume extracelular	

ICC: insuficiência cardíaca congestiva.

Podem ser encontrados ainda outros sintomas, como cefaleia, vômitos, dor abdominal, astenia e falta de apetite.

Diagnóstico laboratorial
- Sumário de urina: hematúria glomerular, cilindrúria, leucocitúria e proteinúria de leve a moderada. Raramente, detecta-se proteinúria nefrótica em torno de 3% dos casos.
- Ureia e creatinina podem estar elevadas no início do quadro. Podem ser encontradas ainda hiperpotassemia e hiponatremia.
- A dosagem sérica do complemento C_3 é fundamental para a confirmação diagnóstica e é baixa em até 98% dos casos.
- A antiestreptolisina O (ASO) está positiva nos casos de infecção prévia por faringites (em torno de 95% dos casos), o que não acontece nas piodermites. A antidesoxirribonuclease B (anti-DNAase-B), por sua vez, reflete melhor a infecção prévia por estreptococos nas piodermites, mas também é positiva nas faringites.
- Hipergamaglobulinemia e elevação das IgG e IgM estão presentes em 90% dos pacientes, e a crioglobulinemia, em 75% dos casos.

Diagnóstico diferencial
Algumas glomerulopatias podem cursar com quadro clínico semelhante, como glomerulonefrite membranoproliferativa, síndrome nefrótica, doença de Berger, púrpura de Henoch-Schönlein e glomerulonefrite rapidamente progressiva.

Complicações
- **Congestão circulatória (11% dos casos):** decorrente da hipervolemia e oligúria. O paciente pode apresentar taquicardia, ICC e edema agudo de pulmão.
- **Encefalopatia hipertensiva (2% a 10% dos casos):** o paciente pode apresentar cefaleia, vômitos, desorientação, sonolência, diplopia, crise convulsiva e até mesmo coma. Essa sintomatologia pode persistir por 1 a 2 dias, até o controle adequado da HAS.
- **Lesão renal aguda:** é a complicação mais rara, porém acontece devido à redução do RFG com hipervolemia e, muitas vezes, azotemia e distúrbio hidroeletrolítico, ressaltando-se a hiperpotassemia.

Tratamento
O tratamento da GNPE deve ser individualizado, levando-se em consideração o quadro clínico, a presença de complicações e a situação socioeconômica da criança afetada. Deve-se dar preferência ao tratamento ambulatorial com rigoroso acompanhamento e verificação, inicialmente diária, de peso e pressão arterial. Internamento só deve ser indicado em caso de complicações.

Tratamento clínico
- O repouso no leito está indicado enquanto persistirem o edema e a HAS.
- Dieta: restrição hídrica, 20mL/kg/dia ou 300 a 400mL/m², acrescida da diurese do dia anterior na fase inicial, em virtude da oligúria e da HAS. Deve ser feita restrição de sódio durante a fase oligúrica e enquanto o paciente estiver com HAS. A restrição de potássio está indicada enquanto o paciente estiver oligúrico ou na presença de hiperpotassemia. A restrição proteica é determinada pela persistência de um RFG baixo.

Tratamento medicamentoso
- **Antibióticos:** visam erradicar a cepa nefritogênica, quebrando a cadeia de transmissão. A administração do antibiótico não altera o tempo ou a gravidade da GNPE. O antibiótico mais utilizado é a penicilina benzatina, em dose única (< 25kg: 600.000UI IM profunda; > 25kg: 1.200.000UI). Nos pacientes sensíveis à penicilina está indicado o uso da eritromicina, 40 a 50mg/kg/dia, por 7 a 10 dias.
- **Diuréticos:** estão indicados nos casos de persistência da oligúria com sinais de congestão cardiocirculatória. O mais utilizado é o diurético de alça (furosemida).

Tratamento das complicações
- **Congestão cardiocirculatória:** em nosso serviço, iniciamos o tratamento com restrição hídrica e furosemida, na dose de 2 a 4mg/kg/dia (máximo de 120mg/dia). Em caso de edema agudo de pulmão refratário ao tratamento clínico, indicamos o tratamento dialítico (preferencialmente diálise peritoneal).
- **Encefalopatia hipertensiva:** em pacientes com hipertensão sintomática utilizamos, além da furosemida, um vasodilatador – a hidralazina venosa, na dose de 0,2 a 0,5mg/kg/dose (é importante vigiar o paciente quanto à hipotensão). Nos casos de hipertensão não responsivos ao tratamento inicial ou de sintomas clínicos graves, deve-se encaminhar o paciente para UTI pediátrica e iniciar nitroprussiato de sódio.
- **Insuficiência renal aguda:** tratamento inicial com restrição hídrica e diurético; se não houver resposta adequada, realizar diálise peritoneal aguda. A hiperpotassemia refratária a tratamento medicamentoso e acidose metabólica persistente também são indicações da necessidade de início da diálise.

Biópsia renal
A GNPE é uma glomerulopatia de evolução favorável, e a biópsia renal não está indicada de rotina. Esse procedimento deve ser realizado apenas nos casos em que haja a suspeita de que o padrão anatomopatológico não é de proliferação endotelial e mesangial. São indicações de biópsia renal: hematúria macroscópica por mais de 4 semanas; ureia plasmática persistentemente elevada por mais de 4 semanas; HAS prolongada por mais de 4 semanas; oligoanúria com duração > 48 a 72 horas; C_3 persistentemente baixo por mais de 8 semanas; associação com síndrome nefrótica por mais de 4 semanas.

Prognóstico
Inicialmente há normalização do débito urinário com consequente diminuição do edema e da HAS. A hematúria

macroscópica pode persistir por até 4 semanas. A hematúria microscópica pode durar até 18 meses, devendo a criança permanecer em acompanhamento ambulatorial nesse período. A concentração sérica do C3 normaliza entre 6 e 8 semanas.

O prognóstico geral da GNPE é bom. O óbito é raro e está relacionado com as complicações.

Bibliografia

Eison TM, Ault BH, Jones DP, Chesney RW, Wyatt RJ. Post-streptococcal acute glomerulonephritis in children: clinical features and pathogenesis. Pediatric Nephrology 2011; 26:165-80.

Kasahara T, Hayakawa SO, Otugowa T, Kabuki N, Tomigawa S, Uchiyama M. Prognosis of acute poststreptococcal glomerulonephritis (APSGN) is excellent in children, when adequately diagnosed. Pediatrics International: official journal of Japan Pediatric Society 2001; 43:364-7.

Nicolaidou P. Endothelin-1 in children with acute poststreptococcal glomerulonephritis and hypertension. Pediatrics International: official journal of Japan Pediatric Society, 2003; 45:35-8. (Abstract).

Pandolfi M, Ribeiro Neto JPM. Glomerulonefrite difusa afuda pós-estreptocócica. In: Alves JGB, Ferreira OS, Maggi RRS, Correa JB. Fernando Figueira – Pediatria. 4. ed, Rio de Janeiro: Medbook, 2011:840-4.

Rodriguez-Iturbe B, Mezzano S. Acute postinfectius glomerulonephritis. In: Avner, Harmon, Niaudet, Yoshikawa (eds.) Pediatric nephrology. 6. ed., Springer, 2009:743-55.

Toporovski J. Glomerulonefrite difusa aguda pós-estreptocóccica na infância. In: Toporovski, Mello, Martini Filho et al. (eds.) Nefrologia pediátrica. 2. ed., Rio de Janeiro: Guanabara Koogan, 2006: 176-86.

Yoshizawa N, Yamakami K, Fujino M et al. Nephritis-associated plasmin receptor and acute poststreptococcal glomerulonephritis: characterization of the antigen and associated immune response. J Am Soc Nephrol 2004; 15:1785-93.

Capítulo 36

Hematúria na Infância

Daniela Saraiva Guerra Lopes
Marcello Pitta Pontual

INTRODUÇÃO

A hematúria é definida como a presença de quantidade anormal de eritrócitos na urina ao exame microscópico (cinco ou mais por campo).

Embora o aparecimento de sangue na urina de uma criança cause preocupação para os pacientes e seus pais, esta é uma entidade relativamente comum em pediatria, sendo sua incidência estimada em 0,25% a 4,0%, dependendo da faixa etária e do modo de apresentação, e correspondendo a até 30% dos encaminhamentos ao nefrologista pediátrico.

O diagnóstico deve ser estabelecido a partir do sumário de urina (EAS/urina tipo I), sendo necessários pelos menos dois exames consecutivos para confirmação. O uso da fita de papel impregnada por ortotoluidina (Dipstix®/Labstix®) pode ser útil como teste de triagem na suspeita do diagnóstico, porém pode apresentar grande número de falso-positivos (mioglobinúria, infecção urinária, presença de peróxidos, entre outros) e negativos (densidade elevada, proteinúria elevada, ácido ascórbico > 25mg/dL, nitrito > 10mg/dL, uso de captopril, entre outros).

FISIOPATOLOGIA

A hematúria pode ter origem em qualquer ponto do sistema urinário, do glomérulo até a uretra. A depender do local de sua causa, características específicas estarão associadas.

A presença de hemácias originadas do trato urinário superior (rins e ureter) pode ser ocasionada por doenças específicas ou doenças sistêmicas com comprometimento renal e ureteral (Quadro 36.1).

A saída dos eritrócitos nos glomérulos ocorre por pequenas lesões nas paredes dos capilares glomerulares. As patologias tubulares não costumam produzir hematúria; entretanto, em caso de lesão na estrutura tubular e quando os capilares estão lesionados, sua ocorrência é possível.

Nas doenças glomerulares surgem hemácias dismórficas, proteinúria e cilindros hemáticos, o que representa um dado importante no diagnóstico das patologias glomerulares. Nas tubulares, a proteinúria, se presente, é discreta, os cilindros hemáticos inexistem e as hemácias dismórficas usualmente estão ausentes.

Nas pielonefrites, a hematúria deve-se tanto à lesão dos capilares renais pelo microrganismo infectante como ao processo inflamatório renal durante o processo infeccioso.

A hematúria originada do trato urinário inferior (bexiga e uretra) geralmente é acompanhada por outros sintomas urinários, como urgeincontinência, esforço miccional, polaciúria, nictúria, gotejamento, sensação de esvaziamento vesical incompleto, jato miccional partido e de calibre reduzido, entre outros, sendo as principais causas enumeradas no Quadro 36.2.

Quadro 36.1 Causas de hematúria com origem no trato urinário superior

Glomerulopatias
Litíase renal ou ureteral
Pielonefrites
Neoplasia de rim ou ureter
Doença renal policística
Alterações da coagulação do sangue (por doença ou uso de medicação anticoagulante ou antiagregante plaquetária)
Alterações tromboembólicas (anemia falciforme, trombose de veia renal)

Quadro 36.2 Causas de hematúria com origem no trato urinário inferior

Infecção urinária (cistite)
Cistite inflamatória
Uretrite
Litíase vesical
Traumatismos
Neoplasia vesical
Alterações da coagulação do sangue (por doença ou uso de medicação anticoagulante ou antiagregante plaquetária)

CLASSIFICAÇÃO

As hematúrias podem ser classificadas de acordo com o aspecto da urina, a localização no trato urinário, o espectro clínico e o modo de apresentação (Quadro 36.3).

Quanto ao *aspecto*, a hematúria pode ser macroscópica ou microscópica. Na primeira, os pacientes referem alteração na coloração da urina (vermelha, amarronzada ou preta). Outras substâncias podem alterar a coloração da urina e dar uma impressão falsa de urina com sangue. No Quadro 36.4 são citadas as mais importantes. A hematúria microscópica é diagnosticada a partir do exame sumário de urina ou pela fita reagente, sendo a urina visualmente da coloração habitual.

No que se refere à *localização*, como referido no tópico *Fisiopatologia*, a perda de hemácias pode ter origem no trato urinário superior ou inferior.

Sua diferenciação nem sempre é possível na prática clínica. Nos Quadros 36.5 e 36.6 são apresentadas as principais características que auxiliam essa diferenciação. Indiscutivelmente, a presença de cilindros hemáticos, associada a proteinúria e hemácias dismórficas, é forte indicativo de hematúria glomerular.

Quanto à *clínica*, pode ser classificada em isolada, em que o único achado é a presença de hematúria, ou associada a outros sinais e sintomas que poderão conduzir à elucidação da doença de base.

Dependendo do *modo de apresentação*, a hematúria pode ser recorrente, quando o paciente apresenta períodos sem alterações urinárias (macro- ou microscópicas), ou persistente.

Quadro 36.3 Classificação da hematúria

Aspecto	Macroscópica
	Microscópica
Localização	Trato urinário superior
	Trato urinário inferior
Espectro clínico	Isolada
	Associada a anormalidades clínicas
Apresentação	Recorrente
	Persistente

Quadro 36.4 Causas de falsa hematúria macroscópica conforme coloração

Vermelha	Marrom ou preta
Mioglobina	Metemoglobina
Porfirina	Tirosinemia
Alimentos (beterraba, amora)	Ácido homogentísico
Urato	Ácido homogentísico
Ibuprofeno	Ácido homogentísico
Nitrofurantoína	Ácido homogentísico
Rinfampicina	Ácido homogentísico
Metildopa	Ácido homogentísico
Pyridium	Ácido homogentísico

Quadro 36.5 Características da hematúria originada no trato urinário superior

Urina amarronzada ou preta
Proteinúria > 2+ pela fita reagente
Cilindros hemáticos
Hemácias dismórficas
Células epiteliais

Quadro 36.6 Características da hematúria originada no trato urinário inferior

Urina vermelha
Proteinúria > 2+ pela fita reagente
Eliminação de coágulos sanguíneos
Hemácias com morfologia normal

DIAGNÓSTICO ETIOLÓGICO

O diagnóstico etiológico é realizado por meio da anamnese do paciente com auxílio dos exames complementares. Os sinais e sintomas associados podem ajudar a definir um diagnóstico, porém, em alguns casos, serão necessários meses ou anos de seguimento para confirmá-lo.

As Figuras 36.1 e 36.2 são apresentadas abordagens práticas que facilitarão a condução dos casos de hematúria pelo pediatra geral. Essa entidade será dividida em dois grupos, as macroscópicas e as microscópicas.

Hematúria macroscópica

Se a hematúria for isolada, devem ser solicitados os seguintes exames: C_3, ultrassonografia de rins e vias urinárias, urocultura, dosagem de cálcio e ácido úrico urinários em 24 horas e eletroforese de hemoglobina, naqueles pacientes com história familiar de discrasias sanguíneas. Não se obtendo o diagnóstico, e caso a hematúria persista, o paciente deve ser encaminhado ao nefrologista pediátrico. Formulado o diagnóstico, deve ser iniciado o tratamento. Os pacientes curados devem ser acompanhados. Os que persistem com hematúria ou têm recaída devem ser encaminhados ao especialista.

Os pacientes com sintomas associados devem realizar exames laboratoriais de acordo com o quadro clínico. Se o diagnóstico não for esclarecido, o paciente deverá ser encaminhado ao nefrologista infantil, assim como os pacientes que, mesmo com diagnóstico definido, são portadores de afecções mais específicas que fogem à experiência diária do médico generalista.

As principais afecções diagnosticadas nesse grupo são: glomerulonefrite difusa aguda, hipercalciúria, hiperuricosúria, litíase urinária, infecção do trato urinário, anemia falciforme, coagulopatias, trombocitopenias, traumatismos, cistite hemorrágica e tumores.

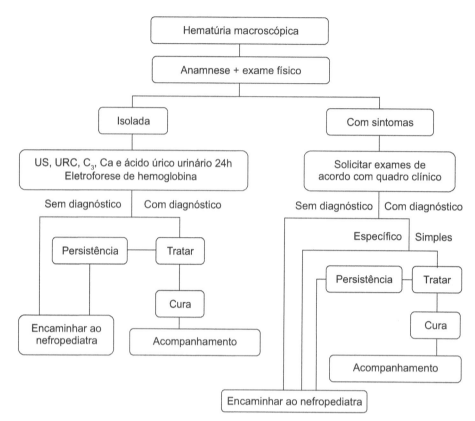

Figura 36.1 Fluxograma para abordagem de hematúria macroscópica.

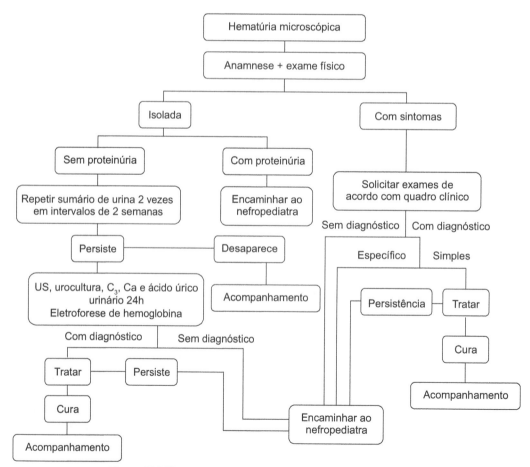

Figura 36.2 Fluxograma para abordagem de hematúria microscópica.

A glomerulonefrite difusa aguda é a principal causa de hematúria macroscópica em países subdesenvolvidos ou em desenvolvimento (veja o Capítulo 35).

A hipercalciúria idiopática é a entidade que apresenta maior incidência em países desenvolvidos. Em geral, encontram-se antecedentes familiares de litíase urinária. O quadro clínico costuma ser de hematúria. Às vezes, os pacientes podem apresentar litíase urinária, disúria, polaciúria e dor abdominal ou lombar recorrente. Esses sintomas podem apresentar-se isoladamente ou associados à hematúria. O diagnóstico é estabelecido mediante dosagem de cálcio na urina de 24 horas. Considera-se anormal eliminação de cálcio > 4mg/kg/dia ou relação cálcio/creatinina em amostra urinária > 0,22.

Hematúria microscópica

Nesses casos, deve-se identificar se a hematúria ocorre de modo isolado ou associada a algum outro sintoma.

No primeiro grupo, é importante verificar a presença ou não de proteína na urina. Quando os *pacientes não apresentam proteinúria*, o sumário de urina deve ser repetido duas ou três vezes com intervalos de 2 semanas. Se a hematúria desaparece, o paciente deve ser apenas acompanhado. Quando persiste, devem ser solicitados: C_3, ultrassonografia de rins e vias urinárias, urocultura, dosagem de cálcio e ácido úrico urinários em 24 horas e eletroforese de hemoglobina, naqueles pacientes com história familiar para discrasias sanguíneas. Quando não se consegue definir o diagnóstico, encaminha-se o paciente ao especialista, assim como aqueles que, tratados e acompanhados, apresentem recidivas. Estes constituem um dos grupos mais frequentes. Quando não se consegue estabelecer o diagnóstico e esses pacientes são acompanhados, apenas cerca de 35% permanecem com hematúria 1 ano após o diagnóstico. Nos casos diagnosticados, as afecções mais comuns são: hipercalciúria, hiperuricosúria, hematúria familiar benigna e nefropatia por IgA/síndrome de Alport.

Os *pacientes com proteinúria* devem ser encaminhados ao nefropediatra; esses pacientes costumam apresentar prognóstico menos favorável e o dano é glomerular ou, às vezes, tubulointersticial.

Quando os pacientes apresentam sintomas associados, os exames devem ser solicitados de acordo com o quadro clínico.

Os casos em que não é possível o diagnóstico ou que apresentem complicações ou recidivas devem ser encaminhados ao nefrologista.

Bibliografia

Ammenti A, Néri E, Agistri R et al. Idiopathic hypercalciuria in infants with renal stone. Pediatr Nephrol 2006; 21(12):1901-3.

Bergstein JM. Conditions particulary associated with hematuria. In: Berhman RE, Kliegman RM, Jenson HD (eds.) Nelson textbook of pediatrics. 16. ed., Philadelphia: Saunders, 2000:1577-90.

Cilento BG Jr, Stock JA, Kaplan GW. Hematuria in children: a practical approach. Urol Clin North Am 1995; 22(1):43-55.

Diven SC, Travis LD. A practical primary care approach to hematuria in children. Pediatr Nephrol 2000; 14:65-72.

Feng CY, Xia YH, Wang WJ et al. Persistent asymptomatic isolated hematuria in children: clinical and histopathological features and prognosis. World Journal of Pediatrics 2013; 9(2):163-8.

Greenfield SP, Williot P, Kalan D. Gross hematuria in children: ten-year review. Urology 2007; 69(1):166-9.

Hicks J, Mierau G, Wartchow EP, Eldin K et al. Renal diseases associated with hematuria in children and adolescents: a brief tutorial. Ultrastructural Pathology 2012; 36.1:1-18.

Ohisa N, Kanemitsu K, Matsuki R et al. Evaluation of hematuria using albumin-to-total protein ration to diferentiate glomerular and nonglomerular bleeding. Clin Exp Nephrol 2007; 11(1):61-5.

Patel HP, Bissler JJ. Hematuria in children. Pediat Clin N Am 2001; 48(6):1519-37.

Peres LAB, Langer SS, Schmidt RC et al. Nephrolithiasis in pediatric patients: metabolic and anatomical investigation. Jornal Brasileiro de Nefrologia 2011; 33.1:50-4.

Polito C, La Manna A, Cioce F et al. Clinical presentation and natural cource of idiopathic hypercalciuria in chidren. Pediatr Nephrol 2000; 15(3-4):211-4.

Pontual MP. Hematúria. In: Alves JGB, Ferreira OS, Maggi RS (eds.) Fernando Figueira pediatria (IMIP). 3. ed., Rio de Janeiro 2004: 827-33.

Rahman AJ, Qamar FN, Ashraf S et al. Prevalence of hypertension in healthy school children in Pakistan and its relationship with body mass index, proteinuria and hematuria. Saudi Journal of Kidney Diseases and Transplantation 2013; 24(2):408.

Robbiani JH, Simonetti GP, Crosazzo L et al. False positive dipstick for urinary blood in childhood. J Nephrol 2006; 19(5):605-6.

Su SW. Hematuria in children: when should you be concerned? Pediatric Nephrology 2012.

Wood EG. Assintomatic hematúria in childhood: a practical approach to evoluation. Indian J Pediatr 1999; 66(2):207-14.

Zaman Z, Proesmans W. Dymorphic erythrocytes and G1 cell as markers of glomerular hematuria. Pediatr Nephrol 2000; 14(10-11):900-4.

Capítulo 37

Hipertensão Arterial na Criança

Roberta Souza da Costa Pinto Meneses
José Pacheco Martins Ribeiro Neto

INTRODUÇÃO

A hipertensão arterial sistêmica (HAS) representa um dos mais importantes problemas de saúde pública, e evidências mostram que a maioria dos adultos hipertensos tem antecedentes de hipertensão na infância. Como a hipertensão arterial na infância e na adolescência contribui para o desenvolvimento precoce de doença cardiovascular, diagnóstico e tratamento precoces da HAS podem reduzir seu início a longo prazo. A incidência da hipertensão arterial pediátrica gira em torno de 2,5% a 3%; no entanto, obesidade, dietas hipercalóricas, mudanças no estilo de vida (como sedentarismo) e consumo excessivo de sal vêm aumentando essa incidência.

DEFINIÇÃO

A HAS é definida por níveis da pressão arterial sistólica (PAS) e/ou diastólica (PAD) maiores ou iguais ao percentil 95 para gênero, idade e peso em três ou mais aferições, em momentos diferentes. Pré-hipertensão é definida por PAS e/ou PAD maiores ou iguais ao percentil 90, mas menores que o percentil 95 ou quando, nos adolescentes, os níveis pressóricos são maiores ou iguais a 120/80mmHg, mesmo quando abaixo do percentil 90. Hipertensão do jaleco branco é definida por pressão arterial maior ou igual ao percentil 95 apenas dentro do consultório; nesse caso, faz-se necessária a monitorização ambulatorial da pressão arterial (MAPA) para confirmação da HAS:

- **Pressão arterial normal:** PAS e PAD < percentil 90.
- **Pré-hipertensão:** PAS e/ou PAD > percentil 90 e < percentil 95 ou pressão arterial = 120/80mmHg mesmo que < percentil 90 para idade, gênero e peso.
- **Hipertensão:** PAS e/ ou PAD > percentil 95. A HAS é dividida em dois estágios com o objetivo de identificar as crianças sob maior risco de apresentar complicações e que necessitam tratamento imediato:

   - **Estágio 1:** PAS e/ ou PAD entre percentil 95 mais 5mmHg e < percentil 99.
   - **Estágio 2:** PAS e/ ou PAD > percentil 99 mais 5mmHg.

EPIDEMIOLOGIA E FATORES DE RISCO

A incidência de HAS na raça negra é cerca de duas vezes maior independentemente de idade e gênero. Estudos mostram que fatores genéticos estão relacionados com a HAS, sendo observados níveis pressóricos mais elevados em indivíduos cujos pais eram portadores de HAS essencial. Portanto, a incidência de HAS em crianças pode variar de acordo com o índice de massa corporal (IMC), a etnia, a história familiar e o gênero. Como principais fatores de risco podem ser citados:

- **Obesidade:** nos EUA, o risco de desenvolvimento de HAS dobra a cada aumento de uma unidade do IMC; além disso, o risco de dislipidemia também aumenta com a elevação do IMC (IMC > percentil 85).
- **Gênero:** nos EUA, o diagnóstico de pré-hipertensão é maior no gênero masculino do que no feminino.
- **Fatores genéticos:** aproximadamente 50% das crianças com HAS essencial apresentam história familiar. Fatores genéticos estão associados a cerca de 30% das causas de HAS na população em geral.
- **Aleitamento materno:** evidências mostram que o aleitamento materno auxilia a redução da HAS em crianças.

ETIOLOGIA

A HAS secundária (cuja causa pode ser identificada) é a mais comum na população pediátrica, enquanto a HAS essencial tem prevalência aumentada com a idade. No período neonatal, as causas mais frequentes de HAS são: trombose da artéria renal, malformações renais, estenose de artéria renal, trombose de veia renal e cardiopatia congênita, como coarctação de aorta. Em menores de 6 anos podem ser citadas as doenças renovasculares (estenose de artéria renal, displasia fibromuscular, neurofibromatoses, arterites) coarctação da aorta e uso de algumas medicações (uso excessivo de corticoides). Entre os 6 e os 10 anos de idade ainda prevalecem doença parenquimatosa renal (glomerulonefrites) e causas endócrinas e iatrogênicas. Nas crianças com mais de 10 anos prevalece a HAS essencial.

Outras causas de HAS em crianças são: arterites sistêmicas (arterite de Takayasu, púrpura de Henoch-Schönlein), oncológicas (feocromocitoma, tumor de Wilms, neuroblastoma, adenocarcinoma de suprarrenal), endocrinológicas (hipertireoidismo, síndrome e doença de Cushing, síndrome de Liddle, síndrome de Gordon, hiperplasia suprarrenal congênita, aldosteronismo mediado por glicocorticoide), distúrbios neurológicos (síndrome de Guillain-Barré, hipertensão intracraniana, disautonomia familiar) e indução por medicamentos (contraceptivos orais, uso excessivo de corticoides, simpaticomiméticos – descongestionantes, inibidores da calcineurina – tacrolimus, ciclosporina e uso de substâncias como cocaína, anfetaminas e cafeína).

Em crianças portadoras de doença renal crônica terminal, a HAS está relacionada com maior retenção hídrica e salina, aumento do débito cardíaco e diminuição do ritmo de filtração glomerular, assim como com menor desempenho do miocárdio em razão da ação dos agentes vasoconstritores e vasodilatadores.

DIAGNÓSTICO CLÍNICO E LABORATORIAL

A aferição da pressão arterial deve ser realizada no braço direito, que deve estar na altura do coração e com a criança em repouso por, pelo menos, 3 a 5 minutos. O manguito apropriado deve corresponder a 40% da circunferência do braço direito (representado pela metade da distância entre a extremidade do acrômio e do olecrânio – Quadro 37.1). O manguito deverá cobrir 80% a 100% da circunferência do braço.

Recomenda-se que crianças a partir dos 3 anos de vida tenham a pressão arterial aferida rotineiramente nas consultas médicas ambulatoriais. Crianças com menos de 3 anos de idade devem ter a pressão arterial aferida caso apresentem história de prematuridade, baixo peso ao nascer, cardiopatia congênita, doenças renais ou história familiar de doença renal congênita e história de transplante de órgão sólido ou de medula.

No diagnóstico clínico, além da aferição da pressão arterial, deve-se realizar anamnese com pesquisa da história familiar de HAS essencial, de doenças cardiovasculares, endócrinas, renais e de acidente vascular encefálico (AVE); portadores de neurofibromatose e esclerose tuberosa; história neonatal; passado de infecção do trato urinário; hospitalização prévia; se é portador de distúrbios do sono (existe associação entre apneia do sono e obesidade e HAS); uso de medicamentos (corticoide, anticoncepcional oral) e uso de drogas (álcool, fumo, cocaína, anfetaminas).

Nos Quadros 37.2 e 37.3 encontram-se os valores normais de pressão arterial em crianças e adolescentes, que são os referenciais mais usados. Os dados apresentados são fundamentados no relatório da Força-Tarefa Norte-Americana publicado em 2004 e consideram o peso e a idade do paciente, sendo ajustados ao percentil de estatura da criança.

Sinais e sintomas

A criança pode apresentar-se assintomática, mas também pode evoluir para um quadro clínico de encefalopatia hipertensiva com cefaleia, vômitos, distúrbios visuais, ataxia, estupor e crise convulsiva.

Quando a HAS é confirmada, devem ser realizados os seguintes exames: hemograma, sumário de urina, urocultura, ionograma, ureia, creatinina, cálcio, ácido úrico e perfil lipídico. Se um desses estiver alterado, devem ser solicitados ultrassonografia renal, ecocardiograma e exame de fundo de olho. Nos pacientes com suspeita de HAS por causa secundária, os exames laboratoriais devem ser direcionados para a causa provável: dosagem de renina, aldosterona (repouso por 2 horas deitado antes da coleta); urina de 24 horas com dosagem de catecolaminas ou aldosterona e cortisol, T_3, T_4, TSH, arteriografia renal (diagnóstico de estenose de arterial renal); em obesos, realizam-se o teste de tolerância à glicose e a dosagem de insulina. O MAPA está indicado em casos de HAS do jaleco branco.

As principais complicações da HAS são: doenças cardiovasculares (hipertrofia do ventrículo esquerdo, infarto agudo do miocárdio, insuficiência cardíaca, angina), doenças renais (glomeruloesclerose progressiva levando a doença renal crônica terminal, aterosclerose na HAS renovascular) e alteração do sistema nervoso central (encefalopatia hipertensiva, AVE e episódios isquêmicos transitórios).

TRATAMENTO

O objetivo do tratamento é fazer a pressão arterial retornar para abaixo do percentil 90 e prevenir suas complicações.

Nos pacientes com HAS leve, assintomáticos e sem lesão de órgão-alvo, o tratamento inicial é não famacológico, consistindo em mudanças de hábito, mudanças dietéticas (redução da ingesta de sal com dieta pouco calórica e rica em frutas e fibras), redução de peso e atividade física regular com exercícios aeróbicos.

Nos pacientes com HAS essencial sintomática, HAS secundária, com lesão de órgão-alvo e falha no tratamento não farmacológico depois de 6 meses de acompanhamento, a terapia medicamentosa deve ser iniciada. A terapia inicial deve consistir no uso de um fármaco até que seja alcançado o controle

Quadro 37.1 Dimensões de manguito recomendadas para aferição da pressão arterial

Idade	Largura (cm)	Comprimento (cm)	Circunferência do braço (cm)*
Recém-nascido	4	8	10
Lactente/pré-escolar	6	12	15
Escolar	9	18	22
Adolescente	10	24	26
Adulto	13	30	34
Adulto obeso	16	38	44
Coxa	20	42	52

* Deve envolver pelo menos 80% da circunferência do braço.

Quadro 37.2 Níveis de pressão arterial para meninas por idade e percentil de estatura

Idade (anos)	Percentil (PA)	PAS Percentil de estatura							PAD Percentil de estatura						
		5	10	25	50	75	90	95	5	10	25	50	75	90	95
1	50	83	84	85	86	88	89	90	38	39	39	40	41	41	42
	90	97	97	98	100	101	102	103	52	53	53	54	55	55	56
	95	100	101	102	104	105	106	107	56	57	57	58	59	59	60
	99	108	108	109	111	112	113	114	64	64	65	65	66	67	67
2	50	85	85	87	88	89	91	91	43	44	44	45	46	46	47
	90	98	99	100	101	103	104	105	57	58	58	59	60	61	61
	95	102	103	104	105	107	108	109	61	62	62	63	64	65	65
	99	109	110	111	112	114	115	116	69	69	70	70	71	72	72
3	50	86	87	88	89	91	92	93	47	48	48	49	50	50	51
	90	100	100	102	103	104	106	106	61	62	62	63	64	64	65
	95	104	104	105	107	108	109	110	65	66	66	67	68	68	69
	99	111	111	113	114	115	116	117	73	73	74	74	75	76	76
4	50	88	88	90	91	92	94	94	50	50	51	52	52	53	54
	90	101	102	103	104	106	107	108	64	64	65	66	67	67	68
	95	103	106	107	108	110	111	112	68	68	69	70	71	71	72
	99	112	113	114	115	117	118	119	76	76	76	77	78	79	79
5	50	89	90	91	93	94	95	96	52	53	53	54	55	55	56
	90	103	103	105	106	107	109	109	66	67	67	68	69	69	70
	95	107	107	108	110	111	112	113	70	71	71	72	73	73	74
	99	114	114	116	117	118	120	120	78	78	79	79	80	81	81
6	50	91	92	93	94	96	97	98	54	54	55	56	56	57	58
	90	104	105	106	108	109	110	111	68	68	69	70	70	71	72
	95	108	109	110	111	113	114	115	72	72	73	74	74	75	76
	99	115	116	117	119	120	121	122	80	80	80	81	82	83	83
7	50	93	93	95	96	97	99	99	55	56	56	57	58	58	59
	90	106	107	108	109	111	112	113	69	70	70	71	72	72	73
	95	110	111	112	113	115	116	116	73	74	74	75	76	76	77
	99	117	118	119	120	122	123	124	81	81	82	82	83	84	84
8	50	95	95	96	98	99	100	101	57	57	57	58	59	60	60
	90	108	109	110	111	113	114	114	71	71	71	72	73	74	74
	95	112	112	114	115	116	118	118	75	75	75	76	77	78	78
	99	119	120	121	122	123	125	125	82	82	83	83	84	85	86
9	50	96	97	98	100	101	102	103	58	58	58	59	60	61	61
	90	110	110	112	113	114	116	116	72	72	72	73	74	75	75
	95	114	114	115	117	118	119	120	76	76	76	77	78	79	79
	99	121	121	123	124	125	127	127	83	83	84	84	85	86	87
10	50	98	99	100	102	103	104	105	59	59	59	60	61	62	62
	90	112	112	114	115	116	118	118	73	73	73	74	75	76	76
	95	116	116	117	119	120	121	122	77	77	77	78	79	80	80
	99	123	123	125	126	127	129	129	84	84	85	86	86	87	88
11	50	100	101	102	103	105	106	107	60	60	60	61	62	63	63
	90	114	114	116	117	118	119	120	74	74	74	75	76	77	77
	95	118	118	119	121	122	123	124	78	78	78	79	80	81	81
	99	125	125	126	128	129	130	131	85	85	86	87	87	88	89
12	50	102	103	104	105	107	108	109	61	61	61	62	63	64	64
	90	116	116	117	119	120	121	122	75	75	75	76	77	78	78
	95	119	120	121	123	124	125	126	79	79	79	80	81	82	82
	99	127	127	128	130	131	132	133	86	86	87	88	88	89	90
13	50	104	105	106	107	109	110	110	62	62	62	63	64	65	65
	90	117	118	119	121	122	123	124	76	76	76	77	78	79	79
	95	121	122	123	124	126	127	128	80	80	80	81	82	83	83
	99	128	129	130	132	133	134	135	87	87	88	89	89	90	91
14	50	106	106	107	109	110	111	112	63	63	63	64	65	66	66
	90	119	120	121	122	124	125	125	77	77	77	78	79	80	80
	95	123	123	125	126	127	129	129	81	81	81	82	83	84	84
	99	130	131	132	133	135	136	136	88	88	89	90	90	91	92
15	50	107	108	109	110	111	113	113	64	64	64	65	66	67	67
	90	120	121	122	123	125	126	127	78	78	78	79	80	81	81
	95	124	125	126	127	129	130	131	82	82	82	83	84	85	85
	99	131	132	133	134	136	137	138	89	89	90	91	91	92	93
16	50	108	108	110	111	112	114	114	64	64	65	66	66	67	68
	90	121	122	123	124	126	127	128	78	78	79	80	81	81	82
	95	125	126	127	128	130	131	132	82	82	83	84	85	85	86
	99	132	133	134	135	137	138	139	90	90	90	91	92	93	93
17	50	108	109	110	111	113	114	115	64	65	65	66	67	67	68
	90	122	122	123	125	126	127	128	78	79	79	80	81	81	82
	95	125	126	127	129	130	131	132	82	83	83	84	85	85	86
	99	133	133	134	136	137	138	139	90	90	91	91	92	93	93

PAS: pressão arterial sistólica; PAD: pressão arterial diastólica.
Fonte: The Fourth Report on the Diagnosis, Evaluation, and Treatment of High Blood Pressure in Children and Adolescents, 2004.

Quadro 37.3 Níveis de pressão arterial para meninos por idade e percentil de estatura

Idade (anos)	Percentil (PA)	PAS Percentil de estatura 5	10	25	50	75	90	95	PAD Percentil de estatura 5	10	25	50	75	90	95
1	50	80	81	83	85	87	88	89	34	35	36	37	38	39	39
	90	94	95	97	99	100	102	103	49	50	51	52	53	53	54
	95	98	99	101	103	104	106	106	54	54	55	56	57	58	58
	99	105	106	108	110	112	113	114	61	62	63	64	65	66	66
2	50	84	85	87	88	90	92	92	39	40	41	42	43	44	44
	90	97	99	100	102	104	105	106	54	55	56	57	58	58	59
	95	101	102	104	106	108	109	110	59	59	60	61	62	63	63
	99	109	110	111	113	115	117	117	66	67	68	69	70	71	71
3	50	86	87	89	91	93	94	95	44	44	45	46	47	48	48
	90	100	101	103	105	107	108	109	59	59	60	61	62	63	63
	95	104	105	107	109	110	112	113	63	63	64	65	66	67	67
	99	111	112	114	116	118	119	120	71	71	72	73	74	75	75
4	50	88	89	91	93	95	96	97	47	48	49	50	51	51	52
	90	102	103	105	107	109	110	111	62	63	64	65	66	66	67
	95	106	107	109	111	112	114	115	66	67	68	69	70	71	71
	99	113	114	116	118	120	121	122	74	75	76	77	78	78	79
5	50	90	91	93	95	96	98	98	50	51	52	53	54	55	55
	90	104	105	106	108	110	111	112	65	66	67	68	69	69	70
	95	108	109	110	112	114	115	116	69	70	71	72	73	74	74
	99	115	116	118	120	121	123	123	77	78	79	80	81	81	82
6	50	91	92	94	96	98	99	100	53	53	54	55	56	57	57
	90	105	106	108	110	111	113	113	68	68	69	70	71	72	72
	95	109	110	112	114	115	117	117	72	72	73	74	75	76	76
	99	116	117	119	121	123	124	125	80	80	81	82	83	84	84
7	50	92	94	95	97	99	100	101	55	55	56	57	58	59	59
	90	106	107	109	111	113	114	115	70	70	71	72	73	74	74
	95	110	111	113	115	117	118	119	74	74	75	76	77	78	78
	99	117	118	120	122	124	125	126	82	82	83	84	85	86	86
8	50	94	95	97	99	100	102	102	56	57	58	59	60	60	61
	90	107	109	110	112	114	115	116	71	72	72	73	74	75	76
	95	111	112	114	116	118	119	120	75	76	77	78	79	79	80
	99	119	120	122	123	125	127	127	83	84	85	86	87	87	88
9	50	95	96	98	100	102	103	104	57	58	59	60	61	61	62
	90	109	110	112	114	115	117	118	72	73	74	75	76	76	77
	95	113	114	116	118	119	121	121	76	77	78	79	80	81	81
	99	97	98	100	102	103	105	106	84	85	86	87	88	88	89
10	50	97	98	100	102	103	105	106	58	59	60	61	61	62	63
	90	111	112	114	115	117	119	119	73	73	74	75	76	77	78
	95	115	116	117	119	121	122	123	77	78	79	80	81	81	82
	99	122	123	125	127	128	130	130	85	86	86	88	88	89	90
11	50	99	100	102	104	105	107	107	59	59	60	61	62	63	63
	90	113	114	115	117	119	120	121	74	74	75	76	77	78	78
	95	117	118	119	121	123	124	125	78	78	79	80	81	82	82
	99	124	125	127	129	130	132	132	86	86	87	88	89	90	90
12	50	101	102	104	106	108	109	110	59	60	61	62	63	63	64
	90	115	116	118	120	121	123	123	74	75	75	76	77	78	79
	95	119	120	122	123	125	127	127	78	79	80	81	82	82	83
	99	126	127	129	131	133	134	135	86	87	88	89	90	90	91
13	50	104	105	106	108	110	111	112	60	60	61	62	63	64	64
	90	117	118	120	122	124	125	126	75	75	76	77	78	79	79
	95	121	122	124	126	128	129	130	79	79	80	81	82	83	83
	99	128	130	131	133	135	136	137	87	87	88	89	90	91	91
14	50	106	107	109	111	113	114	115	60	61	62	63	64	65	65
	90	120	121	123	125	126	128	128	75	76	77	78	79	79	80
	95	124	125	127	128	130	132	132	80	80	81	82	83	84	84
	99	131	132	134	136	138	139	140	87	88	89	90	91	92	92
15	50	109	110	112	113	115	117	117	61	62	63	64	65	66	66
	90	122	124	125	127	129	130	131	76	77	78	79	80	80	81
	95	126	127	129	131	133	134	135	81	81	82	83	84	85	85
	99	134	135	136	138	140	142	142	88	89	90	91	92	93	93
16	50	111	112	114	116	118	119	120	63	63	64	65	66	67	67
	90	125	126	128	130	131	133	134	78	78	79	80	81	82	82
	95	129	130	132	134	135	137	137	82	83	83	84	85	86	87
	99	136	137	139	141	143	144	145	90	90	91	92	93	94	94
17	50	114	115	116	118	120	121	122	65	66	66	67	68	69	70
	90	127	128	130	132	134	135	136	80	80	81	82	83	84	84
	95	131	132	134	136	138	139	140	84	85	86	87	87	88	89
	99	139	140	141	143	145	146	147	92	93	93	94	95	96	97

PAS: pressão arterial sistólica; PAD: pressão arterial diastólica.

Fonte: The Fourth Report on the Diagnosis, Evaluation, and Treatment of High Blood Pressure in Children and Adolescents, 2004.

da pressão arterial. Um segundo fármaco será associado caso a pressão arterial ainda não esteja controlada.

Nas emergências hipertensivas, a pressão arterial deve ser controlada para evitar lesão de órgão-alvo, evitando hipotensão em virtude do risco de AVE isquêmico; na encefalopatia hipertensiva, o agente de escolha é o nitroprussiato de sódio, devendo a pressão arterial ser reduzida em um terço nas primeiras 6 horas e o restante nas 18 horas seguintes.

Os pacientes com HAS < percentil 99 e sem lesão de órgão-alvo não têm restrição para atividade física, mas os que apresentam lesão de órgão-alvo devem receber avaliação individual antes da liberação para essa atividade (Quadros 37.4 e 37.5).

Quadro 37.4 Agentes anti-hipertensivos para tratamento ambulatorial em crianças de 1 a 17 anos de idade

Classe	Fármaco	Dose	Intervalo	Efeitos colaterais
Betabloqueadores	Atenolol	0,5 a 1mg/kg/dia máx. 2mg/kg/dia ou 100mg/dia	1 a 2×/dia	Cuidado na asma Monitorizar FC, lípides e glicemia Contraindicado nos atletas
	Propranolol	1 a 2mg/kg/dia máx. 4mg/kg/dia ou 640mg/dia	2 a 3×/dia	
Antagonistas dos canais de cálcio	Nifedipina de liberação lenta	0,25 a 0,5mg/kg/dia máx. 3mg/kg/dia ou 120mg/dia	1 a 2×/dia	Taquicardia, rubor facial, edema de membros inferiores Anlodipino pode ser formulado como suspensão
	Anlodipino	Crianças 6 a 17 anos: 2,5 a 5mg/dia	1×/dia	
Diuréticos	Hidroclorotiazida	1 a 3mg/kg/dia máx. 100 a 200mg/dia	1×/dia	Hipo- e hiperpotassemia Aumento de ácido úrico e glicemia, ineficaz com clearance de creatinina < 25mL/min
	Clortalidona	0,3 a 2mg/kg/dia ou máx. 50mg/dia	1×/dia	
	Furosemida	0,5 a 6 g/kg/dia	2 a 4×/dia	Hipo- e hipopotassemia
	Espironolactona	1 a 3,3mg/kg/dia – máx. 100mg/dia	1 a 2×/dia	Poupador de potássio
	Amilorida	0,4 a 0,625mg/kg/dia – máx. 20mg/dia	1×/dia	Poupador de potássio
Antagonista alfaperiférico	Doxazosina	1 a 4mg/dia	1×/dia	Hipotensão postural
	Prazosina	0,05 a 0,1mg/kg/dia – máx. 0,5mg/kg/dia	1 a 3×/dia	
Vasodilatadores	Hidralazina	0,75 a 7,5mg/kg/dia – máx. 200mg/dia	2 a 4×/dia	Taquicardia reflexa, cefaleia, tonteira
	Minoxidil	< 12 anos 0,02mg/kg/dia – máx. 50mg/dia ≥ 12 anos 5mg/dia – máx. de 100mg/dia	1 ou 2×/dia	Hipertricose Derrame pericárdico
Inibidores da ECA	Captopril	0,3 a 6mg/kg/dia – máx. 450mg/dia	2 a 3×/dia	Tosse, hiperpotassemia, insuficiência renal aguda Teratogênico
	Enalapril	0,08 a 0,6mg/kg/dia – máx. 40mg/dia	1 a 2×/dia	Tosse menos frequente
	Lisinopril	> 6 anos: 0,07 a 0,6mg/kg/dia – máx. 40mg/dia	1×/dia	Clearance = 30mL/min
Bloqueadores do receptor AT 1	Losartana	0,7 a 1,4mg/kg/dia, máx. 50 a 100mg/dia	1 ou 2×/dia	Mesmas recomendações para inibidores da ECA
Alfa-agonista central	Clonidina	> 2 anos, 0,2 a 2,4mg/dia	2×/dia	Boca seca ou sedação; suspensão súbita pode levar a hipertensão grave de rebote

FC: frequência cardíaca; AT 1: angiotensina 1; ECA: enzima de conversão da angiotensina.
Fonte: The Fourth Report on the Diagnosis, Evaluation, and Treatment of High Blood Pressure in Children and Adolescents, 2004.

Quadro 37.5 Agentes anti-hipertensivos utilizados no manejo da HAS grave em crianças entre 1 e 17 anos de idade

Classe	Fármaco	Dose	Intervalo	Comentários
Vasodilatadores	Hidralazina	0,2 a 0,6mg/kg/dose	EV ou IM	Repetir a cada 20min no máximo 0,6mg/kg/dose até 4/4h
	Minoxidil	0,1 a 0,2mg/kg/dose	VO	Ação prolongada Potente vasodilatador
	Nitroprussiato de sódio	0,5 a 10mg/kg/min	Infusão contínua	Evitar uso prolongado/ máximo de 72h
Agonista dopaminérgico	Fenoldopan	0,2 a 0,8mg/kg/min	Infusão contínua	Pode levar a aumento da pressão intraocular

Fonte: The Fourth Report on the Diagnosis, Evaluation, and Treatment of High Blood Pressure in Children and Adolescents, 2004.

Bibliografia

Falkner B. Hypertension in children and adolescents: epidemiology and natural history. Pediatr Nephrol 2010; 25:1219-24.

Hadtstein C, Schaefer F. Hypertension in children with chronic kidney disease: pathophysiology and management. Pediatr Nephrol 2008; 23:363-71.

Lande MB, Flynn JT. Treatment of hypertension in children and adolescentes. Pediatr Nephrol 2009; 24:1939-49.

McCrindle BW. Assessment and management of hypertension in children and adolescents. Nature Reviews Cardiology 2010.

The Fourth Report on the Diagnosis, Evaluation, and Treatment of High Blood Pressure in Children and Adolescents. Pediatrics 2004; 114(2):555-76.

Vehaskari VM. Heritable forms of hypertension. Pediatr Nephrol 2009; 24:1929-37.

Infecção do Trato Urinário

Roberta Souza da Costa Pinto Meneses
José Pacheco Martins Ribeiro Neto

INTRODUÇÃO

A infecção do trato urinário (ITU) constitui uma das infecções mais comuns em pediatria, sendo considerada a infecção bacteriana mais frequente em lactentes, principalmente nos primeiros meses de vida. No início do século XX, as taxas de mortalidade alcançavam em torno de 20% dos recém-nascidos e lactentes com pielonefrite aguda. Com o advento da antibioticoterapia e dos diagnósticos mais precisos, a mortalidade aproxima-se de zero. É difícil a estimativa de sua verdadeira incidência, principalmente nos lactentes jovens, nos quais a sintomatologia para ITU é inespecífica, podendo apresentar-se apenas com febre. A ITU pode evoluir com complicações a longo prazo, como doença renal crônica terminal, hipertensão e complicações durante a gravidez. Por isso, é importante seu diagnóstico precoce, especialmente em lactentes, além da identificação dos fatores de risco.

CONCEITO

ITU corresponde à proliferação bacteriana no trato urinário, que habitualmente é estéril. Idade e gênero são os fatores que mais influenciam sua prevalência.

No período neonatal, a ocorrência nos pacientes do gênero masculino é cinco a oito vezes maior do que no feminino. Essa predominância persiste até o sexto mês de vida, quando as pacientes do gênero feminino passam a responder por maior percentual de ITU. Infecções sintomáticas são de 10 a 20 vezes mais frequentes em meninas pré-escolares do que em meninos. Recorrência de ITU é registrada em aproximadamente 25% dos recém-nascidos de ambos os gêneros. Em meninos, a recorrência após o primeiro episódio de ITU é rara, diferentemente do que acontece com as meninas, nas quais vários episódios de ITU acontecem após a primeira infecção.

A ITU pode ser classificada como pielonefrite, cistite aguda e bacteriúria assintomática. Essa diferenciação é importante em razão do risco de cicatriz renal que alguns episódios de ITU podem ocasionar, necessitando tratamento mais agressivo. Em cerca de 10% a 20% das infecções sintomáticas, a cistite não pode ser diferenciada da pielonefrite; nesses casos, a melhor opção é tratá-la como pielonefrite, devido ao risco de cicatriz renal.

FATORES PREDISPONENTES

- Malfomação do trato urinário.
- Disfunções vesicais.
- Constipação intestinal.
- Uso indiscriminado de antibióticos com repercussão na microbiota intestinal normal.
- Não aleitamento materno.
- Uretra feminina.
- Fimose.
- Vulvovaginites.
- Grupo sanguíneo P1/Lewis secretor.
- Deficiência de IgA secretora.
- ITU materna ao nascimento.

FATORES DE DEFESA DO HOSPEDEIRO

- Esvaziamento vesical.
- Peristalse da uretra.
- Fatores protetores da mucosa.
- Proteína de Tamm-Horsfall.
- Atividade antibacteriana da urina.

ETIOLOGIA

O agente etiológico mais comumente isolado em casos de ITU pertence à família Enterobacteriaceae, tendo como principal representante a *Escherichia coli*, responsável por 70% a 90% dos relatos.

Outros agentes etiológicos são: *Pseudomonas aeruginosa*, bacilo gram-negativo não entérico muitas vezes encontrado em infecções graves, em pacientes imunossuprimidos e com obstrução urinária; *Enterobacter* e *Klebsiella*, frequentes no período neonatal; *Streptococcus* do grupo B, pouco frequente, porém ocasionalmente isolado na urina de recém-nascidos; *Enterococcus* spp, patógenos gram-positivos que acometem principalmente lactentes; *Staphylococcus aureus*, cocos gram-positivos que raramente causam ITU, porém, quando presentes, levam a pensar em contaminação por cateterismo das vias urinárias ou por via hematogênica; *Proteus mirabilis*, muito frequente em meninos com menos de 1 ano de idade não circuncisados, coloniza glande e meato uretral; *Staphylococcus* coagulase-negativo, associado a infecções após cateterismo do trato urinário e infecções hospitalares; *Staphylococcus saprophyticus*, cocos gram-positivos mais frequentes em adolescentes do gênero feminino sexualmente ativas; *Candida* spp, presente em pacientes imunossuprimidos, com hospitalização e/ou cateterismo das vias urinárias prolongados; adenovírus, que causa ITU e está associado a cistite hemorrágica.

QUADRO CLÍNICO

Os sintomas de ITU dependem não somente da intensidade da reação inflamatória, mas do local da infecção e da idade do paciente.

No período neonatal, acredita-se que a infecção seja adquirida por via hematogênica ou por malformações do trato urinário, muitas vezes associadas a infecção urinária, que evoluem para sepse com ou sem meningite. Os sintomas mais frequentes são: elevação da temperatura, apatia, hipotonia, cianose, ausência de ganho ponderal, recusa alimentar, icterícia e sintomas neurológicos.

Em lactentes, a febre pode ser o sintoma mais importante de pielonefrite aguda, porém podem ser encontrados, ainda, anorexia, vômitos, perda de peso ou ausência de ganho ponderal, irritabilidade e urina com odor fétido, entre outros.

Em pré-escolares e escolares entre 2 e 5 anos de idade, ocorrem febre e dor abdominal. Após os 5 anos de idade, observa-se a presença dos sintomas clássicos de ITU: febre, disúria, urgência miccional, sinal de Giordano positivo e tenesmo urinário.

DIAGNÓSTICO

O diagnóstico é estabelecido por meio da urinálise com coleta de urocultura, o único exame para confirmação de ITU. Pode ser feita por meio do jato intermediário após asseio genital, cateterismo uretral e punção suprapúbica. O saco coletor não é bom método para coleta, por apresentar alto percentual de falso-positivo em virtude da contaminação pela microbiota periuretral. O jato intermediário é preferencialmente utilizado nas crianças com controle miccional adequado. Cateterismo uretral é preferencialmente realizado em pacientes com malformação do trato urinário e em crianças do gênero feminino que ainda não apresentam controle esfincteriano. A punção suprapúbica é a melhor técnica de coleta para urocultura, podendo ser utilizada em crianças no primeiro ano de vida nas quais bexiga ainda é um órgão intra-abdominal. Raramente se observam complicações com essa técnica, porém, em 2% dos casos, pode ocorrer hematúria macroscópica; por outro lado, hematúria microscópica está presente após a maioria das punções suprapúbicas.

Para avaliação do resultado da urocultura, utiliza-se o conceito de bacteriúria de Kass (usado para coleta por jato intermediário): ocorre bacteriúria significativa quando é coletada urina por jato intermediário com 10^5 ou mais unidades formadoras de colônias/mL de urina (UFC/mL); pacientes com resultado entre 10^4 e 10^5 UFC/mL são considerados suspeitos para ITU; e pacientes com resultado de urina com 10^3 ou menor número de UFC/mL são considerados contaminados. Quando a coleta de urina é feita por punção suprapúbica, qualquer número de colônias é considerado positivo, e quando realizada por cateterismo uretral, a presença de 10^3 ou mais colônias é considerada positiva.

Outros exames utilizados para auxiliar o diagnóstico de ITU:

- **Sumário de urina:** leucocitúria é observada em 80% a 90% dos episódios sintomáticos de ITU, porém não é patognomônico, pois outras nefropatias também podem apresentá-la como glomerulonefrite difusa aguda, nefropatia lúpica, tuberculose renal, acidose tubular renal e malformações congênitas do trato urinário. Considera-se leucocitúria contagem de > 5 leucócitos/campo nos meninos e > 8 leucócitos/campo nas meninas. A hematúria pode estar presente em 20% a 25% dos casos de ITU (cistites agudas ou pielonefrites); proteinúria discreta também pode ser detectada nos casos de ITU. Observa-se, ainda, densidade urinária baixa em virtude da disfunção tubular temporária nos casos de pielonefrite.
- **Teste do nitrito:** baseia-se na habilidade do uropatógeno de reduzir o nitrato em nitrito. Deve ser realizado com urina recém-emitida e que tenha permanecido armazenada na bexiga por pelo menos 4 horas. Por isso, a sensibilidade em lactentes é baixa em razão do número elevado de micções. Além disso, o teste do nitrito pode ser falso-positivo em meninos devido à presença de bactérias produtoras de nitrito na região prepucial. O teste também pode ser falso-positivo na presença de hematúria macroscópica, que causa descoloração da fita do teste. Outros exames, como hemograma com plaquetas, VSH e PCR podem estar alterados, mas não são específicos. A função renal com a dosagem de ureia e creatinina não se altera nas pielonefrites não obstrutivas, e sua elevação sugere importante comprometimento do parênquima renal.

Para o diagnóstico de bacteriúria assintomática é necessária a repetição do exame após 2 semanas com o paciente sem febre e sem sintomas urinários.

Diagnóstico por imagem

Após a confirmação da ITU, o paciente deve ser submetido à investigação radiológica do trato urinário (Figura 38.1). O principal objetivo é o diagnóstico de malformações ou disfunções urinárias, de modo que seja indicada a abordagem terapêutica mais adequada para prevenir novos surtos de ITU. Entre as malformações detectadas, o refluxo vesicoureteral (RVU) é a alteração mais encontrada (em torno de 30% a 50% dos casos).

O exame inicial para investigação do trato urinário é a ultrassonografia (USG) renal e de vias urinárias, que está indicada para pacientes de qualquer faixa etária. O exame seguinte é a uretrocistografia miccional (UCM), indicada para os pacientes até os 5 anos de idade, a qual avalia não só a uretra e a bexiga, mas detecta, também, o RVU. A UCM só pode ser realizada nos pacientes com urocultura negativa e em uso de antibiótico profilático, a fim de evitar novo surto de ITU após o exame. Pacientes com mais dos 5 anos de idade só devem ser submetidos à UCM caso apresentem suspeita de malformação do trato urinário inferior ou distúrbio miccional.

A cintilografia renal com ácido dimercaptossuccínico (DMSA) é exame utilizado para avaliação do parênquima renal funcionante e da função quantitativa (relativa e absoluta) de cada rim. Detecta alterações renais durante a pielonefrite aguda, as quais desaparecem em torno de 4 a 6 semanas. Após esse período, as alterações detectadas pelo DMSA podem ser consideradas cicatrizes renais.

TRATAMENTO

Os objetivos do tratamento da ITU são: diagnóstico preciso, associado ou não a bacteriemia ou meningite, principalmente em crianças com menos de 2 meses de idade; identificação de anormalidades no trato urinário e prevenção das infecções recorrentes; resolução dos sintomas agudos de infecção; e prevenção de cicatrizes renais. As cicatrizes renais são encontradas em cerca de 10% das crianças após ITU. Podem evoluir para hipertensão arterial sistêmica em 10% a 30% e para doença renal em estágio final em cerca de 10% a 20% dos casos de ITU. Retardo no início do tratamento, ITU recorrentes, RVU e malformações do trato urinário propiciam o surgimento de cicatrizes renais.

O uso de antimicrobiano oral é muito efetivo no tratamento da maioria dos casos de ITU. No entanto, a hospitalização deve ser considerada para qualquer criança com menos de 5 anos de idade com suspeita de sepse ou nos casos de não aceitação oral do antimicrobiano. A urina costuma tornar-se estéril em 24 horas após o início do tratamento. A persistência de crescimento bacteriano pode indicar resistência bacteriana ou grave anormalidade no trato urinário. A escolha do antimicrobiano baseia-se no conhecimento dos patógenos mais predominantes por faixa etária. Além do uso de antimicrobiano, algumas medidas gerais ajudam a promover o sucesso do tratamento, como avaliação do padrão miccional com orientação de micção em dois tempos, com a finalidade de diminuir o resíduo pós-miccional, tratamento de parasitose intestinal e vulvovaginites, controle e tratamento da constipação intestinal, aporte hídrico adequado e orientação quanto ao ritmo miccional e à higienização do trato urinário.

Tratamento medicamentoso

O tratamento pode ser feito de acordo com a faixa etária:

- **Período neonatal (até os 2 meses de idade):** o esquema de antibiótico necessita ser de amplo espectro, uma vez que esses pacientes podem evoluir com bacteriemia. Tradicionalmente, o esquema de escolha consiste em ampicilina e aminoglicosídeo. As cefalosporinas de primeira e terceira gerações também podem ser utilizadas, porém não cobrem *Enterococcus*. Em recém-nascidos, o tratamento deve ser iniciado com antibiótico venoso e, após urocultura negativa e melhora clínica, concluído com antibiótico via oral.
- **Após 2 meses de idade:** se o paciente não apresentar sintomas de infecção sistêmica e aceitar bem a medicação por via oral, o tratamento pode ser administrado dessa maneira. Pode-se utilizar cefalosporinas de primeira e terceira gerações, nitrofurantoína, aminoglicosídeos, quinolonas e sulfametoxazol-trimetoprima. A nitrofurantoína tem baixa resistência bacteriana, porém não penetra nos tecidos renais, não sendo indicada para tratamento de pielonefrites. Sua excreção é totalmente renal, não sendo efetiva quando o ritmo de filtração glomerular é < 50%. As cefalosporinas de primeira e terceira gerações têm boa penetração nos tecidos renais e podem ser utilizadas tanto nos casos de cistite como de pielonefrites. Apresenta alta sensibilidade bacteriana. O sulfametoxazol-trimetoprima pode ser utilizado, mas a resistência a essa medicação é elevada em nosso serviço (em torno de 60%).

As doses preconizadas são:

- Nitrofurantoína: 3mg/kg/dia.
- Cefalosporina de primeira geração: 100mg/kg/ dia.
- Ceftriaxona: 100mg/kg/dia.
- Ácido nalidíxico: 30 a 50mg/kg/dia.
- Ciprofloxacina: 30mg/kg/dia.
- Gentamicina: 5mg/kg/dia.
- Amicacina: 15mg/kg/dia.
- Sulfametoxazol-trimetoprima: 40mg/kg/dia (da sulfa).

Antibioticoterapia profilática

O objetivo da antibioticoterapia profilática é inibir a multiplicação bacteriana, diminuindo a predisposição para novos surtos de ITU. Utiliza-se uma dose única à noite. São usados em nosso serviço:

- Nitrofurantoína: 1mg/kg/dia.
- Ácido nalidíxico: 10mg/kg/dia.
- Cefalexina: 25mg/kg/dia.

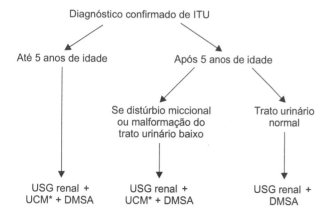

Figura 38.1 (*UCM deve ser realizada em caso de USG renal alterada ou na presença de malformação do trato urinário.)

Outros fármacos podem ser usados para profilaxia, como cefadroxil, ciprofloxacina e sulfametoxazol-trimetoprima. Estão indicados em pacientes com menos de 5 anos de idade, pacientes com ITU de repetição, durante a realização de UCM e em pacientes com malformação do trato urinário com ITU como, por exemplo, RVU com hidronefrose. A suspensão ocorre quando o paciente apresenta uroculturas sucessivas negativas e o desaparecimento do RVU na UCM. No paciente com mais de 6 a 7 anos, o profilático pode ser suspenso mesmo que o RVU persista.

Bibliografia

Alper SB, Curry HS. Urinary tract infection in children. American Family Physician 2005; 72(12):2483-8.

Bloomfield P, Hodson EM, Craig JC. Antibiotics for acute pyelonephritis in children. The Cochrane Library, Issue 2, 2005.

Gordon I, Barkovics M, Pindoria S, Cole J.T, Woolf S.A. Primary vesico-ureteric reflux as a predictor of renal damage in children hospitalized with urinary tract infection: A systematic review and meta-analysis. J Am Soc Nephrology 2003; 14:739-44.

Guidoni MBE, Toporovski J. Infecção do trato urinário na infância – aspectos clínicos, laboratoriais e terapêuticos. In: Toporovski J, Mello VR, Martini Filho D et al. (eds.) Nefrologia pediátrica. 2. ed. Rio de Janeiro: Guanabara Koogan, 2006:305-19.

Hansson S, Jodal U. Urinary tract infection. In: Avner ED, Harmon WE, Maudot P et al. (eds.) Pediatric nephrology. 4. ed. Lippincott Williams & Wilkins, 1999:835-50.

Malhotra MS, Kennedy AW. Urinary tract infection in children: treatment. Urol Clin N Am 2004; 31:527-34.

McGillivray D, Mok E, Mulrooney E, Kramer SM. A head-to-head comparison: "Clean-void" bag versus catheter urinalysis in the diagnosis of urinary tract infection in young children. J Pediatr 2005; 147:451-6.

Schlager TA. Urinary tract infections in infants and children. Infectious Disease Clinics of North America 2003; 17:353-65.

Capítulo 39

Litíase Renal

Adriano Almeida Calado
Iracy de Oliveira Araújo
José Pacheco Martins Ribeiro Neto
Seráfico Pereira Cabral Júnior

INTRODUÇÃO

A litíase urinária na população pediátrica vem aumentando de importância nas últimas décadas. Nos EUA, é responsável por 1 em cada 1.000 a 7.500 admissões hospitalares em pediatria. É mais frequente no gênero masculino do que no feminino (4:1). Nos países desenvolvidos, apenas 1% a 3% dos casos de litíase urinária ocorrem na população pediátrica.

Sua incidência vem aumentando com o passar das décadas, influenciada por fatores climáticos, sedentarismo e, principalmente, fatores dietéticos (ingesta aumentada de sal e proteínas e diminuída de água). Entretanto, a predisposição genética também é fator relevante, refletindo-se na distribuição racial (predominantemente em brancos) e história familiar de litíase.

Uma variedade de condições clínicas pode associar-se à litíase urinária na criança, como síndromes malabsortivas, fibrose cística, mielodisplasias e imobilizações prolongadas, entre outras.

Malformações do trato urinário e distúrbios metabólicos, urodinâmicos e infecciosos também estão relacionados com a formação de cálculos. As crianças que apresentam alterações metabólicas podem sofrer recidiva em aproximadamente 35% dos casos, enquanto as que não têm alterações metabólicas recidivam em 10% dos casos.

Em geral, os cálculos são formados por substâncias já presentes na urina, como cálcio, acido úrico, cistina e oxalato.

FATORES DE RISCO

- **História de litíase na família:** determina predisposição para a formação dos cálculos.
- **Baixa ingesta hídrica:** a diminuição da ingesta hídrica pode aumentar a concentração de substâncias formadoras de cálculo na urina.
- **Dieta cetogênica:** dietas com alta concentração de carboidratos podem aumetar o risco de formação de litíase.
- **Medicamentos:** alguns medicamentos, como furosemida, acetazolamida e alopurinol, aumentam o risco de formações de cristais.

FISIOPATOLOGIA

A urina é uma solução poliônica com cargas elétricas que atraem e repelem seus diversos íons, podendo ocorrer supersaturação dessas substâncias, influenciada pelo fluxo urinário e pela disponibilidade de água.

A precipitação dos sais ocorre quando o produto ativado excede o nível crítico, levando à cristalização e, posteriormente, à formação do núcleo. Para isso também é importante a redução das substâncias que impedem a cristalização.

O pH urinário exerce influência na saturação, podendo aumentar ou diminuir a solubilidade dos solutos, que são potencialmente formadores de cálculos.

Os fatores facilitadores da supersaturação e cristalização são: hipercalciúria, hiperuricosúria, hiperoxalúria, cistinúria e redução do volume urinário.

Os fatores inibidores da cristalização são: citrato, magnésio, pirofosfato, glicosaminoglicanos, glicoproteínas (como nefrocalcina e uropontina) e a proteína de Tamm-Horsfall.

Cerca de 30% a 90% das crianças nascidas com baixo peso e que necessitam suporte nutricional e respiratório desenvolvem nefrocalcinose detectada à ultrassonografia (USG). A causa provável dessa condição é um defeito tubular da acidificação urinária, levando a hipercalciúria e hipocitratúria.

Calculose vesical endêmica ocorre em meninos com erro alimentar, em países em desenvolvimento, nos locais onde predomina a alimentação à base de cereais e com baixíssimos teores de proteínas. Atualmente, é ocorrência rara em nosso meio.

As principais causas de litíase urinária em nosso meio são os distúrbios metabólicos, tendo como principal distúrbio a hipercalciúria. Veremos a seguir as principais causas separadamente.

Hipercalciúria

Principal causa de litíase urinária, chega a representar, em adultos, 75% dos casos nos EUA. Em crianças, varia de 9% a 80% dos casos, sendo também importante causa de hematúria persistente na infância. Estudos demonstram que a hipercalciúria idiopática tem origem genética, podendo apresentar-se com diminuição na reabsorção tubular de cálcio em nível renal ou aumento na absorção intestinal do cálcio, levando à hipercalciúria.

É grande o risco de formação de cálculos com baixo fluxo urinário.

Restrição de cálcio não é indicada devido ao risco de balanço negativo de cálcio com mobilização do *pool* ósseo. Por outro lado, a restrição de sal está indicada por reduzir a excreção de cálcio em virtude da diminuição do ritmo de filtração glomerular e do aumento da reabsorção distal de cálcio.

Hiperuricosúria

Responsável por 4% a 25% dos casos de litíase em crianças, é o segundo distúrbio metabólico mais frequente. O ácido úrico é o metabólito final do metabolismo das purinas.

Suas principais causas são: hiperuricemia, hiperuricosúria, pH urinário ácido (< 6,0) e redução do volume urinário. O baixo pH urinário pode levar à formação de litíase por ácido úrico, inclusive em pacientes com níveis de excreção de ácido úrico normais.

Acidose tubular renal

A acidose tubular renal distal (tipo I) associa-se à nefrocalcinose e à litíase urinária em até 20% a 60% dos casos, podendo ser decorrente de pH alcalino, hipocitratúria, hipercalciúria, hipermagnesiúria e hiperfosfatúria.

Infecção do trato urinário

Alguns agentes produtores de urease, como o proteus e o *S. aureus*, e menos frequentemente *Klebsiella, Serratia, Pseudomonas* e *Staphylococcus epidermidis*, podem promover a formação de cálculos em crianças em 2% a 3% dos casos.

Nesse caso, ocorrerão a formação de amônio e CO_2 e a alcalinização da urina que, com o fosfato e o magnésio existentes no meio, formarão os cálculos de estruvita (coraliformes). Mais comuns em meninos e em menores de 5 anos de idade, podem estar associados a uropatias obstrutivas e infecção do trato urinário (ITU) de repetição.

São cálculos de crescimento rápido, podendo levar a obstrução do trato urinário, pielonefrite e urossepse.

Hipocitratúria

Pode ser idiopática, secundária a acidose ou hipopotassemia sistêmica, ou pode estar associada a doença inflamatória óssea. O citrato age como inibidor da cristalização urinária e reduz a saturação dos sais de cálcio e a agregação do oxalato, bem como sua nucleação.

Relaciona-se com cálculos em crianças em até 10% dos casos.

Hiperoxalúria

Corresponde a cerca de 2% a 13% dos casos. Habitualmente, o oxalato urinário é de produção endógena, e apenas 10% a 15% se originam da dieta.

A hiperoxalúria pode ser primária, por erro inato do metabolismo, ou secundária, principalmente devido ao aumento da absorção intestinal do oxalato.

Cistinúria

Corresponde a cerca de 1% a 7% dos casos. Nessa doença genética, ocorre aumento da excreção urinária de cistina, ornitina, lisina e arginina. Em geral, a litíase inicia-se mais tardiamente (por volta da terceira à quarta década de vida).

Pode haver múltiplos cálculos bilaterais ou cálculo coraliforme.

A cistinúria pode estar associada a hipercalciúria (18%), hiperuricosúria (22%) e hipocitratúria (44%), provavelmente por defeito na acidificação tubular renal.

Hipomagnesemia

Em geral, a hipomagnesemia está associada a outros distúrbios metabólicos e pode ocorrer em diarreias crônicas, má absorção de magnésio e acidose tubular renal.

Obstrução do trato urinário

Obstruções do trato urinário podem apresentar dois mecanismos litogênicos, seja predispondo a uma infecção que atuaria por seus próprios mecanismos, seja pela retenção de cristais que cresceriam no interior da via excretora até formar o cálculo. As condições obstrutivas, associadas ou não a infecção, são rins em esponja medular, estenoses da junção pieloureteral (JPU), ureteroceles, divertículos da via excretora urinária, bexigas neurogênicas, obstruções infravesicais, ampliações vesicais e derivações urinárias.

QUADRO CLÍNICO

Na infância, os sintomas são inespecíficos, como dor abdominal ou pélvica, irritabilidade, hematúria, infecção urinária, disúria, polaciúria, enurese noturna etc. O quadro de dor está presente em 50% a 76% dos casos. A litíase urinária é comumente diagnosticada em exame de imagem durante a investigação da dor abdominal na infância.

No adolescente e no adulto, o quadro clínico típico é de cólica nefrética, em que há dor tipo cólica de início abrupto e forte intensidade, irradiando-se da região lombar para a região inguinal, associada ou não a náuseas e vômitos. Pode estar associada, também, a sintomas urinários, como disúria, urgência e hematúria, em 33% a 90% dos casos.

A dor do tipo visceral é causada pela distensão do sistema coletor proximal em razão da obstrução do sistema coletor e da passagem do cálculo. Na criança, a dor abdominal, em flanco ou pélvica está presente como sintoma inicial em até 50% dos casos.

Cálculos de até 5mm geralmente têm passagem espontânea no adulto, e os de até 3mm, nas crianças.

DIAGNÓSTICO LABORATORIAL E DE IMAGEM

Na investigação laboratorial, devem ser realizados:

- Sumário de urina.
- Urocultura.
- Função renal: ureia e creatinina.
- Bioquímica urinária: na criança sem controle esfincteriano, realizam-se dosagens isoladas de cálcio, creatinina e ácido úrico na urina. Naquelas com controle esfincteriano, procede-se à dosagem da urina de 24 horas (cálcio, ácido úrico, citrato, oxalato).
- Bioquímica sanguínea: cálcio, ácido úrico e fósforo.
- Paratormônio.

Valores de normalidade

- Relação CaU/CrU de 0 a 6 meses, < 0,8; de 7 a 12 meses, < 0,6; > 2 anos, 0,21.
- Relação AuU × CrP/CrU até 0,56.
- Na urina de 24 horas:
  - Ácido úrico: lactente, até 15mg/kg/dia; escolar, até 11mg/kg/dia; adolescente, até 9mg/kg/dia.
  - Magnésio < 88/1,73m^2/dia.
  - Cálcio < 4mg/kg/dia.
  - Oxalato < 50mg/1,73m^2/dia.
  - Cistina < 60mg/1,73m^2/dia.
  - Citrato > 400mg/g de creatinina.
  - Volume urinário > 20mL/kg/dia.

Na investigação por imagem, temos:

1. **Radiografia de abdome:** cálculos de ácido úrico são radiolucentes, enquanto cálculos de cálcio são radiopacos; os cálculos de estruvita e cistina são menos radiopacos que os de cálcio.
2. **USG de abdome:** exame indolor e de fácil acesso, tem a vantagem de identificar vários tipos de cálculos, inclusive alguns radiolucentes, podendo também ser útil no diagnóstico de obstruções e malformações anatômicas associadas, bem como da nefrocalcinose.
3. **Tomografia axial computadorizada (TAC) helicoidal de abdome:** de altas sensibilidade e especificidade (96% a 98%), não precisa de contraste. É considerada excelente técnica de diagnóstico tanto no adulto como na criança. Suas desvantagens em relação à USG são: maior nível de radiação, custo elevado e necessidade de sedação da criança pequena.
4. **Urografia excretora:** utiliza maior grau de radiação e necessita contraste venoso, sendo pouco realizada na atualidade.

TRATAMENTO
Tratamento clínico

Deve ser lembrada a correlação de litíase com os hábitos de vida e, então, medidas que combatam o sedentarismo e atividades físicas devem ser estimuladas:

- **Ingesta hídrica:** deve ser aumentada em torno de 20 a 30mL/kg/dia (não ultrapassando 2L/dia) para evitar a supersaturação da urina.
- **Dieta:** deve ser adotada dieta com teores normais de cálcio. O sódio deve ser diminuído da dieta, com ingestão em torno de 100mg/dia, para evitar aumento na excreção de cálcio. Deve-se evitar, também, excesso de proteínas, o qual está relacionado com elevação da excreção urinária de cálcio e ácido úrico.
- **Citrato de potássio:** promove a alcalinização do meio e é importante na prevenção de cálculos de ácido úrico, além de aumentar a excreção do citrato. Administrado na dose de 0,5 a 1mEq/kg/dia VO, dividida em duas a três tomadas.
- **Diuréticos tiazídicos:** indicados em pacientes com hipercalciúria, os tiazídicos inibem a reabsorção de sódio na alça de Henle. Além disso, estudos mostram que estimulam a reabsorção de cálcio nos túbulos contorcidos distais. Promovem, também, a eliminação na urina de inibidores da cristalização, como o magnésio e o zinco. Usa-se a hidroclorotiazida, na dose de 2mg/kg/dia. A clortalidona, na dose de 0,5 a 1,0mg/kg/dia, também pode ser utilizada.
- **Nos quadros agudos**, são indicativos de internamento: dor intratável; vômitos intratáveis; ITU com obstrução; rim único; rim transplantado. Nesses casos, devem ser feitos hidratação adequada (oral ou venosa) e controle da dor com antiespasmódicos (hioscina, 0,5mg/kg/dose, a cada 8 ou 6h – VO, IM ou EV), associados ou não a analgésicos (paracetamol ou dipirona). Em casos isolados, podem ser utilizados anti-inflamatórios, devendo ser considerado o risco-benefício em razão da possibilidade de nefrotoxicidade. Em casos com ITU associada, deve-se utilizar antibioticoterapia (veja o Capítulo 38, *Infecção do trato urinário*). Nos casos de náuseas e vômitos, utilizam-se antieméticos (metoclopramida, 0,2mg/kg/dose, a cada 8h VO, IM ou EV).

Litotripsia extracorpórea por ondas de choque (LECO)

A litotripsia extracorpórea por ondas de choque (LECO) foi utilizada clinicamente pela primeira vez em 1980, por Chaussy, mas foi Eisemberg quem publicou o primeiro caso de litíase urinária tratada por meio de litotripsia extracorpórea, em um menino de 6 anos de idade, em 1983. Desde então, a LECO progressivamente ganhou maior aceitação e é considerada tratamento padrão para a litíase do trato urinário superior em crianças que não apresentam alterações anatômicas e com cálculos de até 2cm.

A LECO é realizada por meio de ondas de choque (alta pressão), criadas e transmitidas dentro de líquidos (água). Uma vez direcionadas e concentradas, as ondas de choque provocam fragmentação dos cálculos urinários, que assim poderão ser eliminados.

Estudos têm demonstrado que a utilização da LECO em crianças apresenta maiores índices de fragmentação do que em adultos. As teorias para explicar esses resultados baseiam-se na melhor condução das ondas de choque em crianças, devido à maior proporção de água e à maior elasticidade dos tecidos, à menor distância entre a máquina e o cálculo e à maior fragilidade dos cálculos em crianças, por serem mais recentes.

Assim como em adultos, exames de imagem recentes são necessários para facilitar a localização correta do cálculo. Ausência de infecção urinária comprovada por urocultura é indispensável antes de cada sessão de tratamento. Outro cuidado importante consiste em não realizar LECO por um período mínimo de 3 semanas após a ocorrência de pielonefrite aguda. Distúrbios da coagulação constituem contraindicação formal para a execução de LECO, sendo necessária a realização prévia de coagulograma em todos os pacientes.

Quando a LECO é proposta para tratamento de cálculos coraliformes, a maioria dos serviços especializados em urologia pediátrica tende a não utilizar cateteres ureterais (duplo J) antes da litotripsia. Esse é um procedimento relativamente comum em adultos e tem o objetivo de evitar a obstrução ureteral ocasionada por múltiplos fragmentos. Entretanto, o ureter da criança apresenta maior complacência, e a ocorrência da obstrução por "rua de cálculos" (*steinstrasse*) é rara. Em consonância com a maioria dos autores, não recomendamos a utilização de cateter ureteral em crianças com menos de 5 anos de idade, mesmo quando portadoras de cálculos coraliformes. O cateter duplo J deve ser usado em crianças com insuficiência renal, rim único, ou que apresentarem obstrução ureteral durante a eliminação dos cálculos.

Alguns cuidados são importantes durante a realização da LECO em crianças, como a proteção dos pulmões devido ao potencial de lesão do parênquima pulmonar pela ação das ondas de choque. A proteção das gônadas em relação à radiação também deve ser realizada quando são empregados equipamentos que usam fluoroscopia para direcionar as ondas de choque contra os cálculos.

Vale ressaltar que, apesar de a LECO ser tratamento minimamente invasivo, a anestesia geral é necessária em quase todos os casos em crianças com menos de 5 anos e em porcentagem razoável dos casos em crianças maiores. Entretanto, como a aplicação é pouco dolorosa, sedação (realizada por anestesiologista) pode ser suficiente na maioria dos casos.

Após a sessão de LECO, o paciente é liberado e acompanhado em consultório, sendo programada avaliação de imagem (radiografia e USG) entre 7 e 14 dias após a aplicação. Essa reavaliação é repetida após 1 mês; nesse momento, será tomada a decisão de reaplicação da LECO, caso o paciente ainda apresente grandes fragmentos, ou seguimento clínico, em caso de pequenos fragmentos ou ausência total de cálculo (*stone-free status*).

Tratamento cirúrgico

O tratamento cirúrgico raramente será empregado em situação de emergência. Sepse urinária obstrutiva, cólica renal refratária ao tratamento clínico ou anúria obstrutiva são eventos incomuns e, portanto, é desnecessária drenagem urinária de emergência na grande maioria dos casos. A ureteroscopia, tratamento bastante comum nos adultos, pode ser empregada com sucesso (77% a 100%) em crianças, sendo usados aparelhos entre 6,9 e 7fr de largura, o que causa complicação em apenas 1,3% dos casos. Nessa forma de tratamento, o aparelho é introduzido pela uretra até chegar ao cálculo no ureter e realizar a fragmentação de maneira direta por meio de litotridores passados por dentro do ureteroscópio.

As crianças recebem antibioticoterapia e anestesia geral e são liberadas do hospital, em média, 24 horas após o procedimento. Exceto nos casos de cálculos no ureter distal ou com pouca manipulação, é colocado cateter duplo J, que deverá ser retirado entre o quinto e o sétimo dia. Em aproximadamente 30% dos casos de ureteroscopia em crianças é necessária a dilatação do óstio ureteral com balão dilatador ou dilatadores ureterais, os quais costumam causar menos traumatismos ao ureter intramural e são a nossa preferência.

Cálculos renais grandes (> 2cm), ou que não tenham respondido à LECO, devem ser tratados por meio da cirurgia renal percutânea, mediante introdução de um nefroscópio pediátrico por um pequeno orifício na pele, o qual permitirá, após dilatação com dilatadores específicos (Amplatz®), uma comunicação com o sistema excretor e, consequentemente, com o cálculo, que será fragmentado por litotridores ultrassônicos e retirado por pinças de remoção. Atualmente, em alguns casos específicos, esses cálculos renais podem ser removidos por meio de ureteroscopia flexível e *laser*.

Em aproximadamente 17% a 20% dos cálculos complexos ainda se pode fazer uso da cirurgia convencional (aberta).

Em resumo, o tratamento para os principais distúrbios metabólicos consiste em:

- **Hipercalciúria idiopática:** dieta com teor adequado de cálcio e proteína, restrição de sal e aumento da ingesta hídrica; citrato de potássio; hidroclorotiazida.
- **Hipercalciúria secundária a acidose tubular renal:** citrato de potássio, podendo ser necessário o uso de bicarbonato de sódio e hidroclorotiazida.
- **Hiperuricosúria:** aumento da ingesta hídrica; dieta com baixo teor de purinas (restringir café, chocolate, carnes vermelhas, sardinhas, bolos etc.); citrato de potássio.
- **Hiperoxalúria:** dieta pobre em oxalato e aumento da ingesta hídrica.
- **Hipocitratúria:** aumento da ingesta hídrica e citrato de potássio.

As Figuras 39.1 e 39.2 exibem os algoritmos propostos para o tratamento das células renais e ureterais.

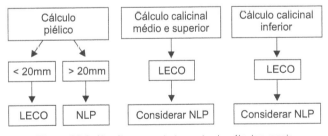

Figura 39.1 Algoritmo para tratamento de cálculos renais.

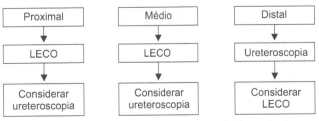

Figura 39.2 Algoritmo para tratamento de cálculos ureterais.

Seguimento clínico

As crianças portadoras de litíase urinária devem ser submetidas a seguimento clínico prolongado, após eliminação espontânea ou tratamento do cálculo. O acompanhamento nefrológico e/ou urológico tem como principal objetivo a prevenção primária de formação de novos cálculos mediante investigação metabólica e exames de imagem. A Sociedade Brasileira de Urologia, em seu manual de diretrizes em urologia pediátrica, recomenda a seguinte sequência de exames metabólicos e critérios de interpretação:

- Duas a três determinações de cálcio, ácido úrico, citrato, oxalato e creatinina em urina de 24 horas.
- Pesquisa de cistinúria (qualitativa e quantitativa).
- Dosagem plasmática de cálcio, fósforo, ácido úrico e creatinina.
- Determinação do pH urinário em jejum e, se necessário, com prova de acidificação (após a ingestão de cloreto de amônia, 100mg/kg, com suco de groselha).
- Dosagem do paratormônio, se necessário.

É importante a conscientização dos pais para que mantenham seus filhos acompanhados periodicamente por equipe multidisciplinar composta por urologistas, nefrologistas e nutricionistas, para evitar nova formação de cálculos.

Bibliografia

Alon US, Berenbom A. Idiopathic hypercalciuria of childhood: 4- to 11-year outcome. Pediatr Nephrol 2000; 14(10-11):1011-5.

Arifi M, Halim Y, Bouhafs Mel A et al. Extracorporeal lithotripsy of upper urinary tract stones in children. Prog Urol 2006; 16(5):594-7.

Barrat TM, Duff PG. Nephrocalcinosis and urolithiasis. In: Barrat T, Avner E, Harmon W (eds.) Pediatric nephrology. 4. ed., Philadelphia: Lippincott Williams & Wilkins, 1999: 933-45.

Barroso U, Jednak R, Fleming P et al. Bladder calculi in children who perform clean intermittent catheterization. BJU Int 2000; 85(7):879-84.

Bartosh S. Medical management of pediatric stone disease. Urologic Clinics of North America 2004; 31(3).

Bennett AH, Colodny AH. Urinary tract calculi in children. J Urol 1973; 109(2):318-20.

Cameron JS, Moro F, Simmonds HA. Gout, uric acid and purine metabolism in paediatric nephrology. Pediatr Nephrol 1993; 7(1):105-18.

Coe FL, Favus MJ, Asplin JR. Nephrolithiasis. In: Brenner & Rector's the kidney. 7. ed. Philadelphia: Elsevier 2004.

Durkee C, Balcon A. surgical management of urolithiasis. Pediatric Clinics of North America 2006; 53, issue 3.

Erdenetsesteg G, Manohar T, Singh H, Desai MR. Endourologic management of pediatric urolithiasis: proposed clinical guidelines. J Endourol 2006; 20(10):737-48.

Gearhart JP, Herzberg GZ, Jeffs RD. Childhood urolithiasis: experiences and advances. Pediatrics 1991; 87(4):445-50.

Ghazali S, Barratt TM, Williams DI. Childhood urolithiasis in Britain. Arch Dis Child 1973; 48(4):291-5.

Gill WB. Renal calculus disease: classification, demographic, and etiological considerations. Semin Urol 1984; 2(1):1-11.

Houillier P, Normand M, Froissart M et al. Calciuric response to an acute acid load in healthy subjects and hypercalciuric calcium stone formers. Kidney Int 1996; 50(3):987-97.

Jayanthi VR, Arnold PM, Koff SA. Strategies for managing upper tract calculi in young children. J Urol 1999; 162(3 Pt 2):1234-7.

Joly D, Rieu P, Mejean A et al. Treatment of cystinuria. Pediatr Nephrol 1999; 13(9):945-50.

Kroovand RL. Pediatric urolithiasis. Urol Clin North Am 1997; 24(1): 173-84.

Laranjo SM, Andrade OVB. Nefrolitíase na infância. In: Toporovski J et al. (eds.) Nefrologia pediátrica. 2. ed., Rio de Janeiro: Guanabara Koogan 2006:418-46.

Lim DJ, Walker RD 3rd, Ellsworth PI et al. Treatment of pediatric urolithiasis between 1984 and 1994. J Urol 1996; 156(2 Pt 2):702-5.

Macedo Jr A, Streit D, Zerati Filho M. Litíase urinária na criança. In: Reunião de Consenso e Diretrizes – Uropediatria. Sociedade Brasileira de Urologia, 2005.

Milliner DS, Eickholt JT, Bergstralh EJ et al. Results of long-term treatment with orthophosphate and pyridoxine in patients with primary hyperoxaluria. N Engl J Med 1994; 331(23):1553-8.

Milliner DS, Murphy ME. Urolithiasis in pediatric patients. Mayo Clin Proc 1993; 68(3):241-8.

Nicoletta J, Lande M. Medical evaluation and treatment of urolothiasis. Pediatric Clinics of North America 2006; 53(3).

Noe HN, Stapleton FB, Jerkins GR, Roy S 3rd. Clinical experience with pediatric urolithiasis. J Urol 1983; 129(6):1166-8.

Orsola A, Diaz I, Caffaratti J, Izquierdo F et al. Staghorn calculi in children: treatment with monotherapy extracorporeal shock wave lithotripsy. J Urol 1999; 162(3 Pt 2):1229-33.

Palmer JS, Donaher ER, O'Riordan MA, Dell KM. Diagnosis of pediatric urolithiasis: role of ultrasound and computerized tomography. J Urol 2005; 174(4 Pt 1):1413-6.

Reddy PP. Pediatric ureteroscopy. Urol Clin North Am 2004; 31(1):145-56.

Schell-Feith EA, Kist-van Holthe JE, van Zwieten PH et al. Preterm neonates with nephrocalcinosis: natural course and renal function. Pediatr Nephrol 2003; 18(11):1102-8.

Schuster TG, Russell KY, Bloom DA et al. Ureteroscopy for the treatment of urolithiasis in children. J Urol 2002; 167(4):1813-5.

Slavkovic A, Radovanovic M, Vlajkovic M et al. Extracorporeal shock wave lithotripsy in the management of pediatric urolithiasis. Urol Res 2006; 34(5):315-20.

Smith J, Stampleton FB. Kidney stones in children. Up to Date.

Srivastava RN, Hussainy MA, Goel RG, Rose GA. Bladder stone disease in children in Afghanistan. Br J Urol 1986; 58(4):374-7.

Srivastava T, Alon U. Urolithiasis in adolescent children. Adolescent Medicine Clinics 2005; 16(1).

Stapleton FB. Clinical approach to children with urolithiasis. Semin Nephrol 1996; 16(5):389-97.

Sternberg K, Greenfield SP, Williot P, Wan J. Pediatric stone disease: an evolving experience. J Urol 2005; 174(4 Pt 2):1711-4.

Ugur G, Erhan E, Kocabas S, Ozyar B. Anaesthetic/analgesic management of extracorporeal shock wave lithotripsy in paediatric patients. Paediatr Anaesth 2003; 13(1):85-7.

Walther PC, Lamm D, Kaplan GW. Pediatric urolithiases: a ten-year review. Pediatrics 1980; 65(6):1068-72.

Yilmaz S, Sindel T, Arslan G et al. Renal colic: comparison of spiral CT, US and IVU in the detection of ureteral calculi. Eur Radiol 1998; 8(2):212-7.

Síndrome Nefrótica

Ana Cláudia de Aquino Carneiro Lacerda
José Pacheco Martins Ribeiro Neto

INTRODUÇÃO

A síndrome nefrótica (SN) pode ser definida como proteinúria maciça (≥ 50mg/kg/dia ou ≥ 40mg/m^2/kg/h) e hipoalbuminemia (< 2,5mg/dL), conforme os critérios adotados pelo Estudo Internacional de Doenças Renais na Criança (ISKDC na sigla em inglês).

A SN caracteriza-se clínica e laboratorialmente por disfunção da permeabilidade glomerular à filtração das proteínas (restringindo a passagem de proteínas de grande peso molecular ou com carga elétrica negativa), com consequente edema de distribuição centrífuga, podendo ser localizado inicialmente em face e progredir para anasarca com ascite e derrame pleural. Em geral, além de edema, proteinúria e hipoalbuminemia, observam-se hipercolesterolemia (≥ 250mg/dL) e lipidúria.

EPIDEMIOLOGIA

A incidência de SN é de 1 a 3 casos novos por 100 mil habitantes, conforme estudo realizado pelo Kidney Disease Improvement Global Outcomes (KDIGO), com prevalência de 16 casos para cada 100 mil habitantes nos EUA.

A SN é mais comum na faixa etária de 2 a 6 anos, com 80% dos casos ocorrendo em crianças com menos de 6 anos e raramente antes dos 2 anos.

Em crianças observa-se predomínio no gênero masculino, na proporção de 3:2. Em adolescentes e adultos, sua ocorrência é semelhante em ambos os gêneros.

ETIOLOGIA

Na infância, aproximadamente 90% dos casos de SN são primários. O restante dos casos poderá surgir durante o curso de uma doença sistêmica, sendo então denominada SN secundária. Com frequência, um episódio de doença viral antecede o aparecimento do edema nefrótico (Quadro 40.1).

A SN pode apresentar os seguintes padrões histológicos: nefropatia por lesão histológica mínima (mais comum na infância, chegando a 80% dos casos), proliferação mesangial, glomeruloesclerose segmentar e focal (GESF), glomerulonefrite membranoproliferativa (GNMP), nefropatia membranosa e nefrose congênita.

No primeiro ano de vida, a SN divide-se em precoce (ou congênita) e infantil. A precoce ocorre até os 3 meses de vida e a infantil, entre 3 meses e 1 ano de idade. Essa SN pode ter origem primária ou secundária. A SN precoce de prognóstico desfavorável, não responsiva a terapia com corticoide, apresenta o padrão histológico de esclerose mesangial difusa, confirmada por biópsia renal.

Quadro 40.1 Causas sistêmicas ou secundárias da síndrome nefrótica

Infecciosas	Hepatites B e C, HIV, citomegalovírus, sífilis, malária
Colagenoses	Lúpus eritematoso sistêmico, artrite reumatoide, poliarterite nodosa
Toxinas	Mercúrio, bismuto, probenecida, trimetadiona, fármacos renográficos, penicilinamina
Alergias	Picada de abelha, doença do soro, inalação de pólen, alergia alimentar
Cardiovasculares	Anemia falciforme, trombose de veia renal, insuficiência cardíaca congestiva
Malignidades	Doença de Hodgkin, leucemia, tumor de Wilms, feocromocitoma
Origem familiar	Mutações do gene da podocina ou da nefrina (autossômico recessivo)
Outras	Púrpura anafilactoide, cicatriz pielonefrítica do refluxo vesicoureteral

MECANISMOS FISIOPATOLÓGICOS

Proteinúria

A barreira glomerular é composta por três elementos: endotélio fenestrado (rico em cargas negativas – as sialoproteínas), membrana basal glomerular (MBG – sua lâmina densa contém proteoglicanos, com heparan sulfato, que é eletronegativo) e podócitos (prolongamentos da camada epitelial ancorados na MBG e revestidos de cargas negativas – as sialoproteínas). Entre os podócitos há o diafragma de fenda (composto especialmente por podocina e nefrina), que participa dessa barreira glomerular.

Hipoalbuminemia

Nos nefróticos, a hipoalbuminemia que acompanha o quadro é decorrente, primordialmente, da proteinúria maciça. Além disso, observam-se ineficiente síntese proteica no fígado, aumento do catabolismo proteico, sobretudo nos rins, e perdas digestivas.

A alfa-2-globulina e a betaglobulina estão aumentadas em virtude de suas perdas desprezíveis com aumento relativo de suas concentrações sanguíneas.

Edema

Teorias foram postuladas para explicar as alterações encontradas em pacientes edemaciados pela SN. Como as alterações variam conforme a fase da doença e o tipo de lesão, as teorias do hipofluxo e do hiperfluxo não são aceitas plenamente. Daí, encontram-se nefróticos hipovolêmicos, hipervolêmicos e euvolêmicos.

Na teoria do hipofluxo, a hipoalbuminemia ocasiona redução da pressão oncótica plasmática, passagem de líquidos para o interstício e, consequentemente, redução da volemia. A hipovolemia ativará os mecanismos homeostáticos na tentativa de restaurar a volemia. Há diminuição da filtração glomerular, estimulação do hormônio antidiurético (HAD), inibição do fator atrial natriurético (FAN) e ativação do sistema renina-angiotensina-aldosterona (SRAA), acentuando a retenção de sódio e água e, consequentemente, levando ao aparecimento do edema.

Na teoria do hiperfluxo há um defeito intrarrenal na reabsorção tubular do sódio com aumento em sua reabsorção sem ativação do SRAA. A presença de altas concentrações de proteína no filtrado desencadearia aumento na reabsorção de sódio pelas células tubulares, justificando essa teoria.

Hiperlipidemia

A albumina e as lipoproteínas de muito baixa densidade (VLDL) compartilham a mesma via de síntese. Assim, ao mesmo tempo que o organismo tenta repor as perdas proteicas urinárias, elevam-se as VLDL. Por outro lado, a lipase lipoproteica tem sua atividade inibida em razão do acúmulo de ácidos graxos livres consequente aos níveis baixos das proteínas plasmáticas.

Infecções

A suscetibilidade à infecção, em função da diminuição da síntese de IgG, da perda de grande quantidade de gamaglobulina e do fator B (que é um pró-ativador do complemento na urina), leva à redução na opsonização de bactérias. Favorecem ainda o aparecimento de infecções a desordem na função linfocitária, o uso de corticoides e a distorção das fibras do tecido epitelial pelo edema.

Fenômenos tromboembólicos

Ocorre maior suscetibilidade nesses pacientes em virtude da hipercoagulabilidade em decorrência do possível aumento da agregação plaquetária e da diminuição da atividade de fibrinolisinas. Observam-se aumento do fibrinogênio e do tromboxano A2 (TX A2) e diminuição da antitrombina III por perdas urinárias.

QUADRO CLÍNICO

O edema tem início insidioso, geralmente periorbitário, de aparecimento matinal, que pode generalizar-se (anasarca). De aspecto mole e frio, tem predileção por tecidos frouxos (bolsa escrotal e vulva) e regiões cavitárias.

Podem estar presentes: palidez intensa (não correlacionada com o grau de anemia), hepatomegalia, anorexia, oligúria (sobretudo na fase de edema mais acentuado) e irritabilidade. Nos casos mais prolongados observam-se cabelos finos e secos, unhas quebradiças e pele brilhante e sensível a traumatismo.

Infecções de pele (celulites, piodermites), respiratórias (sinusites, pneumonias), peritonites e septicemias aparecem com maior frequência nesses pacientes. Em geral, são mais graves. Agentes principais: *Staphylococcus aureus* (nas celulites) ou *Streptococcus pneumoniae* (peritonites), além de bactérias gram-negativas e infecções virais.

Tromboses venosas são geralmente acompanhadas por dor local de início súbito, de caráter progressivo, e edema regional.

Osteopenia pode estar presente nesses pacientes em virtude da diminuição da vitamina D e do cálcio e do uso prolongado do corticoide.

De modo geral, os nefróticos são normotensos.

DIAGNÓSTICO LABORATORIAL

- **Sumário de urina:** albumina > 2+; hematúria transitória, que desaparece durante a evolução, ocorre em 25% dos pacientes. Presença de cilindros, sobretudo hialinos, comprova a origem renal da proteinúria.
- **Proteinúria das 24 horas:** ≥ 50mg/kg/dia ou ≥ 40mg/m^2/h. Nos adolescentes e adultos são observadas taxas > 3,5g.
- **Relação proteína/creatinina urinária** (em amostra de urina, preferencialmente a primeira da manhã): quando > 2, é considerada proteinúria maciça, exame realizado em crianças que não controlam a micção.
- **Protidograma:** albumina em níveis $\leq 2,5$g%, alfa-2-globulina elevada e gamaglobulina diminuída.
- **Colesterol e triglicerídeos:** acham-se elevados. Há aumento das lipoproteínas de baixa densidade (LDL) e muito baixa densidade (VLDL); os níveis das lipoproteínas de alta densidade (HDL) são variáveis.
- **Complemento C3:** é normal ou excepcionalmente diminuído em SN de causas secundárias.

- **Ureia e creatinina:** durante a instalação do edema pode ocorrer maior redução da filtração glomerular do que na insuficiência renal.
- **Ionograma:** poderá haver discreta hiponatremia dilucional. Deve ser solicitado, sobretudo, para monitorização durante o uso de diuréticos.
- **Cálcio:** geralmente diminuído, não só o ligado à albumina, como o ionizado.

TRATAMENTO
Medidas gerais
- Cuidado na prevenção e tratamento de processos infecciosos, especialmente parasitoses intestinais e tuberculose. Tratar parasitoses intestinais e tuberculose previamente ao uso do corticoide.
- Repouso relativo. A doença limitará a atividade da criança. A frequência à escola deve ser normal.
- A hospitalização está indicada por curtos períodos nos casos de pacientes com processos infecciosos graves com distúrbios hidroeletrolíticos importantes e com problemas tromboembólicos.
- Vacinas: devem ser evitadas durante o período de uso dos corticoides, principalmente as que utilizam vírus vivos. A vacina antipneumocócica pode ser aplicada nos pacientes em remissão no esquema descontínuo. A vacina contra varicela deverá ser aplicada quando os pacientes estiverem em remissão e sem usar imunossupressores. Nefróticos que tiveram contato com pessoas com varicela devem receber a imunoglobulina específica e, se apresentarem os primeiros sintomas da doença, utilizar aciclovir e reduzir a dose dos esteroides. A vacina contra a gripe pode ser aplicada quando em uso de esquema descontínuo.
- A antibioticoterapia, quando preconizada, deverá ser específica para os agentes bacterianos usuais. As penicilinas, as cefalosporinas e os aminoglicosídeos são largamente utilizados.

Dieta
- Hipossódica, sobretudo na fase edematosa e sem restrição hídrica. Como os nefróticos são cronicamente espoliados de potássio, sugerem-se alimentos com elevado teor desse mineral.
- Não são recomendadas restrição de gorduras nem dieta hiperproteica.

Tratamento sintomático do edema
- Diuréticos: preconizados nos casos de grandes edemas. Inicialmente são usados os tiazídicos (2 a 5mg/kg/dia em duas tomadas), seguidos de diuréticos de alça (furosemida, 2 a 4mg/kg/dia), associados ou não à espironolactona (2 a 4mg/kg/dia). Os pacientes devem ser monitorizados rigorosamente para evitar fenômenos tromboembólicos e distúrbios hidroeletrolíticos.
- Albumina (0,5 a 1g/kg/dose): utilizar com cuidado para evitar sobrecarga cardiocirculatória. Está contraindicada em pacientes com hipertensão arterial não controlada.

Terapêutica específica (corticoides e imunossupressores)

Prednisona é usada em *esquema contínuo* (60mg/m^2/dia ou 2mg/kg/dia – dose máxima de 80mg/dia), fracionada em duas tomadas por 6 semanas.

Na quarta semana do esquema, dosa-se a proteinúria qualitativa. Se negativa, completam-se as 6 semanas do esquema contínuo para posterior início do esquema descontínuo. Se positiva em 1+ ou mais, realiza-se pulsoterapia com metilprednisolona (30mg/kg – máximo de 1g), por 3 dias consecutivos. Após a pulsoterapia, inicia-se dose do esquema descontínuo, em dias alternados. A proteinúria é avaliada após 1 semana. Se negativa, completa-se o esquema descontínuo; se positiva, o paciente seguirá a programação terapêutica de corticorresistência.

Os pacientes que usam corticoides são classificados de acordo com a resposta ao tratamento (Quadro 40.2).

O esquema de descontinuação é iniciado logo após finalizado o esquema contínuo, na dose de 40mg/m^2/dia ou 1,5mg/kg/dia (dose máxima de 60mg/dia), administrada em tomada única pela manhã, por mais 6 semanas, quando então o medicamento deverá ser gradativamente reduzido (um quarto da dose mensalmente) até sua suspensão.

A cada recaída será reiniciada a dose do esquema contínuo, com posterior redução para a dose do esquema descontínuo, seguida de desmame.

Convém lembrar que os nefróticos podem mostrar-se temporariamente refratários aos corticoides quando infectados.

Programa-se biópsia renal para os recidivantes frequentes e para os corticorresistentes. Após tratamento da descompensação e a negativação da proteinúria por mais de 3 dias consecutivos, inicia-se a dose do esquema descontínuo por 12 a 18 meses para posterior desmame mensal. Nos pacientes que não entram em remissão ou que apresentam recaídas durante ou com a suspensão da prednisona, inicia-se ciclofosfamida (2 a 3mg/kg/dia em tomada única, pela manhã, durante 8 a 12 semanas, sem ultrapassar a dose total de 200 a 250mg/kg de tratamento), associada a prednisona na dose do esquema des-

Quadro 40.2 Classificação dos pacientes conforme a resposta ao uso de corticoide

Corticossensíveis (CS)	(70% dos nefróticos respondem à terapia inicial na primeira e segunda semanas)	
	CS recidivantes infrequentes (CSRI)	2 ou menos recaídas em 1 ano
	CS recidivantes frequentes (CSRF)	3 ou mais recaídas em 1 ano
	CS corticodependentes (CSCD)	Recaída 15 dias após redução ou suspensão da dose
Corticorresistentes (CR)	Não respondem à terapia com corticoide após a quarta semana do esquema contínuo (na terapia inicial) ou evoluem sem resposta ao corticoide durante o acompanhamento	

contínuo. Realiza-se hemograma semanal (medulotoxicidade pela ciclofosfamida) e aumenta-se a ingestão hídrica para prevenir irritação da bexiga (cistite hemorrágica).

Os principais efeitos colaterais dos corticoides são: aspecto cushingoide, obesidade, interrupção do crescimento, hipertensão, tendência à infecção, osteoporose, sangramento gastrointestinal, anormalidades eletrolíticas, catarata e retardo na puberdade.

Os principais efeitos colaterais dos citostáticos são: medulotoxicidade, cistite hemorrágica, risco de infecção e neoplasia, alopecia e disfunção gonadal.

Os pacientes corticorresistentes ou corticossensíveis recidivantes frequentes, cuja biópsia revelou GESF, deverão iniciar ciclosporina A (CyA), um inibidor da calcineurina. Boas respostas têm sido obtidas, porém a incidência de recaídas é elevada com a suspensão.

Quatro meses após o início da CyA, o paciente terá sua proteinúria de 24 horas avaliada: se normalizada, será considerado em remissão completa; se apenas reduzida, houve remissão parcial. Nos casos em que não houve resposta, a CyA será descontinuada.

As principais reações colaterais à CyA são: nefrotoxicidade, hepatotoxicidade, hipertrofia gengival, hirsutismo e hipertensão arterial. Durante seu uso deve-se monitorizar a função hepática e renal, realizando biópsia renal anualmente.

Nos pacientes corticodependentes deve-se, inicialmente, descobrir a dose que provoca a corticodependência e, após ser tratada a descompensação (2mg/kg ou 60mg/m^2), deve-se iniciar o esquema descontínuo. O paciente deverá realizar desmame mensal até atingir a dose da dependência. Essa dose deverá ser mantida por cerca de 12 meses para posterior redução mensal.

Indicações de biópsia

Atualmente são cada vez mais restritas as indicações de biópsia em casos de SN, a qual está indicada nos seguintes casos:

- Corticorresistentes.
- Corticossensíveis recidivantes frequentes.
- SN do primeiro ano de vida.

Bibliografia

Andrade OVB, Mello VR, Toporovski J. Síndrome nefrótica. In: Schor N (ed.) Nefrologia – Adulto, criança, idoso. 1. ed. São Paulo: Editora Sarvier, 1998:356-62.

Andrade OVB, Mello, VR, Dino MF. Síndrome nefrótica no primeiro ano de vida. In: Toporovski J, Mello VR, Martini Filho D et al. (eds.) Nefrologia pediátrica. Rio de Janeiro: Guanabara Koogan, 2006:151-62.

Dorresteijn EM, Kist-van Holthe JE, Leutchenk FN et al. Mycophenolate mofetil versus cyclosporine for remission maintenance in nephritic syndrome. Pediatr Nephrol 2008; 23(11):2013-20.

Falk RJ, Jennette JC, Nachman PH. Primary glomerular disease. In: Brenner & Rector's The Kidney. 7. ed. St Louis: Elsevier, 2004.

Hamasaki Y, Yoshikawa N, Nakazato H et al. Prospective 5-year follow-up of cyclosporine treatment in children with steroid-resistant nephrosis. Pediatric Nephrology 2013.

Hodson EM, Willis NS, Craig JC. Non-cortcosteroid treatment for nephrotic syndrome in children. Cochrane Datebase Syst Rev 2008; 23(1).

Indian Pediatric Nephrology Group, Bagga A et al. Management of steroid sensitive nephrtic syndrome: revised guidelines. Indian Pediatric 2008; 45(17):203-14.

International Study of Kidney Disease in Children. Nephrotic syndrome in children: prediction of histopathology from clinical and laboratory characteristics at time of diagnosis. Int 1978; 13(2):159-65.

International Study of Kidney Disease in Children. Primary nephritic syndrome in children: clinical significance of histopathologic variants of minimal change and of diffuse mesangial hypercellularity. A report of the International Study of Kidney Disease in Children. Kidney Int 1981; 20:765-71.

Lombel RM, Gipson DS, Hodson EM. Treatment os steroid-resistant nephrotic syndrome in children: new guidelines from KDIGO. Pediatr Nephrol 2013; 28(3):415-26.

Mello VR, Ana CG, Andrade OVB. Síndrome nefrótica idiopática na infância. In: Toporovski J, Mello VR, Martini Filho D et al. (eds.) Nefrologia pediátrica. Rio de Janeiro: Guanabara Koogan, 2006:151-62.

Mello VR, Guersoni AC, Andrade OVB. Glomerulopatias. In: Toporovski J, Mello VR, Martini Filho D et al. (eds.) Nefrologia Pediátrica, Rio de Janeiro: Guanabara Koogan, 2006:151-62.

Park SS et al. Remission of refractory minimal change nephrotic syndrome after basiliximab therapy. Pediatr Nephrol 2009; 24(7):1403-7.

Rubens WL, Mello, VR. Síndrome nefrótica. In: Andrade MC, Carvalhares JTA (eds.) Nefrologia para pediatras. 1. ed. Rio de Janeiro: Editora Atheneu, 2010:313-20.

Rüth EM, Kemper MJ, Leumann EP, Laube GF, Neuhaus TJ. Children with steroid-sensitive nephrotic syndrome come of age: long-term outcome. Pediatrics Aug 2005:202-7.

SEÇÃO VII

Manejo Ambulatorial das Doenças mais Frequentes em Reumatologia

Capítulo 41

Dores nos Membros

Eunice Mitiko Okuda
Izabel Ribeiro da Cunha Lima

INTRODUÇÃO

A dor musculoesquelética de origem não inflamatória, a dor abdominal e a cefaleia constituem as causas mais frequentes de dor recorrente na faixa pediátrica, refletindo, muitas vezes, o estresse físico e/ou emocional a que as crianças são submetidas desde a infância mais precoce.

As dores em membros são frequentemente não articulares e, na maioria das vezes, não têm consequências graves para a criança. Podem apresentar evolução crônica, dificultando a anamnese, ou aguda, possibilitando a caracterização mais detalhada pelos pais. No entanto, a identificação da causa dessas dores é essencial tanto para o acompanhamento e a abordagem terapêutica desses pacientes como para o esclarecimento aos pais.

A dor recorrente e crônica nos membros deve ter a duração de pelo menos 3 meses, sendo variável o número de episódios dolorosos nesse período. As principais síndromes dolorosas com essas características são: dor do crescimento, fibromialgia, distrofia simpático-reflexa e reumatismo psicogênico.

Para o diagnóstico correto da causa da dor em membros alguns fatores devem ser considerados, como história completa e exame físico detalhado:

- **Anamnese:** caracterizar o tempo de início do sintoma, a existência de fatores emocionais de perda ou mudanças na rotina que antecedem o quadro:
  - **Características da dor:** identificar os locais de dor (tecido mole, articulação, osso), se é localizada ou difusa, o horário de ocorrência, a frequência, a duração, os fatores de melhora ou piora e a intensidade (interferência na atividade física, necessidade de analgésicos). A intensidade da dor poderá ser avaliada por escalas visuais e numéricas já estabelecidas.
  - **Sintomas associados:** febre, anorexia, emagrecimento, fraqueza muscular, sintomas gastrointestinais, alterações cutâneas e distúrbios do sono. As manifestações sistêmicas são importantes sinais de alerta para o pediatra no que se refere à causa da dor em membros (geralmente estão presentes doenças neoplásicas, infecciosas ou doenças sistêmicas do tecido conjuntivo).
  - **Atividades da vida diária:** prática de esportes, uso do computador.
  - **História familiar.**
- **Exame físico:** deve-se respeitar sempre a privacidade da criança e examiná-la com o mínimo de roupas possível, acompanhada dos pais ou responsáveis:
  - **Geral:** peso/estatura; pressão arterial; verificar pulsos nos quatro membros; exames dos diversos sistemas (cardiocirculatório, respiratório e neurológico).
  - **Específico:** postura, marcha, capacidade funcional, força muscular, exame articular (presença de edema ou derrame articular, dor ou diminuição da amplitude dos movimentos articulares), presença de entesite (dor à compressão das enteses, ou seja, nos locais de inserção dos tendões e ligamentos na superfície óssea), exame da coluna vertebral (presença de desvios e diminuição da amplitude dos movimentos; as alterações ortopédicas podem promover dor em membros). Verificar a presença de pontos dolorosos à digitopressão e pesquisar os sinais de hipermobilidade.
- **Investigação laboratorial:** dependerá das hipóteses diagnósticas formuladas a partir da anamnese e do exame físico. A abordagem laboratorial inicial compreenderá desde provas de atividade inflamatória (embora inespecíficas, tranquilizam, quando normais, quanto à origem da dor: velocidade de hemossedimentação, proteína C reativa, alfa-1-glicoproteína ácida), enzimas musculares (pelo menos a dosagem de desidrogenase láctica) e radiografias do membro afetado e do contralateral, para comparação. A investigação será aprofundada de acordo com a presença de sinais orgânicos ou não (Quadro 41.1).

Toda criança com dor em membros, após avaliação inicial, deverá ser acompanhada periodicamente para comprovação

Quadro 41.1 Características das dores em membros – funcionais e orgânicas

Funcionais	Orgânicas
Difusas, indefinidas	Localizadas
Transitórias	Persistentes, sem horário
Final do dia	Dor e rigidez pela manhã
Alívio com analgésicos ou massagens	Pioram com massagens, sem alívio com analgésicos
Melhoram com repouso	Presentes ao repouso
Ausência de alterações locais	Presença de alterações locais
Sem sinais de artrite	Artrite
Hipermobilidade articular	Rigidez articular
Sem dor óssea	Dor óssea
Força muscular normal	Fraqueza muscular
Claudicação ausente	Dificuldade ou recusa à marcha
Ausência de sinais sistêmicos	Presença de sinais sistêmicos
Exames laboratoriais normais	Exames alterados

de que não houve alteração nas características dessa dor. Na infância, as doenças linfoproliferativas podem, muitas vezes, iniciar com dor musculoesquelética.

DOR DE CRESCIMENTO

A dor de crescimento é a causa mais comum de dor musculoesquelética na criança (pré-escolares: 3% a 37%; escolares: 10% a 20%). Em geral, ocorre entre os 4 e os 12 anos de idade, acometendo ambos os gêneros igualmente.

A fisiopatologia permanece desconhecida, sendo considerada uma dor não inflamatória, generalizada, sem relação direta com atividade física ou *overuse*.

Características

Em quase 70% das crianças a dor ocorre nos membros inferiores, bilateralmente, e não é articular. Em geral, acontece no final do dia ou à noite, acordando a criança e, dessa maneira, causando preocupação aos pais. Dura de minutos a horas, e sua intensidade é variável (às vezes, torna necessário o uso de analgésicos), apesar de comumente acordar o paciente à noite; pela manhã, ele é assintomático. Sua frequência também varia, podendo permanecer sem sintomas por meses. Alguns autores acreditam que fatores emocionais, como depressão dos pais ou da criança, são mais frequentes nesses pacientes, assim como a associação a outras dores recorrentes (cefaleia e dor abdominal).

Diagnóstico

O diagnóstico é estabelecido a partir do quadro clínico associado a exames físico e laboratoriais normais (hemograma e provas de atividade inflamatória).

Tratamento

O tratamento consiste em orientação psicológica, enfatizando o caráter benigno; massagem/calor local; analgésicos como paracetamol, quando a dor é persistente e intensa, e acompanhamento periódico. A evolução é autolimitada e benigna, podendo permanecer até a adolescência.

SÍNDROME DA HIPERMOBILIDADE BENIGNA

Essa síndrome se caracteriza pela presença de hipermobilidade articular associada a dor musculoesquelética na ausência de outros sinais ou sintomas sistêmicos, devendo ser diferenciada das síndromes de Ehlers-Danlos e de Marfan. A hipermobilidade é definida como aumento na amplitude dos movimentos articulares, e essa alteração varia com a idade e o gênero. Sinais de hipermobilidade podem ocorrer isoladamente em frequência muito alta na população em geral; portanto, devem ser excluídas outras causas de dor em membros. Crianças com menos de 5 anos de idade apresentam hipermobilidade fisiológica e, portanto, não devem ser consideradas portadoras dessa síndrome.

A etiopatogenia está relacionada com padrão autossômico dominante e sugere uma alteração do colágeno ou de seus subtipos.

Os sintomas consistem em queixas recorrentes de dor periarticular e/ou artralgias e, raramente, artrite. As articulações mais comprometidas são as do quadril, dos joelhos, dos cotovelos e tornozelos, sofrendo deslocamentos recorrentes. Em geral, a dor ocorre no final do dia ou à noite e melhora com repouso.

Diagnóstico

- Sintomas e sinais de hipermobilidade + exames físico e laboratoriais normais.
- Critérios para o diagnóstico de hipermobilidade articular (Beighton – Quadro 41.2 e Figuras 41.1 a 41.5).

Tratamento

O fortalecimento muscular deve ser estimulado por meio de fisioterapia e/ou natação, visando ao fortalecimento da musculatura periarticular. O uso de analgésicos ou anti-inflamatórios não esteroides raramente é necessário.

A prática de esportes, como ginástica olímpica, balé e capoeira, deve ser evitada.

FIBROMIALGIA

Constitui uma condição crônica (seus sintomas duram mais de 3 meses), caracterizada por dor musculoesquelética generalizada, não inflamatória. Ocorre principalmente na mulher jovem, mas Yunus e Masi descreveram essa síndrome na faixa pediátrica, com prevalência de 1,2% a 7,5% em escolares.

Quadro 41.2 Critérios diagnósticos de hipermobilidade articular

Quatro ou mais dos sinais abaixo:
Aposição passiva do polegar ao antebraço (1)
Hiperextensão passiva dos dedos da mão ao antebraço (2)
Hiperextensão do cotovelo > 10 graus (3)
Hiperextensão do joelho > 10 graus (4)
Capacidade de flexionar o tronco e espalmar as mãos no solo sem dobrar os joelhos (5)

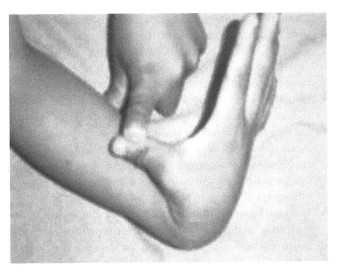

Figura 41.1 Aposição passiva do polegar ao antebraço.

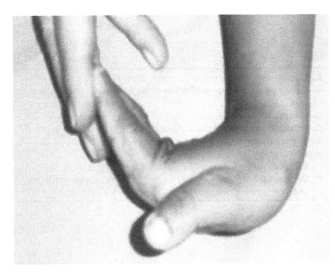

Figura 41.2 Hiperextensão passiva dos dedos da mão ao antebraço.

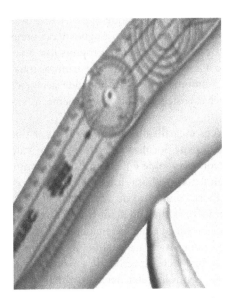

Figura 41.3 Hiperextensão do cotovelo > 10 graus.

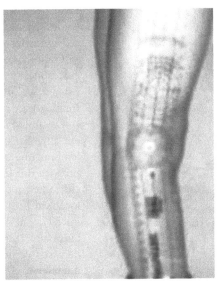

Figura 41.4 Hiperextensão dos joelhos > 10 graus.

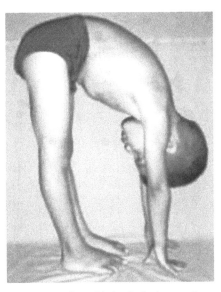

Figura 41.5 Capacidade de flexionar o tronco e espalmar as mãos no solo sem dobrar os joelhos.

A causa da fibromialgia permanece desconhecida. Investiga-se a presença de alteração central na neuromodulação, resultando em sensibilidade aumentada à dor.

Manifestações
- Dor crônica, que pode ser do tipo ardência, queimação ou latejante, e pode migrar de um local para outro. A dor piora no clima frio, com estresse físico ou emocional, e melhora com repouso e com o calor.
- Fadiga constante.
- Alteração no padrão do sono (sono não restaurador; parece existir uma alteração na fase não REM do sono).
- Alterações emocionais (depressão/tristeza).
- Os pacientes podem ainda queixar-se de cefaleia, síndrome do cólon irritável, sensação de edema, artralgias, dor torácica e disfagia.

Diagnóstico

Baseia-se nos critérios de classificação do Colégio Americano de Reumatologia (Quadro 41.3): dor difusa nos quatro quadrantes por um período mínimo de 3 meses e presença de 11 dos 18 pontos dolorosos (Figura 41.6). Os pacientes apresentam exame físico normal, exceto pela presença dos pontos dolorosos à digitopressão, ausência de comprometimento sistêmico e exames laboratoriais normais (hemograma, provas de atividade inflamatória).

Tratamento

Convém incentivar atividades recreativas, brincadeiras, alongamentos e orientações posturais e identificar e intervir nas situações de estresse, melhorando a qualidade de vida no dia a dia da criança. O uso de medicamentos apresenta resultados variados. Os anti-inflamatórios ou analgésicos devem

Quadro 41.3 Pontos dolorosos segundo o Colégio Americano de Reumatologia (veja a Figura 41.6)

- **A. Occipitais:** inserção dos músculos occipitais
- **B. Cervicais inferiores:** regiões laterais às apófises transversas entre C_5 e C_7
- **C. Músculos trapézios:** ponto médio da borda superior
- **D. Músculos supraespinhais:** na origem, acima da espinha escapular
- **E. Segundas costelas:** junções costocondrais
- **F. Epicôndilos laterais dos cotovelos**
- **G. Glúteos:** quadrante superolateral da região glútea
- **H. Grandes trocanteres:** posteriores às proeminências trocantéricas
- **I. Joelhos:** coxim gorduroso medial, próximo à linha articular

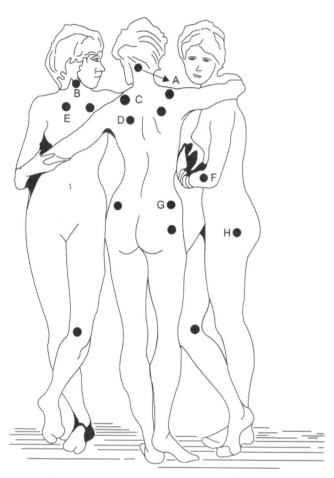

Figura 41.6 Localização de pontos dolorosos. (Wolfe et al. Arthritis Rheum 1990; 33:169.)

ser prescritos para os pacientes com queixas importantes, objetivando melhorar a dor, o sono e a fadiga.

Quando a dor em membros está associada a manifestações sistêmicas, outros diagnósticos devem ser investigados, como:

- **Doenças do tecido conjuntivo:** principalmente a dermatomiosite e a polimiosite juvenil e o lúpus eritematoso sistêmico podem iniciar com dores em membros, porém as manifestações clínicas e os exames laboratoriais específicos de cada uma dessas patologias auxiliam o diagnóstico correto.

- **Endocrinopatias:** as disvitaminoses podem cursar com sintomas musculoesqueléticos, porém essas patologias são mais raras atualmente. Outras, como hipotireoidismo, hiperparatireoidismo, síndrome de Cushing e raquitismo, também podem apresentar-se com dor em membros.

- **Hematológicas e neoplásicas:** a anemia falciforme, durante as crises hemolíticas, pode apresentar desde a síndrome mão-pé até as manifestações dolorosas por infartos ósseos. Nesses pacientes, devem ser lembradas e afastadas complicações como osteonecrose e osteomielite. Outras hemoglobinopatias podem cursar com dor em membros, como a talassemia *major*.

- **Doenças linfoproliferativas:** devem ser sempre lembradas e investigadas. A dor óssea pode ser o primeiro sintoma de leucose nas crianças, caracterizando-se por dor de forte intensidade, recidivante, muitas vezes mimetizando a dor benigna de crescimento. Por isso, é importante o acompanhamento das crianças com dores em membros. Na evolução, a presença de anemia aguda, plaquetopenia e manifestações sistêmicas, como febre, auxilia o diagnóstico, porém o diagnóstico precoce é essencial para o prognóstico.

Os linfomas não comprometem tanto as estruturas musculoesqueléticas. O linfoma não Hodgkin pode acometer ossos da coluna, pelve, costelas, crânio e, raramente, as extremidades.

Os tumores ósseos e cartilaginosos podem causar dor em membros, geralmente localizadas; no entanto, vale lembrar que o osteoma osteoide é m tumor benigno que provoca dor inicialmente insidiosa, uma dor noturna, recidivante (que melhora com o uso de anti-inflamatórios), localizada na porção proximal do fêmur. Em uma fase inicial, além da dor localizada, não se encontra nenhuma outra alteração ao exame físico; no entanto, a radiografia de ossos demonstra um nicho translúcido envolvido por um halo de esclerose. À cintilografia, detecta-se imagem de hipercaptação no local do tumor.

- **Síndromes dolorosas relacionadas com esporte ("superuso"):** cada vez mais crianças e adolescentes são estimulados a praticar algum esporte, seja como recreação, seja como competição. Por isso, o pediatra deve manter-se atento a essas causas de dores de origem mecânica, que muitas vezes não são reconhecidas. As manifestações iniciais são insidiosas e melhoram com o repouso, porém a persistência do estresse físico pode causar dor persistente e de forte intensidade, muitas vezes impedindo o próprio exercício.

Esses sintomas são decorrentes de vários fatores associados, como esporte não adequado à faixa etária, treinos sem supervisão especializada e prática de vários esportes no mesmo período.

Bibliografia

Araújo LMPG, Terreri MT, Hilário MOE et al. Dor em membros: características clínicas e níveis de enzimas musculares. Rev Paul Ped 1998; 16(1):33.

Boyle KL, Riegger-Krugh C. The hypermobility syndrome and the reliability of Beighton and Horan's joint mobility index. J Orthop Sport Phys Ther 1998; 27:85.

Cassidy JT, Petty RE. Musculoskeletal manifestations of systemic disease. In: Cassidy JT, Petty RE (eds.) Textbook of pediatric rheumatology. 4. ed., Philadelphia: WB Saunders Co., 2001:630-41.

Cassidy JT, Petty RE. Skeletal malignancies and related disorders. In: Cassidy JT, Petty RE (eds.) Textbook of pediatric rheumatology. 4. ed., Philadelphia: WB Saunders Co., 2001:728-43.

El-Metwally A, Salminen JJ, Auvinen A et al. Risk factors for development of non-specific musculoskeletal pain in preteens and early adolescents: a prospective 1-year follow-up study. BMC Musculoskeletal Disorders 2007; 8:46.

Gedalia A, Person DA, Brewer EJ, Giannini EH. Hypermobility of the joints in juvenile episodic arthritis/arthralgia. J Pediatr 1985; 107:873-6.

Goldenberg DL. Fibromyalgia syndrome a decade later. What have we learned? Arch Intern Med 1999; 159:777-85.

Malleson PN, Beauchamp RD. Diagnosing musculoskeletal pain in children. CMAJ 2001; 168:183-8.

Oliveira SKF. Dor de crescimento. In: Oliveira SKF, Azevedo ECL (eds.) Reumatologia pediátrica. 2. ed., Rio de Janeiro: Revinter, 2001:653-4.

Sherry DD, Malleson PN. Idiopathic musculoskeletal pain syndromes. In: Cassidy JT, Petty RE (eds.) Textbook of pediatric rheumatology. 4. ed., Philadelphia: WB Saunders Co., 2001:381-94.

Silva CAA. Dores e lesões musculoesqueléticas associadas a computadores e vídeo games em crianças e adolescentes. Pediatria (São Paulo) 1999; 21:298-301.

Simpson MMR. Benign joint hypermobility syndrome: evaluation, diagnosis and management. J Am Osteopath Assoc 2006; 106:531-6.

Uziel Y, Hashkes PJ. Growing pains in children. Pediatric Rheumatology 2007; 5:5.

Varni JW, Burwinkle TM, Limbers C, Szer IS. The PedsQl as a patient-reported outcome in children and adolescents with fibromyalgia: an analysis of OMERACT domains. Health and Quality of Life Outcomes 2007; 5:9.

Lúpus Eritematoso Sistêmico

Izabel Ribeiro da Cunha Lima
Wanda Alves Bastos
Zelina Barbosa de Mesquita

INTRODUÇÃO

Lúpus eritematoso sistêmico (LES) é doença inflamatória, multissistêmica, autoimune, caracterizada por anormalidades imunológicas e produção de múltiplos autoanticorpos. Evolui com remissões e exacerbações. Sua etiologia é desconhecida.

EPIDEMIOLOGIA

Raro antes dos 5 anos de idade, o LES atinge o pico máximo de incidência na adolescência. Essa doença afeta, principalmente, o gênero feminino, embora não ocorra predomínio nítido desse gênero na infância. A relação menino:menina é de 3:4 entre 0 e 9 anos, de 1:4 entre 10 e 14 anos e de 1:9 entre 15 e 19 anos de idade. Quanto à raça, observa-se maior frequência nas raças negra e amarela (não caucasianas).

DIAGNÓSTICO – QUANDO SUSPEITAR DE LES
Apresentação clínica

A apresentação clínica é muito variada. Pode começar com um quadro agudo, grave, às vezes de evolução fatal, ou comprometendo vários sistemas orgânicos, mimetizando os sintomas de doenças comuns na criança, o que leva à confusão diagnóstica inicial. Outras vezes, um único sistema orgânico é envolvido, assim permanecendo por meses ou anos, antes que se caracterize seu aspecto sistêmico. Diante desses quadros não bem definidos, é importante considerar a possibilidade de LES e realizar os testes laboratoriais adequados para seu diagnóstico. O Colégio Americano de Reumatologia elaborou 11 critérios para classificação do LES, que também têm sido usados para o diagnóstico. A presença de quatro critérios é suficiente para o diagnóstico (Quadro 42.1).

Em 2012, um grupo internacional de pesquisadores dedicados ao estudo do lúpus revisou os critérios atuais e estabeleceu um novo sistema de classificação já validado em adultos, mas que ainda não é amplamente usado em pediatria (Quadro 42.2).

Quadro 42.1 Critérios para classificação do lúpus eritematoso sistêmico

Rash malar
Úlceras de mucosa
Fotossensibilidade
Rash discoide
Artrite não erosiva
Nefrite: proteinúria > 0,5g/dia e/ou cilindrúria
Sistema nervoso: convulsões e/ou psicose
Serosite: pleurite e/ou pericardite
Citopenia: anemia hemolítica, trombocitopenia, leucopenia e/ou linfocitopenia
FAN positivo
Anti-DNA dupla hélice positivo, anti-Smith e/ou anticorpo antifosfolípide: anticorpos anticardiolipina IgG ou IgM, ou anticoagulante lúpico, ou reação sorológica para sífilis falso-positiva por pelo menos 6 meses

Quadro 42.2 Critérios para classificação do lúpus eritematoso sistêmico (SLICC 2012)

Critérios clínicos	Critérios imunológicos
1. Lúpus cutâneo agudo	1. FAN
2. Lúpus cutâneo crônico	2. Anti-DNA
3. Úlceras orais ou nasais	3. Anti-Smith
4. Alopecia não cicatricial	4. Antifosfolípides
5. Artrite	5. Complemento baixo (C_3, C_4, CH_{50})
6. Serosite	6. Coombs direto positivo
7. Doença renal (proteinúria > 500mg ou cilindros hemáticos)	
8. Doença neurológica	
9. Anemia hemolítica	
10. Leucopenia	
11. Trombocitopenia	

O diagnóstico é estabelecido na presença de quatro critérios, sendo pelo menos um clínico e um imunológico, ou na presença de biópsia renal sugestiva de nefrite lúpica com fator antinúcleo (FAN) ou anti-DNA positivo.

Manifestações clínicas

As manifestações clínicas podem variar desde sintomas inespecíficos até sintomas de maior gravidade, decorrentes do envolvimento de órgãos vitais.

Manifestações constitucionais

Sintomas constitucionais de febre, mal-estar, anorexia, perda de peso e artralgias são frequentes na apresentação da doença lúpica. Esses sintomas são comuns às doenças infecciosas (virais, bacterianas) e às neoplasias, mas também podem constituir manifestações iniciais do LES, e seu diagnóstico precisa ser investigado. Febre contínua ou intermitente pode ser o primeiro sintoma; portanto, esse diagnóstico deve ser lembrado na exploração de febre de origem indeterminada.

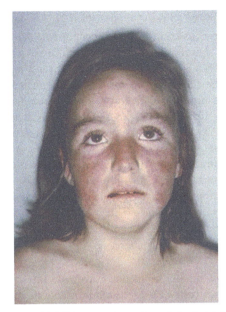

Figura 42.1 Eritema malar em "asa de borboleta".

Manifestações mucocutâneas

O envolvimento cutâneo é relatado em 50% a 80% das crianças lúpicas na época do diagnóstico. A lesão típica é representada por eritema em "asa de borboleta" e consiste em eritema macular ou maculopapular, fotossensível, que acomete a região malar bilateralmente e o dorso do nariz e poupa os sulcos nasolabiais, curando sem deixar cicatriz. Apesar de característica, ocorre em apenas 35% dessas crianças e não é patognomônica do lúpus, pois outras doenças, como dermatomiosite juvenil, acne rosácea, lesão fotossensível por fármacos e dermatite seborreica, podem apresentar lesão semelhante. Mais frequentes são as lesões eritematosas maculopapulares que podem localizar-se em qualquer parte do corpo, especialmente nas áreas expostas. Outras lesões vasculíticas incluem eritema periungueal e eritema palmar/plantar; ulceração e gangrena, decorrentes de vasculite grave ou trombose arterial associada à síndrome antifosfolípide, e livedo reticular, relacionado com os anticorpos antifosfolípides. Outras doenças, como dermatomiosite juvenil, poliarterite nodosa e processos infecciosos graves, podem apresentar lesões vasculíticas de pele semelhantes às do LES. Alopecia difusa é comum no início e nas exacerbações do LES; com a remissão da doença, o cabelo volta a crescer. Lesão discoide é rara na criança e se caracteriza por placas eritematodescamativas com atrofia central e alterações de despigmentação, e sua resolução deixa cicatriz. Quando ocorrem no couro cabeludo, podem levar à perda permanente de cabelo (Figuras 42.1 a 42.3).

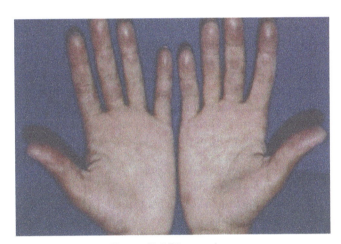

Figura 42.2 Eritema palmar.

O pediatra, diante de uma criança com lesões cutâneas variadas de duração prolongada, fotossensíveis, precisa pesquisar a doença lúpica.

Fenômeno de Raynaud

Pode ser a primeira e única manifestação do lúpus, precedendo em muito tempo os outros sintomas. Isso pode ocorrer de maneira semelhante em outras doenças do tecido conjuntivo, como esclerodermia e doença mista do tecido conjuntivo, que deverão fazer parte do diagnóstico diferencial com o LES.

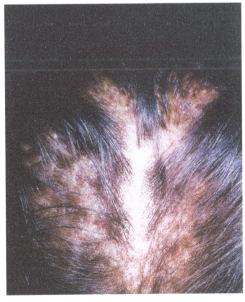

Figura 42.3 Alopecia difusa.

Manifestações musculoesqueléticas

A maioria das crianças com LES apresenta artrite e/ou artralgia em algum momento de sua evolução. A artrite acontece em 70% a 80% dos pacientes e pode ser a manifestação inicial. Pode acometer pequenas e grandes articulações, geralmente assumindo um padrão de poliartrite simétrica ou, às vezes, migratório. Dura vários dias, podendo, algumas vezes, ser crônica. É dolorosa e excepcionalmente erosiva ou deformante. Esse quadro variado pode mimetizar outras doenças que acometem as articulações das crianças, como febre reumática, artrite idiopática juvenil, artrite pós-infecciosa e doenças linfoproliferativas. Diante de paciente com artrite, o lúpus deverá ser incluído no diagnóstico diferencial. Mialgia pode ocorrer, mas miosite significativa é rara (Figura 42.4).

Manifestações renais

A doença renal é frequente, grave e de instalação precoce na criança com LES, e causa importante de morbidade e mortalidade. Pode apresentar-se com evidências clínicas e laboratoriais de doença renal; às vezes, as manifestações clínicas da doença renal podem ser obscurecidas pelo predomínio dos sintomas extrarrenais, e estas se evidenciam apenas por sedimento urinário anormal. Mais raramente, pode apresentar-se somente com alterações histológicas. O quadro clínico é extremamente variável, mostrando desde alterações urinárias mínimas, hematúria microscópica e/ou proteinúria leve e transitória, até glomerulonefrite rapidamente progressiva e síndrome nefrótica. Diante de uma criança com hematúria microscópica ou proteinúria isolada, cuja etiologia não está definida, o pediatra deve considerar a possibilidade de LES e incluí-lo no diagnóstico diferencial. O quadro clínico está relacionado com a gravidade das lesões histológicas.

A classificação histológica elaborada pela Organização Mundial da Saúde (OMS) e revista em 1995 baseia-se nos achados histológicos do glomérulo à microscopia óptica (MO), à imunofluorescência (IF) e à microscopia eletrônica (ME). De acordo com essa classificação, os seguintes padrões histológicos foram estabelecidos à microscopia óptica (Quadro 42.3):

- **Classe I:** glomérulo normal.
- **Classe II:** glomerulonefrite (GN) mesangial.
- **Classe III:** glomerulonefrite proliferativa segmentar e focal (GNPF).

Quadro 42.3 Nefrite lúpica – Correlação clínico-patológica

Classe	Clínica
I	Sedimento urinário, função renal e pressão normais
II GN mesangial	Hematúria, proteinúria leve e transitória, função renal normal
III GNPF	Hematúria, proteinúria, às vezes em nível nefrótico, ocasionalmente síndrome nefrótica
IV GNPD	Hematúria, cilindrúria, proteinúria em nível nefrótico, síndrome nefrótica, hipertensão, função renal diminuída e até insuficiência renal
V GN membranosa	Proteinúria, síndrome nefrótica, hematúria menos comum
VI GN esclerosante	Fase final da doença renal

- **Classe IV:** glomerulonefrite proliferativa difusa (GNPD).
- **Classe V:** glomerulonefrite membranosa.
- **Classe VI:** glomerulonefrite esclerosante.

Todas as crianças lúpicas necessitam avaliação cuidadosa com relação ao rim, devido à gravidade de seu comprometimento.

Essa avaliação deve incluir: exame do sedimento urinário e urocultura; estudo da função renal; pesquisa do anticorpo anti-DNA e do complemento total e suas frações C_3 e C_4 no soro; biópsia renal em todas as crianças lúpicas com exame de urina anormal e/ou com função renal diminuída.

Manifestações do sistema nervoso (SNC)

O acometimento do SNC constitui uma das principais causas de morbidade e mortalidade. Os sintomas neurológicos variam de disfunção global, como paralisias e convulsões, a sintomas leves e focais, como cefaleia.

Cefaleia é queixa frequente e tem muitas causas, sendo difícil determinar sua relação com a doença lúpica do SNC. A cefaleia lúpica é refratária ao tratamento convencional com analgésicos. Em alguns casos, pode assumir o aspecto de enxaqueca.

Crises convulsivas são geralmente do tipo tônico-clônico e generalizadas e podem preceder as outras manifestações do LES, levando à confusão diagnóstica com a epilepsia. O pediatra deve lembrar que as crises convulsivas no LES também podem ser desencadeadas por uremia, hipertensão e processos infecciosos do SNC.

Acidentes vasculares encefálicos (AVE) podem ocorrer associados a anticorpos antifosfolípides ou a hipertensão ou hemorragia intracraniana secundária à plaquetopenia.

Coreia é complicação presente em 4% a 10% desses pacientes. Pode preceder as outras manifestações do lúpus, levando ao diagnóstico incorreto de febre reumática. Diante de uma adolescente com coreia pura, isto é, sem acometimento articular e cardíaco, embora a causa possa ser febre reumática, o LES deve ser investigado.

Neuropatias craniana e periférica podem ocorrer, sendo a craniana mais frequente, e os nervos mais afetados são os relacionados com a motilidade ocular.

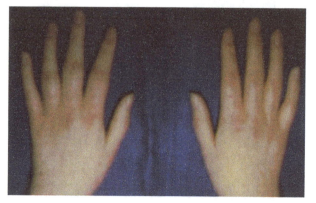

Figura 42.4 Poliartrite simétrica.

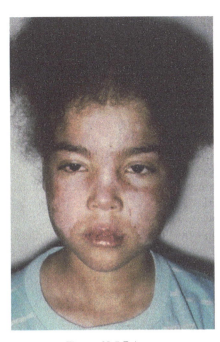

Figura 42.5 Psicose.

As principais manifestações psiquiátricas incluem labilidade emocional, depressão, dificuldade de concentração e de memorização e psicose (Figura 42.5). Diante de quadros neuropsiquiátricos cuja etiologia é difícil de esclarecer, é necessário pesquisar o LES.

O diagnóstico da doença do SNC no lúpus é complicado pela falta de correlação com os testes sorológicos utilizados para o diagnóstico do LES. Não existe teste específico para diagnóstico e monitoramento da doença lúpica do SNC.

A avaliação do SNC no LES inclui:

- **Exame do líquido cefalorraquidiano:** para excluir infecção ou hemorragia subaracnóidea.
- **Eletroencefalograma:** fornece evidência de anormalidade difusa ou focal.
- **Técnicas de neuroimagem:** tomografia computadorizada cerebral, ressonância magnética, angiorressonância magnética, SPECT (*single photon emission computed tomogram*), para avaliação de lesões focais, sangramento, isquemia e perfusão cerebral.

Manifestações cardíacas

- **Pericardite:** manifestação mais frequente do envolvimento cardíaco no LES, pode ser clinicamente evidente, mas na maioria dos casos é assintomática, somente revelada pelo ecocardiograma. Derrames volumosos com tamponamento cardíaco e pericardite constritiva são raros. Às vezes, crianças que se apresentam com pericardite como única manifestação cardíaca, principalmente se acompanhada de artrite, recebem o diagnóstico de febre reumática. Entretanto, na febre reumática, o comprometimento cardíaco é representado por pancardite, e não costuma ocorrer pericardite de maneira isolada. Nessa situação, o diagnóstico do LES precisa ser incluído entre os diagnósticos diferenciais de pericardite.
- **Miocardite:** caracteriza-se clinicamente por insuficiência cardíaca congestiva (ICC). Em geral, acompanha-se de sinais de atividade da doença lúpica.
- **Endocardite:** a lesão mais característica é representada pela endocardite de Libman-Sacks. Caracteriza-se pela presença de vegetações estéreis de necrose fibrinoide no tecido conjuntivo valvar. Em caso de suspeita de doença valvar, o ecocardiograma deve ser realizado.
- **Trombose de câmaras cardíacas:** pode ocorrer em doentes com LES e síndrome antifosfolípide.

Manifestações pulmonares

O acometimento pulmonar varia desde anormalidades assintomáticas nos testes de função pulmonar até hemorragia pulmonar.

Aproximadamente 60% dos adolescentes lúpicos apresentam testes de função pulmonar anormais, sem evidência clínica ou radiológica de alteração pulmonar. Doença restritiva do pulmão é uma alteração mais frequente.

Pleurite, com ou sem derrame, é a manifestação mais frequente da doença pulmonar no LES, e dor pleurítica pode ser o primeiro sinal. O derrame pleural costuma ser de pequeno volume e pode ser uni- ou bilateral, e os derrames volumosos são raros. Nos doentes com LES, os derrames pleurais também podem estar associados a síndrome nefrótica, infecções como tuberculose ou ICC. Vale lembrar que deverão ser incluídas infecção e embolia pulmonar no diagnóstico diferencial da pleurite, principalmente quando da presença de anticorpos antifosfolípides. A presença do anticorpo antinúcleo (FAN) no líquido pleural constitui teste útil para o diagnóstico do derrame pleural no lúpus.

Outras manifestações, como disfunção do diafragma, pneumonia lúpica aguda e hemorragia pulmonar, são muito raras.

Manifestações hematológicas

Anemia, trombocitopenia e leucopenia são observadas em 50% a 55% dos pacientes. Anemia normocítica e normocrômica, semelhante à dos processos crônicos, é a manifestação hematológica mais comum, sendo observada em 50% dos pacientes no início da doença. Outras manifestações, como anemia hemolítica autoimune (AHAI) e púrpura trombocitopênica imunológica (PTI), estão associadas à atividade da doença com produção de autoanticorpos: anti-hemácias, antiplaquetas e antifosfolípides. AHAI e PTI podem constituir, de maneira isolada, as primeiras manifestações do LES, precedendo em meses ou anos as outras manifestações da doença lúpica. Nessas situações, esses doentes devem ser acompanhados, e os testes de autoanticorpos para o LES deverão ser realizados.

Síndrome antifosfolípide

A síndrome antifosfolípide (SAF), caracterizada pela presença de anticorpos antifosfolípides, pode estar associada ao LES, constituindo a SAF secundária. Consenso internacional elaborou os critérios para a SAF: presença de trombose vascular (arterial, venosa ou trombose de vasos de pequeno calibre, em qualquer tecido ou órgão) ou de morbidade gestacional associada à positividade de um ou mais anticorpos antifosfolípides, em pelo menos duas ocasiões, com intervalo mínimo de 12 semanas. Os anticorpos anticardiolipina, isotipos IgM e IgG, devem apresentar títulos moderados ou altos (> 40 GPL ou MPL) em duas ou mais ocasiões, com intervalo de pelo menos 6 semanas. Entre as manifestações clínicas não incluídas nos critérios estão: livedo reticular, valvopatia cardíaca, coreia, convulsões, isquemia cerebral transitória, trombocitopenia e anemia hemolítica. Em pacientes lúpicos com qualquer uma dessas manifestações, o diagnóstico da SAF deve ser investigado em virtude da gravidade que representa.

Apresentação laboratorial

Os exames laboratoriais úteis para o diagnóstico do LES estão descritos no Quadro 42.4.

QUANDO PENSAR EM LES?

- Febre de origem indeterminada com ou sem adenomegalia e/ou hepatoesplenomegalia.
- Comprometimentos cutâneos variados de duração prolongada, especialmente quando fotossensíveis.
- Quadros articulares (artrites e artralgias).
- Quadros renais (hematúria microscópica, proteinúria isolada).
- Quadros hematológicos (anemia hemolítica, trombocitopenia, leucopenia inexplicável).
- Quadros neuropsiquiátricos.
- Quadros multissistêmicos.

TRATAMENTO

A etiologia do LES permanece desconhecida e não existe tratamento curativo para essa enfermidade. Os objetivos do tratamento são: controlar a atividade da doença, evitar sua progressão e oferecer melhor qualidade de vida ao paciente.

Medidas gerais

- Manutenção do estado nutritivo e do equilíbrio hidroeletrolítico.
- Prevenção da obesidade, da osteoporose e da hiperlipidemia.
- Uso de cremes com filtro solar, fator proteção ≥ 15, quando da exposição solar ou à luz fluorescente (emissão de raios UVB).
- Controle rigoroso da pressão arterial.
- Tratamento imediato dos processos infecciosos com doses efetivas de antibióticos.
- Orientação sexual à adolescente lúpica.
- Esclarecimento da família e do paciente quanto à cronicidade da doença, enfatizando a necessidade de adesão total ao tratamento.
- Acompanhamento psicológico para a família e o paciente.
- Controle dos efeitos colaterais dos fármacos.

Com a doença em remissão, o paciente pode levar vida normal, evitando a fadiga excessiva.

Tratamento farmacológico

Veja o Quadro 42.5.

Tratamento das complicações tromboembólicas

Em caso de AVE e outras manifestações de trombose, está indicada anticoagulação com heparina EV e, após, varfarina VO.

Em pacientes sem eventos trombóticos, mas com anticorpos antifosfolípides em títulos altos e persistentes, utiliza-se ácido acetilsalicílico (AAS) em dose única diária de 3mg/kg/dia VO.

Outras modalidades de tratamento incluem diálise e transplante renal, para pacientes que evoluíram com insuficiência renal crônica, além da associação de múltiplos fármacos imunossupressores e plasmaférese, nos casos de hemorragia pulmonar e vasculite generalizada. O transplante autólogo de células-tronco hematopoéticas é uma alternativa em casos graves e refratários, porém apresenta altos índices de mortalidade relacionada com o procedimento.

Quadro 42.4 Exames laboratoriais para diagnóstico do lúpus

FAN	Positivo, indica a pesquisa de anticorpos específicos
Padrão nuclear*	Homogêneo: anticorpo anti-DNA nativo, marcador do LES Pontilhado grosso: anticorpo anti-Smith marcador do LES Pontilhado pleomórfico/PCNA (anticorpo contra núcleo de células em proliferação) em pacientes com LES
Anticorpo anti-DNA	Marcador/atividade lúpica
Anticorpo anti-Smith	Marcador/atividade lúpica
Anticorpos antifosfolípides	Síndrome antifosfolípide
Anticardiolipina e anticoagulante lúpico	
Sistema complemento	Complemento total (CH_{50}) e suas frações (C_3 e C_4) diminuídos na fase ativa do LES e na nefrite lúpica
Anormalidades hematológicas	Anemia normocítica e normocrômica, anemia hemolítica autoimune, leucopenia e trombocitopenia
Reações de fase aguda	VHS elevada, eletroforese de proteínas com aumento de alfa-2-gamaglobulina, proteína C reativa elevada alteradas

*O Consenso Brasileiro de fator antinúcleo em células Hep-2 definiu os padrões de fluorescência dos anticorpos antinúcleo que estão associados a provável doença autoimune e que deverão ser confirmados pela identificação de anticorpos específicos.

Quadro 42.5 Fármacos utilizados no tratamento do LES

Fármaco	Indicação	Dose	Efeitos colaterais
Hidroxicloroquina	Controle das manifestações cutâneas e articulares, poupador de esteroides, diminuição dos níveis de colesterol, triglicérides e LDL, ação antitrombótica, diminuição do risco de reagudizações do LES	5 a 7mg/kg/dia, 1×/dia VO Dose máxima: 400mg/dia	Toxicidade para a retina é grave, havendo necessidade de exames oftalmológicos a cada 6 meses
Difosfato de cloroquina		3 a 5mg/kg/dia, 1×/dia VO Dose máxima: 200mg/dia	
Prednisona em dose baixa	Febre, lesões cutâneas, artrite, serosite, nefrite, mesangial	0,5mg/kg/dia, VO Dose máxima: 60mg/dia	Síndrome de Cushing, HAS, dislipidemia, retenção de sódio, hipopotassemia, osteoporose, diabetes, supressão do crescimento, suscetibilidade a infecções, psicose, supressão do eixo hipotálamo-suprarrenal, catarata, glaucoma
Prednisona em dose alta	Doenças renal, cardíaca e pulmonar graves, doença do sistema nervoso, anemia hemolítica, trombocitopenia	1 a 2mg/kg/dia Dose máxima: 60mg/dia	
Metilprednisolona (pulsoterapia EV)	Doença sistêmica aguda e grave, doença renal grave, doença do sistema nervoso, doença do parênquima pulmonar, doença cardíaca grave, anemia hemolítica, trombocitopenia	30mg/kg/dia, EV em 100mL de soro glicosado a 5% para correr em 1h, durante 3 dias consecutivos, em intervalos mensais. Nesses dias, não administrar prednisona VO. Dose máxima: 1g/dia	Arritmias, convulsões, hipertensão arterial, anafilaxia, morte súbita
Azatioprima	Ausência de resposta ao tratamento com GC e/ou toxicidade à corticoterapia, na GNPF leve. Ajuda a redução dos GC	1,5 a 2mg/kg/dia em dose única diária, VO Dose máxima: 60mg/dia	Toxicidade hepática e leucopenia
Metotrexato	Manifestações mucocutâneas e/ou articulares refratárias ao tratamento com anti-inflamatório não esteroide, antimaláricos e/ou GC em doses baixas	10 a 15mg/m² de superfície corporal VO ou 0,4 a 0,6mg/kg VO, uma vez por semana. Suplementação com ácido fólico, 1mg/dia VO	Toxicidade hepática, de mucosa gástrica, leucopenia
Ciclofosfamida	GNPF grave, GNPD, lúpus neuropsiquiátrico, lúpus ativo refratário a doses altas de GC	VO: 1 a 2mg/kg/dia Pulso EV: 500mg/m², aumentando para 750mg/m² e 1g/m² e mantendo esta dose subsequentemente. Inicialmente são feitos sete pulsos mensais, seguidos por um pulso a cada 3 meses, completando 36 meses de tratamento	Náuseas e vômitos (respondem bem aos antieméticos: dimemidrina e ondansetrona). Risco de cistite hemorrágica e câncer de bexiga (necessidade de hidratação rigorosa e administração de mercaptoetanol sulfonato de sódio) e toxicidade gonadal
Ciclosporina	Nefropatia membranosa com síndrome nefrótica	2,5 a 5mg/kg/dia VO	Hipertensão, hiperplasia gengival, hipertricose, dispepsia, nefrotoxicidade (efeito mais grave)
Micofenolato mofetil	GNPD refratário ao tratamento com pulso de ciclofosfamida, GNPF grave	Iniciar 250mg/m²/dia, divididos em duas tomadas, aumentando até 1g/dia	Gastrointestinais, cefaleia, sonolência, leucopenia, úlcera de mucosa, alopecia, infecções
Gamaglobulina	Trombocitopenia e lúpus grave refratários a outros tratamentos	2g/kg EV em dose única	
Rituximabe	Casos refratários aos tratamentos anteriores, principalmente com envolvimento renal, neurológico ou hematológico	375mg/m²/semana por 4 semanas	Reações infusionais são raras e em geral leves, mas podem ocorrer hipotensão, náuseas, calafrios e erupções cutâneas

HAS: hipertensão arterial sistêmica; GC: glicocorticoide.

Bibliografia

Adams A, Dermott M, Lehman JT. Pharmacoterapy of lupus nephritis in children. Drugs 2006; 66:1191-207.

Bastos WA, Santos MC. Lúpus eritematoso sistêmico. In: Alves JGB, Ferreira OS, Maggi SR (eds.) Pediatria. 3. ed., Rio de Janeiro: Medsi, 2006.

Benseler SM, Silverman ED. Systemic lupus erythematosus. Pediatr Clin N Am 2005; 52:443-67.

Braga JA, Hokazono M, Terreri MT, Hilário MO. Púrpura trombocitopênica imunológica como manifestação inicial do lúpus eritematoso juvenil. Rev Bras Reumatol 2003; 43:392-6.

Campos LMA, Kiss MHB, D'Amico EA, Silca CAA. Antiphosphoslipid antibodies and antiphospholipid syndrome in 57 children and adolescents with systemic lupus erythematosus. Lupus 2003; 12:820-6.

Dellavance A, Gabriel Júnior A, Cintra FU et al. Consenso brasileiro de fator antinuclear em células Hep-2. Rev Bras Reumatol 2003; 12:129-40.

Gottlieb BS, Ilowite NT. Lupus erithematosus in children and adolescents. Pediatr Rev 2006; 27:323-30.

Klein-Gitelman M, Reiff A, Silverman ED. Systemic lupus in childhood. Rheum Dis Clin North Am 2002; 28:561-77.

Miyakis S, Lockshin MD, Atsumi T et al. International consensus statement on an update of the classification criteria for definite antiphospholipid syndrome (APS). J Throm Haemost 2006; 4:295-306.

Petri M, Orbai AM, Alarcón GS et al. Derivation and Validation of the Systemic Lupus International Collaborating Clinics Classification Criteria for Systemic Lupus Erythematosus. Arthritis and Rheum 2012; 64(8):2677-86.

Petty RE, Laxer RM, Systemic lupus erythematosus. In: Cassidy JT, Petty RE, Laxer RM, Lindsley CB (eds.) Textbook of pediatric rheumatology. 5. ed., Philadelphia: Elsevier Saunders, 2005:342-91.

Schmugge M, Revel-Vilk S, Hiraki L. Thrombocytopenia and tromboembolism in pediatric systemic lupus erythematosus. J Pediatr 2003; 143:666-9.

Yu H-H, Lee J-H, Wang L-C et al. Neuropsychiatric manifestations in pediatric systemic lupus erythematosus: a 20-year study. Lupus 2006; 15:651-7.

Capítulo 43

Artrite Idiopática Juvenil

Zelina Barbosa de Mesquita
Silvana B. Sacchetti

INTRODUÇÃO

A artrite idiopática juvenil (AIJ), a principal causa de doença articular inflamatória crônica da infância, compreende um grupo heterogêneo de doenças, que têm em comum a presença de artrite crônica (edema articular ou limitação do movimento com dor, que persiste por pelo menos 6 semanas, observado por médico).

Sua etiologia é desconhecida, mas há uma alteração na regulação imune decorrente da interação de fatores genéticos e ambientais.

A incidência é de 2 a 20 por 100 mil crianças/ano, e a prevalência é de 16 a 150 a cada 100 mil crianças, com idade e gênero variando de acordo com o tipo de início.

O diagnóstico é clínico em crianças com menos de 16 anos de idade com artrite crônica, após exclusão de outras causas.

A International League of Associations for Rheumatology (ILAR) propôs os critérios de classificação da AIJ para a identificação dos grupos mais homogêneos, mutuamente exclusivos, com base nas principais manifestações clínicas e laboratoriais, durante os primeiros 6 meses de doença.

Cada categoria deve preencher a definição e os critérios de exclusão.

CRITÉRIOS DE CLASSIFICAÇÃO PARA ARTRITE IDIOPÁTICA JUVENIL (ILAR, 1997 – revisados em 2001)

- **Artrite sistêmica:** artrite crônica em uma ou mais articulações, precedida ou concomitante a febre diária, com pelo menos 2 semanas de duração, cotidiana, documentada por pelo menos 3 dias, acompanhada por um ou mais dos seguintes sinais: (1) exantema eritematoso, evanescente; (2) linfadenomegalia generalizada; (3) hepatomegalia e/ou esplenomegalia; (4) serosite.
  - Exclusões: a, b, c, d.
- **Oligoartrite:** artrite em até quatro articulações durante os primeiros 6 meses de doença. Duas subcategorias são reconhecidas:
  - **Oligoartrite persistente:** artrite em até quatro articulações durante o curso da doença.
  - **Oligoartrite estendida:** artrite que compromete cinco ou mais articulações após os primeiros 6 meses de doença.
  - Exclusões: a, b, c, d, e.
- **Artrite poliarticular com fator reumatoide negativo:** artrite em cinco ou mais articulações durante os primeiros 6 meses de doença.
- Exclusões: a, b, c, d, e.
- **Artrite poliarticular com fator reumatoide positivo:** artrite em cinco ou mais articulações durante os primeiros 6 meses de doença, associada a fator reumatoide, pelo menos em duas ocasiões com intervalo de 3 meses.
  Exclusões: a, b, c, e.
- **Artrite relacionada com entesite:** artrite e entesite ou artrite ou entesite e pelo menos dois dos seguintes: (1) dor na articulação sacroilíaca e/ou inflamação de coluna lombossacra; (2) presença do antígeno HLA-B27; (3) início da artrite em meninos com mais de 6 anos de idade; (4) uveíte anterior aguda (sintomática); (5) história familiar, em parentes de primeiro grau, de espondilite anquilosante, artrite relacionada com entesite, sacroiliíte com doença inflamatória intestinal, síndrome de Reiter ou uveíte anterior aguda.
  - Exclusões: a, d, e.
- **Artrite psoriásica:** artrite e psoríase ou artrite e pelo menos dois dos seguintes sinais: (1) história familiar de psoríase em parentes de primeiro grau; (2) dactilite; (3) alterações ungueais (*pitting nail* ou onicólise).
  - Exclusões: b, c, d, e.
- **Artrites indiferenciadas:** crianças com artrite persistente por pelo menos 6 meses que não preenchem qualquer categoria ou preenchem mais de uma categoria.

CRITÉRIOS DE EXCLUSÃO

a. Psoríase no paciente ou em parente de primeiro grau.
b. Espondilite anquilosante ou artrite relacionada com entesite ou uveíte anterior aguda ou sacroiliite com doença inflamatória intestinal ou síndrome de Reiter no paciente ou em parente de primeiro grau.
c. Artrite, com HLA-B27 positivo, em meninos começando após os 6 anos de idade.
d. Presença de fator reumatoide (FR) IgM em duas ocasiões com intervalo de pelo menos 3 meses.
e. Presença de AIJ de início sistêmico.

QUADRO CLÍNICO

AIJ sistêmica

A AIJ sistêmica não tem preferência por idade, gênero ou HLA. As manifestações extra-articulares podem preceder a artrite em muitos meses, porém o diagnóstico de certeza só pode ser estabelecido na presença de artrite crônica.

A febre é alta com pico vespertino ou dois picos diários e duração de pelo menos 2 semanas. O exantema é evanescente, acompanha os picos febris e pode ser desencadeado por traumatismo ou banho quente, com distribuição em tronco e raiz de membros, sendo raramente pruriginoso. A artrite é, em geral, poliarticular, de grandes e pequenas articulações.

Diagnósticos diferenciais incluem processos infecciosos, leucose, linfoma, lúpus eritematoso sistêmico, poliarterite nodosa, sarcoidose e febres episódicas.

A síndrome de ativação macrofágica, decorrente da excessiva ativação e proliferação de macrófagos, é complicação rara das doenças reumáticas, particularmente da AIJ sistêmica. Trata-se de uma síndrome hemorrágica associada a alterações mentais, hepatoesplenomegalia com falência hepática, sangramento, púrpura e equimose. Nos exames laboratoriais observam-se anemia, plaquetopenia, leucopenia, aumento dos níveis das enzimas hepáticas, distúrbios de coagulação e queda da velocidade de hemossedimentação (VHS), podendo evoluir para falência múltipla de órgãos. O diagnóstico baseia-se nas manifestações clínicas e laboratoriais e no encontro na medula óssea de macrófagos diferenciados, fagocitando ativamente elementos hematopoéticos. O tratamento preconizado consiste no uso de corticosteroide na forma de pulsoterapia EV (metilprednisolona, 30mg/kg) durante 3 dias; na falta de resposta, pode ser utilizada a ciclosporina A. Outras modalidades terapêuticas incluem: gamaglobulina EV, plasmaférese e agentes antifator de necrose tumoral alfa (TNF-α).

Oligoartrite

A oligoartrite é a categoria mais frequente, correspondendo de 50% a 60% dos casos de AIJ. A idade mais acometida varia de 2 a 4 anos com predomínio do gênero feminino (três meninas para um menino e cinco meninas para um menino, nos casos com uveíte crônica).

A artrite acomete predominantemente grandes articulações de membros inferiores (joelhos e tornozelos), é assimétrica e pouco dolorosa. A principal manifestação extra-articular é a uveíte crônica, que acomete 20% dos casos, principalmente nos pacientes com fator antinúcleo (FAN) positivo. Assintomática, pode evoluir com catarata e perda de visão.

Os diagnósticos diferenciais incluem infecção crônica, principalmente tuberculose, traumatismos, tumores e corpo estranho intra-articular.

Artrite poliarticular

Corresponde a aproximadamente 30% dos casos das AIJ. Predomina no sexo feminino (três meninas para um menino), com idades entre 6 e 12 anos.

As principais manifestações extra-articulares são: febre baixa, perda de peso, anorexia, hepatoesplenomegalia discreta e uveíte assintomática (10%); no início poliarticular FR-positivo, observando-se nódulo subcutâneo, vasculite e, tardiamente, ceratoconjuntivite seca.

A artrite é simétrica e compromete grandes articulações e, frequentemente, a coluna cervical, a articulação temporomandibular e, mais tardiamente, as pequenas articulações das mãos. Nos pacientes FR-positivos, a artrite é mais agressiva com erosão óssea mais precoce e frequente.

Os diagnósticos diferenciais incluem as doenças de acúmulo (mucopolissacaridoses: mórquio, Scheie), deficiência seletiva de IgA, artrite relacionada com entesite, sarcoidose, doença inflamatória intestinal e lúpus eritematoso sistêmico.

Artrite relacionada com entesite

Acomete predominantemente os meninos (sete meninos para uma menina), em geral com mais de 8 anos de idade.

As manifestações extra-articulares incluem febre baixa, irite (10% a 14%) unilateral e recorrente, uveíte anterior aguda (27%), insuficiência aórtica, aortite e fraqueza muscular. As manifestações articulares consistem em artrite oligoarticular de membros inferiores, precedendo o comprometimento axial, e evoluem com dor e rigidez nas costas, além de entesite (dor na inserção dos tendões, ligamentos ou cápsula articular na fáscia ou no osso).

Os principais diagnósticos diferenciais são feitos com AIJ poliarticular FR-negativa, AIJ oligoarticular, doença de Scheuermann, espondilólise, espondilolistese, osteomastoidite, tumores medulares, discite, traumatismo e osteocondroses.

Artrite psoriásica

Forma de artrite rara na infância, acomete predominantemente os pré-escolares e adolescentes do sexo feminino. As manifestações extra-articulares incluem lesões cutâneas e ungueais da psoríase, uveíte anterior (17%), que é assintomática, ou uveíte aguda, sintomática, incompetência aórtica e prolapso mitral.

A artrite, que precede a lesão cutânea em 90% dos casos, é assimétrica, oligoarticular e acomete principalmente joelhos, tornozelos, interfalangianas proximais de mãos e pés e coluna nos pacientes HLA-B27+. Dactilite (dedos em salsicha) e entesite são raras. Biópsia de pele pode ser necessária para confirmação do diagnóstico da psoríase.

EXAMES COMPLEMENTARES

Na avaliação laboratorial, não há exame específico para o diagnóstico de AIJ. No hemograma observam-se anemia, leucocitose e plaquetose, principalmente na sistêmica, poliarticular, psoriásica e na artrite relacionada com entesite, e é normal na oligoarticular.

As provas de fase aguda, VHS, proteína C reativa (PCR) e outras estão elevadas na AIJ em atividade, podendo ser normais na oligoarticular.

O FAN é positivo em até 86% dos casos na artrite oligoarticular, em 75% das poliarticulares, raramente nas sistêmicas e psoriásicas e negativo na artrite relacionada com entesite. O FR só é positivo na poliarticular FR-positiva. O antígeno HLA-B27 pode ser positivo na artrite psoriásica e em até 90% dos casos de artrite relacionada com entesite.

Nos exames de imagem, a ultrassonografia avalia espessamento sinovial e derrame, e a ressonância magnética evidencia as lesões de partes moles, sendo importante na exclusão de lesões traumáticas e tumorais. A radiografia simples evidencia a presença de corpo estranho, diminuição de espaço articular e erosão óssea.

TRATAMENTO

O tratamento tem como objetivos o controle da inflamação, o alívio da dor e a prevenção das alterações cartilaginosas, erosões ósseas e deformidades, promovendo crescimento e desenvolvimento adequados.

A equipe deve ser multiprofissional e incluir, além do reumatologista infantil, oftalmologista, ortopedista, odontologista, nutricionista, fisioterapeuta, terapeuta ocupacional, enfermeiro(a), psicólogo(a) e assistente social, em um trabalho integrado às necessidades de cada criança.

O tratamento deve considerar os diferentes tipos de início. Os estudos têm demonstrado que existe um intervalo de tempo para que se evidenciem as alterações radiológicas. Nos pacientes com artrite sistêmica e poliarticular, esse tempo é de aproximadamente 2 anos e meio, enquanto nos oligoarticulares a média é de 5 anos.

Nas últimas décadas houve um grande avanço no tratamento medicamentoso da AIJ, com o advento de novos agentes antirreumáticos modificadores da doença (DMARD na sigla em inglês) e agentes biológicos.

O tratamento inicial, em aproximadamente 75% dos casos, é feito com os anti-inflamatórios não esteroides (AINE), com controle da dor, da febre e da inflamação em 4 a 8 semanas; caso isso não ocorra, está indicado o uso de DMARD.

Os principais AINE utilizados em pediatria são o naproxeno (10 a 20mg/kg/dia), o ibuprofeno (30 a 40mg/kg/dia) e a indometacina (1,5 a 3mg/kg/dia). Outros AINE podem ser utilizados, com restrições, como o diclofenaco e o piroxicam.

Os efeitos colaterais incluem manifestações gastrointestinais (dor abdominal, náuseas e diarreia) e renais (hematúria, proteinúria, nefrite intersticial e insuficiência renal). As manifestações gastrointestinais são raras na infância e melhoram quando o medicamento é administrado com alimento ou leite e em associação a protetores gástricos, como a ranitidina.

Nos casos de doença mais agressiva, o tratamento inicial deve ser feito com AINE associado a DMARD.

Os DMARD incluem o metotrexato (iniciar com 0,3mg/kg/semana e, se necessário, aumentar até 1mg/kg/semana, até o máximo de 25mg/semana), sulfassalazina (30 a 50mg/kg/dia), hidroxicloroquina (3 a 5mg/kg/dia), d-penicilamina e leflunomida.

A talidomida (2,5 a 4mg/kg/dia) é um DMARD indicado na AIJ sistêmica grave que não responde a outros fármacos.

Os corticosteroides, embora exerçam ação anti-inflamatória potente, devem ser usados com muito cuidado em virtude de seus efeitos colaterais, que incluem hipertensão, obesidade, hiperglicemia, dislipoproteinemia, psicose, osteoporose e atraso do crescimento, entre outros.

Corticosteroide intra-articular (trancinolona hexacetonida, 1 a 2mg/kg, de acordo com a articulação) é considerado tratamento seguro e efetivo e está indicado nos casos de monoartrite ou quando poucas articulações permanecem ativas com o tratamento convencional. As vias oral (prednisona ou prednisolona, 0,5 a 2mg/kg/dia) e endovenosa (metilprednisolona, 30mg/kg/dia, durante 3 dias) estão indicadas na forma sistêmica grave e na poliarticular com dor e limitação funcional, enquanto se aguarda a ação dos DMARD.

Os imunossupressores (ciclosporina A, azatioprina e ciclofosfamida) estão indicados somente nos casos em que há risco de morte ou na artrite erosiva progressiva.

Os agentes biológicos incluem os inibidores TNF-α (etanercept, infliximabe e adalimumabe), o inibidor anti-IL-1 (anakinra e canaquinumabe), o modulador da coestimulação que atua na célula T (abatacept) e o depletor de célula B (rituximabe) e se constituem em recurso terapêutico importante, indicados nos casos que não responderam aos AINE, aos corticosteroides e aos DMARD.

As crianças devem ser encorajadas a continuar com suas atividades habituais, como ir à escola e, se possível, participar das aulas de educação física.

O paciente pode ser considerado em remissão com medicação quando permanece inativo por 6 meses, e sem medicação, quando inativo por 12 meses.

EVOLUÇÃO

A AIJ pode ser autolimitada, principalmente nos pacientes oligoarticulares. Estudos recentes sugerem que a AIJ não é uma enfermidade de curso tão benigno, uma vez que com frequência pode permanecer ativa até a idade adulta. A mortalidade é baixa. Os raros casos de morte ocorrem na categoria sistêmica com atividade persistente e na síndrome de ativação macrofágica.

A probabilidade de remissão oscila entre 30% e 35%, mas varia de acordo com o tipo, sendo maior na oligoarticular (50%) e menor na poliarticular FR-positiva (5%).

Bibliografia

Argueda O. Artritis idiopática juvenile una actualización. Rev Méd Hosp Nac Niños (Costa Rica) 2004; 39(1):24-33.

Cassidy JT, Petty RE. Chronic arthritis in childhood. In: Cassidy JT, Petty RE, Laxer RM, Lindsley CB (eds.) Textbook of pediatric rheumatology. Philadelphia, 2005:206-60.

Grom AA. Macrophage activation syndrome and reactive hemophagocytic lymphohistiocytosis: the same entities? Curr Opin Rheumatol 2003; 15:587-90.

Kulas DL, Schanberg L. Juvenile idiophatic arthritis. Curr Opin Rheumatol 2001; 13:392-8.

Lehman TJA, Schechter SJ, Sundel RP et al. Thalidomide for severe systemic onset juvenile rheumatoid arthritis: a multicenter study. J Pediatr 2004; 145(6):856-7.

Machado C, Ruperto N. Consenso em reumatologia pediátrica. Parte I – Definição dos critérios de doença inativa e remissão em artrite idiopática juvenil/artrite reumatóide juvenil. Rev Bras Reumatol 2005; 45(1):9-13.

Oliveira SKF. Artrite idiopática juvenil. In: Oliveira SKF (eds.) Reumatologia para pediatras. Rio de Janeiro: Revinter, 2003:79-129.

Passo M. Emerging therapies in juvenile rheumatoid/idiopathic arthritis. Curr Probl Pediatr Adolesc Health Care 2006; 36:97-103.

Petty RE, Southwood TR, Manners P et al. International league of associations for rheumatology classification of juvenile idiopathic arthritis: second revision. Edmonton, 2001. J Rheumatol 2004; 31(2):390-2.

Prado R, Terreri MT, Len CA et al. Síndrome de ativação macrofágica em pacientes com artrite idiopática juvenil. Rev Bras Reumatol 2004; 44(5):378-82.

Silva CAA, Silva CHM et al. Síndrome de ativação macrofágica associada com artrite idiopática juvenil. J Pediatr 2004; 80(6):517-22.

Wallace CA. Current management of juvenile idiopathic arthritis. Best Pract Res Clin Rheumatol 2006; 20:279-300.

Weiss JE, Ilowite NT. Juvenile idiopathic arthritis. Pediatr Clin N Am 2005; 52:413-42.

SEÇÃO VIII

Manejo Ambulatorial das Doenças Infecciosas mais Frequentes

Capítulo 44

Acompanhamento Ambulatorial da Criança Exposta e da Criança Infectada pelo Vírus da Imunodeficiência Humana

Edvaldo Souza Silva
Gerlane Alves Pontes da Silva

INTRODUÇÃO

A pandemia causada pelo vírus da imunodeficiência humana (HIV) continua sendo um grande problema de saúde pública mundial e já ceifou a vida de 39 milhões de pessoas até o ano de 2013. Estima-se que 35 milhões de pessoas vivam atualmente com o HIV em todo o mundo e que tenham ocorrido 2,1 milhões de casos novos e 1,5 milhão de óbitos relacionados com o HIV no ano de 2013.

A transmissão perinatal é a principal via de infecção pelo vírus HIV em crianças no mundo inteiro, ocorrendo 17 mil novas infecções perinatais por dia. No Brasil, corresponde a mais de 80% dos casos reportados em menores de 13 anos até a presente data. Se considerarmos as notificações a partir da segunda metade da década de 1990, essa taxa chega a 90% de todos os casos em menores de 13 anos, em consequência da proporção cada vez maior de mulheres acometidas pelo HIV na segunda década da epidemia – um aumento de 75% dos casos no gênero feminino. As mulheres já respondem por 35% do total de casos notificados até junho de 2014. Segundo a estimativa de prevalência de HIV em parturientes, o número esperado de gestantes com HIV no Brasil é de aproximadamente 12 mil casos por ano. Em 2013, apenas 59,9% dos casos esperados foram notificados, sendo a região Nordeste a que apresentou maior percentual de casos notificados em relação ao número esperado (70,6%). A taxa de detecção de gestantes com o HIV no Brasil vem apresentando tendência de aumento estatisticamente significativo nos últimos 10 anos; em 2004, a taxa observada foi de 2,0 casos para cada mil nascidos vivos, a qual passou para 2,5 casos para cada mil nascidos vivos em 2013, indicando um aumento de 25%.

Observa-se uma tendência de queda estatisticamente significativa na taxa de detecção da síndrome de imunodeficiência adquirida (AIDS) em menores de 5 anos no Brasil como um todo: 35,7% nos últimos 10 anos. No entanto, as regiões Norte e Nordeste apresentam elevação na taxa nesse mesmo período: 9,1% (3,3 para 3,6 por mil nascidos vivos) e 13% (2,3 para 2,6 por mil nascidos vivos), respectivamente. A diminuição das notificações de casos de crianças acometidas por via vertical, observada a partir de 1996/1997, provavelmente está relacionada com o possível impacto das intervenções para profilaxia da transmissão materno-infantil do HIV com o uso do protocolo 076 do AIDS Clinical Trial Group (PACTG – 076) e outras terapêuticas na gestação e no recém-nascido, assim como com o atraso nas notificações dos últimos 2 anos. A possibilidade de redução da transmissão perinatal do vírus HIV com o uso da zidovudina (AZT) em gestantes e seus recém-nascidos, o PACTG-076, a partir do ano de 1994, caracterizou-se como um dos mais relevantes avanços no conhecimento e na prevenção da epidemia da AIDS desde a notificação do primeiro caso da doença, no início dos anos 1980.

ETIOLOGIA

O vírus causador da AIDS pertence à subfamília Lentivirinae e é formado por um envelope de glicoproteína (gp) e um núcleo composto por duas fitas de RNA e três enzimas: integrase, protease e transcriptase reversa. Dois tipos de HIV têm sido descritos, HIV-1 e HIV-2, o qual é encontrado preferencialmente na África e apresenta virulência menor do que o HIV-1. O HIV-1 é dividido em nove subtipos, com base nas diferentes sequências gênicas, as quais são designadas de A a I. No Brasil, o subtipo mais prevalente é o B.

A replicação viral se inicia com a ligação da glicoproteína do envelope viral gp 120 a receptores CD4 da superfície de células suscetíveis, como linfócitos, monócitos, macrófagos e células dendríticas e da micróglia. Após essa ligação ao CD4, a gp 120 viral ainda deve se ligar a correceptores como o CCR5 e o CXCR4. O vírus é então internalizado, perde seu envelope e produz cópias de DNA a partir do RNA viral, utilizando a enzima transcriptase reversa. Essa cópia de DNA é transportada para o núcleo da célula e se integra ao DNA celular como um provírus, utilizando a enzima integrase. Diariamente, 10^{10}

vírus são produzidos no indivíduo infectado, utilizando a enzima protease, e os vírus, ao serem liberados da célula infectada, promovem a lise dessa célula.

IMUNOPATOGÊNESE

Ao contrário do adulto, a criança adquire o HIV em fases precoces da vida, geralmente no período fetal ou neonatal, em um cenário de imaturidade do sistema imune. Os principais efeitos do HIV nesse sistema imune imaturo são hiperplasia dos linfonodos e alterações no tamanho e na funcionalidade do timo. Como consequência, as crianças infectadas pelo HIV apresentam alterações imunológicas caracterizadas por alterações da imunidade celular e humoral.

As alterações da imunidade celular se caracterizam pela depleção dos linfócitos T CD4+; produção inadequada dos linfócitos T *naive* (células T jovens imunocompetentes, sem contato prévio com antígenos); comprometimento da resposta imune celular específica contra o HIV pelos linfócitos T citotóxicos, que têm papel importante no controle da replicação viral e no desequilíbrio na imunorregulação das citocinas.

As alterações da imunidade humoral caracterizam-se por ativação policlonal das células B, resultando em aumento da concentração sérica das imunoglobulinas. Apesar dessa intensa síntese, muitas crianças apresentam diminuição da resposta imune humoral com menor habilidade de produzir anticorpos específicos para antígenos de memória, como os antígenos vacinais, e maior suscetibilidade a infecções bacterianas e virais.

DIAGNÓSTICO LABORATORIAL

O diagnóstico laboratorial da infecção pelo HIV na faixa etária pediátrica apresenta uma peculiaridade. Os testes laboratoriais para detecção de anticorpos, como o imunoensaio enzimático (ELISA), a imunofluorescência indireta e o Western-blot, devem ser utilizados com cautela nas crianças menores de 18 meses em virtude da passagem transplacentária dos anticorpos anti-HIV da mãe para o concepto durante a gestação. A positividade desses testes nessa faixa etária não diagnostica a infecção pelo HIV na criança. Utilizam-se, portanto, os testes de detecção de antígeno viral, como a reação em cadeia da polimerase (PCR)-RNA, a PCR-DNA e a cultura viral. Deverão ser coletadas duas amostras em momentos diferentes, sendo pelo menos uma delas realizada a partir do quarto mês de vida. Confirmada a positividade nesses dois testes, a criança será considerada infectada. Deve-se ter cuidado com resultado com < 10.000 cópias/mL nos testes de PCR, pois poderá tratar-se de resultado falso-positivo. Deve-se proceder imediatamente a outro teste para confirmação desse resultado.

Crianças com mais de 18 meses de vida têm seu diagnóstico confirmado por meio de testes que detectam anticorpos, pois a partir dessa idade o sistema imune da criança está apto a produzir seus próprios anticorpos contra o HIV e não existem mais anticorpos maternos circulantes em seu sangue. São realizados um teste de triagem e pelo menos um teste confirmatório. Em caso de resultado positivo, nova amostra deverá ser coletada para confirmação da positividade da primeira amostra. Caso a segunda amostra seja positiva, a criança será considerada infectada (Portaria 59 GM/MS, de 18 de janeiro de 2003).

TRANSMISSÃO PERINATAL

A transmissão perinatal pode ocorrer em qualquer momento do ciclo grávido-puerperal, embora 50% a 70% dos casos ocorram próximo ou durante o parto. Os possíveis mecanismos para a aquisição neonatal do HIV durante o trabalho de parto e o parto incluem exposição direta ao sangue materno e secreções genitais e microtransfusões transplacentárias. As taxas de transmissão perinatal variam nas diferentes regiões geográficas e nas diferentes culturas mas, de maneira geral, sem nenhuma intervenção, situam-se entre 15% e 40%, sendo as taxas mais baixas encontradas na Europa e nos EUA, enquanto as mais altas são registradas na África Subsaariana.

Recentemente, vários estudos enfocaram os fatores que contribuem para maior probabilidade de transmissão materno-fetal. O fator isolado mais importante é a carga viral materna. Quanto mais alta a carga viral, maior é o *inoculum* no concepto e maior a chance de contaminação. Sem o uso de antirretrovirais, as taxas de transmissão perinatal variam de 20%, quando a carga viral materna se situa entre 1.000 e 10.000 cópias/mL, a mais de 63%, quando existem mais de 100.000 cópias/mL. Entretanto, não existe um nível abaixo do qual não ocorra a transmissão perinatal. Os outros fatores de risco, como baixo nível de CD4 materno e quantidade de vírus nas secreções vaginais e no leite materno, também são determinados de alguma maneira pelo nível da carga viral plasmática.

O risco de transmissão pelo leite materno é de cerca de 14%, variando de 4% a 20%, de acordo com os vários estudos, com o maior índice de transmissão nos primeiros meses da amamentação. O risco cumulativo de infecção nas crianças que continuam sendo amamentadas após o primeiro mês é de 3,5% no final do quinto mês de vida, 7% ao final do 11º mês de vida, 8,9% ao final do 17º mês de vida e 10,3% ao final do 23º mês de vida. A maior taxa de transmissão nos primeiros meses de vida pode ser explicada pelo maior número de células, linfócitos e macrófagos no colostro e no leite humano, alvos do vírus HIV. Estudo no Brasil relatou risco substancialmente alto em crianças amamentadas, mesmo com apenas 1 mês de amamentação.

Qualquer fator que favoreça a exposição do concepto ao sangue e aos fluidos maternos, como tempo de bolsa rota maior do que 4 horas, doenças sexualmente transmissíveis (DST) e procedimentos obstétricos, como amniocentese, episiotomia e monitorização invasiva fetal, também aumentam o risco de transmissão perinatal. Fatores inerentes ao vírus, como vírus que induzem a formação de sincício, e fatores inerentes ao hospedeiro, como indivíduos que apresentam polimorfismo no gene CCR5 (p. ex., CCR5 – 59356 T), estão relacionados com a transmissão perinatal.

Em estudo realizado em 2010/2011 com parturientes no Brasil, aproximadamente 99% das gestantes fizeram pelo menos uma consulta de pré-natal; destas, 69,9% fizeram seis consultas ou mais. A cobertura da testagem para HIV no pré-natal passou de 62,3% em 2006 para 83,5% em 2010.

QUADRO CLÍNICO

Há enorme variação na apresentação clínica na criança infectada pelo HIV, desde a ausência de sintomas até a apresentação completa da síndrome. A síndrome retroviral aguda, que ocorre de 2 a 4 semanas após a contaminação do organismo e se caracteriza por sinais e sintomas inespecíficos, como febre (90%), adenopatia (74%), faringite (70%) e *rash* (70%), não é diagnosticada na infância. Não há maior incidência de prematuridade, baixo peso ou qualquer outra manifestação no período neonatal.

A evolução natural da infecção pelo HIV é mais rápida nas crianças do que nos adultos, graças ao sistema imune imaturo nessa fase da vida. Sem tratamento, cerca de 15% a 20% das crianças desenvolvem imunodeficiência grave e apresentam infecções oportunistas e encefalopatia no primeiro ano de vida, morrendo até o terceiro ano de vida. Nos restantes 80% a 85%, a progressão é lenta, e eles vivem muitos anos assintomáticos (<10%) ou paucissintomáticos mesmo sem tratamento antirretroviral.

Na forma rapidamente progressiva, detecta-se desenvolvimento ponderoestatural insatisfatório, muitas vezes com desnutrição grave e restrição do desenvolvimento neuropsicomotor. Associados a esse quadro, encontram-se anemia, poliadenopatia, hepato- e/ou esplenomegalia, diarreia recorrente ou crônica, quadros de infecção bacteriana por germes típicos da faixa etária ou infecção viral de vias aéreas superiores e moniliáse oral/cutânea resistente ao tratamento. Entre as infecções oportunistas mais frequentes estão as provocadas por *Pneumocystis jiroveci*, citomegalovírus, *Mycobacterium avium intracelullare* e *Mycobacterium tuberculosis*.

Nas formas de progressão lenta ocorrem poliadenopatia, hepato- e/ou esplenomegalia, infecção bacteriana de repetição por germes próprios da faixa etária, como pneumonias, abscessos profundos, sepse e meningites, parotidite crônica ou recorrente e moniliáse oral persistente, verificando-se flutuação dessa sintomatologia no decorrer dos anos. Os quadros de infecções oportunistas mais frequentes, como tuberculose, neurotoxoplasmose e infecção pelo citomegalovírus, e as neoplasias aparecem tardiamente na evolução da doença, em torno dos 10 anos de idade.

O quadro clínico apresentado pela criança HIV-positiva não difere muito das patologias prevalentes nos países subdesenvolvidos ou em desenvolvimento. Portanto, alto grau de suspeição clínica é fundamental no atendimento às crianças que não apresentam epidemiologia clara em nosso meio. Um conjunto de sinais e sintomas leva à necessidade de aprofundamento da pesquisa do HIV:

- Restrição do desenvolvimento ponderoestatural.
- Restrição do desenvolvimento neuropsicomotor, encefalopatia ou microcefalia.
- Visceromegalias sem causa definida.
- Linfadenopatia generalizada.
- Candidíase oral recorrente, principalmente em crianças com menos de 6 meses de idade.
- Molusco contagioso extenso.
- Diarreia persistente/recorrente.
- Infecções bacterianas recorrentes.
- Doenças virais graves.
- Recorrência de doença inflamatória pélvica em adolescentes.
- Sífilis.
- Sinusite ou otite média recorrente.
- Imagem radiológica pulmonar com padrão intersticial ou reticulonodular.
- Púrpura idiopática.

Para a classificação da gravidade do quadro e o manejo terapêutico com os antirretrovirais lança-se mão da classificação clínica e imunológica, dependendo da apresentação de sinais e sintomas e da faixa etária (Quadros 44.1 e 44.2).

TRATAMENTO

Com o advento da terapia antirretroviral combinada (TARV), a infecção pelo HIV deixou de ser encarada como uma doença mortal e passou a ser considerada ao longo dos últimos anos uma doença crônica. Atualmente, 20 antirretrovirais encontram-se licenciados para uso no Brasil, sete deles com formulação pediátrica distribuídos em seis classes diferentes: inibidores da transcriptase reversa análogos de nucleosídeo/nucleotídeo (ITRN – abacavir, didanosina, lamivudina, tenofovir, zidovudina e três formulações combinadas); inibidores da transcriptase reversa não análogos de nucleosídeo (ITRNN – efavirenz, nevirapina, etravirina); inibidores de protease IP – (fosamprenavir, atazanavir, indinavir, lopinavir/r, ritonavir, saquinavir, tipranavir e darunavir); inibidor de fusão (IF – enfuvirtida); inibidor da integrase (II – raltegravir); e inibidor de citocinas (IC –maraviroc).

Os objetivos da TARV são: prolongar a sobrevida, reduzir a morbidade e melhorar a qualidade de vida; assegurar crescimento e desenvolvimento adequados; preservar, melhorar ou reconstituir o funcionamento do sistema imunológico; suprimir a replicação do HIV, preferencialmente, a níveis indetectáveis e pelo maior tempo possível, prevenindo ou interrompendo a progressão da doença e minimizando os riscos de resistência aos antirretrovirais; utilizar regimes terapêuticos que facilitem a adesão e que apresentem baixa toxicidade. Existe consenso mundial quanto ao início da TARV nas crianças clínica ou imunologicamente sintomáticas, porém há controvérsias quanto ao início do tratamento nas crianças assintomáticas. Quanto mais saudável se encontrar a criança no início do tratamento com a TARV, mais tempo ela viverá e com melhor qualidade de vida.

A adesão adequada aos antirretrovirais é o pilar fundamental para o sucesso do tratamento, uma vez que o aparecimento de vírus com mutações que promovem resistência à TARV se dá quando a adesão não se aproxima dos 100%. Além da faixa etária da criança, deve-se levar em consideração a compreensão dos cuidadores sobre a importância do tratamento de modo a melhorar a qualidade de vida, bem como a sobrevida da criança infectada. O manejo terapêutico é mais bem conduzido por profissionais com experiência na área mediante a individualização caso a caso.

De maneira geral, o tratamento inicia com dois ITRN e um ITRNN, deixando-se os IP para uma segunda linha e o IF e o IC para os casos em que há falha guiados pela genotipagem. No Brasil, um comitê do Ministério da Saúde define as regras de

Quadro 44.1 Classificação clínica da infecção pelo HIV em crianças e adolescentes menores de 13 anos

Categoria N – Assintomática:
Ausência de sinais e/ou sintomas ou com apenas uma das condições da categoria A
	Categoria C – Sinais e/ou sintomas graves. Crianças com quaisquer das condições listadas abaixo:
	• infecções bacterianas graves, múltiplas ou recorrentes (confirmadas por cultura, dois episódios em intervalo de 1 ano): sepse, pneumonia, meningite, infecções osteoarticulares, abscessos de órgãos internos
	• candidíase esofágica ou pulmonar
	• coccidioidomicose disseminada
	• candidíase esofágica ou pulmonar
	• coccidioidomicose disseminada
	• criptococose extrapulmonar
	• criptosporidíase ou isosporíase com diarreia (> 1 mês)
	• CMV em locais além do fígado, baço ou linfonodos, a partir de 1 mês de vida
	• encefalopatia pelo HIV (achados que persistem por mais de 2 meses), em razão de:
	  a) déficit do desenvolvimento neuropsicomotor
	  b) evidência de déficit do crescimento cerebral ou microcefalia adquirida identificada por medidas de perímetro cefálico ou atrofia cortical mantida em tomografias computadorizadas ou ressonâncias magnéticas sucessivas de crânio e
	  c) déficit motor simétrico com dois ou mais dos seguintes achados: paresias, reflexos patológicos, ataxia e outros
	• infecção por HSV, úlceras mucocutâneas com duração > 1 mês ou pneumonite ou esofagite (crianças > 1 mês de vida)
	• histoplasmose disseminada
	• *Mycobacterium tuberculosis* disseminada ou extrapulmonar
	• *Mycobacterium*, outras espécies ou não identificadas, disseminadas
	• *Mycobacterium avium* ou *M. kansasii* disseminadas
	• pneumonia por *Pneumocystis jiroveci*
	• salmonelose disseminada recorrente
	• toxoplasmose cerebral com início após o 1º mês de vida
	• síndrome da caquexia, manifestada por:
	  a) perda de peso > 10% do peso anterior ou
	  b) queda de dois ou mais percentis nas tabelas de peso para a idade ou
	  c) peso < percentil 5 em duas medidas sucessivas e
	  d) diarreia crônica (duração > 30 dias) ou
	  e) febre por 30 dias ou mais, documentada
	• leucoencefalopatia multifocal progressiva
	• sarcoma de Kaposi e
	• linfoma primário do cérebro ou outros linfomas

Categoria A – Sinais e/ou sintomas leves: Presença de duas ou mais das condições abaixo, porém sem nenhuma das condições das categorias B e C: • linfadenopatia (> 0,5cm em mais de duas cadeias diferentes) • hepatomegalia • esplenomegalia • parotidite e • infecções persistentes ou recorrentes de vias aéreas superiores (otite média ou sinusite)	
Categoria B – Sinais e/ou sintomas moderados: • anemia (Hb < 8g/dL), neutropenia (< 1.000/mm³) ou trombocitopenia (< 100.000/mm³), por mais de 30 dias • meningite bacteriana, pneumonia ou sepse • TB pulmonar (critérios CDC modificados pelo MS) • candidíase oral persistindo por mais de 2 meses • miocardiopatia • infecção por citomegalovírus (CMV) antes de 1 mês de vida • diarreia recorrente ou crônica • hepatite • estomatite pelo vírus do herpes simples (HSV) recorrente (> 2 episódios/ano) • pneumonite ou esofagite por HSV com início antes de 1 mês de vida • herpes-zóster com dois episódios ou mais de um dermátomo • pneumonia intersticial linfocítica (LIP) • nefropatia • nocardiose • febre persistente (> 1 mês) • toxoplasmose antes de 1 mês de vida e • varicela disseminada	

Quadro 44.2 Classificação da OMS para imunodeficiência em crianças e adolescentes

Classificação da imunodeficiência	Valores de CD4 por idade			
	≤ 11 meses (%)	12 a 35 meses (%)	36 a 59 meses (%)	≥ 5 anos (células/mm³)
Não significativa	> 35	> 30	> 25	> 500
Leve	30 a 35	25 a 30	20 a 25	350 a 499
Avançada	25 a 30	20 a 25	15 a 20	200 a 349
Grave	< 25	< 20	< 15	< 200 ou < 15%

início e troca dos antirretrovirais, estabelecendo com quais medicamentos iniciar e como monitorizar a eficácia do tratamento. A última atualização, de 2014, pode ser acessada na página do Ministério da Saúde na Internet (www.aids.gov.br).

Além da TARV, encontra-se disponível um conjunto de profilaxias (Quadro 44.3) contra as infecções oportunistas mais frequentes, as quais dependem do grau de imunodepressão apresentado. No início dos anos 1990, após a introdução da profilaxia primária com sulfametoxazol-trimetoprima para prevenir a pneumonia causada pelo *P. jiroveci* (Quadro 44.4), registrou-se grande redução na morbimortalidade dos indivíduos infectados pelo HIV.

Quadro 44.3 Recomendações de profilaxia primária de *P. jiroveci* com sulfametoxazol-trimetoprima para crianças nascidas de mães infectadas pelo HIV

Idade	Recomendação
Nascimento até 4 a 6 semanas	Não indicar profilaxia
4 a 6 semanas a 4 meses	Indicar profilaxia
4 a 12 meses: Criança infectada pelo HIV ou infecção indeterminada	Iniciar ou manter profilaxia
Infecção excluída (criança não infectada)	Não indicar/suspender

Quadro 44.4 Profilaxia primária para infecções oportunistas em crianças infectadas pelo HIV

Indicação		Regime 1ª escolha	Alternativo
P. jiroveci	Crianças de 4 a 6 semanas a 12 meses Crianças 1 a 5 anos: CD4 < 500 (15%) Crianças 6 a 12 anos: CD4 < 200 (15%)	SMX-TMP, 750mg SMX/m²/dia 2 doses, 3×/semana, em dias consecutivos; ou outros esquemas de administração	Crianças > 5 anos: pentamidina aerossol, 300mg, 1×/mês ou dapsona, 2mg/kg/dia ou pentamidina, 4mg/kg EV, a cada 2 a 4 semanas (A)
M. tuberculosis	Mantoux > 5mm ou contato intradomiciliar com doença ativa	Isoniazida, 10 a 15mg/kg/dia, por 9 meses	
V. zoster/ H. zoster	Exposição sem história de varicela	VZIG 1 amp/10kg IM, até 96h do contágio; melhor nas primeiras 48h; máx. 5 ampolas	Aciclovir, 20mg/kg/dose VO, 6/6h, do 9º ao 14º dia da exposição
T. gondii	Sorologia positiva (IgG) para toxoplasmose e CD4 < 100	SMX-TMP, 750mg SMX/m²/dia	Sulfadiazina 75mg/kg/dia VO 2×/dia + pirimetamina 1mg/kg/dia 1×/dia + ácido folínico 5 a 10mg/dia, 3×/semana ou dapsona 2mg/kg/dia 1×/dia + pirimetamina 1mg/kg/dia 1×/dia + ácido folínico 5 a 10mg/dia, 3×/semana
Doença bacteriana invasiva	Hipogamaglobulinemia ou déficit funcional de anticorpos	IVIG 400mg/kg/mês	SMX-TMP, 750mg SMX/m²/dia, 2 doses diariamente
Micobacteriose atípica (MAI)	< 12 meses: CD4 < 750 1 a 2 anos: CD4 < 500 2 a 6 anos: CD4 < 75 ≥ 6 anos: CD4 < 50	Claritromicina 15mg/kg/dia, 2×/dia; ou azitromicina 20mg/kg/dia, 1×/semana	

As crianças também deverão ser encaminhadas para a vacinação de rotina do Programa Nacional de Imunizações (PNI) e para receber algumas vacinas especiais disponibilizadas pelo Centro de Imunobiológicos Especiais (CRIE) (Quadro 44.5).

O momento ideal para revelação do diagnóstico é outra preocupação no seguimento das crianças infectadas. Trata-se de um processo gradual que depende da maturidade da criança e do reconhecimento dos pais ou cuidadores quanto à importância da revelação para adesão futura ao tratamento. A revelação deverá ocorrer em ambiente calmo, na presença dos pais ou cuidadores e com auxílio de profissionais de saúde qualificados. A garantia de confidencialidade deve ser assegurada à criança e aos familiares em todas as esferas de convivência, inclusive na escola, e a quebra dessa confidencialidade só deverá ser permitida se em benefício da própria criança.

ACOMPANHAMENTO E PROFILAXIA DA TRANSMISSÃO MATERNO-INFANTIL (TMI)

Na década de 1990, um grande estudo realizado na Europa e nos EUA avaliou a possibilidade de prevenção da TMI com o uso de antirretrovirais durante a gestação, o parto e nas primeiras semanas de vida do concepto. Os resultados foram promissores, revelando redução de 70% nas taxas de TMI. Estudos subsequentes usaram esquemas antirretrovirais mais curtos, mais simples, associando parto cesariano e não amamentação, chegando à redução de 0% a 2% na TMI.

O comitê assessor da Profilaxia da Transmissão Materno-Infantil do Ministério da Saúde recomenda o uso de TARV nas gestantes HIV+, independentemente da situação clínica e/ou imunológica, a partir da 14ª semana de gestação, nas pacientes diagnosticadas durante a gravidez. Inicia-se com dois análogos nucleosídeos e um IP ou um não análogo nucleosídeo. Ao final da gestação, o mesmo esquema é mantido nas puérperas. As gestantes com diagnóstico prévio devem manter o esquema antirretroviral já utilizado. Desde 1989 não é relatado nenhum aumento no risco de defeitos genéticos nos conceptos submetidos aos antirretrovirais *in utero* analisados no *Antiretroviral Pregnancy Register* do US Food and Drug Administration (FDA). O uso do efanvirenz na gestação foi liberado depois de a análise de uma coorte de 2.000 crianças submetidas ao efanvirenz *in utero* ter demonstrado um único caso de defeito do tubo neural, o que representa baixa incidência em relação à população em geral (0,05% *vs.* 0,1%). No momento do parto, zidovudina é injetada até o clampeamento do cordão umbilical, e o recém-nascido deve usar antirretrovirais durante 4 semanas, não devendo ser amamentado ao seio (Quadro 44.6).

As crianças expostas deverão ser acompanhadas mensalmente para avaliação do crescimento e do desenvolvimento, tratamento de intercorrências nutricionais e infecciosas e realização dos dois exames de PCR, para definição da contaminação ou não. Até essa definição, a criança deverá fazer uso da profilaxia contra *P. jiroveci* (Quadro 44.3).

As crianças infectadas deverão ser acompanhadas mensalmente até a adolescência, submetendo-se a avaliações laboratoriais periódicas para avaliação do início da TARV, verificação da necessidade das profilaxias contra infecções oportunistas, avaliação dos efeitos tóxicos das medicações utilizadas, bem como monitoramento rigoroso da adesão à TARV.

Em 2009, a Organização Pan-Americana de Saúde (OPAS) e o Fundo das Nações Unidas para a Infância (UNICEF) lançaram a Iniciativa Regional para Eliminação da Transmissão Vertical do HIV e da Sífilis na América Latina e Caribe. Em

2010, essa iniciativa regional articulou-se com o Plano Global da Organização Mundial da Saúde (OMS) para eliminação de novas infecções pelo HIV entre crianças até 2015 e para manter suas mães vivas. O principal objetivo dessa articulação é a redução da taxa de transmissão do HIV para menos de 2% e da taxa de incidência de sífilis para menos de 0,5 por mil nascidos vivos. Outra preocupação da OMS é aumentar o acesso das crianças ao tratamento, uma vez que somente 23% de todas as crianças vivendo com o HIV estavam recebendo os medicamentos antirretrovirais em 2013 e apenas sete de dez gestantes vivendo com o HIV estavam recebendo os antirretrovirais naquele mesmo ano.

Quadro 44.5 Calendário vacinal da criança infectada/exposta ao HIV

Idade (em meses)	Vacina (nº da dose)
0	Hep B, BCG ID
2	Penta, VIP, Pneumo 10, Rotavírus
3	Meningo C
4	Penta, VIP, Pneumo 10, Rotavírus
5	Meningo C
6	Penta, VIP, Pneumo 10, Influenza
7	Influenza
9	Febre amarela
12	Pneumo 10, Tríplice viral, Hep A, Varicela
15	Penta, VIP, Meningo C, Tetra viral
24	Pneumo 23
4 a 6 anos	DTP ou DTPa, VIP ou VOP
10 a 19 anos	Hep B – 4 doses; HIB – 2 doses; MeningoC – 2 doses; Febre amarela – 1 dose a cada 10 anos; Tríplice viral – 2 doses; Varicela – 2 doses; HPV – 3 doses – e dT – 1 dose a cada 10 anos

Hep B: hepatite B; Hib: *Haemophilus influenzae* tipo b; DTP: difteria, tétano e *pertussis*; DTPa: difteria, tétano e *pertussis* acelular; VIP: vacina injetável contra pólio; VOP: vacina oral contra pólio; Rtv: vacina oral contra rotavírus; meningo C conj.: vacina contra meningococo tipo C conjugada; Hep A: hepatite A; Pneumo 10 e 23: vacina polissacarídica contra pneumococo 10-valente e 23-valente; Penta: vacina contra difteria, tétano, coqueluche, *H. influenzae* tipo B e hepatite B.

Fonte: Ministério da Saúde do Brasil, 2014.

Observações:
1. Este calendário deve ser adaptado às circunstâncias operacionais ou epidemiológicas, sempre que necessário.
2. Este calendário se aplica em sua totalidade às crianças comprovadamente infectadas pelo HIV. As crianças expostas verticalmente devem receber as vacinas indicadas até 18 meses de idade, seguindo com o calendário oficial da criança do Ministério da Saúde. As vacinas que não fazem parte da rotina estão disponíveis para essas crianças nos CRIE.
3. Vacina contra hepatite B: iniciar ao nascimento, preferencialmente nas primeiras 12 horas de vida. Se a mãe for HbsAg-positiva, aplicar simultaneamente, em outro local, imunoglobulina humana hiperimune contra hepatite B ou até o sétimo dia de vida. Dosar o anti-Hbs das crianças infectadas de 30 a 60 dias após a última dose. Em caso de anti-Hbs < 10UI, repetir o esquema com 0, 1, 2 e 6 meses, usando dose dobrada da hepatite B monovalente.
4. BCG ID: deve ser administrada ao nascimento ou o mais precocemente possível. Para as crianças que chegam aos serviços ainda não vacinadas, a vacina só deve ser indicada para aquelas crianças assintomáticas e sem imunodepressão. Não se indica a revacinação de rotina.
5. Caso esteja disponível, prefere-se a utilização da DTPa (componente *pertussis* acelular), por ser menos reatogênica.
6. Vacina contra Hib: as crianças com mais de 12 meses e com menos de 19 anos de idade, nunca vacinadas, devem receber duas doses com intervalo de 2 meses.
7. Vacina contra poliomielite: deve-se dar preferência à vacina inativada (VIP), três doses com intervalos de 2 meses, iniciando aos 2 meses de idade, com reforço aos 15 meses e entre os 4 e os 5 anos. As doses da série primária (três doses no primeiro ano de vida e a quarta dose aos 15 meses) podem ser administradas com a vacina oral (VOP), caso não esteja disponível a vacina inativada. Em crianças maiores ou naquelas que apresentam sinais de imunodeficiência, deve-se usar a vacina inativada (VIP), completando-se quatro doses. A criança que convive com pessoa imunodeficiente deve receber a vacina inativada.
8. Vacina contra pneumococo: a pneumo 10 está indicada para todas as crianças de 2 meses até os 5 anos de idade. As crianças entre 2 e 10 anos de idade deverão receber duas doses da vacina polissacarídica (Pneumo 23), com intervalo de 5 anos, mesmo que tenham recebido anteriormente a Pneumo 10. Os maiores de 10 anos devem receber duas doses da vacina Pneumo 23, a segunda 5 anos ou mais após a primeira. Não devem ser aplicadas mais de duas doses da vacina Pneumo 23.
9. Vacina oral contra rotavírus: a primeira dose deve ser aplicada entre 6 e 14 semanas de idade e a segunda, entre 14 e 24 semanas. Após essa idade não deve mais ser aplicada, por não haver estudos concluídos. As crianças expostas verticalmente ao HIV e as infectadas assintomáticas e sem imunossupressão podem receber a vacina.
10. A vacina conjugada contra o meningococo C pode ser aplicada aos 3 e aos 5 meses, com reforço aos 12 meses. A partir dos 12 meses de vida está indicada em duas doses com intervalo de 8 semanas entre elas. Aplicar uma dose 5 anos após a última.
11. Vacina contra influenza: deve ser aplicada a partir dos 6 meses de vida e repetida em dose única anual, levando em conta a sazonalidade da infecção. Utiliza-se meia dose (0,25mL) até 36 meses de idade e, após, 0,5mL. As crianças com menos de 9 anos de idade, ao receberem a vacina pela primeira vez, necessitam duas doses com intervalo de 4 a 6 semanas.
12. Vacina tríplice viral (contra sarampo, caxumba e rubéola): não deve ser aplicada nas crianças com sintomatologia grave (categoria clínica C) ou imunodepressão grave (categoria imunológica 3). Para as crianças expostas ao HIV ou infectadas assintomáticas, a vacina deve ser aplicada aos 12 meses de idade, indicando-se uma dose adicional aos 15 meses. Nas crianças nas quais a infecção foi excluída, pode-se usar a vacina tetraviral para a dose de 5 meses.
13. Vacina contra varicela: deve ser aplicada em crianças nas categorias N, A, B com CD4+ > 15%. Recomenda-se, caso disponível, uma segunda dose, com intervalo mínimo de 3 meses.
14. Vacina contra hepatite A: indicada a partir dos 12 meses de idade, em duas doses, com intervalo entre 6 e 12 meses.
15. Como alternativa à vacina dT, a vacina dTpa (tríplice acelular tipo adulto) pode ser administrada 10 anos após o último reforço da DTP ou dT.
16. Vacina contra febre amarela: não estão estabelecidas a eficácia e a segurança para os pacientes portadores do HIV. Pode ser recomendada e aplicada aos 9 meses, levando-se em consideração a condição imunológica do paciente e a situação epidemiológica local, conforme orientação dos CRIE do Ministério da Saúde.
17. Podem ser utilizadas vacinas combinadas como DTP/Hib, DTPa + Hib + VIP e DTPa + Hib + VIP + Hep B, com indicação potencial em casos de discrasias sanguíneas, como plaquetopenia. Convém ressaltar, no entanto, a inexistência de estudos sobre a imunogenicidade desse esquema em crianças infectadas.
18. Vacina contra o HPV: adolescentes a partir dos 9 anos até os 26 anos de idade. São três doses, aos 0, 6 e 60 meses.
19. Para as crianças com mais de 24 meses de idade que não receberam as vacinas indicadas neste calendário, ou cujo diagnóstico da infecção pelo HIV foi efetuado tardiamente, devem ser seguidas as indicações dos CRIE.

Quadro 44.6 Quimioprofilaxia da infecção pelo HIV em recém-nascidos expostos

Cenário	Indicação	ARV	Posologia	Duração total
Cenário I	Uso de ARV no pré-natal e periparto, com carga viral < 1.000cp/mL no 3º trimestre	Zidovudina (AZT)	RN ≥ 35 semanas de IG: 4mg/kg/dose de 12/12h RN entre 30 e 35 semanas de IG: 2mg/kg/dose de 12/12h por 14 dias e 3mg/kg/dose de 12/12h a partir do 15º dia RN < 30 semanas de IG: 2mg/kg/dose de 12/12h	4 semanas
Cenário II	Não utilização de ARV durante a gestação, independentemente do uso do AZT periparto e Uso de ARV na gestação, mas com carga viral desconhecida ou ≥1.000cp/mL no 3º trimestre da gestação	Zidovudina (AZT)	RN ≥ 35 semanas de IG: 4mg/kg/dose de 12/12h RN entre 30 e 35 semanas de IG: 2mg/kg/dose de 12/12h por 14 dias e 3mg/kg/dose de 12/12h a partir do 15º dia RN < 30 semanas de IG: 2mg/kg/dose de 12/12h	4 semanas
		Nevirapina (NVP)	Peso de nascimento > 2kg: 12 mg/dose (1,2mL) Peso de nascimento = 1,5 a 2kg: 8mg/dose (0,8mL) Peso de nascimento < 1,5kg: não usar nevirapina	1ª dose: primeiras 48h de vida 2ª dose: 48h após a 1ª dose 3ª dose: 96h após a 2ª dose

Posologia EV do AZT: RN ≥ 35 semanas de IG: 3mg/kg EV 12/12h; RN entre 30 e 35 semanas de IG: 1,5mg/kg EV de 12/12h nos primeiros 14 dias e 2,3mg/kg EV de 12/12h a partir do 15º dia; RN com < 30 semanas de IG: 1,5mg/kg EV de 12/12h

ARV: antirretroviral; RN: recém-nascidos; IG: idade gestacional.

Bibliografia

Adjorlolo-Johnson G, de Cock K, Ekpini E et al. Prospective comparison of mother-to-child transmission of HIV-1 and HIV-2 in Abidjan, Ivory Coast. JAMA 1994; 272:462-73.

Barnhart H, Caldwell M, Thomas P et al. Natural history of human immunedeficiency vírus disease in perinatally infected children: an analysis from the Pediatric Spectrum of Disease Project. Pediatrics 1996; 7(5):710-6.

Berk D, Falkovitz-Halpern M, Hill D et al. Temporal trends in early clinical manifestations of perinatal hiv infection in a population-based cohort. JAMA 2005; 293(18):2221-30.

Borkowsky W, Krasinski K, Cao Y et al. Correlation of perinatal transmission of HIV-1 with maternal viremia and lymphocyte phenotypes. J Pediatr 1994; 125:345-51.

CN-DST/AIDS/SPS/MS. Boletim epidemiológico – Ano III Nº 01. Julho de 2013 a junho de 2014.

CN-DST/AIDS/SPS/MS. Protocolo clínico e diretrizes terapêuticas para manejo da infecção pelo hiv em crianças e adolescentes, Brasília, 2014.

Contreras JR. Natural history of HIV infection in the child. Allergo Immunopathol 1998; 26(3):135-9.

Dunn D, Newell M, Ades A et al. Risk of HIV-1 transmission through breastfeeding. Lancet 1992; 340:585-8.

European Collaborative Study. Risk factors of mother-to-child transmission of HIV-1. Lancet 1992; 339.1007-12.

Fein J, Friedland L, Richard R, Bell L. Children with unrecognized human immunodeficiency virus infection. AJDC 1993; 147:1104-8.

Gilbert E. HIV Antiretrovirals in pregnancy: which are safe? Medscape Oct 22, 2014.

Gray L, Newell M-L, Thorne C, Peckham C, Levy J. Fluctuations in symptoms in human imunodeficiency virus-infected children: the first 10 years of life. The European Colloborative Study. Pediatrics 2001; 108(1):116-22.

Italian Multicenter Study. Epidemiology, clinical features and prognostic factors of pediatric HIV-infection. Lancet 1988; 2:1043-5.

Joint United Nations Programme on HIV/AIDS; World Health Organization. Aids Epidemic Uptade, 2006.

Landesman S, Kalish L, Burns D et al. Obstetrical factors and transmission of HIV-1 from mother-to-child. N Engl J Med 1996; 334:1617-23.

Lindsay. Prevention of perinatal hiv infection: cause for optimism. AIDS Clinical Care 1999; 5-23.

Lodha R, Upadhyay A, Kapoor V, Kabra S. Clinical profile and natural history of children with HIV infection. Indian Journal of Pediatrics 2006; 73: 201-4.

Luzuriaga K, Sullivan J. Prevention and treatment of pediatric HIV infection. JAMA 1998; 280(1):17-8.

Miotti P, Taha T, Kumwenda N et al. HIV transmission through breastfeeding: a study in Malawi. JAMA 1999; 282(8):744-9.

Mofeson L, Garcia P. Maternal HIV load at delivery is key transmission factor. N Engl J Med 1999; 341:385-402.

Public Health Service Task Force Recommendations for the Use of Antiretroviral Drugs in Pregnant Women Infected with HIV-1 for Maternal Health and for Reducing Perinatal HIV-1 Transmission in the United States. MMWR 1998; 47 (RR-2):1-30.

Ryder R, Nsa W, Hassig S et al. Perinatal transmission of the HIV type 1 to infants of seropositive women in Zaire. N Engl J Med 1989; 320:1637-42.

Sabino E, Diaz R, Brigido L et al. Distribution of HIV-1 subtypes seen in a AIDS clinic in São Paulo City, Brazil. AIDS 1997;10:1579-84.

Schagal R, Baveja U, Chattopadhya D, Chandra J, Lal S. Pediatric HIV infection. Indian Journal of Pediatrics 2005; 72:924-30.

Simonds R, Steketee R, Nesheim S et al. Impact of zidovudine use on risk and risk factors of perinatal transmission of HIV. AIDS 1998; 12:301-8.

Sperling R, Shapiro D, Coombs R et al. Maternal viral load, zidovudine treatment and the risk of transmission of HIV-1 from mother-to-infant. N Engl J Med 1996; 335:1621-9.

Tess B, Rodrigues L, Newell M, Dunn DT, Lago T. Breastfeeding, genetic, obstetric and other risk factors associated with mother-to-child transmission of HIV-1 in São Paulo, Brazil. AIDS 1998; 12:513-20.

WHO/HIV/AIDS Fact Sheet nº 360. Disponível em: http://www.who.int/mediacenter/factsheet. Acessado em 22/05/2015.

Wilfert C. Prevention of perinatal transmission of HIV: a progress report 2 years after completion of AIDS Clinical Trial Group. Trial 076. Clin Infect Dis 1996; 23:438-41.

Capítulo 45

Arboviroses: Dengue, Zika e Chikungunya

Carlos Alexandre Antunes de Brito
Rita de Cássia Moraes de Brito

INTRODUÇÃO

Arbovírus é a designação dada aos vírus transmitidos e mantidos na natureza em ciclos que envolvem vetores artrópodes hematófagos (mosquitos e carrapatos) e hospedeiros vertebrados (mamíferos, aves, anfíbios e répteis). A infecção é transmitida para seres humanos através da picada desses artrópodes. A maioria desses arbovírus é mantida na natureza em ciclos silvestres entre vertebrados não humanos e artrópodes.

Das 545 espécies de arbovírus conhecidas, cerca de 150 estão relacionadas com doenças em seres humanos. Muitos fatores têm contribuído para o surgimento dessas infecções entre humanos, incluindo o desmatamento, a migração populacional e as rápidas mudanças climáticas.

A dengue tem se tornado um grave problema de saúde pública no Brasil e, a partir do ano de 2013, outras duas arboviroses, *chikungunya* e *zika*, ampliaram as infecções transmitidas pelo mosquito *Aedes* com risco de disseminação iminente para todo o país.

A ocorrência de grandes surtos por dengue e a entrada de novos arbovírus se devem, principalmente, ao crescimento populacional, aliado à urbanização não planejada, o que leva a condições de vida precárias da população, com áreas sem abastecimento de água ou a intermitência do fornecimento. Esses fatores facilitam a formação dos criadouros e a proliferação do mosquito transmissor. O deslocamento de infectados em fase virêmica e ainda sem sintomas manifestos é outro fator facilitador entre as diferentes regiões do mundo.

Outros arbovírus têm sido detectados na região Amazônica, os quais estão limitados a estados do Norte do país, como o *Mayaro* e o *Oropouche* (Quadro 45.1).

A maioria dos arbovírus atualmente registrados encontra-se distribuída dentro de cinco famílias: Bunyaviridae, Flaviviridae, Reoviridae, Rhabdoviridae e Togaviridae (Quadro 45.1).

Essas arboviroses apresentam padrões clínicos variáveis, que incluem: (a) doença febril indiferenciada; (b) padrão artritogênico, caracterizado por sintomas da doença febril indi-

Quadro 45.1 Arbovírus emergentes e reemergentes no Brasil

Família	Vírus	Sigla	Doença
Flaviviridae	Dengue	DENV	Febre hemorrágica
	Encefalite de Saint Louis	SLEV	Meningite e encefalite
	Rocio	ROCV	Encefalite
	Oeste do Nilo	WNY	Meningite e encefalite
	Cacipacore	CACV	–
	Ilheus	ILHV	Doença febril, encefalite
	Bussuquara	BUSV	Doença febril
	Iguape	IGUV	–
Togaviridae	Mayaro	MAVY	Doença febril e artralgias
	Encefalite Equina do Leste	EEEV	Doença neurológica
Bunyaviridae	Oropouche	OROV	Febre hemorrágica, doença neurológica

Fonte: Rev Pan-Amaz Saude 2014; 5(3): 55-64.

ferenciados associados a artralgia ou artrites; (c) síndromes hemorrágicas; (d) síndromes neurológicas, com quadros variados de acometimento do sistema nervoso central (SNC) e periférico, que incluem meningite, meningoencefalites, mielites, neurites ópticas e paralisias flácidas etc. Algumas arboviroses podem apresentar mais de um padrão, mas observa-se a tendência de predomínio de uma das síndromes clínicas.

Neste capítulo serão abordadas as arboviroses mais frequentes em nosso meio e aquelas com maior possibilidade de provocar grandes epidemias nos próximos anos.

DENGUE

A dengue é doença infecciosa causada por um flavivírus e transmitida pelo mosquito do gênero *Aedes aegypti*. Os primeiros relatos de epidemias com quadros clínicos compatíveis com a dengue datam de 1780, na Filadélfia, enquanto casos de febre hemorrágica da dengue (FHD) começaram a ser registrados a partir de 1953, em Manila, nas Filipinas.

Nas últimas décadas os intervalos entre as epidemias têm encurtado, de 1 a 3 anos, com aumento do número de casos da forma hemorrágica da doença.

Nas Américas, a partir da década de 1970 ocorreu a disseminação da doença, com a primeira grande epidemia de FHD sendo registrada em Cuba, em 1981. Dez anos depois, o governo brasileiro relatou a primeira epidemia por FHD, pelo DEN-2, mas as duas maiores epidemias ocorreram em 1998 e 2002, com 528.388 e 794.219 casos notificados, respectivamente. Na última epidemia, verificou-se aumento dos casos de FHD (n = 2.714) decorrentes do DEN-3. O DEN-1 foi detectado em 1987, em Pernambuco, e o sorotipo 2 em 1994; o sorotipo 3 foi detectado na epidemia de 2002 e o sorotipo 4, em 2013.

O vírus é transmitido ao ser humano pela picada do mosquito fêmea, cujo principal vetor é o *A. aegypti*, de hábitos diurnos e domésticos e preferência por depósitos de água limpa.

No Brasil, durante as duas últimas décadas, a doença predominou entre adultos, porém em 2007 houve aumento do número de casos na faixa etária pediátrica, com 45% dos casos de FHD atingindo menores de 15 anos de idade. Em 2008, em Pernambuco, dos 391 casos de FHD notificados, 59% ocorreram em menores de 15 anos, assim como 53% dos óbitos. A partir de 2013 o cenário se inverteu em muitos estados brasileiros, e a doença voltou a acometer predominantemente adultos, com aumento da letalidade entre as pessoas com mais de 60 anos de idade.

A transmissão vertical tem sido descrita sob a forma de relatos de casos em mulheres que, ao adoecer próximo ao parto, tiveram suas crianças com quadro clínico compatível com dengue ao nascer e teste sorológico com anticorpo IgM específico positivo para dengue, além de isolamento viral no sangue dos neonatos. Apesar de possível, essa forma de transmissão tem pouco impacto epidemiológico em virtude de sua baixa prevalência.

Etiologia e fisiopatogenia

Pertencente à família Flaviridae, gênero *Flavivirus*, o vírus da dengue é dividido em quatro sorotipos antigenicamente diferentes: DEN-1, DEN-2, DEN-3 e DEN-4. Observa-se a ocorrência de mutações, porém ainda não foi estabelecido o valor dessas variantes do ponto de vista clínico e epidemiológico.

Em 95% dos casos, a síndrome surge a partir do segundo episódio de infecção. O primeiro estímulo antigênico (primeira infecção) levará à sensibilização do sistema imune, envolvendo os linfócitos T e B. Apesar de antigenicamente distintos, os sorotipos compartilham epítopos comuns, e é por isso que anticorpos heterólogos de dengue preexistente reconhecem de maneira cruzada o novo vírus infectante e formam complexos antígeno-anticorpo, os quais se ligam ao receptor Fc para imunoglobulina nos macrófagos que promovem sua internalização. O anticorpo heterólogo não é capaz de neutralizar o vírus, que se replicará livremente dentro da célula.

Observam-se então, na segunda infecção, uma rápida ativação e proliferação das células T previamente sensibilizadas, a lise de monócitos infectados pelos vírus da dengue, bem como a produção de anticorpos (cerca de dez vezes maior) e a formação de imunocomplexos. Essas células T e os monócitos ativados liberam aminas vasoativas e citocinas como interferon-γ, interleucina (IL)-2, IL-6 e fator de necrose tumoral-α (TNF-α). A ativação do complemento ocorre pela ação de citocinas e a presença de imunocomplexos com liberação de C3a e C5a. A consequência final do efeito sinérgico desses elementos liberados leva à retração endotelial e, consequentemente, ao aumento da permeabilidade vascular e à perda de líquido para o extravascular, o que ocasiona hipovolemia, hipotensão e o choque da FHD.

Em coorte prospectiva realizada em Pernambuco, infecção primária foi detectada em 53% de 30 casos de FHD, em epidemia por DEN-3, e posteriormente os mesmos achados foram reproduzidos em outros países.

A imunidade homóloga após infecção é definitiva apenas para aquele sorotipo específico exposto.

Há evidências de proteção cruzada temporária contra outro sorotipo após infecção, com duração média de 2 meses e com relatos de até 1 ano de proteção. No entanto, com a queda dos níveis séricos de anticorpos, o indivíduo volta a ficar suscetível à infecção pelos outros sorotipos (imunidade heteróloga).

Espectro clínico

A infecção pelo vírus da dengue pode ser assintomática ou sintomática. Quando sintomática, causa doença sistêmica e dinâmica de amplo espectro clínico, variando desde formas oligossintomáticas até quadros graves, podendo evoluir para o óbito. Três fases clínicas podem ocorrer: febril, crítica e de recuperação.

Fase febril

A primeira manifestação é a febre, geralmente alta (39ºC a 40ºC), de início abrupto, associada a cefaleia, adinamia, mialgias, artralgias e dor retrorbitária. O exantema está presente em 50% dos casos; predominantemente do tipo maculopapular, atinge face, tronco e membros de maneira aditiva, não poupando plantas de pés e mãos, frequentemente no período de desaparecimento da febre (Figura 45.1).

Além do *rash* clássico, alguns pacientes podem apresentar um outro tipo de *rash*, caracterizado por hiperemia cutânea difusa, aditiva, com pequenas áreas arredondadas brancas, que correspondem a áreas poupadas que se destacam ao longo do corpo, acompanhadas de sensação de "queimor" cutâneo (Figura 45.2).

Anorexia, náuseas e vômitos podem estar presentes. Diarreia ocorre em percentual significativo de casos. Não costuma ser volumosa, cursando apenas com fezes pastosas, na frequência de três a quatro evacuações por dia, o que facilita o diagnóstico diferencial com gastroenterites de outras causas.

Após a fase febril, grande parte dos pacientes recupera-se gradativamente com melhora do estado geral e retorno do apetite.

Fase crítica

Como essa fase pode estar presente em alguns pacientes e evoluir para as formas graves, medidas diferenciadas de manejo clínico e observação devem ser adotadas imediatamente.

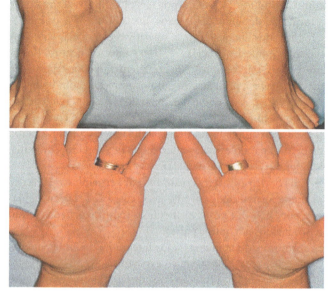

Figura 45.1 *Rash* maculopapular da dengue. Em detalhe, acometimento da palma das mãos e dos pés.

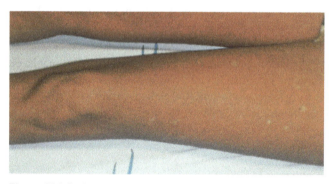

Figura 45.2 Paciente com dengue clássica, apresentando *rash* caracterizado por hiperemia difusa com áreas brancas arredondadas, correspondendo à pele normal.

A fase crítica inicia com a defervescência da febre, entre o terceiro e o sétimo dia após o início da doença, acompanhada do surgimento dos sinais de alarme.

Os sinais de alarme estão associados a risco de desenvolvimento da forma grave da doença e devem ser rotineiramente pesquisados, e os pacientes devem ser orientados a procurar o hospital em caso de sua ocorrência.

Os sinais de alarme devem ser rotineiramente pesquisados e valorizados: (a) dor abdominal intensa (referida ou à palpação) e contínua; (b) vômitos persistentes; (c) acúmulo de líquidos (ascite, derrame pleural, derrame pericárdico); (d) hipotensão postural e/ou lipotimia; (e) hepatomegalia > 2cm abaixo do rebordo costal; (f) sangramento de mucosa ou outras hemorragias; (g) letargia e/ou irritabilidade; (h) aumento progressivo do hematócrito; (i) queda abrupta de plaquetas concomitantemente ao aumento progressivo do hematócrito; (j) diminuição da diurese.

As formas graves da doença podem manifestar-se com extravasamento de plasma, levando a choque ou acúmulo de líquidos com desconforto respiratório, sangramento grave ou sinais de disfunção orgânica, como de coração, pulmões, rins, fígado e SNC.

Derrame pleural e ascite podem ser clinicamente detectáveis, em função da intensidade do extravasamento e da quantidade excessiva de fluidos infundidos. O extravasamento plasmático também pode ser percebido mediante aumento do hematócrito: quanto maior sua elevação, maior a gravidade.

O choque ocorre quando um volume crítico de plasma é perdido através do extravasamento, o que geralmente se dá entre o quarto e o quinto dia de doença (com intervalo de 3 a 7 dias), geralmente precedido por sinais de alarme. O período de extravasamento plasmático e choque tem a duração de 24 a 48 horas, devendo a equipe assistencial manter-se atenta à rápida mudança das alterações hemodinâmicas.

Alguns pacientes podem apresentar ainda manifestações neurológicas, como convulsões e irritabilidade. O choque na dengue é de rápida instalação e de curta duração, podendo levar o paciente ao óbito no intervalo de 12 a 24 horas ou à sua recuperação rápida, após terapia antichoque apropriada.

O choque prolongado e a consequente hipoperfusão de órgãos resultam no comprometimento progressivo desses órgãos, bem como em acidose metabólica e coagulação intravascular disseminada. Isso, por sua vez, pode ocasionar hemorragias graves, provocando a diminuição de hematócrito e agravando ainda mais o choque.

Podem ocorrer alterações cardíacas graves (insuficiência cardíaca e miocardite), que se manifestam com redução da fração de ejeção e choque cardiogênico. Síndrome da angústia respiratória, pneumonites e sobrecarga de volume podem ser a causa do desconforto respiratório.

Elevação das enzimas hepáticas de pequena monta ocorre em até 50% dos pacientes, podendo raramente, nas formas graves, evoluir para insuficiência hepática.

Miocardite, insuficiência hepática, síndrome de Reye (associada ao uso de medicações contendo ácido acetilsalicílico [AAS]) e síndrome da angústia respiratória aguda (SARA) são manifestações incomuns. Acometimento do SNC tem sido relatado sob diferentes formas clínicas, como meningite e encefalite, bem como o acometimento do sistema nervoso periférico com sinais clínicos de polirradiculoneurite.

Em Recife, um estudo relatou 41 casos de acometimento neurológico por dengue, os quais foram classificados como encefalite (22 casos), doença do sistema nervoso periférico (14 casos), mielite transversa (2) e doença desmielinizante aguda (um caso).

Elevação das transaminases tem sido relatada com frequência, porém de pequena monta, não atingindo valores > 250UI. Na coorte realizada no IMIP, de 58 crianças com a forma clássica, a aspartato aminotransferase (AST) estava elevada em 55% e a alanina aminotransferase (ALT) em 31% dos casos. Kalayanarooj, na Tailândia, avaliou 60 crianças entre 6 meses e 14 anos de idade e detectou elevação das aminotransferases em 29% dos pacientes com dengue clássica e em 91% dos casos de FHD.

Na epidemia ocorrida na Tailândia, em 1987, foram observados 18 casos de encefalopatia hepática entre 334 casos de FHD, e um estudo da Indonésia, publicado em 1995, relatou um caso de insuficiência hepática entre 306 casos de FHD.

Fase de recuperação

Nos pacientes que passaram pela fase crítica ocorre a reabsorção gradual do conteúdo extravasado com progressiva melhora clínica. É importante manter-se atento às possíveis complicações relacionadas com a hiperidratação. Nessa fase, o débito urinário se normaliza ou aumenta. Durante esse estágio podem ocorrer bradicardia e mudanças no eletrocardiograma.

Infecções bacterianas poderão ser percebidas nessa fase ou ainda no final do curso clínico. Em alguns pacientes, essas infecções pode assumir um caráter grave e contribuir para o óbito.

Aspectos clínicos na criança

A dengue na criança pode ser assintomática ou apresentar-se como uma síndrome febril clássica viral ou com sinais e sintomas inespecíficos: adinamia, sonolência, recusa da alimentação e de líquidos, vômitos, diarreia ou fezes amolecidas.

Nos menores de 2 anos de idade, os sinais e sintomas de dor podem manifestar-se por meio de choro persistente, adinamia e irritabilidade, podendo ser confundidos com outros quadros infecciosos febris, próprios da faixa etária. A Figura 45.3 mostra os sinais e sintomas encontrados em criança em serviço de saúde de referência para atendimento em pediatria geral.

O início da doença pode passar despercebido e o quadro grave ser identificado como a primeira manifestação clínica. O agravamento, em geral, é mais súbito do que nos adultos, nos quais os sinais de alarme são mais facilmente detectados.

Crianças maiores tendem a apresentar quadro semelhante ao dos adultos.

Diagnóstico

Em momentos epidêmicos, a avaliação clínica criteriosa é suficiente para o diagnóstico da maioria dos casos. Na avaliação laboratorial podem ser úteis:

- Leucopenia com linfocitose e atipia celular; entretanto, na fase inicial do quadro clínico podem surgir leucocitose e neutrofilia, incluindo discreto desvio à esquerda (leucograma de estresse).
- Diagnóstico sorológico:
  - Mac-ELISA IgM com maior sensibilidade após 12 dias de doença.
  - Inibição de hemaglutinação (IH): anticorpos IgG com títulos > 1:20. Elevação de quatro vezes nos títulos em segunda amostra (soroconversão). IH positiva em amostra única pode representar apenas infecção pregressa. Título muito elevado de IgG sugere segunda infecção.
  - Isolamento viral: deve ser realizado até o quinto dia de doença; útil em epidemias para identificação do sorotipo responsável.

Tratamento – estadiamento clínico

As recomendações para o tratamento da dengue devem seguir as orientações dos manuais elaborados pelo Ministério da Saúde para dengue, nos quais os pacientes com suspeita clínica são estadiados em grupos de A a D, com base no quadro clínico e nos exames complementares, e estabelecidas as condutas (Figura 45.4).

Transfusão de plaquetas

A transfusão de plaquetas poderá estar indicada para favorecer o tamponamento no local do sangramento e não para aumentar a contagem sanguínea de plaquetas, uma vez que estas sofrem destruição em curto prazo. Portanto, não se recomenda contagem de plaquetas após a transfusão. A transfusão de plaquetas em pacientes em choque pode piorar ou induzir coagulação intravascular disseminada (CIVD):

- O uso de concentrado de plaquetas poderá estar indicado nos casos de sangramento persistente não controlado, depois de corrigidos os fatores de coagulação e do choque, e com trombocitopenia e INR > 1,5 vez o valor normal.
- Em caso de cesariana ou outra cirurgia de urgência com risco de sangramento, a contagem de plaquetas deve ser > 50.000/mm^3; em cirurgia ocular e neurocirurgia, a contagem de plaquetas deve ser > 100.000/mm^3.
- Plaquetopenia < 50.000/mm^3, com suspeita de sangramento do SNC, ou de locais de risco, como trato gastrointestinal (hematêmese e enterorragia), e em caso de plaquetopenia < 20.000/mm^3, na presença de sangramentos ativos importantes.
- Recomenda-se uma unidade de concentrado de plaquetas para cada 10kg, a cada 8 ou 12h, até o controle do quadro hemorrágico.
- Nos sangramentos com alterações do TTPA (atividade < 40% e INR > 1,25), deve-se utilizar plasma fresco (10mL/kg a cada 12h) e vitamina K até a estabilização do quadro hemorrágico. O uso de concentrado de hemácias está indicado em caso de hemorragias importantes, com descompensação hemodinâmica, na dose de 10mL/kg, podendo ser repetido a critério médico.

Corticoide e imunoglobulina

Não há evidências de benefícios com essas terapêuticas coadjuvantes.

Critérios para alta hospitalar

Os pacientes precisam preencher todos os critérios a seguir:

- Estabilização hemodinâmica durante 48 horas.
- Ausência de febre por 48 horas.
- Melhora visível do quadro clínico.
- Hematócrito normal e estável por 24 horas.

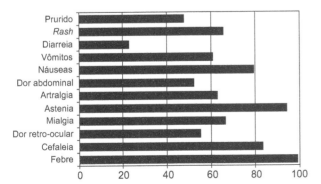

Figura 45.3 Percentual de sinais e sintomas em 100 crianças com dengue atendidas no IMIP (Recife-PE).

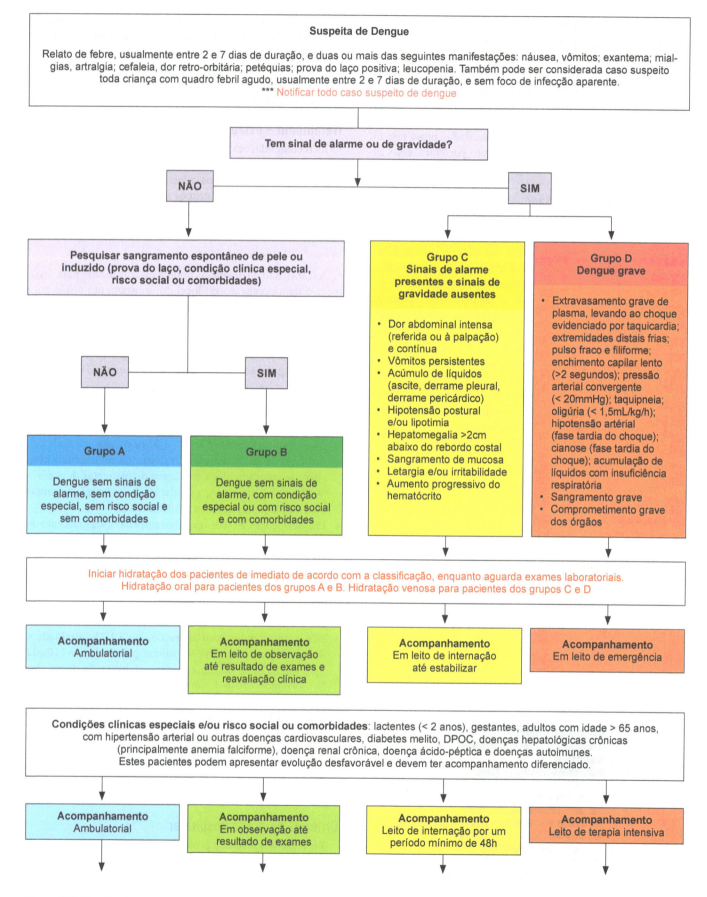

Figura 45.4 Classificação de risco e manejo do paciente com dengue. (Brasil. Ministério da Saúde. Secretaria de Vigilância em Saúde. Departamento de Vigilância das Doenças Transmissíveis. Dengue: diagnóstico e manejo clínico: adulto e criança. 5. ed. Brasília: Ministério da Saúde, 2016.)

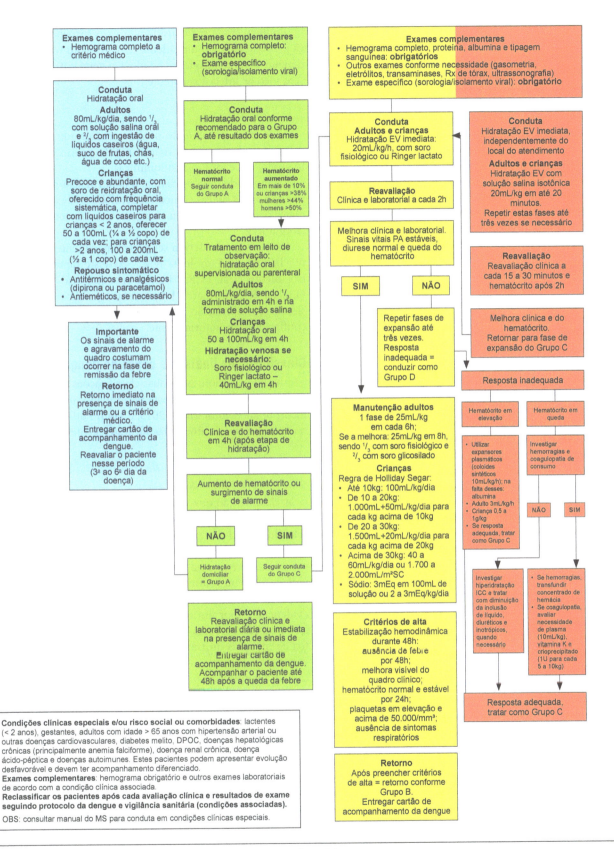

Figura 45.4 *Continuação.*

Óbito por dengue

Choque refratário grave, CIVD, síndrome do desconforto respiratório agudo (SARA), insuficiência hepática, insuficiência cardíaca, encefalite, meningite e síndrome da disfunção múltipla de órgãos (SDMO) podem levar ao óbito por dengue.

Atenção especial deve ser dada à síndrome hemofagocítica, uma complicação de falência multiorgânica causada por reação hiperimune e citopenia progressiva. O tratamento recomendado inclui imunomodulação (corticoide, imunoglobulina, imunoquimioterapia) e plasmaférese, que são medidas salvadoras.

No entanto, os óbitos por dengue são, em sua maioria, evitáveis com a adoção de medidas de baixa complexidade tecnológica. Sua ocorrência é considerada um indicador de fragilidades na rede de assistência as quais, portanto, devem ser imediatamente corrigidas.

As recentes investigações de óbitos realizadas pelo Ministério da Saúde, em parceria com as secretarias estaduais e municipais de saúde, evidenciaram que a ocorrência dos óbitos está relacionada com o não reconhecimento ou a não valorização dos sinais de alarme, com a procura por mais de um serviço de saúde sem a conduta adequada e com volume de hidratação inferior ao recomendado. Esses resultados também foram relatados por outros autores.

Sob o aspecto da vigilância, é considerado óbito por dengue todo paciente que cumpra os critérios da definição de caso suspeito ou confirmado e que tenha morrido em consequência da dengue. Quanto aos pacientes com dengue que evoluem para óbito por descompensação de comorbidades associadas, a causa básica do óbito deve ser também considerada relacionada com a dengue.

Classificação dos casos de dengue

Essa classificação é utilizada para fechamento de caso e notificação pela vigilância epidemiológica e não está relacionada com a condução dos casos, a qual é norteada pelo estadiamento clínico.

No manual revisado de 2015, o Ministério da Saúde passa a utilizar a classificação proposta pela Organização Pan-Americana de Saúde (OPAS). Cabe ressaltar que essa mudança não é consensual entre os especialistas brasileiros, e a regional da Ásia da OMS, com ampla experiência na dengue, não aceitou nem adotou essa nova classificação. Os argumentos quanto à superioridade da classificação da OPAS sobre a anterior (OMS, 1997) foram fundamentados em estudos com falhas metodológicas, contendo viés de seleção de grupos de comparação, e na escolha de desfecho.

Caso suspeito de dengue

Pessoa que viva em área onde se registram casos de dengue ou que tenha viajado nos últimos 14 dias para área com ocorrência de transmissão de dengue (ou presença de *A. aegypti*). Deve apresentar febre, em geral entre 2 e 7 dias, e duas ou mais das seguintes manifestações: náuseas e vômitos; exantema; mialgias, artralgia; cefaleia, dor retro-orbitária; petéquias; prova do laço positiva; leucopenia.

Também pode ser considerado caso suspeito toda criança proveniente de (ou residente em) área com transmissão de dengue, com quadro febril agudo, em geral entre 2 e 7 dias, e sem foco de infecção aparente.

Caso confirmado

Todo caso suspeito de dengue confirmado laboratorialmente (sorologia IgM, NS1-teste rápido ou ELISA, isolamento viral, PCR e imuno-histoquímica).

No curso de uma epidemia, a confirmação pode ser feita por meio de critério clínico-epidemiológico, exceto nos primeiros casos registrados na área, que deverão ter confirmação laboratorial.

Os casos graves devem ser preferencialmente confirmados por laboratório (sorologia IgM, NS1-teste rápido ou ELISA, isolamento viral, PCR e imuno-histoquímica). Na impossibilidade de confirmação laboratorial específica, deve-se considerar a confirmação por vínculo epidemiológico com caso confirmado laboratorialmente.

Classificações finais dos casos de dengue

Atualmente, são usadas duas classificações para fechamento final de caso, uma proposta pela OPAS em 2009, e que foi incorporada pelo Brasil em 2015, e a outra utilizada pela OMS na Ásia, que não aceitou a classificação recentemente proposta.

Classificação dos casos da dengue pela OMS atualmente utilizada na Ásia

A classificação que vinha sendo adotada até 2014 no Brasil incluía: dengue clássica, FHD e dengue com complicações, esta última incluída pelo Brasil.

A definição de FHD baseia-se na fisiopatogenia das formas graves da doença e na resposta imune exacerbada e consiste em: (a) febre ou história de febre recente de 7 dias; (b) trombocitopenia ($\leq$ 100.000/mm^3); (c) tendências hemorrágicas evidenciadas por um ou mais dos seguintes sinais: prova do laço positiva, petéquias, equimoses ou púrpuras, sangramentos de mucosas do trato gastrointestinal e outros; (d) extravasamento de plasma devido ao aumento da permeabilidade capilar, manifestado por hematócrito apresentando aumento de 20% sobre o basal na admissão e queda do hematócrito em 20% após tratamento adequado, e presença de derrame pleural, ascite ou hipoproteinemia.

De acordo com sua gravidade, a FHD pode ser classificada em:

a. **Grau I:** febre acompanhada de sintomas inespecíficos, cuja única manifestação hemorrágica seja a prova do laço positiva.
b. **Grau II:** além das manifestações de grau I, hemorragias espontâneas leves (sangramento de pele, epistaxe e gengivorragia, entre outras).
c. **Grau III:** síndrome do choque da dengue (SCD), colapso circulatório com pulso fraco e rápido, estreitamento da pressão arterial ou hipotensão, pele pegajosa e fria e inquietação.
d. **Grau IV:** SCD, ou seja, choque profundo com ausência de pressão arterial e pressão de pulso imperceptível.

A classificação da dengue com complicações, introduzida apenas pelo Brasil, pode ser definida como todo caso grave que não se enquadre nos critérios de FHD da OMS e quando a classificação de dengue clássica é insatisfatória.

Nessa situação, a presença de um dos achados a seguir caracteriza o quadro: alterações graves do sistema nervoso; disfunção cardiorrespiratória; insuficiência hepática; plaquetopenia ≤ 20.000/mm³; hemorragia digestiva; derrames cavitários; leucometria global ≤ 1.000/mm³; caso suspeito de dengue com evolução para óbito, mas sem todos os critérios de encerramento por FHD.

Classificação OPAS 2009 (Ministério da Saúde, 2015)

A nova classificação envolve três grupos: dengue, dengue com sinais de alarme e dengue grave.

Caso suspeito de dengue com sinais de alarme

Todo caso de dengue que, no período de defervescência da febre, apresenta um ou mais dos seguintes sinais de alarme: dor abdominal intensa e contínua, ou dor à palpação do abdome; vômitos persistentes; acúmulo de líquidos (ascite, derrame pleural, derrame pericárdico); sangramento de mucosa ou outra hemorragia; letargia ou irritabilidade; hipotensão postural e/ou lipotimia; hepatomegalia > 2cm; aumento progressivo do hematócrito; queda abrupta das plaquetas.

Caso suspeito de dengue grave

Todo caso de dengue que apresenta um ou mais dos seguintes resultados:

- Choque em virtude do extravasamento grave de plasma evidenciado por taquicardia, extremidades frias e tempo de enchimento capilar ≥ 3 segundos, pulso débil ou indetectável, pressão diferencial convergente ≤ 20mmHg; hipotensão arterial em fase tardia, acúmulo de líquidos com insuficiência respiratória.
- Sangramento grave, segundo a avaliação do médico (p. ex., hematêmese, melena, metrorragia volumosa, sangramento do sistema nervoso central).
- Comprometimento grave de órgãos, como dano hepático importante (AST/ALT > 1.000), sistema nervoso central (alteração da consciência), coração (miocardite) ou outros órgãos.

ZIKA

O zika vírus é um arbovírus da família Flaviviridae com vários subtipos e duas grandes linhagens identificadas, a asiática e a africana.

O *A. aegypti* e o *A. albopictus* são os principais vetores envolvidos, havendo relatos sobre a ocorrência de transmissão ocupacional em laboratório de pesquisa, perinatal e sexual.

Epidemiologia

Até pouco tempo atrás, o vírus havia sido objeto de poucos estudos publicados devido à frequência de apresentações oligossintomáticas e assintomáticas antes do ano de 2013, com casos ocorrendo de maneira esporádica e apresentações graves não documentadas antes desse período.

Alguns dados foram inicialmente publicados a partir de estudos de prevalência. Em 1952, em Uganda, 61% de 99 indivíduos eram soropositivos. Na Nigéria, em 1979, um estudo detectou 52% de anticorpos neutralizantes entre 130 assintomáticos (Ioos, 2014.).

O primeiro surto de maior significado ocorreu na ilha Yap, pertencente à Federação dos Estados da Micronésia, no Oceano Pacífico, com uma população de 11.241 habitantes.

Um estudo conduzido na Micronésia, em 2007, triou casos identificados em centros de saúde, combinados com amostras obtidas de 200 familiares desses casos. Cento e oitenta e cinco casos de infecção por zika foram identificados ao final da triagem, incluindo 49 (26%) casos confirmados e 59 (32%) prováveis na ilha Yap. A taxa de ataque foi estimada em 14,6 por 100 mil habitantes. A soroprevalência foi estimada em 73% da população com mais de 3 anos de idade, a maioria assintomática.

No entanto, a partir de um grande surto na Polinésia Francesa, em 2013, surgiram os dados mais robustos sobre a doença, sendo percebida uma mudança de padrão com altas taxas de ataque (sintomáticos na população geral) e com o relato de complicações neurológicas até então não descritas.

A Polinésia Francesa é um país ultramarino da República Francesa, com cinco arquipélagos, incluindo 119 ilhas, das quais 74 são habitadas. Em 2013 a população total era de 268.270 habitantes e foi acometida por uma epidemia de dengue pelos sorotipos DEN-1 e DEN-3 por várias semanas. Em outubro de 2013, as autoridades de saúde relataram pela primeira vez uma epidemia causada pelo vírus da zika.

A partir de novembro de 2014, e principalmente no início de 2015, autoridades do Rio Grande do Norte e de Pernambuco registraram grande surto de uma doença exantemática com padrão clínico diferente da dengue e que também passou a ser relatada pelos demais estados do Nordeste. Com base no padrão clínico de uma doença infecciosa artritogênica associado a alta frequência de exantema, o Dr. Kleber Luz (infectologista do Rio Grande Norte) levantou a possibilidade de zika, a qual foi confirmada em abril de 2015 por meio de PCR realizado em oito de 25 amostras de sangue de casos suspeitos na Bahia (Universidade Federal da Bahia) e, posteriormente, em oito de 21 casos no Rio Grande do Norte (Fiocruz/PR).

Espectro clínico

Nos pacientes sintomáticos, as manifestações da zika mais frequentes são exantema maculopapular, febre baixa, artralgia, mialgia, dor de cabeça e hiperemia conjuntival não purulenta. No surto da ilha Yap, em 2007, *rash* foi o sintoma predominante em 90% dos pacientes (com duração média de 6 dias e variação de 2 a 14 dias), e febre foi o menos frequente, acometendo 65% dos pacientes. Artrite e artralgia foram relatos frequentes, acometendo 65% dos pacientes (com duração média de 3,5 dias e variação de 1 a 14 dias). Conjuntivite não purulenta esteve presente em 55% dos casos, mialgia e cefaleia em cerca de 45%, e dor retro-orbitária, em 39% dos casos.

A febre costuma ser de baixa intensidade ou ausente, muitas vezes apenas subjetivamente referida pelo paciente, acontecendo de maneira intermitente ao longo das primeiras 48 horas de doença.

O *rash* cutâneo surge precocemente, dentro das primeiras 48 horas após o início dos sintomas, diferentemente do que ocorre em outras arboviroses, como a dengue, em que surge após 3 a 4 dias de febre. O *rash* pode apresentar diferentes padrões e intensidades, mas comumente é do tipo mobiliforme, iniciando-se na face e rapidamente progredindo para o tronco, os membros superiores e, por fim, os membros inferiores, de maneira aditiva (Figuras 45.5A a H).

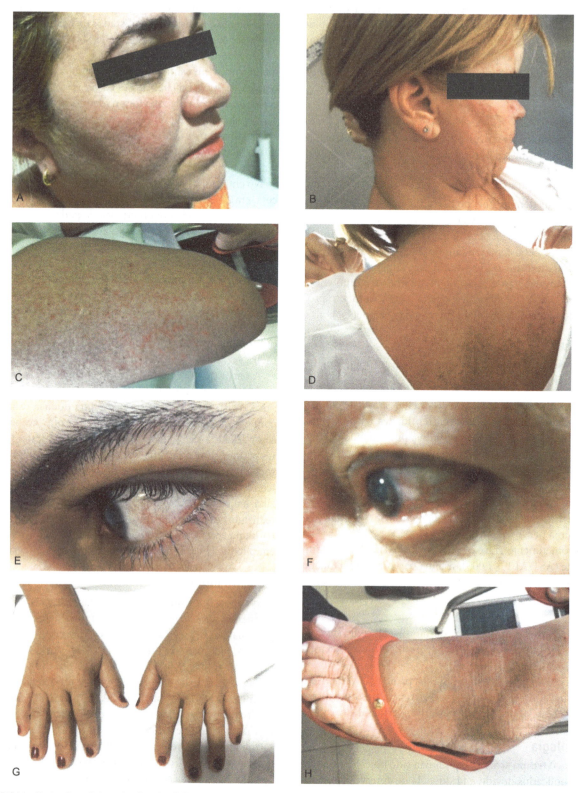

Figura 45.5 Manifestações clínicas da zika. **A** e **B** Pacientes com *rash* em face. Há discreto edema em face referido pelas pacientes e acometimento das orelhas. **C** *Rash* em membro inferior. **D** *Rash* em dorso. **E** e **F** Pacientes com conjuntivite não purulenta (discreta hiperemia ocular). **G** Edema de punho e dedos da mão. **H** Edema de tornozelos.

Acometimento neurológico pela zika

Setenta e dois casos com sintomas neurológicos importantes foram notificados entre novembro e fevereiro de 2014 na Polinésia Francesa após epidemia de zika. Entre esses, 42 casos apresentaram síndrome de Guillain-Barré (SGB) (em comparação com a média de cinco casos diagnosticados durante o mesmo período em anos anteriores). Os demais casos apresentavam outros quadros neurológicos, como encefalite, meningoencefalite, parestesia, paralisia facial e mielite.

Entre os pacientes com SGB, 73% eram do gênero masculino, com média de idade de 45,9 anos (intervalo de 27 a 70 anos). Quinze casos foram internados na unidade de terapia intensiva e nove necessitaram ventilação mecânica. Nenhuma morte foi relatada.

Todos os pacientes com SGB desenvolveram sintomas neurológicos na sequência de um episódio de doença com sintomas compatíveis com infecção pelo zika vírus em dias anteriores, porém não houve confirmação laboratorial do zika vírus nesses casos suspeitos durante a fase aguda da doença.

Ainda não há na literatura uma explicação imunopatogênica para o surgimento de quadros neurológicos de zika, que só agora começam a ser relatados. A partir da epidemia ocorrida na Polinésia Francesa houve uma mudança e do acometimento populacional, antes limitado a pequenos surtos, a doença assumiu padrão de rápida dispersão e alta taxa de ataque. Várias hipóteses tentam explicar não só a mudança de padrão, mas também a maior frequência de casos neurológicos.

Os quadros neurológicos, como SGB, apresentam mecanismos imunológicos bem definidos, relacionados com outras infecções (dengue, herpesvírus, HIV etc.), o que não deve ser diferente com a zika, porém o grande número de casos seguidos de epidemia de zika difere do apresentado por outras arboviroses.

Há a possibilidade de que a mudança genética possa ter tornado o vírus mais agressivo, ou que essa mudança tenha produzido vírus com neurotropismo.

Outras hipóteses também precisam ser testadas, como a investigação se uma infecção prévia por dengue seguida por infecção por zika poderia aumentar a frequência de quadros neurológicos, desencadeando uma resposta imune cruzada exacerbada. O dengue também é um flavivírus e apresenta maior homologia de seu DNA com o vírus da zika, o que fica evidente por meio dos testes sorológicos que frequentemente reagem de maneira cruzada entre os flavivírus. Esses novos surtos epidêmicos acontecem em regiões de alta circulação de dengue, onde a associação a quadros neurológicos está bem definida na literatura, apesar de em menor proporção do que o que tem sido relatado com o zika vírus mais recentemente.

A partir de abril de 2015, após surto de zika no Nordeste do Brasil, percebeu-se o aumento de casos com acometimento neurológico. No estado de Pernambuco, sete pacientes apresentaram resultados positivos para zika por PCR-TR e isolamento viral. Desses pacientes, quatro receberam o diagnóstico de SGB, dois de encefalomielite aguda disseminada e o último de meningoencefalite. Outros 70 casos estão sob investigação com o objetivo de detalhamento do surto.

Na literatura não há estudos sobre a patogenicidade da infecção por zika vírus no SNC. Um estudo em modelos animais publicado em 1952, quando ainda não se discutia a infecção em humanos, levantou algumas importantes reflexões sobre a ação e o neurotropismo do vírus.

O zika vírus foi isolado pela primeira vez a partir de ratos albinos suíços suscetíveis à inoculação intracerebral com esse agente. A inoculação em alguns ratos promoveu fraqueza motora e paralisia dos membros, seguidas de morte, porém alguns se recuperaram. A análise dos tecidos de diferentes órgãos detectou a presença do vírus apenas em tecido cerebral, reforçando a afinidade do vírus pela SNC.

Microcefalia associado ao zika vírus

Em outubro de 2015 um grande aumento do número de casos de microcefalia foi percebido por neurologistas e neonatologistas no estado de Pernambuco. Em uma única maternidade, o Instituto Materno-Infantil de Pernambuco, referência no estado, estavam internados simultaneamente para investigação 26 recém-nascidos com microcefalia, um número muito superior ao total de casos registrados em anos anteriores pelo Sistema Nacional de Nascidos Vivos: cinco casos em 2011, nove em 2012, 10 em 2013 e 12 em 2014 (uma média de 0,5 por 10 mil nascidos vivos).

Causas primárias (genéticas) e secundárias foram aventadas, mas a investigação inicial desses casos fez surgir a hipótese de que esse aumento poderia estar associado à infecção pelo zika vírus (Brito, 2016), com base nos seguintes aspectos clínico-epidemiológicos e no diagnóstico diferencial:

- O surgimento de muitos casos em curto espaço de tempo, ocorrendo simultaneamente em diferentes cidades e estados, caracteriza doença com altas taxas de ataque e rápida dispersão, fenômeno associado a doenças transmitidas por artrópodes.
- Além da microcefalia, os exames de imagem apresentavam algumas características em comum: microcalcificações periventriculares e corticais, hipoplasia do verniz cerebelar e, em alguns casos, lisencefalia, compatível com padrão de infecções congênitas.
- Doenças associadas à síndrome TORCH (toxoplasmose, rubéola, citomegalovírus, sífilis, HIV, parvovírus B19 etc.), pelo modo de transmissão, não estão associadas a grandes surtos.
- As investigações nos períodos pré-natal e perinatal foram negativas para essas infecções TORCH.
- A maioria das mães (70%) relatava quadro viral compatível com a doença zika no primeiro trimestre da gravidez, período em que ocorreu o surto de zika vírus na região.
- A zika tem um neurotropismo maior do que outras arboviroses.
- Outras arboviroses como a dengue, endêmica e epidêmica na região, não estão associadas a malformações congênitas. Quanto à chikungunya, apesar de associada a doença perinatal, não há evidências de malformações, e esse vírus

ainda não havia sido detectado em muitos estados do Nordeste no início do ano.

Para comprovar a hipótese levantada faltava detectar o vírus em casos de microcefalia, o que passou a ser objeto de investigação pela comunidade científica.

A primeira confirmação ocorreu em 17 de novembro de 2015, quando um especialista em medicina fetal na Paraíba identificou em líquido amniótico por RT-PCR a infecção por zika vírus em duas gestantes no quinto mês de gravidez e cujos conceptos apresentavam microcefalia.

Em 28 de novembro do mesmo ano, o Instituto Evandro Chagas detectou a presença do vírus em exames de sangue e tecidos de dois natimortos com microcefalia, reforçando e confirmando a associação da malformação congênita ao zika vírus.

Ainda em 2015, a Polinésia Francesa reconheceu 17 casos de alterações do SNC e de microcefalia após infecção por zika ocorrida em 2014, os quais foram avaliados retrospectivamente, após o alerta das autoridades brasileiras. Em março de 2016, pesquisadores da Polinésia Francesa testaram os líquidos amnióticos armazenados de cinco casos de microcefalia relatados e confirmaram, por RT-PCR, a presença do vírus em quatro deles (Jouannic, 2016).

Outros trabalhos, publicados em 2016, confirmaram em definitivo a associação entre zika e microcefalia após detecção do vírus por RT-PCR e imuno-histoquímica em tecidos de três natimortos e dois casos de abortos. Recentemente, o liquor dos primeiros 31 casos suspeitos de microcefalia do estado de Pernambuco foram analisados através de sorologia. Os resultados foram IgM-positivos para zika, confirmando que a maioria dos casos da referida epidemia foi secundária ao zika vírus.

Além da microcefalia, outras anomalias começam a ser identificadas, como artrogripose, outras malformações osteomusculares, alterações visuais e auditivas, que podem estar relacionadas com o momento em que ocorreu a infecção. Isso reforça a necessidade de ampliar a investigação e caracterizar uma nova "síndrome associada à infecção congênita por zika" ou simplesmente "zika congênita", a exemplo de outas infecções congênitas que apresentam padrões definidos (Brito, 2016).

Diagnóstico

O diagnóstico de zika baseia-se, principalmente, na detecção de RNA viral. O período de viremia não foi estabelecido, mas acredita-se que é curto, possibilitando a detecção direta do vírus durante os primeiros 3 a 5 dias após o início dos sintomas. Os ensaios de pan-flavivírus e a subsequente análise de sequenciação podem ser utilizados como teste de rastreio alternativos para uma possível infecção por zika vírus.

Ensaios de antígeno da dengue NS1 (ELISA – teste rápido) são considerados específicos para o vírus da dengue, enquanto ensaios de dengue NS1-negativos devem levar à realização de novos testes para outras flaviviroses em pacientes com sintomatologia semelhante à dengue.

Anticorpos IgM/IgG específicos para zika vírus podem ser detectados por ensaios de imunofluorescência e ELISA em amostras de soro após 5 a 6 dias de doença. Recomenda-se a detecção de aumento de anticorpos no soro pareado. Não existem ensaios sorológicos comerciais disponíveis para detecção de anticorpos específicos para zika. Estudos mostram que são comuns reações cruzadas entre os flavivírus, e por isso os resultados devem ser considerados com cuidado.

O uso da urina como amostra para detecção do genoma viral por RT-PCR pode ser o método de diagnóstico laboratorial de escolha quando os testes de PCR são negativos para outros flavivírus endêmicos. Em virtude da baixa viremia no soro em detectar infecção por zika vírus e da frequente reação cruzada com testes sorológicos, Gourinat (2015) realizou PCR na urina de seis pacientes com zika e comparou os resultados com amostras do soro. Todas as seis amostras de urina foram positivas para zika pela técnica de PCR, que se mostrou superior à positividade pela amostra de soro, que foi positiva em apenas quatro casos. Na urina, o vírus foi detectado em até 20 dias após os primeiros sintomas.

Definição de casos

Os critérios da vigilância epidemiológica para definição de casos em epidemias incluem:

- **Casos suspeitos:** casos com características clínicas e epidemiológicas (história de procedência de área com casos confirmados, endêmicos ou epidêmicos).
- **Casos confirmados (laboratoriais):** casos suspeitos com exames específicos positivos.
- **Casos confirmados (clínico-epidemiológicos):**
  - Durante o surgimento dos primeiros casos, todos os esforços devem ser feitos no sentido de estabelecer o diagnóstico laboratorial. No entanto, uma vez estabelecida a transmissão, nem todos os pacientes necessitarão confirmação laboratorial.
  - O caso poderá ser notificado (confirmado) como da infecção suspeita com base em critérios clínico-epidemiológicos.
  - A investigação laboratorial, nesse contexto, deve ser reservada para os casos graves ou com manifestações atípicas.

A Polinésia Francesa utiliza os seguintes critérios para a definição de casos de zika: erupção eritematosa maculopapular e febre relatada ou medida < 38,5°C e pelo menos dois dos seguintes sintomas: hiperemia conjuntival, artralgia e/ou mialgia, edema de mãos e/ou pés.

Os critérios utilizados pela Polinésia Francesa são pouco específicos e incluiriam muitos pacientes com dengue, infecção comum em nosso país.

Epidemias por mais de um arbovírus podem ocorrer simultaneamente e, no caso da zika, o diagnóstico disponível é por meio da PCR, que apresenta baixa positividade, devendo o diagnóstico ser predominantemente clínico-epidemiológico após a confirmação da circulação do vírus.

O padrão clínico predominante na maioria dos casos de zika observados na recente epidemia tem possibilitado a elaboração de definições de casos suspeitos que permitam aumentar a especificidade dos casos sem a perda da sensibilidade.

Uma definição deve incluir não apenas a presença de sinais e sintomas, mas aspectos da cronologia de surgimento desses sinais e o padrão dos sintomas (Quadro 45.2).

Com base na experiência do estado de Pernambuco com a epidemia, consideramos adequada a seguinte definição de caso suspeito de zika:

- Exantema maculopapular pruriginoso com início em até 3 dias após os primeiros sintomas, sem febre ou febre referida ou febre medida ≤ 38,5°C, podendo estar acompanhado de um dos seguintes sinais e sintomas:
    - Hiperemia conjuntival (sem secreção e prurido).
    - Artralgia.
    - Edema articular.

O exantema frequentemente é o único sintoma presente nos casos de infecção por zika e deve ser valorizado.

Diagnóstico diferencial

O diagnóstico diferencial deve ser feito, principalmente, com dengue, chikungunya, sarampo e rubéola (Quadro 45.2).

Tratamento

Na forma clássica de zika, o tratamento é sintomático com uso de analgésicos, como paracetamol e dipirona, para alívio da febre e da artralgia.

Deve-se evitar o uso de anti-inflamatórios não esteroides em virtude do risco de sangramento induzido por esses fármacos em outras arboviroses, como dengue e chikungunya, as quais são de difícil diagnóstico diferencial e podem circular simultaneamente em uma mesma epidemia, além de possíveis coinfecções.

O prurido pode ser tratado com anti-histamínicos, apesar da efetividade limitada.

Os eventuais casos neurológicos devem ser tratados com as terapias padronizadas individualmente, já estabelecidas na literatura.

CHIKUNGUNYA

Chikungunya é arbovirose encontrada em regiões tropicais e subtropicais da África, nas ilhas do Oceano Índico e no Sul e Sudeste da Ásia. O vírus ChikV é um RNA de fita simples, da família Togaviridae, gênero *Alphavirus*, e apresenta três subtipos (dois africanos e um asiático) que, após a primeira infecção, conferem imunidade duradoura de maneira cruzada para os diferentes subtipos.

O *A. aegypti* e o *A. albopictus* são os principais vetores envolvidos na transmissão do ChikV. Casos de transmissão vertical podem ocorrer quase que exclusivamente durante o período intraparto em gestantes virêmicas e, muitas vezes, provocam infecção neonatal grave. Pode ocorrer transmissão por via transfusional, a qual é rara quando são respeitados os protocolos.

Os primeiros relatos de surtos de chikungunya foram descritos em 1952, na Tanzânia. O nome chikungunya significa "aquele que se dobra", em referência à postura inclinada

Quadro 45.2 Diagnóstico diferencial das arboviroses: dengue, zika e chikungunya

Clínico/laboratorial	Dengue	Zika	Chikungunya
Febre Duração	> 38°C 4 a 7 dias	Sem febre ou subfebril (≤ 38°C) 1 a 2 dias subfebril	Febre alta (> 38°C) 2 a 3 dias
Manchas na pele Frequência	Surgem a partir do quarto dia 30% a 50% dos casos	Surgem no primeiro ou segundo dia 90% a 100% dos casos	Surgem em 2 a 5 dias 50% dos casos
Dor nos músculos (frequência)	+++	++	+
Dor na articulação (frequência)	+	++	+++
Intensidade da dor articular	Leve	Leve/moderada	Moderada/intensa
Edema da articulação	Raro	Frequente e leve intensidade	Frequente e de moderado a intenso
Conjuntivite	Raro	50% a 90% dos casos	30%
Cefaleia	+++	++	++
Hipertrofia ganglionar	+	+++	++
Discrasia hemorrágica	++	Ausente	+
Risco de morte	+++	+	++
Acometimento neurológico	+	+++	++
Leucopenia	+++	+++	+++
Linfopenia	Incomum	Incomum	Frequente
Trombocitopenia	+++	Ausente	++

*Pode haver risco de morte nos casos neurológicos como os de SGB decorrentes de zika ou para crianças com malformações congênitas graves.

apresentada pelos pacientes infectados, que sofrem de artralgia incapacitante. Os surtos passaram a acontecer esporadicamente, com intervalos de mais de 10 anos, e em pequenas comunidades. Em 1960 ocorreram grandes surtos na Índia, no Sri Lanka, em Myanmar e na Tailândia. Após esse período, pequenos surtos ocorreram na Tailândia, nas Filipinas e na Indonésia, na década de 1980, e na Malásia, em 1990.

Entretanto, a partir de 2005 grandes surtos ocorreram em ilhas do Oceano Índico, sendo a mais grave a das Ilhas Reunião, que atingiu quase 35% da população, com 266.076 casos e 237 óbitos atribuídos diretamente ao vírus. No mesmo período, em 2006, a doença se alastrou para grande parte dos estados da Índia, infectando cerca de 1,42 milhão de pessoas. Em 2007, a doença atingiu o norte da Itália a partir de um viajante oriundo da Índia.

Em 2010, o vírus continuou a causar doença na Índia, na Indonésia, em Myanmar, na Tailândia e nas Maldivas, e reapareceu nas Ilhas Reunião. O risco de disseminação da doença a partir de casos importados em regiões de circulação do mosquito transmissor passou a ser alertado pela OMS e a OPAS.

Em dezembro de 2013, a OMS divulgou a primeira transmissão local do ChikV no hemisfério ocidental, na ilha caribenha de Saint Martin. Até 18 de julho de 2014, o ChikV causou mais de 450 mil casos da doença em mais de 20 países do Caribe e da América Central e do Sul. Além disso, o Centro para Controle de Doenças dos EUA (CDC) informou mais de 230 casos importados de ChikV-infecção no território continental dos EUA, bem como casos adquiridos localmente na Flórida. Assim, em menos de 10 anos, o ChikV espalhou-se a partir da costa do Quênia ao longo dos Oceanos Índico e Pacífico e do Caribe, provocando milhões de casos da doença em mais de 50 países. Em outras palavras, o ChikV ressurgiu como um verdadeiro agente patogênico global.

Em 2014, dois surtos de chikungunya foram registrados no Brasil e ainda se encontram em curso, um no Nordeste, na cidade de Feira de Santana, Salvador, e outro no Norte, no Oiapoque. A ocorrência de epidemias no Brasil é possível graças à alta densidade do vetor, à presença de indivíduos suscetíveis e à intensa circulação de pessoas em áreas endêmicas.

O que impressiona na infecção por chikungunya são as altas taxas de ataque, que podem acometer 30% a 50% da população em um período de poucos meses, e um percentual semelhante desses casos agudos pode evoluir para uma fase crônica com duração de meses ou anos.

Entre os manifestações clínicas presentes na doença, a dor articular se destaca por ser frequente e acometer os indivíduos nas fases aguda e crônica, com o agravante de ser intensa e pouco responsiva a analgésicos, o que compromete a qualidade de vida dos milhares de pacientes. Apesar disso, há poucos estudos ou diretrizes na literatura voltados para a abordagem da dor.

Espectro clínico

O período de incubação intrínseco, que ocorre no ser humano, tem, em média, de 3 a 7 dias (podendo variar de 1 a 12 dias). O extrínseco, que ocorre no vetor, dura, em média, 10 dias. O período de viremia no ser humano pode manter-se por até 10 dias e, geralmente, inicia-se 2 dias antes da apresentação dos sintomas, podendo continuar por mais 8 dias.

A maioria dos indivíduos infectados pelo ChikV desenvolve sintomas. Alguns estudos mostram que até 70% apresentam infecção sintomática. Esses valores são altos e significativos, quando comparados aos das demais arboviroses. Desse modo, o número de pacientes que necessitarão atendimento será elevado, ocasionando sobrecarga nos serviços de saúde.

A doença pode evoluir em três fases: aguda, subaguda e crônica. Após o período de incubação inicia-se a fase aguda ou febril, que dura até o décimo dia. Alguns pacientes evoluem com persistência das dores articulares após a fase aguda, caracterizando o início da fase subaguda, com duração de até 3 meses. Quando os sintomas persistem por 3 meses, atingem a fase crônica. Nessa fase, algumas manifestações clínicas podem variar de acordo com o gênero e a idade. Nas Ilhas Reunião, cronificação ocorreu em 80% a 93% dos casos após 3 meses, em 57% aos 15 meses e em 47% após 2 anos (Figura 45.6).

Exantema, vômitos, sangramento e úlceras orais parecem estar mais frequentemente associados ao gênero feminino. Quanto maior a idade do paciente, mais prevalentes são os episódios de dor articular e edema e maior a duração da febre. Nas Américas, até o momento, a letalidade por chikungunya é menor do que por dengue. Os casos graves e os óbitos são mais frequentes em pacientes que apresentam comorbidades e nos extremos de idade.

Fase aguda ou febril

A fase aguda ou febril da doença é caracterizada, principalmente, por febre de início súbito e surgimento de intensa poliartralgia, geralmente acompanhada de dores nas costas, cefaleia e fadiga, com duração média de 7 dias.

A febre pode ser contínua, intermitente ou bifásica; contudo, a queda de temperatura não está associada à piora dos sintomas como na dengue. Ocasionalmente, pode ser associada a uma bradicardia relativa.

A poliartralgia tem sido descrita em mais de 90% dos pacientes com chikungunya na fase aguda. A dor articular normalmente é poliarticular, simétrica, mas pode haver assimetria. Acomete grandes e pequenas articulações e abrange com maior frequência as regiões mais distais. Pode haver edema, o qual, quando presente, está normalmente associado à tenossinovite. Na fase aguda também tem sido observada dor ligamentar. A mialgia, quando presente, é, em geral, de leve a moderada intensidade.

O exantema normalmente é macular ou maculopapular, acomete cerca de metade dos doentes e surge normalmente entre

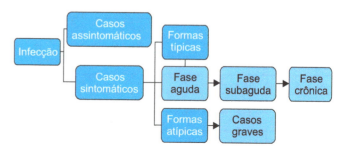

Figura 45.6 Espectro clínico da chikungunya. (SVS/MS.)

o segundo e o quinto dia após o início da febre. Atinge principalmente o tronco e as extremidades (incluindo palmas e plantas), podendo acometer a face. O prurido está presente em 25% dos pacientes e pode ser generalizado ou apenas localizado na região palmoplantar.

Outras manifestações cutâneas também têm sido relatadas nessa fase: dermatite esfoliativa, lesões vesicobolhosas, hiperpigmentação, fotossensibilidade, lesões simulando eritema nodoso e úlceras orais.

Outros sinais e sintomas descritos na fase aguda de chikungunya são: dor retro-ocular, calafrios, conjuntivite, faringite, náusea, vômitos, diarreia, dor abdominal e neurite.

As manifestações do trato gastrointestinal são mais frequentes nas crianças. Pode haver linfadenomegalias cervicais associadas.

Para os neonatos de mães infectadas há risco de transmissão vertical de até 49% no período intraparto. O recém-nascido é assintomático nos primeiros dias, com surgimento de sintomas a partir do quarto dia (3 a 7 dias), incluindo a presença de febre, síndrome álgica, recusa da mamada, exantemas, descamação, hiperpigmentação cutânea e edema de extremidades.

As formas graves são frequentes nessa faixa etária, com o surgimento de complicações neurológicas e hemorrágicas e acometimento miocárdico (miocardiopatia hipertrófica, disfunção ventricular, pericardite). Os quadros neurológicos, também reconhecidos como sinal de gravidade nessa faixa etária, incluem meningoencefalites, edema cerebral, hemorragia intracraniana, convulsões e encefalopatias.

Fase subaguda

Durante essa fase, a febre normalmente desaparece, mas pode haver persistência ou agravamento da artralgia, incluindo poliartrite distal, exacerbação da dor articular nas regiões previamente acometidas na primeira fase e tenossinovite hipertrófica subaguda em punhos e tornozelos. O comprometimento articular costuma ser acompanhado por edema de intensidade variável (Figura 45.7). Há relatos de recorrência da febre.

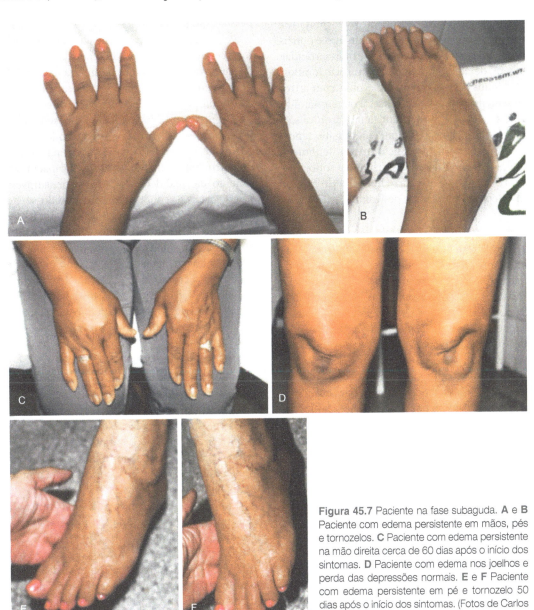

Figura 45.7 Paciente na fase subaguda. **A** e **B** Paciente com edema persistente em mãos, pés e tornozelos. **C** Paciente com edema persistente na mão direita cerca de 60 dias após o início dos sintomas. **D** Paciente com edema nos joelhos e perda das depressões normais. **E** e **F** Paciente com edema persistente em pé e tornozelo 50 dias após o início dos sintomas. (Fotos de Carlos Brito.)

Nessa fase também podem estar presentes astenia, prurido generalizado e exantema maculopapular, além do surgimento de lesões purpúricas, vesiculares e bolhosas. Alguns pacientes podem desenvolver doença vascular periférica, fadiga e sintomas depressivos. Se os sintomas persistirem por mais de 3 meses após o início da doença, estará instalada a fase crônica.

Fase crônica

Após a fase subaguda, alguns pacientes poderão apresentar persistência dos sintomas, principalmente dor articular e musculoesquelética. As manifestações têm comportamento flutuante. A prevalência dessa fase é muito variável segundo os estudos, podendo atingir mais da metade dos pacientes. Os principais fatores de risco para a cronificação são: idade acima de 45 anos, desordem articular preexistente e maior intensidade das lesões articulares na fase aguda.

O sintoma mais comum nessa fase crônica é o acometimento articular persistente ou recidivante nas mesmas articulações atingidas durante a fase aguda, caracterizado por dor, com ou sem edema, limitação de movimento, deformidade e ausência de eritema. Normalmente, o acometimento é poliarticular e simétrico, mas pode ser assimétrico e monoarticular. Há relatos, também, de dores nas regiões sacroilíaca, lombossacra e cervical. Alguns pacientes poderão evoluir com artropatia destrutiva semelhante à artrite psoriática ou reumatoide.

Outras manifestações descritas durante a fase crônica são: fadiga, cefaleia, prurido, alopecia, exantema, bursite, tenossinovite, disestesias, parestesias, dor neuropática, fenômeno de Raynaud, alterações cerebelares, distúrbios do sono, alterações da memória, déficit de atenção, alterações do humor, turvação visual e depressão. Essa fase pode durar até 3 anos.

A dor articular na chikungunya

Apesar da reduzida taxa de letalidade, o acometimento articular na chikungunya, em suas diferentes fases, causa importante incapacidade física, com impacto significativo na qualidade de vida dos pacientes acometidos. A incapacidade laboral causada pela doença, que vai muito além da fase aguda, em uma faixa etária economicamente ativa, amplia ainda mais a magnitude do problema para a população atingida.

Em estudo de Schikte e cols., 180 pacientes da Polinésia Francesa acometidos pela chikungunya foram acompanhados por até 3 anos, com 60% deles tendo evoluído para cronificação do quadro articular. Dos 76 pacientes acompanhados até a 36ª semana do estudo, 45% apresentavam quadros de artralgia persistente, 24% tiveram uma recuperação inicial seguida de recidiva e apenas 31% apresentaram recuperação completa da fase aguda. O estudo analisou o impacto da doença na qualidade de vida desses pacientes após 36 semanas e suas limitações para realizar atividades habituais: 62,9% apresentavam dificuldade para levantar da cadeira, 54,8% para andar, 54,8% para pegar um objeto, 53,2% para abrir uma garrafa e 37,1% para tomar banho.

As consequências da dor persistente também tiveram impacto no estado emocional, como distúrbios do sono (56,4%), depressão (50%), transtornos de memória (43,5%) e de concentração (38,7%), mais do que naqueles sem artralgia.

Esse estudo fez uma estimativa do impacto econômico, considerando o custo das consultas médicas e do tratamento terapêutico, e do tempo de trabalho perdido por lesão ou dor e artralgia secundária ao surto de chikungunya nas Ilhas Reunião entre 2005 e 2006, o que resultou no custo total estimado de até 34 milhões de euros por ano (R$ 119 mil). Isto corresponde a 250 euros por paciente/ano.

O padrão de acometimento articular após a fase aguda pode assumir diferentes padrões clínicos. Na avaliação de 159 pacientes encaminhados para o reumatolgista, Javelle e cols. classificaram 112 (70%) como portadores de doença reumática inflamatória crônica, com 40 casos preenchendo os critérios clínicos e radiológicos para artrite reumatoide, 33 para espondiloartrite e 21 para poliartrite indiferenciada, todos sem história prévia de doença reumática. A média de seguimento desses pacientes foi de 2 anos.

Um estudo realizado na Índia mostrou redução de 20 vezes nos escores de qualidade de vida física em 95 pacientes com persistência das queixas articulares, quando comparados a pessoas saudáveis.

Pela sua importância e impacto na vida das pessoas, a dor merece uma abordagem diferenciada. Em 2002, o Ministério da Saúde desenvolveu um programa nacional de assistência à dor por considerar que a dor crônica, que acomete entre 30% e 40% da população brasileira, representa a principal causa de absenteísmo, licenças médicas, aposentadorias por doença, indenizações trabalhistas e baixa produtividade no trabalho. Além disso, considera que a "dor é uma das principais causas do sofrimento humano, gerando incapacidades, comprometimento da qualidade de vida e imensuráveis repercussões psicossociais e econômicas, constituindo-se, desse modo, em grave problema de saúde pública".

A magnitude do problema é ampliada pelo fato de uma epidemia por chikungunya apresentar altas taxas de ataque, produzindo não apenas casos agudos, mas um número elevado de casos crônicos, o que levará à sobrecarga dos serviços de saúde públicos e privados, tornando necessária a elaboração de diretrizes para o tratamento adequado da dor e a organização do serviço de modo a otimizar o atendimento.

Manifestações atípicas e graves

Caso o paciente com suspeita de chikungunya apresente alguma das manifestações listadas no Quadro 45.3, será classificado como portador da forma atípica da doença. Nas áreas em que há circulação de chikungunya, podem ocorrer casos com manifestações atípicas que não apresentam febre e dor articular. Essas manifestações podem ser ocasionadas por efeitos diretos do vírus, pela resposta imunológica ou pela toxicidade medicamentosa.

Todo paciente que apresentar sinais clínicos e/ou laboratoriais que tornem necessária sua internação em terapia intensiva ou que o coloquem sob risco de morte deve ser considerado portador da forma grave da doença. As formas graves da infecção pelo chikungunya acometem, com maior frequência, pacientes com comorbidades (história de convulsão febril, diabetes, asma, insuficiência cardíaca, alcoolismo, doenças reumatológicas, anemia falciforme, talassemias e hipertensão

Quadro 45.3 Formas atípicas de chikungunya

Sistema/órgão	Manifestações
Nervoso	Meningoencefalite, encefalopatia, convulsão, síndrome de Guillain-Barré, síndrome cerebelar, paresias, paralisias e neuropatias
Olhos	Neurite óptica, iridociclite, episclerite, retinite e uveíte
Cardiovascular	Miocardite, pericardite, insuficiência cardíaca, arritmia e instabilidade hemodinâmica
Pele	Hiperpigmentação por fotossensibilidade, dermatoses vesiculobolhosas e ulcerações aftosas-*like*
Rins	Nefrite e insuficiência renal aguda
Outros	Discrasia sanguínea, pneumonia, insuficiência respiratória, hepatite, pancreatite, síndrome da secreção inapropriada do hormônio antidiurético e insuficiência suprarrenal

Fonte: adaptado de Rajapakse et al., 2010.

arterial sistêmica), crianças, pacientes com mais de 65 anos de idade e aqueles que estão usando alguns fármacos (ácido acetilsalicílico [AAS], anti-inflamatórios e paracetamol em altas doses).

Gestantes

A infecção pelo ChikV no período gestacional não está relacionada com efeitos teratogênicos, e há relatos raros de abortamento espontâneo.

Mães que adquirem ChikV no período intraparto podem transmitir o vírus a recém-nascidos por via transplacentária. A taxa de transmissão, nesse período, pode chegar a 49%, dos quais cerca de 90% podem evoluir para formas graves. Não há evidências de que a cesariana altere o risco de transmissão. O vírus não é transmitido pelo leite materno.

É importante o acompanhamento diário das gestantes com suspeita de chikungunya, e caso sejam verificadas situações que indiquem risco de sofrimento fetal ou viremia próximo ao período do parto, é necessário o acompanhamento das gestantes internadas, e os recém-nascidos precisam ser observados por 5 a 7 dias na maternidade, o que corresponde ao período de incubação do vírus.

Coinfecções

O isolamento simultâneo dos vírus chikungunya e dengue tem sido detectado em mosquitos, e em humanos os percentuais de coinfecção podem variar de 2% a 24%, segundo alguns estudos de séries de casos.

Apesar da ocorrência de coinfecção, não há relatos de aumento da gravidade. Um estudo de Taraphdar e cols. (2012), comparando em uma mesma epidemia 131 casos de chikungunya, 104 de dengue e 68 de coinfecção, não detectou maior gravidade, havendo, pelo contrário, menor frequência de artralgia e edema articular nos casos de coinfecção, em comparação com chikungunya isoladamente, e menor frequência de vômitos e dor abdominal, em comparação com os casos isolados de dengue.

Alterações laboratoriais

As alterações laboratoriais da chikungunya, durante a fase aguda, são inespecíficas. Leucopenia com linfopenia < 1.000 células/mm^3 é o achado mais frequente. Trombocitopenia < 100.000 células/mm^3 é rara. A velocidade de hemossedimentação e a proteína C reativa encontram-se geralmente elevadas, podendo assim permanecer por algumas semanas. Outras alterações podem ser detectadas, como elevação discreta das enzimas hepáticas, da creatinina e da creatinofosfocinase (CPK).

Diagnóstico diferencial das arboviroses

O Quadro 45.2 mostra os dados clínicos e laboratoriais para o diagnóstico diferencial das arboviroses.

Tratamento

Até o momento, não há tratamento antiviral específico para chikungunya. A terapia utilizada consiste em suporte sintomático, hidratação e repouso.

Em 2016 reunimos um grupo de especialistas de diferentes áreas, composto por algologistas, reumatologistas, clínicos e pediatras, e elaboramos um protocolo para o tratamento da dor articular da chikungunya nas diferentes fases da doença. Neste capítulo será apresentado o protocolo para o setor de pediatria (Figura 45.8).

Recomendações do manual do Ministério da Saúde (2016)

Uma nova proposta de tratamento escalonado da dor

O tratamento deve envolver todas as fases da doença e não pode estar focado apenas nas fases subaguda e crônica, devendo ser efetivo desde os primeiros dias.

Estudos em neurociência comprovaram que a dor aguda tratada de maneira inadequada é uma das principais causas de cronificação da dor, além de desencadear outros sintomas, como depressão, fadiga, distúrbios do sono, e essa história natural não é diferente na infecção pelo ChikV. Consequentemente, é necessária uma abordagem eficaz no controle da dor desses pacientes, inclusive com a finalidade de diminuir o tempo da doença clínica.

Outro fator relevante, e que pode ter impacto na condução dos casos, é que uma parcela significativa dos médicos não está familiarizada com a abordagem à dor e suas prescrições frequentemente são limitadas a analgésicos como dipirona, e em doses subterapêuticas. Além disso, há carência de condutas sistematizadas fundamentadas em uma terapia escalonada de acordo com a intensidade da dor e reavaliações diante de falha do fármaco administrado.

A abordagem à dor, por sua complexidade, passou a ser uma especialidade (algologia), com diferentes causas e padrões e um amplo arsenal terapêutico.

A dor na chikungunya é descrita como muito intensa pelos pacientes. A análise de 106 casos de chikungunya com queixas de dor, realizada por Andrade e cols. (2010), revelou que a intensidade da dor com base em escala analógica-visual era, em média, de 5,8 ± 2,1. Os autores relataram que muitos dos

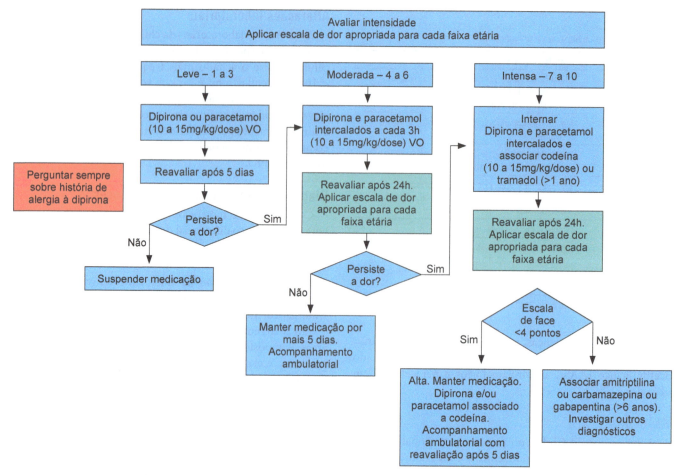

Figura 45.8 Fluxograma para o atendimento da criança com dor articular na fase aguda.

pacientes não respondem aos analgésicos prescritos e que apenas 26% apresentam alívio com o uso de analgésicos (alívio > 70% da dor).

A maioria dos estudos e diretrizes publicados limitam-se a citar os fármacos utilizados no tratamento da dor, que incluem: dipirona, paracetamol, AINE, corticoides, codeína, morfina e, para alguns casos crônicos, metotrexato, cloroquina e sulfassalazina.

Staikowsky e cols. (2008), em estudo realizado nas Ilhas Reunião, aplicaram um questionário entre médicos e familiares acometidos por chikungunya e descreveram as terapias mais prescritas em 221 casos. O paracetamol foi o medicamento mais prescrito (95,4%), seguido de AINE (55,3), corticoide (22,7%), derivados de morfina (3,7), tramadol (1,4%) e agentes modificadores de doença, como cloroquina (1,4%), colchicina (0,9%) e plantas medicinais (12,6%).

Na casuística de Andrade e cols., os autores introduziram um novo e importante elemento na abordagem à dor e, ao aplicarem questionários padronizados para avaliação do tipo de dor, verificaram que 18,9% dos quadros álgicos eram do tipo dor neuropática, com intensidade maior (média de escala de dor: 7,2 ± 1,5) e necessitados de uma abordagem terapêutica diferente.

Vale ressaltar que a abordagem ao paciente com chikungunya não se limita ao uso de medicamentos e, por sua complexidade, exige o auxílio de equipes multiprofissionais, com médicos generalistas, especialistas, enfermeiros, algologista (especialista em dor), fisioterapeutas, assistentes sociais e gestores na elaboração de diretrizes e organização de serviço para atender as diferentes complexidades.

Tratamento da dor articular na criança com chikungunya

Em pediatria, a sensação dolorosa pode ser mais dificilmente explicada; entretanto, é pertinente saber que "a incapacidade de se comunicar verbalmente não nega a possibilidade de que um indivíduo esteja experimentando a dor e necessite de tratamento adequado para o alívio da dor. A dor é sempre subjetiva...".

Os episódios de dor, sobretudo as dores crônicas ou recorrentes, têm impacto sobre o desempenho escolar e as relações de pares. As crianças com dores crônicas ou recorrentes estão mais suscetíveis a desenvolver problemas mentais e físicos adicionais, como distúrbios funcionais e de ansiedade, na idade adulta. Desse modo, a dor pode ter influência em vários aspectos da vida da criança, como no sono, no estado emocional, nos relacionamentos, no desenvolvimento e nas habilidades cognitivas, além de limitar suas atividades habituais.

A avaliação inicial da dor na criança inclui história e exame físico detalhados, diagnóstico das possíveis causas e aferição da intensidade da dor, para o que se utilizam ferramentas de medição da dor apropriadas para cada idade. Deve-se ainda questionar sobre tratamentos previamente realizados e sua eficácia.

Após essa avaliação, um plano de manejo detalhado da dor, incluindo intervenções farmacológicas e não farmacológicas, pode ser formulado e implementado em conjunto com os familiares.

A medição da dor deve ser realizada em intervalos regulares durante a implementação do plano de manejo da dor, o que torna possível avaliar a intensidade da dor ao longo do tempo e a eficácia do tratamento escolhido, de modo a promover ajustes conforme o necessário.

A expressão da dor depende da idade e do desenvolvimento cognitivo da criança, assim como do contexto sociocultural. Nos casos de crianças incapazes de falar, a referência de dor será fornecida pelos pais e/ou cuidadores. Os pais costumam saber a resposta comportamental típica de seus filhos ante um evento doloroso e isso pode ser incluído na avaliação da dor.

A observação do comportamento em relação à dor é uma abordagem válida para avaliação da dor em crianças com menos de 3 anos de idade e em crianças com habilidades verbais e cognitivas limitadas.

Os principais indicadores comportamentais e manifestações clínicas de dor por faixa etária estão nos Quadros 45.4 e 45.5.

Entretanto, as crianças podem não apresentar nenhum dos sinais esperados e negar sua dor por medo de que o tratamento seja mais doloroso do que a intensidade de dor vivenciada. Por outro lado, a ausência desses sinais não significa que a criança não sinta dor, devendo-se ter cuidado com a subestimativa da dor.

Ferramentas de medição da dor em crianças

Diversas ferramentas de medição da dor apropriadas à idade, à cultura e à condição da criança têm sido desenvolvidas para avaliar a dor na criança, assim como naquelas incapazes de falar e que apresentam prejuízo cognitivo. As escalas de dor mais utilizadas em pediatria, segundo a faixa etária, são apresentadas nos Quadros 45.6 e 45.7 e nas Figuras 45.9 e 45.10.

As crianças e adolescentes com quadros articulares dolorosos na fase aguda e casos leves na subaguda devem ser tratados, preferencialmente nas unidades de Atenção Básica, por equipe multidisciplinar. Apenas os casos subagudos mais graves e crônicos devem ser encaminhados para ambulatórios especializados em reumatologia pediátrica.

Quadro 45.5 Manifestações clínicas de dor por faixa etária

Faixa etária	Manifestação clínica de dor
Recém-nascido e criança que não verbaliza	Sinais típicos faciais de dor e sofrimento físico: sobrancelhas cerradas; protuberância entre as sobrancelhas e sulcos verticais na testa; olhos ligeiramente fechados; bochechas levantadas; nariz alargado e abaulado, aprofundamento da dobra nasolabial; boca aberta e quadrada Sinais autonômicos vitais inespecíficos, que também podem refletir outros processos, como febre, hipoxemia e disfunção cardíaca ou renal
1 a 3 anos	Pode ser verbalmente agressivo; chora intensamente; apresenta comportamento regressivo; apresenta resistência física, empurrando para longe após ser aplicado estímulo doloroso; protege a área dolorosa do corpo; dificuldade para dormir
Pré-escolar	Pode verbalizar a intensidade da dor; encarar a dor como punição; agita braços e pernas na tentativa de empurrar um estímulo para longe antes que ele seja aplicado; não coopera; precisa de contenção física; agarra-se a um dos pais; solicita apoio emocional; compreende que não pode haver ganhos secundários associados à dor; dificuldade para dormir
Escolar	Pode verbalizar a dor; usa uma medida objetiva de dor; pode ser influenciado por crenças culturais ou pesadelos como experiências relacionadas com à dor; exibe comportamentos que protelam atividades; apresenta rigidez muscular (punhos cerrados, dentes cerrados, contração de membros); olhos fechados, testa enrugada; comportamentos idênticos ao do pré-escolar ou dificuldade para dormir
Adolescente	Pode localizar e verbalizar a dor; nega a dor na presença de seus pares; apresenta mudanças nos padrões do sono ou apetite; pode ser influenciado por crenças culturais; tensão muscular; exibe comportamento regressivo na presença da família; dificuldade para dormir

Quadro 45.4 Principais indicadores comportamentais de dor

Dor aguda	Dor crônica
Expressão facial	Postura anormal
Movimento do corpo e postura corporal	Medo de ser movimentado
Incapacidade de ser consolado	Falta de expressão facial
Choro	Falta de interesse pelo ambiente
Gemido	Tranquilidade indevida
	Aumento da irritabilidade
	Mau humor
	Perturbações do sono
	Raiva
	Alterações do apetite
	Baixo desempenho escolar

Quadro 45.6 Escala de dor para recém-nascidos

Movimento facial	Ausente 0 ponto	Presente 1 ponto
Fronte saliente		
Fenda palpebral estreitada		
Sulco nasolabial aprofundado		
Boca aberta		
Boca estirada (horizontal ou vertical)		
Língua tensa		
Protrusão da língua		
Tremor de queixo		

Pontuação máxima de 8 pontos, considerando dor ≥ 3 NFCS (*Neonatal Facial Coding System*).

Quadro 45.7 Escala de dor para crianças de 2 meses a 7 anos – Escala FLACC*

Categoria	Pontuação		
	0	1	2
Face	Nenhuma expressão especial ou sorriso	Caretas ou sobrancelhas franzidas de vez em quando, introversão, desinteresse	Tremor frequente do queixo, mandíbulas cerradas
Pernas	Normais ou relaxadas	Inquietas, agitadas, tensas	Chutando ou esticadas
Atividade	Quieta, na posição normal, movendo-se facilmente	Contorcendo-se, movendo-se para frente e para trás, tensa	Curvada, rígida ou com movimentos bruscos
Choro	Sem choro (acordada ou dormindo)	Gemidos ou choramingo; queixa ocasional	Choro continuado, grito ou soluço; queixa com frequência
Consolabilidade	Satisfeita, relaxada	Tranquilizada por toques, abraços ou conversas ocasionais; pode ser distraída	Difícil de consolar ou confortar

*Observa-se a criança durante 5 minutos; são atribuídos pontos de 0 a 2 até o máximo de 10 pontos (dor intensa).

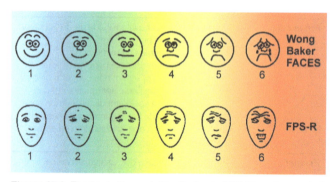

Figura 45.9 Escala de Faces de Dor Revisada (FPS-R) – crianças de 3 a 6 anos de idade e idosos.

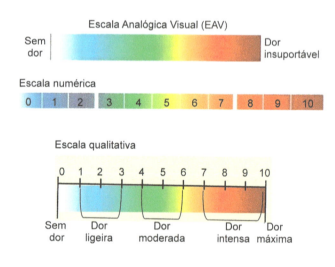

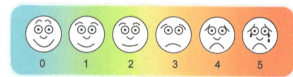

Figura 45.10 Escala de dor para escolares e adolescentes.

A medicação deve ser administrada em intervalos regulares, com a adição de doses de resgate para a dor intermitente e em casos de agudização, como mostra a Figura 45.11.

Atualmente, não é possível recomendar qualquer anticonvulsivo como adjuvante no tratamento da dor neuropática em crianças. Entretanto, a carbamazepina é muito utilizada em crianças com crise convulsiva.

A gabapentina é registrada para ser utilizada como anticonvulsivante em crianças com mais de 3 anos de idade, mas também pode ser utilizada na dor neuropática. No entanto, não existem estudos comparativos com a carbamazepina, assim como não há estudos para determinar seu potencial como adjuvante no tratamento da dor persistente em crianças.

A escolha de vias alternativas de administração, como EV, SC, retal ou transdérmica, deve ser sugerida quando a via oral não está disponível, devendo ser fundamentada no julgamento clínico, na disponibilidade e na preferência do doente. A via intramuscular (IM) é dolorosa e deve ser evitada.

Os AINE (ibuprofeno, naproxeno, diclofenaco, nimesulida, ácido acetilsalicílico [AA] e associações, entre outros) não devem ser utilizados na fase aguda da doença, em virtude da possibilidade de dengue. O AAS também é contraindicado na fase aguda em razão do risco de síndrome de Reye e sangramentos. Os corticosteroides são contraindicados na fase aguda.

Além das medicações supracitadas, medidas não farmacológicas devem ser recomendadas, como aplicação de compressas frias nas articulações dolorosas e estímulo à prática de exercícios ativos, como as brincadeiras próprias às faixas etárias, desde que se respeite o limite de tolerância à dor da criança e do adolescente. Nos casos mais graves há indicação de reabilitação com fisioterapeuta, para prevenir hipotrofia muscular e sequelas articulares deformantes.

Observação: além das intervenções anteriores, é importante orientar o paciente sobre a doença, suas fases e a possibilidade de persistência dos danos articulares, assim como sobre os riscos da automedicação, os sinais associados à gravidade e os cuidados no domicílio.

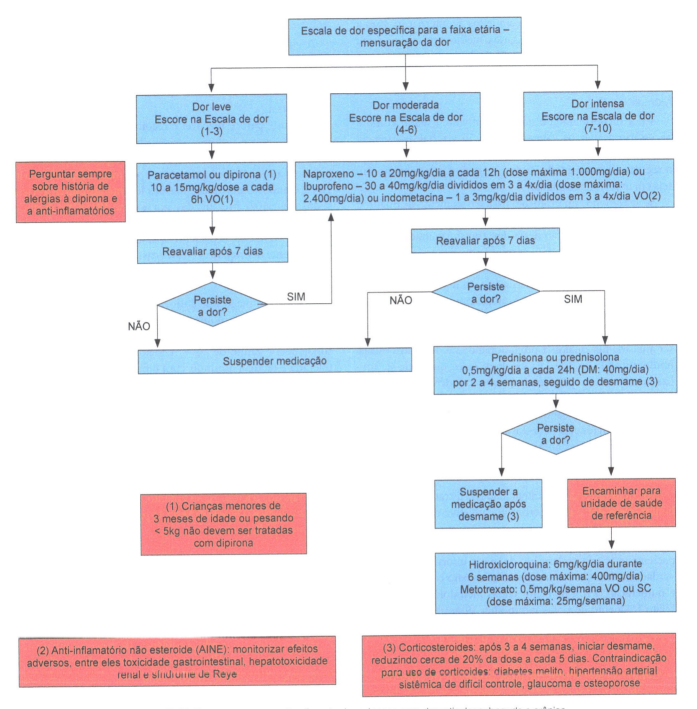

Figura 45.11 Fluxograma para o atendimento das crianças com dor articular subaguda e crônica.

Outras recomendações

Para os pacientes do grupo de risco e/ou com sinais de gravidade, é necessário manter-se atento à avaliação hemodinâmica para instituir, se necessária e de imediato, a terapia de reposição de volume e tratar as complicações de acordo com o quadro clínico. Nos pacientes com instabilidade hemodinâmica é necessário avaliar as funções renal, hepática e cardíaca, os sinais e sintomas neurológicos, a hemoconcentração e a trombocitopenia.

Os pacientes dos grupos de risco (gestantes, pacientes com comorbidades, idosos e menores de 2 anos de idade) também devem ser acompanhados ambulatorialmente; no entanto, esses pacientes necessitam de uma observação diferenciada nas unidades em virtude do risco de desenvolvimento das formas graves da doença, razão pela qual devem ser acompanhados diariamente até o desaparecimento da febre e a ausência de sinais de gravidade.

Os pacientes que apresentam sinais de gravidade (acometimento neurológico, sinais de choque, instabilidade hemodinâmica, dispneia, dor torácica, vômitos persistentes, sangramento de mucosas e descompensação de doença de base) ou que apresentem critérios de internação (neonatos) devem ser acompanhados em unidades com leitos de internação. Para a alta desses pacientes são necessárias: melhora do estado geral, aceitação de hidratação oral, ausência de sinais de gravidade e melhora dos parâmetros laboratoriais.

Aferição da dor

A dor é considerada o quinto sinal vital, e assim como é necessário avaliar os valores de pressão arterial, frequência cardíaca, frequência respiratória e temperatura, é importante o registro da intensidade da dor, seja em nível ambulatorial, seja em ambiente hospitalar.

Ao se elaborar um protocolo para o tratamento de quadros dolorosos é muito importante contar com uma ferramenta que possibilite a aferição dessa dor, transformando um dado subjetivo em dado objetivo, de modo a avaliar e conduzir adequadamente o caso. Sem essa medida, torna-se difícil determinar se um tratamento é necessário, se o prescrito é eficaz, ou até mesmo quando deve ser interrompido ou substituído.

Existem várias ferramentas validadas para uso; no entanto, a escala analógica visual (EAV) é uma das mais simples e pode ser aplicada por qualquer profissional de saúde. Outra escala muito utilizada no Brasil é a escala de faces, que pode ser utilizada em crianças pequenas e idosos com déficits cognitivos (Figura 45.9).

O Ministério da Saúde, em sua portaria para criação de centros de referências para dor de 2002, instituiu a utilização de escalas numéricas ou analógicas de dor como norteadora da tomada de decisão nos protocolos e diretrizes terapêuticas da dor.

No entanto, apesar da simplicidade da ferramenta, cabe salientar que a dor é uma percepção subjetiva e, por isso, está relacionada com fatores sociais, cognitivos e psicológicos. Faz-se necessário então que, durante a aferição da dor de um paciente, este seja esclarecido de que a informação deve ser verdadeira e de que há uma abordagem para cada tipo de dor e numeração, a fim de evitar falhas metodológicas, como o relato frequente de notas muito altas (9 a 10 na EAV) pelo paciente por medo de não receber analgésicos.

Analgésicos

Como relatado anteriormente, existe um forte componente inflamatório na dor causada pela infecção por ChikV. Infelizmente, os AINE não devem ser prescritos como agentes de primeira linha devido ao risco de sangramento aumentado nesses pacientes.

Tanto a dipirona como o paracetamol são excelentes analgésicos, quando utilizados nas doses e intervalos corretos. A dipirona vem sendo prescrita em intervalos fixos de 6 horas para controle da dor pós-operatória há vários anos.

Nos casos em que a dor do paciente é percebida como leve (EAV de 1 a 3), um desses medicamentos deve ser prescrito sempre em doses fixas e nunca "se necessário". Nos casos de dor moderada (EAV de 4 a 6), os dois fármacos devem ser prescritos em conjunto, sempre em horários fixos e de maneira alternada (o paciente tomará uma dose analgésica a cada 3 horas) (Figura 45.8).

Anticonvulsivantes e antidepressivos

A virose causada pelo ChikV apresenta grande prevalência de cronificação da dor por mecanismos ainda não totalmente elucidados. Parece provável um caráter neuropático envolvido por lesão direta do sistema nervoso periférico e/ou central.

Portanto, parece razoável e recomendado que sejam pesquisados sinais e sintomas de sensibilização central nos pacientes com dores intensas e prolongadas. Uma maneira simples de se proceder a essa pesquisa é por meio do questionário DN4, composto por duas questões levantadas por entrevista e duas questões investigadas por exame físico, totalizando dez respostas. Em caso de quatro ou mais respostas positivas, provavelmente o paciente apresenta quadro de dor com componente neuropático. Nesses casos, estaria indicado o uso de agentes moduladores da atividade excitatória do sistema nervoso.

A amitriptilina é um antidepressivo tricíclico que inibe a recaptação de serotonina e noradrenalina e que apresenta como principais efeitos colaterais sensação de boca seca, sonolência e ganho de peso. A maioria desses efeitos é bem tolerada e tende a diminuir com o passar do tempo de tratamento. Não deve ser prescrita em associação a inibidores da monoaminoxidase, utilizados em casos de depressão maior (fenelzina, tranilcipromina e isocarboxazida).

A gabapentina é um anticonvulsivante, e estudos sugerem que ela atua na modulação do sistema nervoso com lesão ou disfunção, reduzindo a atividade nervosa responsável pela manutenção da dor neuropática. Apresenta os mesmos efeitos colaterais dos tricíclicos; no entanto, esses efeitos parecem ser menos intensos. Deve ser prescrita preferencialmente para os pacientes cardiopatas.

Uso de corticoide

- Para o manejo da dor articular subaguda e crônica não responsiva a AINE, analgésicos e opioides, em pacientes com dor de moderada a intensa, debilitante e poliarticular (veja a Figura 45.11).
- Para os casos em que haja evidência de processo inflamatório articular, com dor associada a edema (não é habitual a presença de sinais flogísticos como calor e rubor, mas o uso do corticoide deve ser considerado nesses casos), pode ser iniciado o uso de corticoide: prednisona em dose anti-inflamatória VO.
- A medicação padrão para uso oral é a prednisona, a qual, a depender da dose, terá efeito predominantemente anti-inflamatório (dose $\leq$ 0,5mg/kg de peso/dia), intermediário entre a ação anti-inflamatória e o início da ação imunossupressora (dose > 0,5mg até < 1mg/kg de peso/dia) ou predominantemente imunossupressor, independentemente de sua ação anti-inflamatória (dose $\geq$ 1mg/kg de peso/dia). Tendo em vista que os mecanismos imunológicos, com autoimunidade cruzada, não estão bem estabelecidos no caso em discussão, convém tratar o paciente com doses inicialmente voltadas para o processo inflamatório com as seguintes sugestões:

- Iniciar com dose única pela manhã. Interpretar como resposta adequada ao tratamento a melhora da capacidade para deambular sem ajuda e o controle satisfatório das dores. Nesse caso, a dose deve ser mantida até a resolução completa do quadro de dor articular.
- Em caso de remissão completa da dor, a dose deve ser mantida por mais 3 dias. Caso não haja recidiva do quadro, a dose deve ser reduzida e aguardados mais 3 dias. Caso a dor não retorne, suspende-se a administração ao final desses 3 dias.
- A dose inicial poderá ser mantida por até 21 dias, ao final dos quais, habitualmente, não há risco de insuficiência suprarrenal induzida. Além desse período, na ausência de resposta, deve ser considerada a associação de opioides à suspensão ou não do corticoide, a depender da resposta parcial, na ausência de efeitos colaterais.
- Durante as fases de desmame, em função da melhora, como explicitado previamente, em caso de retorno da dor, retorna-se à dose anterior e tenta-se novo desmame 5 dias após a resolução dos sintomas e assim por diante, até a retirada completa da medicação.

Os critérios para exclusão do uso de corticoides incluem: pacientes portadores de diabetes, hipertensão de difícil controle, passado de fratura por osteoporose documentada, transtorno de humor bipolar, insuficiência renal crônica em diálise, síndrome de Cushing, obesidade grau III, arritmias e coronariopatias.

Definição de caso/Vigilância epidemiológica

Chikungunya deve ser investigada e notificada caso os pacientes apresentem: febre de início súbito > 38,5°C, artralgia ou artrite intensa de início agudo, não explicada por outras condições, e sejam residentes ou tenham visitado áreas endêmicas ou epidêmicas até 2 semanas antes do início dos sintomas ou mantenham vínculo epidemiológico com caso confirmado.

Bibliografia

Andrade DC et al. Chronic pain associated with the Chikungunya fever: long lasting burden of in acute illness. BMC Infectious Diseases 2010, 10 (Suppl. 31): 1-6.

Arroyo-Ávila M et al. PR Health Sci J. Rheumatic manifestations in patients with Chikungunya infection. Review article. Dec 2015;34(4):231-2.

Assunção-Miranda I, Cruz-Oliveira C, the TAA Poian. Molecular mechanisms involved in the pathogenesis of Alphavirus-induced arthritis. BioMed Research International 2013: 11. Disponível em: http://dx.doi.org/10.1155/2013/973516

Bouhassira D, Attal N, Alchaar H et al. Comparison of pain syndromes associated with nervous or year 1996 lesions and development of the new neuropathic pain diagnostic questionnaire (DN4). Pain. V. 114, p.29-36, 2005.

Brasil. Ministério da Saúde. Secretaria de Vigilância em Saúde. Departamento de Vigilância das Doenças Transmissíveis. Dengue: diagnóstico e manejo clínico: adulto e criança. 5. ed. – Brasília, 2016.

Brasil. Ministério da Saúde. Secretaria de Vigilância em Saúde. Departamento de Vigilância das Doenças Transmissíveis. Febre de chikungunya: manejo clínico 2015; 29 p.

Brito C, Lucena-Silva N, Gomes P. Different forms of presentation of exanthema in dengue. Revista da Sociedade Brasileira de Medicina Tropical mai-jun 2007;40(3):376-7.

Brito C, Sobreira S, Cordeiro M et al. Acute disseminated encephalomyelitis in classic dengue. Revista da Sociedade Brasileira de Medicina Tropical mar-abr 2007; 40(2):236-8.

Brito C. Zika virus: a new chapter in the History of Medicine. Acta Med Port 2015 nov-dec;28(6):679-80.

Brito C. Dengue em Recife, Pernambuco: padrões clínicos, epidemiológicos, laboratoriais e fatores de risco associados à forma grave da doença. 2007. 80 p. Tese do Programa de Pós-Graduação do Centro de Pesquisas Aggeu Magalhães, Fundação Oswaldo Cruz,

Chow THE, Hoose Z, Ngos, EK et al. Persistent arthralgia induced by chikungunya virus infection is associated with interleukin-6 and granulocyte macrophage colony-stimulating factor. The Journal of Infectious Diseases 2011; 203:149-57

Cordeiro MT, Pena LJ, Brito C, Gil LG, Marques E. Positive IgM for Zika virus in the cerebrospinal fluid of 30 neonates with microcephaly in Brazil. The Lancet April 18, 2016 http://dx.doi.org/10.1016/S0140-6736(16)30253-7.

Cordeiro MT, Schatzmayr HM, Nogueira RMR, et al. Dengue and dengue hemorrhagic fever in the State of Pernambuco, 1995-2006. Revista da Sociedade Brasileira de Medicina Tropical nov-dez, 2007; 40(6):605-11.

Cordeiro MT, Silva AM, Brito C et al. Characterization of a dengue patient cohort in Recife, Brazil. Am J Trop Med Hyg. 2007: 77(6), 1128-34.

Dick GW, Zika virus II – Pathogenicity and physical properties. Tropical Medicine and Hygiene. Sep 1952; 46(5):521-34.

Duffy M, Chen TH, Hancock T, Zika Virus Outbreak on Yap Island, Federated States of Micronesia. N Engl J Med 2009;360:2536-43.

European Centre for Disease Prevention and Control. Rapid risk assessment: Zika virus infection outbreak, French Polynesia. 14 February 2014.

Gourinat A, O'Connor O, Calvez E. Detection of Zika virus in urine. Emerging Infectious Diseases 2015; 21(1).

Haanpää M, Attal N, Backonja M et al. NeuPSIG guidelines on neuropathic pain assessment. Pain. 2011 Jan; 152(1):14-27.

Ioos S, Mallet P, Goffart I et al. Current Zika virus epidemiology and recent epidemics – Infections par le virus Zika et épidémies récentes. Médecine et maladies infectieuses 2014; 44: 302-7.

Javelle and Ribera, Degasne I et al. Specific management of post-chikungunya rheumatic disorders: a retrospective study of 159 cases in Reunion Island from 2006-2012, PLoS Negl Trop Dis 2016; 9(3); e0003603.

Lopes N, Linhares N. Nozava C. Características gerais e epidemiologia dos arbovírus emergentes no Brasil. Rev Pan-Amaz Saude 2014; 5(3):55-64

Oehler E, Watrin L, Larre P. Zika virus infection complicated by Guillain-Barré syndrome – case report, French Polynesia, December Euro Surveill. 2014; 19(9):pii=20720.

Oliveira Melo AS, Malinger G, Ximenes R et al. Zika virus intrauterine infection causes fetal brain abnormality and microcephaly: tip of the iceberg? Ultrasound Obstet Gynecol 2016; 47:6-7.

PAHO. Organización Panamericana de la Salud Preparación y respuesta ante la possible introducción del virus chikungunya en las Americas, 2011.

PAHO/WHO Epidemiological Alert. Neurological syndrome, congenital malformations, and Zika virus infection. Implications for public health in the Americas 1 December 2015. Disponível em: http://reliefweb.int/report/world/epidemiological-alert- neurological-syndrome-congenital-malformations- and-zika-virus.

Protocolo de vigilância e resposta à microcefalia relacionada à infecção pelo vírus Zika. Disponível em: http://portalsaude.saude.gov.br/ images/pdf/2015/dezembro/09/Microcefalia ---Protocolo-de--vigil--ncia-e- resposta---vers--o-1 ----09dez2015-8h.pdf.

Schilte C, Staikovsky F, Couderc T et al. Chikungunya virus-associated long-term arthralgia: a 36-month prospective longitudinal study. PLOS Neglected Tropical Diseases. 2013;7(3): e2137.

WHO. World Health Organization, Regional Office for South-East Asia. Comprehensive guidelines for prevention and control of dengue and dengue haemorrhagic fever. Revised and expanded edition, 2011.

WHO. World Health Organization. Special Programme for Research and Training in Tropical Diseases (TDR). Dengue: guidelines for diagnosis, treatment, prevention and control – New edition. 2009.

WHO. World Health Organization, Regional Office is South-East Asia. Guidelines for prevention and control of chikungunya fever, 2009.

Capítulo 46

Doenças Exantemáticas em Pediatria

Nara Vasconcelos Cavalcanti
Maria Angela Wanderley Rocha
Fernando Antônio Ribeiro de Gusmão Filho
Jailson de Barros Correia

INTRODUÇÃO

Define-se como exantemática a doença com patogênese sistêmica, de origem infecciosa e que cursa com exantema (também denominado *rash*). Neste capítulo discorreremos brevemente sobre os vários tipos de exantemas e apresentaremos algumas das principais doenças exantemáticas da infância.

O exantema mais frequente em pediatria, o *maculopapular*, é formado pela coexistência de máculas e pápulas e é encontrado, por exemplo, no sarampo, na rubéola, na escarlatina e no eritema infeccioso. Pode ser descrito como *fino*, quando as pápulas são pequenas, avermelhadas, pouco coalescentes, ou *grosseiro* ou *morbiliforme*, quando máculas e pápulas são avermelhadas, de tamanhos variáveis e coalescentes, deixando áreas de pele sã de permeio.

O *exantema vesicobolhoso*, formado por vesículas, às vezes bolhas e pústulas, é encontrado nas infecções por vírus do herpes simples e varicela-zóster, na síndrome da pele escaldada estafilocócica e em certas enteroviroses.

O exantema urticariforme é formado por placas eritematosas de tamanho variado, geralmente coalescentes, e é comum em várias etiologias, infecciosas ou não.

Enquanto algumas doenças exantemáticas podem cursar com tipos variados de exantemas, em outras ocasiões o exantema é incaracterístico, não sendo possível sua classificação.

PRINCIPAIS DOENÇAS EXANTEMÁTICAS

Sarampo

Causado por um paramixovírus, o sarampo ainda é importante causa de óbito em algumas regiões do mundo em desenvolvimento. No continente americano, entretanto, altas coberturas vacinais e as sucessivas campanhas de vacinação concorreram para diminuir significativamente a transmissão.

No Brasil, não havia evidência de transmissão autóctone de sarampo desde novembro de 2000. Desde então, foram confirmados alguns casos isolados ou em pequenos surtos da doença no país, todos importados ou como consequência de importação de países da Europa e da Ásia. Entre 2013 e 2015 ocorreram surtos importantes em dois estados brasileiros, com 224 casos confirmados em Pernambuco e 835 casos no Ceará. O último caso foi notificado em Pernambuco em abril de 2014 e no Ceará, em maio de 2015.

A transmissão do vírus se dá por via aérea, por gotículas de secreção de orofaringe, e dura todo o período prodrômico até 4 dias após o início do exantema. A contagiosidade é alta. O período de incubação gira em torno de 7 a 14 dias.

Manifestações clínicas

O período prodrômico do sarampo é caracterizado por febre alta, coriza abundante, tosse, conjuntivite e fotofobia, que duram cerca de 3 a 5 dias. O exantema é maculopapular de coloração avermelhada e inicia-se na região retroauricular, estendendo-se ao tronco e aos membros em até 2 a 4 dias. Mais confluente do centro para a periferia, desaparece na mesma sequência entre 5 e 7 dias, concomitantemente à febre. Pode haver prurido e leve descamação furfurácea ao fim do exantema. A tosse pode persistir por vários dias.

O sinal de Koplik é patognomônico da doença. Trata-se de um enantema caracterizado pela presença de pápulas esbranquiçadas de número variável, medindo milímetros de tamanho, na mucosa bucal, antecedendo o exantema.

Do ponto de vista epidemiológico, define-se como *caso suspeito de sarampo* todo paciente que, independentemente da idade e da situação vacinal, apresenta febre e exantema maculopapular, acompanhados de um ou mais dos seguintes sintomas: tosse e/ou coriza e/ou conjuntivite. No Brasil, todo caso suspeito de sarampo é de notificação compulsória.

O sarampo é doença que causa depressão imunológica. É comum a ocorrência de infecções bacterianas após o período exantemático, principalmente de vias aéreas, como otites, sinusites e pneumonias, que são a principal causa de óbito.

Complicações relacionadas com o próprio vírus, como a pneumonite por células gigantes, a encefalite e a panencefalite esclerosante subaguda, são mais raras, porém graves.

Diagnóstico

O hemograma é inespecífico, podendo revelar linfocitose ou linfopenia. O diagnóstico etiológico do sarampo pode ser feito mediante o isolamento do vírus em secreções, sangue ou urina durante o período febril. Esse método é realizado em inquéritos epidemiológicos. Na prática, a identificação de anticorpos da classe IgM específicos por métodos sorológicos é o exame de eleição. Na fase aguda da doença, os anticorpos da classe IgM são detectados no sangue desde os primeiros dias até 4 semanas após o aparecimento do exantema. No Brasil, os laboratórios de referência utilizam a técnica de ELISA (ensaio imunoenzimático) para detecção de IgM e IgG.

Tratamento e prevenção

O sarampo é doença autolimitada, e seu tratamento é de suporte. É importante manter a hidratação e o suporte nutricional e diminuir a hipertermia. O sarampo acentua ou desencadeia a deficiência de vitamina A com consequente aumento da morbidade e da mortalidade, especialmente em razão de doenças respiratórias ou diarreicas. A Organização Mundial da Saúde (OMS) recomenda a administração de vitamina A a todas as crianças, no mesmo dia do diagnóstico e 24 horas após, nas seguintes dosagens:

- **Menores de 6 meses de idade:** 50.000UI.
- **Entre 6 e 12 meses de idade:** 100.000UI.
- **Maiores de 12 meses de idade:** 200.000UI.

No Brasil, administra-se vitamina A aos menores de 5 anos de idade que residam em área de risco da deficiência. Crianças que já tenham recebido dose de vitamina A nos últimos 6 meses e com suspeita de sarampo deverão ser avaliadas quanto à necessidade de nova administração.

Embora o curso da doença sem complicações não seja alterado pelo uso de antibióticos, as complicações bacterianas são causa importante de morbimortalidade e devem ser tratadas com o esquema antibiótico preconizado para cada local de infecção. As complicações relacionadas com o próprio vírus (encefalite, pneumonite) devem receber medidas de suporte individualizadas para cada caso.

Pacientes acometidos pelo sarampo devem evitar frequentar escolas, creches ou agrupamentos ou manter qualquer contato com pessoas suscetíveis até 4 dias após o início do exantema.

De acordo com o atual calendário do Programa Nacional de Imunização (PNI), todas as crianças devem receber duas doses da vacina contra o sarampo: a primeira aos 12 meses, com a vacina tríplice viral (sarampo, rubéola e caxumba), e a segunda aos 15 meses, com a vacina tetraviral (sarampo, rubéola, caxumba e varicela). Aqueles na faixa etária entre 1 e 19 anos devem ter asseguradas duas doses com os componentes sarampo, rubéola e caxumba com intervalo mínimo de 30 dias entre as doses.

A suspeita da doença em um caso-índice deve levar imediatamente à vacinação de bloqueio dos contatantes o mais rápido possível, preferencialmente dentro de 72 horas após a exposição. Em crianças entre 6 e 11 meses de vida, administra-se uma dose da vacina tríplice viral e mantém-se o esquema vacinal preconizado, orientando-se as mães para vaciná-las com o esquema de rotina com duas doses após completarem 1 ano.

Rubéola

O vírus que causa a rubéola pertence à família Togaviridae. Em sua forma adquirida, trata-se de doença de evolução benigna, que raramente cursa com complicações. A forma congênita, ao contrário, é motivo de preocupação por causar embriopatia de grau variável, desde malformações congênitas de olhos, ouvidos e coração até abortamentos, prematuridade ou morte neonatal.

O vírus da rubéola é transmitido predominantemente por via aérea, além da via transplacentária. O período de transmissibilidade na forma adquirida começa 5 a 7 dias antes do exantema e vai até 5 a 7 dias após o surgimento do exantema. As crianças acometidas pela forma congênita podem excretar o vírus pelas secreções e urina por longos períodos, 1 ano ou mais. O período de incubação da rubéola adquirida é longo, variando entre 14 e 21 dias. No Brasil, diversas intervenções realizadas na última década, incluindo a obrigatoriedade da notificação e a realização de campanhas vacinais, contribuíram para queda importante na incidência da doença.

Manifestações clínicas

Cerca de 70% das infecções por rubéola são subclínicas. Em geral, no período prodrômico, os sintomas são pouco intensos ou até mesmo ausentes e de curta duração. Pode haver febre baixa, astenia e anorexia. Nessa fase, pode-se notar linfonodopatia generalizada, principalmente de cadeias cervicais e retroauriculares, podendo permanecer por algumas semanas. Em adolescentes, os sintomas costumam ser mais intensos, podendo haver também cefaleia, dores generalizadas, conjuntivite, coriza e tosse.

O exantema é maculopapular e puntiforme difuso. Inicia-se na face e espalha-se rapidamente para o tronco e os membros. Desaparece na mesma sequência em no máximo 3 dias. Pode haver prurido e descamação leves.

Artralgia em punhos pode ocorrer durante a fase aguda, sendo mais comum em adolescentes e mulheres. Complicações são raras e incluem a encefalite e a púrpura trombocitopênica.

Do ponto de vista epidemiológico, define-se como caso suspeito de rubéola todo paciente que apresenta febre e exantema maculopapular acompanhados de linfadenopatia retroauricular, occipital e/ou cervical, independentemente da idade e da situação vacinal.

Diagnóstico

Na rubéola adquirida, o hemograma é inespecífico, podendo mostrar linfocitose ou linfopenia. Na fase aguda da doença, os anticorpos da classe IgM são detectados no sangue desde os primeiros dias até 4 semanas após o aparecimento do exantema. No Brasil, os laboratórios de referência utilizam a técnica de ELISA para detecção de IgM e IgG.

Tratamento e prevenção

Não há terapêutica específica para os casos de rubéola adquirida não complicados, devendo ser fornecidas medidas de suporte. Em relação às complicações, pacientes com artrite grave são beneficiados pelo uso de anti-inflamatório não esteroides e repouso; a encefalite deve ser conduzida como as demais encefalites, sendo observada adequada manutenção de fluidos e eletrólitos; a trombocitopenia é habitualmente autolimitada, porém deve ser analisada individualmente a indicação de corticoterapia ou imunoglobulina EV.

As crianças e os adultos acometidos pela rubéola devem ser afastados da escola, creche ou local de trabalho durante o período de transmissibilidade (7 dias antes do início do exantema e pelo menos 7 dias depois). Todo indivíduo suscetível, contatante de caso-índice de rubéola, deverá ser vacinado, desde que não esteja gestante, preferencialmente nas primeiras 72 horas após o contato.

A vacinação de rotina contra a rubéola é realizada com a primeira dose aos 12 meses de vida, utilizando-se a vacina tríplice viral (sarampo, rubéola e caxumba) e a segunda dose aos 15 meses com a vacina tetraviral (sarampo, rubéola, caxumba e varicela). Todos aqueles entre 1 e 19 anos de idade devem ter asseguradas duas doses com os componentes sarampo, rubéola e caxumba com intervalo mínimo de 30 dias entre as doses.

Escarlatina

A escarlatina é causada, na maioria das vezes, pelo *Streptococcus pyogenes* (beta-hemolítico do grupo A de Lancefield), quando este é produtor da toxina eritrogênica. Em geral, o foco da infecção são as tonsilas palatinas, o que explica a ocorrência quase exclusiva dessa doença em crianças com mais de 5 anos de idade. A pele também pode ser foco de infecção pelo *S. pyogenes*.

Manifestações clínicas

O período de incubação da escarlatina é curto, variando entre 12 e 48 horas. O pródromo se caracteriza por febre alta (39°C a 40°C), toxemia, inapetência e odinofagia. O exantema costuma iniciar-se pelo tronco e pela face, estendendo-se aos membros em 24 a 48 horas. Tipicamente eritematoso, é formado por pápulas pequenas, não confluentes, promovendo aspecto de pele de galinha ou de lixa. O exantema dura de 3 a 7 dias, desaparecendo no sentido do tronco aos membros. Ao fim de 10 dias, costuma ocorrer descamação fina em face e tronco, tornando-se grosseira em palmas e plantas e terminando nos dedos. Esse período pode durar até 3 semanas.

O eritema é mais intenso em regiões de dobras cutâneas, como o cotovelo (sinal de Pastia), as axilas e as raízes das coxas. O eritema poupa a região perioral, promovendo aspecto pálido (sinal de Filatow). A língua é edemaciada e saburrosa no início, tornando-se avermelhada alguns dias depois (língua em framboesa).

Outros sinais são a linfonodomegalia dolorosa cervical e submandibular e as petéquias em palato.

Diagnóstico

O diagnóstico é clínico. O hemograma pode mostrar leucocitose com neutrofilia e desvio à esquerda e eosinofilia. O diagnóstico de certeza é estabelecido mediante o isolamento do *S. pyogenes* na cultura de secreção de orofaringe. O teste rápido para detecção do antígeno estreptocócico nessa secreção tem boa especificidade e sensibilidade razoável.

Tratamento

O tratamento pode ser iniciado até o sétimo dia após o início do quadro para que haja sucesso na prevenção da doença reumática. O antibiótico de escolha é a penicilina G benzatina, na dose de 600.000UI para crianças com peso ≤ 20kg, e de 1.200.000UI, para crianças maiores, aplicada em dose única IM. A fenoxipenicilina (penicilina V) e a amoxicilina são opções por via oral, por 10 dias. No caso de alergia a betalactâmicos, pode-se lançar mão da eritromicina (10 dias) ou da azitromicina (5 dias).

Eritema infeccioso

Doença causada pelo parvovírus B19, é também chamada megaloeritema. É um importante diagnóstico diferencial com a escarlatina, por produzir exantema eritematoso em escolares e adolescentes.

A transmissão se dá predominantemente por contato direto com secreções respiratórias. O período de incubação do vírus varia de 7 a 14 dias.

Manifestações clínicas

O período prodrômico é marcado pela ausência de sinais e sintomas. Quando muito, há febre baixa e astenia discreta. O exantema começa pela face e pelo tronco e se estende para os membros em 2 a 4 dias. Costuma ser mais intenso nas raízes dos membros e na face. A chamada "cara de palhaço" ou "face esbofeteada" é o resultado de intensa hiperemia e edema das regiões malares, características da doença. O exantema comumente assume um padrão rendilhado e é predominantemente macular, sem muito relevo. Em geral, dura de 7 a 10 dias. Tem característica de se exacerbar temporariamente em situações de calor, frio ou estresse. Pode recorrer semanas ou meses após a fase aguda.

Outros sinais ou sintomas são pouco comuns. Por vezes, há comprometimento articular com dor migratória de leve intensidade, que também pode recorrer por semanas. Tem evolução benigna, exceto em pacientes hemoglobinopatas, que podem sofrer depressão medular grave e, às vezes, fatal, a chamada crise aplástica. A infecção pelo parvovírus B19 durante a gestação pode resultar em hidropisia fetal não imune e maior ocorrência de abortos e natimortos.

Diagnóstico

O diagnóstico é clínico. O hemograma é inespecífico, podendo mostrar anemia e plaquetopenia. A pesquisa de anticorpos específicos para parvovírus no sangue durante a fase aguda pode ser feita pelo método ELISA.

Tratamento

Não há terapêutica antiviral específica, devendo ser adotadas medidas sintomáticas de acordo com as manifestações clínicas. Na infecção congênita com hidropisia fetal e nos casos de crise aplástica com anemia grave pode ser necessária a transfusão de concentrado de hemácias. Em pacientes imunocomprometidos com anemia prolongada pelo parvovírus, há evidências do uso bem-sucedido de imunoglobulina EV.

Exantema súbito

Antes denominada *roséola infantil*, essa doença é uma das formas clínicas da infecção aguda pelos herpesvírus humanos tipos 6 e 7 (HHV-6 e HHV-7).

A transmissão ocorre por contato direto com secreções respiratórias. A contagiosidade é alta. O período de incubação gira em torno de 10 dias.

Manifestações clínicas

A incidência do exantema súbito é maior em lactentes entre 6 meses e 2 anos de idade. O período prodrômico é característico, composto por febre alta, chegando a 40°C, constante, sem outros sintomas associados, exceto por irritabilidade, o que leva a visitas frequentes da criança ao consultório ou a serviços de pronto-atendimento. A febre pode durar de 3 a 5 dias e o exame físico é pobre, podendo haver hiperemia de orofaringe ou de membranas timpânicas. Nessa fase da doença podem ocorrer convulsões febris.

Coincidindo com o fim da febre, surge o exantema, maculopapular eritematoso, mais intenso do centro para a periferia do corpo. Costuma ser fugaz, podendo permanecer por apenas 24 horas. Raramente, pode ocorrer encefalite.

Diagnóstico

O diagnóstico do exantema súbito é clínico. O hemograma é inespecífico, tendendo a mostrar linfocitose ou linfopenia. A detecção de anticorpos IgM durante a fase aguda pode ser feita por métodos sorológicos.

Tratamento

Não há, atualmente, terapêutica específica para a infecção pelos herpesvírus 6 e 7, sendo indicado o uso de sintomáticos e priorizado o controle da hipertermia.

Varicela

A varicela é o resultado da primoinfecção pelo vírus varicela-zóster (VVZ), pertencente à família Herpetoviridae.

A varicela pode incidir em qualquer idade, porém é mais comum em crianças pré-escolares e escolares. Transmite-se por via aérea e, menos comumente, por contaminação direta a partir do líquido das vesículas. É bastante contagiosa, causando surtos em pequenas comunidades, como escolas, creches e enfermarias. O período de incubação varia de 14 a 21 dias, e o de transmissão começa 2 dias antes do exantema e estende-se até que todas as lesões alcancem a fase de crosta.

Manifestações clínicas

Na varicela, praticamente não há pródromo. A doença inicia-se com o exantema, geralmente acompanhado de febre de intensidade variável, astenia e anorexia. Surgem máculas, que evoluem em sequência para pápulas, vesículas e crostas. A distribuição das lesões é variada e aleatória, acometendo também mucosas. Essa sequência dura em torno de 12 a 48 horas, e pode ser acompanhada por prurido, às vezes, intenso. As vesículas apresentam halo de hiperemia, podendo confluir. Umbilicam-se à medida que ressecam. Podem contaminar-se secundariamente por bactérias, formando pústulas. A principal característica do exantema da varicela é o polimorfismo regional com a ocorrência simultânea de máculas, pápulas, vesículas e crostas e, às vezes, de pústulas. Não se formam bolhas.

As complicações da varicela incluem infecção bacteriana secundária de pele ou outros órgãos, encefalite pelo próprio VVZ e síndrome de Reye, em associação ao uso dos derivados do ácido salicílico. Imunocomprometidos podem apresentar a forma de varicela disseminada ou hemorrágica.

Diagnóstico

O diagnóstico é clínico e, em geral, não oferece grandes dificuldades. O impetigo, assim como o estrófulo e a escabiose, pode causar confusão quando as lesões são homogeneamente distribuídas. Na síndrome mão-pé-boca formam-se vesículas morfologicamente semelhantes às da varicela, porém com distribuição típica, em mãos, pés, boca e, por vezes, na região glútea. Dermatoses bolhosas em fase inicial, como a síndrome de Stevens-Johnson e a síndrome da pele escaldada estafilocócica, podem ser confundidas com a varicela.

A comprovação laboratorial da varicela pode ser feita pela pesquisa do vírus em esfregaço da base da lesão por microscopia eletrônica, técnica restrita a poucos centros. A presença de anticorpos IgM no soro após a fase aguda ou o aumento de quatro vezes ou mais da titulação de IgG em amostras pareadas confirmam o diagnóstico.

Tratamento e prevenção

Varicela em crianças é doença benigna e autolimitada, não sendo necessário, em geral, tratamento antiviral específico. A terapêutica sintomática consiste no uso de anti-histamínicos para atenuar o prurido e na higiene adequada da pele, podendo ser usadas compressas de solução de permanganato de potássio (1:40.000) ou água boricada a 2% várias vezes ao dia. Na presença de infecção secundária, a depender de sua extensão, recomenda-se o uso de antibióticos sistêmicos, que podem ser administrados VO ou por via parenteral de acordo com a gravidade. O uso de antivirais está indicado em casos de varicela de evolução grave, em maiores de 12 anos de idade e nos portadores de imunodepressão e doença cutânea ou pulmonar crônica. O antiviral mais usado é o aciclovir, cuja dose em crianças é de 80mg/kg/dia VO (dose máxima 3,2g), dividida em quatro tomadas, durante 5 a 7 dias, devendo ser iniciado precocemente (24 a 48 horas após o início do exantema). Crianças imunocomprometidas ou casos graves devem receber aciclovir EV, na dose de 30mg/kg/dia, dividida

Quadro 46.1 Características de algumas doenças exantemáticas

Doença	Exantema	Faixa etária	Período de incubação	Período de contágio	Pródromos (duração)	Sinais e sintomas usuais
Escarlatina	Maculopapular; fino (em lixa)	> 5 anos	12 horas a 7 dias	Período prodrômico e febril*	Febre, disfagia, adenopatia (12 a 48h)	Sinais de Pastia e Filatov, língua em framboesa; descamação de dedos
Eritema infeccioso	Maculopapular; rendilhado	> 5 anos	5 a 10 dias	Controverso	Febre baixa ou ausente; poucos sinais e sintomas	Face esbofeteada; o exantema piora ao estresse
Sarampo	Maculopapular grosseiro, confluente	< 1 ano; adulto jovem	8 a 12 dias	3 dias antes a 4 dias após o exantema	Febre, tosse, coriza (3 a 5 dias)	Febre cede ao aparecimento do exantema; sinal de Koplik
Rubéola	Maculopapular; centrífugo	> 7 anos; adulto jovem	18 dias	7 dias antes a 14 dias após o exantema	Astenia, anorexia, febre baixa (0 a 4 dias)	Linfadenopatia cervical posterior e retroauricular; artralgia e artrite
Varicela	Vesicular	Maior incidência: > 5 anos	14 a 21 dias	2 dias antes do exantema até crostas	Praticamente inexistente	Presença de pápulas, vesículas e crostas simultaneamente
Exantema súbito	Maculopapular	6 meses a 2 anos	7 a 14 dias	Transmissão universal	Febre alta, irritabilidade (3 a 5 dias)	Febre cede em crise ao início do exantema
Dengue	Maculopapular; petequial	Qualquer	2 a 7 dias	Período febril (pelo vetor)	Febre, tosse, coriza (5 dias)	Dor retro-orbitária e muscular mais comum em escolares e adolescentes
Sepse meningocócica	Petequial/ purpúrico	Maior incidência: > 5 anos	1 a 10 dias	Variável*; há estado de portador	Febre, mialgia (1 a 2 dias)	Sinais meníngeos; choque
Doença de Kawasaki	Maculopapular; petequial; urticariforme	1 a 4 anos	Desconhecido	Desconhecida	Febre alta; conjuntivite (3 a 4 dias)	Alterações mucosas; edema de mãos e pés; adenopatia cervical

*A transmissibilidade é interrompida 24 horas após antibioticoterapia eficaz.
Fonte: adaptado de Gusmão-Filho FA. In: Figueira F, Alves JGB, Bacelar CH (eds.) Manual de diagnóstico diferencial em pediatria. 2. ed., Rio de Janeiro: Guanabara Koogan, 2005.

em três tomadas, por 7 a 14 dias. Outros antivirais, como o valaciclovir, podem ser utilizados na adolescência, enquanto o fanciclovir não tem eficácia e segurança estabelecidas em pacientes pediátricos.

Os pacientes acometidos devem ser afastados de suas atividades na creche, escola, trabalho etc. por um período de 10 dias a partir do aparecimento do exantema, ou até que todas as lesões estejam sob a forma de crostas.

A vacina contra varicela faz parte do calendário básico do PNI, utilizando-se a vacina tetraviral (sarampo, rubéola, caxumba e varicela) aos 15 meses de vida. Nos Centros de Referência de Imunobiológicos Especiais (CRIE), a vacina monovalente é oferecida a grupos de risco (imunodeprimidos, asplênicos) no esquema de duas doses e com intervalo de 60 dias entre as doses.

Na profilaxia pós-exposição a vacina deve ser usada, preferencialmente, até 72 horas após o contato, e seu uso pode ser indicado a partir de 9 meses de idade. A imunoglobulina humana antivaricela-zóster (IGHAVZ), disponibilizada nos CRIE, é indicada para imunodeprimidos e gestantes suscetíveis que tiveram contato com doente de varicela em fase contagiosa, devendo ser usada até 96 horas após a exposição. A IGHAVZ também está indicada para recém-nascidos cujas mães apresentaram quadro clínico de varicela 5 dias antes ou 2 dias após o parto. A dose de IGHAVZ é de 125 unidades para cada 10kg de peso corporal, dose mínima de 125 unidades e máxima de 625 unidades, devendo ser aplicada IM.

O Quadro 46.1 resume as principais características das doenças exantemáticas abordadas neste capítulo.

Bibliografia

American Academy of Pediatrics Committee on Infectious Diseases. Kimberlin DW, Brady MT, Jackson MA, Long SS (eds.). Red Book: 2015 Report of the Committee on Infectious Diseases. 30. ed. Illinois: American Academy of Pediatrics, 2015.

Gusmão-Filho FAR. Doenças que provocam exantemas e enantemas. In: Figueira F, Alves JGB, Bacelar CH (eds.) Manual de diagnóstico diferencial em pediatria. 3. ed., Rio de Janeiro: MedBook, 2013.

Júnior DC, Burns DAR, Lopez FA (eds.) Tratado de pediatria. 3. ed., Rio de Janeiro: Manole, 2014.

Ministério da Saúde, Secretaria de Vigilância em Saúde. Guia de Vigilância em Saúde. 1. ed., Brasília: Ministério da Saúde, 2014.

Ministério da Saúde, Secretaria de Vigilância em Saúde. Manual dos Centros de Referência para Imunobiológicos Especiais. 4. ed., Brasília: Ministério da Saúde, 2014.

Portal da Sociedade Brasileira de Pediatria (www. sbp.com.br).

Portal do Ministério da Saúde (www.saude.gov.br/svs).

Capítulo 47

Diagnóstico Sorológico de Toxoplasmose, Citomegalovirose, Mononucleose Infecciosa e Rubéola

Nara Vasconcelos Cavalcanti
Jailson de Barros Correia

INTRODUÇÃO

As doenças cujos diagnósticos são abordados neste capítulo apresentam amplo espectro de manifestações clínicas, podendo cursar desde formas subclínicas até quadros mais exuberantes. Muitas vezes, é difícil o diagnóstico diferencial com outras enfermidades comuns em pediatria. Além disso, a rubéola, a toxoplasmose e a citomegalovirose, quando acometem a gestante, principalmente na primoinfecção, podem causar repercussões graves e irreversíveis para o feto. Na maioria das ocasiões, o diagnóstico definitivo dessas doenças será firmado somente no laboratório.

Entre os vários métodos de diagnóstico laboratorial, os testes sorológicos têm papel importante na prática clínica em virtude de sua disponibilidade e seu custo relativamente baixo, quando comparado a outras técnicas. Cabe lembrar, entretanto, que a solicitação adequada e a interpretação correta dos resultados de testes sorológicos exigem do médico o conhecimento das limitações e indicações de cada técnica, sua especificidade, sensibilidade, valores preditivos positivo e negativo e, ainda, da razão de verossimilhança para situações clínicas específicas.

O laboratório, por outro lado, deve relatar seus resultados, apontando os valores normais estabelecidos para a técnica utilizada, identificando ainda os pontos de corte para o diagnóstico da infecção de acordo com a indicação clínica. O controle de qualidade deve ser assegurado e os testes monitorados por laboratório de referência.

Neste capítulo são revisados os testes sorológicos mais comumente utilizados em caso de suspeita de toxoplasmose, citomegalovirose, mononucleose e rubéola do ponto de vista de diagnóstico e acompanhamento das formas adquiridas e congênitas.

TOXOPLASMOSE

O *Toxoplasma gondii*, protozoário intracelular obrigatório, apresenta amplo espectro de manifestações clínicas, desde formas assintomáticas, linfonodomegalias benignas em pacientes sadios, até formas graves, em imunocomprometidos e fetos.

O diagnóstico laboratorial específico pode ser realizado por vários métodos: (1) isolamento do *Toxoplasma* de material biológico do paciente por inoculação em camundongo ou em cultura de tecido; (2) demonstração histológica de taquizoítas ou cistos em material biológico do paciente; (3) detecção do DNA do parasita pela reação em cadeia da polimerase (PCR); e (4) métodos sorológicos, os quais são os mais comumente usados para o diagnóstico. A utilização da técnica de PCR deve ser reservada para situações específicas em imunocomprometidos e gestantes.

Sorologia para *Toxoplasma*

Vários testes sorológicos podem ser necessários para confirmação do diagnóstico de toxoplasmose congênita ou agudamente adquirida, e essa diversidade de testes deve ser corretamente interpretada para cada situação clínica.

Anticorpos IgG para *Toxoplasma*

Entre os testes disponíveis para detecção de anticorpos IgG para *Toxoplasma*, os mais úteis incluem (1) teste do corante de Sabin-Feldman, (2) teste de imunofluorescência indireta (IFI) IgG, (3) ELISA (*enzyme-linked immunosorbent assay*) IgG, (4) testes de aglutinação e (5) Western-blot (WB) IgG, utilizado de maneira complementar aos métodos convencionais. Nesses testes, os anticorpos IgG aparecem na primeira semana da infecção primária, alcançam pico em 1 a 2 meses, diminuem progressivamente e permanecem detectáveis por toda a vida. A infecção adquirida recentemente é diagnosticada pela soroconversão, ou seja, quando um título negativo de anticorpo IgG se torna positivo, ou pela elevação dos títulos de IgG em quatro vezes, em coletas feitas com intervalo de 3 semanas e testadas em paralelo.

O teste do corante, descrito por Sabin e Feldman em 1947, é o teste de referência para todos os demais testes, por ter sensibilidade e especificidade elevadas; entretanto, sua disponibilidade é limitada a poucos laboratórios de referência. Os testes de IFI IgG e ELISA IgG são os mais amplamente disponíveis e fornecem resultados similares aos obtidos com o teste do corante. Algumas amostras que contêm anticorpos antinucleares (FAN) podem levar a resultados falso-positivos do teste IFI IgG.

O teste de avidez da IgG pode ser usado para determinar se a infecção ocorreu há mais de 12 a 16 semanas, implicando um teste de avidez alto, ou mais agudamente, pois os anticorpos IgG apresentam baixa avidez durante a fase aguda da toxoplasmose.

Anticorpos IgM para *Toxoplasma*

Os testes mais utilizados para detecção de anticorpos IgM são: (1) IFI IgM, (2) ELISA IgM, (3) reação de aglutinação por imunoabsorção (ISAGA) IgM e (4) WB IgM, utilizado de maneira complementar aos métodos convencionais. Os anticorpos IgM para *Toxoplasma* aparecem 1 semana após a infecção primária, atingindo o pico em 1 mês. A depender da sensibilidade do método usado, os anticorpos IgM podem ser detectados por 2 a 3 meses até 1 ano ou mais após infecção primária. Portanto, sua detecção isoladamente é insuficiente para definir a duração da infecção.

ELISA IgM e ISAGA IgM têm maior sensibilidade do que o IFI IgM. Ausência de anticorpos ELISA IgM ou ISAGA IgM em criança imunocompetente maior de 1 ano de idade exclui o diagnóstico de infecção recentemente adquirida. O teste IFI IgM não tem sensibilidade suficiente para excluir esse diagnóstico, além de apresentar como limitação resultados falso-positivos na presença de fator reumatoide (FR) e FAN. Em neonatos com toxoplasmose congênita comprovada, o teste IFI IgM detecta apenas 25% dos casos, enquanto o ELISA IgM detecta aproximadamente 75% desses neonatos. ELISA IgM "duplo sanduíche" é mais sensível e específico do que ELISA convencional e IFI, pois evita tanto os resultados falso-positivos causados pela presença do FR (que o neonato pode ter produzido intraútero) e do FAN como os resultados falso-negativos causados pela competição dos elevados títulos de anticorpos IgG transferidos passivamente pela mãe.

Anticorpos IgA e IgE para *Toxoplasma*

Os anticorpos IgA e IgE aparecem precocemente na fase aguda da infecção, e sua demonstração por meio dos testes ELISA e ISAGA parece ser no mínimo comparável em sensibilidade à detecção de anticorpos IgM para o diagnóstico de infecção aguda adquirida ou congênita. A especificidade, entretanto, permanece limitada, pois nem o ELISA nem o ISAGA são capazes de substituir testes com anticorpos IgM para o diagnóstico de infecção adquirida. Por outro lado, os anticorpos IgA são produzidos antes que os IgM e permanecem por meses, podendo ser úteis quando os títulos de IgM ainda estão baixos. Os anticorpos IgE são detectados por período de tempo mais curto, indicando a ocorrência de infecção recente.

Toxoplasmose congênita

O diagnóstico de infecção congênita pelo *Toxoplasma* pode ser estabelecido por várias técnicas, sendo a sorologia o método mais prático e usualmente aplicado. Diante de recém-nascido (RN) com suspeita de toxoplasmose congênita, os testes sorológicos devem ser realizados simultaneamente no sangue materno e do RN.

Demonstração de anticorpos IgM, IgA ou IgE no sangue ou liquor do neonato, em qualquer momento, é diagnóstico de toxoplasmose congênita. Os anticorpos IgM podem ser detectados nos primeiros dias de vida ou aparecer em tempo variável após o nascimento, sendo mais recomendada coleta de material após os 10 dias de vida.

Se o *Toxoplasma* não é isolado e os anticorpos IgM, IgA ou IgE não são detectados, a repetição periódica dos testes sorológicos é o único meio de estabelecer o diagnóstico. Os anticorpos IgG transferidos passivamente da mãe para o feto podem persistir por 6 a 12 meses ou mais tempo, a depender da magnitude do título original. Portanto, a presença de anticorpos IgG por 8 a 12 meses de idade não significa necessariamente que o lactente está infectado. A síntese de anticorpos IgG para o *Toxoplasma* geralmente é demonstrável a partir do terceiro mês de vida, se o lactente não for tratado. Caso o lactente seja tratado, a síntese pode ser retardada até o sexto ou nono mês de vida e, com alguma frequência, pode não ocorrer.

A maioria dos neonatos infectados que são tratados no primeiro ano de vida apresentará aumento substancial nos títulos de anticorpos ao término do tratamento. Esse fenômeno, chamado "rebote sorológico", possibilita a confirmação do diagnóstico em alguns casos duvidosos (Quadro 47.1).

CITOMEGALOVIROSE

O citomegalovírus (CMV) é um vírus DNA pertencente à família dos herpesvírus que comumente infecta pessoas de todas as idades e regiões do mundo, levando, na maioria dos casos, a infecção assintomática. Entretanto, pode causar doença grave e fatal em determinados grupos de maior risco, como imunocomprometidos e crianças com infecção congênita.

O diagnóstico laboratorial da infecção pelo CMV pode ser realizado por diferentes métodos, como: (1) isolamento viral

Quadro 47.1 Interpretação da sorologia em casos suspeitos de toxoplasmose congênita

Diagnóstico	IgM	IgG	Avidez da IgG
Transferência de anticorpos maternos	Negativa	Positiva até 6 a 12 meses	–
Infecção congênita	Detectada nos primeiros dias de vida	Títulos estáveis	–
Infecção adquirida recente	Surge na primeira semana, pico em 1 mês Detectados por até 1 ano	Soroconversão ou ↑ dos títulos em 4×	Baixa avidez até 12 a 16 semanas

em cultura de tecido, (2) detecção do DNA viral pela PCR, (3) demonstração indireta do vírus mediante seus corpúsculos de inclusões intranucleares, (4) anticorpos monoclonais para detecção de antígenos do CMV em fragmentos de tecidos (técnica imuno-histoquímica), em suspensões celulares (técnica imunocitoquímica) e em culturas de tecidos (técnica *shell-vial*), e (5) sorologia.

Não há método padrão-ouro para o diagnóstico da infecção adquirida pelo CMV. Isolamento viral através de cultura de tecido ou detecção de DNA viral pela PCR em amostras de sangue periférico, urina e saliva são os métodos preferenciais, particularmente em imunocomprometidos, mas a excreção do CMV em urina e saliva pode ter início em apenas 3 a 12 semanas após a exposição.

Detalharemos aqui o diagnóstico sorológico da infecção pelo CMV, por ainda ser o método mais amplamente disponível.

Sorologia para o CMV

Várias técnicas sorológicas podem ser aplicadas para detecção de anticorpos específicos para CMV, sendo ELISA e IFI as mais utilizadas.

Anticorpos IgG para o CMV

A presença de anticorpo IgG para CMV em amostra única indica que em algum momento o paciente foi infectado pelo CMV. Por outro lado, a ausência desse anticorpo é boa evidência contra infecção (atual ou prévia) pelo CMV, uma vez que o anticorpo IgG para CMV costuma ser encontrado no momento da infecção e persiste por toda a vida, exceto nos pacientes gravemente imunocomprometidos, os quais podem perder a habilidade de produzir anticorpos IgG, mesmo na vigência de infecção ativa pelo CMV.

A infecção primária pelo CMV é bem documentada pela soroconversão de uma pesquisa negativa de anticorpos IgG contra CMV para um teste positivo. Não há valores absolutos dos títulos de anticorpos IgG, e o aumento desses títulos em quatro vezes não é capaz de concluir o diagnóstico da infecção primária, pois se sabe que a reativação da infecção pode causar flutuação dos títulos de anticorpos.

O índice de avidez de anticorpos IgG específicos para o CMV pode ser usado para a estimativa do tempo de aparecimento da infecção. Um baixo índice de avidez (30%) sugere infecção primária recente, em geral nos primeiros 3 meses, enquanto um índice de avidez elevado (> 60%) sugere infecção passada ou recorrente pelo CMV. Índice de avidez entre 30% e 60% é duvidoso e não tem significado bem estabelecido.

Anticorpos IgM para o CMV

Em imunocompetentes, anticorpos IgM para CMV costumam persistir por 6 semanas, mas podem estar presentes por até 3 a 6 meses após a infecção primária. Quando ocorre reativação da infecção, os anticorpos IgM também podem ser detectados.

Citomegalovirose congênita

O diagnóstico da infecção congênita pelo CMV deve ser feito até as primeiras 3 semanas de vida, pois a excreção viral após esse período pode representar uma infecção adquirida ao nascimento (canal de parto, leite materno e/ou transfusão sanguínea). Detecção do CMV ou de antígenos virais em amostra de urina e saliva de neonatos nas primeiras 2 semanas de vida é considerada prova de infecção congênita pelo CMV. A cultura de tecido, por meio de técnica tradicional ou rápida, é o método padrão-ouro. A utilidade da PCR no diagnóstico da infecção congênita tem sido amplamente estudada, mas ainda não está bem estabelecida. A ausência de detecção viral em amostra de sangue periférico deve ser interpretada com cautela, pois RN e lactentes com infecção congênita foram infectados pelo CMV meses antes do nascimento e podem não mais apresentar viremia detectável quando testados ao nascer.

Outros métodos diagnósticos também podem ser aplicados para o diagnóstico da infecção congênita pelo CMV. A pesquisa de anticorpos específicos para o vírus pode ser uma alternativa, e deverá ser realizada no sangue materno e do RN. Entretanto, apresenta limitações e não é recomendada para se estabelecer um diagnóstico de infecção congênita pelo CMV. Por ser o único método diagnóstico disponível em muitos centros, detalharemos sua interpretação.

A ausência de anticorpos IgG para CMV em sangue de cordão exclui o diagnóstico de infecção congênita, ao passo que sua presença pode significar transferência passiva de anticorpos maternos ou infecção congênita. Testes sorológicos seriados deverão ser realizados quando a criança completar 1, 3 e 6 meses de idade. Se os anticorpos IgG para CMV desaparecerem nos primeiros meses de vida, infecção congênita é descartada. Entretanto, se os anticorpos IgG para CMV persistem, há duas possibilidades: (1) infecção congênita, se há manutenção de títulos estáveis de anticorpos durante os primeiros 6 meses de vida, ou (2) infecção perinatal ou pós-natal, se há queda dos títulos nos primeiros 2 a 3 meses de vida devido ao declínio dos anticorpos maternos, seguida de elevação quando o lactente alcança 5 a 6 meses de idade. A presença de anticorpos IgM para CMV em sangue de cordão ou coletado nas primeiras 3 semanas de vida sugere o diagnóstico de infecção congênita pelo CMV. Sua ausência não afasta esse diagnóstico devido aos baixos títulos de anticorpos encontrados no período neonatal (Quadro 47.2).

MONONUCLEOSE INFECCIOSA

O vírus Epstein-Barr (EBV), pertencente à família dos herpesvírus, pode determinar um amplo espectro de manifestações clínicas, desde formas assintomáticas, passando pela mononucleose infecciosa (MI) clássica, até complicações graves e malignidades. Em virtude de apresentação clínica polimórfica, a MI comporta uma série de diagnósticos diferenciais, além de ser mimetizada por outros patógenos, sendo essas moléstias agrupadas como *mononucleose-símiles*. Fazem parte desse grupo de doenças aquelas provocadas por vírus (citomegalovírus, hepatites, rubéola, adenovírus, HIV), protozoários (*Toxoplasma gondii*) e reações de hipersensibilidade medicamentosa.

Casos típicos e não complicados de MI podem ser diagnosticados apenas por meio de leucograma alterado (leucocitose, > 50% de linfócitos e > 10% de linfócitos atípicos) e

Quadro 47.2 Interpretação da sorologia em casos suspeitos de infecção congênita pelo citomegalovírus

Diagnóstico	IgG ao nascer	IgG em 1 mês	IgG aos 3 meses	IgG aos 6 meses	IgM até 3 semanas
Ausência de infecção congênita	Mãe com sorologia positiva	Mãe com sorologia positiva	Mãe com sorologia positiva, em queda	Mãe com sorologia negativa	Mãe com sorologia negativa
Infecção congênita	Positiva	Positiva	Positiva[1]	Positiva	Positiva
Infecção perinatal	Mãe com sorologia + positiva	Mãe com sorologia positiva	Mãe com sorologia + queda dos títulos[2]	Mãe com sorologia + positiva	Mãe com sorologia + negativa
	Mãe com sorologia – negativa	Mãe com sorologia – negativa ou baixos títulos	Mãe com sorologia – positiva	Mãe com sorologia – positiva	Mãe com sorologia – negativa

[1]Títulos estáveis.
[2]Queda dos títulos em virtude do declínio dos anticorpos maternos.

positividade da pesquisa de anticorpos heterófilos. Esses exames costumam ser normais no início da doença, tornando-se alterados 2 a 3 semanas após o aparecimento dos sintomas.

Os principais métodos laboratoriais para o diagnóstico da infecção pelo EBV são: (1) pesquisa de anticorpos heterófilos, (2) pesquisa de anticorpos EBV específicos e (3) detecção do DNA viral pela PCR, sendo este último reservado para pacientes imunocomprometidos ou que tenham recebido transfusão ou imunoglobulina. Para pacientes imunocompetentes habitualmente não há necessidade de pesquisar o DNA viral, pois os diferentes métodos sorológicos são esclarecedores e, portanto, serão detalhados a seguir.

Sorologia para o EBV

Pesquisa de anticorpos heterófilos (AH)

São anticorpos da classe IgM produzidos contra uma variedade de antígenos na natureza e aglutinam as células de espécies diferentes daquelas do soro padrão. Foram inicialmente descritos por Paul e Bunnel, em 1932. Posteriormente, Davidsohn introduziu um diferencial, aumentando a especificidade do teste. Os AH da MI aglutinam as hemácias de carneiro ou, em maior sensibilidade, as hemácias de cavalo, mas não as células renais de cobaias. Essa propriedade adsortiva diferencia essa resposta da resposta heterófila encontrada em pacientes com doença do soro, doenças reumáticas e alguns indivíduos normais.

Na MI, os AH medidos na primeira fase têm valor significativo, com títulos de 1:56 ou mais elevados. Na segunda fase, após adsorção com rim de cobaia, o título deve cair discretamente para valores não inferiores a 50% da primeira fase e, após adsorção com hemácias de boi, o título deve cair a zero. O título de heterófilos não tem relação com a gravidade da doença.

A reação de Paul-Bunnel-Davidsohn detecta AH em 90% dos casos de MI associada a EBV em crianças maiores e adultos, mas somente em 50% dos casos em crianças com menos de 4 anos de idade, porque elas desenvolvem um título mais baixo. A taxa de falso-positivo é de 2% a 3%, geralmente ocorrendo em pacientes com doenças autoimunes ou resultando da interpretação errônea do teste. O título de AH eleva-se após a primeira semana de doença, atinge o máximo entre 2 e 5 semanas e cai rapidamente em 6 a 8 semanas. Às vezes, a elevação é fugaz, durando apenas alguns dias, e outras vezes o título pode permanecer elevado meses ou anos, de modo que sua presença não significa infecção atual, mas pregressa. Se o teste heterófilo for negativo e houver suspeita de infecção pelo EBV, o teste de anticorpos específicos ao EBV estará indicado (Figura 47.1).

Anticorpos EBV específicos

O diagnóstico de infecção pelo EBV por meio de anticorpos específicos é prioritariamente indicado para pacientes com (1) manifestações atípicas, (2) doenças linfoproliferativas, (3) doença grave, (4) teste heterófilo negativo e (5) doença prolongada. Os anticorpos anti-EBV costumam ser medidos por imunofluorescência, mas também podem ser avaliados pelo teste de ELISA.

A infecção primária pelo EBV suscita o aparecimento precoce de IgG e IgM contra antígeno capsular ou capsídeo viral (anti-VCA). A maioria das crianças também desenvolve anticorpos contra o complexo de antígenos precoces (anti-EA), porém a produção de anticorpos contra antígeno nuclear (anti-EBNA) é mais tardia, ocorrendo semanas ou meses após a infecção aguda.

Comportamento dos diferentes anticorpos:

- **IgG anti-VCA:** atinge pico na fase aguda (da segunda à terceira semana) da MI em títulos bastante altos. Na convalescença, os títulos caem, mas mantêm-se detectáveis em um nível relativamente estável pelo resto da vida, indicando o estado de portador crônico.
- **IgM anti-VCA:** positiva-se precocemente na doença em cerca de 90% dos casos e diminui progressivamente até desaparecer em 2 a 3 meses; em crianças de pouca idade, desaparece no primeiro mês de doença.
- **Anti-EA:** inclui anticorpos IgG para o componente de coloração difusa (EA-D) e anticorpos para o componente restrito ao citoplasma (EA-R). O EA-D positiva-se em 85% dos pacientes durante a fase aguda da MI (pico em 3 a 4 semanas e declínio em 3 a 4 meses) e atinge altos títulos durante reativação e em pacientes com carcinoma de nasofaringe. O EA-R é importante no prognóstico da doença, estando relacionado com uma atividade contínua

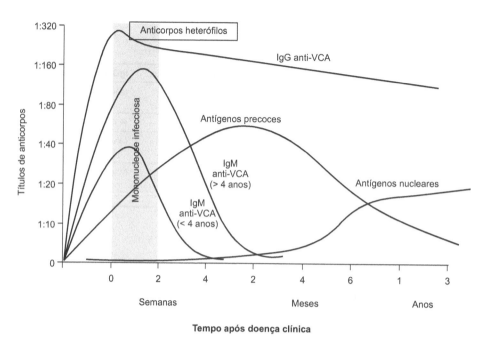

Figura 47.1 Comportamento dos títulos de antígenos precoces e nucleares, de anticorpos heterófilos e de anticorpos anticapsídeo viral para Epstein-Barr, classes IgM e IgG, na mononucleose infecciosa.

do EBV e podendo ser encontrado em títulos elevados em pacientes com linfoma de Burkitt associado ao EBV. Anticorpos IgG anti-EA usualmente desaparecem em 6 a 12 meses após a infecção. Altos títulos de anti-EA podem ser observados em pacientes imunocomprometidos e também em indivíduos acometidos de infecção crônica ou recorrente pelo EBV e replicação ativa do vírus.

- **Anti-EBNA:** EBNA representam um complexo de seis proteínas (EBNA 1-6), sendo EBNA-1 a mais usada. Anticorpos IgG anti-EBNA-1 são os últimos a se desenvolverem na MI e aparecem gradativamente, 3 a 4 meses após o início da doença, permanecendo detectáveis durante toda a vida. A ausência do anti-EBNA-1 quando outros anticorpos estão presentes indica infecção recente, ao passo que a presença de anti-EBNA-1 implica infecção ocorrida há mais de 3 a 4 meses.

O teste de avidez da IgG é fundamentado no princípio de que na infecção aguda a avidez é baixa, mas aumenta gradativamente com a maturidade da resposta imune. Pode ser pesquisado com diferentes antígenos, e sua interpretação depende da cinética do antígeno em questão. Por exemplo, o IgG anti-VCA tem baixa avidez nas primeiras 12 semanas após o início dos sintomas.

A ampla variedade individual de respostas com anticorpos e dos vários métodos laboratoriais usados pode tornar difícil a interpretação de um perfil de anticorpos. A presença de IgG e IgM anti-VCA na ausência de IgG anti-EBNA-1 indica infecção aguda, enquanto a presença de IgG anti-VCA e anti-EBNA-1 na ausência de IgM anti-VCA é típica de infecção prévia. Essas duas combinações de anticorpos representam a maioria das situações encontradas na prática clínica.

RUBÉOLA

O diagnóstico laboratorial da infecção pelo vírus da rubéola é de fundamental importância quando é necessária a confirmação da doença, especialmente na gravidez, considerando a inespecificidade relativa do quadro clínico e a existência de casos assintomáticos.

O vírus da rubéola pode ser isolado em material de região nasal ou de faringe na fase aguda da doença, porém o uso da PCR e de culturas virais não se constitui em método prático para estabelecer o diagnóstico, sendo os testes sorológicos os mais amplamente utilizados.

Sorologia para rubéola

Na infecção adquirida, os anticorpos da classe IgM são precocemente detectados, a partir do terceiro dia após o surgimento do exantema, atingem pico em 2 a 3 semanas e permanecem elevados por até 12 semanas, a depender do método sorológico utilizado. Os anticorpos da classe IgG surgem pouco depois (5 a 8 dias após o aparecimento do exantema) e persistem por toda a vida. Os testes sorológicos disponíveis são: (1) inibição da hemaglutinação (IH), (2) fixação do complemento (FC), (3) neutralização do vírus da rubéola, (4) IFI e (5) ELISA, entre outros. IH é o teste sorológico padrão; entretanto, atualmente é pouco disponível na prática clínica, e o ELISA é o mais comumente utilizado. Os testes sorológicos ELISA e IFI podem detectar anticorpos IgM específicos para rubéola, os quais apresentam pico em 3 a 6 semanas após o início da infecção e persistem por alguns meses.

A rubéola aguda pode ser diagnosticada pela presença de anticorpos IgM específicos em amostra única de soro ou pelo aumento dos títulos de IgG de quatro vezes ou mais, comparando a amostra da fase aguda (deve ser coletada o mais rápido possível após início do *rash*) com a da fase de convalescença (coletada 2 semanas após a primeira). Apesar de práticos, os testes sorológicos usados não apresentam sensibilidade e especificidade de 100%, e ocorrem resultados falso-positivos.

Portanto, quando um diagnóstico preciso é crítico, como na suspeita de rubéola durante a gravidez, uma abordagem mais prudente consiste em analisar os anticorpos IgG pareados coletados com intervalo de 3 semanas, acrescidos da detecção de anticorpos IgM. Em casos de dúvida diagnóstica, o teste de avidez da IgG deve ser utilizado. Como já exposto anteriormente, a baixa avidez da IgG é observada nas infecções recentes (< 3 meses), enquanto alta avidez descarta infecção aguda recente.

Rubéola congênita

O melhor método para o diagnóstico definitivo de rubéola congênita é o isolamento viral; entretanto, em razão das maiores disponibilidade e praticidade dos testes sorológicos, estes são mais comumente utilizados. O diagnóstico pode ser realizado mediante detecção de anticorpos IgM em amostra sanguínea única obtida nos primeiros meses de vida do lactente ou por meio da pesquisa de anticorpos IgG em amostras seriadas. Títulos de anticorpos IgG estáveis ou em ascensão após 4 a 6 meses de vida são considerados diagnósticos de rubéola congênita, enquanto uma queda dos títulos em quatro a oito vezes aos 3 meses de idade, progredindo para valores não detectáveis aos 8 meses de idade, deve ser atribuída à transferência passiva de anticorpos maternos. Em caso de dúvida, a comparação dos títulos de anticorpos maternos com os títulos do lactente pode auxiliar o diagnóstico.

Bibliografia

American Academy of Pediatrics Committee on Infectious Diseases. Kimberlin DW, Brady MT, Jackson MA, Long SS (eds.) Red Book: 2015 Report of the Committee on Infectious Diseases. 30. ed. Illinois: American Academy of Pediatrics, 2015.

Bouthry E, Picone O, Hamdi G et al. Rubella and pregnancy: diagnosis, management and outcomes. Prenatal Diagnosis 2014; 34:1246-53.

Feigin R, Cherry JD, Demmler G, Kaplan S. Textbook of pediatric infectious diseases. 5. ed., Philadelphia: Elsevier, 2003.

Figueira F, Alves JGB, Bacelar CH (eds.) Manual de diagnóstico diferencial em pediatria. 3. ed., Rio de Janeiro: MedBook, 2013.

Júnior DC, Burns DAR, Lopez FA (eds.) Tratado de pediatria. 3. ed., Rio de Janeiro: Manole, 2014.

Lambert N, Strebel P, Orenstein W et al. Rubella. Lancet 2015; 385(9984):2297-307.

Liu Q, Wang ZD, Huang SY et al. Diagnosis of toxoplasmosis and typing of Toxoplasma gondii. Parasites and Vectors 2015; 8:292-305.

Ministério da Saúde, Secretaria de Vigilância em Saúde. Guia de Vigilância em Saúde. 1. ed., Brasília: Ministério da Saúde, 2014.

Paschale M, Clerici P. Serological diagnosis of Epstein-Barr virus infection: problems and solutions. World Journal of Virology 2012; 12(1):31-43.

Ross SA, Novak Z, Pati S et al. Diagnosis of cyomegalovirus infections. Infect Disord Drug Targets 2011; 11(5):466-74.

Suzuki LA, Rocha RJ, Rossi CL. Evaluation of serological markers for the immunodiagnosis of acute acquired toxoplasmosis. J Med Microbiol 2001; 1:62-70.

Wilson KM, Di Camillo C, Doughty L, Dax EM. Humoral immune response to primary rubella virus infection. Clin Vaccine Immunol 2006; 13(3):380-6.

Capítulo 48

Febre de Origem Obscura

Ruben Schindler Maggi

INTRODUÇÃO

A febre é um dos sinais e sintomas mais frequentes nos pacientes pediátricos, determinando demanda significativa aos serviços de atendimento externo, tanto ambulatórios como serviços de urgência ou pronto-atendimento.

Definida como aumento da temperatura corporal acima dos níveis considerados normais, a febre reflete uma mudança no centro termorregulador hipotalâmico, que passa a trabalhar com um ponto de estabilização de temperatura acima do habitual. Essa mudança hipotalâmica é decorrente da produção de pirógenos endógenos pelas células inflamatórias do organismo, que estimulam o hipotálamo a produzir outras citocinas pirogênicas preexistentes.

Na infância, a maioria desses pirógenos endógenos é originada em macrófagos e monócitos estimulados por agentes infecciosos, mas outras substâncias, como complexos imunes, partículas tumorais ou tóxicos ambientais, também podem desencadear essa resposta, comportando-se como pirógenos exógenos.

A febre derivada dessa mudança hipotalâmica difere da que ocorre em situações em que pode haver aumento da temperatura corporal por desequilíbrio entre a produção e as formas de dissipação do calor, como em caso de insolação, em alguns distúrbios hidroeletrolíticos (desidratação, hipernatremia) ou intoxicações (anestésicos, atropina), para as quais o uso do termo hipertermia parece mais apropriado.

A maior parte das doenças que cursam com febre na infância tem etiologia infecciosa, é benigna e de evolução aguda e autolimitada, não necessitando investigação laboratorial sofisticada nem tratamento específico. As infecções virais de via aérea superior são predominantes nesses casos, especialmente nos meses frios e chuvosos. Costumam estar presentes elementos de história clínica ou exame físico que tornam possível estabelecer diagnósticos seguros. A febre, nesses casos, é uma resposta protetora inespecífica do organismo a diferentes estímulos e substâncias nocivas que atuam como pirógenos exógenos e, como tal, seus efeitos são geralmente benéficos. As crianças com doenças graves que cursam com febre habitualmente apresentam outros sinais ou sintomas que podem ser detectados por meio de cuidadoso exame clínico, possibilitando um diagnóstico rápido, às vezes facilitado ou complementado por exames laboratoriais que mostram alterações específicas. Isso possibilita, além do diagnóstico precoce, a proposição de indicações terapêuticas eficazes, com resolução do quadro clínico quase sempre nos primeiros dias da doença.

Essa característica de evolução para melhora em poucos dias é especialmente valida na infância, em virtude do predomínio de doenças de etiologia infecciosa. Assim evoluem quase todos os quadros de manejo ambulatorial, como resfriados, otites, amigdalites, pneumonias, diarreias, infecções do trato urinário ou piodermites. Até nos casos de doenças febris por infecções graves com manejo hospitalar, como pneumonias graves, meningites bacterianas, osteoartrites ou septicemias, a resolução da febre ocorre frequentemente nos primeiros dias de doença após iniciado tratamento específico.

Um pequeno percentual de episódios febris persiste no tempo, e a falta de elementos clínicos ou laboratoriais iniciais dificulta um diagnóstico preciso, caracterizando uma síndrome denominada febre prolongada (FP), febre de origem obscura (FOO), febre de origem indeterminada (FOI) ou desconhecida. A denominação original desse quadro clínico, descrito na década de 1960, era de febre de origem inexplicada, expressão que caiu em rápido desuso. Embora o número prolongado de dias em que a febre persiste seja o elemento que define a principal característica dessa síndrome, as expressões FOO ou FOI são mais citadas na literatura para abordar essa condição clínica.

A definição clássica de um paciente com FOO consiste na existência de febre sem diagnóstico definido após 3 semanas de acompanhamento e investigação ambulatorial, ou após 1 semana de acompanhamento e investigação em âmbito hospitalar. Esta definição, criada após uma série de observações em pacientes adultos, deve ser hoje incorporada com restrições, pois a maioria dos pacientes não apresenta sinais de gravidade, o que torna possível um manejo ambulatorial sem necessidade de internação, mesmo que exames sofisticados sejam indicados. Assim, muitos autores consideram adequado estabelecer essa condição após 2 semanas de febre sem definição diagnóstica, considerando que, nesse período, o paciente muitas vezes já terá realizado a avaliação laboratorial inicial. Em crianças, esse critério de tempo prolongado é questionado e, assim, mais de 10 dias de febre comprovada, independentemente de exames ou internação, é o elemento mais utilizado em pediatria para definição dessa síndrome.

Considerando a realidade socioeconômica da população brasileira e as condições que as estruturas do Sistema Único de Saúde (SUS) oferecem para o manejo dessa situação clínica, é quase indispensável que o paciente seja internado em âmbito hospitalar para a investigação apropriada dessa entidade, cabendo ao médico de ambulatório apenas o manejo inicial do problema. Por isso, faremos uma abordagem geral do problema, remetendo o leitor que queira aprofundar o tema para livros de cuidados hospitalares.

Na infância, a principal causa de FOO são as doenças infecciosas, seguidas pelas doenças do tecido conjuntivo, tanto reumatológicas como autoimunes. As neoplasias, especialmente hematológicas, frequentemente cursam com febre, e raramente este é o único sinal presente. Em caso de suspeita de processos infecciosos, a evolução da doença muitas vezes é modificada pelo emprego de antibióticos, quimioterápicos, antivirais ou antifúngicos utilizados de maneira empírica em pacientes ainda sem clara definição diagnóstica, especialmente se há alta prevalência de pacientes com algum tipo de imunodeficiência primária ou secundária. Convém considerar, também, a situação epidemiológica da região, assim como a cobertura vacinal e o calendário de vacinas locais. A incorporação de vacinas conjugadas para *Haemophylus influenzae* tipo B, pneumococos e, mais recentemente, vacinas conjugadas para meningococos, tende a modificar as características e a etiologia dessa síndrome, especialmente em lactentes e pré-escolares, influenciando também as decisões terapêuticas que por vezes é necessário tomar.

Nos pacientes com FOO deve-se pensar, em primeiro lugar, na apresentação atípica de uma doença frequente, antes de se cogitar e pesquisar doenças raras. Na infância, este raciocínio significa que, antes de afastar uma doença infecciosa e pensar em outras causas, deve-se pensar em formas atípicas de doenças infecciosas, especialmente se foram empregadas terapêuticas com medicamentos antitérmicos, anti-inflamatórios ou antimicrobianos. A discussão desses casos com colegas mais experientes é muito útil nessa fase da abordagem.

A realização de história clínica completa, levando em consideração aspectos relevantes como os descritos a seguir, é de fundamental importância nos pacientes com FOO:

- **Verificar a febre:** vários estudos têm demonstrado que em até 35% dos casos em que há suspeita de FOO pela história clínica ela não é confirmada no exame físico nem na observação e no seguimento do paciente. Um exemplo clássico é a "febre fictícia".

- **Magnitude da febre:** quanto maior a febre, maior a probabilidade de uma bacteriemia oculta. Isso é especialmente válido para as crianças com menos de 6 meses de vida, lembrando novamente que a etiologia pneumocócica, classicamente a mais importante, vai depender da situação vacinal do paciente.

- **Tipo de febre:** muito valorizado antigamente, classificava-se em diversas categorias. Atualmente, em virtude do uso rotineiro de potentes antitérmicos e anti-inflamatórios, perdeu importância.

- **Idade:** nas crianças com menos de 1 ano de idade com FOO, deve-se pensar sempre em doenças infecciosas; nessa idade, outras causas são raras. Por outro lado, em crianças entre 1 e 6 anos de idade, deve-se considerar infecção respiratória ou urinária, assim como leucose. Em escolares e adolescentes, o perfil pode ser semelhante ao do adulto, no qual a tuberculose, as doenças inflamatórias intestinais, as afecções autoimunes e os linfomas aparecem com maior frequência.

- **Procedência:** convém considerar o local de moradia do paciente ou os lugares que tenha visitado antes da doença. Algumas encefalites virais, a malária, o calazar e a esquistossomose são doenças predominantemente regionais; surtos de febre tifoide ou de outras doenças infectocontagiosas podem aparecer na forma epidêmica em determinada localidade e facilitar a suspeita diagnóstica. A doença de Kawasaki tem elevada prevalência no Japão e em países do Sudeste Asiático.

- **Exposição a contatos:** isso é válido tanto para contatos humanos com pessoas doentes como com animais vetores de doenças, como toxocaríase, leptospirose e outras.

- **Uso de medicamentos:** não somente para considerar a hipótese de febre por medicamentos, mas também para afastar doenças que apresentam comportamentos característicos, como a rápida resposta da febre reumática ao uso de ácido acetilsalicílico em dose anti-inflamatória, ou algumas doenças bacterianas em relação à antibioticoterapia. A audência de resposta clínica ao tratamento específico instituído empiricamente também pode ser útil para afastar alguma hipótese diagnóstica.

- **Tempo de doença:** quanto maior o tempo de febre, menor a possibilidade de uma doença infecciosa, pois estas tendem a melhorar espontaneamente, mesmo as de etiologia bacteriana. A febre com evolução maior que 2 meses, embora seja rara na infância, deve sugerir doenças granulomatosas ou autoimunes. Uma possível exceção a essa condição são os pacientes com imunodeficiência associada, nos quais as doenças infecciosas frequentemente têm evolução atípica. Outra consideração em relação ao tempo é que, quanto maior a duração da febre, maior a dificuldade para definir sua causa.

- **Exame físico cuidadoso e repetido:** é extremamente importante, especialmente nas crianças, pois permite elucidar o diagnóstico na maioria dos casos de febre. Cabe lembrar que os elementos positivos do exame físico podem não estar presentes nos primeiros dias de doença. O médico deve sempre procurar tranquilizar a família nesse período de observação e comunicar que o tratamento mais importante não é o da febre, mas o de sua causa, quando definida.

Em relação às causas mais frequentes na infância, os pacientes com FOO costumam ser enquadrados em cinco grandes categorias: (1) doenças infecciosas, (2) doenças do tecido conjuntivo, (3) doenças neoplásicas, (4) miscelâneas e (5) condições sem diagnóstico.

A frequência de cada uma dessas categorias varia de uma região para outra, dependendo dos fatores já enunciados, como local de moradia, faixa etária e antecedentes mórbidos, entre outros. Entretanto, em quase todos os estudos as causas infecciosas são as mais frequentes na idade infantil. Adolescentes e adultos jovens já começam a ter importante prevalência de doenças inflamatórias e autoimunes. Nos adultos com mais de 65 anos de idade, as causas infecciosas cedem a primeira colocação às doenças neoplásicas ou doenças do tecido conjuntivo. Nos últimos anos, em consequência do aprimoramento de diversos métodos diagnósticos, as doenças infecciosas vêm apresentando tendência decrescente como causa de FOO, pois são mais bem diagnosticadas na forma precoce, diminuindo assim o número absoluto de casos por essa causa e determinando um aumento relativo do percentual das outras causas, especialmente miscelâneas e condições sem diagnóstico.

Faremos uma abordagem das principais causas dessa síndrome na população infantil, reiterando que muitas vezes o acompanhamento desses pacientes terá de acontecer em ambiente de internação hospitalar.

DOENÇAS INFECCIOSAS

Praticamente qualquer infecção pode evoluir com febre. Na maioria das vezes, os elementos da história clínica e do exame físico possibilitam a definição do diagnóstico, inclusive etiológico. Ainda nos casos em que o diagnóstico não é definido, como nas famigeradas "viroses", a evolução benigna e autolimitada em curto espaço de tempo, incluindo o desaparecimento da febre e de outros sintomas, não desperta maior preocupação. Entretanto, quando a evolução do quadro febril se prolonga, temos um quadro de FOO, causando ansiedade e preocupação no paciente e sua família, e aí devemos começar a considerar:

Infecções bacterianas

- **Sinusite:** febre, dor facial e corrimento nasal purulento por mais de 10 dias facilitam o diagnóstico. É incomum em crianças com menos de 5 anos de idade. Os exames de imagem, embora muito solicitados, são pouco úteis em razão de sua baixa especificidade.
- **Infecção urinária/pielonefrite:** a febre pode ser a única manifestação clínica, especialmente nos lactentes, que podem apresentar irritabilidade, falta de apetite e perda de peso. A urocultura e o sumário de urina, coletados em boas condições, são fundamentais. A coleta de urina precedida de higiene adequada com água, sabão e soro fisiológico, além do rápido processamento da urina no laboratório, é método eficaz e suficiente na maioria dos casos, especialmente em pacientes com controle esfincteriano. A coleta por punção suprapúbica ou sondagem vesical deve ser considerada em casos especiais, sobretudo em lactentes e em casos de resultados laboratoriais duvidosos. Os exames de imagem têm valor relativo no diagnóstico inicial, sendo importantes para a descoberta de doenças de base e para o acompanhamento posterior.
- **Febre tifoide:** rara em crianças pequenas, é mais frequente em escolares e adolescentes. A febre aumenta gradativamente na primeira semana de doença, sendo associada a alterações intestinais, como constipação, diarreia ou dor abdominal. A cefaleia é frequente. A esplenomegalia discreta, de consistência mole, está presente em quase 70% dos casos. Exantema (roséolas tíficas) raramente aparece. O hemograma pode ser útil na segunda ou terceira semana de doença por sua tendência a mostrar anemia, leucopenia com desvio à esquerda e aneosinofilia. No entanto, o diagnóstico somente pode ser confirmado com reações sorológicas (reação de Widal), hemoculturas ou mieloculturas. Vale lembrar, em nosso meio, da associação frequente entre *Salmonella typhi* e esquistossomose e em portadores de doença falciforme.

    Outras salmonelas (especialmente a *S. paratyphi*, com vários subtipos) podem apresentar quadros clínicos indistinguíveis da febre tifoide, sendo diferenciados apenas pela sorologia ou cultura.
- **Endocardite infecciosa:** de evolução insidiosa, habitualmente apresenta-se em crianças com doença cardíaca prévia, especialmente cardiopatias congênitas ou febre reumática. Cursa com palidez, esplenomegalia e petéquias nos olhos, na boca e nos dedos. A hematúria consiste em manifestação de microêmbolos em pequenas arteríolas renais. A avaliação cardiológica, incluindo ecocardiografia e hemoculturas repetidas, pode facilitar a rápida definição diagnóstica e etiológica. Entretanto, 30% a 50% dos pacientes podem evoluir com culturas negativas. Os fungos podem ser a causa etiológica, especialmente em pacientes submetidos a antibioticoterapia muito agressiva.
- **Tuberculose:** seu diagnóstico diferencial é obrigatório em quase todas as FOO em nossa realidade, em razão de sua elevada prevalência, hoje fortalecida pela associação ao HIV/AIDS. A tuberculose na infância pode mimetizar muitas doenças subagudas, sendo difícil estabelecer um padrão clássico ou habitual. Além da febre, especialmente vespertina, a ausência de ganho ponderal é bastante característica. Deve ser suspeitada em qualquer quadro respiratório que tenha perfil infeccioso e que não melhore em menos de 2 a 3 semanas, especialmente após o emprego de terapia antimicrobiana. Além da pesquisa de contatos domiciliares, devem ser realizadas a radiografia de tórax e a verificação da situação imunológica do paciente (reação de Mantoux com derivado proteico purificado [PPD]) na rotina de investigação. O hemograma é inespecífico, destacando-se apenas a elevada velocidade de hemossedimentação. Novos testes imunológicos estão sendo estudados para melhorar a capacidade diagnóstica da doença, como o Quantiferon-TB® ou o T Spot.TB®.
- **Abscessos profundos:** de difícil detecção no exame físico habitual, os abscessos de localização abdominal, cerebral, hepático e em outras topografias podem evoluir com FOO.

Entretanto, habitualmente apresentam outros sinais relacionados com o órgão ou sistema acometido.
- Outras doenças infecciosas bacterianas podem evoluir com quadro clínico de FOO, como, por exemplo, brucelose (vários tipos de *Brucella*), infecções por *Campylobacter jejuni* ou *Listeria monocytogenes*, porém são de baixa incidência entre nós.

Infecções virais

- **Mononucleose infecciosa:** causada pelo vírus Epstein-Barr, é doença frequente nas crianças em idade escolar e adolescentes. A febre está associada a adenomegalias e sinais de amigdalite, o que justifica a frequente suspeita diagnóstica de faringoamigdalite estreptocócica. Pode haver discreto aumento de volume do fígado e do baço. O exantema é raro, aparecendo mais frequentemente como reação ou associado ao uso de antibióticos betalactâmicos. O hemograma pode apresentar linfocitose atípica, frequente em doenças virais, sendo característico dessa doença quando atinge valores de 15% a 20% na fase de convalescença (após a segunda ou terceira semana).
- **Infecções por citomegalovírus:** podem surgir em qualquer faixa etária, desde o período neonatal. O quadro clínico é variado e, na maioria das vezes, totalmente assintomático. Casos com manifestações clínicas como febre, astenia e falta de apetite lembram qualquer outra infecção viral benigna. Em recém-nascidos e lactentes jovens podem aparecer sinais e sintomas de hepatite, como hepatomegalia e icterícia colestática. Por outro lado, em crianças maiores e adolescentes, a apresentação se assemelha à mononucleose, fazendo parte do "síndrome mononucleose-*like*". O diagnóstico deve ser confirmado com sorologia específica ou pesquisa de células de inclusão viral em fluidos (urina) ou tecidos.
- **Síndrome da imunodeficiência adquirida (AIDS):** causada pelo vírus da imunodeficiência humana (HIV), pode mimetizar diversos quadros clínicos em suas diferentes fases de evolução. Na fase aguda, pode evoluir com febre, astenia, falta de apetite e adenomegalias. Habitualmente essa fase apresenta curta evolução, sendo indistinguível de outros quadros virais agudos e autolimitados. É outra das infecções catalogadas como "síndrome mononucleose-*like*". O diagnóstico é difícil nessa fase, pois ainda não existe soroconversão. Nas fases posteriores, com o quadro clínico de AIDS estabelecido, são frequentes, além da febre, sintomas respiratórios, diarreia de evolução persistente ou crônica, perda de peso e, quase sempre, infecções associadas, motivo pelo qual é difícil imputar apenas ao HIV as diferentes manifestações clínicas, incluindo os casos que evoluem com FOO. Nesses pacientes, é importante considerar a infecção associada por *M. tuberculosis* e outras micobactérias, provavelmente a principal causa de FOO em crianças com AIDS.

Infecções parasitárias

- **Malária:** uma das infecções parasitárias mais disseminadas no mundo, representa um grave problema de saúde pública em muitos países e regiões. No Brasil, apresenta distribuição heterogênea, concentrando quase a totalidade dos casos na Região Amazônica e em alguns estados do Centro-Oeste. A atual facilidade para longas viagens e o período de latência prolongado da doença devem ser considerados na formulação das hipóteses diagnósticas de pacientes com FOO que tenham visitado essas regiões. No Brasil, predomina a doença causada pelo *Plasmodium falciparum* e pelo *P. vivax*, sendo o primeiro a causa de quase todos os casos graves. Em regiões endêmicas, o quadro clínico de febre, às vezes com suas características cíclicas, frequentemente associado a anemia, facilita o diagnóstico. A pesquisa do parasita em lâmina de sangue periférico é o exame mais acurado nos casos duvidosos. Os exames laboratoriais também são úteis na determinação da prevalência dos diferentes tipos de plasmódios e no diagnóstico de pacientes com quadros de resistência aos agentes antimaláricos, casos que frequentemente evoluem com FOO.
- **Esquistossomose:** doença frequente em regiões tropicais e subtropicais pobres, é causada por diferentes tipos de *Schistosoma*. Na região Nordeste do Brasil, o *S. mansoni* predomina. Na fase aguda, além da febre, o paciente pode apresentar sintomas respiratórios ou digestivos. Nos casos em que essa fase se prolonga, a doença pode assemelhar-se à febre tifoide ou à tuberculose. Já nas formas crônicas, especialmente a hepática e a gastrointestinal, a febre não é comum. Quando ocorre, deve-se suspeitar de enterobacteriose sistêmica associada, especialmente causada por espécies de *Salmonella*. Nessa suspeita é fundamental considerar a procedência do paciente e os antecedentes de contatos com águas paradas e solicitar auxílio laboratorial; a eosinofilia sanguínea e a pesquisa de ovos do parasita nas fezes constituem exames de primeira linha.
- **Leishmaniose:** a forma visceral da leishmaniose, ou calazar, causada em nosso meio pela *Leishmania chagasi*, vem apresentando prevalência crescente em muitos municípios da região Nordeste, onde sempre foi endêmica. Mesmo em outras regiões do Brasil, como no Sudeste, onde era considerada uma doença rara, vem apresentando aumento de prevalência. Atualmente, o calazar é encontrado em quase todos os estados do país. Em sua forma clássica, a febre é acompanhada de palidez, hepatoesplenomegalia e perda de peso, à semelhança de vários outros processos infecciosos, como febre tifoide, esquistossomose associada à enterobacteriose e brucelose. Quando associada a sangramentos na pele e nas mucosas, o diagnóstico diferencial com leucose é fundamental, tornando o mielograma o exame de maior relevância para o diagnóstico diferencial entre essas doenças.
- **Toxoplasmose:** infecção frequente, endêmica em muitas regiões do mundo, incluindo o Brasil. Na maioria das vezes, a infecção é assintomática. O paciente pode evoluir apenas com febre, mas em geral a presença de gânglios aumentados de tamanho, especialmente cervicais e supraclaviculares, determina essa suspeita. A sorologia confirma o diagnóstico por meio de títulos de anticorpos elevados e crescentes em avaliações sucessivas. A biópsia ganglionar está indicada nos casos em que haja suspeita de doença neoplásica no diagnóstico diferencial.

Infecções por rickéttsias

As infecções causadas por esse gênero de microrganismos, classificados entre os grandes vírus e as bactérias na escala microbiológica, devem ser lembradas por sua importância histórica. Conhecidos por serem as causas principais do tifo, tanto o epidêmico quanto o endêmico (ou murino), determinaram grandes epidemias com alta letalidade em épocas de catástrofes sociais, como guerras, secas, miséria extrema e campos de refugiados. Atualmente, ainda apresentam importância epidemiológica em algumas regiões do mundo, causando febres maculosas em diversas regiões das Américas. Sua prevalência na infância é muito baixa em nossa realidade.

Infecções por espiroquetas

- **Leptospirose:** doença endêmica, apresenta surtos relacionados com enchentes em quase todo o Brasil. Na forma leve e anictérica, pode ser subclínica ou parecer uma gripe, sendo a febre, às vezes, o elemento mais evidente. Raramente evolui para a forma prolongada, com melhora após a primeira semana. Nas formas ictéricas há grave comprometimento sistêmico, incluindo insuficiência renal, e o diagnóstico pode ser difícil em razão da semelhança com outros quadros infecciosos, como febre tifoide, febre amarela e malária. Convém considerar sempre o contato com águas contaminadas pela urina de ratos, principais vetores do agente causal (gênero *Leptospira*). Entre outros sinais clínicos, deve-se valorizar a mialgia de panturrilhas, muito característica nessa doença.
- **Sífilis:** deve ser lembrada por sua alta prevalência no Brasil, especialmente na região Nordeste. Nas crianças, quase sempre se apresenta sob a forma congênita, sendo elementos clínicos frequentes e característicos o baixo peso ao nascimento, pênfigos palmoplantares, rinite serossanguinolenta, hepatoesplenomegalia, dores ósseas e pseudoparalisia dos membros. É raro o caso em que a febre constitui o elemento central do quadro clínico. A facilidade para a confirmação diagnóstica por meio de exames sorológicos e radiológicos faz dessa doença uma causa rara de FOO na infância.
- **Doença de Lyme:** muito mencionada na literatura estrangeira, é responsável apenas por relatos de casos esporádicos no Sul do Brasil. A espiroqueta causal é inoculada pela mordedura do carrapato, principal reservatório do agente etiológico. Condiciona lesão local que pode evoluir por semanas associada a febre, mialgias, cefaleia e artralgias migratórias. Nessa fase, pode simular outras doenças infecciosas ou do tecido conjuntivo. O tratamento específico com antibióticos betalactâmicos (penicilinas, cefalosporinas) ou tetraciclinas determina a cura em quase todos os casos. Quando não tratada adequadamente, pode entrar na fase de latência, como outras espiroquetas, e reaparecer com sintomas clínicos meses ou anos depois, com manifestações articulares e neurológicas.

Infecções por fungos

As infecções sistêmicas por fungos são muito raras em crianças imunocompetentes, com exceção das adquiridas por pacientes hospitalizados, facilitadas pela antibioticoterapia de amplo espectro e uso prolongado, ou pela utilização de métodos invasivos. A *Candida albicans*, nessas situações, pode acarretar quadros graves, especialmente em recém-nascidos e lactentes jovens. Em crianças imunodeprimidas, podem ocorrer quadros de micoses profundas, especialmente do aparelho respiratório; entretanto, raramente a FOO será o elemento mais importante da doença. A blastomicose, a paracoccidioidomicose e a histoplasmose são registradas por relatos de casos esporádicos na infância, especialmente com localização pulmonar, devendo portanto ser consideradas no diagnóstico diferencial das pneumopatias crônicas que cursam com FOO.

DOENÇAS DO TECIDO CONJUNTIVO

- **Febre reumática:** complicação tardia, não supurativa, de infecção estreptocócica mediada por distúrbio do sistema imunológico. Embora outros sinais e sintomas sejam frequentes nessa doença, às vezes a febre é o único elemento presente por semanas. Na ausência de outros sinais característicos, como cardite ou artrite, o antecedente de estreptococcia é muito importante. É rara em crianças com menos de 3 anos de idade. Uma característica importante é a boa resposta clínica ao uso de ácido acetilsalicílico, que, quando usado em dose anti-inflamatória, regulariza a temperatura em cerca de 48 horas. Como principal causa de cardiopatia adquirida em nosso meio, deve ser sempre lembrada nos quadros de FOO, solicitando-se as provas de reação inflamatória (velocidade de sedimentação das hemácias, proteína C reativa quantitativa, mucoproteínas, eletroforese de proteínas) além da avaliação cardiológica. Em revisão recente dos critérios clássicos de Jones para essa doença, a ecocardiografia foi incorporada para ajudar a definir o comprometimento cardíaco.
- **Artrite reumatoide juvenil:** muitas vezes a febre é o único sinal durante semanas ou meses. No início, costuma haver a suspeita de doença infecciosa, mas a evolução com febre prolongada, sem grande comprometimento do estado geral da criança, associada a exames laboratoriais negativos para outras doenças, facilita a suspeita desse quadro, principalmente na ausência de outros sinais, como fenômenos articulares, adenomegalias, hepatomegalia e erupção cutânea maculopapular, presentes na forma sistêmica clássica da doença (doença de Still). Muitos desses elementos são inespecíficos, tornando a suspeita diagnóstica dessa doença uma hipótese após a exclusão de outras causas. Os exames de laboratório auxiliam pouco, pois as provas de atividade inflamatória são também inespecíficas e frequentemente negativas.
- **Lúpus eritematoso sistêmico:** doença rara na infância, pode cursar com FOO. Deve ser suspeitada nos casos em que a febre prolongada evolui associada a manifestações renais (nefrite lúpica) ou cutâneas. Acomete mais as crianças do gênero feminino, em idade escolar.

DOENÇAS NEOPLÁSICAS

O câncer, em geral, é raro na infância. A incidência esperada de neoplasias é de 130 casos por ano para cada 1 milhão de menores de 15 anos, número significativamente inferior à incidência em adultos. Ainda assim, deve ser um diagnóstico sempre presente em algumas situações clínicas, sendo a FOO uma delas, visto que o bom prognóstico das neoplasias infantis está em estreita relação com a precocidade diagnóstica.

Muitas neoplasias, especialmente no adulto, podem cursar com febre durante semanas, antes do aparecimento de outras manifestações características. Na infância, as leucemias, os tumores de sistema nervoso central (SNC) e os linfomas respondem pela maior parte das doenças neoplásicas. No caso dos tumores de SNC, pode existir febre, mais predominam outros sinais e sintomas associados, como cefaleia, vômitos e alterações visuais, de pares cranianos e da marcha. Na leucemia e no linfoma, por outro lado, as dúvidas diagnósticas motivadas pela FOO são frequentes nas fases iniciais da doença:

- **Leucemias:** constituem a forma mais frequente de neoplasia na infância, especialmente em sua forma linfocítica aguda (LLA). Na fase inicial, muitas vezes é confundida com doença infecciosa ou doença do tecido conjuntivo, pois, com frequência, os sinais e sintomas dessas doenças se sobrepõem. Febre, palidez, perda de peso, adenomegalias, hepatoesplenomegalia, sangramentos e dores ósseas são os elementos mais comuns. A ausência de foco infeccioso na vigência desse quadro clínico deve conduzir a suspeita rápida e precoce, e muitas vezes um hemograma bem feito orienta ou define o diagnóstico, sendo o mielograma o complemento laboratorial essencial. Vale lembrar que muitas vezes a febre pode ser decorrente de infecção associada, em virtude da elevada frequência com que os pacientes apresentam leucopenia e outras imunodeficiências.
- **Linfomas:** a febre quase sempre acompanha a hipertrofia dos gânglios linfáticos, porém nem sempre esses gânglios são periféricos ou palpáveis. Quando isso ocorre, sua detecção é simples, por meio do exame clínico, e a confirmação diagnóstica pode ser feita de maneira rápida e segura por meio de biópsia. Na infância, há forte tendência ao comprometimento abdominal (intestinal), e essa hiperplasia linfática pode determinar diversos quadros clínicos, dolorosos ou obstrutivos, como invaginação intestinal. A localização torácica frequentemente determina a suspeita de infecção respiratória, com antecedentes de tratamentos antimicrobianos ineficazes. Os linfomas são tumores produtores de citocinas pirogênicas que são liberadas durante processos de necrose tumoral, o que explica, em parte, sua predisposição para evoluir com febre.

Algumas neoplasias típicas da infância, como o neuroblastoma e o tumor de Wilms, podem cursar com FOO. O exame físico cuidadoso facilita o achado de outros sinais característicos dessas doenças (massa abdominal palpável, perda de peso, hematúria) quase sempre antes do aparecimento de febre, sendo uma raridade o diagnóstico estabelecido apenas a partir de febre prolongada.

FEBRE POR OUTRAS CAUSAS (MISCELÂNEA)

- **Doenças granulomatosas:** etiologia frequente de FOO no adulto, são raras na infância. A febre normalmente acompanha uma série de outros elementos na história e no exame físico dos pacientes. Mencionaremos apenas duas doenças, que devem ser lembradas no diagnóstico diferencial de FOO, especialmente em escolares e adolescentes:
  - **Doença de Crohn:** doença inflamatória intestinal, rara na infância, deve ser suspeitada em escolares e adolescentes que apresentem febre prolongada com dor abdominal sem outras causas definidas, associadas a perda de peso e deficiência no crescimento. Pode haver sangramentos digestivos. O hemograma mostra anemia e elevação da velocidade de sedimentação das hemácias. A endoscopia digestiva e os estudos de imagem fazem parte da investigação laboratorial
  - **Sarcoidose:** muito rara na infância, pode apresentar alterações pulmonares com padrão radiológico miliariforme, semelhante à tuberculose ou às micoses pulmonares. Essa alteração radiológica pode estar ausente no início do quadro, e o aparecimento em radiografias sucessivas sugere esse diagnóstico. Com frequência, observam-se anemia e aumento da velocidade de sedimentação das hemácias. O diagnóstico, muitas vezes, é firmado apenas pela biópsia pulmonar. Costuma-se dizer que a sarcoidose é uma tuberculose sem bacilo de Koch demonstrável, pensamento não válido na infância, em razão da dificuldade de encontrar o bacilo nos pacientes pediátricos com tuberculose.
  - **Febre por medicamentos:** em geral, corresponde à liberação de pirógenos endógenos por hipersensibilidade tardia. Associada a quimioterápicos do tipo sulfonamidas (sulfametoxazol), antibióticos betalactâmicos (penicilinas) e tetraciclinas, é de difícil diagnóstico, podendo ser de ajuda a presença de outros elementos que sugiram hipersensibilidade, como *rush* cutâneo urticariforme e artralgias. A suspensão da medicação determina o desaparecimento da febre.
  - **Febre psicogênica (fictícia):** costuma se apresentar de duas formas: falsa e induzida (por pirógenos injetados). Na infância, frequentemente está associada a genitoras ansiosas e à síndrome de Munchausen. Nos adultos, é mais frequente no gênero feminino e em profissionais da área da saúde. Convém levantar essa hipótese quando há referência a temperaturas elevadas (40°C ou mais) sem repercussão sistêmica.
  - **Doença de Kawasaki:** doença típica da infância, na qual a febre é o elemento essencial para o diagnóstico. A avaliação cuidadosa durante o exame físico facilita a detecção dos outros elementos característicos da doença, como conjuntivite não purulenta, enantema, adenomegalia cervical, *rash* urticarial e comprometimento de mãos e pés (edema, artralgias, eritema, descamação). Cabe lembrar que, nessa doença, avaliações laboratoriais não fazem parte do diagnóstico, porém alterações de artérias coronárias no ecocardiograma devem ser procuradas e consideradas.
- **Tromboflebite:** estado associado ou não a doença tromboembólica, é causa pouco frequente de FOO e deve ser considerada em pacientes com fatores de risco, como ci-

rurgias, fraturas, imobilidade prolongada e situações de hipercoagulabilidade. Nem sempre a tromboflebite apresenta sinais inflamatórios locais evidentes, assim como o tromboembolismo pulmonar poderá não apresentar imagens radiológicas características.
- **Histiocitoses:** denominadas histiocitose X ou reticuloendotelioses, ou ainda histiocitose das células de Langerhans (forma sistêmica), englobam vários quadros clínicos de etiologia desconhecida que cursam com distúrbios proliferativos do sistema histiolinfocitário. São descritas três formas de apresentação clínica:
  - **Granuloma eosinofílico:** lesão óssea de evolução benigna, habitualmente única, localizada preferencialmente nos ossos do crânio, no fêmur e no úmero. Dor e tumefação local são características, sendo a febre manifestação clínica incomum. A radiografia do osso afetado mostra alterações sugestivas, e o diagnóstico deve ser confirmado pela biópsia.
  - **Doença de Hand-Schuller-Christian:** muitos a consideram uma evolução do granuloma eosinofílico. Apresenta as alterações ósseas do granuloma eosinofílico, associadas ao diabetes insípido e à exoftalmia.
  - **Doença de Letterer-Siwe:** forma sistêmica e de maior gravidade, apresenta múltiplas lesões ósseas, associadas a lesões cutâneas, adenomegalias e hepatomegalia, em virtude da maciça infiltração de histiócitos. A febre é frequente nessa forma clínica e acomete, principalmente, os pacientes com menos de 2 anos de idade. O prognóstico, ainda com tratamento quimioterápico, é sombrio.
- **Síndrome hemofagocítica:** síndrome caracterizada por febre prolongada, pancitopenia (decorrente de fagocitose intramedular) e disfunção hepática, está associada a infecções, especialmente pelo vírus Epstein-Barr (mononucleose infecciosa) e calazar, mas também a imunodeficiências e doenças neoplásicas. O diagnóstico é confirmado pelo exame de medula óssea.

LABORATÓRIO

Os exames laboratoriais devem ser criteriosos, pois uma boa história clínica, um exame físico cuidadoso e um período de observação dos pacientes estáveis promovem a elucidação da maioria dos casos de FOO. Quando o paciente apresenta sinais de gravidade, devem ser feitos exames de laboratório gerais e específicos e iniciado tratamento empírico das doenças mais prováveis. Devem ser evitadas pesquisas laboratoriais de *screening* muito amplas, que podem ser demoradas, dispendiosas e pouco úteis.

Ao solicitar exames, convém lembrar que as causas mais frequentes de FOO são infecções, como salmoneloses, tuberculose, infecção urinária, sífilis ou viroses atípicas, como certas formas de mononucleose ou citomegalovirose. Nas regiões desenvolvidas, a rickettsiose e a doença de Lyme também são prevalentes, sendo raras em nosso meio, onde devem ser acrescentados o calazar e a esquistossomose. Vale sempre lembrar das leucoses, em virtude da importância do diagnóstico precoce. Direcionada a essas doenças, a primeira avaliação laboratorial deve conter:

- **Hemograma completo com velocidade de sedimentação das hemácias (VSH):** leucopenia sugere processos virais, mais também é observada em infecções graves por bactérias gram-negativas, como na febre tifoide. Infecções graves causadas por bactérias gram-positivas costumam cursar com leucocitose e formas imaturas de neutrófilos na periferia. VSH elevada (> 30mm) sugere processo inflamatório secundário a doença infecciosa, mais também pode estar presente em doenças neoplásicas e em fenômenos autoimunes. Quando muito elevada (> 100mm), devem ser lembrados tuberculose, doença de Kawasaki e linfomas.
- **Proteína C reativa (PCR):** valorizada em alguns estudos como prova de atividade inflamatória, é bastante inespecífica e, portanto, pode estar aumentada em numerosas situações clínicas, como infecções virais ou bacterianas, neoplasias ou doenças autoimunes.
- **Sumário de urina e urocultura:** fundamentais para diagnosticar processos infecciosos das vias urinárias e sua evolução, são especialmente úteis em crianças com menos de 3 anos de idade, cuja sintomatologia clínica urinária é difícil de detectar. Deve-se optar pelas técnicas de coleta mais adequadas a cada faixa etária.
- **Radiografia de tórax:** convém pesquisar imagens de pneumopatias, atelectasias, massas torácicas e derrames pleurais.
- **Reação de Mantoux:** no Brasil é padronizada com duas unidades de tuberculina. Apresenta baixa sensibilidade em pacientes desnutridos ou com imunodeficiências. Em outros países, utilizam-se cinco ou dez unidades de tuberculina para aumentar a sensibilidade.
- **Hemoculturas:** fundamentais para algumas doenças, como endocardite infecciosa, salmoneloses, brucelose e outras suspeitas de doenças bacteriêmicas ou septicêmicas.
- **Mielograma e mieloculturas:** o mielograma, com cultura quando indicado, ajuda a definir algumas doenças infecciosas, como calazar ou febre tifoide, assim como auxilia a confirmação do diagnóstico de leucoses e outras doenças medulares infiltrativas ou aplasias.
- **Sorologia para doenças prevalentes na região:** sífilis, febre tifoide, HIV, CMV, hepatites virais e calazar.

Outros exames dependem das hipóteses levantadas e habitualmente envolvem estudo de imagem para pesquisa de infecções ou abscessos ocultos, tumores, adenomegalias torácicas ou abdominais e vegetações cardíacas. A sorologia para outras etiologias infecciosas menos prevalentes deve ser considerada à medida que são afastadas as causas mais frequentes. A endoscopia digestiva pode ser útil para a definição de doenças inflamatórias intestinais. Em ocasiões especiais, o diagnóstico só poderá ser firmado por meio de biópsias e estudos histopatológicos de peças operatórias. Os estudos por imagem têm evoluído muito, possibilitando que métodos invasivos clássicos do estudo de FOO (como laparotomias exploradoras) sejam cada vez menos indicados. A ultrassonografia e a tomografia tornam possível o direcionamento das biópsias com intervenções mínimas, assim como a laparoscopia.

TRATAMENTO

Em geral, uma vez definida a etiologia da doença, deve-se proceder ao tratamento específico, porém algumas considerações devem ser destacadas:

- Muito utilizados no passado, com anti-inflamatórios, corticoides ou antimicrobianos, os testes terapêuticos empíricos não devem ser utilizados, desde que existam boas opções de pesquisa laboratorial. Ainda assim, podem ser indicados em crianças e adultos em situações de especial indefinição diagnóstica. O teste terapêutico com o esquema quimioterápico associado para a tuberculose é um exemplo em que a melhora clínica do paciente poderá ser uma forma aceitável de diagnóstico. O problema reside em manter ocultas as doenças enquanto se aguarda a resposta clínica ou, ainda, obter resposta para outras doenças infecciosas, visto que o esquema quimioterápico não é específico apenas para o *M. tuberculosis*.
- Testes terapêuticos com o naproxeno têm sido sugeridos para diferenciar FOO de causas basicamente inflamatórias daquelas de origem infecciosa ou neoplásica. Não parecem ser úteis nas crianças, e necessitam evidências científicas mais aprofundadas.

Assim, esses testes devem ser reservados apenas aos pacientes para os quais todos os métodos diagnósticos possíveis tenham falhado em definir a etiologia ou àqueles cujas precárias condições clínicas determinem a necessidade de rápida intervenção terapêutica. Ainda assim, deve-se tentar ser o mais específico possível, principalmente no que se refere ao uso de antimicrobianos.

Uma exceção especial são os pacientes com FOO e neutropenia. Esses pacientes têm alta frequência de doenças bacterianas ocultas, e o tratamento antibiótico empírico de amplo espectro é uma indicação rotineira, após a coleta dos exames microbiológicos.

PROGNÓSTICO

O prognóstico dependerá da causa e das prováveis doenças associadas. Nas crianças, em geral, o prognóstico é bom, em razão do predomínio de doenças infecciosas que podem ser curadas até mesmo sem tratamentos específicos, em geral em menos de 4 semanas. As neoplasias e as doenças crônicas, mais frequentes em adultos, têm prognóstico e evolução mais comprometidos.

Bibliografia

Akpede GO, Akenzua GI. Management of children with prolonged fever of unknown origin and difficulties in the management of fever of unknown origin in children in developing countries. Paediatr Drugs 2001; 3(4):247-62.

Arora R, Mahajan P. Evaluation of child with fever without source: review of literature and update. Pediatr Clin North Am 2013; 60(5):1049-62.

Barbado FJ, Gomez-Cerezo J, Pena JM. Fever of unknown origin: classic and associated with human immunodeficiency vírus infection. A comparative study. J Med 2001; 32(3-4):152-62.

Berezin EN, Iazzetti MA. Evaluation of the incidence of occult bacteremia among children with fever of unknown origin. Braz J Infect Dis 2006; 10:396-9.

Brockmann P, Ibarra X, Silva I, Hirsch T. Etiologia del síndrome febril agudo sin foco en niños bajo 36 meses de edad que consultan a un servicio de urgencia. Rev Chil Infect 2007; 24:33-9.

Cho CY, Lai CC, Lee ML et al. Clinical analysis of fever of unknown origin in children: a 10-year experience in a northern taiwan medical center. J Microbiol Immunol Infect 2015; 30:1682-4.

Chouchane S, Chouchane CH, Ben Meriem CH et al. Prolonged fever in children. Retrospective study of 67 cases. Arch Pediatr 2004; 11:1319-25.

Ciftci E, Ince E, Dogru U. Pyrexia of unknown origin in children: a review of 102 patients from Turkey. Ann Trop Paediatr 2003; 23:259-63.

Cogulu O, Koturoglu G, Kurugol Z. Evaluation of 80 children with prolonged fever. Pediatr Int 2003; 45(5):564-9.

Dayal R, Agarwal D. Fever in children and fever of unknown origin. Indian J Pediatr 2016; 83(1):38-43.

Gewitz M, Baltimore R, Lloyd T et al. Revision of the Jones Criteria for the diagnosis of acute rheumatic fever in the era of Doppler echocardiography. Disponível em: http://circ.ahajournals.org/. Acessado em 1/5/2015.

Hassan RH, Fouda AE, Kandil SM. Fever of unknown origin in children: a 6 year-experience in a tertiary pediatric egyptien hospital. Int J Health Sci 2014; 8(1):13-9.

Kejariwal D, Sarkar N, Chakraborti SK, Agarwal V, Roy S. Pyrexia of unknown origin: a prospective study of 100 cases. J Postgrad Med 2001; 47:104-7.

Long SS, Edwards KM. Fever of unknown origin and periodic fever syndromes. In: Long SS, Pickering LK, Probe CG (eds.) Principles and practice of pediatric infectious diseases. 2. ed., Reino Unido: Churchill Livingstone Inc., 2002.

Madsen KA, Bennett JE, Downs SM. The role of parental preferences in the management of fever without source among 3-to36-month old children: a decision analysis. Pediatrics 2006; 117:1067-76.

McCarthy P. Fever without apparent source on clinical examination. Curr Opin Pediatr 2005; 16:93-110.

Mandell. Principles and practice of infectious diseases, 5. ed., Churchill Livingstone, Inc., 2000.

Ministério da Saúde. Fundação Nacional de Saúde. Doenças Infecciosas e Parasitárias – Guia de Bolso. Brasília, 1999.

Sandoval C, Pinochet C, Peña A et al. Sindrome febril prolongado:un desafio para el infectologo pediatra. Rev Chilena Infectol 2014; 31(1):87-91.

Sripanidkulchai R, Lumbiganon P. Etiology of obscure fever in children at a university hospital in northeast Thailand. Southeast Asian J Trop Med Public Health 2005; 36:1243-6.

Sur DK, Bukont EI. Evaluating fever of unidentifiable source in young children. Am Fam Physician 2007; 75:1805-11.

Capítulo 49

Hepatites Virais em Pediatria

Lígia Patrícia de Carvalho Batista Éboli
Rafaela Rodrigues Pitanga de Macêdo

INTRODUÇÃO

Doenças causadas por diferentes agentes etiológicos e de distribuição universal, as hepatites virais apresentam semelhanças do ponto de vista clínico-laboratorial, mas importantes diferenças epidemiológicas e quanto à evolução.

Os vírus que causam as hepatites determinam uma ampla variedade de apresentações clínicas, de portador assintomático ou com hepatite aguda ou crônica, até cirrose e carcinoma hepatocelular.

Para a vigilância epidemiológica, as hepatites podem ser agrupadas, de acordo com a maneira preferencial de transmissão, em fecal-oral (vírus A e E) e parenteral (vírus B, C e D), mas são pelo menos sete os tipos de vírus caracterizados até o momento: A, B, C, D, E, G e TT, que têm em comum o hepatotropismo.

Os vírus A, B e C são responsáveis pela maior parte das formas agudas de infecção. No entanto, apesar do uso crescente de técnicas laboratoriais cada vez mais sensíveis, cerca de 5% a 20% das hepatites agudas permanecem sem definição etiológica. Nas hepatites fulminantes, essa porcentagem se torna ainda maior.

Este capítulo aborda a epidemiologia, a apresentação clínica e o diagnóstico e tratamento das hepatites agudas virais na faixa etária pediátrica.

HEPATITE A

O vírus da hepatite A (HAV) é um picornavírus, RNA, envelopado, que pode levar a infecção sintomática ou assintomática.

O HAV é a causa mais frequente de hepatite viral aguda no mundo. No Brasil, segundo estimativas da Organização Pan-Americana da Saúde, a cada ano ocorrem cerca de 130 casos novos por 100 mil habitantes. A análise da prevalência dos diversos tipos de hepatite no Brasil, em 2000, revelou que o vírus A continua sendo o principal causador da doença, representando 43% dos casos registrados de 1996 a 2000. A faixa etária na qual o diagnóstico foi mais frequente variou dos 5 aos 9 anos de idade.

O vírus tem distribuição universal e é transmitido basicamente pela via fecal-oral. A água e os alimentos contaminados com fezes com vírus A são os grandes veículos de propagação da doença.

A transmissão é mais comum quando há contato pessoal íntimo e prolongado dos doentes com indivíduos suscetíveis à infecção. Observa-se a presença do vírus A no sangue e nas fezes dos indivíduos infectados 2 a 3 semanas antes do início dos sintomas e, nas fezes, por cerca de 2 semanas após a infecção.

Apresentação clínica

Tipicamente, a infecção tem início abrupto após período de incubação de aproximadamente 28 dias (15 a 50 dias). Os sinais e sintomas podem incluir náuseas, vômitos, diarreia, colúria, icterícia, febre, cefaleia, perda de peso e dor abdominal.

A gravidade do quadro clínico está diretamente ligada à idade do paciente. Icterícia costuma estar presente em mais de 10% das crianças com menos de 6 anos de idade, em 40% a 50% daquelas com mais idade e em 70% a 80% dos adultos.

A maioria das crianças com menos de 6 anos de idade é assintomática, podendo ser fonte de infecção para outras crianças. Hepatomegalia e esplenomegalia podem estar presentes.

O quadro agudo não costuma durar mais de 2 meses. Não evolui para cronicidade, embora existam "formas atípicas" da doença.

Entre as chamadas "formas atípicas" da hepatite A, as mais importantes são: (a) colestática – quando há predominância das manifestações obstrutivas, com icterícia e prurido intenso de longa duração; (b) polifásica, bifásica ou recorrente – nos casos de retorno das manifestações clínicas e/ou laboratoriais após a aparente cura do processo; (c) associada a alterações extra-hepáticas graves, como pancreatite e aplasia de medula.

A hepatite A é a principal causa de hepatite fulminante em território nacional. Estudo recente, realizado em seis países latino-americanos, mostrou que o vírus A foi responsável por aproximadamente 40% dos 90 casos de insuficiência hepática aguda em crianças (dados não publicados).

Raramente, vasculite, artrite, trombocitopenia, pancreatite aguda, anemia hemolítica ou aplásica, síndrome de Guillain-Barré, insuficiência renal aguda ou pericardite podem ocorrer nos pacientes com hepatite A.

Achados laboratoriais e diagnóstico

Em virtude do amplo diagnóstico diferencial, hepatite A não pode ser diagnosticada apenas por apresentação clínica e não pode ser diferenciada de outros tipos de hepatite sem sorologia.

O diagnóstico diferencial inclui outras hepatites virais, medicamentos, toxinas, infecções bacterianas, infecções parasitárias e hepatite autoimune.

Achados laboratoriais em paciente sintomático mostram importante elevação dos níveis de transaminases séricas, bilirrubinas total e direta e fosfatase alcalina. Assim como outros tipos de hepatite, os níveis de alanina aminotransferase (ALT) são tipicamente mais altos que os da aspartato aminotransferase (AST) e podem alcançar de 500 a 5.000U/L. A elevação dos níveis de transaminases ocorre antes da elevação da bilirrubina, mas pode coincidir com o aparecimento dos sintomas clínicos.

O diagnóstico normalmente é feito mediante a detecção dos anticorpos anti-HAV IgM. O anti-HAV IgM pode diferenciar a hepatite A aguda de outras formas de hepatite com sensibilidade e especificidade maiores do que 95%. Positiva-se em 5 a 10 dias, mas não detecta a baixa concentração existente 4 a 6 meses após infecção aguda.

Anti-HAV IgM pode ser detectado em pessoas que recentemente receberam vacina para hepatite A. Resultados falso-positivos também podem acontecer; logo, o teste deve ser reservado para pessoas que apresentam sintomas sugestivos de hepatite. Anti-HAV total (IgM e IgG) permanece positivo após a infecção ou a imunização e só é útil para identificação de pacientes não imunizados e em risco.

Tratamento

Apenas suporte é necessário de rotina para esses pacientes. Repouso é aconselhado, e os pacientes não devem retornar ao trabalho ou à escola até que ocorra a melhora da febre e da icterícia. Sintomáticos para náuseas, vômitos e diarreia devem ser administrados. Deve-se evitar o consumo de álcool, porém não há necessidade de restrição alimentar.

Prevenção

Nos últimos anos foram desenvolvidas vacinas contra a hepatite A, tanto de vírus vivos atenuados como de vírus inativados.

A inoculação deve ser feita pré-exposição viral em pessoas com risco aumentado: viajantes para zonas de média e alta prevalência, crianças de áreas endêmicas, homens que fazem sexo com homens, receptores de fatores concentrados de coagulação, pacientes hepatopatas crônicos e usuários de substâncias injetáveis.

No Brasil, a vacina para hepatite A foi incorporada ao calendário básico de vacinação para crianças de 1 até 2 anos incompletos em julho de 2014. É aplicada dose única aos 15 meses de idade, podendo ser administrada até os 23 anos.

Em estudo recentemente concluído em Porto Alegre, a resposta à vacina inativada HAVRIX em dois grupos de crianças e adolescentes, com síndrome de Down e com cirrose, foi plenamente satisfatória. A vacina mostrou-se altamente imunogênica e bem tolerada, com taxas de soroconversão de 100% e de 97%, respectivamente.

O uso da gamaglobulina imune comum (GIC) está sendo, na maioria dos casos, substituída pela vacina contra a hepatite A. Confere proteção por curto espaço de tempo (no máximo 6 meses) e sua eficácia depende do teor de anticorpos existente na preparação. Quando a imunoglobulina é utilizada antes da exposição ao HAV, ou logo após (6 a 7 dias), há proteção contra a doença clínica em cerca de 80% a 90% dos casos. Não impede a infecção, mas atenua as manifestações clínicas. Pode ser empregada para indivíduos contatantes de alto risco, dentro de no máximo 1 semana do contágio, ou ainda em situações epidêmicas. Após 14 dias, no entanto, o valor de seu uso é nulo. A dose adequada é 0,02mL/kg de peso IM ou, quando se deseja proteção por mais de 3 meses, a dose é maior: 0,06mL/kg, a qual deve ser repetida se a exposição se mantiver.

HEPATITE B

O vírus da hepatite B (HBV) é um DNA vírus com envelope duplo cuja parte externa é composta do AgHBs, antígeno de superfície, e a parte interna é composta do AgHBc, antígeno do *core*. É no *core* que se localiza o material genético do HBV, molécula de DNA parcialmente dupla, associada a DNA polimerase e AgHBe, antígeno do HBV.

O HBV não tem efeito citopático direto, ou seja, não causa lesão hepatocitária diretamente. A determinação da infecção e as formas que ela vai adquirir durante sua evolução, se aguda ou crônica, dependem mais da resposta imunológica de cada indivíduo. É essa atividade imunológica inerente a cada ser que vai determinar a destruição dos hepatócitos que abrigam o genoma viral, impedindo a replicação e, portanto, a infecção de novos hepatócitos ainda sadios.

Ainda sobre o vírus propriamente dito, estudos do genoma viral tornaram possível a diferenciação de oito genótipos, com diferentes subtipos em cada genótipo, denominados por letras (A a H). Esses genótipos também apresentam distribuições geográficas diferentes. No Brasil, por exemplo, predominam os genótipos A e F.

Epidemiologia

A maior prevalência de portadores crônicos está localizada no sudoeste da Ásia e em algumas regiões da África. Em âmbito nacional, a prevalência aumenta à medida que caminhamos para o Norte do país.

A infecção pelo HBV já representou um problema de saúde mundial, mas sofreu redução importante após o advento da vacinação universal, diminuindo portanto essa questão na infância. A presença do anti-HBs, conferida pela imunidade vacinal, impede que o vírus lesione o hepatócito, sendo conferida imunidade permanente.

A transmissão ocorre por algumas vias: parenteral (contato com sangue e/ou outros fluidos contaminados – o HBV já foi detectado em vários fluidos, mas ainda não nas fezes), sexual, vertical e horizontal (contato com portador crônico ou agudo).

No Norte do país e em outras regiões onde epidemiologicamete há grande número de portadoras crônicas do vírus B, a via vertical é a principal via de transmissão. A maior parte dessas crianças evolui para hepatite crônica. O período de incubação viral é de aproximadamente 140 dias.

Apresentação clínica e laboratorial

Grande parte das infecções agudas por HBV é assintomática na faixa etária pediátrica e, quando apresentam sintomatologia, o quadro é inaugurado com queixas não hepáticas, como *rash* e doenças reumáticas, entre outras, as quais desaparecem quando a doença se estabelece.

Até 6 meses de doença é possível definir a hepatite como aguda. Espera-se, portanto, uma primeira fase, prodrômica, em que costumam ocorrer sintomas inespecíficos por aproximadamente 2 semanas. Não há icterícia na fase prodrômica. Na fase aguda, após a prodrômica, pode haver quadro ictérico, o qual é mais comum em adultos. Há ainda elevação das transaminases com possibilidade de elevação das canaliculares.

A avaliação por meio de marcadores sorológicos demonstra no período da incubação positividade de AgHBs, AgHBe (replicando) e DNA viral (prova maior de replicação). Nesse momento, não há lesão hepática nem a presença de anticorpos. Na fase aguda da doença, encontra-se como marcador principal o anti-HBc IgM.

Em cerca de 2 meses de doença, o AgHBe negativa e surge o anti-HBe (diminuição da replicação – caso de boa resolução). Mais adiante, observam-se ainda as fases de convalescença e recuperação, onde ocorrem a negativação do AgHBs e a positivação do anti-HBs (cura – *clearance* viral). Com a evolução da doença, ocorrem a negativação do anti-HBc IgM e a positivação do IgG, que assim permanece por longo tempo. Seguindo essa evolução, estaria caracterizada a resolução da hepatite aguda pelo HBV.

No entanto, caso os marcadores virais de fase aguda permaneçam positivos após 6 meses de doença, está caracterizada a forma crônica da hepatite B.

Quando a resposta imunológica não é eficaz, tem-se a hepatite crônica, a qual é bem caracterizada pela persistência do AgHBs além dos 6 meses estipulados para a forma aguda. Estudos retrospectivos apontam que a cronicidade da doença está relacionada com a ausência de sintomatologia no início da forma aguda.

Na forma crônica, a carga viral está alta e o AgHBe+ e o HBV-DNA estão fortemente positivos. Não raro, ainda na forma crônica é possível encontrar soroconversão espontânea para anti-HBe associada à negativação da carga viral e do AgHBe, tratando-se, portanto, de remissão espontânea da doença crônica.

Além disso, é possível encontrar pacientes com baixa replicação, ou seja, portador inativo – sorologicamente. AgHBs+, AgHBe–, anti-HBe+ e baixa carga viral (DNA com poucas cópias) (Quadro 49.1).

Em caso de atendimento a uma criança com hepatite B, deve-se coletar história clínica detalhada e, se houver a possibilidade de transmissão horizontal, os demais membros da família também deverão ser investigados.

No seguimento do paciente crônico, amostras devem ser coletadas a cada 3 meses, na esperança de soroconversão. A biópsia hepática consegue traduzir a lesão hepatocitária causada pela replicação viral. O paciente crônico é suscetível a complicações futuras, como cirrose hepática e hepatocarcinoma.

Profilaxia

A Organização Mundial da Saúde (OMS) reforça como profilaxia a vacinação universal, em três doses, podendo ser usado o esquema vacinal isolado (0, 2, 6 meses) ou o associado a outras vacinas (as multivalentes).

No entanto, para profilaxia da transmissão vertical, encontra-se disponível a imunoglobulina HBIG. Os recém-nascidos de mães AgHBs+ devem receber a imunoglobulina e a vacina até as primeiras 12 horas de vida.

Tratamento

O tratamento da hepatite B crônica objetiva a soroconversão para anti-HBe e evitar a progressão para cirrose hepática e/ou hepatocarcinoma. Para isso devem ser acatados alguns critérios

Quadro 49.1 Perfil sorológico das possíveis formas de apresentação do HBV

AgHBs	AgHBe	Anti-HBe	Anti-HBc	Anti-HBs	Significado
+	+ ou –	–	–	–	Hepatite aguda Portador inativo
+	+ ou –	–	+	–	Hepatite aguda (IgM+) Portador inativo (IgG+)
+	–	+ ou –	+	–	Hepatite aguda (tardia) Portador crônico
–	–	+ ou –	+	+	Cura
–	–	–	–	+	Vacinação

de inclusão: (1) elevação das transaminases mais de duas a cinco vezes o valor de referência por 6 a 12 meses; (2) alta replicação viral (> 10^5 cópias/mL ou 20.000UI/mL em AgHBe+ ou 10^4 cópias/mL em AgHBe–); (3) histopatológico (> A1 e/ou F1).

O tratamento não está indicado para pacientes AgHBE+ e com aminotransferases normais.

Duas medicações são autorizadas pelo Ministério da Saúde:

1. **Interferon-alfa (IFN-α – efeito imunomodulador, antiviral e antiproliferativo):** dose de 5 a 6 milhões de UI/m², três vezes por semana (máximo 10 milhões de UI) SC até 6 meses. Aproximadamente 50% dos pacientes apresentam soroconversão. No entanto, é necessário aguardar até 12 meses antes do início de outra terapia.
2. **Lamivudina:** 3mg/kg/dia (até 100mg) VO por 6 até 12 meses ou até a soroconversão.

O tratamento deve ser acompanhado ambulatorialmente com consultas regulares em razão dos efeitos colaterais decorrentes do IFN-α: febre, perda de peso, cefaleia, vômitos e leucopenia.

Vale lembrar que em situações especiais, como em pacientes em imunossupressão contínua (transplantes/oncológicos), o antiviral deve ser usado também de maneira prolongada e mantido por até 6 meses após a retirada do imunossupressor.

HEPATITE C

As crianças representam uma pequena porém importante parcela de pessoas infectadas pelo vírus da hepatite C (HCV), e o conhecimento sobre essa infecção ainda é limitado na população pediátrica. A infecção por HCV em crianças difere no que diz respeito à transmissão, às taxas de cura, à história natural da doença e ao tratamento.

O HCV consiste em um vírus RNA de cadeia simples, envelopado, da família Flaviviridae. Foram descritos seis genótipos de HCV (1 a 6) e mais 100 subtipos (1a, 2c, 3d, 6f etc.). Os genótipos de 1 a 3 têm distribuição mundial, o 4 é encontrado principalmente no Egito, no Oriente Médio e na África, o 5 no sul da África e o 6 na Ásia. O genótipo 1 (1a e 1b) é o mais prevalente no mundo. O genótipo 3a é altamente prevalente em usuários de substâncias EV na Europa. No Brasil, os mais frequentes são o 1, o 2 e o 3.

A prevalência de anti-HCV na América do Norte é de aproximadamente 1% a 1,5%, e as crianças representam uma parcela bem menor. Dados recentes do *National Health and Nutrition Examination Survey III* (NHANES III) relatam que 0,17% das crianças de 6 a 11 anos de idade e 0,39% daquelas de 12 a 19 anos são anti-HCV-positivas. Embora a proporção de crianças anti-HCV-positivas e que também apresentem carga viral positiva seja incerta, o número de crianças com infecção crônica nos EUA é estimado em 23 mil a 46 mil.

Quando adquirida na infância, há aumento de 26 vezes nas chances de morte relacionada com a doença hepática.

Transmissão

O rastreamento realizado de rotina dos doadores de sangue praticamente eliminou a transmissão por transfusão, e a transmissão vertical é atualmente o modo mais comum de infecção em crianças. A cada ano são relatados aproximadamente 8.000 novos casos de hepatite C por transmissão vertical nos EUA. O risco de transmissão da mãe infectada pelo HCV, com carga viral detectável, para a criança é estimado em 4,3%. Uma carga viral materna ≥ 600.000UI/mL aumenta o risco de transmissão materno-infantil. A combinação de HCV e infecção pelo HIV aumenta em duas a três vezes o risco de transmissão vertical.

Felizmente, a taxa de transmissão do HCV observada em gestantes coinfectadas com o HIV assemelha-se à das mães monoinfectadas com o HCV se a atividade do HIV estiver controlada com terapia antirretroviral.

Há relatos inconsistentes sobre o possível papel da via de parto no risco de transmissão vertical. Parto por cesariana não está recomendado de rotina, uma vez que não promove nenhum benefício adicional na redução do risco de transmissão perinatal. No entanto, ruptura prolongada das membranas, exposição a sangue materno contaminado e anoxia neonatal têm sido associadas a aumento do risco de infecção pelo HCV perinatal. O momento exato e como o vírus é transmitido da mãe para seu filho são desconhecidos, mas dados recentes sugerem que a ocorrência de transmissão seja mais provável intraútero do que durante o período perinatal.

História natural

As infecções adquiridas na infância têm probabilidade maior de se resolverem espontaneamente do que as adquiridas na idade adulta. Em estudo prospectivo, multicêntrico, realizado na Europa, 20% das 266 crianças infectadas com HCV por transmissão vertical e acompanhadas por 4,2 anos apresentaram cura da infecção, enquanto 80% desenvolveram infecção crônica. Crianças com RNA do HCV positivo durante e após 1 ano apresentaram pequena chance de cura na infância.

Assim como em adultos com hepatite C crônica, a fibrose do fígado em pacientes pediátricos tende a aumentar com a idade, sugerindo lesão histológica progressiva e lenta. Embora raramente, tem sido relatada a progressão para cirrose na infância. Estudo multicêntrico italiano analisou 504 pacientes anti-HCV-positivos ao longo de 15 anos. Quase 95% apresentavam RNA do HCV positivo e a maioria (56%) adquiriu o vírus verticalmente. Apesar de 8% demonstrarem eliminação espontânea e 1,8% dos pacientes desenvolveram cirrose em um período de 2 a 9 anos. Os fatores de risco para o desenvolvimento de cirrose foram genótipo 1a e esteatose hepática.

Pouco se sabe a respeito da infecção crônica pelo HCV em crianças. As crianças raramente precisam de transplante hepático em virtude da hepatite C crônica. Nos EUA, de 1988 a 2009, apenas 133 crianças foram transplantadas em decorrência de infecção crônica por HCV. Hepatocarcinoma é extremamente incomum em crianças com hepatite C, sendo relatados apenas dois casos. A progressão da lesão hepática depende de fatores como: carga viral, nível das transaminases séricas, gênero, etnia, obesidade, toxinas, fatores ambientais e comorbidades, como anemia hemolítica, doenças malignas tratadas, imunossupressão, hepatite B ou HIV concomitantes ou fatores genéticos.

Infecção crônica por HCV em crianças está associada a uma variedade de padrões histológicos de doença do fígado, em geral não tão grave como em adultos. A biópsia hepática pode não mostrar alteração histológica significativa ou revelar apenas ligeira inflamação e fibrose. No entanto, pode ocorrer fibrose significativa ou cirrose.

Sinais clínicos e sintomas

O curso clínico da hepatite C aguda e crônica em crianças é geralmente benigno. Os sintomas são brandos e não específicos. Progressão para doença hepática descompensada pode acontecer, mas é rara. O crescimento normalmente não é afetado. As transaminases podem ser normais ou minimamente elevadas na doença crônica e, em alguns casos, podem permanecer elevadas apesar do anti-HCV negativo.

Monitoramento

A Sociedade Norte-Americana de Gastroenterologia, Hepatologia e Nutrição Pediátrica (NASPGHAN) revisou recentemente os dados disponíveis para diagnóstico, manejo e prevenção de crianças e adolescentes com infecção pelo HCV. Pacientes recém-diagnosticados devem ser submetidos a exame de laboratório e avaliação física completa para a determinação dos fatores de risco para infecção e para a detecção de presença de sequelas associadas à doença hepática. Alfafetoproteína anual e ultrassonografia hepática são também recomendadas em caso de aumento das transaminases durante o monitoramento sem tratamento. A biópsia do fígado nem sempre é necessária, mas deverá ser considerada quando os resultados terão influência na decisão clínica (p. ex., doentes a serem considerados para tratamento antiviral ou para exclusão de comorbidades, como hepatite autoimune). Pacientes com fibrose significativa ou cirrose devem ser monitorizados anualmente com alfafetoproteína e ultrassonografia abdominal.

Diagnóstico

Rastreamento deve ser considerado para toda criança que apresente fatores de risco para HCV. O maior grupo é composto por crianças nascidas de mães infectadas pelo HCV ou com história de uso de substâncias injetáveis. Outros grupos incluem crianças com HIV, vítimas de violência sexual e adolescentes com história de múltiplos parceiros sexuais e uso de substâncias EV.

Em 2008, Shiraki e cols. apresentaram diretrizes para o manejo de recém-nascidos de mães portadoras do HCV (Figura 49.1).

Para as crianças nascidas de mãe anti-HCV-positivas e HCV-RNA-negativas, um teste de anti-HCV deve ser feito após 18 meses de vida, para confirmar se a criança contraiu a infecção. Se a criança for anti-HCV-positiva, é considerada infectada, e HCV-RNA e transaminases devem ser coletados periodicamente.

Para crianças nascidas de mães HCV-RNA-positivas, AST, ALT e HCV-RNA devem ser coletados aos 3 ou 4 meses de vida. Quando o HCV-RNA é positivo, ALT, AST, HCV-RNA e anti-HCV devem ser realizados a cada 6 meses, começando pelo sexto mês de vida, para confirmação da persistência da infecção. Se a criança for HCV-RNA-negativa aos 3 ou 4 meses de vida, um HCV-RNA deve ser realizado com 6 meses e 12 meses de vida para confirmar a negatividade.

Diretrizes do Centro de Controle de Doenças dos EUA (CDC) recomendam a coleta de anti-HCV em crianças nascidas de mães infectadas por HCV depois de 12 meses de idade. Se positivas para anticorpos anti-HCV ou HCV-RNA, as crianças devem ser avaliadas para acometimento hepático, e aquelas com níveis de ALT persistentemente elevados devem ser encaminhadas para um especialista para tratamento médico. Em caso de anti-HCV negativo, deve-se repetir o exame aos 18 meses de idade para confirmação do resultado negativo.

Tratamento

A determinação dos candidatos a tratamento por infecção crônica pelo HCV em crianças e adolescentes permanece controversa. Avaliação semestral para monitoração dos níveis de transaminases, bilirrubinas, albumina, HCV-RNA, hemograma, tempo de protrombina (TP) e tempo de tromboplasti-

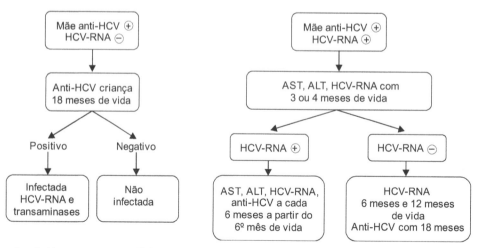

Figura 49.1 Algoritmo das diretrizes propostas por Shiraki e cols. em 2008 para investigação da hepatite C em recém-nascidos de mães portadoras do vírus da hepatite C.

na parcial ativada (TTPa) é importante para a observação dos indicadores de progressão da doença. Biópsia hepática não costuma ser necessária, mas é apropriada em crianças com sinais clínicos e bioquímicos sugestivos de avanço da doença hepática. Tratamento antiviral está indicado em crianças com enzimas hepáticas persistentemente elevadas ou com fibrose significativa na biópsia hepática, em maiores de 3 anos de idade.

O padrão atual de tratamento inclui interferon peguilado (PEG-IFN) uma vez por semana em combinação com ribavirina duas vezes ao dia.

PEG-IFN é um composto sintetizado pela ligação covalente de uma porção de polietilenoglicol ao interferon. Essa adição confere uma meia-vida sérica prolongada, em comparação com o interferon não peguilado, possibilitando a administração uma vez por semana. A ribavirina é um análogo sintético da guanosina com atividade contra diversos vírus de RNA e DNA, incluindo os da família Flaviviridae. Ela atua mediante a interferência na síntese do trifosfato de guanosina, inibindo a polimerase do RNA viral.

A dose padrão do PEG-IFN é de 1,5µg/kg por semana para α-2b e 100µg/m² por semana para α-2a. A dose padrão da ribavirina é 15mg/kg/dia. Os genótipos 1 e 4 devem ser tratados por 48 semanas, ao passo que os pacientes com genótipos 2 e 3 devem ser tratados por 24 semanas.

Vários estudos em pediatria têm comprovado a superioridade da terapia combinada em atingir a resposta virológica sustentada (RVS), definida como HCV-RNA negativo 6 meses após o término do tratamento, em comparação com a monoterapia com interferon. Fatores preditores de melhor taxa de resposta virológica sustentada incluem genótipos 2 e 3 (> 80% RVS) e baixa replicação viral em crianças com genótipo 1 (< 60.000UI/mL). A resposta virológica e bioquímica é acompanhada de melhora histológica em pacientes com RVS.

Eventos adversos com o uso de interferon, como febre, sintomas gripais e dor de cabeça, são comuns na primeira semana de tratamento, porém são mais curtos e de menor intensidade nas crianças. Sintomas persistentes podem incluir anorexia, perda de peso e complicações psiquiátricas, como depressão e ansiedade. Anormalidades hematológicas também são frequentes com essa combinação, incluindo anemia hemolítica induzida pela ribavirina e trombocitopenia e neutropenia pelo uso do interferon, o que pode exigir ajuste da dose. Perda de peso e atraso no crescimento relacionados com o interferon demonstraram ser reversíveis após o término do tratamento.

Em 2011, dois inibidores da protease, boceprevir e telaprevir, foram liberados nos EUA para uso combinado com PEG-IFN e ribavirina em adultos com hepatite C crônica genótipo 1. Essa terapia tripla está associada a taxa significativamente alta de resposta virológica sustentada (> 90%) comparada com a terapia dupla. Estudos em fases 1 e 2 estão sendo realizados em crianças. Os efeitos adversos mais importantes associados ao boceprevir são anemia, neutropenia e disgeusia. O telaprevir é responsável por *rash* cutâneo e sintomas anorretais.

Liderados pela recente aprovação do sofosbuvir, vários compostos, incluindo daclatasvir, asunaprevir e ledipasvir, estão aguardando aprovação do órgão governamental americano (FDA) após estudos iniciais na população adulta com grande eficácia e tolerabilidade, incluindo pacientes não responsivos e recidivantes à terapia anterior. Em 2014, começaram os ensaios clínicos em fase 2 com o sofosbuvir e a ribavirina em crianças genótipos 2 e 3.

Transplante hepático

A hepatite C é a indicação mais comum de transplante hepático em adultos nos EUA, mas é rara sua indicação em crianças. Pouco se sabe a respeito do curso natural do HCV após o transplante hepático em crianças. Até o momento, o maior estudo a avaliar o transplante hepático em pacientes pediátricos portadores do HCV foi realizado em 2006 com 67 crianças transplantadas entre janeiro de 1988 e junho de 2005 nos EUA, com um total de 83 enxertos. As taxas de sobrevida dos pacientes e dos enxertos após o transplante inicial foram de 71,6% e 55%, respectivamente, em 5 anos. Cerca de 30% dos pacientes foram listados para retransplante (a maioria por recorrência do HCV) e 19,3% foram retransplantados. O tempo médio para o retransplante nesses pacientes foi de 290 dias. As taxas de sobrevida dos pacientes e dos enxertos diminuíram para 55% e 33,8%, respectivamente, após o retransplante. Esses dados revelam que as crianças podem se beneficiar do transplante, mas também realçam as limitações na supressão viral de HCV durante o período pós-transplante e na prevenção de reinfecção pelo vírus.

Desde 1990, quando se iniciou o rastreamento rotineiro de sangue de doadores, diminuiu o número de pacientes pediátricos com hepatite C com indicação para transplante hepático. Entre janeiro de 2008 e abril de 2013, apenas 34 pacientes pediátricos com hepatite C foram transplantados em comparação com 13.754 adultos.

Atualmente, o tratamento para pacientes pediátricos com o HCV visa prevenir a progressão para doença hepática terminal. Embora o nível atual de cuidado tenha se mantido inalterado por alguns anos, estudos com novos medicamentos estão em andamento.

HEPATITE D

O vírus da hepatite D, ou vírus delta (HDV), é um RNA vírus defeituoso. Contém material genético HDV-RNA e o antígeno HDV, mas seu envelope lipídico contém o HBsAg, necessitando do HBV para replicação. As vias de transmissão são: sexual, parenteral, vertical e horizontal.

Apresentação clínica

O HDV não provoca hepatite quando o HBV está ausente. Uma vez, portanto, que o vírus da hepatite D só se desenvolve no paciente infectado pelo HBV, apresentam-se duas condições:

1. **Coinfecção (quando o indivíduo se infecta ao mesmo tempo com os vírus B e D):** nessa situação, encontra-se comumente um quadro clínico de hepatite aguda grave, podendo levar a insuficiência hepática aguda (IHA), porém o risco de cronicidade é pequeno.

2. **Superinfecção (quando o indivíduo, já portador do HBV, se infecta pelo HDV):** nessa situação encontra-se mais raramente a doença aguda, mas o risco de cronicidade é alto.

Diagnóstico

O diagnóstico baseia-se na identificação do HDV no soro e/ou nos hepatócitos, na detecção do anticorpo IgM, em casos agudos, e na detecção do anticorpo IgG, em casos crônicos. O perfil sorológico dos infectados pelo HDV depende das condições de coinfecção ou superinfecção (Quadro 49.2). Na coinfecção, o anti-HBc IgM e o anti-HDV IgM são positivos. Por outro lado, na superinfecção o HBsAg é positivo, o anti-HBC IgM é negativo e anti-HDV IgM é positivo.

Tratamento e profilaxia

O tratamento consiste em suporte e controle da infecção pelo HBV. Em casos graves, são usados doses altíssimas de interferon e PEG-IFN por tempo prolongado (12 a 24 meses). Como em toda insuficiência hepática aguda, o transplante hepático acaba se constituindo em alternativa ao tratamento, desde que o paciente atinja essa condição clínica. No que se refere à profilaxia, uma vez que o HDV necessita do vírus da hepatite B para causar doença, a prevenção abarca os métodos usados para o HBV, incluindo vacinas e imunoglobulinas (IGHB).

HEPATITE E

O vírus da hepatite E (HEV) é o agente etiológico da hepatite E aguda, uma infecção considerada endêmica em alguns países em desenvolvimento na África e na Ásia. Atualmente classificado como membro do gênero *Herpesvirus*, na família Herpesviridae, é uma pequena partícula esferoidal, não envelopada, de aproximadamente 32 a 34nm de diâmetro, com RNA de cadeia simples.

Embora um único sorotipo tenha sido proposto, observa-se extensa diversidade genômica entre os HEV isolados. Os infectantes humanos foram classificados em quatro genótipos (de 1 a 4). Os genótipo 1 e 2 parecem estar limitados a humanos, enquanto os outros dois genótipos infectam uma variedade de outros mamíferos, incluindo porcos, javalis, cervos e ratos, entre outros.

Casos agudos de hepatite E não parecem frequentes no Brasil. O primeiro e único caso autóctone da hepatite E aguda em humano foi reportada recentemente. Entre indivíduos saudáveis (incluindo doadores de sangue e mulheres grávidas), a soroprevalência do anti-HEV IgG variou de 1% a 7,5%, sem diferença entre as regiões geográficas. Quatro estudos que investigaram a prevalência na população geral da Amazônia encontraram taxas que variavam entre 3,3% e 6,1%.

A transmissão se dá por consumo de água contaminada em regiões endêmicas com más práticas sanitárias e consumo de carne crua ou mal passada de animais contaminados, especialmente em países industrializados, responsável pela maioria das transmissões do vírus E e resultando em importante problema de saúde pública.

A infecção também pode estar relacionada com o nível de imunidade da população e as condições sanitárias e de vida, entre outros fatores. Investigações recentes reforçam a existência de três rotas adicionais de transmissão do HEV, menos frequentes: parenteral, pessoa a pessoa e a transmissão vertical da mãe para seu filho.

Apresentação clínica

A gravidade da infecção varia desde a infecção subclínica até a hepatite fulminante. A maioria dos casos apresenta curso clínico silencioso. Doença sintomática acontece em aproximadamente 20% dos pacientes e é observada mais frequentemente em jovens e adultos (de 14 a 40 anos de idade).

Os sintomas associados à infecção pelo HEV são geralmente autolimitados, com letalidade de 0,5% a 4%. Em casos sintomáticos, o período de incubação pode variar de 2 a 8 semanas (média de 40 dias).

A doença normalmente apresenta duas fases distintas: pré-ictérica e ictérica. A fase inicial, pré-ictérica, é caracterizada por febre, mal-estar, astenia, perda de apetite, aversão a cigarro, anorexia, vômitos, distúrbio intestinal, desconforto epigástrico e dor lombar. Outros pacientes relatam dores nas articulações e prurido intenso. Dura aproximadamente de 1 a 7 dias (média de 3 dias), embora possa ser mais longa. Os sintomas clínicos são comumente associados a aumento dos níveis de enzimas hepáticas, especialmente bilirrubina, AST e ALT (Figura 49.2).

Com o aparecimento da fase ictérica, a febre regride e o apetite retorna. O exame clínico revela icterícia, sensibilidade subcostal e discreta hepatomegalia; alguns pacientes apresentam esplenomegalia e linfadenopatia dolorosa. Ascite moderada pode estar presente. A fase ictérica dura de 2 a 4 semanas, na maioria dos casos. Alguns pacientes podem persistir com sintomas inespecíficos, como fadiga e fraqueza, após o desaparecimento da icterícia. Sintomas colestáticos, como prurido intenso e fezes acólicas, podem ser proeminentes.

Infecção crônica pelo HEV

Embora seja uma infecção autolimitada, com melhora espontânea na maioria dos pacientes, recentemente episódios persistentes de excreção viral foram reconhecidos em países de baixa endemicidade e casos esporádicos foram relatados em áreas endêmicas.

A capacidade de avanço da doença para o estado crônico causa grande preocupação em transplantados renais e hepáticos em uso de imunossupressão. Esse grupo é considerado a principal população de risco para a hepatite E crônica.

A infecção crônica também pode ocorrer em pacientes com condição associada de imunossupressão, como infecção

Quadro 49.2 Perfil sorológico dos indivíduos portadores de hepatite B aguda, hepatite D coinfectados, hepatite D superinfectados e hepatite D crônica

	Anti-HBc IgM	HDVAg	Anti-HDV IgM	HDV-RNA
Hepatite B aguda	+	–	–	–
Hepatite D coinfectados	+	+	+/–	+
Hepatite D superinfectados	–	+	+	+
Hepatite D crônica	–	–	+/–	+

por HIV, linfoma e leucemia. No entanto, a persistência da infecção viral parece ser muito menos comum nesse grupo do que nos transplantados de órgãos sólidos.

Hepatite E e gravidez

Em pacientes grávidas, doença hepática aguda pode levar a hepatite fulminante, e aumento da mortalidade (até 30%) é observado em regiões endêmicas.

A infecção por vírus E durante a gestação também está associada a aborto, prematuridade, baixo peso ao nascer e aumento do risco de mortalidade perinatal.

Infecção em neonatos

O vírus da hepatite E pode ser transmitido de gestantes infectadas a seus recém-nascidos, e as consequências para o recém-nascido podem ser sérias. Esses bebês geralmente nascem prematuros e têm baixo peso ao nascer. Além disso, podem exibir icterícia e níveis elevados de transaminases no soro, são propensos a complicações como hipotermia e hipoglicemia e apresentam aumento da mortalidade perinatal.

Em estudo realizado na Índia, 15 de 19 crianças nascidas de mães infectadas pelo HEV apresentaram anti-HEV IgM ou HEV-RNA detectável no sangue do cordão umbilical, indicando transmissão vertical do vírus. Dessas 15 crianças, sete tiveram hepatite ictérica, cinco, hepatite anictérica, e as três restantes tiveram icterícia com níveis normais de enzimas hepáticas. Seis dos 15 lactentes morreram e nove melhoraram dentro de 8 semanas; nenhuma infecção crônica por HEV foi observada.

Diagnóstico

Infecção aguda pelo HEV é comumente diagnosticada mediante a detecção dos anticorpos específicos anti-HEV IgM e IgG. A análise do RNA do vírus em espécimes biológicos como fezes, soro e tecido hepático, por meio de técnicas de amplificação do ácido nucleico (NAT), também é usada para o diagnóstico e constitui o padrão-ouro para a confirmação da hepatite aguda por HEV. Infelizmente, a detecção com base nas NAT é uma abordagem cara, que pode não estar disponível nos laboratórios de diagnóstico e, além disso, exige técnicas altamente especializadas e pessoal treinado.

Anti-HEV IgM aparece durante a fase aguda da infecção, é detectado 4 dias após o início da icterícia e persiste por mais de 5 meses. Em geral, 90% dos pacientes que cursam com infecção aguda por vírus E apresentam anti-HEV IgM detectado em 2 semanas após o início da doença, enquanto anticorpos anti-HEV IgG são detectados logo depois do aparecimento do anti-HEV IgM (Figura 49.2).

Embora HEV-RNA possa ser detectado no início da doença e até 6 e 4 semanas em fezes e soro, respectivamente, os níveis de RNA viral podem ser baixos e podem não ser detectados (Figura 49.2).

Manejo da infecção por HEV

A infecção pelo HEV é limitada em imunocompetentes e apenas sintomáticos são necessários. No entanto, em pacientes imunossuprimidos ou portadores de hepatopatia subjacente, a infecção por HEV pode evoluir para hepatite fulminante ou insuficiência hepática aguda ou crônica. Nesses casos, um curso curto de ribavirina tem promovido recuperação completa e evitado a necessidade de transplante hepático em pequena série de casos. No entanto, mais investigações e estudos prospectivos são necessários para avaliar se o tratamento com ribavirina pode de fato prevenir a progressão para falência hepática em pacientes com hepatite E aguda grave.

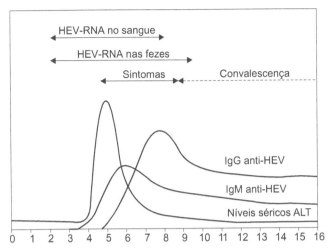

Figura 49.2 Relação temporal da clínica, sorologia e eventos virológicos durante hepatite E aguda, como visto em áreas endêmicas. (Adaptada de Aggarwal RA, 2013.)

O tratamento da infecção crônica consiste em remoção viral completa. Apesar de várias opções de tratamento terem sido tentadas e vários métodos descritos, orientações com base em revisões sistemáticas ainda não foram publicadas.

A diminuição da dose dos imussupressores tem sido proposta como tratamento de primeira linha em pacientes transplantados. Isso leva a carga viral indetectável em 30% dos pacientes, mas também à rejeição do enxerto em certas circunstâncias. Em casos em que não se consegue eliminar o vírus dessa maneira, ou quando o paciente não tolera a diminuição do imunossupressor, terapia antiviral deve ser considerada. Pode ser utilizada monoterapia com IFN-α ou ribavirina, ou uma combinação dessas medicações por 2 a 3 meses.

HEPATITE G

O vírus da hepatite G (HGV ou VGB-C) é um RNA vírus que codifica duas proteínas, E1 e E2. Durante a infecção há a formação de imunidade através de anticorpos anti-E2.

A transmissão se dá por vias parenteral, sexual e vertical e sua prevalência aumenta com a idade. De tropismo discutível, já que a detecção viral é menor no tecido hepático do que no soro, a infecção pelo HGV na faixa etária pediátrica cursa sem sintomatologia nem alteração laboratorial.

O diagnóstico da infecção aguda é feito por PCR do RNA vírus. Quanto ao anti-E2, uma vez presente, informa infecção superada. Em pediatria não costuma haver a associação de hepatopatia relacionada com HGV, apesar de em outras faixas etárias existirem relatos de hepatites agudas e até insuficiência hepática aguda grave em infectados por VGB-C.

TT VÍRUS

O vírus da hepatite TT (TTV) é um DNA vírus, não envelopado, de diversidade genotípica, cujo hepatotropismo, apesar de ainda controverso, é demonstrado por meio de estudos que apresentam concentração viral em tecido hepático até 100 vezes maior do que no soro.

De apresentação global, há evidências de transmissão do TTV por vias fecal-oral, sexual, parenteral e vertical. Apesar de muito prevalente, não existe confirmação de sua relação causal com a doença hepática. Os pacientes diagnosticados com o TTV são, em sua maioria, assintomáticos e apresentam avaliações laboratoriais inalteradas. O diagnóstico se dá por detecção de DNA vírus.

CONSIDERAÇÕES FINAIS

A importância das hepatites não se limita apenas ao grande número de pessoas infectadas; estende-se também às complicações das formas agudas e crônicas.

Para a definição de estratégias para o controle das hepatites virais é necessário (re)conhecer a amplitude do problema. No Brasil, a vigilância epidemiológica das hepatites exige a notificação compulsória dos casos suspeitos. Embora o sistema de notificação tenha apresentado melhoras, ainda é insatisfatório.

As principais questões a serem investigadas, e que podem contribuir para melhor controle das hepatites, estão relacionadas com a definição dos diferentes tipos de vírus e das doenças que promovem. O diagnóstico precoce da infecção por HBV ou HCV beneficia os pacientes, possibilitando a escolha do momento mais adequado para o início do tratamento da forma crônica da doença. No entanto, sabe-se que a identificação de portadores assintomáticos de doenças infecciosas crônicas é muito difícil e onerosa.

Novos medicamentos para o tratamento das formas crônicas das hepatites virais vêm sendo desenvolvidos, abrindo novas possibilidades para o tratamento dos adultos e, em futuro próximo, das crianças.

Bibliografia

Abraham P. TT viruses: how much do we know? Indian J Med Res 2005; 122:7-10.

Aggarwal RA. Hepatitis E: clinical presentation in disease-endemic areas and diagnosis. Semin Liver Dis 2013; 33:30-40.

Alvariz FG. Hepatite C crônica: aspectos clínicos e evolutivos. Moderna Hepatologia 2004; ano 30. Edição Especial: 20-32.

Armstrong GL, Wasley A, Simard EP, McQuillan GM, Kuhnert WL, Alter MJ. The prevalence of hepatitis C virus infection in the United States, 1999 through 2002. Ann Intern Med 2006; 144:705-14.

Barshes NR, Udell IW, Lee TC et al. The natural history of hepatitis C virus in pediatric liver transplant recipients. Liver Transpl 2006; 12:1119-23.

Beyazit Y, Guven GS, Kekilli M, Koklu S, Yolcu OF, Shorbagi A. Acute pericarditis and renal failure complicating acute hepatitis A infection. South Med J 2006; 99(1):82-4.

Bortolotti F, Guido M, Bartolacci S et al. Chronic hepatitis B in children after e antigen seroclearance: final report of a 29-year longitudinal study. Hepatology 2006; 43:556-62.

Bortolotti F, Verucchi G, Cammà C et al. Long-term course of chronic hepatitis C in children: from viral clearance to end-stage liver disease. Gastroenterology 2008; 134:1900-7.

Bruguera M, Sanches Tapias JM. What are cryptogenic hepatic disease? Med Clin 2000; 114(1):31-6.

Bruix J, Sherman M. Management of hepatocellular carcinoma: an update. Hepatology 2011; 53:1020-2.

Brunt EM. Grading and staging the histopathological lesions of chronic hepatitis: the Knodell Histology Activity Index and Beyond. Hepatology 2000 jan: 31(1):241-6.

Carrilho FJ, França AVC, Silva LC. Profilaxia das hepatites por vírus. In: Silva LC (ed.) Hepatites agudas e crônicas. 2. ed. São Paulo: Sarvier, 1995:264-72.

Chang MH, Ni YH, Hwang LH et al. Long term clinical and virologic outcome of primary hepatitis C virus infection in children: a prospective study. Pediatr Infect Dis J 1994; 13:769-73.

Chen HL, Chang CJ, Kong MS et al. Pediatric fulminant hepatic failure in endemic areas of hepatitis B infection: 15 years after universal Hepatitis B vaccination. Hepatology 2004; 39:58-63.

Colson P, Coze C, Gallian P, Henry M, De Micco P, Tamalet C. Transfusion-associated hepatitis E, France. Emerg Infect Dis 2007; 13(4):648-9.

Conte D, Fraquelli M, Prati D, Colucci A, Minola E. Prevalence and clinical course of chronic hepatitis C virus (HCV) infection and rate of HCV vertical transmission in a cohort of 15,250 pregnant women. Hepatology 2000; 31:751-5.

Coutre P, Meisel H, Hofmann J et al. Reactivation of hepatitis E infection in a patient with acute lymphoblastic leukaemia after allogeneic stem cell transplantation. Gut 2009; 58(5):699-702.

Da Villa G, Romano L, Sepe A et al. Impact of hepatitis B vaccination in a highly endemic área of South Italy and long-term duration of anti-HBs antibody in two cohorts of vaccinated indivuduals. Vaccine 2007; 25:3133-6.

Dalton HR, Stableforth W, Thurairajah P et al. Autochthonous hepatitis E in Southwest England: natural history, complications and seasonal variation, and hepatitis E virus IgG seroprevalence in blood donors, the elderly and patients with chronic liver disease. Eur J Gastroenterol Hepatol 2008; 20(8):784-90.

Echevarría JM, González JE, Lewis-Ximenez LL et al. Hepatitis E virus infection in Latin America: a review. J Med Virol 2013, 85(6):1037-45.

El-Shabrawi MH, Kamal NM. Burden of pediatric hepatitis C. World J Gastroenterol 2013; 19(44):7880-8.

England K, Pembrey L, Tovo PA, Newell ML. Growth in the first 5 years of life is unaffected in children with perinatally-acquired hepatitis C infection. J Pediatr 2005; 147:227-32.

Favorov MO, Fields HA, Purdy MA et al. Serologic identification of hepatitis E virus infections in epidemic and endemic settings. J Med Virol 1992; 36(4):246-50.

Ferreira CT, Silveira TR. Hepatites virais: aspectos da epidemiologia e da prevenção. Rev Bras Epidemiol 2004; 7(4):473-87.

Fonseca JCF, Simonetti SR, Schatzmayr HG et al. Prevalence of infection with hepatites delta virus among carriers of hepatitis B surfasse antigen in Amazonas State, Brazil. Trans Royal Soc Trop Med Hyg 1988; 82:469-71.

Gerolami R, Borentain P, Raissouni F, Motte A, Solas C, Colson P. Treatment of severe acute hepatitis E by ribavirin. J Clin Virol 2011; 52(1):60-2.

Gérolami R, Moal V, Colson P. Chronic hepatitis E with cirrhosis in a kidney transplant recipient. N Engl J Med 2008; 358(8):859-60.

Global Surveillance and Control of Hepatitis C. Report of a WHO Consultation organized in collaboration with the Viral Hepatitis Prevention Board, Antwerp, Belgium. J Viral Hepat 1999; 6:35.

González-Peralta RP, Langham MR, Andres JM et al. Hepatocellular carcinoma in 2 young adolescents with chronic hepatitis C. J Pediatr Gastroenterol Nutr 2009; 48:630-5.

Gunsar F. Delta hepatitis. Expert Rev Anti Infect 2009; 7(5):499-501.

Halasz R, Fischeler B, Nemeth A, Lundhlom S, Sallberg M. A high prevalence of serum GB virus C/hepatitis G virus RNA in children with na without liver disease. Clin Infect Dis 1999; 52:752-7.

Hill JB, Sheffield JS, Kim MJ, Alexander JM, Sercely B, Wendel GD. Risk of hepatitis B transmission in breast-fed infants of chronic hepatitis B carriers. Obstet Gynecol 2002; 99:1049-52.

Hino S. TTV, a new human virus with single stranded circular DNA genome. Rev Med Virol 2002; 12:151-8.

Hochman MD, Balistreri WF. Acute and chronic viral hepatitis. In: Suchy FJ (ed.) Liver disease in children. 3. ed. Nova York: Cambridge University Press, 2007; 369-446.

Huang S, Zhang X, Jiang H et al. Profile of acute infectious markers in sporadic hepatitis E. PLoS One 2010; 5(10):e13560.

Jhaveri R, Grant W, Kauf TL, McHutchison J. The burden of hepatitis C virus infection in children: estimated direct medical costs over a 10-year period. J Pediatr 2006; 148:353-8.

Kamar N, Selves J, Mansuy JM et al. Hepatitis E virus and chronic hepatitis in organ-transplant recipients. N Engl J Med 2008; 358(8):811-7.

Khaderi S, Shepherd R, Goss JA, Leung DH. Hepatitis C in the pediatric population: transmission, natural history, treatment and liver transplantation. World J Gastroenterol 2014; 20(32):11281-6.

Khuroo MS, Kamili S, Jameel S. Vertical transmission of hepatitis E virus. Lancet 1995; 345(8956):1025-6.

Khuroo MS, Kamili S, Khuroo MS. Clinical course and duration of viremia in vertically transmitted hepatitis E virus (HEV) infection in babies born to HEV-infected mothers. J Viral Hepat 2009; 16(7):519-23.

Koenecke C, Pischke S, Heim A et al. Chronic hepatitis E in hematopoietic stem cell transplant patients in a low-endemic country? Transpl Infect Dis 2012; 14(1):103-6.

Kumar S, Subhadra S, Singh B, Panda BK. Hepatitis E virus: thecurrent scenario. Int J Infect Dis 2013; 17(4):e228-e233.

Liang TJ. Hepatitis B: the virius and disease. Hepatology 2009; 49:S13-S21.

Lin HH, Kao JH, Yeh KY et al. Mother-to-infant transmission of GB virus C/hepatitis G virus: the role of high-titered maternal viremia and mode of delivery. J Infect Dis 1998; 177:1202-6.

Linnen J, Wages J, Zhang-Keck ZY et al. Molecular cloning and disease association of hepatitis G virus: a transfusion-transmissible agent. Science 1996; 271:506-8.

Locasciulli A, Gornati G, Tagger A et al. Hepatitis C virus infection and chronic liver disease in children with leukemia in long-term remission. Blood 1991; 78:1619-22.

Lopes DR, Lewis-Ximenez LL, Silva MF, Sousa PS, Gaspar AM, Pinto MA. First report of a human autochthonous hepatitis E virus infection in Brazil. J Clin Virol 2010, 47(3):276-9.

Maasoumy B, Wedemeyer H. Natural history of acute and chronic hepatitis C. Best Pract Res Clin Gastroenterol 2012; 26:401-12.

Mack CL, Gonzalez-Peralta RP, Gupta N et al. NASPGHAN practice guidelines: diagnosis and management of hepatitis C infection in infants, children, and adolescents. J Pediatr Gastroenterol Nutr 2012; 54:838-55.

Mansuy JM, Huynh A, Abravanel F, Recher C, Peron JM, Izopet J. Molecular evidence of patient-to-patient transmission of hepatitis E virus in a hematology ward. Clin Infect Dis 2009; 48(3):373-4.

Mast EE, Hwang LY, Seto DS et al. Risk factors for perinatal transmission of hepatitis C virus (HCV) and the natural history of HCV infection acquired in infancy. J Infect Dis 2005; 192:1880-9.

Matheny SC, Kingery JE. Hepatitis A. American Family Physician 2012; 86:1027-34.

McMahon BJ, Alward WL, Hall DB et al. Acute hepatitis B virus infection: relation of age to the clinical expression of disease and subsequent development of the carrier state. J Infect Dis 1985; 151:599-603.

Ministério da Saúde – Programa Nacional para a Prevenção e o Controle das Hepatites Virais. Disponível em: http://www.saude.gov.br/sps/areastecnicas/hepatite.htm.

Mirazo S, Ramos N, Mainardi V, Gerona S, Arbiza J. Transmission, diagnosis and management of hepatites E: an update. Hepatic Medicine: Evidence and Research 2014; 6:45-59.

Mok J, Pembrey L, Tovo PA, Newell ML. When does mother to child transmission of hepatitis C virus occur? Arch Dis Child Fetal Neonatal Ed 2005; 90: F156-F160.

Ni YH, Chang MH, Chen PJ et al. Viremia profiles in children with chronic hepatitis B virus infection and spontaneous e antigen seroconversion. Gastroenterology 2007; 132:2340-5.

Ni YH, Huang LM, Chang MH et al. Two decades of universal hepatitis B vaccination in Taiwan: impact and implication for future strategies. Gastroenterology 2007; 132:1287-93.

Okamoto H, Akahane Y, Ukita M et al. Fecal excretion of a nonenveloped DNA virus (VTT) associated with post transfusion non A-G hepatitis. J Med Virol 1998; 56:234-8.

Omland LH, Krarup H, Jepsen P et al. Mortality in patients with chronic and cleared hepatitis C viral infection: a nationwide cohort study. J Hepatol 2010; 53:36-42.

Parvez MK. Chronic hepatitis E infection: risks and controls. Intervirology 2013; 56(4):213-6.

Patra S, Kumar A, Trivedi SS, Puri M, Sarin SK. Maternal and fetal outcomes in pregnant women with acute hepatitis E virus infection. Ann Intern Med 2007; 147(1):28-33.

Péron JM, Dalton H, Izopet J, Kamar N. Acute autochthonous hepatitis E in western patients with underlying chronic liver disease: a role for ribavirin? J Hepatol 2011; 54(6):1323-4; author reply 1324.

Philipp T, Durazzo M, Trautwein C et al. LKM3 autoantibodies in chronic hepatitis D recognize the UDP-glucoronosyltransferases. Lancet 1994; 344:578-81.

Pischke S, Suneetha PV, Baechlein C et al. Hepatitis E virus infection as a cause of graft hepatitis in liver transplant recipients. Liver Transpl 2010; 16(1):74-82.

Protocolo clínico e diretrizes terapêuticas para o tratamento da hepatite viral crônica B e coinfecções/Ministério da Saúde, Secretaria de Vigilância em Saúde, Departamento de DST, AIDS e Hepatites Virais. Brasília: Ministério da Saúde, 2010:67-70.

Reshetnyak VI, Karlovich TI, Ilchenko LU. Hepatitis G virus. World J Gastroenterol 2008; 14(30):4725-34.

Rizzetto M. Hepatitis D: thirty years after. J Hepatol 2009; 50:1043-50.

Rizzeto M, Canese MG, Aricó S, Crivelli O, Trepo C, Bonito F. Immunofluorescense detection of new antigen antibody system (delta/anti-delta) associated to hepatitis b virus in liver and in serum of HBsAg carriers. Gut 1977 Dec; 18(12):997-1003.

Ruiz-Extremera A, Muñoz-Gámez JA, Salmerón-Ruiz MA et al. Genetic variation in inter- leukin 28B with respect to vertical transmission of hepatitis C virus and spontaneous clearance in HCV-infected children. Hepatology 2011; 53:1830-8.

Ruiz-Moreno M, Otero M, Millan A et al. Clinical and histological outcome after hepatitis B e antigen to antibody seroconversion in children with chronic hepatitis B. Hepatology 1999; 29:572-5.

Rumbo C, Fawaz RL, Emre SH et al. Hepatitis C in children: a quaternary referral center perspective. J Pediatr Gastroenterol Nutr 2006; 43:209-16.

SBH – Relatório do Grupo de Estudos da Sociedade Brasileira de Hepatologia. Epidemiologia da infecção pelo vírus da hepatite C no Brasil. Disponível em: www.sbhepatologia.org.br.

Schildgen O, Muller A, Simon A. Chronic hepatitis E and organ transplants. N Engl J Med 2008; 358(23):2521-2; author reply 2522.

Schlosser B, Stein A, Neuhaus R et al. Liver transplant from a donor with occult HEV infection induced chronic hepatitis and cirrhosis in the recipient. J Hepatol 2012; 56(2):500-2.

Serranti D, Indolfi G, Resti M. New treatments for chronic hepatitis C: an overview for paediatricians. World J Gastroenterol 2014; 20(43):15965-74.

Shattock AG. Increased severity and morbity of acute hepatitis in drug abusers with simultaneously acquired hepatitis B and hepatitis D virus infections. Br Med J 1995; 290:1377-80.

Shiraki K, Ohto H, Inaba N et al. Guidelines for care of pregnant women carrying hepatitis C virus and their infants. Pediatr Int 2008; 50:138-40.

Silva LC, Granato CFH. Importância clínica dos marcadores virais. In: Silva LC (ed.) Hepatites agudas e crônicas. 2. ed. São Paulo: Sarvier, 1995:26-39.

Simons JN, Leary TP, Dawson GJ et al. Isolation of novel virus-like sequence associated with human hepatitis. Nat Med 1995; 1:564-9.

Sjogen M. Serologic diagnosis of viral hepatitis. Med Clin N Am 1996; 80:929-56.

Spada E, Mele A, Ciccozzi M et al. Changing epidemiology of parenterally transmitted viral hepatitis: results from the hepatitis surveillance system in Italy. Dig Liver Dis 2001; 33:778-84.

Steininger C, Kundi M, Jatzko G, Kiss H, Lischka A, Holzmann H. Increased risk of mother-to-infant transmission of hepatitis C virus by intrapartum infantile exposure to maternal blood. J Infect Dis 2003; 187:345-51.

Taniguchi M, Kim SR, Mishiro S et al. Epidemiology of hepatitis E in Northeastern China, South Korea and Japan. J Infect 2009; 58(3):232-7.

Teshale EH, Hu DJ, Holmberg SD. The two faces of hepatitis E virus. Clin Infect Dis 2010; 51(3):328-34.

Vitral LC, Silva-Nunes M, Pinto MA et al. Hepatitis A and E seroprevalence and associated risk factors: a community-based cross-sectional survey in rural Amazonia. BMC Infectious Diseases 2014; 14:1-9.

Yeung CY, Lee HC, Chan WT et al. Vertical transmission of hepatitis C virus: current knowledge and perspectives. World J Hepatol 2014; 6(9):643-51.

Yeung LT, King SM, Roberts EA. Mother-to-infant transmission of hepatitis C virus. Hepatology 2001; 34:223-9.

Zaltron S, Spinetti A, Biasi L, Baiguera C, Castelli F. Chronic HCV infection: epidemiological and clinical relevance. BMC Infect Dis 2012; 12(Suppl 2):S2.

Capítulo **50**

Hepatoesplenomegalia: Roteiro Diagnóstico

Fernanda Maria Ulisses Montenegro
Carlos Henrique Bacelar Lins de Albuquerque

INTRODUÇÃO

O fígado e o baço apresentam peculiaridades anatomofisiológicas e exercem importantes funções no organismo, tornando frequente, na clínica pediátrica, a presença de hepatomegalia e/ou esplenomegalia ao exame clínico, tanto em condições benignas e transitórias como em doenças de maior gravidade.

Na maioria das consultas pediátricas, a hepatoesplenomegalia é relatada diretamente pelos familiares ou pacientes, constituindo um achado ao exame físico. Além disso, podem ser relatadas queixas indiretas, como aumento de volume, desconforto ou dor abdominal.

Diante de uma criança com suspeita de hepatoesplenomegalia, deve-se primeiramente determinar se essa massa palpável é realmente o fígado ou o baço aumentado de tamanho, uma vez que variações anatômicas (peito escavado, ptose hepática, presença de lobos acessórios), rebaixamento do diafragma, hidronefrose, pseudocisto pancreático ou tumores retroperitoneais podem deslocar esses órgãos, levando a um falso diagnóstico de hepatoesplenomegalia. Quando o exame clínico é questionável, deve-se realizar uma ultrassonografia de abdome, que na maioria das vezes eliminará essa dúvida.

É importante proceder à percussão das bordas superior e inferior do fígado antes de sua palpação para avaliação clínica das dimensões hepáticas. A borda superior do fígado é normalmente percutível entre o quarto e o sexto espaço intercostal direito, mais comumente no quinto espaço. Quando a borda superior do fígado é percutível nesse nível, aceita-se como normal um fígado palpável de até 3,5cm do rebordo costal direito na linha hemiclavicular até o sexto mês de vida; até 2 a 3cm entre os 6 meses e os 2 anos, e até 2cm entre os 2 e os 10 anos de idade. Essa avaliação clínica do tamanho do fígado, por meio da percussão de sua borda superior e palpação da borda inferior, varia com o gênero e a idade, atingindo aos 12 anos cerca de 7 a 8cm nos meninos e 6 a 6,5cm nas meninas. Convém verificar também a consistência, a sensibilidade, a superfície e as bordas do fígado e do baço.

Nos casos em que a hipertrofia ocorre de maneira discreta, o principal desafio para o clínico consiste em decidir se esse aumento de tamanho justifica avaliação laboratorial imediata ou se exige apenas observação clínica cuidadosa. Sabe-se que em 14% dos recém-nascidos sadios e em 7% das crianças com mais de 10 anos de idade é possível apalpar o baço sem nenhum significado patológico. Nessas situações, o fígado e o baço devem apresentar superfície lisa, com bordos regulares e ausência de dor às manobras de palpação. Portanto, na investigação diagnóstica deve-se dar maior importância à anamnese, aos dados epidemiológicos e à presença de outros sinais e sintomas associados.

O fígado e o baço exercem múltiplas e importantes funções no organismo, de modo que a hepatoesplenomegalia pode ser observada na história natural de diferentes processos, como veremos a seguir:

1. O fígado e principalmente o baço são sede de tecidos linfoide e reticulendotelial, colaborando na defesa do organismo, de modo que tendem a sofrer hipertrofia nos processos inflamatórios e infecciosos agudos e crônicos, nas neoplasias e nas doenças por hipersensibilização.

2. Como o baço é responsável pela destruição de elementos circulantes envelhecidos ou anormais, tende a aumentar de tamanho em caso de anemia hemolítica.

3. Na vida intrauterina, o fígado e o baço assumem papel na hematopoese. Nas situações em que se exige do organismo um notável esforço regenerador do sangue, persiste ou reaparece essa capacidade hematopoética extramedular, como ocorre nas anemias hemolíticas e carenciais.

4. Como o fígado e o baço contêm abundante rede vascular, distúrbios circulatórios gerais (insuficiência cardíaca congestiva [ICC], pericardite constritiva) ou locais (hipertensão portal) podem determinar hepatoesplenomegalia.

5. Os hepatócitos são responsáveis pela produção e excreção da bile, de modo que processos que afetam o ciclo do meta-

bolismo da bilirrubina podem determinar hepatomegalia e icterícia.

6. O fígado também participa no metabolismo dos carboidratos, lipídios e proteínas, de modo que tende a sofrer hipertrofia em algumas doenças metabólicas ou de depósito.

As principais etiologias para hepatoesplenomegalia são mostradas no Quadro 50.1.

Quadro 50.1 Etiologia da hepatoesplenomegalia segundo grupos de doenças

Infecciosas por vírus	Hipertensão portal
Hepatite	Pré-sinusoidal: trombose de veia porta ou esplênica, transformação cavernosa de veia porta
Mononucleose	
Citomegalovírus	
Rubéola	
Febre amarela	Pós-sinusoidal: pericardite constritiva, ICC, síndrome de Budd-Chiari, doença venoclusiva
HIV	
Por rickéttsias	
Febre maculosa	**Hepatopatias**
Tifo murino	Doença de Wilson
	Cirrose
Por espiroquetas	Hepatite crônica
Leptospirose	
Sífilis	**Hematológicas**
	Anemias hemolíticas
Por bactérias	Anemia ferropriva
Febre tifoide	
Febre paratifoide	**Metabólicas**
Brucelose	Depósito de gordura: desnutrição, obesidade, síndrome de Reye
Tuberculose miliar	
Listeriose	
Enterobacteriose septicêmica prolongada	Depósito de lipídios: doença de Gaucher, doença de Niemann-Pick, síndrome de Wolman, deficiência de acildesidrogenase
Hanseníase, forma lepromatosa	
Abscesso bacteriano	
Hepatoesplenomegalia reacional	
	Depósito de glicogênio: glicogenoses, RN de mãe diabética, síndrome de Beckwith
Por fungos	
Blastomicose sul-americana	
Histoplasmose	
Candidíase sistêmica	**Outras**
	Histiocitose
Por protozoários	Xantocromatose
Doença de Chagas	Hemossiderose
Toxoplasmose	Deficiência de alfa-1-antitripsina
Leishmaniose visceral	
Malária	Amiloidose
Abscesso amebiano	Cistinose
	Galactosemia
Por helmintos	Mucopolissacaridoses
Esquistossomose	Intoxicação por vitamina A
Larva migrans visceral	Hiperlipidemia idiopática familiar
Neoplásicas	
Tumores hepáticos primários	**Miscelânea**
Tumores secundários ou metástases: leucemias, linfomas, neuroblastoma, tumor de Wilms	Cistos
	Colagenoses
	Sarcoidose
	Fibrose hepática congênita
Hemangioma e hemangioendotelioma	Doença de Caroli
	Obstrução extra-hepática
Reacional	Doença de Alagille
Infecções	
Medicamentos	

ABORDAGEM À CRIANÇA COM HEPATOESPLENOMEGALIA

A presença de hepatoesplenomegalia, na maioria das crianças, é detectada no exame físico, e o diagnóstico de hepatoesplenomegalia frequentemente é estabelecido em crianças que procuram o pediatra por outras queixas. O quadro mais observado é o de uma hepatoesplenomegalia discreta ou moderada, de curta duração, com resolução espontânea, geralmente acompanhada por febre e sem comprometimento do estado geral, relacionada, na grande maioria, com processos infecciosos.

História clínica e exame físico

A anamnese e o exame físico são fundamentais para o direcionamento da investigação diagnóstica, visto que várias doenças podem estar associadas a essa queixa relativamente comum. Uma análise cuidadosa dos sinais e sintomas associados é essencial para esclarecimento etiológico e direcionamento na solicitação dos exames complementares:

- **Febre:** geralmente presente nos processos infectoparasitários, inflamatórios, colagenoses e neoplasias. Por outro lado, as hepatoesplenomegalias afebris costumam estar associadas a quadros de anemia, principalmente as hemolíticas, doenças de depósito e as que cursam com hipertensão portal.
- **Anemia:** pode estar associada a quaisquer etiologias: carencial, infecciosa, metabólica ou neoplásica.
- **Icterícia:** em caso de aumento da bilirrubina indireta, deve-se pesquisar hemólise; por outro lado, o aumento da bilirrubina direta indica colestase, que pode estar associada a hepatopatia ou afecção das vias biliares.
- **Adenomegalia:** pode ser encontrada em diversos quadros infecciosos, reações medicamentosas, neoplasias e doenças de depósito.
- **Artrite e/ou artralgia:** são frequentemente encontradas nas doenças autoimunes e na doença do soro associada ao uso de medicamentos e vacinas.
- **Problemas cardiovasculares:** convém investigar a presença de ICC.
- **Distúrbios hemorrágicos:** podem estar associadas aos processos neoplásicos, à hipertensão portal ou à insuficiência hepática.
- **Ascite:** ocorre nas afecções que cursam com hipertensão portal do tipo sinusoidal ou pós-sinusoidal.
- **Exposição a medicamentos ou agentes hepatotóxicos.**
- **Antecedentes familiares:** para anemias hemolíticas, doenças de depósito ou erros inatos de metabolismo e síndromes colestáticas familiares.
- **Dados epidemiológicos:** auxiliam a investigação de doenças infectoparasitárias.

No exame físico da criança com hepatoesplenomegalia, as características desses órgãos devem ser avaliadas adequadamente. Além de sua mensuração, devem ser analisadas a consistência, as características da superfície (lisa, nodular, irregular), a presença de pulsação, frêmitos ou sopros e a ocorrência de dor.

A consistência do fígado costuma estar aumentada na fibrose hepática congênita, nas glicogenoses e na hepatite crônica. Nas cirroses, pode haver alterações em sua superfície, que pode ser lisa ou irregular (micro- ou macronodular).

Aumentos assimétricos ou focais do fígado e/ou do baço são mais frequentemente encontrados nos abscessos piogênicos, cistos e neoplasias primárias ou secundárias. Na hepatopatia esquistossomótica, a hepatomegalia é assimétrica com hipertrofia do lobo esquerdo.

A ausculta de sopro sobre a área hepática leva à suspeita de hemangioendotelioma ou telangiectasia hemorrágica hereditária.

Dor à palpação do fígado pode ocorrer nas hepatites infecciosas, abscesso hepático e na congestão passiva secundária à insuficiência cardíaca.

As hepatomegalias isoladas sugerem doenças tumorais, císticas, depósito de glicogênio (glicogenoses) e doenças venoclusivas. Nas doenças venoclusivas, geralmente a hepatomegalia acompanha-se por ascite.

As esplenomegalias isoladas são mais frequentemente encontradas na trombose de veia porta, nas doenças de depósito de gordura (lipidoses), na leucemia mielocítica crônica e nas anemias hemolíticas.

Diagnóstico laboratorial

A investigação laboratorial será fundamentada na história clínica e no exame físico. A avaliação diagnóstica inicial deverá incluir hemograma completo, contagem de reticulócitos, urocultura, sumário de urina, dosagem de aminotransferases e, em algumas situações, pode ser incluída a ultrassonografia abdominal.

O *hemograma completo* com contagem de *reticulócitos*, associado a dosagem de hemoglobina e índices hematimétricos, promove a diferenciação entre as anemias carenciais (hipocromia, microcitose) e as hemolíticas (geralmente normocíticas, normocrômicas e com reticulocitose). A análise da contagem diferencial de leucócitos também pode ser de muita utilidade no diagnóstico, uma vez que a leucopenia com linfocitose sugere infecções virais; linfocitose com atipia nos leva a suspeitar da síndrome da mononucleose infecciosa; a pancitopenia sugere leucemia, calazar, processos invasivos da medula óssea ou hiperesplenismo; e a presença de eosinofilia, toxocaríase, esquistossomose ou leucemia eosinofílica. Vale ressaltar que quando se detecta plaquetopenia ou leucopenia persistente, ou em caso de suspeita de doença neoplásica, deverá ser realizado *mielograma*.

A infecção urinária, sobretudo em lactentes, costuma se apresentar com sintomatologia inespecífica; portanto, em crianças com hepatoesplenomegalia febril que não apresentem sinais indicativos de outras doenças, deve-se solicitar sumário de urina e urocultura.

As *aminostransferases* estão aumentadas na maioria das doenças que acometem o fígado, e a elevação dessas enzimas é indicador sensível de lesão hepatocelular. Os aumentos mais acentuados ocorrem nas lesões hepatocelulares agudas (hepatites virais e tóxicas).

A *ultrassonografia abdominal* pode fornecer dados importantes na abordagem das hepatoesplenomegalias. Esse exame não invasivo possibilita a elaboração de um inventário do abdome. Além disso, torna possível a identificação de processos expansivos localizados, como abscessos, cistos e tumores, a análise do calibre e da permeabilidade dos vasos sanguíneos e das vias biliares, sendo útil também para detecção de ascite, a visualização de cálculos biliares e a avaliação de adenomegalias associadas à hepatoesplenomegalia.

Outros exames, como tomografia computadorizada e ressonância magnética abdominal, podem ser úteis nas fases mais avançadas da investigação, com a obtenção de imagens mais bem definidas.

A depender da suspeita diagnóstica, outros exames deverão ser realizados, como:

- **Avaliação hepática:** eletroforese de proteínas; dosagem de enzimas hepáticas, como fosfatase alcalina, gamaglutamil transferase, desidrogenase láctica; dosagem de bilirrubinas; tempo de protrombina.
- **Sorologias:** em caso de suspeita de infecções congênitas ou mononucleose infecciosa.
- **Fundoscopia:** deve ser solicitada em caso de suspeita de infecções congênitas (coriorretinite) ou doenças de depósito (mancha vermelho-cereja).
- **Radiografia do tórax:** solicitada em caso de suspeita de tuberculose, fibrose cística, infecções fúngicas e neoplasias.
- **Reação de Mantoux:** deve ser solicitada em caso de suspeita de tuberculose.
- **Mielograma:** deve ser indicado para toda criança com pancitopenia e suspeita de neoplasias, leishmaniose, doenças fúngicas e doenças de depósito.
- **Testes para pesquisa de metabólitos urinários:** são indicados em caso de suspeita de doenças metabólicas.
- **Dosagem sérica de alfa-1-antitripsina:** está indicada quando há diminuição de alfaglobulinas na eletroforese de proteínas.
- **Dosagem de ceruloplasmina, de cobre no soro e na urina e exame de lâmpada de fenda** (para pesquisa do anel de Kaiser-Fleicher): estão indicados em caso de suspeita de doença de Wilson e nas hepatopatias crônicas.
- **Pesquisa de autoanticorpos** (antimúsculo liso, antimicrossomal fígado-rim, antimitocôndria, antinucleares): deve ser feita em toda criança com suspeita de hepatite crônica de etiologia a esclarecer.

Apesar dos recursos disponíveis para elucidação diagnóstica da hepatoesplenomegalia, muitas vezes faz-se necessário o exame histológico obtido pela *biópsia hepática*.

Deve-se procurar não atropelar as etapas propedêuticas, evitando-se exames mais complexos antes da realização dos exames básicos, menos invasivos e menos onerosos para o paciente, para o Sistema Único de Saúde ou para a medicina suplementar.

Bibliografia

Behrman RE, Kliegman RJ, Jenson HB et al. Nelson tratado de pediatria. 19. ed. Philadelphia: Elsevier, 2013.

Bricks LF, Kobinger MEBA. Hepatoesplenomegalia. In: Sucupira ACSL et al. (eds.) Pediatria em consultório. 5. ed. São Paulo: Sarvier, 2010.

Fonseca NM. Queixas freqüentes em ambulatório – Hepatoesplenomegalia. In: Campos Júnior D, Burns DAR (eds.) Tratado de pediatria. 3. ed. São Paulo: Manole, 2014.

Lins CHBA, Oliveira FAA, Queiroz MJ. Hepatoesplenomegalia. In: Alves JGB, Bacelar CH (eds.). Manual de diagnóstico diferencial em pediatria. 3. ed. Rio de Janeiro: Guanabara Koogan, 2013.

Martins MA, Carvalho AL. Diagnóstico diferencial das hepatoesplenomegalias. In: Leão E et al. (eds.) Pediatria ambulatorial. 5. ed. Belo Horizonte: Coopmed, 2013.

Capítulo 51

Infecções de Repetição: Quando Pensar em Imunodeficiência?

João Bosco de Oliveira Filho
Edvaldo Souza Silva
Gerlane Alves Pontes da Silva

INTRODUÇÃO

O pediatra está habituado à ocorrência de infecções em seus pacientes, principalmente nos menores de 5 anos de idade. Algumas crianças, no entanto, apresentam maior número de infecções do que outras, acarretando preocupação aos pais, responsáveis, cuidadores e profissionais da saúde. Uma das perguntas mais frequentes está relacionada com quantas infecções por período de tempo seriam consideradas normais. Para discorrermos sobre este assunto, precisamos refletir sobre aspectos peculiares da infância, principalmente em relação ao sistema imunológico do lactente, ao número esperado de infecções, aos fatores associados ao aumento da frequência de infecções e sobre quando suspeitar de imunodeficiência primária (IDP). Uma história detalhada da doença atual, seguida por exame físico minucioso e exames complementares de maneira criteriosa, possibilitará a diferenciação e o diagnóstico de causa associada e das imunodeficiências primárias e secundárias na grande maioria dos casos. O diagnóstico precoce e o manejo adequado conduzirão a um desfecho com minimização de sequelas e controle sobre a morbidade e a mortalidade associadas às imunodeficiências primárias e secundárias.

DESENVOLVIMENTO DO SISTEMA IMUNOLÓGICO

O sistema imunológico do recém-nascido é parcialmente imaturo e o do lactente está em desenvolvimento, apresentando diferenças quantitativas e funcionais em relação ao sistema imune do adulto e resultando em deficiência de citotoxicidade e síntese de imunoglobulinas, produção de citocinas e fagocitose diminuídas. O contato com antígenos ao longo da vida é fator importante para o amadurecimento do sistema imune e para o desenvolvimento do fenômeno da memória imunológica. A resposta humoral, representada pela produção de anticorpos, revela algumas variações, desde os valores baixos encontrados em neonatos e lactentes jovens, em especial IgA e IgM, até a habilidade de produção de anticorpos de acordo com o tipo de antígeno. A resposta a antígenos proteicos, como toxoides tetânico e diftérico, está presente no neonato (dependente de interação de células B e T), enquanto a resposta de anticorpos para antígenos polissacarídeos capsulares, como antígenos de *P. pneumoniae* e *H. influenzae* tipo B, é pobre até cerca de 2 anos de idade. A resposta celular está também diminuída, assim como a função de fagócitos e de células NK. Todos esses fatores podem contribuir para o aumento no número de infecções em crianças normais.

NÚMERO DE INFECÇÕES POR ANO – ATÉ QUANTO É NORMAL?

Os pediatras estão acostumados ao maior número de infecções em crianças sadias, em frequência inversamente proporcional à idade. Em geral essas infecções são predominantemente de etiologia viral, as chamadas viroses da infância, sejam elas respiratórias ou do trato gastrointestinal, e muitas vezes deixam os pais muito ansiosos. Contudo, essas viroses, mesmo quando recorrentes, apresentam-se de maneira autolimitada e geralmente sem complicações ou necessidade de antibioticoterapia.

A maior parte das crianças apresenta de três a oito infecções virais, tipo resfriado, por ano. Entretanto, 10% a 15% podem apresentar até 12 infecções por ano, principalmente aquelas que frequentam creches e berçários, e muitas dessas crianças fazem uso de antibioticoterapia sem necessidade.

Alguns fatores estão associados ao aumento do número esperado de infecções por ano na infância, entre os quais podem ser citados: tamanho da família, irmãos frequentando escolas, exposição ao tabaco e nutrição. Outras causas de incremento de infecções são alterações estruturais e anatômicas, como problemas circulatórios (anemia falciforme, doenças cardíacas e renais), obstruções (tuba de Eustáquio, hipertrofia de adenoides, fibrose cística), corpos estranhos, quebra de barreira cutânea (eczema, queimaduras), refluxo gastroesofágico e alterações de células ciliares do trato respiratório.

A atopia respiratória está com frequência associada à recorrência de infecções e merece destaque especial. A atopia afeta de 15% a 20% das crianças e causa inflamação crônica das vias aéreas, que pode mimetizar infecção recorrente ou crônica e também facilitar a aderência de patógenos e, portanto, promover infecções. Adicionalmente, a alergia respiratória é a segunda causa de infecção de repetição em crianças encaminhadas a serviços de referência para imunodeficiências e corresponde a 30% dos casos, perdendo somente para o diagnóstico em crianças normais (50%).

Por outro lado, ao considerarmos as causas secundárias de imunodeficiências, a desnutrição e a infecção pelo HIV são as causas mais comuns de infecções de repetição. A desnutrição é representada em suas diversas formas: proteica, calórica, vitamínica (p. ex., vitamina A) e mineral (p. ex., zinco). A infecção pelo HIV apresenta, em seu repertório de sintomas iniciais associados à imunodeficiência, a ocorrência de infecções de repetição das vias áreas superiores.

QUANDO PENSAR EM IMUNODEFICIÊNCIA?

Crianças que apresentem infecções muito graves ou atípicas sem outra explicação médica, mesmo que únicas, ou que apresentem infecções de repetição que necessitam antibioticoterapia frequente, podem ser portadoras de uma imunodeficiência. Há sinais de alerta muito úteis que resumem quando se deve suspeitar de IDP em crianças de qualquer idade e em crianças com menos de 1 ano de vida (Quadros 51.1 e 51.2).

Em geral, quando o sítio das infecções de repetição é o mesmo (p. ex., exclusivamente otite média de repetição), é mais adequado pensar em alteração específica localizada – neste caso, alteração na tuba de Eustáquio, hipertrofia de adenoides ou rinite alérgica. Diante da apresentação em vários órgãos ou sistemas, deve-se pensar em distúrbios sistêmicos, que podem ser imunodeficiências primárias ou secundárias.

Reveste-se de extrema importância o diagnóstico precoce da doença de base que propicia a ocorrência de infecções de repetição, atípicas ou graves, de origem imunológica ou não.

Quadro 51.1 Dez sinais de alerta para IDP

1. Duas ou mais pneumonias em 1 ano
2. Oito ou mais otites em 1 ano
3. Estomatites de repetição ou moniliase por mais de 2 meses
4. Abscessos de repetição
5. Infecção sistêmica grave (meningite, osteoartrite, sepse)
6. Infecções intestinais de repetição/diarreia crônica
7. Asma grave, doença autoimune
8. Efeito adverso de BCG e/ou infecção por micobactéria
9. Fenótipo clínico sugestivo de síndrome associada à IDP
10. História familiar de IDP

Fonte: modificado da Jeffrey Modell Foundation.

Quadro 51.2 Doze sinais de alerta para IDP em crianças com menos de 1 ano de vida

1. Infecções fúngicas, virais e/ou bacterianas graves ou persistentes
2. Reações adversas a vacinas de germe vivo, em especial BCG
3. Diabetes melito persistente ou outra doença autoimune e/ou inflamatória
4. Quadro sepse-símile, febril, sem identificação de agente infeccioso
5. Lesões cutâneas extensas
6. Diarreia persistente
7. Cardiopatia congênita (em especial anomalias dos vasos de base)
8. Atraso na queda do coto umbilical (> 30 dias)
9. História familiar de imunodeficiência ou de óbitos precoces por infecção
10. Linfocitopenia (< 2.500 células/mm^3) ou outra citopenia ou leucocitose sem infecção, persistentes
11. Hipocalcemia com ou sem convulsão
12. Ausência de imagem tímica à radiografia de tórax

Fonte: Carneiro-Sampaio M, Jacob CM-Leone CR. A proposal of warning signs for primary immunodeficiencies in the first year of life. Pediatr Allergy Immunol 2011; 22:345.

O motivo principal é evitar ou minimizar dano tecidual a órgão específico (p. ex., bronquiectasias e déficit auditivo). O diagnóstico tardio, com atraso na instituição de antibioticoprofilaxia, o uso de gamaglobulina EV humana ou a indicação de transplante de medula óssea podem aumentar a morbidade e a mortalidade nos casos de imunodeficiências primárias. Isso se aplica também aos casos de imunodeficiências secundárias (p. ex., infecção pelo HIV, desnutrição e enteropatia perdedora de proteínas), que devem ser prontamente tratados.

IMUNODEFICIÊNCIAS

As imunodeficiências primárias e secundárias compõem um grupo heterogêneo de distúrbios com apresentação clínica variada e um defeito fundamental em comum: a resposta diminuída aos agentes patogênicos.

Apesar da categorização das IDP como doenças raras, muitos avanços no conhecimento dos defeitos imunológicos foram alcançados nas últimas décadas, com elucidação molecular de mais de 270 diferentes tipos de IDP e o aumento do diagnóstico e do registro de casos no mundo, na América Latina e no Brasil. Estudos recentes, realizados nos EUA, estimam que 1 em cada 1.200 pessoas da população geral apresenta uma IDP, o que torna possível supor que cerca de 165 mil pessoas sejam afetadas por IDP no Brasil. Outro estudo norte-americano, também recente e realizado com bases de dados do *Medicaid*, detectou até 50,5 pacientes com IDP por 100 mil habitantes, o que leva à estimativa de cerca de 100 mil casos de IDP em nosso país, considerando-se uma população de 200 milhões de habitantes. Até o momento, entretanto, no máximo 4.000 casos de IDP bem caracterizados foram identificados no Brasil.

As IDP podem ser divididas, de acordo com o setor de sistema imune mais comprometido, em oito subgrupos, como recentemente classificados pela IUIS (União Internacional de Sociedades de Imunologia):

1. Predominantemente de anticorpos (as mais frequentes).
2. Combinadas (de linfócitos T e B) – de modo geral, as mais graves.
3. Defeitos de número e/ou de função dos fagócitos.
4. Defeitos de imunidade inata.
5. Síndromes genéticas bem definidas associadas a imunodeficiência (segundo grupo mais numeroso no Brasil e em outras séries).
6. Síndromes com imunodesregulação, sobretudo associadas a doenças autoimunes.
7. Deficiências do sistema complemento.
8. Doenças monogênicas autoinflamatórias.

A maioria das casuísticas demonstrou que os distúrbios da imunidade humoral são os mais frequentes, podendo representar 50% dos casos de IDP. Entre esses, a deficiência de IgA é a patologia mais comumente diagnosticada. Essas doenças têm diagnóstico extremamente simples, necessitando apenas a dosagem das imunoglobulinas IgA, IgG e IgM, acessível em qualquer serviço de saúde.

Entre as mais graves destaca-se a imunodeficiência combinada grave, uma verdadeira emergência médica, visto que, se não identificada e tratada, leva à morte nos primeiros 2 anos de vida. Manifesta-se por meio de infecções bacterianas, fúngicas, virais e por agentes oportunistas antes do primeiro ano, com graves consequências no crescimento e no desenvolvimento da criança. Linfopenia persistente, com menos de 1.000 linfócitos no sangue periférico, é o sinal laboratorial mais comum, e deve ser o gatilho para investigações mais aprofundadas.

O grande desafio atual consiste em aumentar a capacidade de identificação dos casos de IDP tanto em crianças como em adultos. Para esse fim, recentemente se estabeleceu o Consórcio Brasileiro de Centros de Referência e Treinamento em IDP (CoBID – cobid.com.br/), atualmente congregando 21 centros em 14 estados. Quase todos os centros de referência brasileiros estão conectados à rede da Fundação Jeffrey Modell (www.info4pi.org/), presente em 100 países dos cinco continentes, o que possibilita sua inserção internacional dentro de uma área em tão rápido progresso. Todos os centros de referência nacionais têm capacidade para diagnosticar as IDP mais frequentes e para fazer o seguimento clínico dos pacientes, em especial daqueles portadores de defeitos humorais, ou seja, de "deficiências predominantemente de anticorpos", que têm entre os tratamentos mais efetivos o uso regular de gamaglobulina. O IMIP faz parte da rede como o único centro terciário do Norte/Nordeste.

As IDP mais comuns estão listadas no Quadro 51.3.

As imunodeficiências secundárias também constituem um grupo bastante heterogêneo. Além da desnutrição e da imunodeficiência adquirida (AIDS), podem ser citados: uso de agentes imunossupressores e radiação, doenças malignas, infecções congênitas (além do HIV, EBV, rubéola e sífilis), tuberculose, doenças inflamatórias sistêmicas (lúpus eritematoso sistêmico [LES], artrite reumatoide, sarcoidose), perda proteica (enteropatia perdedora de proteínas, síndrome nefrótica, linfangiectasia intestinal), prematuridade, esplenectomia anatômica ou funcional, anemia falciforme e outras hemoglobinopatias, diabetes, síndrome de Down e grandes queimaduras.

O Serviço de Imunologia Clínica do IMIP funciona integrado com o Serviço de Assistência Especializada (SAE) Materno-Infantil do IMIP. O último é reconhecido como Centro de Referência Nacional e Estadual para infecção pelo HIV/AIDS e acumulou, de 1987 a 2005, 302 casos de AIDS. Desse total, 227 (75,1%) casos estão vivos e em acompanhamento, e foram registrados 54 (17,9%) óbitos, 15 (5%) perdas de seguimento e seis (2%) casos de transferência para outros serviços. Quando se observa a distribuição de casos de acordo com a faixa etária atual em acompanhamento, observa-se que o maior número de casos está agrupado na faixa etária de 5 a 9 anos, e desenha-se uma pirâmide cuja base está se estreitando, provavelmente em razão da prevenção da transmissão vertical (TV) do HIV e da diminuição de casos em menores de 5 anos de idade. Adicionalmente, pode-se antever a tendência de inversão da base da pirâmide com o aumento da sobrevida e o envelhecimento de grupos etários mais jovens (Figura 51.1).

Cabe ressaltar a necessidade de exclusão de fibrose cística e atopia nos casos de infecção de repetição, principalmente nos casos de predomínio de infecções de vias aéreas superiores e inferiores.

ABORDAGEM INICIAL

Uma anamnese bem realizada e um exame físico dirigido para as afecções do sistema imune possibilitam um diagnóstico presuntivo com boa margem de segurança, principalmente de causas de infecção de repetição, associadas ou não a imunodeficiência (p. ex., rinite alérgica, hipertrofia de adenoides, respirador bucal, asma, reação a picada de inseto, prematuridade e doença pulmonar crônica).

Convém coletar uma história da doença atual detalhada com enfoque na idade de início dos sintomas, na gravidade das infecções (internamentos, necessidade de uso de antibióticos), na localização das infecções e nos fatores associados e/ou agravantes. Além disso, é importante avaliar, nos antecedentes pessoais e familiares: consanguinidade dos pais, infecções congênitas (inclusive testagem para o HIV no pré-natal), história da gestação e seu desfecho, patologias no período neonatal, gênero e saúde de irmãos, presença de casos semelhantes na família, história alimentar (ênfase no período de aleitamento materno exclusivo), atopia, morte precoce na infância e abortos espontâneos.

O interrogatório sintomatológico é importante para evidenciar a possibilidade de processos atuais ou subclínicos. Deve ser lembrado que a cronicidade dos sintomas pode ser considerada normal por alguns responsáveis.

Durante o exame da criança, deve-se expandir o exame físico geral e específico de acordo com as queixas atuais, com especial atenção para pele e cabelos (eczema, alterações de cor, dermatofitoses, cicatrizes), olhos (conjuntivite, telangiec-

Quadro 51.3 Imunodeficiências primárias

	Herança	Incidência	Gênero	Idade ao diagnóstico
Distúrbio (% de todas as IDP)				
Distúrbio da imunidade humoral (~50) Imunodeficiência comum variável (IDCV)	Indeterminada	1/10.000 a 50.000	Ambos	> 2 anos; entre 20 e 30 anos
Deficiência de IgA	Indeterminada	1/300 a 700	Ambos	> 4 anos
Agamaglobulinemia ou síndrome de Bruton	Ligada ao X	Indeterminada	Masculino	> 6 meses
Distúrbios de células T e combinados de células B e T (~30)				
Imunodeficiência combinada grave (IDCG)	Ligada ao X	1/100.000 a 500.000	Masculino	< 6 meses
Deficiência de célula T, célula B competente	Autossômica recessiva		Ambos	< 6 meses
Deficiência de célula T, célula B deficiente	Autossômica recessiva		Ambos	< 6 meses
Síndrome de DiGeorge	Autossômica dominante ou espontânea	Indeterminada	Ambos	< 6 meses
Síndrome de Wiskott-Aldrich	Ligada ao X	Indeterminada	Masculino	< 6 meses
Ataxia-telangiectasia	Autossômica recessiva	Indeterminada	Ambos	< 6 meses
Hiper-IgM ligada ao X	Ligada ao X	Indeterminada	Masculino	> 5 anos
Distúrbios fagocíticos (~18)				
Doença granulomatosa crônica	Ligada ao X (70% dos casos) ou autossômica recessiva (22% dos casos)	1/200.000	Homens ou > mulheres	< 5 anos; 20 a 30 anos
Distúrbios do complemento (~2)				
Deficiências de complemento (pelo menos 16 distúrbios)	Autossômica recessiva, autossômica dominante ou ligada ao X	Indeterminada	Ambos	Qualquer idade

Fonte: modificado de Cooper e cols.

tasia), narinas (hipertrofia de cornetos e coloração), cavidade bucal (dentes, gengiva, moniliase, amígdalas palatinas), orelhas (otoscopia, membrana timpânica), sistema linfático (palpação de cadeias superficiais), aparelho respiratório (deformações torácicas, ausculta), aparelho digestório, sistema nervoso (marcha, ataxia, marcos de desenvolvimento), sistema musculoesquelético e genitália.

A investigação laboratorial de triagem inicial deve incluir: hemograma completo, dosagem de imunoglobulinas (IgG, IgA e IgM), sorologia para HIV, reação de Mantoux e dosagem do complemento (CH_{50}). Em uma segunda fase, deve-se incluir a contagem de linfócitos T e B por citometria de fluxo, um teste funcional de fagócitos como a desidrorrodamina (DHR) e dosagem de respostas dos anticorpos a antígenos proteicos e polissacarídeos, como tétano ou pneumococos (Quadro 51.4). Além disso, pode-se ainda realizar o diagnóstico genético de um grande número desses defeitos, estabelecendo a causa definitiva e tornando possível o aconselhamento familiar. Para essas investigações adicionais, os pacientes precisam ser encaminhados a serviços de referência de imunologia clínica, onde terão acesso à assistência especializada e a exames de maior complexidade (Quadro 51.4).

Entre os cuidados gerais com a criança com infecção de repetição e em investigação diagnóstica de imunodeficiência, devem ser salientados os cuidados com nutrição, higiene e atividades físicas e sociais (incluindo escola). Em relação

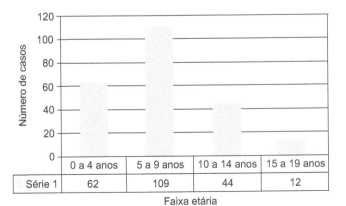

Figura 51.1 Distribuição de casos acompanhados no SAE Materno-Infantil do IMIP de acordo com a faixa etária.

Quadro 51.4 Exames comuns de avaliação imunológica

Tipo de teste
Hemograma completo
Dosagem de IgG, IgM, IgA e IgE
Sorologia para HIV 1 e 2
Dosagem de complementos (CH_{50})
Dosagem de anticorpos específicos (p. ex., antitétano e pneumococos)
Quantificação de linfócitos T e B
Teste de função de fagócitos (DHR)

às imunizações ativas, principalmente as que usam microrganismos vivos, mesmo que atenuados (p. ex., BCG, Sabin, varicela, tríplice viral), devem ser postergadas nas crianças com suspeita de imunodeficiência. No caso de infecções em atividade, é importante coletar material para cultura antes do início de uso de antimicrobianos, na tentativa de identificar o agente infeccioso.

O manejo dos casos de IDP inclui: infusão periódica de gamaglobulina EV humana, uso de antimicrobianos terapêuticos e/ou profiláticos e transplante de medula óssea e de cordão umbilical. O tratamento específico vai depender do diagnóstico final.

Todas as crianças com infecções de repetição devem ser criteriosamente avaliadas e, caso o número, o tipo ou a gravidade da infecção fujam aos parâmetros da normalidade, devem ser investigadas para detecção da causa associada à ocorrência de infecções. O principal objetivo da investigação diagnóstica precoce é evitar sequelas definitivas que limitem a qualidade de vida e coloquem em risco a sobrevida dos pacientes.

Bibliografia

Al-Herz W, Bousfiha A, Casanova JL et al. Update on the classification from the international union of immunological societies expert committee for primary immunodeficiency. Front Immunol 2014 Apr 22; 5:162.

Boyle JM, Buckley RH. Population prevalence of diagnosed primary immunodeficiency diseases in the United States. J Clin Immunol 2007; 27(5):497-502.

Brasil. Ministério da Saúde. Guia de tratamento clínico da infecção pelo HIV em pediatria. 2006. Disponível em: www.aids.gov.br.

Carneiro-Sampaio M, Oliveira JB, Pinto J et al. Organizing a Brazilian Newtwork of Primary Immunodeficiency Reference Centers: Consórcio Brasileiro de Centros de Referência e Treinamento em Imunodeficiências Primárias – CoBID. J Clin Immunol 2014; 34(Suppl 3):387.

Carneiro-Sampaio M, Jacob CM, Leone CR. A proposal of warning signs for primary immunodeficiencies in the first year of life. Pediatric Allergy & Immunology 2011; 22:345-8.

Carneiro-Sampaio M, Moraes-Vasconcelos D, Kokron CM et al. Primary immunodeficiency diseases in different age groups: a report on 1,008 cases from a single Brazilian reference center. J Clin Immunol 2013; 33:716-24.

Chantry CJ, Howard CR, Auinger P. Full breastfeeding duration and associated decrease in respiratory tract infection in US children. Pediatrics 2006; 117(2):425-32.

Fadel S, Sarzotti M. Cellular immune responses in neonates. Int Rev Immunol 2000; 19(2-3):173-93.

Hagerhed-Engman L, Bornehag CG, Sundell J, Aberg N. Day-care attendance and increased risk for respiratory and allergic symptoms in preschool age. Allergy 2006; 61(4):447-53.

Howel D, Webster S, Hayes J et al. The impact of recurrent throat infection on children and their families. Fam Pract 2002; 19(3): 242-6.

Kobrynski L, Powell RW, Bowen S. Prevalence and morbidity of primary immunodeficiency diseases, United States 2001-2007. J Clin Immunol 2014; 34(8):954-61.

Komoroski EM, Kirby RS, Rickert VI, Yamauchi T. Risk factors for febrile, presumed viral illness in the first ten weeks of life. J Perinatol 1997; 17(4):288-91.

Millet V, Lacroze V, Bodiou AC et al. Ontogénie du système immunitaire. Arch Pediatr 1999; 6(Suppl 1):14S-9S.

Oliveira JB, Fleisher TA. Molecular-and flow cytometry-based diagnosis of primary immunodeficiency disorders. Curr Allergy Asthma Rep 2010 Nov; 10(6):460-7.

Oliveira JB, Fleisher TA. Laboratory evaluation of primary immunodeficiencies. J Allergy Clin Immunol 2010 Feb; 125(2 Suppl 2):S297-305.

Routes J, Abinun M, Al-Herz W et al. ICON: the early diagnosis of congenital immunodeficiencies. J Clin Immunol. 2014 May; 34(4):398-424.

Rosenstein N, Phillips W, Gerber M et al. The common cold principles of judicious use of antimicrobial agents. Pediatrics 1998; 101(1) Suppl:181-4.

Souza E, Silva G, Freitas R, Sena D. Características demográficas das crianças com infecção pelo HIV em Pernambuco. Anais do XXXII Congresso Brasileiro de Pediatria, 6 a 11 de outubro de 2006; Recife, Brasil. Arquivos de Pediatria 2006; 19(Supl. 1):S106.

The Jeffrey Modell Foundation Medical Advisory Board© 2007. 10 warning signs of primary immunodeficiency The Jeffrey Modell Foundation. Disponível em: URL:http://www.jmfworld.org.

Wheeler JG. Evaluating the child with recurrent infections. Am Fam Physician 1996; 54(7):2276-82, 2285-6.

Capítulo 52

Parasitoses Intestinais

João Guilherme Bezerra Alves
Roseane Campos Callado

INTRODUÇÃO

O parasitismo consiste na relação entre dois organismos, um vivendo à custa do outro. Essa relação pode ou não causar doença, dependendo de fatores relacionados com o parasita, o hospedeiro e o meio ambiente.

As parasitoses intestinais constituem uma das enfermidades mais comuns no mundo. Sua prevalência é mais elevada nos países subdesenvolvidos, representando um importante problema de saúde pública. A ocorrência de parasitoses predomina nas zonas rurais e nas periferias das grandes cidades, onde residem populações de baixa renda, em precárias condições de moradia, sem coleta adequada de lixo e sem saneamento básico, além da aglomeração de pessoas, o que dificulta a higiene da água e dos alimentos consumidos e favorece o surgimento de infestações parasitárias.

Vários estudos realizados nas últimas décadas mostram que o número de indivíduos afetados pelos parasitas não sofreu mudança significativa, apesar dos avanços da medicina. Isso se deve à absurda desigualdade socioeconômica entre as regiões mais ricas e as mais pobres do planeta. Estudos recentes em vários municípios brasileiros ainda registram taxas elevadas de parasitas intestinais, com variações entre < 20% e > 60%.

CLASSIFICAÇÃO DOS PRINCIPAIS PARASITAS INTESTINAIS

Neste capítulo serão estudados os parasitas mais frequentes e importantes no Brasil:

- **Protozoários:** *Giardia lamblia, Entamoeba histolytica, Cryptosporidium parvum, Isospora belli* e *Balantidium coli*.
- **Helmintos:** nematelmintos (*Ascaris lumbricoides, Trichuris trichiura, Ancylostoma duodenale, Necator americanus, Strongyloides stercoralis* e *Enterobius vermicularis*) e platelmintos (*Taenia solium, Taenia saginata, Hymenolepis nana, Hymenolepis diminuta* e *Schistossoma mansoni*).

A identificação de alguns sinais e sintomas pode sugerir a presença de parasitose e orientar o diagnóstico e a terapêutica:

- **Diarreia:** pode estar presente em algumas parasitoses, como em casos de amebíase, giardíase, tricocefalíase e estrongiloidíase. Os surtos diarreicos geralmente são autolimitados com evolução variável. Em alguns poucos casos, a evolução pode ser crônica, principalmente na giardíase e/ou em crianças desnutridas.
- **Dor abdominal, náuseas e vômitos:** esses sintomas podem estar presentes em qualquer parasitose intestinal. Na estrongiloidíase, a dor é geralmente epigástrica com sensação de queimação. Vômitos também podem ocorrer. Há relatos de que a giardíase provoca dor abdominal com diarreia recorrente, plenitude pós-prandial e náuseas.
- **Eliminação de vermes:** na ascaridíase é comum em pacientes com infestação maciça. Na teníase pode haver eliminação de proglotes nas fezes.
- **Anemia:** deve-se à espoliação intestinal do ferro nos casos de ancilostomíase e tricocefalíase.
- **Eosinofilia:** pode ser leve ou moderada. Pode ocorrer na ancilostomíase, na ascaridíase e, principalmente, na estrongiloidíase.
- **Prolapso retal:** ocorre na tricocefalíase, na qual os vermes se fixam na mucosa retal, que se encontra edemaciada e ulcerada.
- **Prurido anal e vulvar:** essa queixa nos leva a pensar em enterobíase ou oxiuríase. Esse sintoma é mais frequente à noite, em virtude da migração das fêmeas para oviposição, causando grande desconforto e irritabilidade no paciente. Em meninas, pode determinar vulvovaginite com corrimento, provavelmente em razão da infecção secundária.
- **Sangue nas fezes:** geralmente associado à diarreia, pode ocorrer na ancilostomíase, na tricocefalíase e na amebíase.
- **Manifestações pulmonares:** a passagem das larvas dos ancilóstomos, dos áscaris e dos estrongiloides pelos pulmões

pode causar quadro de bronquite ou pneumonia intersticial de intensidade variável e sintomas gerais, como febre, cefaleia e mal-estar, o que caracteriza a síndrome de Löffler.
- **Manifestações cutâneas:** na ascaridíase e na estrongiloidíase geralmente ocorre urticária ou edema angioneurótico.

PROTOZOOSES
Giardíase

A giardíase ocorre em todo o mundo, atingindo mais de 100 milhões de pessoas. Trata-se da parasitose mais identificada nos EUA. Endêmica em nosso meio, apresenta maior prevalência nos primeiros anos de vida e começa a declinar após a adolescência. Provavelmente, isso decorre da aquisição de imunidade após várias exposições durante a infância. Por essa razão, pacientes imunodeprimidos apresentam infecções prolongadas e recorrentes pela giárdia.

Em áreas não endêmicas, a giardíase pode adquirir dimensões epidêmicas e atingir a população adulta. Estudos têm apontado o leite materno como importante fator de proteção contra infecções por *G. lamblia*, possivelmente pela ação giardicida da enzima esterase e da IgA secretória.

O ciclo evolutivo da giárdia tem duas fases: trofozoítos e cistos. O período de incubação é de 1 a 2 semanas. Os trofozoítos multiplicam-se e localizam-se no intestino delgado, principalmente no duodeno e no jejuno, onde exercem sua patogenicidade.

A maioria das infecções, em crianças e adultos, é assintomática. Quando ocorrem sintomas, as crianças são as mais afetadas (40% a 80% das crianças parasitadas) e apresentam episódios diarreicos de leve a moderada intensidade, sem comprometimento do estado geral, com fezes semilíquidas e sem sangue.

Eventualmente surgem vômitos, anorexia, distensão abdominal e cólica. A má absorção de carboidratos, lipídios e vitaminas lipossolúveis pode ser responsável por perda de peso significativa.

A confirmação diagnóstica é dada pelo exame de fezes. A presença de cistos pode ser identificada em fezes formadas mediante o método de Faust ou de Hoffman, Pons e Janer. Nos quadros diarreicos, os trofozoítos podem ser identificados por meio do exame direto a fresco, em fezes recém-emitidas (até 40 minutos).

No entanto, em apenas metade dos casos de infecção por *G. lamblia* ocorre diminuição nas fezes das formas infectantes; portanto, só o estudo do aspirado duodenal, mediante sondagem ou Esterotest®, possibilita a confirmação em todos os casos.

É possível, também, a detecção dos antígenos da *G. lamblia* nas fezes por meio do ensaio imunoenzimático (ELISA).

Em regiões de alta endemicidade, como a nossa, o tratamento dos casos assintomáticos é discutível, pois o período de reinfecção é curto (± 40 dias) e o fármaco geralmente utilizado para o tratamento é o metronidazol, um potente antibiótico capaz de alterar a microbiota intestinal anaeróbica, causando prejuízo ao paciente. O metronidazol, o tinidazol e o secnidazol apresentam eficácia similar.

Em pacientes assintomáticos deve ser avaliado o custo-benefício do tratamento.

Amebíase

A amebíase intestinal é uma doença endêmica, particularmente comum nas regiões dos trópicos, sobretudo em áreas com baixos padrões socioeconômicos e sanitários.

Duas espécies de *Entamoeba* costumam infectar seres humanos: a *Entamoeba dispar*, a espécie mais prevalente, que geralmente não causa doença; e a *Entamoeba histolytica*, espécie potencialmente patogênica, que pode causar doença, dependendo da virulência da cepa, mediante vários mecanismos de agressão à mucosa do intestino grosso, como, por exemplo, a destruição tissular e a invasão da parede do intestino.

A presença da *E. histolytica* na mucosa do intestino grosso desencadeia uma reação inflamatória e necrosa lítica. Essa lesão se torna profunda, produzindo ulceração que, por seu aspecto, é chamada "botão de camisa".

Em estudo realizado em parceria entre o IMIP e o Laboratório de Imunopatologia Prof. Keizo Azami (LIKA) foram feitos 615 exames sorológicos para amebíase por meio do teste da precipitação e difusão em gel (GDP) e do ELISA, utilizando o antígeno do trofozoíto da *E. histolytica*. Não foram observadas respostas sorológicas nos pacientes, nem mesmo naqueles que estavam eliminando cistos de *E. histolytica*, e isso parece demonstrar a baixa virulência e a falta de poder de invasão tecidual das cepas existentes na cidade do Recife.

A ingestão de cistos viáveis de *E. histolytica* através de água e alimentos contaminados ou pelo contato fecal-oral causa a infecção, mas o trofozoíto é a forma que invade a mucosa intestinal e, assim, causa a doença.

A infecção por *E. histolytica* é frequentemente assintomática. Alguns pacientes podem apresentar sintomas discretos, como diarreia com fezes líquidas, acompanhada por náuseas e dor abdominal tipo cólica. Entretanto, a forma clínica mais característica é a colite amebiana aguda, que tem início gradativo com dor abdominal e diarreia. Essa diarreia com fezes líquidas contém sangue e muco e é acompanhada de tenesmo, vômito e flatulência, durante alguns dias, mas pode prolongar-se por semanas ou meses. Não é comum a ocorrência de febre, o que a difere da disenteria bacteriana.

A confirmação diagnóstica é dada pelo achado das formas císticas em fezes formadas ou trofozoítos nas fezes diarreicas.

O exame direto deve ser feito rapidamente em 30 minutos após a eliminação das fezes, pois os trofozoítos morrem rapidamente no meio externo. A eliminação de cistos pode ser irregular; portanto, o exame deve ser feito, no mínimo, em três amostras. O diagnóstico da amebíase pode ser estabelecido a partir do achado de trofozoítos hematófagos, que caracterizam a invasão da mucosa. A presença exclusiva de cistos nas fezes não é diagnóstica, pois o indivíduo pode ser um portador assintomático de cistos, tanto de *E. histolytica* como de *E. dispar*, a qual não é patogênica e seus cistos são indistinguíveis dos da *E. histolytica*.

A cultura para amebas é um método mais sensível, possibilitando a diferenciação entre as formas patogênicas e não patogênicas, mas não está facilmente disponível.

Os métodos sorológicos (ELISA e GDP) são úteis no diagnóstico das formas invasivas.

Criptosporidíase

A criptosporidíase, infecção causada pelo protozoário *Cryptosporidium parvum*, é importante causa de doença diarreica em indivíduos imunocompetentes e imunodeficientes, como o têm demonstrado vários estudos nas duas últimas décadas. Foi detectada soroprevalência de 95% aos 2 anos de vida no Nordeste brasileiro. Há evidências de que o consumo de leite de vaca não pasteurizado possa causar infecção, assim como o uso de água contaminada. Outras formas de contaminação ocorrem de pessoa a pessoa e após contato com animais infectados.

A infecção pelo *Cryptosporidium* se dá, inicialmente, pela ingestão de oocistos. Esses oocistos liberam esporozoítos que atingem os enterócitos, principalmente o intestino delgado, causando atrofia vilositária variável na área de contato.

O período de incubação é de 2 a 14 dias. No indivíduo hígido, causa uma diarreia aquosa, profusa e sem sangue, às vezes com muco, que dura até 2 semanas ou se prolonga por mais de 1 mês.

Pode haver, também, dor abdominal em cólica, náuseas, vômitos e anorexia. Febre baixa pode estar presente (em 30% a 50% dos casos), assim como mialgia, astenia e cefaleia. A doença é geralmente autolimitada com resolução espontânea.

Em pacientes imunodeficientes, por outro lado, a doença é mais grave e prolongada, podendo causar má absorção, desidratação e desnutrição importante; às vezes, a evolução leva ao óbito, dependendo do estado imunológico e nutricional do indivíduo e também da terapia realizada.

Diarreia crônica pode ocorrer em pacientes com hipogamaglobulinemia congênita ou AIDS.

A infecção pode ser diagnosticada mediante a detecção dos oocistos nas fezes pela técnica de coloração álcool-acidorresistente, o que confere uma cor avermelhada aos oocistos. Deve-se solicitar especificamente a coloração para *Cryptosporidium* em, pelo menos, três amostras de fezes, pois as excreções de oocistos não são regulares.

Uma técnica muito específica é a reação em cadeia da polimerase (PCR).

Isosporíase

A isosporíase é causada pelo protozoário *Isospora belli*, da subclasse coccideo, que é transmitido ao ser humano pela via fecal-oral de maneira direta (pessoa a pessoa) ou indireta (água ou alimentos contaminados).

O parasita localiza-se no intestino delgado, onde ocorrem a invasão dos enterócitos e sua multiplicação, causando inflamação na mucosa intestinal.

Na maioria dos casos, a infecção é assintomática ou provoca diarreia autolimitada, seguida de febre, náuseas e vômitos. Nos pacientes imunodeprimidos, a diarreia é prolongada com dor abdominal, anorexia e perda de peso. Pode haver síndrome de má absorção.

O diagnóstico é feito pelo exame parasitológico de fezes através da coloração de Ziehl-Neelsen ou de Kinyoun modificada, ou mediante biópsia de intestino delgado.

Balantidíase

A balantidíase é causada pela *Balantidium coli*, um parasita natural do porco; portanto, a contaminação pode ocorrer no meio rural, onde existem suínos. A transmissão é fecal-oral. O parasita localiza-se no intestino grosso (seco).

Em geral, as infecções são assintomáticas, porém, quando ocorre infecção maciça, o paciente pode apresentar sintomas semelhantes aos da colite amebiana, com diarreia intermitente e dor abdominal intercaladas com constipação intestinal.

O diagnóstico é dado pelo encontro de cistos ou trofozoítos no exame parasitológico de fezes.

HELMINTÍASES

Ascaridíase

A ascaridíase é a helmintíase humana mais prevalente em todo o mundo, com cerca de 1 bilhão de indivíduos parasitados, com predomínio em pré-escolares, segundo a Organização Mundial da Saúde (OMS).

A forma infectante do *Ascaris lumbricoides* é o ovo maduro contendo larvas. Os indivíduos infectados eliminam ovos nas fezes, que se tornam infectantes em 5 a 10 dias, sob condições favoráveis. Cada fêmea tem uma vida média de 1 a 2 anos e é capaz de produzir 200 mil ovos por dia.

A transmissão se dá através das mãos, da água e dos alimentos crus contaminados.

Após a ingestão, os ovos liberam as larvas rabditoides, que são as formas infectantes, e estas penetram a mucosa intestinal e chegam aos pulmões através da circulação venosa. Atingindo os alvéolos pulmonares, ascendem pela árvore brônquica e voltam a ser ingeridas, atingindo então, no intestino delgado, sua forma adulta, em que os vermes exercem seu parasitismo.

Durante o ciclo pulmonar, as larvas causam lesões alveolares e irritação brônquica. Dependendo da hipersensibilidade do hospedeiro e do número de larvas, pode haver sintomas semelhantes aos da asma (tosse, dispneia, estertores, sibilos) ou aos de uma pneumonia intersticial com sinais de insuficiência respiratória, acompanhados de sintomas gerais, como febre, cefaleia e astenia, o que define a síndrome de Löffler. Quando realizado, o hemograma evidencia leucocitose com eosinofilia, que pode chegar até 50%.

No intestino delgado, o verme adulto pode causar várias alterações metabólicas e funcionais, entre as quais se destacam:

- Diminuição da absorção e retenção de nitrogênio com prejuízo ao metabolismo proteico, o que leva à redução no ritmo de crescimento da criança.
- Diminuição da absorção de gordura.
- Redução da atividade da enzima lactose com consequente prejuízo na digestão e na absorção de lactose.
- Ação inflamatória causada pela movimentação na luz intestinal e sua fixação intermitente, o que pode causar infecção secundária em razão da solução de continuidade.
- Ação mecânica na luz intestinal e, dependendo do número de vermes, pode ocorrer oclusão ou semioclusão.

O quadro clínico da ascaridíase é muito variado e depende do número de parasitas, do estágio da infecção e das condições do hospedeiro. Pode ser assintomático ou apresentar sintomas predominantemente digestivos, como dores abdominais, em geral cólicas periumbilicais ou epigástricas, com ou sem diarreia, distensão abdominal, náuseas e vômitos. Pode haver também eliminação de vermes pela boca, ânus e vias aéreas superiores.

Infecções maciças podem ocasionar síndromes obstrutivas intestinais. O quadro típico consiste em dor abdominal, parada de eliminação de fezes, vômitos e distensão abdominal.

O diagnóstico da ascaridíase intestinal é estabelecido a partir do achado de ovos do parasita nas fezes. Na síndrome de Löffler, ocasionada pelo ciclo pulmonar das larvas, o exame parasitológico de fezes é negativo. Em geral, só a partir da terceira semana do quadro é que o exame se torna positivo.

O tratamento da síndrome obstrutiva ou semiobstrutiva intestinal consiste em:

- Sonda nasogástrica aberta.
- Hidratação parenteral.
- Óleo mineral na dose de 15 a 30mL por sonda nasogástrica (SNG) a cada 2 horas, até que haja eliminação do óleo por via anal, o que evidencia a resolução do quadro obstrutivo.
- A piperazina (dietilenodiamina) é um fármaco rapidamente absorvido pelo intestino e excretado pela urina. Atua provocando paralisia flácida do verme adulto, o que facilita sua expulsão através do peristaltismo intestinal. Dose: 100mg/kg (máximo de 3kg) por 3 a 5 dias consecutivos, até que haja eliminação dos vermes e restauração do trânsito intestinal.

Caso persista ou haja piora da sintomatologia, deve-se pensar em alguma complicação. Nesse caso, o exame clínico e os exames de imagens (radiografias simples de abdome, ultrassonografia abdominal, endoscopia digestiva e colangiopancreatografia endoscópica retrógrada) são úteis para diagnosticar e orientar a terapêutica. No caso de volvo ou perfuração de alça, o tratamento é cirúrgico.

Tricuríase

A tricuríase é a parasitose intestinal causada pelo *Trichuris trichiura* ou *Trichocephalus trichiura*. *Trichuris* significa cauda papilar ou em fio de cabelo. Trata-se da segunda parasitose intestinal mais comum em nosso meio, pois o *Trichuris* é um verme de alta prevalência nas regiões quentes e úmidas, em populações que vivem sob precárias condições de saneamento e educação sanitária. No entanto, também é encontrado na América do Norte.

A transmissão de ovos embrionados ocorre principalmente por contaminação das mãos, alimentos e líquidos, e também através de insetos (p. ex., moscas).

Após a ingestão, os ovos liberam larvas que permanecem no intestino delgado por 2 a 3 dias em processo de diferenciação, o que só se completa quando vermes adultos chegam ao ceco e ao cólon ascendente, que são o hábitat desses parasitas. Esse processo leva de 30 a 60 dias, quando se inicia a postura de ovos. Cada fêmea produz 2.000 a 14 mil ovos por dia. O *T. trichiura* não realiza ciclo pulmonar.

Os sintomas de tricuríase dependem de fatores relacionados com o hospedeiro (idade, estado nutricional) e a carga parasitária. A maioria das infecções é assintomática, principalmente se a infecção é exclusivamente luminal. Se a carga de parasitas é pequena, o paciente apresenta desconforto e/ou distensão abdominal, náuseas e diarreia leve.

Nos casos de carga parasitária moderada, há um quadro de colite crônica com dor abdominal, diarreia e perda de peso.

As crianças com infecções maciças apresentam quadro clínico mais grave com diarreia sanguinolenta, com muco e pus, acompanhada dos sintomas gerais de anorexia, perda de peso, dor epigástrica, vômitos, tenesmo e prolapso retal. Este último é decorrente de três fatores básicos:

1. Relaxamento esfincteriano e hipotonia muscular em virtude da diarreia crônica.
2. Tensão retal decorrente do tenesmo.
3. Os vermes fixados à parede intestinal exercem pressão descendente sobre a mucosa retal a cada onda peristáltica.

Os tricocéfalos provocam reação de hipersensibilidade na mucosa do cólon, e cada verme adulto suga 0,005mL de sangue, podendo causar anemia com o decorrer do tempo.

O diagnóstico laboratorial é feito mediante demonstração de ovos nas fezes pelos métodos habituais ou, ainda, pela retossigmoidoscopia e/ou colonoscopia, que evidenciam uma pele friável e hiperemiada em virtude da fixação dos vermes.

Ancilostomíase/Necatoríase

A ancilostomíase é a infecção causada pelo *Ancylostoma duodenale* (mais frequente na Europa e na Ásia) e pelo *Necator americanus* (o mais comum em nosso meio).

A transmissão ocorre de duas maneiras:

1. Pela penetração via percutânea de larvas infestantes existentes no solo contaminado, provenientes da eclosão dos ovos eliminados nas fezes de indivíduos parasitados.
2. Pela ingestão de água e alimentos contaminados por essas larvas.

O ciclo biológico do ancilóstomo dura cerca de 45 dias. As fêmeas adultas do *A. duodenale* produzem cerca de 30 mil ovos/dia. Já as do *N. americanus* produzem até 10 mil ovos/dia. No meio exterior, esses ovos, sob condições adequadas, desenvolvem-se em larvas rabditoides e estas, após 4 a 5 dias, eclodem e se transformam em larvas filarioides, que são infectantes. Estas podem penetrar a pele (*N. americanus*) ou podem ser ingeridas por meio da água e dos alimentos (*A. duodenale*).

Após a penetração pela pele, as larvas chegam aos alvéolos pulmonares através do sangue e ascendem à arvore brônquica e à traqueia, sendo deglutidas; instalam-se então no intestino delgado, fixando-se à mucosa do duodeno e do jejuno, onde exercem sua ação patogênica. Estima-se que cada ancilóstomo adulto cause no hospedeiro uma perda diária de cerca de 0,25mL de sangue, enquanto o *Necator* provoca uma perda diária de 0,03mL. Com o tempo, o ferro alimentar não consegue manter os padrões hematimétricos em níveis normais. O organismo utiliza o ferro estocado, mas este também é consumido, o que leva ao desequilíbrio e à anemia, geralmente hipocrômica e microcítica, em razão da carência de ferro.

Os sintomas provocados pela passagem das larvas através da pele causam reação pruriginosa, às vezes chamada "coceira da terra", que dura cerca de 24 a 72 horas.

A passagem das larvas pelos pulmões pode causar sintomas variáveis. Nas infecções leves podem ocorrer tosse seca, febre baixa, astenia e vômitos. No leucograma, evidencia-se eosinofilia e, na radiografia de tórax, percebe-se infiltrado pulmonar, caracterizando a síndrome de Löffler. Nas infestações mais intensas ocorre pneumonia ou broncopneumonia.

Na fase intestinal da infecção, os vermes provocam lesões mecânicas em virtude de sua fixação sanguínea, como já visto. Essas lesões mecânicas são pequenas ulcerações acompanhadas de edema e infiltrado leucocitário, o que pode causar aumento do peristaltismo, diarreia, em geral leve, com sangue, dores abdominais, às vezes epigástricas, e vômitos.

Nessa parasitose, é importante ressaltar que o paciente pode apresentar alterações do apetite, como anorexia, bulimia ou perversão do apetite (vontade de comer terra, barro, reboco de parede, giz etc.). Alguns autores acreditam que isso ocorra como um mecanismo do qual o organismo se utiliza para suprir a carência de ferro, cálcio e fósforo que pode ocorrer na ancilostomíase.

Quando a infecção é grave, a anemia causa palidez, tontura, zumbido, lipotimia, taquicardia, sopro cardíaco, fadiga, sonolência, atraso no desenvolvimento psicomotor, baixo rendimento escolar e déficit ponderoestatural.

O diagnóstico é estabelecido a partir do exame das fezes: pesquisa de ovos ou larvas pelas técnicas de Hoffman, Pons e Janner, de Willis, ou pelos métodos quantitativos de Kato-Katz.

Diante de um lactente com anemia grave e diarreia com sangue é muito importante lembrar da hipótese de ancilostomíase, pois essa condição clínica apresenta elevada letalidade.

Estrongiloidíase

Helmintíase provocada pela infecção do nematelminto *Strongyloides stercoralis*, a estrongiloidíase tem ampla distribuição nas regiões tropicais e temperadas.

A infecção por esse helminto pode cursar com autoinfecção e invasão maciça do hospedeiro (estrongiloidíase disseminada), o que leva à morte. Essa complicação é mais frequente em pacientes imunodeprimidos ou desnutridos. Se o paciente precisar submeter-se a tratamento imunossupressor, essa parasitose deve ser descartada.

A transmissão do *S. stercoralis* ocorre através da penetração cutânea das larvas filarioides, desenvolvidas a partir de ovos embrionados que foram eliminados sobre o solo com as fezes de indivíduos parasitados.

Após a penetração pela pele, através da corrente sanguínea, as larvas chegam aos alvéolos pulmonares e migram para brônquios e traqueias e daí são deglutidas e vão para a parte superior do intestino delgado, onde as fêmeas penetram a mucosa. Esses vermes maduros liberam ovos aproximadamente 4 semanas após a infecção. Os ovos do parasita eclodem e pequenas larvas são eliminadas nas fezes. Para se tornarem infectantes, essas larvas precisam sofrer modificações morfológicas. Normalmente, essas alterações ocorrem no solo, mas também podem ser produzidas no corpo do hospedeiro.

Então, as larvas são capazes de infectar o mesmo indivíduo (autoinfecção), penetrando a mucosa intestinal ou perianal, caindo na corrente sanguínea e, seguindo o ciclo pulmonar, atingindo novamente o intestino delgado.

As manifestações clínicas da estrongiloidíase dependem da carga parasitária, do estado nutricional do hospedeiro, da sensibilidade imunológica e da fase de migração do verme no hospedeiro.

A estrongiloidíase pode ser assintomática ou apresentar alterações digestivas, como desconforto ou dor epigástrica, náuseas, vômitos e má absorção. A diarreia geralmente não elimina sangue. Em casos de hiperinfecção, a diarreia é grave, aquosa, com muco e sangue.

Em geral, eosinofilia sanguínea está associada à fase intestinal da infecção.

A fase larvária pulmonar é semelhante à da síndrome de Löffler, descrita anteriormente.

A estrongiloidíase disseminada ocorre em indivíduos imunodeficientes, seja qual for a causa. O início é abrupto, com forte dor abdominal generalizada, distensão e febre. Pode ser acompanhado de choque por septicemia por bactérias gram-negativas. As larvas invadem os órgãos internos, causando lesão tecidual extensa e disfunção orgânica.

O diagnóstico etiológico da estrongiloidíase é feito com exame parasitológico de fezes pelo método de Baermann e evidencia a larva rabditoide principalmente, mas também larvas filarioides, vermes adultos e ovos podem ser encontrados. Deve-se pesquisar em pelo menos três amostras.

Outros métodos, menos usados na prática, incluem:

- IMF: indireta para detectar anticorpos séricos IgG para antígenos de superfícies de larvas filarioides.
- ELISA: tem sensibilidade de 90%.
- Exame do suco duodenal obtido por sondagem aspirativa.
- No leucograma evidencia-se eosinofilia importante.

Enterobíase ou oxiuríase

A enterobíase ou oxiuríase é a parasitose provocada pelo *Enterobius vermicularis*. De distribuição cosmopolita, é muito frequente na infância.

A transmissão ocorre mediante a ingestão de ovos embrionados eliminados pelas fezes de portadores do parasita, que contaminam roupas, mãos (unhas) e poeira doméstica. Trata-se de uma parasitose em que a autoinfestação é muito comum, pois o paciente contamina frequentemente as unhas e se reinfesta ao levar as mãos à boca ou manipular os alimentos.

Os ovos eclodem no estômago e as larvas migram para a região cecal, onde se tornam vermes adultos. Os parasitas são vermes brancos e pequenos (1cm); fêmeas grávidas migram à noite para a região perianal para realizar a oviposição. Os ovos, já embrionados, tornam-se infectantes. Suas larvas são viáveis por 20 dias.

A ação dos vermes adultos localizados no ceco e na mucosa anal causa processo irritadiço e inflamatório com ulcerações e pequenas hemorragias. Os pacientes sintomáticos queixam-se principalmente de prurido anal noturno e, consequentemente, ocorre insônia.

Como na maioria dos casos não ocorre invasão tecidual, não se observa eosinofilia. Em pacientes do gênero feminino, os vermes adultos fêmeas podem ser encontrados na vagina, no útero e na bexiga.

O diagnóstico laboratorial pode ser feito por meio do método da fita adesiva, a qual é colocada na região perianal e depois examinada ao microscópio (método de Graham).

No exame de fezes, excepcionalmente, os ovos são encontrados.

Teníase

A teníase corresponde à infecção pela tênia do boi (*Taenia saginata*) e pela tênia do porco (*Taenia solium*), denominadas em referência a seus hospedeiros intermediários. No ser humano, os parasitas só são encontrados no estágio adulto. São platelmintos da classe cestoide.

No Brasil, sua prevalência é bem maior nas regiões Sul e Sudeste, onde o consumo de carne de origens bovina e suína é maior em relação ao Nordeste e também em razão do hábito de prepará-las mal cozidas.

As tênias são compostas por cabeça ou escólex e corpo estróbilo. Este é constituído por anéis denominados proglotes. As proglotes são hermafroditas, e as de localização terminal possuem ovos maduros que contêm o embrião da tênia.

O indivíduo parasitado elimina proglotes nas fezes, que contaminam o solo, ou pode eliminar os ovos que eclodiram ainda no interior do intestino.

Ao serem expulsas, as proglotes se rompem no meio, podendo, às vezes, chegar a 80 mil. Esses ovos são bastantes resistentes e podem permanecer viáveis por 4 a 6 meses em condições adequadas.

Os ovos são ingeridos pelos gados bovino e porcino e liberam embriões no intestino delgado do animal. Os embriões, através da corrente sanguínea, localizam-se na musculatura da língua, diafragma, coração e cérebro, assim como em outros músculos.

Os embriões tornam-se vesículas, aumentam de tamanho (de 0,5 a 2,0cm), com conteúdo líquido, e formam a larva madura, que recebe o nome de cisticerco.

A larva da *T. solium* é denominada *Cysticercus cellulosal* e a da *T. saginata*, *Cysticercus bovis*.

O cisticerco infectante ingerido com a carne de vaca ou de porco libera a escólex nele contido, a qual se fixa à mucosa do intestino delgado e dá início à formação de proglotes. Em 3 meses, o verme adulto começa a eliminar as proglotes. Esse processo é denominado heteroinfestação.

A autoinfestação pode ocorrer quando o indivíduo é portador de teníase, os ovos chegam ao estômago (autoinfestação interna) através do refluxo do conteúdo intestinal ou pela ingestão de ovos eliminados nas fezes e levados à boca por mãos mal lavadas (autoinfestação externa).

Alguns pacientes são assintomáticos e outros apresentam sintomas semelhantes aos de outras parasitoses intestinais.

Podem ocorrer emagrecimento, anorexia ou fome exagerada, desconforto ou dor abdominal e diarreia leve.

A confirmação é dada pela identificação de ovos no exame de fezes ou pela eliminação de proglotes no ato da defecação.

O método laboratorial de escolha é o da tamisação-pesquisa de proglotes nas fezes por meio de uma peneira de metal.

Himenolepíase

A himenolepíase é causada pelos cestoides *Hymenolepis nana* e *Hymenolepis diminuta*.

O *H. nana* é um pequeno verme (3 a 5cm), sendo por isso chamado de tênia anã. Assim como a *G. lamblia*, apresenta maior prevalência em crianças pequenas, sendo incomum em adultos.

A transmissão se dá pela ingestão de ovos embrionados eliminados pelas fezes de indivíduos parasitados, que contaminam a água e os alimentos.

O ciclo biológico completa-se no ser humano, o hospedeiro intermediário e definitivo do *H. nana*.

O hábitat do parasita na criança é a porção final do intestino delgado. Os ovos liberam larvas que aderem à parede do intestino delgado, onde se transformam em vermes adultos.

Quase todos os indivíduos são assintomáticos.

Os sintomas clínicos estão relacionados com a carga parasitária e caracterizam-se por manifestações gastrointestinais, como inapetência, dores abdominais, diarreia, astenia e irritabilidade.

O diagnóstico é estabelecido a partir da identificação de ovos nas fezes, mas, como a eliminação é irregular, o exame deve ser repetido pelo menos três vezes.

Esquistossomose

Parasitose intestinal, mais precisamente do sistema vascular portomesentérico, a esquistossomose é causada pelo platelminto *Schistossoma mansoni* e tem ampla distribuição no Brasil e em outros países da América do Sul, Caribe, África e Ásia. A OMS estima que existam aproximadamente 200 milhões de pessoas parasitadas no mundo. No Brasil, estima-se que 6 milhões de pessoas apresentem essa parasitose. Os estados de Alagoas e Pernambuco são os que apresentam a maior prevalência. Em algumas cidades de Pernambuco (Vicência, Gameleira, Ribeirão e Escada), as taxas de infecção atingem entre 75% e 85% da população.

Assim como as demais parasitoses, a esquistossomose está relacionada com as condições socioambientais e educacionais precárias da população atingida. A infecção pelo *S. mansoni* pode ter início na infância, com pico de incidência entre os 10 e os 14 anos de idade.

O *S. mansoni* é um trematodo hematófago unissexuado e digenético. O ciclo evolutivo tem duas fases: uma assexuada, no hospedeiro intermediário (caramujo), e outra sexuada, no hospedeiro definitivo (ser humano). O hospedeiro do verme adulto elimina os ovos pelas fezes. Se depositados em água fresca, ocorre a liberação de formas móveis, denominadas *miracídios*, que infestam os caramujos, onde ocorre a reprodução por divisão assexuada. Após 30 a 35 dias, formam-se as cercárias, que são as formas infectantes do ser humano. Penetram pela pele ou pelas mucosas e, por via venosa, atingem o coração e os pulmões, de onde são levadas para o sistema porta intra-hepático, completando assim seu ciclo sexual e transformando-se em verme adulto. Entre a penetração das cercárias e a eliminação de vermes adultos decorrem aproximadamente 60 dias.

Quadro 52.1 Doses e indicações de antiparasitários

Parasitose	Fármaco	Dose
Giardíase	Metronidazol	20mg/kg/dia por 7 dias (2 doses/dia)
	Tinidazol	50mg/kg em dose única
	Secnidazol	30mg/kg em dose única
	Albendazol	400mg/dia por 5 dias – dose única/dia (alto custo)
	Furazolidona	7mg/kg/dia por 7 dias a cada 12h
Isosporíase	Sulfametoxazol-trimetoprima	10mg/kg/dia de trimetoprima (4 doses/dia por 21 dias)
Amebíase	Metronidazol	30mg/kg/dia por 7 dias
	Tinidazol	50mg/kg/dia (por 2 a 5 dias – 1 dose/dia)
	Secnidazol	30mg/kg/dia em dose única
Balantidíase	Metronidazol	30 a 50mg/kg/dia por 7 a 10 dias
Ascaridíase	Mebendazol	100mg a cada 12h por 3 dias (primeira escolha)
	Albendazol	400mg em dose única (em maiores de 2 anos)
	Levamisol	80mg (< 7 anos) e 150mg (> 7 anos)
	Ivermectina	200mg/kg em dose única
	Pamoato de pirantel	10mg/kg em dose única
	Piperazina	25mg/kg (até 2,5g) em 3 doses/dia durante 7 dias
Estrongiloidíase	Tiabendazol	50mg/kg/dia em dose única ou 20 a 30mg/kg/dia por 3 dias
	Albendazol	400mg/dia por 3 dias
	Cambendazol	5mg/kg em dose única
	Ivermectina	150 a 200mg/kg em dose única
Ancilostomíase	Mebendazol	100mg a cada 12 dias por 3 dias (primeira escolha)
	Albendazol	400mg/kg em dose única
Teníase	Praziquantel*	10 a 20mg/kg em 1 dose/dia por 4 dias
	Albendazol	400mg/dia por 3 dias
	Mebendazol	200mg a cada 12h por 3 dias
	Niclosamida	< 35kg = 1g em jejum em dose única
		> 35kg = 2g em jejum em dose única
Himenolepíase	Praziquantel	25mg/kg em dose única
	Niclosamida	Dose igual à utilizada para teníase – por 50 dias
Tricocefalíase	Mebendazol	100mg a cada 12h por 3 dias (primeira escolha)
	Albendazol	400mg em dose única
	Ivermectina (associado ao albendazol)	200mg/kg em dose única + (albendazol)
Oxiuríase	Mebendazol	100mg em dose única, repetir com 14 dias
	Albendazol	400mg em dose única
	Pamoato de pirvínio	10mg/kg em dose única
Esquistossomose	Praziquantel	50mg/kg/dose
	Oxamniquina	20mg/kg/dose

*No tratamento de cisticercose cerebral, a dose é de 15 a 20mg/kg, três vezes ao dia, por 14 a 21 dias, associado à dexametasona.
Fonte: modificado de Mota JAC et al.

A penetração das cercárias na pele da criança pode ser seguida de uma reação inflamatória, formando uma erupção papular pruriginosa (dermatite cercariana), ou passar completamente despercebida.

A forma aguda da doença é frequente na infância, principalmente em pré-escolares e escolares. Ocorrem sintomas e sinais inespecíficos, como febre, anorexia, dor abdominal, cefaleia e bronquite tipo asmatiforme, precedidos de um quadro de intenso prurido com erupções cutâneas (eritema ou urticária) generalizadas. Às vezes, ocorrem náuseas, vômitos e diarreia. Quase sempre se observam hepatoesplenomegalia e leucocitose com eosinofilia de até 50%. Em cerca de 1% dos casos surgem manifestações de polineurite. Essa fase aguda pode durar de 1 a 4 semanas e desaparecer de maneira espontânea ou evoluir para outra forma clínica. Os ovos do parasita podem ser encontrados nas fezes após 4 a 5 semanas.

Na forma hepatointestinal, os pacientes apresentam colite disentérica com fezes com sangue, dores abdominais, náuseas, vômitos, tenesmo e prolapso retal.

A expressão clínica de acometimento mais grave traduz-se pela forma hepatoesplênica, que compromete insidiosamente, em 5 a 15 anos, cerca de 2% a 10% dos indivíduos afetados, sendo rara antes da adolescência. Existem duas formas: com ou sem hipertensão porta.

Além disso, pode ocorrer a forma vasculopulmonar (endoarterite pulmonar). A forma não hipertensiva caracteriza-se por pneumonias ou broncopneumonias asmatiformes. As crianças maiores de 10 anos com hepatoesplenomegalia podem desenvolver a forma pulmonar hipertensiva e apresentar dispneia aos mínimos esforços, estase jugular, edema e cardiomegalia com sopro sistólico em foco pulmonar e em borda esternal esquerda.

A forma associada, ou enterobacteriose septicêmica prolongada (ESP), é provocada por bactérias do gênero *Salmonella* ou por outros germes gram-negativos. Os pacientes apresentam febre prolongada, estado geral decaído, toxemia, emagrecimento, hepatoesplenomegalia e diarreia. O hemograma mostra leucocitose e eosinofilia. A reação de Widal pode ser positiva. O mielograma ou a hemocultura podem confirmar o diagnóstico.

O diagnóstico da esquistossomose é estabelecido pelo achado de ovos do parasita nas fezes do paciente. Em alguns pacientes são necessários exames coproparasitológicos repetidos com técnicas especializadas.

A biópsia retal ou hepática pode ser indicada nos pacientes com suspeita clínica e epidemiologia positiva, mas os exames parasitológicos são negativos, o que pode ocorrer em 15% a 25% dos casos.

O controle de cura será realizado por meio da investigação de ovos nas fezes, mensalmente, até o sexto mês após o tratamento.

AGENTES ANTIPARASITÁRIOS MAIS UTILIZADOS EM PEDIATRIA

Mebendazol

Derivado benzimidazólico de amplo espectro, o mebendazol tem absorção insignificante e mantém-se em boa concentração na luz intestinal. Impede a captação de glicose pelo verme adulto, provocando sua imobilização e morte. Tem atividade apenas ovicida. Nas parasitoses em que ocorre o ciclo pulmonar, o mebendazol deve ser repetido após 21 dias (Quadro 52.1).

Em geral bem tolerado, pode promover alguns efeitos colaterais, como dor abdominal, náuseas, vômitos, diarreia, constipação intestinal, tontura ou vertigem, febre e prurido. Em casos de superdosagem, podem ocorrer leucopenia e neutropenia reversíveis e quadros variáveis de disfunção hepática. Está contraindicado durante a lactação.

Sua ação terapêutica é diminuída quando usado com carbamazepina e hidantoína.

É eficaz na ascaridíase e na ancilostomíase (80% a 90% de cura) na dose de 100mg, duas vezes ao dia, por 3 dias. Deve-se repetir após 21 dias.

Na tricocefalíase, tem efeito ovicida incompleto, mas alguns autores observaram eficácia de 75%.

Na oxiuríase, tem taxa de cura em torno de 80%, na dose de 100mg, duas vezes ao dia por 3 dias, repetindo-se 2 semanas após o tratamento para prevenir a reinfecção. Além disso, o tratamento deve ser realizado em todos que estão em contato com o paciente.

Na teníase, pode ser usado na dose duplicada ou triplicada por 3 dias seguidos, o que pode aumentar sua eficácia em 71% e 92%, respectivamente.

Albendazol

Derivado benzimidazólico, o albendazol também inibe a absorção de glicose pelo verme, provocando sua morte. É pouco absorvido. Em geral, não é necessária a repetição do esquema terapêutico, pois o albendazol age em todas as fases do parasita, porém alguns estudos mostram que, se houver a repetição, pode aumentar a taxa de cura em algumas parasitoses. Não deve ser administrado a crianças menores de 2 anos em virtude da ausência de estudos científicos sobre possíveis efeitos colaterais nessa faixa etária.

Tem ação terapêutica nas seguintes parasitoses:

- **Ancilostomíase:** na dose única de 400mg, com eficácia variável de 63% a 100%.
- **Estrongiloidíase:** na dose de 400mg por 3 dias consecutivos, com taxa de cura entre 45% e 70%. A repetição do esquema não altera a eficácia. Contudo, há estudos que mostram que essa eficácia pode ser aumentada para 95% se o albendazol for administrado na dose de 400mg, duas vezes ao dia por 5 dias consecutivos, e repetido em 21 dias.
- **Ascaridíase:** na dose única de 400mg, a qual deve ser repetida após 21 dias, para aumentar sua eficácia.
- **Oxiuríase:** na dose única de 400mg.
- **Giardíase:** na dose de 400mg por dia em 5 dias, porém com baixa eficácia.

Tiabendazol

Esse fármaco também é um derivado benzimidazólico de amplo espectro, mas não é larvicida. Seu mecanismo de ação é semelhante ao do mebendazol e do albendazol, mas seus efeitos colaterais são mais frequentes, podendo ocorrer sonolência, fadiga, cefaleia, náuseas, vômitos, dor abdominal e diarreia, entre outros. Está contraindicado na lactação. Seu uso em crianças menores de 5 anos ainda não está bem definido.

Age nas seguintes parasitoses:

- **Estrongiloidíase:** dose única de 50mg/kg (dose máxima de 3g/dia) ou 25mg/kg em duas doses ao dia, durante 2 dias. Deve ser repetido após 7 dias. Tem eficácia em torno de 80%, sendo o fármaco de escolha para estrongiloidíase, porém, em virtude dos frequentes efeitos colaterais, a medicação pode não ser tolerada.
- **Ascaridíase:** alguns estudos evidenciaram ação ovicida de 100% na ascaridíase em 48 horas após o tratamento.

Cambendazol

Derivado benzimidazólico que atua na estrongiloidíase, o cambendazol tem a vantagem de ser mais bem tolerado. Deve ser usado na dose de 5mg/kg e repetido após 10 dias em maiores de 2 anos de idade. Para os pacientes com mais de 10 anos, convém usar 400mg em dose única e repetir após 10 dias.

Tetramisol/Levamisol

O tetramisol, derivado benzimidazólico, é uma substância que tem ação paralisante e letal para nematódeos. Esse fármaco representa uma mistura racêmica de dois isômeros ópticos, dos quais apenas o levógiro levamisol tem ação antiparasitária. Age por inibição da enzima muscular succinodesidrogenase, produzindo paralisia contrátil dos vermes adultos.

É o agente de primeira escolha para ascaridíase, na dose de 2,5mg/kg, com taxa de cura em torno de 90%. A dose pode ser repetida após 7 dias.

Pamoato de pirantel

O pamoato de pirantel (tetra-hidropirimidínico) age inibindo a colinesterase e bloqueando a transmissão neuromuscular, o que causa a paralisia espástica dos vermes adultos, que serão expelidos posteriormente. O uso em crianças menores de 2 anos deve ser feito com parcimônia.

Atua nas seguintes helmintíases:

- **Ancilostomíase:** deve ser usado na dose de 10 ou 11mg/kg/dia por 1 dia ou por 3 dias consecutivos. Tem eficácia em torno de 50% a 80%. Dose máxima: 1g/dia.
- **Ascaridíase:** deve ser usado na dose de 10 ou 11mg/kg, com eficácia próxima a 100%.
- **Oxiuríase:** também é muito eficaz nessa parasitose, podendo apresentar taxa de cura de até 85% a 95%.

Pamoato de oxipirantel

Atua na tricocefalíase, na dose de 20mg/kg/dia, duas vezes ao dia por 2 dias consecutivos, com taxas de cura de 70% a 90%.

Piperazina

Age provocando paralisia flácida e expulsão dos vermes adultos vivos por meio do peristaltismo intestinal. Não age sobre as formas imaturas (larvas).

Normalmente, não causa eventos adversos, mas podem ocorrer náuseas, vômitos, diarreia, efeitos neurológicos transitórios e reações alérgicas. Em pacientes com insuficiência renal têm sido registradas fraqueza, incoordenação motora, vertigem, confusão mental e contrações mioclônicas em decorrência do acúmulo do medicamento. Em pacientes predispostos, pode induzir ou exacerbar convulsões epilépticas.

A indicação da piperazina está restrita aos casos de obstrução ou semiobstrução intestinal por *A. lumbricoides*. Com o paciente em jejum, aplica-se óleo mineral, 15 a 30mL, por sonda nasogástrica, a cada 2 horas, até que haja eliminação do óleo via anal, o que garante a resolução do quadro obstrutivo. A seguir, inicia-se a piperazina, 100mg/kg (máximo de 3g), por 3 ou 5 dias consecutivos, de acordo com a necessidade, até que ocorra a eliminação dos parasitas.

Pamoato de pirvínio

Sal corante derivado das cianinas, não é absorvido pelo intestino. Tem efeito inibitório no sistema enzimático respiratório do parasita e bloqueia o metabolismo oxidativo da glicose.

Trata-se do agente de escolha para oxiuríase, na dose única de 10mg/kg (máximo de 800mg), com eficácia em torno de 90%. Pode ser repetido 2 semanas após a primeira dose, para prevenir a reinfecção. Todos os membros da família e as pessoas que tenham convívio com a criança devem fazer o tratamento. O controle de cura com coleta do raspado anal deve ser feito em 1 a 2 semanas após o término do tratamento.

Ivermectina

Lactona macrocíclica semissintética, a ivermectina estimula a liberação pré-sináptica do ácido gama-aminobutírico, interrompendo, assim, a neurotransmissão e causando paralisia tônica da musculatura periférica dos nematódeos. É ineficaz contra cestoides e tremátodeos.

Podem ocorrer eventos adversos, como adinamia, tontura, sonolência, anorexia, tremores, febre inexplicada, irritação ocular, aumento da frequência cardíaca, prurido ou exantema cutâneo de leve a intenso, dores articulares, dor ou sensibilidade aumentada nos gânglios da região axilar, do pescoço ou da virilha, náuseas, vômitos, epigastralgia e diarreia. O uso da ivermectina pode agravar os sintomas em pacientes asmáticos. O fármaco passa para o leite materno, mas até o momento não foram relatados problemas em lactentes.

A ivermectina vem sendo recomendada, conforme a experiência de alguns autores, como o melhor agente para tratar a estrongiloidíase, pois apresenta eventos adversos inferiores aos do tiabendazol e eficácia equivalente. Pode ser usada na dose única de 200µg/kg, em crianças com 15kg de peso ou mais. Doses adicionais, em geral, não são necessárias, embora a repetição após 2 semanas aumente a eficácia. Para crianças pesando menos de 15kg, o uso e a dose serão determinados individualmente, a critério do médico.

Tem-se demonstrado eficaz e seguro para a ascaridíase, nas doses únicas de 200µg/kg ou 100µg/kg, apesar de pouco usada.

Não se constitui em alternativa de tratamento para ancilostomíase ou tricocefalíase, pois mostrou baixa eficácia em vários estudos (em torno de 10%).

Niclosamida

Derivado salicilamídico solúvel, ativo contra cestoides, a niclosamida inibe a captação de glicose e a produção de energia derivada do metabolismo anaeróbico. A inibição da incorporação do fosfato inorgânico no trifosfato de adenosina (ATP) é deletéria ao parasita. Afeta o escólex da parede intestinal. A eliminação do cestoide do intestino pela ação peristáltica normal do hospedeiro é eventual, pois os parasitas e seus escólex ficam sob a ação das enzimas digestivas, podendo desintegrar-se. Promove a eliminação dos ovos viáveis, mas não é ovicida.

Age nas seguintes parasitoses.

- **Teníase:**
  - Lactentes: 500mg/dia.
  - Crianças entre 2 e 8 anos de idade: 1g/dia.
  - Crianças > 8 anos: 2g/dia.
- **Himenolepíase:** as mesmas doses diárias, porém por 6 dias consecutivos.

O medicamento deve ser sempre administrado pela manhã, após as refeições, em forma de comprimidos mastigáveis. Tem eficácia de 60% a 80%.

Praziquantel

Derivado isoquinolínico-pirazínico, absorvido pelo intestino de maneira rápida, o praziquantel é metabolizado pelo fígado e excretado pelos rins. Causa perda do cálcio intracelular, resultando em paralisia espástica da musculatura e expulsão dos vermes adultos dos locais onde estão alojados, em razão da imobilização da ventosa que o prendia à parede do vaso sanguíneo. Atua nas seguintes parasitoses:

- **Teníase:** na dose única de 10mg/kg. O fármaco poderá ser repetido se o paciente continuar eliminando proglotes. Tem eficácia em torno de 100%.
- **Himenolepíase:** dose única de 20 a 25mg/kg. Sua eficácia é de cerca de 90%.
- **Neurocisticercose:** na dose de 50mg/kg/dia por 15 dias.
- **Esquistossomose:** na dose de 50mg/kg em dose única, com eficácia de até 85%. Os comprimidos fornecidos pelo Sistema Único de Saúde (SUS) têm 600mg.

Metronidazol/Tinidazol

Esses derivados nitroimidazólicos são bem absorvidos no intestino após administração oral, com ação luminal e tecidual. Agem a partir da penetração do medicamento no interior da célula do protozoário, com subsequente destruição da cadeia de DNA ou inibição de sua síntese. Estão contraindicados na lactação e em pacientes com doenças neurológicas ativas ou histórico prévio de discrasia sanguínea. Atuam nas seguintes parasitoses:

- **Amebíase:** na dose de 35 a 50mg/kg/dia, três vezes ao dia, em virtude de sua eficácia e baixa toxicidade.
- **Giardíase:** na dose de 15 a 20mg/kg/dia, duas vezes por dia por 7 ou 10 dias consecutivos. Tem eficácia de 97% a 100%.

Secnidazol

Esse 5-nitroimidazólico tem sido largamente utilizado para o tratamento de giardíase, amebíase e tricomoníase em países da América Latina. Até o presente momento, não está comercialmente disponível nos EUA. Sua tolerabilidade é boa, uma vez que todos os eventos adversos são de intensidade leve ou moderada e representados por náuseas e vômitos, anorexia e cólica intestinal. Não deve ser utilizado em pacientes que fazem uso de anticoagulantes orais e em pacientes com antecedentes de doenças neurológicas e discrasias sanguíneas. A posologia preconizada nos casos de giardíase e amebíase é de 30mg/kg, em esquema de dosagem única, preferencialmente com alimentos. A eficácia é em torno de 89% a 96%, com 93% a 100% de cura parasitológica descrita na literatura.

Nitazoxanida

A nitazoxanida é um salicilanídeo derivado do 5-nitrotiazol com amplo espectro de atividades contra coccídeos, protozoários flagelados, amebas, nematódeos, cestoides e trematódeos. Estudos farmacocinéticos revelam que um terço é absorvido ao longo do trato gastrointestinal e excretado pela urina, apresentando pico plasmático de 2mg/L em 2 a 4 horas após administração e ligação proteica. A dose habitual é de 7,5mg/kg, duas vezes ao dia por um período de 3 dias consecutivos, não ultrapassando a dose de 200mg para as crianças. Nos relatos de casos de microsporidíase, pode-se adotar esquema com duração de até 60 dias. Apresentação de 500mg cada comprimido e suspensão líquida de 100mg/em 5mL.

Furazolidona

Membro dos derivados sintéticos de 5-nitrofurano, a furazolidona atua mediante inibição do sistema de desidrogenação da célula microbiana. Os eventos adversos possíveis são cefaleia, náuseas, vômitos e exantema cutâneo. Agente alternativo para o tratamento da giardíase, é utilizada na dose de 5 a 10mg/kg/dia, quatro vezes ao dia, durante 7 dias consecutivos. A eficácia é de aproximadamente 70%.

Oxamniquina

Derivado da tetraidroquinolona, a oxamniquina causa paralisia muscular do verme adulto. É utilizada na dose de 20mg/kg, em uma ou em duas tomadas. Sua eficácia é de 75% a 85%.

PREVENÇÃO

A maneira mais eficaz de combater e erradicar as parasitoses intestinais nas áreas endêmicas consiste na melhoria das condições de vida da população em todos os níveis (saneamento básico, educação, acesso ao serviço de saúde, renda familiar etc.).

Em nossa prática diária de assistência à saúde da criança recomendamos o tratamento antiparasitário periódico (a cada 6 meses) mesmo nos pacientes aparentemente assintomáticos e que não tenham recebido medicação nos últimos 6 meses.

Em nosso serviço ambulatorial não realizamos exames parasitológicos de fezes de rotina. Como sabemos, a eliminação de vermes pelo hospedeiro não é regular e, por problemas sociais de nossos pacientes, só solicitamos esses exames quando a queixa da criança os justifica.

Bibliografia

Jong E. Intestinal parasites. Prim Care 2002; 29(4):857-77.
Kucik CJ, Martin GL, Sortor BV. Common intestinal parasites. Am Fam Physician 2004; 69(5):1161-8.
Lopez-Romero G, Quintero J, Astiazarán-García H, Velazquez C. Host defences against Giardia lamblia. Parasite Immunol 2015; 37(8):394-406.
Muhsen K, Levine MM. A systematic review and meta-analysis of the association between Giardia lamblia and endemic pediatric diarrhea in developing countries. Clin Infect Dis 2012; 55 Suppl 4:S271-93.
Pasupuleti V, Escobedo AA, Deshpande A, Thota P, Roman Y, Hernandez AV. Efficacy of 5-nitroimidazoles for the treatment of giardiasis: a systematic review of randomized controlled trials. PLoS Negl Trop Dis 2014; 13;8(3):e2733.
Van Lieshout L, Roestenberg M. Clinical consequences of new diagnostic tools for intestinal parasites. Clin Microbiol Infect 2015; 21(6):520-8.
Wilson IW, Weedall GD, Hall N. Host-Parasite interactions in Entamoeba histolytica and Entamoeba dispar: what have we learned from their genomes? Parasite Immunol 2012; 34(2-3):90-9.

Capítulo 53

Vermifugação Periódica

João Guilherme Bezerra Alves
Roseane Campos Callado

INTRODUÇÃO

As parasitoses intestinais estão entre as principais doenças negligenciadas no mundo. Representam importante problema de saúde pública para os países pobres e em desenvolvimento, não apenas por sua elevada prevalência, atingindo cerca de 2 bilhões de pessoas no mundo, como pela morbidade, respondendo pela perda de 16,7 milhões de anos de vida perdidos por incapacitação (DALY – *Disability-Adjusted Life Years*). Com frequência, estão associadas a subnutrição, deficiências de micronutrientes, anemia carencial, carência de vitamina A e distúrbios do aprendizado, acreditando-se que possam ser um importante fator agravante para essas afecções. Apesar das reduzidas taxas de letalidade, podem representar infecções graves, com elevadas taxas de letalidade, especialmente em lactentes jovens e imunodeprimidos.

Estima-se que as helmintíases ocasionem a morte anual de 18 mil pessoas no mundo e acarretem mais de 4 milhões de anos potenciais de vidas perdidos, em virtude dos óbitos nos grupos etários mais jovens. A Declaração de Londres de 2012 sobre doenças negligenciadas tornou o tratamento das parasitoses uma prioridade fundamentada nos estudos que atribuem às enteroparasitoses grave morbidade e baixo desempenho cognitivo e intelectual e desenvolvimento físico, além das relevantes perdas econômicas.

O controle das parasitoses intestinais passa essencialmente pela melhoria das condições de vida das populações atingidas, como a própria história contemporânea da medicina tem comprovado de maneira bastante evidente. Entretanto, algumas intervenções isoladas, como o saneamento básico, apresentam forte impacto no controle dos enteroparasitas. Especificamente na área da saúde, medidas como o tratamento medicamentoso periódico têm sido as mais utilizadas, embora os resultados ainda sejam questionados.

A Organização Mundial da Saúde (OMS), em sua 54ª Assembleia Mundial da Saúde, estabeleceu uma estratégia para redução em 50% das parasitoses intestinais com base nas seguintes intervenções: disponibilidade de água potável, saneamento, educação para a saúde e vermifugação periódica. Os programas de vermifugação periódica consistem na administração de tratamentos para as helmintíases a intervalos de 3 a 12 meses, preferencialmente com fármacos para administração em dose única. Devem ser direcionados especificamente aos grupos populacionais mais vulneráveis aos efeitos das enteroparasitoses: pré-escolares, escolares e gestantes. Essa estratégia, que na década de 1990 representava o custo de alguns dólares por tratamento, tem atualmente baixo custo (<US$ 0,20/dose) e é relativamente fácil de ser implantada e acompanhada. Entretanto, ainda existem dúvidas quanto a sua segurança e real eficácia para a redução da prevalência das enteroparasitoses. O objetivo deste capítulo é fazer uma análise das pesquisas realizadas nessa área nos últimos anos para tentar verificar o embasamento científico dessa prática. Ressalte-se, contudo, que esses estudos têm sido realizados em populações heterogêneas, portadoras de infecções múltiplas e de intensidades variadas, além de terem utilizado diversos medicamentos e esquemas terapêuticos. Outra variável a ser levada em consideração nesta análise consiste na reinfecção, muito comum nas áreas endêmicas.

VERMIFUGAÇÃO PERIÓDICA PROPICIA MELHORA DO ESTADO NUTRICIONAL?

Para assegurar sua sobrevivência, o enteroparasita necessita retirar do hospedeiro os nutrientes vitais para manter todo o seu ciclo de vida. Além dessa ação na competição com os nutrientes, os parasitas, habitualmente, provocam danos à mucosa intestinal, ocasionando reações inflamatórias, além de promover perdas de sangue e proteínas. Elevadas cargas parasitárias em populações que vivem sob risco nutricional em razão das precárias condições socioeconômicas, especialmente aqueles grupos etários mais vulneráveis, como crianças e gestantes, podem atuar como importantes agravantes da situação nutricional. Dessa maneira, existe um forte embasamento teórico para sustentar a prática da vermifugação periódica em populações de risco nutricional.

Encontramos uma metanálise sobre o tema, publicada no British Medical Journal (BMJ) e na Cochrane no ano 2000. Foram analisados 30 ensaios clínicos randomizados e quase randomizados, envolvendo mais de 1.500 crianças. Os autores fazem uma série de críticas a esses ensaios, principalmente no que se refere à alocação dos pacientes. A conclusão foi de que haveria um discreto efeito positivo sobre o estado nutricional. Outra revisão sistemática da Cochrane de 2012, envolvendo 42 estudos e 65.168 participantes, chegou à conclusão de que é pequeno o benefício da vermifugação periódica no estado nutricional das crianças.

Outro aspecto que dificulta a interpretação desses ensaios é o fato de as reinfecções serem frequentes nas áreas onde essas enteroparasitoses são endêmicas. Além disso, alguns estudos experimentais demonstram que a subnutrição, ao provocar um estado de imunodepressão em decorrência da carência energética, proteica e de micronutrientes, como o ferro e o zinco, aumenta a suscetibilidade do hospedeiro aos nematódeos. Outro ponto bem estabelecido em estudos experimentais é o de que a eficácia dos agentes antiparasitários é afetada pelo estado nutricional do hospedeiro. Esses fármacos têm absorção e metabolização alteradas nos estados de desnutrição. Por tudo isso, alguns pesquisadores acreditam que os dois problemas, o das helmintíases e o da desnutrição, devem ser abordados simultaneamente.

VERMIFUGAÇÃO PERIÓDICA PROVOCA RESISTÊNCIA AOS ANTIPARASITÁRIOS?

A OMS lista quatro fármacos para os programas de vermifugação periódica: levamisol, mebendazol, albendazol e pamoato de pirantel. Abordaremos alguns aspectos particulares de cada um desses agentes.

O levamisol apresenta boa eficácia para a ascaridíase e a ancilostomíase e é menos eficaz contra o *Necator americanus*. Inibe o receptor da acetilcolina dos gânglios autônomos, provocando contração espástica, seguida por paralisia tônica do verme que é, assim, passivamente eliminado. É rapidamente e quase que totalmente absorvido pelo trato digestório. O pico plasmático ocorre cerca de 2 horas após sua ingestão. É metabolizado no fígado e eliminado por via urinária. Têm sido descritos efeitos colaterais ocasionais, de leve intensidade e passageiros: vômitos (5%), tonteira (3%), cefaleia (3%) e astenia (2%). Estudos em animais não demonstraram efeito teratogênico, porém, como os outros anti-helmínticos, não deve ser prescrito no primeiro trimestre da gravidez. Quanto a estudos realizados no ser humano que comprovem a existência de resistência, não encontramos registros nas bases de dados consultadas.

O mebendazol é um derivado benzimidazólico bastante seguro e de grande eficácia nas helmintíases, com exceção da estrongiloidíase. Pode ser utilizado em dose única de 500mg, com boa eficácia para ascaridíase, ancilostomíase e tricuríase. Sua absorção pelo trato gastrointestinal é baixa. Níveis plasmáticos só são detectados com a ingestão de doses elevadas (> 15g). A pequena fração absorvida é rapidamente metabolizada em nível hepático e excretada pela bílis. Ainda que não seja recomendado para crianças com menos de 2 anos de idade, alguns estudos têm demonstrado que sua administração a lactentes não é acompanhada de efeitos colaterais. Como apresenta efeitos teratogênicos potenciais em ratos, não deve ser administrado no primeiro trimestre da gravidez. Em pesquisa no Medline, não identificamos estudos, em humanos, apontando resistência ao mebendazol pelas helmintíases.

O albendazol, também um derivado benzimidazólico, apresenta como principal vantagem uma maior eficácia na ancilostomíase. No tratamento da estrongiloidíase e da tricuríase, deve ser utilizado por 3 dias consecutivos. Como outros benzimidazólicos, atua inibindo a enzima polimerase tubulina dos nematódeos, o que evita a formação dos microtúbulos e, assim, impede a divisão celular. Além disso, inibe a captação da glicose pelo verme, ocasionando depleção de glicogênio e impedindo a formação de ATP. Como o mebendazol, é pouco absorvido, e sua ação antiparasitária ocorre na luz intestinal. Quando administrado junto a refeições gordurosas, sua absorção chega a aumentar em até quatro vezes. Sua concentração plasmática é cerca de 15 a 49 vezes mais elevada do que a do mebendazol. Sua fração metabólica ativa, sulfóxido, atravessa a barreira hematoencefálica, sendo sua concentração no liquor cerca de um terço a do plasma. É excretado em grande parte pelos rins. A cimetidina aumenta sua biodisponibilidade ao inibir sua metabolização pelo citocromo P-450. A incidência de efeitos colaterais é muito baixa, estimando-se em 1% o percentual de detecção, sendo os mais comuns sintomas gastrointestinais de intensidade leve e fugazes. Fenômenos alérgicos, como urticária, também são muito raros (0,1/1.000). Pode ser utilizado na dose de 200mg em crianças de 12 a 24 meses de idade. Também não encontramos no Medline estudos que comprovem resistência das helmintíases a esse fármaco.

O pamoato de pirantel apresenta eficácia contra a ascaridíase e a ancilostomíase. Seu mecanismo de ação assemelha-se ao do levamisol. Sua absorção oral é escassa. Sofre metabolização parcial no fígado e excreção urinária. O pamoato de pirantel também é descrito como um agente seguro. Alguns estudos apontam para baixa frequência de efeitos colaterais: diarreia (4,3%), dor abdominal (4%), náuseas (35%), vômitos (2%) e cefaleia (3%). Estudos experimentais também não demonstraram efeito teratogênico desse vermífugo, mas, como ocorre com os outros fármacos, sua prescrição não é recomendada no primeiro trimestre da gravidez. Também não encontramos estudos relatando resistência de helmintos a esse fármaco.

Um estudo de vermifugação periódica em Zanzibar procurou observar a presença de resistência aos vermífugos. Foi realizado um ensaio clínico com 914 escolares que receberam mebendazol e levamisol para o tratamento de infecções por *A. lumbricoides*, *T. trichiura* e ancilostomídeos. Observou-se diminuição na taxa de cura da ancilostomíase de 22% para 7%, em comparação com os dados dessa região antes do estudo; nessa área, o programa de vermifugação periódica era desenvolvido desde o ano de 1994. Os autores concluem que os programas de vermifugação periódica devem receber vigilância em relação ao desenvolvimento de resistência aos benzimidazóis. Entretanto, vale destacar que o tratamento periódico, ao diminuir a carga parasitária das crianças infectadas, pode reduzir também a sensibilidade do exame parasitológico de fezes para o diagnóstico das helmintíases – menos parasitas, menor eliminação de ovos nas fezes. Nesse estudo, foi realizado o exame de apenas uma amostra de fezes, o que determina sensibilidade em torno de 70% desse exame para o diagnóstico de helmintíases.

Em síntese, apesar da descrição relativamente frequente de resistência aos anti-helmínticos em animais, ainda não há evidências científicas que comprovem esse achado no ser humano. Esse receio de que a vermifugação periódica, uma a três vezes por ano, possa acarretar resistência aos agentes anti-helmínticos não foi comprovado. A diminuição nas taxas de cura após a vermifugação pode ser explicada pelo decréscimo da carga parasitária com o tratamento prévio, o que acarreta menor sensibilidade do exame parasitológico de fezes para o diagnóstico das geoelmintíases. Entretanto, como é bem descrita a resistência de determinados tipos de helmintos em várias espécies animais a esses agentes, especialmente os benzimidazóis, é possível que estudos futuros, direcionados especificamente para esse objetivo, consigam esclarecer a real dimensão do problema da resistência das helmintíases no ser humano. Acredita-se que a ocorrência de resistência aos anti-helmínticos seja mais difícil nos humanos do que nos animais, uma vez que o intervalo de tratamento é maior do que o tempo de reprodução dos parasitas e o tratamento é direcionado para populações determinadas, o que reduz a pressão da seleção genética. De qualquer modo, a eficácia dos fármacos deve ser cuidadosamente monitorizada, e novas pesquisas devem ser realizadas em busca de métodos *in vitro* que promovam rapidamente a identificação da resistência aos fármacos, como acontece com a bacteriologia.

VERMIFUGAÇÃO PERIÓDICA PODE PROVOCAR ALERGIAS?

A clássica "hipótese da higiene" admite que as infecções exerçam papel protetor contra a alergia. Essa é uma das teorias para justificar o maior número de afecções atópicas, especialmente asma e rinite alérgica, nos países desenvolvidos, quando comparados àqueles em desenvolvimento. As crianças, ao serem beneficiadas pelas imunizações e o uso de antibióticos nos quadros infecciosos, não desenvolveriam resposta imune do tipo Th1, diferentemente daquelas expostas precocemente às infecções, entre as quais as helmintíases.

As helmintíases provocam alterações na resposta imune, possibilitando a sobrevivência dos parasitas com danos mínimos ao hospedeiro. Alguns desses efeitos exercem influência na resposta a outros antígenos ou alérgenos. Dessa maneira, é sugerido que as helmintíases possam provocar respostas alteradas a infecções e imunizações, enquanto, por outro lado, possibilitam benefícios em relação à resposta inflamatória nas doenças alérgicas e autoimunes.

Os primeiros trabalhos a descrever uma associação inversa entre helmintíases e atopia foram publicados nos anos 1970.

Alguns estudos demonstraram menor prevalência de positividade de testes cutâneos em áreas onde os enteroparasitas eram endêmicos, assim como aumento da positividade após o tratamento. Observaram, também, aumento na prevalência de crianças com quadros de broncoespasmo, embora esses dados não tenham sido confirmados por outros estudos. As helmintíases, aparentemente, podem provocar um estado crônico de ativação do sistema imune. Outros estudos evidenciaram alterações do sistema imune, hipossensibilidade e anergia em indivíduos poliparasitados. Todas essas alterações foram gradativamente normalizadas após o tratamento das helmintíases. As alterações imunológicas provocadas pelas helmintíases mais descritas são: resposta imune das citocinas, predominantemente do tipo Th2, elevação dos níveis de IgE, eosinofilia, níveis baixos de CD4+ e elevados de CD8+, aumento do número de células HLA-DR positivas, diminuição da proporção de células CD4+ *naive* e aumento das CD4+ de memória.

Uma revisão sistemática de estudos epidemiológicos e metanálise, publicada recentemente, concluiu que os enteroparasitas de modo geral não oferecem proteção contra asma; entretanto, a ancilostomíase pode reduzir o risco de asma. A pesquisa identificou 33 estudos. Infecção com algum tipo de parasita esteve associada a discreto aumento, não significativo, do risco de asma (OR: 1,24; IC95%: 0,98 a 1,57; 29 estudos). O *Ascaris lumbricoides* esteve associado a aumento significativo no risco de asma (OR: 1,34; IC95%: 1,05 a 1,71; 20 estudos), enquanto ancilostomíase esteve associada a uma redução significativa (OR: 0,50; IC95%: 0,28 a 0,90; nove estudos). Outras espécies de parasitas não apresentaram efeitos significativos sobre o risco de asma.

Encontramos um número pequeno de ensaios clínicos realizados com o objetivo de avaliar a presença de atopia após vermifugação periódica. Em um desses estudos, realizado em 68 escolas rurais e envolvendo 2.373 crianças que receberam o albendazol a cada 2 meses e foram acompanhadas por 1 ano, foi observada diminuição das geoelmintíases, sem interferências nas taxas de afecções atópicas, avaliadas por meio da história clínica e de testes cutâneos.

Em síntese, apesar de os estudos demonstrarem que as helmintíases provoquem alterações imunológicas no hospedeiro, podendo levar a quadros de anergia e hipossensibilidade, as pesquisas clínicas e epidemiológicas não identificam claramente diminuição das manifestações de alergia nas populações onde as helmintíases apresentam endemicidade elevada. Dessa maneira, é necessário maior número de estudos, com metodologias mais apropriadas, para maior esclarecimento desse importante tema.

VERMIFUGAÇÃO PERIÓDICA MELHORA O DESEMPENHO COGNITIVO?

Há mais de um século discute-se a associação das geoelmintíases a baixos escores de quociente de inteligência e rendimento escolar insatisfatório. Há uma tendência atual, com base nos achados na literatura, para se acreditar que os benefícios na área cognitiva em crianças, resultantes do tratamento das infecções pelos nematódeos, não são consistentes. Por exemplo, os estudos que resultaram em melhoria da memória espacial ou do desempenho escolar após o tratamento da ancilostomíase não foram replicados em outras pesquisas com metodologia semelhante.

As possíveis explicações para esses resultados conflitantes encontram-se nos desenhos inadequados das pesquisas, principalmente a não adaptação dos testes cognitivos às populações estudadas e o controle inadequado das variáveis de confusão, como a condição socioeconômica, o nível de instrução materna, o estado nutricional, a presença e a intensidade da anemia, o tipo de helmintíase e a intensidade da infecção. Especificamente os ensaios clínicos, que apresentam a vantagem de possibilitar o manuseio de inferências causais, diferentemente dos estudos transversais, pecam por utilizar tempo curto de seguimento, impossibilitando que os desfechos sejam mais bem avaliados.

A subnutrição crônica e a anemia são apontadas como os mediadores desses efeitos das helmintíases, particularmente com a ancilostomíase e as infecções por *T. trichiura*. Talvez essa associação esteja relacionada com a espoliação sanguínea ocasionada por essas infecções, precipitando quadros de anemia ferropriva. O ferro apresenta importantes ações no sistema nervoso central, e aceita-se hoje que sua carência interfira com o desempenho cognitivo.

Segundo a conclusão de uma revisão sistemática da Cochrane (2012), os efeitos dos programas de vermifugação periódica sobre o desempenho cognitivo parecem não ser eficazes. Apesar da audência de maior suporte científico dessa associação das helmintíases ao desempenho cognitivo, o Banco Mundial advoga que as enteroparasitoses dificultam o aprendizado e que o controle dessas infecções é uma das estratégias de melhor custo-benefício para a melhoria da saúde nos países em desenvolvimento. Da mesma maneira, a OMS promove programas de controle das helmintíases nos países em desenvolvimento como uma intervenção de elevada eficiência.

CONSIDERAÇÕES FINAIS

Programas de vermifugação periódica parecem ser seguros e contribuem para diminuir a prevalência das parasitoses intestinais, além de apresentarem pequeno mas positivo impacto sobre o estado nutricional. Entretanto, não parecem influenciar o desempenho cognitivo e as taxas de doenças alérgicas nas populações que sofrem esse tipo de intervenção. A solução definitiva para o problema social das parasitoses intestinais passa essencialmente pela melhoria da qualidade de vida das pessoas envolvidas.

Bibliografia

Bundy DA, Walson JL, Watkins KL. Worms, wisdom, and wealth: why deworming can make economic sense. Trends Parasitol 2013; 29(3):142-8.

Cooper PJ, Chico ME, Vaca MG et al. Effect of albendazole treatments on the prevalence of atopy in children living in communities endemic for geohelminth parasites: a cluster-randomised trial. Lancet 2006; 367(9522):1598-603.

Dickson R, Awasthi S, Williamson P et al. Effects of treatment for intestinal helminth infection on growth and cognitive performance in children: systematic review of randomised trials. BMJ 2000; 320(7251):1697-701.

Eziefula AC, Brown M. Intestinal nematodes: disease burden, deworming and the potential importance of co-infection. Curr Opin Infect Dis 2008; 21(5):516-22.

Taylor-Robinson DC, Maayan N, Soares-Weiser K, Donegan S, Garner P. Deworming drugs for soil-transmitted intestinal worms in children: effects on nutritional indicators, haemoglobin and school performance. Cochrane Database Syst Rev. 2012 Nov 14; 11:CD000371

Uniting to Combat NTDs (2012) London Declaration on Neglected Tropical Diseases Available:http://unitingtocombatntds.org/downloads/press/ntd_event_london_declaration_on_ntds.pdf Accessed 9 July 2014.

World Health Organization. Integrated preventive chemotherapy for neglected tropical diseases: estimation of the number of interventions required and delivered. Wkly Epidemiol Rec 2012; 87:17-28.

Capítulo 54

Tuberculose na Infância

Joakim Cunha Rego

DEFINIÇÃO E ETIOLOGIA

A tuberculose é uma doença infectocontagiosa causada pelo complexo *Mycobacterium tuberculosis*, que compreende cinco espécies (Quadro 54.1). Trata-se de um bacilo não formador de esporos, sem flagelos, não produtor de toxinas, aeróbico estrito e intracelular facultativo, capaz de sobreviver e se multiplicar no interior de fagócitos. Mede de 1 a 4μm de comprimento e 0,3 a 0,6μm de largura. Seu período de duplicação é de 18 a 48 horas, dependendo da oferta de oxigênio, de nutrientes e do pH do meio. Sua parede celular o protege de agentes químicos, mas é facilmente destruído por agentes físicos (calor e radiação ultravioleta).

EPIDEMIOLOGIA

A Organização Mundial da Saúde (OMS), em seu relatório anual publicado em 2014, estimou que em 2013 houve cerca de 9 milhões de casos de tuberculose (TB) com aproximadamente 1,5 milhão de mortes. Estima-se que do total haja 1,1 milhão de HIV-positivos, e nesse grupo houve 360 mil mortes. Dos 9 milhões, foram notificados 6,1 milhões de casos, sendo o restante (2,9 milhões) uma estimativa de regiões com dificuldade de notificação de casos que não foram diagnosticados e tratados adequadamente ou o foram, mas não houve notificação apropriada.

Outras características importantes em nível global são:

- A taxa de sucesso no tratamento foi de 86% em nível mundial nos casos notificados, o que é considerado satisfatório, porém não há informação sobre os casos que não foram notificados (cerca de 2,9 milhões), o que representa um problema sério de saúde pública.
- A incidência de TB vem caindo lentamente, e estima-se que cerca de 37 milhões de vidas foram salvas entre 2000 e 2013 em virtude das melhorias no diagnóstico e no tratamento. De modo geral, a taxa de incidência cai cerca de 1,5% ao ano desde o ano 2000.
- A mortalidade global caiu cerca de 45% entre 1990 e 2013, e a prevalência sofreu redução de 41% no mesmo período. Cerca de 56% dos casos novos se concentram na Ásia e na região do Pacífico, com a China detendo o maior número de casos de TB (24% do total), seguida pela Índia (11%).
- O Brasil integra o grupo de 22 países priorizados pela OMS e que concentram 80% dos casos de TB no mundo, ocupando a 16ª posição em número absoluto de casos. Nos últimos 10 anos, o país reduziu em 22,8% a incidência de casos novos de TB e em 20,7% a taxa de mortalidade da doença. Em 2014, a incidência da doença no Brasil foi de 33,5 casos por 100 mil habitantes contra 43,4 casos por 100 mil em 2004. A taxa de mortalidade foi de 2,3 óbitos por 100 mil habitantes em 2013, abaixo dos 2,9 óbitos por 100 mil habitantes registrados em 2003. O número de casos novos sofreu redução de 12,5%, passando de 77.694 em 2004 para 67.966 casos novos registrados em 2014.
- O Ministério da Saúde assumiu o compromisso de reduzir em 95% os óbitos e em 90% o coeficiente de incidência da TB até 2035. A iniciativa acontece após a instituição ter batido as metas dos Objetivos do Milênio de combate à doença com 3 anos de antecedência.

TRANSMISSÃO

Praticamente todos os casos de TB são adquiridos por transmissão pessoa a pessoa através de gotículas respiratórias formadas por tosse, espirros e a fala. A infecção ocorre quando há inalação de partículas infectantes, sendo necessá-

Quadro 54.1 Espécies do *Mycobacterium tuberculosis*

Mycobacterium tuberculosis tipo *hominis*
Mycobacterium bovis
Mycobacterium africanum
Mycobacterium microti
Mycobacterium ulcerans

rio que essas partículas cheguem ao alvéolo; caso contrário, serão eliminadas pelo movimento mucociliar. Uma partícula infectante típica tem menos de 5μ de diâmetro e carreia de um a três bacilos. Um indivíduo bacilífero elimina cerca de 250 partículas infectantes por hora e pode infectar de sete a 15 pessoas por ano na comunidade.

Após sua chegada ao alvéolo, a evolução para infecção ou doença dependerá, principalmente, da imunidade do hospedeiro e da virulência do bacilo.

INFECÇÃO PRIMÁRIA

A defesa inicial no alvéolo envolve a fagocitose pelos macrófagos alveolares. Nessa fase inicial, os macrófagos não estão ativados e o bacilo, mesmo fagocitado, continua a se multiplicar lentamente em seu interior. Quando o número de bacilos ultrapassa 10^3 a 10^4, deflagra-se a imunidade celular com ativação macrocitária. Esse processo demora cerca de 4 semanas para ocorrer, sendo detectado pela positivação do teste tuberculínico (caso o teste seja feito muito precocemente, o resultado pode ser falso-negativo). Forma-se, então, um tubérculo ou granuloma no tecido pulmonar, sendo este o foco primário da infecção (foco de Ghon). A partir do foco primário ocorre disseminação para os gânglios mediastinais, formando o complexo de Ghon, que consiste no foco primário, na linfangite e na adenite mediastinal. A partir do complexo de Ghon pode ocorrer progressão da infecção para doença primária progressiva ou sua contenção pela imunidade celular.

Em 95% dos indivíduos adultos imunocompetentes, a imunidade celular consegue controlar a infecção, ocorrendo cicatrização com fibrose do complexo primário e podendo haver deposição de cálcio e formação de pequenos nódulos calcificados na radiografia de tórax.

O risco de evolução de TB-infecção para TB-doença está relacionado com a idade do paciente. Em crianças com menos de 1 ano de vida o risco é de 50%, muito mais alto do que nos adultos (5%), o que torna a avaliação dessas crianças uma necessidade de primeira ordem. Em crianças de 1 a 5 anos de idade, a taxa de conversão é de cerca de 30%, reduzindo-se gradativamente até a adolescência, quando são atingidos níveis semelhantes aos do adulto.

TUBERCULOSE LATENTE

Uma criança recebe o diagnóstico de TB latente quando apresenta evidência de que se infectou com o bacilo da TB (teste tuberculínico positivo) e não apresenta evidência de que esteja doente (sem quadro clínico sugestivo de TB e radiografia de tórax sem alterações).

O estabelecimento do diagnóstico de TB latente se reveste de grande importância clínica, pois a maioria das crianças com essa condição tende a adoecer no período de 1 ano (a taxa de conversão de TB infecção para TB doença é alta na infância) e a criança tende a apresentar com maior frequência as formas disseminadas da doença. Outro motivo é que, se essas crianças não forem adequadamente diagnosticadas e tratadas, se tornarão adultos com possibilidade de adoecer e transmitir o bacilo, perpetuando o ciclo epidemiológico da doença.

O teste tuberculínico pode ser interpretado como sugestivo de infecção por *M. tuberculosis* quando ≥ 5mm em crianças não vacinadas com BCG, em crianças vacinadas há mais de 2 anos ou em crianças imunodeprimidas.

Nas crianças vacinadas há menos de 2 anos considera-se a possibilidade de infecção quando o teste tuberculínico é ≥ 10mm.

Um fato novo vem ocorrendo em relação ao teste tuberculínico: em nota técnica emitida em 2014, a Coordenação Geral do Programa Nacional de Controle da Tuberculose (CGPNCT) informou que o Ministério da Saúde vinha enfrentando sérias dificuldades na negociação com a empresa produtora para aquisição do derivado proteico purificado (PPD) e elaborou uma série de orientações sobre a investigação da TB sem a disponibilidade do teste de Mantoux: recomenda-se o tratamento da infecção latente da tuberculose (ILTB), mesmo sem prova tuberculínica (PT), nas seguintes situações:

- **Tratar ILTB independentemente da PT:**
  - Recém-nascido coabitante de caso-índice bacilífero (tratar com isoniazida por 6 meses e depois desse período vacinar para BCG).
  - Pessoas vivendo com HIV/AIDS com cicatriz radiológica sem tratamento prévio da infecção latente da tuberculose.
  - Pessoas que vivem com HIV/AIDS e que sejam contatos de caso de TB pulmonar.
  - Pessoas que vivem com HIV/AIDS com registro documental de terem tido PT ≥ 5mm e que não se submeteram ao tratamento da ILTB na ocasião.
- Para o **controle de contatos** na indisponibilidade do PPD recomenda-se proceder à investigação de todos os contatos com avaliação clínica e radiológica com vistas a identificar casos de tuberculose ativa.
- **Contatos de tuberculose sensíveis:**
  - **Contatos sintomáticos:** proceder à investigação da tuberculose; em caso de exclusão de TB, proceder conforme orientações abaixo:
    - **Contatos ≤ 15 anos assintomáticos:** após exclusão da tuberculose, tratar a ILTB sem a PT, prioritariamente em crianças menores de 5 anos.
    - **Contatos > 15 anos assintomáticos:** após exclusão da tuberculose, avaliar individualmente a indicação de profilaxia com isoniazida sem a PT. Levar em consideração o grau de exposição, a presença de comorbidades e o risco-benefício.

QUADRO CLÍNICO
Tuberculose pulmonar na criança

As manifestações clínicas podem ser variadas. O achado clínico mais comum é a febre, habitualmente moderada e persistente por 15 dias ou mais, e frequentemente vespertina. Outras manifestações são: perda de peso, a qual é significativa quando ≥ 10% do peso corporal no período de 3 meses; sudorese noturna (que faz diagnóstico diferencial com linfoma); a tosse pode ou não estar presente e pode ser seca ou produtiva; hemoptise é rara. Muitas vezes, há suspeita de TB em crianças com diagnóstico de pneumonia de resolução prolongada, sem melhora com o uso de antimicrobianos para as bactérias mais comuns.

Os achados radiográficos mais sugestivos da TB pulmonar em crianças são: adenomegalias hilares e/ou paratraqueais (gânglios mediastínicos aumentados de volume); pneumonias com qualquer aspecto radiológico, de evolução lenta, às vezes associadas a adenomegalias mediastínicas ou que sofrem cavitação durante a evolução; e infiltrado nodular difuso (padrão miliar).

Tuberculose extrapulmonar na criança

Cerca de 20% dos casos de TB em crianças têm apresentação extrapulmonar. As formas mais frequentes são: linfadenite periférica, meningoencefalite tuberculosa e tuberculose osteoarticular.

A linfadenopatia tuberculosa geralmente acomete uma única cadeia ganglionar, mais frequentemente as cadeias cervicais. Caracteriza-se inicialmente por aumento do gânglio, com ou sem sinais flogísticos, seguido por drenagem espontânea.

A TB osteoarticular acomete mais frequentemente as vértebras T12-L1-L2, sendo denominada mal de Pott, seguida das articulações do quadril, do joelho e do tornozelo e, por último, as articulações dos membros superiores. Caracteriza-se por dor local, restrição de movimentação e destruição articular/óssea, cuja gravidade vai depender do tempo de doença antes do diagnóstico.

A meningite tuberculosa é a forma mais grave de TB e persiste com alta letalidade e grande risco de promover sequelas neurológicas mesmo com o diagnóstico precoce. Apresenta uma fase inicial com sinais e sintomas inespecíficos e insidiosos, como febre baixa, astenia, inapetência e irritabilidade, seguida de uma fase que sugere comprometimento maior do sistema nervoso central com sonolência e convulsões, podendo evoluir para coma e morte, se não tratada a tempo.

DIAGNÓSTICO DA TUBERCULOSE NA CRIANÇA

A TB na criança, principalmente em menores de 10 anos de idade, apresenta especificidades que devem ser consideradas durante a investigação diagnóstica. A forma pulmonar difere da observada no adulto, pois costuma ser abacilífera, isto é, negativa ao exame bacteriológico em virtude do número reduzido de bacilos nas lesões.

Ao término da infância e no início da adolescência (10 anos ou mais de idade), aparecem formas semelhantes às encontradas em adultos. As lesões passam a ser mais extensas, atingindo os terços superiores dos pulmões, escavadas e disseminadas bilateralmente. Os pacientes quase sempre apresentam sintomas respiratórios, sendo mais frequentes resultados positivos à baciloscopia. Nessa faixa etária, é fácil a realização do exame de escarro, e o diagnóstico pode ser comprovado por meio dos métodos bacteriológicos convencionais (baciloscopia e cultura).

Como em toda infecção com comprometimento sistêmico e de evolução lenta ou crônica, a TB pode mimetizar inúmeros outros processos patológicos de evolução prolongada e, por isso, deve-se sempre incluí-la no diagnóstico diferencial diante de pacientes que apresentam desnutrição, associada ou não a baixas condições socioeconômicas, perda de peso insidiosa, febre persistente por mais de 15 dias e evidências de imunodeficiência com comprometimento da imunidade celular (sobretudo AIDS).

O padrão-ouro para o diagnóstico da TB consiste no isolamento do agente etiológico na baciloscopia e/ou cultura. Caracteristicamente, a criança é oligobacilífera, o que tem duas consequências fundamentais: raramente a criança transmite a doença, sendo necessário buscar um adulto bacilífero responsável pelo contágio, o que torna muito importante a avaliação da epidemiologia familiar. A segunda consequência é que dificilmente se obtém diagnóstico de certeza nos casos de TB infantil.

Em virtude da dificuldade de isolamento do bacilo da TB em crianças, o profissional de saúde quase sempre é obrigado a lidar com a probabilidade diagnóstica, em que são importantes quatro parâmetros básicos:

1. Epidemiologia, principalmente intradomiciliar (pesquisar a presença de adultos no domicílio ou que tenham contato prolongado com a criança com sintomas ou já diagnosticados com a doença).
2. Quadro clínico.
3. Avaliação radiológica, principalmente radiografia de tórax. A tomografia computadorizada vem ganhando importância como meio diagnóstico.
4. Teste de Mantoux.

O Ministério da Saúde recomenda o seguinte escore para o diagnóstico da TB pulmonar em crianças:

- **40 pontos:** permite iniciar o tratamento do paciente;
- **30 pontos:** pode ser considerado indicativo de TB e orienta o início de tratamento da criança a critério clínico;
- **< 30 pontos:** a criança deverá continuar a ser investigada. Deverá ser feito diagnóstico diferencial com outras doenças pulmonares, para o qual podem ser empregados métodos complementares de diagnóstico, como lavado gástrico, broncoscopia, escarro induzido, punções e métodos rápidos (Quadro 54.2).

RADIOLOGIA

O padrão radiológico mais comumente encontrado em casos de TB na infância é a adenomegalia hilar uni- ou bilateral. Outros padrões, como condensação pneumônica, padrão miliar ou derrame pleural, também são vistos (Figuras 54.1 a 54.3).

TRATAMENTO

Em 2009, o Programa Nacional de Controle da Tuberculose, juntamente com seu comitê técnico assessor, reviu os procedimentos adotados para o tratamento da TB no Brasil. Com base nos resultados do II Inquérito Nacional de Resistência aos Medicamentos contra TB, que evidenciou aumento da resistência primária à isoniazida (de 4,4% para 6,0%), decidiu-se pela introdução do etambutol como quarto fármaco na fase intensiva de tratamento (os dois primeiros meses) do esquema básico.

A apresentação farmacológica do novo esquema passa a consistir em comprimidos de doses fixas combinadas dos quatro medicamentos (RHZE), nas seguintes dosagens por comprimido: R (rifampicina): 150mg; H (isoniazida): 75mg; Z (pirazinamida): 400mg; E (etambutol): 275mg.

Quadro 54.2 Diagnóstico de casos de TB pulmonar em crianças e em adolescentes negativos à baciloscopia

Quadro clínico-radiológico		Contato com adulto tuberculoso	Teste tuberculínico	Estado nutricional
Febre ou sintomas como tosse, adinamia, expectoração, emagrecimento, sudorese > 2 semanas 15 pontos	Adenomegalia hilar ou padrão miliar Condensação ou infiltrado (com ou sem escavação) > 2 semanas evoluindo com piora ou sem melhora com antibióticos para germes comuns 15 pontos	Próximo, nos últimos 2 anos 10 pontos	≥ 5mm em não vacinados com BCG, vacinados ≥ 2 anos; imunossuprimidos ou ≥ 10mm em vacinados < 2 anos 15 pontos	Desnutrição grave 5 pontos
Assintomático ou com sintomas < 2 semanas 5 pontos	Condensação ou infiltração de qualquer tipo < 2 semanas 5 pontos	Ocasional ou negativo 0 ponto	0 a 4mm 0 ponto	0 ponto
Infecção respiratória com melhora após uso de antibióticos para germes comuns ou sem antibióticos	Radiografia normal	0 ponto	0 ponto	

Nota: esta interpretação não se aplica a revacinados com BCG. **Interpretação:** ≥ **40 pontos:** diagnóstico muito provável; **30 a 35 pontos:** diagnóstico possível; ≤ **25 pontos:** diagnóstico pouco provável.

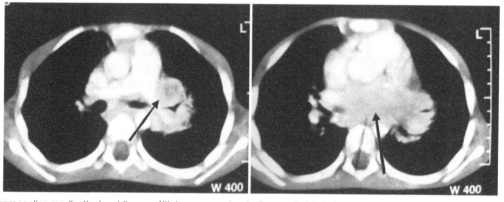

Figura 54.1 Adenomegalias mediastinais e hilares múltiplas em escolar de 8 anos de idade internado na enfermaria do IMIP. Note a diminuição da atenuação no centro do gânglio, sugestiva de necrose caseosa. O paciente evoluiu com boa resposta ao tratamento e regressão total das alterações radiológicas.

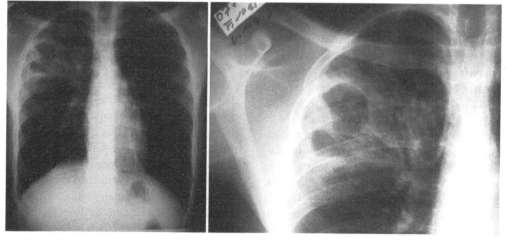

Figura 54.2 Caverna tuberculosa associada à condensação pneumônica em adolescente de 16 anos de idade acompanhado no ambulatório de tuberculose pediátrica do IMIP.

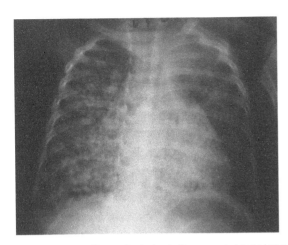

Figura 54.3 Padrão miliar em lactente de 6 meses de idade internado na enfermaria do IMIP, o qual evoluiu para o óbito no oitavo dia de internação hospitalar.

Essa recomendação e a apresentação farmacológica são as mesmas preconizadas pela OMS e utilizadas na maioria dos países, tanto para adultos como adolescentes. Em crianças com menos de 10 anos de idade permanece a recomendação do esquema RHZ.

Outras mudanças no sistema de tratamento da TB consistem na extinção do esquema I reforçado e do esquema III. Em todos os casos de retratamento, cultura deverá ser solicitada para identificação do bacilo com teste de sensibilidade, iniciando-se o retratamento com o esquema básico até o resultado desses exames.

Os casos que evoluem para falência do tratamento devem ser cuidadosamente avaliados quanto a histórico terapêutico, adesão aos tratamentos anteriores e comprovação de resistência aos medicamentos. Esses casos receberão o esquema padronizado para multirresistência ou esquemas especiais individualizados, segundo a combinação de resistências apresentadas pelo teste de sensibilidade.

Em todos os esquemas terapêuticos, a medicação é de uso diário, devendo ser administrada em tomada única pela manhã, que é o período do dia em que o bacilo se reproduz. A ingesta em jejum (meia hora antes da refeição matinal) é recomendada em razão do aumento da biodisponibilidade sistêmica das medicações:

- **Esquema básico (EB – 2RHZE/4RH) para adultos e adolescentes (Quadro 54.3):**
  - Caso novo* de todas as formas de tuberculose pulmonar e extrapulmonar (exceto meningoencefalite), infectados ou não por HIV.
  - Retratamento: recidiva (independentemente do tempo decorrido do primeiro episódio) ou retorno após abandono com doença ativa em adultos e adolescentes (> 10 anos).
- **Esquema básico 2RHZ/4RH para crianças (Quadro 54.4):**
  - Casos novos em crianças (< 10 anos): todas as crianças com formas de tuberculose pulmonar e extrapulmonar (exceto a forma meningoencefálica), infectadas ou não pelo HIV.
  - Retratamento: recidiva (independentemente do tempo decorrido do primeiro episódio) ou retorno após abandono com doença ativa em crianças (< 10 anos), exceto a forma meningoencefálica.
- **Esquema para a forma meningoencefálica da tuberculose em adultos e adolescentes (Quadro 54.5):** casos de TB na forma meningoencefálica em pacientes novos ou em retratamento em adultos e adolescentes (> 10 anos).
- **Esquema para a forma meningoencefálica na criança (< 10 anos de idade):** utilizar o esquema básico para crianças, prolongando a fase de manutenção.

TÓPICOS IMPORTANTES

- **Sem tratamento:** nunca tratou ou tratou por menos de 30 dias.
- **Abandono:** deixar de usar as medicações por mais de 30 dias (em caso de interrupção por menos de 30 dias, o tratamento deve ser continuado, descontando-se os dias sem medicação).
- **Retorno após abandono:** doente que retorna após iniciado o tratamento para TB e que deixou de comparecer à unidade de saúde por mais de 30 dias consecutivos a partir da data marcada para seu retorno ou da última tomada de medicação.
- **Recidiva:** TB em atividade, já tratada e curada anteriormente, independentemente do tempo decorrido do tratamento anterior.
- **Falência:** persistência de baciloscopia positiva ao final do tratamento, fortemente positiva (++ ou +++) no início do tratamento, mantendo essa situação até o quarto mês de tratamento ou positividade inicial seguida de negativação e nova positividade a partir do quarto mês de tratamento.
- **Tuberculose multirresistente:** resistente a pelo menos rifampicina e isoniazida.
- Os fármacos deverão ser administrados todos juntos e em jejum, 1 hora antes ou 2 horas após o café da manhã, em tomada única diária; em caso de intolerância digestiva, tomar com a refeição.
- O tratamento das formas extrapulmonares (exceto a meningoencefálica) terá a duração de 6 meses, assim como o tratamento dos pacientes coinfectados com HIV, independentemente da fase de evolução da infecção viral.
- Em casos de concomitância entre TB meningoencefálica e qualquer outra localização, usa-se o esquema para a forma meningoencefálica.
- **Apresentação dos medicamentos:**
  - **Coxcip 4:** nova apresentação do Ministério da Saúde para tratamento da TB na rede pública, que inclui, em um único comprimido, rifampicina (150mg), isoniazida (75mg), pirazinamida (400mg) e etambutol (275mg).
  - **Rifampicina:** frasco de 60mL com 100mg/5mL.
  - **Isoniazida:** comprimido de 100mg; a mãe deve ser orientada a esmagar o comprimido e oferecer com pequena quantidade de água. Pode-se partir o comprimido ao meio e proceder ao arredondamento da dose maior (não administrar 1,3 comprimido, mas 1,5). Pode-se mani-

---

*Caso novo: paciente que nunca usou ou usou por menos de 30 dias medicamentos antituberculose.

Quadro 54.3 Esquema básico para o tratamento da TB em adultos e adolescentes

Regime	Fármacos	Faixa de peso	Unidade/dose	Meses
2RHZE Fase intensiva	RHZE 150/75/400/275 comprimido em dose fixa combinada	20 a 35kg 36 a 50kg > 50 kg	2 comprimidos 3 comprimidos 4 comprimidos	2
4RH Fase de manutenção	RH Comprimido ou cápsula de 300/200 ou de 150/100 ou comprimidos de 150/75*	20 a 35kg 36 a 50kg > 50kg	1 comprimido ou cápsula de 300/200mg ou 2 comprimidos de 150/75* 1 comprimido ou cápsula de 300/200mg + 1 comprimido ou cápsula de 150/100mg ou 3 comprimidos de 150/75* 2 comprimidos ou cápsulas de 300/200mg ou 4 comprimidos de 150/75*	4

Obs.: o esquema com RHZE pode ser administrado nas doses habituais para gestantes, e está recomendado o uso de piridoxina (50mg/dia) durante a gestação em virtude da toxicidade neurológica (devido à isoniazida) no recém-nascido.
*As apresentações em comprimidos de 150/75mg de rifampicina/isoniazida estão substituindo as apresentações de RH 300/200 e 150/100 e deverão ser adotadas tão logo estejam disponíveis.

Quadro 54.4 Esquema básico para o tratamento da TB em crianças (< 10 anos)

Fases do tratamento	Fármacos	Até 20kg mg/kg/dia	> 21 a 35kg mg/dia	> 36 a 45kg mg/dia	> 45kg mg/dia
2RHZE Fase de ataque	R	10	300	450	600
	H	10	200	300	400
	Z	35	1.000	1.500	2.000
4RH Fase de manutenção	R	10	300	450	600
	H	10	200	300	400

Quadro 54.5 Esquema para o tratamento da TB meningoencefálica em adultos e adolescentes

Regime	Fármacos	Faixa de peso	Unidade/dose	Meses
2RHZE Fase intensiva	RHZE 150/75/400/275 comprimidos em dose fixa combinada	20 a 35kg 36 a 50kg > 50kg	2 comprimidos 3 comprimidos 4 comprimidos	2
7RH Fase de manutenção	RH Comprimido ou cápsula de 300/200 ou de 150/100 ou comprimidos de 150/75*	20 a 35kg 36 a 50kg > 50kg	1 comprimido ou cápsula de 300/200mg ou 2 comprimidos de 150/75* 1 comprimido ou cápsula de 300/200mg + 1 comprimido ou cápsula de 150/100mg ou 3 comprimidos de 150/75* 2 comprimidos ou cápsulas de 300/200mg ou 4 comprimidos de 150/75*	7

Nos casos de concomitância entre tuberculose meningoencefálica e qualquer outra localização, deve ser usado o esquema para a forma meningoencefálica.
Na meningoencefalite tuberculosa deve ser associado corticoide ao esquema contra a TB: prednisona oral (1 a 2mg/kg/dia) por 4 semanas ou dexametasona EV nos casos graves (0,3 a 0,4mg/kg/dia), por 4 a 8 semanas, com redução gradual da dose nas 4 semanas subsequentes.
A fisioterapia na tuberculose meningoencefálica deverá ser iniciada o mais cedo possível.
As apresentações em comprimidos de rifampicina/isoniazida de 150/75mg estão substituindo as apresentações de RH 300/200 e 150/100 e deverão ser adotadas tão logo estejam disponíveis.

---

pular o comprimido para isoniazida a 2% (20mg/mL = 100mg/5mL) para a quantidade total para 30 dias.
- **Pirazinamida:** frasco de 150mL com 150mg/5mL; comprimido de 500mg.
- Associação de **rifampicina** (150mg) e **isoniazida** (75mg) em comprimido sulcado.
- **Etambutol:** comprimido de 400mg, pode ser partido ou manipulado. Veja orientação para isoniazida.

- Na meningoencefalite tuberculosa, a terapia com corticoide deve ser associada ao esquema contra a TB: prednisona oral (1 a 2mg/kg/dia), por 4 semanas, ou dexametasona EV nos casos graves (0,3 a 0,4mg/kg/dia), por 4 a 8 semanas, com redução gradual da dose nas 4 semanas subsequentes.

A fisioterapia na TB meningoencefálica deverá ser iniciada o mais cedo possível.

Controle do tratamento

O controle do tratamento deve ser clínico e radiológico. Deve ser verificada a evolução da febre, que tende a regredir nos primeiros 15 dias de tratamento, bem como a melhora geral com retorno do apetite e ganho de peso. A radiografia de tórax deve ser realizada após 1 mês de tratamento ambulatorial, com o objetivo de confirmar a melhora. A radiografia também deve ser utilizada em casos de evolução desfavorável, antes da solicitação de exames mais complexos, como tomografia de tórax. Ao final do tratamento, a criança deve submeter-se a nova avaliação radiológica com novas radiografia e tomografia de tórax, se houver suspeita de sequelas, como fibrose extensa ou bronquiectasias.

Com o mesmo objetivo, formas extrapulmonares devem ser avaliadas ao final do tratamento. Como a doença sempre produz fibrose com destruição tecidual, retrações e estenoses (p. ex., estenose intestinal ou ureteral), devem ser solicitados os exames de imagem necessários para avaliação do comprometimento dessas estruturas.

Bibliografia

Global Tuberculosis Control: WHO report 2014. WHO Home page: www.who.int.

Manual de recomendações para o controle da tuberculose no Brasil/Ministério da Saúde, Secretaria de Vigilância em Saúde, Departamento de Vigilância Epidemiológica. Brasília: Ministério da Saúde, 2011. Home Page: www.saude.gov.br/svs.

Ministério da Saúde. Secretaria de Vigilância em Saúde. Departamento de Vigilância de Doenças Transmissíveis. Coordenação Geral do Programa Nacional de Controle da Tuberculose. Nota Técnica 04/2014/CGPNCT/DEVIT/SVS/MS. Brasília, 10 de setembro de 2014.

Schaaf HS, Zumla A. Tuberculosis, A comprehensive clinical reference. EUA: Saunders, 2009.

Secretaria de Vigilância em Saúde – Ministério da Saúde. Boletim epidemiológico, 2015; 46(9). Home page: http://portalsaude.saude.gov.br.

Tuberculosis Coalition for Technical Assistance. International Standards for Tuberculosis Care (ISTC). The Hague: Tuberculosis Coalition for Technical Assistance, 2006. Home page: www.stoptb.org.

Capítulo 55

Uso Racional de Antibióticos no Ambulatório de Pediatria

Suzana Vieira da Cunha Ferraz
Maria Júlia Gonçalves de Mello
Fernando Antônio Ribeiro de Gusmão Filho

INTRODUÇÃO

Os antimicrobianos são definidos como substâncias químicas produzidas por microrganismos ou de modo sintético com capacidade de inibir ou matar outros microrganismos. O termo *antibiótico* costumava ser reservado para designar os antimicrobianos naturais, porém ambas as expressões são, no momento atual, intercambiáveis.

Constituem uma das classes de medicamentos mais utilizadas na prática clínica dos ambulatórios de pediatria. Seu uso inadequado está associado à emergência e à disseminação de cepas bacterianas que alteram a ecologia microbiana e elevam os riscos de efeitos adversos e os custos com a assistência. Em 1945, 1 ano após descobrir a penicilina, Alexander Fleming alertava publicamente sobre as consequências do uso excessivo dos antimicrobianos.

Até recentemente, as infecções por bactérias resistentes eram consideradas eventos raros na comunidade. Esse conceito tem se modificado, e esses quadros clínicos têm sido diagnosticados até mesmo em pacientes jovens e saudáveis.

Estima-se que a resistência bacteriana custe cerca de 60 bilhões de dólares anualmente aos EUA. Com base em informações como essas e alertas da Organização Mundial da Saúde e do Centers for Disease Control and Prevention (CDC) de "que estamos perdendo os antimicrobianos que tratam as infecções", em março de 2015 o presidente dos EUA lançou o Plano de Ação Global para o combate da resistência bacteriana.

Diversas avaliações demonstram que cerca de 50% das prescrições são inapropriadas tanto em virtude do espectro de ação, dose e via de administração como pela duração da terapia ou intervalo entre as doses. A falsa ideia da ausência de malefícios e o "medo" são considerados fatores que explicam o uso excessivo dos antibióticos. Os antimicrobianos representam de 25% a 35% dos custos com medicamentos na assistência aos pacientes.

Sabe-se que a colonização humana por microrganismos inicia-se ao nascimento e continua com o desenvolvimento e a modulação das espécies bacterianas por cerca de 3 anos, quando a microbiota passa a se assemelhar à dos adultos. As intervenções nessa fase da vida podem influenciar o estado de saúde e o sistema imune das crianças. Diversos estudos têm discutido se a disbiose que ocorre na microbiota intestinal precede ou tem papel na patogênese de doenças como obesidade, asma, doenças imunomediadas, como a doença inflamatória intestinal, enfermidades metabólicas e neurológicas.

Por outro lado, observa-se maior utilização de antimicrobianos na faixa etária abaixo dos 2 anos, principalmente das penicilinas de amplo espectro. Esforços que visem melhorar a qualidade do uso de antimicrobianos em pacientes atendidos em ambulatórios também têm se mostrado efetivos, embora ainda haja muito a ser feito. Estratégias com educação dos prescritores, especialmente no tratamento das infecções virais das vias aéreas, podem reduzir o uso desses medicamentos na comunidade.

O controle da utilização de antimicrobianos exige a elaboração de programas complexos e torna necessárias a participação interdisciplinar e a conscientização da comunidade. Considerando a importância desses medicamentos e os riscos a eles associados, a Agência Nacional de Vigilância Sanitária (ANVISA) publicou em 2011 a Resolução-RDC 20, que estabelece critérios para prescrição, dispensação, controle, embalagem e rotulagem de antimicrobianos quando isolados ou em associação. Encontra-se a seguir, em destaque, parte dessa resolução que define quem e como deve ser realizada a prescrição desses medicamentos:

CAPÍTULO II
DA PRESCRIÇÃO
Art. 4º A prescrição dos medicamentos abrangidos por esta resolução deverá ser realizada por profissionais legalmente habilitados.

CAPÍTULO III
DA RECEITA
Art. 5º A prescrição de medicamentos antimicrobianos deverá ser realizada em receituário privativo do prescritor ou do estabelecimento de saúde, não havendo, portanto, modelo de receita específico.

Parágrafo único. A receita deve ser prescrita de forma legível, sem rasuras, em 2 (duas) vias e contendo os seguintes dados obrigatórios:

I – identificação do paciente: nome completo, idade e sexo;
II – nome do medicamento ou da substância prescrita sob a forma de Denominação Comum Brasileira (DCB), dose ou concentração, forma farmacêutica, posologia e quantidade (em algarismos arábicos);
III – identificação do emitente: nome do profissional com sua inscrição no Conselho Regional ou nome da instituição, endereço completo, telefone, assinatura e marcação gráfica (carimbo); e
IV – data da emissão.

Art. 6º A receita de antimicrobianos é válida em todo o território nacional por 10 (dez) dias a contar da data de sua emissão.

Art. 7º A receita poderá conter a prescrição de outras categorias de medicamentos desde que não sejam sujeitos a controle especial.

Parágrafo único. Não há limitação do número de itens contendo medicamentos antimicrobianos prescritos por receita.

Art. 8º Em situações de tratamento prolongado, a receita poderá ser utilizada para aquisições posteriores dentro de um período de 90 (noventa) dias a contar da data de sua emissão.

CAPÍTULO VI
DA EMBALAGEM, ROTULAGEM, BULA E AMOSTRAS GRÁTIS
Art. 17 As bulas e os rótulos das embalagens dos medicamentos contendo substâncias antimicrobianas da lista constante do Anexo I desta resolução devem conter, em caixa alta, a frase: VENDA SOB PRESCRIÇÃO MÉDICA – SÓ PODE SER VENDIDO COM RETENÇÃO DA RECEITA.

CAPÍTULO VII – DAS DISPOSIÇÕES FINAIS
Art. 20. É vedada a devolução, por pessoa física, de medicamentos antimicrobianos industrializados ou manipulados para drogarias e farmácias.

O Quadro 55.1 resume os principais antimicrobianos de acordo com a classe, o modo de ação e, de modo sintético, os mecanismos de resistência bacteriana.

ESCOLHA DO ANTIMICROBIANO

A escolha racional do antimicrobiano passa pela análise rigorosa e detalhada da situação que envolve o paciente e sua doença. São fundamentais um bom exame clínico e o uso criterioso de exames complementares. Na maioria dos casos, em se tratando de pacientes ambulatoriais, desconhece-se o agente causador da infecção, o que nos obriga a eleger o antimicrobiano de maneira empírica, ou seja, com base na experiência pregressa – cada situação clínica pode ser associada a um grupo de agentes causais mais comuns (Quadro 55.2). Esse fato faz com que, em muitas ocasiões, a definição precisa da etiologia da infecção por culturas ou por outros métodos complementares seja até dispensada, como, por exemplo, nas infecções de pele, de vias aéreas superiores agudas e gastroenterites agudas (veja os Capítulos 17 e 24). Em outras situações, no entanto, como nos casos de infecções do trato urinário, a identificação do agente causal é recomendável para confirmação do diagnóstico e para guiar a terapêutica (veja o Capítulo 38).

A análise do paciente e de sua doença para tomada de decisão sobre o melhor antimicrobiano para a situação deve respeitar os seguintes tópicos:

- A febre é o principal sinal a indicar infecção. No entanto, assim como nem todo caso de infecção causa febre, nem toda situação febril tem como causa uma infecção. Devem ser consideradas as hipóteses de hipertermia, neoplasias ou colagenoses, nas quais o uso de antimicrobianos é desnecessário. Convém procurar responder as seguintes perguntas: existe infecção? Havendo infecção, qual sua localização? Quais os microrganismos provavelmente envolvidos?
- Vírus e bactérias podem causar quadros de difícil distinção quando acometem os sítios mais comuns de infecção em crianças, os tratos respiratório (alto e baixo) e gastrointestinal. A maioria das faringoamigdalites tem etiologia viral, e exames rápidos, como o estreptoteste, podem auxiliar o raciocínio clínico. Além disso, muitas infecções comprovadamente bacterianas (p. ex., otites médias, gastroenterites agudas e algumas infecções cutâneas) podem prescindir do uso de antimicrobianos em seu tratamento (veja os Capítulos 17 e 24).
- Para diferenciação das etiologias virais e bacterianas, o exame clínico bem realizado tem maior especificidade do que os exames laboratoriais (p. ex., hemograma, velocidade de hemossedimentação, proteína C reativa), exceto nos recém-nascidos e lactentes jovens. Por vezes, a repetição do exame clínico ao longo do tempo aumenta essa especificidade.
- Se o paciente for portador de alguma doença de base (asma, imunodeficiência, diabetes, hepatopatia, nefropatia, cardiopatia etc.), o quadro clínico torna-se mais inespecífico e a gama de agentes etiológicos potenciais aumenta. Nesses casos, a necessidade de exames complementares, inclusive para elucidação da etiologia, aumenta. Considerando essa necessidade, devem ser seguidas as orientações para coleta ade-

Quadro 55.1 Principais antimicrobianos por classe, alvo de ação e mecanismos de resistência das bactérias

Classe	Fármaco	Alvo	Mecanismo de resistência
Betalactâmicos	Penicilinas, cefalosporinas	Proteínas ligadoras de penicilina na parede celular (PBP)	Produção de betalactamase com inativação do fármaco Alteração das PBP, impedindo a ligação do fármaco
Aminoglicosídeos	Amicacina, gentamicina	Ribossomos	Produção de enzimas modificadoras de aminoglicosídeos, inativando o fármaco Alteração dos sítios de ligação nos ribossomos, impedindo a ligação do fármaco Redução da permeabilidade da membrana, impedindo a entrada do fármaco na célula
Fenicol	Cloranfenicol	Ribossomos	Produção de enzimas, inativando o fármaco Redução da permeabilidade da membrana, impedindo a entrada do fármaco na célula
Macrolídeos	Eritromicina, azitromicina	Ribossomos	Alteração dos sítios de ligação nos ribossomos, impedindo a ligação do fármaco Expulsão ativa do fármaco para fora da célula (efluxo)
Lincosaminas	Clindamicina	Ribossomos	Alteração dos sítios de ligação nos ribossomos, impedindo a ligação do fármaco
Tetraciclinas		Ribossomos	Redução do número e do tamanho das porinas, impedindo a entrada do fármaco na célula Expulsão ativa do fármaco para fora da célula (efluxo)
Quinolonas	Ciprofloxacina, levofloxacina, norfloxacina, ofloxacina, gatifloxacina	DNA	Redução do número e do tamanho das porinas, impedindo a entrada do fármaco na célula Alteração da DNA-girase, impedindo que o fármaco se ligue à fita de replicação do DNA
Glicopeptídeos	Vancomicina, teicoplanina	Precursores da parede celular	Modificação desses precursores

Fonte: adaptado de Rossi F, Andreazzi DB. Antibióticos e resistência bacteriana, 2005.

quada de exames microbiológicos e respondidas as seguintes perguntas: foi isolado algum microrganismo? Trata-se de um germe patogênico ou apenas um colonizador? Qual a sensibilidade aos antimicrobianos?

- O uso de outras medicações, principalmente de modo crônico, deve ser levado em consideração para que sejam evitadas interações medicamentosas.

Uma vez definida a situação, cabe eleger o antimicrobiano mais adequado com base em seus atributos farmacológicos:

- **Modo de ação:** o antibiótico ou é bactericida (causa a morte da bactéria) ou bacteriostático (impede seu crescimento). Este fato só é relevante nos pacientes graves e/ou imunodeprimidos, que devem ser tratados preferencialmente com antimicrobianos bactericidas. Nas demais situações, não há diferença quanto à efetividade.
- **Espectro de atividade:** deve-se eleger o antimicrobiano com espectro de atividade adequado às possibilidades etiológicas (Quadro 55.2). Convém sempre lembrar que, quanto mais largo for o espectro, maior será a pressão seletiva sobre a microbiota do paciente e da comunidade, causando indução de resistência bacteriana.
- **Segurança:** como qualquer medicamento, os antimicrobianos são capazes de provocar efeitos adversos graves, uns mais do que os outros.
- **Farmacocinética e farmacodinâmica:** em virtude da comodidade e do custo, a via oral é sempre a melhor opção – porém, em algumas situações (p. ex., ocorrência de vômitos ou casos de infecções invasivas), as vias intramuscular e endovenosa passam a ser as preferidas; alguns tecidos do organismo são de difícil penetração por antimicrobianos, como é o caso das cefalosporinas de primeira geração na orelha média, nas cavidades paranasais e no sistema nervoso central; hepatopatias e nefropatias podem forçar o ajuste de dose ou dos intervalos de administração dos antimicrobianos.
- **Custo:** os antimicrobianos mais novos tendem a ser mais caros do que os mais antigos, o que nem sempre significa maior efetividade; do mesmo modo, as apresentações parenterais são, em geral, mais caras do que as orais.

Nos casos de identificação do agente causador da infecção, o esquema antimicrobiano deve ser revisto e ajustado em termos de espectro de atividade, segurança, via de administração e custo.

A maioria das infecções bacterianas demonstra resposta ao tratamento antimicrobiano em 48 a 72 horas, à exceção das coleções purulentas, como abscessos e empiemas, que muitas vezes exigem intervenção para retirada da secreção e dos demais tecidos desvitalizados. As infecções estafilocócicas muitas vezes causam febre por vários dias, mesmo quando adequadamente tratadas. Como principais causas de aparente falha de antibioticoterapia em crianças podem ser citadas a não adesão (vômitos, dificuldade de administração – "gosto ruim", atraso nas doses), a ocorrência de outros agentes (vírus), a manutenção do agente em coleções (abscessos) e, por fim, a resistência antimicrobiana.

Se o diagnóstico de infecção não se confirmar durante a evolução, o antimicrobiano deve ser descontinuado em qualquer momento do tratamento.

Quadro 55.2 Antibioticoterapia ambulatorial empírica das principais infecções causadas por bactérias em crianças

Síndrome ou doença	Patógenos	Primeira escolha	Alternativas
Faringotonsilite	Streptococcus pyogenes	Penicilina	Macrolídeos, cefalosporinas
Otite média e rinossinusite agudas (crianças < 5 anos de idade)	Streptococcus pneumoniae Haemophilus influenzae Moraxella catarrhalis	Amoxicilina	Sulfa-trimetoprima, amoxicilina-clavulanato, cloranfenicol, novos macrolídeos, cefalosporinas de 2ª e 3ª gerações orais
Pneumonia (crianças > 1 mês de idade)	Streptococcus pneumoniae	Penicilina	Cloranfenicol, cefalosporinas, macrolídeos
Pneumonia intersticial	Mycoplasma pneumoniae Chlamydia pneumoniae	Macrolídeos novos (azitromicina, claritromicina)	Eritromicina
Pneumonia afebril do lactente	Chlamydia trachomatis Ureaplasma urealyticum Mycoplasma hominis	Macrolídeos novos (azitromicina, claritromicina)	Eritromicina
Infecção do trato urinário não complicada	Escherichia coli Proteus mirabilis Klebsiella pneumoniae	Cefalexina, nitrofurantoína, aminoglicosídeos	Outras quinolonas, cefalosporinas, amoxicilina-clavulanato
Impetigo	Streptococcus pyogenes Staphylococcus aureus	Penicilina	Eritromicina, cefalosporina de 1ª geração
Celulite não complicada	Staphylococcus aureus Streptococcus pyogenes	Cefalosporina de 1ª geração	Eritromicina
Diarreia aguda bacteriana	Shigella spp Salmonella enteritidis Escherichia coli enteroinvasiva	Ácido nalidíxico, sulfa-trimetoprima	Outras quinolonas, cefalosporinas

A duração do esquema antimicrobiano também deve ser levada em consideração. O prolongamento desnecessário de um tratamento expõe o paciente à ocorrência de efeitos adversos, aumenta a indução de resistência antimicrobiana e eleva os custos tanto para o paciente como para o sistema de saúde.

Bibliografia

Abramczyk ML, Richtmann R. Uso racional de antimicrobianos. In: Brasil. Ministério da Saúde. Agência Nacional de Vigilância Sanitária. Pediatria: prevenção e controle de infecção hospitalar/Ministério da Saúde, Agência Nacional de Vigilância Sanitária – Brasília: Ministério da Saúde, 2005:87-93.

Arrieta M-C, Stiemsma LT, Amenyogbe N, Brown EM, Finlay B. The intestinal microbiome in early life: health and disease. Frontiers in Immunology 2014; 5:427.

Brasil. ANVISA. Agência Nacional de Vigilância Sanitária. Resolução RDC 20, de 5 de maio de 2011. Controle de medicamentos à base de substâncias classificadas como antimicrobianos, de uso sob prescrição, isoladas ou em associação. Disponível em: https://www.google.com.br/webhp?sourceid=chrome-instant&ion=1&espv=2&ie=UTF-8#q=anvisa%20rdc%2020%2F2011. Acesso em 22 de junho de 2015.

Manual da Comissão de Controle de Infecção Hospitalar do Instituto Materno-Infantil Professor Fernando Figueira. Gusmão Filho FAR, Mello MJG, Lima MA, Ferraz SVC, Santos VM (orgs.) Recife: Instituto Materno-Infantil Prof. Fernando Figueira (IMIP), 2005:53-6.

Copp HL, Yiee JH, Smith A, Hanley J, Saigal CS; Urologic Diseases in America Project. Use of urine testing in outpatients treated for urinary tract infection. Pediatrics 2013; 132(3):437-44.

Lee GC, Reveles KR, Attridge RT et al. Outpatient antibiotic prescribing in the United States: 2000 to 2010. BMC Med 2014; 12:96.

Machado A, Barros E. Princípios básicos do uso de antimicrobianos. In: Barros E, Machado A, Sprinz E (eds.) Antimicrobianos – consulta rápida. 5. ed., Porto Alegre: Artmed, 2013:23-31.

Mangione-Smith R, Zhou C, Robinson JD, Taylor JA, Elliott MN, Heritage J. Communication practices and antibiotic use for acute respiratory tract infections in children. Ann Fam Med 2015; 13(3):221-7.

Ranji SR, Steinman MA, Shojania KG, Gonzales R. Interventions to reduce unnecessary antibiotic prescribing: a systematic review and quantitative analysis. Med Care 2008; 46(8):847-62.

Rossi F, Andreazzi DB. Antibióticos e resistência bacteriana. In: Rossi F, Andreazzi DB (eds.) Resistência bacteriana. Interpretando o antibiograma. 1. ed., São Paulo: Atheneu, 2005:21-6.

Shallcross LJ, Davies SC. The World Health Assembly resolution on antimicrobial resistance. J Antimicrob Chemother 2014; 69(11):2883-5.

United States, President's Council of Advisors on Science and Technology (PCAST). National action plan for combating antibiotic-resistant bacteria. The White House, march, 2015. Disponível em: https://www.whitehouse.gov/sites/default/files/docs/national_action_plan_for_combating_antibotic-resistant_bacteria.pdf. Acesso em 22 de junho de 2015.

Vaz LE, Kleinman KP, Raebel MA et al. Recent trends in outpatient antibiotic use in children. Pediatrics 2014; 133(3):375-85.

SEÇÃO IX

Manejo Ambulatorial das Doenças mais Frequentes em Dermatologia

Capítulo 56

Acne

Matilde Campos Carrera
Marcella Maria de Souza Araújo Figueira

ACNE JUVENIL

Doença inflamatória crônica, multifatorial, caracterizada pela inflamação da unidade pilossebácea, a acne juvenil é mais frequente e intensa em áreas onde as glândulas sebáceas são maiores e mais numerosas (face e dorso).

Etiopatogenia

São fatores implicados na etiopatogenia da acne: (1) aumento da produção e alterações qualitativas do sebo, estimuladas pelos androgênios; (2) hiperceratinização folicular; (3) colonização pelo *Propionibacterium acnes*; (4) liberação de mediadores inflamatórios na pele.

Classificação

Não há consenso quanto à padronização da classificação da acne. Recentemente, o Grupo Latino-Americano de Estudos da Acne propôs uma classificação simplificada que compreende:

1. **Acne comedoniana ou não inflamatória (acne grau I):** predomina o quadro de comedões abertos (cravos pretos) e fechados (cravos brancos).
2. **Acne inflamatória:**
   - **Papulopustulosa (acne grau II):** predominam as papulopústulas, podendo haver comedões.
   - **Nodulocística (acne grau III):** estão presentes nódulos e pseudocistos, além de pápulas, pústulas e comedões.
   - **Acne *conglobata* (acne grau IV):** forma grave com nódulos purulentos, numerosos e grandes que formam abscessos e fístulas, evoluindo, muitas vezes, para cicatrizes importantes.
   - **Acne *fulminans* (acne grau V):** forma rara, vista em homens jovens, caracterizada por quadro sistêmico (febre, leucocitose, poliartralgia) associado a eritema intenso, necrose e hemorragia de algumas lesões.

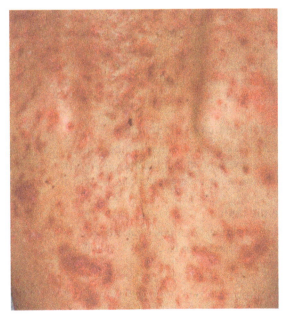

Figura 56.1 Acne grave.

Avaliação do paciente com acne

A avaliação de um paciente com acne deve consistir em cuidadosa anamnese, história familiar (acne grave em parente de primeiro grau serve como alerta para afecção potencialmente grave), história pessoal (tratamento prévio ou atual, alergia a medicamentos, saúde geral, consequências psicológicas da doença) e exame físico minucioso, como tipo e número de lesões, presença de comedões, pústulas, nódulos, abscessos, assim como localização das lesões (face, pescoço e dorso).

Embora estudos laboratoriais não costumem ser necessários, sinais e sintomas de puberdade precoce, hiperandrogenismo ou disfunção ovariana podem merecer aprofundamento da investigação. Esses dados são importantes para nortear a conduta terapêutica, lembrando que, embora alguns pacientes apresentem quadros similares, eles diferem na resposta; portanto, a modificação no tratamento deve ser feita caso a caso.

OUTROS TIPOS DE ACNE

Acne neonatal

Ocorre de zero a 30 dias após o nascimento em razão dos androgênios maternos e se caracteriza por lesões acneiformes confinadas ao nariz e às bochechas. As lesões melhoram sem tratamento (Figura 56.2).

Acne infantil

Condição relativamente incomum, em geral inicia em 6 a 16 meses. Caracteriza-se por pápulas e comedões, raramente papulopústulas. Representa risco aumentado de acne grave na adolescência. É referida a utilização tópica de peróxido de benzoíla e eritromicina. Na acne moderada é referido o uso sistêmico de eritromicina ou trimetoprima.

Acne por cosméticos

Pode ser encontrada em adolescentes em virtude do uso de cosméticos. O quadro geral é monomórfico de evolução aguda ou subaguda. Várias substâncias usadas em cosméticos são comedogênicas ou acnegênicas, como coaltar, hidrocarboneto halogenado e alguns sabões medicamentosos, como hexaclorofeno.

Acne por medicamento tópico

O uso de pomadas ou cremes medicamentosos, principalmente os que contêm lanolina ou vaselina, usados em áreas seborreicas, pode levar à formação de comedões e pápulas.

Acne mecânica

O uso de boné, viseira ou capacete provoca uma ação irritativa e infecção secundária, apresentando pápulas ou papulopústulas.

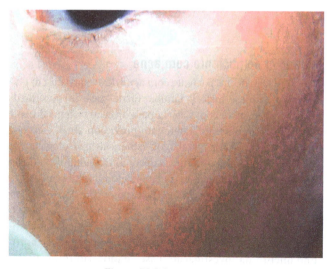

Figura 56.2 Acne neonatal.

Acne estival

Parece decorrer de edema do orifício folicular em razão de sudorese excessiva, levando à presença de papulopústula, prurido discreto ou moderado, e também em virtude do uso de pomadas ou cremes fotoprotetores.

Acne ocupacional

Caracteriza-se por muitos comedões e pústulas, sendo comum em trabalhadores da indústria química que manipulam produtos com hidrocarbonetos clorados e outros solventes derivados de alcatrão e óleo.

Acne por medicamentos sistêmicos

Corticoide, hormônio adrenocorticotrófico (ACTH), anticoncepcionais, halógenos (iodo, cloro), vitaminas B_{12}, B_6 e B_1, izoniazida, rifampicina, etionamida, fenobarbitúricos, hidantoína, hidrato de cloral, quinina, tiouracil e ciclosporina podem induzir, manter ou agravar quadros acneicos ou desencadear erupções acneiformes, caracterizadas por pápulas ou vesicopústulas, às vezes com crostículas hemáticas. As lesões são, em geral, monomórficas e disseminadas, atingindo face, dorso, ombros, braços e até mesmo a região glútea e as coxas. Em geral, não há comedões. O prurido é discreto ou moderado.

TRATAMENTO DA ACNE VULGAR

Convém observar o grau de intensidade da acne e é essencial prevenir os comedões, reduzir a produção de sebo, prevenir a ruptura dos microcomedões, evitar as reações inflamatórias e melhorar as cicatrizes.

Higienização

O produto escolhido não deve afetar a camada córnea de modo a romper seu equilíbrio ou favorecer a perda de água transepidérmica. O agente de limpeza deve ser não comedogênico, não acnegênico, não irritante e não alergênico. O que se deseja é remover as crostas, o suor e o excesso de gordura sem irritar a pele. A escolha inadequada pode prejudicar o tratamento.

Acne comedoniana

A terapia tópica pode ser suficiente com tetrinoína, isotetrinoína ou adapaleno.

Acne inflamatória

Nos casos de acne inflamatória, geralmente é necessário associar um antimicrobiano (eritromicina ou clindamicina) ao retinoide tópico ou ao peróxido de benzoíla.

Eventualmente, pode ser necessário o uso de antibiótico sistêmico.

Acne nodulocística

Utilizam-se antibiótico sistêmico e isotetrinoína:

- **Antibióticos:** tetracilina (25 a 50mg/kg/dia); limeciclina (150 a 300mg/dia); minociclina (2mg/kg/dia – não exceder 200mg/dia), doxicilina (5mg/kg/dia – não exceder 200mg/dia) e macrolídeos (eritromicina, claritromicina, azitromicina).
- **Isotetrinoína:** suprime a produção de sebo, normaliza a descamação, tem ação anti-inflamatória e reduz a população de *P. acnes*, mesmo não sendo bacteriostático ou bactericida. Inicialmente liberada para uso na acne grave, hoje já existe consenso de que pode ser prescrita para casos menos graves, principalmente quando refratários ao tratamento convencional. Utiliza-se na dosagem de 0,5 a 1,0mg/kg/dia, com dose total de 120 a 150mg/kg de peso. Pode estimular os seguintes efeitos colaterais: perda de peso, fadiga, fraqueza, letargia, pele seca, queda de cabelo, queilite, secura de mucosa nasal, oral e ocular, epistaxe, prurido e, o efeito mais indesejável, teratogenicidade. Deve-se fazer controle laboratorial antes do tratamento com hemograma, dosagem de transaminases, colesterol e triglicerídeos e, nas mulheres, testes de gestação.

ORIENTAÇÃO AO PACIENTE E AOS PAIS

Os pacientes e seus pais ou responsáveis devem ser esclarecidos sobre os fatores que podem agravar a acne, adereços oclusivos (capacete, chapéu), óleo e graxa usados em hidratantes, cremes faciais, maquiagem ou produtos para cabelo, pressão repetida (tocar ou esfregar áreas propensas à acne), estresse emocional, alterações hormonais durante a menstruação e manipulação das lesões (pode provocar a acne e/ou sua cicatriz). Os alimentos, em geral, não desempenham papel importante; no entanto, estudos recentes mostram que dieta rica em leite ou com alto índice glicêmico pode agravar o quadro da acne.

CURSO E PROGNÓSTICO

A acne pode ter curso leve e autolimitado ou curso recorrente de média intensidade, que pode persistir até a idade adulta.

Os casos mais graves serão mais bem conduzidos pelo dermatologista, o qual está mais familiarizado com as várias opções terapêuticas.

Bibliografia

Cordain L, Lindeberg S, Murtado M, Mill K, Eaton SB, Brand-Miller J. Acne vulgaris and disease of Western civilization. Arch Dermatol 2002; 138(12):1584-90.

Cunlife W, Baron S, Coulson I. A clinical and therapeutic study of 29 patients with infantil acne. Br J Dermatol 2001; 145(3):463-6.

Habif TP. Acne, rosácea e doenças correlates. In: Dermatologia clínica. 4. ed., Porto Alegre: Artmed, 2005:116-218.

Kay Shou-Meikane et al. Doenças das glândulas sebaceas e apócrinas. In: Dermatologia pediátrica. Texto e atlas. 1. ed., Porto Alegre: Artmed, 2004:146-9.

Lowy G. Atlas de dermatologia pediátrica topográfico e morfológico. 1. ed., Rio de Janeiro: Medsi, 2000.

McLane J. Analysis of common side effects of isotetrinoin. J Am Acad Dermatol 2001; 45(5):S188.

Montagner S, Costa A. Diretrizes modernas no tratamento da acne vulgar: da abordagem inicial à manutenção dos benefícios clínicos. Surg Cosmet Dermatol 2010; 2(3):205-13.

Sá CMD. Acne – tratamento atualizado. São Paulo: EPUB, 2002:1-69.

Sá CMD. Acne na mulher adulta – avaliação clínica entre 20 e 40 anos. 1. ed., São Paulo: EPUB, 2000.

Suh DH, Know HH. What's new in the physiopathology of acne? Br J Dermatol 2015; 172(Suppl. 1):13-9.

Vega Dias B. Toll like receptors: new target for adapalene in the treatment of inflamatory acne lesions. Symposium-improving the treatment of inflammatory acne 20th World Congress of Dermatology, 2002.

Vivier AD, Mckee NH. Doenças das glândulas sebáceas. In: Atlas de dermatologia clínica. 2. ed., São Paulo: Manole, 1997:22.1-22.10.

Capítulo 57

Diagnóstico Diferencial de Manchas Hipocrômicas

Valter Kozmhinsky
Renata Cavalcanti Cauas
Lígia Helena Pessoa de Melo

INTRODUÇÃO

Leucodermias, na linguagem dermatológica, consistem em alterações na cor da pele, principalmente em virtude da diminuição (hipocrômica) ou da ausência (acrômica) do pigmento melanina.

Em razão da dificuldade do exame dermatológico, que exige treinamento preciso quanto a discretas modificações na tonalidade ou na textura da pele, deve-se contar com boa luminosidade para obter a visão total do paciente e procurar detalhes e contrastes com a região circunvizinha. A hipocromia é uma despigmentação pouco pronunciada, enquanto a acromia é bem nítida. A dimensão pode ser puntiforme, regional ou até universal.

A leucodermia (hipocromia ou acromia) pode ser congênita (albinismo parcial ou completo, nevo acrômico etc.) ou adquirida (pitiríase *versicolor*, pinta; pós-inflamatória ou residual, como na psoríase, pitiríase *alba*; por agente químico, como hidroquinona e fenóis; imunológica, como no vitiligo).

MANCHAS HIPOCRÔMICAS

Esclerose tuberosa (epiloia ou doença de Pringle)

Doença autossômica dominante que apresenta a tríade composta por angiofibromas faciais (Figura 57.1), retardo mental e epilepsia. Em 90% dos casos podem estar presentes manchas hipomelanóticas com o formato de folha ou ovaladas (Figura 57.2).

Hanseníase na forma indeterminada

Mancha hipocrômica (Figura 57.3), com diminuição de pelos, sem descamação e anestésica; no início, pode ser hipo- ou hiperestésica. Trata-se de uma forma instável, podendo evoluir para a forma tuberculoide ou virchowiana.

Hipocromia residual

Pode ser secundária a reações inflamatórias ou queimaduras (térmicas, por raios ultravioleta e exposição a substâncias químicas – Figura 57.4).

Incontinência pigmentar acromiante (hipomelanose de Ito)

Doença de herança autossômica dominante cuja característica cutânea consiste na presença de manchas hipocrômicas, assimétricas e bilaterais, que seguem as linhas de Blaschko (Figura 57.5).

Podem estar associados: retardo mental, convulsões, anormalidades musculoesqueléticas (macrocefalia, escoliose, hipotonia, hemi-hipertrofia) e oculares (estrabismo, heterocromia, microftalmia, hipertelorismo). Superpõe-se como um negativo na imagem da incontinência pigmentar.

Líquen estriado

Afecção de causa desconhecida, apresenta-se com lesões tipo pápulas (muito pequenas e discretas e que podem, a distância, assemelhar-se a manchas), brilhantes e com distribuição linear; acompanha as linhas de Blaschko (Figura 57.6).

As lesões regridem espontaneamente no período médio de 1 ano.

Nevo acrômico

Congênito, único ou múltiplo, apresenta-se como mancha hipocrômica (Figura 57.7).

Visualizado semanas ou meses após o nascimento, é notado por contraste, após exposição ao sol e pigmentação da pele circunvizinha. Tende a se manter estável ao longo do tempo.

Pitiríase *alba*

Afecção assintomática, comumente associada à dermatite atópica e às vezes à dermatite seborreica, apresenta-se como mancha hipocrômica mal delimitada, discretamente descamativa (Figura 57.8).

Surge principalmente no verão, sendo desencadeada pela exposição ao sol. Faz diagnóstico diferencial com a pitiríase *versicolor* e a hanseníase na forma indeterminada.

Pitiríase *versicolor*

Mancha em geral hipocrômica, principalmente após exposição ao sol, é causada pela forma filamentosa (*Malassezia furfur*) da levedura *Pityrosporum*, que faz parte da microbiota normal da pele. Em virtude de fatores como predisposição genética, umidade, oleosidade, gravidez, alterações da imunidade ou aumento do cortisol plasmático, essa infecção pode assumir várias formas e cores, com manchas bem delimitadas e descamação furfurácea, esta mais bem visualizada com o estiramento da pele – sinal de Zileri (Figura 57.9).

MANCHAS ACRÔMICAS

Nevo halo (nevo de Sutton ou vitiligo perinévico)

Consiste no resultado de uma tentativa imunológica de destruir células névicas de um nevo melanocítico pigmentado que se assemelha antigenicamente a melanócitos encontrados na camada basal da pele circunvizinha ao nevo. Apresenta-se como uma faixa acrômica em torno do nevo (Figura 57.10).

Pode involuir naturalmente.

Vitiligo

Acromia adquirida, de provável etiologia autoimune, principalmente em suas formas simétricas (Figura 57.11), pode apresentar-se de modo segmentar (Figura 57.12), com disposição metamérica, tendo sido aventada a hipótese de ação de um mediador neuroquímico que apresente efeito tóxico no melanócito.

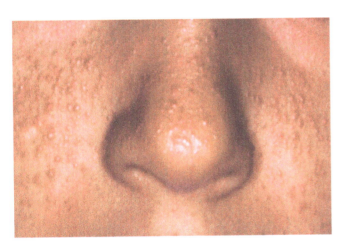

Figura 57.1 Esclerose tuberosa – angiofibromas faciais.

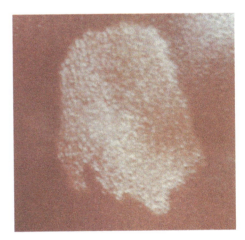

Figura 57.3 Hanseníase de forma indeterminada – mancha hipocrômica anestésica.

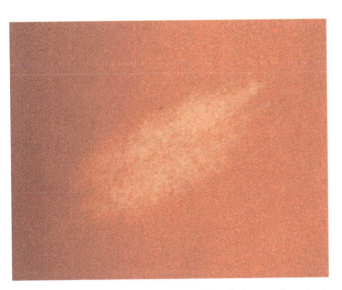

Figura 57.2 Esclerose tuberosa – mancha hipocrômica com formato de folha.

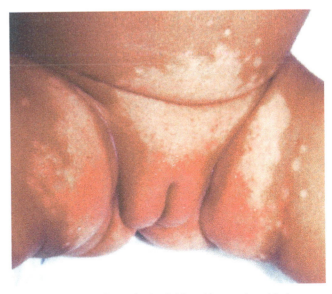

Figura 57.4 Dermatite das fraldas – hipocromia residual.

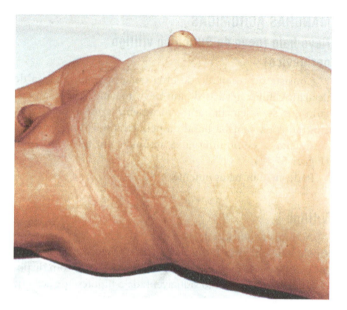

Figura 57.5 Hipomelanose de Ito.

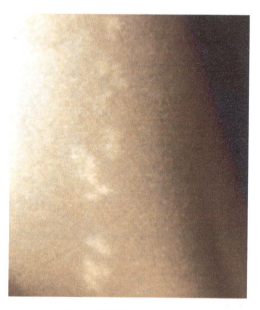

Figura 57.6 Líquen estriado.

Figura 57.7 Nevo acrômico – mancha hipocrômica.

Figura 57.8 Pitiríase *alba* – mancha hipocrômica mal delimitada.

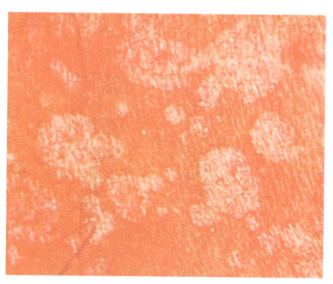

Figura 57.9 Pitiríase *versicolor* – mancha hipocrômica bem delimitada.

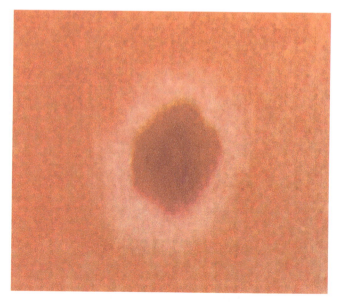

Figura 57.10 Vitiligo perinévico.

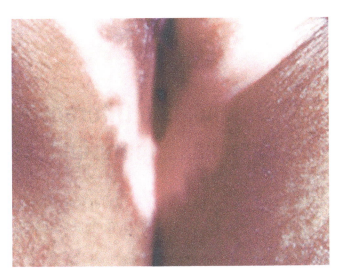

Figura 57.11 Vitiligo simétrico.

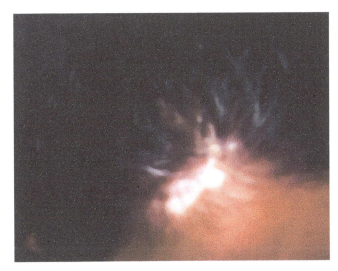

Figura 57.12 Vitiligo segmentar.

Bibliografia

Azulay RD, Azulay DR. Dermatologia. 2. ed., Rio de Janeiro: Guanabara Koogan, 1997.

Fitzpatrick BT, Eisen AZ, Wolff K et al. Dermatology in general medicine – textbook and atlas. 5. ed., Mc Graw-Hil Inc., 1999.

Kozmhinsy V. A criança com manchas na pele: diagnóstico diferencial. In: Figueira F, Alves VGB, Bacelar CH (eds.) Manual de diagnóstico diferencial em pediatria. 2. ed., Rio de Janeiro: Guanabara Koogan, 2005:376-94.

Lowy G, Alonso FJ, Cestari TF, Oliveira ZN. Atlas de dermatologia pediátrica. Rio de Janeiro: Medsi, 2000.

Mallory SB. Illustrated dictionary of dermatologic syndromes. New York: Harofarma U.K. Ltd., 1997.

Sampaio SP, Rivitti EA. Dermatologia. 2. ed., São Paulo: Artes Médicas, 2001.

Yan AC, Krakowski AC, Honig PJ. What's new in pediatric dermatology: an update. Adv Dermatol 2004; 20:1-21.

Capítulo 58

Diagnóstico Diferencial de Manchas Hipercrômicas

Valter Kozmhinsky
Marina Coutinho Domingues Querino

INTRODUÇÃO

Manchas hipercrômicas consistem em alterações na cor da pele em virtude do aumento, principalmente, do pigmento melanina (melanodermias ou melanoses) na derme ou do depósito de pigmentos ou substâncias de origem endógena ou exógena (hipercromias). Podem ser circunscritas, difusas, lineares ou reticulares.

Podem ser classificadas como:

- **Melanoses fisiológicas** (principalmente na gravidez): cloasma, *linea nigra*, hiperpigmentação de mamilo, aréola mamária e genitais.
- **Melanose racial:** pigmentação da mucosa bucal e das regiões palmoplantares, principalmente em pele melanodérmica, e pseudoacantose *nigricans*.
- **Melanose por agente físico:** raios ultravioleta, irritação mecânica (ato de coçar ou por pressão no local).
- **Agentes químicos:** farmacodermias, como eritema pigmentar fixo, e fitofotodermatoses.
- **Melanoses névicas:** nevos pigmentares, efélides, nevo azul e mancha *café au lait*.
- **Melanoses por infecção:** *lues* secundária e hanseníase.
- **Melanoses por distúrbios endócrinos:** doença de Addison, pseudoacantose *nigricans* e hipertireoidismo.
- **Melanoses pós-inflamatórias** (prurido ou inflamação): líquen plano, dermatite herpetiforme, pênfigo, pelagra e picada de insetos.
- **Hiperpigmentação induzida por medicamentos:** os mais frequentes são os antimaláricos, minociclina, agentes quimioterápicos, metais pesados (argiria) e zidovudina.

A involução da hipercromia limita-se à profundidade em que o pigmento se depositou. As manchas epidérmicas tendem à involução espontânea, enquanto as dérmicas são geralmente permanentes.

MANCHAS HIPERCRÔMICAS

Dermatose cinzenta (eritema discrômico persistente)

Afecção de origem desconhecida, geralmente assintomática, caracteriza-se por manchas de cor acinzentada e bordas eritematosas, discretamente infiltradas (Figura 58.1), que apresentam tamanho e formatos variáveis, com tendência a confluir. Inicia-se no tronco com progressão lenta para pescoço, região proximal dos braços e, às vezes, para a face. Em crianças pré-púberes tem alta taxa de remissão espontânea.

ERITEMA PIGMENTAR FIXO

Farmacodermia que se inicia com uma área de eritema, às vezes acompanhada de lesão bolhosa, seguindo-se de pigmentação acastanhada, que geralmente desaparece após algumas semanas, mas que pode se tornar fixa (Figura 58.2).

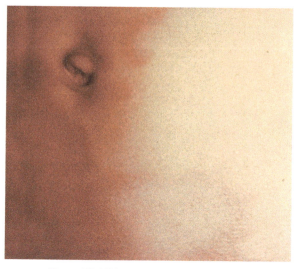

Figura 58.1 Eritema discrômico persistente.

Capítulo 58 • Diagnóstico Diferencial de Manchas Hipercrômicas   419

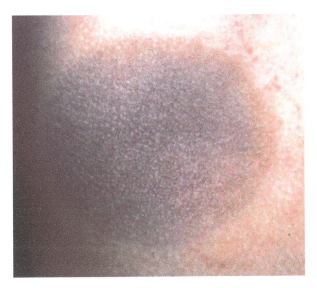

Figura 58.2 Eritema pigmentar fixo.

HANSENÍASE NA FORMA TUBERCULOIDE

Causada pelo *Mycobacterium leprae*, apresenta diversas manifestações clínicas, dependendo do estado imunológico do hospedeiro. A forma tuberculoide exibe lesão eritematoinfiltrada, limites externos das bordas bem nítidos (Figura 58.4) e alterações da sensibilidade, inicialmente térmicas, em seguida dolorosas e por fim táteis. Examinada a distância, faz diagnóstico diferencial com manchas hipercrômicas.

ICTIOSE LIGADA AO SEXO

Com herança recessiva, ligada ao cromossomo X, trata-se de afecção caracterizada por apresentar pele seca e com descamações persistentes, lembrando escamas de peixe. Nessa forma de ictiose, as escamas são escuras, castanho-acinzentadas, fazendo diagnóstico diferencial com manchas hipercrômicas (Figura 58.5).

Recidiva sempre no mesmo local, após a utilização de um medicamento. Pode surgir em qualquer local, mas palmas, plantas e mucosas são as regiões mais frequentemente acometidas. Qualquer medicamento pode causar a erupção, porém os mais comuns são: análgesicos-antipiréticos (dipirona, salicilatos, fenilbutasona), tetraciclinas, anovulatórios, barbitúricos, sulfas e fenolftaleína. Deve ser coletada história detalhada sobre o uso de medicamentos para identificação e afastamento do fator etiológico.

FITOFOTODERMATITE

Reação inflamatória não alérgica da pele, desencadeada pelo contato com produto de frutos/plantas como limão, laranja, figo ou bergamota e posterior exposição ao sol. Formam-se manchas eritematosas e, às vezes, bolhas com posterior hipercromia, geralmente transitória, nas áreas fotoexpostas que tiveram contato com a substância (Figura 58.3).

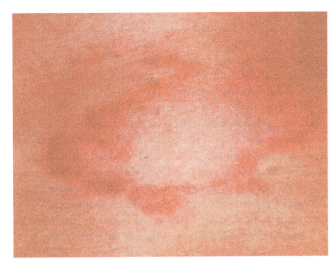

Figura 58.4 Hanseníase na forma tuberculoide – bordas infiltradas bem delimitadas.

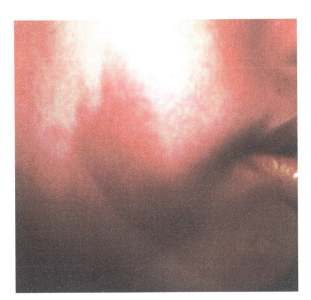

Figura 56.3 Fitofotodermatite – pigmentação residual.

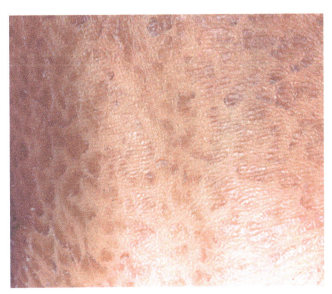

Figura 58.5 Ictiose ligada ao sexo – escamas escuras.

INCONTINÊNCIA PIGMENTAR
(síndrome de Bloch-Sulzberguer)

Afecção hereditária dominante, encontrada quase que exclusivamente no gênero feminino, pode apresentar três estágios de lesões: vesicobolhosa (estágio I), verrucosa (estágio II) e pigmentar (estágio III). Em geral, as lesões pigmentares apresentam-se durante o primeiro ano de vida como faixas lineares acastanhadas que seguem as linhas de Blaschko. A pigmentação desvanece de maneira gradual na infância tardia ou na adolescência (Figura 58.6). Os dois primeiros estágios geralmente ocorrem intraútero.

Anomalias dentárias (anodontia, dentição atrasada, cáries), anomalias neurológicas (retardo mental, convulsões, atraso no desenvolvimento, alterações motoras, tetraplegia ou diplegia espástica) e anomalias oculares (estrabismo, catarata, uveíte, atrofia óptica, alterações na retina) podem estar associadas.

MANCHA *CAFE AU LAIT* (CAFÉ COM LEITE)

Também chamadas de manchas hepáticas ou melânicas, são manchas bem delimitadas de coloração castanho-clara a escura, com diâmetro entre 0,5 e 20cm. Ocorrem em 10% da população. Cerca de 3% de todos os recém-nascidos têm uma ou mais manchas café com leite, as quais são detectadas em até 35% dos neonatos negros.

A presença de várias manchas levanta a possibilidade de síndrome genética associada. Na neurofibromatose (doença de von Recklinghausen), a presença de seis ou mais manchas com mais de 1,5cm pode ser o único achado clínico, sem as tumorações e o quadro neurológico. Na síndrome de Albright, surge nos primeiros 2 anos de vida, associada a alterações ósseas, endócrinas e puberdade precoce. Pode ser encontrada em outras afecções genéticas, como síndrome de Fanconi, síndrome de Leschke, síndrome de Watson, síndrome de Noonan, esclerose

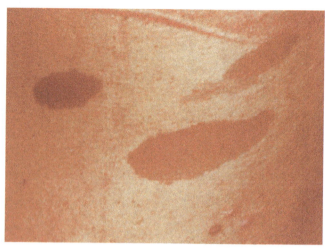

Figura 58.7 Mancha *cafe au lait*.

tuberosa, síndrome do nevo epidérmico, síndrome de Bloom, síndrome de Silver, doença de Gaucher, síndrome do nevo basocelular e síndome de Turner (Figura 58.7).

MASTOCITOSE (urticária pigmentosa)

Afecção decorrente do acúmulo de mastócitos na pele. A fricção das lesões hipercrômicas (sinal de Darier) leva à degranulação de mastócitos e à liberação de histamina, promovendo a formação de urtica na lesão (Figura 58.8).

MELANOMA MALIGNO

Neoplasia resultante de transformação maligna de melanócitos, principalmente de nevos melanocíticos juncionais ou compostos (Figura 58.9).

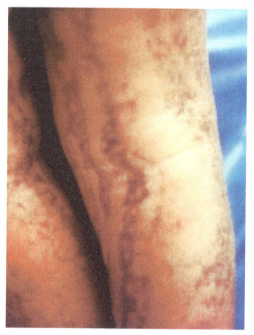

Figura 58.6 Incontinência pigmentar.

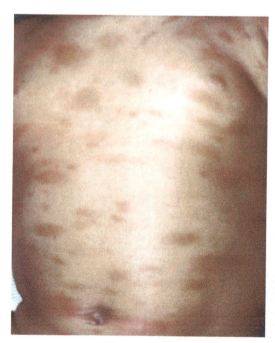

Figura 58.8 Urticária pigmentosa.

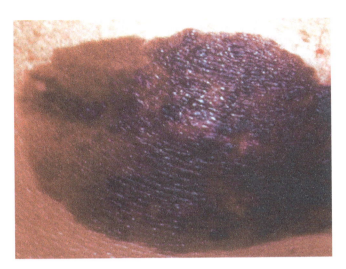

Figura 58.9 Melanoma maligno – lesão plana, assimétrica, irregular, com variações de tonalidades.

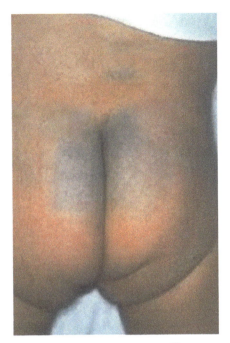

Figura 58.11. Mancha mongólica.

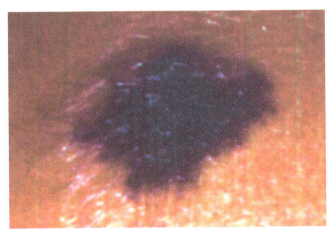

Figura 58.10 Nevo melanocítico.

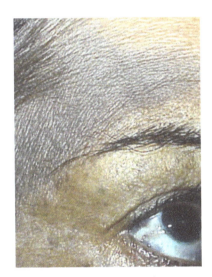

Figura 58.12 Nevo de Ota.

NEVO MELANOCÍTICO

Proliferação de melanócitos, pode ser adquirido ou congênito e tem, na maioria das vezes, baixo potencial de malignização (Figura 58.10).

MANCHA MONGÓLICA

Lesão pigmentar mais presente ao nascimento, ocorre com maior frequência em recém-nascidos orientais (91%) e negros (80%); nos caucasianos, surge em apenas 10% dos casos. Apresenta-se como grandes máculas cinza-azuladas na região lombossacra, podendo também acometer outras áreas. Em geral, desaparece nas fases tardias da infância, mas pode persistir até a idade adulta (Figura 58.11).

NEVO DE OTA

Mácula cinza-azulada localizada na face, na área do primeiro e segundo ramos do nervo trigêmeo, frequentemente está associada a pigmentação ocular, podendo acometer outras mucosas. À histopatologia, assemelha-se à mancha mongólica (Figura 58.12).

NEVO *SPILLUS*

Também chamado de *nevus* sobre *nevus*, está presente desde o nascimento ou aparece na primeira infância. Consiste na combinação de mancha melânica entremeada com nevos juncionais. Não precisa de tratamento e raramente sofre transformação maligna (Figura 58.13).

PITIRÍASE *VERSICOLOR*

Infecção superficial causada pela forma filamentosa (*Malassezia furfur*) da levedura *Pityrosporum*, fungo lipofílico da microbiota normal, geralmente se caracteriza como manchas hipocrômicas com leve descamação superficial, mas, quando localizada em áreas cobertas do corpo e em pacientes de cor morena, pode apresentar-se como manchas hipercrômicas (Figura 58.14).

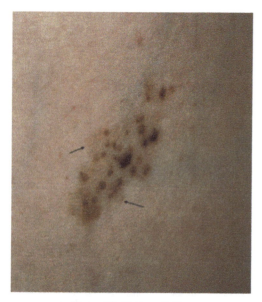

Figura 58.13 Nevo *Spillus*.

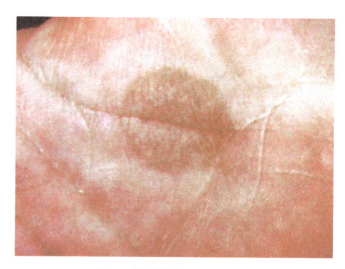

Figura 58.15 Tinha negra palmar.

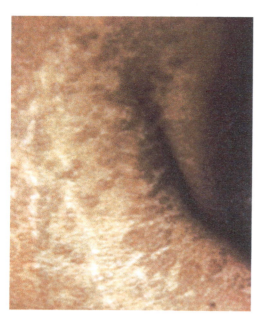

Figura 58.14 Pitiríase *versicolor* – escamas hipercrômicas.

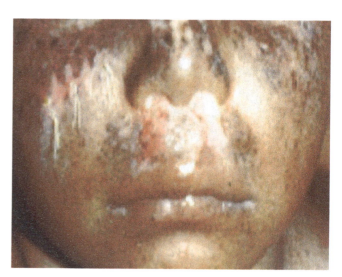

Figura 58.16 Xeroderma pigmentoso.

TINHA NEGRA PALMAR

Infecção superficial causada pelo fungo *Phaeoannellomyces werneckii*, tem evolução crônica e é assintomática. Evidencia-se como mancha pardacenta ou negra, mais frequentemente localizada na região palmoplantar (Figura 58.15).

XERODERMA PIGMENTOSO

Genodermatose autossômica recessiva, resulta de defeito na reparação do DNA, que se inicia nos primeiros anos de vida. Apresenta fotossensibilidade e alterações pigmentares com hiperpigmentação difusa, efélides e áreas de despigmentação, lembrando uma radiodermite. Ocorrem envelhecimento e neoplasias cutâneas precoces (carcinomas espinocelular e basocelular e melanomas) (Figura 58.16).

Bibliografia

Azulay RD, Azulay DR. Dermatologia. 6. ed., Rio de Janeiro: Guanabara Koogan, 2013.

Fitzpatrick BT, Eisen AZ, Wolff K et al. Dermatology in general medicine – textbook and atlas. 8. ed., Mc Graw-Hil Inc., 2012.

Kozmhinsy V. A criança com manchas na pele: diagnóstico diferencial. In: Figueira F, Alves VGB, Bacelar CH (eds.) Manual de diagnóstico diferencial em pediatria. 2. ed., Rio de Janeiro: Guanabara Koogan, 2005:376-94.

Landau M, Krafchilk BR. The diagnostic value of cafe-au-lait macules. Journal of the American Academy os Dermatology June 1999; 40(6):877-90.

Lowy G, Alonso FJ, Cestari TF, Oliveira ZN. Atlas de dermatologia pediátrica. Rio de Janeiro: Medsi, 2000.

Lupi O, Belo J, Cunha PR. Rotinas de diagnóstico e tratamento da Sociedade Brasileira de Dermatologia. São Paulo: Guanabara Koogan, 2010.

Mallory SB. Illustrated dictionary of dermatologic syndromes. New York: Harofarma U.K. Ltd., 1997.

Sampaio SP, Rivitti EA. Dermatologia. 3. ed., São Paulo: Artes Médicas, 2008.

Yan AC, Krakowski AC, Honig PJ. What's new in pediatric dermatology: an update. Adv Dermatol 2004; 20:1-21.

Capítulo **59**

Escabiose

Valter Kozmhinsky
Juliana Borges Fontan

INTRODUÇÃO

A escabiose ou sarna é dermatose bem característica, causada pelo *Sarcoptes scabiei* var. *hominis*. Trata-se de uma dermatozoonose produzida por parasita exclusivo do ser humano, cuja ação lesiva se dá por uma multiplicidade de agressores, pela ação repetida e pela resposta imunológica do hospedeiro.

A escabiose é considerada problema mundial, e todas as faixas etárias, todas as raças e todos os grupos socioeconômicos são suscetíveis. Aglomerados populacionais, atraso no tratamento dos casos primários e ausência de cuidados públicos em relação ao quadro são fatores ambientais que favorecem a disseminação.

A cada ano são registrados aproximadamente 300 milhões de casos de escabiose. Sua prevalencia é maior em crianças com menos de 2 anos de idade e em indivíduos sexualmente ativos.

Em Porto Alegre, Cestari (1992) verificou que as zoodermatoses constituíram o segundo grupo de afecções dermatológicas mais frequentes em um serviço de dermatologia pediátrica (14,1%), abaixo apenas do de eczemas (32%). Entre as primeiras, a escabiose foi responsável pela maioria dos casos (86,8%), com predomínio em menores de 1 ano de idade.

No Recife, segundo Kozmhinsky (1992), em estudo realizado em serviço de dermatologia pediátrica (IMIP), há predomínio dos casos de escabiose no primeiro ano de vida, com 42% dos casos registrados em crianças até os 14 anos de idade.

A escabiose pode ser transmitida diretamente por contato íntimo pessoal ou sexual ou, indiretamente, por fômites. A disseminação da infestação entre os membros da mesma família e contatos próximos é comum.

Trata-se de afecção que causa reação de hipersensibilidade ao patógeno, mas não produz imunidade. Assim, um mesmo paciente pode contraí-la várias vezes.

O ácaro fêmeo fecundado penetra a pele sob a camada córnea, escavando um túnel e depositando dois a três ovos por dia durante sua existência média de 30 dias. O período de incubação ou de 3 semanas, em caso de infestação primária, ou de 1 a 2 dias, em pacientes sensibilizados por infestações anteriores.

O diagnóstico é essencialmente clínico, levando-se em consideração o prurido, a história familiar (prurido nos membros da casa ou em contatos íntimos), as lesões dermatológicas e a topografia.

O prurido é intenso, principalmente noturno e após banhos quentes, e resulta da reação de hipersensibilidade ao ácaro vivo ou morto, ovos e fezes, o que indica início do prurido cerca de 30 dias após o primeiro contágio (tempo de sensibilização), persistindo durante algum período, mesmo após o tratamento (até a eliminação dos antígenos). Portanto, o prurido não pode ser utilizado como critério de cura.

As lesões dermatológicas, exceto o túnel (produzido pela fêmea do ácaro), são causadas por reações de hipersensibilidade na tentativa de controlar a proliferação do parasita diretamente ou pelo prurido como via indireta (em que a escoriação destrói inclusive os túneis). A persistência de algumas lesões dermatológicas após o tratamento também não é indicativa de seu insucesso.

As lesões cutâneas são simétricas. Áreas interdigitais das mãos, face flexural dos punhos, axilas, cintura pélvica, tornozelos, pés, nádegas e área periumbilical são alguns sítios típicos. No homem, lesões penianas e escrotais são comuns, enquanto na mulher frequentemente são acometidas aréola, mamas e área genital. Em lactentes, idosos e imunodeprimidos, todas as superfíceis cutâneas são suscetíveis, inclusive couro cabeludo e face. Em crianças pequenas, é característico o envolvimento palmoplantar.

A lesão patognomônica é o túnel (sulcos retos ou sinuosos ou pápulas lineares que terminam em vesícula onde estão alocados a fêmea e seus ovos), em geral mais facilmente visualizado em crianças muito pequenas que ainda não localizam o prurido e não destroem a lesão. Existe um polimorfismo lesional com pápulas, escoriações (pelo prurido – Figura 59.1), pústulas (por infecção secundária), nódulos e pápulas persistentes (lesões desabitadas, com resíduos de antígenos – Figura 59.2) e eczematizações. As lesões disidróticas (vesículas recidivantes palmoplantares – Figura 59.3) são vistas, principalmente, em crianças mais jovens e podem persistir por vários meses após tratamento eficaz.

A sarna crostosa, também conhecida como sarna norueguesa, é uma forma de hiperinfestação parasitária extremamente contagiosa, que pode ser observada em imunodeprimidos, desnutridos, pacientes com incapacidades físicas, retardo mental e com higiene precária. Caracteriza-se pela formação de crostas cinza-amareladas que podem alcançar vários milímetros de espessura, principalmente em áreas de eleição da parasitose. Essas crostas são ricas em ácaros. Os ácaros são comumente encontrados abaixo das unhas dos pacientes afetados, o que pode resultar em espessamento e distrofia ungueal.

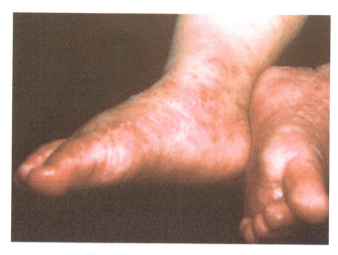

Figura 59.3 Disidrose pós-escabiose.

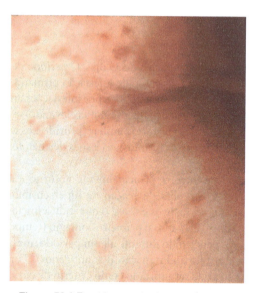

Figura 59.1 Escabiose – pápulas e escoriações.

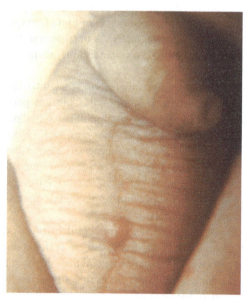

Figura 59.2 Pápulas persistentes da escabiose.

TRATAMENTO

- É fundamental o tratamento de todos os contatantes, uma vez que podem ser portadores assintomáticos.
- Trocar, lavar, ferver, aquecer ou expor ao sol as roupas de cama e íntimas.
- Tratar previamente infecção secundária ou eczematização; anti-histamínico sistêmico para combater o prurido, se necessário.
- Aplicar o escabicida em todo o corpo, do pescoço aos pés. Em crianças com menos de 5 anos de idade, aplicar também no couro cabeludo:
  - **Permetrina em creme ou loção a 5%:** atualmente considerada o escabicida tópico padrão, deve ser aplicada durante três noites consecutivas e repetida após 7 dias. Reações adversas são raras e, em geral, contemplam sensação de queimação e ardor na aplicação. Tem apresentado boas eficácia e segurança, sendo utilizada em todas as faixas etárias e podendo ser usada também em gestantes.
  - **Monossulfiram (solução alcoólica a 25%):** diluído em duas partes de água para adultos e três partes para crianças, deve ser aplicado por três noites consecutivas, e o tratamento deve ser repetido após 1 semana. Durante o tratamento, e mesmo após alguns dias, deve-se evitar ingerir bebida alcoólica em virtude da possibilidade do efeito antabuse.
  - **Benzoato de benzila loção a 25%:** deve ser aplicado por 2 ou 3 dias consecutivos. Sua vantagem reside na eficácia e no baixo custo, porém pode causar irritação cutânea imediata e significativa, limitando sua tolerância. Não deve ser utilizado em grávidas, lactantes ou crianças com menos de 2 anos de idade por causa do risco de efeitos adversos neurológicos.
  - **Lindano loção ou creme a 5%:** esse organocloreto deve ser usado em única aplicação com tempo de contato de 6 horas e reaplicado após 7 dias. Os efeitos no sistema nervoso central ocorrem por aumento de absorção percutânea através da pele danificada, mau uso, uso em excesso ou ingestão acidental. Não deve ser utilizado em crianças com menos de 2 anos, ges-

tantes ou lactantes. Sua toxicidade potencial, eficácia baixa e resistência elevada fazem do lindano uma opção inferior.
- **Enxofre 5% a 10% em vaselina:** o produto deve ser manipulado e ser aplicado por duas ou três noites consecutivas. Apresenta boa eficácia e baixo custo e pode ser usado em crianças, grávidas e lactantes, porém o enxofre suja a pele, apresenta efeito irritativo e odor desagradável, além de poder manchar roupas.
- **Ivermectina (VO - comprimido de 6mg):** na posologia de 200mg/kg, devem ser administradas duas ou três doses com 1 semana de intervalo entre cada dose. Mostrou-se eficaz nos tratamentos dos ectoparasitas mediante o bloqueio das neurotransmissões das sinapses nervosas que utilizam o glutamato ou o ácido gama-aminobutírico (GABA), causando paralisia das funções motoras periféricas dos insetos. O GABA e o glutamato são neurotransmissores do córtex cerebral em humanos, os quais apresentam barreira hematoencefálica que os protege dos efeitos de toxicidade potenciais, porém a ivermectina não deve ser utilizada em crianças com menos de 5 anos de idade ou com menos de 15kg e em grávidas ou lactantes, em virtude da possibilidade de a barreira hematoencefálica estar pouco desenvolvida em fetos e crianças pequenas. Ivermectina oral pode ser usada isoladamente, porém é mais eficaz em combinação com o tratamento tópico. Sua principal indicação é na forma crostosa da escabiose.

As manifestações de hipersensibilidade persistente, como prurido, erupção disidrosiforme (vesículas em mãos e pés) e nódulos não são critérios de cura ou de ineficácia do tratamento. O prurido pode persistir por 2 a 4 semanas após o tratamento eficaz. Isso é referido como "prurido pós-escabiótico".

A única medicação a ser usada diluída é o monossulfiram. As outras já se encontram disponíveis na concentração terapêutica.

A escabiose nodular pode responder à corticoterapia tópica ou sistêmica.

A erupção disidrosiforme deve ser tratada com solução de permanganato de potássio a 1:10.000 em compressas e corticoterapia tópica, em todos os surtos recidivantes.

Bibliografia

Cestari T, Gobbato G, Albé M et al. Resultados de um serviço especializado de dermatologia pediátrica. An Bras Dermatol (Rio) 1992; 67(5):255-7.

Chosidow O. Clinical practices. Scabies. N Engl J Med 2006: 354(16): 124-9.

Currie B, McCarthy J. Permethrin and ivermectin for scabies. N Engl J Med 2010; 362:717-25.

Dahl MV. The imunology of scabies. Annals of Allergy (Saint Paul) 1983; 51:557-5.

Feingold BF, Benjamini E, Michaeli D. The allergic responses to insect bites. Ann Rev Entomol (Stanford) 1968; 13:137-57.

Hengge UR, Currie BJ, Jager G, Lupi O, Schwartz RA. Scabies: a ubiquitous neglected skin disease. Lancet Infect Dis 2006; 6:769-79.

Hicks M, Elston D. Scabies. Dermatologic Therapy 2009; 22:279-92.

Johnston G, Sladden M. Scabies: diagnosis and treatment. BMJ 2005; 17:619-22.

Kozmhinsky V. Dermatozoonoses. Estudando dermatologia. Programa Nacional de Educação Continuada em Pediatria – PRONAP, Fascículo V, Sociedade Brasileira de Pediatria, 2000.

Kozmhinsky V. Problemas dermatológicos mais frequentes em pediatria. Programa Nacional de Educação Continuada em Pediatria – PRONAP, ciclo III, nº 2. Sociedade Brasileira de Pediatria 1999:39-66.

Kozmhinsky V, Pacheco THD. Prevalência de escabiose em pacientes de um serviço especializado em dermatologia pediátrica. Revista do IMIP (Recife) 1994; 8(2):31-8.

Strong M, Johnstone PW. Interventions for treating scabies. Cochrane Database Syst Rev 2007; 3:CD000320.

Piodermites

Valter Kozmhinsky
Deborah Maria de Castro Barbosa Leal

CONCEITO

Piodermite é infecção da pele e seus anexos causada pelo estreptococo do grupo A de Lancefield, ou *Staphylococcus aureus*, com diversos quadros clínicos, segundo o agente etiológico, o estado do hospedeiro e o local anatômico acometido. O termo pioderma é derivado do grego *pyon* (pus) + *derma* (pele).

CONSIDERAÇÕES GERAIS

A microbiota cutânea normal é composta por bactérias residentes e fungos. As bactérias residentes são comensais (não causam distúrbios), promovem proteção contra bactérias patógenas e, eventualmente, tornam-se patógenas.

Entre as bactérias residentes encontram-se as gram-positivas – cocos (*S. epidermidis*) e micrococos, difteroides (*Corynebacterium*, *Brevibacterium*), bastonetes anaeróbicos (*Propionibacterium*) – e as gram-negativas – *Acinetobacter*.

A microbiota cutânea transitória é composta por bactérias presentes no meio ambiente que eventualmente colonizam a pele, tornando-se patógenas quando esta perde sua integridade. São compostas por gram-positivos, principalmente o *S. aureus*, encontrado em 30% das pessoas sadias, e o *Streptococcus pyogenes*, encontrado na orofaringe em 10% da população em geral.

Como mecanismos de defesa da pele contra infecção observam-se renovação da epiderme, pH = 5,5, secreção sebácea (ácido graxos insaturados), pele sem umidade, microbiota residente (*S. epidermidis* compete com o *S. aureus*) e fator imunológico (imunidades humoral e celular).

São fatores predisponentes para infecções: diabetes descompensado, insuficiência renal, neoplasia maligna hematológica, desnutrição, alcoolismo, síndrome da imunodeficiência adquirida (AIDS) ou uso prolongado de corticoide e imunossupressor e dermatite atópica.

PRINCIPAIS PIODERMITES NA INFÂNCIA

Impetigo

O impetigo consiste em infecção superficial da pele causada por *S. aureus* ou *Streptococcus* do grupo A (60% das piodermites). Infecção cutânea bacteriana mais comum da infância, é encontrado com maior frequência em crianças em idade pré-escolar e escolar. Falta de higiene e doença cutânea preexistente são fatores predisponentes.

O *impetigo não bolhoso*, ou impetigo contagioso de Tilbury Fox (70% dos casos), geralmente é uma infecção inicial estreptocócica e depois estafilocócica. Tem início com vesículas de paredes finas, que se rompem rapidamente, involuindo com crostas amarelas espessas e uma expansão periférica sem cura central. Costuma ser encontrado mais comumente na face (perinasal e perioral) e nos membros (Figura 60.1).

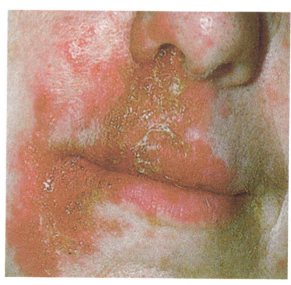

Figura 60.1 Impetigo não bolhoso.

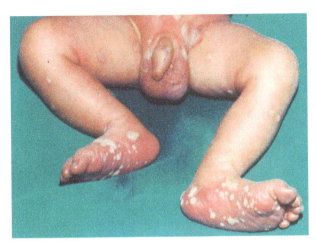

Figura 60.2 Impetigo bolhoso.

O envolvimento da mucosa é raro. A cura pode deixar uma hipo- ou hiperpigmentação temporária.

O *impetigo bolhoso* é causado pelo *S. aureus*. As bolhas são mais persistentes (Figura 60.2), involuindo com crostas finas; pode haver confluência das lesões (configuração circinada).

As *complicações* do impetigo são incomuns, podendo dar origem a erisipela, celulite, glomerulonefrite difusa aguda (GNDA) – em cepas nefritogênicas do impetigo estreptocócico – e escarlatina.

O *diagnóstico* do impetigo é principalmente clínico, podendo ser realizados sorologia (anti-DNAse B), exame bacterioscópico e cultura.

O *diagnóstico diferencial* pode ser feito com micoses superficiais, herpes simples, picadas de inseto, varicela e outras piodermites.

O tratamento envolve cuidados locais com a ferida. Para pacientes saudáveis e com lesões isoladas, pode-se prescrever mupirocina a 2% em pomada ou ácido fusídico em creme ou pomada. Para aqueles com lesões mais extensas, indicam-se as cefalosporinas de primeira ou segunda geração ou as penicilinas resistentes a betalactamases. Terapia parenteral deve ser considerada para infecções mais graves ou disseminadas e para os imunocomprometidos.

Ectima

O ectima é infecção estreptocócica ou mista que apresenta pústula, ulceração, crosta e cicatriz, localizada principalmente em membros inferiores. Está associada a higiene precária, desnutrição e imunodepressão. É considerado uma forma ulcerada do impetigo não bolhoso, na qual a lesão inicial se estende intradermicamente, produzindo uma úlcera superficial.

O *tratamento* é semelhante ao do impetigo, melhorando as condições gerais do paciente.

Erisipela

A erisipela consiste em infecção estreptocócica da derme profunda com envolvimento linfático, após o advento de uma porta de entrada (traumatismo, tinha do pé ou ungueal, picada de insetos, dermatite de contato). No Brasil, costuma localizar-se mais comumente em membros inferiores (85%), mama

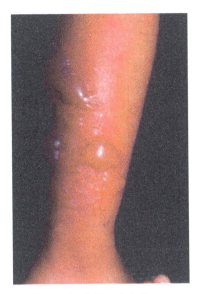

Figura 60.3 Erisipela bolhosa.

e face. Bolhas (Figura 60.3) e necrose podem surgir como complicações, e as recidivas provocam linfedema crônico.

O *tratamento* consiste em repouso, uso de analgésicos e antibiótico VO. Nas recidivas, a penicilina benzatina é utilizada como profilaxia a cada 3 semanas.

Celulite

Infecção estreptocócica do tecido celular subcutâneo, a celulite pode ter outros agentes etiológicos, como *S. aureus* e *Haemophilus influenzae* (lactentes).

O *tratamento* é semelhante ao da erisipela, com antibióticos específicos para cada agente etiológico.

Foliculite

Infecção do folículo piloso provocada pelo *S. aureus*, pode ser superficial (foliculite ostiofolicular) ou profunda (sicose e hordéolo).

O *tratamento* consiste em orientação sobre a higiene, afastamento de fatores predisponentes, compressas com antissépticos e uso de antibiótico tópico e antibiótico VO (cefalexina ou eritromicina).

Furúnculo

Infecção do folículo piloso e da glândula sebácea anexa provocada pelo *S. aureus*, com localização mais frequente em pescoço, face, axilas e nádegas, apresenta nódulo endurecido, eritema, calor, dor, flutuação e drenagem (Figura 60.4).

Fatores sistêmicos como obesidade, discrasia sanguínea, defeitos na função neutrofílica, imunossupressores e diabetes melito podem predispor ou levar à furunculose de repetição.

O *tratamento* consiste em orientação sobre a higiene, afastamento de fatores predisponentes e aplicação de compressas mornas. Lesões flutuantes exigem incisão e drenagem. Antibioticoterapia sistêmica está indicada em casos de lesões não responsivas aos cuidados locais, lesões grandes e recorrentes, lesões com celulite ao redor e furúnculos ao redor do nariz, dentro das narinas ou no conduto auditivo externo.

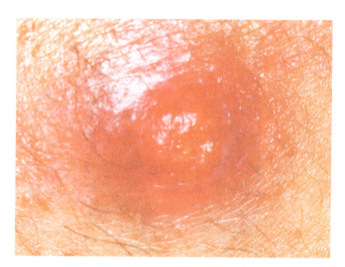

Figura 60.4 Furúnculo.

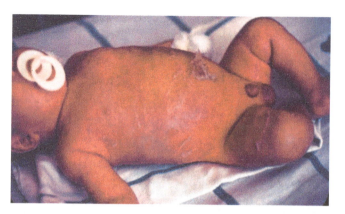

Figura 60.6 Doença de Ritter von Rittershain.

Paroníquia estafilocócica

O *S. aureus* é a principal causa infecciosa de paroníquia aguda, que consiste em infecção da dobra ungueal após lesão local (roer unhas, remoção de cutícula, umidade) causada pelo *S. aureus* (Figura 60.5).

A pele e o tecido celular subcutâneo da prega ungueal lateral e proximal encontram-se vermelhos, quentes e dolorosos.

O *tratamento* consiste em afastar fatores desencadeantes, compressas mornas, antibiótico sistêmico, quando necessário, e cirurgia, nos casos recidivantes ou com granulomas na borda do leito ungueal.

Síndrome da pele escaldada estafilocócica (SSSS – doença de Ritter von Rittershain)

Encontrada em recém-nascidos, é causada pelas exotoxinas esfoliativas A e B do *S. aureus*, que atuam na camada granulosa da epiderme e ocasionam o rompimento e a formação de bolhas estéreis. O quadro clínico consiste em febre, irritabilidade, pele eritematosa e bolhas flácidas que evoluem para áreas desnudas, conferindo o aspecto de queimadura ("bebê escaldado"). O sinal de Nikolsky é positivo.

Como as toxinas são excretadas pelos rins, crianças prematuras e adultos com insuficiência renal são mais comumente afetados.

Os familiares e a equipe hospitalar devem ser investigados como focos de contaminação bacteriana (portadores assintomáticos da cepa toxigênica de *S. aureus*).

O neonato deve ser isolado em virtude do risco de sepse, e o controle hidroeletrolítico deve ser monitorizado. Antibioticoterapia parenteral de amplo espectro com cobertura para *S. aureus* deve ser instituída o mais rápido possível. Em nosso meio, o agente mais indicado é a oxacilina.

Com tratamento apropriado e precoce, há resolução em 1 a 2 semanas, sem sequelas e sem cicatrizes (Figura 60.6).

Erupção escarlatiniforme estafilocócica

A erupção escarlatiniforme estafilocócica é causada por uma exotoxina. O quadro clínico caracteriza-se por sinais sistêmicos de febre, mal-estar, fraqueza e eritrodermia generalizada, com textura grosseira tipo lixa, que evolui com descamação em poucos dias (Figura 60.7).

Diferencia-se da escarlatina estreptocócica pelo *rash* vermelho-alaranjado extremamente doloroso e pela ausência de faringite. Equanto o nicho de infecção da forma estreptocócica é a faringe, na forma estafilocócica o nicho é cutâneo

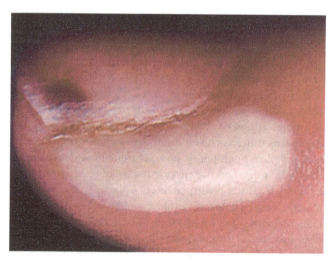

Figura 60.5 Paroníquia.

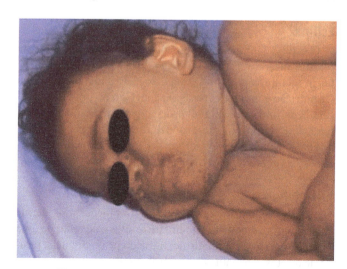

Figura 60.7 Erupção escarlatiniforme estafilocócica.

(furúnculos, abscessos, infecção de ferida cirúrgica). Desse modo, diante de um caso clínico suspeito e na ausência de faringite, o *S. aureus* deve ser o provável agente etiológico.

O diagnóstico é estabelecido clinicamente e confirmado por cultura. O diagnóstico diferencial inclui escarlatina estreptocócica, síndrome estafilocócica da pele escaldada, síndrome de Kawasaki e farmacodermias.

O tratamento consiste no uso de antibióticos para erradicar a bactéria invasora.

O *tratamento* das piodermites consiste basicamente em diagnóstico clínico e etiológico correto, na observação e correção dos estados geral, nutricional e higiênico e em terapêutica tópica e/ou sistêmica, quando indicada.

TRATAMENTO

A terapêutica tópica consiste em antissépticos ($KMnO_4$ 1:10.000/1:20.000, álcool iodado a 1%) e antibióticos tópicos (neomicina com bacitracina, gentamicina, ácido fusídico e mupirocina).

A *terapêutica sistêmica* consiste na escolha entre os fármacos relacionados adiante, condicionada ao quadro clínico e etiológico e ao estado geral do paciente: penicilina, amoxicilina, eritromicina, azitromicina, roxitromicina, claritromicina, cefalexina, clavulanato de potássio e oxacilina.

Como indicações para tratamento com antibiótico sistêmico, temos: acometimento de estruturas mais profundas (tecido subcutâneo, fáscia muscular), febre, linfadenomegalia, faringite associada, infecções próximas à cavidade oral, uma vez que a criança pode retirar a medicação tópica com a boca, infecções no couro cabeludo causadas pela dificuldade do uso de cremes ou pomadas no local e mais de cinco lesões.

Outras condutas podem ser necessárias, como cuidados com as roupas, sabonetes antissépticos (não devem ser usados rotineiramente), antissépticos tópicos ou antibióticos tópicos em narinas, axilas, períneo, interdigital, áreas pilosas em geral, tratamento de familiares, tratamento de eventuais doenças de base ou tratamento da causa primária da impetiginização ou infecção secundária.

Bibliografia

Araújo MG, Costa PU, Pereira LB. Piodermites. In: Tonelli E, Freire LMS (eds.) Doenças infecciosas na infância e adolescência. Rio de Janeiro: Medsi, 2000:1.679-89.

Campos TB. Infecções bacterianas e virais da pele. Estudando dermatologia. Programa Nacional de Educação Continuada em Pediatria – PRONAP, fascículo III. Sociedade Brasileira de Pediatria, 2000.

Duff BAL, Denny FW, Keska DL et al. Invasive group A streptococcal disease in children. Clinical Pediatrics 1999; 38(7):417-23.

Farrell AM. Staphylococcal scalded-skin syndrome. Lancet 1999; 354(11):880-1.

Hay RJ, Adrians BM. Bacterial infections. In: Burns T et al. (eds.) Rook's texbook of dermatology. 7. ed., Oxford: Blackwell Science, 2004:27.1-27.85.

Higaki S, Marohashi M, Yamagish T et al. Comparative study of staphylococci from the skin of atopic dermatitis patient and from healthy subjects. International Journal of Dermatology 1999; 38(4):265-9.

Lee PK, Weinberg AN, Swartz MN et al. Pyodermas: Staphylococcus aureus, Streptococcus, and other gram-positive bacteria. In: Freedberg IM, Eiser AZ, Wolff K et al. (eds.) Fitzpatrick's dermatology in general medicine. 6. ed., Nova York: McGraw-Hill, 2003:2182-207.

Mancini AJ. Bacterial skin infections in children: the common and the not so common. Pediatr Ann 2000; 29(1):27-35.

Pereira BL, Gontijo B. Piodermites. In: Lopez FA, Campos Jr D (eds.) Tratado de pediatria SDB. Barueri (SP): Manole, 2007:586-24.

Pruksachatkunakorn C, Vaniyapongs. T, Pruksakorn S. Impetigo: an assessment of etiology and appropriate therapy in infants and children. Journal Amed Assoc Thai 1993; 76(4):222-9.

Rhody C. Bacterial infections of the skin. Dermatology 2000; 27(2):459-73.

Sadick NS. Current aspects of bacterial infections of the skin. Dermatol Clin 1997; 15(2):341-9.

SEÇÃO X

Manejo Ambulatorial das Doenças mais Frequentes em Neurologia

Capítulo **61**

Cefaleias na Infância e na Adolescência

Lucas Victor Alves
Ana van der Linden

INTRODUÇÃO

Queixa comum na infância e na adolescência, a cefaleia apresenta prevalência de até 82,9%. As etiologias variam de ansiedade quanto às questões escolares a infecções do sistema nervoso central (SNC) e tumores cerebrais. Entretanto, a cefaleia costuma ser pouco valorizada por familiares, médicos e pacientes. A cefaleia pode decorrer de causa secundária, como durante uma infecção ou após trauma, ou pode ser primária, como a migrânea e a cefaleia tipo tensional (CTT). História completa, exames físico e neurológico e exames complementares, quando indicados, tornam possível a diferenciação entre cefaleia primária benigna e cefaleia de causa secundária.

EPIDEMIOLOGIA

Estudos epidemiológicos revelam que a prevalência da cefaleia de qualquer natureza varia de 40,7% a 82,9%. A referência clássica da literatura é o trabalho de Bille, realizado na Suécia em 1962, que entrevistou 8.993 escolares com idades entre 7 e 15 anos. Bille registrou o relato de pelo menos um episódio de cefaleia em 40% das crianças com 7 anos de idade (eram infrequentes em 35%, frequentes em 3%, e 2% tinham migrânea) e em 75% com idade de 15 anos (55% infrequentes, 15% frequentes e 5% com migrânea). Revisão sistemática demonstrou que pelo menos 60% das crianças relataram episódios prolongados de cefaleia ao longo da infância e da adolescência.

A prevalência de cefaleia entre crianças dos gêneros masculino e feminino é semelhante até os 12 anos de idade. Após essa idade, a prevalência é maior entre as meninas. A prevalência da cefaleia na infância aumenta com a idade.

No Brasil, avaliando 538 escolares entre 10 e 18 anos de idade na cidade de Porto Alegre, Barea (1996) encontrou a frequência de 82% de cefaleia, sendo a CTT mais frequente (72%) do que a migrânea (10%).

Diante de uma situação tão frequente, é extremamente importante determinar a urgência, limitar os exames, em especial a neuroimagem, e ajudar a criança com um tratamento e uma atitude adequada. Tanto é grave não reconhecer os primeiros sinais de hipertensão intracraniana (HIC) como também multiplicar os exames de investigação diante de uma cefaleia de tipo tensional e com sintomatologia depressiva.

DIAGNÓSTICO

O diagnóstico das cefaleias é essencialmente clínico. As informações sobre as características da dor devem ser fornecidas, quando possível, pela própria criança. Os pais e outros familiares devem fornecer detalhes sobre a apresentação da cefaleia (Quadro 61.1). Outras pessoas mais próximas, como professores, por exemplo, também podem, às vezes, ajudar com essas informações.

No interrogatório, deve ser dada atenção especial à instalação, à localização, ao caráter e à duração da dor, ao horário preferencial, aos sintomas e sinais acompanhantes, à frequência das crises, às repercussões na vida diária e à existência de fatores desencadeantes (Quadros 61.2 e 61.3).

Além disso, devem ser investigados com os pais o aspecto da criança durante a crise (palidez, sonolência), a idade de início das crises dolorosas, os antecedentes, distúrbios do sono e a existência de outros paroxismos dolorosos e/ou vertiginosos.

Questões referentes a sintomas neurológicos, como letargia, ataxia, crises epilépticas, alterações comportamentais e distúrbios visuais, devem fazer parte da anamnese. A suspeita de cefaleia secundária deve ser sempre levantada diante de um dos seguintes sintomas: mudança na evolução de cefaleia crônica, dor localizada especificamente em um único local da cabeça, cefaleia de início súbito, dor que desperta o paciente durante a noite ou a associação a sintomas neurológicos.

No exame físico do paciente, convém procurar sinais de doença sistêmica, como sinusite, alterações odontológicas e musculares. No exame neurológico, deve-se estar atento à fundoscopia, à alteração de pares cranianos e aos sinais meningorradiculares. Anormalidades neurológicas devem ser valorizadas e investigadas.

FORMAS CLÍNICAS (Figura 61.1)

A migrânea consiste em um distúrbio familiar caracterizado por crises recorrentes de cefaleia com intensidade, frequência e duração variáveis. É classificada como cefaleia primária pelos critérios de 2013 da International Headache Society (IHS). Para a criança, os critérios foram revisados de modo a contemplar sinais e sintomas com apresentação clínica diferente dos adultos.

Em estudo realizado em cerca de 3.000 escolares finlandeses com idades variando de 7 a 14 anos, foi estimada prevalência de 2,7% de migrânea aos 7 anos com distribuição semelhante em ambos os gêneros: 2,9% para os meninos e 2,5% para as meninas. A prevalência aumenta com a idade: 10,6% aos 14 anos de idade com predomínio no gênero feminino (14,8%:6,4%).

A fisiopatologia da migrânea na infância é semelhante à observada em adultos. Os mecanismos são fundamentados na interação dos sistemas neural e vascular e incluem depressão cortical alastrante e ativação do sistema trigeminovascular por meio de conexões talamocorticais. O risco de migrânea depende da interação de fatores genéticos com o meio ambiente.

Nos antecedentes das crianças com migrânea ocorrem com certa frequência: cinetose, vertigem paroxística benigna, dores nos membros, dor abdominal recorrente, vômitos cíclicos e algumas parassonias.

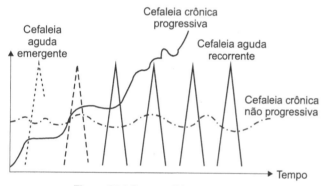

Figura 61.1 Formas clínicas de cefaleia.

Quadro 61.1 Distribuição das cefaleias em quatro grupos de acordo com o padrão temporal de instalação e evolução

Agudas	Ocorrem como um evento único. Têm como causas as infecções sistêmicas e do sistema nervoso, a hipertensão arterial e as hemorragias subaracnóideas e intracerebrais. Nesses casos, a cefaleia é geralmente abrupta, de forte intensidade e acompanhada por distúrbios da consciência. O diagnóstico é feito por imagem: tomografia do crânio e angiografia cerebral
Agudas recorrentes	Ocorrem periodicamente, separadas por intervalos livres de dor. O exemplo desse grupo é a migrânea
Crônicas progressivas	Tendem a aumentar em intensidade e frequência. Náuseas, vômitos e sinais de comprometimento neurológico se associam. Em geral, corresponde a HIC, independentemente da causa
Crônicas não progressivas	Ocorrem diariamente ou com bastante frequência. A principal representante desse grupo é a cefaleia de tipo tensional

Quadro 61.2 Critérios para diagnóstico de migrânea sem aura

A. Ao menos cinco crises que preencham os critérios B a E
B. Crises de cefaleia durando de 4 a 72 horas (sem tratamento ou com tratamento ineficaz)
C. A cefaleia preenche ao menos duas das seguintes características:
   1. Localização unilateral ou bilateral
   2. Caráter pulsátil
   3. Intensidade moderada ou forte
   4. Exacerbada por ou levando o indivíduo a evitar atividades físicas rotineiras (p. ex., caminhar ou subir escada)
D. Durante a cefaleia, pelo menos um dos seguintes:
   1. Náusea e/ou vômitos
   2. Fotofobia e/ou fonofobia (podem ser inferidas pelo comportamento da criança)
E. Não atribuída a outro transtorno

Fonte: IHS, 2013.

Na história clínica, deve-se investigar a presença de antecedentes familiares, habitualmente detectada em torno de 70% das crianças com migrânea, mais comumente no lado materno. Deve-se questionar a melhora da dor após o sono ou após um período de afastamento das atividades rotineiras, pois essa característica está frequentemente associada à migrânea. Os fatores desencadeantes mais comuns da migrânea também devem ser questionados.

Quadro 61.3 Grupos diagnósticos da migrânea, segundo a IHS

Migrânea sem aura	Mais comum, caracteriza-se por não apresentar aura definida precedendo a cefaleia, e a dor tem localização preferencial nas regiões frontal e temporal, com caráter pulsátil. Nos pacientes que apresentam vômitos, estes estão frequentemente relacionados com a melhora dos sintomas álgicos
Migrânea com aura	Cefaleia é acompanhada por disfunção transitória e completamente reversível do sistema nervoso central geralmente de natureza visual
Aura prolongada	Quando a aura persiste por mais de 1 hora e menos de 1 semana
Hemiplégica familiar	Tem herança autossômica dominante, e o primeiro gene foi mapeado no cromossomo 19 (55% das famílias estudadas). Caracteriza-se por aura motora, com ou sem afasia, de caráter transitório, mas que pode persistir por horas ou dias
Basilar	Incide geralmente em adolescentes do gênero feminino, caracterizada por sintomatologia rica e variada decorrente do comprometimento do território da artéria basilar. Pacientes podem apresentar: disartria, vertigem, ataxia de tronco, hemianopsias ou amaurose
Migrânea oftalmoplégica	Caracteriza-se por paralisia dos nervos oculomotores, precedendo a cefaleia. Condição autolimitada, de baixa recorrência e com resolução sem sequelas. Nesse tipo de migrânea é indispensável a realização de exames complementares para excluir organicidade

PROGNÓSTICO

Estudos com crianças com cefaleia primária acompanhadas até a vida adulta revelam que a maioria delas continua a apresentar migrânea.

TRATAMENTO

O tratamento da migrânea deve ser individualizado e é fundamentado em medidas farmacológicas e não farmacológicas.

A intervenção medicamentosa deve ser realizada nas crises de cefaleia e, quando necessário, de maneira profilática, a fim de evitar os sintomas da migrânea. O tratamento não farmacológico, por sua vez, é utilizado em ambos os momentos e inclui modalidades terapêuticas como orientações alimentares, tentativas de evitar o estresse, higiene do sono e terapias comportamentais.

Os estudos terapêuticos em crianças com migrânea ainda são escassos e, muitas vezes, inconclusivos. O efeito placebo observado em alguns desses é elevado: 55% para o tratamento preventivo e 68% para o tratamento agudo. Isso tem prejudicado a avaliação da eficácia das medicações ou das medidas não farmacológicas para o tratamento agudo e profilático.

O diário de anotações das crises auxilia a identificação de fatores desencadeantes e o diagnóstico da frequência e intensidade das crises, orientando, portanto, a terapêutica a ser indicada. O acompanhamento da evolução do paciente por meio de um diário ou calendário da dor tem sido rotina recomendável. Deve ser implementado em crianças e adolescentes, contando com a colaboração de parentes, pais ou responsáveis.

Para o acompanhamento e a melhor avaliação da resposta terapêutica é imprescindível a elaboração de um diário, no qual devem ser registrados os dias em que houve crises, a hora de início e término e a intensidade das crises. Também deve ser registrada a resposta à medicação abortiva e, em pacientes do gênero feminino, a época da menstruação. Esses dados são muito úteis para os ajustes medicamentosos que se fizerem necessários.

Na escolha do esquema terapêutico a ser utilizado, devem ser levadas em consideração a intensidade e, principalmente, a frequência das crises. Naqueles pacientes que têm menos de duas crises por mês, está indicado apenas tratamento abortivo. O profilático deve ser reservado para os que têm duas ou mais crises mensais, quando as crises são particularmente intensas e/ou demoradas e repercutem na vida diária do paciente, para os casos com auras prolongadas, para a migrânea hemiplégica e para a migrânea da artéria basilar.

Tratamento da crise

Na infância e na adolescência, os analgésicos comuns (paracetamol, dipirona, ibuprofeno) são eficazes nas crises com dor de intensidade moderada. Os anti-inflamatórios não esteroides e os triptanos são úteis nas crises com dor de forte intensidade. Quando há vômitos associados, deve ser usado antiemético, como metoclopramida ou ondansetrona.

Nos adolescentes, as crises fortes, incapacitantes, podem ser tratadas com a associação de triptano ao naproxeno. O efeito mais proeminente dos triptanos na migrânea é a constrição dos vasos cranianos dilatados. São ineficazes se administrados no início das crises de migrânea com aura, pois nessa fase ocorre vasoconstrição. O triptano mais utilizado tem sido o sumatriptano, que apresenta boa resposta quando usado por inalação ou por via subcutânea (Quadro 61.4). No Brasil, é liberado apenas para pacientes com mais de 12 anos de idade.

Orientações não farmacológicas, como repouso e sono, são importantes e efetivas nos períodos de crise.

Quadro 61.4 Medicamentos utilizados no tratamento agudo da cefaleia

Medicamento	Dosagem
Paracetamol	10 a 15mg/kg/dose
Dipirona	6 a 10mg/kg/dose
Ibuprofeno	10mg/kg/dose
Naproxeno	10mg/kg/dose
Sumatriptano	25 a 50mg/dose VO
	3 a 6mg/dose SC

VO: via oral; SC: subcutâneo.

Tratamento profilático

Instituído quando o paciente apresenta quatro ou mais crises migranosas por mês, independentemente da intensidade, também está indicado nas crises em menor número, quando interferem de maneira significativa nas atividades de rotina.

Propranolol, flunarizina, antidepressivos tricíclicos e antiepilépticos são eficazes e seguros na prevenção das crises migranosas na infância (Quadro 61.5). No entanto, estudos com número elevado de pacientes, duplo-cegos e controlados, ainda se fazem necessários para aumentar a evidência científica do tratamento preventivo da migrânea com esses medicamentos.

Tratamentos não farmacológicos, como acupuntura, orientações de higiene do sono e técnicas de relaxamento, mostraram-se mais efetivos do que o placebo, mas também carecem de mais estudos.

CEFALEIA DO TIPO TENSIONAL (CTT)

Definida como dor em pressão ou aperto, de intensidade fraca a moderada, que não piora com a atividade física de rotina e se distribui bilateralmente em qualquer região do crânio, pode ocorrer em crianças com mais de 7 anos de idade e em adolescentes, porém em menor frequência do que em adultos.

Apresenta evolução crônica e não progressiva (15 dias ou mais de dor por mês) ou episódica (menos de 15 dias de dor

Quadro 61.5 Medicamentos utilizados para o tratamento profilático da migrânea

Medicamento	Classe	Posologia
Propranolol	Betabloqueador	1 a 2mg/kg/dia
Pizotifeno	Antisserotoninérgico	0,5 a 1,5mg/kg/dia
Amitriptilina	Antidepressivo	10 a 50mg/dia
Flunarizina	Bloqueador do canal de cálcio	2,5 a 10mg/dia
Divalproato de sódio	Anticonvulsivante	10 a 20mg/kg/dia
Topiramato	Anticonvulsivante	25 a 100mg/dia

Quadro 61.6 Critérios para o diagnóstico da CTT

A. Pelo menos 10 episódios de cefaleia que preencham os critérios de B a E
B. Cefaleia que dura de 30 minutos a 7 dias
C. A cefaleia exibe pelo menos duas das seguintes características:
   1. Localização bilateral
   2. Caráter em pressão/aperto (não pulsátil)
   3. Intensidade fraca ou moderada
   4. Não é agravada por atividade física rotineira (p. ex., caminhar ou subir escada)
D. Preenche os seguintes critérios:
   1. Ausência de náusea ou vômito
   2. Fotofobia ou fonofobia (apenas uma delas pode estar presente)
E. Não atribuída a outro transtorno

Fonte: IHS, 2013.

por mês). A dor é de intensidade leve a moderada e não é acompanhada por náuseas, vômitos, fonofobia ou fotofobia. A duração varia de poucos minutos a alguns dias (Quadro 61.6).

Nos casos de CTT, deve ser instituído tratamento profilático de modo a evitar, na medida do possível, a administração de analgésicos e anti-inflamatórios com o risco de propiciar a transformação de uma CTT em cefaleia crônica diária e/ou induzir uma cefaleia por uso excessivo de medicamentos. Os fármacos mais usados são a amitriptilina, apesar da existência de antidepressivos mais novos, e inibidores seletivos da recaptação da serotonina, principalmente a fluoxetina.

A CTT é também abordada por tratamento alternativo, como as técnicas comportamentais de *biofeedback*, relaxamento, meditação transcendental, reeducação postural global, acupuntura, toxina botulínica, neuroestimulação elétrica transcutânea e psicoterapia, cujos resultados são discutíveis. Em relação à evolução, apresenta índice maior de remissão do que a migrânea.

Bibliografia

Arruda MA, Carvalho DS. Cefaleia na infância e adolescência. Diagnóstico. Tratamento. In: Speciali JG, Farias da Silva W (eds.) Cefaleias. São Paulo: Lemos Editorial, 2002: 201-26.

Barea LM, Tannhauser M, Rotta NT. An epidemiologic study of headache among children and adolescents of southern Brazil. Cephalalgia 1996; 16:545.

Bille B. Migraine in school children. Acta Paediatr Scand 1962; 51(S 136):1-151.

Farias da Silva W (ed.) Migrânea. Rio de Janeiro: Sociedade Brasileira de Cefaleia, 2005.

Farias da Silva W, Moreira Filho PF. Cefaleia do tipo tensional e outras cefaleias primárias. Rio de Janeiro: Sociedade Brasileira de Cefaleia, 2005.

Gladstein J, Mack KJ. Common presentations of chronic daily headache in adolescents. Pediatr Ann 2010; 39:424.

Headache Classification Committee of the International Headache Society (IHS). The International Classification of Headache Disorders, 3rd edition (beta version). Cephalalgia 2013; 33:629.

Lewis DW, Koch T. Headache evaluation in children and adolescents: when to worry? When to scan? Pediatr Ann 2010; 39:399.

Tardieu M. Céphalées de l' enfant. Encycl Méd Chir (Paris), Pédiatrie, 4-094-A-10, 2001, 4p.

Wang SJ, Fuh JL, Lu SR. Chronic daily headache in adolescents: an 8-year follow-up study. Neurology 2009; 73:416.

Zwart JA, Dyb G, Holmen TL et al. The prevalence of migraine and tension-type headaches among adolescents in Norway. The Nord-Trøndelag Health Study (Head-HUNT-Youth), a large population-based epidemiological study. Cephalalgia 2004; 24:373.

Capítulo 62

Convulsão Febril

Ana van der Linden

INTRODUÇÃO

A convulsão febril ou crise febril (CF) é a causa mais comum de convulsão na infância, surgindo em cerca de 2% a 5% das crianças com idade inferior a 5 anos nos EUA e na Europa. O pico de ocorrência se dá entre os 18 e os 24 meses de vida.

Define-se convulsão febril como "uma crise epiléptica que ocorre na infância, entre 1 mês e 5 anos de idade, associada a doença febril não causada por infecção do sistema nervoso central (SNC), sem evidência de crises neonatais ou de crise epiléptica prévia não provocada e não reunindo critérios para outras crises agudas sintomáticas" (ILAE, 1993) ou como "um evento na infância, ocorrendo entre 3 meses e 5 anos de idade, associado a febre, mas sem evidência de infecção intracraniana ou causa definida para a crise" (NIH consensus, 1980).

As crises febris são divididas em dois tipos:

1. **Simples:** são crises generalizadas, com duração < 15 minutos e que não recorrem em um período de 24 horas – correspondem a 75% das crises febris.
2. **Complexas:** podem apresentar um ou mais dos seguintes aspectos: focais, com duração > 15 minutos, e/ou recorrentes, na mesma doença febril, dentro do período de 24 horas.

FISIOPATOLOGIA

A fisiopatologia da CF permanece pouco clara. Acredita-se que consista em resposta idade-dependente do cérebro imaturo à febre, embora o mecanismo ainda esteja em estudo.

As CF resultam de fatores ambientais combinados com a suscetibilidade genética. O caráter genético é demonstrado pela história familiar positiva de crises febris em 25% a 40% das crianças com essa patologia. Estudos mostram maior taxa de concordância de CF em gêmeos monozigóticos (31% a 70%), quando comparados aos dizigóticos (14% a 18%). Estudos epidemiológicos evidenciam que, quando os pais e um irmão apresentam CF, um outro filho tem risco de 40% a 80% de apresentar CF; quando ocorre apenas em um dos pais e um irmão, o risco reduz-se para 20% a 30% ou para 20%, se apenas um dos irmãos apresentou CF.

A maioria dos estudos sugere que o modo de herança de suscetibilidade às crises febris é poligênico e, raramente, autossômico dominante. Diversos *loci* cromossômicos têm sido mapeados: 8q13 (FEB1), 19p13 (FEB2), 2q23 (FEB3), 5q14 (FEB4), 6q22 (FEB5) e 18p (FEB6). Mutações têm sido identificadas nos genes de canais de sódio e de receptores do ácido gama-aminobutírico (GABA), sugerindo que o mecanismo subjacente ao desencadeamento das CF esteja relacionado com os genes dos canais iônicos.

Outros fatores sugeridos como tendo papel na patogênese das CF são a ativação da rede de citocinas e os níveis baixos da ferritina plasmática e de zinco. Entretanto, a significação clínica precisa dessas observações ainda não está clara.

CLÍNICA

A crise febril ocorre geralmente nas primeiras 24 horas da doença febril e na vigência de temperaturas de, no mínimo, 38°C. Embora seja questionado, não existe evidência de que a CF ocorra mais comumente com cifras máximas ou elevação rápida da temperatura.

As CF são predominantemente breves, com duração inferior a 10 minutos em 87% das crianças; estado epiléptico febril (30 minutos ou mais) ocorre em 5% das crianças com CF. As crises são de tipo tônico, clônico ou tônico-clônico e quase sempre generalizadas.

Nem sempre as crises que surgem durante a elevação da temperatura são CF. Embora raras na infância, têm sido descritas crises epilépticas e/ou síncopes relacionadas com taquicardia ventricular precipitadas pela febre ou mesmo decorrentes de reflexo vasovagal. Daí a importância do diagnóstico diferencial, já que a conduta e a evolução natural são totalmente diferentes.

DIAGNÓSTICO

O diagnóstico da CF é essencialmente clínico, e a investigação deve ser direcionada para a infecção.

O eletroencefalograma não tem indicação racional nas CF, nem mesmo nas complexas, uma vez que não existe evidência de valor diagnóstico ou prognóstico.

Exames de neuroimagem não são necessários e não devem ser realizados em crianças com CF simples. Na primeira CF complexa, neuroimagem na emergência só deverá ser realizada se houver risco de patologia intracraniana. Entretanto, nos raros eventos, como déficit neurológico persistente após uma CF complexa, estado de mal epiléptico febril e crises febris complexas recorrentes, está indicada a realização de ressonância magnética do encéfalo, a fim de afastar lesões inflamatórias ou estruturais subjacentes.

O exame do líquido cefalorraquidiano (LCR) é recomendado após a primeira CF em criança com menos de 12 meses de idade, na qual os sinais de meningite são pouco evidentes, quando há suspeita de infecção do SNC pelo quadro clínico ou quando houve tratamento antibiótico prévio. Não existe um caráter obrigatório na coleta do LCR, devendo ser sempre levado em consideração o bom-senso do profissional diante do quadro clínico apresentado pelo paciente.

RECORRÊNCIA E EPILEPSIA – FATORES DE RISCO

Os fatores de risco para a primeira CF são história de CF em parentes de primeiro e segundo graus e frequência diária em creches. Crianças com os dois fatores de risco têm 28% de chance de experimentar ao menos uma CF.

As CF recorrem em 30% dos casos durante doenças febris subsequentes. Os fatores de risco para recorrência são: início antes dos 12 meses, história familiar de CF em parentes de primeiro e segundo graus, duração mais breve da febre antes da CF e nível mais baixo da febre. Das crianças que apresentam todos esses fatores de risco, 76% podem ter recorrência; na ausência desses fatores, apenas 4%.

O risco de crianças com CF desenvolverem epilepsia é baixo, de cerca de 2,4% até os 25 anos de idade. São considerados fatores de risco para epilepsia: CF complexas, história familiar de epilepsia nos parentes próximos e presença de anormalidade neurológica. A existência desses fatores faz a frequência de epilepsia futura aumentar para 10%.

PROGNÓSTICO

As CF têm excelente evolução. Estudos populacionais, realizados de maneira prospectiva, não mostram diferenças nas medidas da inteligência, no progresso acadêmico, na conduta e na memória das crianças que tiveram CF, quando comparadas com as do grupo-controle.

Uma hipótese altamente controversa propõe que as CF prolongadas causariam esclerose hipocampal e epilepsia do lobo temporal intratável. Realmente, estudos mostram que crises prolongadas são associadas a esclerose hipocampal. Entretanto, admite-se que, na criança, o hipocampo é anormal antes da CF, predispondo-a a crises prolongadas e ao subsequente desenvolvimento de esclerose hipocampal. Além disso, a associação de CF prolongada e esclerose hipocampal é incomum, e estudos populacionais não mostram aumento de epilepsia do lobo temporal em crianças com CF complexas.

TRATAMENTO

Presenciar uma primeira CF é emocionalmente traumático para os pais, pois a maioria pensa que seu filho está morrendo ou seu cérebro está sendo lesionado. Em decorrência disso, os pais desenvolvem medo persistente de febre, de sua recorrência e de futura epilepsia, o que pode afetar negativamente a rotina da vida familiar. Desse modo, tranquilizar e aconselhar os pais com as informações adequadas é um dos aspectos mais importantes da manipulação das CF.

Na fase aguda da CF, o uso de agentes antiepilépticos limita-se geralmente às crises que se prolongam além de 5 minutos. Diazepam retal (0,5mg/kg) ou midazolam intranasal (0,2mg/kg) são efetivos e podem ser administrados em casa, apresentando respostas semelhantes. Se a crise ultrapassa o período de 5 minutos, a criança deve ser levada ao hospital.

Paracetamol, ibuprofeno e dipirona são úteis para controle da febre e alívio do desconforto da criança febril.

Caso a CF evolua para estado de mal epiléptico, deve-se proceder como recomendado para esse caso.

Para evitar as recorrências, os esquemas terapêuticos propostos são o contínuo e o intermitente. O contínuo, com fenobarbital (4mg/kg/dia) ou ácido valproico (20 a 30mg/kg/dia), reduz o risco de recorrência, mas tem efeitos colaterais significativos. O fenobarbital está associado a distúrbios do sono, redução da memória e da concentração e hiperatividade. O uso de ácido valproico está relacionado com alterações hematopoéticas, toxicidade renal, pancreatite e hepatotoxicidade letal. Esses fármacos, além dos efeitos colaterais, não têm influência sobre possível epilepsia futura. Como a CF é uma condição benigna, de evolução favorável, independentemente do tratamento, não existe qualquer indicação para seu uso.

No tratamento profilático intermitente utiliza-se o diazepam retal ou oral, na dose de 0,33mg/kg a cada 8 horas, ou o clobazam, VO, 1mg/kg/dia, dividido em duas tomadas por todo o período febril. A eficácia do diazepam intermitente retal tem sido comprovada na profilaxia de CF recorrentes. Pavlidou (2006) estudou 139 crianças por um período de 3 anos, dividindo-as em dois grupos, em relação à tomada de diazepam ou placebo. Cada grupo foi estratificado como de risco baixo, médio ou alto de recorrência. No grupo sem profilaxia, o autor encontrou uma taxa de recorrência de 83% para os pacientes de alto risco, 55% para os de risco intermediário e 46% para os de baixo risco. No grupo com profilaxia foram encontradas taxas bem mais baixas, de 38%, 35% e 33%, respectivamente, mostrando que existe redução da taxa de recorrência, especialmente nas crianças de alto risco, desde que doses suficientes sejam dadas a tempo e adequadamente.

Desde 1999, o comitê da Academia Americana de Pediatria não indica nenhuma terapia antiepiléptica, contínua ou intermitente, para crianças com CF simples. Devem ser fornecidos orientação educacional e suporte emocional aos familiares.

Em relação à CF complexa, a conduta terapêutica, não uniforme, deverá levar em consideração os riscos de recorrência e a repercussão psicológica desse evento sobre os familiares. A opção mais utilizada tem sido a profilaxia intermitente, especialmente nas crianças com CF recorrentes prolongadas e que estão geograficamente distantes do acesso ao atendimento médico.

O uso da terapia intermitente, entretanto, não está isento de efeitos adversos: os benzodiazepínicos podem provocar sonolência e ataxia, o que deve ser sempre levado em consideração ao se prescrever tal orientação.

Bibliografia

Consensus Development Conference of Febrile Seizure Proceedings. Epilepsia 1981; 2:377

ICAE Comission Report. The epidemiology of the epilepsies: future directions. International League Against Epilepsy. Epilepsy 1997 May; 38(5):614-8.

Jones T, Jacobsen SJ. Childhood febrile seizures: overview and implications. Int J Med Sci 2007; 4:110-4.

Lahat E, Goldman M, Barr J, Bistritzer T, Berkovitch M. Comparison of intranasal midazolam with intravenous diazepam for treating febrile seizures in children: prospective ramdomised study. BMJ 2000; 321:83-6.

Millar JS. Evaluation and treatment of the child with febrile seizures. Am Fam Physician 2006; 73:1761-5.

Nakayama J, Arinami T. Molecular genetics of febrile seizures. Epilepsy Res 2006; 70(suppl. 1):S190-8.

Pavlidou E, Tzitiridou M, Panteliadis C. Effectiveness of intermittent diazepam prophylaxis in febrile seizures: long-term prospective controlled study. J Child Neurol 2006; 21:1036-40.

Sadleir LG, Scheffer IE. Febrile seizures. BMJ 2007; 334:307-11.

Skinner JR, Chung SK, Nel CA et al. Brugada syndrome masquerading as febrile seizures. Pediatrics 2007; 119:e1206-11.

Srinivasan J, Wallace KA, Scheffer IE. Febrile seizures. Australian Fam Physician 2005; 34:1021-5.

Sunil K. Febrile seizures: a review for family physicians. J Med Sci 2007; 61:161-72.

Capítulo 63

Encefalopatia Crônica não Evolutiva

Lucas Victor Alves

INTRODUÇÃO

A encefalopatia crônica não evolutiva (ECNE) da infância, também denominada paralisia cerebral (PC), consiste em uma síndrome neurológica caracterizada por distúrbios da postura e do movimento secundários a lesões permanentes e não progressivas que ocorrem no encéfalo em desenvolvimento. Embora a doença não seja progressiva, o surgimento de lesões neurológicas e sua expressão clínica podem variar ao longo do tempo com o amadurecimento cerebral.

A substituição da expressão *paralisia cerebral* por *encefalopatia crônica não evolutiva* tem sido estimulada em nosso meio por ter esta última significado mais abrangente, objetivo e esclarecedor.

DEFINIÇÃO

Em 2004, nos EUA, foi organizado um encontro de especialistas para revisar a definição e a classificação da ECNE. Um comitê com representantes de diversos países empenhou-se nesse trabalho, que foi idealizado a partir da necessidade de padronização dos termos e da revisão dos conceitos à luz das modernas técnicas de diagnóstico das lesões cerebrais, especialmente neuroimagem. A proposta resultante dessa tarefa foi sugerida em abril de 2006 e, após comentários, sugestões e colaborações, foi publicada no início de 2007.

O documento "A report: the definiton and classification of cerebral palsy april 2006" (Definição e classificação da paralisia cerebral, abril de 2006) é sugerido como consenso para adoção internacional, com a intenção de promover um conceito de ECNE a ser usado amplamente pelos profissionais de saúde e o público em geral.

Nesse documento, a definição proposta é de que

> ... a sigla ECNE descreve um grupo de distúrbios permanentes do desenvolvimento do movimento e da postura, causando uma limitação da atividade, que é atribuída a distúrbios não progressivos que ocorrem no cérebro fetal ou infantil. Os distúrbios da motricidade na ECNE são frequentemente acompanhados por distúrbios de sensibilidade, percepção, cognição, comunicação e comportamento, por epilepsia e por problemas musculoesqueléticos secundários.

EPIDEMIOLOGIA

A ECNE é considerada a causa mais comum de incapacidade física na infância. Trata-se de uma condição frequente, com incidência de 3,6 casos para 1.000 nascidos vivos em países desenvolvidos. No Brasil, não há dados sobre a prevalência, mas acredita-se que esses números sejam mais elevados em razão das condições de assistência à gestação e ao parto.

A maior sobrevida oferecida aos recém-nascidos (RN) pré-termo e de baixo peso, à custa da melhoria das condições de assistência neonatal, tem provocado aumento da incidência de ECNE. Um RN com peso ao nascer < 1.500g tem 70 vezes mais chance de evoluir com um quadro de ECNE quando comparado com RN de peso normal (> 2.500g). Revisão sistemática recente de 42 estudos observou ECNE em 12% dos RN com idade gestacional ≤ 26 semanas e em 8% naqueles com peso ao nascimento ≤ 800g.

ETIOLOGIA

A lesão neurológica no RN pode resultar da ação de fatores internos ou externos do meio intrauterino. Esses fatores são capazes de alterar a expressão genética herdada, acarretando alterações na embriogênese, na organogênese e no desenvolvimento pós-natal. A etiologia é multifatorial, e as condições desencadeantes podem ocorrer nos períodos pré-, peri- ou pós-natal. A prematuridade é reconhecida como o principal fator de risco. Apesar da evolução de técnicas diagnósticas mais acuradas, possibilitando a identificação de doenças de difícil diagnóstico e promovendo o entendimento de questões etiológicas multifatoriais, cerca de 30% das causas permanecem desconhecidas (Quadro 63.1).

Quadro 63.1 Causas mais frequentes de ECNE

Período	Fatores de risco
Pré-natal	Malformação congênita Consumo de substâncias ilícitas Ingesta de medicamentos Eclâmpsia Diabetes Infecções (sífilis, rubéola, toxoplasmose, citomegalovírus) Descolamento prematuro da placenta
Perinatal	Hiperbilirrubinemia Parto distócico Hemorragia peri- e intraventricular Asfixia Circular ou prolapso de cordão Gestação múltipla Corioamnionite
Pós-natal	Infecções (meningite, encefalite) Desnutrição Acidente vascular encefálico Distúrbios metabólicos Traumatismo cranioencefálico

Quadro 63.2 Classificação das formas clínicas de ECNE

Classificação	Incidência
Forma espástica: Dupla hemiplegia/hemiparesia Hemiplegia/hemiparesia Diplegia/diparesia Monoplegias e triplegias	75% 9% a 43% 25% a 40% 10% a 30% Raras
Forma coreoatetósica (discinesia)	18%
Forma atáxica	2%
Forma hipotônica	< 1% dos casos

PATOGENIA

A patogenia da ECNE é multifatorial e depende da duração, da intensidade, do momento do desenvolvimento do sistema nervoso e da localização da agressão cerebral. A predisposição e a vulnerabilidade à lesão mantém uma relação inversa com a imaturidade cerebral e o peso ao nascimento. Presença de infecção ou inflamação materno-fetal, em decorrência das alterações nas circulações sistêmica e cerebral nas diferentes fases do desenvolvimento intrauterino, intraparto e neonatal precoce, também constitui importante fator patogênico.

O insulto hipóxico-isquêmico é o responsável pela lesão estrutural do sistema nervoso. Essa lesão está positivamente associada à duração e à intensidade do insulto. A localização das lesões está relacionada com a imaturidade cerebral, sendo preferencialmente periventricular nos prematuros e cortical e subcortical nos RN a termo.

A hipoxia induz a destruição do substrato morfofuncional do sistema nervoso, alterando a multiplicação e a migração neuronal, o que modifica a organização sinaptogênica e repercute na mielinização. Desse modo, a maturação cerebral é comprometida e limita a aquisição das funções necessárias para o desenvolvimento pós-natal.

QUADRO CLÍNICO E CLASSIFICAÇÃO

A Academia Americana de Paralisia Cerebral e Medicina do Desenvolvimento classifica as apresentações clínicas de ECNE em três grandes grupos: a forma espástica, a coreoatetoide e a atáxica. As outras formas são mais raras e incluem os quadros hipotônicos e mistos (Quadro 63.2).

No quadro clínico, os sinais motores predominam. Espasticidade está presente em cerca de 60% dos casos. São observados com frequência: resposta aumentada aos reflexos tendíneos, sinal de Babinski, fraqueza e atrofia muscular, redução da elasticidade muscular e contratura. Muitos outros sintomas são observados, como comportamentais, cognitivos, sensitivos e sensoriais, especialmente os relacionados com a visão e a audição.

Epilepsia e deficiência mental podem ocorrer em 50% e 25% dos casos, respectivamente, sendo mais frequentes nos quadros mais graves. Os pacientes quadriplégicos geralmente apresentam comprometimento cognitivo mais grave, enquanto nas formas coreoatetoide e atáxica o comprometimento intelectual pode ser mais leve ou inexistente.

Esses pacientes também tendem a apresentar complicações decorrentes das alterações do sistema nervoso, como subnutrição em virtude da dificuldade na alimentação e pneumonias de repetição secundárias a broncoaspiração. Alterações visuais e auditivas e incontinência vesical também estão frequentemente associadas.

DIAGNÓSTICO

O diagnóstico da ECNE é fundamentado na anamnese e no exame físico e neurológico. Exames complementares são essenciais para o diagnóstico etiológico e podem incluir, de acordo com o quadro clínico, sorologias para infecções congênitas, exames de neuroimagem e avaliação genética.

A ressonância magnética e a tomografia computadorizada de crânio são importantes na definição do fator etiológico. No entanto, podem ser normais em 25% a 30% dos casos. As alterações mais frequentes são atrofia cortical, leucomalacia periventricular, cistos porencefálicos e outras malformações do sistema nervoso central (SNC). Os exames de neuroimagem também são úteis para determinar a época do insulto ou da malformação.

TRATAMENTO

A abordagem por uma equipe multidisciplinar se faz necessária em virtude da complexidade e da variedade de manifestações clínicas. Essa equipe consta de médicos, enfermeiras, fisioterapeutas, terapeutas ocupacionais e fonoaudiólogos. Medicamentos podem ser necessários para o controle de epilepsia e outras manifestações neurológicas. Nos pacientes muito agitados ou agressivos, os neurolépticos e benzodiazepínicos podem ser usados.

A espasticidade deve ser sempre tratada para melhorar a função muscular e osteoarticular, reduzir a dor, prevenir a subluxação do quadril e minimizar as contraturas articulares. Se a espas-

Qudro 63.3 Medicamentos utilizados no tratamento da espasticidade

Medicamento	Dosagem
Diazepam	0,05 a 0,8mg/kg/dose
Tizanidina	0,3 a 0,5mg/kg/dia
Dantroleno	4 a 8mg/kg/dia
Baclofeno	< 2 anos: 2,5 a 20mg/dia
	2 a 7 anos: 5 a 40mg/dia
	> 7 anos: 10 a 60mg/dia

ticidade for localizada, a terapia local, por meio da aplicação de toxina botulínica, pode ser útil. Medicações orais (Quadro 63.3) estão mais indicadas nos quadros generalizados.

O suporte psicológico à família também é necessário, promovendo melhor aceitação e integração social dos pacientes. O trabalho de reabilitação deve ser iniciado precocemente, pois visa minimizar os efeitos secundários decorrentes da lesão no SNC, proporcionando ganho de independência e melhorando a qualidade de vida dos pacientes com ECNE.

PROGNÓSTICO

A evolução dos pacientes está relacionada com a etiologia e a gravidade dos sinais e das condições associadas. Início precoce da terapia e tratamento regular são fatores que podem melhorar o prognóstico.

Quando bem conduzida e assistida, a criança pode ter uma qualidade de vida muito satisfatória. A sobrevida está diminuída nos casos em que o comprometimento motor é muito grave, resultando em incapacidade motora profunda.

Bibliografia

AAN and CNS. Practice parameter: diagnostic assessment of the child with cerebral palsy. AAN Guideline Summary for clinicians on line: www.aan.com/professionals/practice/index.cfm

Bax M, Flodmark O, Tydeman C. Future directions. Dev Med Child Neurol 2007; 49(suppl. 109):39-41.

Hadders-Algra M. Early diagnosis and early intervention in cerebral palsy. Front Neurol 2014; 5:185.

Hines M, Swinburn K, McIntyre S, Novak I, Badawi N. Infants at risk of cerebral palsy: a systematic review of outcomes used in Cochrane studies of pregnancy, childbirth and neonatology. J Matern Fetal Neonatal Med 2014; 11:13.

Horridge K. A child with cerebral palsy: what difference does it make for parents? Dev Med Child Neurol 2015; 57(8):704.

Kuban KC, Leviton A. Cerebral palsy. N Engl J Med 1994; 330:188.

Morris C. Definition and classification of cerebral palsy: a historical perspective. Dev Med Child Neurol 2007; 49(suppl. 109):3-7.

Murphy KP, Boutin SA, Ide KR. Cerebral palsy, neurogenetic bladder, and outcomes of lifetime care. Dev Med Child Neurol 2012; 54:945.

Novak I, Hines M, Goldsith S, Barclay R. Clinical prognostic messages from a systematic review on cerebral palsy. Pediatrics 2012; 130:e1285.

Odding E, Roebroeck ME, Stam HJ. The epidemiology of cerebral palsy: incidence, impairments and risk factors. Disabil Rehabil 2006; 28(4):183-91.

Wiklund LM, Uvebrant P. Hemiplegic cerebral palsy: correlation between CT morphology and clinical findings. Dev Med Child Neurol 1991; 33:512.

Capítulo 64

Epilepsia

Adélia Maria de Miranda Henriques-Souza

INTRODUÇÃO

Nos últimos anos houve uma evolução considerável no conhecimento semiológico das crises epilépticas com o advento do videoeletroencefalograma, que, aliado aos estudos estruturais e funcionais do sistema nervoso, como ressonância magnética, tomografia por emissão de fóton único (SPECT), tomografia por emissão de pósitrons (PET) e ressonância funcional (RMf), e aos avanços dos estudos genéticos, proporcionou o resgate etiológico de muitas epilepsias e síndromes epilépticas. Em 2010 foram introduzidos novos conceitos em epileptologia, os quais serão utilizados neste capítulo. Em 2014, a International League Against Epilepsy (ILAE) propôs uma nova definição operacional de epilepsia e passou a considerá-la como uma *doença do cérebro*.

As crises epilépticas são em geral pleomórficas e frequentemente estereotipadas, dependendo da zona cortical envolvida, são imprevisíveis e transitórias, têm início súbito e são de curta duração. Raramente são presenciadas durante a consulta clínica e, na maioria dos casos, o diagnóstico se baseia nas características relatadas pelo paciente e/ou por seus familiares. O eletroencefalograma (EEG) intercrítico contribui para o diagnóstico em 50% a 60% dos casos. Apesar de todos esses avanços tecnológicos, a análise detalhada da semiologia das crises epilépticas a partir do relato dos familiares, cuidadores, observadores ou de vídeos caseiros ainda tem importância fundamental para a confirmação do diagnóstico da epilepsia, uma vez que os sintomas das crises epilépticas são manifestações subjetivas. Além disso, utiliza-se a fenomenologia comportamental para tentar classificar as crises e síndromes epilépticas e instituir o tratamento mais adequado.

DEFINIÇÕES

Crise epiléptica

A crise epiléptica pode ser definida como a ocorrência transitória de sinais e/ou sintomas decorrentes de atividade neuronal síncrona ou excessiva do cérebro. Esses sinais ou sintomas incluem fenômenos anormais súbitos e transitórios, como alterações da consciência, ou eventos motores, sensitivo-sensoriais, autonômicos ou psíquicos involuntários percebidos pelo paciente ou por um observador.

Epilepsia (definição prática, operacional)

Doença do cérebro causada por uma das seguintes condições:

- Ocorrência de pelo menos duas crises não provocadas (ou duas crises reflexas) em um intervalo superior a 24 horas.
- Uma crise epiléptica não provocada (ou reflexa) com chance de uma nova crise estimada em pelo menos 60%.
- Diagnóstico de uma síndrome epiléptica.

Em 2005, um grupo da ILAE propôs uma definição científica, conceitual, de epilepsia como um *distúrbio cerebral* caracterizado pela predisposição persistente do cérebro para gerar crises epilépticas e pelas consequências neurobiológicas, cognitivas, psicológicas e sociais dessa condição. Após a publicação de Fisher em 2014, que definiu a epilepsia como uma *doença*, entendeu-se que ocorre uma desestruturação duradoura da função cerebral normal e que, portanto, a epilepsia se manifesta de várias formas, existem múltiplas opções terapêuticas e seu prognóstico é variado como em qualquer outra doença.

Para a inclusão da crise reflexa nos critérios diagnósticos de epilepsia é necessário o conhecimento conceitual do que é uma crise reflexa: é aquela cuja ocorrência está claramente relacionada com um estímulo externo ou uma atividade do indivíduo. O estímulo externo desencadeador da crise reflexa poderá ser simples (estímulos luminosos, sons) ou elaborado (p. ex., uma música); a atividade também poderá ser simples (um movimento) ou elaborada (ler, montar um brinquedo, jogar xadrez).

A inclusão do *risco de recorrência de 60% após a primeira crise* entre os critérios diagnósticos de epilepsia significa que o médico deverá julgar para definir o diagnóstico/tratamento e orientar o paciente e/ou familiares. Caso o paciente apresente risco de recorrência de uma segunda crise de aproximadamente 60%, o diagnóstico de epilepsia está confirmado e o início do tratamento medicamentoso deverá ser cogitado.

Esse conceito baseou-se em estudo feito por Hauser e cols. em 1998 sobre o risco de recorrência de crises epilépticas não provocadas, no qual 204 indivíduos foram acompanhados por 72 meses após sua primeira crise epiléptica. Esse período de observação tornou possível concluir que o risco de recorrência de uma segunda crise foi de 26% a 40%; após duas crises, o risco de uma terceira crise foi de 60% a 87% e, após uma terceira crise, o risco de uma quarta crise manteve-se estável (61% a 90%). Por essa razão, preconizou-se o tratamento após a segunda crise a critério médico.

Não há como aferir o risco de recorrência de 60% imediatamente após a primeira crise epiléptica em todos os pacientes. No entanto, a presença de lesão estrutural e/ou alteração eletroencefalográfica indubitável por ocasião da primeira crise são elementos que autorizam o médico a decidir-se pelo tratamento medicamentoso.

Síndrome epiléptica

Distúrbio epiléptico que se caracteriza por um conjunto de sinais e sintomas, que podem ser clínicos (história, idade de início, tipos de crises e modo de apresentação dessas crises, natureza progressiva ou não, achados neurológicos e psicológicos), achados de exames complementares (EEG e estudos de neuroimagem), mecanismos fisiopatológicos e bases genéticas.

Epilepsia resolvida

Enfim, foi introduzida também a expressão *epilepsia resolvida* para descrever indivíduos que tiveram epilepsia relacionada com determinada faixa etária e que agora ultrapassaram essa idade ou indivíduos que tiveram a última crise há mais de 10 anos e estão há pelo menos 5 anos sem usar fármacos antiepilépticos.

CLASSIFICAÇÃO DAS CRISES (Figura 64.1)
Crises focais

Crises epilépticas focais se originam em redes neuronais limitadas a um hemisfério cerebral, as quais podem ser restritas ou distribuídas de maneira mais ampla; para cada tipo de crise o início crítico é consistente de uma crise para outra com padrões de propagação preferenciais, e o ritmo ictal pode envolver o hemisfério contralateral. Em alguns casos, contudo, há mais de uma rede neuronal epileptogênica e mais de um tipo de crise epiléptica, mas cada tipo de crise individual tem local de início consistente. Crises focais podem se originar em estruturas subcorticais.

Crises generalizadas

Crises epilépticas generalizadas originam-se em algum ponto de uma rede neuronal e rapidamente envolvem e se distribuem por redes neuronais bilaterais; essas redes bilaterais podem incluir estruturas corticais e subcorticais, mas não incluem necessariamente todo o córtex. Embora algumas crises possam parecer localizadas quando analisadas individualmente, a lateralização não é consistente de uma crise para outra. Crises generalizadas podem ser assimétricas.

A expressão *crises focais evoluindo para crises epilépticas bilaterais*, convulsivas, substitui a anteriormente utilizada, *crises secundariamente generalizadas*.

A etiologia da epilepsia também ganhou novos termos. Em vez dos termos idiopática, sintomática, criptogênica, são recomendados os três seguintes e seus conceitos associados:

- **Genética:** o conceito de epilepsia genética considera que a epilepsia é, na melhor das hipóteses, o resultado direto de um defeito genético conhecido ou presumido em que as crises são o principal sintoma da doença. O conhecimento sobre contribuições genéticas pode derivar de estudos genéticos moleculares específicos que têm sido bem replicados e que até mesmo se tornem a base de testes de diagnóstico (p. ex., SCN1A e síndrome de Dravet), ou a evidência do papel central de um componente genético pode advir de estudos com famílias adequadamente concebidos. A designação da natureza fundamental do distúrbio como genética não exclui a possibilidade de que fatores do meio ambiente (fora do indivíduo) possam contribuir para a expressão da doença. No presente momento, não há virtualmente nenhum conhecimento específico para apoiar as influências ambientais como causas contribuintes a essas formas de epilepsia.

- **Estrutural/metabólica:** conceitualmente, há uma condição distinta ou estrutural ou metabólica ou outra doença que demonstrou estar associada ao aumento substancial do risco de desenvolvimento de epilepsia em estudos apropriadamente desenhados. Lesões estruturais incluem distúrbios adquiridos como acidente vascular encefálico, trauma e infecção. Elas também podem ser de origem genética (p. ex., esclerose tuberosa, malformações do desenvolvimento cortical); no entanto, como atualmente compreendido, há um distúrbio separado interposto entre o defeito genético e a epilepsia.

- **Causa desconhecida:** forma neutra que designa que a natureza da causa subjacente ainda é desconhecida; pode haver um defeito genético fundamental ou pode ser a consequência de um distúrbio separado ainda não reconhecido.

Encefalopatia epiléptica

Incorpora a noção de que a própria atividade epiléptica pode contribuir para déficit cognitivo grave e alterações comportamentais além do que poderia ser esperado a partir da patologia subjacente isolada (p. ex., malformação cortical), e que essas podem piorar ao longo do tempo. Esses déficits podem ser globais ou mais seletivos e podem ocorrer ao longo de um espectro de gravidade. Entre as encefalopatias epilépticas destacam-se as síndromes de West, Lennox-Gastaut, Doose, Dravet, Landau-K-leffner e Ponta-Onda Contínua durante o Sono lento (POCS).

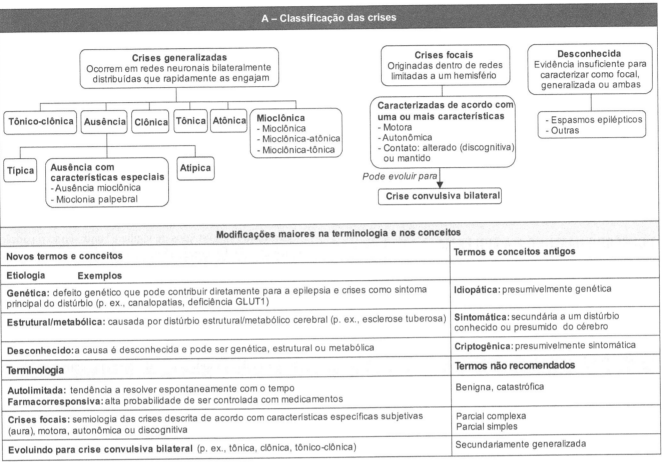
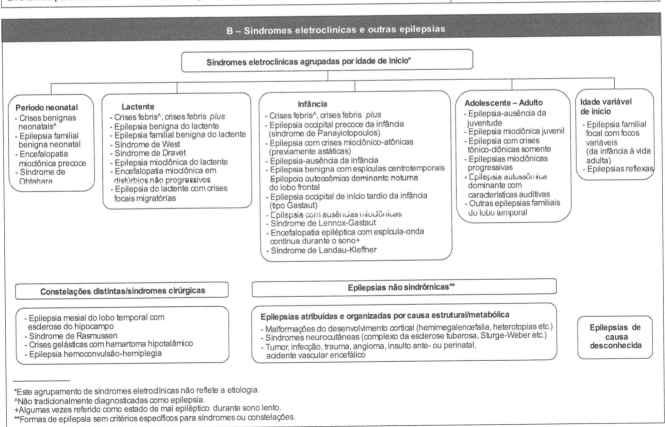

Figura 64.1 Diagrama-resumo da revisão terminológica para organização de crises e epilepsias da ILAE 2010, divulgado durante o 29º Congresso da ILAE/IBE, em agosto de 2011.

Outros conceitos e termos

O uso dos termos *catastrófico* e *benigno* não é mais recomendado. O primeiro, em razão da forte carga emocional, não é considerado apropriado para um diagnóstico ou categoria. O segundo desmente a crescente compreensão da relação entre as epilepsias e uma grande variedade de distúrbios cerebrais, incluindo os cognitivos, comportamentais e psiquiátricos, bem como morte súbita e suicídio. O termo *benigno* pode gerar falsa expectativa e deixar médicos, pacientes e famílias pouco cientes e despreparados para enfrentar esses distúrbios associados. Conceitualmente, entretanto, a ILAE manteve o nome antigo da síndrome epiléptica na classificação, ressaltando apenas que não seja utilizado no dia a dia.

O CÉREBRO IMATURO E A EPILEPSIA

Recém-nascidos e lactentes constituem um grupo especial, uma vez que o cérebro imaturo é mais suscetível a crises.

A epileptogênese é definida como o processo de desenvolvimento de epilepsia após um insulto inicial, evoluindo de maneira aguda, subaguda ou crônica. A epilepsia é o reflexo do desenvolvimento cerebral anormal, refletindo alterações anatômicas e fisiológicas do córtex cerebral em desenvolvimento, em que ocorrem intensa sinaptogênese e reorganização sináptica, mielinização e perda celular com neurogênese.

O cérebro imaturo evidencia aumento da excitação e diminuição da inibição, realçando a excitabilidade neuronal e aumentando a propensão para gerar crises epilépticas. Portanto, na criança com epilepsia ocorrem atraso da maturação das sinapses inibitórias (gabaérgicas) e maturação precoce das sinapses excitatórias (relacionadas com neurotransmissores ionotrópicos, N-metil-D-aspartato [NMDA], ácido aminometilfosfônico [AMPA] e kainato). Além disso, o neurotransmissor GABA (ácido gama-aminobutírico) é excitatório nas fases iniciais do desenvolvimento, e ocorrem alterações no gradiente do íon cloreto nessa fase. As terapias atualmente disponíveis para tratamento da epilepsia são predominantemente anticonvulsivantes e não modificam o processo epileptogênico.

SÍNDROMES ELETROCLÍNICAS DO LACTENTE
Epilepsia benigna do lactente

- Início entre 4 meses e 3 anos de idade.
- Mais comum em meninos.
- Rara, caracteriza-se pela ocorrência exclusiva de crises mioclônicas em lactentes cognitivamente normais.
- Autolimitada, com resolução em 2 semanas a 8 meses.
- Semiologia das crises: crises mioclônicas breves (1 a 3 minutos), que envolvem os membros superiores e a cabeça, podendo aumentar em frequência e intensidade com o passar dos dias. Podem ser facilmente confundidas com espasmos.
- EEG interictal é normal.
- **Tratamento:** valproato de sódio.

Síndrome de West (SW)

- Encefalopatia epiléptica, também conhecida como síndrome dos espasmos infantis.
- Início entre 3 e 9 meses de vida.
- Semiologia dos espasmos: em flexão, em extensão ou mistos, predominantemente ao acordar e ocorrendo em salvas ou *cluster*.
- Após o início dos espasmos, algumas crianças apresentam perda do contato visual, redução do sorriso social, hipoatividade e involução de alguns marcos do desenvolvimento.
- Após a cessação dos espasmos, outros tipos de crises podem ocorrer.
- **Etiologia:** malformações cerebrais, encefalopatias hipóxico-isquêmicas, complexo esclerose tuberosa, hipomelanose de Ito, acidentes vasculares, infecções congênitas.
- **EEG:** exame obrigatório para o diagnóstico da SW, deverá ser realizado nos estágios de vigília e sono, sendo o padrão típico interictal encontrado nos estágios precoces da doença (em 66% dos casos). Durante a vigília, evidencia-se traçado anárquico, caótico, com associação de ondas lentas polimórficas, espículas e espícula-onda contínuas, distribuídas difusamente de maneira assíncrona, arrítmica e desorganizada. Há ausência completa do ritmo de base (Figura 64.2). Durante o sono lento ocorre agrupamento de espículas e poliespículas-onda de modo bilateral e síncrono, entremeados por períodos de traçado irregular e de menor voltagem – hipsarritmia fragmentada do sono (Figura 64.3).
- **Tratamento:** fármacos antiepilépticos (FAE) convencionais são considerados inefetivos para o tratamento da SW. O tratamento da SW é considerado "tudo ou nada". A cessação completa das crises e o desaparecimento da hipsarritmia são os objetivos do tratamento. O tratamento disponível e o mais efetivo limita-se ao uso de corticoides (ACTH ou prednisolona) e vigabatrina.
- **ACTH:** nos EUA utiliza-se o ACTH natural, de custo elevado, enquanto em outros países o ACTH sintético (tetracosídeo) é frequentemente utilizado. Não há dose ideal definida para o ACTH. Atualmente, porém, preconiza-se o uso de baixas doses diárias ou em dias alternados por 15 dias. Promove o controle das crises em cerca de 75%

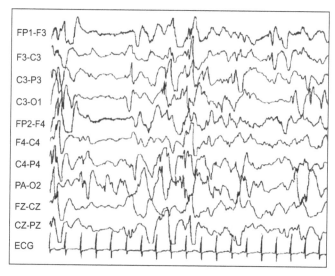

Figura 64.2 Síndrome de West: padrão de hipsarritmia em vigília.

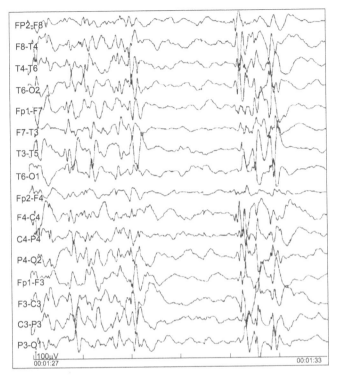

Figura 64.3 Síndrome de West: hipsarritmia fragmentada durante o sono.

dos casos. O ACTH sintético apresenta efeitos colaterais frequentes e indesejáveis, como síndrome cushingoide, hipertensão arterial, irritabilidade e infecções. A mortalidade varia de 2% a 5%.

- **Prednisolona:** deverá ser usada em doses elevadas, entre 40 e 60mg/dia, durante 15 dias consecutivos.
- **Vigabatrina:** terapia de primeira escolha para SW por esclerose tuberosa. Deverão ser usadas doses elevadas, em torno de 150 a 200mg/kg/dia.
- **Prognóstico:** vários fatores contribuem para um prognóstico mais ou menos favorável, como etiologia, idade de início e resposta ao tratamento. Há possibilidade de déficit cognitivo, principalmente transtorno do espectro autista.

Síndrome de Dravet
- Encefalopatia epiléptica também conhecida como epilepsia miclônica grave do lactente.
- Inicia-se no primeiro ano, entre o quinto e o oitavo mês de vida.
- **Etiologia:** mutação *de novo* em canais de sódio do gene SCNA1 (70% a 80%).
- **Semiologia das crises:** a primeira crise costuma ser uma crise febril, clônica, generalizada ou unilateral, geralmente prolongada, que pode evoluir para estado de mal. No curso da doença, múltiplos tipos de crises podem ocorrer, como crises mioclônicas, ausências atípicas e crises focais.
- **EEG:** no início, costuma ser normal. Com a evolução da doença, o EEG torna-se lento e desorganizado. Em alguns pacientes, uma atividade teta frontocentral é observada desde o início. Podem ser encontradas espículas, espícula-ondas e poliespícula-onda lenta, focais, generalizadas ou multifocais. Fotossensibilidade é encontrada em 42% dos casos.

- **Prognóstico:** é reservado; déficits cognitivos, alterações comportamentais e características autísticas.
- **Tratamento:** stiripentol (Diacomit® – não disponível no Brasil), associado a valproato e clobazam. Outras opções terapêuticas: topiramato, dieta cetogênica e levetiracetam. Evitar hipertermia.

SÍNDROMES ELETROCLÍNICAS DA INFÂNCIA
Epilepsia rolândica (epilepsia benigna com espículas centrotemporais)
- Idade de início: 4 a 10 anos (83% dos casos).
- Mais comum em meninos.
- Geneticamente determinada.
- As crises costumam ser breves, durando de 1 a 3 minutos.
- Setenta e cinco por cento das crises ocorrem durante o sono NREM, na indução do sono ou próximo ao despertar.
- Vinte e cinco por cento dos pacientes apresentam apenas uma crise; 50% apresentam menos de cinco crises, e cerca de 10% têm 20 crises ou mais.
- **Semiologia das crises:** manifestações orofaringolaríngeas (53%), bloqueio da vocalização (40%), sintomas sensorimotores faciais unilaterais (30%), hipersalivação (30%).
- Não ocorre envolvimento do lobo temporal: o termo centrotemporal refere-se apenas à topografia da espícula.
- Também podem ocorrer progressão para hemiconvulsão ou crises tônico-clônicas generalizadas (TCG) (50%), paresia de Todd pós-ictal, espícula-onda a 3Hz e crises de ausência, mioclonias negativas, síncope ictal e disfunção cognitiva e de linguagem (reversíveis).
- **EEG intercrítico:** atividade de base normal; presença de espículas centrotemporais (ECT), frequentemente bilaterais e ativadas pela sonolência e o sono NREM (Figura 64.4).
- **Atenção:** as ECT ocorrem em 2% a 3% das crianças em idade escolar, porém < 10% evoluem para epilepsia rolândica; são comuns entre parentes da criança portadora de epilepsia rolândica; podem ocorrer em uma variedade de doenças com ou sem crises, como tumores cerebrais, síndrome de Rett, síndrome do X frágil e displasias corticais.
- **Evolução e prognóstico:** excelente, com remissão dentro de 2 a 4 anos após o início e antes dos 16 anos de idade; a

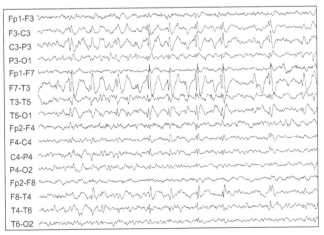

Figura 64.4 EEG intercrítico de uma epilepsia rolândica.

maioria dos pacientes tem menos de 10 crises; vale lembrar que crianças com crises rolândicas podem desenvolver alterações comportamentais, cognitivas e linguísticas moderadas e reversíveis durante a fase ativa da doença.

- **Epilepsia rolândica atípica:** deve-se ficar alerta quando a epilepsia rolândica apresentar crises exclusivamente em vigília; paresia de Todd pós-ictal; crises prolongadas; *status epilepticus*.
- **Tratamento:** crianças com epilepsia rolândica podem não precisar de FAE, ou seja, a medicação antiepiléptica contínua não costuma ser recomendada. Orientação aos pais e suporte psicológico são os aspectos mais importantes. Caso se opte pelo tratamento medicamentoso contínuo em monoterapia, não há nenhum fármaco com nível de evidência para esse tipo de epilepsia. Os americanos preferem a carbamazepina, apesar da descrição de piora das crises em algumas crianças. Na Europa há preferência pelo valproato de sódio. O sulthiame (ospolot®), não disponível no Brasil, constitui excelente alternativa terapêutica para epilepsia rolândica, com normalização do EEG, apesar da ausência de evidências científicas. Entre os novos FAE, poderá ser usado o levetiracetam, com atenção ao efeito colateral denominado *raiva do Keppra®*, que poderá ocorrer em 10% das crianças. A lamotrigina, em raras ocasiões, pode exacerbar as crises e provocar deterioração cognitiva.

EPILEPSIAS OCCIPITAIS
Epilepsia occipital de início precoce (síndrome de Panayiotopoulos)
- Início entre 3 e 6 anos de idade.
- Acomete ambos os gêneros.
- Ocorre durante o sono (75%).
- As crises podem durar de minutos a horas.
- Febre pode ser um fator precipitante.
- Mimetiza muitas outras condições clínicas: enxaqueca, encefalite, gastroenterite, cinetose.

- **Semiologia das crises:** as crises são raras, e cerca de 30% das crianças apresentam apenas um episódio. Crises predominantemente noturnas, crises autonômicas e *status epilepticus* são as manifestações cardinais. *Ictus emeticus* (náuseas e vômitos) ocorre em 82% dos casos, além de tosse, palidez/cianose, midríase/miose, alterações termorregulatórias, manifestações síncope-símiles, agitação, terror e desvio unilateral dos olhos.
- **EEG intercrítico:** atividade de base normal, complexos ponta-onda occipitais e extraoccipitais ativados durante o sono e bloqueados pela abertura ocular (Figura 64.5); espículas multifocais ocorrem em 30% dos casos e complexos espícula-onda multifocais são registrados em 19% dos pacientes.
- **Evolução e prognóstico:** excelentes.

Epilepsia occipital de início tardio (tipo Gastaut)
- Início entre 8 e 9 anos de idade.
- Acomete ambos os gêneros.
- Crises breves, frequentes e diurnas.
- Crises caracterizadas por auras visuais, amaurose, micropsia, palinopsia e metamorfopsia ocorrem em < 10% dos casos.
- Após os sintomas visuais, desvio da cabeça e dos olhos ocorre em 70% dos casos.
- Pode ocorrer progressão para hemiconvulsão ou crise TCG.
- Cefaleia ictal ou dor orbital é comum; cefaleia pós-ictal migranea-símile ocorre em 50% dos pacientes.
- EEG intercrítico é similar ao da forma precoce da epilepsia occipital.

EPILEPSIA-AUSÊNCIA DA INFÂNCIA
- Representa de 10% a 17% de todos os casos de epilepsia em idade escolar.
- Início entre 4 e 10 anos de idade (pico entre 5 e 7 anos).
- Mais comum em meninas.
- Dezenas de crises ao dia, com duração de 5 a mais de 30 minutos.

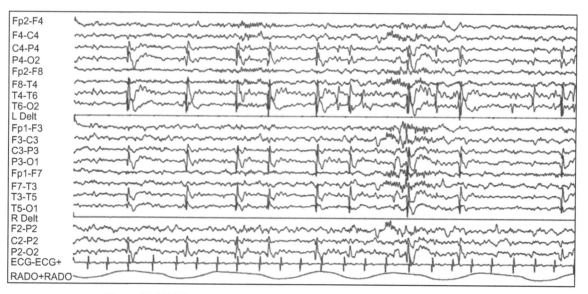

Figura 64.5 EEG intercrítico da epilepsia occipital (síndrome de Panayioutopoulos).

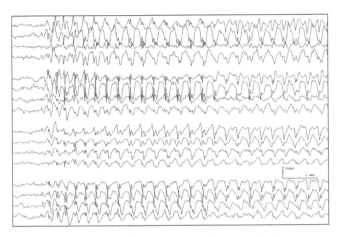

Figura 64.6 EEG intercrítico da epilepsia-ausência.

- **Semiologia das crises:** parada comportamental com irresponsividade; automatismos são frequentes, predominantemente orais e similares para a mesma criança. Nos segundos iniciais da crise podem ser observados movimentos tônicos ou clônicos.
- **EEG interictal:** atividade de base normal, descargas síncronas e simétricas de complexos espícula-onda a 3Hz com início e término abruptos (Figura 64.6). Ocasionalmente, observam-se descargas assimétricas e descargas epileptiformes focais, assim como OIRDA (*occipital intermittent rhythimic delta activity*).
- A hiperventilação pode induzir crises de ausência em 81% dos pacientes.
- Alterações comportamentais e de linguagem são comuns.
- Transtorno de déficit de atenção e hiperatividade e desordens afetivas são mais frequentes.
- Excelente prognóstico, tanto para remissão das crises como para suspensão do FAE.
- **Tratamento:** valproato de sódio e/ou etossuximida (nível de evidência A).

SÍNDROME DE LENNOX-GASTAUT

- Encefalopatia epiléptica.
- Costuma iniciar antes dos 8 anos de idade, com pico entre 3 e 5 anos.
- Predomina no sexo masculino.
- Pode suceder a síndrome de West.
- **Semiologia das crises:** crises tônicas que ocorrem durante o sono, ausências atípicas, crises atônicas, mioclônico-atônicas, crises mioclônicas.
- Estado de mal ausência atípica é comum e de difícil reconhecimento.
- **EEG:** em vigília, demonstra atividade de base difusamente lenta e desorganizada e complexos espícula-onda lenta com frequência de 1,5 a 2,5Hz (Figura 64.7). Durante o sono lento, surgem surtos de poliespículas ritmadas entre 10 e 20Hz, que predominam nas regiões anteriores e podem coincidir com crises tônicas. Alguns autores denominam esse achado ritmo recrutante do sono (Figura 64.8).

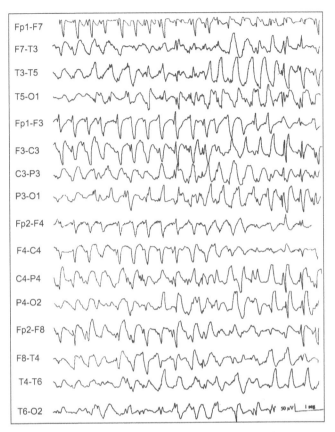

Figura 64.7 EEG de paciente com síndrome de Lennox-Gastaut durante vigília – complexos espícula-onda lenta generalizados < 2,5Hz.

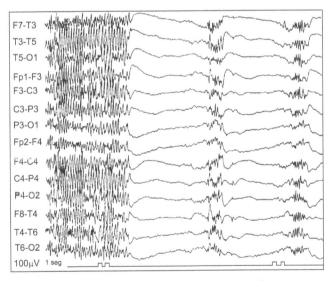

Figura 64.8 EEG de paciente com síndrome de Lennox-Gastaut durante o sono: poliespículas generalizadas – ritmo recrutante.

- **Prognóstico:** declínio cognitivo progressivo que evolui para retardo mental grave com traços autísticos, distúrbios comportamentais e transtornos psiquiátricos.
- **Tratamento:** é frustrante e desapontador. A síndrome de Lennox-Gastaut é a mais farmacorresistente das síndromes epilépticas. Considerando o polimorfismo de crises apresentado pelos pacientes, habitualmente se chega à politera-

pia. Todos os FAE convencionais poderão ser tentados de acordo com a crise predominante. O valproato de sódio tem sido preferido por sua ação em diferentes tipos de crises, de preferência associado aos benzodiazepínicos, como clobazam e nitrazepam, ou à lamotrigina. Dentre os novos FAE, o topiramato, em terapia adjuvante, tem demonstrado boa eficácia. O uso de rufinamida, como droga-órfã, também tem sido preconizado, geralmente associada a outros FAE de amplo espectro. Poderá ser considerado o uso de ACTH, dieta cetogência e imunoglobulina. O tratamento cirúrgico paliativo (calosotomia anterior) também tem aplicabilidade nos casos refratários, em que predominam as crises atônicas (*drop attacks*). As crises de ausência atípicas também melhoram após secções anteriores do corpo caloso. A estimulação do nervo vago, assim como a estimulação cerebral profunda, também é incluída como terapia não convencional.

TRATAMENTO

Para o início do tratamento com FAE alguns critérios devem ser considerados: deve-se ter certeza de que o evento foi epiléptico, que o risco de recorrência é elevado e que uma nova crise pode causar grave impacto social. Convém levar em conta o desejo dos familiares/cuidadores de tratar o paciente.

Cerca de 70% dos pacientes com epilepsia terão remissão de suas crises após tratamento adequado com os FAE disponíveis (Quadro 64.1), enquanto os 30% restantes serão considerados casos refratários, ou seja, sem controle adequado. Para a escolha do FAE deverão ser levados em conta o tipo de crise e síndrome epiléptica, o perfil e o gênero do paciente e o custo. Alguns FAE têm capacidade de agravar alguns tipos de crises epilépticas.

A determinação dos níveis séricos dos FAE é importante para avaliação do grau de adesão ao tratamento, se os sintomas tóxicos apresentados pelo paciente se devem a níveis séricos elevados ou se está ocorrendo interação medicamentosa. O nível sérico *não deverá* ser o guia para redução ou aumento dos FAE. A modificação das doses dos FAE deverá ser determinada exclusivamente pela resposta clínica do paciente ou pela presença de efeitos colaterais.

Não existem regras claras quanto ao melhor momento ou à melhor maneira de interromper o tratamento. A melhor conduta é aquela decidida consensualmente entre o médico e os familiares/cuidadores da criança, expondo de maneira clara a estimativa de recorrência, benefícios e riscos da retirada do FAE e as consequências da recorrência das crises. Habitualmente, o período livre de crises necessário para a retirada do FAE seria de 2 anos, no mínimo, podendo ser estendido a depender das variáveis individuais do paciente.

Alternativas terapêuticas

- **Dieta cetogênica (DC):** dieta rica em gorduras e escassa em carboidratos e proteínas, deve ser utilizada em crianças e adultos com epilepsia refratária. Uma dieta mais palatável, a dieta de Atkins modificada, com maior quantidade de carboidratos e proteínas e que não restringe o consumo de líquidos, tem efeito similar no controle das crises e também pode ser considerada no cenário das epilepsias refratárias, principalmente em crianças maiores e adultos. A dieta será calculada individualmente por nutricionista, de acordo com peso, idade e estatura, fornecendo todos os nutrientes e suplementos necessários para o paciente. Nem todos os pacientes são candidatos à dieta cetogênica. As contraindicações absolutas são: deficiência primária de carnitina, deficiência de carnitina palmitoiltransferase I e II, deficiência de carnitina translocase; porfirias; defeitos da β-oxidação dos ácidos graxos; deficiência de piruvato

Quadro 64.1 Principais fármacos antiepilépticos disponíveis no Brasil

Fármaco	Indicações	Doses
Fenobarbital (PB)	Crises focais e TCG	3 a 5mg/kg/dia (dose única)
Fenitoína (PHT)	Crises focais e TCG	5mg/kg/dia (a cada 12h)
Primidona (PRM)	Crises focais e TCG	10 a 20mg/kg/dia (a cada 12h)
Carbamazepina (CBZ)	Crises focais	10 a 30mg/kg/dia (a cada 12h)
Oxcarbazepina (OXC)	Crises focais	10 a 50mg/kg/dia (a cada 12h)
Valproato de sódio (VPA)	Crises focais, crises TCG, ausências, mioclonias	20 a 60mg/kg/dia (a cada 12h)
Clobazam (CLB)	Crises focais, crises TCG, crises atônicas, crises mioclônicas	0,5 a 1mg/kg/dia (a cada 12h)
Nitrazepam (NZP)	Crises focais, crises TCG, crises atônicas, crises mioclônicas, ausências	5 a 20mg/dia (a cada 12h)
Clonazepam (CNP)	Crises focais, crises TCG, crises atônicas, crises mioclônicas, ausências	0,1 a 0,2mg/kg/dia (a cada 12h)
Lamotrigina (LTG)	Crises focais, crises TCG, crises mioclônicas, ausências (podem piorar as mioclonias)	Sem VPA 5 a 15mg/kg/dia (a cada 12h) Com VPA 1 a 5mg/kg/dia (a cada 12h)
Topiramato (TPM)	Crises focais, crises TCG, crises atônicas, crises mioclônicas, ausências, espasmos	6 a 9mg/kg/dia (a cada 12h)
Vigabatrina (VGB)	Espasmos, crises focais e crises TCG	100 a 200mg/kg/dia (a cada 12h)
Lacosamida (LCM)	Crises focais e TCG	6 a 8mg/kg/dia (a cada 12h)

carboxilase. Os pacientes desnutridos ou com restrição/seletividade alimentar e aqueles cujos familiares não aderem à manutenção da dieta são considerados contraindicações relativas. Alguns tipos de epilepsias/síndromes epilépticas respondem melhor à DC, como deficiência de GLUT-1, deficiência de piruvato desidrogenase, síndrome de Doose, complexo esclerose tuberosa, síndrome de Rett, síndrome de Dravet e espasmos infantis. Lactentes ou crianças gastrotomizadas também se beneficiam do uso de fórmulas.

- **Estimulador do nervo vago (VNS):** método de estimulação neural, não ablativo, adjuvante no controle das epilepsias refratárias, focais e generalizadas, assim como em síndromes epilépticas, o VNS tem sido considerado uma modalidade cirúrgica segura, mas de custo elevado, que melhora a frequência e a intensidade das crises e com poucos efeitos colaterais, além de apresentar efeito benéfico no humor.
- **Estimulador cerebral profundo (DBS na sigla em inglês):** método considerado eficaz e seguro em pacientes com epilepsia refratária que não são candidatos a cirurgia ressectiva convencional. O DBS costuma ser implantado no núcleo anterior do tálamo.

Bibliografia

Berg AT, Berkovic SF, Brodie MJ et al. Revised terminology and concepts for organization of seizures and epilepsies: report of ILAE Commission on Classification and Terminology, 2005-2009. Epilepsia 2010; 51(4):676-85.

Comission on Classification and Terminology of the International League Against Epilepsy. Proposal for revised classification of epilepsies and epileptic syndromes. Epilepsia 1989; 30:389-99.

Crespel A, Gélisse P, Nikanorova M, Ferlazzo E, Genton P. Lennox-Gastaut Syndrome. In: Bureau M, Genton P, Dravet C et al. (eds.) Epileptic syndromes in infancy, childhood and adolescence. France: Éditions John Libbey Eurotext, 2012:189-216.

Da Costa JC. Tratamento das epilepsias pediátricas: epilepsia e cérebro em desenvolvimento. In: Epileptogênese no cérebro em desenvolvimento: bases para o tratamento e prevenção – LASSE 2009; 35-40.

De Paola L. Quando interromper o tratamento. In: Yacubian EMT, Contreras-Caicedo G, Ríos-Pohl L (eds.). Tratamento medicamentoso das epilepsias. São Paulo: Leitura Médica Ltda 2014: 253-65.

Dravet C, Guerrini R. Dravet Syndrome. Topics in Epilepsy series. France: Editions John Libbey Eurotext, 2011; 3:1-120.

Fejerman N. Atypical rolandic epilepsy. Epilepsia 2009; 50(Suppl. 7):9-12.

Fisher RS, Acevedo C, Arzimanoglou A et al. A practical clinical definition of epilepsy. Epilepsia 2014; 55(4):475-82.

Fisher RS, van Emde Boas W, Blume W et al. Epileptic seizures and epilepsy: definitions proposed by International League against Epilepsy (ILAE) and the International Bureau for Epilepsy (IBE). Epilepsy 2005; 46(4):470-2.

Fusco L, Chiron C, Trivisiano M, Vigevano F, Chugani HT. Infantile spasms. In: Bureau M, Genton P, Dravet C et al. (eds.) Epileptic syndromes in infancy, childhood and adolescence. France: Éditions John Libbey Eurotext, 2012:99-113.

Glauser T, Ben-Menachem E, Bourgeois B et al. Updated ILAE evidence review of antiepileptic drug efficacy and effectiveness as initial monotherapy for epileptic seizures and syndromes. Epilepsia 2013; 54(3):551-63.

Guerrini R, Mari F, Dravet C. Idiophatic myoclonic epilepsies in infancy and early childhood. In: Bureau M, Genton P, Dravet C et al. (eds.) Epileptic syndromes in infancy, childhood and adolescence. France: Éditions John Libbey Eurotext, 2012:157-73.

Guerrini R, Pellacani S. Benign childhood focal epilepsies. Epilepsia 2012; 53(Suppl. 4):9-18.

Hancock EC, Osborne JP, Edwards SW. Treatment of infantile spasms (Review). The Cochrane Collaboration. Cochrane Database of Systematic Reviews 2013, Issue 6.

Hauser WA, Rich SS, Lee JR. Risk of recurrent seizures after two unprovoked seizures. N Engl J Med 1998; 338:429-34.

Henriques-Souza AMM, Ataide Jr L, Laurentino SG. Vigabatrina no tratamento da síndrome de West: avaliação clínica e eletrencefalográfica em 13 pacientes. Arq Neuropsiquiatr 2007; 65(1):144-9.

Hussain SA, Shinnar S, Kwong G et al. Treatment of infantile spasms with very high dose prednisolone before high dose adrenocorticotropic hormone. Epilepsia 2014; 55(1):103-7.

Kossoff EH, Zupec-Kania BA, Amark PE et al. Optimal clinical management of children receiving the ketogenic diet: Recommendations of the International Ketogenic Diet Study Group. Epilepsia 2009; 50(2):304-17.

Levy RG, Cooper PN, Giri P, Pulman J. Ketogenic diet and other dietary treatments for epilepsy (Review). The Cochrane Collaboration. Published by JohnWiley & Sons, Ltd. 2012.

Matricardi S, Verrotti A, Chiarelli F, Cerminara C, Curatolo P. Current advances in childhood absence epilepsy. Pediatric Neurology 2014; 50:205-12.

Maydell BV, Berenson F, Rothner D, Wyllie E, Kotagal P. Benign myoclonus of early infancy: an imitator of West's Syndrome. J Child Neurol 2001; 16:109.

Morris GL III, Gloss D, Buchhalter J et al. Evidence-based guideline update: vagus nerve stimulation for the treatment of epilepsy. Report of the Guideline Development Subcommittee of the American Academy of Neurology. Neurology 2013; 81:1453-9.

Orosz I, McCormick D, Zamponi N et al. Vagus nerve stimulation for drug-resistant epilepsy: a European long-term study up to 24 months in 347 children. Epilepsia 2014; 55(10):1576-84.

Palmini A, Viana E. Estratégias medicamentosas nas epilepsias parciais. In: Yacubian EMT, Contreras-Caicedo G, Ríos-Pohl L (eds.) Tratamento medicamentoso das epilepsias. São Paulo: Leitura Médica Ltda, 2014:241-52.

Panayiotopoulos CP, Bureau M, Caraballo RH, Dalla Bernadina B, Valeta T. Idiophatic focal epilepsies in childhood. In: Bureau M, Genton P, Dravet C et al. (eds.) Epileptic syndromes in infancy, childhood and adolescence. France: Éditions John Libbey Eurotext, 2012:217-54.

Rakhade SN, Jensen FE. Epileptogenesis in the immature brain: emerging mechanisms. Nature Reviews 2009; 5:381-91.

Salanova V, Witt T, Worth R et al. Long-term efficacy and safety of thalamic stimulation for drug-resistant partial epilepsy. Neurology 2015; 84(10):1017-25.

Sampaio LPB. Dietas cetogênicas e outras alternativas terapêuticas. In: Yacubian EMT, Contreras-Caicedo G, Ríos-Pohl L (eds.) Tratamento medicamentoso das epilepsias. São Paulo: Leitura Médica Ltda., 2014:207-32.

Thurman DJ, Beghi E, Begley CE et al. ILAE Comission on Epidemiology. Standards for epidemiology studies and surveillance of epilepsy. Epilepsia 2011; 52(Suppl 7):S2-S26.

Yacubian EMT, Contreras-Caicedo G, Ríos-Pohl L. Principais fármacos antiepilépticos. In: Yacubian EMT, Contreras-Caicedo G, Ríos-Pohl L (eds.) Tratamento medicamentoso das epilepsias. São Paulo: Leitura Médica Ltda 2014:286-95.

Yacubian EMT, Kochen S. Classificação das crises epilépticas. In: Yacubian EMT, Kochen S (eds.) Crises epilépticas. São Paulo: Leitura Médica Ltda., 2014:10-6.

# Capítulo 65

Transtorno do Déficit da Atenção e Hiperatividade (TDAH)

Adélia Maria de Miranda Henriques-Souza

INTRODUÇÃO

Admite-se que a descrição do transtorno do déficit da atenção e hiperatividade (TDAH) como entidade clínica ocorreu em 1902, quando George Still e Alfred Tredgold, em Londres, apresentaram um trabalho no qual descreveram 43 crianças com características de agressividade, desobediência, emotividade, desinibição, déficit de atenção e distúrbio de comportamento. Desde então, sua nomenclatura vem sofrendo alterações: lesão cerebral mínima, disfunção cerebral mínima (DCM), distúrbio do déficit de atenção (DDA) e, finalmente, TDAH, em 1987, com o DSM III-R.

O TDAH não pode ser considerado um comportamento mais exuberante de um pequeno grupo de crianças, uma vez que se associa ao comprometimento funcional da vida acadêmica, profissional e de relação. Também não pode ser considerado secundário a problemas na educação recebida dos pais ou cuidadores, uma vez que a prevalência do transtorno é semelhante em culturas distintas. Estudo recente de grupo brasileiro revisou artigos publicados entre 1978 e 2005 nas Américas do Norte e do Sul, na Europa, na Ásia, na África, na Oceania e no Oriente Médio. Foram incluídos 102 estudos (171.756 indivíduos) de todas as regiões do mundo. A estimativa global da prevalência foi de 5,29%, não havendo diferença quanto à prevalência nessas regiões.

Segundo dados do Instituto Brasileiro de Geografia e Estatística (IBGE), a população atual do Brasil é de 204.585.535; pelo censo de 2010, no Brasil há um total de 45.932.295 de crianças de 0 a 14 anos de idade; portanto, estima-se um total de 2.296.614 portadores de TDAH entre 0 e 14 anos (5%), ou seja, em cada 20 crianças em idade escolar, uma delas é portadora de TDAH.

Em até 60% dos casos, a doença persiste na idade adulta com prevalência de 2,5% a 4% em adultos. Segundo Kooij e cols., em estudo epidemiológico recente, a validade do diagnóstico de TDAH em adultos foi demonstrada mediante análise fatorial de sintomas autorrelatados em uma população adulta, em que os indivíduos com maior número de sintomas nucleares de TDAH apresentavam piores indicadores de funcionamento global.

Os sintomas do TDAH variam em intensidade, ocorrendo a sobreposição dos sintomas com outras doenças, o que exige diagnóstico diferencial. Trata-se de um diagnóstico dimensional, não categorial, ou seja, todas as pessoas têm sintomas de desatenção e inquietude, porém 5% da população apresentam mais sintomas, com prejuízo em suas vidas. Nem todas as pessoas com TDAH apresentam todos os sintomas de hiperatividade, impulsividade e desatenção. Entretanto, para uma pessoa ser diagnosticada com TDAH seus sintomas deverão associar-se a prejuízo psicológico, social, educacional e/ou ocupacional.

Na infância, o TDAH é mais comum em meninos, mas não há diferença entre os gêneros na idade adulta.

O impacto social desse transtorno é enorme, considerando seu alto custo financeiro, o estresse familiar, o prejuízo nas atividades acadêmicas e vocacionais, bem como os efeitos negativos na autoestima das crianças e adolescentes.

FATORES DE RISCO GENÉTICOS E AMBIENTAIS

O TDAH é uma patologia bastante heterogênea; entretanto, a influência de fatores genéticos e ambientais é bem documentada.

É improvável a existência de um "gene do TDAH", porém há indícios de que vários genes de pequeno efeito, que interagem entre si, sejam responsáveis por uma certa suscetibilidade genética ao transtorno, à qual se somam diferentes agentes ambientais.

O risco de TDAH parece ser de duas a oito vezes maior entre os pais de crianças afetadas do que na população em geral. Irmãos de pacientes com TDAH apresentam prevalência maior da doença do que meio-irmãos. Sua incidência é significativamente maior entre gêmeos monozigóticos do que entre dizigóticos. A herdabilidade estimada é bastante alta. As evidências mais fortes de herdabilidade do TDAH são fornecidas pelos estudos realizados com adotados, os quais conseguem diferenciar melhor o efeito genético dos efeitos ambientais.

Algumas adversidades psicossociais que atuam no funcionamento adaptativo e na saúde emocional geral da criança, como discórdia marital intensa, classe social baixa, família muito numerosa, criminalidade dos pais, psicopatologia materna e colocação em lar adotivo, parecem ter participação importante no surgimento e na manutenção da doença. Alguns autores encontraram associação positiva entre esses fatores e TDAH. Alguns estudos têm relacionado com TDAH a exposição ao álcool e ao fumo pela mãe durante a gravidez. Vale ressaltar que há apenas algumas evidências da associação desses fatores ao TDAH, não sendo possível estabelecer uma relação evidente entre causa e efeito.

BASE NEUROBIOLÓGICA

Vários estudos são consistentes com a ideia de que alterações dopaminérgicas e noradrenérgicas têm papel importante na fisiopatologia do TDAH. O sistema dopaminérgico inerva estruturas distintas no cérebro, as quais são em grande parte responsáveis por mecanismos de recompensa e de regulação da resposta motora. O sistema noradrenérgico projeta-se difusamente por todo o cérebro e controla o estado de alerta, a atenção e a orientação seletiva, bem como a resposta à estimulação sensorial. Dois sistemas neuroanatômicos distintos, o anterior e o posterior, poderiam estar envolvidos na origem e na manutenção de TDAH. O sistema anterior, primariamente dopaminérgico, envolveria áreas corticais frontais, enquanto o sistema posterior, noradrenérgico, incluiria áreas como a região parietal e o *locus coeruleus*. Estudos mais recentes indicam que o sistema serotoninérgico também pode ser importante na fisiopatologia do TDAH.

QUADRO CLÍNICO E DIAGNÓSTICO

As características nucleares do TDAH na infância são a desatenção, a hiperatividade e a impulsividade. Trata-se de um transtorno dimensional. As principais deficiências do TDAH incluem: diminuição da capacidade de comportamento orientado em uma variedade de ambientes, falta de inibição de respostas impulsivas a desejos e necessidades ou estímulos externos.

Logo nos primeiros anos de vida, algumas crianças podem mostrar-se mais irritadas, chorar muito nos primeiros meses de vida e apresentar acessos de raiva, sono agitado e múltiplos despertares. Algumas mães relatam que os filhos "mexiam muito" durante a gestação. Após a aquisição da marcha, os pais já podem perceber que a criança é mais agitada do que outras de sua idade, necessitando vigilância contínua. Em geral, essas crianças quebram mais os brinquedos, machucam-se com muita frequência, podem apresentar dificuldades nas habilidades linguísticas e são "desajeitadas". Após sua entrada na escola, como há possibilidade de comparação com outras crianças da mesma faixa etária, os sintomas tornam-se mais evidentes.

O processo de avaliação diagnóstica envolve necessariamente a anamnese detalhada com os pais e a criança e um relatório da escola. A história da concepção, da gestação e do parto deverá ser cuidadosamente coletada. O desenvolvimento neuropsicomotor e cognitivo e o funcionamento escolar, a relação com seus pares, a organização familiar e como a criança é inserida nesse contexto devem ser pesquisados, assim como o relato de doenças ou agravos vividos pela criança ou adolescente. História de doenças psiquiátricas na família, em especial TDAH, é parte essencial da anamnese.

Alguns pontos essenciais deverão ser ressaltados: o diagnóstico de TDAH é clínico, exigindo avaliação em ambientes distintos, e a ausência de sintomas no consultório não exclui o diagnóstico. Deve ser lembrado que há atividade mais intensa no desenvolvimento normal de uma criança, característica de pré-escolares; portanto, deve-se ter cautela no diagnóstico antes dos 6 anos de idade.

O *Manual de Estatística e Diagnóstico* (DSM), atualmente em sua quinta edição (DSM-V), publicado pela Associação Americana de Psiquiatria, promoveu benefícios incontestáveis ao estabelecer elevada confiabilidade diagnóstica. Passaram-se mais de 20 anos desde o lançamento do DSM-IV, em 1994, e pesquisas relevantes têm tornado necessárias a atualização do manual e a reavaliação dos critérios diagnósticos. Em relação ao TDAH, a quantidade de sintomas e suas descrições permaneceram as mesmas no DSM-V, pois continuam sendo suficientes para a classificação do transtorno. Portanto, deve haver um número mínimo de sintomas para o diagnóstico: seis sintomas de desatenção e/ou hiperatividade/impulsividade persistentes por um período mínimo de 6 meses, em grau maladaptativo e inconsistente com o nível de desenvolvimento. Uma das principais mudanças para o diagnóstico de TDAH no DSM-V foi a alteração da idade: atualmente aceita-se que muitos sintomas devam estar presentes antes dos 12 anos de idade. Permanece o critério de que esses sintomas causem problemas em pelo menos dois contextos diferentes (p. ex., casa e escola) e que atrapalhem a vida da criança, ou seja, que causem prejuízo (Quadro 65.1).

Atualmente, fala-se em "apresentação atual" em vez de tipo ou subtipo predominantemente desatento, hiperativo/impulsivo ou combinado. O principal motivo dessa mudança é o fato de que os subtipos não são estáveis, modificam-se com o passar do tempo, têm poucas diferenças neurobiológicas substanciais e não têm poder de herdabilidade. De qualquer modo é importante para o clínico avaliar qual o sintoma predominante para a definição das principais comorbidades associadas e de como programar a estratégia terapêutica.

O novo DSM-V traz a opção de TDAH com remissão parcial, que deve ser empregada naqueles casos em que houve diagnóstico pleno de TDAH previamente (isto é, de acordo com todos os critérios), porém com menor número de sintomas atuais. Outra novidade da quinta edição é a possibilidade de classificação do TDAH em leve, moderado e grave, de acordo com o grau de comprometimento que os sintomas causam na vida do indivíduo, assim como a possibilidade de o portador de autismo ser portador de TDAH.

Convém lembrar que, como os adolescentes já convivem com os sintomas há bastante tempo, desenvolvem um grau de ajuste. Embora seja necessário um histórico de sintomas de desatenção e/ou hiperatividade/impulsividade remontando à infância ou ao início da adolescência, não deve

Quadro 65.1 Transtorno de déficit de atenção/hiperatividade – critérios diagnósticos

A. **Um padrão persistente de desatenção e/ou hiperatividade-impulsividade que interfere no funcionamento e no desenvolvimento, conforme caracterizado por (1) e/ou (2):**
   1. **DESATENÇÃO:** seis (ou mais) dos seguintes sintomas persistem por pelo menos 6 meses em um grau que é inconsistente com o nível de desenvolvimento e têm impacto negativo diretamente nas atividades sociais e acadêmicas/profissionais. Nota: Os sintomas não são apenas uma manifestação de comportamento opositor, desafio, hostilidade ou dificuldade para compreender tarefas ou instruções. Para adolescentes mais velhos e adultos (17 anos ou mais) pelo menos cinco sintomas são necessários:
      a. Frequentemente não presta atenção em detalhes ou comete erros por descuido em tarefas escolares, no trabalho ou durante outras atividades (p.ex., negligência ou deixa passar detalhes; o trabalho é impreciso)
      b. Frequentemente tem dificuldades em manter a atenção em tarefas ou atividades lúdicas (p. ex., dificuldades em manter o foco durante aulas, conversas ou leituras prolongadas)
      c. Frequentemente parece não escutar quando alguém lhe dirige a palavra diretamente (p. ex., parece estar com a cabeça longe, mesmo na ausência de qualquer distração óbvia)
      d. Frequentemente não segue instruções até o fim e não consegue terminar trabalhos escolares, tarefas ou deveres no local de trabalho (p.ex., começa as tarefas, mas rapidamente perde o foco e facilmente perde o rumo)
      e. Frequentemente tem dificuldades para organizar tarefas e atividades (p. ex., dificuldade em gerenciar tarefas sequenciais; dificuldade em manter materiais e objetos pessoais em ordem; trabalho desorganizado e desleixado; mau gerenciamento do tempo; dificuldade em cumprir prazos)
      f. Frequentemente evita, não gosta ou reluta em desenvolver tarefas que exijam esforço mental prolongado (p. ex., trabalhos escolares ou lições de casa; para adolescentes mais velhos e adultos, preparo de relatórios, preenchimento de formulários, revisão de trabalhos longos)
      g. Frequentemente perde coisas necessárias para tarefas ou atividades (p. ex., materiais escolares, lápis, livros, instrumentos, carteiras, chaves, documentos, óculos, celular)
      h. Com frequência é facilmente distraído por estímulos externos (para adolescentes mais velhos e adultos, pode incluir pensamentos não relacionados)
      i. Com frequência é esquecido em relação a atividades cotidianas (p.ex., realizar tarefas, obrigações; para adolescentes mais velhos e adultos, retornar ligações, pagar contas, manter horários agendados)
   2. **HIPERATIVIDADE E IMPULSIVIDADE:** seis (ou mais) dos seguintes sintomas persistem por pelo menos 6 meses em um grau que é inconsistente com o nível de desenvolvimento e têm impacto negativo diretamente nas atividades sociais e acadêmicas/profissionais. Nota: os sintomas não são apenas uma manifestação de comportamento opositor, desafio, hostilidade ou dificuldade para compreender tarefas ou instruções. Para adolescentes mais velhos e adultos (17 anos ou mais) são necessários pelo menos cinco sintomas:
      a. Frequentemente remexe ou batuca com as mãos ou com os pés ou se contorce na cadeira
      b. Frequentemente se levanta da cadeira em situações em que se espera que permaneça sentado (p.ex., sai de seu lugar na sala de aula, no escritório ou em outro local de trabalho ou em outras situações que exijam que permaneça em um mesmo lugar)
      c. Frequentemente corre ou sobe nas coisas em situações em que isso é inapropriado (nota: em adolescentes ou adultos, pode se limitar à sensação de inquietude)
      d. Com frequência é incapaz de brincar ou se envolver calmamente em atividades de lazer
      e. Com frequência "não para", agindo como se estivesse "com o motor ligado" (p. ex., não consegue ou se sente desconfortável em ficar parado por muito tempo, como em restaurantes, reuniões; outros podem ver o indivíduo como inquieto ou difícil de acompanhar)
      f. Frequentemente fala demais
      g. Frequentemente deixa escapar uma resposta antes que a pergunta tenha sido concluída (p. ex., termina frases dos outros, não consegue aguardar a vez de falar)
      h. Frequentemente tem dificuldade em esperar sua vez (p. ex., aguardar na fila)
      i. Frequentemente interrompe ou se intromete (p. ex., mete-se nas conversas, jogos ou atividades, pode começar a usar as coisas de outras pessoas sem pedir ou receber permissão; para adolescentes ou adultos, pode intrometer-se em ou assumir o controle sobre o que outros estão fazendo)
B. **Vários sintomas de desatenção ou hiperatividade-impulsividade estavam presentes antes dos 12 anos de idade.**
C. **Vários sintomas de desatenção ou hiperatividade-impulsividade estão presentes em dois ou mais ambientes (p. ex., em casa, na escola, no trabalho; com os amigos ou parentes; em outras atividades)**
D. **Há evidências claras de que os sintomas interferem no funcionamento social, acadêmico ou profissional ou de que reduzem sua qualidade**
E. **Os sintomas não ocorrem exclusivamente durante o curso de esquizofrenia ou outro transtorno psicótico e não são mais bem explicados por outro transtorno mental (p. ex., transtorno de humor, transtorno de ansiedade, transtorno dissociativo, transtorno da personalidade, intoxicação ou abstinência de substância).**

Fonte: DSM-V.

---

ser usada uma idade-limite específica. O relato de início precoce dos sintomas não se associa necessariamente ao relato de comprometimento funcional concomitante, especialmente nos casos em que há predomínio da desatenção. Como a compreensão neurobiológica atual do TDAH enfatiza a interação entre vulnerabilidade biológica e meio ambiente, aqueles indivíduos com vulnerabilidades biológicas intermediárias podem demonstrar os aspectos fenotípicos do transtorno apenas em ambientes de alta demanda, característicos da vida adulta.

O diagnóstico de TDAH pode também envolver avaliações complementares de outros profissionais. Às vezes, é necessária uma avaliação das capacidades auditiva e visual da criança, uma vez que dificuldades de atenção podem ocorrer na vigência desses déficits sensoriais. Sugere-se, também, o encaminhamento à escola de escalas objetivas para avaliação de desatenção, hiperatividade e impulsividade que possam ser facilmente preenchidas pelos professores (escala de Conners e a escala SNAP-IV – Quadro 65.2). A escala SNAP-IV de 26 itens foi construída a partir dos sintomas do DSM-IV e serve

Quadro 65.2 Escala para avaliação de TDAH – SNAP-IV – UFRJ

Nome: _____ Idade: _____ Gênero: _____
Escolaridade: _____

	(MTA-SNAP-IV) ESCALA PARA DIAGNÓSTICO DE TDAH EM CRIANÇAS APLICADA AOS PAIS E PROFESSORES	Nada	Um pouco	Bastante	Demais
1	Não consegue prestar muita atenção a detalhes ou comete erros por descuido nos trabalhos da escola ou tarefas				
2	Tem dificuldade para manter atenção em tarefas ou atividades de lazer				
3	Parece não estar ouvindo quando se fala diretamente com ele				
4	Não segue instruções até o fim e não termina os deveres da escola, tarefas ou obrigações				
5	Tem dificuldade para organizar tarefas e atividades				
6	Evita, não gosta ou se envolve contra a vontade em tarefas que exigem esforço mental prolongado				
7	Perde coisas necessárias para atividades (brinquedos, livros, deveres de escola, lápis etc.)				
8	Distrai-se facilmente com estímulos externos				
9	É esquecido em atividades do dia a dia				
10	Mexe bastante com as mãos, os pés ou na cadeira				
11	Sai dos lugares onde se espera que fique sentado				
12	Corre de um lado para outro ou sobe demais nas coisas em situações inapropriadas				
13	Tem dificuldade em brincar ou envolver-se em atividades de lazer de maneira calma				
14	Não tem parada; frequentemente está "a mil por hora"				
15	Fala em excesso				
16	Responde as perguntas de forma precipitada, antes de terem sido terminadas				
17	Tem dificuldade de esperar sua vez				
18	Interrompe os outros ou se intromete (nas conversas, jogos, brincadeiras)				
19	Descontrola-se				
20	Discute com adultos				
21	Desafia ativamente ou se recusa a atender pedidos ou regras dos adultos				
22	Faz coisas que incomodam os outros de propósito				
23	Culpa os outros pelos seus erros e mau comportamento				
24	É irritável ou facilmente incomodado pelos outros				
25	É raivoso e ressentido				
26	É rancoroso ou vingativo				

A pontuação é a seguinte: nada = 0; apenas um pouco = 1; bastante = 2; e demais = 3. O escore é calculado pela soma dos pontos, divididos por 26 (número de perguntas). Fonte: Mattos P, Serra-Pinheiro MA, Rohde LA et al. Rev Psiquiatr 2006; 28(3):290-7.

como ponto de partida para a mensuração de sintomas primários do TDAH na criança, acrescido de sintomas de oposição e desafio. Essa escala inclui os 18 itens correspondentes aos sintomas do critério A do DSM-IV para TDAH: desatenção (itens 1 a 9), hiperatividade-impulsividade (itens 10 a 18) e seis sintomas de transtorno opositivo desafiador (itens 19 a 26).

O diagnóstico de TDAH só poderá ser estabelecido após longa anamnese com profissional médico especializado (neurologista ou psiquiatra infantil), uma vez que muitos dos sintomas presentes no SNAP-IV também podem ser encontrados em outras condições clínicas.

Sintomas associados

- Baixa autoestima.
- Sonolência diurna.
- "Pavio curto".
- Necessidade de ler mais de uma vez para fixar o que leu.
- Dificuldade de "se ativar" pela manhã.
- Adiamento constante das coisas.
- Mudança de interesse o tempo todo.
- Intolerância a situações monótonas ou repetitivas.
- Busca frequente por coisas estimulantes.
- Variações frequentes de humor.

Os exames neurofisiológicos (eletroencefalograma, mapeamento cerebral, potencial evocado, processamento auditivo central) e de neuroimagem (tomografia, ressonância magnética [RM], espectroscopia por RM, tomografia por emissão de fóton único [SPECT], tomografia por emissão de pósitrons [PET]) permanecem restritos a situações de pesquisa, não tendo, até o momento, qualquer função clínico-diagnóstica.

COMORBIDADES

O termo comorbidade é formado pelo prefixo latino *cum*, que significa contiguidade, correlação, companhia, e pela palavra morbidade, originada de *morbus*, que designa estado patológico ou doença. Portanto, só deve ser utilizado para designar a coexistência de transtornos ou doenças em um mesmo indivíduo. Para haver comorbidade, são importantes a relação e a continuidade temporal entre os dois transtornos, que podem surgir simultaneamente ou um deles pode preceder o outro.

Mais de 70% dos pacientes com TDAH que procuram ambulatórios especializados apresentam comorbidades. Há alta taxa de comorbidade entre TDAH e os transtornos disruptivos do comportamento (transtorno de conduta e transtorno opositivo desafiador), situada em torno de 30% a 50%. Nas outras doenças, as taxas de comorbidade variam: depressão: 15% a 20%; transtorno de ansiedade: 25%; transtorno de aprendizagem: 10% a 25%. Vários estudos têm demonstrado alta taxa de comorbidade entre TDAH e uso excessivo ou dependência de drogas na adolescência e, principalmente, na idade adulta (9% a 40%). Outras comorbidades também podem associar-se na infância, como tiques, distúrbios de linguagem e transtorno de humor bipolar.

Recentemente, vários estudos têm sido realizados no sentido de delimitar as fronteiras entre TDAH e transtorno de humor bipolar (THB) na infância e na adolescência. A importância clínica dessa diferenciação e de seu reconhecimento reside na diferente indicação terapêutica. Suspeita-se de uma criança com THB quando ela apresenta alteração de humor marcada e episódica (crianças, diferentemente dos adolescentes e adultos com esse transtorno, são "cicladores rápidos") e história familiar fortemente positiva para THB. Outra dica consiste em observar transtornos precoces da sexualidade, geralmente não encontrados em casos de TDAH. Enfim, humor bastante irritável e pensamentos acelerados, associados a sintomas depressivos e descontroles frequentes e intensos dos impulsos ("tempestades afetivas") simultaneamente ou com rápidas mudanças ao longo do dia, devem fazer o profissional que lida com TDAH suspeitar de THB.

TDAH EM MENINAS

As meninas representam de 10% a 25% da totalidade de casos de TDAH. Em geral, são subdiagnosticadas por apresentarem poucos sintomas de agressividade/impulsividade, baixas taxas de transtorno de conduta e alto nível de comorbidade com transtorno de humor e ansiedade. No gênero feminino, o TDAH do tipo combinado é mais frequente (59%) em relação ao desatento (27%), enquanto o menos frequente é o tipo hiperativo/impulsivo (7%), apesar de as meninas apresentarem mais chance de ter TDAH do tipo desatento. A idade de diagnóstico tende a ser mais avançada em relação aos meninos.

TRATAMENTO

A aliança terapêutica com pacientes, pais, responsáveis e professores é crucial para o planejamento e a implementação do tratamento. O plano de tratamento deverá ser individualizado, proporcionando acompanhamento periódico e sistematizado, direcionado para os resultados atingidos e os efeitos adversos relatados. Os objetivos do tratamento devem ser realistas, possíveis de atingir e mensuráveis.

O tratamento do TDAH envolve uma abordagem múltipla, englobando intervenções psicossociais e psicofarmacológicas. No âmbito das intervenções psicossociais, o primeiro passo deve ser educacional, mediante o fornecimento de informações claras e precisas à família a respeito do transtorno. É importante que os familiares conheçam as melhores estratégias para auxiliar seus filhos na organização e no planejamento das atividades. Os pais devem ser orientados a adquirir conhecimento sobre o assunto, obtendo esses dados na internet (www.tdah.org.br) ou por meio de livros disponíveis em língua portuguesa e dirigidos a eles.

A psicoterapia individual de apoio ou de orientação analítica pode estar indicada para abordagem das comorbidades e sintomas que comumente acompanham o TDAH (baixa autoestima, dificuldade de controle de impulsos etc.). A modalidade psicoterapêutica mais bem estudada e com maior evidência científica de eficácia para os sintomas centrais do TDAH (desatenção, hiperatividade e impulsividade) é a terapia cognitivo-comportamental.

Intervenções no âmbito escolar também são importantes: orientar os professores para a necessidade de uma sala de aula bem estruturada, com poucos alunos, rotinas diárias consistentes, tarefas mais curtas e explicadas passo a passo. Estratégias de ensino ativo que incorporem atividade física são fundamentais. O aluno deverá ser colocado na primeira fila, próximo à professora e longe da janela. O acompanhamento psicopedagógico e reeducativo psicomotor pode ter indicação para melhorar a organização e o planejamento das atividades e aumentar o controle dos movimentos.

Os resultados do MTA (ensaio clínico multicêntrico que acompanhou por 14 meses 579 crianças com TDAH entre 7 e 9, 9 anos de idade, divididas em quatro grupos: tratamento apenas medicamentoso [metilfenidato]; apenas psicoterapêutico comportamental com orientação aos pais e professores; terapia combinada; e tratamento comunitário orientado pelo médico da família ou pediatra) demonstram claramente eficácia maior da medicação nos sintomas centrais do TDAH, quando comparada à abordagem psicoterapêutica e ao tratamento comunitário. Entretanto, a abordagem combinada (medicação + abordagem psicoterapêutica comportamental e orientação de pais e professores) não resultou em eficácia maior nos sintomas centrais do transtorno quando comparada à abordagem apenas medicamentosa. A interpretação mais cautelosa dos dados sugere que o tratamento medicamentoso adequado é fundamental no manejo do transtorno.

A literatura aponta os estimulantes como as medicações de primeira escolha. Mais de 150 estudos controlados, bem conduzidos metodologicamente, demonstraram a eficácia desses fármacos. Cerca de 70% dos pacientes respondem adequadamente aos estimulantes e os toleram bem. Essas medicações parecem ser a primeira escolha nos casos de TDAH sem comorbidades e nos casos com comorbidade com transtornos disruptivos, depressivos, de ansiedade, de aprendizagem e retardo mental leve.

No Brasil, os estimulantes encontrados no mercado são o metilfenidato, em apresentações de curta ação (Ritalina® – 10mg), ação intermediária (Ritalina LA® – 20, 30 e 40mg) e de longa ação (Concerta® – 18, 36 e 54mg), e a lisdexanfetamina (Venvanse® – 30, 50 e 70mg) (Quadro 65.3).

Não há estudos sobre o tempo ideal de manutenção do tratamento, porém sugerem-se, após 1 ano com o paciente assintomático ou quando há melhora importante da sintomatologia, a suspensão do fármaco e a observação para considerar a continuidade de uso. Quanto às interrupções em finais de semana e férias, não há consenso, porém, as pausas podem ser indicadas naquelas crianças cujos sintomas causam prejuízos mais intensos apenas na escola.

PROGNÓSTICO

O TDAH associa-se a comprometimento significativo em diversas áreas na vida do portador e não pode ser considerado um transtorno benigno ou de impacto reduzido. O TDAH associa-se a maior incidência de delinquência, acidentes, desemprego e suspensão da carteira de motorista. Um estudo em nosso meio identificou 54% de portadores de TDAH em uma instituição para adolescentes delinquentes de ambos os gêneros.

O TDAH não é benigno. Estudos de seguimento a longo prazo demonstram que os portadores do transtorno abandonam mais a escola, têm dificuldade em manter amizades, utilizam mais tabaco, álcool e substâncias ilícitas, são mais propensos a gravidez na adolescência e doenças sexualmente transmissíveis, sofrem mais acidentes de carro, raramente

Quadro 65.3 Medicamentos utilizados no tratamento do TDAH

Fármaco	Nome comercial Apresentação		Dosagem
Primeira escolha **Psicoestimulantes**			
Lisdexanfetamina (longa ação)	Venvanse* Cápsulas 30, 50 ou 70mg		Iniciar com 30mg/dia
Metilfenidato (curta ação)	Ritalina Comprimido 10mg		0,5 a 1mg/kg/dia
Metilfenidato (ação intermediária)	Ritalina LA* 0,5 a 1mg/kg/dia Cápsulas 10, 20, 30 ou 40mg		0,5 a 1mg/kg/dia
Metilfenidato (longa ação)	Concerta* Comprimidos 18, 36 e 54mg revestidos		0,5 a 1mg/kg/dia
Segunda escolha: recomenda-se a troca de psicoestimulante se não houver resposta efetiva na primeira tentativa			
Terceira escolha			
Atomoxetina**	Strattera	10, 18, 25, 40 e 60mg (1×/dia)	24h
Outros medicamentos			
Imipramina	Tofranil	2,5 a 5mg/kg (a cada 12h)	
Nortriptilina	Pamelor	1 a 2,5mg/kg (a cada 12h)	
Bupropriona	Wellbutrin SR	150mg (a cada 12h)	
Clonidina	Atensina	0,01 a 0,05mg/dia (a dose inicial deverá ser noturna em razão do efeito sedativo)	Para efeito comportamental recomenda-se utilizar em 3 a 4 doses diárias
Modafinil	Stavigile	100 a 200mg/dia (pela manhã)	

Fonte: modificado da tabela da ABDA.
*Os psicoestimulantes de ação intermediária e de longa ação deverão ser administrados pela manhã.
**Medicamentos indisponíveis no Brasil: atomoxetina (Strattera®), dextroanfetamina (Dexedrina®), sais de anfetamina (Adderall XR®), adesivo transdérmico de metilfenidato (Daytrana®).

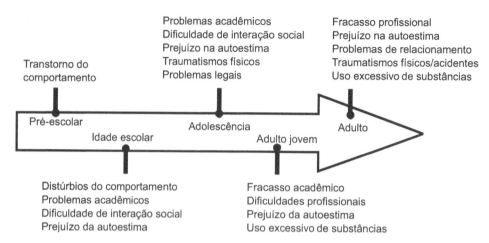

Figura 65.1 Impacto do TDAH ao longo da vida.

concluem a faculdade e têm fraco desempenho no trabalho. A incidência de problemas conjugais e os índices de divórcio são maiores entre os portadores de TDAH.

Enfim, o impacto do TDAH ao longo da vida do portador, desde a infância até a vida adulta, é assustador. Portanto, o reconhecimento precoce pelos profissionais e o tratamento adequado se fazem necessários para minimizar os importantes prejuízos no funcionamento dos indivíduos acometidos (Figura 65.1).

Apesar do risco elevado de persistência do TDAH da infância até a idade adulta, não há dados consistentes na literatura que identifiquem os fatores preditores dessa persistência. A gravidade do TDAH, a presença de comorbidades psiquiátricas e a história familiar de TDAH podem estar relacionadas com esse aspecto.

Bibliografia

American Psychiatric Association. Diagnostic and statistical manual of mental disorders (DSM-4). 4. ed., Washington, DC: American Psychiatric Association, 1994.

American Psychiatry Association. Diagnostic and statistical manual of mental disorders – DSM-V. 5th ed. Washington, DC: American Psychiatric Association, 2013.

Andrade ER. Quadro clínico do TDAH. In: Rohde LA, Mattos P (eds.) Princípios e práticas em TDAH. São Paulo: Artmed, 2003: 75-83.

Andrade RC, Silva VA, Assumpção FB. Preliminary data on the prevalence of psychiatric disorders in Brazilian male and female juvenile delinquents. Brazilian Journal of Medical and Biological Research 2004; 37:1155-60.

Barkley RA. História. In: Barkley RA (ed.) Transtorno de déficit de atenção/hiperatividade. 3. ed. Porto Alegre: Artmed, 2008: 15-64.

Biederman J, Faraone SV, Mick E. Clinical correlates of ADAH in females: findings from a large group of girls ascertained from pediatric and psychiatry referral sources. J Am Acad Child Adolesc Psychiatry 1999; 38:966-7.

Biederman J, Mick E, Faraone SV et al. Influence of gender on ADAH in children referred to a psychiatric clinic. J Am Acad Child Adolesc Psychiatry 2002; 159:36-42.

Connor DF. Estimulantes. In: Barkley RA (ed.) Transtorno do déficit de atenção/hiperatividade: manual para diagnóstico e tratamento. 3. edição. Porto Alegre: Artmed, 2008:620-59.

Connor DF. Outros medicamentos. In: Barkley RA (ed.) Transtorno do déficit de atenção/hiperatividade: manual para diagnóstico e tratamento. 3. ed. Porto Alegre: Artmed, 2008:670-89.

Declaração Internacional de Consenso sobre o TDAH (apêndice A). In: Barkley RA. Transtorno do déficit de atenção/hiperatividade: manual para diagnóstico e tratamento. 3. ed. Porto Alegre: Artmed, 2008: 65-87.

Fu-I L. Transtorno bipolar na infância e adolescência: atualidades e características clínicas. In: Fu-I L, Boarati MA (eds.) Transtorno bipolar na infância e adolescência: aspectos clínicos e comorbidades. Porto Alegre: Artmed, 2010.

http://emedicine.medscape.com/article/289350-overview updated: May 07, 2015. Acessado em 31/07/2015.

http://www.ibge.gov.br. Acessado em 27/07/2015.

http://www.tdah.org.br. Acessado em 31/07/2015.

Kooij JJ, Buitelaar JK, van den Oord EJ, Furer JW, Rijnders CA, Hodiamont PP. Internal and external validity of attention-deficit hyperactivity disorder in a population-based sample of adults. Psychol Med 2005; 35(6):817-27.

Martins S, Tramontina S, Rohde LA. Integrando o processo diagnóstico. In: Rohde LA, Mattos P (eds.) Princípios e práticas em TDAH. Porto Alegre: Artmed, 2003:151-60.

Molina BSG, Hinsahw SP, Swanson JM, Arnold LE, Vitiello B, Jensen PS. The MTA at 8 years: prospective follow-up of children treated for combined type ADHD in a multisite study. J Am Acad Child Adolesc Psychiatry 2009; 48(5):484-500.

NICE's. The guidelines normal. Attention deficit hyperactirity disorder. Diegnosis and monogsment of ADHD in children, young people and adults. NICE clinical guideline 2013; 72:2-56.

Polanczyk G, Lima MS, Horta BL, Biederman, J, Rohde, LA. The worldwide prevalence of ADHD: a systematic review and metaregression analysis. Am J Psychiatry 2007; 164:942-8.

Rohde LA, Halpern R. Transtorno de déficit de atenção/hiperatividade: atualização. Jornal de Pediatria 2004; 80(supl 2): S61-S60.

Rohde LA, Mattos P. Introdução. In: Rohde LA, Mattos P(eds.) Princípios e práticas em TDAH. São Paulo: Artmed, 2003:11-4.

Roman T, Schimitz M, Polanczyk, Hutz M. Etiologia. In: Rohde LA, Mattos P (ed.) Princípios e práticas em TDAH. São Paulo: Artmed, 2003:35-52.

Schmitz M, Polanczyk G, Rohde LA. TDAH: remissão na adolescência e preditores de persistência em adultos. J Bras Psiquiatr 2007; 56(supl 1):25-9.

Souza I, Pinheiro MAS. Co-morbidades. In: Rohde LA, Mattos P (eds.) Princípios e práticas em TDAH. Porto Alegre: Artmed, 2003: 85-105.

Szobot CM, Stone IR. Base neurobiológica. In: Rohde LA, Mattos P (eds.) Princípios e práticas em TDAH. São Paulo: Artmed, 2003:53-62.

TDAH: uma breve história. Material de distribuição exclusiva a profissionais da área de saúde. Shire, julho 2012.

The MTA Cooperative Group. A 14-month randomized clinical trial of treatment strategies for attention-deficit/hyperactivity disorder. Arch Gen Psychiatry 1999; 56:1073-86.

Tramontina S, Zeni CP. Transtorno bipolar e TDAH comórbidos. In: Fu-I L, Boarati MA (eds.) Transtorno bipolar na infância e adolescência: aspectos clínicos e comorbidades. Porto Alegre: Artmed, 2010:36-43.

Wilcutt EG, Nigg J, Pennington BF et al. Validity of DSM IV attention-deficit/hyperactivity disorder symptom dimensions and subtypes. J Abnorm Psychol 2012; 121(4):991-1010.

Capítulo 66

Transtorno do Espectro Autista

Amira Consuêlo de Melo Figueiras

INTRODUÇÃO

Em 1911, o psiquiatra austríaco Eugen Bleuler usou pela primeira vez na literatura científica o termo "autismo" ou "autista", para caracterizar o desligamento da realidade combinado com a predominância relativa ou absoluta da vida interior, observado em alguns pacientes esquizofrênicos, ou seja, sua característica de alhear-se do mundo social e colocar-se em um mundo à parte. Em 1943, o médico Leo Kanner, também austríaco, cunhou a expressão *distúrbio autístico do contato afetivo* para descrever 11 casos de crianças em que observou uma "incapacidade de relacionar-se" das maneiras usuais com as pessoas desde o início da vida. Kanner também observou respostas incomuns ao ambiente, que incluíam maneirismos motores estereotipados, resistência à mudança ou insistência na monotonia, bem como aspectos não usuais das habilidades de comunicação da criança, como a inversão dos pronomes e a tendência ao eco na linguagem. Acreditava que o autismo deveria ser separado da esquizofrenia, embora mantivesse estreita relação com ela. Para ele, o isolamento social autista era diferente do evitamento social observado na esquizofrenia. Além disso, as crianças com autismo não desenvolviam alucinações, características muito comuns na esquizofrenia, e mostravam sinais de perturbações muito antes de as crianças com esquizofrenia manifestarem sintomatologia psicótica.

Em 1944, trabalhando separado de Kanner, Hans Asperger, um pediatra austríaco, desenvolveu um estudo com um grupo de 4 crianças com um distúrbio que ele denominou *psicopatia autística*. Esse grupo apresentava características semelhantes às do grupo estudado por Kanner, como dificuldades de interação social em grupos e pobreza de expressões gestuais e faciais, e apresentavam movimentação estereotipada, mas não demonstravam ecolalia ou qualquer problema linguístico. Apesar das habilidades intelectuais preservadas, as crianças apresentavam pobreza de comunicação não verbal, empatia pobre e tendência a intelectualizar emoções, incoordenação motora e fala prolixa, com frequente incoerência e formalidade, chamando-os de "pequenos professores". Eram focados em tópicos pouco usuais, os quais normalmente norteavam a temática de suas conversas. Às vezes desenvolviam linguagem precocemente correta (quanto às normas gramaticais), não podendo ser diagnosticadas nos primeiros anos de vida. Ao contrário dos pacientes de Kanner, essas crianças não eram tão retraídas ou alheias.

Desde essas descrições iniciais, o autismo tem sido um dos distúrbios do desenvolvimento humano que mais vêm sendo estudados pela ciência, mas sobre ele permanecem divergências e grandes questões ainda indecifráveis. Não se trata de uma doença única, mas de um distúrbio do neurodesenvolvimento complexo, tendo no ponto de vista comportamental e em suas etiologias múltiplas seus graus variados de gravidade. Somente em 1980, com a publicação da terceira edição do *Manual Diagnóstico e Estatístico de Transtornos Mentais* (DSM-III), da Associação Americana de Psiquiatria, o autismo foi classificado como um tipo de transtorno invasivo do desenvolvimento e uma desordem distinta da esquizofrenia.

Atualmente, de acordo com a quinta edição do manual (DSM-V), foi reconceitualizado como um "espectro" cujas características essenciais são: prejuízos persistentes na comunicação social recíproca, nos comportamentos comunicativos não verbais utilizados para a interação social e no desenvolvimento, manejo e compreensão de relacionamentos (Quadro 66.1 – item A), bem como padrões restritos e repetitivos de comportamento, interesses ou atividades (Quadro 66.1 – item B).

EPIDEMIOLOGIA

Victor Lotter, em 1966, realizou o primeiro estudo epidemiológico sobre autismo, encontrando um índice de prevalência de 4,5 em 10 mil crianças em toda a população de crianças de 8 a 10 anos de idade de Middlesex, um condado ao noroeste

Quadro 66.1 Critérios para o diagnóstico de transtorno do espectro autista (DSM-V – APA 2013)

A. **Déficits persistentes na comunicação social e na interação social em múltiplos contextos, conforme manifestado pelo que se segue atualmente ou por história prévia:**
   1. Déficits na reciprocidade socioemocional, variando, por exemplo, de abordagem social anormal e dificuldades para estabelecer uma conversa normal a compartilhamento reduzido de interesses, emoções ou afeto; dificuldade para iniciar ou responder a interações sociais.
   2. Déficits nos comportamentos comunicativos não verbais usados para interação social, variando, por exemplo, de comunicação verbal e não verbal pouco integrada a anormalidade no contato visual e linguagem corporal ou déficit na compreensão e no uso de gestos; ausência total de expressões faciais e comunicação não verbal.
   3. Déficits para desenvolver, manter e compreender relacionamentos, variando, por exemplo, de dificuldades em ajustar o comportamento para se adequar a contextos sociais diversos a dificuldade em compartilhar brincadeiras imaginativas ou em fazer amigos; ausência de interesses por pares.

B. **Padrões restritos e repetitivos de comportamento, interesses ou atividades, conforme manifestado por pelo menos dois dos seguintes atualmente ou por história prévia (os exemplos são apenas ilustrativos, e não exaustivos):**
   1. Movimentos motores, uso de objetos ou falas estereotipados ou repetitivos (p. ex., estereotipias motoras simples, alinhar brinquedos ou girar objetos, ecolalias, frases idiossincrásicas).
   2. Insistência nas mesmas coisas, adesão inflexível a rotinas ou padrões ritualizados de comportamento verbal ou não verbal (p. ex., sofrimento extremo em relação a pequenas mudanças, dificuldades com transições, padrões rígidos de pensamento, rituais de saudação, necessidade de fazer o mesmo caminho ou ingerir os mesmos alimentos).
   3. Interesses fixos e altamente restritos que são anormais em intensidade ou foco (p. ex., forte apego a ou preocupação com objetos incomuns, interesses excessivamente circunscritos ou perseverativos).
   4. Hiper- ou hiporreatividade a estímulos sensoriais ou interesse incomum por aspectos sensoriais do ambiente (p. ex., indiferença aparente a dor/temperatura, reação contrária a sons ou texturas específicas, cheirar ou tocar objetos de maneira excessiva, fascinação visual por luzes ou movimentos).

C. **Os sintomas devem estar presentes precocemente no período do desenvolvimento (mas podem não se tornar plenamente manifestos até que as demandas sociais excedam as capacidades limitadas ou podem ser mascarados por estratégias aprendidas mais tarde na vida).**

D. **Os sintomas causam prejuízo clinicamente significativo no funcionamento social, profissional ou em outras áreas importantes da vida do indivíduo no presente.**

E. **Essas perturbações não são mais bem explicadas por deficiência intelectual (transtorno do desenvolvimento intelectual) ou por atraso global do desenvolvimento. Deficiência intelectual ou transtorno do espectro autista costumam ser comórbidos; para fazer o diagnóstico diferencial da comorbidade de transtorno do espectro autista e deficiência intelectual, a comunicação social deve estar abaixo do esperado para o nível geral do desenvolvimento.**

---

de Londres. Entretanto, desde o final da década de 1990 tem sido descrito aumento na prevalência, passando de 2 em 10 mil habitantes para 2 a 6,7 em 1.000, ou seja, um caso de *transtorno do espectro autista* (TEA) a cada 150 a 500 habitantes. Na Coreia do Sul, estudos recentes estimam que 2,6% das crianças entre 7 e 12 anos de idade têm perturbações do espectro do autismo. Nos EUA, o último estudo do CDC (Centro de Controle e Prevenção de Doenças) revela que aos 8 anos de idade uma em cada 68 crianças é autista, sendo os casos cinco vezes mais comuns em meninos do que em meninas.

No Brasil, a prevalência do transtorno autista ainda carece de dados fidedignos. Existem estudos pontuais, envolvendo áreas específicas. Os pesquisadores da Universidade Mackenzie e da Unifesp avaliaram um bairro da cidade de Atibaia (com uma população de 20 mil pessoas) e encontraram uma frequência de 0,3% de portadores de TEA. Carecemos de mais pesquisa nessa área para dimensionarmos nossa real prevalência do autismo e assim podermos dimensionar melhor nossas necessidades de serviços e profissionais capacitados para atendimento dessa fatia de nossa população.

ETIOLOGIA

A etiologia do autismo ainda não é devidamente esclarecida, embora se saiba que envolva fatores genéticos, biológicos, imunológicos e ambientais. A influência de fatores genéticos é consenso na área. Dados obtidos com gêmeos autistas e com famílias em que um indivíduo é autista sugerem forte predisposição genética. Podem ser estimadas altas taxas de concordância entre gêmeos monozigóticos (65% a 95%), quando comparadas às de gêmeos dizigóticos (3% a 8%). A taxa de concordância para irmãos (2,8% a 7%) também é significativamente mais alta do que a da população em geral. Ainda que a pesquisa genética atual tenha identificado vários alelos suscetíveis ao desenvolvimento de comportamentos ligados ao espectro autista, os dados ainda são insuficientes para predizer a gravidade do fenótipo e o modo como esses genes interagem com os fatores ambientais.

Relacionados com os fatores genéticos estão os riscos neurológicos, como anormalidades no desenvolvimento cerebelar e no transporte de serotonina, aumento no tamanho do cérebro no início do desenvolvimento e desordens de sinapses, entre outros.

Entre os fatores de risco ambientais envolvidos no desenvolvimento de comportamentos ligados ao autismo estão toxinas (poluentes, pesticidas etc.), viroses e fatores intrauterinos, como exposição a elevados níveis de hormônios sexuais em tratamentos de infertilidade e uso do anticonvulsivante ácido valproico na gestação. Fatores perinatais como baixo escore no Apgar (< 7) aos 5 minutos, baixo peso (< 2,5kg), idade gestacional < 35 semanas e idade dos pais (> 30 e > 35 anos para mãe e pai, respectivamente) também estão significativamente associados ao risco de autismo.

De acordo com essas possíveis etiologias, na prática clínica recomenda-se, inicialmente, a distinção entre os subtipos idiopáticos e secundários de TEA. Aproximadamente 10% dos casos de TEA são secundários, ou seja, podem ser atribuídos a alguma anomalia cromossômica, transtorno genético, infecção ou condição neurológica grave. Entre as causas genéticas mais frequentes (2% a 5%) estão as mutações no gene *FMR1*, que resultam na síndrome do X frágil (FRAXA), 1% a 4% nos genes da esclerose tuberosa (*TSC1* e *TSC2*) e 3% a 5% se devem a outras anormalidades cromossômicas.

Os casos de TEA idiopáticos, correspondendo aos 90% restantes, apresentam etiologia multifatorial, ou seja, teoricamente são influenciados por uma interação complexa entre fatores genéticos e ambientais de risco. A importância da contribuição genética para a etiologia dos TEA idiopáticos tem sido evidenciada em estudos de ligação, pela recorrência familial, alta concordância em gêmeos monozigóticos e descrições de afetados com diferentes alterações em diversos genes e regiões cromossômicas. O risco de recorrência de autismo idiopático é de 10 a 20 vezes mais alto em famílias com uma criança autista do que na população em geral.

Entre os fatores ambientais sugeridos como envolvidos no desenvolvimento das TEA estão: anticorpos maternos, que poderiam agir contra proteínas no cérebro fetal e alterar seu desenvolvimento; terapias com antipiréticos (antitérmicos), como acetaminofeno (paracetamol), que interferem no desenvolvimento normal do cérebro; infecções virais durante a gestação, como por rubéola, *Haemophilus influenzae* e citomegalovírus, que resultam em lesões cerebrais, e exposição intrauterina a medicamentos, como talidomida e valproato, a metais pesados e a radiação eletromagnética.

A idade avançada dos pais e ocorrências obstétricas como parto prematuro, baixo peso ao nascer e hipoxia perinatal foram relacionados como fatores de risco para TEA.

SINAIS CLÍNICOS

As manifestações clínicas que definem o autismo incluem déficits qualitativos na interação social e na comunicação, padrões de comportamento repetitivos e estereotipados e um repertório restrito de interesses e atividades, além de respostas inadequadas aos estímulos sensoriais. Em algumas crianças é possível perceber algumas dessas manifestações no primeiro ano de vida. Entretanto, na maioria das vezes essa percepção só é possível entre o segundo e o terceiro ano.

As dificuldades na interação social podem manifestar-se como isolamento ou comportamento social impróprio; pobre contato visual; dificuldade em participar de atividades em grupo; indiferença afetiva ou demonstrações inapropriadas de afeto; falta de empatia social ou emocional. À medida que esses indivíduos entram na idade adulta, há, em geral, melhora do isolamento social, mas a pobre habilidade social e a dificuldade em estabelecer amizades persistem.

Normalmente, esses sintomas não são percebidos pelos pais, porém, quando essas crianças entram para a escola ou creches, as professoras logo percebem que elas preferem brincar sozinhas e não interagem com os coleguinhas. Entretanto, estudos recentes têm demonstrado que crianças posteriormente diagnosticadas dentro do espectro do autismo apresentam declínio no contato visual entre os 2 e os 6 meses de vida, padrão este não observado nas crianças que não evoluem com esse diagnóstico.

As dificuldades na comunicação são os sinais clínicos mais precocemente percebidos pelos pais. É muito comum a queixa para os profissionais na área da saúde de que "meu filho não fala e não atende quando o chamo. Será que é surdo?". Esses sintomas ocorrem em graus variados tanto na habilidade verbal como na não verbal de compartilhar informações com outros.

Algumas crianças não desenvolvem habilidades de comunicação. Outras têm linguagem imatura, caracterizada por jargão, ecolalia, reversões de pronomes, prosódia anormal, entonação monótona etc. As que têm capacidade expressiva adequada podem demonstrar inabilidade em iniciar ou manter uma conversação apropriada. Os déficits de linguagem e de comunicação persistem na vida adulta, e uma parcela dos autistas permanece não verbal. Aqueles que adquirem habilidades verbais podem demonstrar déficits persistentes em estabelecer conversação, como falta de reciprocidade, dificuldade em compreender sutilezas de linguagem, piadas ou sarcasmo, bem como problemas para interpretar a linguagem corporal e as expressões faciais.

Os padrões restritos e repetitivos de comportamento, interesses ou atividades característicos do autismo incluem resistência a mudanças, insistência em determinadas rotinas, apego excessivo a objetos e fascínio pelo movimento de peças (como rodas ou hélices). Embora algumas crianças pareçam brincar, elas se preocupam mais em alinhar ou manusear os brinquedos do que em usá-los para sua finalidade simbólica. Estereotipias motoras e verbais, como se balançar, bater palmas repetitivamente, balançar as mãos, andar em círculos ou repetir determinadas palavras, frases ou canções, são também manifestações frequentes em autistas.

No Quadro 66.2 encontram-se alguns sinais de alerta para suspeita do autismo, de acordo com a faixa etária e seguindo os marcos apresentados na Caderneta de Saúde da Criança do Ministério da Saúde do Brasil.

A partir dos 2 anos de idade, os sinais e sintomas anormais tornam-se mais evidentes. Além do atraso na aquisição dos marcos do desenvolvimento, a criança começa a apresentar comportamentos diferentes. O Quadro 66.3 exibe alguns deles.

Quadro 66.2 Sinais de alerta para o autismo na criança até 2 anos de idade

Aos 4 meses	Não responde com sorriso e emissão de sons como se estivesse "conversando" com você
Aos 6 meses	Não dá aqueles sorrisos gostosos ou faz expressões alegres quando estimulada
Aos 9 meses	Não responde às tentativas de interação feitas pelos outros, como brincar de "esconde-achou" ou quando esses sorriem, fazem caretas ou emitem sons; não busca a interação emitindo sons, sorrisos ou fazendo caretas
Aos 12 meses	Não imita gestos como bater palmas ou dar tchau; não balbucia ou se expressa "como um bebê"; não responde a seu nome quando chamado; não segue com o olhar gestos que os outros fazem
Aos 15 meses	Não indica o que quer sem que seja através do choro, podendo ser por meio de palavras ou sons, apontando ou estendendo a mão para alcançar
Aos 18 meses	Não fala palavras para expressar o que quer. Ainda não fala mamãe, papai ou o nome de pessoas da família dirigindo-se a elas
Aos 24 meses	Não aponta duas de um grupo de cinco figuras; não fala frases de duas palavras que não sejam apenas imitação ou repetição (p. ex., "colo mamãe", "quer água")

Quadro 66.3 Sinais de alerta para o autismo observados a partir dos 2 anos de idade

- Perda de habilidades que já havia adquirido (p. ex., falava algumas palavras e deixa de falar; interagia melhor com as pessoas e deixa de fazê-lo)
- Tendência para brincar sozinha (isolamento social)
- Resistência ante mudanças na rotina
- Prejuízo na imaginação, na fantasia e na criatividade
- Movimentos repetitivos, como balançar as mãos, girar objetos ou girar sobre si própria
- Prejuízo nos contatos sociais
- Manuseio de objetos de maneira obsessiva
- Respostas anormais às sensações, como ao barulho dos fogos de artifícios, de motores etc.
- Comportamentos oscilantes e incoerentes
- Ausência da noção de perigo ou medo de situações que são inofensivas
- Coordenação motora inadequada
- Choro ou risada sem motivo ou inapropriado
- Dificuldade em contatos visuais
- Hiperatividade ou apatia
- Dificuldade de aprendizagem pelos métodos tradicionais de ensino
- Déficit no desenvolvimento da linguagem e da fala
- Dificuldades na compreensão da linguagem falada

DIAGNÓSTICO

A literatura acerca do diagnóstico do autismo sugere que quanto mais precoce for a intervenção adequada em crianças autistas, maiores são os ganhos dessas crianças, e os déficits podem ser minimizados facilitando-se a integração dessas pessoas na sociedade e reduzindo a dependência extrema em relação a seus cuidadores. Esses resultados destacam a necessidade da realização de avaliações amplas das deficiências no desenvolvimento nos primeiros anos de vida.

Muitas vezes não é possível aguardar a conclusão final do diagnóstico para dar início às intervenções terapêuticas necessárias. Tão logo se perceba que a criança apresenta alguns dos sinais de alerta, deve-se procurar imediatamente um profissional experiente nos transtornos do desenvolvimento para fornecer orientações quanto aos caminhos que deverão ser seguidos. Não se deve aguardar para ver se a criança vai melhorar com o passar do tempo.

As crianças com bom nível cognitivo e prejuízos sociais e de linguagem moderados costumam receber seu diagnóstico mais tardiamente, ocasionando prejuízos posteriores. Às vezes, como apresentam áreas em que suas habilidades equivalem às de crianças com idade mais avançadas podem ser confundidas com superdotadas. A título de exemplo, há autistas que conseguem ler muito precocemente, em torno dos 3 anos de idade. No entanto, apesar de fazerem a leitura, na maioria das vezes não interpretam o que estão lendo e já demonstram prejuízos na interação social. Outras vezes são consideradas muito tímidas.

O diagnóstico do autismo é clínico. Não existem exames que possam afirmar que uma criança tem autismo. Alguns podem ser solicitados para o diagnóstico diferencial ou para pesquisa de comorbidades associadas, como surdez, transtorno de processamento auditivo central, epilepsia, malformação do sistema nervoso central, síndromes genéticas etc. O diagnóstico é feito pelo médico; em casos limítrofes, entretanto, o olhar de outros profissionais com experiência na área, como psicólogos, fonoaudiólogos e terapeutas ocupacionais com experiência em avaliação dos transtornos sensoriais, pode auxiliar muito a conclusão do diagnóstico. Muitas vezes é necessário observar a criança em vários ambientes e contextos, além de no consultório médico. Para crianças que frequentam creches ou escolas, relatos sobre seu comportamento e interação com os colegas e professores no ambiente escolar também se fazem necessários.

Como protocolo para conclusão diagnóstica, o médico deve utilizar os critérios estabelecidos no DSM-V (Quadro 66.1).

Pacientes com autismo também apresentam com frequência outras manifestações físicas ou mentais – as chamadas comorbidades, que devem ser identificadas para que possam ser incluídas no plano terapêutico do paciente. Entre elas se destacam: epilepsia, deficiência intelectual, hiperatividade, depressão, ansiedade, auto- e heteroagressividade.

O diagnóstico funcional do paciente com autismo deve ser estabelecido concomitantemente ao diagnóstico clínico. Para tanto é necessária uma avaliação ampla, mantendo no entanto o foco nas esferas afetadas pelo TEA para que haja o direcionamento adequado na formulação do plano terapêutico para o paciente. Como os déficits no TEA ocorrem em diversas áreas de funcionamento que estão no âmbito de diferentes áreas de atuação, nos cuidados com a saúde são necessárias avaliações psicológica e fonoaudiológica e da terapia ocupacional. A avaliação deve manter o foco, também, na detecção de dificuldades e áreas de habilidades (p. ex., presença ou não de linguagem verbal, capacidade de iniciar contato social, ausência de interesse social), avaliação do nível cognitivo (diagnosticar deficiência intelectual associada) e avaliação funcional global (capacidade de autocuidado e independência). Vários instrumentos podem ser utilizados para essa avaliação do nível funcional, ficando sob a responsabilidade do profissional a escolha dos instrumentos que mais se adequem a cada caso. Entre os mais usados, podem ser destacados:

- **Escala de Comportamento Adaptativo Vineland.**
- **Escala de Inteligência Wechsler para Crianças (WISC-III):** teste psicométrico para avaliação do desenvolvimento cognitivo de crianças de 6 a 16 anos de idade.
- **Prova de pragmática do teste ABFW** (teste de linguagem infantil nas áreas de fonologia, vocabulário, fluência e pragmática): para avaliação fonoaudiológica de crianças não verbais.
- **Avaliação do Desenvolvimento da Linguagem (ADL):** para avaliação fonoaudiológica de crianças que se expressam verbalmente.

TRATAMENTO

Estabelecido o diagnóstico clínico e funcional do paciente, a intervenção deve ser iniciada o quanto antes, se possível logo nos primeiros meses de vida, mesmo que ainda pairem dúvidas quanto ao diagnóstico clínico. Essas condutas têm como objetivo promover melhor qualidade de vida, autonomia, independência e inserção social, escolar e laboral do paciente, cabendo à equipe de terapeutas a identificação do melhor recurso ou abordagem terapêutica que a auxiliará nesse processo. Devem ser feitas reavaliações periódicas para adequação da terapêutica às novas necessidades da criança, bem como verificadas as abordagens que apresentam melhores resultados para cada paciente.

Não existe uma abordagem única para todas as crianças com autismo e durante todo o tratamento. Um tipo específico de intervenção pode funcionar bem por certo período (p. ex., nos anos anteriores à escolarização) e não tão bem nos anos subsequentes (p. ex., adolescência). A eficácia do tratamento depende da experiência e do conhecimento dos profissionais sobre o autismo e, principalmente, de sua habilidade em trabalhar em equipe e com a família. É importante estabelecer os objetivos terapêuticos para guiar o trabalho da equipe multiprofissional e contribuir para um trabalho conjunto e equânime.

Encontram-se disponíveis diversos métodos de abordagem terapêutica para tratamento do autismo. A literatura mostra melhores evidências científicas com o uso do ABA (*Applied Behavior Analysis* – Análise Aplicada do Comportamento). O PECS (*Picture Exchange Communication System*) é um dos programas de comunicação mais utilizados, pois foi construído especificamente para autistas, apresentando resultados muito bons quanto às dificuldades da comunicação. O TEACCH (*Treatment and Education of Autistic and related Communication handicapped CHildren*), outro método também muito utilizado, consiste em intervenção fundamentada na atuação de pais como coterapeutas para o tratamento psicoeducacional das crianças autistas.

Vários outros métodos, com abordagem cognitivo-comportamental, apresentam bons resultados no manejo da criança com autismo, como o *Floortime* e o *Son-rise*. De acordo com o quadro apresentado pelo paciente, várias métodos podem ser utilizados, dependendo do conhecimento do profissional quanto à manipulação da técnica, da condição econômica da família e dos recursos oferecidos pela comunidade para aquela criança.

A *integração sensorial* também é muito importante no tratamento dos autistas com transtornos de sensibilidade. Trabalha com técnicas específicas para melhorar o *input* sensorial, seja por problemas na modulação sensorial (defensividade tátil e auditiva, inquietação motora, insegurança gravitacional, intolerância e movimento), seja na coordenação (integração bilateral, sequenciamento e dispraxias, dificuldade de planejamento motor).

Não existem medicações para o tratamento dos sintomas centrais do autismo, e não há remédios que melhorem a interação social e a capacidade comunicativa. Os medicamentos existentes no mercado são destinados a tratar de sintomas como ansiedade, hiperatividade, agressividade, automutilação e comportamento obsessivo, não se constituindo na principal medida de tratamento. Entre os medicamentos com maior número de estudos favoráveis para o controle dos sintomas indesejáveis no autismo está a risperidona, antipsicótico atípico, bloqueador serotoninérgico e dopaminérgico, que atua melhorando as condutas agressivas e autolesivas, os episódios de raiva e descontrole, as dificuldades para conciliar o sono, a inquietude extrema, além de algumas estereotipias motoras ou comportamentos repetitivos, que podem ser atenuados. Trata-se do primeiro e único medicamento aprovado para liberação na rede pública pelo Ministério da Saúde do Brasil para controle da irritabilidade e agressividade que podem cursar com o TEA.

Outras medicações podem diminuir a hiperatividade e melhorar o perfil atencional, como os psicoesmulantes, também usados para o tratamento do transtorno de déficit de atenção e hiperatividade (TDAH). O mais conhecido deles é o metilfenidato. Em pacientes com sintomas obsessivos e de muita ansiedade, podem ser usados os inibidores seletivos de receptação da serotonina, como a fluoxetina e a sertralina.

Outro sintoma que pode ser melhorado com medicações é a alteração no padrão de sono, sempre após medidas comportamentais de higiene do sono; podem ser usados alguns antipsicóticos de ação sedativa, como a clonidina e a melatonina.

O envolvimento da escola e da família no tratamento dos autistas também é fundamental, pois as atividades do cotidiano demandam frequência e realização diárias. Quanto mais oportunidades a criança tiver para praticar em seu ambiente natural, maiores as chances de ter uma vida independente.

Nem sempre a família está preparada emocionalmente para colaborar com o tratamento de seu filho. A notícia de que esse filho possa ter o diagnóstico de autismo desencadeia uma série de reações, na dependência do modo como esse diagnóstico e prognóstico são apresentados e do apoio que recebe, principalmente no primeiro momento, da equipe de saúde envolvida. Os familiares passam por todo aquele processo que a maioria das famílias com crianças portadoras de deficiência costumam passar: negação, sentimento de culpa, revolta. Após a revolta, quando não se pode mais negar, culpar ou lutar contra, vem a necessidade de encarar a realidade e com isso a tristeza profunda, o luto da perda, que pode evoluir para depressão, impossibilitando a adesão a qualquer tratamento. Na maioria das vezes, após esse luto vem a aceitação, e a partir desta a recuperação. Muitas famílias fixam-se em algumas dessas fases, como a da revolta ou culpa, buscando sempre novos exames, diagnósticos ou curas milagrosas, não conseguindo assumir plenamente qualquer tratamento proposto. É fundamental reconhecer em que fase a família e o paciente estão, respeitando essa evolução porque ela é natural e necessária para que se chegue à última, a de recuperação, que é a da busca do que é possível, com engajamento nos tratamentos propostos para que a criança ou o adolescente possa ser aceito por si próprio e por seus responsáveis como realmente é, com dificuldades, mas também com possibilidades que, com apoio, poderão compensar ou até superar as limitações.

PAPEL DO PEDIATRA DIANTE DE UMA CRIANÇA/ADOLESCENTE COM AUTISMO

Em virtude de seu contato próximo, desde os primeiros meses de vida, é dever do pediatra identificar, pela anamnese, as crianças com riscos potenciais, assim como reconhecer os sinais precoces do autismo, para poder encaminhar precocemente as que necessitarão de intervenção precoce. Nunca se deve aguardar quando uma criança sinaliza com alguns desses sinais e/ou sintomas: deve-se encaminhá-la para terapias mesmo quando ainda não foi possível concluir o diagnóstico. Se a criança apresenta dificuldades na interação e comunicação, deve ser encaminhada para um fonoaudiólogo com experiência na área; se tem problemas sensoriais, deve ser encaminhada para o terapeuta ocupacional; se exibe comportamentos inadequados, convém encaminhá-la a um psicólogo da linha comportamental. Se o profissional não tem muita experiência com os transtornos do desenvolvimento, deve dividir com outros colegas, como neuropediatras e/ou psiquiatras infantis, a responsabilidade pelo diagnóstico e a orientação do plano terapêutico do paciente.

É também papel do pediatra solicitar alguns exames ou encaminhar a criança/adolescente a outros especialistas que o ajudarão no diagnóstico diferencial com outras patologias, como transtorno no processamento auditivo, surdez e algumas síndromes genéticas, entre outras.

O pediatra também é fundamental no apoio à família, principalmente na fase de diagnóstico e no início do tratamento. Até o momento dispomos de poucos serviços e terapeutas especializados no manejo da criança com autismo. Cabe a esse pediatra ajudar a família na busca desses terapeutas no serviço público, conveniado ou privado, assim como na busca de escolas que promovam a inclusão adequada de seu paciente, ajudando no plano terapêutico construído para ele.

A criança muitas vezes necessita de muitos profissionais para seu tratamento, e nem sempre todos estão disponíveis no mesmo espaço. O pediatra também poderá atuar como líder da equipe de terapeutas, agendando reuniões com a equipe pelo menos a cada 6 meses para discutir e reorientar o plano terapêutico de seu paciente.

Finalizando, o pediatra também pode ajudar os pais na busca dos direitos de seus pacientes. Para tanto deverá conhecer um pouco acerca da legislação que rege os direitos da criança/adolescente com autismo.

Bibliografia

Ajuriaguerra J. Las psicosis infantiles. No Manual de Psiquiatria Infantil. 4. ed. Barcelona: Toray-Masson, 1977:673-731.

American Psychiatric Association. Diagnostic and Statistical of Mental Disorders, Third Edition. Washington DC: American Psychiatric Publishing Inc., 1980.

American Psychiatric Association. Manual diagnóstico e estatístico dos transtornos mentais. 5. ed. Porto Alegre: Artmed, 2014. 992p.

Bailey A, Le Couteur A, Gottesman I et al. Autism as a strongly genetic disorder: Evidence from a British twin study. Psychol Med 1995; 25:63-77.

Bailey A, Phillips W, Rutter M. Autism: towards an integration of clinical, genetic, neuropsychological, and neurobiological perspectives. J Child Psychol Psychiatry 1996 Jan; 37(1):89-126. [PubMed]

Brasil. Ministério da Saúde. Secretaria de Atenção à Saúde. Departamento de Ações Programáticas Estratégicas. Linha de cuidado para a atenção às pessoas com Transtornos do Espectro do Autismo e suas famílias na Rede de Atenção Psicossocial do SUS/Ministério da Saúde. Secretaria de Atenção à Saúde. Departamento de Ações Programáticas Estratégicas. Brasília: Ministério da Saúde, 2013.

Brasil. Ministério da Saúde. Secretaria de Ciência, Tecnologia e Insumos Estratégicos. Portaria 32, de 17 de setembro de 2014. Disponível em: bvsms.saude.gov.br/bvs/saudelegis/.../2014/prt0032_17_09_2014.html.

Buxbaum JD, Cai G, Nygren G et al. Mutation analysis of the NSD1 gene in patients with autism spectrum disorders and macrocephaly. BMC Medical Genetics 2007; 8(68):1-7.

Case-Smith J, Arbesman M. Evidence-based review of interventions for autism used in or of relevance to occupational therapy. Am J Occup Ther 2008 Jul-Aug; 62(4):416-29.

CDC – Center for Disease Control and Prevention. Transtorno do Espectro Autista. Disponível em: http://www.cdc.gov/ncbddd/autism/data.html.

Currenti SA. Understanding and determining the etiology of autism. Cellular e Molecular Neurobiology, 2009.

Dawson G. Early behavioral intervention, brain plasticity, and the prevention of autism spectrum disorder. Development and Psychopathology 2008; 20:775-803.

DeLisi LE. The significance of age of onset for schizophrenia. Schizophr Bull 1992; 18:209-15.

Fernandes FDM. Prova de pragmática. In: Andrade CRF, Béfi-Lopes DM, Fernandes FDM, Wertzner HF. Teste ABFW: teste de linguagem infantil nas áreas de fonologia, vocabulário, fluência e pragmática. São Paulo: Profono, 2000.

Fisher S, Vargha-Kadem F, Watkins K, Monaco A, Pembrey M. Localization of a gene implicated in a severe speech and language disorder. Nat genetics 1998; 18:168-70.

Fombonne E. Epidemiological surveys of autism and other pervasive developmental disorders: an update. J Autism Dev Disord 2003 Aug; 33(4):365-82.

Frost L, Bondy A. The picture exchange communication system: training manual. Newark: Pyramid Educational Products, 2002.

Gadia CA, Tuchman R, Rotta NT. Autismo e doenças invasivas de desenvolvimento. J Pediatr 2004; 80(2):83-94.

Gillberg C, Coleman M. The biology of the autistic syndromes. 3. ed. London, UK: Mac Keith Press, Distributed by Cambridge University Press, 2000.

Goldstein G, Minshew NJ, Allen DN, Seaton BE. High-functioning autism and schizophrenia: a comparison of an early and late onset neurodevelopmental disorder. Arch Clin Neuropsychol 2002; 17(5):461-75.

Halpern R. Transtorno do espectro autista. In: Halpern R (org.) Manual de pediatria do desenvolvimento e comportamento. 1. ed, Barueri-SP, 2015.

Jones W, Klin A. Attention to eyes is present but in decline in 2-6 month-olds later diagnosed with autism. Nature 2013 December 19; 504(7480):427-31.

Kanner L. Autistic disturbances of affective contact. Nervous Child 1943; 2:217-50.

Kim YS, Leventhal BL, Koh YJ et al. Prevalence of autism spectrum disorders in a total population sample. Am J Psychiatry 2011 Sep; 168(9):904-12.

Klintwall L, Gillberg C, Bolte S, Fernell E. The efficacy of intensive behavioral intervention for children with autism: a matter of allegiance? J Autism Dev Disord 2012; 42(2):139-40.

Kolevzon A, Gross R, Reichenberg A. Prenatal and perinatal risk factors for autism. Arch Pediatr Adolesc Med 2007:161.

Menezes MLN. Avaliação do desenvolvimento da linguagem [ADL]. Manual do examinador, 2004.

Millá MG, Mulas F. Atención temprana y programas de intervención específica en el trastorno del espectro autista. Rev Neurol 2009; 48(Supl 2):S47-S5.

Moessner R, Marshall CR, Sutcliffe JS et al. Contribution of SHANK3 mutations to autism spectrum disorder. American Journal of Human Genetics 2007; 81(6):1289-97.

Paula CS, Ribeiro SHB, Fombonne E, Mercadante MT. Brief Report: Prevalence of pervasive developmental disorder in Brazil: a pilot study. Journal of Autism and Developmental Disorders 2011; 41:1738-42.

Reichow B, Volkmar FR. Social skills interventions for individuals with autism: evaluation for evidence-based practices within a best evidence synthesis framework. Journal of Autism and Developmental Disorders. Disponível em: http://www.ncbi.nlm.nih.gov/pubmed/19655240 40(2): 149-166.

Ruiz-Lázaro PM, Posada de la Paz M, Hijano Bandera F. Trastornos del espectro autista: detección precoz, herramientas de cribado. Rev Pediatr Aten Primaria [revista en la Internet] [citado 2015 Ago 31]. Disponível em: http://scielo.isciii.es/scielo.php?script=sci_arttext&pid=S1139-76322009000700009&lng=es.

Rumsey JM, Andreasen NC, Rapoport JL. Thought, language, communication, and affective flattening in autistic adults. Arch Gen Psychiatry 1986; 43:771-7.

Rutter M. Etiologia do autismo: achados e perguntas. Jornal de Deficiência Intelectual Research 2005; 49:231-8.

São Paulo. Protocolo do Estado de São Paulo de Diagnóstico Tratamento e Encaminhamento de Pacientes com Transtorno do Espectro Autista (TEA). 1. ed., Editora: SEDPcD, 2013.

Schlickmann E, Fortunato JJ. O uso de ácido valproico para a indução de modelos animais de autismo: uma revisão. J Bras Psiquiatr 2013; 62(2):153-9.

Scott JB. American Occupational Therapy Association Fact Sheet: occupational therapy's role with autism. Bethesda, MD: American Occupational Therapy Association, Inc., 2006.

Shao Y, Wolpert CM, Raiford K et al. Genomic screen and follow-up analysis for autistic disorders. Am J Med Genet 2002; 114:99-105.

Singer HS, Morris CM, Gause CD, Gillin PK, Crawford S, Zimmerman AW. Antibodies against fetal brain in sera of mothers with autistic children. Journal of Neuroimmunology 2008; 194(1-2): 165-72.

Sparrow SS, Balla DA, Cicce DV, Doll EA. Vineland adaptative behavior scales: Interview edition, survey form manual. Circle Pines: American Guidance Service, 1984.

Sugranyes G, Kyriakopoulos M, Corrigall R, Taylor E, Frangou S. Autism spectrum disorders and schizophrenia: meta-analysis of the neural correlates of social cognition. PLoS One 2011; 6(10): 1-13.

Vatavuk, M. Método TEACCH. Disponível em: http://www.ama.org.br/teacch.htm.

Volkmar F, Lord C, Bailey A et al. Autism and pervasive developmental disordes. J Child Psychol Psychiatry 2004 45:(1):135-70

Wechsler D. WISC-III – Escala de inteligência Wechsler para crianças. Adaptação brasileira V. L. M. Figueiredo. São Paulo: Casa do Psicólogo, 2002.

Wing L. Asperger's syndrome: a clinical account. Psychol Med 1981; 11(1):115-29.

Transtornos Paroxísticos não Epilépticos

Ana van der Linden

INTRODUÇÃO

Os transtornos paroxísticos não epilépticos (TPNE) são distúrbios súbitos do comportamento, transitórios, cuja fisiopatologia, ao contrário da epilepsia, não é explicada por alterações da atividade elétrica cerebral, mas por vários mecanismos distintos. Sua incidência pode superar em seis vezes a de epilepsia. São geralmente benignos e não costumam necessitar de tratamento medicamentoso. Consequentemente, é importante o estabelecimento de um diagnóstico correto para assegurar tratamento adequado e prognóstico exato. Diagnóstico incorreto de epilepsia é registrado em cerca de 25% das crianças referidas a clínicas especializadas.

Os TPNE apresentam origens e etiologias diversas. A seguir, especificaremos algumas entidades.

SÍNCOPE

Definida como perda súbita e transitória da consciência e do tônus postural, com recuperação espontânea, rápida e sem deixar sequela neurológica, a síncope é queixa frequente no escolar e no adolescente, mas pode atingir todas as faixas etárias.

A fisiopatologia da síncope é explicada pela redução do fluxo sanguíneo cerebral (FSC) e da oferta de oxigênio ao encéfalo. O FSC depende da pressão arterial média (PAM), da pressão intracraniana (PIC) e da resistência vascular cerebral. Qualquer fator que reduza criticamente a pressão arterial desencadeia a síncope. Em episódios de tosse pode haver síncope relacionada com o aumento das pressões torácica e abdominal, que induz o aumento da PIC.

A síncope costuma ser classificada, quanto à etiologia, em cardíaca e não cardíaca.

A síncope cardíaca pode ser causada por obstrução ao esvaziamento ventricular, disfunção miocárdica primária ou secundária e arritmias. Entre as síncopes desencadeadas por arritmia é importante citar a *síndrome do QT longo*, que pode ser congênita ou adquirida.

A síndrome do QT longo congênita tem herança autossômica dominante (80%) ou recessiva e é ligada a cromossomos específicos. É precipitada por emoção ou esforço físico. O prolongamento do intervalo QT na primeira semana de vida está fortemente associado à síndrome de morte súbita em lactentes. A avaliação eletrocardiográfica neonatal torna possível a identificação precoce de lactentes com suspeita de apresentar essa síndrome e a instituição de medidas preventivas.

A forma adquirida da síndrome de QT longo é decorrente de distúrbios metabólicos e da exposição a medicamentos, como fenotiazinas, antidepressivos tricíclicos, eritromicina, cisaprida e antiarrítmicos.

O diagnóstico é feito pelo cálculo correto do intervalo QT no eletrocardiograma, que normalmente é ≤ 0,44 segundo.

Preconizam-se betabloqueadores ou implante de marca-passo como tratamento.

Síncope não cardíaca

As síncopes de origem não cardíaca ou síncopes reflexas neuromediadas podem ser agrupadas como vasovagais típicas, situacionais, do seio carotídeo, induzidas pela inclinação ou complexas.

A síncope vasovagal típica, mais frequente na infância, é precipitada por fatores como medo, emoção forte, dor, ambiente quente e abafado ou posição em pé por tempo prolongado. Há maior prevalência de sintomas prodrômicos, em particular a percepção de estar desmaiando, ou autonômicos (sudorese, náusea, vômitos, desconforto abdominal, palidez, sensação de frio ou calor), que têm duração mais prolongada em relação aos outros tipos de síncope. Existem também relatos de persistência mais prolongada de sintomas na fase de recuperação e pequena frequência de traumas mínimos.

Na síncope situacional, a perda de consciência ocorre durante ou imediatamente após urinar, defecar, tossir ou deglutir. Quando a perda da consciência é induzida no *tilt-test* ou pela massagem do seio carotídeo, ou em ambos, geralmente se associa a hipotensão e/ou bradicardia – a síncope é designada como induzida pela inclinação, do seio carotídeo e complexa, respectivamente. Os aspectos clínicos desses tipos de síncopes são semelhantes; entretanto, é maior a idade dos pacientes com síncopes do seio carotídeo e complexas.

O diagnóstico da síncope vasovagal típica é estabelecido por uma anamnese bem feita. Avaliação cardiológica mais minuciosa está indicada na investigação de quadro sincopal, principalmente na ausência de fatores desencadeantes da síncope vasovagal, quando existe história familiar de morte súbita em menores de 30 anos de idade, sensação de palpitações ou dor torácica, ou quando a síncope ocorre durante exercício ou, ao contrário, em decúbito dorsal sem pródromos. O *tilt-test* pode ser realizado em crianças com mais de 5 anos de idade para confirmação diagnóstica de síncope vasovagal, síncope induzida pela inclinação e síncope complexa.

PERDA DE FÔLEGO

As perdas de fôlego, também chamadas crises de tomada de choro, são episódios dramáticos que ocorrem com crianças sadias. Presentes em cerca de 4% das crianças com menos de 5 anos de idade, têm início, em geral, entre os 6 e os 18 meses. Costumam desaparecer na idade escolar. Há leve predomínio nos meninos. A frequência é variável, de uma vez por mês ou menos a várias vezes ao dia.

Existem dois tipos: a perda de fôlego cianótica e a pálida.

As crises cianóticas são mais frequentes e desencadeadas por estímulo como raiva ou frustração. A criança chora forte e faz apneia em expiração, tornando-se cianótica. Eventualmente, há perda da consciência e do tônus postural. Nas crises mais prolongadas, surgem rigidez do corpo e, raramente, clonias. As crianças podem recuperar-se imediatamente ou dormir após o episódio.

As crises pálidas, menos frequentes (20%), são precipitadas por dor ou traumatismos leves. A perda de consciência pode ocorrer sem choro prévio. A palidez é acentuada, e pode haver incontinência urinária.

O diagnóstico se faz pela história clínica, geralmente não precisando de exames complementares. Não há indicação de medicamentos, e deve ser fornecida orientação adequada aos familiares.

Embora frequentemente conduzida como distúrbio benigno, convém enfatizar que algumas crises de perda de fôlego, especialmente as pálidas, podem estar relacionadas com distúrbio do sistema nervoso autônomo. Alguns pesquisadores registraram ainda a associação de anemia ferropriva a essas crises e melhora com a reposição de ferro.

PSEUDOCRISES

Mais frequentes na adolescência, as pseudocrises podem simular qualquer crise epiléptica. Diferem, entretanto, pela natureza dos movimentos: atividade semi-intencional, com expressão violenta e teatral. Têm padrão não estereotipado e são exacerbadas pelo estresse. Além disso, não ocorrem durante o sono, e não existe incontinência esfincteriana. Não produzem confusão pós-ictal, mordedura da língua ou outros traumatismos.

O eletroencefalograma (EEG) ictal é normal. Uma boa ajuda para o diagnóstico consiste no registro das crises pelos familiares e no videoeletroencefalograma.

Deve ser indicado tratamento psiquiátrico.

HIPERECPLEXIA OU DOENÇA DO SOBRESSALTO

Doença rara, não epiléptica, geneticamente transmitida, caracteriza-se por resposta excessiva a estímulos auditivo, visual e proprioceptivo. Existem duas formas clínicas bem definidas.

A forma maior é caracterizada por reflexo de sobressalto excessivo associado a espasmos tônicos e rigidez generalizada contínua desde o período neonatal e que desaparece durante o sono. A reação de sobressalto é uma reação de alerta que consiste na contração global da musculatura facial com flexão da cabeça, adução de ombros e braços e flexão de tronco e joelhos. Essa resposta generalizada à percussão da glabela é sinal característico da doença. O espasmo pode provocar apneia e ser letal. As manifestações tendem a reduzir após o primeiro ano de vida. Essa forma tem herança dominante autossômica relacionada com mutações da subunidade alfa-1 do gene receptor da glicina (GLRA1).

A forma menor é esporádica, sem causa genética ainda conhecida, e é restrita aos reflexos de sobressaltos excessivos, sem rigidez.

Clonazepam é o fármaco de escolha para os espasmos e a reação de sobressalto. A manobra de flexão forçada da cabeça e das pernas é a medida salvadora em caso de espasmos tônicos prolongados que impedem a respiração.

DESVIO TÔNICO PAROXÍSTICO DO OLHAR VERTICAL

Os episódios surgem no primeiro ano de vida e, em geral, têm remissão espontânea. As crises duram de alguns minutos a 3 horas. Não há distúrbios da consciência, e podem ser associadas ou não a ataxia.

DISCINESIAS PAROXÍSTICAS

As discinesias paroxísticas compreendem um grupo complexo de condições cujo aspecto principal consiste na ocorrência de ataques transitórios de movimentos extrapiramidais (distonia e coreoatetose) com circunstância de ocorrência e etiologia diversas. Foram descritos dois tipos:

1. **Coreoatetose paroxística cinetogênica:** a discinesia paroxística mais comum, geralmente se inicia aos 5 anos de idade e tem herança autossômica dominante com *locus* definido dentro da região pericentromérica do cromossomo 16. Os ataques uni- ou bilaterais de distonia ou coreia são precipitados por movimentos bruscos; são breves, com dura-

ção de 1 minuto ou pouco mais, e podem ocorrer vários no mesmo dia. Quando são muito violentos, podem provocar quedas. Não há distúrbio da consciência. Respondem bem ao uso de anticonvulsivantes (carbamazepina e fenitoína) em doses baixas.

2. **Coreoatetose paroxística distônica familiar:** é uma condição rara, de herança dominante mendeliana. As crises são desencadeadas por álcool, café ou fadiga; são mais longas (duração de minutos a horas), em menor número do que as cinetogênicas e cedem após o sono. Não existe distúrbio da consciência e os exames de imagem e EEG são normais, inclusive o EEG crítico. Não respondem aos fármacos antiepilépticos. Em alguns casos, a acetazolamida proporciona bons resultados.

DISTONIA PAROXÍSTICA DO LACTENTE

Tem início entre 1 e 5 meses de idade e se caracteriza por episódios repetidos, breves e frequentes de opistótono e distonia simétrica ou não dos membros superiores. Toda investigação é negativa; a frequência diminui e as crises desaparecem no final do primeiro ano.

MIOCLONIA BENIGNA DA INFÂNCIA

Tem início entre 3 e 9 meses de idade com espasmos em salva no período de vigília. O exame neurológico, o EEG e a neuroimagem são normais. Desaparece no curso do segundo ano de vida.

MIOCLONIA NEONATAL BENIGNA DO SONO

Ocorre em recém-nascidos normais, durante o sono lento. Os abalos surgem em surtos breves ou prolongados, rítmicos, generalizados, focais ou multifocais dos membros, que cessam ao acordar. Desaparecem entre 2 e 5 meses de vida. Não estão associados a anormalidades no EEG. Nenhuma terapêutica é necessária.

VERTIGEM PAROXÍSTICA BENIGNA

Caracteriza-se por ataques recorrentes de vertigem e desequilíbrio iniciados entre 1 e 3 anos de idade, tendendo a desaparecer até os 6 anos de idade. As crises são breves, durando 1 minuto ou pouco mais; há fator precipitante, e a frequência é baixa. A criança fica pálida e parece estar assustada, com mal-estar e sem equilíbrio. Náuseas, vômitos e nistagmo podem ocorrer.

A frequência é variável. No período intercrítico, o exame neurológico é normal. O EEG e os exames de imagem são normais, porém há resposta anormal à prova calórica nos ouvidos.

TORCICOLO PAROXÍSTICO BENIGNO DA INFÂNCIA (TPBI)

O TPBI, descrito por Snyder em 1969, caracteriza-se por crises recorrentes de rotação e inclinação lateral da cabeça, algumas vezes acompanhadas por postura assimétrica do tronco. Aparece de maneira brusca e espontânea com aparente desconforto, palidez, vômitos, irritabilidade e nistagmo, persistindo por horas ou mesmo dias. Tem início nos primeiros meses de vida em lactentes saudáveis, diminui de frequência com a idade e desaparece em torno dos 3 aos 5 anos de vida.

Esse quadro e a vertigem paroxística benigna da infância têm relação com a enxaqueca. Existe história familiar de cefaleia, e muitos pacientes posteriormente desenvolvem migrânea.

SÍNDROME DE SANDIFER

A síndrome de Sandifer manifesta-se por episódios de postura anormal (torcicolo ou opistótono) em crianças com refluxo gastroesofágico ou hérnia hiatal. Desaparece após o tratamento do refluxo.

MASTURBAÇÃO INFANTIL (*GRATIFICATION BEHAVIOUR*)

Mais frequente em meninas, tem início entre 3 meses e 3 anos de idade com episódios estereotipados de duração variável. As crianças assumem posturas características de pressão perineal com as coxas juntas ou pressão mecânica na área suprapúbica ou púbica. Nesses momentos, há algumas vocalizações, respiração irregular, rubor facial e diaforese. A consciência é preservada e, o que é importante, a atividade cessa quando a criança é distraída.

O diagnóstico pode ser realizado facilmente com a utilização de vídeos caseiros.

Bibliografia

Alboni P, Brignole M, Menozzi C et al. Clinical spectrum of neurally mediaded reflex syncopes. Europace 2004; 6:55-62.

Bakker MJ, van Dijk JG, van den Maagdenberg AM, Tijssen MA. Startle syndromes. Lancet Neurol 2006; 5:513-24.

Casella LB, Casella EB, Baldaci ER, Ramos JLA. Torcicolo benigno paroxístico da infância. Diagnóstico e evolução clínica de 6 pacientes. Arq Neuropsiquiatr 2006; 64:845-8.

Kato N, Sadamatsu M, Kikuchi T, Fukuyama Y. Paroxismal kinesigenic choreoathetosis: from first discovery in 1892 to genetic linkagewith benign familial convulsions. Epilepsy Res 2006; 70(suppl. 1):S17464.

Kelly AM, Porter CJ, McGoon MD et al. Breath-holding spells associated with significant bradycardia: sucessfull treatment with permanent pacemaker implantation. Pediatr 2001; 108:698-702.

Kolkiran A, Tutar E, Atalay S et al. Autonomic nervous system functions in children with breath-holding spells and effects of iron deficiency. Acta Pediatr 2005; 94:1227-31.

Kulkarni ML, Kannan B, Mathadh P. Hyperekplexia in two siblings. Indian J Pediatr 2006; 73:1109-11.

Nechay A, Ross LM, Stephenson JB, O'Regan M. Gratification disorder ("infantile masturbation"): a review. Arch Dis Child 2004; 89:225-6.

Pessoa ALS, Casella EB. Distúrbios paroxísticos não-epilépticos. In: Fonseca LF, Cunha Filho JM (eds.) Manual de neurologia infantil. Rio de Janeiro: Guanabara Koogan, 2006:212-24.

Sheldon R, Rose S, Connoly S et al. Diagnostic criteria for vasovagal syncope based on a quantitative history. Eur Heart J 2006; 27:344-50.

Yang ML, Fullwood E, Goldstein J, Mink JW. Masturbation in infancy and early childhood presenting as a movement disorder: 12 cases and a review of the literature. Pediatr 2005; 116:1427-32.

SEÇÃO XI

Manejo Ambulatorial das Doenças mais Frequentes em Cardiologia

Capítulo 68

Abordagem Ambulatorial da Criança com Cianose

Simone de Oliveira Barbosa Villa Verde
Luziene Alencar Bonates Lima
Cleusa Cavalcanti Lapa Santos

INTRODUÇÃO

A cianose é um sinal ou sintoma caracterizado pela coloração azulada da pele e membranas mucosas. Em sua expressão estão envolvidos fatores como a cor da pele, a espessura da epiderme e a rede *subcapilar*.

Os principais mecanismos envolvidos em sua gênese são: (a) deficiência na oferta de oxigênio; (b) diminuição da hemoglobina oxidável; (c) maior extração de oxigênio da hemoglobina; (d) maior quantidade de sangue venoso que arterial na periferia; (e) mistura de sangue venoso com arterial na circulação sistêmica.

Quanto à quantidade de oxigênio no sangue circulante, a cianose pode ser classificada em hipoxêmica (*shunt* direita-esquerda), normoxêmica (insuficiência ventricular direita) ou hiperoxêmica (policitemia).

Quanto à origem, a cianose pode ser: cardiogênica (insuficiência cardíaca), pneumogênica (hipoventilação, alterações nas trocas alveolares), hematogênica (policitemia), vasculogênica (fenômeno de Raynaud) ou neurogênica.

Do ponto de vista semiológico, pode ser classificada em central, periférica, mista ou diferencial (Quadro 68.1).

A *cianose central* aparece, em geral, após concentração mínima de 5g% de hemoglobina reduzida ou com níveis de oxigênio no sangue arterial em torno de 70% a 80%, podendo não ser detectada por observação em pacientes com anemia grave (Hb < 5g%). Em geral, é decorrente de causas que produzem insaturação arterial cardíaca e pulmonar, englobando as alterações de função pulmonar e os *shunts* venoarteriais. As alterações de afinidade da hemoglobina pelo oxigênio também determinam o aparecimento desse tipo de cianose, como ocorre, por exemplo, nas metemoglobinemias, nas sulfemoglobinemias (uso de sulfas, nitritos, antimaláricos) e em outras intoxicações.

Entre as *causas pulmonares* de cianose central, podem ser citadas:

1. **Baixa concentração de oxigênio no ar inspirado:** exemplos incluem altitudes elevadas, ambientes confinados e ventiladores mecânicos desregulados.
2. **Hipoventilação alveolar:** com eliminação inadequada do gás carbônico dos alvéolos e diminuição da pressão alveolar de oxigênio. As causas podem ser agudas ou crônicas, compreendendo obstrução das vias aéreas, depressão do centro respiratório, doenças da parede torácica, doenças neuromusculares, doenças pulmonares parenquimatosas e ventilação mecânica insuficiente (Quadro 68.2).
3. **Distúrbios da relação ventilação-perfusão:** a ventilação alveolar e a perfusão devem estar em equilíbrio para que ocorra oxigenação adequada do sangue. Quando a perfusão é desproporcionalmente alta em relação à ventilação, ocorre *shunt* pulmonar (doenças pulmonares crônicas graves,

Quadro 68.1 Causas de cianose

Cianose central
a. Diminuição da pressão parcial de O_2 no ar inspirado
   Altitude
b. Função pulmonar deteriorada
   Hipoventilação alveolar
   Desequilíbrio na relação ventilação/perfusão
   Distúrbios na difusão dos gases
c. *Shunts* venoarteriais
   Cardiopatias congênitas
   Shunts arteriovenosos pulmonares
   Doença vascular pulmonar obstrutiva
d. Hemoglobinopatias
   Hemoglobinas mutantes com afinidade diminuída pelo oxigênio
   Metemoglobinemias
   Sulfemoglobinemias

Cianose periférica
   Redução do débito cardíaco, hipotensão, hipoperfusão tissular
   Exposição ao frio
   Obstrução arterial
   Obstrução venosa

Quadro 68.2 Causas de hipoventilação alveolar

Categoria	Exemplos
1. Lesões do sistema nervoso central	Traumatismo, hipertensão intracraniana, infecções, isquemia
2. Agentes depressores dos centros respiratórios	Anestésicos, barbitúricos, opiáceos, álcool
3. Causas neuromusculares	Lesões cervicais altas, poliomielite, polineurite aguda (Guillain-Barré), miastenia grave
4. Lesões de caixa torácica e pleura	Cifoescoliose, pneumotórax, derrame pleural
5. Doenças pulmonares agudas	Pneumonia, edema pulmonar
6. Obstrução das vias aéreas superiores	Edema de laringe, tumores, aspiração de corpo estranho, secreções
7. Obstrução difusa das vias aéreas	Asma brônquica, doença pulmonar obstrutiva crônica
8. Doenças difusas do parênquima pulmonar	Fibroses, atelectasias

síndrome de angústia respiratória aguda [SARA]) ou efeito *shunt*, geralmente reversível.

4. **Bloqueio alveolocapilar:** o oxigênio alveolar não consegue difundir-se adequadamente para o sangue em virtude do espessamento da barreira alveolocapilar.

Entre as *causas cardíacas*, os *shunts* venoarteriais são os principais responsáveis pelo surgimento da cianose central. Ocorrem quando há mistura entre os fluxos sanguíneos das circulações venosa e arterial através de comunicações intracardíacas anômalas ou entre os vasos da base (cardiopatias congênitas), o que resulta em graus variáveis de insaturação arterial (Quadro 68.3).

A *cianose periférica*, ou acrocianose, ocorre quando o fluxo de sangue cutâneo diminui e lentifica e os tecidos extraem mais oxigênio do sangue. Nesse tipo de cianose, os níveis de oxigênio no sangue arterial são normais. Pode aparecer em indivíduos normais, e dever-se ao frio ou à ansiedade, e em situações patológicas nas quais exista lentificação do fluxo sanguíneo (insuficiência cardíaca congestiva, choque circulatório, obstrução circulatória etc.). Mais perceptível nas extremidades e em região perioral, diminui ou desaparece com a elevação do membro afetado ou com seu aquecimento.

Em algumas situações, os mecanismos que determinam cianose central e periférica podem coexistir, sendo o exemplo típico a cianose da insuficiência cardíaca grave, em que a congestão pulmonar dificulta a oxigenação, determinando hipoxemia, e na periferia a estase vascular determina extração acentuada. Nessa situação, a cianose é denominada tipo misto.

A cianose diferencial caracteriza-se pela presença predominante em parte do corpo, como nos casos de origem neurogênica, em que ela é observada no lado acometido, associada a distúrbio vasomotor, ou nos casos de canal arterial patente com hipertensão pulmonar (síndrome de Eisenmenger).

AVALIAÇÃO AMBULATORIAL

A avaliação ambulatorial da criança cianótica deve ser iniciada com uma anamnese detalhada, incluindo duração da cianose (se permanente ou paroxística), associação a outros sintomas, idade de aparecimento da cianose, início ou piora com o choro e presença de síndromes genéticas associadas. A idade de apresentação do sintoma é de extrema importância pois, na maioria das cardiopatias graves, as manifestações surgem no primeiro ano de vida, e diagnóstico e tratamento precoces são fundamentais para um bom prognóstico.

Os antecedentes pessoais, sobretudo as condições de nascimento, e familiares são muito importantes para a investigação de algumas patologias, como as doenças neurológicas e cardíacas, para as quais é fundamental questionar sobre a existência de casos de cardiopatia congênita, morte súbita em familiares jovens, hipertensão arterial e diabetes materno.

O exame físico deve ser feito, preferencialmente, sob luz natural. A luz fluorescente dificulta a detecção de cianose, e a luz insuficiente pode ocasionar sua detecção quando não está presente. Deve ser pesquisada em regiões onde a pele é mais fina, rica em vascularização e mais exposta ao frio: extremidades digitais, leito ungueal, lábios, orelhas e ponta do nariz. O exame da língua e da mucosa oral pode ser útil nos indivíduos da raça negra, nos quais a pigmentação da pele prejudica a detecção da cianose nos locais habituais.

Quadro 68.3 Causas cardíacas de cianose

Cianose com hipofluxo pulmonar
  Atresia pulmonar
  Estenose pulmonar
  Atresia tricúspide

Cianose com congestão pulmonar
  Drenagem anômala total das veias pulmonares
  Hipertensão arterial persistente no RN
  TGA

Cianose com hiperfluxo pulmonar
  Cardiopatia congênita acianótica com hipertensão arterial
    pulmonar
  CIV
  PCA
  Insuficiência cardíaca congestiva

TGA: transtorno das grandes artérias; CIV: comunicação interventricular; PCR: persistência do canal arterial.

Após a detecção da cianose, deve-se proceder à determinação de sua topografia, classificando-a em generalizada (detectada em toda a superfície cutânea e nas mucosas) ou localizada (limitada às extremidades de modo simétrico ou apenas localizada em uma região do corpo). Essa avaliação é útil na abordagem clínica dos diversos mecanismos fisiopatológicos responsáveis pelo processo. A cianose localizada e assimétrica garante a presença de um mecanismo periférico. A cianose generalizada pode ocorrer tanto por mecanismos periféricos que atuem na circulação (insuficiência cardíaca, choque séptico) como por mecanismos centrais. Para diferenciação desses mecanismos é importante a pesquisa de outros dados que denunciem a presença de comprometimento pulmonar ou cardíaco.

Acrocianose pode ocorrer em lactentes quando eles choram, regurgitam, vomitam ou tossem. Normalmente, não produz grandes mudanças no estado mental durante o evento e a criança parece bem ao exame físico. Esse evento é motivo frequente de muita angústia em cuidadores e exige anamnese cuidadosa e atenção para sua diferenciação de patologias mais graves, como, por exemplo, convulsões, episódio de apneia e arritmia cardíaca.

Algumas manobras podem ajudar na diferenciação do tipo de cianose. Se houver diminuição ou desaparecimento da cianose com a elevação do membro acometido, seu aquecimento ou massageamento, a causa é, provavelmente, periférica. A detecção de temperatura normal na região cianótica pode indicar sua origem central, uma vez que nas periféricas a temperatura está habitualmente reduzida. Os efeitos da oxigenoterapia rendem resultados variáveis, podendo promover melhora de certas causas de cianose central, como obstruções de vias aéreas, redução da expansibilidade torácica e doenças neurológicas, o que não se observa nas cianoses de origem periférica. Este é o princípio do teste de hiperóxia, em que é administrado oxigênio na concentração de 100% durante 10 minutos; a seguir, avalia-se a PO_2 arterial obtida por meio da gasometria arterial. Um valor da PO_2 arterial > 250mmHg praticamente exclui cardiopatia congênita como causa da cianose. Na metemoglobinemia, a pele adquire tonalidade cinza-ardósia.

Na avaliação do aparelho respiratório, a taquipneia é vista em pacientes com causas respiratórias ou circulatórias de cianose. Da mesma maneira, gemência e tiragens são indicadores inespecíficos de dispneia em crianças com cianose. Retrações supraesternais e estridor revelam obstrução das vias aéreas superiores, assim como estertores e/ou sibilância sugerem doença das vias aéreas inferiores ou edema pulmonar. Ausculta pulmonar sem ruídos adventícios pode ocorrer em pacientes com doença cardíaca congênita cianogênica, miocardite, metemoglobinemia ou problemas neurológicos associados a hipoventilação (p. ex., coma, convulsões, fraqueza muscular).

Na ausculta cardiovascular cuidadosa, a ausência de sopros não exclui a presença de cardiopatia. Em geral, as cardiopatias mais graves não se acompanham de sopros, como é o caso da síndrome de hipoplasia do coração esquerdo e da transposição das grandes artérias (TGA). Sopros sistólicos indicam a presença de cardiopatias, como comunicação interventricular (CIV) ou estenose pulmonar (EP); quando contínuos, revelam a permeabilidade do canal arterial. As bulhas, na maioria das vezes, são normofonéticas, com a segunda bulha única em casos como atresia tricúspide (AT), TGA ou com desdobramento curto, ou mesmo podendo apresentar-se hiperfonética em caso de hipertensão pulmonar ou TGA.

Os exames que devem ser solicitados para o início da investigação são:

- **Eritrograma:** útil na detecção dos casos de policitemia e/ou anemia (dificulta a detecção clínica da cianose).
- **Radiografia de tórax:** exame de extrema importância, pois a avaliação do parênquima pulmonar, da silhueta cardíaca e dos vasos da base exclui as etiologias pulmonar e cardíaca (Quadro 68.4).
- **Pulsoximetria:** método não invasivo de determinação da saturação de oxigênio, evidenciará a presença de hipoxemia associada, auxiliando a realização do diagnóstico diferencial.

Nos casos de cianose de origem cardíaca, pode ser necessária a solicitação de ecocardiograma e estudo hemodinâmico para maior elucidação do caso e das repercussões existentes.

Após história clínica e exame físico minuciosos (Figura 68.1) e a realização de exames laboratoriais simples, a causa básica da cianose pode ser suspeitada e o paciente encaminhado para tratamento mais específico.

Quadro 68.4 Diagnóstico diferencial de cianose central de causa cardiogênica com base em radiografia torácica

Cardiopatia congênita cianótica com hiperfluxo pulmonar
Transposição completa dos grandes vasos da base
Complexo de Taussig-Bing
Truncus arteriosus com grandes artérias pulmonares
Conexão anômala total das veias pulmonares
Cardiopatia congênita cianótica com hipofluxo pulmonar e ventrículo direito dominante
Tetralogia de Fallot
Trilogia de Fallot
Transposição dos grandes vasos da base com estenose pulmonar grave
Cardiopatia congênita cianótica com hipofluxo pulmonar e ventrículo esquerdo dominante
Atresia tricúspide
Anomalia de Ebstein com *shunt* direita-esquerda
Atresia pulmonar com septo interventricular íntegro e VD hipoplásico

VD: ventrículo direito.

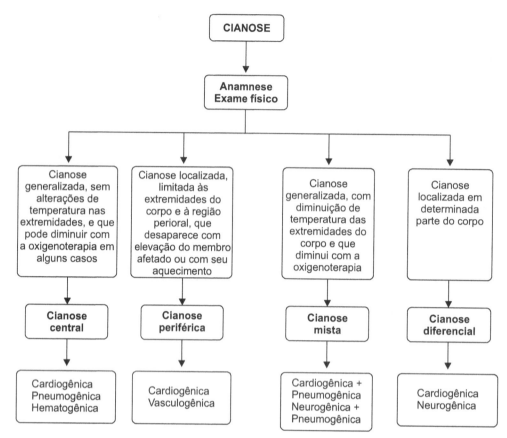

Figura 68.1 Diagrama para avaliação ambulatorial inicial do paciente com cianose.

Bibliografia

Couto AA, Coutinho DS, Assad JAR, Couto KCP, Oliveira GMM. Cianose – estado atual. Arq Bras Med 1997; 71(2):43-4.

Couto AA, Soares BC. Cianose: uma visão prática. Arq Bras Med 1994; 65(2):61-2.

DiMaio AM, Singh J. The infant with cyanosis in the emergency room. Pediatr Clin North Am 1992; 39:987.

Driscoll DJ. Evaluation of the cyanotic newborn. Pediatr Clin North Am 1990; 37:1.

Duff D, McNamara DG. History and physical examination of the cardiovascular system. The Science and Practice of Pediatric Cardiology 1990; II(43):671-90.

Figueira F, Alves JGB, Bacelar CH. Diagnóstico diferencial de cianose. In: Manual de diagnóstico diferencial em pediatria. 2002:83-94.

Koenig P. Cyanosis. In: Koenig P, Hijazi ZM, Zimmerman F (eds.) Essential pediatric cardiology. United States of America: The McGraw-Hill Companies, 2004:35-40.

Ribeiro MC, Macêdo ALDB. Diagnóstico diferencial de cianose. In: Alves JGB, Albuquerque CNBL. Diagnóstico diferencial em pediatria. 3. ed. Rio de Janeiro: Med Book, 2013:146-55.

Romero LN. Orientación diagnóstica de los problemas cardíacos a nível ambulatório. Pediatria al Dia 1998; 14(2):75-7.

Simões MV, Terra Filho J. Cianose. Medicina, Ribeirão Preto, 1994; 27(1):93-101.

Toledo GMI, Molina JP, Oliva PN. Control y manejo ambulatório del nino com cardiopatia congênita cianótica. Pediatria al Dia 2003; 19(4):48-53.

Capítulo 69

Cardiopatias Congênitas: Acompanhamento Ambulatorial e Indicação Cirúrgica

Luiz Paulo Marques Piccinini
Tereza Arraes de Alencar Pinheiro
Cleusa Cavalcanti Lapa Santos
Fernando Moraes Neto

INTRODUÇÃO

As doenças congênitas do coração são os defeitos mais frequentemente encontrados ao nascimento, incidindo em cerca de oito em cada 1.000 nascidos vivos; destes, três irão evoluir com grave manifestação da doença nos primeiros dias e meses de vida, exigindo tratamento cirúrgico ou intervenção percutânea via cateterismo nos primeiros 6 meses de vida.

O acompanhamento ambulatorial da criança cardiopata deve envolver equipe multidisciplinar, devendo ser cuidadosamente observados crescimento e desenvolvimento, calendário de vacinas, cuidados odontológicos e controle de anemia.

A criança deve ser avaliada periodicamente no ambulatório de cardiologia pediátrica, cuja frequência irá variar de acordo com o tipo da cardiopatia e o grau de repercussão hemodinâmica.

Cardiopatias que evoluem com insuficiência cardíaca (IC), muitas vezes necessitando esquemas terapêuticos com altas doses de diuréticos, assim como digital e vasodilatadores, devem ser cuidadosamente monitorizadas no ambulatório. Controle dos níveis de potássio sérico, eletrocardiograma e radiografia do tórax podem ser necessários para acompanhamento da cardiopatia. Hipopotassemia é um problema comum na terapêutica com diuréticos, o que pode aumentar o risco de intoxicação digitálica. Anorexia, náuseas, vômitos, diarreia e distúrbios visuais, na criança maior, podem ser sinais de intoxicação digitálica.

Deve ser feito controle periódico dos níveis de hematócrito, hemoglobina, ferro sérico e ferritina, tendo em vista que a anemia pode agravar quadros de IC, assim como ser fator desencadeante de crises de hipoxia nos portadores de cardiopatias cianogênicas, a exemplo da tetralogia de Fallot. Níveis de hematócrito > 70% podem evoluir com sintomas de hiperviscosidade, como cefaleia, fadiga, mialgia, tonteira, distúrbios visuais, parestesia de extremidades, zumbido, acidente vascular encefálico e/ou abscesso cerebral.

Profilaxia para endocardite infecciosa (EI) deve ser observada em todas as crianças com válvulas cardíacas protéticas, transplantados cardíacos que desenvolveram valvulopatia cardíaca, com cardiopatias cianogênicas e história prévia de endocardite infecciosa em seguimento ambulatorial que serão submetidas a procedimento que envolva risco de bacteriemia, como extração dentária, tratamento de canal ou outras situações já estabelecidas na literatura e com esquemas antibióticos apropriados.

Infecções respiratórias são intercorrências que podem complicar a evolução de cardiopatias que cursam com hiperfluxo pulmonar, como a comunicação interventricular (CIV) e a persistência do canal arterial (PCA), devendo manter-se atenção a essas complicações que podem agravar o quadro clínico cardiológico dessas crianças.

A época ideal para o tratamento cirúrgico da criança portadora de cardiopatia congênita, assim como o tipo de correção, vai depender da cardiopatia e da experiência da equipe clínica e cirúrgica que irá manejar o paciente no pré-, no trans- e no pós-operatório.

A seguir, serão discutidas as principais cardiopatias acompanhadas no ambulatório de cardiopediatria.

CARDIOPATIAS CONGÊNITAS ACIANOGÊNICAS

Fazem parte desse grupo defeitos anatômicos que provocam *shunt*, caracterizando-se por lesões nas quais parte do sangue do retorno venoso pulmonar volta à circulação arterial pulmonar. As lesões que não apresentam *shunt* incluem os defeitos com lesão valvar obstrutiva ou regurgitante.

Os defeitos com *shunt* mais frequentemente observados na clínica são: (1) comunicação interatrial (CIA) tipo *ostium secundum*, (2) CIV perimembranosa e (3) PCA.

Os defeitos sem *shunt* são representados por: (1) estenose pulmonar valvar (EPV), (2) coarctação da aorta (COA) e (3) estenose aórtica valvar (EAO).

Comunicação interatrial

A CIA tipo *ostium secundum* (OS) é a mais frequente, mas o defeito pode ser do tipo *ostium primum*, seio coronário ou do tipo seio venoso localizado na parede posterior do septo, próximo à desembocadura da veia cava superior ou, mais raramente, próximo à junção da veia cava inferior com o átrio direito. Nesses casos, ocorre associação frequente com a drenagem anômala parcial das veias pulmonares.

A CIA tipo OS corresponde a cerca de 10% a 15% de todas as cardiopatias congênitas, podendo ocorrer como doença isolada ou em associação a outros defeitos cardíacos. É mais frequente no gênero feminino. Crianças no primeiro ano de vida raramente desenvolvem sintomas. Crianças maiores podem apresentar dispneia, fadiga relacionada com esforços físicos e infecções respiratórias de repetição.

A evolução a longo prazo é caracterizada por dilatação progressiva das cavidades direitas com aparecimento de arritmias tipo fibrilação atrial.

Doença vascular pulmonar raramente aparece na primeira década de vida e, mesmo após, acomete menos de 10% dos pacientes.

A magnitude do *shunt* esquerda-direita nesses pacientes vai depender do tamanho da comunicação e do grau de complacência do ventrículo direito (VD).

Fechamento espontâneo da CIA tipo OS pode ocorrer nos primeiros 2 anos de vida, sendo mais frequente nos pequenos defeitos. As do tipo *ostium primum* e seio venoso não fecham espontaneamente e apresentam indicação para tratamento cirúrgico.

A idade ideal para correção cirúrgica da CIA tipo OS no paciente assintomático permanece controversa, sendo a indicação feita entre os 2 e os 4 anos de idade.

O fechamento percutâneo, por meio de cateterismo intervencionista em casos selecionados, também é possível.

Comunicação interventricular

A CIV é o defeito cardíaco congênito mais frequente (25%), quando excluída valva aórtica bicúspide. Pode estar localizada em qualquer parte do septo interventricular, ser única ou múltipla, de tamanho variável, e apresentar-se de modo isolado ou estar associada a outras anomalias, como CIA e PCA.

Para qualquer CIV, a área do defeito, comparada com a área do anel aórtico, é o melhor preditor da fisiologia, sendo, portanto, a magnitude do *shunt* esquerda-direita dependente do tamanho do defeito e da relação entre a resistência pulmonar e a resistência sistêmica.

Sintomatologia pode estar ausente nos casos de pequenos defeitos; entretanto, defeitos moderados a grandes podem evoluir com quadro de IC manifesta já nos primeiros meses de vida. Infecções respiratórias de repetição, ganho de peso inadequado e desenvolvimento de hipertensão pulmonar podem ser observados nesses pacientes.

Fechamento espontâneo pode acontecer ao longo da evolução e depende da localização e do tamanho da comunicação, sendo frequente nos casos de pequenos defeitos localizados no septo perimembranoso ou muscular, porém nunca ocorrendo nos localizados na região do septo infundibular ou na via de entrada. Usualmente, ocorre antes de 1 ano de idade.

A indicação cirúrgica é fundamentada nos sinais clínicos, na idade e nas lesões associadas: (a) defeitos pequenos não necessitam tratamento cirúrgico; (b) defeitos moderados habitualmente são corrigidos após o primeiro ano de vida; (c) defeitos grandes podem necessitar intervenção cirúrgica no primeiro ano de vida.

A bandagem da artéria pulmonar é possível indicação nos casos de defeitos com importante repercussão hemodinâmica, nos quais, muitas vezes, a criança apresenta importante grau de desnutrição ou infecções respiratórias de repetição, que tornam a correção total de alto risco. Outra situação em que essa indicação pode ser necessária é representada pelas comunicações interventriculares múltiplas.

Persistência do canal arterial

Ocorre em mais de 5% a 10% dos defeitos cardíacos congênitos nos recém-nascidos a termo, sendo encontrada em número maior de prematuros, nos quais a incidência é inversamente proporcional à idade gestacional.

Com frequência, é encontrada na rubéola congênita.

A fisiopatologia do defeito e, portanto, o grau de repercussão hemodinâmica vão depender do tamanho do defeito e do grau de resistência vascular pulmonar e sistêmica.

No recém-nascido a termo, um canal arterial patente detectado nos primeiros dias de vida tem alta probabilidade de fechamento espontâneo.

As crianças com pequeno canal arterial patente podem ser totalmente assintomáticas e ter sua cardiopatia diagnosticada em consulta pediátrica de rotina, quando é detectado sopro pelo pediatra. Os defeitos moderados a grandes podem evoluir com IC nos primeiros meses de vida.

Cirurgia eletiva está indicada em torno dos 6 meses de idade ou em qualquer idade em que o diagnóstico seja estabelecido. Tratamento cirúrgico deve ser feito precocemente ao se instalar IC.

O canal arterial pode ser fechado por meio medicamentoso ou percutâneo, em casos selecionados.

Estenose pulmonar

Pode ser valvar, subvalvar ou supravalvar.

A EPV é a forma mais frequente na clínica, enquanto a forma subvalvar raramente é vista como lesão isolada, e a forma supravalvar é associada a rubéola congênita, síndrome de Williams, síndrome de Alagille e síndrome de Leopard.

Quanto à gravidade, a EP é classificada em:

- **Leve:** gradiente VD-TP < 40mmHg.
- **Moderada:** gradiente VD-TP entre 40 e 60mmHg.
- **Grave:** gradiente VD-TP > 60mmHg.

Intervenção está indicada quando os gradientes atingem mais de 50mmHg ou na forma crítica no período neonatal. O procedimento de escolha para correção da EPV é a valvuloplastia com cateter-balão, que costuma apresentar excelente resultado, exceto nos casos de valva pulmonar displásica, na qual o tratamento é cirúrgico.

Estenose aórtica

Pode ser valvar, supravalvar ou subvalvar.

A EAO valvar pode apresentar-se como uma forma grave já no período neonatal, caracterizando uma EAO crítica ou, na criança maior, como achado de sopro em consulta de rotina.

A valva usualmente é bicúspide.

A criança com EAO é habitualmente assintomática, com crescimento e desenvolvimento normais. Síncope, dor no peito e arritmias podem aparecer na evolução da doença.

Quanto à gravidade, a EAO é classificada em:

- **Discreta:** gradiente sistólico máximo VE-AO até 30mmHg.
- **Moderada:** gradiente sistólico máximo VE-AO entre 31 e 59mmHg.
- **Importante:** gradiente sistólico máximo VE-AO ≥ 60mmHg.

A EAO é doença progressiva que deve ser cuidadosamente acompanhada. Pode ocorrer calcificação da valva com a idade, com aparecimento de insuficiência aórtica. Profilaxia para endocardite deve ser recomendada.

O manuseio vai depender da gravidade da doença. EAO com gradiente sistólico > 60mmHg deve receber indicação para intervenção. Nas instituições que contam com a disponibilidade de cateterismo intervencionista pode ser indicada valvuloplastia aórtica percutânea, se não houver contraindicação, ou tratamento cirúrgico, que deve ser cuidadosamente discutido com a equipe cirúrgica, na tentativa de se escolher a melhor alternativa para o paciente.

Coarctação da aorta

Caracteriza-se como estreitamento do istmo da aorta localizado distalmente à artéria subclávia esquerda e adjacente ao local de inserção do canal arterial. Em 4% a 5% dos casos pode estar em outra localização. Corresponde a 7% de todas as cardiopatias congênitas, estando presente em 20% dos pacientes portadores de síndrome de Turner.

Apresenta-se como cardiopatia isolada ou está associada a outros defeitos, como CIV, PCA e estenose mitral. Em 40% dos casos, está associada a valva aórtica bicúspide.

No período neonatal, pode manifestar-se com quadro grave de IC.

Na criança maior, pode ser um achado em exame pediátrico de rotina, em virtude da presença de sopro, hipertensão arterial sistêmica, diferença de pressão entre membros inferiores e superiores e ausência ou pulsos diminuídos em membros inferiores.

A indicação cirúrgica vai depender da época de manifestação da doença, do quadro clínico, da gravidade da hipertensão arterial sistêmica e da função sistólica biventricular.

O neonato que se apresenta com IC grave deve, após estabilização do quadro, ser encaminhado para tratamento cirúrgico.

Crianças assintomáticas com função ventricular preservada podem submeter-se à correção eletiva após o primeiro ano de vida.

Adolescentes e adultos podem ser considerados candidatos à aortoplastia com balão e a colocação de *stent*.

Nos casos de recoarctação, há consenso de que a aortoplastia percutânea é a melhor escolha terapêutica.

CARDIOPATIAS CONGÊNITAS CIANOGÊNICAS

Correspondem a um grupo de doenças congênitas complexas que podem se manifestar já no período neonatal, com hipoxia de graus variáveis ou associação de hipoxia e IC.

A cardiopatia desse grupo mais frequente no período neonatal é a transposição das grandes artérias (TGA), que corresponde de 5% a 7% de todas as cardiopatias congênitas, sendo, na maioria das vezes, canal-dependente, com maior incidência em meninos.

O tratamento cirúrgico vai depender da anatomia do paciente e deverá ser realizado ainda no período neonatal.

A cardiopatia desse grupo mais frequente após o período neonatal é a tetralogia de Fallot, que corresponde a 10% de todos os defeitos cardíacos congênitos. A doença pode manifestar-se já ao nascimento, nos casos que apresentam estenose pulmonar grave ou atresia pulmonar, ou aparecer mais tardiamente, após o período neonatal.

Acompanhamento cuidadoso deve ser feito com vigilância constante de episódios de crise de hipoxia, que podem tornar-se uma emergência durante a evolução.

O tratamento cirúrgico vai depender da anatomia do paciente, do quadro clínico no momento da internação e das lesões associadas.

Tratamento paliativo com realização de *shunt* sistêmico-pulmonar (cirurgia de Blalock-Taussig modificada) pode ser indicado em casos de crianças com baixo peso, anatomia desfavorável para correção definitiva e situação clínica de urgência (crises de hipoxia).

Nas situações em que a anatomia é favorável, com quadro clínico estável, a correção definitiva pode ser indicada no primeiro ano de vida.

Bibliografia

Chavaud S, Gaer J, Deloche A. Cardiac surgery – illustrated techniques and pitfalls. La Chaîne de l'Espoir/St. Jude Medical: Elsevier, 2005.

Croti UA, Mattos SS, Pinto Jr VCP et al. Cardiologia e cirurgia cardiovascular pediátrica. 2. ed. São Paulo: Roca, 2013.

Keane JF, Lock JE, Fyler DC. Nadas' pediatric cardiology. 2. ed., Saunders/Elsevier, 2006.

Lopes LM. Ecocardiografia pediátrica. 1. ed. Rio de Janeiro: Revinter, 2014. il.

Moller JA, Hoffman JIE. Pediatric cardiovascular medicine. Churchill Livingstone, 2000.

Otto CM. Fundamento de ecocardiografia clínica. 5. ed. Rio de Janeiro: Elsevier, 2014. il.

Park MK. Pediatric cardiology for practitioners. 4. ed. Philadelphia: Mosby, 2002.

Ramires JAF, Kalill Filho R. Cardiopatias congênitas: guia prático de diagnóstico, tratamento e conduta. São Paulo: Atheneu, 2014.

Tarasoutchi F, Montera MW, Grinberg M et al. Diretriz Brasileira de Valvopatias – SBC 2011/ I Diretriz Interamericana de Valvopatias – SIAC 2011. Arq Bras Cardiol 2011; 97(5 supl. 1):1-67.

Vetter VL. Pediatric cardiology – The requisites in pediatrics. Elsevier Mosby, 2006.

Capítulo 70

Sopro Cardíaco: Diagnóstico Diferencial

Marcela Flávia Terra Cruz
Fernanda Pessa Valente
Maria Cristina Ventura Ribeiro

INTRODUÇÃO

Os sopros são ruídos decorrentes da turbulência do fluxo sanguíneo no coração ou em um vaso. Podem ser funcionais (mais conhecidos como "inocentes") ou orgânicos, consequentes a doenças cardiovasculares. No exame físico, é importante diferenciar um sopro inocente do orgânico (patológico), pois o sopro inocente é um achado frequente em crianças com corações inteiramente saudáveis e não tem significado clínico.

Neste capítulo serão enfatizadas as principais diferenças diagnósticas dos sopros cardíacos.

AVALIAÇÃO DO SOPRO CARDÍACO

Para avaliação de um sopro faz-se necessária a observação dos seguintes parâmetros: situação no ciclo cardíaco, duração, localização, irradiação, intensidade, timbre e tonalidade, e se sofre alteração com o ciclo respiratório, decúbito do paciente ou com exercício físico:

1. Situar um sopro corretamente no ciclo cardíaco representa a primeira e mais importante etapa semiológica. Sugere-se que o examinador, ao proceder à ausculta cardíaca, palpe simultaneamente o pulso carotídeo e, através dele, defina a fase sistólica, já que sopros que coincidem com o pulso arterial são sistólicos, enquanto os que estão fora desse pulso são diastólicos. De acordo com a situação no ciclo cardíaco, os sopros podem ser: sistólicos, diastólicos, sistodiastólicos ou contínuos.

   O sopro sistólico pode ser classificado como ejetivo, que exibe caráter em crescendo-decrescendo e termina antes da segunda bulha, ou regurgitativo, presente durante toda a sístole e que encobre a primeira bulha.

2. Para expressão da duração do sopro dentro do ciclo cardíaco (dentro da sístole ou da diástole) recorre-se aos prefixos gregos *proto* (início), *meso* (meio), *tele* (final) ou *holo* (total, inteiro) – p. ex., protossistólico, mesossistólico, telediastólico, holodiastólico (Figura 70.1).

3. Localização e irradiação: descrevem-se o local de maior intensidade (p. ex., em borda esternal esquerda alta [BEEA], média [BEEM], baixa [BEEB]) e sua irradiação.
4. Intensidade: classifica-se a intensidade em cruzes, variando de 1+ a 6+:
   - 1+/6: tão leve que só é audível após esforço intenso do examinador;
   - 2+/6: leve (mas prontamente detectável);
   - 3+/6: proeminente, mas não forte;
   - 4+/6: moderado, já se acompanhando de frêmito;
   - 5+/6: muito forte, com a campânula parcialmente levantada;

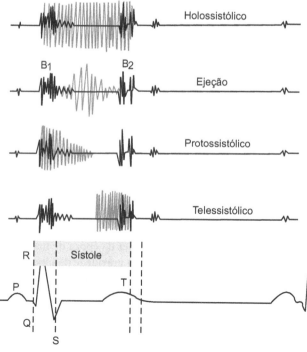

Figura 70.1 Os quatro tipos de sopros.

- 6+/6: audível com o estetoscópio afastado da parede torácica.
5. Timbre e tonalidade: dependem do modo de vibração, sendo divididos em sopros ruidosos (a maioria dos sopros) e sopros musicais.
6. Avalia-se se o sopro sofre alteração com o ciclo respiratório, com o decúbito do paciente (ausculta-se o paciente deitado, sentado e em pé, observando sua variação) ou com exercício físico.

SOPROS INOCENTES

De modo geral, sopros inocentes são sistólicos ejetivos, de intensidade discreta e curta duração, sem irradiação, não se acompanham de frêmitos, têm intensidade < 3+/6, nunca são holossistólicos (que encobrem a B1) e nunca ocorrem isoladamente na diástole. Podem ser contínuos como o sopro de zumbido ou rumor venoso. Sua variabilidade com a respiração, mudança de posição ou compressão torácica com estetoscópio é uma característica importante. São mais comuns depois do primeiro ano de vida.

Tipos de sopros inocentes
Sopro de Still

Sopro vibratório ou musical, descrito por George F. Still em 1909, cuja analogia acústica se faz com a vibração de um pedaço de fio tenso ou de um diapasão. O mais comum dos sopros inocentes, prevalece entre os 2 e os 7 anos de idade. Decorre da vibração de estruturas moles do coração jovem, talvez do próprio miocárdio, tendo sido atribuído à turbulência do sangue ao passar através das cordas tendíneas no interior do ventrículo esquerdo.

O sopro inicia-se logo após B1, é curto e de baixa frequência (mais audível com a campânula do estetoscópio). Alcança amplitude máxima com o paciente na posição supina. Exacerba-se com exercício físico, excitação ou febre. Diminui ou desaparece na posição ortostática e reaparece quando o paciente é posicionado de cócoras. Pode desaparecer também com a extensão do pescoço e a projeção do tórax para frente. Em geral, tem intensidade de grau 2+/6+, variando dos graus 1 a 3. Sua localização máxima é ao longo da borda esternal esquerda baixa com irradiação para a borda média ou o ápice, e não há propagação para a região axilar e/ou dorsal.

Faz diagnóstico diferencial com: miocardiopatia hipertrófica (o sopro dessa cardiopatia diminui com o aumento da resistência vascular sistêmica [p. ex., paciente de cócoras], diferentemente do sopro de Still); comunicação interventricular muscular pequena (o sopro cessa abruptamente no final da sístole) e prolapso da valva mitral (sopro de alta frequência, no ápice, na sístole tardia [telessístole], sendo precedido por cliques).

Sopro de fluxo pulmonar

Segundo sopro mais comum, é auscultado em crianças com mais de 3 anos de idade, adolescentes, adultos jovens e, frequentemente, na gestação ou nos quadros de anemia. Tipicamente, localiza-se no segundo espaço intercostal esquerdo (BEEA), podendo irradiar-se até a região infraclavicular esquerda. Inicia-se após B1, alcança intensidade máxima na primeira metade da sístole e termina bem antes de B2, apresentando, assim, configuração em crescendo-decrescendo.

Sopro de frequência mais alta e timbre áspero, o que o difere do sopro de Still, mais audível com a membrana do estetoscópio ou utilizando-se compressão moderada da campânula, de preferência com o paciente na posição supina, acentua-se com exercício, excitação, febre ou durante apneia expiratória e diminui com a manobra de inspiração profunda, durante a qual pode até desaparecer. Tem intensidade de 2+/6+ e consiste em vibrações de ejeção normal no tronco pulmonar durante a sístole ventricular direita.

Pode estar presente em casos de *pectus excavatum*, dorso reto ou cifoescoliose, que provocam compressão ou aproximação da via de saída do ventrículo direito à parede torácica.

Faz diagnóstico diferencial com: estenose pulmonar (EP), comunicação interatrial (CIA) e hipertensão pulmonar (HP). A avaliação da segunda bulha (B2), alterada nessas patologias, auxilia a diferenciação: na EP, a segunda bulha apresenta-se hipofonética; na CIA, desdobrada, ampla e fixa; na HP, hiperfonética, podendo ser única ou desdobrada. Um desdobramento fisiológico de B2, associado a exames complementares normais, confirma a existência real do sopro funcional.

Sopro pulmonar periférico

Audível em recém-nascidos normais, principalmente em prematuros, associa-se a angulação ou estreitamento de ramos periféricos das artérias pulmonares após o fechamento do canal arterial. Tende a desaparecer entre o quinto e o sexto mês de vida.

Trata-se de um sopro suave protomesossistólico de grau 1 ou 2, mais audível na região infraclavicular, tanto direita como esquerda e nas regiões axilar e dorsal. A segunda bulha é normal. Esse sopro apresenta distribuição torácica difusa, de mesma intensidade nas regiões anteriores direita e esquerda, axilares e dorso. Não há clique de ejeção. Muda com a variação da frequência cardíaca e aumenta de intensidade com sua diminuição.

O diagnóstico diferencial deverá ser feito com o sopro da estenose significativa de vasos pulmonares de outras etiologias, como na síndrome de Williams, na rubéola congênita, ou que acompanha hipoplasia ou estreitamentos das artérias pulmonares, cuja característica auscultatória é indistinguível.

Sopro sistólico supraclavicular

Presente em crianças na fase escolar e em adolescentes, sua causa não é bem compreendida. Existem evidências de que se origina nas artérias braquiocefálicas, possivelmente próximo a suas origens aórticas.

Esse sopro atinge intensidade máxima acima das clavículas e tende a ser mais intenso à direita, embora seja audível bilateralmente. Pode ser muito evidente na região supraesternal. Apresenta configuração em crescendo-decrescendo, início abrupto, duração breve e alcança o máximo na primeira metade da sístole (mesossistólico), podendo irradiar-se para a região infraclavicular.

Procede-se à ausculta com o paciente sentado, com os ombros relaxados e os braços estendidos ao longo do tórax. A compressão parcial da artéria subclávia intensifica o sopro, enquanto a compressão intensa, capaz de obstruir o pulso radial homolateral, faz o sopro desaparecer. A hiperextensão dos ombros diminui esse sopro arterial.

No diagnóstico diferencial, deve ser considerada a estenose supravalvar aórtica.

Sopro sistólico aórtico

Geralmente presente em crianças em idade escolar, adolescentes e adultos, predomina na área aórtica (foco aórtico e aórtico acessório), ejetivos mesossistólicos. Ocorre em situações em que há aumento do débito cardíaco, ou seja, aumento do fluxo na aorta (p. ex., atletas, ansiedade excessiva, anemia, hipertireoidismo, febre). A manobra de Valsalva intensifica o sopro sistólico, e a posição de cócoras, ao aumentar o retorno venoso, diminui a intensidade do sopro.

O diagnóstico diferencial é feito com miocardiopatia hipertrófica obstrutiva (convém valorizar história familiar de morte súbita em indivíduos jovens durante ou após exercícios físicos).

Zumbido ou rumor venoso

O sopro contínuo inocente mais encontrado, é detectado na base do pescoço, lateralmente ao músculo esternocleidomastóideo. Decorre da turbulência do sangue proveniente da veia jugular interna e subclávia ao entrar na cava superior ou na angulação da veia jugular interna, ao passar sobre o processo transverso do atlas.

Tende a ser mais intenso na região cervical direita com a criança sentada. Atinge intensidade máxima de 3+/6+. Diminui de intensidade ou pode desaparecer com a compressão da jugular ou com a lateralização da cabeça em direção ao sopro.

Faz diagnóstico diferencial com persistência do canal arterial (PCA) e colateral.

SOPROS ORGÂNICOS

Os sopros orgânicos (patológicos) não se alteram com a posição do paciente, podem apresentar qualquer intensidade, mas geralmente são de baixa frequência, mais longos e ou propagação mais ampla do que os sopros funcionais. Podem se apresentar em qualquer fase do ciclo cardíaco, e sua intensidade é determinada pelo tamanho do orifício ou do vaso por onde passa o sangue, pela diferença de pressão (gradiente) através do estreitamento e pelo fluxo ou volume de sangue através do local.

São sopros ocasionados por alguma alteração estrutural congênita ou por lesões adquiridas durante a vida.

Tipos de sopros orgânicos

Sopro de ejeção

Auscultado em casos de alterações anatômicas que ocasionam alguma obstrução ao fluxo do sangue dos ventrículos para as grandes artérias (p. ex., sopro da estenose pulmonar, estenose aórtica) ou nas lesões de *shunt* em razão do maior volume ejetado através de uma valva (estenose relativa).

Sopro de regurgitação

Audível desde o início da sístole, encobrindo a B1, ocupa todo o período sistólico com intensidade mais ou menos igual e termina imediatamente antes da B2. Esses sopros são causados pela regurgitação de sangue do ventrículo para o átrio, quando há insuficiência mitral ou tricúspide, ou de um ventrículo para o outro, na presença de comunicação interventricular.

Sopro contínuo

Audível em toda sístole e diástole, encobre tanto B1 como B2. Decorrente do fluxo sanguíneo lento e turbulento, seguindo um fluxo que vai do gradiente de maior pressão para o de menor pressão, geralmente é audível na região infraclavicular e no dorso, podendo estar presente em casos de PCA, colaterais brônquicas, fístulas coronariocavitárias e arteriovenosas e janela aortopulmonar (Figura 70.2).

Sopro diastólico

Esse sopro patológico ocorre em caso de insuficiência das valvas semilunares ou estenose da valva mitral ou tricúspide (Figura 70.3).

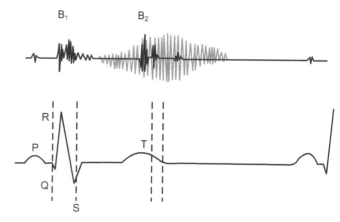

Figura 70.2 Sopros contínuos.

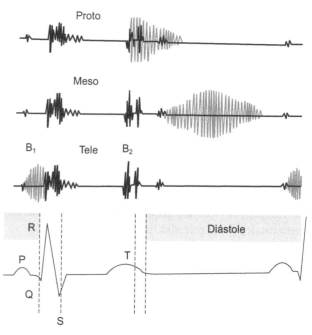

Figura 70.3 Sopro diastólico.

Sopro sistodiastólico

Sopro que ocorre durante a sístole e durante a diástole, geralmente está presente em casos de dupla lesão valvar (insuficiência e estenose).

CONSIDERAÇÕES FINAIS

A avaliação do sopro cadíaco deve ser detalhada, em conjunto com a avaliação clínica geral, em busca de sintomas e sinais que possam conduzir ao diagnóstico de cardiopatia congênita.

Bibliografia

Atik E. Cardiopatia na criança assintomática. Revista da Sociedade de Cardiologia do Estado de São Paulo (SOCESP). 1997; 6:798-804.

Cassidy SC, Allen H, Philips Jr. History and Phisical examination. In: Mass and Adoms Heart Disease in moths, children and adolescents.8 ed. Philadelphia: Wolters Keuwer, 2014:91-13

Perloff JK. Normal on innocent murmurs. In Perloff's clinical recognition of congenitos heart disease. 6 ed Philadelphia: Elsevier, 2012: 30-46

Santana MVT, Silva MAP. Cardiopatias congênitas no recém-nascido – diagnóstico e tratamento. 3. ed. Rio de Janeiro: Atheneu, 2014: 90-5

Capítulo 71

Febre Reumática

Ana Luiza Magalhães de Andrade Lima
Cristina de Paula Quirino Mello
Cleusa Cavalcanti Lapa Santos

INTRODUÇÃO

A febre reumática (FR) é complicação tardia, não supurativa, decorrente de infecção de orofaringe causada por estreptococos β-hemolíticos do grupo A de Lancefield em indivíduos geneticamente predispostos. A doença persiste como grave problema de saúde pública nos países em desenvolvimento, sendo a principal causa de internamentos por doenças cardiovasculares de crianças com mais de 5 anos de idade e adultos jovens. As sequelas valvares decorrentes da doença são causa frequente de indicação cirúrgica nesses indivíduos, o que ocasiona grande impacto socioeconômico.

EPIDEMIOLOGIA

Os estreptococos do grupo A são agentes bacterianos habituais envolvidos nas infecções da orofaringe na criança, principalmente na faixa etária de 5 a 15 anos, sendo menos frequentes nos primeiros 3 anos de vida e na idade adulta. Estima-se que a maioria das crianças desenvolva pelo menos um episódio de faringite por ano, dos quais cerca de 15% a 20% serão ocasionados pelos estreptococos do grupo A e 80% por agentes virais.

A FR aguda acomete crianças predominantemente na faixa de risco para a faringite estreptocócica (5 a 15 anos), embora episódios de recorrência possam acontecer ao longo das primeiras quatro décadas de vida.

Nos países em desenvolvimento, estima-se que a FR e a cardiopatia reumática afetem cerca de 20 milhões de indivíduos, sendo a principal causa de morte cardiovascular nas primeiras cinco décadas de vida.

PATOGÊNESE

Os mecanismos patogênicos ainda não estão completamente elucidados. Sabe-se que deve haver uma infecção prévia de orofaringe por estreptococos do grupo A, apesar de não estar claro o papel específico das toxinas. O mimetismo molecular, secundário à ativação de linfócitos B e T autorreativos, desempenha papel fundamental no dano tecidual ocasionado pela doença. A suscetibilidade genética também é fator-chave.

QUADRO CLÍNICO

Da instalação da faringite estreptocócica até o início do quadro clínico da FR existe um período de "latência" variável de 2 semanas até 6 meses (estes últimos nos casos de coreia isolada).

Sinais e sintomas inespecíficos, como palidez, mialgia, dor abdominal, fatigabilidade e epistaxe, podem estar presentes no início da doença. Os critérios de Jones devem ser obedecidos para o diagnóstico da FR, ou seja, a presença de dois critérios maiores ou de um maior e dois menores, tendo como denominador comum a constatação de estreptococcia recente (Quadro 71.1).

No entanto, vale destacar que, em publicação recente da American Heart Association (AHA), chamam atenção as evidências de que, em áreas endêmicas (como é o caso de regiões brasileiras), a FR pode se apresentar de maneiras atípicas, com predomínio de artralgia ou monoartrite em vez da clássica poliartrite migratória, febre mais baixa (a partir de 38°C) e cardite subclínica.

Quadro 71.1 Critérios de Jones modificados

Critérios maiores	Critérios menores
Cardite	Febre
Artrite	Artralgia
Coreia de Sydenham	Elevação de proteínas inflamatórias (VHS, PCR)
Eritema marginado	
Nódulos subcutâneos	Aumento do intervalo P-R no ECG

Fonte: American Heart Association (AHA).

Cardite

Critério maior mais encontrado no primeiro episódio, presente em 50% a 70% dos casos, a cardite é a mais grave e importante manifestação da doença em sua fase aguda, podendo levar a sequelas valvares tardias ou até mesmo ao óbito. O envolvimento cardíaco é descrito como pancardite por ser potencialmente capaz de comprometer pericárdio, miocárdio e endocárdio. A valva mitral é a mais frequentemente acometida, seguida pela aórtica. A cardite caracteriza-se, clinicamente, por taquicardia persistente, ritmo de galope, atrito pericárdico, aparecimento de sopros ou exacerbação de sopros preexistentes, além de sintomas de congestão pulmonar, como desconforto respiratório e taquipneia, ocasionalmente confundidos com episódios de pneumonia. A gravidade da cardite pode variar de leve a intensa, algumas vezes com quadro de insuficiência cardíaca rebelde a tratamento clínico, necessitando, inclusive, cirurgia para troca valvar na fase aguda. O sopro usualmente encontrado é o de insuficiência mitral (holossistólico, regurgitativo, no ápex, podendo irradiar-se para axila e dorso). A lesão da valva aórtica origina um sopro diastólico de alta frequência, audível em foco aórtico e no bordo esternal esquerdo. Outro sopro que pode estar presente na fase aguda é o de Carey-Coombs (mesodiastólico, apical), que resulta da valvite mitral.

Destaca-se também a cardite subclínica, na qual os achados de disfunção valvar não estão presentes clinicamente (ou não são percebidos pelo avaliador) e o diagnóstico do acometimento cardíaco é estabelecido a partir do ecocardiograma.

Artrite

O comprometimento articular é o segundo critério maior mais frequente, observado em torno de 35% a 65% dos casos no primeiro surto e mais comum em crianças mais velhas e adultos. Classicamente, a artrite é descrita como poliartrite migratória, assimétrica, que acomete grandes articulações (joelhos, tornozelos, cotovelos e punhos), dura em torno de 4 semanas, não deixa sequelas e apresenta excelente resposta ao ácido acetilsalicílico (AAS).

Em populações de alto risco epidemiológico, como a população de aborígenes australianos, monoartrite (asséptica ou não) apresentou-se como a única manifestação articular em casos confirmados de FR.

A poliartralgia, embora possa estar presente como única manifestação articular em populações de alto risco, persiste como critério menor de Jones.

Coreia

A coreia de Sydenham é manifestação mais tardia, podendo apresentar período de latência de 1 a 6 meses. Mais comum no gênero feminino, caracteriza-se por movimentos incoordenados, involuntários, que tendem a exacerbar-se com excitação e desaparecer durante o sono, podendo ainda ser acompanhados de hipotonia muscular. Disartria, disfagia e labilidade emocional podem estar presentes. Isoladamente, excluídas outras causas, a presença de coreia determina o diagnóstico de FR.

Nódulos subcutâneos

Nódulos subcutâneos são raros na FR e, classicamente, estão associados a cardite grave. São nódulos indolores, pequenos, firmes, móveis, que não apresentam sinais flogísticos e localizam-se nas superfícies extensoras das articulações e saliências ósseas, sendo observados em joelhos, cotovelos e coluna.

Eritema marginado

Caracteriza-se por lesões maculares, não pruriginosas, de bordos eritematosos e centro claro, evanescentes. São vistas, usualmente, no tronco e nas raízes dos membros, podendo surgir ou intensificar-se com o calor.

DIAGNÓSTICO

Apesar dos exames laboratoriais disponíveis, o diagnóstico da FR continua a ser eminentemente clínico. Os critérios estabelecidos por Jones e posteriormente modificados (Quadro 71.2) ainda têm sido recomendados em todo o mundo para o diagnóstico da doença em sua fase aguda. São divididos em maiores e menores, e o achado de dois sinais maiores ou um maior e dois menores acrescidos de evidência de uma estreptococcia recente revela alta probabilidade de FR aguda. A coreia de Sydenham, por se tratar de manifestação clínica tardia, é o único critério que pode se apresentar de maneira isolada, sem necessidade de confirmação estreptocócica prévia.

Alguns diagnósticos diferenciais das principais manifestações da febre reumática encontram-se listados no Quadro 71.2.

Exames laboratoriais

É importante ressaltar que não existe exame laboratorial específico para diagnóstico de FR. Dois grupos de exames são utilizados na prática clínica: os que evidenciam a ocorrência de infecção estreptocócica recente (cultura de secreção de orofaringe, teste rápido para detecção de antígeno estrepto-

Quadro 71.2 Diagnósticos diferenciais das principais manifestações da febre reumática

Artrite	Cardite	Coreia
Artrite séptica (gonocócica)	Regurgitação mitral fisiológica	Intoxicação medicamentosa
Colagenoses (artrite idiopática juvenil)	Prolapso de valva mitral	Doença de Wilson
Artropatia viral	Doença congênita da valva mitral	Tique
Leucemia	Doença congênita da valva aórtica	Encefalite
Endocardite infecciosa	Endocardite infecciosa	Tumor intracraniano
Artrite reativa pós-estreptocócica	Doença de Kawasaki	Distúrbio metabólico
Púrpura de Henoch-Schönlein	Miocardite	Doença autoimune (lúpus)

Fonte: Circulation, maio 2015.

cócico ou aumento dos títulos de anticorpos antiestreptocócicos) e os que são indicativos de processo inflamatório em curso (leucocitose, aumento da velocidade de eritrossedimentação [> 60mm/h], proteína C reativa positiva [> 3mg/dL] e mucoproteína sérica).

O eletrocardiograma entra nos critérios menores, com aumento do intervalo P-R, devendo ser devidamente interpretado pelo pediatra geral.

Exames para avaliação complementar do comprometimento cardíaco, como radiografia do tórax e ecocardiograma, devem ser realizados nos casos em que há suspeita de cardite. Em publicação recente da AHA sobre a revisão dos critérios de Jones modificados, frisa-se a importância do ecocardiograma na avaliação do paciente com suspeita de FR, em especial para detecção dos casos de cardite subclínica. Entretanto, é importante salientar que esse exame nem sempre estará disponível, com facilidade, em grande parte dos hospitais públicos brasileiros.

TRATAMENTO

O tratamento é fundamentado nos seguintes aspectos:

1. Medidas gerais, que devem incluir internamento hospitalar, repouso no leito e solicitação de exames laboratoriais.
2. Terapia antimicrobiana, que deve ser realizada em todos os casos para erradicação do estreptococo da orofaringe, seguida de instituição de profilaxia secundária a longo prazo. O fármaco de escolha é a penicilina benzatina, na dose de 600.000UI para crianças com menos de 20kg e 1.200.000UI para crianças com mais de 20kg e adultos. Em casos de alergia à penicilina, eritromicina, na dose de 40mg/kg/dia, a cada 8 ou 12 horas, pode ser usada por 10 dias.

    A penicilina benzatina pode ser administrada com lidocaína a 2%, sem vasoconstritor, para que a aplicação seja menos dolorosa, nos casos em que o paciente rejeite seu uso por queixa de dor.
3. O tratamento do processo inflamatório deve ser instituído somente após confirmação diagnóstica, sendo um erro comum a administração de anti-inflamatórios antes de estabelecido o diagnóstico.

    O AAS, na dose de 10mg/kg/dia, dividida em quatro tomadas, apresenta, habitualmente, excelente resposta terapêutica, levando a rápida melhora da febre, da artrite e da artralgia. Pacientes que apresentam alergia ou intolerância ao AAS podem fazer uso de naproxeno, na dose de 10 a 20mg/kg/dia.

    O uso de esteroides está indicado nos casos de cardite, levando a melhora significativa do quadro clínico e laboratorial. Prednisona, na dose de 1 a 2mg/kg/dia, em dose única ou dividida em duas ou três tomadas, é o fármaco de escolha. Casos que não respondam à corticoterapia convencional, com grave insuficiência cardíaca, podem beneficiar-se do uso de metilprednisolona EV.

    Em recente metanálise, não se observou diferença, a longo prazo, entre os doentes que fizeram uso de AAS ou corticoide, quando foi analisada a ocorrência de lesão cardíaca residual.

O tratamento da insuficiência cardíaca inclui repouso no leito e uso de medicações como digital, diuréticos e inibidores da enzima de conversão da angiotensina.

O tratamento da coreia inclui medidas gerais, como repouso em ambiente tranquilo. Medicações como haloperidol, diazepam, carbamazepina ou ácido valproico podem ser necessárias. Não existe evidência de que o uso de corticoide seja benéfico nesses casos.

Profilaxia secundária

Deve ser instituída em todo paciente com diagnóstico de FR com o objetivo de prevenir a colonização ou infecção das vias aéreas superiores por estreptococo β-hemolítico do grupo A, evitando, dessa maneira, a ocorrência de novos episódios de FR aguda que poderiam ocasionar o desenvolvimento de lesão cardíaca ou o agravamento de lesão preexistente.

Penicilina benzatina, usada a cada 3 semanas, continua sendo o agente de primeira escolha. Pacientes alérgicos à penicilina devem fazer uso de sulfadiazina ou, na impossibilidade de seu uso, eritromicina (Quadro 71.3).

A duração da profilaxia deve ser adaptada a cada paciente:

- **Paciente sem envolvimento cardíaco:** até os 18 anos de idade ou por 5 anos após o último surto (considerar o período mais longo).
- **Paciente com envolvimento cardíaco:** até os 25 anos ou por 10 anos após o último surto (considerar o período mais longo).
- **Paciente com lesão valvar residual grave ou após cirurgia cardíaca:** por toda a vida.

EVOLUÇÃO TARDIA

A sequela mais importante da FR é a lesão valvar permanente, que acomete principalmente a valva mitral, seguida do acometimento das valvas mitral e aórtica e da valva aórtica isoladamente. As valvas tricúspide e pulmonar raramente são lesionadas.

O momento cirúrgico ideal para troca valvar na criança permanece incerto.

Quadro 71.3 Profilaxia secundária

Medicação	Dose	Intervalo
Penicilina G benzatina	Peso < 20kg: 600.000UI IM Peso ≥ 20kg: 1.200.000UI IM	A cada 21 dias
Penicilina V	250mg VO	A cada 12h
Alérgicos à penicilina		
Sulfadiazina	Peso < 30kg: 500mg VO Peso ≥ 30kg: 1g VO	1 ×/dia
Alérgicos à penicilina e à sulfadiazina		
Eritromicina	250mg VO	A cada 12h

Bibliografia

Amir J, Ginat S, Cohen YH, Marcus TE, Lekker N, Varsano I. Lidocaine as a diluent for administration of benzathine penicillin G. Pediatric Infect Dis J 1998 Oct; 17(10):890.3.

Folger GM, Hajar R, Robida A et al. Ocorrence of valvar heart disease in acute rheumatic fever without evident carditis: colour-flow Doppler identification. Br Heart J 1992; 67:434-8.

Gewitz MH, Baltimore RS, Tani LY et al. on behalf of the American Heart Association Committee on Rheumatic Fever, Endocarditis, and Kawasaki Disease of the Council on Cardiovascular Disease in the Young; Revision of the Jones Criteria for the diagnosis of Acute Rheumatic Fever in the Era of Doppler Echocardiography; A scientific statement from de American Heart Association/Circulation, May 2015.

Gibofsky A. Epidemiology and pathogenesis of acute rheumatic fever em UpToDate, Post TW (Ed), UpToDate, Waltham, MA. Acessado em 13/07/2015).

Minich LL, Tani LY, Pagotto LT et al. Doppler echocardiography distinguishes between physiologic and pathologic "silent" mitral regurgitation in patients with rheumatic fever. Clin Cardiol 1997; 20:924-7.

Narula J, Virmani R, Reddy KS, Tandon R (eds.) Rheumatic fever. Washington: American Registry of Pathology, 1999:103-94.

Rheumatic fever and rheumatic heart disease. Report of a WHO expert committee. Genova: World Health Organization, 2001 (Technical Report Series n° 923).

Veasy LG, Wiedmeier SE, Orsmond GS et al. Ressurgenge of acute rheumatic fever in the intermountain area of the United States. N Engl J Med 1987; 316:421-7.

# SEÇÃO XII

Manejo Ambulatorial das Doenças mais Frequentes em Hematologia

Capítulo 72

Anemias Carenciais

Eduardo Jorge da Fonseca Lima
Maria Isabella Londres Lopes

INTRODUÇÃO

Este capítulo abordará as anemias resultantes da deficiência de nutrientes encontrados em alimentos comumente presentes na dieta e que são necessários para uma eritropoese adequada. A deficiência de ferro e a anemia ferropriva ainda são consideradas um problema de saúde pública de ordem global, especialmente nos países de baixa renda, com repercussões negativas tanto para a saúde do indivíduo como para o crescimento socioeconômico de uma região. A anemia decorrente da deficiência de folato e vitamina B_{12}, apesar de menos frequente, pode estar associada a danos irreversíveis no crescimento e desenvolvimento da criança, naqueles casos de deficiência mais grave.

ANEMIA FERROPRIVA

A deficiência de ferro e a anemia ferropriva estão entre as mais graves e prevalentes carências nutricionais no mundo, afetando todos os grupos etários, especialmente as crianças mais jovens e as gestantes, com prejuízo ao crescimento e desenvolvimento saudáveis.

O ferro é um elemento essencial a várias funções no organismo, incluindo respiração, produção de enegia, síntese de DNA e proliferação celular. Por definição, a deficiência de ferro consiste em um estado insuficiente de ferro para manter as funções fisiológicas normais no organismo, havendo redução dos estoques corporais. A deficiência de ferro precede o surgimento da anemia, mas pode persistir sem progressão, sendo a anemia o estágio mais grave dessa deficiência, diagnosticada quando os níveis de hemoglobina estão dois desvios padrões abaixo dos valores de referência para gênero e idade segundo a Organização Mundial da Saúde (OMS).

A deficiência de ferro afeta mais de dois bilhões de pessoas no mundo e, como consequência, a anemia ferropriva constitui-se no tipo mais comum de anemia. A OMS estima que haja 600 milhões de crianças (pré-escolares e escolares) anêmicas no mundo e que pelo menos metade desses casos seja atribuída à deficiência de ferro. Apesar de programas de prevenção terem reduzido a prevalência da anemia ferropriva em termos globais, este ainda é um problema preocupante sobretudo nas nações que contam com recursos limitados, onde são mais frequentes as carências nutricionais, os quadros infecciosos e as infestações parasitárias. Cabe ressaltar que a deficiência de ferro (sem anemia), além de muito mais frequente nas crianças jovens do que a própria anemia, também está associada a efeitos negativos a longo prazo, às vezes irreversíveis, no neurodesenvolvimento.

A anemia ferropriva é a mais importante forma de anemia na infância e atinge todas as classes socioeconômicas, embora seja mais frequente em famílias de baixa renda. Em crianças e adolescentes, a necessidade de ferro para o crescimento pode exceder o suprimento da dieta e dos estoques. O pico de incidência ocorre entre 9 e 24 meses, devido ao rápido crescimento, principalmente no primeiro ano de vida. As necessidades de ferro declinam posteriormente, voltando a aumentar durante a adolescência por conta da aceleração do crescimento.

Nos países em desenvolvimento, a prevalência de anemia em crianças com menos de 4 anos de idade e na faixa etária compreendida entre 5 e 14 anos é de 39% e 48,1%, respectivamente, de acordo com dados da OMS. Mesmo em países desenvolvidos, até 15% dos lactentes têm deficiência de ferro por volta de 1 a 2 anos de idade, e aproximadamente 4% são anêmicos.

Estudo desenvolvido com dados da III Pesquisa Estadual de Saúde e Nutrição do Estado de Pernambuco (III PESN/PE) de 2006, que abrangeu municípios urbanos e rurais, avaliou a prevalência de anemia em crianças de 6 a 59 meses de idade. A prevalência ponderada de anemia no estado foi de 33,8%, sem diferença estatisticamente significativa entre as áreas urbanas e rurais. Observou-se, ainda, que a prevalência foi maior entre crianças menores de 24 meses, fase em que ocorre a aceleração do crescimento, com maior necessidade de ferro. Quando esses dados são comparados aos encontrados na II Pesquisa Estadual de Saúde e Nutrição de Pernambuco (II PESN/PE), nota-se uma evolução favorável, demonstrada pela diminuição de 11,7% na prevalência de anemia em crianças de 6 a 23 meses entre 1997 e 2006 e de 33,4% no grupo de 24 a 59 meses, verificando-se redução de 19,3% no conjunto de menores de 5 anos de idade.

As elevadas prevalências da anemia e suas repercussões na saúde das crianças envolvem aspectos socioeconômicos, biológicos, nutricionais e culturais, tornando necessária a adoção de medidas eficazes para seu controle.

Metabolismo do ferro

O conteúdo do ferro corporal é de 3 a 4g, distribuídos em compostos funcionais ou essenciais (aproximadamente 80%), compostos de armazenagem (cerca de 20%) e na forma de transporte (apenas 1%). Os compostos funcionais são representados pelas hemeproteínas (hemoglobina, mioglobina, citocromos, catalases, peroxidases), implicadas em processos metabólicos e oxidativos. A hemoglobina, que corresponde a 65% do ferro corporal total, transporta o oxigênio para os tecidos por meio da corrente sanguínea. A mioglobina, presente nos músculos, contém aproximadamente 10% do ferro corporal total e é responsável pela fixação de O_2 transportado pela hemoglobina, propiciando reações metabólicas com produção de energia.

O armazenamento do ferro faz-se sob a forma de ferritina (70%) e hemossiderina, em sua maior parte no fígado e na medula óssea e em menor quantidade no baço e na musculatura esquelética. O transporte do ferro é realizado principalmente pela transferrina.

A homeostase do ferro é mantida pelos mecanismos de utilização, absorção e eliminação. As hemácias têm vida média de 120 dias e, após sua destruição, o ferro é reciclado e reutilizado, suprindo 95% das necessidades para síntese de hemoglobina no adulto e 70% na criança. O restante do ferro necessário é fornecido pela dieta.

A absorção ocorre no intestino delgado, particularmente no duodeno, representando o principal mecanismo na regulação do balanço do ferro. A capacidade de absorção depende dos estoques corporais (maior absorção quando deficientes), dos níveis da atividade eritropoética na medula óssea e também da dieta. O fígado, por meio do hormônio regulador hepcidina, desempenha papel central na determinação da quantidade de ferro a ser absorvida no intestino e em sua liberação dos locais de armazenamento. A hepcidina diminui a absorção intestinal e a liberação pelos macrófagos e hepatócitos, mantendo o ferro corporal total dentro dos limites da normalidade, sem deficiência ou excesso. A expressão desse hormônio encontra-se diminuída na anemia ferropriva.

Para a manutenção de níveis adequados na infância, é necessária a absorção de aproximadamente 1mg de ferro por dia, por isso a quantidade incluída nas refeições diariamente deve corresponder a cerca de 10mg, já que a absorção do ferro da dieta é inferior a 10%. O ferro contido nos alimentos apresenta-se de duas formas, de acordo com seu mecanismo de absorção: ferro heme e não heme.

De modo geral, a biodisponibilidade (facilidade de absorção pelo organismo) do ferro alimentar está associada ao tipo de alimento do qual ele é proveniente. O ferro heme (forma ferrosa, Fe^{++}), derivado das hemeproteínas presentes em alimentos de origem animal, tem elevada biodisponibilidade, não sofrendo interferência dos fatores inibidores da absorção. O ferro não heme (forma férrica, Fe^{+++}), presente em alimentos de origem vegetal, apresenta baixa biodisponibilidade. Necessita ser reduzido à forma ferrosa para ser absorvido. A absorção do ferro não heme é facilitada pela acidez gástrica e por componentes da dieta (ácido ascórbico, frutose, citrato, aminoácidos presentes nas carnes e carotenoides). Alguns alimentos contêm substâncias formadoras de complexos insolúveis que inibem a absorção do ferro: fitatos (presentes nos cereais), polifenóis (alguns vegetais), cálcio (leite e derivados) e tanino (chá) são alguns exemplos.

A eliminação fisiológica do ferro é pequena, ocorrendo principalmente pela descamação de células das mucosas intestinais e da pele. Quantidades mínimas são perdidas na urina.

As necessidades diárias de ferro incluem não apenas a quantidade que precisa ser absorvida com a finalidade de reposição das perdas fisiológicas, mas também a demanda de ferro exigida em certas situações, como crescimento e gravidez. Entre as perdas fisiológicas, deve-se considerar a menstruação. Os valores de referência de ingestão dietética de ferro encontram-se resumidos no Quadro 72.1.

Etiologia

Em crianças, especialmente nas fases de crescimento acelerado, a anemia ferropriva é primariamente nutricional, em virtude da inadequação do ferro na dieta. Ao nascimento, com o início da respiração, diminuem os níveis de eritropoetina e cessa a eritropoese, levando ao declínio dos níveis de hemoglobina na primeira semana de vida, o que persiste por 6 a 8 semanas. Além disso, a menor sobrevida dos eritrócitos fetais e a necessidade de expansão do volume sanguíneo no primeiro trimestre de vida explicam a fisiopatologia da anemia fisiológica do lactente. Em torno de 2 a 3 meses de idade, quando os níveis de hemoglobina alcançam 9 a 10g/dL em

Quadro 72.1 Recomendações diárias de ferro de acordo com faixa etária, gênero e condições fisiológicas

Categoria	Idade	Ferro (mg/dia)
Crianças	0 a 6 meses	0,27
	7 a 12 meses	11
	1 a 3 anos	7
	4 a 8 anos	10
Homens	9 a 13 anos	8
	14 a 18 anos	11
Mulheres	9 a 13 anos	8
	14 a 18 anos	15
Gestantes	≤ 18 anos	27
Lactantes	≤ 18 anos	10

Fonte: adaptado de Food and Nutrition Board, Institute of Medicine, National Academies, 2004.

lactentes a termo, recomeça o estímulo da eritropoetina e, consequentemente, há normalização da hemoglobina. Como se trata de um evento fisiológico, não é necessária a reposição de ferro.

Nas crianças normais nascidas a termo, os estoques de ferro são suficientes para suprir a necessidade na formação do sangue nos primeiros 4 a 6 meses de vida. A partir dessa idade, no entanto, as reservas se esgotam e a alimentação passa a desempenhar papel predominante no suprimento do ferro. O leite materno, apesar da elevada biodisponibilidade (aproximadamente 49%), não é mais suficiente para satisfazer os requerimentos, tornando-se necessária a introdução de alimentos complementares ricos em ferro.

Algumas situações, contudo, podem levar ao aparecimento precoce da anemia por deficiência de ferro. Prematuridade constitui fator de risco porque as reservas de ferro são insuficientes, uma vez que grande parte é formada no terceiro trimestre da gestação. Além disso, crianças prematuras apresentam maior velocidade de crescimento (a massa sanguínea total, dependendo do peso ao nascimento, terá de ser até sextuplicada ao final do primeiro ano de vida), têm menor absorção intestinal e são mais expostas a punções venosas para exames. O baixo peso ao nascer, como indicador de desnutrição ao nascimento, é considerado fator determinante de anemia, sobretudo em crianças no primeiro ano de vida. Perdas de sangue secundárias a sangramentos perinatais, hemorragias feto-maternas e transfusões feto-fetais também estão associadas ao desenvolvimento da anemia. A deficiência de ferro na gestante pode contribuir para a deficiência de ferro no lactente, pois parece haver correlação entre o conteúdo de ferro em amostra de sangue do cordão umbilical e os níveis de hemoglobina e ferritina maternos. O clampeamento tardio do cordão umbilical (em torno de 2 minutos) pode ser vantajoso para a criança nascida a termo, ao enriquecer os depósitos de ferro por pelo menos 6 meses, parecendo não haver aumento significativo no risco de icterícia e policitemia. Em mulheres com anemia grave também há diminuição dos níveis de ferro no leite materno.

Em relação à dieta, alguns hábitos contribuem para o surgimento da anemia por deficiência de ferro na infância:

- **Ingestão deficiente de ferro:** o padrão alimentar mais frequentemente observado em lactentes anêmicos consiste no desmame precoce associado ao consumo de grandes quantidades de leite integral, além da introdução tardia de alimentos ricos em ferro heme, levando ao desenvolvimento da anemia entre os 9 e os 24 meses de idade. Pode ocorrer ainda quando o leite materno é mantido como único alimento do lactente após o sexto mês de vida, período de introdução da alimentação complementar. Dietas pobres em carnes vermelhas, verduras folhosas de cor verde-escura e leguminosas ou com muitos cereais refinados oferecem pouca quantidade de ferro.
- **Composição alimentar interferindo na absorção do ferro:** o ferro heme, presente nas carnes, tem melhor biodisponibilidade do que o ferro não heme, presente nos vegetais. A presença de certos componentes da dieta, como descrito previamente, pode prejudicar a absorção do ferro (p. ex., os fitatos [presentes em grãos e sementes] e os tanatos [chás]). A ingestão excessiva de cálcio e a deficiência de vitamina C na dieta também diminuem a absorção do ferro.
- **Uso de leite de vaca integral não enriquecido:** o consumo desse tipo de leite no primeiro ano de vida está associado a perdas de sangue nas fezes, em razão dos danos à mucosa intestinal. Em pré-escolares, a ingestão de quantidades > 700mL/dia representa maior risco de anemia devido às deficientes concentrações e à baixa biodisponibilidade do ferro. O consumo de leite de vaca integral interfere ainda na absorção do ferro de outros alimentos.

Perdas de sangue devem ser sempre lembradas, principalmente nas crianças com histórico alimentar pouco sugestivo e nas mais velhas. Os sangramentos gastrointestinais, que podem ser ocultos, são os mais frequentes e têm origem nas doenças inflamatórias intestinais, pólipos, divertículo de Meckel, alergias alimentares, gastrites e úlceras pépticas. O uso de anti-inflamatórios não esteroides também contribui para a perda de sangue. Parasitoses intestinais tão comuns em nosso meio, como tricuríase, ancilostomíase e esquistossomose, levam a sangramentos, espoliando o organismo de ferro. Sangramentos provenientes de outros locais (aparelhos geniturinário e respiratório) são mais raros.

A infecção por *Helicobacter pylori* diminui a absorção intestinal por meio da competição com o hospedeiro pelo ferro disponível, além de reduzir a biodisponibilidade da vitamina C e causar microerosões que dão origem a sangramentos.

O comprometimento do duodeno, como ocorre na doença celíaca, na doença de Crohn, nas ressecções cirúrgicas e na giardíase, prejudica a absorção de ferro, que é feita nesse segmento do intestino. O uso de fármacos que diminuem a secreção gástrica também dificulta a absorção do ferro. Deve ser ressaltado que no mesmo paciente podem estar presentes, ao mesmo tempo, várias causas de anemia por deficiência de ferro, como, por exemplo, a ingestão deficiente de ferro associada a infestações por parasitas intestinais espoliadores de sangue.

Embora a prevalência seja elevada em lactentes, é importante lembrar que a anemia ferropriva também é frequente em outras idades, como na adolescência, quando, associada à alimentação inadequada, é maior a necessidade de ferro para o crescimento. A maior quantidade de mioglobina, importante no desenvolvimento da massa muscular, exige mais ferro. Durante o pico de crescimento pubertário, os adolescentes do gênero masculino chegam a aumentar em 33% suas células eritrocitárias. Nas meninas, após a menarca, a necessidade de ferro é três vezes maior do que a dos meninos em virtude das perdas menstruais, que podem representar até 1,4mg/dia.

Quadro clínico

Os sinais e sintomas da anemia ferropriva surgem gradualmente, e grande parte das crianças com quadros leves a moderados é assintomática ou apresenta manifestações discretas por conta de mecanismos compensatórios, sendo o diagnóstico muitas vezes fundamentado em exames solicitados por outros motivos. Na anamnese, podem ser referidas queixas como palidez, anorexia, geofagia, pagofagia, fadiga, fraqueza, irritabilidade, intolerância aos exercícios físicos, taquicardia, palpitações e dispneia aos esforços.

O exame físico das crianças com anemia ferropriva geralmente é normal, exceto pela palidez, que pode não ser percebida inicialmente. A palidez é o sinal mais importante da anemia, entretanto algumas condições podem alterar a coloração da pele e das mucosas por fenômenos vasomotores (estados emotivos, calor, frio, febre e exercício físico). Preconiza-se avaliação clínica da anemia mediante a coloração palmar da criança, classificando-a como normal ou com palidez leve/grave, quando comparada com a coloração palmar da genitora. Dois estudos realizados no ambulatório de pediatria do IMIP, com o objetivo de validar sinais clínicos para o diagnóstico de anemia, demonstraram que, em relação à anemia leve, qualquer indicador clínico utilizado para diagnóstico (palidez de conjuntiva, palmar, facial etc.) apresenta baixas sensibilidade e reprodutibilidade. Por outro lado, a sensibilidade melhora em todos os indicadores para o diagnóstico de anemia de moderada a grave.

Às vezes são auscultados sopros cardíacos suaves, sem irradiação, porém, dependendo da intensidade e da duração da anemia, são observados até mesmo sinais de insuficiência cardíaca grave. Em lactentes, a esplenomegalia está presente em cerca de 10% dos casos. Alterações epiteliais podem causar glossite, queilite e coiloníquia (aspecto côncavo nas unhas).

Consequências funcionais da deficiência de ferro

A deficiência de ferro, mesmo sem anemia, tem sido associada a prejuízo nas funções cognitivas, retardo no desenvolvimento físico e mental, baixo rendimento escolar, problemas comportamentais, atraso na linguagem e prejuízo nas habilidades motoras e na coordenação. Os déficits neurocognitivos são as piores consequências, afetando crianças de todas as idades; contudo, os lactentes compõem o grupo mais vulnerável, no qual esses déficits podem ser irreversíveis. Estudos realizados sobretudo em adolescentes têm demonstrado menor capacidade para o exercício físico em indivíduos com deficiência de ferro. Em virtude do comprometimento do sistema imunológico, é maior a suscetibilidade para infecções. Em crianças, a anemia ferropriva predispõe a redução na atividade fagocítica e nos níveis de imunoglobulinas. A deficiência de ferro prejudica também a imunidade celular e a produção de interleucina (IL)-2 e IL-6.

Diagnóstico

No manejo do paciente com diagnóstico de anemia por deficiência de ferro, independentemente da idade e da causa subjacente, cinco princípios vão nortear a condução do caso: (1) confirmação do diagnóstico, (2) identificação da causa, (3) correção ou controle da causa primária, (4) ferroterapia e (5) confirmação do êxito do tratamento.

O diagnóstico da anemia ferropriva baseia-se na história, no exame físico e nos exames laboratoriais. É importante tentar esclarecer a causa por meio de anamnese detalhada, que ajudará a identificar os fatores de risco implicados e direcionará os exames complementares de acordo com cada caso.

Perdas de sangue nem sempre são facilmente detectáveis, havendo necessidade, em alguns casos, de investigação de sangramentos de origem gastrointestinal ou, mais raramente, provenientes de outros locais.

De modo geral, o hemograma é suficiente para o diagnóstico da anemia ferropriva. Os valores de referência (pontos de corte) preconizados pela OMS para o diagnóstico de anemia, utilizando hemoglobina (Hb) e hematócrito, são vistos no Quadro 72.2.

Esses valores definem o diagnóstico de anemia, mas sabe-se que antes de chegar a esse nível a deficiência de ferro progrediu por várias fases até a eritropoese estar marcadamente comprometida. Não há exame isolado que confirme o diagnóstico de anemia ferropriva em todos os pacientes, e a evidência mais convincente consiste no aumento na concentração de hemoglobina após o tratamento com ferro.

A anemia ferropriva é microcítica e hipocrômica, características definidas pelos índices hematimétricos. Os índices comumente utilizados são volume corpuscular médio (VCM), hemoglobina corpuscular média (HCM), concentração de hemoglobina corpuscular média (CHCM) e *red cell distribution width* (coeficiente de variação eritrocitária – RDW).

O VCM define a microcitose, enquanto o HCM e o CHCM definem a hipocromia. Na prática, considera-se microcitose quando o VCM é < 75fL. Os três índices encontram-se diminuídos na anemia ferropriva. O RDW, obtido por meio de contadores eletrônicos, é uma medida quantitativa da anisocitose. Na anemia ferropriva são encontrados valores > 14%, refletindo a heterogeneidade no tamanho das hemácias. Poiquilocitose, uma variação no formato das hemácias, pode ser vista. Com certa frequência, observa-se aumento nas contagens de plaquetas, possivelmente resultante de um efeito inespecífico da eritropoetina, que compartilha semelhanças estruturais com a trombopoetina. A contagem de reticulócitos costuma ser normal, mas pode estar elevada.

Vários exames possibilitam a quantificação do ferro corpóreo. Entretanto, os resultados retratam apenas parte de seu metabolismo e devem ser interpretados com cautela. A maior parte desses exames é de exceção e apresenta custo elevado, estando restrita aos casos em que é necessário ampliar a investigação diagnóstica e/ou quando há resposta inadequada ao tratamento:

- **Ferritina sérica:** atualmente, é o exame mais custo-efetivo e o indicador mais precoce da deficiência de ferro, refletindo

Quadro 72.2 Valores de referência da hemoglobina e do hematócrito para diagnóstico de anemia

Idade %	Hemoglobina (g%)	Hematócrito
Crianças		
6 a 59 meses	< 11,0	< 33,0
5 a 11 anos	< 11,5	< 34,0
12 a 14 anos	< 12,0	< 36
Mulheres > 15 anos (não gestantes)	< 12,0	< 36
Mulheres gestantes	11,0	< 33
Homens > 15 anos	< 13,0	< 39

Fonte: adaptado da OMS, 2001.

as reservas corporais. Seu decréscimo marca o início do processo de ferropenia. Os valores de referência variam de acordo com a faixa etária, sendo mais elevados nos primeiros 5 meses de vida e menores na mulher em idade fértil. Como a ferritina pode estar elevada na presença de inflamação crônica, infecção, malignidade e hepatopatias, a determinação simultânea da proteína C reativa (PCR) ou alfa-1-glicoproteína ácida é necessária para descartar inflamação. Em geral, em crianças, níveis < 10 a 12µg/L estão associados à deficiência de ferro.

- **Ferro sérico:** o valor da dosagem de ferro sérico é relativo, uma vez que as alterações só são detectáveis nos estágios avançados, ou seja, depois de os depósitos de ferro terem sidos consumidos. Não é indicada para avaliação da deficiência de ferro (sem anemia). Além disso, os níveis séricos de ferro sofrem variação circadiana (pela manhã os valores são 30% mais altos do que à tarde). Dosagens de ferro sérico < 30µg/dL indicam carência de ferro no organismo.
- **Capacidade de ligação do ferro (CLF):** encontra-se aumentada na deficiência de ferro (mesmo antes de se esgotarem totalmente as reservas) e diminuída nos processos inflamatórios. Os valores normais oscilam entre 250 e 400µg/dL.
- **Saturação de transferrina (ST):** a transferrina é uma proteína transportadora do ferro na corrente sanguínea que sofre decréscimo conforme o organismo vai sendo espoliado em ferro. Valores < 14% a 16% indicam suprimento insuficiente para a eritropoese normal. Observa-se diminuição da ST também em processos inflamatórios.
- **Protoporfirina eritrocitária livre (PEL):** na ferropenia há quantidades insuficientes de ferro para combinar-se com a protoporfirina e formar o grupo heme da hemoglobina. Como consequência, ocorre acúmulo de PEL nas células vermelhas. Valores > 70µg/dL de PEL são considerados indicativos de carência de ferro. Como parte da protoporfirina livre no interior das células liga-se ao zinco, alguns ensaios utilizam a zinco-protoporfirina (ZPP).
- **Receptores solúveis de transferrina (sTfR):** a dosagem sérica dos sTfR correlaciona-se com sua concentração nas membranas celulares. Os níveis séricos dos sTfR aumentam progressivamente, quanto maior a deficiência de ferro, permitindo que a célula capte com mais eficiência o ferro, e não são afetados por processos infecciosos e/ou inflamatórios nem variam de acordo com idade, gênero e gravidez. Os valores de referência ainda não estão bem estabelecidos.
- **Concentração de hemoglobina do reticulócito (CHr):** a concentração de hemoglobina do reticulócito torna possível a determinação do ferro disponível para células recém-liberadas pela medula óssea. Também não é afetada por processos infecciosos, inflamatórios e malignos. É considerada o melhor preditor de deficiência de ferro quando os valores são baixos. Valores < 27,5pg são sugestivos de deficiência de ferro e, quando há diminuição da hemoglobina, indicam anemia ferropriva.
- **Hepcidina:** a hepcidina é um hormônio peptídico sintetizado no fígado e principal responsável pela homeostase do ferro. Parece ser bom marcador para diferenciar a anemia da inflamação da deficiência de ferro. Sua expressão está aumentada em resposta a níveis elevados de ferro tecidual ou circulante em indivíduos com processos inflamatórios e infecciosos sistêmicos, enquanto está inibida pelo aumento na eritropoese, deficiência de ferro e hipoxia tecidual. Não há exames disponíveis em nosso meio.
- **Punção de medula óssea:** a medula óssea encontra-se hipercelular, com hiperplasia eritroide. A ausência de ferro corável é definitiva para o diagnóstico. Leucócitos e megacariócitos estão normais. Esse exame, por ser invasivo, é solicitado apenas em casos de grandes dificuldades diagnósticas.

Didaticamente, a deficiência de ferro pode ser dividida em três estágios, de acordo com sua intensidade, caráter evolutivo e resultado de exames laboratoriais (Quadro 72.3):

1. **Depleção dos estoques de ferro:** diminuição das reservas de ferro, sem alterações funcionais.
2. **Depleção de ferro sem anemia:** queda do ferro circulante, havendo eritropoese ferro-deficiente. A concentração de hemoglobina ainda não está reduzida.
3. **Anemia ferropriva:** diminuição dos níveis de hemoglobina com prejuízos funcionais ao organismo proporcionais à intensidade do quadro.

Para o diagnóstico de anemia por deficiência de ferro em crianças de até 3 anos de idade, além da determinação da hemoglobina, a Academia Americana de Pediatria (AAP) recomenda que se realizem:

- Ferritina sérica + PCR ou
- Determinação do CHr

Em relação à determinação da deficiência de ferro sem anemia, pode-se utilizar ferritina sérica + PCR ou CHr.

Outra alternativa para o diagnóstico da anemia ferropriva sugerida pela AAP consiste na monitorização da resposta ao tratamento com ferro em crianças estáveis com quadro de anemia leve (Hb de 10 a 11g/dL) e que apresentem história de alimentação deficiente em ferro. O aumento de 1g/dL na concentração de Hb após 1 mês de tratamento estabelece o diagnóstico.

Tem sido proposta pela AAP uma triagem universal para anemia em torno de 1 ano idade, por meio da determinação

Quadro 72.3 Exames laboratoriais utilizados na avaliação da deficiência de ferro

Exames	Depleção do estoque	Depleção de ferro sem anemia	Anemia ferropriva
Hemoglobina	Normal	Normal	Diminuída
VCM	Normal	Normal	Diminuído
HCM	Normal	Normal	Diminuído
RDW	Normal	Normal	Aumentado
Ferro sérico	Normal	Diminuído	Diminuído
Ferritina	Diminuída	Diminuída	Diminuída
CLF	Normal	Aumentada	Aumentada
PEL	Normal	Normal	Aumentada
Receptor da transferrina	Normal	Aumentado	Aumentado

Fonte: Departamento Científico de Nutrologia, 2007.

dos níveis de Hb e avaliação de fatores de risco para anemia ferropriva, ressaltando-se que, nesse caso, há apenas a identificação de pacientes já anêmicos. Essa triagem é endossada pela Sociedade Brasileira de Pediatria (SPB), com a orientação de repetição da determinação de Hb 6 meses após a primeira e depois anualmente, entre 2 e 5 anos de idade, considerando-se como anemia valores de Hb < 11g/dL.

Diagnóstico diferencial

A anemia ferropriva deve ser diferenciada de outras condições associadas à microcitose (Quadro 72.4):

- **Síndromes talassêmicas:** no traço betatalassêmico, além da anemia leve, existe uma microcitose resistente ao tratamento com ferro, o RDW é normal (pois a microcitose é mais homogênea), e na eletroforese de hemoglobina costuma ser observado aumento da hemoglobina A_2. Além disso, podem ser identificadas células em alvo no esfregaço sanguíneo. Por outro lado, no traço alfatalassêmico não há alterações na eletroforese da hemoglobina, e o diagnóstico pode ser feito por exclusão, em paciente que se apresenta com microcitose e anemia leve, ou mesmo sem anemia, mas que não tem deficiência de ferro. Para o diagnóstico preciso, é necessária a análise do DNA. Se há microcitose intensa e presença de hemoglobina H na eletroforese, o diagnóstico é de doença da hemoglobina H, em que se pode observar um quadro de hemólise e, no exame físico, esplenomegalia.
- **Intoxicação por chumbo:** anemia microcítica e hipocrômica, RDW normal, pontilhado basófilo grosseiro dos eritrócitos, elevação nos níveis sanguíneos de chumbo, protoporfirina eritrocitária livre e coproporfirina urinária.
- **Infecções/inflamações crônicas:** trata-se de um diagnóstico de exclusão, quando se descartam outras causas da anemia em um indivíduo com as reservas de ferro preservadas. Os níveis de ferritina estão normais ou aumentados. Valores de VCM < 70fL são raros na anemia da inflamação.

Tratamento

No manejo da anemia ferropriva são essenciais o reconhecimento e a correção da causa determinante. O tratamento consiste em administração de sais de ferro e orientação dietética e tem por objetivos a normalização dos níveis de hemoglobina e dos índices hematimétricos e a reposição dos estoques de ferro corpóreo.

Orientação dietética

Os pais devem ser orientados a oferecer dieta rica em ferro, adequada à faixa etária e de acordo com os recursos familiares. O leite e os produtos lácteos contêm baixos teores desse mineral. O leite materno, apesar de não apresentar teor elevado de ferro, tem sua absorção aumentada em torno de 49% em virtude da presença da lactoferritina, contrastando com a biodisponibilidade do ferro do leite de vaca, que é de apenas 10% a 12%. Além de pobremente absorvido, o leite de vaca sacia a fome e retarda o esvaziamento gástrico, prejudicando o consumo de alimentos ricos em ferro heme; pode causar alergia às proteínas, com sangramentos gastrointestinais; inibe a absorção do ferro, através do cálcio, e contém menores níveis de vitamina C. O leite de vaca integral não enriquecido, líquido ou em pó, diluído ou não, é contraindicado para a alimentação de crianças no primeiro ano de vida, principalmente nas menores de 6 meses. Na introdução da alimentação complementar, deve-se reforçar a importância de não substituir as refeições por leite.

As fontes dietéticas mais importantes são:

- **Fontes animais:** vísceras (rins, coração e fígado), ostras, carne magra, língua, ovos.
- **Fontes vegetais:** espinafre, acelga, couve, feijão, soja, frutas (uva, maçã, pêssego), frutas secas, melaço, cereais.

É importante acrescentar alimentos que facilitem a absorção (frutas cítricas e carboidratos) e minimizar o consumo dos que a inibem (chás, café, refrigerantes, leites, verduras e cereais em excesso).

Tratamento medicamentoso

Existem várias preparações de ferro para administração oral, mas não parece haver vantagens de uma sobre as outras, sendo o sulfato ferroso o composto mais comumente prescri-

Quadro 72.4 Diferenças laboratoriais entre anemias microcíticas

	Deficiência de ferro	Traço betatalassêmico	Inflamação crônica	Intoxicação por chumbo
VCM	↓	↓	Na ↓	Na ↓
RDW	↑	N	N	Na ↑
Número de hemácias	↓	Na ↑	N	↓
Número de plaquetas	Na ↑	N	Na ↑	N
Ferritina	↓	N	Na ↑	Na ↓
Saturação da transferrina	↓	N	↓	Na ↓
Eletroforese da hemoglobina	N	↑ HbA_2	N	N
Resposta ao ferro	Melhora	Sem resposta	Sem resposta	Sem resposta
Outros	–	–	↑ VSH/PCR	↑ Concentração de chumbo

Fonte: adaptado de Richardson M, 2007.

to, com boa resposta terapêutica e preço mais acessível. Outros compostos de ferro, como hidróxido, gluconato, citrato e fumarato, ferripolimaltose e ferro quelato, podem ser usados em caso de intolerância ou má aceitação do sulfato ferroso. Não há evidências de que o acréscimo de outras substâncias, como oligoelementos e vitaminas, melhore a resposta ao ferro oral, com exceção da vitamina C.

A dose preconizada varia de 3 a 6mg/kg/dia de ferro elementar (até 200mg). Geralmente ocorre aumento de mais de 1g/dL na Hb com 4 semanas de tratamento (primeira reavaliação). Após correção da anemia, o tratamento deve ser mantido por mais 2 a 3 meses para refazer os estoques de ferro corporal.

A dose diária pode ser fracionada em duas a três vezes, para minimizar os efeitos adversos. A medicação deve ser administrada 30 a 60 minutos antes das refeições, acompanhada, se possível, de sucos cítricos, para melhor absorção do ferro. Como se trata de tratamento de longa duração, é fundamental manter um vínculo adequado com o paciente para facilitar a adesão.

Os efeitos adversos são associados ao trato gastrointestinal e incluem náuseas, vômitos, desconforto epigástrico, distensão abdominal, azia, diarreia ou constipação intestinal e alteração na coloração das fezes. As apresentações líquidas podem ocasionar manchas nos dentes, as quais são evitadas com a orientação de escovar os dentes logo após a administração. Todos esses efeitos são considerados leves, e é necessário que o paciente e os pais sejam orientados sobre eles para a garantia da continuidade do tratamento. Caso as queixas sejam mais intensas, pode-se tentar reduzir a dose, aumentar o fracionamento, recomendar a administração junto à alimentação ou até mesmo proceder à troca por outro composto de ferro. Deve ser avisado que as fezes se tornam enegrecidas durante o tratamento.

O emprego de doses semanais, em substituição a doses diárias de ferro, tem sido sugerido, partindo do princípio de que a mucosa intestinal bloqueia a absorção do ferro medicamentoso quando administrado repetidamente, já que as células do epitélio intestinal só se renovam a cada 80 horas. Entre as vantagens dessa opção terapêutica estão a simplificação do tratamento e a redução dos custos. Vários estudos evidenciam respostas semelhantes aos dois esquemas (diário e semanal).

Nos poucos casos de comprovação laboratorial da ferropenia em que exista total impossibilidade do uso do ferro oral, pode-se usar o ferro parenteral; entretanto, a menos que haja má absorção, a resposta não é mais rápida ou completa do que a observada com a administração oral adequada, sendo uma medida de exceção. A transfusão de concentrado de hemácias está indicada apenas nos casos de anemia grave com evidências de repercussões clínicas relevantes.

Com o tratamento há melhora do quadro clínico antes mesmo de algumas alterações laboratoriais. A reticulocitose é observada em 48 a 72 horas, atingindo o pico em 5 a 7 dias. Entre 4 e 30 dias há melhora da hemoglobina, ocorrendo a repleção das reservas em torno de 30 a 90 dias. Após 3 meses de tratamento, pode-se avaliar a ferritina para confirmação da resolução completa da deficiência do ferro. A melhora nos níveis de hemoglobina e nos índices hematimétricos é o melhor meio para confirmar o diagnóstico de deficiência de ferro.

Quando não há boa resposta à medicação oral, o cumprimento da prescrição é o primeiro fator a ser avaliado, pois tratamentos prolongados, a baixa palatabilidade das medicações e os efeitos adversos podem diminuir a adesão ao esquema terapêutico e levar ao insucesso. Nesses casos, o tratamento deve ser reorientado, levando-se em consideração as dificuldades específicas de cada caso. A persistência da anemia microcítica em crianças tratadas adequadamente revela a necessidade de ampliação da abordagem diagnóstica, sendo essencial a confirmação ou o afastamento, por meios laboratoriais, da condição da ferropenia. Caso a investigação confirme a ferropenia, outras possibilidades devem ser consideradas, como a presença de sangramentos, geralmente do trato gastrointestinal, e também a má absorção do ferro, como, por exemplo, na doença celíaca. Se a ferropenia for afastada, a investigação diagnóstica caminhará para a exclusão das demais causas de microcitose.

A anemia ferropriva refratária ao tratamento com ferro (IRIDA) é doença autossômica recessiva rara, causada pela mutação do gene *TMPRSS6*, que codifica uma protease (matriptase-2), levando a níveis elevados de hepcidina com consequente inibição da absorção do ferro intestinal. A despeito da boa adesão ao tratamento oral, a resposta é mínima. Responde transitoriamente ao ferro parenteral. Estão presentes microcitose marcante, saturação de transferrina muito baixa e níveis quase normais de ferritina. A anemia é considerada refratária quando não há resposta terapêutica adequada (aumento de 1g de hemoglobina) após 4 a 6 semanas de administração oral de ferro.

Profilaxia

Envolve a orientação nutricional, a fortificação de alimentos e a suplementação com ferro. A manutenção do aleitamento materno exclusivo por 6 meses é medida fundamental na profilaxia da anemia ferropriva, tanto pela presença da lactoferrina, que faz com que a absorção do ferro do leite materno seja superior à absorção do ferro do leite de vaca, como por prevenir a sensibilização a proteína heteróloga e, assim, evitar micro-hemorragias intestinais. Deve-se contraindicar o uso de leite integral para as crianças menores de 1 ano de idade e orientar o consumo de no máximo 700mL/dia para as maiores, além de estimular a introdução de carne na alimentação complementar desde o início.

Quanto à suplementação medicamentosa, para os lactentes de 6 a 24 meses, a Sociedade Brasileira de Pediatria recomenda a suplementação diária de ferro, como mostra o Quadro 72.5.

Além da prevenção medicamentosa da anemia ferropriva, deve-se estar atento à oferta de alimentos ricos ou fortificados com ferro (cereal, farinha, leite), lembrando que desde junho de 2004 as farinhas de trigo e de milho passaram a ser fortificadas segundo a resolução do Ministério da Saúde, com 4,2mg de ferro e 150mg de ácido fólico por 100g de farinha.

A prevalência elevada de deficiência de ferro e de sua forma mais grave, a anemia, associada às repercussões no desenvolvimento físico e intelectual das crianças, demanda a realização de novos estudos com foco na prevenção e a contínua atenção dos gestores e profissionais de saúde.

Quadro 72.5 Recomendação de suplementação medicamentosa de ferro do Departamento Científico de Nutrologia Pediátrica da SBP

Situação	Recomendação
Recém-nascidos a termo, de peso adequado para idade gestacional, em aleitamento materno	1mg de ferro elementar/kg de peso/dia a partir do 6º mês (ou da introdução de outros alimentos) até o 24º mês
Recém-nascidos a termo, de peso adequado para idade gestacional, em uso de 500mL de fórmula infantil	Não recomendada
Recém-nascidos pré-termo e recém-nascidos de baixo peso até 1.500g, a partir do 30º dia de vida	2mg/kg de peso/dia durante 1 ano. Após este prazo, 1mg/kg de peso/dia por mais 1 ano
Recém-nascidos pré-termo com peso entre 1.500 e 1.000g	3mg/kg de peso/dia durante 1 ano e, posteriormente, 1mg/kg de peso/dia por mais 1 ano
Recém-nascidos pré-termo com peso < 1.000g	4mg/kg de peso/dia durante 1 ano e, posteriormente, 1mg/kg de peso/dia por mais 1 ano

Fonte: SBP – Departamento Científico de Nutrologia, 2012.

ANEMIAS MEGALOBLÁSTICAS POR DEFICIÊNCIA DE FOLATO E VITAMINA B_{12}

As causas mais comuns das anemias megaloblásticas são as deficiências de folatos e/ou vitamina B_{12}. Ocorre uma eritropoese ineficaz, visto que até 90% dos precursores eritroides podem ser destruídos antes de liberados para a corrente sanguínea, e frequentemente há comprometimento das linhagens granulocíticas e megacariocíticas. As alterações megaloblásticas estão presentes nas células proliferativas e são mais marcantes no sangue, na medula óssea e nas células epiteliais do trato gastrointestinal. Existe um defeito na síntese de DNA e, em menor grau, de RNA e proteínas, resultando em assincronismo núcleo-citoplasmático pois, apesar do retardo na maturação nuclear e do prejuízo na divisão celular, o desenvolvimento do citoplasma ocorre normalmente.

Deficiência de folatos (ácido pteroilglutâmico)

Os folatos são sintetizados por plantas e microrganismos e estão presentes em grande diversidade de alimentos, como vegetais de folhas verde-escuras, frutas (banana, melão, limão), feijão, alimentos fermentados e vísceras (fígado, rins). O leite humano e o de vaca, diferentemente do leite de cabra, fornecem quantidades adequadas de folatos. Como apresentam elevada suscetibilidade ao calor, o cozimento prolongado pode destruí-los.

Nos alimentos, encontram-se sob a forma de poliglutamatos, ou seja, conjugados a uma cadeia de resíduos de ácido glutâmico, o que prejudica a absorção intestinal. São convertidos em monoglutamatos, por meio de conjugases presentes no lúmen intestinal, para que possam finalmente ser absorvidos no jejuno. Nos enterócitos são transformados em 5-metiltetraidrofolatos, passam para o plasma e rapidamente são transportados às células por um carreador específico. Dentro da célula, o grupo metila é removido em uma reação dependente da vitamina B_{12}, e os folatos são rapidamente reconjugados e convertidos novamente em poliglutamatos. A reconjugação é necessária para a retenção dos folatos dentro das células.

O ácido fólico (terapêutico) encontra-se como monoglutamato, apresentando absorção facilitada; essa forma, contudo, não é biologicamente ativa, necessitando a conversão em tetaidrofolato.

Os folatos são segregados na bile, sendo em parte reabsorvidos no intestino, em intensa circulação êntero-hepática. São segregados e reabsorvidos pelos rins. Como os estoques corporais são limitados, correspondendo a aproximadamente 5 a 10mg (dos quais metade é armazenada no fígado), há o desenvolvimento de anemia megaloblástica 4 a 5 meses após o início de dieta muito deficiente em folatos.

As necessidades diárias de ácido fólico variam com a idade, o gênero e o estado fisiológico (Quadro 72.6).

O ácido fólico participa de reações enzimáticas como transportador de fragmentos monocarbônicos, sendo essencial na síntese de purinas, deoxitimidilato monofosfato (dTMP) e metionina.

Etiologia

Condições clínicas que propiciem um balanço negativo dos folatos são agrupadas em categorias etiológicas, devendo ser ressaltado que mais de um mecanismo pode estar envolvido:

- **Ingestão inadequada:** é a causa mais comum. Pode estar associada a quadros de desnutrição energético-proteica e a múltiplas deficiências. Crianças alimentadas por tempo prolongado com leite de cabra, sem suplementação, apresentam risco elevado. Convém atentar para a prática inadequada de cozimento prolongado dos alimentos, destruindo os folatos.
- **Necessidades aumentadas:** gravidez, períodos de maior velocidade de crescimento, neoplasias, anemias hemolíticas crônicas, doenças cutâneas esfoliativas crônicas e hemodiálise.
- **Má absorção:** doença celíaca, diarreia crônica, doença inflamatória intestinal, cirurgia intestinal prévia e agentes anticonvulsivantes.

Quadro 72.6 Recomendações diárias de ácido fólico, de acordo com faixa etária, gênero e condições fisiológicas

Categoria	Idade	Ácido fólico (µg/dia)
Crianças	0 a 6 meses	65
	7 a 12 meses	80
	1 a 3 anos	150
	4 a 8 anos	200
Homens	9 a 13 anos	300
	14 a 18 anos	400
Mulheres	9 a 13 anos	300
	14 a 18 anos	400
Gestantes	≤ 18 anos	600
Lactantes	≤ 18 anos	500

Fonte: adaptado de Food and Nutrition Board, Institute of Medicine, National Academies, 2004.

- **Alterações no metabolismo:** medicamentos (metotrexato, pirimetamina, trimetoprima), álcool e deficiências enzimáticas raras.

Quadro clínico

O pico de incidência ocorre entre os 4 e os 7 meses de idade, ou seja, mais precocemente do que o observado na anemia ferropriva, embora ambas as deficiências possam estar presentes na mesma criança.

As manifestações clínicas surgem de maneira insidiosa, ocorrendo sintomas inespecíficos relacionados com a anemia, como palidez, fraqueza, fadiga, ganho de peso insatisfatório, irritabilidade, anorexia e palpitações. As crianças afetadas podem apresentar ainda diarreia crônica, glossite, queilose e icterícia (como consequência da hemólise provocada pela eritropoese ineficaz). Em casos graves, trombocitopenia provoca sangramentos. Ao quadro clínico são acrescentados os sinais e sintomas relacionados com a doença de base responsável pela carência de ácido fólico.

Quando a deficiência de folatos é secundária a quadros congênitos de má absorção ou a deficiências enzimáticas raras, podem surgir precocemente anormalidades neurológicas e atrasos cognitivos.

Além da associação entre deficiência de folatos no período periconcepcional e anomalias congênitas, principalmente defeitos no tubo neural, há também relatos de fendas orais, cardiopatias, anormalidades no trato urinário e defeitos nos membros, entre outros. Doença vascular oclusiva, em razão da hiper-homocisteinemia, e carcinogênese (câncer de cólon) podem estar associadas à carência de folatos.

Diagnóstico

A anamnese deve ser detalhada, procurando-se identificar deficiências alimentares, uso de drogas e doenças que indiquem deficiência de ácido fólico.

Os exames laboratoriais têm progredido muito, possibilitando o diagnóstico de casos não elucidados anteriormente:

- **Hemograma:** a anemia é macrocítica (VCM > 100fL), sendo o aumento do VCM a manifestação mais precoce da megaloblastose. Em casos mais intensos, poiquilocitose e anisocitose são evidentes. Podem ser observados corpúsculos de Howell-Jolly e anéis de Cabot. A atividade eritroide da medula encontra-se aumentada, porém as células megaloblásticas geralmente morrem antes da liberação, contribuindo para a reduzida contagem de reticulócitos. As alterações nas células vermelhas são tanto mais pronunciadas quanto mais grave for a anemia. Se a deficiência de ferro existe concomitantemente, o VCM pode ser normal, e às vezes apenas o tratamento com ferro possibilita a expressão das manifestações megaloblásticas no sangue periférico. Podem ser observadas também neutropenia, com hipersegmentação nuclear dos neutrófilos polimorfonucleares (≥ 5% com cinco ou mais lobos ou ≥ 1% com seis ou mais lobos), e trombocitopenia, com variação quanto ao tamanho das plaquetas.
- **Medula óssea:** o aspirado da medula mostra-se hipercelular, com alterações megaloblásticas marcantes, principalmente na série eritroide. Apesar do aumento da celularidade, a produção de células vermelhas está diminuída, caracterizando a eritropoese ineficaz. São também observados metamielócitos gigantes com vacuolização citoplasmática e hipersegmentação nuclear dos megacariócitos.
- **Ferro sérico, desidrogenase lática (DHL) e bilirrubinas:** podem estar aumentados nas anemias megaloblásticas. As alterações nos níveis plasmáticos de DHL (isoenzima 1) e de bilirrubina não conjugada são decorrentes da elevada destruição intramedular dos eritroblastos.
- **Concentração sérica de folato:** os valores normais situam-se entre 4 e 20ng/mL. Níveis de folato sérico abaixo do normal constituem o indicador mais precoce de sua deficiência. Entretanto, como refletem o balanço do folato em curto espaço de tempo, podem ser normalizados com uma única refeição rica em folatos em pacientes com verdadeira deficiência e estar reduzidos poucos dias após dieta deficiente, a despeito da adequação dos estoques corpóreos. Gravidez, ingestão de álcool e o uso de certos anticonvulsivantes levam à redução isolada da concentração sérica de folato. Níveis > 4ng/mL descartam a deficiência e valores < 2ng/dL são diagnósticos, porém não devem, isoladamente, determinar o tratamento.
- **Folato eritrocitário:** teoricamente, é melhor indicador da deficiência crônica, pois não está sujeito a flutuações no balanço do folato, já que reflete o *turnover* deste nos 2 a 3 meses precedentes. Também está reduzido em aproximadamente 50% dos pacientes com anemia megaloblástica por deficiência de vitamina B_{12}, não sendo útil para diferenciação das duas formas de deficiência. Os valores normais vão de 150 a 600ng/mL.
- **Dosagem de homocisteína sérica:** como o folato é necessário para a formação da metionina a partir da homocisteína, a deficiência de folatos está relacionada com aumento dos níveis séricos desse metabólito (valores normais de 5 a 14μMol/L). Na deficiência de vitamina B_{12}, além de haver aumento dos níveis séricos de homocisteína, há níveis séricos elevados do *ácido metilmalônico* (valores normais ≤ 0,4μMol/L). A grande maioria dos pacientes com deficiência isolada de folatos apresenta níveis normais do ácido metilmalônico, e o restante exibe pequenas elevações. Os níveis retornam ao normal apenas com a correção específica de cada deficiência.
- **Teste de supressão da deoxiuridina:** a deoxiuridina suprime a incorporação da timidina no DNA de células da medula óssea. Falha na supressão é um indicador da deficiência de folato ou cobalamina, havendo correção com ácido fólico.

Diagnóstico diferencial

Devem ser levadas em conta condições que estejam associadas a macrocitose: doenças hepáticas, hipotireoidismo, anemia aplástica, algumas formas de mielodisplasia, gravidez e doenças associadas à reticulocitose (anemia hemolítica autoimune).

O VCM, entretanto, raramente se encontra > 110fL nessas condições.

Tratamento

O ácido fólico deve ser administrado na dose de 1 a 5mg/dia VO durante aproximadamente 4 semanas, até a resposta hematológica definitiva. Caso não haja disponibilidade de exames laboratoriais, doses menores (0,1mg/dia) podem ser usadas por 1 semana como teste diagnóstico, pois há resposta hematológica em 72 horas. Doses maiores de ácido fólico corrigem parcialmente as anormalidades hematológicas na deficiência de vitamina B_{12}, porém o quadro neurológico pode progredir, causando danos irreversíveis. Portanto, antes do tratamento, é recomendável descartar a deficiência simultânea de vitamina B_{12}. A dose adequada da terapia de manutenção é de 100 a 200µg/dia. O ácido folínico (5-formiltetraidrofolato) é mais caro, sendo reservado para casos que envolvam fármacos antifolatos.

Deficiência de vitamina B_{12} (cobalamina)

A vitamina B_{12} é sintetizada por microrganismos e fornecida ao ser humano exclusivamente por meio de alimentos de origem animal: carnes, vísceras (fígado e rins), leite e derivados, frutos do mar e ovos. Os estoques corporais são de 2 a 5mg, metade dos quais se encontra no fígado. As recomendações diárias para crianças e adolescentes variam entre 0,4 e 2,4µg/dia e estão apresentadas no Quadro 72.7.

Nos alimentos, a cobalamina está ligada a proteínas de maneira inespecífica. Quando chega ao estômago, é liberada das proteínas alimentares por meio da digestão péptica, unindo-se à proteína R, presente na saliva e no suco gástrico. Ao entrar no duodeno, o complexo cobalamina-proteína R sofre a ação das enzimas pancreáticas e ocorre a degradação da proteína R e a liberação da cobalamina. Nesse ponto, a cobalamina fixa-se ao fator intrínseco (FI), uma glicoproteína produzida pelas células parietais gástricas. Na ausência do FI, menos de 2% da cobalamina ingerida são absorvidos, enquanto em sua presença a absorção é de aproximadamente 70%. O complexo cobalamina-FI, muito resistente às enzimas digestivas, alcança o íleo, onde existem receptores específicos. Enquanto o FI é degradado nos enterócitos, a cobalamina passa à circulação portal ligada a uma proteína transportadora – transcobalamina II (TCII) – e é distribuída ao fígado, à medula óssea e a outros tecidos. Dentro das células, a cobalamina é metabolizada em duas coenzimas: adenosilcobalamina e metilcobalamina.

O plasma contém ainda TCI e TCIII, sem funções identificadas no metabolismo da cobalamina, mas consideradas uma forma de armazenamento no plasma, pois estão ligadas a 75% a 80% da cobalamina. Apesar de estar ligada à menor parte da cobalamina circulante, é a TCII que é fisiologicamente importante, transportando a cobalamina a ser absorvida no intestino.

Assim como os folatos, a vitamina B_{12} também participa de um ciclo êntero-hepático, sendo segregada na bile e reabsorvida (65% a 75%) no intestino. As perdas diárias são pequenas, correspondendo a 0,1% do *pool* corporal. Por conta da quantidade dos estoques corporais, das pequenas perdas e da existência da circulação êntero-hepática, não há o surgimento de um estado de deficiência, mesmo anos após o início de má absorção ou restrição alimentar.

Funções fisiológicas

A ação conjunta da vitamina B_{12} e do ácido fólico promove a síntese adequada de DNA necessária às células com rápido *turnover*, como as células hematopoéticas.

A cobalamina participa como cofator em duas reações:

- **Conversão do metilmalonil-CoA em succinil-CoA por meio da adenosilcobalamina:** não há interação com ácido fólico nessa via. Sugere-se que essa reação possa ser importante para formação de mielina e alterações neurológicas vistas na deficiência de vitamina B_{12}, porém observações de que a deficiência hereditária da enzima metilmalonil-CoA mutase não causa neuropatias não corroboram essa hipótese.
- **Conversão da homocisteína em metionina por meio da metilcobalamina:** nessa reação há transferência do radical metila do metil-tetraidrofolato para transformação da homocisteína em metionina. Há duas importantes consequências nessa reação:
    - Redução dos níveis plasmáticos de homocisteína que, quando elevados, podem estar associados à doença vascular oclusiva.
    - Desmetilação do metil-tetraidrofolato: o tetraidrofolato é o substrato para a enzima que realiza a conversão do folato em poliglutamato (forma ativa). Apenas o poliglutamato participa na síntese de purinas e na conversão do deoxiuridilato em timidilato. Consequentemente, a anemia megaloblástica por deficiência de vitamina B_{12} resulta de uma deficiência intracelular de folatos, devido à incapacidade celular de conjugar o metil-tetraidrofolato.

Etiologia

Os mecanismos descritos a seguir podem levar à deficiência de vitamina B_{12}.

Ingestão deficiente

- Dieta vegetariana, principalmente quando, além de carnes, há a exclusão de ovos e leite por tempo prolongado. Crianças em aleitamento materno exclusivo, cujas mães adotam dieta

Quadro 72.7 Recomendações diárias de vitamina B_{12} de acordo com faixa etária, gênero e condições fisiológicas

Categoria	Idade	B_{12} (µg/dia)
Crianças	0 a 6 meses	0,4
	7 a 12 meses	0,5
	1 a 3 anos	0,9
	4 a 8 anos	1,2
Homens	9 a 13 anos	1,8
	14 a 18 anos	2,4
Mulheres	9 a 13 anos	1,8
	14 a 18 anos	2,4
Gestantes	≤ 18 anos	2,6
Lactantes	≤ 18 anos	2,8

Fonte: adaptado de Food and Nutrition Board, Institute of Medicine, National Academies, 2004.

vegetariana ou vegana, podem desenvolver anemia megaloblástica que geralmente, nesses casos, manifesta-se no primeiro ano de vida.

Má absorção

- Dificuldade de liberação de cobalamina da dieta.
- Acloridria.
- Gastrectomia parcial.
- *Bypass* gástrico ou outra cirurgia bariátrica.
- Medicamentos que bloqueiam a secreção ácida.
- Doenças pancreáticas.
- Deficiência do fator intrínseco.
- Anemia perniciosa: causa mais comum das formas graves de deficiência no adulto, é provocada pela ausência do FI em decorrência da atrofia da mucosa gástrica ou da destruição das células parietais por meio de mecanismo autoimune. Estão presentes anticorpos anticélulas parietais (90%) e antifator intrínseco (60%).
- Anemia perniciosa juvenil: condição rara que se manifesta na segunda década de vida com deficiência grave de vitamina B_{12} associada a endocrinopatias e autoanticorpos.
- Gastrectomia total.
- Deficiência congênita do FI: doença autossômica recessiva em que as células parietais não produzem FI funcionalmente normal. A idade de apresentação é entre 6 e 24 meses.
- Distúrbios do íleo terminal:
  – Doença celíaca.
  – Ressecção intestinal.
  – Neoplasias e doenças granulomatosas.
  – Doença de Crohn.
  – Má absorção seletiva de cobalamina (doença de Imerslund-Gräsbeck): doença autossômica recessiva em que há falha no transporte do complexo cobalamina-FI por alterações no receptor. Em geral, está associada à proteinúria.

Deficiência de transcobalamina II

Doença autossômica recessiva, manifesta-se nas primeiras semanas de vida com irritabilidade, falha no desenvolvimento, palidez, vômitos, diarreia e glossite.

Competição pela cobalamina

- Infestação pelo *Diphyllobothrium latum*, cestódio conhecido como "tênia do peixe", ocorrendo em áreas onde é comum o consumo de peixes crus.
- Bactérias: situações em que há síndrome da "alça cega", causando estase intestinal. As bactérias captam a cobalamina ingerida antes que possa ser absorvida.

Erros inatos no metabolismo da cobalamina

- Acidúria metilmalônica.
- Deficiência de metimalonil-CoA mutase.
- Deficiência de adenosilcobalamina.
- Deficiência de metilcobalamina.

Óxido nitroso (N_2O)

O N_2O é um anestésico que inativa a cobalamina em sua forma de coenzimas. Está associado a quadros graves de anemia megaloblástica e/ou déficits neurológicos, principalmente em idosos com estoques limítrofes de cobalamina.

Quadro clínico

As manifestações clínicas estão relacionadas com a anemia e o envolvimento do trato gastrointestinal e do sistema nervoso. Estão presentes sinais e sintomas inespecíficos da anemia, como palidez, fadiga, fraqueza e irritabilidade, podendo haver, dependendo da gravidade, quadro de insuficiência cardíaca congestiva.

Queixas digestivas, como vômitos, diarreia, glossite e anorexia, são reflexo da deficiência de vitamina B_{12} nas células de rápido *turnover* do epitélio gastrointestinal. Hiperpigmentação da pele e icterícia são observadas. Sangramentos, em consequência da trombocitopenia, são raros. Especificamente na deficiência de vitamina B_{12}, podem ocorrer alterações neurológicas. O quadro neurológico às vezes surge de maneira isolada, sem anemia megaloblástica, dificultando o diagnóstico. Em geral, parestesias estão presentes no início como resultado de uma neuropatia periférica. Sem tratamento, há progressão para ataxia espástica provocada pela desmielinização dos cordões laterais e posteriores da medula espinhal. São observadas alterações sensoriais e atrofia do nervo óptico. Distúrbios mentais variam desde déficit de memória e irritabilidade até demência grave e quadros psicóticos.

Em crianças pequenas, manifestações típicas da deficiência de vitamina B_{12} incluem prejuízo do desenvolvimento cerebral, atrasos no crescimento e desenvolvimento, hipotonia, dificuldades alimentares, letargia, tremores, hiperirritabilidade e coma. As alterações neurológicas são revertidas com o tratamento em muitas crianças, entretanto, quanto maior a duração da deficiência, menores as chances de recuperação.

Diagnóstico

O diagnóstico deve ser o mais precoce possível, principalmente em razão da possibilidade de danos neurológico progressivos e irreversíveis. Como as características clínicas da deficiência de ácido fólico e vitamina B_{12} são semelhantes, é importante estabelecer o quadro em questão, pois o tratamento com ácido fólico melhora temporariamente a anemia megaloblástica causada pela deficiência da vitamina B_{12}, retardando o diagnóstico.

A investigação é direcionada pelos dados coletados na anamnese e pelo exame físico da criança. Quando erro alimentar não é detectado e o quadro clínico-laboratorial sugere deficiência de vitamina B_{12}, deve-se atentar para a presença de má absorção e identificar sua causa. Nas mães de lactentes com manifestações clínicas sugestivas, pode ser identificado quadro de anemia perniciosa até então não conhecido, assim como histórico de cirurgia bariátrica ou síndrome do intestino curto, além das restrições a alimentos de origem animal na dieta.

As alterações hematológicas presentes são as mesmas observadas na deficiência de folatos. Os demais exames de ajuda no diagnóstico são:

- **Níveis séricos de cobalamina:** costumam ser o primeiro exame a ser solicitado em caso de suspeita de deficiência.

Os resultados são muito variáveis: para uma mesma amostra há pouca concordância entre diferentes laboratórios e métodos, além de grande percentual de falso-positivos e falso-negativos. Valores > 300pg/mL são considerados normais, com pouca probabilidade de deficiência; entre 200 e 300pg/mL, resultado *borderline*, deficiência possível; e valores < 200pg/mL indicam deficiência. A vitamina B_{12} e o ácido fólico partilham vias metabólicas; portanto, a deficiência de um elemento pode causar alteração nos níveis do outro. Na anemia megaloblástica em virtude da deficiência de folatos há diminuição nos níveis séricos de cobalamina em 30% dos pacientes. Por conta das limitações do exame, não se deve descartar a deficiência de vitamina B_{12}, considerando o limite inferior dos valores normais referidos pelo laboratório.

- **Dosagens séricas de ácido metilmalônico (MMA) e homocisteína:** níveis elevados de ambos os metabólitos são indicadores da deficiência tissular de vitamina B_{12} em mais de 90% dos pacientes deficientes. Estão alterados antes mesmo da queda dos níveis séricos de cobalamina. A reposição da vitamina B_{12} promove a normalização dos níveis. Níveis elevados de MMA são razoavelmente específicos de vitamina B_{12}, e quase todos os pacientes com anemia megaloblástica apresentam níveis de MMA > 500nmol/L. Níveis séricos totais elevados de homocisteína são menos específicos, pois encontram-se aumentados em caso de deficiência de folatos, homocisteinúria e insuficiência renal.
- **Teste de Schilling:** avalia a absorção de cobalamina por meio da determinação da radioatividade urinária após uma dose oral de cobalamina radiativa. Atualmente está em desuso e encontra-se em estudo novo exame para avaliação da absorção.
- **Anticorpos anti-FI e anticélulas parietais:** os anticorpos anti-FI têm baixa sensibilidade, mas apresentam especificidade de quase 100%, enquanto os anticorpos anticélulas parietais são bem menos específicos e também têm baixa sensibilidade, o que compromete sua utilidade como ferramenta de diagnóstico.

Tratamento

O tratamento VO com doses elevadas de vitamina B_{12} (1.000 a 2.000µg/dia) tem se mostrado tão efetivo quanto o parenteral e com boa aceitação, havendo, entretanto, preocupações em relação à absorção e à maior necessidade de colaboração dos pais e pacientes. Vários esquemas utilizando a hidroxicobalamina IM têm sido sugeridos, por não haver padronização das doses em pediatria: 0,2µg/kg por 2 dias, seguido de 1.000µg/dia por 2 a 7 dias; 100µg/dia por 7 dias; 1.000µg/dia por 7 dias, em casos de comprometimento neurológico grave.

A manutenção é preconizada com 100 a 1.000µg uma vez a cada 1 a 3 meses. Nos casos de anemia grave, hemotransfusão pode ser necessária.

A intervenção nutricional consiste em dieta rica em proteína, principalmente de alimentos de origem animal: carnes (bovina e suína) ovos, leite e produtos lácteos. Também devem ser considerados os alimentos ricos em ferro e folato.

Resposta ao tratamento das anemias megaloblásticas

A resposta ao tratamento é rápida e logo após o início da reposição, mesmo antes de uma evidente resposta hematológica, o paciente refere a sensação de bem-estar. Em questão de poucas horas, há alterações na morfologia celular na medula óssea. Níveis elevados de ferro, bilirrubina e DHL caem rapidamente. Reticulocitose surge entre 4 e 5 dias, atingindo o pico em 7 dias, seguido por aumento da hemoglobina e queda do VCM. A hemoglobina normaliza-se em torno de 8 semanas. Há aumento do número de plaquetas e leucócitos, embora a hipersegmentação persista por 10 a 14 dias. Os níveis séricos elevados de homocisteína e ácido metilmalônico retornam ao normal no final da primeira semana. Hipopotassemia pode ocorrer no início do tratamento, decorrente do aumento da utilização do potássio durante a produção de novas células hematopoéticas. Em pacientes com anemia grave, a hipopotassemia pode ser intensa, demandando monitorização na fase inicial do tratamento e correção com potássio, quando indicada.

Atraso na resposta ao tratamento sugere a presença de outros fatores que contribuem para a anemia (deficiência combinada de ácido fólico e cobalamina em tratamento apenas com um dos dois elementos, deficiência de ferro, hemoglobinopatias, infecção, hipotireoidismo e doença maligna) ou erro no diagnóstico.

Com a reposição da vitamina B_{12} há a interrupção da progressão dos danos neurológicos, porém o grau de recuperação funcional é inversamente proporcional à extensão e à duração da doença. Sinais e sintomas que duram mais de 3 meses têm sido associados a disfunção neurológica residual. A recuperação é lenta, com resposta máxima em torno de 6 meses.

Profilaxia

Orientação alimentar deve ser fornecida aos pais, visando a uma alimentação que supra as necessidades diárias de ácido fólico e vitamina B_{12}. Como referido anteriormente, as farinhas de trigo e de milho devem ser enriquecidas com ferro e ácido fólico, segundo resolução do Ministério da Saúde de 2004. Alguns grupos de crianças necessitam reposição medicamentosa das vitaminas:

- **Ácido fólico:**
  - Lactentes em uso exclusivo de leite de cabra.
  - Pacientes com anemias hemolíticas ou estados hematológicos hiperproliferativos.
  - Pacientes que usam medicamentos que interfiram com o metabolismo do ácido fólico.
- **Vitamina B_{12}:**
  - Lactentes em aleitamento materno exclusivo cujas mães sejam adeptas de dieta estritamente vegetariana (exclusão de leite, ovos e carnes) por longo período.
  - Lactentes de mães com anemia perniciosa.

Bibliografia

Anderson GJ, Frazera DM, McLarenb GD. Iron absorption and metabolism. Curr Opin Gastroenterol 2009; 25:129-25.

Baker RD, Greer FR, Committee on Nutrition American Academy of Pediatrics. Diagnosis and prevention of iron deficiency and iron-deficiency anemia in infants and young children (0-3 years of age). Pediatrics 2010; 126:1040-50.

Bamberg R. Occurrence and detection of iron-deficiency anemia in infants and toddlers. Clin Lab Sci 2008; 21:225-31.

Braga JAP, Ivankovich DT. Anemia megaloblástica. In: Braga JAP, Tone LG, Loggetto SR (coord.) Hematologia para o pediatra. São Paulo: Atheneu, 2007:37-46.

Camaschella C. Iron-deficiency anemia. N Engl J Med 2015; 372: 1832-43.

Cunningham-Rundles S, McNeeley DF, Moon A. Mechanisms of nutrient modulation of the immune response. J Allergy Clin Immunol 2005; 115:1119-28.

DeLoughery TG. Microcytic anemia. N Engl J Med 2014; 371:1324-31.

Fleming RE, Bacon BR. Orchestration of iron homeostasis. N Engl J Med 2005; 352:1741-4.

Hutton EK, Hassan ES. Late versus early clamping of the umbilical cord in full-term neonates: systematic review and meta-analysis of controlled trials. JAMA 2007; 297:1241-52.

Leal LP, Batista Filho M, Lira PIC, Figueiroa JN, Osório MM. Prevalência da anemia e fatores associados em crianças de seis a 59 meses de Pernambuco. Rev Saúde Pública 2011; 45:457-66.

Lerner NB, Sills R. Iron-deficiency anemia. In: Kliegman RM et al. (eds.) Nelson textbook of pediatrics. 19. ed. Philadelphia: Elsevier/Saunders, 2011.

Lerner NB. Megaloblastic anemias. In: Kliegman RM et al. (eds.) Nelson textbook of pediatrics. 19. ed. Philadelphia: Elsevier/Saunders, 2011.

Lima EJF, Arruda IKG, Leite ICF, Pereira APC, Lopes, MIL. Anemias carenciais. In: Alves JGB, Ferreira OS, Maggi RRS, Correia JB (org.) Fernando Figueira – Pediatria – Instituto Materno – Infantil de Pernambuco (IMIP). 4. ed. Rio de Janeiro: MedBook, 2011: 1279-95.

Lima EJF, Lopes MIL. Anemias carenciais. In: Lima EJF, Souza MFT, Brito RCCM (org.) Pediatria Ambulatorial. Rio de Janeiro: MedBook, 2008:745-66.

Oliveira MA, Osório MM. Cow's milk consumption and iron deficiency in children. J Pediatr (Rio J) 2005; 81:361-7.

Powers JM, Buchanan GR. Diagnosis and management of iron deficiency anemia. Hematol Oncol Clin N Am 2014; 28:729-45.

SBP. Anemia ferropriva em lactentes: revisão com foco em prevenção. Sociedade Brasileira de Pediatria. Departamento Científico de Nutrologia, 2012. Disponível em: http://www.sbp.com.br/pdfs/Documento_def_ferro200412.pdf Acessado em jun. 2015.

Stabler S. Vitamin B deficiency. N Engl J Med 2013; 368:149-60.

Vasconcelos PN, Cavalcanti DS, Leal LP, Osório MM, Batista Filho M. Tendência temporal e fatores determinantes da anemia em crianças de duas faixas etárias (6-23 e 24-59 meses) no Estado de Pernambuco, Brasil, 1997-2006. Cad. Saúde Pública 2014; 30: 1777-87.

Welfort VRS, Lamounier JA, Wayhs MLC et al. Anemias carenciais na infância. In: Campos Júnior D, Burns DAR (org.) Tratado de pediatria. 3. ed. Barueri (SP): Manole, 2014.

World Health Organization. Iron deficiency anaemia: assessment, prevention and control. A guide for programme managers. Genebra: WHO, 2001. 132p.

World Health Organization. Worldwide prevalence of anaemia 1993–2005: WHO global database on anaemia. Genebra: WHO, 2008.

Capítulo 73

Diagnóstico Diferencial das Anemias Hemolíticas

Jaqueline Cabral Peres

INTRODUÇÃO

Muito frequentes em pediatria, as anemias estão entre os principais motivos de encaminhamento aos serviços de hematologia.

Define-se anemia como redução no número de eritrócitos ou hemoglobina (diminuição da Hb abaixo de dois desvios padrões em relação à média da população normal para idade e gênero) (Quadro 73.1).

A redução nos níveis eritrocitários no sangue circulante causada por destruição acelerada dos eritrócitos (hemólise) denomina-se anemia hemolítica.

FISIOPATOLOGIA

Após liberação pela medula óssea, as hemácias têm sobrevida média na circulação de cerca de 120 dias. Aproximadamente 1% desse *pool* circulante é destruído diariamente (eritrócitos senescentes) e substituído em número igual por novos eritrócitos liberados pela medula óssea, a fim de manter o equilíbrio. Habitualmente, a destruição eritrocitária ocorre no sistema reticuloendotelial (baço, fígado e medula óssea).

Nas síndromes hemolíticas crônicas, a destruição eritrocitária é predominantemente extravascular e ocorre no baço, no fígado e na medula óssea (como ocorre em condições fisiológicas), havendo redução na sobrevida dos eritrócitos. Em virtude de sua anatomia peculiar, o baço é muito sensível para a detecção de defeitos eritrocitários mínimos, provocando sua retirada precoce da circulação.

Além da hemólise extravascular, outro mecanismo possível é a hemólise intravascular, que ocorre nos traumatismos

Quadro 73.1 Valores normais e limites inferiores da normalidade para hemoglobina, hematócrito e VCM, segundo idade e gênero

Idade (anos)	Hemoglobina (g/dL) Média	Hemoglobina (g/dL) Limite inferior	Hematócrito % Média	Hematócrito % Limite inferior	VCM µ^3 Média	VCM µ^3 Limite inferior
0,5 a 1,9	12,5	11,0	37	33	77	70
2 a 4	12,5	11,0	38	34	79	73
5 a 7	13,0	11,5	39	35	81	75
8 a 11	13,5	12,0	40	36	83	76
12 a 14 Feminino	13,5	12,0	41	36	85	78
Masculino	14,0	12,5	43	37	84	77
15 a 17 Feminino	14,0	12,0	41	36	87	79
Masculino	15,0	13,0	46	38	86	78
18 a 49 Feminino	14,0	12,0	42	37	90	80
Masculino	16,0	14,0	47	40	90	80

Fonte: citado em Oski, 1998.

ou por ação do complemento. Nesses casos, a hemoglobina é liberada na circulação (hemoglobinemia) e pode ser eliminada na urina (hemoglobinúria).

Quando se instala anemia e surge hipoxia tecidual, ocorre aumento na produção de eritropoetina, que estimula a eritropoese medular. Como consequência desse estímulo medular, aumenta o número de hemácias imaturas no sangue periférico (reticulócitos), o que caracteriza as anemias hemolíticas.

Nas hemólises leves, o aumento na produção eritrocitária pode compensar a hemólise, minimizando a anemia e retardando o aparecimento de sintomas.

CLASSIFICAÇÃO

As doenças hemolíticas podem ser classificadas, de acordo com a causa da hemólise, em congênitas (quando ocorrem por anormalidade intrínseca do eritrócito) ou adquiridas (se alguma anormalidade extrínseca age no eritrócito normal).

Anemias hemolíticas congênitas (intrínsecas) geralmente resultam de anormalidades hereditárias da membrana eritrocitária, enzimas intracelulares ou na hemoglobina.

As anemias hemolíticas adquiridas (extrínsecas) resultam da ação de agentes que danificam imunológica, química ou fisicamente o eritrócito.

Essas duas categorias não são mutuamente exclusivas, uma vez que algumas doenças hemolíticas são causadas pela combinação dos dois mecanismos.

CLASSIFICAÇÃO DAS ANEMIAS HEMOLÍTICAS NA INFÂNCIA

Anemias hemolíticas intrínsecas (congênitas)
- **Defeitos na membrana eritrocitária:** esferocitose hereditária, eliptocitose hereditária e estomatocitose hereditária.
- **Defeitos enzimáticos:** deficiência de piruvatocinase e deficiência de G6PD.
- **Alterações na hemoglobina:** hemoglobinopatias (síndromes falciformes/talassemias/hemoglobinas instáveis).

Anemias hemolíticas extrínsecas (adquiridas)
- **Imunes:** anemia hemolítica autoimune (AHAI), por medicamentos ou isoimune (doença hemolítica do recém-nascido).
- **Mecânicas:** anemia hemolítica microangiopática (síndrome hemolítico-urêmica, síndrome de Kasabach-Merritt, púrpura trombocitopênica trombótica, válvula cardíaca artificial, coagulação intravascular disseminada [CIVD]).
- **Infecciosas:** malária.
- **Agentes físicos:** queimaduras graves.
- **Agentes oxidantes:** dapsona, nitritos.
- **Hemoglobinúria paroxística noturna (HPN).**

AVALIAÇÃO DIAGNÓSTICA DO PACIENTE COM SUSPEITA DE HEMÓLISE

O diagnóstico de anemia hemolítica envolve a combinação de história detalhada e exame físico rigoroso, seguidos de avaliação laboratorial direcionada para cada caso.

Hemólise crônica ou leve pode ser suspeitada em todos os pacientes com anemia não esclarecida.

História clínica
- Palidez/fadiga: investigar o início e a duração do sintoma (início insidioso ou agudo).
- Episódios pregressos de icterícia (inclusive neonatal e necessidade de fototerapia ou exsanguineotransfusão) e colúria sugerem hemólise crônica.
- Investigar histórico de hemotransfusão.
- Checar se há história de sangramento recente ou sequestro esplênico (nesses casos, pode haver reticulocitose na ausência de hemólise).
- História de dor abdominal crônica (crise vasoclusiva abdominal pode estar presente nas síndromes falciformes).
- Uso de medicamentos atuais ou recentes deve ser investigado, principalmente nos pacientes com deficiência de G6PD, pois alguns podem desencadear hemólise.
- Passado de cirurgia cardíaca ou vascular (pode ser causa de hemólise).
- História de dores ósseas recorrentes, edema articular ou síndrome mão-pé sugere doença falciforme.
- Dieta: importante para o diagnóstico diferencial.
- História de infecções recentes ou atuais: algumas infecções podem ser causa de hemólise.
- Histórico de litíase biliar pode ocorrer em qualquer processo hemolítico crônico.
- História familiar de icterícia, colelitíase, esplenectomia, úlcera maleolar, transfusão sanguínea ou anemia, pois esses achados podem sugerir doença hemolítica hereditária.

Manifestações clínicas

Embora seja grande o número de causas de doença hemolítica hereditária, os achados clínicos de hemólise associados a essas doenças são semelhantes. Em geral, as manifestações da anemia hemolítica dependem do local onde ocorre a hemólise (intra- ou extravascular) e da velocidade de instalação do quadro, assim como de sua gravidade.

A anemia hemolítica crônica pode ser diferenciada de anemia hemolítica adquirida pelos achados clínicos. No entanto, quando o início da anemia hemolítica adquirida é insidioso, o diagnóstico pode tornar-se mais difícil.

Anemia hemolítica congênita (extravascular)
- **Grau da anemia:** a gravidade da anemia varia muito de um paciente para outro, mesmo em pessoas com a mesma doença. As formas graves geralmente são detectadas logo após o nascimento ou no primeiro ano de vida. Em alguns casos, a anemia é de leve a moderada e, por se tratar de doença crônica, os pacientes em geral estão bem adaptados ao grau da anemia. Alguns não apresentam anemia, e a doença pode permanecer obscura até a vida adulta, quando surgem complicações (colelitíase).
- **Início dos sintomas:** as síndromes falciformes geralmente apresentam sintomas a partir de 4 a 6 meses de vida, período em que ocorre queda nos níveis de Hb fetal. Os defeitos

de membrana eritrocitária e a deficiência de G6PD podem evoluir com icterícia já no período neonatal.
- **Icterícia:** alguns pacientes com anemia hemolítica congênita podem apresentar ou não icterícia leve recorrente. Em alguns casos, a icterícia pode aparecer no período neonatal, como na deficiência de G6PD e nos defeitos de membrana eritrocitária (esferocitose, eliptocitose).
- **Esplenomegalia:** o baço está tipicamente aumentado na anemia hemolítica congênita, exceto nos portadores de doença falciforme (os sucessivos microinfartos geralmente levam a sua redução). Na maioria das vezes, a esplenomegalia é leve/moderada.
- **Colelitíase:** pode ocorrer por conta da hemólise crônica. Sua frequência aumenta com a idade.
- **Úlceras de perna:** úlceras maleolares crônicas são peculiares e relativamente incomuns. São mais frequentes em homens com mais de 20 anos de idade. São particularmente características da esferocitose hereditária e, principalmente, das doenças falciformes.
- **Anormalidades esqueléticas:** quando a anemia hemolítica é grave, durante a fase ativa de crescimento e desenvolvimento, a expansão pronunciada da medula óssea pode provocar alterações nos ossos parietais, frontal e maxilar, anormalidades dentárias e outras distorções na estrutura óssea. Essas anormalidades são mais frequentes na betatalassemia *major* (anemia de Cooley) e intermédia.

Anemia hemolítica adquirida (intravascular)

A hemólise ocorre no interior dos vasos sanguíneos, e quando a quantidade de Hb liberada excede a capacidade de fixação da haptoglobina, a hemoglobina livre restante atravessa os glomérulos, é catabolizada pelas células tubulares e o ferro resultante se incorpora às proteínas de depósito (ferritina e hemossiderina). A presença de hemossiderina na urina informa que existe quantidade considerável de hemoglobina livre circulante que foi filtrada no rim. Quando a capacidade de absorção das células tubulares é superada, aparece hemoglobinúria, que é um sinal de hemólise intravascular importante.

O quadro clínico é semelhante ao da anemia hemolítica hereditária, sendo a palidez e a icterícia os primeiros sintomas. Esplenomegalia também pode estar presente. Quando a anemia é grave, o paciente apresenta fadiga, dispneia e outros sintomas cardiovasculares.

Avaliação laboratorial geral

A avaliação inicial tem como objetivo caracterizar a presença de anemia e se há evidência de hemólise.

Hemograma

Esse exame simples, de fácil acesso, pode fornecer vários dados que auxiliam o diagnóstico. Além do grau da anemia, revela também os índices eritrocitários. As anemias hemolíticas são, geralmente, normocíticas ou macrocíticas (em razão do elevado número de hemácias jovens na circulação). Leucocitose e plaquetose são achados frequentes em virtude da elevada atividade medular.

Quando há reticulocitose, policromatofilia e pontilhado basofílico são geralmente descritos. Eritroblastos também podem ser encontrados e são sugestivos de hemólise.

Morfologia eritrocitária

O achado de algumas alterações na morfologia eritrocitária pode estabelecer o diagnóstico da doença de base:

- **Esferócitos:** esferocitose hereditária, anemia hemolítica imunomediada.
- **Eliptócitos:** eliptocitose hereditária, piropoiquilocitose hereditária, deficiência de G6PD.
- **Hemácias em alvo ou codócitos:** talassemia, doença Hb C, hemoglobinas instáveis.
- **Esquizócitos ou hemácias fragmentadas:** traumatismo físico, anemia hemolítica microangiopática, queimaduras e CIVD.
- **Hemácias falcizadas ou drepanócitos:** doença falciforme (HbSS, HbSC, Sβ-talassemia).
- **Estomatócitos:** estomatocitose hereditária, doença hepática.
- **Hemácias crenadas:** síndrome hemolítico-urêmica, uremia.

Contagem de reticulócitos

Reflete a atividade medular. A reticulocitose é marca das anemias hemolíticas. Em geral, está > 2%.

Bilirrubinas

O nível sérico de bilirrubina é um índice de destruição eritrocitária. O aumento ocorre à custa de bilirrubina indireta.

Desidrogenase lática (DHL)

Está frequentemente aumentada nas anemias hemolíticas. Esse aumento resulta da liberação dessa enzima eritrocitária para o plasma durante a hemólise. Não é específica, pois pode estar elevada em outras patologias. Em geral, está mais elevada na hemólise intravascular.

Haptoglobina

Proteína que se liga à hemoglobina livre no plasma, tende a desaparecer no plasma em casos de anemias hemolíticas. Um baixo valor de haptoglobina sérica indica 87% de probabilidade de doença hemolítica. Trata-se de um reagente de fase aguda, e sua síntese está elevada em resposta a processos inflamatórios ou doença neoplásica.

Hemoglobinúria

Quando os eritrócitos são destruídos dentro da circulação, e também quando a destruição extravascular é tão rápida que excede a capacidade do sistema macrofágico, a hemoglobina é liberada para o plasma. Se a hemoglobina plasmática excede a capacidade de ligação da haptoglobina, os dímeros de hemoglobina são excretados pela urina, resultando em hemoglobinúria. Mais frequente na hemólise intravascular grave, a hemoglobinúria pode ser diferenciada da hematúria (hemácias na urina) pela avaliação microscópica da urina.

Algumas doenças ou eventos que podem mimetizar episódio hemolítico devem ser lembrados: reticulocitose compensatória pode ocorrer após evento agudo hemorrágico ou sequestro esplênico e pode ser confundida como evidência de hemólise; hiperesplenismo pode estar associado a aumento do *clearance* eritrocitário e anemia; hiperbilirrubinemia indireta crônica idiopática (doença de Gilbert) também pode causar confusão diagnóstica.

Avaliação laboratorial específica

Após história clínica, exame físico e avaliação laboratorial inicial, testes laboratoriais específicos devem ser solicitados de maneira criteriosa.

Mielograma

Não é necessário para o diagnóstico das anemias hemolíticas. Observa-se hiperplasia eritroide medular.

Teste de Coombs direto

Pesquisa de autoanticorpos. Solicitado quando há suspeita de anemia hemolítica autoimune, sendo positivo na maioria dos casos. Pode ser negativo em cerca de 2% a 5% dos casos.

Teste de fragilidade osmótica

Esse teste mede a resistência dos eritrócitos à hemólise por estresse osmótico. O aumento da fragilidade osmótica é observado em condições associadas à esferocitose/eliptocitose, e o teste deve ser solicitado quando há suspeita dessas patologias.

Eletroforese de hemoglobinas

Deve ser solicitada em caso de suspeita de hemoglobinopatias (doenças falciformes e talassemias). O método ideal é o da cromatografia das hemoglobinas.

Dosagem enzimática

Dosagem de G6PD ou de piruvatocinase deve ser realizada em caso de suspeita de deficiência enzimática.

Teste de Ham e pesquisa de CD55/CD59

Solicitado quando há suspeita de hemoglobinúria paroxística noturna.

TRATAMENTO

O tratamento preciso da anemia hemolítica depende do diagnóstico e deve ser individualizado de acordo com a etiologia da destruição eritrocitária.

Nas anemias hemolíticas de causa extrínseca (adquiridas), o tratamento será planejado no momento do diagnóstico.

Na anemia hemolítica de etiologia imune, pode ser necessário o uso de corticoides, imunoglobulina e outros imunossupressores. A transfusão, nesses casos, deve ser restrita aos casos em que o paciente apresenta instabilidade hemodinâmica ou doença de base (cardiopatia), uma vez que a compatibilidade será dificultada pela presença de anticorpos circulantes e o sangue transfundido também poderá sofrer hemólise. Quando indicada, deve ser realizada em pequenos volumes, em infusão lenta e acompanhada de tratamento com corticoide. Infecções devem ser prontamente tratadas. A síndrome hemolítico-urêmica (anemia microangiopática) necessita tratamento específico. Nas hemólises induzidas por medicamentos, o tratamento consiste na retirada do agente químico/fármaco e em terapia de suporte.

O tratamento das anemias hemolíticas de causas intrínsecas (congênitas) obedece, em geral, às seguintes orientações:

Terapia transfusional

A transfusão de concentrado de hemácias deve ser restrita aos pacientes sintomáticos ou no pré-operatório. Sempre que possível, deve-se usar sangue depletado de leucócitos (concentrado de hemácias pobre em leucócitos ou desleucocitado) e fenotipado.

Ácido fólico

Indicado nos pacientes que apresentam hemólise, uma vez que seu consumo está exacerbado nessas situações, pode ser usado na dose de 5mg, três vezes por semana.

Esplenectomia

Considerada terapêutica nos defeitos de membrana eritrocitária (eliptocitose, esferocitose), corrigindo a anemia. Está indicada nos pacientes com necessidade transfusional elevada.

Nas síndromes falciformes, está indicada em caso de sequestro esplênico e no hiperesplenismo. Deve ser postergada, quando possível, até 6 ou 7 anos de idade, em virtude do risco de sepse pós-esplenectomia, uma vez que o baço é responsável pelo *clearance* de bactérias encapsuladas (*Streptococcus pneumoniae*, *Neisseria meningitidis* e *Haemophilus influenzae* tipo b).

Vacinas

Além das vacinas do calendário básico, devem ser aplicadas aquelas específicas para germes encapsulados (meningococo, pneumococo). Estão indicadas para os portadores de síndromes falciformes e aqueles com indicação de esplenectomia.

Antibiótico profilático

Utilizado rotineiramente a partir de 2 meses até os 5 anos de idade nos portadores de síndromes falciformes, está indicado nos esplenectomizados, para prevenir infecções por germes encapsulados.

Pode ser usada penicilina benzatina IM a cada 21 dias (300.000UI até 10kg, 600.000UI de 10 a 25kg e 1.200.000UI > 25kg), ou fenoximetilpenicilina diariamente (dose de 125mg a cada 12 horas, até 3 anos de idade ou 15kg; 250mg a cada 12 horas, de 3 a 6 anos ou até 25kg; 500mg a cada 12 horas, para crianças > 25kg). No caso de alergia à penicilina, usa-se eritromicina, 20mg/kg/dia a cada 12 horas VO.

CONSIDERAÇÕES FINAIS

Um grande número de doenças hereditárias e adquiridas pode manifestar-se como anemia hemolítica.

A busca do diagnóstico de hemólise, seguida da identificação da etiologia, é extremamente importante, uma vez que o tratamento deve ser individualizado.

Na decisão terapêutica, devem ser levadas em consideração tanto a etiologia da hemólise como a gravidade da doença.

Bibliografia

Alves JGB, Ferreira OS, Maggi RRS, Correia JB. Pediatria IMIP – Fernando Figueira. Rio de Janeiro: Medbook, 2011.

Approach to the child with anemia. Disponível em: www.uptodate.com. Atualizado em junho/15. Acessado em julho/15.

Braga JAP, Tone LG, Loggetto SR. Hematologia e hemoterapia pediátrica. São Paulo: Atheneu, 2014.

Garcia H. Anemias hemolíticas en la infância. Pediatria Integral 2012; XVI(5):378-86.

Introduction to the hemolytic anemias. In: Wintrobe's clinical hematology. 9. ed., Philadelphia-London: Lippincott Williams & Wilkins, 1993.

Nathan DG, Oski FA (eds.) Hematology of infancy and childhood. Philadelphia: Saunders Company, 1992.

Ortega JJ. Anemias hemolíticas. Na Pediatr Contin, 2004; 2(1):12-21.

Overview of hemolytic anemias in children. Disponível em: www.uptodate.com. Atualizado em março/15. Acessado em julho de 2015.

Rodgers GP, Young NS. Handbook of clinical hematology. Lippincott Williams & Wilkins, 2005.

Schvartsman BGS, Maluf Jr PT. Hematologia pediátrica. São Paulo: Manole, 2008.

Zago MA, Falcão RP, Pasquini R. Hematologia. Fundamentos e prática. São Paulo: Atheneu, 2004.

Capítulo 74

Distúrbios Hemorrágicos: Petéquias, Equimoses e Epistaxes

Jaqueline Cabral Peres
Lídia Neves Vieira Bastos
Lúcia Helena Guimarães Rodrigues
Tereza Cristina Teixeira da Fonseca

FISIOLOGIA DA HEMOSTASIA

Hemostasia é o conjunto de mecanismos existentes capazes de manter o sangue fluido dentro dos vasos, o que ocorre graças ao equilíbrio dinâmico entre fatores ativadores e inibidores da hemostasia e do qual participam vasos, plaquetas, proteínas da coagulação, o sistema fibrinolítico e os anticoagulantes naturais.

A hemostasia pode ser didaticamente dividida em:

- **Hemostasia primária:** realizada por vasos e plaquetas, formando o trombo plaquetário. Distúrbios nessa fase da hemostasia caracterizam-se pelo surgimento de petéquias, púrpuras e equimoses.
- **Hemostasia secundária:** fase realizada pelos fatores de coagulação, culmina com a formação da trombina e do coágulo de fibrina no local da lesão endotelial, com manutenção da integridade do vaso. Quando ocorre alteração nessa via, surgem hematomas, hemartroses e sangramentos intracavitários.

Os mecanismos normais da hemostasia consistem em resposta vascular, formação do plugue plaquetário e ativação dos fatores plasmáticos da coagulação.

Após lesão de um vaso sanguíneo de pequeno calibre, este se contrai e retrai, ocasionando a diminuição do fluxo sanguíneo local. As células endoteliais intactas contêm uma superfície antitrombótica, porém, quando lesionadas, expõem o subendotélio e tornam-se trombogênicas, liberando o fator VIII-fator de von Willebrand (FVIII-FvW). Este adere às fibras colágenas expostas e facilita a adesão das plaquetas (adesividade plaquetária). As plaquetas liberam ADP e tromboxano A2, que promovem a agregação de outras plaquetas da vizinhança (agregação plaquetária) e a formação de um plugue plaquetário (hemostasia primária) (Figura 74.1).

Só haverá eficácia hemostática após participação da trombina, que é gerada após uma série de reações enzimáticas sequenciais, envolvendo vários fatores plasmáticos da coagulação. A trombina colabora na hemostasia ao produzir fibrina, que vai depositar-se no trombo plaquetário, formando o coágulo de fibrina (hemostasia secundária).

Em 1964, MacFarlane e Davie e Ratnoff criaram o modelo da "cascata" para explicar a fisiologia da coagulação sanguínea, dividindo o sistema de coagulação em intrínseco e extrínseco. Atualmente, essa separação é considerada inadequada, pois não ocorre *in vivo*, e aceita-se que os mecanismos hemostáticos normais estejam associados a três complexos enzimáticos pró-coagulantes, que envolvem serinoproteases dependentes de vitamina K (fatores II, VII, IX e X) associadas a cofatores (V e VIII), todos localizados em uma superfície de membrana contendo fosfolipídios (Figura 74.2).

Para fins didáticos e sem prejuízo ao entendimento dos mecanismos da coagulação, será considerada a versão simplificada da "cascata" da coagulação. O caminho intrínseco é ativado pelo colágeno exposto e o caminho extrínseco, pela tromboplastina tecidual (Figura 74.3).

Uma anormalidade no caminho extrínseco resulta em tempo de protombina (TP) prolongado, enquanto uma anormalidade no caminho intrínseco resulta em tempo de tromboplastina parcial ativado (TTPa) prolongado. Uma anormalidade no caminho comum resulta em prolongamento de ambos.

Para impedir a circulação de fatores ativados, entram em ação os anticoagulantes, dos quais o mais importante é a antitrombina III.

Finalmente, o sistema fibrinolítico, tendo como principal representante o plasminogênio, dissolve gradativamente o trombo com a finalidade de restabelecer o fluxo sanguíneo normal.

MANIFESTAÇÕES CLÍNICO-LABORATORIAIS

Na *anamnese* de uma criança com distúrbio hemorrágico, deve-se questionar o tipo, a localização, a extensão e a duração do sangramento, se este foi espontâneo ou pós-traumático, se há histórico de sangramento anterior, se já realizou al-

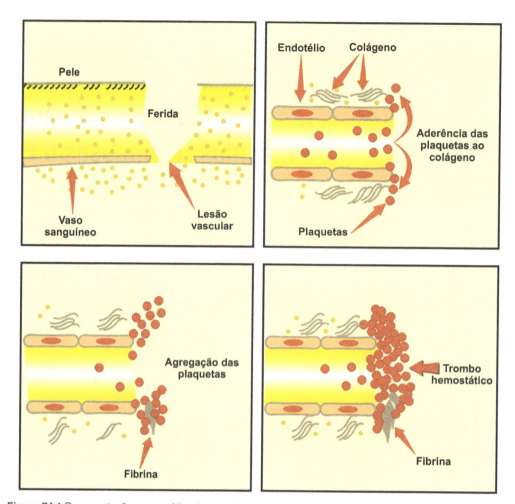

Figura 74.1 Representação esquemática do mecanismo normal da hemostasia. (Adaptada de Famadas, 1979.)

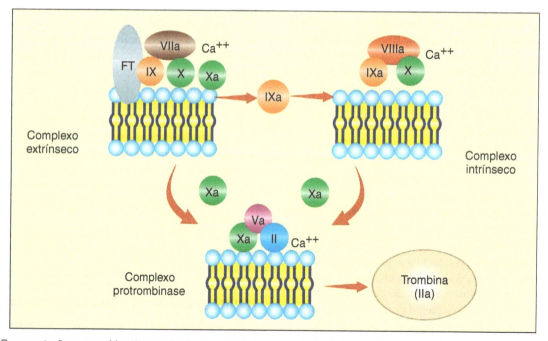

Figura 74.2 Representação esquemática da coagulação plasmática. A coagulação inicia-se a partir da ligação do fator (F) VIIa ao fator tecidual com ativação posterior do FIX e do FX. O complexo FIXa/FVIIIa ativa FX e o FXa forma complexo com FVa, convertendo FII (protrombina) em FIIa (trombina). (Adaptada de Zago e cols., 2001.)

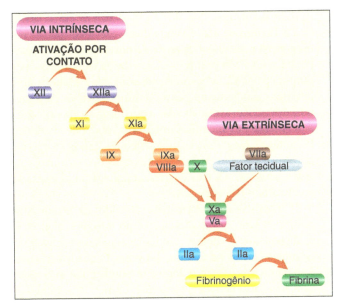

Figura 74.3 Esquema da cascata da coagulação proposta por MacFarlane e Davie e Ratnoff. (Adaptada de Zago e cols., 2001.)

Quadro 74.1 Características dos distúrbios hemorrágicos

Apresentação clínica	Hemostasia primária	Hemostasia secundária
Início do sangramento	Espontâneo ou imediatamente após traumatismo	Tardio após o traumatismo
Pequenos traumatismos (sangramento)	Persistentes ou em grande quantidade	Mínimos
Equimoses superficiais	Características Pequenas e numerosas	Raras
Petéquias	Comuns	Raras
Epistaxe	Comum	Rara
Hematomas superficiais	Raros	Comuns
Hematomas profundos	Raros	Característicos
Hemartrose	Rara	Característica
Gênero	Feminino	Masculino
História familiar	Rara (exceto na DvW)*	Comum

* DvW: doença de von Willebrand.

gum procedimento cirúrgico ou extração dentária (e se houve sangramento excessivo nesses eventos), a idade do paciente ao início da doença, os antecedentes de infecção, o uso de medicamentos e a exposição a agrotóxicos. A história familiar de doença hemorrágica é importante, pois a criança pode ainda não ter sido submetida a nenhum estresse hemostático. A existência de sangramento apenas em homens e tios maternos sugere doença de herança recessiva ligada ao cromossomo X, como hemofilia A e B.

O início agudo dos sintomas sugere patologias adquiridas, como trombocitopenia imune primária (PTI), enquanto a presença de sintomas de longa duração é sugestiva de doença congênita.

No *exame físico*, deve-se observar o estado geral e nutricional da criança, se há palidez cutaneomucosa, adenomegalias ou visceromegalias e, principalmente, os tipos de lesões hemorrágicas encontradas. A presença de equimoses de tamanho desproporcional ao trauma chama atenção para a necessidade de investigação de coagulopatia. As doenças vasculares (vasculites) apresentam-se como púrpuras palpáveis.

Os distúrbios plaquetários (quantitativos ou qualitativos) geralmente se manifestam como petéquias, equimoses, sangramento de mucosa ou, raramente, como hemorragia cerebral.

As doenças plasmáticas da coagulação cursam com equimoses, sufusões hemorrágicas de grande tamanho, hematomas e hemartroses (Quadro 74.1).

As lesões purpúricas (petéquias [lesões puntiformes < 2mm], púrpura [2mm a 1cm] e equimoses [> 1cm]) são resultantes de extravasamento de sangue para pele ou mucosa e por isso não desaparecem à digitopressão. Podem representar condições relativamente benignas ou doenças mais sérias (Figura 74.4).

Esses distúrbios hemorrágicos (petéquias, equimoses e epistaxes) podem ser secundários a distúrbios vasculares, trombocitopenia, disfunções plaquetárias ou, mais raramente, à deficiência de fatores de coagulação.

A epistaxe, sangramento de mucosa nasal, é causa frequente de atendimento médico ambulatorial, já que as fossas nasais são uma região altamente vascularizada. Mais de 90% dos sangramentos nasais são originados da região nasal anterior, local onde os vasos sanguíneos são revestidos por delgada membrana mucosa. Diversos fatores locais e sistêmicos podem levar a epistaxe, sendo as causas locais as mais frequentes (Quadro 74.2).

Os exames laboratoriais-chave, como hemograma com contagem de plaquetas e avaliação do esfregaço sanguíneo, tempo de sangria (TS) pelo método de Ivy modificado, TPAE e TTPa, geralmente confirmam o diagnóstico. Às vezes são necessários exames mais refinados, como mielograma, dosagem dos fatores de coagulação e estudo da agregação plaquetária.

O tempo de sangria é teste realizado *in vivo* e, quando alterado, indica alteração quantitativa ou qualitativa das plaquetas,

Quadro 74.2 Causas de epistaxe

Causas locais	Causas sistêmicas
Traumatismos (manipulação digital, corpo estranho, uso de prongas nasais)	Coagulopatias (hemofilia, DvW)
Processo inflamatório (resfriado comum, rinite alérgica)	Doenças sistêmicas (hipertensão arterial sistêmica, hepatopatias)
Tumores	Fármacos (anticoagulantes, AINE)
Fragilidade capilar ou vasoespasmo	
Ressecamento da mucosa	Vasculopatias (Osler-Rendu-Weber)

AINE: anti-inflamatórios não esteroides.

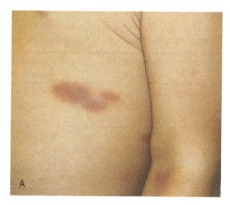
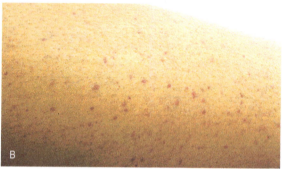

Figura 74.4 Equimoses em paciente com leucemia aguda (**A**) e petéquias em paciente com púrpura trombocitopênica idiopática (**B**).

defeito na interação plaqueta-vaso (doença de von Willebrand) ou doença vascular primária. O teste mede o intervalo da parada de sangramento após incisão superficial padronizada no antebraço, sendo raramente indicado nas crianças.

DOENÇAS VASCULARES

O denominador comum das doenças vasculares é a existência de algo que torna propício o rompimento do vaso sanguíneo.

Doenças vasculares congênitas

- **Telangiectasia hemorrágica hereditária:** doença autossômica dominante com quadro clínico de lesões telangiectásicas em pele e mucosa, epistaxes e petéquias. As lesões começam a se manifestar na idade escolar ou na adolescência e se tornam mais numerosas na idade adulta. Em virtude da perda sanguínea crônica (p. ex., sangramento gastrointestinal), esses pacientes costumam apresentar anemia por deficiência de ferro.
- **Síndrome de Ehlers-Danlos:** grupo de doenças heterogêneas do tecido conjuntivo que se caracteriza por hiperelasticidade da pele, hipermotilidade articular e fragilidade da pele e dos vasos sanguíneos.

Doenças vasculares adquiridas

Causas adquiridas de púrpura vascular incluem púrpura de Henoch-Schönlein, escorbuto, infecções e causas mecânicas e medicamentosas:

- **Púrpura de Henoch-Schönlein:** é a vasculite sistêmica de pequenos vasos sanguíneos mais frequente na infância.

Aproximadamente 75% dos casos ocorrem em crianças de 2 a 11 anos de idade, sendo duas vezes mais prevalente no gênero masculino. Trata-se de púrpura não trombocitopênica mediada pela IgA, caracterizada clinicamente por púrpura palpável, frequentemente associada a artrite, angina intestinal, sangramento gastrointestinal e nefrite. As lesões purpúricas são avermelhadas com localização predominantemente em membros inferiores, podendo ascender. Há antecedente de infecção do trato respiratório superior em 60% a 75% dos pacientes. O diagnóstico é clínico, e os testes laboratoriais não evidenciam alteração plaquetária ou distúrbios da coagulação.

O tratamento é sintomático, devendo ser erradicados possíveis fatores desencadeantes, como infecções, alimentos, medicamentos e vacinas. As lesões cutâneas resolvem-se espontaneamente na maioria das vezes. O quadro articular e o edema subcutâneo doloroso respondem aos anti-inflamatórios não esteroides, como naproxeno (10 a 15mg/kg/dia) ou ibuprofeno (40 a 60mg/kg/dia), utilizados enquanto persistirem os sinais e sintomas. A ranitidina está indicada, na dose de 5mg/kg/dia três vezes ao dia, nos pacientes com sintomas gastrointestinais. Os corticoides estão indicados em caso de comprometimento intestinal grave, na orquite, na hemorragia pulmonar e nas nefrites. A prednisona é usada na dose de 1 a 2mg/kg/dia por 7 dias ou em forma de pulsoterapia, com metilprednisolona 30mg/kg/dia, por 3 dias. As nefrites leves ou moderadas, geralmente com hematúria e/ou proteinúria discretas (< 500mg/dia), são apenas acompanhadas ambulatorialmente. Os casos graves, particularmente a glomerulonefrite crescêntica, podem exigir terapia com gamaglobulina EV, plasmaférese e/ou imunossupressores.

- **Escorbuto:** entidade pouco frequente em países tropicais, caracteriza-se por petéquias de distribuição perifolicular. Há defeito no tecido de suporte da microvasculatura em decorrência da síntese deficiente ou anormalidade na estrutura do colágeno. Distúrbios da função plaquetária também podem estar presentes. O tratamento consiste em administração de vitamina C, na dose de 100 a 300mg VO, e orientação dietética, principalmente à base de frutos cítricos.
- **Síndrome do espancamento:** deve ser suspeitada se as petéquias e equimoses estiverem disseminadas ou encontradas em áreas do corpo normalmente não sujeitas aos traumatismos comuns da infância e, principalmente, se associadas a fraturas múltiplas. Os testes laboratoriais são normais.

Outras púrpuras vasculares estão citadas no Quadro 74.3.

DOENÇAS PLAQUETÁRIAS

Púrpura isolada indica fortemente a presença de distúrbio plaquetário qualitativo ou quantitativo.

Trombocitopenias

O denominador comum desse grupo é a diminuição numérica das plaquetas, < 150.000/mm³, podendo ser secundária, quando se identifica a causa, ou idiopática. A trombocitopenia pode ser causada por aumento da destruição, diminuição na produção ou sequestro das plaquetas (Quadro 74.4).

Quadro 74.3 Causas de púrpuras vasculares

Congênitas	Adquiridas
Telangiectasia hemorrágica hereditária	Infecções bacterianas (meningococcemia, escarlatina, febre tifoide), virais (sarampo) e riquétsias
Síndrome de Ehlers-Danlos	Síndrome de Henoch-Schönlein
Síndrome de Marfan	Fármacos (atropina, hidrato de cloral)
Osteogênese imperfeita	Síndrome de Cushing e corticoterapia
Síndrome de Fabry	Escorbuto
	Disproteinemia
	Amiloidose
	Traumatismo

Quadro 74.4 Causas de trombocitopenia na infância

Falha na produção

Adquirida: infiltração medular (linfoma, leucemia, neuroblastoma), mielodisplasia, aplasia, infecção, mielofibrose, anemia megaloblástica, uremia, fármacos, toxinas

Hereditária: May-Hegglin, Wiskott-Aldrich, Bernard-Soulier, Gaucher, Niemann-Pick

Aumento na destruição

Imune:
Aloanticorpos: neonatal, pós-transfusional
Autoanticorpos: primários (PTI) ou secundários (LES, pós-infecção, infecção por HIV ou HCV ou CMV, pós-TMO)

Não imune: CIVD, síndrome hemolítico-urêmica, púrpura trombocitopênica trombótica, circulação extracorpórea, hemangioma gigante (síndrome de Kasabach-Merritt)

Fármaco-induzido: imune ou não imune (acetaminofeno, ácido valproico, antibióticos betalactâmicos, carbamazepina, cimetidina, difenilidantoína, digitoxina, furosemida, heparina, ibuprofeno, penicilinas, ranitidina, sulfas)

Sequestro das plaquetas

Hiperesplenismo

Perda dilucional

Transfusão maciça de sangue estocado

LES: lúpus eritematoso sistêmico; HIV: vírus da imunodeficiência humana adquirida; HCV: vírus da hepatite C, CMV: citomegalovírus, TMO: transplante de medula óssea.

Trombocitopenia imune primária (PTI)

Etiologia mais comum de trombocitopenia na infância, acomete igualmente ambos os gêneros, com pico de incidência entre 2 e 4 anos de idade, sendo mais frequente em adolescentes do gênero feminino com outras doenças autoimunes subjacentes, como lúpus eritematoso sistêmico.

A PTI pode ser definida como recém-diagnosticada, quando apresenta até 3 meses de evolução, persistente, entre 3 e 12 meses, ou crônica, quando acima de 12 meses. Em cerca de dois terços dos casos ocorre remissão nos primeiros 6 meses e 10% a 20% se tornam crônicos.

Trata-se de doença adquirida, caracterizada pelo desenvolvimento de autoanticorpos do tipo IgG contra os antígenos da membrana plaquetária devido à resposta alterada a um agente infeccioso ou a uma doença autoimune. As plaquetas sensibilizadas são fagocitadas pelos macrófagos, principalmente no baço, diminuindo seu tempo de meia-vida. As plaquetas dos pacientes com PTI são jovens e hiperfuncionantes. Acredita-se que anticorpos antiplaquetários também reajam contra os megacariócitos na medula óssea, interferindo na megacariopoese e alterando a maturação e a formação das plaquetas, porém o número de megacariócitos costuma ser normal ou discretamente elevado.

O quadro clínico característico consiste no aparecimento súbito de sangramento cutâneo (petéquias e equimoses), podendo ocorrer também sangramento mucoso (epistaxe, gengivorragia, menorragia, hematúria, sangramento no trato gastrointestinal) e, muito raramente, no sistema nervoso central (SNC – incidência de 0,1% a 0,5%). Em geral, há antecedente de infecção viral, especialmente no trato respiratório superior, ou de vacinação prévia recente (hepatite B, MMR, sarampo e rubéola).

O exame físico evidencia, geralmente, petéquias e equimoses em criança com aspecto saudável. Na presença de hepatoesplenomegalia, adenomegalias, dores osteoarticulares ou palidez, deve-se pensar em outras patologias, como doenças linfoproliferativas, reumáticas ou infecciosas.

O diagnóstico laboratorial é realizado por meio do hemograma, que evidencia plaquetopenia, muitas vezes < 20.000/mm^3, sem alteração das outras linhagens sanguíneas. O mielograma deverá ser realizado quando houver dúvida diagnóstica ou previamente ao uso da corticoterapia.

O paciente pode ser acompanhado ambulatorialmente, porém, quando há sangramento importante de mucosa, é imperioso o internamento devido ao risco de hemorragia do SNC.

O tratamento inclui medidas de suporte e orientação e quando necessário tratamento farmacológico: corticoides (prednisona, 2mg/kg/dia ou 60mg/m^2 por 14 a 21 dias, ou pulsoterapia com metilprednisolona EV, 30mg/kg/dose, uma vez ao dia, por 3 a 5 dias). Outra opção terapêutica consiste em imunoglobulina endovenosa (EVIG), 1g/kg/dia por 2 dias ou 400mg/kg/dia por 5 dias. A esplenectomia está indicada nas emergências ou na PTI crônica e apresenta resposta em cerca de 60% a 70% dos casos. A transfusão de plaquetas deve ser utilizada apenas em casos de sangramento com risco de morte e sempre associada à EVIG e/ou à corticoterapia. Nos casos refratários, podem estar indicados outros imunossupressores.

Síndrome hemolítico-urêmica

Caracteriza-se pela tríade anemia hemolítica microangiopática-plaquetopenia-insuficiência renal aguda.

Infecções bacterianas (principalmente septicemias) e virais

Podem levar a plaquetopenia mediante mielossupressão. Infecções intrauterinas (toxoplasmose, rubéola, citomegalovírus, herpes simples) podem levar a trombocitopenias no período neonatal.

Leucemias

Além da plaquetopenia, a criança apresenta quadro de febre, dor óssea, anemia, letargia, hepatoesplenomegalia e/ou linfadenopatia. A análise do sangue periférico pode sugerir o diagnóstico quando são encontrados blastos, porém, às vezes, estes podem ser confundidos com linfócitos atípicos por examinadores menos experientes. O mielograma está indicado em crianças com plaquetopenia quando a causa não está evidente, sendo imperioso quando há uma segunda linhagem medular alterada (hemácias ou leucócitos).

Nas plaquetopenias secundárias, a conduta mais importante consiste no tratamento da causa, como, por exemplo, da leucemia ou da infecção. Outras causas de trombocitopenia estão listadas no Quadro 74.4.

Distúrbios da função plaquetária
Trombastenia de Glanzmann

Doença autossômica recessiva causada pela deficiência congênita das glicoproteínas IIb e IIIa, resulta em diminuição da agregação plaquetária. O paciente apresenta grande tendência a episódios hemorrágicos após traumatismos ou mesmo espontaneamente (epistaxe e menorragia). A contagem, o tamanho e a morfologia das plaquetas são normais. O diagnóstico laboratorial é estabelecido a partir do estudo da agregação plaquetária.

Fármacos

O ácido acetilsalicílico promove inibição da síntese de prostaglandina, impedindo a liberação de ADP e tromboxano A2, que são essenciais à agregação plaquetária.

Outros distúrbios da função plaquetária e seus principais achados estão listados no Quadro 74.5.

Quadro 74.5 Principais distúrbios da função plaquetária

Doença	Defeito	Achados
Trombastenia de Glanzmann	Alteração das glicoproteínas IIb-IIIa	Aumento do TS, alteração da agregação plaquetária
Síndrome de Bernard-Soulier	Alteração das glicoproteínas Ib	Plaquetas gigantes e trombocitopenia
Doença do *pool* plaquetário	Alteração dos grânulos densos	Congênita ou adquirida: síndromes – Hermansk-Pudlak, Wiskott-Aldrich, Chediak-Higashi
Doença de von Willebrand	Alteração qualitativa ou quantitativa do FvW	Prolongamento do TS, TTPa
Alteração de liberação	Deficiência de síntese de ciclogenase e tromboxano	Fármacos (ácido acetilsalicílico, dipiridamol, prostaciclina, AINE, imipramina)

FvW: fator de von Willebrand; TS: tempo de sangramento; TTPa: tempo de tromboplastina parcial ativada; AINE: anti-inflamatórios não esteroides.

Bibliografia

Abreu HF, Nigro CEN, Nigro JFA. Epistaxe severa: tratamento clínico. Arquivos Internacionais de Otorrinolaringologia 2000; 4.

Alves JGB, Albuquerque CHBL. Diagnóstico diferencial em pediatria. Rio de Janeiro: Medbook, 2013.

Balbani APS, Formigoni GGS, Butugan O. Tratamento da epistaxe. Rev Assoc Med Bras 1999; 45.

Baronci C, Pansini V, Funaro D et al. Idiopathic thrombocytopenic purpura in children. Pediatr Blood Cancer 2006; 47:665-7.

Buchanan G, Adix L. Current challenges in the management of children with idiopathic thrombocytopenic purpura. Pediatr Blood Cancer 2006; 47:681-4.

Bussel J, Tarantino M. Review of therapies for immune thrombocytopenic purpura. Hematology 2006; 43:S1-S2.

Carneiro JDA. Hematologia pediátrica. São Paulo: Manole, 2008.

Crow A, Song S, Siragam V et al. Mechanisms of action of intravenous immunoglobulin in the treatment of immune thrombocytopenia. Pediatr Blood Cancer 2006; 47:710-3.

Donato H, Picón A, Rapetti MC et al. Splenectomy and spontaneous remission in children with chronic idiopathic thrombocytopenic purpura. Pediatr Blood Cancer 2006; 47:737-9.

Famadas LC. Emergências nas doenças hemorrágicas. Rio de Janeiro: Centro de Hematologia Santa Catarina, 1979.

Gaedicke G, Schulze H. Some unsettled questions in childhood thrombocytopenia caused by immunologic platelet destruction (acute and chronic ITP). Pediatr Blood Cancer 2006; 47: 668-70.

Hazzan R, Mukamel M, Yacobovich J et al. Risk factors for future development of systemic lupus erythematosus in children with idiopathic thrombocytopenic purpura. Pediatr Blood Cancer 2006; 47:657-9.

Imbach P. Development and research in idiopathic thrombocytopenic purpura: an inflammatory and autoimmune disorder. Pediatr Blood Cancer 2006; 47:685-6.

Koene H. Critical issues of current and future developments in the treatment of immune thrombocytopenic purpura. Pediatr Blood Cancer 2006; 47:703-5.

Kühne T. Idiopathic thrombocytopenic purpura in childhood: controversies and solutions. Pediatr Blood Cancer 2006; 47:650-2.

Leung AKC. Evaluating the child with purpura. Am Fam Physician 2001; 64:419-28.

Minkov M. Critical issues concerning splenectomy for chronic idiopathic thrombocytopenic purpura in childhood. Pediatr Blood Cancer 2006; 47:734-6.

Nilsson C, Tedgard U, Ljung R. Studies of chronic ITP in children and adolescents. Pediatr Blood Cancer 2006; 47:660-1.

Provan D, Stasi R, Newland AC et al. International consensus report on the investigation and management of primary immune thrombocytopenia. Blood 2010; 115(2):168-86.

Ramenghi U, Amendola G, Farinasso L et al. Splenectomy in children with chronic ITP: long-term efficacy and relation between its outcome and responses to previous treatments. Pediatr Blood Cancer 2006; 47:712-5.

Rizzatti EG, Franco RF. Investigação diagnóstica dos distúrbios hemorrágicos. Medicina (Ribeirão Preto) 2001; 34:238-47.

Silva CAA, Campos LMMA, Liphaus BL, Kiss MHB. Púrpura de Henoch-Schönlein na criança e adolescente. Revista Brasileira de Reumatologia 2000; 40:128-36.

Zago MA, Falcão RP, Pasquini R. Hematologia: fundamentos e prática. São Paulo: Atheneu, 2001.

Capítulo 75

Interpretação do Hemograma em Pediatria

Fernanda Maria Ulisses Montenegro

INTRODUÇÃO

O hemograma fornece informações quantitativas e qualitativas dos glóbulos vermelhos (eritrócitos ou hemácias), dos glóbulos brancos (leucócitos), das plaquetas e dos reticulócitos. Sua correta interpretação, associada à história clínica e ao exame físico do paciente, auxilia o pediatra tanto no diagnóstico como no tratamento de doenças que acometem crianças e adolescentes.

Na faixa etária pediátrica, a análise do hemograma merece atenção especial, pois até a adolescência os valores considerados normais variam de acordo com as mudanças fisiológicas, apresentando, portanto, valores diferentes dos encontrados normalmente nos adultos.

SÉRIE VERMELHA

O eritrograma é a parte do hemograma que avalia a série eritrocítica e é composto por contagem de hemácias, dosagem de hemoglobina, determinação do hematócrito e índices hematimétricos.

A vida média da hemácia é menor no recém-nascido pré-termo (35 a 50 dias) e no recém-nascido a termo (60 a 70 dias) do que na criança maior (120 dias).

Os reticulócitos correspondem aos precursores das hemácias que, uma vez lançados no sangue periférico, permanecem por aproximadamente 24 a 48 horas, transformando-se em glóbulos maduros. Os valores considerados normais no sangue periférico variam de 0,5% a 1,5%. A contagem de reticulócitos não faz parte do hemograma e, portanto, deve ser solicitada separadamente. O recém-nascido apresenta 4% a 6% de reticulócitos devido ao processo ativo de formação de eritrócitos durante a vida fetal.

Os reticulócitos encontram-se aumentados em algumas situações, como nas anemias hemolíticas, após reposição de ferro, ácido fólico ou vitamina B_{12}. Os reticulócitos encontram-se baixos em casos de carência de ferro, doenças linfoproliferativas e falências medulares.

O número de hemácias, isoladamente, não tem valor expressivo, mas é fundamental para o cálculo dos índices hematimétricos. O hematócrito corresponde, em porcentagem, ao volume total de sangue.

Os índices hematimétricos avaliam as hemácias em relação ao tamanho e ao conteúdo de hemoglobina, auxiliando a caracterização dos quadros de anemia. O volume corpuscular médio (VCM) é calculado a partir da contagem de hemácias e do hematócrito, refletindo o volume médio das hemácias. Valores aumentados de VCM caracterizam as anemias macrocíticas (megaloblásticas, aplasia medular, síndrome mielodisplásica), níveis normais indicam anemias normocíticas (hemolítica, anemia seguida de hemorragia aguda, anemia de doença crônica), e valores diminuídos caracterizam anemias microcíticas (ferropriva, sideroblástica, talassemia). O RDW (*red cell distribution width*) é a medida quantitativa de anisocitose, ou seja, da variação da distribuição das hemácias quanto ao tamanho, cujo valor normal varia de 11,5% a 14,5%. Esse coeficiente é útil para diferenciar a anemia ferropriva (em que seu valor se encontra elevado) daquela oriunda de doença crônica ou de talassemia. RDW normal e VCM baixo são sugestivos de talassemia; RDW alto e VCM diminuído indicam carência de ferro, enquanto RDW alto e VCM elevado indicam deficiência de vitamina B_{12} ou folato.

O índice HCM (hemoglobina corpuscular média) representa o peso da hemoglobina na média dos eritrócitos. Auxilia a classificação das anemias em hipocrômicas ou normocrômicas.

O índice CHCM (concentração de hemoglobina corpuscular média) é calculado a partir da hemoglobina e do hematócrito. Auxilia a classificação das anemias em hipocrômicas e normocrômicas. Sofre interferência de vários fatores, como leucocitose acentuada, hemólise e altas concentrações de heparina. Pode estar diminuído nas anemias microcíticas e aumentado na esferocitose hereditária.

O hematócrito corresponde à porcentagem ocupada pelos eritrócitos no volume total de sangue. Encontra-se diminuído nas hemorragias e anemias e aumentado nas policitemias e em portadores de doença pulmonar obstrutiva crônica.

A hematoscopia avalia tamanho, coloração e formato das hemácias e a presença de inclusões citoplasmáticas:

- **Avaliação do tamanho das hemácias:** anisocitose é referida quando as hemácias apresentam mais variação de tamanho do que o habitual. Pode ser decorrente de macrocitose (hemácias grandes), microcitose (hemácias pequenas) ou ambas. Doenças crônicas, talassemias, anemia sideroblástica e intoxicação pelo chumbo são causas de microcitose, com destaque para a ferropenia, causa mais comum de anemia microcítica. Como causas de macrocitose podem ser citadas a deficiência de vitamina B_{12} ou folato, a aplasia medular e as doenças hepáticas.
- **Avaliação da coloração das hemácias:** pode ser avaliada pelo conteúdo de hemoglobina, sendo classificada como normocrômica ou hipocrômica, e pela policromasia ou policromatofilia, condição em que as hemácias apresentam cor rosa-azulada. São hemácias jovens que se apresentam como reticulócitos em colorações específicas.
- **Avaliação do formato das hemácias:** no esfregaço normal, as hemácias têm formato circular homogêneo, são bicôncavas e de tamanho relativamente uniforme. Em condições patológicas, as hemácias podem assumir diferentes formatos, sendo chamadas de poiquilócitos. Os esferócitos são poiquilócitos associados a esferocitose hereditária e anemia hemolítica autoimune e os drepanócitos, à anemia falciforme. Podem ser encontrados também os acantócitos, nas hepatopatias, e os esquizócitos, na coagulação intravascular disseminada e na hemólise microangiopática (síndrome hemolítico-urêmica e púrpura trombocitopênica trombótica).
- **Inclusões eritrocitárias:** podem ser observadas no citoplasma das hemácias. Os corpúsculos de Heinz podem ser encontrados na deficiência de glicose-6-fosfato-desidrogenase (G6PD) e os corpúsculos de Howell-Jolly, nas crises hemolíticas agudas e na asplenia secundária à esplenectomia ou por autoesplenectomia, como na anemia falciforme.
- **Outros achados:** podem incluir a formação de *rouleaux*, que consiste em pilhas de hemácias que podem estar presentes nas anemias graves e no mieloma múltiplo.

SÉRIE BRANCA

Os glóbulos brancos ou leucócitos desempenham papel na defesa do organismo e cada subtipo leucocitário exerce funções específicas e distintas entre si que, em conjunto, estruturam o sistema imunológico.

Os valores normais da série branca na criança são variáveis de acordo com a faixa etária, com limites de referência entre 4.000 e 11.000/mm³.

Quanto à morfologia, os leucócitos são classificados em polimorfonucleares, que compreendem neutrófilos, eosinófilos e basófilos, e mononucleares, os monócitos e linfócitos.

O número de neutrófilos costuma ser maior ao nascimento do que nas crianças mais velhas e eleva-se durante as primeiras horas de vida. Esse aumento geralmente está relacionado com elevação das formas jovens imaturas e decresce em torno de 72 horas de vida. Os linfócitos passam posteriormente a ser as células mais numerosas e assim permanecem pelos primeiros 4 anos de vida. Após esse período e até a vida adulta, ocorre predomínio dos polimorfonucleares, principalmente de neutrófilos, no sangue periférico.

A leucocitose constitui parte da resposta de fase aguda do organismo a muitas doenças, incluindo infecções e processos inflamatórios. A elevação da contagem de leucócitos > 50.000 células/mm³ é chamada reação leucemoide, com a presença de células jovens escalonadas, simulando um quadro leucêmico. Em geral, são reacionais e desaparecem quando é corrigida a condição subjacente – quadros infecciosos ou processos inflamatórios. O número de plaquetas é normal.

As reações leucemoides que mimetizam as leucemias agudas podem ser observadas em recém-nascidos portadores de síndrome de Down e frequentemente regridem de maneira espontânea.

A leucopenia também está associada a ampla variedade de infecções virais e bacterianas.

Neutrófilos

Os neutrófilos exercem função de quimiotaxia e fagocitose e representam a primeira linha de defesa contra infecções bacterianas. São causas de neutropenia (neutrófilos < 1.500/mm³): sepse, tuberculose miliar, infecções virais, como mononucleose, gripe, sarampo, rubéola, parvovírus e citomegalovírus, doenças hematológicas, como leucemia, falência medular e neutropenia cíclica, hiperesplenismo e doença de Gaucher. A neutrofilia (neutrófilos > 8.000/mm³) pode ocorrer em processos infecciosos ou inflamatórios, como pneumonia, meningite, abscessos e vasculites, e após a administração de corticoides.

Linfócitos

Os linfócitos incluem três subpopulações distintas: os linfócitos T, B e NK. Os T correspondem de 65% a 80% dos linfócitos circulantes e exercem função especial nas respostas imunológicas mediadas por células. Os linfócitos B representam de 5% a 15% e são responsáveis pela resposta imunológica humoral. Os linfócitos NK são a minoria e destroem as células-alvo sem a participação da molécula do complexo de histocompatibilidade principal, agindo sobre células tumorais e células diversas infectadas por vírus.

As infecções bacterianas agudas, com exceção da coqueluche, raramente são causas de linfocitose. Entretanto, várias infecções de etiologia viral podem causar linfocitose.

Os linfócitos atípicos são linfócitos ativados durante resposta imune celular e humoral, após processamento de antígenos realizado pelos macrófagos. Além da mononucleose infecciosa, linfócitos atípicos > 20% do total de leucócitos podem ser observados nas infecções por citomegalovírus, hepatites virais e hipersensibilidade medicamentosa, como fenitoína. Linfocitose atípica até 20% pode ocorrer em casos de caxumba, sarampo, pneumonia atípica e gripe. São causas de linfocitopenia: tratamento com quimioterapia ou radioterapia, síndrome de Cushing, HIV, lúpus eritematoso sistêmico (LES) e doença de Hodgkin.

Monócitos

Os monócitos participam da fagocitose de células mortas, senescentes, corpos estranhos, regulação da função de outras células, processamento e apresentação de antígenos, reações inflamatórias e destruição de microrganismos e células tumorais.

A monocitose está associada a infecções, como as causadas por riquétsias, leishmaniose visceral, endocardite, doenças crônicas do trato gastrointestinal, como colite ulcerativa crônica, e doenças malignas, como leucemia e linfoma.

Eosinófilos

Os eosinófilos exercem função importante na mediação de processos inflamatórios associados à alergia, na defesa contra parasitas metazoários helmínticos e em certos distúrbios cutâneos alérgicos e neoplásicos.

São causas de eosinofilia: doenças alérgicas como asma, rinite, eczema atópico; hipersensibilidade medicamentosa; parasitoses (esquistossomose, estrongiloidíase, ascaridíase, ancilostomíase, toxocaríase); enterocolite ulcerativa e doença de Crohn; artrite reumatoide e LES; linfomas e leucemias.

Basófilos

Os basófilos produzem diversos mediadores inflamatórios, sendo um dos principais a histamina, além de conterem receptores de IgE na membrana citoplasmática.

Podem ser causa de basofilia: reações de hipersensibilidade como urticária e hipersensibilidade a medicamentos e alimentos e leucemia mieloide crônica.

SÉRIE PLAQUETÁRIA

As plaquetas são fragmentos citoplasmáticos anucleados formados a partir do megacariócito. O tamanho das plaquetas pode variar de um indivíduo para outro, e seu número considerado normal varia de 150.000 a 450.000/mm^3, desde o período neonatal até a idade adulta.

São causas de plaquetose (ou trombocitose) reacional na criança: infecções bacterianas ou virais, agudas ou crônicas; deficiência de ferro; anemias hemolíticas crônicas; doença de Kawasaki; síndromes mieloproliferativas; linfoma; neuroblastoma; e asplenia (após cirurgia, congênita ou perda de função).

A plaquetopenia (ou trombocitopenia) pode ser congênita ou adquirida e resultar de produção insuficiente ou de aumento da destruição, consumo ou perda extravascular.

Entre as causas congênitas, podem ser citadas a anemia de Fanconi, a síndrome de Wiskott-Aldrich e a síndrome de Alport. Os quadros adquiridos por redução na produção incluem aplasia medular, leucemias, linfomas, doença de Gaucher, deficiência de ferro, folato e vitamina B$_{12}$, infecções virais agudas (rubéola, citomegalovírus, mononucleose, HIV) e uso de medicamentos como quimioterápicos, diuréticos e estrogênio.

O hiperesplenismo associado a doenças como cirrose, acompanhado de hipertensão portal, sarcoidose, linfoma, doença de Gaucher e síndrome Felty, é causa de trombocitopenia secundária à alteração na distribuição das plaquetas.

Outra causa de trombocitopenia, a púrpura trombocitopênica imune (PTI), é condição adquirida na qual a sobrevida plaquetária é reduzida pela presença de autoanticorpos dirigidos contra as plaquetas, sendo uma das principais causas de sangramento na infância.

Bibliografia

Carneiro JDA. Hematologia pediátrica. Instituto da Criança. HC-FMUSP. São Paulo: Manole, 2008.
Leão E. Pediatria ambulatorial. Belo Horizonte: Coopmed, 2013.
Oliveira BM, Souza MEL, Murao M. Contribuição do hemograma. In: Freire LMS (ed.) Diagnóstico diferencial em pediatria. Rio de Janeiro: Guanabara Koogan, 2008.

SEÇÃO XIII

Manejo Ambulatorial das Doenças mais Frequentes em Endocrinologia

Capítulo 76

Atraso Puberal

Taciana de Andrade Schuler

INTRODUÇÃO

Caracteriza-se atraso puberal como a ausência de desenvolvimento das mamas nas meninas após os 13 anos de idade ou de aumento do volume testicular (< 4mL) nos meninos após os 14 anos de idade.

Pode ocorrer, ainda, puberdade incompleta, caracterizada pela evolução por mais de 2 anos entre um estágio puberal e o seguinte ou um intervalo maior do que 5 anos entre o aparecimento dos primeiros caracteres sexuais secundários e o desenvolvimento gonadal completo ou a menarca.

CLASSIFICAÇÃO

O atraso puberal pode ser dividido em quatro grupos de acordo com sua etiologia:

- **Retardo constitucional do crescimento e da puberdade (RCCP):** mais comum em meninos do que em meninas; 50% a 75% dos pacientes têm história familiar de RCCP; ocorre quando a maturação sexual é espontânea e completa, porém mais tardia.
- **Hipogonadismo hipogonadotrófico funcional ou transitório:** é secundário a doenças sistêmicas, como deficiência do hormônio do crescimento (GH), hipotireoidismo, diabetes melito descompensado, hiperprolactinemia, desnutrição ou prática intensa de exercícios, resultando em baixos níveis de gonadotrofinas (LH e FSH). A puberdade se desenvolve espontaneamente quando a condição etiológica é resolvida.
- **Hipogonadismo hipogonadotrófico permanente:** constitui um grupo de doenças com comprometimento hipotalâmico ou hipofisário, resultando em deficiência permanente de gonadotrofinas.
- **Hipogonadismo hipergonadotrófico:** constitui um grupo de doenças com comprometimento primário das gônadas, as quais resultam em deficiência de secreção de esteroides sexuais (estrogênios/testosterona), o que leva à diminuição

do *feedback* negativo e, consequentemente, à elevação das concentrações de gonadotrofinas.

QUADRO CLÍNICO
Retardo constitucional do crescimento e da puberdade (RCCP)

Causa mais frequente de atraso puberal, o RCCP é observado principalmente em meninos, nos quais ocorre a maturação tardia do eixo hipotálamo-hipófise-gonadal (HHG). Trata-se de diagnóstico de exclusão observado em adolescentes saudáveis que, além do atraso puberal, apresentam estatura e velocidade de crescimento inadequadas para a idade cronológica, mas compatíveis com a idade óssea. Os níveis hormonais basais ou pós-estímulo com agonista do GnRH (*gonadotropin-releasing hormone*) são pré-púberes e a idade óssea é atrasada em 2 anos ou mais, mas adequada para a idade estatural. A história familiar de atraso puberal sugere o diagnóstico de RCCP.

O início do desenvolvimento puberal é tardio, mais longo, porém espontâneo, e correlaciona-se com a idade óssea, não com a cronológica. Normalmente, quando a idade óssea atinge 11 a 13 anos nas meninas ou 12 a 14 anos nos meninos, aparecem os primeiros caracteres sexuais secundários.

Hipogonadismo hipogonadotrófico funcional ou transitório

Como demonstrado no Quadro 76.1, várias patologias sistêmicas e crônicas podem estar associadas a atraso puberal temporário.

A perda de mais de 20% do peso ideal para a altura, seja por dieta voluntária, seja por doenças sistêmicas, como doença celíaca e anorexia nervosa, pode causar deficiência de gonadotrofinas. O gasto energético excessivo, como o que ocorre com atletas profissionais, também afeta o desenvolvimento puberal. A restauração do peso restabelece o eixo HHG.

Quadro 76.1. Etiologia do atraso puberal

RCCP	Hipogonadismo hipogonadotrófico transitório	Hipogonadismo hipogonadotrófico permanente	Hipogonadismo hipergonadotrófico

	Doenças sistêmicas:
	  AIDS
	  Anemia falciforme
	  Anorexia nervosa
	  Asma
	  Bulimia
	  Doença celíaca
	  Doença inflamatória intestinal
	  Doença renal crônica
	  Fibrose cística
	  Obesidade
	  Talassemia
	Desnutrição
	Excesso de atividade física
	Deficiência de GH
	Diabetes melito
	Hipotireoidismo
	Hiperprolactinemia
	Síndrome de Cushing
		Síndrome de Kallmann
		Síndrome de Prader-Willi
		Síndrome de Bardet-Biedl
		Síndrome de Laurence-Moon-Biedl
		Histiocitose
		Lesões vasculares
		Cistos da bolsa de Rathke
		Traumatismo cranioencefálico
		Radioterapia
		Quimioterapia
		Tumores do SNC:
		  Astrocitomas
		  Craniofaringiomas
		  Germinomas
		  Gliomas
		  Prolactinomas
		Hipoplasia suprarrenal congênita (ligada ao X)
		Deficiência isolada de LH ou FSH
		Pan-hipopituitarismo idiopático
		Doença de Gaucher
		Displasia septo-óptica
			Síndrome de Turner
			Síndrome de Klinefelter
			Síndrome de Noonan
			Síndrome do X frágil
			Disgenesias gonadais
			Radioterapia
			Quimioterapia
			Traumatismo/torção testicular
			Infecções (coxsáckie, caxumba)
			Criptorquidia
			Anorquia
			Orquite/ooforite autoimune
			Galactosemia
			Insensibilidade androgênica
			Deficiência da 5-α-redutase
			Hiperplasia suprarrenal congênita

Distúrbios psicossociais e situações de estresse social também podem inibir o crescimento e o desenvolvimento puberal na adolescência.

Hipogonadismo hipogonadotrófico permanente

No hipogonadismo hipogonadotrófico, o infantilismo sexual é causado por deficiência das gonadotrofinas. O grau dessa deficiência é variável, levando a uma apresentação clínica heterogênea. Os pacientes submetidos ao teste de estímulo com GnRH apresentam resposta diminuída das gonadotrofinas.

Na maioria dos casos, os pacientes portadores de hipogonadismo, ao contrário daqueles com RCCP, apresentam estatura normal ou alta e a idade óssea avança normalmente até a idade em que se daria o início da puberdade, porém esta não ocorre em virtude da falta de esteroides sexuais, persistindo o crescimento ósseo e determinando estatura elevada e proporções eunucoides. Os caracteres sexuais secundários estão ausentes ou hipodesenvolvidos, e o estadiamento puberal é variável de acordo com a etiologia do hipogonadismo.

A síndrome de Kallmann, a forma mais comum de deficiência isolada de gonadotrofinas, está associada a hipoplasia ou agenesia dos bulbos olfatórios, ocasionando hiposmia ou anosmia. Pacientes do gênero masculino podem apresentar ginecomastia, criptorquidia e micropênis.

O pan-hipopituitarismo caracteriza-se pela deficiência de dois ou mais hormônios hipotalâmicos e/ou hipofisários. Pode resultar de causas congênitas ou adquiridas, como tumores selares ou suprasselares, processos inflamatórios, traumatismos cranianos e radioterapia do sistema nervoso central (SNC).

A síndrome de Prader-Willi caracteriza-se por hipotonia fetal e do lactente, hiperfagia com evolução para obesidade, baixa estatura, retardo mental e hipogonadismo hipogonadotrófico.

Hipogonadismo hipergonadotrófico

O hipogonadismo hipergonadotrófico caracteriza-se por excesso de FSH e LH devido à ausência de produção hormonal pelas gônadas. Os pacientes apresentam níveis baixos de testosterona ou estrogênios, associados a altos níveis das gonadotrofinas. As causas mais frequentes são os distúrbios cromossômicos, particularmente as síndromes de Turner e de Klinefelter.

A síndrome de Turner é a causa mais comum de hipogonadismo hipergonadotrófico no gênero feminino, com incidência de 1:2.500 meninas nascidas vivas. Trata-se de uma disgenesia gonadal (45,X) caracterizada por vários estigmas somáticos, como baixa estatura, epicanto com ptose palpebral, pescoço curto, pterígio *coli*, implantação baixa de cabelos, hipertelorismo mamário, cúbito valgo, hipoplasia do quarto metacarpiano e anormalidades cardíacas (coarctação da aorta) e renais (rim em ferradura e malformações ureterais). As características sexuais da puberdade podem aparecer em graus variados em 20% a 30% das meninas com síndrome de Turner, e menarca espontânea pode ocorrer em 15% delas.

Na síndrome de Klinefelter ocorre disgenesia dos túbulos seminíferos, sendo esta a causa mais frequente de insuficiência testicular primária. Os pacientes apresentam alta estatura com proporções eunucoides, micropênis, testículos pequenos e endurecidos e ginecomastia. Podem apresentar redução do desenvolvimento intelectual e outras anormalidades, como doença valvar aórtica, aneurismas, leucemia aguda e linfoma.

As insuficiências ovariana e testicular primárias adquiridas podem resultar de quimioterapia e radioterapia da pelve ou das gônadas.

DIAGNÓSTICO

O objetivo da avaliação inicial do paciente com atraso da puberdade é diferenciar as causas constitucionais benignas daquelas patológicas. Deve-se coletar história clínica detalhada, incluindo desenvolvimento puberal familiar, hábitos nutricionais, transtornos alimentares, grau de atividade física, sintomas neurológicos (cefaleia, distúrbios visuais, convulsões, retardo mental, alterações de olfato), traumatismos, presença de doenças crônicas e tratamentos anteriores (radioterapia e quimioterapia) e anomalias congênitas (defeitos de linha média, criptorquidia, escoliose, lábio leporino).

No exame físico, devem ser obtidas medidas de peso, estatura, envergadura, medidas púbis-chão e púbis-vértice com avaliação das curvas de crescimento, estadiamento puberal de Tanner, medido o pênis e avaliadas a localização e a consistência dos testículos, verificada a presença de estigmas somáticos e determinada a velocidade de crescimento.

Os exames laboratoriais devem ser realizados conforme suspeita clínica. Na maioria dos casos, dosagens de LH, FSH, testosterona ou estradiol associadas à idade óssea (radiografia de mãos e punhos) e ultrassonografia pélvica (nas meninas) fazem parte da investigação inicial. Níveis de testosterona > 20ng/dL nos meninos geralmente predizem desenvolvimento puberal nos 12 a 15 meses seguintes.

Outros exames específicos, como testes de estímulo, cariótipo e ressonância magnética de crânio e sela túrcica, ou mesmo exames gerais para evidenciar alguma doença crônica, devem ser solicitados de acordo com a hipótese diagnóstica.

TRATAMENTO

O tratamento do atraso puberal depende de sua etiologia.

Os pacientes com RCCP não costumam necessitar tratamento, porque a puberdade se iniciará espontaneamente e progredirá normalmente. Deve-se tranquilizar o paciente e os pais durante o período de observação clínica. O diagnóstico de RCCP só será confirmado com o aparecimento e a progressão normal da puberdade no indivíduo.

Nos casos em que há repercussões emocionais em virtude do atraso puberal, a causa base foi corrigida, porém persiste a insuficiência hormonal, faz-se a indução puberal da seguinte maneira:

- **No gênero masculino:** quando o paciente atinge 12 anos de idade óssea ou 14 anos de idade cronológica, administram-se ésteres de testosterona em doses baixas (50 a 100mg IM), a cada 4 semanas por 3 meses. Após esse estímulo, é provável que no paciente com RCCP esse esquema resulte em virilização adequada, porém, ocasionalmente, precisa ser repetido após 6 meses. Nos pacientes com hipogonadismo hipogonadotrófico permanente, a dose é aumentada gradativamente até que seja atingida a dose final de 200 a 250mg IM a cada 2 ou 3 semanas.

- **No gênero feminino:** a partir dos 13 anos de idade cronológica ou entre 11 e 12 anos de idade óssea, devem ser iniciados os estrogênios conjugados, na dose inicial de 0,15mg/dia VO, durante 3 a 6 meses. Esse esquema geralmente é suficiente para o início do desenvolvimento mamário no RCCP. A falta de progressão espontânea da puberdade após a indução terapêutica supradescrita torna menos provável o diagnóstico de RCCP e reforça a possibilidade de hipogonadismo hipogonadotrófico. Nesse caso, faz-se necessária a manutenção da terapêutica hormonal. A dose deverá ser aumentada progressivamente a cada 6 meses, até atingir 0,625mg/dia, de acordo com a evolução da idade óssea, o crescimento físico e o desenvolvimento dos caracteres sexuais secundários. Quando ocorre o desenvolvimento completo dos caracteres sexuais secundários, deve-se iniciar a associação de medroxiprogesterona, de 5 a 10mg/dia, durante 14 dias.

Acompanhamento psicológico deverá ser instituído quando as repercussões emocionais o exigirem. Deve-se sempre ter cautela durante o tratamento para evitar a fusão precoce das epífises ósseas em ambos os gêneros.

Bibliografia

Blogowska A, Rzepka-Gorska I, Zoltowski S. Sex features at menarche in relation to gonadotropin, estradiol and sex hormone-binding globulin concentrations in girls with constitutional delay of puberty. Gynecol Endocrinol 2005; 20:270-3.

Bojesen A, Gravholt CH. Klinefelter syndrome in clinical practice. Nat Clin Pract Urol 2007; 4:192-204.

Bondy CA. Turner Syndrome Study Group. Care of girls and women with Turner syndrome: a guideline of the Turner Syndrome Study Group. J Clin Endocrinol Metab 2007; 92:10-25.

Harrington J, Palmert MR. Clinical Review: distinguishing constitutional delay of growth and puberty from isolated hypogonadotropic hypogonadism: critical appraisal of available diagnostic tests. J Clin Endocrinol Metab 2012; 97(9):3056-67.

Kaplowitz PB. Delayed puberty. Pediatr Rev 2010; 31(5):189-95.

Palmert MR, Dunkel I. Delayed puberty. N Engl J Med 2012; 366;443-53.

Papadimitriou A, Chrousos GP. Reconsidering the sex differences in the incidence of pubertal disorders. Horm Metab Res 2005; 37:708-10.

Richmond EJ, Rogol AD. Male pubertal development and the role of androgen therapy. Nat Clin Pract Endocrinol Metab 2007; 3:338-44.

Young J. Approach to the male patient with congenital hypogonadotropic hypogonadism. J Clin Endocrinol Metabol 2012; 97:707-18.

Capítulo 77

Crescimento Deficiente

Ana Hermínia de Azevedo Ferreira
Thereza Selma Soares Lins

INTRODUÇÃO

O crescimento é um processo complexo, influenciado por vários fatores, que incluem a composição genética do indivíduo, as ações hormonais e os fatores externos, como nutrição e fatores psicossociais e ambientais.

A baixa estatura, uma das queixas mais frequentes nos serviços de endocrinologia pediátrica, causa grande ansiedade na criança e em seus pais.

O pediatra deve conhecer bem o crescimento normal, assim como seus desvios, para detectar precocemente alterações do crescimento.

HORMÔNIOS ENVOLVIDOS NO CRESCIMENTO

Vários hormônios participam do crescimento humano: o hormônio de crescimento (GH), os IGF (fatores de crescimento insulina-símiles), os hormônios da tireoide, os esteroides gonadais, os glicocorticoides e a insulina.

O GH é produzido na hipófise anterior, nos somatotrofos. Sua secreção é pulsátil e mediada, principalmente, pelo hormônio liberador do hormônio de crescimento (*growth hormone releasing hormone* – GHRH), que estimula, e pela somatostatina, que inibe sua secreção. Ambos são produzidos no hipotálamo. Outros fatores também participam da regulação da secreção do GH, como estresse, sono profundo, jejum e hipoglicemia. Sua secreção também é inibida por *feedback* negativo, pelo próprio GH e pelas IGF, além de outros fatores.

A maioria das ações do GH sobre o crescimento se dá indiretamente, mediante estímulo à produção do IGF-1 (*insulin growth factor 1*), o principal responsável pelo crescimento. O IGF-1 é produzido principalmente pelo fígado e circula ligado às proteínas ligadoras IGFBP (*IGF binding proteins*), das quais a mais importante é a IGFBP-3. O GH e o estado nutricional regulam a síntese de IGF-1. Pacientes com produção deficiente de IGF-1 não crescem adequadamente, a despeito dos níveis elevados de GH.

Os hormônios tireoidianos promovem o desenvolvimento do SNC e facilitam as ações do GH. Os glicocorticoides (cortisol) em excesso inibem o crescimento somático e prejudicam a estatura final. A insulina participa do crescimento fetal e é capaz de regular a captação de nutrientes, aumentar a produção de IGF-1 e promover o crescimento e a hipertrofia dos tecidos.

Os hormônios sexuais têm importância no estirão puberal, juntamente com o GH e os hormônios da tireoide, e promovem o fechamento epifisário.

CRESCIMENTO NORMAL

O crescimento intrauterino representa a fase de maior velocidade de crescimento. Nessa fase, diversos fatores podem comprometer o crescimento fetal, como a nutrição, o uso de álcool e drogas e as infecções.

O lactente cresce em média 20 a 25cm no primeiro ano de vida, sendo a velocidade de crescimento maior nos primeiros 6 meses; no segundo ano, cresce em torno de 15cm.

Nas fases pré-escolar e escolar, o crescimento atinge uma média de 5 a 7cm/ano. Na fase pré-puberal tardia, ocorre desaceleração fisiológica do crescimento.

A fase puberal apresenta algumas peculiaridades: nas meninas, o estirão puberal ocorre mais cedo do que nos meninos, sendo mais intenso no início da puberdade. Nos meninos, o estirão puberal é mais tardio, ocorrendo nos estágios finais da puberdade. Os meninos crescem cerca de 10cm/ano e as meninas, 8 a 9cm/ano.

MÉTODOS DE AVALIAÇÃO DO CRESCIMENTO

A avaliação da estatura de uma criança deve ser feita pelo pediatra. O desvio do padrão normal de crescimento pode ser a primeira manifestação de grande variedade de doenças, endócrinas ou não endócrinas.

Estatura e peso

Em crianças com menos de 2 anos de idade, o comprimento deve ser medido com a criança deitada, com antropômetro horizontal. Em crianças com 2 anos ou mais, a estatura deve ser medida em pé, com o estadiômetro, de preferência de parede. Os valores obtidos devem ser registrados em centímetros e milímetros e comparados nos gráficos populacionais de referência.

Idade-estatura e idade-peso

A idade-peso (IP) é a idade cronológica na qual o peso atual da criança corresponde ao percentil 50, o mesmo ocorrendo para idade-estatura (IE).

Quando a IP está mais comprometida do que a IE, pode-se suspeitar de deficiência nutricional aguda. Quando a IE está mais comprometida, ou quando ambas estão comprometidas, suspeita-se de causa familiar, doenças crônicas ou desnutrição crônica.

Velocidade de crescimento

A velocidade de crescimento (VC) representa o número de centímetros que o indivíduo cresce a cada ano. As determinações podem ser realizadas antes de 1 ano, fazendo-se uma projeção, desde que o intervalo mínimo seja de 6 meses. O gráfico de referência utilizado é o de Tanner (Figuras 77.1 e 77.2). Considera-se normal a variação entre os percentis 25 e 75.

Estatura-alvo (*target height* – TH)

A estatura-alvo avalia o potencial genético do indivíduo e é estimada pelas fórmulas:

Gênero feminino: $TH = \dfrac{(\text{estatura do pai} - 13) + \text{estatura da mãe}}{2}$

Gênero masculino: $TH = \dfrac{(\text{estatura da mãe} + 13) + \text{estatura do pai}}{2}$

É importante que as medidas dos pais sejam confirmadas pelo médico que examina a criança para evitar informações erradas.

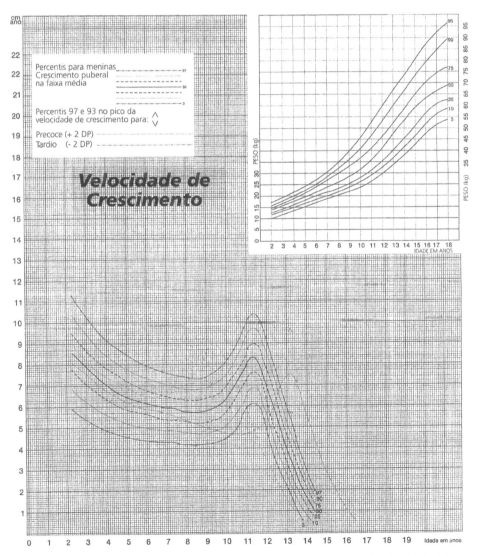

Figura 77.1 Gráfico de velocidade de crescimento – gênero feminino. (Tanner JM, Davies PSW. J Pediatr 1985; 107.)

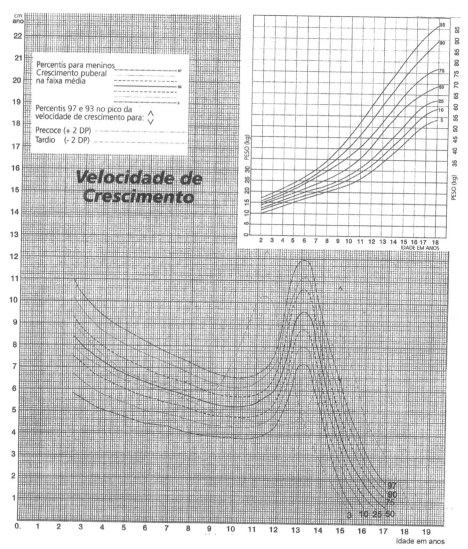

Figura 77.2 Gráfico de velocidade de crescimento – gênero masculino. (Tanner JM, Davies PSW. J Pediatr 1985; 107.)

Idade óssea (IO)

A maturação óssea pode ser avaliada pelo grau de ossificação das epífises, característico para determinada idade cronológica e gênero. A radiografia de mãos e punhos é usada para avaliação da IO. O método de Greulich-Pyle (GP) é o mais prático para avaliação da idade óssea, sendo possível fazer a previsão da estatura final por meio do método de Bayley-Pinneau (BP), realizado a cada 12 meses, para a obtenção de um padrão evolutivo, de modo a minimizar os possíveis erros.

Proporções dos segmentos corporais

Muitas patologias cursam com desproporção do crescimento corporal, como as displasias ósseas, algumas síndromes genéticas e doenças osteometabólicas, devendo ser avaliadas, no exame físico, as medidas dos segmentos corporais:

- Perímetro cefálico (PC).
- Relação segmento superior/segmento inferior (SS/SI): o segmento inferior é medido em pé e registra a distância da sínfise púbica até o chão. O segmento superior é obtido mediante subtração da altura pelo SI.
- Envergadura menos estatura (Env – Est): envergadura é a medida, com os braços estendidos em abdução, da distância entre as pontas dos dedos.
- Relação estatura sentada/estatura: a estatura sentada é medida com a criança sentada em caixa removível (com altura conhecida, em geral de 60cm) adaptada ao estadiômetro. Quando a relação se encontra acima de +2 desvios padrões (DP), em gráfico de referência, indica baixa estatura desproporcionada com acometimento predominante dos membros.

Outras medidas devem fazer parte da avaliação, como o estádio puberal e o índice de massa corporal.

CRESCIMENTO DEFICIENTE

Considera-se com deficiência de crescimento a criança que apresenta uma das seguintes condições: abaixo da estatura-

-alvo, abaixo de −2DP no gráfico populacional de referência ou VC inferior ao percentil 25.

Causas

As principais causas de crescimento deficiente estão resumidas no Quadro 77.1.

Variantes da normalidade

A maioria dos casos de crescimento deficiente é decorrente das variantes do crescimento normal. É muito importante que o pediatra conheça essas variantes, a fim de informar e tranquilizar os pais e evitar o encaminhamento inadequado aos serviços de endocrinologia pediátrica.

Baixa estatura familiar (BEF)

O padrão familiar de crescimento tem grande influência na estatura final do indivíduo. Na BEF, apesar de a criança estar abaixo da média estatural para a população em geral, encontra-se dentro da média familiar. A VC e a IO são normais.

Retardo constitucional do crescimento e puberdade (RCCP)

Nesses casos, há atraso na idade de início do desenvolvimento puberal, fazendo com que o adolescente se considere pequeno em comparação com os outros da mesma idade, que já estão apresentando o estirão puberal. A IO encontra-se atrasada e a VC é normal. Ocorre mais em meninos e, geralmente, há história familiar de início tardio da puberdade. Esses pacientes, por apresentarem IO atrasada, têm boa previsão de estatura final.

Causas não endócrinas

O comprometimento estatural pode ocorrer por alterações primárias da placa de crescimento ou por anormalidades secundárias ao mau funcionamento do organismo.

Quadro 77.1 Causas de crescimento deficiente

- **Variantes da normalidade**
  - Baixa estatura familiar
  - Retardo constitucional do crescimento e puberdade
- **Causas não endócrinas**
  - **Alterações primárias do osso**
    - Displasias ósseas
    - Síndromes genéticas
    - PIG
  - **Alterações secundárias**
    - Desnutrição
    - Doenças crônicas (gastrointestinais, renais, cardíacas, pulmonares, hematológicas, doença hepática, erros inatos do metabolismo, doenças inflamatórias/infecciosas e outras)
    - Carência psicossocial
    - Baixa estatura idiopática
- **Causas endócrinas**
  - Deficiência de hormônio do crescimento
  - Hipotireoidismo
  - Síndrome de Cushing
  - Diabetes melito
  - Raquitismo

PIG: pequeno para a idade gestacional.

Alterações primárias do crescimento

Displasias ósseas

As displasias ósseas caracterizam-se por anormalidades intrínsecas do osso e/ou da cartilagem. Em geral, os indivíduos acometidos apresentam herança genética e anormalidades no tamanho ou no formato dos ossos, demonstráveis pela radiologia. As duas formas mais comuns são a acondroplasia e a hipocondroplasia. As displasias ósseas cursam com baixa estatura desproporcional, em que as medidas das proporções corporais, incluindo a relação SS/SI, a envergadura-estatura e o perímetro cefálico, são necessárias para a avaliação.

Síndromes genéticas

Entre as síndromes genéticas, as mais frequentes são a síndrome de Turner e a síndrome de Down. Na síndrome de Turner, o cariótipo mais frequentemente encontrado é o 45,X. As características clínicas podem estar presentes ao nascimento, com edema no dorso de mãos e pés. Outros achados são baixa estatura, pescoço curto, pescoço alado, implantação baixa dos cabelos, micrognatia, *nevus* pigmentados, encurtamento do quarto metacarpo, cúbito valgo e hipogonadismo hipergonadotrófico. Alterações cardíacas e renais estão frequentemente associadas, assim como a tireoidite de Hashimoto e otites de repetição.

Outras síndromes genéticas que cursam com baixa estatura incluem: síndrome de Prader-Willi, síndrome de Silver-Russel, síndrome de Noonan, síndrome de Seckel, progéria e síndrome de Cockayne.

Pequenos para a idade gestacional (PIG)

O crescimento fetal pode estar comprometido por fatores maternos, fetais ou placentários. A maioria das crianças PIG recupera a estatura até o segundo ano de vida. As que não recuperam o crescimento até os 4 anos (10% das crianças nascidas PIG) vão apresentar baixa estatura na vida adulta e podem melhorar o crescimento com o uso do hormônio de crescimento. Essas crianças também podem apresentar alterações no eixo GH-IGF-1 e resistência insulínica.

Alterações secundárias do crescimento

Nessas patologias, o potencial de crescimento do osso é normal, mas existem alterações que comprometem a regulação do crescimento. Essas alterações podem ser reversíveis, dependendo do grau e do tempo de acometimento.

Desnutrição

Causa mais comum de baixa estatura em nosso meio, a desnutrição pode ocorrer em razão de baixa ingestão proteico-calórica, assim como de vitaminas, sais e oligoelementos, ou por má absorção intestinal. Ocorre atraso na VC, a IE está alterada e a IP está mais alterada do que a IE. A IO é atrasada e, dependendo da gravidade, a idade mental pode estar prejudicada. A desnutrição aguda ou crônica afeta o eixo GH-IGF.

Doenças gastrointestinais

As principais doenças que cursam com má absorção intestinal são a doença celíaca e a doença de Crohn. Ambas devem ser consideradas no diagnóstico diferencial de baixa estatura.

Doenças renais

Vários fatores podem contribuir para a baixa estatura de causa renal, como doença óssea associada (raquitismo, osteoporose e hiperparatireoidismo secundário), acidose metabólica crônica, anemia, infecção e anorexia. As tubulopatias são as que cursam mais frequentemente com deficiência de crescimento.

Doenças hematológicas

A anemia falciforme e a talassemia comprometem a estatura por hipoxia crônica e por transfusões repetidas com depósitos anormais de ferro. Além disso, a anemia falciforme pode levar à insuficiência hipofisária por comprometimento da circulação porta-hipofisária.

Doença hepática crônica

Doenças do fígado causam modificações metabólicas que podem cursar com redução da geração de IGF-1 e má absorção de gorduras e de vitaminas lipossolúveis.

Doenças pulmonares

A asma brônquica e a fibrose cística podem provocar alteração do crescimento por hipoxia, anorexia, infecções de repetição ou pelo uso de corticoides para o tratamento.

Cardiopatia congênita

O mecanismo básico é a hipoxia, além da acidose e da anorexia. O crescimento está mais prejudicado nas cardiopatias cianóticas. O diagnóstico precoce é importante, pois a correção cirúrgica pode evitar o prejuízo no crescimento.

Erros inatos do metabolismo

Doenças de depósito de glicogênio, mucopolissacaridoses (MPS), glicoproteinases e mucolipidoses também cursam com baixa estatura e displasia óssea. Formas leves da MPS (I e VI) podem apresentar-se inicialmente apenas com déficit de crescimento. Entre os mecanismos envolvidos estão a desnutrição, a acidose metabólica, a displasia óssea e, até mesmo, alterações do eixo GH-IGF-1.

Inflamação ou infecção crônica

Artrite reumatoide juvenil, infecções graves recorrentes e portadores do HIV podem apresentar distúrbios de crescimento.

Carência psicossocial

O ambiente psicossocial é muito importante para o crescimento da criança. A baixa estatura geralmente é decorrente de problemas emocionais relacionados com a família, como separação dos pais, rejeição, castigos excessivos e dificuldade de relacionamento com os pais. Muitas vezes, está acompanhada de outras queixas, como enurese, agressividade e distúrbios alimentares e do sono.

Baixa estatura idiopática

Considera-se a existência de baixa estatura idiopática quando a criança apresenta estatura < −2DP para gênero e idade, sem nenhuma causa aparente: peso e comprimento de nascimento normais, proporções corporais normais e ausência de doença crônica, psicológica ou hormonal. Trata-se de um diagnóstico de exclusão.

Causas endócrinas

As principais endocrinopatias que cursam com baixa estatura são o hipotireoidismo, a síndrome de Cushing e a deficiência de GH. Outras endocrinopatias podem cursar com diminuição da VC, como diabetes melito, ou com diminuição do potencial ósseo de crescimento, como pseudo-hipoparatireoidismo e raquitismo.

Deficiência de hormônio do crescimento (DGH)

O Quadro 77.2 mostra as principais causas de DGH.

A DGH idiopática é a causa mais comum. As causas orgânicas podem ser congênitas (mutações genéticas) ou adquiridas (lesões hipofisárias).

A deficiência congênita do GH é mais comum no gênero masculino, na proporção de 2:1 (M:F). Pode ser total ou parcial, ocorrendo de maneira isolada ou acompanhada de deficiência de outros hormônios hipofisários, como TSH, ACTH e LHRH. A maioria dos casos é esporádica, porém aproximadamente 5% a 30% dos casos de deficiência congênita de GH têm ocorrência

Quadro 77.2 Causas de deficiência de hormônio do crescimento

Idiopática
Genética
   Deficiência isolada de GH
   Deficiência múltipla de hormônios hipofisários
   Aplasia ou hipoplasia hipofisária
   Associada a alterações cromossômicas (síndrome de Turner, Down)
   Deficiência de IGF-1
   Síndrome de resistência ao GH
Defeitos congênitos da linha média
   Displasia septo-óptica
   Fenda palatina ou labial
   Displasia frontonasal
Processos inflamatórios e infecciosos do SNC
   Meningoencefalites
   Hipofisite autoimune
Processos expansivos hipotalâmico-hipofisários
   Tumores
   Hidrocefalia
Processos infiltrativos
   Histiocitose, sarcoidose, hemossiderose
Alterações vasculares
   Aneurisma, infarto hipofisário, anemia falciforme
Sequela de tratamento de neoplasia
   (quimioterapia e radioterapia)
Traumatismos cranianos
   Perinatais
   Acidentes
   Neurocirúrgicos
   Espancamento

familiar. Cerca de 12% dos pacientes apresentam anormalidades anatômicas congênitas na região hipotálamo-hipofisária, observadas por meio de ressonância magnética.

A resistência ao GH (síndrome de Laron) é causada por defeito no receptor de GH, defeitos pós-receptor ou por defeitos primários na síntese de IGF-1, e apesar de não ser uma deficiência do GH propriamente dita, as características clínicas são as mesmas da deficiência clássica de GH. Nesses casos, não há resposta ao tratamento com hormônio de crescimento exógeno.

Alterações hipofisárias adquiridas podem causar DGH, como os tumores do sistema nervoso central (SNC), processos inflamatórios e infiltrativos na região hipotálamo-hipofisária, alterações vasculares e sequelas de tratamento de neoplasias do SNC.

Quadro clínico

O quadro clínico depende da idade de início, da etiologia e da gravidade da deficiência de GH.

Na forma congênita, o peso e o comprimento são normais ao nascimento. Pode haver história de parto pélvico, anóxia e hipoglicemia. No período neonatal podem ser observados icterícia prolongada e micropênis, além da hipoglicemia. A velocidade de crescimento diminui, geralmente a partir do primeiro ano de vida, levando a baixa estatura proporcional, com atraso na idade óssea, que costuma ser proporcional ao atraso na idade estatural.

As manifestações clínicas mais características incluem fronte proeminente, base nasal achatada, maxilares pequenos, cavalgamento dos dentes, face arredondada com aparência imatura (faces de anjo querubim), voz fina, pele e cabelos finos. Há predomínio de obesidade troncular.

Nas formas adquiridas, o quadro clínico também depende do grau de deficiência hormonal e da época da instalação. De maneira geral, encontra-se déficit de crescimento, associado ou não a aumento de adiposidade central. Em muitos casos, a baixa estatura é o único sinal clínico.

Diagnóstico laboratorial

A secreção do GH não é constante. Ocorre de maneira episódica, em seis a dez pulsos por dia. O nível do GH entre os pulsos é normalmente muito baixo, motivo pelo qual sua dosagem basal não basta para diferenciar os indivíduos deficientes dos normais, o que levou à criação dos testes de estímulos da secreção do GH.

A dosagem de IGF-1, quando reduzida, serve para a triagem inicial, porém indivíduos com deficiência parcial de GH podem apresentar valores normais de IGF-1. Na síndrome de Laron há níveis normais ou aumentados de GH e níveis baixos de IGF-1 e IGFBP3.

Para a confirmação diagnóstica são necessários dois testes diferentes de estímulo da secreção de GH. Considera-se a deficiência de GH quando o pico máximo de GH encontrado é menor do que o valor de corte de referência nos dois testes. Os valores de corte dependem do método empregado, sendo a quimioluminescência atualmente o método mais utilizado, com valor de corte de 5ng/mL. Os testes farmacológicos são mais fidedignos do que os fisiológicos (exercício), os quais estão praticamente em desuso. Os testes farmacológicos mais utilizados em crianças são o de clonidina e insulina, mas outros testes podem ser utilizados, como os de glucagon, arginina, L-dopa e GHRH.

Muitos fatores, relacionados com as dosagens laboratoriais do GH, o procedimento técnico em si ou com os pacientes (uso de corticoide, hipotireoidismo não tratado, obesidade, idade e estágio puberal), influenciam a resposta aos testes e limitam sua especificidade. Portanto, o melhor parâmetro na avaliação de uma criança com déficit de crescimento é a avaliação clínica acurada de sua altura e de sua velocidade de crescimento ao longo do tempo.

Exame de imagem

Após estabelecido o diagnóstico de secreção insuficiente de GH, deve-se investigar a etiologia do processo (Quadro 77.3). A ressonância magnética da área hipotálamo-hipofisária é exame fundamental para detecção de alterações da haste hipofisária, do volume hipofisário e de neuro-hipófise ectópica (deficiência congênita de GH) e de tumores e/ou processos expansivos da região selar (deficiência adquirida de GH).

Tratamento com hormônio de crescimento

Segundo indicações do Ministério da Saúde, o hormônio de crescimento humano (hGH), produzido por tecnologia de DNA recombinante, deve ser usado nas seguintes situações: deficiência de GH, síndrome de Turner e insuficiência renal crônica. Outras indicações, aprovadas em outros países, incluem síndrome de Prader-Willi, PIG e baixa estatura idiopática.

Na DGH, a dose utilizada é de 0,1UI/kg/dia SC. O tratamento deve prosseguir até que seja atingida a altura final com o fechamento epifisário.

Os principais efeitos colaterais observados são hiperinsulinemia, hiperglicemia, retenção de sal e água, hipertensão intracraniana, artralgia, necrose asséptica da cabeça do fêmur, epifisiólise, síndrome do túnel do carpo e ginecomastia.

AVALIAÇÃO DA CRIANÇA COM CRESCIMENTO DEFICIENTE

Anamnese

Na anamnese, convém verificar a história obstétrica (doenças, uso de drogas ou álcool, evolução da gestação), o peso e o comprimento ao nascer, os eventos perinatais, o tipo de parto, a estatura dos pais, a época de puberdade do pai e da mãe (menarca materna), se há consanguinidade ou outros membros afetados na família, a idade em que a criança deixou de crescer bem, a alimentação atual e sintomas de doenças crônicas. Deve-se verificar se há história de traumatismos, infecções e irradiação do SNC.

Exame físico

No exame físico, além das medidas discutidas anteriormente (peso, estatura, segmentos corporais, TH, VC), devem ser avaliados sinais de doenças crônicas e alterações que possam sugerir síndrome genética.

Exames laboratoriais

Os exames laboratoriais iniciais incluem: hemograma, protidograma, cálcio, fósforo, fosfatase alcalina, ureia, creatinina, ionograma, glicemia de jejum, anticorpos antiendomísio e antitransglutaminase IgA, TSH e T$_4$, dosagem de IGF-1 e IGFBP3, cariótipo (nas meninas com baixa estatura inexplicável, para afastar síndrome de Turner), parasitológico de fezes, pesquisa de gordura fecal, sumário de urina e radiografia de mãos e punhos (para avaliação da idade óssea). Outros exames mais específicos devem ser realizados de acordo com a suspeita clínica.

A avaliação para DGH não deve ser realizada até que outras causas tenham sido investigadas e excluídas. Em caso de suspeita de DGH, convém avaliar a secreção de GH pelos testes de estímulo e, se confirmada, realizar ressonância magnética da região hipotálamo-hipofisária, para investigar a etiologia.

Bibliografia

Boguszewski CL. Genética molecular do eixo GH-IGF1. Arq Bras Endocrinol Metab 2001; 45(1):5-14.

Growth Hormone Research Society. Consensus guidelines for diagnosis and treatment of growth hormone (GH) deficiency in childhood and adolescence: summary statement of the GH Research Society. J Clin Endocrinol Metab 2000; 85:3990-7.

Clayton PE, Cianfarani S, Czernichow P, Johannsson G, Rapaport R, Rogol A. Management of the child born small for gestational age through to adulthood: a consensus statement of the International Societies of Pediatric Endocrinology and the Growth Hormone Research Society. J Clin Endocrinol Metab 2007; 92:804-10.

Fredriks AM, van Buuren S, van Heel WJM, Dijkman-Neerincx RHM, Verloove-Vanhorick SP, Wit JM. Nationwide age references for sitting height, leg length, and sitting height/height ratio, and their diagnostic value for disproportionate growth disorders. Arch Dis Child 2005; 90:807-12.

Kochi C, Logui CA. Critérios de avaliação do crescimento normal. In: Monte O, Longui CA, Calliari LE, Kochi C (eds.) Endocrinologia para o pediatra. 3. ed., São Paulo: Atheneu, 2006:31-6.

Martinelli Jr CE, Oliveira CRP, Brito AV et al. Diagnóstico da deficiência de hormônio do crescimento, a rigor de IGF-1. Arq Bras Endocrinol Metab 2002; 46(1):27-33.

Martinelli Jr CE, Custódio RJ, Aguiar-Oliveira MH. Fisiologia do eixo GH-sistema IGF. Arq Bras Endocrinol Metab 2008; 52/5:717-25.

Marui S, Souza SLC, Carvalho LRS et al. Bases genéticas dos distúrbios de crescimento. Arq Bras Endocrinol Metab 2002; 46(4):444-56.

Paidan R, Nakamoto JM. Rational use of laboratory for childhood and adult growth hormone deficiency. Clin Lab Med 2004; 24(1):147-74.

Reiter EO, Rosenfeld RG. Normal and aberrant growth. In: Larsen PR, Kronenberg HM, Melmed S, Polonsky KS (eds.) Williams textbook of endocrinology. 10. ed., Philadelphia: Saunders, 2003:1003-114.

Seick D, Boguszewski MCS. Testes de secreção de hormônio de crescimento e suas implicações no tratamento da baixa estatura. Arq Bras Endocrinol Metabol 2003; 47:303-11.

Sizonenko PC, Clayton PE, Cohen P et al. Diagnosis and management of growth hormone deficiency in childhood and adolescence. Part 1: Diagnosis of growth hormone deficiency. Growth Horm & IGF Res 2001; 11:137-65.

Wilson TA, Rose SR, Cohen P et al. Update for the use of growth hormone in children: the Lawson Wilkins pediatric endocrinology society drug and therapeutics committee. J Pediatr 2003; 143(4):415-21.

Wit JM, Clayton PE, Rogol AD, Savage MO, Saenger PH, Cohen P. Idiopathic short stature: definition, epidemiology, and diagnostic evaluation. Growth Horm & IGF Res 2008; 18:89-110.

Diabetes Melito: Diagnóstico e Tratamento

Ana Carla Lins Neves Gueiros
Thereza Selma Soares Lins
Ana Hermínia de Azevedo Ferreira

INTRODUÇÃO

Diabetes melito (DM) pode ser definido como síndrome metabólica caracterizada por hiperglicemia em jejum e pós-prandial resultante de uma ação e/ou secreção insulínica deficiente. Trata-se do distúrbio endocrinometabólico mais comum na infância e na adolescência.

A hiperglicemia apresenta-se por meio de sintomas como poliúria, polidipsia, polifagia e perda de peso; quando o diagnóstico não é estabelecido nessa fase inicial, há progressão da desidratação, podendo evoluir para cetoacidose diabética ou para síndrome hiperosmolar não cetótica. Deficiência de crescimento e suscetibilidade a infecções podem acompanhar estados hiperglicêmicos crônicos. As complicações metabólicas surgem a longo prazo, ocorrendo dano, disfunção e falência em vários órgãos, principalmente olhos, rins, nervos, coração e vasos sanguíneos. O melhor controle da glicemia retarda o aparecimento dessas complicações.

CLASSIFICAÇÃO

A classificação atual do DM foi revista em 1997 e leva em consideração a etiologia do processo, e não o tratamento (Quadro 78.1). As formas mais frequentes são o diabetes tipo 1 e o tipo 2, tendo sido excluídas as expressões "dependente de insulina" e "não dependente de insulina", utilizadas no passado para definir os dois tipos de diabetes, respectivamente.

Quadro 78.1 Classificação etiológica do diabetes melito

Diabetes tipo 1
Autoimune
Idiopático
Diabetes tipo 2
Outros tipos específicos
Diabetes gestacional

DIABETES MELITO TIPO 1

Autoimune

O DM tipo 1 é uma doença crônica em que há interações entre fatores genéticos e ambientais que induzem reação autoimune contra as células β pancreáticas, evoluindo com a insulinopenia relativa e absoluta e culminando com a hiperglicemia. Nesse tipo de diabetes ocorre insulite, e um ou mais marcadores de destruição estão presentes em 85% a 90% dos pacientes, como os anticorpos anti-ilhotas pancreáticas (ICA), autoanticorpos anti-insulina (AAI), antidescarboxilase do ácido glutâmico (GAD) e autoanticorpos antitirosina-fosfatase IA-2 (anti-IA2). A destruição autoimune apresenta fatores predisponentes ambientais que não estão bem definidos.

O DM1 costuma ser diagnosticado em crianças e adolescentes sem preferência por gênero, e, mais raramente, em adultos. O pico de incidência se dá entre os 10 e os 14 anos de idade, ocorrendo diminuição progressiva até os 35 anos.

A prevalência do DM1 mostra grande variação geográfica; no Japão, é cerca de 30 vezes menor do que na Finlândia, onde a incidência é de 40/100.000 habitantes/ano. Em São Paulo, a incidência é de aproximadamente 7,4/100.000 habitantes/ano.

Esses diabéticos raramente são obesos, embora este fator não exclua o diagnóstico, e apresentam predisposição para outras doenças autoimunes, como tireoidite de Hashimoto, doença de Graves, vitiligo, doença celíaca, miastenia grave, anemia perniciosa e doença de Addison.

Idiopático

Ocorre em menor número de casos. Nessa forma não há autoimunidade nem insulite, e os anticorpos estão ausentes. Sua etiologia é desconhecida. Os pacientes apresentam episódios de cetoacidose, exibindo, entre eles, graus variáveis de deficiência insulínica. Nesses casos, é necessária a reposição temporária de insulina.

Quadro clínico

A maioria dos casos tem início abrupto com os sinais e sintomas típicos: poliúria, polidipsia, polifagia e perda de peso. Se o diagnóstico não for realizado, o paciente progredirá para desidratação, podendo chegar à cetoacidose diabética.

DIABETES MELITO TIPO 2

O DM tipo 2, antes denominado não insulino-dependente ou do idoso, caracteriza-se pela combinação de resistência insulínica e incapacidade de as células β pancreáticas manterem a secreção adequada de insulina.

Nos últimos anos, observou-se aumento da prevalência do DM2 entre jovens, particularmente entre negros, hispânicos e em populações americanas nativas. No passado, essa forma respondia por 1% a 2% dos casos de diabetes na juventude. Atualmente, acredita-se que, nos EUA, já represente 8% a 45% dos novos casos de diabetes nessa faixa etária.

O avanço do DM2 em populações jovens é explicado, em parte, pelo aumento registrado nos últimos anos na prevalência de obesidade nessa faixa etária. Na maioria das vezes, a doença começa com excesso de ganho de peso e resistência à insulina e progride para o estágio de hiperglicemia de jejum ou pós-prandial, antes do surgimento dos sintomas clássicos.

A média de idade para o diagnóstico de DM2 entre os jovens coincide com o meio da puberdade, aproximadamente 13 anos, guardando relações com o estágio III da classificação de Tanner. O hormônio de crescimento e o fator de crescimento semelhante à insulina do tipo 1 (*insuline-like growth factor* – IGF-1) parecem ser, pelo menos em parte, os responsáveis pelo aumento da resistência à insulina observado na puberdade.

O antecedente familiar tem papel fundamental na ocorrência de DM2 nessa faixa etária. Os indivíduos afetados têm pelo menos um dos parentes de primeiro ou de segundo grau afetado e 65% apresentam ao menos um familiar de primeiro grau portador de DM2.

O desenvolvimento do DM2 em indivíduos de risco é determinado, portanto, pela interação dos fatores genéticos em ambiente propício (sedentarismo e dieta hipercalórica), em que a nutrição tem papel fundamental.

Quadro clínico

As crianças com DM2 são geralmente assintomáticas ou pouco sintomáticas por longos períodos, e 50% são encaminhadas ao serviço especializado em razão de glicosúria ou hiperglicemia em exame de rotina. Trinta por cento dos pacientes apresentam poliúria, polidipsia leve e emagrecimento discreto.

Aproximadamente 5% a 25% dos pacientes podem apresentar cetoacidose diabética. Nesses casos, o diagnóstico diferencial com DM1 pode ser realizado durante a história clínica, pela presença de autoanticorpos ou pela evolução da doença, à medida que a necessidade diária de insulina diminui além do esperado no período de lua de mel habitual.

A obesidade acomete cerca de 70% a 90% desses pacientes. A obesidade e a história familiar parecem ter efeito aditivo no risco do desenvolvimento da doença, uma vez que o impacto da obesidade no risco do DM2 é maior em crianças com história familiar positiva para essa doença.

A acantose nigricante, presente em quase 90% desses pacientes, consiste em manifestação cutânea de resistência à insulina, representada por hiperpigmentação de aspecto aveludado com espessamento das regiões flexurais do pescoço, axilas e região inguinal.

Alterações lipídicas, caracterizadas por aumento do colesterol total e do LDL-c, assim como dos triglicerídeos, e hipertensão arterial sistêmica também ocorrem nas crianças com DM2, na frequência de 6% a 15%.

OUTROS TIPOS ESPECÍFICOS DE DIABETES

Pertencem a essa classificação formas menos comuns de DM cujos defeitos ou processos causadores podem ser identificados. A apresentação clínica desse grupo é bastante variável e depende da alteração de base.

Diagnóstico do DM

O diagnóstico de DM baseia-se no quadro clínico e nos valores da glicemia. Os valores de glicemia são atualmente mais rigorosos, após observação de que valores > 100mg/dL podem refletir estágios intermediários, que podem evoluir para diabetes, ou apresentar complicações crônicas, se não controlados adequadamente.

Quando os sintomas típicos estão ausentes ou são muito discretos, o diagnóstico é dificultado e pode ser necessária a realização de teste de tolerância oral à glicose.

Os critérios diagnósticos recomendados pela Academia Americana de Diabetes são apresentados no Quadro 78.2.

Em um grupo intermediário de indivíduos, os níveis de glicemia não preenchem os critérios para diagnóstico de DM. No entanto, são muito elevados para que possam ser considerados normais. Nesses casos, foram classificados em categorias de glicemia de jejum alterada e tolerância diminuída à glicose (pré-diabetes).

Quadro 78.2 Diagnóstico do diabetes e do pré-diabetes

Diabetes melito
Sintomas típicos + glicemia ao acaso ≥ 200mg/dL, sendo perda de peso, poliúria e polidipsia considerados sintomas típicos
ou
Glicemia de jejum ≥ 126mg/dL (jejum é definido por 8 horas sem ingestão calórica)
ou
Resposta ao teste de tolerância oral à glicose (TTOG) com glicemia ≥ 200mg/dL, 2 horas após a ingestão de glicose (1,75g/kg e, no máximo, 75g de glicose anidra diluída em 300mL de água)
ou
HbA1c ≥ 6,5%

Pré-diabetes
Glicemia de jejum alterada: glicemia de jejum > 100mg/dL e < 126mg/dL
Tolerância diminuída à glicose: glicemia ≥ 140 e < 200mg/dL aos 120min no TTOG
HbA1c entre 5,7% e 6,5%

A HbA1c foi recentemente incluída pela ADA como critério diagnóstico de diabetes, porém ainda há controvérsias quanto a seu uso como critério por outras sociedades, principalmente em crianças.

A preocupação com a instalação precoce de DM2 e suas consequências em relação à ausência de controle torna necessário o estabelecimento de diagnóstico precoce de DM2 em crianças e adolescentes de alto risco. O rastreamento do DM2 nessa faixa etária é feito preferencialmente por meio da glicemia de jejum; apesar de o teste de tolerância oral à glicose ser eficaz, a glicemia de jejum tem custo menor e maior conveniência. Devem ser submetidos à triagem para DM2 crianças e adolescentes com sobrepeso ou obesos (índice de massa corpórea acima do percentil 85 para idade e gênero) e que apresentem dois ou mais dos fatores de risco a seguir: (1) história familiar positiva para DM2 em parentes de primeiro ou segundo grau; (2) grupo étnico de risco (índios americanos, afro-americanos, hispânicos, asiáticos/habitantes em ilhas do Pacífico); (3) sinais de resistência insulínica ou condições associadas à resistência insulínica (acantose nigricante, hipertensão arterial, dislipidemia e síndrome dos ovários policísticos). O exame deve ser iniciado aos 10 anos de idade, ou no começo da puberdade, e repetido a cada 3 anos, se negativo.

TRATAMENTO

Um bom controle metabólico tem impacto importante na redução do risco de complicações crônicas. O tratamento tem por objetivo, tanto no DM1 como no DM2, manter o jovem assintomático, prevenir complicações agudas e crônicas da hiperglicemia, tentando alcançar normoglicemia, sem hipoglicemias frequentes, e manter um ritmo normal de crescimento e desenvolvimento, além do controle de peso.

Para a obtenção de melhores resultados é importante uma equipe multidisciplinar composta de médico, enfermeiro, nutricionista, psicólogo e assistente social, que promovam a chamada educação em diabetes. Para que seja alcançado o melhor resultado possível, o paciente e sua família devem ser orientados quanto à importância do tratamento em relação às complicações agudas (hipoglicemia, cetoacidose diabética) e crônicas (neuropatia, nefropatia e retinopatia).

Diabetes melito tipo 1

O tratamento consiste em insulinoterapia, monitoramento, dieta e atividade física.

Insulinoterapia

A insulina deve ser iniciada assim que for estabelecido o diagnóstico de DM1. Quando o paciente apresenta sinais de descompensação importante, como hiperglicemia, acidose e cetose, está indicada internação para tratamento específico da cetoacidose diabética. A dose inicial de insulina para seguimento ambulatorial é de 0,3 a 0,5UI/kg/dia, sendo mais baixa em lactentes e mais alta em adolescentes. O ajuste é feito de acordo com controles de glicemia capilar, geralmente modificando-se a dose em 10% a 20% do total a cada dia. Atualmente, dispomos de vários tipos de insulina, considerando seu tempo de ação e sua origem (Quadro 78.3).

Quadro 78.3 Farmacocinética dos tipos de insulina utilizados em crianças

Insulina	Início de ação	Pico de ação	Duração
Ação prolongada			
Glargina (Lantus®)	2 a 4h	Não apresenta	20 a 24h
Detemir (Levemir®)	1 a 3h	6 a 8h	18 a 22h
Ação intermediária			
NPH	2 a 4h	4 a 10h	10 a 18h
Ação rápida			
Regular	0,5 a 1h	2 a 3h	5 a 8h
Ação ultrarrápida			
Lispro (Humalog®)	5 a 15min	0,5 a 2h	3 a 5h
Asparte (NovoRapid®)	5 a 15min	0,5 a 2h	3 a 5h
Glulisina (Apidra®)	5 a 15min	0,5 a 2h	3 a 5h

As insulinas são divididas em dois grupos: as humanas e os análogos de insulina.

As insulinas humanas, regular (R) e NPH (*neutral protamine hagedorn*), são derivadas de tecnologia de DNA recombinante e têm a mesma sequência de aminoácidos da insulina humana. As diferenças nos perfis farmacocinéticos são decorrentes da presença de protamina e/ou zinco em algumas preparações, que prolongam a dissociação dos hexâmeros até sua forma monomérica.

Análogos da insulina são formulações que objetivam mimetizar a secreção fisiológica de insulina. São produtos sintéticos, cuja molécula de insulina é modificada, alterando seu perfil de ação. Em nosso meio, encontram-se disponíveis os de ação ultrarrápida, como a lispro, a aspart e a glulisina, e os de ação prolongada, para uso como insulina basal, glargina e detemir.

Insulinas humanas

A insulina regular é utilizada para correções de glicemias elevadas ou como insulina pré-prandial, devendo ser aplicada 30 minutos antes da refeição para que seu pico coincida com a absorção do alimento. Essa é a única insulina que pode ser aplicada via SC, IM ou EV. Tem início de ação em 30 a 60 minutos após a aplicação, atingindo o pico após 2 a 3 horas e durando de 5 a 8 horas.

A insulina intermediária (NPH) foi desenvolvida para diminuir o número de aplicações da regular. Para tanto, a protamina foi adicionada à insulina R, que provoca ionização da molécula e retarda sua absorção. Tem aspecto turvo e deve ser homogeneizada antes da aplicação. Pode ser misturada com a insulina R, lispro e aspart. Seu início de ação ocorre em 2 a 4 horas após a aplicação, com pico após 4 a 10 horas e duração de 10 a 18 horas.

Análogos de insulina

Os análogos de insulina de ação ultrarrápida, lispro, aspart e glulisina, têm início de ação mais rápido, pico mais precoce e tempo de duração mais curto do que a insulina R. Por isso, devem ser administrados imediatamente antes das refeições, para controle da glicemia pós-prandial. Em crianças pequenas, devido à irregularidade da ingestão alimentar, pode-se atrasar a aplicação para imediatamente depois das refeições.

Os análogos de insulina de ação prolongada, glargina e detemir, tentam imitar a secreção basal de insulina. Apresentam taxa de absorção mais lenta (início de ação em 1 a 2 horas), ausência de pico e duração mais prolongada (18 a 24 horas), quando comparadas à NPH. Não devem ser misturadas com outras insulinas. A insulina glargina deve ser aplicada apenas uma vez ao dia, no horário mais conveniente, tomando-se o cuidado de manter o horário da aplicação todos os dias. A detemir pode ser aplicada uma a duas vezes, na dependência da dose utilizada.

Monitoramento

O equilíbrio entre dieta, atividade física e insulina pode ser avaliado mediante monitoramento domiciliar da glicemia. Por meio da glicemia capilar é possível corrigir episódios de hiperglicemia, identificar hipoglicemia assintomática e ajustar a dose de insulina e o tipo e a qualidade do alimento.

Dieta

A dieta é de extrema importância no tratamento do diabético e deve ser iniciada ao diagnóstico. De modo geral, deve-se evitar a ingestão de açúcares de absorção rápida, estimular o uso de fibras e adequar o tipo e a quantidade de lipídios às necessidades. O total de calorias deve ser dividido em seis refeições ao dia, evitando-se intervalos muito longos que possam levar a hipoglicemias. É importante o acompanhamento com o nutricionista, o que deve ser reforçado a cada consulta médica.

Atividade física

A atividade física age no metabolismo do diabético, diminui a utilização da glicose pelo músculo, reduz a produção de corpos cetônicos, reduz a resistência periférica à insulina, diminui os valores de LDL-c e triglicerídeos, aumenta o consumo energético e melhora o controle de peso, o que também melhora o controle dos valores glicêmicos. A atividade física ideal é a aeróbica, durante 40 a 60 minutos, no mínimo duas vezes por semana, em intensidade moderada.

A prática da atividade física deve ser evitada quando a glicemia está > 300mg/dL, pois pode levar a piora metabólica, ou < 100mg/dL, quando provoca hipoglicemia.

Diabetes melito tipo 2

É importante a mudança no estilo de vida com aumento da atividade física e a reeducação alimentar. A dieta com restrição calórica adequada à idade melhora a tolerância à glicose e a sensibilidade insulínica, por diminuir a produção hepática de glicose. O exercício físico aumenta a sensibilidade periférica à insulina mediante a diminuição da massa gorda.

Em pacientes assintomáticos ou oligossintomáticos, inicia-se com mudanças no estilo de vida. Algumas vezes, essas mudanças são suficientes para a perda de peso e o controle da hiperglicemia. No entanto, 90% dos pacientes oligossintomáticos necessitam tratamento medicamentoso. O início da metformina está indicado quando, após 3 meses de mudança do estilo de vida, a hemoglobina glicada permanece > 7.

As únicas medicações liberadas pela Food and Drug Administration (FDA) para tratamento de crianças e adolescentes com DM2 são metformina e insulina. A metformina, o agente de escolha para tratamento por via oral, inibe a neoglicogênese hepática e aumenta a sensibilidade do tecido muscular à insulina, reduzindo a glicemia de jejum, a hemoglobina glicada, os níveis dos triglicerídeos e o LDL-c, e também ajuda na perda de peso. Os efeitos colaterais, encontrados em até 25% dos casos, são náuseas e diarreia e/ou dor abdominal. Está contraindicada em pacientes com insuficiência renal, doença hepática e na presença de hipoxemia, infecção intensa e uso excessivo de álcool. A dose inicial é de 500mg no café da manhã e no jantar, podendo ser aumentada gradativamente até a dose máxima de 2g ao dia.

Nos quadros mais graves de DM2, com cetose e desidratação, indica-se insulinoterapia. Após a caracterização do DM2, a dose de insulina deve ser descontinuada progressivamente, à medida que o paciente permaneça euglicêmico, até a retirada completa, quando o paciente será mantido com dieta, exercícios e metformina, se necessário.

Bibliografia

American Diabetes Association. Diagnosis and classification of diabetes mellitus. Diabetes Care 2004; 27(suppl. 1):S14-80.

American Diabetes Association. Standards of Medical Care in Diabetes – 2014. Diabetes Care 2014; 37(suppl. 1):S5-10.

Arslanian AS, Suprasongsin C. Differences in the vivo insulin secretion and sensitivity of healthy black versus white adolescents. J Pediatr 1996; 129:440-3.

Brasil. Sociedade Brasileira de Diabetes. Diagnóstico e tratamento do diabetes tipo 1 – Atualização 2012. Disponível em: http://www.diabetes.org.br/images/pdf/posicionamento-diagnostico-tratamento-dm1-final.pdf. Acesso em 11/08/2015.

Brasil. Sociedade Brasileira de Diabetes. Diretrizes SBD 2014-2015. Disponível em :http://www.diabetes.org.br/images/2015/area-restrita/diretrizes-sbd-2015.pdf . Acesso em 11/08/2015.

Calliari LEP. Diabetes mellitus. In: Monte O, Longui CA, Calliari LEP (eds.) Endocrinologia para o pediatra. São Paulo: Atheneu, 2006:327-53.

Gerich JE. Novel insulins: expanding options in diabetes management. Am J Med 2002; 113:308-16.

Gross JL, Silveiro SP, Camargo JL et al. Diabetes melito: diagnóstico, classificação e avaliação do controle glicêmico. Arq Bras Endocrinol Metab 2002; 46(1):16-26.

Jones KL, Silva A, Peterokova VA et al. Effects of metformin in pediatric patients with type 2 diabetes. Diabetes Care 2002; 25:89-94.

Owens DR, Zinman B, Bolli GB. Insulins today and beyond. The Lancet 2001; 358:739-46.

Salles JEN, Oliveira CP. Diabetes mellitus tipo 2. In: Monte O, Longui CA, Calliari LEP (eds.) Endocrinologia para o pediatra. São Paulo: Atheneu, 2006:387-94.

Capítulo **79**

Hiperplasia Congênita das Suprarrenais

Vanessa Leão de Medeiros Fabrino
Thereza Selma Soares Lins

INTRODUÇÃO

As glândulas suprarrenais sintetizam, a partir do colesterol, três linhagens de hormônios esteroides: glicocorticoides, mineralocorticoides e hormônios sexuais (Figura 79.1). Em condições normais, há mecanismo de *feedback* negativo, em que o cortisol circulante inibe a produção do hormônio adrenocorticotrófico hipofisário (ACTH).

Hiperplasia congênita das suprarrenais (HCSR) designa um grupo de doenças autossômicas recessivas caracterizadas por deficiência de uma das cinco enzimas envolvidas na biossíntese do cortisol. A produção diminuída do cortisol leva ao aumento compensatório da secreção de ACTH, que provoca uma hiperplasia funcional das glândulas suprarrenais com produção excessiva de alguns hormônios e diminuição de outros.

FORMAS DE HIPERPLASIA CONGÊNITA DAS SUPRARRENAIS

As principais deficiências enzimáticas envolvendo a síntese do cortisol são as seguintes, por ordem de frequência:

1. Deficiência da 21-hidroxilase (21-OH, mutações no gene CYP21A2): variante clássica e variante não clássica.
2. Deficiência da 11β-hidroxilase (11β-OH, mutações do gene CYP11B1).
3. Deficiência da 17α-hidroxilase (17α-OH, mutações do gene CYP17).
4. Deficiência da 3β-hidroxiesteroide desidrogenase (3β-ol DH, mutações do gene 3β-HSD1,2).
5. Deficiência de StAR (proteína de regulação aguda da esteroidogênese).

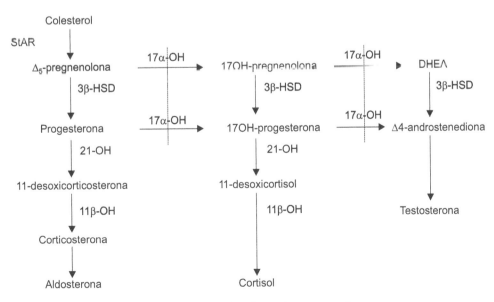

Figura 79.1 Esteroidogênese das suprarrenais.

DEFICIÊNCIA DA 21-HIDROXILASE

Causada pela mutação no gene CYP21A2, que codifica a enzima 21-hidroxilase (P450c21). Essa enzima converte a 17-hidroxiprogesterona (17-OHP) em 11-desoxicortisol e a progesterona em desoxicorticosterona, precursores do cortisol e da aldosterona, respectivamente. A deficiência de 21-hidroxilase apresenta diferentes manifestações clínicas, que variam de acordo com a intensidade do defeito enzimático e com a produção deficiente ou não de mineralocorticoides. Como corresponde a aproximadamente 95% de todas os casos de HCSR, apenas essa forma será discutida neste capítulo.

Mais de 100 mutações na enzima CYP21A2 são conhecidas, porém grandes deleções e uma mutação *splice* (que comprometem a atividade enzimática) correspondem a 50% dos alelos. Uma mutação no éxon 7 que preserva 20% a 50% da função enzimática corresponde a 70% dos alelos da forma não clássica. Como muitos pacientes são heterozigotos para duas ou mais diferentes mutações nos alelos do gene CYP21A2, uma ampla variedade de fenótipos pode ser observada. É classificada em duas variantes:

- **Clássica:** quando os defeitos enzimáticos são mais intensos e a sintomatologia é mais precoce, sendo caracterizada principalmente pela ambiguidade genital no gênero feminino. Dividida em forma perdedora de sal e forma virilizante simples.
- **Não clássica:** quando a deficiência enzimática é menos intensa e a sintomatologia não é evidente nos primeiros anos de vida.

Essas diferentes formas clínicas representam um espectro contínuo de comprometimento na atividade da 21-hidroxilase, sendo causadas por mutação do gene que codifica a enzima.

Deficiência da 21-hidroxilase – Variante clássica

A fisiopatologia apresenta a seguinte sequência de eventos: alterações (deleções, mutações etc.) no gene CYP21A2 → deficiência da 21-hidroxilação → diminuição da síntese de cortisol → elevação compensatória de ACTH → hiperplasia suprarrenal bilateral + elevação dos precursores do cortisol (17-hidroxiprogesterona [17OHP]) + estímulo da via de produção de androgênios suprarrenais (desidroepiandrosterona [DHEA], androstenediona e testosterona).

A incidência mundial para a variante clássica a partir dos dados de triagem neonatal é de cerca de 1:15.000 nascidos vivos.

Quadro clínico

O quadro clínico apresenta virilização pré-natal da genitália externa em fetos femininos e pós-natal em ambos os gêneros, com ou sem perda de sal. A variante clássica apresenta-se sob duas formas clínicas: forma não perdedora de sal ou virilizante simples, em que há deficiência isolada da produção de cortisol, sem prejuízo da produção de aldosterona, e forma perdedora de sal, quando há comprometimento concomitante da produção de cortisol e de aldosterona.

Variante clássica, forma virilizante simples

Como consequência do excesso de androgênios que tem início na vida intrauterina, ocorrem graus diferentes de ambiguidade genital no feto feminino (46,XX), variando desde clitoromegalia até completa masculinização da genitália externa. Entretanto, o quadro clínico mais frequente caracteriza-se por aumento de clitóris, fusão de pregas labioescrotais e presença de seio urogenital. O desenvolvimento dos ovários e do útero ocorre normalmente. Se não houver tratamento adequado, ocorrerá virilização pós-natal com aumento progressivo do clitóris, aparecimento de pilificação pubiana, acne e crescimento estatural acelerado.

No gênero masculino, os genitais externos são normais no período neonatal, porém a exposição contínua a altas concentrações de androgênios provoca virilização precoce, como aumento peniano e pilificação pubiana, acompanhada de acne, engrossamento da voz e hipertrofia muscular, associada a rápido crescimento linear.

Diagnóstico tardio ou tratamento inadequado, em ambos os gêneros, determina avanço da idade óssea desproporcional ao crescimento estatural, com fusão prematura das epífises de crescimento, ocasionando baixa estatura final. Além disso, a exposição prolongada a esteroides sexuais pode levar à maturação do eixo hipotálamo-hipófise-gônadas, desenvolvendo uma puberdade precoce verdadeira.

Como consequência da deficiência de glicocorticoides, podem ocorrer hipoglicemia e pouca tolerância ao estresse.

Variante clássica, forma perdedora de sal

Corresponde a 75% dos casos de deficiência clássica de 21-OH e ocorre quando há comprometimento não só da produção de cortisol, mas também de mineralocorticoides. A deficiência da síntese de aldosterona resulta em conservação renal de sódio inapropriada (hiponatremia), que se acompanha de hipovolemia, episódios de hipotensão arterial e até choque. Esses pacientes apresentam, frequentemente, hiperpotassemia e acidose. As crises de insuficiência suprarrenal ou perdedoras de sal ocorrem habitualmente entre a primeira e a terceira semana de vida, sendo mais frequentes na primeira infância. Portanto, o diagnóstico precoce e a rápida instituição do tratamento são vitais para oferecer uma sobrevida normal a esses pacientes. O recém-nascido apresenta baixo ganho de peso, acompanhado de episódios de vômitos, desidratação de difícil controle, hiponatremia, hiperpotassemia, colapso vascular e choque, levando frequentemente ao óbito, se a reposição de esteroides suprarrenais não for realizada. O diagnóstico diferencial deve ser feito com estenose hipertrófica do piloro, refluxo gastroesofágico, infecção urinária, septicemia, acidose tubular renal, intolerância à lactose e hipoplasia congênita das suprarrenais.

Em virtude da ambiguidade genital, a suspeita diagnóstica é mais forte nas meninas. Nos meninos, a ausência de hiperandrogenismo ao nascimento atrasa o diagnóstico, justificando a maior incidência de morbimortalidade nos lactentes do gênero masculino.

Deficiência da 21-hidroxilase, variante não clássica

A variante não clássica de HCSR é a mais prevalente, correspondendo aproximadamente a cerca de 0,1% a 0,2% da população caucasiana geral e podendo chegar a 1% a 2% entre populações consanguíneas, como os judeus do Leste europeu. Nessa variante, a deficiência enzimática é mais leve e o quadro clínico tem início mais tardio.

Quando ocorre no gênero feminino, pode provocar pubarca precoce, acne de difícil tratamento, hirsutismo, idade óssea avançada e, algumas vezes, clitoromegalia. A deficiência enzimática no gênero masculino pode se apresentar com pubarca precoce ou, após a puberdade, baixa estatura e/ou diminuição da fertilidade.

DIAGNÓSTICO LABORATORIAL DA DEFICIÊNCIA DA 21-HIDROXILASE

Variante clássica

O diagnóstico bioquímico da deficiência de 21-hidroxilase baseia-se na elevação plasmática da 17-OHP, além de androstenediona e testosterona. Os marcadores dessa deficiência são os níveis extremamente altos da 17-OHP sérica, cujos valores normais variam de acordo com a idade do paciente (Figura 79.2).

Na forma perdedora de sal, a avaliação laboratorial pode mostrar, também, acidose metabólica acompanhada de hiponatremia e hiperpotassemia, além do aumento da atividade de renina plasmática.

Variante não clássica

Na variante não clássica, os valores basais de 17-OHP não atingem níveis tão elevados como nas variantes clássicas. O diagnóstico baseia-se na resposta exagerada da 17-OHP após teste de estímulo com ACTH. No gênero feminino, a pesquisa da variante não clássica, após a menarca, deve ser feita no início da fase folicular, para evitar a secreção ovariana de 17-OHP do meio do ciclo e da fase lútea.

TRATAMENTO
Variante clássica
Fase aguda

Caracteriza-se por vômitos, diarreia, desidratação e até mesmo choque. O tratamento consiste em correção hidroeletrolítica e reposição de glicocorticoides e mineralocorticoides.

Glicocorticoides

A hidrocortisona é o tratamento de eleição. Na crise aguda, administra-se dose de ataque com 50 a 100mg/m² de superfície corpórea, EV, seguida da mesma dose infundida nas 24 horas subsequentes, dividida a cada 6 horas.

Mineralocorticoides

O mineralocorticoide de escolha na crise de perda de sal é a desoxicorticosterona, na dose de 0,5 a 1,0mg/dia IM. Quando não se encontra disponível, deve-se usar o acetato de fludrocortisona VO, na dose de 0,1 a 0,2mg/dia.

Correção hidroeletrolítica

Infusão de soro fisiológico e soro glicosado em volumes habituais para expansão intravascular, manutenção e prevenção de hipoglicemia. A correção de hiponatremia obedece à rotina habitual e deve ser controlada com o ionograma. Em geral, não é necessário oferecer potássio em nenhuma das fases. Raramente é necessário o uso de resinas de troca catiônica para correção da hiperpotassemia.

Manutenção

Consiste em manter o paciente clinicamente estável, com crescimento adequado para a faixa etária, níveis de sódio e potássio normais e androgênios normais ou próximos ao normal.

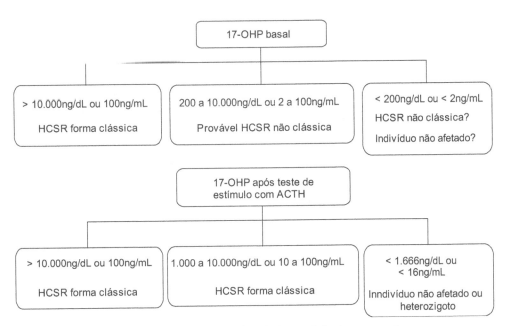

Figura 79.2 Diagnóstico de hiperplasia congênita da suprarrenal.

Glicocorticoides

A terapia tem como objetivo a reposição de glicocorticoides a fim de normalizar os níveis de androgênios e evitar o avanço da idade óssea, mas sem afetar a velocidade de crescimento. No período de crescimento, o glicocorticoide de escolha é o de ação curta, pois suprime menos a liberação hipofisária do hormônio de crescimento. São rotineiramente usados o acetato de hidrocortisona (12 a 15mg/m²/dia) e o acetato de cortisona (18 a 20mg/m²/dia) – ambos devem ser divididos em três tomadas por terem meia-vida curta (Quadro 79.1). As doses iniciais são proporcionalmente maiores (20 a 25mg/m²/dia) e, posteriormente, o tratamento deve ser individualizado, de acordo com os controles laboratoriais, a velocidade de crescimento e a progressão clínica e a idade óssea (Quadros 79.1 e 79.2).

Segundo alguns estudos, quando a dose de hidrocortisona excede por longos períodos 20mg/m²/dia em crianças e 15 a 17mg/m²/dia em adolescentes, ocorre perda na estatura final.

Mineralocorticoides

Nos pacientes perdedores de sal, a reposição de mineralocorticoides é feita com acetato de fludrocortisona oral, na dose de 0,05 a 0,2mg/dia, devendo ser dividida em duas tomadas diárias no início do tratamento, quando a perda de sal é intensa. O ajuste da dose é feito de acordo com a atividade de renina, o sódio e o potássio séricos, além do controle da pressão arterial. O excesso de mineralocorticoides pode ocasionar retenção de sódio e água; portanto, a dose de fludrocortisona deve ser diminuída em casos de hipernatremia e/ou hipertensão arterial. Após ajustada, a dose costuma ser oferecida uma vez ao dia.

Mesmo nos pacientes com a forma clássica não perdedora de sal, os níveis de atividade de renina plasmática encontram-se elevados, sugerindo conservação renal inadequada de sódio. Nesses casos, está indicada a associação de pequenas doses da fludrocortisona (0,05 a 0,1mg/dia). Isso permite, inclusive, a redução da dose de glicocorticoide.

A sensibilidade aos mineralocorticoides varia ao longo do tempo e a recuperação da perda de sal é descrita em alguns pacientes, provavelmente devido à 21-hidroxilação extra-adrenal. Devem-se monitorizar periodicamente a pressão sanguínea, a atividade da renina plasmática e a relação aldosterona-renina plasmática. Além disso, recomenda-se a monitorização da pressão arterial de lactentes que iniciaram altas doses de mineralocorticoide devido à imaturidade do túbulo renal em reabsorver o sódio nessa faixa etária.

Cloreto de sódio

O leite materno e os leites industrializados têm pouco sódio, o que torna necessária a suplementação de sal até que sejam consumidos alimentos sólidos com maior conteúdo de sódio. Nos lactentes com a forma perdedora de sal acrescenta-se à dieta pelo menos 0,5 a 1g de NaCl a cada 10kg/dia, visando à normalização dos eletrólitos. Na criança maior, essa reposição pode não ser necessária, mas deve-se deixar a ingesta de sal *ad libitum*.

Intercorrências

Em caso de estresses moderados ou graves (processos infecciosos febris com temperatura > 38,5°C, febre após vacinação, cirurgias, gastroenterite com desidratação, traumatismos de alto impacto), a dose de hidrocortisona deve ser dobrada durante 1 a 4 dias. Por outro lado, a dose diária do glicocorticoide não deve ser alterada durante infecções de vias aéreas superiores, após imunização sem febre, estresse mental ou emocional ou antes de atividade física. Em caso de vômitos, a dose de glicocorticoide deve ser obrigatoriamente administrada por via IM ou EV. Em pacientes com hiperplasia forma não clássica não é necessário o uso de dose de estresse, a não ser que a suprarrenal esteja iatrogenicamente suprimida. A dose de mineralocorticoides não deverá ser aumentada.

Todos os pacientes que necessitam tratamento devem sempre usar identificação médica, informando que apresentam insuficiência suprarrenal e quais a medicação e a dose utilizadas em situações de estresse.

Monitoramento do tratamento

Controle clínico

O controle clínico do tratamento consiste na observação da velocidade de crescimento, da idade óssea e dos sinais de produção excessiva de androgênios. A velocidade de crescimento deve manter-se dentro da normalidade para a faixa etária; dose baixa de glicocorticoide provoca aumento de androgênios e da velocidade de crescimento e pode levar a baixa estatura, enquanto o excesso de glicocorticoides diminui o crescimento linear.

Quadro 79.1 Terapia de manutenção em pacientes com HCSR em crescimento

Medicação	Dose sugerida	Número de doses por dia
Hidrocortisona	10 a 15mg/m²/dia	3
Acetato de cortisona	18 a 20mg/m²/dia	3
Fludrocortisona	0,05 a 0,2mg/dia	1
Cloreto de sódio – NaCl	1 a 2g/dia (17 a 34mEq/dia)	Nas refeições

Quadro 79.2 Terapia de manutenção para pacientes adultos

Corticoides	Dose sugerida (mg/dia)	Número de doses por dia
Hidrocortisona	15 a 25	3
Acetato de cortisona	18 a 20	3
Prednisona	5 a 7,5	2
Prednisolona	4 a 6	2
Dexametasona	0,25 a 0,5	1
Fludrocortisona	0,05 a 0,2	1

Controle laboratorial

Deve-se realizar dosagens de 17-OHP, androstenediona, testosterona, ionograma e, se possível, atividade de renina a cada 3 meses, para ajuste da dose. Bioquimicamente, é desejável manter a normalização dos níveis plasmáticos de androstenediona e testosterona. Pacientes recebendo doses adequadas de glicocorticoide devem ter níveis de 17-OHP acima dos limites da normalidade. A normalização dos níveis de 17-OHP indica supertratamento, provocando diminuição da velocidade de crescimento.

Outro critério a ser avaliado é a maturação esquelética com determinação da idade óssea anual em crianças maiores de 2 anos. Pacientes portadores da deficiência de 21-hidroxilase e idade óssea entre 9 e 12 anos (com idade óssea avançada em relação à cronológica) podem apresentar puberdade precoce verdadeira.

Tratamento cirúrgico

A idade para realização da cirurgia de correção da genitália é um tema que permanece controverso, entretanto a maioria das evidências tem demonstrado que pacientes do gênero feminino intensamente virilizadas (Prader >3) devem realizar a cirurgia de reconstrução perineal e de clitóris até os 2 anos de idade com cirurgião experiente em serviço de referência que conte com equipe multidisciplinar. A reconstrução precoce oferece mais flexibilidade ao cirurgião para a correção da genitália, diminui a ansiedade da família e evita a estigmatização da paciente devido ao genital virilizado, evitando o trauma psicológico decorrente da cirurgia realizada na adolescência. No entanto, apresenta a chance de estenose vaginal e não oferece à paciente a autonomia sobre a escolha da cirurgia. A decisão de quando realizar a cirurgia é sempre delicada e deve ser individualizada e discutida entre os pais, o cirurgião, o endocrinologista pediátrico e a equipe multidisciplinar.

Variante não clássica

O tratamento da variante não clássica só deve ser realizado em indivíduos sintomáticos. Devem ser tratadas crianças com início precoce da pubarca e avanço da idade óssea que possa afetar a estatura final, enquanto aquelas que apresentam apenas pubarca precoce, sem avanço da idade óssea, podem ser cuidadosamente acompanhadas. Adolescentes com irregularidade menstrual e acne podem se beneficiar com o uso de glicocorticoide. O hirsutismo, por sua vez, não apresenta boa resolução apenas com a monoterapia, podendo ser utilizados também anticoncepcionais e tratamento dermatológico. Pode-se tentar a interrupção do tratamento quando da resolução dos sintomas.

As doses de hidrocortisona são menores que as necessárias para o controle das variantes clássicas, e não é necessário o uso de mineralocorticoides.

TRIAGEM NEONATAL DAS HCSR

O *screening* neonatal é justificado pelos seguintes motivos:

- Trata-se de doença potencialmente fatal. O reconhecimento e tratamento precoces diminuem a mortalidade e a morbidade. A taxa de morte nos casos de HCSR perdedora de sal, quando não se realiza o teste de *screening*, encontra-se entre 4% e 10%.
- Evitar a morte por crises perdedoras de sal dos pacientes do gênero masculino que, por não apresentarem clínica de hiperandrogenismo ao nascimento, têm seu diagnóstico dificultado.
- Evitar o erro na determinação do gênero que costuma ocorrer em meninas intensamente virilizadas.
- Crianças afetadas que realizaram teste de *screening* neonatal têm hiponatremia menos grave. Acredita-se que as crises de perda de sal dificultam o aprendizado dessas crianças.

O teste de *screening* deve ser devidamente interpretado, pois os valores de 17-OHP variam com os dias de vida e com situações de estresse, como prematuridade e doença.

Como o uso de corticoide antenatal para maturação pulmonar pode reduzir os níveis de 17-OHP, os recém-nascidos devem ser retestados (Quadro 79.3).

COMPLICAÇÕES

O uso prolongado de glicocorticoides pode reduzir a densidade mineral óssea. Entretanto, em crianças e adolescentes com doses padrões de glicocorticoides (10 a 20mg/m^2), não há evidência de diminuição da densidade óssea na densitometria óssea, quando ajustada para altura, independentemente da duração do tratamento, do tipo de glicocorticoide ou dos valores de 17-OHP ou androgênios.

A prevalência de restos da suprarrenal em testículos de meninos com HCSR clássica, entre 2 e 18 anos de idade, varia de 21% a 28%. Os restos adrenais testiculares são tumores benignos, relacionados com o tratamento inadequado, e frequentemente diminuem de tamanho após a otimização da dose de glicocorticoide. Esses tumores testiculares em pacientes com HCSR clássica costumam ser bilaterais e ter menos de 2cm de diâmetro, sendo por isso não palpáveis, mas detectáveis à ultrassonografia.

Em crianças com HCSR, o índice de massa corporal (IMC) é maior que no grupo de controle, devido ao aumento do tecido adiposo. Estudos em população pediátrica apresentaram pre-

Quadro 79.3 Valores de referência de acordo com o peso ao nascimento para o Programa de Triagem Neonatal de Santa Catarina-Brasil

Peso ao nascimento (g)	Valores de referência para nova amostra	Valores de risco *
Kit AutoDELFIA®		
≥ 2.500g	9,9 a 30	> 30
< 2.500g	19,9 a 40	> 40
Kit GSP®		
≥ 2.250g	14 a 21	> 21
1.250 a 2.249g	33 a 41	> 41
< 1.250g	56 a 73	> 73

* Necessidade de avaliação médica urgente.
Fonte: adaptado de Nascimento ML, Cristiano ANB, Campos T et al. Ten-year evaluation of a Neonatal Screening Program for Congenital Adrenal Hyperplasia. Arq Bras Endocrinol Metab 2014; 58(7):765-71.

valência de 50% de crianças com sobrepeso e 16% a 25% com obesidade. Hipertensão é mais prevalente em pacientes com hiperplasia da suprarrenal do que na população em geral, e o valor da pressão sistólica foi relacionado com o IMC independentemente da terapia com glicocorticoides e mineralocorticoides. Em um pequeno grupo de pacientes pré-púberes com HCSR, as concentrações de leptina e insulina foram significativamente maiores em comparação com a população em geral.

Bibliografia

Bachega TASS. Fatores que podem predizer a estatura final na deficiência de 21-hidroxilase. Arq Bras Endocrinol Metab 2005; 49(6):867-9.

Balsamo A, Cicognani A, Baldazzi L et al. CYP21 genotype, adult height, and pubertal development in 55 patients treated for 21-hydroxylase deficiency. J Clin Endocrinol Metab 2011; 88(12):5680-8.

Charmandari E, Brook CDG, Hindmarsh PC. Classical congenital adrenal hyperplasia and puberty. Eur J Endocrinol 2004; 151:U77-U82.

Cornean RE, Hindmarsh PC, Brook CG. Obesity in 21-hy- droxylase deficient patients. Arch Dis Child 1998; 78:261-3.

German A, Suraiya S, Tenenbaum-Rakover Y, Koren I, Pillar G, Hochberg Z. Control of childhood congenital adrenal hyperplasia and sleep activity and quality with morning or evening glucocorticoid therapy. J Clin Endocrinol Metab 2009; 93(12):4707-10.

Grigorescu-Sido A, Bettendorf M, Schulze E, Duncea I, Heinrich U. Growth analysis in patients with 21-hydroxylase deficiency influence of glucocorticoid dosage, age at diagnosis, phenotype and genotype on growth and height outcome. Horm Res 2003; 60:84-90.

Grosse SD, Van Vliet G. How many deaths can be prevented by newborn screening for congenital adrenal hyperplasia? Horm Res 2007; 67:284-91.

Hughesn IA. Congenital adrenal hyperplasia – a continuum of disorders. Lancet 1998; 352:752-4.

Joint LWPES/ESPE CAH Working group. Consensus statement on 21-hydroxilase deficiency from the Lawson Wilkins Pediatric Endocrine Society and the Europe Society for Pediatric Endocrinology. J Clin Endocrinol Metab 2002; 87:4048-53.

Kamp HJ, Wit JM. Neonatal screening for congenital adrenal hyperplasia. Eur J Endocrinol 2004; 151:U71-5.

Kater CE. Hiperplasia adrenal congênita – Como diagnosticar e tratar? In: Vilar L (ed.) Endocrinologia clínica. 3. ed., Rio de Janeiro: Guanabara Koogan, 2006:451-8.

Manoli I, Kanaka-Gantenbein C, Voutetakis A, Maniati-Christidi M, Dacou-Voutetakis C. Early growth, pubertal development, body mass index and final height of patients with congenital adrenal hyperplasia: factors influencing the outcome. Clin Endocrinol (Oxf) 2002; 57:669-76.

Martinez-Aguayo A, Rocha A, Rojas N et al. Testicular adrenal rest tumors and Leydig and Sertoli cell function in boys with classical congenital adrenal hyperplasia. J Clin Endocrinol Metab 2009; 92(12):4583-9.

Nascimento ML, Cristiano ANB, Campos T et al. Ten-year evaluation of a Neonatal Screening Program for Congenital Adrenal Hyperplasia. Arq Bras Endocrinol Metab 2014; 58(7):765-71.

Nass R, Baker S. Learning disabilities in children with congenital adrenal hyperplasia. J Child Neurol 1991; 6:306-12.

New MI, Lorenze F, Lerner AJ et al. Genotyping steroid 21-hydroxilase deficiency: hormonal reference data. J Clin Endocrinol Metab 1983; 57:320-6.

Pang S. International Newborn Screening Collaborative Study on 21-hydroxylase deficiency. Pediatric Research 2003; 53:155A-156A.

Rangecroft L. Surgical management of ambiguous genitália. Arch Dis Child 2003; 88:799-801.

Roche EF, Charmandari E, Dattani MT, Hindmarsh PC. Blood pressure in children and adolescents with congenital adrenal hyperplasia (21-hydroxylase deficiency): a preliminary report. Clin Endocrinol (Oxf) 2003; 58:589-96.

Speiser PW, Azziz R, Baskin LS et al. Congenital adrenal hyperplasia due to steroid 21-hydroxylase deficiency: an endocrine Society Clinical Practice guideline. J Clin Endocrinol Metab 2010 sep; 95(9): 4133-60.

Van der Kamp HJ, Noordam K, Elvers B, Van Baarle M, Otten BJ, Verkerk PH. Newborn screening for congenital adrenal hyperplasia in the Netherlands. Pediatrics 2001; 108:1320-4.

Van der Kamp HJ, Otten BJ, Buitenweg N Det al. Longitudinal analysis of growth and puberty in 21-hydroxylase deficiency patients. Arch Dis Child 2002; 87:139-44.

Vo Ikl TM, Simm D, Beier C, Dörr HG. Obesity among children and adolescents with classic congenital adrenal hyperplasia due to 21-hydroxylase deficiency. Pediatrics 2006; 117:e98-e105.

White PC, Speiser PW. Congenital adrenal hyperplasia due to 21-hydroxylase deficiency. Endocr Rev 2000; 21:245-91.

Capítulo 80

Hipertireoidismo na Infância

Ana Hermínia de Azevedo Ferreira

INTRODUÇÃO

O hipertireoidismo pode ser definido como aumento na produção de hormônios tireoidianos (HT) pela tireoide. A tireotoxicose é uma síndrome clínica caracterizada por metabolismo acelerado em todos os tecidos, em consequência da ação excessiva de hormônios tireoidianos (HT) circulantes. Os dois termos têm sido utilizados como sinônimos, embora a tireotoxicose possa ter origem extratireoidiana.

ETIOLOGIA

As causas de hipertireoidismo em crianças e adolescentes estão listadas no Quadro 80.1.

A doença de Graves é a causa mais comum de hipertireoidismo na faixa etária pediátrica, representando cerca de 90% dos casos. Rara em crianças com menos de 5 anos de idade, sua incidência aumenta até a adolescência, quando se observa um pico de incidência entre os 11 e os 15 anos, sendo as meninas três vezes mais acometidas do que os meninos. Consiste em doença autoimune, caracterizada pela produção de imunoglobulinas estimuladoras da classe IgG dirigidas contra o receptor de TSH (*Thyrotropin Receptor Antibody* – TRAb) nas células foliculares da tireoide, que vão mimetizar a ação do TSH; também podem ser encontrados anticorpos antiperoxidase (ATPO) e antitireoglobulina (ATG). Em crianças, a doença de Graves costuma apresentar curso clínico mais grave e resposta pouco satisfatória ao tratamento medicamentoso, principalmente na idade pré-puberal. Geralmente há história familiar de doença autoimune da tireoide ou de outras doenças autoimunes, como diabetes melito tipo 1, anemia perniciosa, doença de Addison, miastenia grave, lúpus eritematoso, artrite reumatoide, púrpura trombocitopênica idiopática e vitiligo.

A tireotoxicose neonatal, também chamada doença de Graves neonatal ou hipertireoidismo congênito, é causa pouco frequente, atingindo < 1% dos recém-nascidos (RN) de mães com hipertireoidismo. Não há diferença de acometimento entre os gêneros. Resulta da passagem transplacentária do TRAb materno, que estimula a tireoide fetal. Trata-se de condição transitória que, geralmente, se resolve em alguns meses, podendo necessitar tratamento com agentes antitireoidianos.

Entre as tireoidites, a tireoidite subaguda é inflamação autolimitada, não supurativa, de etiologia viral, sendo pouco frequente na faixa etária pediátrica. A tireoidite linfocítica crônica (tireoidite de Hashimoto) pode se apresentar na fase inicial com hipertireoidismo transitório, antes de atingir o hipotireoidismo definitivo.

Outras causas mais raras de hipertireoidismo incluem o bócio nodular, que pode ser uninodular (adenoma tóxico ou doença de Plummer), geralmente medindo de 2,5 a 3cm, ou multinodular; a tireotoxicose factícia, que se refere ao excesso de hormônio tireoidiano ingerido (iatrogênico ou acidental) ou por exposição ao iodo, quando adicionado à dieta, em áreas carentes (Jod-Basedow); a hipersecreção de TSH, que pode estar associada a tumor de hipófise ou de hipotálamo, ou ainda a hipersecreção de TSH por resistência central (hipofisária), mas com sensibilidade periférica preservada aos HT; e as neoplasias de tireoide, que raramente causam hipertireoidismo.

A síndrome de McCune-Albrigth é caracterizada por displasia fibrosa poliostótica com manchas café com leite e

Quadro 80.1 Causas de tireotoxicose na infância e na adolescência

Doença de Graves
Tireotoxicose neonatal
Tireoidites
Bócios nodulares
Hipersecreção de TSH
Tireotoxicose factícia
Tecido tireoidiano ectópico
Neoplasias da tireoide
Síndrome de McCune-Albright

associação a anormalidades endócrinas hiperfuncionantes (puberdade precoce, síndrome de Cushing ou hipertireoidismo).

QUADRO CLÍNICO

A doença de Graves em crianças tem início insidioso e muitas vezes não é diagnosticada nas fases iniciais. As manifestações clínicas estão listadas no Quadro 80.2.

Os sintomas precoces de hipertireoidismo podem consistir apenas em labilidade emocional e hiperatividade motora. A criança encontra-se irritada, com falta de atenção na escola e sono agitado. Há perda de peso, apesar do apetite conservado. Podem ser observados queda de cabelo, fraqueza muscular e tremores de extremidades.

As manifestações cardíacas incluem taquicardia, palpitação e diferencial aumentado entre a pressão sistólica e a diastólica, com certo grau de aumento da pressão sistólica.

A pele é quente e úmida, enrubecida, com hiperpigmentação perioral, genital e mamilar, devendo ser feito diagnóstico diferencial com insuficiência (doença de Addison). A sudorese excessiva acomete principalmente as mãos, e observa-se intolerância ao calor.

A velocidade de crescimento encontra-se acelerada, com avanço da idade óssea. Pode haver diminuição da densidade mineral óssea (osteopenia ou osteroporose), podendo ocasionar fraturas.

Com a progressão da doença, o quadro clínico torna-se mais exuberante e observam-se diarreia crônica, emagrecimento, anorexia e apatia grave. Na adolescência, pode haver alterações menstruais e, nos meninos, ginecomastia.

Na doença de Graves, o sinal mais comumente observado é o bócio (95%), difuso e simétrico. A tireoide, à palpação, é lisa, firme, com limites bem delineados, de volume aumentado, em geral de duas a três vezes o tamanho normal. O fluxo sanguíneo da tireoide está aumentado, sendo possível escutar um sopro.

Exoftalmia ocorre em mais de 30% das crianças e é menos grave do que nos adultos. Outras anormalidades incluem: proptose, lentidão da pálpebra, olhar fixo, quemose, hiperemia de conjuntiva, edema periorbitário, movimentos oculares restritos, desconforto ocular e diplopia.

Na tireotoxicose fetal, as manifestações incluem: taquicardia fetal (> 160bpm), craniossinostose, bossa frontal, restrição do crescimento intrauterino e prematuridade. A mortalidade é de 16%. Os sinais de tireotoxicose no RN podem ser vistos horas após o nascimento ou de 2 a 10 dias após, em caso de supressão por agentes antitireoidianos ingeridos pela mãe. Observam-se taquicardia, irritabilidade, tremores, rubor, ganho de peso insuficiente, hipertensão, hiperatividade, disfunção gastrointestinal e cardíaca, bócio, hepatoesplenomegalia, icterícia e hipoprotrombinemia, trombocitopenia, craniossinostose e oftalmopatia. Os sobreviventes apresentam, em geral, comprometimento intelectual.

Na tireoidite subaguda, o quadro clínico consiste em aparecimento gradual ou súbito, acompanhado de dor e edema na região da tireoide, com rubor e calor da pele. A dor piora com a movimentação do pescoço. Os pacientes podem apresentar rouquidão, disfagia, nervosismo e palpitação.

DIAGNÓSTICO LABORATORIAL

No hipertireoidismo primário, o diagnóstico é estabelecido a partir das concentrações séricas de T_4 livre e T_3 livre, que estão elevadas, e pelos níveis de TSH, que estão baixos ou suprimidos. No hipertireoidismo de origem central (hipersecreção de TSH), o TSH encontra-se elevado, assim como o T_3 e o T_4 livres.

Especificamente na doença de Graves, a medida do TRAb diagnostica a doença, porém seus níveis não correspondem ao estado clínico. Encontra-se elevado em 90% das crianças com doença de Graves e pode ser útil para avaliação do prognóstico da doença. Os anticorpos antitireoglobulina e antiperoxidase também podem estar aumentados.

A captação tireoidiana com tecnécio-99 ou iodeto (^{123}I) está elevada no hipertireoidismo, exceto na tireotoxicose factícia e nas tireoidites subaguda e crônica, em que a captação se encontra muito baixa. Cintilografia está indicada para avaliação de nódulo único ou múltiplo.

TRATAMENTO

Para o tratamento do hipertireoidismo por doença de Graves em crianças, podem ser usados agentes antitireoidianos (AAT), iodoterapia e a tireoidectomia. Os AAT são usados no tratamento inicial, com o objetivo de alcançar o eutireoidismo. As crianças, geralmente, são refratárias ao tratamento medicamentoso, e os efeitos colaterais são mais frequentes do que em adultos.

Tratamento medicamentoso

Os AAT disponíveis no Brasil são as tionamidas – propiltiouracil (PTU) e metimazol (MTZ). Atualmente, o uso de PTU está restrito aos casos de hipertireoidismo grave, crise tireotóxica e em gestantes no primeiro trimestre de gestação, em virtude de seus efeitos hepatotóxicos. Ambos os AAT agem inibindo diretamente a síntese dos HT, mas não atuam sobre os hormônios já formados.

Quadro 80.2 Manifestações clínicas do hipertireoidismo

Sintomas	Sinais
Nervosismo, irritabilidade	Taquicardia
Sudorese excessiva	Bócio
Intolerância ao calor	Tremor
Palpitação	Pele quente e úmida
Fadiga	Sopro na tireoide
Perda de peso	Retração palpebral, exoftalmia
Dispneia	Fibrilação atrial
Aumento do apetite	Ginecomastia
Irritação ocular	Eritema palmar
Hiperdefecação, diarreia	Hiper-reflexia
Alterações menstruais	Hipertensão arterial
Insônia	
Queda de cabelo	

Mais de 90% dos pacientes são controlados em até 8 semanas. Nesse período, os pacientes que apresentam sintomatologia intensa podem ser tratados também com betabloqueadores, como propranolol, na dose de 1 a 2mg/kg/dia, dividida em três tomadas. Nos casos mais leves, não é necessário o uso de propranolol, o qual está contraindicado em pacientes alérgicos, principalmente asmáticos.

A dose do MTZ é de 0,5 a 1mg/kg/dia, uma a duas vezes ao dia. A avaliação da dose é feita a partir da melhora do quadro clínico e das dosagens de T_3 livre, T_4 livre e TSH.

O tratamento deve durar pelo menos 2 anos. Após a suspensão do medicamento, a criança deve ser examinada regularmente, pois a taxa de remissão em crianças é baixa: 25% após 2 anos de tratamento e 50% após 5 anos de tratamento. Os sinais de bom prognóstico são: bócios pequenos ou desaparecimento do bócio durante o tratamento, normalização da função tireoidiana em período curto e valores de TRAb normalizados após 6 meses de tratamento.

Em caso de recidiva do hipertireoidismo, pode-se optar por novo ciclo de AAT ou, após atingido o eutireoidismo, indicar cirurgia ou o uso de radioiodo.

Os efeitos adversos leves dos AAT são raros e incluem: *rash* cutâneo, náuseas, cefaleia, queda de cabelos e dores articulares, que geralmente cedem espontaneamente. Raramente se observam efeitos colaterais graves, como agranulocitose, hepatite, vasculites e púrpura. Recomenda-se realizar hemograma e dosagens das transaminases, bilirrubinas e fosfatase alcalina antes do início dos AAT e durante o tratamento (a cada 2 a 4 meses). Na presença de efeitos colaterais graves, a medicação deve ser suspensa imediatamente e optar-se por tratamento definitivo.

Tratamento com iodo radioativo

O tratamento com radioiodo tem se mostrado seguro e eficaz. A taxa de cura é de 90%, e raramente se observam efeitos secundários. Em muitos países, constitui a primeira opção de tratamento definitivo, após a recidiva com a suspensão dos AAT. Deve ser evitado em crianças com menos de 5 anos de idade. Se houver persistência do hipertireoidismo após 3 a 6 meses, deve-se administrar uma segunda dose de ^{131}I. A resposta terapêutica é pior nos bócios volumosos e quando os níveis de TRAb estão altos. As complicações são hipotireoidismo permanente e a exacerbação da oftalmopatia e da tireotoxicose (tireotoxicose por iodo).

Tratamento cirúrgico

A cirurgia está indicada em casos de bócios volumosos ou de difícil controle medicamentoso e com contraindicação à iodoterapia. Os pacientes devem estar eutireoidianos por ocasião da cirurgia e, para tanto, acrescenta-se lugol (cinco a dez gotas, três vezes ao dia) aos AAT. O iodo bloqueia a liberação dos HT e reduz a vascularização da glândula.

A taxa de mortalidade após a cirurgia é de cerca 0,08%, e a de cura, 80%. As complicações registradas são: hipotireoidismo permanente, lesão do nervo laríngeo recorrente, paralisia das cordas vocais e hipoparatireoidismo.

Bibliografia

Bahn RS, Burch HB, Cooper DS et al. Hyperthyroidism and other causes of thyrotoxicosis: management guidelines of the American Thyroid Association and American Association of Clinical Endocrinologists. Thyroid 2011; 21(6):593-646.

Bhadada S, Bhansali A, Velayutham P, Masoodi SR. Juvenile hyperthyroidism: an experience. Indian Pediatrics 2006; 43:301-7.

Davies TF, Larsen PR. Thyrotoxicosis. In: Larsen PR, Kronenberg HM, Melmed S, Polonsky KS (eds.) Williams Textbook of Endocrinology. 10. ed. Philadelphia: Saunders, 2003:374-422.

Lazar L, Kalter-Leibovici O, Pertzelan A et al. Thyrotoxicosis in prepubertal children compared with pubertal and postpubertal patients. J Clin Endocrinol Metab 2000; 85:3678-82.

Maia AL, Scheffel RS, Meyer EL, Souza et al. Consenso brasileiro para o diagnóstico e tratamento do hipertireoidismo: recomendações do Departamento de Tireoide da Sociedade Brasileira de Endocrinologia e Metabologia. Arq Bras Endocrinol Metab 2013; 57/3:205-32.

Monte O, Scalisse NM: Hipertireoidismo. In: Monte O, Longui CA, Calliari LE, Kochi C (eds.) Endocrinologia para o pediatra. 3. ed. São Paulo: Atheneu, 2006:133-7.

Okamoto Y, Tanigawa S, Ishikawa K, Hamada N. TSH receptor antibody measurements and prediction of remission in Graves' disease patients treated with minimum maintenance doses of antithyroid drugs. Endocrine Journal 2006; 53:467-72.

Sandrini R, França, SN, Lacerda L, Graf, H. Tratamento do hipertireoidismo na infância e adolescência. Arq Bras Endocrinol Metab 2001; 45/1:32-6.

Setian N. Hipertireoidismo. In: Setian N (ed.) Endocrinologia pediátrica – aspectos físicos e metabólicos do recém-nascido ao adolescente. 2. ed. São Paulo: Sarvier, 2002:289-98.

Capítulo 81

Hipotireoidismo na Infância

Claudia Andrade Coutinho

INTRODUÇÃO

O hipotireoidismo é uma síndrome caracterizada por lentificação generalizada dos processos metabólicos, decorrente de disfunção da glândula tireoide, deficiência do hormônio hipofisário estimulador da tireoide (TSH) ou, mais raramente, diminuição da ação dos hormônios tireoidianos nos diversos tecidos do organismo.

Além de agirem na manutenção do metabolismo basal, os hormônios tireoidianos são importantes para o desenvolvimento do sistema nervoso central (SNC) e o crescimento da criança. Sua apresentação clínica varia de acordo com a faixa etária e, quanto mais precoce, mais grave.

CLASSIFICAÇÃO

A classificação do hipotireoidismo é definida de acordo com a época de surgimento:

- **Congênito:** quando as causas que o determinam surgem durante a fase intrauterina.
- **Adquirido:** quando as causas surgem na vida pós-natal.

De acordo com o local em que a lesão se apresenta, o hipotireoidismo pode ser classificado como:

- **Primário:** quando o déficit na produção de hormônios tireoidianos se dá por alterações no tecido tireoidiano.
- **Central:** quando a lesão ocorre na hipófise (hipotireoidismo secundário) ou no hipotálamo (hipotireoidismo terciário).

O hipotireoidismo pode ser decorrente da síndrome de resistência generalizada aos hormônios tireoidianos, ocasionada por mutações no gene do receptor do hormônio tireoidiano.

HIPOTIREOIDISMO CONGÊNITO

Distúrbio endócrino congênito mais frequente, o hipotireoidismo congênito (HC) é a principal causa evitável de deficiência mental. Apresenta incidência de 1 em 2.000 a 4.000 recém-nascidos em países sem deficiência de iodo; quando se compara o gênero feminino com o masculino, a razão é de 2:1. Crianças com síndrome de Down têm risco mais elevado de apresentar HC do que a população em geral.

Etiologia

A principal causa de HC é o defeito no desenvolvimento da tireoide durante a embriogênese, a chamada disgenesia tireoidiana, que inclui a agenesia ou ectopia (35% a 40% dos casos).

Os defeitos hereditários da síntese hormonal (disormonogênese) são responsáveis por aproximadamente 10% a 20% dos casos de HC primário. A maior parte apresenta padrão hereditário autossômico recessivo.

Os casos de hipotireoidismo central ocorrem em aproximadamente 1 em 50 mil a 150 mil recém-nascidos e costumam estar associados a outras deficiências hipotálamo-hipofisárias (pan-hipopituitarismo).

Cerca de 5% a 10% dos casos de HC ocorrem de maneira transitória. A causa mais importante é a exposição do feto ao iodo nos procedimentos de assepsia durante o parto (Quadro 81.1).

Quadro clínico

O quadro clínico depende do grau de deficiência hormonal, da precocidade do diagnóstico e do tratamento. No período neonatal, a sintomatologia pode estar ausente nos primeiros dias, pois ocorre a passagem transplacentária dos hormônios tireoidianos, que têm meia-vida em torno de 6 dias. Posteriormente, os pacientes podem apresentar icterícia prolongada, letargia, dificuldade de sucção, constipação intestinal, palidez, pele fria e áspera, cabelos ralos, hipotermia, protrusão lingual, choro rouco, engasgos frequentes, hérnia umbilical, fontanela anterior alargada, fontanela posterior ampla, congestão nasal e, eventualmente, bócio.

Quadro 81.1 Etiologia do hipotireoidismo congênito

Disgenesia tireoidiana (80% a 85%)	Agenesia Ectopia Hipoplasia
Disormonogênese	Ausência de resposta ao TSH Defeito na captação do iodeto Defeito na organificação Defeito na síntese de tireoglobulina Defeito de desalogenação
Hipotireoidismo hipotálamo-hipofisário	Anomalia hipotálamo-hipofisária Deficiência isolada de TSH Pan-hipopituitarismo
Hipotireoidismo transitório	Deficiência de iodo Uso de iodo pela mãe Uso de iodo no período neonatal Medicamentos antitireoidianos Bocígenos alimentares Passagem transplacentária de anticorpos bloqueadores do receptor de TSH
Resistência generalizada aos hormônios tireoidianos	
Resistência ao TSH	

Os recém-nascidos nascem com peso e comprimento dentro da média de normalidade e os lactentes são geralmente calmos e dormem durante toda a noite.

Quando não diagnosticados e tratados precocemente, os sintomas tornam-se cada vez mais evidentes, com desenvolvimentos físico e mental retardados, anemia, bradicardia e abafamento das bulhas cardíacas por mixedema ou por derrame pericárdico, e persistência da fontanela posterior.

Triagem neonatal

O principal objetivo da triagem neonatal para HC consiste em evitar as sequelas, o que pode ser conseguido com o início do tratamento adequado nas primeiras 2 semanas de vida.

A triagem neonatal pode ser realizada com a dosagem de TSH ou T_4, ou ambos; no Brasil, é realizada dosagem de TSH em papel filtro.

A coleta deve ser realizada em todos os recém-nascidos, independentemente da presença de sintomas, entre o segundo e o quarto dia de vida, e sempre antes de transfusões sanguíneas. As crianças com TSH elevado ($\geq$ 10 a 20μUI/mL) devem ser convocadas para consulta em caráter de urgência. Convém levantar a história completa do pré-natal e proceder ao exame físico e às dosagens séricas de TSH e T_4 livre para confirmação do diagnóstico. Na história materna, é importante avaliar doença tireoidiana autoimune e uso de medicações, especialmente para tratamento do hipertireoidismo, uma vez que os agentes antitireoidianos atravessam a placenta e podem causar HC transitório.

Em princípio, não há um método seguro para diferenciar HC permanente do HC transitório no recém-nascido sem correr o risco de perda de tempo precioso para o início do tratamento. A Sociedade Brasileira de Endocrinologia e Metabologia (SBEM) recomenda o tratamento precoce dos recém-nascidos, mesmo com exames confirmatórios limítrofes ou duvidosos, com posterior reavaliação após os 3 anos de idade para confirmação da persistência do hipotireoidismo.

Diagnóstico

Os testes de triagem para HC com resultados alterados devem ser confirmados por meio de TSH, T_4 total e/ou T_4 livre em amostra de soro. Para crianças até 30 dias de vida, a faixa normal de T_4 livre é de 0,8 a 2,3ng/dL e a de T_4 total, entre 7 e 16μg/dL. O diagnóstico é confirmado por valores de TSH > 10μUI/mL e T_4 livre/T_4 total abaixo do valor de referência.

Crianças prematuras e gravemente doentes poderão apresentar T_4 alterado com TSH normal, não sendo recomendado tratamento, a não ser que apresentem evidências de doença hipotalâmica ou hipofisária.

Confirmado o diagnóstico, recomendam-se testes adicionais para detectar a etiologia. A ultrassonografia cervical é exame importante para o diagnóstico das disgenesias e pode ser realizada independentemente do início do tratamento. A cintilografia da tireoide deve ser realizada antes da introdução da levotiroxina ou até 1 semana após o início da medicação. Como se trata de um período crítico para o desenvolvimento do SNC, o tratamento não deve ser retardado; posteriormente, após os 3 anos de idade, suspende-se o tratamento por 30 dias e realizam-se os exames, quando também deverá ser feita a reavaliação laboratorial para definição se o hipotireoidismo foi transitório ou é permanente e necessita tratamento contínuo ao longo da vida.

Outro exame utilizado diz respeito à idade óssea e avalia a maturidade óssea do paciente, a qual está caracteristicamente atrasada nos pacientes com hipotireoidismo.

Tratamento

Inicia-se levotiroxina, 10 a 15μg/kg/dia, em dose única diária, o mais precocemente possível, antes do 14º dia de vida, para evitar sequelas neurológicas. A dose é reajustada, conforme controle de TSH e T_4 livre, após 4 semanas. Quando o nível de TSH está normal, as crianças que recebem o tratamento devem ser acompanhadas com intervalos de 1 a 2 meses até os 6 meses de idade e a cada 2 a 3 meses dos 6 aos 24 meses de idade; depois, a cada 6 a 12 meses até o final do crescimento.

O objetivo do tratamento com levotiroxina é normalizar o TSH para que as crianças voltem a apresentar crescimento adequado e desenvolvimento neurológico normal.

HIPOTIREOIDISMO ADQUIRIDO

O hipotireoidismo adquirido primário pode desenvolver-se em qualquer idade e seu início é insidioso.

Pode ser ocasionado por tireoidite de Hashimoto, por exposição a substâncias bociogênicas, presentes em certas espécies de verduras e raízes, medicamentos contendo lítio ou agentes antitireoidianos, por carência regional de iodo, causando bócio endêmico, entre outros (Quadro 81.2).

Causa mais comum de bócio e hipotireoidismo adquirido em crianças e adolescentes em regiões com suficiência de

Quadro 81.2 Etiologia do hipotireoidismo adquirido

Tireoidite cronica linfocitária ou doença de Hashimoto
Tireoidite subaguda
Bócio endêmico
Uso de agentes antitireoidianos ou substâncias bocígenas
Hipotireoidismo adquirido hipotalâmico-hipofisário
Hipotireoidismo pós-cirurgia, iodoterapia ou irradiação
Sobrecarga de iodo
Doenças sistêmicas e cromossomopatias

iodo, a tireoidite de Hashimoto é desencadeada por anticorpos antitireoidianos. Sua incidência é maior no gênero feminino e durante a adolescência. Ocorre com maior frequência em crianças com trissomia do cromossomo 21, síndrome de Turner, síndrome de Klinefelter e outras doenças autoimunes, incluindo diabetes melito tipo 1. Clinicamente, essas crianças podem apresentar bócio assintomático e podem ser bioquimicamente eutireoidianas, não necessitando tratamento. Por outro lado, podem apresentar uma fase sintomática e com glândula de volume reduzido. Os sintomas podem ser compatíveis com hipertireoidismo (fase tireotóxica), em virtude da liberação autônoma de T_3 e T_4 estocados ou da predominância inicial de imunoglobulinas estimuladoras do receptor do TSH (fase denominada hashitoxicose), ou com sintomas de hipotireoidismo.

Quadro clínico

O quadro clínico está relacionado com a intensidade da falta de hormônios tireoidianos e com o tempo que leva até seu diagnóstico. Os sinais e sintomas que mais frequentemente levam à procura de atendimento pediátrico são diminuição da velocidade de crescimento, queda do rendimento escolar e ganho de peso. Outros sinais e sintomas são sonolência, diminuição da memória, hipoatividade, letargia, palidez, pele seca e fria, queda de cabelos, unhas quebradiças, atraso da dentição, intolerância ao frio, bócio, bradicardia, mixedema (observado principalmente em pálpebras, dorso dos pés, mãos e região pré-tibial), distúrbios do sono (apneia obstrutiva do sono), atraso na fase de relaxamento dos reflexos tendinosos profundos, constipação intestinal e puberdade tardia ou, mais raramente, precoce.

A criança com hipotireoidismo apresenta diminuição marcante da velocidade de crescimento, associada a discreto ganho de peso, apesar de diminuição do apetite. Obesidade moderada ou grave não é comum. A criança com obesidade exógena, por sua vez, apresenta tipicamente velocidade de crescimento normal ou aumentada, o que auxilia clinicamente o diagnóstico diferencial. Pode ser observado aumento do volume do pescoço, principalmente em pacientes com tireoidite de Hashimoto. Os pais podem referir aumento do volume ou inchaço do pescoço, enquanto a criança pode queixar-se de sintomas locais de disfagia, rouquidão ou de uma sensação de pressão no pescoço e/ou na garganta.

Diagnóstico

- **Dosagem de TSH:** é o teste de triagem mais sensível para estabelecer o diagnóstico de hipotireoidismo primário, com níveis acima dos valores de referência. Quanto aos hipotireoidismos secundário e terciário, apresentam níveis diminuídos, normais ou discretamente aumentados.
- **Dosagem de T_4:** está presente no soro nas formas livre (T_4 livre) e ligada à TBG (*thyroxine-binding globulin*). Ensaios para T_4 total medem-no em ambos os estados e são úteis para estabelecer o diagnóstico de hipotireoidismo e avaliar a resposta ao tratamento. Os valores séricos de T_4 total e T_4 livre são baixos em pacientes com hipotireoidismo. Medida da concentração sérica de T_3, total ou livre, não é necessária para confirmação do diagnóstico.
- **Anticorpos antitireoidianos séricos:** são úteis apenas para estabelecer o diagnóstico de tireoidite de Hashimoto e o subsequente risco de desenvolver hipotireoidismo.
- **Radiografia de mão e punho esquerdos:** usada para avaliação da idade óssea. A maturação óssea geralmente está atrasada em relação à idade cronológica e se correlaciona com a época de início do hipotireoidismo.
- **Ultrassonografia:** utilizada para verificação do volume e do aspecto do tecido tireoidiano, além da presença de nódulos.
- **Ressonância magnética de sela túrcica:** solicitada nos casos de hipotireoidismo central.

Tratamento

O tratamento deve ser iniciado o mais breve possível com doses de levotiroxina conforme a idade e o peso (Quadro 81.3). O medicamento deve ser administrado em dose única diária, em jejum e fora do horário das refeições.

Nos casos de hipotireoidismo intenso, o paciente deve ser internado para o início do tratamento em virtude do risco de alterações cardíacas e da suprarrenal.

A dose total de reposição deve ser alcançada em 60 a 90 dias. Cerca de 6 a 8 semanas após instituída a medicação, convém avaliar se a dose está sendo adequada mediante as dosagens de TSH e T_4 livre. Quando o nível de TSH se encontra normal, o intervalo entre as consultas deve ser de 6 meses a 1 ano.

O objetivo do tratamento é manter os níveis de TSH no limite inferior da normalidade, sem sua supressão, e os de T_4 e T_4 livre na metade superior da faixa da normalidade. Em casos de hipotireoidismo adquirido, a terapia deve corrigir o crescimento e eliminar os sinais de pseudopuberdade precoce e os demais sintomas. O bócio pode diminuir, embora a reposição não costume normalizar completamente o tama-

Quadro 81.3 Dose de levotiroxina de acordo com a idade do paciente

Idade	Levotiroxina (µg/kg/dia)
0 a 3 meses	10 a 15
3 a 12 meses	6 a 10
1 a 3 anos	4 a 6
3 a 10 anos	3 a 5
10 a 16 anos	2 a 4

nho da tireoide. Raramente um bócio maciço pode necessitar ressecção cirúrgica por indicação cosmética, cuja indicação seria a compressão e não teria papel no tratamento do hipotireoidismo. Nos pacientes com tireoidite de Hashimoto, o tratamento com levotiroxina está indicado quando o TSH sérico é > 10μUI/L, independentemente dos valores de T_4 ou da presença de sintomas. Uma vez iniciado, o tratamento deve ser mantido até que esteja completado o crescimento. O tratamento pode ser descontinuado após esse período para nova avaliação da função tireoidiana.

Bibliografia

American Association of Clinical Endocrinologists medical guidelines for clinical practice for the evaluation and treatment of hyperthyroidism and hypothyroidism. AACE Thyroid Guidelines, Endocrine Practice 2002; 8:457-69.

Bona G, Prodam F, Monzani A. Subclinical hypothyroidism in children: natural history and when to treat. J Clin Res Pediatr Endocrinol 2013; 5 (Suppl 1):23-8.

Brown RS. Autoimmune thyroiditis in childhood. Journal of Clinical Research in Pediatric Endocrinology 2012; 5:45-9.

Corbetta C, Weber G, Cortinovis F et al. A 7-year experience with low blood TSH cutoff levels for neonatal screening reveals an insuspected frequency of congenital hypothyroidism (CH). Clin Endocrinol (Oxf) 2009; 71 (5):739-45.

de Vries L, Bulvik S, Phillip M. Chronic autoimmune thyroiditis in children and adolescents: at presentation and during long-term follow-up. Archives of Disease in Childhood 2009; 94 (1):33-7.

Demirbilek H, Kandemir N, Gonc EN, Ozon A, Alikasifoglu A, Yordam N. Hashimoto's thyroiditis in children and adolescents: a retrospective study on clinical, epidemiological and laboratory properties of the disease. Journal of Pediatric Endocrinology and Metabolism 2007; 20 (11):1199-206.

Hunter I, Greene SA, MacDonald TM, Morris AD. Prevalence and aetiology of hypothyroidism in the young. Archives of Disease in Childhood 2000; 83 (3):207-10.

King K, O'Gorman C, Gallagher S. Thyroid dysfunction in children with Down syndrome: a literature review. Irish Journal of Medical Science 2014; 183 (1):1-6.

Lazarus J, Brown RS, Daumerie C, Hubalewska-Dydejczyk A, Negro R, Vaidya B. 2014 European Thyroid Association guidelines for the management of subclinical hypothyroidism in pregnancy and in children. European Thyroid Journal 2014; 3 (2):76-94.

Maciel LMZ, Kimura ET, Nogueira CR, Mazeto GM et al. Hipotireoidismo congênito: recomendações do Departamento de Tireoide da Sociedade Brasileira de Endocrinologia e Metabolismo. Arq Bras Endocrinol Metab 2013; 57 (3):188-92.

Monzani A, Prodam F, Rapa A et al. Endocrine disorders in childhood and adolescence: natural history of subclinical hypothyroidism in children and adolescents and potential effects of replacement therapy: a review. European Journal of Endocrinology 2013; 168 (1):R1-R11.

Setian N, Dinato CA, Kuperman H et al. Tireoidite autoimune na criança e no adolescente. Pediatr Mod 2014; 50 (3).

Souza MARD, Beserra ICR, Guimarães MM. Hipotireoidismo na criança. Pediatr Mod 2013; 49 (11).

Van Trotsenburg AS, Vulsma T, van Rozenburg-Marres SL et al. The effect of thyroxine treatment started in the neonatal period on development and growth of two-year-old Down syndrome children: a randomized clinical trial. The Journal of Clinical Endocrinology and Metabolism 2005; 90 (6):3304-11.

Walker DK, Anderson JL, Lorey F, Cunningham GC. Risk factors for congenital hypothyroidism: an investigation of infant's birth weight, ethnicity, and gender in California, 1990-1998. Teratology 2000; 62 (1):36-41.

Capítulo 82

Puberdade Precoce

Taciana de Andrade Schuler

INTRODUÇÃO

Puberdade é o período de transição entre a infância e a vida adulta, quando ocorre a ativação do sistema hormonal que controla a função gonadal, transformando a criança em um indivíduo fértil.

No gênero feminino, a puberdade normal tem início entre os 8 e os 13 anos de idade. A sequência dos sinais puberais observados é: telarca (desenvolvimento das mamas), seguida de pubarca (desenvolvimento de pelos pubianos) e, posteriormente, menarca (primeira menstruação). O estirão puberal feminino é um evento inicial, ocorrendo antes ou durante o primeiro ano de desenvolvimento mamário.

Nos meninos, o início puberal ocorre entre os 9 e os 14 anos de idade. Embora o aparecimento de pelos pubianos seja a primeira evidência de puberdade a ser notada, o aumento do volume testicular é o primeiro sinal físico de puberdade entre os meninos. Um testículo cujo maior eixo mede 2,5cm ou mais, ou cujo volume testicular é ≥ 4mL, é tido como puberal. Portanto, a sequência habitual consiste em crescimento testicular, pubarca e, posteriormente, crescimento peniano. Em contraste com as meninas, o estirão puberal ocorre na segunda metade da puberdade.

DEFINIÇÃO

Considera-se a ocorrência de puberdade precoce quando os caracteres sexuais secundários surgem antes dos 8 anos de idade nas meninas e antes dos 9 anos nos meninos. Alguns estudos mais recentes sugerem a tendência de início puberal mais precoce em meninas. No entanto, telarca e pubarca que ocorram entre 6 e 8 anos de idade devem ser mais bem avaliadas antes que sejam consideradas precoces e instituído tratamento.

A puberdade precoce tem importantes repercussões, físicas e emocionais, tanto para a criança afetada como para seus familiares. Trata-se de uma condição em que costuma ocorrer progressão mais rápida que a habitual entre os eventos puberais. Como consequência da exposição precoce às altas concentrações de esteroides sexuais, haverá aceleração da velocidade de crescimento e da maturação óssea, resultando em fusão prematura das epífises ósseas. Essas situações implicam uma estatura exagerada na infância, seguida de baixa estatura na idade adulta, nos casos não tratados.

CLASSIFICAÇÃO

A puberdade precoce pode ser classificada em:

- **Puberdade precoce gonadotrofina-dependente ou verdadeira (PPGD):** ocorre maturação do eixo hipotálamo-hipófise-gônadas.
- **Puberdade precoce gonadotrofina não independente ou pseudopuberdade precoce (PPGI):** não depende do amadurecimento do eixo.
- **Variantes normais do desenvolvimento puberal:**
  - Telarca precoce isolada.
  - Pubarca precoce isolada.
  - Menarca precoce isolada.

PUBERDADE PRECOCE GONADOTROFINA-DEPENDENTE OU VERDADEIRA

Resulta da ativação prematura do eixo hipotálamo-hipófise-gonadal (HHG) e mimetiza o desenvolvimento puberal fisiológico, embora em idade cronológica inadequada. No gênero masculino, o aumento do volume testicular > 4mL representa a primeira manifestação de puberdade precoce gonadotrofina-dependente. No feminino, o aumento da velocidade de crescimento e a telarca representam os eventos iniciais. A incidência estimada de PPGD é de 1 em 5.000 a 10.000, sendo muito mais frequente no gênero feminino (três a 23 vezes). Muitas dessas crianças se tornam potencialmente férteis, porém o prejuízo mais significativo a longo prazo é a redução da estatura adulta.

Causas

As principais causas da PPGD (Quadro 82.1) são idiopáticas (correspondem a 90% dos casos no gênero feminino) e secundárias a distúrbios do sistema nervoso central (SNC) – mais frequentes no gênero masculino; nas meninas, quanto menor a faixa etária, maior a probabilidade de ocorrência desses distúrbios –, destacando-se causas congênitas, como hidrocefalia e cistos aracnoides, ou adquiridas, como traumatismos, doenças granulomatosas, processos inflamatórios e tumores. Entre os tumores destaca-se o hamartoma hipotalâmico. A irradiação do SNC para tratamento de tumores intracranianos também pode ocasionar puberdade precoce. Esses dados indicam a necessidade de investigação neurológica cuidadosa em pacientes com precocidade sexual, especialmente no gênero masculino. Outra causa de PPGD é a exposição prolongada a esteroides sexuais – como ocorre na terapia androgênica, na hiperplasia adrenal congênita (HAC) ou em tumores virilizantes – que ocasiona avanço da idade óssea e pode levar à maturação do eixo HHG.

Diagnóstico clínico

Uma anamnese minuciosa, com determinação da época de aparecimento e do ritmo de evolução dos caracteres sexuais secundários, é importante para o diagnóstico correto, devendo ser pesquisados o uso de esteroides e traumatismos ou infecções do SNC, além da história familiar da puberdade.

O exame físico deve incluir a descrição de caracteres sexuais secundários, de acordo com os critérios de Tanner, além das medidas de volume testicular. Peso e estatura devem ser avaliados, bem como calculada a idade estatural, por meio de curvas de crescimento apropriadas. Outros aspectos do exame físico incluem presença de acne, oleosidade de pele e cabelos, manchas cutâneas café com leite (síndrome de McCune-Albright), odor e pelos axilares, desenvolvimento muscular e presença de massas abdominais ou pélvicas.

Diagnóstico laboratorial
Dosagens hormonais

A avaliação inicial consiste em dosagens de LH, FSH, estradiol (meninas) e testosterona (meninos). Em condições basais, os níveis de LH e FSH são parcialmente superponíveis em crianças pré-púberes e púberes. Quando os níveis de LH estão baixos (na faixa pré-puberal), está indicada a determinação das gonadotrofinas após a infusão de GnRH (teste de estímulo do GnRH) no paciente, com o objetivo de induzir um pulso de LH e FSH. O teste do GnRH é importante para diferenciação entre PPGD e PPGI. Elevação significativa do LH (basal ou após GnRH) caracteriza a PPGD, demonstrando amadurecimento do eixo HHG. A avaliação do FSH não é útil para o diagnóstico de PPGD, mas níveis suprimidos indicam PPGI.

A testosterona é excelente marcador de precocidade sexual nos meninos. No gênero feminino, contudo, baixos níveis de estradiol não excluem o diagnóstico de puberdade precoce. Altos níveis de estradiol na presença de gonadotrofinas suprimidas sugerem o diagnóstico de PPGI.

A mensuração da gonadotrofina coriônica (hCG) deve ser realizada com o objetivo de excluir tumores gonadais e extragonadais produtores de hCG. Outras medidas importantes incluem TSH, T_4 livre e precursores dos androgênios adrenais.

Exames de imagem
Idade óssea

É indispensável na avaliação da eficácia terapêutica e na previsão da estatura final. Nos casos de puberdade precoce, independentemente da causa, a idade óssea está avançada em relação à idade cronológica, exceto nos casos de hipotireoidismo.

Ultrassonografia pélvica

Possibilita a determinação do volume ovariano e a detecção de cistos ou processos neoplásicos.

Ressonância magnética

A avaliação anatômica do SNC nos casos de PPGD deve ser feita, preferencialmente, por ressonância magnética, já que a tomografia computadorizada não é capaz de detectar hamartomas.

Tratamento

O tratamento da PPGD tem os seguintes objetivos: detecção e tratamento de tumores intracranianos, interrupção da maturação sexual até uma idade normal para o início puberal, regressão ou estabilização dos caracteres sexuais, supressão da aceleração da maturação óssea, prevenção de problemas emocionais da criança e redução da ansiedade dos familiares e do maior risco de violência sexual.

Inicialmente, o tratamento é dirigido para a causa básica: cirurgia ou radioterapia, no caso de tumores. O tratamento medicamentoso está indicado nos casos de aceleração desproporcional da idade óssea e de queda na previsão da estatura final, puberdade precoce rapidamente progressiva e crianças com graves distúrbios de comportamento. O acetato de medroxiprogesterona e o acetato de ciproterona não têm sido mais utilizados em virtude de sua ineficiência. Os agentes de escolha utilizados atualmente são os agonistas de depósito do GnRH. O sítio de ação é a hipófise, levando à redução do número de receptores de GnRH. O uso crônico dos análogos

---

Quadro 82.1. Etiologia da puberdade precoce dependente de gonadotrofinas

Idiopática

Alterações no SNC:
   Hamartoma hipotalâmico
   Malformações congênitas (hidrocefalia, cisto aracnoide, mielomeningocele)
   Tumores (craniofaringiomas, astrocitomas, gliomas, ependimomas)
   Traumatismos
   Infecções
   Doenças granulomatosas (tuberculose, sarcoidose)
   Radioterapia/quimioterapia

Exposição crônica a esteroides sexuais
Mutações ativadoras do gene CPR54
Exposição a disruptores endócrinos

do GnRH resulta em regressão ou estabilização dos caracteres sexuais secundários, normalização da velocidade de crescimento e redução do avanço da idade óssea. Trata-se da única medicação que preserva o potencial estatural (especialmente nas crianças mais jovens), melhorando o prognóstico estatural na maioria dos pacientes. Os efeitos colaterais em curto prazo são raros, e não há relatos de efeitos adversos a longo prazo. Dentre as substâncias disponíveis no mercado, encontram-se o acetato de leuprolide e a triptorrelina, na dose habitual de 3,75mg a cada 4 semanas IM, e a goserelina, administrada na parede abdominal, SC, na dose de 3,6mg/mês. O acompanhamento do tratamento é feito mediante monitoramento do desenvolvimento puberal, velocidade de crescimento, idade óssea, previsão da estatura final e dosagens hormonais.

PUBERDADE PRECOCE GONADOTROFINA-INDEPENDENTE OU PSEUDOPUBERDADE PRECOCE

Consiste no desenvolvimento de caracteres sexuais secundários, na ausência de maturação do eixo HHG. Embora ocorra progressão dos eventos puberais, a maturação sexual é incompleta, não havendo fertilidade. Pode ser isossexual (quando as características puberais são compatíveis com o mesmo gênero) ou heterossexual (desenvolvimento puberal compatível com o gênero oposto, como virilização em meninas e feminilização em meninos).

Laboratorialmente, caracteriza-se por altos níveis de esteroides sexuais (testosterona ou estradiol), associados à ausência de resposta puberal das gonadotrofinas ao teste do GnRH.

Algumas causas de PPGI podem evoluir para puberdade precoce verdadeira secundária, em razão do estímulo prolongado dos esteroides sexuais no eixo HHG, como na HAC ou no hipotireoidismo não tratado.

Causas

As principais causas de PPGI estão listadas no Quadro 82.2.

Causas tumorais

- **Tumor das células de Leydig:** tumor testicular de evolução geralmente benigna. No exame físico observa-se aumento testicular unilateral, frequentemente nodular. Ultrassonografia é útil para detecção de nódulos testiculares.

Quadro 82.2 Etiologia da puberdade precoce independente de gonadotrofinas

Hiperplasia adrenal congênita
Uso de esteroides sexuais
Tumores (produtores de hCG, testiculares, ovarianos, adrenais)
Produção autônoma de esteroides sexuais
Hipotireoidismo primário
Síndrome de McCune-Albright
Testotoxicose familiar (mutação ativadora do receptor de LH)
Mutações do gene da aromatase (*CYP19*)

- **Tumor produtor de hCG:** neste caso, ocorre aumento discreto do volume testicular bilateral. As concentrações de hCG encontram-se elevadas na ausência de elevação das gonadotrofinas. Os mais graves tumores produtores de hCG são hepatoblastoma e hepatomas. Há aumento na incidência de tumores de células germinativas mediastinais em meninos com síndrome de Klinefelter.

Cistos ovarianos foliculares

Cistos foliculares ovarianos segregam estrogênios, que promovem desenvolvimento mamário e mesmo sangramento vaginal. São uma causa frequente de PPIG em meninas, podendo involuir espontaneamente, mas também podendo ser recorrentes. O tratamento pode ser feito com medroxiprogesterona, que acelera sua involução e parece impedir recorrência. Os folículos maiores podem sofrer torção, causando dor abdominal, massa palpável e sangramento vaginal e necessitando intervenção cirúrgica.

Tumores ovarianos

São tumores raros na infância. Dor abdominal é a manifestação clínica mais frequente. Os níveis de estradiol podem estar muito elevados, acompanhados de níveis suprimidos de gonadotrofinas. A ultrassonografia pélvica, em geral, torna possível o diagnóstico.

Hipotireoidismo

O hipotireoidismo primário grave não tratado, de longa duração, representa a única forma de puberdade precoce associada a crescimento deficiente e atraso na idade óssea. As meninas podem apresentar sangramento vaginal e cistos ovarianos. Os meninos apresentam aumento do volume testicular sem sinais de virilização. Estudos *in vitro* demonstram que o TSH humano atua no receptor de FSH, sugerindo que níveis extremamente elevados de TSH poderiam explicar a evolução da puberdade precoce em casos de hipotireoidismo não tratados.

Causas genéticas

Várias causas genéticas têm sido identificadas:

- **Testotoxicose familiar:** forma rara de puberdade precoce familial em meninos, com herança autossômica dominante, é causada por uma mutação ativadora do gene do receptor do LH. A maturação sexual tem início entre 1 e 4 anos de idade, e os testículos encontram-se aumentados de volume, com testosterona bastante elevada, porém com resposta bloqueada do LH e do FSH ao teste do GnRH. O tratamento consiste no uso de fármacos que bloqueiam a síntese suprarrenal e gonadal de androgênios (cetoconazol) ou de um bloqueador do receptor androgênico (ciproterona) ou ainda na associação de um antiandrogênio a um inibidor de aromatase.

- **Síndrome de McCune-Albright:** caracteriza-se pela tríade de manchas café com leite irregulares, displasia óssea poliostótica e puberdade precoce. Causada por uma mutação ativadora da subunidade alfa da proteína G, é muito mais frequente no gênero feminino. Outras hiperfunções glandulares podem estar presentes, como hipertireoidismo, síndrome de Cushing, gigantismo ou acromegalia e hiperparatireoidismo. Radiografia e cintilografia óssea são úteis para avaliação das lesões ósseas. Nas meninas, a puberdade geralmente tem início nos primeiros 2 anos de vida e frequentemente se apresenta com sangramentos vaginais decorrentes de cistos ovarianos autônomos. Laboratorialmente, apresentam níveis elevados de estradiol com níveis suprimidos de gonadotrofinas. O tratamento consiste no uso de cetoconazol, na dose de 200mg VO, três vezes ao dia.

- **Hiperplasia adrenal congênita (HAC)**: formas clássicas e não clássicas causadas por deficiência da 21-hidroxilase (mutações no gene *CYP21A2*) ou por deficiência da 11-hidroxilase (mutações no gene *CYP11B1*) ou por deficiência da 3-betadesidrogenase (mutações do gene *HSD3B2*). São distúrbios de herança autossômica recessiva com quadro clínico de largo espectro, refletindo graus variados de deficiência enzimática.

  O quadro clínico mais frequente consiste em deficiência da 21-hidroxilase, responsável por mais de 90% dos casos de HAC. Na variante clássica da deficiência de 21-hidroxilase, os defeitos enzimáticos são mais intensos e a sintomatologia é mais precoce. Pacientes do gênero masculino apresentarão pubarca precoce associada a aumento peniano, na ausência de aumento do volume testicular. Pacientes do gênero feminino apresentarão graus diferentes de ambiguidade genital, variando desde clitoromegalia até uma genitália masculina totalmente virilizada, com exceção das gônadas, que não são palpáveis. As variantes clássicas apresentam elevados níveis séricos de progesterona, 17-OHP, DHEA, androstenediona e testosterona, e o marcador laboratorial dessa deficiência é a elevação da 17-OHP sérica.

  Nas variantes não clássicas, o início da sintomatologia é mais tardio. O quadro clínico caracteriza-se por pubarca precoce, associada a aumento da velocidade de crescimento e avanço da idade óssea, em ambos os gêneros. O diagnóstico é estabelecido por meio de teste de estímulo à adrenal com ACTH, avaliando-se indiretamente o defeito enzimático pela medida de 17-OHP, cuja concentração aumenta bastante após estímulo exógeno com ACTH.

- **Mutações do gene da aromatase (mutações do gene *CYP19*)**: a enzima aromatase catalisa a conversão dos androgênios em estrogênios em vários tecidos, incluindo as gônadas. Os quadros de excesso de aromatase podem causar puberdade precoce heterossexual nos meninos (ginecomastia) e puberdade precoce isossexual nas meninas (telarca). A explicação consiste na conversão exacerbada de androgênios em estrogênios, resultando em hiperestrogenismo. A deficiência de aromatase causa virilização pré- e pós-natal, associada a pubarca precoce, acne e avanço da idade óssea.

- **Mutações inativadoras do gene do receptor de glicocorticoide**: essas mutações promovem aumento compensatório de androgênios adrenais e esteroides com ação mineralocorticoide. O excesso de androgênios adrenais pode, em raras ocasiões, causar PPGI. O tratamento consiste na reposição terapêutica de altas doses de glicocorticoides sintéticos (dexametasona).

Tratamento

O tratamento da PPGI em ambos os gêneros deve ser individualizado e fundamentado nos diferentes mecanismos de ação das opções terapêuticas disponíveis.

Tratamento cirúrgico

Está reservado para os casos de neoplasias (ovariana, testicular, adrenal e tumores secretantes de hCG), cuja remoção resultará em regressão do processo puberal. Radioterapia e quimioterapia podem ser usadas, dependendo do tipo de tumor e da indicação clínica.

Tratamento clínico

Utilizam-se fármacos que agem bloqueando a ação dos esteroides sexuais em seu receptor específico ou mediante sua síntese. As opções terapêuticas são:

Agentes progestacionais

O uso de acetato de medroxiprogesterona produz efeitos benéficos na testotoxicose e na síndrome de McCune-Albright em ambos os gêneros. O mecanismo de ação inclui supressão da liberação de gonadotrofinas e um efeito direto na esteroidogênese gonadal mediante o bloqueio de vários graus enzimáticos. A dose rotineiramente utilizada é de 10 a 50mg/dia VO ou 50 a 100mg/dia IM a cada 2 semanas, com ajuste individual de acordo com a resposta clínica e laboratorial. Efeitos colaterais, como edema, cefaleia crônica, ganho de peso, aparecimento de estrias róseas e insuficiência adrenal, são frequentes, o que restringe seu uso.

Agentes antiandrogênios

Essa categoria inclui espironolactona e acetato de ciproterona. O acetato de ciproterona apresenta atividade antiandrogênica (competindo com a testosterona por seu receptor em tecidos periféricos) e ação progestínica, agindo na hipófise e suprimindo parcialmente as gonadotrofinas. As doses variam de 50 a 100mg/m²/dia VO. Efeitos colaterais incluem: distúrbios gastrointestinais, ginecomastia e insuficiência adrenal. Espironolactona é um diurético com propriedades antiandrogênica e antimineralocorticoide utilizado em associação ao inibidor da aromatase.

Cetoconazol

Derivado imidazólico inibidor da enzima CYP17, que converte a 17-OHP em androstenediona, é recomendado na dose de 200mg/dia VO. Os efeitos colaterais incluem intolerância gástrica e hepatotoxicidade.

Tamoxifeno

Trata-se de um modulador seletivo do receptor de estrogênio. Representa a opção de escolha no tratamento da puberdade precoce na síndrome de McCune-Albright, reduzindo a frequência dos episódios de sangramento vaginal e levando à redução na velocidade de crescimento e à desaceleração da maturação esquelética. A dose oral varia de 10 a 20mg/dia. Periodicamente, deve-se realizar controle hematológico, hepático, renal e eletrolítico.

Inibidor da aromatase

Tem como mecanismo de ação o bloqueio da conversão periférica dos androgênios em estrogênios. Inibidores da aromatase altamente seletivos, como anastrazol e letrozol, têm se mostrado promissores no tratamento de PPGI em ambos os gêneros com poucos efeitos colaterais.

VARIANTES NORMAIS DO DESENVOLVIMENTO PUBERAL

Telarca precoce isolada

Caracteriza-se por aumento mamário uni/bilateral em meninas, na ausência de outros sinais de maturação sexual. Trata-se de condição clínica benigna, que ocorre antes dos 3 anos de idade, apresentando regressão espontânea dentro de meses ou mesmo anos. A velocidade de crescimento e a idade óssea são compatíveis com a idade cronológica. As concentrações basais de gonadotrofinas e estradiol encontram-se dentro dos limites normais para a faixa pré-puberal. A ultrassonografia pélvica não exibe anormalidades. Classicamente, é uma condição autolimitada sem repercussões sobre a idade de início da futura puberdade. Entretanto, é necessário manter vigilância periódica dessas crianças, já que 14% delas podem evoluir para puberdade precoce verdadeira. O tratamento consiste na orientação dos familiares, reduzindo sua ansiedade, e na avaliação periódica para monitoramento da velocidade de crescimento e da progressão puberal.

Pubarca precoce isolada

Consiste no aparecimento prematuro de pelos pubianos (pubarca) e/ou pelos axilares, sem outros sinais de virilização ou maturação sexual, secundário à adrenarca. Mais comum no gênero feminino, costuma surgir após os 6 anos de idade. A velocidade de crescimento pode estar aumentada, associada a leve avanço da idade óssea, embora sem progressão da puberdade e sem efeitos negativos sobre a estatura de adulto. Em metade dos casos, os níveis de androgênios (especialmente S-DHEA) estão elevados para a idade cronológica, mas compatíveis com os encontrados no estádio II de Tanner de desenvolvimento puberal. Recentemente, foi descrita a associação de adrenarca precoce a recém-nascidos pequenos para a idade gestacional ou com obesidade e sobrepeso.

Menarca precoce isolada

Caracteriza-se por sangramento vaginal isolado antes dos 8 anos de idade sem outros sinais puberais ou avanço da idade óssea. Os níveis de gonadotrofinas e estradiol estão normais para a faixa etária, e os episódios de sangramento não são cíclicos. História clínica detalhada e exame físico minucioso são necessários para exclusão da possibilidade de sangramento por infecção, traumatismo genital ou manipulação.

Bibliografia

Anasti JN, Flack MR, Froelich J et al. A potential novel mechanism for precocious puberty in juvenile hypothyroidism. J Clin Endocrinol Metab 1995; 80:276-9.

Brito VN, Batista MC, Borges MF et al. Diagnostic value of fluorometric assays in the evaluation of precocious puberty. J Clin Endocrinol Metab 1999; 84:3539-44.

Carel JC, Lahlou N, Roger M et al. Precocious puberty and statural growth. Hum Reprod Update 2004; 10(2):135-47.

Chemaitilly W, Trivin C, Adan L et al. Central precocious puberty: clinical and laboratory features. Clin Endocrinol 2001; 54:289-94.

Eugster EA, Rubin SD, Reiter EO et al. Tamoxifen treatment for precocious puberty in McCune-Albright syndrome: a multicenter trial. J Pediatr 2003; 143:60-6.

Feuillan P, Merke D, Lescher EW et al. Use of aromatase inhibitors in precocious puberty. Endoc Relat Cancer 1999; 6:303-6.

Grumbach MM, Styne D. Puberty: ontogeny, neuroendocrinology, physiology, and disorders. In: Larsen PR, Kronenberg HM, Melmed S, Polonsky KS (eds.) Williams textbook of endocrinology. 10. ed., Philadelphia: WB Saunders, 2003:1115-86.

Heger S, Sippell WG, Parstch CJ. Gonadotropin-releasing hormone analogue treatment for precocious puberty. Twenty years of experience. Endocr Dev 2005; 8:668-93.

Herman-Giddens ME, Slora EJ, Wasserman RC et al. Secondary sexual characteristics and menses in young girls seen in office practice: a study from Pediatric Research in Office Settings network. Pediatrics 1997; 99:505-12.

Klein KO, Barnes KM, Jones JV et al. Increased final height in precocious puberty after long-term treatment with LHRH agonists: the National Institute of Health Experience. J Clin Endocrinol Metab 2001; 86:4711-6.

Latronico AC, Shinozaki H, Guerra G Jr et al. Gonadotropin-independent precocious puberty due to luteinizing hormone receptors mutations in Brazilian boys: a novel constitutively activating mutation in the first transmembrane helix. J Clin Endocrinol Metab 2000; 85(12):4799-805.

Martin RM, Lin LC, Nishi MY et al. Familial hyperestrogenism in both sexes: clinical, hormonal, and molecular studies of two siblings. J Clin Endocrinol Metab 2003; 88:3027-34.

Midyett LK, Moore WV, Jacbson JD. Are pubertal changes in girls before age 8 benign? Pediatrics 2003; 111:47-51.

Morishima A, Grumbach MM, Simpson ER et al. Aromatase deficiency in male and female siblings caused by a novel mutation and physiological role of estrogens. J Clin Endocrinol Metab 1995; 80:3689-98.

Neville KA, Walker JL. Precocious pubarche is associated with SGA, prematurity, weight gain, and obesity. Arch Dis Child 2005; 90(3): 258-61.

Partsh CJ, Heger S, Sippell WG. Management and outcome of central precocious puberty. Clin Endocrinol (Oxf) 2002; 56:129-48.

Pasquino AM, Pucarelli I, Passeri F et al. Progression of premature thelarche to central precocious puberty. J Pediatr 1995; 126:11-4.

Pescovitz OH, Hench KD, Loriaux DL et al. Premature thelarche and central precocious puberty: the relationship between clinical presentation and the gonadotropin response to luteinizing hormone-releasing hormone. J Clin Endocrinol Metab 1988; 67:474-9.

Stanhope R. Premature thelarche: clinical follow-up and indication for treatment. J Clin Endocrinol Metab 2000; 13(suppl. 1):827-30.

Volkl TM, Langer T, Aigner T et al. Klinefelter syndrome and mediastinal cell tumors. Am J Med Genet A 2006; 140(5):471-81.

SEÇÃO XIV

Manejo Ambulatorial das Doenças mais Frequentes em Odontologia Pediátrica

Capítulo 83

Atenção Odontológica na Primeira Infância

Ana Catarina Gaioso Lucas Leite
Cândida Augusta Rebêlo de Moraes Guerra
Veronica Maria da Rocha Kozmhinsky

INTRODUÇÃO

Um sorriso saudável compreende uma harmonia entre as estruturas orofaciais, as quais podem ser influenciadas por fatores hereditários ou ambientais. Para que esse equilíbrio seja possível, é necessário um bom desenvolvimento dessas estruturas, tornando-as capazes de exercer suas funções estética, fonética e mastigatória.

Há algumas décadas, a odontologia tem visado à promoção da saúde mediante programas preventivos, envolvendo a gestante e a atenção odontológica na primeira infância (fase que corresponde à idade de 0 a 36 meses). A gestação é um período na vida da mulher em que as futuras mães se encontram mais motivadas e se preocupam com o desenvolvimento do bebê, sendo, portanto, época favorável para iniciar orientações sobre saúde bucal. Elas devem receber cuidados odontológicos, bem como orientações sobre as doenças bucais (cárie e doença periodontal), a importância da amamentação e a prevenção de hábitos nocivos, como o uso de chupeta e mamadeira.

A atenção odontológica na primeira infância inicia-se no primeiro ano de vida, dando ao bebê a oportunidade, mediante consultas sucessivas, de estabelecer um relacionamento positivo com a odontologia para que ele, no futuro, seja um adulto livre de doenças bucais e acostumado ao ambiente odontológico, além de contribuir para o estabelecimento de hábitos saudáveis.

IMPORTÂNCIA DA PSICOLOGIA NA ODONTOLOGIA

Para que a atenção odontológica ocorra de maneira satisfatória, é necessário que se estabeleça um bom relacionamento do profissional com o paciente infantil e seus responsáveis. Para isso, é necessário que o odontopediatra tenha conhecimento de psicologia, o que facilita a comunicação e a sensibilidade quanto a sentimentos, emoções e necessidades da criança.

A criança apresenta características individuais e reações próprias, bem como uma maneira específica de vivenciar, demonstrar e reagir a diversas situações e emoções. A cooperação de uma criança vai depender do grau de desenvolvimento psicológico associado à influência dos pais em relação ao tratamento odontológico. Os pais, por sua vez, exercem grande influência sobre a criança, e suas atitudes podem refletir-se diretamente no comportamento. Muitas vezes, pais com extremos de comportamento podem causar alterações nas crianças, tornando-as tímidas, medrosas, autoritárias, agressivas etc. Para que a criança cresça e se comporte de maneira normal, o ambiente que a rodeia deverá estar dentro dos limites da normalidade.

O profissional que deseja tratar de crianças necessita, antes de tudo, saber relacionar-se com elas, respeitando sua individualidade e compreendendo suas emoções diante do atendimento odontológico. Convém estar preparado tanto do ponto de vista técnico-científico como psicológico, fazendo com que a criança não só venha a cooperar com o atendimento, mas também se interesse por sua saúde bucal.

ERUPÇÃO DENTÁRIA

O período de erupção dentária representa um momento muito importante na vida da criança e é um assunto que suscita muito interesse e debates entre odontopediatras, pediatras e clínicos gerais que lidam com crianças. Além disso, provoca ansiedade nos pais, que geralmente associam a erupção dentária a vários sinais e sintomas.

Muitos consideram a erupção dentária o momento em que o dente irrompe na cavidade bucal, porém esta é apenas uma das fases de todo o fenômeno, que tem início na odontogênese e acompanha o órgão dentário por toda a vida.

A erupção dos dentes decíduos (de leite) ocorre por volta do sétimo mês de vida, completando-se aproximadamente aos 2 anos e meio de idade. São 20 o número de dentes decíduos,

10 na arcada superior e 10 na arcada inferior, distribuídos na seguinte ordem: incisivo central (4); incisivo lateral (4); primeiro molar (4); canino (4) e segundo molar (4).

A erupção dentária é influenciada por fatores genéticos, ambientais, locais ou sistêmicos, os quais podem acelerar ou retardar esse processo.

Os fatores genéticos interagem com uma variedade de fatores ambientais. A raça, a etnia e o gênero são fatores que compõem o mesmo esquema hereditário.

Há fatores ambientais implicados, como socioeconômicos, nutricionais e ligados à urbanização.

De acordo com Salete (1998), as condições socioeconômicas afetam sensivelmente a nutrição da criança e do adolescente e estão entre os fatores mais citados como responsáveis pelo atraso na erupção dentária.

A nutrição pode afetar as estruturas dentais tanto no período do desenvolvimento pré-eruptivo como no pós-eruptivo, ocorrendo alteração no esmalte, como, por exemplo, hipoplasia, assim como o padrão de erupção dentária.

Os fatores sistêmicos são menos vulneráveis na dentição decídua em relação à dentição permanente. Distúrbios endócrinos podem acelerar ou retardar o processo de erupção dentária. Crianças portadoras de síndrome de Down sofrem atraso e alteração na sequência de erupção dentária, tanto decídua como permanente.

Crianças prematuras, com menor peso e mais problemas sistêmicos, tendem a sofrer atraso na erupção dos primeiros dentes decíduos.

Como fatores locais, a presença de cistos ou hematomas de erupção pode retardar a erupção dentária.

SINTOMATOLOGIA ASSOCIADA À ERUPÇÃO DENTÁRIA

Com frequência, os profissionais que lidam com crianças em fase de erupção dentária são questionados por pais, avós ou responsáveis em relação às manifestações locais ou sistêmicas, sendo este um assunto também bastante polêmico no meio médico-odontológico. Alterações como febre, falta de apetite, erupção cutânea, coriza, aumento de salivação, diarreia e irritabilidade, entre outros, figuram entre os vários fenômenos que acompanham a fase de erupção dentária.

Várias teorias tentam justificar alguns desses sintomas. Uma delas seria a irritação do nervo trigêmeo, que causa desordem local reflexa, produzida pela pressão dentária. Com relação à salivação, associada à dor e ao desconforto experimentados pela criança nesse período de erupção, corresponderia à simples mudança na qualidade da saliva, em razão da maturação das glândulas salivares, aumentando sua viscosidade e dificultando a deglutição.

Há ainda outros autores que justificam os sintomas pelas alterações anatomofisiológicas impostas pela irritação tecidual provocada pela erupção dentária: excitação parassimpática, além da própria origem do dente (tecido nervoso); terminações do nervo vago encontradas nos rebordos; presença de processo inflamatório que ocorre antes e imediatamente após a erupção dentária com acúmulo de linfócitos.

Vários fatores devem ser levados em consideração e não devem ser desprezados, como, por exemplo, o fator coincidência. Não se pode esquecer que na época da erupção (cerca de 6 a 8 meses) ocorrem algumas alterações fisiológicas, alimentares e socioculturais na vida da criança. Anticorpos maternos adquiridos na vida intrauterina começam a sofrer declínio em seus níveis circulantes, acarretando diminuição na imunidade do lactente e tornando-o mais vulnerável aos agentes infecciosos. Nesse período, a criança começa também a receber outros alimentos em sua dieta, podendo, assim, ocorrer reações alimentares e aquisição de infecções por via oral. A criança começa a entrar em contato com o chão e a levar objetos contaminados à boca, inicia também sua vida social e passa a ter mais contato com outras crianças em berçários, escolinhas etc. Tudo isso favorece a aquisição de infecções, principalmente as de etiologia viral, habitualmente autolimitadas.

Em virtude do que foi exposto, deve-se ter cautela ao tratar desse assunto, uma vez que os estudos realizados são escassos, necessitando, por isso, pesquisas mais detalhadas e aprofundadas.

ALTERAÇÕES DE DESENVOLVIMENTO MAIS FREQUENTES

Dentes natais e neonatais

São dentes que irrompem precocemente na cavidade bucal quando do nascimento da criança (dentes natais) ou que aparecem nas primeiras semanas de vida (dentes neonatais). Podem estar presentes em recém-nascidos normais ou estar associados a síndromes. Esses dentes podem apresentar-se morfologicamente cônicos ou com tamanho e formato normais, de coloração amarelo-amarronzada opaca. Em geral, não apresentam inserção óssea extensa, limitando-se à mucosa gengival, e têm grande mobilidade (Figura 83.1).

O exame radiográfico deve ser realizado para verificar se se trata de um dente supranumerário ou da série normal com erupção precoce. Após avaliação clínica e radiográfica, são importantes as seguintes orientações:

1. **Dentes da série normal:** devem ser preferencialmente conservados. Caso estejam traumatizando a língua ou o mamilo durante a amamentação, faz-se um alisamento das

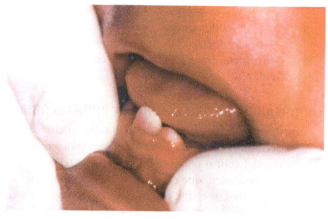

Figura 83.1 Dente natal.

bordas cortantes com lixas apropriadas. Os pais devem ser orientados quanto aos cuidados e prevenidos com relação à cárie e aos traumatismos, além da necessidade de acompanhamento odontológico.
2. **Dentes supranumerários:** deverão ser removidos, de preferência entre o sétimo e o 25º dia após o nascimento.

Pérolas de Epstein, nódulos de Bohn e cistos na lâmina dentária

Essas pequenas lesões aparecem na mucosa do recém-nascido e podem ser consideradas estruturas embrionárias epiteliais, as quais, na maioria das vezes, desaparecem no primeiro mês de vida. Entretanto, algumas aumentam de volume por volta do terceiro mês de vida. Em geral, são lesões pequenas, de coloração branco-acinzentada ou branco-amarelada. Costumam ser múltiplas e não aumentar de tamanho.

Pérolas de Epstein

Localizam-se ao longo da rafe palatina mediana e são consideradas remanescentes de tecidos epiteliais aprisionados ao longo da rafe palatina (Figura 83.2).

Nódulos de Bohn

Localizam-se nas porções vestibulares (voltadas para o lábio), palatinas ou linguais dos rodetes gengivais. São considerados remanescentes de tecidos de glândulas mucosas (Figura 83.3).

Cistos da lâmina dentária

Localizam-se na crista dentária das arcadas superior e inferior e são considerados remanescentes da lâmina dentária.

Não necessitam tratamento específico, pois desaparecem de maneira espontânea dentro de algumas semanas (Figura 83.4).

Epúlide congênita do recém-nascido

Tumor gengival de origem mesenquimal, raro, congênito e benigno, cuja evolução cessa após o nascimento, é mais frequente no gênero feminino e ocorre exclusivamente no recém-nascido. Sua etiologia é desconhecida.

Clinicamente, aparece como uma massa séssil ou pediculada, com superfície lisa ou lobulada, de coloração rósea, semelhante à mucosa adjacente. Pode variar consideravelmente de tamanho e alcançar alguns centímetros. É mais comumente encontrada na região anterior da maxila (Figura 83.5).

Quanto à conduta, a maioria dos autores recomenda excisão cirúrgica, sendo rara a recidiva. No entanto, pode regredir espontaneamente. Caso não interfira na alimentação ou na respiração, a conduta pode ser apenas expectante.

Cisto de erupção ou hematoma de erupção

Tumefação que ocorre em volta de um dente em erupção em razão da dilatação do espaço folicular, causada por acúmulo de líquido ou sangue. A lesão aparece como uma tumefação translúcida, circunscrita, flutuante, da crista alveolar sobre o dente

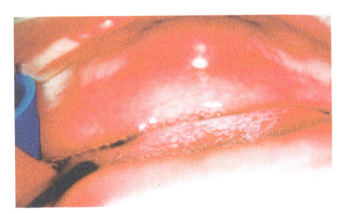

Figura 83.2 Pérolas de Epstein. (Walter e cols., 1996.)

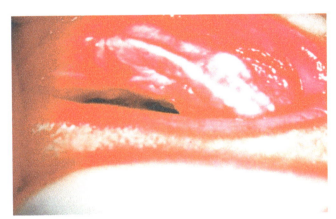

Figura 83.4 Cistos da lâmina dentária. (Walter e cols., 1996.)

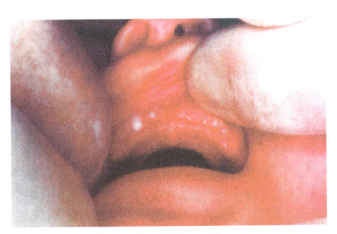

Figura 83.3 Nódulos de Bohn.

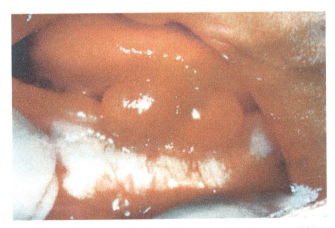

Figura 83.5 Epúlide congênita do recém-nascido. (Walter e cols., 1999.)

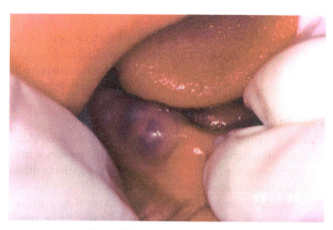

Figura 83.6 Hematoma de erupção.

em erupção. Quando contém sangue, a cavidade cística apresenta coloração violácea ou azul-escura, sendo por isso chamada, também, "hematoma de erupção" (Figura 83.6).

Apresenta etiologia desconhecida, embora alguns autores o associem a traumatismo.

Em geral, não necessita tratamento, pois o dente irrompe normalmente dentro de poucos dias e a lesão desaparece. Em raras ocasiões, pode ser necessária a remoção do tecido que recobre o dente.

Bibliografia

Araújo LA, Costa LA, Gama MBC et al. O bebê e seu sistema estomatognático. Anais XVIII Congresso Brasileiro de Odontopediatria 2002; 5(26):27.

Cardoso CL, Loureiro SR. Problemas comportamentais e stress em crianças com ansiedade frente ao tratamento odontológico. Estudo Psicológico (Campinas) 2005; 22(1).

Castro ME, Cruz MRS, Freitas JSA, Barata JS. Fatores determinantes e influenciadores no comportamento da criança durante o atendimento odontológico. J Bras Odontopediatr Odontol Bebê 2001; 4(21):387-91.

Corrêa MSNP. Odontopediatria na primeira infância. 2. ed. São Paulo: Santos, 2009.

Corrêa MSNP, Villena RS, Francisco SMV. Características da cavidade bucal e ocorrência de anomalias em recém-nascidos. Rev Paul Odont 1997; 7:34-40.

Dean JA, Avery DR. McDonald e Avery – Odontologia para crianças e adolescentes. 9. ed. Rio de Janeiro: Elsevier, 2011.

Guedes-Pinto AC. Odontopediatria. 5. ed., São Paulo: Santos, 1995.

Kozmhinsky V, Ramos MG, Franca SM. Saúde bucal: atenção odontológica. In: Figueira F, Ferreira OS, Alves JGB (eds.) Pediatria: IMIP. Recife: MEDSI, 2004:1411-7.

Praetzel JR, Nichele L, Giuliani NR et al. Manifestações locais e/ou sistêmicas relacionadas à erupção dentária decídua. J Bras Odontopediatr Odontol Bebê 2000; 3(16).

Shafer WG, Hine MK, Levy BM. Tratado de patologia bucal. 4. ed., Rio de Janeiro: Guanabara Koogan, 1987.

Simeão MCQ, Almeida AG. Erupção dentária: estudos de suas manifestações clínicas na primeira infância segundo cuidadores e médicos pediatras. Pesq Bras Odontopediatr Clin Integr (João Pessoa) 2006; 6(2):173-80.

Walter LRF, Antunes KB, Inada DY, Jesus CM. Epúlide congênita no recém-nato. JBP 1999; 2(6):156-7.

Walter LRF, Ferelle A, Issão M. Odontologia para o bebê. Artes Médicas, 1996.

Yared FNFG, Yared KFG. Dentes natais e neonatais: diagnóstico, decisões de tratamento e atenção ao traumatismo precoce. J Bras Odontopediatr Odontol Bebê (Curitiba) 2002; 5(23):21-7.

Capítulo 84

Cárie Dentária

Maria de Fátima Pessoa de Araújo Sabino
Rebeca Luiz de Freitas
Veronica Maria da Rocha Kozmhinsky

INTRODUÇÃO

A cárie dentária é uma doença polarizada, infecciosa, que afeta as estruturas mineralizadas dos dentes (esmalte, dentina e cemento). Provocada pela ação de microrganismos sobre os açúcares fermentáveis da dieta, resulta em desmineralização da porção inorgânica, seguida da desintegração da porção proteica. Tem desenvolvimento crônico e, quando não tratada, progride até a destruição total do elemento dentário, sendo importante fonte de dor e de distúrbios funcionais e estéticos. Apesar de passível de prevenção, continua sendo a doença bucal mais prevalente na infância.

Nos últimos anos, têm sido observados ganhos expressivos nos níveis de saúde bucal das pessoas e declínio significativo da prevalência de cárie dentária na maioria dos países industrializados e em desenvolvimento. No entanto, essa doença continua representando importante problema de saúde pública não apenas em razão de sua prevalência, mas por seu impacto nos indivíduos e na sociedade, que arcam com as despesas para seu tratamento e reabilitação.

Atualmente, o conceito de cárie dentária pode ser definido como um processo mais complexo, no qual a presença tanto de microrganismos capazes de produzir ácido a partir de um substrato favorável como a de um hospedeiro suscetível são consideradas fatores necessários, mas insuficientes, para o desenvolvimento da doença (Leite, 2007). Além disso, componentes salivares (fluxo e qualidade da saliva) e a utilização de flúor desempenham papel modulador na atividade cariogênica, influenciando decisivamente seu surgimento, mas tendo como "fator associado" a condição socioeconômica e cultural do indivíduo, a qual age diretamente na aquisição de conhecimentos e cuidados a respeito da saúde bucal (Moyses, 2000).

A cárie na primeira infância é doença de evolução rápida. Contribui para uma infância sofrida e compromete o crescimento e o desenvolvimento da criança. Suas consequências abarcam desde prejuízos na nutrição até alterações na mastigação, na fonação, na estética e na oclusão, problemas psicológicos e mudanças na qualidade de vida.

A cárie da primeira infância foi classificada recentemente pela Academia Americana de Odontopediatria como a presença de um ou mais dentes decíduos cariados (cavitados ou não), perdidos por cárie ou restaurados antes dos 6 anos de idade.

As características da cárie precoce na infância são lesões cariosas agudas de aparecimento súbito e progressão rápida, envolvendo inicialmente os incisivos superiores e, em seguida, molares superiores, molares inferiores e caninos, podendo levar à destruição total da coroa dentária (Figura 84.1).

Em estudo realizado em Recife (Leite, 2007), a prevalência da cárie na primeira infância foi considerada baixa (14,3%), em comparação a estudos realizados na mesma região e com a mesma faixa etária, como o de Rosenblatt (1999), que demonstrou 28,4% de prevalência de cárie dentária. Considerando esse exemplo, o percentual de redução de cárie encontrado foi de 49,6% em 7 anos. No entanto, das 3.489 crianças estudadas, uma parcela (14,3%) necessita tratamento odonto-

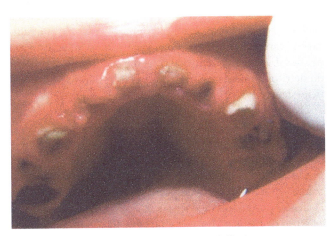

Figura 84.1 Cárie precoce na infância.

lógico. Se esses resultados forem reproduzidos para a população em geral (crianças de 3 a 59 meses da cidade do Recife – 133.797), serão encontradas 19.133 crianças que precisam de tratamento. Detectou-se associação significativa entre cárie e as variáveis idade, condição socioeconômica, dor e visita ao dentista, mas não foi observada associação entre cárie e gênero na população estudada.

O quarto levantamento epidemiológico de âmbito nacional na área da Saúde Bucal, intitulado SB Brasil 2010, encontrou como dado importante que uma criança brasileira aos 5 anos de idade apresenta um CPO-D médio de 2,43 dentes com experiência de cárie, sendo 80% desse índice constituídos pelo predomínio do componente cariado. O CPO-D é um índice que avalia o número de dentes cariados, perdidos e obturados.

ETIOLOGIA, ETIOPATOGENIA E PATOLOGIA MORFOLÓGICA E FUNCIONAL

A cárie é uma doença multifatorial, causada pela interação de três fatores: hospedeiro (dente), microbiota (bactéria) e dieta. Posteriormente, foi incorporado um quarto fator, o tempo de exposição.

Portanto, a cárie é considerada uma doença infecciosa (sem bactéria não ocorre cárie), endógena (as bactérias responsáveis fazem parte da própria microbiota bucal), transmissível e multifatorial.

O hospedeiro (dente) apresenta características morfológicas para cada grupo de dentes, sendo as superfícies lisas nos dentes anteriores menos suscetíveis à cárie em relação aos molares e pré-molares, que apresentam sulcos e fissuras, favorecendo a formação de nichos para a colonização de bactérias.

Os principais microrganismos envolvidos com a ocorrência de cáries são os *Streptococcus mutans*, seguidos dos lactobacilos e do *Actinomyces*, entre outros. Entretanto, o principal e mais importante microrganismo no início do processo é o *S. mutans*, que aumenta com a idade e com o número de dentes presentes na cavidade bucal.

Quanto ao substrato, os açúcares associados à cárie são sacarose, frutose e glicose, sendo a sacarose considerada o mais cariogênico dos alimentos.

A saliva tem função protetora em relação à cárie dentária em virtude da presença de fatores antibacterianos (anticorpos IgA, principalmente, além de outros fatores, como a lisozima e a lactoferrina) e sua capacidade-tampão (presença de radicais de carbonato, fosfato, proteínas e outros) ao controlar o pH bucal. Atua, também, como agente de limpeza, removendo detritos alimentares, bactérias e seus produtos das superfícies dentárias.

O fluxo salivar normal possibilita que a capacidade-tampão da saliva mantenha a eficiência do fenômeno de desmineralização e remineralização, enquanto um fluxo salivar reduzido diminui esse funcionamento.

O risco de cárie dentária está estreitamente relacionado com os fatores sociais, e a população carente é a mais afetada. Pacientes portadores de doenças sistêmicas crônicas e que fazem uso de medicações que reduzem o fluxo salivar são considerados de alto risco para cárie dentária.

A desnutrição crônica tem sido apontada como causa de cárie, sendo também um fator de risco para hipoplasia de esmalte.

DIAGNÓSTICO

A lesão inicial da cárie manifesta-se com coloração esbranquiçada e superfície opaca e rugosa, sendo passível de regressão nessa fase. Se não for controlada, evolui para cavitação, podendo atingir estruturas mais internas e apresentar sintomatologia dolorosa. Com a continuação do processo, a polpa dentária pode ser atingida, a qual é composta por tecido conjuntivo, vasos e nervos, podendo evoluir para um abscesso dentário.

A doença cárie pode estacionar em qualquer estágio de desenvolvimento, variando de lesões ativas em nível subclínico a lesões ativas com cavidades localizadas em superfícies lisas livres e em superfícies proximais, geralmente associadas à presença de biofilme dental e de gengivite.

Na cárie crônica, que pode ser de fissura ou aberta, o dente apresenta sulco ou cavidade pigmentada de marrom-claro a negro, apresentando processo carioso paralisado ou em progressão lenta.

TRATAMENTO

Nas lesões iniciais, ou seja, manchas brancas sem cavitação, o controle da alimentação, evitando o consumo de açúcar entre as refeições, associado à higienização dos dentes com cremes dentais fluoretados, geralmente reverte o processo. Nos casos de cavitação, além das medidas citadas anteriormente, realiza-se o tratamento restaurador convencional, dando prioridade à preservação das estruturas dentárias. Se a cárie atingir a polpa, causando abscesso dentário, há necessidade de antibioticoterapia (penicilina e derivados) e termoterapia, além de tratamento endodôntico (canal). A remoção do elemento só deverá ser realizada quando estiverem esgotados todos os recursos para preservação do dente.

PREVENÇÃO

O primeiro passo para que a criança tenha saúde bucal implica fazer com que a gestante receba cuidados odontológicos e orientações quanto à prevenção. É necessário, também, que o pediatra, por ser o primeiro profissional de saúde a ter contato com a criança, atue como orientador e instaurador de hábitos saudáveis, contribuindo para um bom desenvolvimento da criança. Convém desestimular a alimentação durante o sono após a erupção dos dentes, pois nesse período ocorre redução do fluxo salivar, assim como diminuição dos movimentos de deglutição, e o alimento (como o leite) permanece por mais tempo na cavidade oral, contribuindo para a atuação das bactérias, o que torna o pH da saliva ácido e dá início ao processo de desmineralização.

Controle da dieta

A dieta tem papel fundamental na etiologia da cárie, sendo necessário estimular a criação de hábitos alimentares saudáveis. Durante a orientação dietética, devem ser respeitadas as condições socioeconômicas e as necessidades calóricas do paciente. Cabe iniciá-la ainda com a gestante, orientando-a para o consumo de açúcar em sua forma natural (frutas frescas e vegetais), sais minerais, vitaminas e calorias adequadas. O consumo de carboidratos fermentáveis entre as refeições deve ser desestimulado. A criança deve ser disciplinada quanto aos horários de alimentação, e os carboidratos devem ser oferecidos como sobremesa. No lanche, deve-se dar preferência a alimentos não cariogênicos.

Determinados alimentos apresentam características de inibição do processo de cárie, os chamados alimentos protetores, que são:

- **Alimentos gordurosos:** atuam como barreira protetora do esmalte ou circundando os carboidratos, fazendo com que eles se tornem menos disponíveis e facilitando mais rapidamente sua remoção da boca.
- **Alimentos duros e fibrosos:** estimulam a salivação, atuando em seu pH.
- **Outros alimentos, como castanhas, nozes, amendoim e pipoca salgada:** têm a capacidade de elevar o pH do biofilme dental.
- **Queijo:** a mastigação de queijo estimula o fluxo salivar, podendo reduzir o número de bactérias cariogênicas; além disso, a presença de uma proteína do leite, chamada caseína, dificulta a adesão do *S. mutans* à superfície do dente, exercendo efeito-tampão no pH do biofilme dental.

Higiene bucal

O número elevado da contagem de colônias de *S. mutans* na placa dental (biofilme dental) e na saliva está associado a maior risco de cárie. Portanto, é necessário melhorar o controle por meio de higienização bucal com escovas, cremes dentais, fluoretos e fio dental.

É extremamente importante manter um fluxo salivar normal, em virtude de seus mecanismos de defesa e sua atuação no processo de remineralização. Em caso de diminuição em seu fluxo, devem ser empregadas medidas para estimulá-lo, como, por exemplo, mastigação de alimentos duros e/ou com forte sabor, como verduras cruas, amendoim, queijo e frutas frescas, e gomas de mascar desprovidas de açúcares.

Flúor

O flúor é um elemento químico que apresenta efetividade comprovada na prevenção e no tratamento da doença cárie. Muitos estudos confirmam sua eficácia. Atualmente, há consenso em que o flúor importante é aquele mantido constantemente na cavidade bucal, o qual é capaz de interagir com a dinâmica do processo da cárie, reduzindo a quantidade de minerais perdidos quando do fenômeno da desmineralização e ativando a quantidade de resposta quando da remineralização salivar. No entanto, apenas o uso do flúor não impede a doença cárie, o que mostra a importância do controle do biofilme dental e da dieta para que seja obtido o efeito máximo.

Pode ser utilizado sob forma sistêmica (ingestão de alimentos contendo flúor, água fluoretada, comprimidos de flúor) ou tópica (bochechos, aplicações realizadas por profissional ou uso caseiro em concentrações mais baixas e dentifrícios fluoretados).

Atualmente, uma das maneiras mais disseminadas de utilização do flúor é por meio dos dentifrícios fluoretados, que contribuem para o declínio da cárie dentária em 35%. Convém lembrar que crianças com menos de 5 anos de idade chegam a ingerir 30% da quantidade do creme dental, o que torna imprescindível a supervisão adequada dos pais quanto à quantidade utilizada pelas crianças. A fluorose dental, forma de hipomineração do esmalte e da dentina, caracteriza-se pela presença de manchas brancas ou marrons na superfície do esmalte. Sua gravidade e aparência clínica dependem da dose de flúor ingerida. A fluorose ocorre apenas no período de formação dos germes dentários.

O risco de cárie apresentado pelo paciente determina a necessidade de utilização do flúor. Este é utilizado com finalidade terapêutica, uma vez que contribui para a paralisação do processo cariótico. Pediatras e odontopediatras devem estar atentos para o risco de fluorose, não prescrevendo flúor sistêmico, especialmente em regiões onde a água disponível já seja fluoretada ou para crianças que façam uso regular de pastas com flúor.

Bibliografia

Antunes LAA, Antunes LS, Costa MEPR. Fatores utilizados como preditores de cárie na primeira infância. Pesq Bras Odontoped Clin Integr (João Pessoa) 2006; 6(2):117-24.

Azevedo TDPL, Toledo AO. Cárie severa da infância: discussão sobre a nomenclatura. J Bras Odontopediatr Odontol Bebê 2002; 5(26):336.

Fadeh CB. Cárie dental precoce: qual o verdadeiro impacto da dieta em sua etiologia? UEPG. Ciências Biol Saúde, Ponta Grossa, 2003; 9(3/4):83-9.

Guedes-Pinto AC, Issão M. Manual de odontopediatria. 12. ed. São Paulo: Editora Santos, 2012.

Marinho VA, Pereira GM. Cárie: diagnóstico e plano de tratamento. R Un Alfonas (Alfenas) 1998, 4.27-37.

Moyses ST, Inatt R. Promoção Saúde Bucal – Definições. In: Buisch YP (org.) Promoção Saúde Bucal na clínica odontológica. São Paulo: Artes Médicas – APCD – EAP, 2000:1-22.

Rosenblatt A. Dente de leite açucarado. Camaragibe. Tese (Titular em odontopediatria). FOP/UPE, Pernambuco, 1999:156.

Sheiham A. Oral health, general health and quality of life. Bull World Health Organ 2005; 84:644-5.

Vaz MA. Educar para prevenir. O triunfo da odontopediatria. Rev Assoc Paul Cir Dent (São Paulo) 2005; 59(4):247-58.

Walter LRF, Lemos LVFM, Myaki SI, Zuanon AC. Manual de odontologia para bebês. 1. ed. São Paulo: Artes Médicas, 2014.

Hábitos Bucais

Cândida Augusta Rebêlo de Moraes Guerra
Maria Goretti de Souza Lima
Veronica Maria da Rocha Kozmhinsky

INTRODUÇÃO

Os hábitos bucais costumam resultar da repetição de um ato com determinado fim, tornando-se com o tempo resistente a mudanças. Instalam-se porque são agradáveis e proporcionam satisfação e prazer ao indivíduo. Inicialmente, há a participação consciente na realização do ato, o qual gradativamente, pela repetição, se automatiza, se aperfeiçoa e se torna inconsciente.

Com base no efeito que provocam no desenvolvimento do sistema estomatognático, os hábitos bucais podem ser classificados como normais (desejáveis) ou deletérios (indesejáveis). Os hábitos bucais desejáveis englobam as funções que contribuem para o estabelecimento de uma oclusão normal e favorecem a liberação do potencial de crescimento facial em toda sua plenitude, sem desvios. Essas funções exigem o uso correto da musculatura intrabucal e facial durante a respiração, a deglutição, a mastigação e a postura.

Os hábitos bucais nocivos ou indesejáveis são assim considerados porque podem alterar o padrão regular do crescimento craniofacial e a fisiologia oclusal, sendo os principais aqueles que incluem os distúrbios da sucção não nutritiva (chupeta ou dedo), da mastigação (onicofagia e bruxismo), os funcionais (deglutição atípica) e, como consequência, da respiração bucal, resultantes do padrão irregular de desenvolvimento das estruturas bucais e suas funções, provocados ou não por esses hábitos (veja o Capítulo 32, *Respirador Bucal*).

SUCÇÃO NÃO NUTRITIVA: DIGITAL E CHUPETA

Três teorias tentam explicar o prolongamento dos hábitos de sucção considerados não nutritivos:

- **Teoria da função perdida:** baseia-se na afirmação de que a sucção insuficiente ou inadequada nos primeiros 24 meses de vida contribui para a formação do hábito e está relacionada com o grau de saciedade dos bebês no que se refere à atividade de sucção. Assim, quando o bebê é alimentado e a sucção não é satisfatória para seu equilíbrio emocional (aleitamento materno exclusivo), a sucção não nutritiva é reforçada.
- **Teoria freudiana:** ressalta a importância da fase oral no primeiro ano de vida, em que a boca é a região de maior atividade; nela, a etiologia dos hábitos bucais contém um aspecto psicológico muito forte, quando se trata de uma válvula de segurança contra pressões emocionais, físicas e psíquicas.
- **Teoria do simples aprendizado do hábito:** sustentada por diversos autores, os quais sugerem que o hábito inicial de sucção é um desejo insatisfeito durante os primeiros anos de vida, mas seu prolongamento não é nada mais do que um costume, a repetição de um comportamento aprendido.

A sucção digital é a maneira mais precoce de manipulação do corpo, podendo ser observada por meio da ultrassonografia em bebês intraútero. Constitui a causa das principais alterações no equilíbrio do aparelho estomatognático.

Na sucção digital, frequentemente a superfície ventral do polegar toca o palato e apoia-se sobre os incisivos inferiores, atuando como alavanca. A pressão exercida pelo dedo tem o potencial de interferir no crescimento craniano. Além disso, esse hábito pode ocasionar desde calosidades até deformidades na posição e na função dos dedos.

O uso de chupetas é um hábito infantil muito difundido na cultura ocidental, fazendo parte do enxoval da criança, apesar de todos os aspectos maléficos à amamentação, como o desmame precoce, e ao desenvolvimento do sistema estomatognático. Pesquisas demonstram que o uso da chupeta tem aumentado nos últimos anos, assim como a persistência em sua utilização.

Existem contradições entre os autores quando se referem às chupetas ortodônticas. Alguns acreditam que sejam anatômicas, adaptando-se perfeitamente à cavidade bucal da criança e

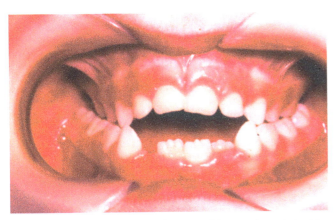

Figura 85.1 Mordida aberta anterior e mordida cruzada posterior bilateral por atresia da maxila.

acompanhando o movimento de sucção. Outros, no entanto, acreditam que para que se estabeleça má oclusão devem ser considerados fatores como intensidade, frequência e duração do hábito (tríade de Graber), bem como a predisposição individual condicionada a fatores genéticos.

Dentre as alterações mais frequentes, provocadas por sucção digital ou uso de chupeta, podem ser citados: mordida aberta, mordida cruzada (atresia da maxila), inclinações dentárias, alteração na deglutição e na fala e respiração bucal (Figura 85.1).

ONICOFAGIA

Os hábitos mastigatórios indesejáveis abrangem todo ato que não tenha o objetivo de nutrição, como roer unhas e tampas de caneta e morder o lábio e/ou a bochecha.

Os hábitos labiais são os que envolvem manipulação dos lábios e estruturas peribucais, como os hábitos de lamber, morder ou sugar os lábios, apresentando como consequência tecidos peribucais avermelhados, ressecados e inflamados.

A etiologia da onicofagia inclui estresse, imitação de outros membros da família, hereditariedade, transferência do hábito de sucção não nutritiva e falta de cuidado com as unhas e cutículas. Mais frequente entre crianças de 3 a 6 anos de idade (no início da fase escolar, fase de frustrações e ansiedade) de ambos os gêneros; aos 10 anos a incidência mantém-se estável, porém observa-se grande aumento com a entrada na adolescência, fase em que é mais comum entre os meninos.

Nas crianças que realizam onicofagia é possível observar: cutícula ferida, unha com pontas ásperas, sangramento nas bordas da unha e até mesmo deformidades. Infecções fúngicas ou bacterianas secundárias podem ocorrer e contaminar a cavidade bucal, podendo também ocorrer o inverso: portadores de herpes labial podem apresentar manifestações nos dedos.

BRUXISMO

O bruxismo pode ser definido como o hábito de apertar, cerrar ou ranger os dentes durante os movimentos não funcionais do sistema mastigatório, sendo, portanto, considerado um comportamento mandibular parafuncional. A falta de coordenação dos músculos da mastigação pode, também, manifestar-se como tiques nervosos e estalos na articulação temporomandibular.

O bruxismo pode ocorrer durante o dia ou à noite. O noturno, um hábito inconsciente, ocorre durante a fase REM do sono, e os sons e movimentos realizados decorrem da ausência do reflexo protetor do sistema mastigatório que possibilita a atuação de um componente lateral de forças mastigatórias nocivas sobre o sistema estomatognático. O bruxismo diurno e consciente corresponde ao apertar ou cerrar dos dentes e deriva da predominância de um componente horizontal das forças mastigatórias, semelhante ao que acontece nos hábitos de roer unhas ou com o uso excessivo de gomas de mascar.

A etiologia é multifatorial, podendo ser decorrente da combinação de fatores locais e psicológicos. Aos 3 anos de idade, a criança deve apresentar função neuromuscular mastigatória completa, e o bruxismo pode surgir como tentativa de suprir essa necessidade e estender-se até os 6 anos de idade.

Cabe ressaltar, também, que as crianças na faixa etária de 3 a 5 anos de idade costumam apresentar bruxismo, geralmente relacionado com os problemas que enfrentam na escola, em que a competição e os novos desafios causam estresse, o que, muitas vezes, pode ser frustrante para essas crianças.

Segundo alguns autores, algumas patologias são citadas como causadoras do bruxismo, e entre as mais significativas estão as doenças alérgicas, como rinite alérgica, asma e efusão do ouvido médio.

O bruxismo é diagnosticado mediante a presença de sinais patognomônicos articulares, musculares e dentários (desgastes atípicos nos dentes) observados no paciente. Os sintomas subjetivos, como dor muscular e dores de cabeça, são ocasionais e leves na criança.

DEGLUTIÇÃO ATÍPICA

Em relação aos hábitos bucais funcionais, destaca-se a deglutição atípica, que corresponde à movimentação inadequada da língua e/ou de outras estruturas que participam do ato de deglutir. Pode ser considerada como a manutenção do padrão de deglutição infantil após a erupção dos dentes. Consiste em contrações exageradas da musculatura peribucal e projeção lingual entre os dentes anteriores, ou seja, colocando-se entre as arcadas dentárias durante o processo de deglutição.

A etiologia está ligada a diversos fatores, como problemas neurológicos, alterações quanto a morfologia, tamanho e tensão da língua, perda precoce de elementos dentários e diastemas anteriores, tempo prolongado de uso da mamadeira, sucção de dedo ou outros objetos e respiração bucal.

TRATAMENTO DOS HÁBITOS BUCAIS

Alguns autores acreditam que as deformidades provocadas pelos hábitos bucais sofrem um processo de autocorreção espontânea, caso o hábito seja eliminado ainda na dentição decídua (por volta dos 4 anos de idade) ou no início da dentição mista. Em caso de permanência do hábito, o profissional deve interferir.

Os métodos de remoção dos hábitos são variados, e a adesão da criança ao tratamento é fundamental para o sucesso e para prevenir ou minimizar os possíveis efeitos psicológicos envolvidos. Deve-se ter em mente o cuidado de não provocar a transferência de hábitos, o que ocorre comumente quando se tenta retirá-los abruptamente.

A linguagem utilizada deverá ser sempre positiva e de fácil acesso para os pais e a criança. O profissional deve orientar a criança e os familiares quanto aos efeitos danosos provocados pelo hábito. Devem ser evitadas quaisquer ameaças ou medidas punitivas que, além de não corrigirem o hábito, agravam o problema, pois não atuam nas causas geradoras. Em alguns casos, são necessárias a utilização de aparelhos e a atuação conjunta de profissionais das áreas afins, como psicologia e fonoaudiologia.

Bibliografia

Carvalho GD. O recém-nascido não necessita de chupetas. Ver Secretaria de Saúde 1997; 1(27):6-9.

Carvalho GD. S.O.S. respirador bucal: uma visão funcional e clínica da amamentação. 2. ed. São Paulo: Editora Lovise, 2010.

Chedid SJ. Ortopedia e ortodontia para a dentição decídua: atendimento integral ao desenvolvimento da oclusão infantil. São Paulo: Santos, 2013.

Christensen JR, Fields HW Jr. Hábitos bucais. In: Pinkham (ed.). Odontopediatria da infância à adolescência. São Paulo: Artes Médicas, 1996:400-7.

Corrêa MSNP, Nassif ACS, Leber PM. Aspectos psicológicos dos hábitos de sucção não nutritiva. In: Corrêa MSNP (ed.) Sucesso no atendimento odontopediátrico: aspectos psicológicos. São Paulo: Santos, 2002:495-504.

Corrêa MSNP, Novais SMA, Barreto MAC, Moraes ES. Bruxismo em crianças. In: Corrêa MSNP (ed.) Sucesso no atendimento odontopediátrico: aspectos psicológicos. São Paulo: Santos, 2002:505-10.

Cunha SRT, Corrêa MSNP, Leber PM, Schalka MMS. Hábitos bucais. In: Corrêa MSNP (ed.) Odontopediatria na primeira infância. São Paulo: Santos, 1998:561-76.

Fabre ZL. Tiques, estereotipias e hábitos. In: Assumpção Jr FB (ed.) Psiquiatria da infância e da adolescência. São Paulo: Santos, 1994: 301-13.

Sies ML, Carvalho MP. Uma visão fonoaudiológica em odontopediatria. In: Corrêa MSNP (ed.) Odontopediatria na primeira infância. São Paulo: Santos, 1998:39-53.

Winberg J. Pacifer – Partner or peril? Acta Paediatr 1999; 88(1):1177-9.

Zuanon ACC, Oliveira MDF, Giro EMA et al. Relação entre hábito bucal e maloclusão na dentadura decídua. Revista Ibero-Americana de Odontopediatria e Odontologia para Bebê – JBP 2000; 3(12):104-8.

Capítulo 86

Doença Periodontal na Infância

Ana Catarina Gaioso Lucas Leite
Veronica Maria da Rocha Kozmhinsky
Rebeca Luiz de Freitas

INTRODUÇÃO

A doença periodontal é condição que atinge as estruturas que estão ao redor dos dentes, como gengiva, ligamento periodontal, osso alveolar e cemento. Essas estruturas compõem o periodonto.

A Academia Americana de Periodontia (1999) classifica a doença periodontal de aparecimento precoce como periodontite agressiva, a qual pode ser localizada ou generalizada.

A doença periodontal consiste em condição observada nos dentes permanentes com o avançar da idade e pouco incidente na dentadura decídua. Em crianças, a inflamação geralmente está limitada à gengiva e raramente resulta em perda óssea; no entanto, alguns fatores podem influenciar a gravidade clínica do processo da doença, como condições ambientais, herança genética e fatores adquiridos.

A possibilidade de que a doença periodontal avançada, encontrada em adultos, se inicie na infância como gengivite, juntamente com as peculiaridades desse período da vida, como a troca de dentições e as alterações hormonais da puberdade, levou muitos pesquisadores à avaliação das condições periodontais na infância e na adolescência.

EPIDEMIOLOGIA

Estudos sobre periodontites na infância ainda são escassos na literatura, principalmente quando se trata da população de crianças com menos de 5 anos de idade. Outro fator importante é que os estudos voltados para essa patologia são tangenciais, utilizando-se de critérios diagnósticos e faixas etárias diversas, o que justifica a dificuldade de comparação, assim como a diversidade de resultados.

Cardoso e cols. (2000) e Oppermann (2000) afirmaram que a gengivite é patologia de alta prevalência e baixa gravidade. Rösing e Oppermann (2001) definem a gengivite como doença periodontal de distribuição universal na população mundial.

Campos e Martins (2007) realizaram um estudo com 3.863 crianças, durante a Campanha Nacional de Vacinação contra a poliomielite, com o objetivo de determinar a prevalência da gengivite na população de 0 a 5 anos de idade na cidade do Recife. A prevalência encontrada na referida população foi de 1,1%, sendo considerada baixa quando comparada à obtida por outros estudos realizados com a mesma faixa etária.

ETIOLOGIA

Os microrganismos da placa bacteriana constituem o principal fator etiológico da doença periodontal. Existem certos fatores predisponentes para o acúmulo da placa, como restaurações defeituosas, mau posicionamento dentário, presença de cálculos (tártaro) ou demais depósitos que dificultam a higiene e proporcionam um meio favorável para a proliferação bacteriana, retendo microrganismos e toxinas em contato com a gengiva.

Gengivite placa-induzida

Antes da descrição da gengivite, cabe enumerar as características clínicas da gengiva normal da criança:

- A coloração é rósea, menos pálida que a do adulto, sendo, então, mais avermelhada e mais flácida.
- O contorno da gengiva marginal é mais arredondado.
- A gengiva papilar preenche completamente o espaço interdental, ou seja, apresenta-se mais volumosa do que a do adulto.
- Crianças que apresentam arco dentário com diastemas generalizados (espaço entre os dentes) têm a gengiva papilar em formato de sela.
- O sulco gengival aprofunda-se 1mm, aproximadamente, abaixo da protuberância da superfície dentária.

Gengivite é a doença periodontal mais prevalente em todas as idades, e suas alterações iniciais não são detectáveis clinicamente. A primeira região acometida é a papila interdental, seguida da margem gengival; a doença não tratada pode progredir e atingir outras áreas do periodonto.

O diagnóstico é realizado por meio da inspeção visual e da pressão papilar interdental, utilizando-se instrumental apropriado (sonda periodontal ou espátula plástica).

As alterações mais frequentes são: hiperemia, hipertrofia e sangramento. O exame radiográfico não revela perda de tecido ósseo (Figura 86.1).

A histopatologia revela proliferação no nível do epitélio juncional, destruição progressiva das fibras colágenas e infiltrado inflamatório progressivo.

A gengivite placa-induzida tem o ciclo modificado por fatores (fatores modificadores da reação inflamatória) que podem determinar a progressão da doença, como composição da placa bacteriana, resposta celular inflamatória, sistema imune e fatores hormonais. Diferenças funcionais na capacidade de defesa do indivíduo ocasionam a destruição tecidual em adolescentes e adultos, apresentando um comportamento diferente na criança, na qual é menos intensa.

A retração gengival em crianças frequentemente está associada à anomalia de posição dos dentes (Toledo, 2005).

Periodontite

Experimentos em animais demonstram que a presença prolongada de gengivite pode levar à periodontite.

Gengivite e periodontite são etapas de uma mesma doença (Toledo, 2005). Segundo Toledo, a gengivite não tratada na infância leva às formas mais destrutivas da doença periodontal na adolescência e na vida adulta.

Periodontite agressiva

Para que esse tipo de periodontite ocorra costuma haver predisposição sistêmica. Essa predisposição, aliada a agentes etiológicos, poderá levar à manifestação da doença.

A progressão e o grau de destruição periodontal são influenciados pela ação dos fatores modificadores.

Periodontite localizada

Caracteriza-se pela pequena quantidade de elementos dentários afetados. Tem início por volta dos 4 anos de idade, e a inflamação gengival encontrada é de pequeno porte ou inexistente. A destruição do osso alveolar é mais rápida do que nos adultos.

Periodontite generalizada

Caracteriza-se por inflamação gengival aguda, com comprometimento da gengiva marginal e da inserida, onde a recessão gengival é frequente.

A destruição do osso alveolar é rápida e pode ser acompanhada por reabsorção patológica das raízes dentárias. Pode ser acompanhada de anormalidades na quimiotaxia dos leucócitos (neutrófilos e monócitos). Pode comprometer a dentição permanente ou limitar-se à decídua. Poderá se manifestar em associação a problemas dermatológicos, como a síndrome de Papillon-Lefèvre.

Em geral, é acompanhada de infecções frequentes, que podem ser respiratórias e/ou otite média.

Periodontites associadas a doenças sistêmicas

Está consolidada na literatura a forte ligação existente entre a saúde bucal e a condição sistêmica.

O diabetes melito, por exemplo, é fator de risco para periodontite. O diabetes não controlado ou pobremente controlado está associado a aumento da suscetibilidade e da gravidade dessas infecções, incluindo a periodontite. Distúrbios como acidentes cardiovasculares, parto prematuro e crianças de baixo peso são fatores de risco para doença periodontal. Daí a importância da prevenção e do diagnóstico precoce.

A periodontite pode ser fator de risco para certas doenças sistêmicas, do mesmo modo que algumas doenças sistêmicas podem predispor o indivíduo ao desenvolvimento de alterações periodontais.

Alterações sistêmicas que podem estar associadas a periodontites

- Síndrome de Papillon-Lefèvre.
- Hipofosfatasia.
- Neutropenia.
- Síndrome de Chediak-Higashi.
- Leucemia.
- Histiocitose de células de Langerhans.
- Acrodinia.
- Deficiência de adesão leucocitária.
- Diabetes juvenil.
- Síndrome de Down.
- Infecção por HIV.

TRATAMENTO

- Controle mecânico da placa.
- Raspagem e polimento.
- Remoção de fatores que favorecem o acúmulo de placa.
- Tratamento – controle de doenças sistêmicas.
- Controle de medicamentos.
- Medidas cirúrgicas.

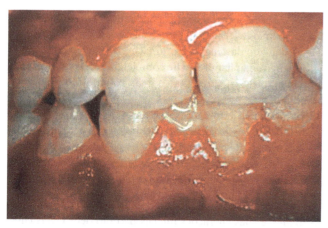

Figura 86.1 Gengivite. (Toledo, 2005.)

PREVENÇÃO

A prevenção está associada a hábitos de higiene bucal saudáveis. Quando esses hábitos são estabelecidos precocemente na vida da criança, acompanham o indivíduo na fase adulta.

Bibliografia

Academia Americana de Periodontia. Annals of Periodontology 1999; 4:32-7.

Alves JGB, Ferreira OS, Maggi RS. Pediatria – Fernando Figueira. 3. ed. Rio de Janeiro: Guanabara Koogan, 2004:1409-28.

American Academy of Periodontology – Research, Science, and Therapy Committee. Periodontal diseases of children and adolescents. Pediatr Dent 2008-2009; 30(7Suppl):240-7.

Campos GB, Martins MS. Prevalência de gengivite e lesões de tecidos moles em crianças menores de 5 anos de idade da cidade do Recife. Trabalho de Conclusão do Curso de Odontologia apresentado na Faculdade de Odontologia de Pernambuco – Universidade de Pernambuco, 2007.

Cardoso L, Rösing CK, Kramer PF. Doença periodontal em crianças. Levantamento epidemiológico através dos índices de placa visual e de sangramento gengival. J Bras Odontopediatria e Odontologia para Bebê 2000; 3(11):55-61.

Massamatti SS, Kumar A, Virdi MS. Periodontal diseases in children and adolescents: a clinician's perspective part. Dent Update 2012 Oct; 39(8):541-4, 547-8, 551-2.

Oppermann RV. The effect of supragingival plaque control over periodontitis. J Dental Res 2000. IADR. Washington – USA.

Rösing CK, Oppermann RV. Epidemiologia das doenças periodontais. In: Oppermann RV, Rösing CK (eds.) Periodontia: ciência e clínica. São Paulo: Artes Médicas, 2001:1-20.

Song HJ. Periodontal considerations for children. Dent Clin North Am 2013; 57(1):17-37.

Toledo OA. Odontopediatria – fundamentos para a prática clínica. 3. ed., São Paulo: Editorial Premier, 2005, 390p.

Vieira TR, Oliveira AMSD de, Recchioni ACB, Zenóbio EG. Relação entre periodontite e diabetes mellitus em crianças e adolescentes. Arq Bras Odontol 2008; 4(2):92-5.

Capítulo 87

Traumatismo Dentário

Maria de Fátima Pessoa de Araújo Sabino
Maria Goretti de Souza Lima
Veronica Maria da Rocha Kozmhinsky

INTRODUÇÃO

O traumatismo dentário é considerado um problema de saúde pública em virtude de sua alta prevalência. Pode ocasionar desde fratura simples até a perda total do dente, atingindo, muitas vezes, as estruturas circunvizinhas. Além das lesões dentárias, podem ocorrer lesões dos tecidos moles e ósseas.

Caracteriza-se como uma situação de urgência especial não apenas pelas lesões causadas, mas também pelo envolvimento emocional tanto da criança como dos responsáveis. O traumatismo dentário muitas vezes causa grande impacto na qualidade de vida de crianças e adolescentes, pois pode acarretar perdas dentais irreparáveis; no entanto, o atendimento imediato favorece um prognóstico satisfatório.

Os traumatismos mais comuns na dentição decídua ("de leite") ocorrem entre 10 meses e 3 anos de idade, principalmente durante a fase em que as crianças estão aprendendo a andar, o que as torna propensas a quedas. Dos 7 aos 10 anos de idade, esse risco se renova, pois tem início a prática de esportes e de brincadeiras mais agressivas. O aumento da violência e dos acidentes automobilísticos também é importante fator para a ocorrência dos traumatismos dentários. Além disso, não se deve esquecer da possibilidade de a lesão ter sido causada por maus-tratos. Os meninos estão mais sujeitos a apresentar traumatismos dentários do que as meninas – a proporção chega a ser de dois meninos para uma menina.

Os elementos dentários mais atingidos são os incisivos centrais superiores, permanentes e decíduos, principalmente quando há protrusão ("dente de coelho") e os dentes não estão protegidos pelos lábios.

Ao atendimento odontopediátrico, é imprescindível uma anamnese detalhada pois, dependendo do tipo de lesão, pode ser necessário acompanhamento interdisciplinar, envolvendo pediatra, cirurgião bucomaxilofacial e neuropediatra. Convém lembrar, também, da necessidade de vacinação antitetânica, dependendo do local onde ocorreu o acidente.

As lesões traumáticas mais frequentes são:

- **Fratura do elemento dentário:** deve-se orientar o paciente/familiares a levarem o fragmento quebrado (em recipiente com soro fisiológico, leite ou água) hidratado para melhor recuperação da estética.
- **Escurecimento do dente:** ocorre migração de sangue da polpa para os canalículos dentinários, manchando o esmalte. Deve ser acompanhado radiograficamente até a troca do elemento dentário, se for "de leite".
- **Intrusão:** o elemento dentário entra no alvéolo, devendo ser acompanhado radiograficamente até que volte a seu local na arcada, se não atingir o germe do permanente; caso isso ocorra, está indicada a remoção do dente envolvido.
- **Avulsão ou perda do dente:** ocorre quando o dente sai totalmente do alvéolo. Nesse caso, nem sempre é aconselhável o reimplante do dente, pois, se for "de leite", poderá prejudicar o germe do permanente, comprometendo muito mais que a estética; por outro lado, o reimplante de dentes permanentes sempre está indicado, devendo ser realizado imediatamente após o acidente, o que garante prognóstico favorável. Deve-se ter o cuidado de lavá-lo em água corrente, sem friccionar a raiz, e hidratá-lo para o transporte até o consultório.

PREVENÇÃO

A aparência de dentição mutilada por fratura ou perda de dentes não pode mais ser aceitável social e psicologicamente. Embora muitos avanços tenham ocorrido no âmbito do tratamento odontológico, os profissionais e as instituições de saúde têm prestado pouca atenção às maneiras de prevenção. No intuito de esclarecer a população sobre como prevenir e proceder em caso de traumatismo, campanhas educativas preventivas constituem medidas baratas e eficazes.

Orientações

- Incentivar o aleitamento materno, evitando o uso de bicos, pois a protrusão ("dente de coelho"), com falta de selamento labial, facilita a ocorrência de traumatismos.
- Não deixar crianças sozinhas em lugares altos, perto de janelas e escadas, sendo recomendada a colocação de telas, grades e portões.
- Nas práticas esportivas, como futebol, caratê e jiu-jitsu, usar sempre protetor bucal.
- No ciclismo, usar capacete, protetor bucal e evitar terrenos acidentados.
- Quanto aos *skates* e patins, colocar fita antiderrapante no *skate* e usar protetor bucal.
- Nas piscinas, não correr nem empurrar quem estiver nas bordas, e sempre ter um adulto acompanhando a criança.
- Quanto aos automóveis, a engenharia de controle determina a presença de *air bag*, cinto de segurança e painéis de proteção, além de cadeiras especiais para o transporte de crianças e campanhas educativas que visem desestimular os motoristas a dirigir em alta velocidade ou alcoolizados, o que pode levar a sérias punições.

O protetor bucal é um aparelho que se encaixa nos dentes para protegê-los de qualquer tipo de impacto. Em geral, o protetor cobre os dentes superiores, devendo ser flexível, resistente e cômodo. Deve ser confeccionado pelo cirurgião-dentista com o auxílio do protético, respeitando a anatomia e facilitando a fala e a respiração. O material mais usado e ideal para sua confecção é o EVA (etileno vinil acetato).

CONSIDERAÇÕES FINAIS

Como vimos, os traumatismos dentários podem causar danos irreversíveis, comprometendo não apenas a estética e o estado emocional, mas também a função mastigatória, tornando necessário o alerta à população quanto a esses agravos. Nesses casos, a prevenção deve ser considerada a melhor maneira para evitá-los.

Bibliografia

Alencar AHG, Sousa HA, Bruno KF. Lugar de dente é na boca. Rev UFG 2004; 6(2). Disponível em: www.proec.ufg.br.

Andreasen JO, Andreasen FM. Root resorption following traumatic dental injuries. Proc Finn Dent Soc (Helsinki) 1992; 88(Suppl. 1l):95-114.

Antunes LAA, Leão AT, Maia LC. Impacto do traumatismo dentário na qualidade de vida de crianças e adolescentes: revisão crítica e instrumentos de medida. Ciência Saúde Coletiva 2012; 17(12):3417-24. ISSN 1413-8123.

Botelho KVG et al. Protocolo atualizado de tratamento dos traumatismos em dentes decíduos e permanentes: guia prático para o clínico. Rev ABO Nac 2006; XIII (6 – supl. I).

Côrtes MIS, Bastos JV, Ramos-Jorge ML. Traumatismo dentário. In: Antunes JLF, Peres MA (orgs.) Epidemiologia da saúde bucal. 2. ed. São Paulo: Santos 2013; 1:195-226.

Duarte DA, Bonecker MJS, Sant'Anna GRD et al. Lesões traumáticas em dentes decíduos: tratamento e controle. In: Caderno de Odontopediatria. 1. ed. São Paulo: Santos, 2000.

Kozmhinsky V, Ramos MG, Franca SM. Saúde bucal: atenção odontológica. In: Figueira F, Ferreira OS, Alves JGB (eds.) Pediatria – Fernando Figueira. 3. ed., Rio de Janeiro: Guanabara Koogan, 2004:1409-28.

Wanderley MT. Como tratar dentes traumatizados ou perdidos e traumatismo em dentes decíduos e suas repercussões para as dentições. Anais 15º Conclave Odontológico Internacional de Campinas mar./abr. 2003; 104:1678-899.

Toledo OA. Odontopediatria: fundamentos para a prática clínica. 4. ed. Rio de Janeiro: MedBook, 2012.

SEÇÃO XV

Manejo Ambulatorial das Doenças mais Frequentes em Oftalmologia

Capítulo 88

Exame Oftalmológico Realizado pelo Pediatra

Ana Carolina Valença Collier

INTRODUÇÃO

O pediatra é frequentemente solicitado pelos pais a resolver todos os problemas das crianças, inclusive os oftalmológicos, o que lhe impõe uma grande responsabilidade. Por isso, é importante que tenha noções básicas quanto ao desenvolvimento ocular normal e sobre os principais problemas oculares registrados na infância.

O olho da criança não é simplesmente um pequeno olho do adulto. Os problemas visuais que ocorrem na criança comprometem a visão em proporções bem mais graves e são muitas vezes irreversíveis.

A fissura palpebral na criança é quase do tamanho da do adulto, porém a fenda corresponde à metade da encontrada no adulto. Correspondendo a 66% do encontrado no adulto, o diâmetro ocular da criança cresce rapidamente até os 2 anos de idade e mais lentamente até a puberdade. O diâmetro corneano é de aproximadamente 9,5 a 10,5mm no recém-nascido (RN) e de 12mm no adulto. Em geral, a coloração dos olhos é definida até o sexto mês de vida. O reflexo pupilar está presente desde o início da vida (às vezes, em menor intensidade no primeiro mês, por imaturidade do dilatador da pupila). A visão binocular e a acuidade visual completam sua maturidade entre os 5 e os 6 anos de idade. Os primeiros 2 anos de vida são os de maior plasticidade sensorial, e por isso é importante detectar os problemas precocemente.

O desenvolvimento visual é um mecanismo complexo:

- **30 semanas de gestação:** reflexo pupilar à luz;
- **2 a 5 meses de vida:** reflexo oculopalpebral;
- **3 a 4 semanas:** início da maturação da fóvea;
- **4 meses:** maturação da fóvea (a criança fixa objetos e pessoas com 1 a 2 meses de vida);
- **a partir dos 4 meses:** associação de fixação macular e movimentos manuais, isto é, pegar objetos próximos;
- **entre 3 e 7 meses:** visão de profundidade ou estereopsia (para que essa função se instale, é necessário que a criança tenha, desde o nascimento, imagens retinianas semelhantes e corretamente localizadas em cada olho). Assim, se a criança apresentar catarata ou anisometropia (diferença grande de refração entre os olhos), esse processo estará prejudicado;
- **7 meses:** sensibilidade de contraste bem desenvolvida;
- **entre 7 meses e 2 anos:** mielinização completa do nervo óptico.

A acuidade visual do RN melhora rapidamente nos primeiros 3 meses de vida e depois mais lentamente. Entre os 3 e os 4 anos de idade, acredita-se que o sistema visual esteja totalmente desenvolvido, mas poderá ser moldado até os 8 ou 10 anos.

Os testes apresentados a seguir devem ser realizados em todas as crianças.

PERÍODO NEONATAL

- Resposta pupilar à luz.
- Tamanho e transparência da córnea.
- Movimentos oculares completos dos olhos.
- Reflexo vermelho com oftalmoscópio direto (teste do reflexo vermelho ou teste do olhinho): o exame deve ser realizado em sala com pouca luminosidade (penumbra), ficando o pediatra a aproximadamente 1 metro de distância do bebê. Coloca-se a luz do oftalmoscópio e observa-se o reflexo, que normalmente é avermelhado. Em caso de suspeita de assimetria do reflexo ou de ausência deste, deve-se encaminhar a criança ao oftalmologista com urgência (Figuras 88.1 a 88.3).

Alguns estados obrigam, por meios legais, a pesquisa desse reflexo ao nascimento. Sugere-se que haja no boletim de alta um espaço para anotação do resultado do exame (Quadro 88.1).

Recomendações

Nos prematuros, um protocolo diferente é adotado para prevenção da retinopatia da prematuridade (ROP), doença vasoproliferativa secundária à vascularização inadequada da

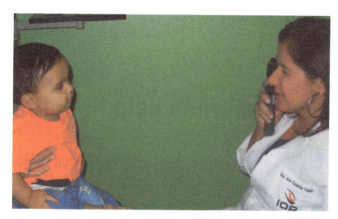
Figura 88.1 Teste do reflexo vermelho.

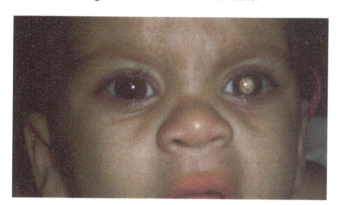
Figura 88.2 Reflexo vermelho alterado.

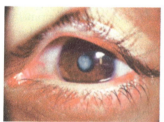
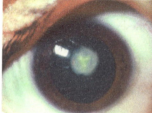
Figura 88.3 Catarata congênita.

Quadro 88.1 Teste do reflexo vermelho

	OD	OE
Normal		
Suspeito		
Leucocoria		
Realizado por:		

retina de crianças prematuras e uma das principais causas de cegueira no mundo. Quando diagnosticada precocemente, pode ser tratada com *laser* ou crioterapia, o que evita a progressão da doença. Com o objetivo de delinear o perfil dos prematuros no Brasil, a Sociedade Brasileira de Pediatria e o Conselho Brasileiro de Oftalmologia criaram comissões estaduais, formadas por pediatras, oftalmologistas e paramédicos, para traçar programas para prevenção da ROP. No IV

Workshop de ROP, a estimativa foi de que a ROP, nos estágios avançados, corresponda de 3% a 21% dos casos de cegueira no Brasil (variáveis de acordo com cada região). A partir dos dados obtidos, foram estabelecidos critérios para exame (realizado pelos oftalmologistas nas unidades neonatais):

- Peso ao nascimento < 1.500g e/ou 32 semanas.
- Considerar o exame dos RN na presença dos seguintes fatores de risco:
  – Síndrome do desconforto respiratório.
  – Sepse.
  – Transfusões sanguíneas.
  – Gestação múltipla.
  – Hemorragia intraventricular.

O exame deve ser realizado entre a quarta e a sexta semana de vida ou de 31 a 33 semanas de idade gestacional corrigida.

Também devem ser submetidas à fundoscopia todas as crianças com suspeita de infecções congênitas.

INFÂNCIA

- Teste de função visual: cada olho é ocluído separadamente com a mão ou o oclusor, e objetos são mostrados para verificar se a criança acompanha ou reage mais fortemente à oclusão de um dos olhos.
- Pupilas regulares e reativas.
- Tamanho e transparência da córnea.
- Simetria do reflexo luminoso (quando a criança mira atentamente o reflexo de luz, este fica no centro de ambas as córneas – teste de Hirschberg [Figura 88.4]).
- Teste do reflexo vermelho com oftalmoscópio.

PRÉ-ESCOLARES

- Teste formal de acuidade visual (existem tabelas específicas para crianças, como E Snellen, LH etc.).
- Reflexos pupilares.
- Tamanho e transparência da córnea.
- Movimentos oculares.
- Exame de fundoscopia com oftalmoscópio.

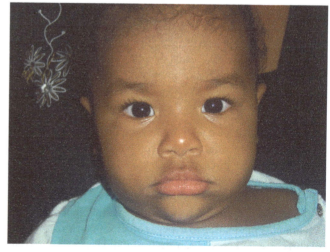
Figura 88.4 Teste de Hirschberg.

INDICAÇÕES DE ENCAMINHAMENTO PARA O OFTALMOLOGISTA

- **Recém-nascido:** com infecção congênita, com múltiplas anomalias congênitas ou alterações cromossômicas e prematuros.
- **Infância:** suspeita de desvios (não se deve esperar para ver se há melhora), crianças com alterações físicas (córneas grandes, opacificadas, alterações palpebrais comprometendo o eixo visual), reflexo vermelho ausente ou suspeito à oftalmoscopia, crianças com queixas de cefaleia, cansaço visual, baixo rendimento escolar, entre outras, e torcicolo.

Bibliografia

Dantas AM, Moreira ATR. Oftalmologia pediátrica. 2. ed. Rio de Janeiro: Cultura Médica, 2006.

David T, Hoyt C. Pediatric ophthalmology and strabismus. 3. ed., Elsevier Saunders, 2005.

Graziano RM, Leone CR. Problemas oftalmológicos mais frequentes e desenvolvimento visual do pré-termo extremo. Jornal de Pediatria 2005; 81(1 supl):95-100.

Procianoy RS. Retinopatia da prematuridade: uma doença solicitando a atenção do neonatologista. Jornal de Pediatria 1997; 73(6).

Rodrigues KES, Latorre MRD, Camargo B. Atraso no diagnóstico de retinoblastoma. Jornal de Pediatria (Rio J) 2004; 80(6):511-6.

Capítulo 89

Cuidados com a Visão

Ana Carolina Valença Collier

INTRODUÇÃO

O processo de desenvolvimento da visão está na dependência do estímulo visual. A criança precisa ver para desenvolver sua visão. Até que a acuidade visual esteja totalmente estabelecida, qualquer obstáculo à formação de imagens nítidas em cada olho pode levar a mau desenvolvimento visual, que se tornará irreversível se não for tratado em tempo hábil, e uma boa acuidade visual é importante para o desenvolvimento físico e cognitivo normal da criança. Uma criança com visão subnormal tem seu desenvolvimento motor e capacidade de comunicação prejudicados porque gestos e condutas sociais são aprendidos através da visão.

Existem aproximadamente 19 milhões de crianças (< 16 anos de idade) com problemas visuais no mundo. Desse total, 12 milhões sofrem de condições que poderiam ser facilmente diagnosticadas e corrigidas. Além disso, quase 1,5 milhão de menores têm a chamada cegueira irreversível. Segundo a Organização Mundial da Saúde (OMS), cerca de 70% dessas crianças morrem até 2 anos depois de terem perdido a visão.

A OMS definiu como cegueira acuidade visual < 3/60 no melhor olho corrigido e baixa visão como acuidade visual < 6/60 no melhor olho corrigido.

Os problemas oculares atingem cerca de 20% das crianças em idade escolar. As afecções mais frequentes são:

- Distúrbios dos anexos oculares (pálpebras, aparelho lacrimal e conjuntiva).
- Vícios de refração (hipermetropia, mais frequente, miopia e astigmatismo).
- Estrabismo (leva frequentemente à ambliopia).
- Leucocoria (pupila branca): decorrente de catarata, retinopatia da prematuridade em graus avançados, tumores oculares etc.
- Cicatrizes retinianas decorrentes de infecções congênitas.
- Acidentes domésticos (queimaduras, perfuração ocular etc.).
- Glaucoma.

Como salientado anteriormente, a primeira avaliação é realizada ao nascimento pelo pediatra. A partir daí, qual seria a idade ideal para o primeiro exame com um oftalmologista?

A Sociedade Brasileira de Oftalmologia Pediátrica recomenda que o primeiro exame seja realizado nos primeiros 6 meses de vida e a cada 6 meses nos primeiros 2 anos de idade. Se tudo estiver normal, devem ser feitos exames anuais até 8 ou 9 anos de idade, período em que termina o desenvolvimento da visão.

COMO DETECTAR OS PROBLEMAS?

A criança dificilmente costuma informar que apresenta algum problema. Alguns sinais podem levar os pais e/ou pediatras a suspeitarem de problema ocular:

- Esfregar os olhos excessivamente.
- Fechar um dos olhos no sol.
- Torcicolo.
- Piscar frequentemente.
- Baixa visual para longe.
- Aproximar muito os objetos do rosto.
- Desviar os olhos.
- Lacrimejamento ocular.
- Reflexo branco na pupila (sinal de perigo).
- Ardência ou coceira.
- Visão dupla.
- Cefaleia.
- Baixo rendimento escolar.

COMO CUIDAR DA VISÃO DAS CRIANÇAS?

Os cuidados se iniciam com um bom pré-natal, que previne as infecções e evita partos prematuros. Uma boa alimentação materna e infantil (a desnutrição nos primeiros 6 meses de vida provoca aumento da incidência de problemas como opacificações corneanas e astigmatismo). Ao nascimento, é realizado o exame no berçário, principalmente nos prematuros e naqueles com suspeita de infecção congênita. Nos primeiros 6 meses, a criança deve ser encaminhada para avaliação com oftalmologista. O exame oftalmológico consiste em:

- Anamnese (gestação, tipo de parto, condições ao nascimento, desenvolvimento da criança, história familiar).
- Inspeção.
- Pesquisa do reflexo pupilar.
- Medida da acuidade visual: os testes mais usados são:
  - Crianças até 3 anos de idade: teste de fixação e seguimento, teste de Teller (cartelas específicas) e teste das raquetes (Figura 89.1).
  - Crianças > 3 anos: tabelas específicas, como E Snellen, LH, letras e números.
- Teste da motilidade ocular: a luz da lanterna é colocada nos olhos, bem no centro de cada pupila (teste de Hirschberg).
- Teste de cobertura (*cover test*): oclui-se alternadamente cada olho para observar a presença de desvios.
- Movimentos oculares: movimentam-se brinquedos e faz-se a criança acompanhá-los com os olhos, sem mover a cabeça.
- Estereopsia (visão de profundidade).
- Teste de cores.
- Biomicroscopia: usa-se um aparelho (lâmpada de fenda) que observa com detalhes as estruturas oculares.
- Refração: o estado refrativo do olho depende do comprimento axial e do poder refrativo da córnea e do cristalino. Nesse exame, a pupila é dilatada com colírios cicloplégicos (os mais usados são o ciclopentolato e a tropicamida).
- Fundoscopia e mapeamento de retina: observam-se a retina, os vasos, a coroide, a mácula e o nervo óptico (polo posterior do olho) (Figura 89.2).
- Tonometria (medida da pressão intraocular – PIO): a medida da PIO nas crianças não é realizada rotineiramente, pois elas não costumam permitir o contato do aparelho com a córnea. Nos casos de suspeita de glaucoma, realiza-se o exame sob sedação (mede-se a PIO no plano anestésico mais superficial possível, pois os halogenados em anestesia profunda a diminuem acentuadamente; deve-se usar sempre o mesmo anestésico).

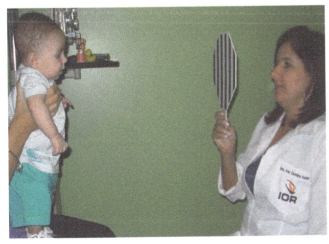

Figura 89.1 Teste das raquetes para medida da acuidade visual em crianças.

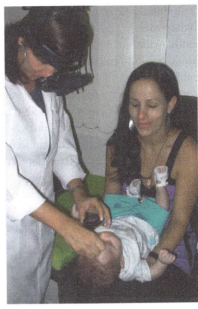

Figura 89.2 Oftalmoscopia binocular indireta.

Às vezes, a sedação também é usada para exame refracional e mapeamento de retina, quando a criança não permite o exame no consultório.

DIAGNÓSTICO DIFERENCIAL DE APRESENTAÇÕES CLÍNICAS NA INFÂNCIA

1. **Córnea opaca:**
   - **Unilateral:** glaucoma infantil; ruptura traumática da córnea (tocotraumatismo).
   - **Bilateral:** glaucoma infantil; distrofia corneana; mucopolissacaridose; mucolipose; ceratite intersticial.
2. **Lacrimejamento:** glaucoma infantil; obstrução congênita de vias lacrimais.
3. **Córnea grande:** gaucoma infantil; megalocórnea (menos frequente).
4. **Fotofobia:** ceratite (herpes simples); glaucoma infantil; uveíte; acromatopsias.
5. **Olhos vermelhos do RN** (excluindo uveíte, traumatismo ou ceratite): conjuntivites (química, gonorreia, *Chlamydia*, bacteriana).
6. **Olhos vermelhos na criança:** conjuntivites; corpo estranho; episclerite/esclerite; olho seco (mais raro); uveítes; glaucoma.
7. **Estrabismo.**
8. **Leucocoria:** retinoblastoma; catarata; descolamento de retina; uveíte posterior; retinopatia da prematuridade em graus avançados; persistência primária de vítreo hiperplásico; doença de Coats; displasia retiniana.
9. **Proptose:** celulite orbitária; pseudotumor inflamatório da órbita; glioma do nervo óptico; hemorragia retrobulbar; oftalmopatia tireoidiana; leucemia granulocítica; neuroblastoma; histiocitose; rabdomiossarcoma.
10. **Equimose palpebral:** traumatismo; neuroblastoma.
11. **Nistagmo** (tremor ocular – pode indicar baixa visual): cicatriz ocular (geralmente por toxoplasmose); hipoplasia

macular; hipoplasia de nervo óptico; problemas retinianos; acromatopsias.

12. **Movimentos oculares incomuns grosseiros:** neuroblastoma; encefalite; síndrome diencefálica; encefalopatia necrosante subaguda.
13. **Atrofia óptica:** associada a doenças degenerativas do SNC (p. ex., esclerose múltipla); tumores do SNC; degeneração retiniana (p. ex., Tay-Sachs); atrofia óptica hereditária.
14. **Mácula vermelho-cereja:** *retino commotio* (após traumatismo direto no olho); oclusão arterial central da retina; doenças metabólicas.
15. **Lente (cristalino) subluxada ou deslocada:** síndrome de De Marfan; hemocistinúria; síndrome de Weill-Marchesani; deficiência de *sulfitite oxidase*; traumática; idiopática familiar.
16. **Hifema (sangue na câmara anterior):** traumatismo; xantogranuloma juvenil; tumor (retinoblastoma – apresentação rara); uveíte.
17. **Microftalmia:** desenvolvimento anômalo; persistência de vítreo primário hiperplásico; síndrome da rubéola congênita; anomalia cromossômica.

Bibliografia

Alves JG, Ferreira OS, Maggi RS. Pediatria do IMIP. 3. ed., Rio de Janeiro: Guanabara Koogan, 2004.

Dantas AM, Moreira ATR. Oftalmologia pediátrica. 2. ed., Rio de Janeiro: Cultura Médica, 2006.

Dantas AP, Brandt CT, Leal DNB. Manifestações oculares em pacientes que tiveram desnutrição nos primeiros 6 meses de vida. Arquivos Brasileiros de Oftalmologia 2005; 68(6).

David T, Hoyt C. Pediatric ophthalmology and strabismus. 3. ed. Elsevier-Saunders, 2005.

Pavan-Langston D. Manual de oftalmologia – Diagnóstico e tratamento. Rio de Janeiro: Medsi, 2001.

Temporini ER, Kara-José N. A perda da visão – estratégias de prevenção. Arquivos Brasileiros de Oftalmologia 2004; 67(4):597-601.

Zago RJ, Wasilewski D, Bardal AMC et al. Importância da avaliação oftalmológica em recém-natos. Jornal de Pediatria (Rio J) 2002; 78(3):209-12.

Capítulo 90

Conjuntivites

Ana Carolina Valença Collier
Luciano Lira de Albuquerque

INTRODUÇÃO

A conjuntiva é uma membrana mucosa transparente que recobre quase toda a superfície ocular, desde as porções internas das pálpebras (conjuntiva tarsal superior e inferior) até a região perilímbica, sobre a esclera (conjuntiva bulbar).

A inflamação dessa membrana (de etiologia infecciosa ou não), denominada conjuntivite, evolui com hiperemia, sensação de areia nos olhos, ardor, prurido e, em muitas ocasiões, secreção. Esta última, quando mucopurulenta, é típica de etiologia bacteriana ou, quando mucoide ou aquosa, de etiologia viral ou alérgica. Convém destacar que a etiologia não infecciosa pode evoluir com infecção secundária. A presença de dor, baixa visual, intensa fotofobia e blefaroespasmo leva à possibilidade de outros diagnósticos.

De acordo com o tempo de aparecimento e a duração dos sinais e sintomas, as conjuntivites podem ser classificadas em:

- **Hiperagudas:** aparecimento em 12 horas.
- **Agudas:** persistem até 3 semanas.
- **Crônicas:** mais de 3 semanas.

Dentre as conjuntivites da infância, serão descritas as mais importantes para o médico que presta assistência às crianças.

OFTALMIA NEONATAL

Conjuntivite que ocorre no primeiro mês de vida, consiste na afecção ocular mais comum no período neonatal, sendo doença potencialmente grave, especialmente quando provocada por algumas bactérias, como *Neisseria gonorrhoeae* ou *Pseudomonas*, as quais podem provocar perfuração da córnea, cegueira e até a morte.

As formas mais comuns de contágio são através do canal de parto (mucosa vaginal) ou por manipulação inadequada do recém-nascido após o parto. Os agentes mais frequentes são: bacterianos (gonococos [Figura 90.1], pneumococos, estreptococos e gram-negativos, clamídia [Figura 90.2]) ou virais (herpes simples). Também pode ser causada pelo nitrato de prata a 1% (utilizado na profilaxia gonocócica – método de Credè), que provoca uma conjuntivite química.

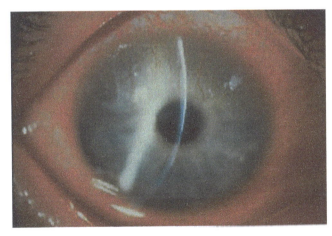

Figura 90.1 Conjuntivite gonocócica.

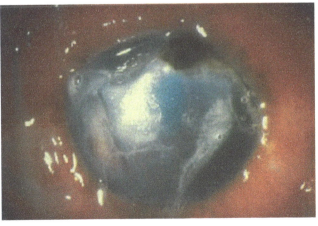

Figura 90.2 Conjuntivite por clamídia.

Diagnóstico (Quadro 90.1)

Quadro 90.1 Diagnóstico de oftalmia neonatal

Agente etiológico	Início dos sintomas	Quadro clínico	Diagnóstico
Neisseria gonorrhoeae	1 a 3 dias após o parto	Secreção conjuntival purulenta e abundante Edema acentuado de pálpebra e conjuntiva Pode provocar perfuração ocular	Exame bacterioscópico e cultura de secreção
Chlamydia	5 a 14 dias após o parto (ou até 28 dias)	Discreta reação inflamatória Presença de exsudato purulento e até pseudomembrana Infecção do trato respiratório associada	Esfregaço conjuntival (inclusões citoplasmáticas por meio da coloração de Giemsa)
Herpes simples	2 a 5 dias de vida	Exsudato variável conjuntival e mucopurulento Envolvimento da pele com vesículas, podendo comprometer a córnea	
Irritação química pelo nitrato de prata	6 a 12h após o parto	Exsudato aquoso Cura espontânea entre 24 e 48h	

Tratamento

O tratamento da conjuntivite gonocócica é sempre sistêmico, feito com penicilina cristalina EV durante 10 dias. Em locais com elevada prevalência de cepas resistentes a esse medicamento, usa-se uma cefalosporina de terceira geração, como a ceftriaxona. A terapêutica tópica também deve ser feita e consiste na irrigação com soro fisiológico a 0,9% de hora em hora até a melhora da secreção, além dos colírios – quinolonas (ciprofloxacina a 0,3% ou outras) ou tobramicina a 0,3% (quatro a seis vezes ao dia) ou eritromicina a 0,5% pomada (quatro vezes ao dia – manipulação).

As quinolonas, mesmo na forma de colírio, devem ser usadas com cautela na infância.

As infecções por *C. trachomatis* são tratadas com eritromicina VO durante 10 a 14 dias. O tratamento tópico (eritromicina) parece diminuir o risco de *pannus* (infiltração de vasos) no limbo corneano. Os pais devem ser tratados sistematicamente com eritromicina ou tetraciclina.

O tratamento das infecções pelo herpes simples é feito com aciclovir a 3%, aplicado sob a forma de pomada oftálmica.

CONJUNTIVITE PURULENTA AGUDA

Infecção da membrana mucosa da superfície ocular causada por germes piogênicos, caracteriza-se basicamente pela presença de exsudato mucopurulento, hiperemia e edema conjuntival e grau variado de desconforto ocular. Em geral, é infecção benigna, embora às vezes possa significar afecção sistêmica de base no hospedeiro. Os agentes mais frequentes são: *Haemophilus influenzae* não tipável (60% dos casos), geralmente associado a otite média homolateral, *Streptococcus pneumoniae* (20% dos casos), *Staphylococcus* e *Streptococcus*.

Os tecidos superficiais e os anexos oculares normalmente são colonizados por estreptococos, estafilococos e cepas de *Corynebacterium*. Alterações nos mecanismos de defesa do hospedeiro (barreira epitelial da conjuntiva, lisozimas e imunoglobulinas presentes na lágrima, além de seu efeito *clearance*) podem acarretar infecções clínicas. Alteração da microbiota pode ocorrer por contaminação externa, disseminação de locais adjacentes ou via hematogênica (Figura 90.3).

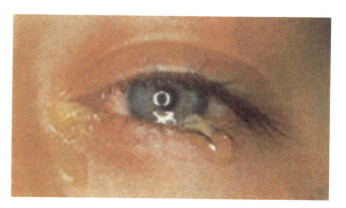

Figura 90.3 Conjuntivite purulenta aguda.

CONJUNTIVITE CRÔNICA

Conjuntivite crônica é definida como a persistência de sinais e sintomas por mais de 3 semanas. Os agentes mais frequentes são *S. aureus* e *M. lacunata*. Em geral, está relacionada com exposição bacteriana continuada, secundária a blefarites ou dacriocistites.

Diagnóstico

Bacterioscopia e cultura da secreção são úteis para identificação do agente etiológico específico, porém são dispensáveis no dia a dia em virtude da rápida resposta terapêutica. Devem ser solicitadas em casos refratários ao tratamento inicial, em pacientes imunodeprimidos ou com infecções sistêmicas, em casos de doença ocular crônica ou com risco de perda de visão.

Tratamento

Em pacientes hígidos, a conjuntivite crônica evolui rapidamente para cura. Entretanto, o uso de antibiótico tópico encurta a evolução da doença. O tratamento tópico é feito à base de colírios de cloranfenicol, eritromicina, tobramicina e quinolonas (ciprofloxacina, moxifloxacina e gatifloxacina). Os colírios são instilados a cada 3, 4 ou 6 horas, a depender do quadro, durante 7 dias.

Antibióticos sistêmicos são usados apenas nas infecções com manifestações sistêmicas ou em pacientes com afecções de base.

CONJUNTIVITES VIRAIS

Menos frequentes que as bacterianas, são, porém, comuns na infância. As mais frequentes são causadas pelo adenovírus (febre faringoconjuntival, conjuntivite folicular aguda e ceratoconjuntivite epidêmica), e as mais problemáticas são as causadas pelo herpes simples. Outros agentes causadores são: vírus varicela-zóster, paramixovírus (sarampo), picornavírus (enterovírus 70 e coxsáckie), poxvírus (molusco contagioso) e vírus HIV. Raramente, as conjuntivites são observadas em infecções sistêmicas por *H. influenzae*, Epstein-Barr e rubéola.

Em geral, são benignas e autolimitadas, mas de duração mais prolongada, cerca de 2 e 4 semanas. Caracterizam-se habitualmente por reação conjuntival folicular aguda e adenopatia pré-auricular. As conjuntivites provocadas pelos picornavírus evoluem frequentemente com aspecto hemorrágico e tendem a apresentar características epidêmicas.

Diagnóstico

Nem sempre o diagnóstico clínico é possível; entretanto, algumas características são bastante sugestivas:

- **Adenovírus – febre faringoconjuntival:** quadro clínico de febre, faringite, cefaleia, mialgia, conjuntivite folicular aguda e linfadenopatia regional. A fase febril dura de 3 a 4 dias, e as alterações conjuntivais se prolongam um pouco mais; às vezes, pode evoluir para ceratite.
- **Conjuntivite folicular aguda:** apenas sintomas locais (hiperemia e edema conjuntival e palpebral).
- **Ceratoconjuntivite epidêmica** (adenovírus tipo 8): transmitida por contato direto, evolui com hiperemia conjuntival, edema palpebral, sensação de corpo estranho e presença de pseudomembranas (devem ser retiradas diariamente para evitar cicatrizes). Pode haver comprometimento da córnea, causando embaçamento visual. Em geral, é unilateral no início e acomete o outro olho, de maneira mais branda, entre 2 e 7 dias (Figura 90.4).

Na conjuntivite herpética (herpes simples tipo 1), o olho costuma apresentar-se vermelho, irritado e lacrimejando. É unilateral em 80% dos casos. Em geral, está associada a lesões vesiculares nas pálpebras, linfadenopatia pré-auricular e úlcera herpética superficial (30% dos casos). Infecções recorrentes são mais observadas em adultos e podem comprometer a córnea (Figura 90.5).

O diagnóstico geralmente é clínico. Os exames laboratoriais são caros e demandam tempo, estando indicados em casos especiais. Podem ser realizados ELISA, imunofluorescência, PCR e testes sorológicos (duas amostras de sangue com intervalo mínimo de 2 semanas).

Tratamento

- **Adenovírus:** é sintomático. Não há evidências de que agentes antivirais alterem a história natural da doença. Está indicado o uso de compressas geladas e, às vezes, anti-inflamatórios não esteroides tópicos. O uso de corticoide tópico é controvertido nos casos de ceratite.

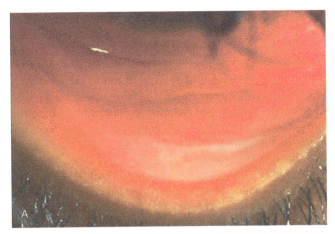
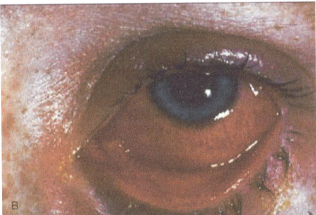

Figura 90.4A e **B** Conjuntivite por adenovírus/presença de membranas.

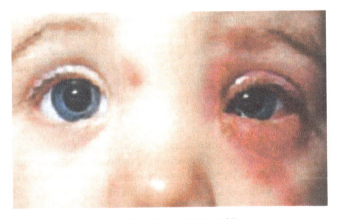

Figura 90.5 Conjuntivite herpética.

- **Conjuntivite herpética:** aciclovir pomada oftálmica a 3%, cinco vezes ao dia durante 2 semanas. Deve ser evitado o uso de colírios com corticoide. As crianças devem ser acompanhadas pelo oftalmologista.

CONJUNTIVITE ALÉRGICA

As doenças alérgicas atingem aproximadamente 25% da população em geral. A alergia ocular é muito comum (32% das crianças alérgicas apresentam manifestações oculares). Apesar da prevalência elevada, raramente causa danos visuais.

A conjuntivite alérgica aguda se deve a uma reação mediada pela IgE (tipo 1). Essa resposta é estimulada por aeroalérgenos, como poeira domiciliar, pelos de animais, pólen etc. Os sintomas consistem em prurido, ardor nos olhos, hiperemia e edema conjuntival, acompanhados de secreção aquosa ou mucoide. A reação pode ser limitada aos olhos ou fazer parte de uma reação alérgica generalizada, acompanhada de sintomas respiratórios. Em geral, observa-se história de atopia familiar, e o exame citológico da conjuntiva revela a presença de eosinófilos.

A conjuntivite atópica crônica apresenta os mesmos sintomas, com exceção de uma reação inflamatória aguda menos intensa. A conjuntiva exibe discreto edema com hipertrofia papilar e moderada secreção mucoide. O exame citológico revela a presença de numerosos eosinófilos.

As formas clínicas mais comuns de conjuntivites alérgicas crônicas são a conjuntivite alérgica sazonal (CAS) e a perene (CAP), provocadas pela exposição direta da mucosa ocular a aeroalérgenos, seguidas da ceratoconjuntivite primaveril, da ceratoconjuntivite atópica e da conjuntivite papilar gigante (CPG).

A CAS e a CAP raramente causam deficiência visual. A CAS é a mais comum, representando a metade dos casos de conjuntivite alérgica. O início dos sintomas na CAS está relacionado com a circulação dos aeroalérgenos específicos, como, por exemplo, o pólen de determinadas plantas em certas épocas do ano. Os sintomas oculares estão frequentemente associados a manifestações nasais ou faríngeas. Prurido ocular, sensação de ardência e lacrimejamento estão habitualmente presentes. A conjuntiva pode apresentar edema, assim como hipertrofia de papilas. Os sintomas costumam ser bilaterais, embora o grau de envolvimento possa ser assimétrico. Os indivíduos afetados frequentemente apresentam história de atopia.

A CAP é na verdade uma variante da CAS que persiste durante todo o ano, embora 80% dos casos apresentem exacerbações sazonais. Poeira domiciliar e pelos de animais são os antígenos mais envolvidos. A CAP está mais frequentemente associada à rinite perene do que à CAS (75% *vs.* 12%). A distribuição por idade e gênero é semelhante.

A ceratoconjuntivite primaveril é inflamação crônica, comumente associada a história familiar de atopia. Mais de 90% dos pacientes exibem uma ou mais condições de atopia, como asma, eczema ou rinite alérgica. Mais comum nos meses quentes do ano, é mais frequente em crianças e adultos jovens, com pico de incidência entre os 11 e os 13 anos de idade. Os meninos são mais acometidos do que as meninas. A doença é autolimitada na infância, com duração média de 4 a 10 anos; em adultos, tende a ser mais grave e recorrente.

A ceratoconjuntivite atópica está associada à dermatite atópica. Aproximadamente 3% da população apresentam dermatite atópica e, desses, cerca de 25% desenvolvem acometimento ocular.

A conjuntivite papilar gigante (CPG) é um distúrbio imunológico da conjuntiva tarsal superior. Como o nome indica, o achado primário consiste na presença de papilas gigantes (tipicamente > 0,3mm de diâmetro). Acredita-se que a CPG represente uma reação imunológica a uma variedade de corpos estranhos que provocam irritação mecânica prolongada na conjuntiva tarsal superior. Lentes de contato são os irritantes mais comuns (Figura 90.6).

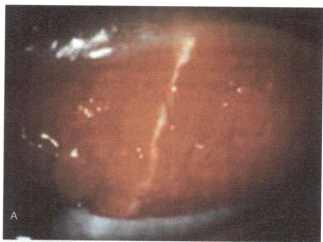

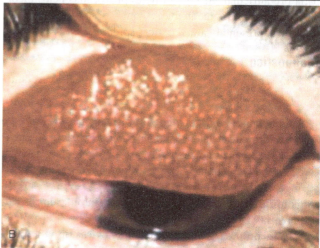

Figura 90.6A e **B** Papilas gigantes.

Diagnóstico

O diagnóstico das conjuntivites alérgicas pode, habitualmente, ser estabelecido por anamnese e observação clínica cuidadosa. Dados importantes são obtidos a partir da história de atopia pessoal ou familiar, principalmente rinite alérgica, asma brônquica e/ou dermatite atópica. Uma das principais queixas é o prurido ocular; sem esse sintoma, deve ser questionado o diagnóstico de conjuntivite alérgica.

Os sinais clássicos da conjuntivite alérgica incluem congestão dos vasos da conjuntiva e graus variáveis de edema conjuntival e da pálpebra.

Na ceratoconjuntivite primaveril, além do prurido, frequentemente ocorrem fotofobia, sensação de corpo estranho, lacrimejamento e blefaroespasmo. Diferentemente da ceratoconjuntivite atópica, as pálpebras raramente são acometidas.

Na ceratoconjuntivite atópica, o sintoma mais comum é o prurido bilateral das pálpebras. Secreção aquosa, vermelhidão, fotofobia e dor podem estar associadas. A pele que recobre as pálpebras pode exibir sinais de dermatite eczematosa.

Na CPG, também ocorre prurido ocular com secreção mucosa, similar à encontrada na ceratoconjuntivite primaveril. Outro sintoma encontrado é a sensação persistente de corpo estranho quando em uso de lentes de contato.

Tratamento

Medidas gerais

- Identificar e evitar o contato com alérgenos (poeira, pelo de animais etc.), embora isso seja praticamente impossível.
- Evitar coçar os olhos.
- Irrigar os olhos quando em contato com alérgenos.
- Utilização correta da medicação.

Medicações usadas/colírios

1. **Anti-histamínicos:** combatem o prurido e têm rápido início de ação. Devem ser usados com cautela em crianças em razão de seus efeitos colaterais. Fármacos: levocabastina a 0,05% e difumarato de emadastina a 0,05%.
2. **Estabilizadores de membrana de mastócito:** indicados em casos de conjuntivite alérgica com recorrência frequente, para diminuir a intensidade e a frequência das crises. Fármacos: cromoglicato dissódico a 2% e 4% (início de ação em 15 dias; posologia: quatro vezes ao dia) e lodoxamida a 0,1% (início de ação em 7 a 10 dias; utilizar quatro vezes ao dia – parece ter boa ação na conjuntivite primaveril).
3. **Estabilizadores de membrana e anti-histamínicos:** não devem ser usados em crianças com menos de 3 anos de idade: olopatadina a 0,2% (uma vez ao dia), cetotifeno a 0,05% (duas vezes ao dia), hidroclorido de epinastina (duas vezes ao dia) e alcaftadina a 0,25% (uma vez ao dia).
4. **Corticoides:** indicados em crises agudas de alergia, devem ser usados por curto período de tempo e com muito critério, em razão de seus efeitos colaterais: catarata, hipertensão ocular, alteração da cicatrização etc.
5. **Imunomoduladores:** são utilizados nos casos em que já foram tentados os fármacos anteriores sem resultado. São representados pela ciclosporina A e o tacrolimus (feito em farmácia de manipulação), o qual apresenta maior eficácia.

O tratamento sistêmico com agentes anti-histamínicos ou mesmo corticoides pode ser necessário em casos mais intensos.

Bibliografia

Alves JG, Ferreira OS, Maggi RS. Pediatria do IMIP. 3. ed., Rio de Janeiro: Guanabara Koogan, 2004.

David SP. Should we prescribe antibiotics for acute conjuntivitis? Am Fam Physician 2002; 66(9):1.649-50.

David T, Hoyt C. Pediatric ophthalmology and strabismus. 3. ed., Elsevier-Saunders, 2005.

Senaratne T, Gilbert C. Primary eye care conjunctivitis. Community Eye Health Journal 2005; 18(58).

Hofling-Lima AL, Oescheler RA. RBM ago-set 2012; 69(8/9):210-8.

Capítulo 91

Estrabismo

Alline Ramos Cavalcanti Veras
Ana Carolina Valença Collier

INTRODUÇÃO

Conhecido como desvio ocular, o estrabismo acomete cerca de 3% a 5% das crianças e deve ser diagnosticado e tratado o mais precocemente possível. O desvio ocular pode ser o primeiro sinal de algumas patologias mais graves, como o retinoblastoma, tumor ocular mais frequente na infância que, ao acometer o olho, provoca a diminuição da visão e, consequentemente, o desvio.

Para melhor entendimento do estrabismo e por provocar tantas preocupações, neste capítulo serão consideradas algumas noções básicas da fisiologia ocular. No final do primeiro mês de vida, a criança começa a desenvolver o fenômeno de fixação (movimento dos olhos para localização do objeto na fóvea, ponto da retina onde ocorre a visão de cores e detalhes). A partir desse momento, a função visual começa a se desenvolver, o que possibilita a acuidade visual.

Para cada objeto fixado há um ponto equivalente na retina de cada olho que, no cérebro, estimula áreas semelhantes, formando uma única imagem (fusão). Para que isso ocorra os olhos devem estar perfeitamente paralelos. Essa fusão torna possível a percepção de distâncias, profundidade e da terceira dimensão dos objetos, a chamada estereopsia. O reflexo da fusão atinge desenvolvimento máximo em torno do sexto mês de vida. Nas crianças com menos de 6 meses de vida, pode haver imaturidade do reflexo de fusão e, por isso, os olhos às vezes desviam. O que todos precisam saber é que esses desvios são ocasionais e devem desaparecer após o sexto mês de vida. Qualquer desvio após o sexto mês ou permanente é patológico e deve ser tratado o mais rápido possível.

Quando não há paralelismo ocular e a fóvea do olho desviado não é estimulada, surge a ambliopia, ou seja, a diminuição da acuidade visual por falta de estímulos. A ambliopia só não ocorre nos desvios surgidos após os 10 anos de idade, quando geralmente está presente a diplopia (visão dupla). A ambliopia contém um substrato orgânico representado por anomalias neurológicas, situadas principalmente no corpo geniculado lateral. Isso explica por que, quanto mais cedo se inicia o tratamento, melhor o prognóstico. Com isso se evita a principal complicação do estrabismo, que é a ambliopia (ocorre em 50% dos desvios não tratados). Além dos problemas sensoriais, convém atentar também para o lado emocional: o olho é um dos principais órgãos de relacionamento, e o estrabismo pode ser responsável por graves problemas psicossociais.

CLASSIFICAÇÃO

O estrabismo da criança pode ser:

- Convergente (esotropia).
- Divergente (exotropia).
- Vertical (hipo- e hipertropia).
- Paralítico.

Estrabismos convergentes (esotropias)

Estrabismo congênito, precoce ou infantil, ou síndrome de Cianca (Figura 91.1)

As principais características são:

- Surgimento precoce (primeiros meses de vida).
- Desvios grandes.
- Nistagmo sacádico.
- Limitação de abdução.
- Torcicolo típico (cabeça girada para o lado do olho fixador e inclinada para o mesmo lado).
- Hipermetropia baixa (em geral, não é necessária a prescrição de lentes).
- Baixa incidência familiar.
- Tratamento: cirúrgico (geralmente realizado em torno do 1 ano de vida).

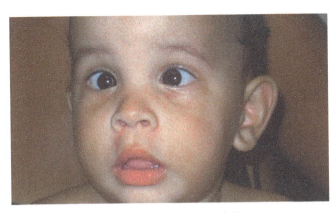

Figura 91.1 Esotropia congênita.

Esotropia infantil não acomodativa
- Em geral, surge em torno do primeiro ano de vida.
- Incidência familiar mais frequente.
- Ambliopia frequente.
- Pode estar associada ou não à hipermetropia alta.
- Tratamento: inicialmente, trata-se a ambliopia e, depois, corrige-se cirurgicamente.

Esotropia acomodativa
- Causada por alteração do reflexo de acomodação e convergência. Sempre que a visão é acomodada (focando o objeto para perto) surge, concomitantemente, uma convergência fisiológica. Nesses casos, a criança apresenta uma convergência excessiva, desenvolvendo o desvio (Figuras 91.2 e 91.3).

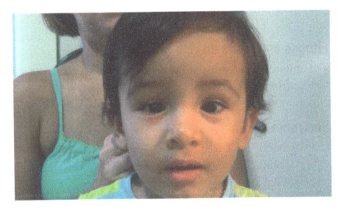

Figura 91.2 Esotropia acomodativa.

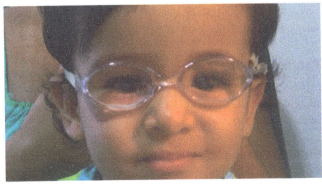

Figura 91.3 Esotropia acomodativa.

- Em geral, surge no terceiro ou quarto ano de vida.
- Desvios intermitentes inicialmente.
- Tratamento: óculos (mono- ou bifocais). Colírios ciclotônicos são pouco usados.

Microtropias
- Pequenos desvios (menos de 10 dioptrias).
- Ambliopia moderada.
- Diminuição da estereopsia.

Estrabismos divergentes (exotropias)
Estrabismos fixos (Figura 91.4)
- Nos primeiros anos de vida, estão frequentemente associados a problemas anatômicos, que levam à diminuição da visão ou a problemas neurológicos.
- Ambliopia frequente e geralmente de difícil tratamento.
- Tratamento: inicialmente, trata-se a ambliopia e, depois, corrige-se cirurgicamente.

Estrabismos intermitentes
- Em geral, são percebidos mais tarde (dos 3 aos 4 anos de idade).
- Surge desvio divergente e, em alguns momentos, principalmente à luz intensa ou quando o paciente está cansado, sonolento ou distraído.
- Sinal frequente é o fechamento de um dos olhos quando o paciente sai à luz do sol.
- Em geral, não há ambliopia.
- Tratamento: geralmente cirúrgico, é realizado após o quarto ou quinto ano de vida. Até a cirurgia usam-se lentes negativas para forçar a convergência e evitar o surgimento do desvio e oclusão antissupressiva.

Estrabismos verticais
Menos frequentes, esses tipos de desvios são patológicos em qualquer idade. Às vezes, estão associados a paralisias oculares, principalmente a do IV par. Nesses casos é frequente o surgimento de torcicolo congênito, que muitas vezes é tratado como problema ortopédico (Figura 91.5).

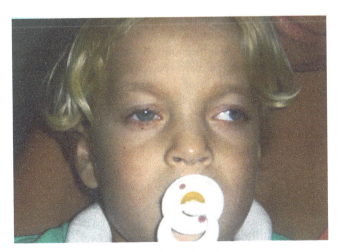

Figura 91.4 Exotropia.

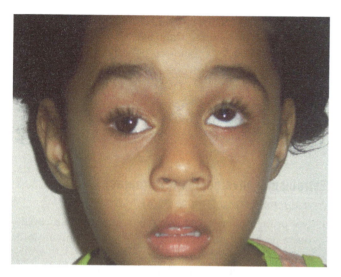

Figura 91.5 Estrabismo vertical.

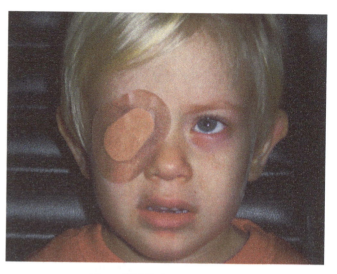

Figura 91.6 Tratamento oclusivo.

DIAGNÓSTICO

Normalmente, os desvios são diagnosticados pelos pais e/ou pediatras, que devem encaminhar a criança ao oftalmologista. Ao exame oftalmológico, procede-se à(ao):

- Anamnese completa.
- Medida da acuidade visual.
- Teste da motilidade ocular: são realizados testes com prismas para medir o desvio e testes para avaliação sensorial.
- Biomicroscopia.
- Fundoscopia.
- Refração sob cicloplegia.

Diagnóstico diferencial

Algumas crianças apresentam características físicas que sugerem desvios. A mais comum é o epicanto, que leva ao desenvolvimento do pseudoestrabismo. Em caso de dúvida, a criança deve ser encaminhada ao oftalmologista.

TRATAMENTO
Tratamento clínico

- Tratar ambliopia mediante oclusão (Figura 91.6 – oclusores próprios) do olho fixador para estimular o amblíope a ver (o número de horas por dia é variável, sendo determinado pelo oftalmopediatra) ou uso de colírios cicloplégicos (tira a acomodação e com isso embaça a visão). A segunda opção é bem menos usada e menos eficiente.
- Uso de lentes corretivas.

Tratamento cirúrgico

Procede-se ao retrocesso ou aos encurtamentos musculares para correção do desvio. Reintervenção é necessária em cerca de 10% dos casos.

Toxina botulínica

- É utilizada em casos específicos.

SÍNDROMES ESPECIAIS DA MOTILIDADE OCULAR
Fibrose generalizada de Brown

- Incidência familiar.
- Há fibrose generalizada de toda a musculatura ocular.

Síndrome de Duane

- Limitação do movimento de abdução (para fora) ou adução (para dentro), ou de ambos concomitantemente, acompanhada de diminuição da fenda palpebral em adução.

Fibrose congênita do reto inferior

- Limitação de elevação de um olho, que está fortemente em hipotropia (para baixo).

Síndrome de Moebius

- Os achados mais frequentes são paralisia de VI e VII pares, levando a estrabismo e lagoftalmia com ressecamento ocular em virtude da paralisia facial.

ESTRABISMOS PARALÍTICOS

A paralisia do VI par de nervos cranianos é a mais frequente, seguida pela do IV e do III par.

Paralisia do VI par

Esse nervo inerva o músculo reto lateral, e no exame clínico, de fácil diagnóstico, o paciente apresenta limitação na abdução do olho afetado.

Paralisia do IV par

Esse nervo inerva o músculo oblíquo superior. O quadro clínico consiste em desvio vertical na posição de frente do olhar e em torcicolo (cabeça inclinada para o lado oposto ao do olho afetado).

Paralisia do III par

Considerada a mais complexa, uma vez que esse nervo inerva os músculos retos medial, superior e inferior e oblíquo inferior.

O tratamento é mais complexo e interessa mais ao especialista, sendo importante orientar que, nos casos de paralisias agudas, convém investigar problemas sistêmicos (principalmente alterações neurológicas) e proceder à avaliação completa desse paciente.

Em geral, o tratamento do desvio é cirúrgico.

Bibliografia

Bicas HEA. Visão binocular. Estrabismos Medicina (Ribeirão Preto) 1997; 30:27-35.

David T, Hoyt C. Pediatric ophthalmology and strabismus. 3. ed. Elsevier-Saunders, 2005.

Prito-Diaz J, Soza-Dias C. Estrabismo. 3. ed. São Paulo: Roca/Editorial JIMS, 2000.

Rahi JS, Cumberland PM, Peckham CS. Does amblyopia affect educational, health, and social outcomes? Findings from 1958 British Birth Cohort. BMJ 2006.

Sousa DC. A responsabilidade do pediatra frente a uma criança estrábica. Pediatria (São Paulo) 1981; 3:16-9.

Souza-Dias C, Goldchmit M. Os estrabismos – teorias e casos comentados. Rio de Janeiro: Cultura Médica, 2011.

Capítulo 92

Obstrução Nasolacrimal Congênita

Ana Carolina Valença Collier
André Araújo de Vasconcelos

INTRODUÇÃO

Problemas lacrimais, particularmente a epífora, são motivo constante do encaminhamento das crianças ao oftalmologista. Todos os oftalmologistas devem estar preparados para diferenciar uma epífora benigna, autolimitante, de condições que exigem o auxílio de um especialista em vias lacrimais. O cirurgião lacrimal deve gerenciar o melhor tratamento de acordo com a idade da criança, tendo em mente que a patologia pode sofrer alterações enquanto o paciente cresce. Por outo lado, o olho seco severo (p. ex., na síndrome de Riley-Day) e os tumores da glândula lacrimal dão forma também a uma faceta rara, mas importante, de problemas lacrimais na infância. A patologia lacrimal mais frequente na infância é a obstrução das vias lacrimais, que se manifesta através de epífora e conjuntivite de repetição, sobretudo no primeiro ano de vida. A segunda patologia lacrimal mais frequente é a traumática, mais comum em crianças de 4 a 5 anos de idade, decorrente da laceração dos canalículos, sobretudo da pálpebra inferior, em virtude de acidentes domésticos ou de acidentes causados por animais de estimação.

Outro aspecto que chama a atenção é a diferença entre epífora e lacrimejamento. O lacrimejamento é causado pelo excesso de produção da lágrima, como, por exemplo, a presença de triquíase, corpo estranho, irritação ocular (fumaça, produtos químicos) etc. A epífora é causada pela obstrução parcial ou completa do sistema de drenagem lacrimal, como, por exemplo, canaliculite, obstrução total ou parcial do saco lacrimal, atonia palpebral, tumor de saco lacrimal, hipertrofia de corneto etc.

Convém lembrar ainda que o reflexo lacrimal na criança aparece entre poucas semanas e vários meses após o nascimento.

EMBRIOLOGIA DO SISTEMA LACRIMAL

O sistema nasolacrimal origina-se inicialmente durante o primeiro trimestre, quando as duas proeminências faciais derivaram do primeiro arco braquial. A fusão da proeminência nasal lateral à proeminência maxilar promove uma entrada com dupla camada de ectoderma de superfície para dar forma a um cordão lacrimal epitelial contínuo na fissura naso-óptica rudimentar. Esse cordão cresce durante a vida fetal e torna-se cercado pelo mesênquima. Move-se de uma posição horizontal para uma posição vertical com crescimento da face média. A extremidade cefálica dá origem aos canalículos e ao saco lacrimal, enquanto a extremidade caudal cresce para a cavidade nasal.

A canalização do saco lacrimal e do ducto nasolacrimal prossegue inferonasalmente durante o quarto e quinto meses de gestação. Os pontos lacrimais se abrem quando as pálpebras de separam (em torno do quinto mês). A parte final da transformação é o ponto em que a extremidade mais baixa do ducto nasolacrimal coalesce com a mucosa do meato inferior, onde está presente uma válvula membranosa, denominada válvula de Hasner, que se rompe no fim da gestação ou após o nascimento.

A canalização do cordão celular, para formar a via nasolacrimal entre o saco lacrimal e o nariz, normalmente se torna patente na ocasião do nascimento. Uma falha no funcionamento pode não ser notada em razão da ausência de secreção lacrimal nas primeiras semanas de vida. Considera-se patológica uma epífora que persiste por 3 meses após o nascimento. Falta de produção de lágrimas aos 3 meses exige atenção, pois deve-se pensar em alteração na glândula lacrimal principal.

ANATOMIA DAS VIAS LACRIMAIS

O sistema lacrimal compreende uma porção secretora, composta pela glândula lacrimal principal, localizada no ângulo superotemporal superior da órbita, e as glândulas lacrimais acessórias (Krause e Wolfring), as glândulas de Meibomius e as células *globet*, as quais produzem a lágrima, e um sistema de drenagem composto por pontos lacrimais, canalículos lacrimais, canal comum, saco lacrimal e o ducto nasolacrimal, que desemboca no corneto inferior da cavidade nasal.

Ambos os pontos lacrimais estão localizados 5 ou 6mm lateralmente ao canto interno da borda palpebral. Em cada ponto lacrimal se abre um canalículo lacrimal, que é formado por uma porção vertical de cerca de 2mm e outra horizontal, de aproximadamente 7 a 8mm, que em cerca de 90% dos casos desemboca diretamente no canalículo comum.

O saco lacrimal é uma estrutura anatômica oca, formada por uma dupla camada mucosa e fibroelástica. Está localizado em fossa óssea denominada fossa lacrimal. Conecta sua parte superoexterna com os canalículos e sua parte inferior com o ducto nasolacrimal, que, por sua vez, conecta o saco lacrimal com o meato nasal inferior por meio do óstio lacrimal (abaixo do corneto nasal inferior), onde se encontra a válvula de Hasner. A porção superior do saco denomina-se cúpula ou fórnix e mede cerca de 2,5mm. A porção inferior denomina-se istmo, pois conecta o saco com o ducto nasolacrimal, e mede cerca de 10 a 12mm. Das várias válvulas existentes em seu trajeto, as mais importantes são as de Rosenmüller, entre o conduto comum e o próprio saco lacrimal, e a de Hasner, localizada no óstio nasolacrimal. Essas válvulas têm a função de evitar o refluxo da lágrima de dentro do saco lacrimal e da cavidade nasal para a superfície do globo ocular e para dentro do saco lacrimal, respectivamente (Figura 92.1).

AVALIAÇÃO DE EPÍFORA NAS CRIANÇAS

Uma história completa da criança, desde o nascimento até as queixas e os sintomas atuais, é crucial. Em geral, a combinação de história de lacrimejamento, presença de secreção mucopurulenta, aspecto de "olho melado" e dermatite na pálpebra inferior, na vigência de um olho calmo e sem sinais inflamatórios, é bastante sugestiva de obstrução do ducto nasolacrimal. A frequência dos sintomas deve ser estabelecida, assim como os fatores agravantes, como tempo frio, vento e atopia (rinite, alergias etc.), que piorem a obstrução. A idade de início ajuda a estabelecer se os sintomas são congênitos ou adquiridos. A produção da lágrima começa em algumas semanas de vida neonatal; assim, a obstrução congênita pode permanecer assintomática por até 1 mês após o nascimento, podendo ser mais longa em bebês prematuros. Outra história médica pode ser importante: as anormalidades craniofaciais, como a síndrome e a microssomia hemifacial de Goldenhar, podem mascarar a obstrução nasolacrimal, e as circunstâncias ocasionalmente sistêmicas podem causar a obstrução (p. ex., fibrose cística ou crescimento alterado do osso na displasia fibrosa).

Um exame rápido, focalizado nos sinais externos dos pacientes, pode fornecer informações úteis com mínima aflição da criança. A simples observação à inspeção do menisco lacrimal e a presença de epífora sugerem a obstrução. A drenagem adequada da lágrima requer um sistema nasolacrimal pérvio e uma bomba lacrimal funcionante. A palpação sobre o canto do olho medial pode revelar o refluxo da secreção pelos

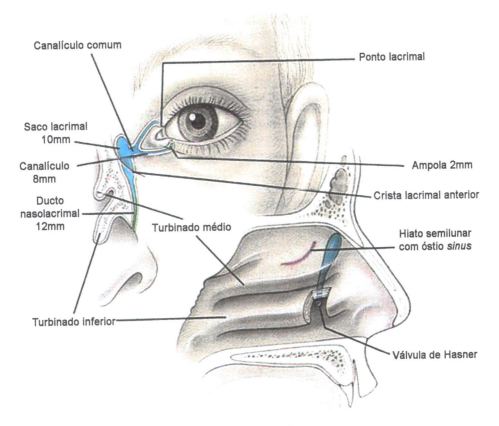

Figura 92.1 Anatomia.

pontos lacrimais, se a obstrução for distal ao saco lacrimal. Mucocele ou dacriocele podem ser palpadas, mas inchaço acima do tendão do canto medial pode indicar mucocele etmoidal anterior ou encefalocele nasofrontal, exigindo investigação com exames de imagem adicionais. Finalmente, exame ocular geral deve ser feito para verificar se há patologias associadas e para estabelecer a função visual.

A produção de lágrimas inicia-se na primeira ou segunda semana de vida, o que condiciona o surgimento da epífora em portadores de obstrução nasolacrimal congênita (ONLC) a essa época.

A ONLC é a causa mais comum de epífora no primeiro ano de vida, responsável por cerca de 90% das obstruções existentes, e ocorre em aproximadamente 6% a 20% dos recém-nascidos. Até 50% dos ductos nasolacrimais não são inteiramente pérvios ao nascimento. Ocorre, na maior parte das vezes, de modo unilateral, embora em 20% dos casos ambos os olhos possam estar afetados. Em crianças brasileiras, a incidência de ONLC é de 2,7%.

A principal causa de obstrução é a persistência de uma membrana na região da válvula de Hasner, no local de abertura do ducto nasolacrimal, na cavidade nasal. No entanto, a dacrioestenose, ou seja, o estreitamento do canal, pode dever-se à falha da canalização em qualquer local ao longo do ducto nasolacrimal, a anormalidades ósseas, com espículas ósseas e desvio do septo nasal, ou à hipertrofia do turbinado inferior. A presença de válvulas ou outras membranas pode ser verificada de maneira isolada ou em combinação, resultando em outras formas de obstrução.

Outras doenças, como glaucoma congênito, conjuntivite, triquíase (cílios que nascem virados para o olho) e fechamento incompleto das pálpebras, também podem provocar lacrimejamento. O principal diagnóstico diferencial é com conjuntivite, principalmente nas bilaterais, embora nesses casos existam, além da secreção, hiperemia conjuntival e edema palpebral.

A resolução espontânea é o caminho comum, pois cerca de 96% dos casos se resolvem sem tratamento até o primeiro ano de vida e em torno de 60% no segundo ano.

Exames complementares, como teste de Jones, dacriocistografia e dacriocintilografia, podem ser úteis para a confirmação da obstrução. Um teste simples e muito utilizado em oftalmologia pediátrica é o teste de desaparecimento da fluoresceína, no qual se instila uma gota de colírio de fluoresceína no fórnix inferior de ambos os olhos, remove-se o excesso e, após 5 minutos, observa-se com uma lanterna de filtro azul de cobalto a presença ou a ausência de fluoresceína. Nos casos de obstrução, após os 5 minutos, observa-se a presença de fluoresceína no olho acometido, o que não deve ocorrer em casos de via lacrimal pérvia. Em alguns casos, é possível a observação do colírio de fluoresceína na fossa nasal, semelhante ao teste de Jones, o que confirma a competência da via lacrimal. Esse exame possibilita também a avaliação de patologias da superfície ocular que poderiam aumentar o lacrimejamento reflexo (Figura 92.2).

O teste de Jones e o manejo desaparecimento de fluoresceína indicam a presença ou ausência de obstrução. Já testes como dacriocistografia, tomografia computadorizada e dacriocin-

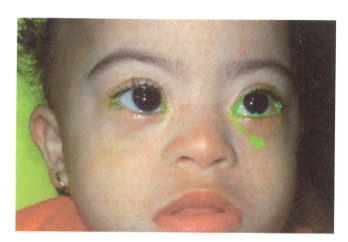

Figura 92.2 Obstrução de vias lacrimais à esquerda com acúmulo de fluoresceína.

tilografia, além de diagnosticarem a presença ou a ausência de obstrução, também podem estabelecer sua localização. São pouco utilizados em virtude da dificuldade de realização e da exposição à radiação, principalmente em recém-nascidos.

TRATAMENTO DA OBSTRUÇÃO CONGÊNITA DO DUCTO NASOLACRIMAL (OCNL)

O tratamento da obstrução do ducto nasolacrimal é, a princípio, conservador, uma vez que aproximadamente 90% dos casos apresentam resolução espontânea. Convém encorajar os pais e enfatizar os cuidados com a higiene, removendo a secreção em excesso, além da massagem, preconizada por Creigler. Essa massagem consiste na compressão do saco lacrimal, direcionando o dedo indicador inferiormente, na tentativa de deslocar o material dentro do saco lacrimal e do ducto nasolacrimal para a região da válvula de Hasner, fazendo com que o aumento da pressão rompa a eventual membrana persistente (Figura 92.3). Antibióticos são desnecessários, a menos que se desenvolva uma conjuntivite ou dacriocistite aguda. Os pais

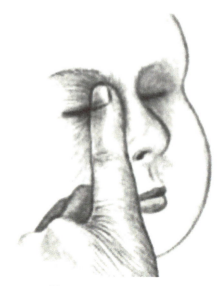

Figura 92.3 Massagem.

devem entender que a presença de secreção não indica necessariamente uma infecção, e que essa secreção pode ser decorrente da estase da lágrima dentro do saco lacrimal.

A sondagem e a irrigação do ducto nasolacrimal devem ser realizadas quando não ocorre resolução espontânea. A época da realização da sondagem é assunto controverso. Existem duas correntes: uma que defende a realização da sondagem mais precoce em recém-nascidos no próprio consultório sem sedação da criança e outra que advoga a realização da sondagem em idade mais tardia, entre 6 e 14 meses, com sucesso em aproximadamente 90% a 95% dos casos, exceto quando a obstrução se deve a alterações graves da via excretora, em que a taxa de sucesso é menor. Os que defendem a sondagem precoce, aos 6 meses de idade, argumentam que nessa idade é possível sua realização em consultório sem os inconvenientes de hospitalização e da sedação. Os defensores da sondagem precoce acreditam que postergá-la resultaria na diminuição do índice de sucesso, em virtude da fibrose e das aderências causadas pela inflamação crônica, além de ser mais barata, pois pode ser realizada no próprio consultório, sem necessidade de anestesia geral. Os que defendem a sondagem mais tardia alegam que, como 90% das crianças apresentam resolução espontânea, a sondagem precoce seria realizada desnecessariamente em muitas crianças que apresentariam resolução espontânea, evitando assim procedimentos desnecessários e diminuindo o risco de traumatismo canalicular com formação de falsa via.

Mannor e cols. relataram que o sucesso da sondagem na ONLC foi negativamente correlacionado com o aumento da idade (92%, 89%, 80%, 71% e 42% de sucesso em 12, 24, 36, 48 e 60 meses, respectivamente). Peterson e Robb relataram que 58 de 65 (89%) ONLC curaram espontaneamente entre 8 e 13 meses da idade. Nos últimos anos, estudos mostram a possibilidade de cura também em crianças mais velhas, acrescentando mais controvérsia quanto à época ideal para o tratamento da ONLC.

Costumamos indicar a sondagem nos casos em que não houve resolução espontânea entre 7 e 14 meses de idade. Nos casos mais graves (p. ex., dacriocele ou dilatação do saco lacrimal) e nos casos de bilateralidade, deve ser realizada mais precocemente. Cabe lembrar que a sondagem deverá ser realizada sob anestesia geral, com o paciente entubado, e que a passagem da sonda de Crawford deverá ser realizada da maneira mais suave e cuidadosa possível, evitando assim a possibilidade de uma falsa via. Quando a obstrução persiste após a sondagem, pode ser realizada uma segunda e até terceira sondagem, embora a entubação do ducto nasolacrimal com silicone, utilizando-se de sonda de Crawford ou similar, esteja indicada. A sonda de silicone permanece por aproximadamente 6 a 8 semanas e pode ser removida no consultório sem sedação. Para os casos mais raros, em que não houve resolução da obstrução com a sondagem e/ou entubação da via lacrimal, está indicada a dacriocistorrinostomia.

Entre os fatores associados ao insucesso do tratamento pela sondagem da obstrução congênita das vias lacrimais estão a presença e o tamanho da dilatação do saco lacrimal e o local da obstrução (quando esta se localiza na altura do seio de Arlt, a chance de sucesso da sondagem é de 60%; quando localizada na válvula de Hansler, a cura ocorre em 100% dos pacientes).

Outras causas para o insucesso da sondagem estariam relacionadas com a cavidade nasal, como hipertrofia do corneto e/ou da adenoide, desvio de septo, além de processos inflamatórios, como rinites e sinusopatias, que impossibilitariam a drenagem das lágrimas em virtude da compressão do óstio.

A avaliação da proporção de cura com a massagem, em relação à idade do início da epífora, mostrou que, quando a epífora se inicia antes dos 2 meses de vida, é maior a chance de cura com a massagem. Provavelmente, o início mais tardio pode ser decorrente de outras afecções que não a ONLC, piorando o prognóstico.

Da mesma maneira, a avaliação de cura com a sondagem relacionada à idade do início da epífora mostrou que a possibilidade de cura será menor nas crianças que iniciaram o sintoma mais tardiamente.

O teste das proporções binomiais mostrou que a chance de cura com a massagem é semelhante à da sondagem, o que justificaria a preferência pela massagem, evitando os riscos inerentes à anestesia geral para a sondagem.

Assim, a sondagem ficaria reservada para os casos refratários ao tratamento conservador, podendo ser realizada após os 2 anos de vida, com chance de resolução com massagem em 60% dos casos até os 2 anos de idade e índice de cura de 80% com sondagem dos 12 aos 14 meses, comparados com 31% sem tratamento.

Entretanto, a aparente vantagem da sondagem não significa que esta deva ser o tratamento de escolha para todos os pacientes, uma vez que qualquer intervenção cirúrgica acarreta certo risco, como traumatismo de uma via lacrimal que poderia estar destinada à resolução espontânea.

Uma metanálise concluiu que os casos resistentes à sondagem constituem menos de 2% de todos os portadores sintomáticos, e essa pequena fração não deve influenciar o tratamento dos outros 98%, uma vez que o insucesso da sondagem pode ser resultado de autosseleção de casos não resolvidos espontaneamente.

Índices de cura de aproximadamente 90% com a sondagem são relatados em crianças maiores de 13 meses ou de 73,3% em maiores de 24 meses. A sondagem e a irrigação da via lacrimal promoveram a cura em 96,8% das crianças com mais de 3 anos de idade, fazendo com que se reconsiderem opiniões sobre a piora do prognóstico quando se retarda a sondagem.

Fatores preditivos de prognóstico sombrio seriam: mucoceles grandes, epífora ou secreção abundantes, epífora de início tardio e bilateral, falha no tratamento com massagem ou sondagem e presença de obstáculo rígido (*hard stop*) quando se tenta a sondagem.

Bibliografia

Aggarwal RK, Misson GP, Donaldson I, Willshaw HE. The role of nasolacrimal intubation in the management of childhood epiphora. Eye 1993; 7:760-2.

Cassady JV. Developmental anatomy of naso-lacrimal duct. Arch Ophthalmol 1952; 47:141-58.

Day S. Lacrimal system. In: Taylor D (ed.) Pediatric othalmology. Blackwell Scientifics Publications, 1990:199-206.

Duke-Elder S, MacFault PA. The ocular anexa. In: Duke-Elder S (ed.) System of ophthalmology. Vol III, part 1. St Louis: CV Mosby Co., 1974:606-10.

Goldblum TA, Summers CG, Egbert JE, Letson RD. Office probing for congenital nasolacrimal duct obstruction: a study of parental satisfaction. J Pediatr Ophthalmol Strabismus 1996; 33(4):244-7.

Gonçalves Dias AK, Soccol O, Cunha M et al. Frequência de obstrução congênita do ducto nasolacrimal na clínica pediátrica da Santa Casa de São Paulo. Arq Bras Oftalmol 1994; 57(2):118-20.

Honavar SG, Prakash VE, Rao GN. Outcome of probing for congenital nasolacrimal duct obstruction in older children. Am J Ophthalmol 2000; 130(1):42-8.

Katowitz JA, Welsh MG. Timing of initial probing and irrigation in congenital nasolacrimal duct obstruction. Ophthalmology 1987; 94:698-705.

Kushner BJ. Congenital nasolacrimal system obstruction. Arch Ophthalmol 1982; 100:597-600.

MacEwen CJ, Young JD. Epiphora during the first year of life. Eye 1992; 5:596-600.

Mannor GE, Rose GE, Frimpong-Ansah K, Ezra E. Factors affecting the success of nasolacrimal duct probing for congenital nasolacrimal duct obstruction. Am J Ophthalmol 1999; 127:616-7.

Nelson LB. Disorders of lacrimal apparatus in infancy and childhood. In: Harley pediatric ophthalmolgy. 4. ed., 1998:345-52.

Nelson LR, Calhoun JH, Menduke H. Medical management of congenital nasolacrimal duct obstruction. Ophthalmology 1985; 92:1187-90.

Noda S, Hayasaka S, Setogawa T. Congenital nasolacrimal obstruction in Japanese infants: its incidence and treatment with massage. J Pediatr Ophthalmol Strabismus 1990; 28(1):20-2.

Nucci P, Capoferri C, Alfarano R, Brancato R. Conservative management of congenital nasolacrimal duct obstruction. J Pediatr Strabismus 1989; 26(1):39-43.

Patologia Lacrimal en la Infancia, Actualización en Oftalmología Pediátrica. Volumen 1, 2003. Edita E.U.R.O.M.E.D.I.C.E. Ediciones Médicas, S.L.Santa Ana, 11 08921 Badalona.

Paul TO. Medical management of congenital nasolacrimal duct obstruction. J Pediatr Ophthalmol Strabismus 1985; 22:68-70.

Petersen RA, Robb RM. The natural course of congenital obstruction of the nasolacrimal duct. J Pediatr Ophthalmol Strabismus 1978; 15:246-50.

Rehurek J, Holousova M. Optimization of therapy in lacrimal duct obstruction in neonates and infants. Cesk Slov Oftalmol 1997; 53(6):392-4.

Robb RM. Success rates of nasolacrimal duct probing at time intervals after 1 year of age. Ophthalmology 1998; 105(7):1307-10.

Schellini SA et al. Obstrução nasolacrimal congênita: fatores relacionados com a possibilidade de cura. Arq Bras Oftalmol 2005; 68(2):241-4.

Sevel D. Developmental and congenital abnormalities of the nasolacrimal apparatus. J Pediatr Ophthalmol Strabismus 1981; 18:13-9.

Yap EY, Yip CC. Outcome of late probing for congenital nasolacrimal obstruction in Singapore children. Int Ophthalmol 1997-98; 21(6):331-4.

Zappia RJ, Milder B. Lacrimal drainage fuction 2: the fluorescein dye dissapearance test. Am J Ophthalmol 1972; 74:160-2.

Zwaan J. Treatment of congenital nasolacrimal duct obstruction before and after the age of 1 year. Ophthalmic Surg Lasers 1997; 28(11):932-6.

SEÇÃO XVI

Hebiatria

Capítulo 93

Abordagem Médica do Adolescente

Tania Moisa da Silva Marinho
Maria de Fátima Marinho de Souza
Maria Helena Cananea

INTRODUÇÃO

*Mandacaru quando "fulora" na seca
É o sinal que a chuva chega no sertão...*

Em 1953, Luiz Gonzaga e Zé Dantas cantavam a adolescência através da alegoria do sertão nordestino em tempos de chuva e fertilidade. O paralelo com a evolução humana serve para caracterizar a fase do crescimento e desenvolvimento que corresponde à segunda década da existência, entre a infância e a idade adulta.

A adolescência é compreendida e definida de diferentes maneiras. Para a antropologia, é uma etapa sociocultural que começa com os ritos de passagem e se encerra com a chegada à idade adulta, de acordo com as normas sociais vigentes; para o direito, é o período situado depois da infância, ainda dentro da menoridade, até a maioridade, conforme a legislação correspondente; para a sociologia, é uma etapa determinada de acordo com cada sociedade; e, finalmente, para a medicina, trata-se de um período de crescimento e desenvolvimento do ser humano marcado por grandes mudanças físicas, psíquicas e sociais.

A Organização Mundial da Saúde (OMS) demarca cronologicamente a adolescência como a faixa etária que vai dos 10 aos 19 anos de idade, também adotada pelo Ministério da Saúde do Brasil. A OMS considera ainda como juventude o período que se estende dos 15 aos 24 anos, identificando como adolescentes jovens aqueles de 15 a 19 anos de idade.

A lei brasileira, por intermédio do Estatuto da Criança e do Adolescente, considera adolescente o indivíduo de 12 a 18 anos de idade.

Em 2010, segundo relatório do Fundo das Populações das Nações Unidas (UNFPA, 2013), 16,7% da população mundial estavam na faixa etária de 10 a 19 anos, o que, no Brasil, correspondia a 17%. De acordo com o censo demográfico do Instituto Brasileiro de Geografia e Estatística (IBGE), a população do Brasil era de 190.755.799 habitantes em 2010, 17,9% dos quais eram adolescentes.

A expansão da urbanização, o analfabetismo e a pobreza, associados ao processo de crescimento e desenvolvimento, aumentam a vulnerabilidade dos jovens e adolescentes, colocando-os em situações de risco, como gravidez precoce, acidentes, violência de diferentes tipos, uso de substâncias ilícitas, maus-tratos, evasão escolar e doenças sexualmente transmissíveis/síndrome de imunodeficiência adquirida (DST/AIDS). Esses fatores, associados à importância do contingente populacional que esse grupo representa e também ao desenvolvimento integral de suas potencialidades, justificam a necessidade de atenção integral à saúde do adolescente.

O conceito de saúde integral do adolescente refere-se à abordagem integradora e geral que relaciona a pessoa (organismo e indivíduo), a família e o meio ambiente (sociedade, natureza, hábitat). Inclui também o critério de *continuum* da prevenção primária, secundária e terciária de saúde.

Em 1989, a OMS desenvolveu o marco conceitual da saúde do adolescente, segundo o qual o significado da saúde integral do adolescente reforça a afirmação de que o ser humano é uma unidade biológica e psicossocial estreitamente relacionada com o meio ambiente e tem como finalidade a promoção e a proteção da saúde, consideradas aqui como completo estado de bem-estar social e qualidade de vida, facilitando os processos de socialização, adaptação, espiritualidade e desempenho ótimo como ser social durante e depois do período da adolescência.

A saúde é um direito fundamental do ser humano, e a saúde sexual é um componente integral da saúde geral, inclusive dos adolescentes e jovens. A saúde sexual evidencia-se nas expressões livres e responsáveis de capacidades sexuais que conduzem ao bem-estar pessoal e social, enriquecendo a vida individual e social.

No Brasil, o PROSAD (Programa de Saúde do Adolescente) foi criado pela Portaria 980/GM, de 21 de dezembro de

1989, do Ministério da Saúde, e se fundamenta em uma política de promoção de saúde integral, respeitando as diretrizes do Sistema Único de Saúde (SUS), garantida pela Constituição Brasileira de 1988.

A Sociedade Brasileira de Pediatria (SBP), em 13 de agosto de 1993, entendendo que a atuação do pediatra inicia-se na concepção e segue até o término do crescimento somático do indivíduo, recomendou a abrangência da área de atuação do pediatra até os 18 anos de idade. Os pediatras podem e devem ter um papel relevante, mas não exclusivo, na saúde do adolescente.

Segundo Meirelles (2015), os primeiros serviços de atenção à saúde do adolescente foram fundados oficialmente em São Paulo e no Rio de Janeiro nos anos de 1974 e 1975. Em Pernambuco, os primeiros serviços surgiram na década de 1980, e o Instituto de Medicina Integral Professor Fernando Figueira (IMIP) foi um dos pioneiros com a implantação do Ambulatório de Adolescentes no ano de 1984.

ASPECTOS ÉTICOS DO ATENDIMENTO AO ADOLESCENTE

O médico envolvido na prática da medicina do adolescente deve estar familiarizado com as peculiaridades das dimensões éticas da relação médico-paciente nesse período da vida. O atendimento ao adolescente deve estar ancorado em rígidos princípios éticos que envolvam respeito à autonomia, confiança, privacidade e confidencialidade:

- **Autonomia:** significa autodeterminação e autogoverno. É o poder que a pessoa humana tem de tomar decisões sobre sua saúde, assumindo a responsabilidade sobre seu tratamento, sua integridade físico-psíquica e suas relações sociais. Pelo princípio da autonomia diz-se que o paciente adolescente pode, como indivíduo autônomo, ser responsável e capaz de avaliar seus problemas e decidir sobre suas necessidades de acatar procedimentos diagnósticos, terapêuticos e profiláticos, assumindo a responsabilidade por seu tratamento. Cabe à equipe médica avaliar o grau de maturidade sempre considerando, além do desenvolvimento físico, os aspectos cognitivos, emocionais, sociais, culturais e comportamentais que efetivem a autonomia.
- **Privacidade:** é o direito que o adolescente tem de ser atendido sozinho.
- **Confidencialidade:** é um elemento fundamental para atender às necessidades de saúde dos adolescentes na consulta e implica uma relação de confiança. É definida como um acordo entre o profissional de saúde e o cliente, no qual as informações discutidas durante e após a consulta não podem ser passadas a seus pais e/ou responsáveis sem a permissão explícita do adolescente. A postura médica de confidencialidade e privacidade caracteriza o sigilo médico e está respaldada no artigo 74 do Código de Ética Médica, que veda ao médico: "Revelar sigilo profissional relacionado a paciente menor de idade, inclusive a seus pais ou representantes legais, desde que o menor tenha capacidade de discernimento, salvo quando a não revelação possa acarretar dano ao paciente."

Os departamentos de Bioética e Adolescência da Sociedade de Pediatria de São Paulo publicaram, em 1999, recomendações sobre algumas questões éticas relacionadas com o atendimento médico do adolescente que foram endossadas e adotadas pela SBP:

- O médico deve reconhecer o adolescente como indivíduo progressivamente capaz e atendê-lo de maneira diferenciada; respeitar a individualidade de cada adolescente e manter uma postura de acolhimento centrada em valores de saúde e bem-estar do jovem.
- O adolescente, desde que identificado como capaz de avaliar seu problema e conduzir-se por seus próprios meios para solucioná-lo, tem o direito de ser atendido sem a presença dos pais ou responsáveis no ambiente da consulta, garantindo-se a confidencialidade e o acesso aos recursos diagnósticos e terapêuticos necessários. Dessa maneira, o jovem tem o direito de fazer opções sobre procedimentos diagnósticos, terapêuticos ou profiláticos, assumindo integralmente seu tratamento. Os pais ou responsáveis somente serão informados sobre determinados conteúdos das consultas, como, por exemplo, questões relacionadas com a sexualidade e a prescrição de métodos contraceptivos com o expresso consentimento do adolescente.
- A participação da família no processo de atendimento do adolescente é altamente desejável. Os limites desse envolvimento devem ficar claros para a família e para o jovem. O adolescente deve ser incentivado a envolver a família no acompanhamento de seus problemas.
- A ausência dos pais ou responsáveis não deve impedir o atendimento médico do jovem, seja em consulta de matrícula, seja nos retornos.
- Em situações consideradas de risco (p. ex., gravidez, uso excessivo de substâncias, não adesão a tratamentos recomendados, doenças graves, proposta ou intenção de suicídio ou homicídio, intenção de aborto e casos de risco à vida ou à saúde de terceiros) e ante a realização de procedimentos de maior complexidade (p. ex., biópsias e intervenções cirúrgicas), tornam-se necessários a participação e o consentimento dos pais ou responsáveis.
- Em todas as situações em que se caracterizar a necessidade de quebra do sigilo médico, o adolescente deverá ser informado, justificando-se os motivos para essa atitude.

SAÚDE SEXUAL E REPRODUTIVA

Considerando o número cada vez maior de adolescentes que iniciam a vida sexual precocemente, além do risco que envolve a atividade sexual desprotegida e as dúvidas e inseguranças que permeiam a proposta da educação sexual como um todo, mais especificamente quanto à contracepção na adolescência, os pediatras e ginecologistas precisam estar preparados para a abordagem desses temas durante o atendimento ao adolescente. A orientação sexual adequada constitui um desafio, considerando que é um trabalho educativo que vai além do fornecimento de informações e conhecimentos sobre saúde reprodutiva. Esse processo envolve o resgate do indivíduo, a promoção da autoestima e a conscientização dos riscos vivenciados; somente dessa maneira se estabelece uma postura saudável diante da vida sexual – o sexo responsável, objetivo maior da educação sexual. Por isso, é importante que os profissionais tenham conhecimento sobre sexualidade e anticoncepção, bem como sobre os aspectos éticos que envolvem essas questões.

A SBP e a FEBRASGO (Federação Brasileira das Sociedades de Ginecologia e Obstetrícia), com respaldo do Estatuto da Criança e do Adolescente (ECA), da Conferência Internacional sobre População e Desenvolvimento (Cairo, 1994), do Código de Ética Médica, do Fórum 2002 – Adolescência, Contracepção e Ética – e do Fórum 2005 – Adolescência e Contracepção de Emergência –, estabeleceram as seguintes diretrizes em relação à saúde sexual e reprodutiva dos adolescentes:

Sobre a privacidade e a confidencialidade no atendimento

- O adolescente, qualquer que seja a idade, tem direito à privacidade durante a consulta, ou seja, de ser atendido sozinho, em espaço privado e apropriado, onde são reconhecidas sua autonomia e individualidade, sendo estimulada sua responsabilidade crescente com a saúde e os cuidados perante eventuais processos patológicos de gravidade e limitação variáveis. Convém lembrar que a privacidade não está obrigatoriamente relacionada com a confidencialidade.
- A privacidade envolve um contrato entre o adolescente, a família e o médico, sendo importante frisar que não se quer com essa proposta alijar a família ou diluir sua responsabilidade, havendo um estímulo constante ao diálogo entre adolescentes e responsáveis, mesmo que no espaço privado da consulta.
- Deverão ser consideradas as situações de exceção, como déficit intelectual importante, distúrbios psiquiátricos, drogadição e desejo do adolescente de não ser atendido sozinho; nesses casos, torna-se necessária a presença de um acompanhante durante o atendimento.
- Nos casos em que haja referência explícita ou suspeita de violência sexual, o profissional está obrigado a notificar ao conselho tutelar, de acordo com a Lei Federal 8.069-90, ou à Vara da Infância e Juventude, como determina o ECA, sendo conveniente a presença de outro profissional durante a consulta. Recomenda-se a discussão dos casos em equipe multidisciplinar, de modo a avaliar a conduta, bem como o momento mais adequado para notificação.
- A garantia de confidencialidade e privacidade é fundamental para ações de prevenção e favorece a abordagem de temas ligados ao exercício da sexualidade, ao uso de substâncias ilícitas, às DST e à denúncia de maus-tratos, violência sexual, negligência e todas as formas de violência a que são submetidos os adolescentes.
- A confidencialidade é um direito do adolescente, garantido e reconhecido pelo artigo 74 do Código de Ética Médica. A quebra do sigilo pelo profissional de saúde implica penalidade.
- A confidencialidade tem como proposta reforçar o reconhecimento do indivíduo como sujeito, protagonista de suas ações e escolhas responsáveis; a família será a grande aliada para a sustentação dessa abordagem, entendendo-a como oportunidade de aprendizado e exercício de cidadania.

Sobre a prescrição de anticoncepcionais

- Mesmo que não haja solicitação, o médico deverá realizar a orientação sexual pertinente, ressaltando a importância da informação sobre todos os métodos, com ênfase no uso de preservativos, e evitando tecer qualquer juízo de valor.
- O médico deve aproveitar todas as oportunidades de contato com os adolescentes e suas famílias para promover a reflexão e a divulgação de informações sobre temas relacionados com a sexualidade e a saúde reprodutiva. A prescrição de métodos anticoncepcionais deverá levar em consideração a solicitação dos adolescentes, respeitando-se os critérios médicos de elegibilidade, independentemente da idade.
- A prescrição de métodos anticoncepcionais aos adolescentes com menos de 14 anos de idade deve ser criteriosa, não constituindo ato ilícito por parte do médico, desde que não haja situação de abuso ou vitimização do menor e que o adolescente detenha capacidade de autodeterminação com responsabilidade e consciência a respeito dos aspectos que envolvem sua saúde e sua vida. Isso leva em consideração a proteção integral, sempre com orientação responsável do profissional médico a respeito dos riscos inerentes aos medicamentos.
- Na atenção à menor de 14 anos sexualmente ativa, a presunção de estupro deixa de existir diante da informação que o profissional tem de sua não ocorrência, a partir da informação da adolescente e da avaliação criteriosa do caso, que deve estar devidamente registrada no prontuário médico.

Sobre a anticoncepção de emergência

- O médico pode prescrever contracepção de emergência, com critérios e cuidados por ser recurso de exceção, às adolescentes expostas ao risco iminente de gravidez, nas seguintes situações: não estar usando qualquer método contraceptivo, falha do método contraceptivo em uso ou em caso de violência sexual.
- A contracepção de emergência não é um método abortivo, conforme demonstram as evidências científicas.
- Deixar de oferecer a contracepção de emergência nas situações em que está indicada pode ser considerado uma violação do direito da paciente, uma vez que esta sempre deverá ser informada a respeito das precauções disponíveis para sua segurança.
- Nos casos de violência sexual, devem ser respeitadas as normas do Ministério da Saúde, que incluem a contracepção de emergência, a qual deve estar disponível nos serviços que atendem essas adolescentes.
- Os adolescentes de ambos os gêneros têm direito à educação sexual, ao sigilo sobre sua atividade sexual, ao acesso e à disponibilidade gratuita dos métodos. A consciência desse direito implica reconhecer a individualidade do adolescente, estimulando-o a assumir a responsabilidade por sua própria saúde. O respeito à sua autonomia faz com que passe de objeto a sujeito de direito.

CONSULTA DO ADOLESCENTE

Em virtude das peculiaridades que permeiam o desenvolvimento do adolescente, a consulta deve envolver tópicos que possam assegurar a integralidade do atendimento, devendo ser adaptada de acordo com a complexidade da consulta, a natureza das queixas, a idade e o grau de maturidade do adolescente.

É importante que, no primeiro encontro, seja esclarecida a dinâmica da consulta, referindo um primeiro momento compartilhado com a família ou acompanhante e o adolescente, um segundo momento do adolescente só e um terceiro momento, quando a família volta a participar da consulta para sua finalização. O momento compartilhado pela família é de grande importância para melhor avaliação do contexto e da dinâmica familiar, facilitando uma avaliação mais precisa de condições que merecem intervenção profissional. Deve ficar claro para a família que esta não ficará alijada do contexto da consulta, ressaltando sua importância em toda a dinâmica da consulta e enfatizando a importância desse momento para o desenvolvimento da autonomia e da responsabilidade do adolescente com sua saúde. Convém lembrar que, muitas vezes, a família também está insegura e necessita orientação e suporte, mas sempre respeitando a confidencialidade e a privacidade do adolescente.

Nesse primeiro momento, deve-se assegurar ao adolescente o respeito à confidencialidade, ao pudor e à privacidade, reforçando que ele é a figura mais importante da consulta, possibilitando que ele relate problemas que o afligem, como, por exemplo, DST, violência sexual, uso de substâncias ilícitas ou depressão. Ao mesmo tempo, é conveniente que sejam esclarecidas ao adolescente as circunstâncias em que o sigilo médico deverá ser rompido como modo de prevenir situações de risco e danos para ele próprio e para outras pessoas.

O local da consulta deve ser acessível ao adolescente, com acesso desburocratizado e, na medida do possível, com horário flexível, levando em conta os horários escolares.

O consultório para atendimento ao adolescente deve ter espaço adequado para acomodá-lo e também seus acompanhantes. A sala de exame deve ser separada da sala de entrevista por paredes ou divisórias, de modo a assegurar maior privacidade no momento do exame físico.

Anamnese

A anamnese do adolescente é semelhante à realizada na clínica médica ou pediátrica, evidenciando-se os dados referentes ao crescimento e ao desenvolvimento orgânico, psicossocial e sexual, bem como investigação de patologias mais frequentes no período de crescimento.

As queixas iniciais do adolescente são de suma importância. É necessário tomar conhecimento sobre fatos de seu passado, sua maneira de viver, escolaridade, uso de substâncias ilícitas e seu relacionamento com a família, amigos, colegas, vizinhos e professores.

A avaliação do primeiro momento da consulta com a participação dos pais ou responsável deve constar de:

- **Queixa principal e história da doença atual:** a queixa da família pode ser diferente ou não existir para o adolescente, que muitas vezes é levado por uma necessidade da família.
- **Alimentação:** descrever a qualidade, a quantidade e o horário das refeições.
- **Crescimento e desenvolvimento:** questionar e avaliar os marcos do desenvolvimento neuropsicomotor, se adequados ou inadequados.
- **Escolaridade:** conhecer a idade de ingresso na escola, sua série atual, horário, repetência e suas causas, e se tem alguma dificuldade no aprendizado.
- **Doenças anteriores:** questionar se teve sarampo, varicela, parotidite, asma, pneumonia etc.; internamentos ou intervenção cirúrgica.
- **Antecedentes familiares:** condições socioeconômicas, doenças familiares.
- **Condições socioeconômicas:** renda familiar, tipo de habitação, número de pessoas com quem vive e ocupação, idade e escolaridade dos pais.
- **Vacinação:** verificar as vacinas da infância e aquelas próprias da adolescência.

No momento da consulta com o adolescente:

- **Desenvolvimento sexual e sexualidade:** idade da telarca, pubarca, menarca e espermarca. Conhecer as características da menstruação quanto a fluxo, duração e presença de dismenorreia. Esclarecer o que é ciclo menstrual, que o intervalo normal pode variar de 21 a 45 dias e que a duração do fluxo menstrual é ≤ 7 dias. Em relação à espermarca, é importante questionar se ele sabe o que é e, caso não saiba, deve-se explicar de maneira clara e com palavras que o adolescente possa compreender, pois, quando ocorre, o desconhecimento é motivo de angústia.
- **Namoro, início da atividade sexual, conhecimento de meios de prevenção de gravidez e DST:** indaga-se também sobre gravidez e abortamentos e dificuldades na vida sexual. Momento privilegiado para o aconselhamento de práticas sexuais responsáveis e seguras. O uso de preservativo deve ser enfatizado como prática indispensável na prevenção de DST e de infecção pelo HIV. Esse é um momento oportuno para esclarecimento de dúvidas, para conversar sobre a importância do afeto e do prazer nas relações amorosas e para alertar sobre situações de risco para abuso e/ou exploração sexual.
- **Núcleo familiar:** constituição da família e, caso não more com os pais, saber com quem vive, há quanto tempo e o motivo. Quanto ao relacionamento familiar, questiona-se sobre as características dos pais: temperamento, relacionamento do casal e relacionamento com os filhos. Se for o caso, convém pesquisar também como o adolescente se comporta em caso de separações, casamentos anteriores, padrastos ou madrastas, doenças e mortes.
- **Saúde mental:** na avaliação, deve-se ter o cuidado de não confundir determinados comportamentos com a síndrome normal do adolescente. Cabe pesquisar sobre depressão, suicídio e psicose.
- **Hábitos e vida cultural:** nesse momento, deve-se investigar a prática regular de esportes ou outra atividade física, se gosta de ler, de dançar, se toca algum instrumento mu-

sical, se participa de algum grupo de jovens, tipo de lazer, uso de substância lícita ou ilícita (uso e abuso).
- **Projeto para o futuro:** trabalho e aspiração profissional.
- **Comportamentos de risco:** tentativas ou ideação suicida ou de automutilação.
- **Avaliação pessoal:** qual a imagem pessoal do adolescente: vê-se como uma criança, um adolescente ou adulto; gordo, magro ou de bom peso; alto, baixo ou de boa estatura; feliz ou triste; e se gostaria de mudar algum aspecto de sua vida.

Exame físico

O exame físico é uma boa oportunidade para orientar o adolescente sobre as mudanças que estão ocorrendo em seu corpo e a transitoriedade de algumas alterações, como, por exemplo, a ginecomastia puberal.

Deve-se esclarecer o adolescente sobre a importância do exame físico completo para avaliação de seu estado de saúde, sua maturidade e desenvolvimento sexual, lembrando sempre que é necessário respeitar seu grau de recato ou pudor. Cabe ao jovem escolher se o responsável ou familiar poderá permanecer no local do exame durante sua execução. Aconselhamos a presença do responsável ou outro profissional de saúde durante o exame da mama e da genitália, principalmente se o médico for do gênero oposto ao do adolescente.

O uso de roupões ou lençóis para o adolescente e luvas para o médico confere ao exame um sentido profissional, diminuindo assim os constrangimentos do contato direto necessário.

O exame pélvico e genital deverá ser realizado em momento oportuno, quando o adolescente se sentir confortável e confiante. O exame físico do adolescente é semelhante ao realizado na criança, com ênfase em certas particularidades. Por exemplo:

- Observar estado nutricional, consciência, hidratação, higiene, altitude e posição adotada pelo paciente.
- Verificar a presença de acne, que é muito comum nessa faixa etária e incomoda bastante o adolescente.
- Examinar a tireoide, pois as doenças tireoidianas são mais frequentes nessa fase.
- Mamas: nos meninos, a presença de ginecomastia é comum no início da puberdade, devendo ser diferenciada da lipomastia; já nas meninas devem ser avaliados mobilidade, nódulos e galactorreia.
- Coluna vertebral: nessa fase de crescimento intenso, é comum o desvio do eixo central.
- Genitália: nos meninos, convém observar fimose, varicocele, hidrocele, presença de secreção e lesões sugestivas de DST; nas meninas, cabe observar clitóris, pequenos lábios, hímen pérvio, presença de secreções e lesões sugestivas de DST.

Terminado o exame físico, os adolescentes devem ser informados sobre as hipóteses diagnósticas e a conduta a ser adotada. Informam-se também a necessidade de retorno e o prazo para acompanhamento de sua patologia ou sua normalidade.

Na ausência de patologia, o retorno deverá ocorrer a cada 6 meses. Em caso de necessidade, antecipa-se o retorno ou procura-se o setor de urgência da instituição, dependendo do caso.

Bibliografia

American Academy of Pediatric, Committee on Adolescence, American College of Obstetricians and Gynecologists and Committee on Adolescent Health Care. Menstruation in girls and adolescents: using the menstrual cycle as a vital sign. Pediatrics nov. 2006; 118:2245-50..

Arroyo HA, Pasqualini D, Lloreis A et al. Salud y bienestar de los adolescentes y jóvenes: una mirada integral; compilado por Diana Pasqualini y Alfredo Llorens. 1. ed. Buenos Aires: Organización Panamericana de la Salud, 2010: 25-78.

Brasil. Estatuto da Criança e do Adolescente. Lei 8.069, de 13 de julho de 1990.

Brasil. Conselho Federal de Medicina. Código de Ética Médica. Brasília: CFM, 2009.

Brasil. Ministério da Saúde. Secretaria de Atenção à Saúde. Departamento de Ações Programáticas Estratégicas. Saúde do adolescente: competências e habilidades. Série B. Textos Básicos da Saúde. Brasília: Editora do Ministério da Saúde, 2008:41-6.

Coutinho MF, Barros R. Adolescência: uma abordagem prática. São Paulo: Atheneu, 2001:5.

Diretrizes: Adolescência, contracepção e ética, 2002. Sociedade Brasileira de Pediatria (SBP). Federação Brasileira de Ginecologia e Obstetrícia (Febrasgo). Disponível em: <http://www.febrasco.org.br>. Acesso em: 25/05/2007.

Meirelles M. História brasileira da medicina do adolescente. Pediatria Brasil. Disponível em: <http://www.pediatriabrasil.com.br>. Acesso em: 28/06/2015.

Neinstein LS, Kaufman FR. Woods ER. In: Neinstein LS (ed.) Adolescent health care. A pratical guide. 5. ed. Lippincott Williams & Wilkins, 2008.

OMS. Problemas de salud de la adolescencia. Informe de un comite de expertos de la OMS. Informe tecnico 308. Genebra, 1965.

OPAS. Serrano CV. La salud del adolescente y el joven en las Américas. In: La salud integral de los adolescentes y los jovenes: su promoción y su cuidado, 1998.

Oselka G, Troster EJ. Aspectos éticos do atendimento médico ao adolescente. Rev Assoc Med Bras 2000; 46(4):306-7.

Saito MI, Silva LEV, Leal MM. Adolescência: prevenção e risco. 3. ed. São Paulo: Atheneu, 2001.

Saito MI, Leal MM. O exercício da sexualidade na adolescência: a contracepção em questão. Pediatria (São Paulo) 2003; 25(1/2):36-42 – apud Saito MI. Sex education in school: preventing unwanted pregnancy in adolescents. Intern J Gynecolol Obstet 1998; S157-60.

Saito MI, Leal MM. Adolescência e contracepção de emergência: Fórum 2005. Rev Paul Pediatria 2007; 25(2):180-6.

Schutt-Aine J, Maddaleno M. Salud sexual y desarrollo de adolescentes y jóvenes en las Américas – Implicaciones en programas y politicas. Washington, DC: OPAS, 2003:19-20.

Sociedade Brasileira de Pediatria (SBP) e Federação Brasileira das Sociedades de Ginecologia e Obstetrícia (FEBRASGO). Contracepção e ética: diretrizes atuais durante a adolescência. Adolescência & Saúde jun 2005; 2(2).

Taquette SR. Conduta ética no atendimento à saúde de adolescentes. Adolescência & Saúde jan 2010; 7(1).

UNFPA. Relatório sobre a Situação da População Mundial, 2010. Do conflito e crise à renovação: gerações da mudança. Disponível em: <http://www.unfpa.org.br/Arquivos/swop2010.pdf>. Acesso em: 28/06/2015.

WHO. Programming for adolescent health and development. Thechnical Report Series 886. Geneva, 1999.

Capítulo 94

Crescimento e Desenvolvimento Físico na Adolescência

Betinha Cordeiro Fernandes (Elizabeth)
Maria de Fátima Marinho de Souza
Tania Moisa da Silva Marinho

INTRODUÇÃO

Dentro do desenvolvimento contínuo do ser humano, a adolescência corresponde à transição entre a infância e a fase adulta. Nesse contexto ocorrem fenômenos biológicos, psicológicos e sociais específicos. Puberdade é a expressão biológica do período da adolescência que se caracteriza por transformações anatômicas e fisiológicas, incluindo crescimento, desenvolvimento e maturação sexual.

A rapidez dessas transformações, que geralmente se iniciam na segunda década da vida, a imposição psicológica por necessidade de autonomia e o novo *status* social imprimem uma nova realidade para o adolescente, seus familiares e a sociedade, ocasionando ansiedade e a necessidade de acompanhamento desse processo por pessoas capacitadas em saúde do adolescente.

Novo esquema corporal, desejos e necessidades, impulsividade, a busca da aparência ideal do corpo que se transforma e frustrações com frequência transformam-se em inquietações incessantes, sendo motivo para a ida do jovem à consulta.

A prática demonstra que essas preocupações têm matizes conforme o tempo da adolescência e o gênero do jovem. Assim, as dúvidas e ansiedades são mais intensas e frequentes na puberdade inicial. Os meninos costumam fixar suas preocupações na altura, no tamanho do pênis ou em ereções inesperadas; inundam-se das mais diversas fantasias sexuais se acaso surge ginecomastia. Já as garotas preocupam-se com a silhueta do corpo, querem perder peso a qualquer custo, ficam insatisfeitas com o tamanho ou o formato das mamas, com a estatura (gostariam de ser mais altas para tentar a carreira de modelo), demonstram ansiedade com a menarca e ficam confusas com as irregularidades fisiológicas dos primeiros ciclos menstruais.

Vale destacar que muitas dessas preocupações são na verdade dos pais, um reflexo das dificuldades na relação com o próprio corpo e nas vivências da época da adolescência.

Conhecer as peculiaridades do crescimento nessa fase é de importância fundamental para os que trabalham com jovens. Além de ser um bom indicador de saúde, do ponto de vista individual e coletivo, o crescimento pode ter características que precisam ser diferenciadas do anormal para que o profissional determine o tipo de intervenção necessária.

FATORES QUE INFLUEM NO CRESCIMENTO

Na adolescência, o crescimento recebe influência dos mesmos fatores presentes na infância. Assim, determinantes genéticos – cromossomopatias, as variações ligadas ao gênero – ou fatores que atuam na gestação, parto e período neonatal – infecções congênitas, hipoxia intensa, baixo peso ao nascer – podem deixar como sequelas dificuldades do crescimento.

A etnia é outro fator que influi no potencial da altura. Sabe-se, por exemplo, que o fato de existirem ascendentes europeus em até três gerações pode levar à maior altura final do jovem, quando comparado com os adolescentes cujos familiares são apenas de origem brasileira.

O estado nutricional é importante elemento que interfere no potencial genético do crescimento. Os desvios da nutrição – obesidade, desnutrição e carência de micronutrientes – dependendo de intensidade, duração e intervenção terapêutica, podem causar repercussões negativas.

Ressalte-se que muitas dessas afecções, por não terem recebido o tratamento adequado, persistem durante toda a puberdade ou mesmo além. Doenças crônicas – cardiopatias, nefropatias, diabetes melito – ou infecções repetidas – do trato urinário, enteroparasitoses – contribuem para o desgaste das reservas teciduais, exacerbando ou mantendo as carências nutricionais.

Os fatores culturais articulam-se com os intrínsecos, havendo influência negativa ou positiva. O nível cultural da família é um forte determinante dos hábitos dos jovens. Pais que não costumam ter legumes e frutas no cardápio, por exemplo, induzem o mesmo hábito alimentar nos filhos. A ausência de adultos nas principais refeições, fazê-las fora do lar por necessidade de estudo ou trabalho, assim como a inexistência de rotina nos hábitos de dormir, lazer e tarefas, são fatores que levam a hábitos alimentares inadequados. Assim, é comum a falta de uma das alimentações ou o hábito de fazer refeições rápidas *(fast-food)* ou repletas de guloseimas *(junk-food)*, responsáveis pelos excessos que atualmente constituem grandes fatores de risco para hiperlipidemias, cardiopatias e doenças metabólicas. Não devem ser esquecidas as repercussões na autoestima, em virtude da modificação da estética do jovem. Outro hábito que também necessita monitoramento na época de intenso ritmo de crescimento é o vegetarianismo, por reduzir as cotas proteicas de origem animal.

O outro extremo dos erros alimentares, a escassez, também é motivo de alerta, mesmo nas classes mais diferenciadas. Atualmente, é cada vez mais comum que jovens, principalmente as meninas, adotem dietas hipocalóricas descabidas e com uso de laxantes, na ânsia de ter o corpo idealizado, delgado, ou por motivos psicodinâmicos, chegando a desenvolver quadros de anorexia ou bulimia.

ASPECTOS ENDÓCRINOS

As pesquisas sobre neurobiologia molecular revelam que o início da puberdade tem influência poligênica e envolve uma série de reações químicas. Supõe-se que fatores de estímulo ambientais, o amadurecimento do cérebro e o estado nutricional podem estar relacionados com a ação poligênica desse processo.

Na infância, há predomínio do inibidor dos neuropeptídeos GABA Y (NPY) e de endorfinas sobre os neurônios que liberam o GnRH. No começo da puberdade, o nível do GABA diminui, permitindo o domínio do glutamato, que é liberado por outros tipos de neurônios.

A queda do pulso noturno da melatonina e a diminuição do NPY em razão da maior concentração de leptina (originada nos adipócitos e também relacionada com a regulação do apetite e do peso corporal), além da ação do glutamato, agem conjuntamente para suprimir o *feedback* negativo de liberação do GnRH.

Desse modo, surge a produção pulsátil dos genes que disparam o gatilho que dá início ao eixo HHG (*clock genes*), os neuropeptídeos kisspeptina (KISS1) e neuroquinina B (NKB), os quais levam à liberação do GnRH. A partir deste, ocorre secreção dos hormônios luteinizante (LH) e folículo-estimulante (FSH), que agem diretamente nas gônadas. Uma mutação nos genes que codificam essas peptinas, ou seus receptores, pode ocasionar puberdade precoce ou tardia.

Com a secreção episódica do GnRH hipotalâmico, há liberação noturna e pulsátil das gonadotrofinas, do LH e do FSH, que têm origem hipofisária e são responsáveis pela gonadarca, ou seja, pelo amadurecimento das gônadas (testículos e ovários). Assim, o processo culmina na produção de hormônios sexuais (androgênios, estrogênios e progestinas) e na formação dos gametas (espermatozoides e óvulos). A liberação paulatina do GnRH vai, então, deflagrar as demais reações no eixo hipotálamo-hipófise-gônadas (HHG).

Atualmente, admite-se que maior adiposidade, além de causar aumento da resistência insulínica, também leva à ativação do eixo HHG pela ação da leptina, havendo consequente aumento de estrogênios. Isso pode explicar por que meninas com peso elevado podem desenvolver-se mais precocemente do que as de peso normal.

As glândulas suprarrenais participam da maturação puberal, porém de maneira distinta do eixo HHG. Entre 6 e 8 anos de idade, cerca de 2 anos antes da gonadarca, as suprarrenais iniciam a produção de androgênios de maneira progressiva, inicialmente a desidroepiandrosterona (DHEA) e seu sulfato (DHEAS), posteriormente a delta-4-androstenediona. Essa fase é denominada *adrenarca*, que tem participação, anos mais tarde, na pilificação axilar e genital.

Os aspectos neuroendócrinos da puberdade estão esquematizados nas Figuras 94.1 e 94.2.

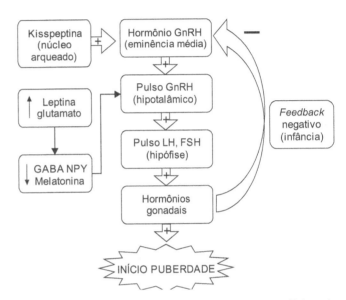

Figura 94.1 Ativação do eixo HHG e início da puberdade. (Adaptada de Soliman et al., 2014.)

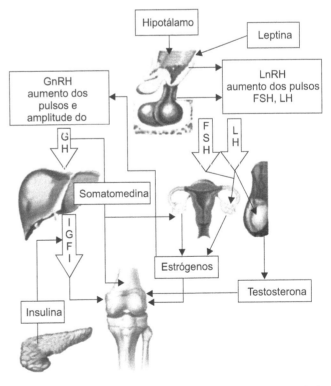

Figura 94.2 Regulação neuroendócrina do crescimento. (Adaptada de Soliman et al., 2014.)

Início das características sexuais e da evolução do crescimento

As principais variações normais da puberdade estão relacionadas com a diferença na idade do início, na duração em que ocorrem as transformações, na sequência do aparecimento dos caracteres sexuais secundários e na intensidade ou nas inter-relações desses eventos. Essa nuance é influenciada principalmente por fatores genéticos e ambientais – socioeconômicos, estado nutricional, influências geográficas e de altitude.

A partir do início do século XIX, em virtude da melhoria das condições de vida, principalmente a nutrição, observa-se o fenômeno da aceleração secular do crescimento e da maturação biológica. Esse fenômeno caracteriza-se por aumento progressivo da estatura final e antecipação do início da puberdade, da época do estirão puberal e da idade da menarca, atingindo a estatura adulta mais cedo. No entanto, em países mais desenvolvidos, como os EUA, aproximadamente desde 1950 não se observam mudanças, evidenciando que deve haver um limite máximo para os padrões de crescimento e de maturação biológica.

Durante o período de crescimento e desenvolvimento do adolescente, praticamente todos os setores do organismo apresentam mudanças, porém as principais são: crescimento ponderoestatural, modificação da composição corporal (principalmente na quantidade e na distribuição de gordura e musculatura), desenvolvimento do sistema cardiorrespiratório, em especial no gênero masculino – o que determina o desenvolvimento de força e resistência – e desenvolvimento do aparelho reprodutor.

Características do ganho em altura

A aceleração da velocidade de crescimento é um dos aspectos mais destacados da puberdade. Nessa fase, os adolescentes alcançam cerca de 20% de sua estatura definitiva, ganho considerável em um período relativamente curto, possível graças à rápida e intensa aceleração da velocidade de crescimento (VC). Esse fato decorre da ação sinérgica dos esteroides gonadais, do hormônio do crescimento e da produção de fator de crescimento dependente de insulina (IGF-I).

O rápido crescimento em estatura é denominado estirão puberal, cujo início (IE) nas meninas ocorre, em média, aos 9,5 anos de idade, começando com a estatura de cerca de 140cm. Os meninos iniciam o estirão 2 anos mais tarde (11,5 anos), medindo em torno de 150cm.

O ganho médio de estatura durante a fase de aceleração do crescimento puberal é de cerca de 10 a 15cm. Durante a fase de desaceleração do crescimento há o acréscimo de cerca de 15 a 20cm entre o pico de velocidade do crescimento (PVC) e a interrupção do crescimento. O ganho puberal em estatura totaliza, portanto, cerca de 30cm no sexo masculino e 28cm no feminino. A estatura de ambos os sexos no momento do IE corresponde a aproximadamente 80% a 85% de suas estaturas adultas. A duração do período de aceleração do crescimento é de cerca de 24 a 36 meses.

De maneira esquemática, o crescimento na puberdade pode ser dividido em quatro fases:

1. **Fase de crescimento estável:** os acréscimos de altura e peso são geralmente constantes, cerca de 5 a 6cm e 2 a 3kg por ano.
2. **Fase de aceleração de crescimento:** a velocidade de crescimento aumenta progressivamente até atingir um valor máximo. No sexo masculino, o crescimento linear tem início no estágio genital III e no estágio II de pelos.
3. **Fase de crescimento máximo ou pico de velocidade de crescimento (PVC):** os meninos chegam a atingir a velocidade aproximada de 10cm/ano e as meninas, 8cm/ano; o PVC ocorre em média entre 11 e 12 anos nas meninas e entre 13 e 14 anos nos meninos.
4. **Fase de desaceleração do crescimento:** ocorre diminuição gradativa até a altura final do adulto, ao redor de 17 a 18 anos de idade no sexo masculino e 15 a 16 anos no feminino.

No acompanhamento do adolescente, é importante a utilização dos gráficos de crescimento (Figuras 94.3 e 94.4), que constituem um importante instrumento técnico para medição, monitoramento e avaliação do crescimento independentemente da origem étnica, da situação socioeconômica ou do tipo de alimentação.

Outro dado importante nesse acompanhamento consiste no cálculo da velocidade de crescimento, por se tratar de instrumento sensível e de alteração precoce, ante os agravos que possam retardar o desenvolvimento físico. O intervalo de tempo ideal para determinação da velocidade de crescimento é de 4 a 8 meses.

A velocidade do crescimento (VC), o principal critério de normalidade, é definida como o ganho em centímetros no intervalo de 1 ano. Deve ser analisada com base em medidas sucessivas (com intervalo de pelo menos 4 meses para minimizar as chances de erro) e extrapoladas para 1 ano. Na avaliação da VC, convém levar em conta a relação entre as diversas fases do estirão e a maturação sexual, como se pode observar nas Figuras 94.3 e 94.4. Por exemplo, um menino de 12 anos de idade tem 1,45m de altura e, após 4 meses, 1,47m; sua velocidade de crescimento é de 6cm/ano.

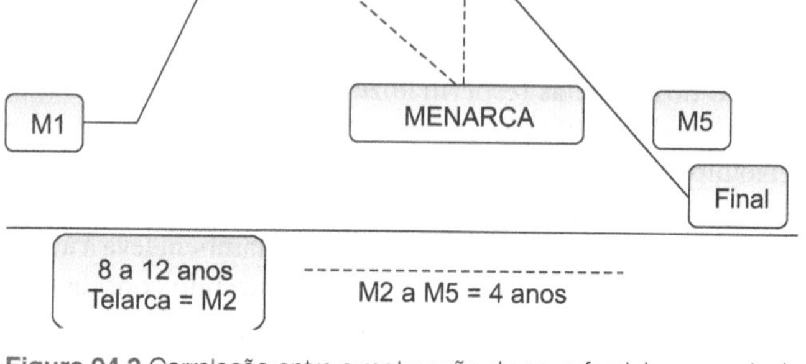

Figura 94.3 Correlação entre a maturação do sexo feminino e a velocidade do crescimento. (Betinha Fernandes, 2015.)

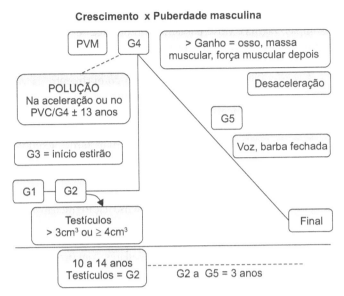

Figura 94.4 Correlação entre a maturação do sexo masculino e a velocidade do crescimento. (Betinha Fernandes, 2015.)

Proporções corporais

O crescimento dos membros inferiores e do tronco é responsável pelo aumento em estatura do adolescente, embora esse processo não seja uniforme. As extremidades iniciam o estirão antes do tronco, seguindo uma direção distal-proximal, ou seja, primeiro crescem os pés e as mãos, seguido pelo crescimento de antebraços, coxas e braços e, por último, do tronco. Esses segmentos também param de crescer na mesma ordem.

O crescimento do tronco, embora posterior ao dos membros, contribui com o maior contingente do ganho estatural, aumentando a relação tronco/membros.

Entre os sexos, observam-se ainda diferenças no aumento dos diâmetros biacromial (largura dos ombros) e bi-ilíaco (largura da bacia): o diâmetro biacromial cresce em maior magnitude no sexo masculino, enquanto o diâmetro bi-ilíaco aumenta de modo similar em ambos os sexos.

A face sofre mudanças significativas, mais acentuadas no sexo masculino: crescimento do globo ocular, principalmente no eixo sagital, podendo ocorrer miopia, e crescimento da fronte, do nariz, da mandíbula e do maxilar superior. Má oclusão dentária costuma aparecer ou acentuar-se durante a fase do estirão.

Peso e desenvolvimento do tecido adiposo

Os adolescentes ganham cerca de 50% do peso adulto na puberdade, ganho que também passa pela fase de aceleração e, posteriormente, pela de desaceleração. A velocidade máxima do ganho ponderal no sexo feminino ocorre cerca de 6 meses após o pico de velocidade do crescimento (PVC); no sexo masculino, a velocidade máxima de ganho de peso coincide com o PVC em estatura.

O ganho de peso no sexo masculino é resultante, principalmente, do aumento da massa muscular sob a influência da testosterona, enquanto no feminino é consequência da deposição de gordura, por ação estrogênica.

Durante o desenvolvimento do tecido adiposo, observa-se que a velocidade de depósito diminui à medida que acelera o crescimento esquelético, atingindo valores mínimos na época do PVC. No sexo masculino, a diminuição na velocidade de deposição de gordura é mais intensa, podendo haver certa perda real de gordura, o que coincide com a velocidade máxima do crescimento em altura e geralmente leva à falsa impressão de magreza. No sexo feminino, a diminuição na taxa de acúmulo de gordura é modesta e, de modo geral, não chega a haver perda real; ao término do crescimento, as meninas apresentam maior quantidade de tecido adiposo do que os rapazes.

Musculatura e força

O desenvolvimento muscular resulta do aumento no número (hiperplasia) e no tamanho das células musculares (hipertrofia), sendo esse processo mais evidente no sexo masculino, por estimulação androgênica – o homem tem em média 30% mais massa muscular do que a mulher. A velocidade máxima de crescimento muscular ocorre concomitantemente ao PVC ou alguns meses depois. O aumento da força muscular é posterior ao desenvolvimento muscular e atinge o máximo apenas 1 ano após o PVC.

O adolescente que ainda não passou pelo estirão não pode apresentar o mesmo grau de desenvolvimento e a mesma força muscular de outro de mesma idade, mas somente em fase adiantada da puberdade. Portanto, a solicitação para atividades físicas incompatíveis com o grau de desenvolvimento muscular certamente resultará em fadiga e sensação de fracasso.

O aumento da capacidade física observada na puberdade, mais marcante no sexo masculino, é resultado do aumento absoluto e relativo do desenvolvimento do coração e dos pulmões; sob a ação da testosterona, há incremento da eritropoese, aumentando a concentração da hemoglobina e do número de hemácias, com resultante melhora da capacidade de transporte de oxigênio, aliado ao aumento da massa muscular, da força e da resistência física.

A correlação entre ganho de massa muscular e ganho em tecido adiposo, peso, altura e PVC encontra-se demonstrada na Figura 94.5.

Crescimento de outros órgãos

Praticamente todos os órgãos (coração, pulmões, baço, rins, pâncreas, tireoide, suprarrenais e gônadas) apresentam grande desenvolvimento. O único sistema que apresenta involução é o tecido linfoide.

Mudanças pubertárias no sexo feminino

A primeira manifestação de puberdade no sexo feminino consiste no aparecimento do broto mamário (telarca), que pode ser inicialmente doloroso e unilateral. Em nosso meio, a telarca ocorre aos 9,7 anos, em média, podendo variar de 8 a 13 anos.

O estadiamento puberal feminino é avaliado por meio das pranchas de Tanner, focalizando a evolução do tamanho de mamas (estágios M1 a M5) e dos pelos pubianos (estágios P1 a P5), como se pode evidenciar na Figura 94.6.

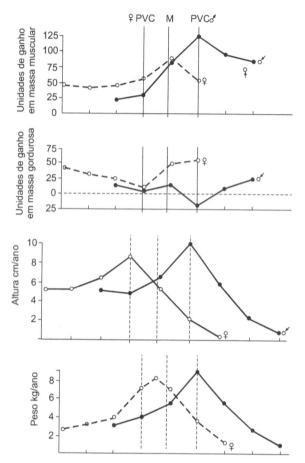

Figura 94.5 Correlações entre ganho de massa muscular e gordura e ganho em peso e estatura, conforme a idade e o gênero. (Adaptada de Barnes e Verdain, 1975.)

Concomitantemente ao desenvolvimento mamário, útero, trompas, vagina e vulva passam por modificações anatômicas e funcionais, decorrentes, principalmente, da produção dos estrogênios.

Ainda por influência estrogênica, o comprimento da vagina aumenta, observam-se espessamento, protrusão e enrugamento dos pequenos lábios, e os grandes lábios também se desenvolvem.

Os pelos axilares surgem um pouco mais tarde, acompanhados pelo desenvolvimento das glândulas sudoríparas e o aparecimento do odor característico dos adultos.

Costuma existir corrimento vaginal logo após a telarca e nos 6 a 12 meses que precedem a primeira menstruação (menarca) ou nos primeiros ciclos. Esse fato, conhecido por leucorreia fisiológica, resulta da produção estrogênica, que leva à transudação dos capilares vaginais e das glândulas vestibulares, com produção de muco e maior descamação das células mucosas. Além disso, a produção estrogênica predispõe ao crescimento dos bacilos de Döderlein, produtores de ácido láctico. Essa secreção costuma ter aspecto claro, sem odor nem prurido, e pH baixo (< 6).

A menarca ocorre cerca de 2 anos e meio após o aparecimento do broto mamário e cerca de 1 ano depois do PVC, portanto na fase de desaceleração, ou seja, trata-se de um fenômeno tardio do desenvolvimento. As meninas estão, em geral, com 12,2 anos, podendo variar entre 9 e 16 anos.

Os primeiros ciclos menstruais tendem a ser anovulatórios e apresentar irregularidade nos primeiros 12 a 18 meses por imaturidade do desenvolvimento folicular. Com a completa maturação do eixo neuroendócrino, instala-se o *feedback* bifásico entre o estradiol e o LH. Este chega ao pico no meio do ciclo, o que acarreta a ovulação.

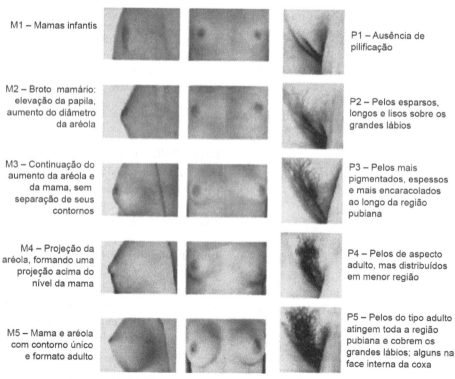

Figura 94.6 Estadiamento puberal feminino. (Adaptada de Tanner, 1976.)

A ciclicidade ovulatória leva à regularidade menstrual, o que costuma ocorrer no final do desenvolvimento. Após a menarca, as adolescentes crescem em média 4 a 7cm nos 2 a 3 anos seguintes.

Mudanças pubertárias no gênero masculino

A primeira manifestação da puberdade no rapaz consiste no aumento testicular (gonadarca) à custa do aumento dos túbulos seminíferos, que passam a desenvolver luz em seu interior. Valores ≥ 4mL indicam o início do desenvolvimento puberal.

A mensuração do volume testicular é critério importante na avaliação da maturação sexual. Pode-se utilizar o orquidômetro de Prader, desenvolvido em 1966 pelo pediatra endocrinologista Andrea Prader, da Universidade de Zurique. Consiste em um conjunto de 12 modelos de testículos de formato elipsoide, graduados em volumes crescentes de 1 a 25mL, como se vê na Figura 94.7. Examina-se por comparação o volume dos testículos do paciente com os ovoides do modelo, verificando-se o volume correspondente.

A proliferação das células de Leydig, que promovem aumento da produção de testosterona, ocasiona o desenvolvimento dos órgãos sexuais internos e externos. Assim, o estadiamento puberal de rapazes é feito pela avaliação do desenvolvimento da genitália (G1 a G5) e dos pelos pubianos (P1 a P5), utilizando-se as pranchas de Tanner (Figura 94.8).

Além do surgimento de pelos pubianos (pubarca) e do desenvolvimento peniano, a pilificação corporal também ocorre por ação da testosterona. Os pelos axilares costumam aparecer 2 anos após a pubarca e, em fases mais tardias do desenvolvimento (G4/G5), surgem os pelos faciais (barba discreta) e posteriormente no tórax e nos membros.

Os órgãos sexuais internos – epidídimo, próstata, glândulas, bulbos uretrais, vesículas seminais – também apresentam crescimento acentuado a partir do desenvolvimento testicular.

A idade da primeira ejaculação (espermarca) é variável e não mostra correlação importante com a fase do crescimento ou de maturação sexual, como no caso da menarca. A maioria dos garotos apresenta espermarca nos estágios G3 a G4 (em torno de 14 a 15 anos de idade).

A mudança no timbre da voz (muda vocal) é observada geralmente entre as fases 3 e 4 de Tanner, sendo consequência da ação da testosterona sobre as cartilagens da laringe.

No gênero masculino, após o início da puberdade, broto mamário pode surgir em 65% a 70% dos casos. Esse fato, conhecido por ginecomastia puberal, pode ser uni/bilateral, tem caráter transitório e regride espontaneamente em cerca de 2 anos (75%) a 3 anos (90%).

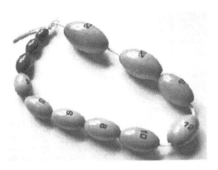

Figura 94.7 Orquidômetro de Prader.

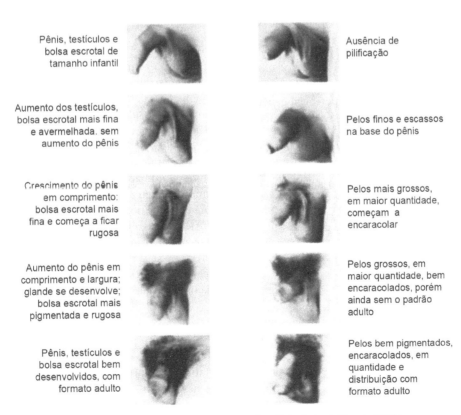

Figura 94.8 Estadiamento puberal masculino. (Adaptada de Tanner, 1976.)

Quando o aumento é mais intenso ou há repercussões psicossociais importantes, a cirurgia estética pode ser indicada. O diagnóstico diferencial deve ser feito com acúmulo de tecido adiposo na mama (lipomastia), observado em obesos, tumores da suprarrenal ou gonadais e hepatopatias, dentre outras causas de ginecomastia.

A ação androgênica também estimula o funcionamento das glândulas sudoríparas, havendo aumento da sudorese. Ocorre também estímulo das glândulas sebáceas, localizadas principalmente na face, com maior oleosidade da pele e aparecimento de acne.

Crescimento e correlação com a maturação sexual

A importância do conhecimento dos eventos puberais em relação às fases do crescimento decorre da forte correlação entre ambos. Portanto, é importante considerar o cruzamento dos indicadores estadiamento puberal e velocidade de crescimento, o que possibilita avaliar se o processo acontece normalmente ou fora do padrão.

No sexo feminino, o estirão costuma iniciar quando a menina se encontra no estágio M2 e aproximadamente 1 ano antes de atingir a velocidade máxima, estando a jovem em M3; a menarca ocorre geralmente em M4, cerca de 1 ano após o PVC, portanto na desaceleração do crescimento; a estatura final ocorre quando a adolescente já atingiu o estágio M5 (Figura 94.9).

No sexo masculino, ao se iniciar o desenvolvimento genital (G2), mantém-se ainda a VC constante, com ganhos de 5 a 6cm por ano. O período de aceleração tem início cerca de 1 ano após, quando o adolescente está em G3 e apresenta o desenvolvimento do pênis em comprimento. Atinge a velocidade máxima em G4 e segue-se gradual desaceleração em G5, época em que ocorrem a mudança do timbre da voz e a pilificação facial (Figura 94.10).

A previsão da altura final pode ser calculada levando-se em conta o canal familiar (CF), ou seja, o potencial genético adquirido dos genitores. Para isso, utiliza-se uma avaliação indireta por meio das fórmulas:

Meninos: $CF = \dfrac{\text{Altura do pai} + (\text{Altura da mãe} + 13) \pm 8{,}5\text{cm}}{2}$

Meninas: $CF = \dfrac{(\text{Altura do pai} - 13) + \text{Altura da mãe} \pm 8{,}5\text{cm}}{2}$

Observe-se que essa é uma projeção que depende da altura dos pais; portanto, não significa um resultado definitivo, o que deve ser esclarecido ao jovem.

Índice de massa corporal

O índice de massa corporal (IMC) é uma medida que expressa, de maneira indireta, o conteúdo de gordura presente no corpo com base na altura e no peso. O cientista belga Adolphe Jacques Quetelet (1796-1874) foi o primeiro a usar essa medida, publicada em seu livro *Sobre o homem e o desenvolvimento de suas faculdades – ensaio de uma física social*, em 1835; por isso, essa medida também ser chamada de índice de Quetelet.

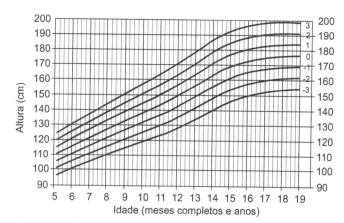

Figura 94.9 Gráfico de altura para o sexo feminino por idade, em escore-Z.

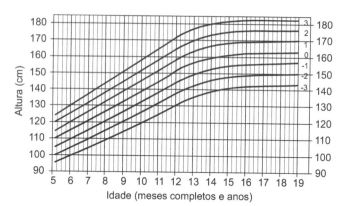

Figura 94.10 Gráfico de altura para o sexo masculino por idade, escore-Z.

Em virtude da correlação entre o estado nutricional e o estirão e a desaceleração, a OMS recomenda o uso do IMC como parâmetro antropométrico, por ser um indicador, embora indireto, do conteúdo de gordura corpórea.

Além disso, é medida fácil de calcular e útil nos testes de triagem para categorizar o adolescente quanto aos desvios de nutrição e seus riscos. Por usar o peso e a altura, que são indicadores do crescimento, surgiu a denominação antropometria nutricional. Calcula-se o IMC com a fórmula:

$$IMC = \dfrac{\text{Peso (kg)}}{\text{Altura}^2}$$

Atualmente, a OMS preconiza a utilização da medida estatística escore-Z, cujos gráficos para IMC encontram-se nas Figuras 94.11 e 94.12. Os valores de escore-Z com as respectivas interpretações encontram-se nos Quadros 94.1 e 94.2.

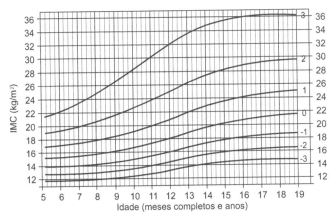

Figura 94.11 Gráfico do IMC para o sexo feminino por idade, em escore-Z.

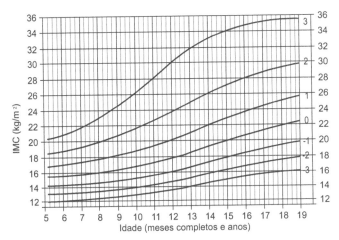

Figura 94.12 Gráfico do IMC para o sexo masculino por idade, em escore-Z.

Quadro 94.1 Classificação do estado nutricional segundo o índice de massa corporal (IMC) e o risco de doença

IMC (kg/m²)	Classificação	Grau de obesidade	Risco de doença
< 18,5	Magreza	0	Elevado
18,5 a 24,9	Normal	0	Normal
25 a 29,9	Sobrepeso	I	Elevado
30 a 39,9	Obesidade	II	Muito elevado
≥ 40,0	Obesidade grave	III	Muitíssimo elevado

Fonte: Brasil. Ministério da Saúde, 2006 (disponível em: http://www.saude.gov.br/nutricao).

Quadro 94.2 Pontos de corte do IMC por escore-Z para adolescentes

Valores críticos	Diagnóstico nutricional
< Escore-Z –2	Baixo IMC para idade
≥ Escore-Z –2 e < escore-Z +1	IMC adequado – Eutrófico
≥ Escore-Z +1 e < escore-Z +2	Sobrepeso
≥ Escore-Z +2	Obesidade

Fonte: Brasil. Ministério da Saúde, 2006 (disponível em: http://www.saude.gov.br/nutricao).

Ressalte-se que o IMC não é medida da composição corporal, pois não diferencia altura baixa da alta nem a massa gordurosa da massa magra. Portanto, deve-se permanecer alerta ao modismo dos exercícios físicos, pois o adolescente pode ter desenvolvido a musculatura, o que implica aumento de peso, porém em massa magra.

Esse fato, quando não considerado, leva à classificação como sobrepeso ou obesidade de modo equivocado. Por isso, recomenda-se lançar mão de outras medidas, como a prega cutânea (com uso de adipômetro) e a circunferência do abdome e do braço, quando é necessária maior precisão da antropometria nutricional.

Final da puberdade

De modo geral, a puberdade está completa dentro de 3 a 4 anos após seu início, quando se constatam o término do desenvolvimento das características puberais, a determinação da altura final e a total remodelação do corpo infantil em corpo de adulto jovem.

A altura final resulta da fusão completa das epífises ósseas, o que, nas meninas, ocorre cerca de 2 anos após a menarca e, nos rapazes, em torno dos 19 anos de idade, embora alguns ainda apresentem acréscimo até os 21 anos de idade.

Indicações para investigação do crescimento e desenvolvimento puberal

Não se discute que os eventos puberais apresentem variações em adolescentes de mesma idade e gênero, porém há situações em que diferenças podem significar crescimento ou desenvolvimento inadequado. As diversas situações relativas a peso, estatura e puberdade encontram-se descritas no Quadro 94.3.

Importante mencionar que nos casos de baixa ou elevada estatura deve-se solicitar a idade óssea (IO), obtida por meio de radiografia das mãos e dos punhos. A radiografia demonstra o nível de desenvolvimento dos núcleos de ossificação do carpo, do rádio, da ulna e das falanges, que são comparados com imagens, geralmente do *Atlas* de Greulich e Pyle. Desse modo, pode-se avaliar se a maturação óssea está de acordo, aquém ou além da idade cronológica.

CONSIDERAÇÕES FINAIS

O pediatra necessita conhecer as peculiaridades das mudanças corporais que surgem e ocorrem de maneira rápida, exigindo de todos, não apenas dos adolescentes, compreensão, adaptação e avaliação, quando necessário. Ressalte-se que as variedades normais desses eventos necessitam apenas de orientação ao jovem e a seus familiares, além do acompanhamento sistemático. Quanto às diferenças que extrapolam a normalidade, intervir com tranquilidade e agir com presteza pode determinar um caminho mais saudável para o adulto em formação.

Quadro 94.3 Situações variáveis do crescimento e desenvolvimento, possibilidades diagnósticas e condutas

Situação	Possibilidade diagnóstica	Conduta
IMC < 18,5 ou peso < escore-Z −2	Magreza	Investigar desnutrição, magreza constitucional, transtornos alimentares
IMC 25 a 29,9 ou peso ≥ escore-Z +1 e < escore-Z +2	Sobrepeso	Avaliar tireoide, glicemia, colesterol, triglicerídeos e outros; verificar hábitos alimentares, esporte e lazer; recomendar atividade esportiva; encaminhar ao nutricionista
IMC > 30 ou peso ≥ escore-Z +2	Obesidade	Dependendo do grau, encaminhar para especialista e equipe multidisciplinar; estimular a adesão à reeducação alimentar e exames complementares necessários
Estatura > escore-Z +2 Estatura < escore-Z −2	Alta estatura Baixa estatura	Verificar peso, potencial genético dos pais, idade óssea (IO), possibilidade de alta/baixa estatura constitucional ou transtornos endócrinos
Telarca e pubarca entre 8 e 13 anos de idade (meninas)	Puberdade normal	Esclarecer dúvidas; orientação quanto à nutrição; acompanhamento sistemático com retorno a cada 4 meses
Volume testicular ≥ 4mL e pubarca entre 9 e 14 anos de idade (meninos)	Puberdade normal	Idem ao item anterior
Ausência de caracteres sexuais secundários: meninas > 13 anos meninos > 14 anos	Puberdade tardia	Encaminhar para equipe especializada de endocrinologia infantopuberal
Presença dos caracteres sexuais secundários: meninas < 8 anos meninos < 9 anos	Puberdade precoce	Encaminhar para equipe especializada em endocrinologia infantopuberal

Bibliografia

Barnes HV. Physical growth and development during puberty. Med Clin North Am 1975; 59:1305-17.

Bordini B, Rosenfield RL. Normal pubertal development: Part II: Clinical aspects of puberty. Pediatrics in Review 2011; 32:281-92.

Brasil. Ministério da Saúde. 2006. Disponível em: http://www.saude.gov.br/nutricao. Acesso em julho de 2015.

Brasil. Ministério da Saúde. Portal do Departamento de Atenção Básica. Curvas de Crescimento da Organização Mundial da Saúde – OMS. Disponível em: http://dab.saude.gov.br/portaldab/ape_vigilancia_alimentar.php?conteudo=curvas_de_crescimento. Acesso em julho de 2015.

Center of Disease Control (CDC). What is a BMI percentile and how is it interpreted? Posted in 2007. Disponível em: http://www.cdc.gov/healthyweight/assessing/bmi/childrens_bmi/about_childrens_bmi.html. Acesso em junho de 2015.

Chipkevitch E. Estirão puberal. In: Puberdade & adolescência: aspectos biológicos clínicos e psicossociais. São Paulo: Roca 1995:30-51.

Damiani D, Setian N. Crescimento e desenvolvimento físico do adolescente normal. In: Setian N, Colli AS, Marcondes E (eds.) Adolescência – Monografias médicas. São Paulo: Sarvier, 1979.

Elias CF. Leptin action in pubertal development: recent advances and unanswered questions. Trends in endocrinology and metabolism. Trends Endocrinol Metab [Internet] 2012; 23(1):9-15. Acesso em Junho 2015.

Federação Brasileira das Sociedades de Ginecologia e Obstetrícia (FEBRASGO). Saúde da Adolescente. Manual de Orientação. Brasília – Distrito Federal: Ministério da Saúde, 2010.

Garibaldi L. Physiology of puberty. In: Nelson textbook of pediatrics. 16. ed. Philadelphia: W.B. Saunders, 2000:1862.

Marshall WA, Tanner JM. Variations in the pattern of pubertal changes in boys. Arch Dis Child 1970; 45:13-23.

Marshall WA, Tanner JM. Variations in pattern of pubertal changes in girls. Arch Dis Child 1969; 44:291-303.

Medicina-sexual.com ¿Sabes para qué es el instrumento llamado Orquidómetro? Disponível em: http://www.colombia.com/vida-sana/sexualidad/sdi288/80387/sabes-para-que-es-el-instrumento-llamado-orquidometro. Acesso em julho de 2015.

Meza-Herrera CA, Veliz-Deras FG, Wurzinger M et al. The KiSS-1, kisspeptin and GPR-54 complex: a critical modulator of GnRH neurons during pubertal activation. Journal of Applied Biomedicine 2010; 8(1):1-9.

Monte O, Longui CA. Endocrinologia para o pediatra. São Paulo: Atheneu, 1992:63-72.

Navarro VM. Interactions between kisspeptins and neurokinin B. Adv Exp Med Biol 2013; 784:325-47.

Neinstein LS, Kaufman FR. Normal growth and development. In: Adolescent health care: a practical guide. 5. ed. Philadelphia: Lippincott Williams and Wilkins, 2008.

Ojeda SR, Lomniczi A, Loche A et al. The transcriptional control of female puberty. Brain Research [Internet] 2010; 1364:164-74. Acesso em junho de 2015.

Rogol AD, Roemmich JN. Clark PA. Growth at puberty. J Adolesc Health Care 2002; 31:192-200.

Saito MI, Silva LEV. Adolescência: prevenção e risco. 3. ed. São Paulo: Atheneu, 2014.

Soliman A, De Sanctis V, Elalaily R, Bedair S. Advances in pubertal growth and factors influencing it: Can we increase pubertal growth? Indian J Endocr Metab 2014; 18(Suppl S1):53-62.

Tanner JM, Landet KW, Cameron N, Carter BS, Patel J. Prediction of adult height from height and bone age in childhood. A new system of equation (TW Mark II) based on a sample including very tall and very short children. Arch Dis Child 1983; 58:767-800.

Tanner JM, Whitehouse RH. Clinical longitudinal standards for height, weight, height velocity, weight velocity and stages of puberty. Arch Dis Child 1976; 51:170-9.

Travassos ACC, Sucupira, ACSL. Baixa estatura. In: Sucupira ACSL et al. (eds.) Pediatria em consultório. 5. ed. São Paulo: Sarvier, 2010:193-203.

World Health Organization (WHO). BMI for ages (5-19 years). 2007. Disponível em: http://www.who.int/growthref/who2007_bmi_for_age/en/. Acesso em julho de 2015.

World Health Organization. Physical status: the use and interpretation of anthropometry. Geneve: WHO, 1995. (Technical Report Series, 854).

Capítulo **95**

Desenvolvimento Psicossocial do Adolescente

Betinha Cordeiro Fernandes (Elizabeth)

INTRODUÇÃO

O período entre a infância e a vida adulta, denominado adolescência, revela diferentes perspectivas conforme o referencial utilizado. A antropologia social considera um constructo cultural que incorpora identidades geracionais dos antepassados até parentes atuais e que assimila as identidades de gênero (masculinidade e feminilidade). Assim, os jovens incorporam uma complexidade de valores por meio das representações ideológicas, dos códigos normatizados de comportamentos, das linguagens, relações afetivo-sexuais, sociabilidade e do uso de novas tecnologias.

Do ponto de vista jurídico, adolescentes são indivíduos que se encontram entre os 12 e os 18 anos de idade incompletos, respaldados no Estatuto da Criança e do Adolescente (ECA), que dispõe sobre a proteção integral à infância e à adolescência e a ressocialização daqueles em conflito com a Lei.

Na visão psicanalítica, a adolescência representa um segundo nascimento, simbolizado pela saída paulatina da infância para a realidade do mundo. Nesse sentido, o adolescente faz o percurso entre o imaginário e a realidade, passa a ser mediador de si próprio com os outros, e não mais a família, e incorpora o sentimento de passado, presente e futuro, compreendendo a finitude das pessoas e dele próprio. Precisa, inclusive, vivenciar lutos por essas mudanças, os quais serão explicitados mais adiante.

A Organização Mundial da Saúde (OMS) define adolescência como o período entre os 10 e os 19 anos de idade e denomina juventude o período que vai dos 15 aos 24 anos de idade para ambos os sexos. Nesse critério, consideram-se as mudanças hormonais, psíquicas e comportamentais, elementos que servem de referência aos programas de atenção à saúde do adolescente e do jovem.

A adolescência representa, portanto, o período de mudanças puberais determinantes das características sexuais secundárias e da capacidade de procriar, acrescentando-se a perspectiva das questões psicossociais e comportamentais, com intensa influência sócio-histórica e cultural.

O objetivo deste capítulo é abordar as características comportamentais e o novo contexto transicional, denominado adultez emergente, articulando-os ao contexto do qual emergem os aspectos psíquicos, biológicos e sociais que regem as maneiras de viver a adolescência contemporânea.

INFLUÊNCIA SOCIOCULTURAL NA ADOLESCÊNCIA

Embora seja incontestável a influência da puberdade na conduta psicossocial, especialmente associada à iniciação sexual mais precoce, os fatores ambientais têm forte poder nas tradições e nos modismos.

Os ideais de décadas passadas deram lugar à busca pelo perfeccionismo do corpo, a dificuldades na construção da autoestima, ao medo de perder lugar no frenético tempo do presente-futuro e ao receio da violência desenfreada. O adolescente precisa articular tudo isso à situação econômica e política local e internacional, além de estar apto a viver em um mundo repleto de contradições.

Os modismos, tão efêmeros, servem de identidade ao estabelecerem a demarcação entre a geração atual e as anteriores. Surgem então diferentes estilos de vestimentas, desde as mais despojadas, góticas ou *jeans* rasgados; criam-se gírias e movimentos culturais – de *rappers*, *skatistas*, *funks*, roqueiros.

Além de afirmar as diferenças entre gerações, o corpo passa a ser mediador de significações: o *look* assume *status* de segunda pele, ou carapaça, buscando encontrar uma autoimagem/identidade perante si próprio e o mundo. O corpo é modificado por meio de tatuagens, espaçadores nas orelhas, múltiplas perfurações para brincos e *pearcings*. Os adolescentes mais radicais implantam teflon sob a pele para dar o formato de chifres ou mutilam a língua, imitando víboras.

Nas sociedades pré-industriais, a transição para o papel de adulto era mais simples, definida pelo casamento, pelo serviço militar ou pelo primeiro emprego. Nas sociedades industrializadas, o prolongamento do período de adolescência para além dos 19 anos é fato inconteste, especialmente nos estratos sociais mais privilegiados. Esse fato é multicausal: mais exigências nas habilidades profissionais e, portanto, maior investimento educacional; a anticoncepção possibilita uma atividade sexual não atrelada ao nascimento de filhos; e dificuldades na independência financeira.

Surge então o conceito de adulto emergente ou adultez emergente (AE), proposto por Jeffrey Arnett, psicólogo americano. Essa nova categoria vem sobrepor-se ao denominado "prolongamento da adolescência" e suas características estão relacionadas com o contexto social em que cresce o sujeito, especialmente com os fatores econômicos.

Nessa perspectiva, o jovem caracteriza-se por maior afastamento da família, buscando integrar interesses a oportunidades, com maior acesso à tecnologia, ao estudo universitário e a estágios e intercâmbios culturais. A maior autonomia centraliza-se nas atitudes exploratórias para o futuro e contrasta com a instabilidade em relacionamentos amorosos e no trabalho, adiando também a responsabilidade de uma residência própria e do início de nova família.

No Brasil, o fenômeno do AE é observado nas camadas socioeconômicas mais privilegiadas, evidenciando a postergação da saída do lar original dos 21 anos até os 29 anos ou mais, em ambos os sexos. Além disso, permanece a ambivalência de sentimentos: ao discurso de liberdade e autonomia contrapõe-se a dependência financeira, e muitas vezes emocional. Nas camadas menos privilegiadas, os adolescentes ainda tendem a assumir papéis adultos mais cedo, em razão do nascimento de filhos, ao entrarem no mercado de trabalho ou ao assumirem o cuidado dos mais velhos, pais e avós.

Outro fator atual de inegável importância é a força da comunicação midiática. Com o advento da TV, e principalmente da internet, emergem as gerações ditas nativas da informática. A utilização de mídias móveis (*smartphones*, *tablets*, *notebooks*) pode facilitar a vida dos adolescentes em tarefas escolares, na localização quando fora do lar ou como meio de socialização.

Entretanto, é preocupante quando o adolescente adquire o hábito de assistir a programas com mensagens dúbias sobre sexualidade, violência e valores éticos. Da mesma maneira, jogar *games* com cenários sanguinolentos ou ícones representantes de bandidagem, com ganhos na pontuação ao matar pessoas, cujo significado é diferente de aniquilar monstros.

Estudo recente revela que fatores neuropsicológicos podem agregar-se a características individuais e predispor ao uso excessivo dos videogames. Nesses casos, as tarefas rotineiras não conseguem estimular fisiologicamente os adolescentes, que buscam estimulações por meio dos *games*. São considerados fatores de risco: sexo masculino, presença de impulsividade, agressividade, transtornos cognitivos ou pertencer a famílias disfuncionais. Essa situação leva a maior prejuízo no rendimento escolar e prejudica o relacionamento familiar e social por estimular o isolamento.

As *selfies*, que divulgam as próprias imagens nas várias redes sociais, estão atreladas à autoestima e à socialização. No entanto, também podem significar a frenética busca de aprovação ou popularidade, ou mesmo uma maneira sutil de expor-se a perigos, como fotografar-se em alturas elevadas para conseguir o efeito da adrenalina e impressionar os pares. Muitos acidentes e até mortes resultaram dessa prática.

Não se deve esquecer da difícil situação dos adolescentes que vivem transitando pelas ruas, onde a violência e a falta de relacionamentos duradouros e saudáveis são a regra, levando facilmente ao envolvimento com substâncias ilícitas e conflitos com a Lei e restringindo muito suas possibilidades de desenvolvimento à sobrevivência do hoje.

DESENVOLVIMENTO CEREBRAL E INFLUÊNCIAS NO COMPORTAMENTO

Estudos por imagens demonstram a grande plasticidade neuronal durante e após a adolescência, por meio de três processos: (1) rápido crescimento neuronal-glial com formação de novas sinapses; (2) eliminação seletiva das sinapses menos eficientes (varredura); (3) mielinização elevada dos axônios para tornar mais rápida e estável a transmissão dos impulsos nervosos.

O amadurecimento cerebral nesse período ocorre no sentido posteroanterior e de maneira heterogênea: primeiro o sistema límbico, seguindo-se o amadurecimento no córtex pré-frontal e mais tardiamente no orbitofrontal.

Essa diferença neurobiológica se traduz pelo predomínio da impulsividade nos primeiros anos da adolescência, com busca por experiências mais radicais que elevem o nível de dopamina para excitação do sistema de recompensa (sistema límbico). A partir dos 15 anos de idade, e pouco mais cedo nas meninas, ocorre o amadurecimento do córtex pré-frontal, possibilitando maior controle dos impulsos e o aprimoramento do raciocínio abstrato, da memória e da concentração. A maturação do córtex orbitofrontal se dá nos anos finais dessa fase, promovendo um comportamento mais maduro e responsável.

Descobertas mais recentes evidenciam que o neurodesenvolvimento continua na juventude (21 a 24 anos de idade) e está ligado às regiões cerebrais relacionadas com o comportamento. Dificuldades no controle de impulsos, inclusive automutilação, e falta de julgamentos maduros podem decorrer da imaturidade cerebral.

A reestruturação cerebral apresenta diferenças conforme o gênero, sendo antecipada no feminino, o que se reflete nas condutas mais amadurecidas das meninas. Também existem evidências de que os hormônios gonadais influem nas respostas a eventos estressantes: os rapazes reagem de modo mais impetuoso às situações de desafios, enquanto as moças respondem à rejeição social com maior tendência a apresentar quadros depressivos.

Assim, o adolescente vai caminhando paulatinamente para o amadurecimento social, a maior capacidade cognitiva, para o desenvolvimento de empatia, idealismo e solidariedade, características do bom desenvolvimento psicossocial, ainda que se mantenha com muitas contradições. A Figura 95.1 representa as mudanças psicossociais por que passam os adolescentes até alcançar a vida adulta.

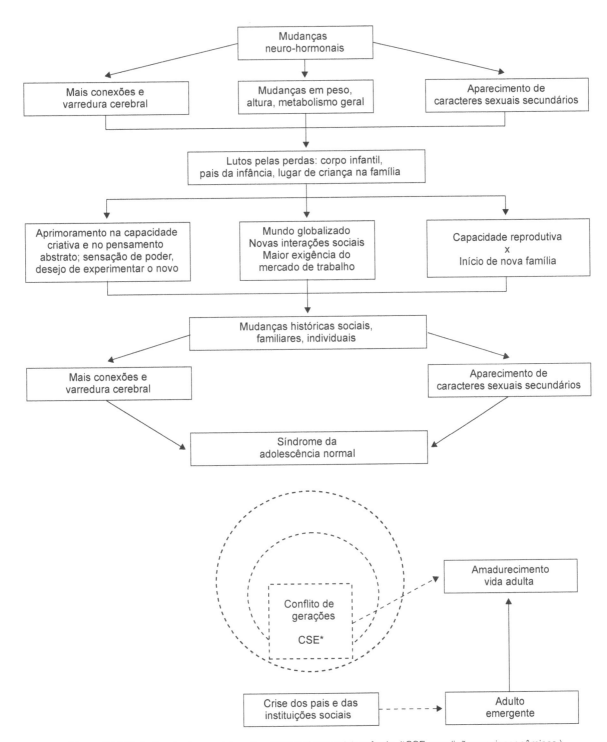

Figura 95.1 Dinâmica do desenvolvimento psicossocial na adolescência. (*CSE: condições socioeconômicas.)

ASPECTOS PSÍQUICOS DA ADOLESCÊNCIA NORMAL

A adolescência representa uma das fases mais conflituosas por que passa o ser humano: enquanto está saindo da infância, vai adentrando a adultície, verdadeiro processo de luto e renascimento. Ao mesmo tempo que *perde* o universo infantil, ainda *conserva* sentimentos e desejos de criança, até reconstituir-se emocional e socialmente para *conquistar* a fase adulta.

Nesse sentido, o adolescente vivencia lutos, isto é, precisa de um tempo para desligar-se do universo infantil e familiar, revivendo, mesmo sem ter consciência disso, vagas sensações das emoções infantis para reformular-se psiquicamente.

O adolescente percebe as mudanças puberais como inevitáveis e irreversíveis, uma verdadeira morte, ainda que simbólica. Isso origina componentes ansiosos e depressivos, causando-lhe reações de defesa que se refletem nos comportamentos, permeados pelos mais intensos sentimentos desse período: dor e solidão.

Nos anos 1970, Arminda Aberastury, psicanalista argentina, e Maurício Knobel, psicanalista brasileiro, reuniram as peculiaridades comportamentais dos jovens em um conjunto ao qual denominaram síndrome normal da adolescência (SNA). Essa denominação abrange uma série de condutas que seriam consideradas bizarras ou patológicas em outras fases da vida. A denominação foi bem-aceita pela comunidade científica argentino-brasileira e permanece até os dias atuais.

Quase 40 anos depois, em vista das mudanças nas interações sociedade-família-indivíduo, Knobel revisou os contextos da SNA e adaptou as considerações para a década de 2000 (Quadro 95.1). A seguir, discutem-se as principais características de cada item. A título de conhecimento histórico, encontram-se entre parênteses as denominações anteriores da sintomatologia.

1. **Elaboração dos lutos característicos da fase** (busca de si mesmo e da identidade): de acordo com Aberastury (1970), na adolescência são observados três lutos simbólicos: luto pelo corpo de criança, pela identidade e papel infantil, e pelos pais da infância:
    - **Luto pelo corpo infantil:** decorre do fato de ser o jovem expectador passivo das mudanças biológicas. O sentimento de impotência relacionado com o fracasso de controlar essa realidade o leva a fazer um movimento psíquico contrário: o manejo onipotente de suas ideias. Isso fica bem evidente no desejo de reformar o mundo e no pensamento de que nada o atinge. Essa onipotência faz com que o adolescente acredite também em sua imortalidade (negação da morte) ou daqueles que lhe são caros. A sensação de tudo poder, um mecanismo psíquico de defesa, também está associada à imaturidade do sistema límbico, sendo um dos motivos pelos quais o jovem tende a desafiar e a se expor a perigos.
    - **Luto pelos pais da infância:** a batalha entre ser e não ser independente, além das contradições de sentimentos – ódio, culpa, amor, reparação –, leva o adolescente a ter um novo olhar sobre os pais. Estes já não lhe parecem tão poderosos como assimilados na infância (pais internalizados), origem desse luto simbólico. A elaboração psíquica dessa perda simbólica se faz no distanciamento da família, ao refugiar-se no quarto, ou projetar as imagens paterna e materna idealizadas em professores, amigos próximos ou pais desses amigos, em atletas, artistas e outras figuras que lhe parecerem importantes, podendo haver mudança de ídolos.
    - **Luto pela identidade infantil:** o jovem não pode se manter no lugar de criança e ser tratado com os mesmos mimos e a condescendência de antes, mas também não pode assumir a independência plena de adulto. Nega-se, então, a cumprir tarefas, delegando boa parte de suas responsabilidades e obrigações aos outros, especialmente aos pais. Esse comportamento, reacional à perda do lugar infantil, geralmente é interpretado pelos adultos como irresponsabilidade.

    O vagaroso processo de autoconhecimento e de reestruturação da identidade, denominado *busca de si próprio e da identidade adulta*, só é possível com a elaboração desses lutos.

2. **Necessidade de integrar-se a grupos de coetâneos** (tendência grupal): na busca da individualidade, o adolescente desloca o sentimento de dependência dos pais para o grupo de companheiros e amigos, onde uns se identificam com outros. Nesse momento, o jovem pertence mais ao grupo de companheiros – saudáveis ou disfuncionais – do que à família. O pertencimento ao grupo revela-se na repetição das vestes, nas maneiras de comunicar-se, nas gírias e preferências musicais, no uso de *piercings,* tatuagens e na conduta, muitas vezes violenta. No grupo, cada participante desempenha um papel – o líder, o seguidor, o engraçado, o bobo ou o inteligente –, o que funciona como exercício para alcançar a identidade adulta.

3. **Fantasiar a saída do presente com o imaginário** (necessidade de intelectualizar e fantasiar): utilizar a imaginação é uma das mais típicas condutas do adolescente, servindo como defesa diante da realidade que as perdas simbólicas impõem, uma espécie de reajuste emocional. Assim, o jovem se transporta a situações em que pode, de maneira imaginária, controlar. Isso se manifesta tanto nos devaneios como nas conversas filosóficas sobre ética, problemas sociais e políticos, permitindo-lhe teorizar sobre as reformas que faria para melhorar o mundo. Nesses momentos, o jovem exerce sua criatividade em projetos e sonhos, que os adultos muitas vezes frustram pelo medo do novo. No entanto, são atitudes de grande importância, que precisam ser compreendidas, pois impulsionam a cultura e modificam comportamentos, o que pode contribuir para a evolução humana.

4. **Questionamento crítico das religiões, especialmente a religião dos pais, e da religiosidade em geral** (crises religiosas): essas crises se manifestam nas atitudes tanto de negação como de exaltação das crenças religiosas, o que revela a situação mutável do mundo interno, muitas vezes guiadas pelo fanatismo. Tomem-se, por exemplo, os movimentos contemporâneos ligados ao terrorismo. As

---

Quadro 95.1 Dez itens da síndrome normal da adolescência

1. Elaboração dos lutos característicos da fase
2. Necessidade de se integrar a grupos de iguais (coetâneos)
3. Fantasiar a saída do presente com o imaginário
4. Questionamento crítico das religiões, especialmente da religião dos pais, e da religiosidade em geral
5. Distemporalidade
6. Desenvolvimento da sexualidade: do autoerotismo a práticas de genitalidade. Identidade sexual definida
7. Agressividade, violência, condutas sadomasoquistas, com ou sem reivindicações sociais
8. Contradições frequentes nas manifestações da conduta (interjogos internos-externos de amor-ódio)
9. Separação progressiva ou brusca dos pais e/ou do grupo familiar
10. Flutuações do estado de ânimo, do humor, com uma base de predomínio depressivo

Fonte: Knobel, revisão ano 2000.

práticas religiosas saudáveis de variadas origens – católica, evangélica, espírita, espiritualista – são bem-vindas. Por outro lado, atitudes indiferentes parecem predominar em certos setores de classe média, principalmente em se tratando da religião dos pais, que passa a ser criticada, não praticada ou desacreditada.

5. **Distemporalidade** (deslocalização temporal): nesse período existe certa desorientação temporal, em que as urgências são enormes e as prorrogações descabidas. Dependendo do interesse e da necessidade, as tarefas – ou diversões – podem acontecer agora ou nunca, ou pode existir um permanente "mais tarde vai dar tempo", como se o adolescente fosse detentor do poder de manipular as horas. Configura-se como mecanismo de defesa, tentativa de controlar as horas que escapam ao poder real do adolescente. A dimensão temporal vai sendo adquirida lentamente, o presente e o futuro assimilados e usados para melhor distribuição de deveres e lazer.

6. **Desenvolvimento da sexualidade: do autoerotismo a práticas de genitalidade – identidade sexual definida** (evolução sexual desde o autoerotismo até a heterossexualidade): a aceitação da genitalidade é de certo modo imposta pela existência inegável da menarca e da ejaculação espontânea, que demarcam a possibilidade de procriação. Ao aceitar sua genitalidade, o adolescente também está abrindo mão da bissexualidade que tinha na infância, pois haverá a definição de sua orientação sexual.

Para tanto, há a evolução desde o autoerotismo até a genitalidade, com oscilações entre atividades masturbatórias e o começo do exercício genital, este com contatos do tipo exploratórios – preparatórios e tímidos. Incluem-se atitudes lúdicas que levam à aprendizagem, como jogos eróticos e toques de conteúdo exploratório de si próprio e do outro.

Nessa fase, pode haver experiências com pessoas do mesmo sexo, muitas vezes na forma de amizade especial ou em grupos constituídos apenas por rapazes ou por moças. A esse tipo de comportamento dá-se o nome de pseudo-homossexualidade, pois não significa a cristalização dessa orientação sexual, mas apenas uma passagem do autoerotismo para o amadurecimento heterossexual.

Na atualidade, os jovens têm uma variedade de maneiras de relacionar-se afetiva e socialmente, tanto pautadas na fidelidade mútua e no sentimento como em situações momentâneas, podendo haver a iniciativa de ambos os sexos. Essas modalidades incluem a *pegação*, o *ficar* e o convencional *namoro*.

Os adolescentes referem-se à *pegação* como um ato pontual, sem compromisso, focado na atração pela beleza ou sensualidade. O *ficar* é descrito por eles como um relacionamento em que os *ficantes* têm maior intimidade e se veem com mais frequência, sem as formalidades ou a visibilidade social do namoro, embora podendo evoluir para tal.

Estudo brasileiro revela que, para os adolescentes, na "pegação rolam uns beijinhos, mas não tem de levar pra cama". No ficar, embora haja maior aproximação dos atores, não existe preocupação com regras sociais quanto a um relacionamento mais profundo. Nas palavras dos próprios jovens: "no ficar, muitas vezes só rolam uns beijinhos e pronto; em outras pode rolar uma transa. Isso depende muito dos ficantes."

Para esses mesmos jovens, *namorar* tende a ser um ato contínuo e repetitivo do *ficar* que, com o tempo e a permissão de ambos, ganha compromisso e oficialidade. Entretanto, é no final da adolescência que os jovens começam a ter relacionamentos mais íntimos e estáveis. Assim, parece existir uma passagem pelo *pegar* e *ficar* para que a maturidade os leve a vivências afetivas e ao desempenho de papéis sociais esperados.

7. **Agressividade, violência, condutas sadomasoquistas, com ou sem reivindicações sociais** (atitude social reivindicatória): o comportamento do adolescente está vinculado ao contexto em que vive. Por outro lado, na sociedade onde predominam as exigências da industrialização mal canalizada e a economia mal dirigida, criam-se desejos de reforma social imediata. Essa realidade frustrante vai ao encontro dos pensamentos onipotentes do jovem, que passa a idealizar uma sociedade mais justa. Daí surgirem os grandes movimentos sociais, muitos dos quais ocorrendo atualmente, que podem mudar o curso da humanidade.

Nas últimas décadas, em todas as nações, há registro de aumento do índice de violência, tanto familiar como urbana. Disfunção familiar, falta de políticas adequadas às necessidades da população e impunidade – inclusive para os adultos transgressores – atuam em conjunto para o cenário atual: disfuncionalidade social, baixa capacitação para o trabalho, escassez de oferta de empregos, multiplicação da pobreza e miséria.

Em consequência, surgem (des)caminhos associados a tráfico de drogas ou de influência, perda de visão da coletividade, bandidagem e marginalização, alimentando a corrente da violência. O adolescente termina sendo levado por esse turbilhão social por não visualizar outras possibilidades, ou por suas reivindicações, ou ainda para dar vazão à agressividade concentrada em seu âmago.

Portanto, nem sempre o componente agressivo inerente à personalidade em estruturação está sendo canalizado para reivindicar a melhora do mundo, mas é usado em comportamentos em que impera a energia destruidora de uns sobre os outros.

8. **Contradições frequentes nas manifestações da conduta/interjogos internos e externos de amor-ódio** (contradições sucessivas em todas as manifestações da conduta): o comportamento do adolescente está dominado pela ação, forma mais comum de expressar as elaborações psíquicas. Sua personalidade está permeável e instável, e ele tem de lidar permanentemente com os impulsos de seu mundo interno, além de receber contínuas estimulações externas. Assim, instauram-se comportamentos que parecem contraditórios, porém adequados a esse complexo momento evolutivo. O adolescente com desequilíbrio psíquico mostra uma conduta rígida, reflexo de seu estado patológico.

9. **Separação progressiva ou brusca dos pais e do grupo familiar** (separação progressiva dos pais): uma das tarefas básicas da adolescência é elaborar o luto pelos pais da infância, e para isso o jovem precisa separar-se deles (simbolicamente), para adquirir identidade própria. Assim, pouco a pouco, busca fora da família outros modelos e deprecia os pais com atitudes ou opiniões, pois os percebe enquanto figuras exageradas e intolerantes.

Com certa frequência, observa-se um movimento de separação brusca mediante atos que determinam a mudança drástica na dinâmica familiar. Isso geralmente decorre de uma escolha totalmente contrária aos genitores, rompendo com os valores familiares. Tome-se, por exemplo, a escolha de parceiro ou de amigos e o ato de abandonar projetos de vida ou mesmo sair de casa e tomar seu próprio rumo – viagens, fuga de casa, casamentos inesperados.

Por outro lado, o maior ou menor preparo dos pais no lidar com o turbilhão do filho ameniza ou exaspera a dinâmica familiar. A ambivalência dual, ou seja, reações de ambas as partes, é fonte do conflito intergeracional, necessário à evolução tanto dos filhos como dos pais.

10. **Flutuações do estado de ânimo, do humor, com uma base de predomínio depressivo** (constantes flutuações do humor e do estado de ânimo): sentimentos de entristecimento e dor (substrato depressivo da adolescência) acompanham o processo de elaboração dos lutos, havendo também ansiedade. De acordo com as flutuações desses sentimentos, o jovem apresenta rápidas modificações no estado de ânimo, variando de grande entusiasmo a desânimo, estado de irritabilidade e aborrecimento. Embora não sejam fáceis de suportar, especialmente para os genitores, essas variações de humor são reflexos dos mecanismos de elaboração emocional nesse período.

INTERFACE ADOLESCENTE/FAMÍLIA: A CRISE DOS PAIS

A passagem da adolescência tem repercussões diretas na dinâmica da família. Com a reativação de sentimentos que evocam a fase anterior do complexo de Édipo, surge crise na identidade do grupo, envolvendo pais e irmãos. Isso se reflete nos conflitos da filiação – *você parece não fazer parte dessa família; meu irmão pode tudo e eu nada; vocês estão de marcação comigo* – na reformulação da assimetria hierárquica, remetendo os pais à sua própria finitude e à renúncia, e na elaboração da imagem do filho-criança. Muitos pais chegam a ter o sentimento de desagregação familiar e medo da perda desse filho.

Sentimentos de amor, medo, raiva, culpa e reaproximação são pertinentes nessa fase. Cabe aos pais saber lidar com as polaridades dos filhos, para não caírem no medo da perda e então se tornarem permissivos, conduzindo os adolescentes a não saberem suportar frustrações. Esse fato contribui para uma sociedade perversa, onde as pessoas buscam prazer a qualquer custo, mesmo causando dano ao outro.

A prática de mais de 30 anos lidando com adolescentes e jovens permite-me resumir o comportamento dos pais às seguintes características: sentimento de perda do filho-criança (luto pelos laços vinculares da infância); impotência e insegurança em dar os limites necessários; dificuldade em permitir o avanço da independização do jovem; ressentimento por sentir-se rejeitado; ansiedades ou dificuldades em aceitar a sexualidade amadurecida do jovem, especialmente o pai em relação à filha.

No entanto, muitas famílias conseguem adaptar-se com mais leveza por saberem lidar com flexibilidade e fazer acordos viáveis, sem abrir mão das orientações cabíveis, da importante liberdade vigiada e dos deveres de seus jovens.

FIM DO ADOLESCER

O posicionamento psicossocial é um dos melhores indicadores para apontar o final da adolescência, pois implica assunção das responsabilidades de adulto. Nesse sentido, a maturação ocorre de acordo com o contexto, seja em área rural ou industrializada.

A maioria dos jovens até 25 anos, que moram em regiões mais desenvolvidas, ainda está no processo de treinamento profissionalizante, o que costuma findar na terceira década de vida. Em contraste, jovens em zonas rurais tendem a receber menor escolaridade, casam-se mais cedo e têm menos chance de se engajar em ocupações tecnológicas.

Outros elementos que demarcam a vida adulta podem ser elencados: estabelecimento de identidade estável; elaboração do processo separação/individuação, promovendo a independência psicológica; engajamento no mercado de trabalho; desenvolvimento de valores morais, definição da maturidade genital orientando para relações hétero, homoafetivas ou bissexuais; envolvimento afetivo duradouro e desejo de formar o próprio núcleo familiar; relacionamento paterno-filial de maneira amadurecida, porém mantendo-se a hierarquia das gerações.

Por essa época, as mudanças físicas já transcorreram ou encontram-se em processo de finalização. O cérebro continua a reorganizar-se, a capacidade de pensamento reflexivo é bastante ampliada e a influência do grupo diminui, à medida que o indivíduo adquire maior firmeza em sua própria identidade. Quando essas características estiverem presentes, embora umas mais que outras, o papel de adulto estará consolidado.

CONSIDERAÇÕES FINAIS

As elaborações psíquicas e sociais na adolescência não são fáceis. Ninguém sai incólume. Filhos, pais e sociedade convergem nessa turbulenta transição, embora tomando diferentes direções. Os profissionais da saúde devem estar atentos às mudanças e permanecer atualizados. Desse modo, poderão intervir positivamente na adaptação dos que estão chegando à vida adulta e dos que já se encontram ao longo da caminhada.

Bibliografia

Infantes AT. El análisis de la adolescencia desde la Antropología y la perspectiva de género. Interacções 2013; 25:52-73.

Arnett JJ. Emerging adulthood(s). The cultural psychology of a new life stage. In: Lene AJ (ed.) Brindging cultural and developmental approaches to psychology: new synthesis in theory, research and theory. London: Oxford University, 2011:255-75.

Benito L. Adolescência, grupos e modismos. In: Crespin J, Reato LFN (orgs.) Hebiatria. Medicina da Adolescência. São Paulo: Roca, 2007:480-6.

Brasil. Estatuto da Criança e do Adolescente. Lei Federal 8.069/90. Conselho Estadual de Defesa da Criança e do Adolescente, CDECA/PE. Edição revisada e atualizada. Recife: CDECA/PE, 2013.

Capelatto I. Adolescentes ontem, hoje, amanhã. Posted on november 2012. Disponível em: http://www.cpflcultura.com.br/wp/?aovivo=a-dolescentes-ontem-hoje-e-amanha-ivan-capelatto. Acesso em 06/07/2015.

Coyne SM, Dyer JW, Densley R, Money NM, Day RD, Harper JM. Physiological indicators of pathologic video game use in adolescence. Journal of Adolescent Health 2015; 56:307-13.

Dutra-Thomé L, Amazarray MR. Adolescentes e adultos emergentes em transição para a vida adulta. In: Habigzang LF, Diniz E, Koller SH (Org.) Trabalhando com adolescentes. Teoria e intervenção psicológica. Porto Alegre: Artmed, 2014:84-94.

Eiguer A. Crise de identidade familiar durante a adolescência de um filho. In: Eiguer A. Um divã para a família. Porto Alegre: Artes Médicas, 1985:70-80.

Giedd J. Development of the young brain. National Institute of Mental Health. Posted on May, 2011. Disponível em: http://www.nimh.nih.gov/news/media/2011/giedd.shtml. Acesso em julho de 2015.

Knobel M. El sindrome de la adolescencia normal. In: Aberastury A, Knobel M (eds.) La adolescencia normal – un enfoque psicoanalítico. Mexico: Paidós Educador, 2005 (reimpressão):35-129.

Knobel M. Síndrome da adolescência normal – revisão ano 2000. Disponível em: http://www.geocities.ws/HotSprings/Villa/7340/adonorm2000.html. Acesso em julho de 2015.

Makaaron M. O adolescente e seu self. XIV Congresso Brasileiro de Adolescência. Livro Eletrônico. DVD 18. São Paulo: TV MED, 2014.

Marcel R. O trabalho de luto. In: Marcel R (ed.) Me larga! Separar-se para crescer. São Paulo: Martins Fontes, 2009:96-118.

Nasio JD. Como agir com um adolescente difícil? Rio de Janeiro: Zahar, 2010.

Oliveira DC, Gomes AMT, Marques SC, Thiengo MA. "Pegar", "ficar" e "namorar": representações sociais de relacionamentos entre adolescentes. Revista Brasileira de Enfermagem 2007;(60)5:497-502.

Organización Panamericana de la Salud – OPAS. Pasqualini D, Llorens A (Org.). Salud y bienestar de los adolescentes y jóvenes: una mirada integral. Buenos Aires: OPAS, 2010.

Patton G, VINER R. Pubertal transitions in health. The Lancet 2007; 369:1130-9. Series Adolescent Health.

Capítulo 96

Ginecologia Infanto-Puberal

Ariani Impieri de Souza
Marta Cedrim Pituba

O QUE É GINECOLOGIA INFANTO-PUBERAL?

Essa subespecialidade da ginecologia destina-se a atender meninas e adolescentes. A Sociedade Brasileira de Obstetrícia e Ginecologia da Infância e Adolescência (SOGIA) e a Federação Internacional de Ginecologia Infanto-Juvenil (FIGIJ) reconheceram o interesse de ginecologistas, pediatras, endocrinologistas, hebiatras, cirurgiões infantis e médicos de família no atendimento aos problemas ginecológicos específicos de crianças e adolescentes.

A Organização Mundial da Saúde (OMS) define adolescência como a faixa etária correspondente à idade de 10 a 19 anos. Desse modo, os problemas relacionados com a ginecologia infanto-puberal abrangem uma ampla faixa de idade, que vai do nascimento até o final da segunda década de vida. Isso reforça a necessidade de, cada vez mais, médicos de outras áreas despertarem seu interesse por essa área específica.

O profissional que se propõe a atender os aspectos relacionados com o desenvolvimento puberal (que muitas vezes inclui a sexualidade) obriga-se a repensar seus próprios conceitos, de modo a se tornar mais receptivo a esse grupo específico.

Queixas mais frequentes

As queixas variam de acordo com a idade.

Até os 2 anos, a principal queixa é a sinéquia dos pequenos lábios (aderência ou coalescência de pequenos lábios), que pode ser observada desde o nascimento pelo pediatra ou, posteriormente, pela mãe.

Em meninas de 2 a 8 anos, o pediatra costuma solicitar avaliação do ginecologista por corrimento vaginal de repetição.

No início da puberdade, entre os 9 e os 11 anos de idade, a procura pelo atendimento do ginecologista infanto-puberal ocorre com mais frequência, em geral, para orientações e esclarecimentos sobre as modificações do corpo que ocorrem na puberdade (broto mamário, pelos pubianos, estatura, momento da menarca).

A partir dos 12 anos de idade, ou da ocorrência da menarca (primeira menstruação), a principal queixa está relacionada com os ciclos menstruais (irregularidade menstrual, cólica, hemorragia).

A partir dos 13 aos 15 anos, aparecem as dúvidas relacionadas com o tema da sexualidade e do namoro, além da preocupação com anticoncepção.

Na adolescência, convém manter-se atento às comunicações "não verbais", podendo ser necessário o ajuste do tempo da consulta e da agenda para acomodação dos atendimentos mais demorados, procurando criar oportunidades para orientações sobre ovulação, período fértil e necessidade de se proteger contra gravidez e doenças sexualmente transmissíveis (DST), mesmo que os adolescentes compareçam para a consulta por outros motivos.

A consulta deve ainda ser uma oportunidade de avaliação do estado de imunização dessa população específica, checando o calendário de vacina da criança/adolescente. A vacina contra o papilomavírus (HPV) encontra-se disponível nos postos de saúde desde 2014, na apresentação quadrivalente, fazendo parte do calendário vacinal de meninas dos 9 aos 13 anos de idade.

Sigilo médico com os adolescentes

O sigilo médico deve ser compreendido e adotado por toda a equipe que atende adolescentes. Isso inclui o atendimento de adolescentes e de seus pais de modo que a privacidade possa ser preservada. Pode-se atendê-los inicialmente juntos, mas sempre que possível deve-se, em algum momento, atender a adolescente sozinha.

Algumas adolescentes preferem entrar na sala de atendimento sozinhas, pois se sentem mais livres e à vontade para tirar dúvidas e expressar seus conflitos. Outras preferem que as mães entrem com elas, o que também não significa que devam permanecer até o final da consulta. É comum a mãe entrar por alguns minutos na primeira consulta para fornecer informações sobre antecedentes e depois aguardar fora da sala de consulta. O importante é respeitar a vontade da paciente adolescente. Com o tempo as adolescentes ficam sozinhas e isso as ajuda a amadurecer, pois estão assumindo a responsabilidade por sua saúde.

O sigilo médico na consulta do adolescente está previsto no Código de Ética Médica. O artigo 74 do Capítulo IX, sobre sigilo profissional, diz que é vedado ao médico: "revelar sigilo profissional relacionado a paciente menor de idade, inclusive a seus pais ou representantes legais, desde que o menor tenha capacidade de discernimento, salvo quando a não revelação possa acarretar dano ao paciente."

EXAME GINECOLÓGICO

A preparação do exame ginecológico começa na anamnese. Todas as perguntas e afirmações devem ser diretas e expressas de maneira tranquila e em linguagem que a criança/adolescente entenda, de modo a minimizar a ansiedade, uma vez que o exame genital de uma criança pré-púbere necessita da colaboração da paciente, explicitando de maneira clara que o procedimento não lhe causará nenhum dano físico. O exame ginecológico propriamente dito é apenas *parte da consulta ginecológica*, e muitas vezes pode não ser feito na consulta inicial, mas adiado para as consultas subsequentes, quando a paciente (criança ou adolescente) já tiver adquirido mais confiança no médico.

O exame ginecológico da menina ou adolescente sem atividade sexual é diferente do realizado em adolescentes com vida sexual.

Exame ginecológico da criança

Antes de ser iniciado o exame físico das meninas menores, a explicação sobre as etapas do exame físico em geral é dirigida à mãe ou responsável, porém o ginecologista também pode, e deve, dirigir-se à própria menina, quando perceber que ela é capaz de compreender o que será feito. É conveniente que a mãe/responsável permaneça na sala de exame.

Em geral, o exame começa pelas mamas, passando depois para o abdome e por fim para os órgãos genitais externos (monte de vênus, grandes e pequenos lábios, clitóris, entrada da vagina) e o períneo (região entre a parte posterior dos pequenos lábios e o ânus). Avalia-se o estágio de desenvolvimento puberal e compara-se com os critérios de estadiamento da maturação puberal adaptados por Tanner, que na menina pré-púbere costuma encontrar-se no estágio M1P1 (Figura 97.1).

A posição ideal para boa visualização da genitália externa é a de supinação com as nádegas junto à extremidade da mesa e as pernas dobradas junto às nádegas em cima da mesa de exame (posição ginecológica). O examinador deve afastar os joelhos da menina de modo suave e dispor de uma fonte luminosa adequada. Pode ser necessário afastar suavemente os grandes lábios para melhor visualização do vestíbulo e do introito vaginal.

Em recém-nascidas e em crianças muito pequenas ou pouco cooperativas, o exame da genitália pode ser feito com a criança sentada no colo da mãe. Outra possibilidade consiste em permitir que a criança utilize as próprias mãos para afastar os grandes lábios.

Jamais se deve forçar um exame genital, pois um exame forçado, além de danos psicológicos, não permite uma visualização adequada do hímen ou introito vaginal, já que para isso o períneo precisa estar relaxado. Caso seja absolutamente necessário um exame genital em criança pouco cooperativa, pode-se cogitar a possibilidade de o exame ser feito sob narcose.

O exame da membrana himenal nem sempre é uma etapa de fácil realização. O hímen de uma menina pré-púbere apresenta ampla faixa de variação na forma como circunda o introito vaginal. O diâmetro do orifício himenal pode ser influenciado pelo tipo de configuração do hímen, pelo modo de afastamento dos tecidos vulvares e pelo grau de relaxamento do músculo perineal. Um hímen aparentemente imperfurado em um exame inicial pode revelar-se um hímen com microperfuração em exames subsequentes, dependendo da maneira como a criança relaxa o períneo. Por isso, é importante fazer mais de uma avaliação antes de concluir pela necessidade de algum procedimento.

Exame ginecológico da adolescente

A decisão quanto à presença da mãe/responsável na sala de exame deve ser deixada a critério de cada paciente ou de cada situação. Antes de iniciado o exame físico, todas as etapas do exame devem ser explicadas de modo a minimizar a ansiedade, que também está presente entre as adolescentes, principalmente naquelas que estão realizando o exame ginecológico pela primeira vez. *Convém lembrar que a experiência do primeiro exame ginecológico pode influenciar a assistência ginecológica futura.*

O procedimento inicia-se pelo exame físico geral, seguido pelo exame das mamas, pelo exame do abdome e da genitália externa, avaliando o estágio de desenvolvimento puberal de Tanner (Figura 96.1) e, quando necessário, o exame especular e o toque vaginal.

O ambiente deve ser adequado, com boa iluminação e com todo o material disponível e adequado para a faixa etária da adolescente. Deve-se atentar especialmente para não deixar a adolescente completamente despida, oferecendo-lhe batas e/ou lençol, de modo a preservar sua intimidade.

De maneira geral, o exame ginecológico de uma adolescente que ainda não iniciou atividade sexual consiste em exame da genitália externa e eventualmente (raramente) no exame do canal vaginal, que pode ser feito com espéculo de virgem ou colpovirgoscópio de Bicalho.

Nas adolescentes que já iniciaram atividade sexual, o exame ginecológico não difere do exame da mulher na menacme, que consiste em inspeção da genitália, toque vaginal combinado e exame especular, embora este, quando realizado pela primeira vez, possa ser feito com espéculo menor, a fim de minimizar o desconforto e afastar o temor que o exame provoca.

Ao final de uma consulta bem-sucedida, a adolescente deve ter sido esclarecida e ter seus medos atenuados. Conversar com a paciente sobre o plano de conduta a ser adotado é útil para a adequada adesão ao tratamento proposto.

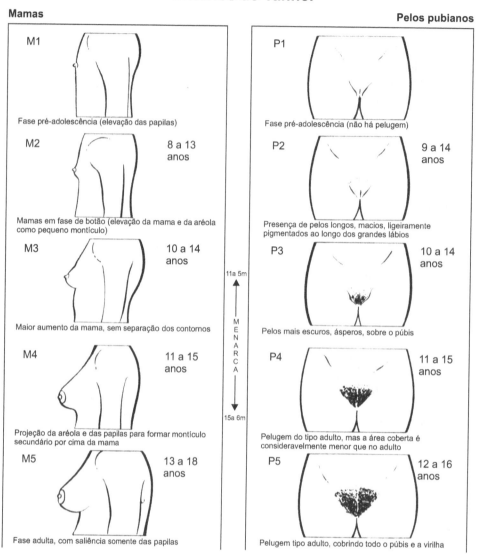

Figura 96.1 Estágios de Tanner.

DIAGNÓSTICO E TRATAMENTO DAS QUEIXAS MAIS FREQUENTES

Corrimento genital/vulvovaginites

O corrimento vaginal constitui-se na queixa mais frequente nos ambulatórios de ginecologia infanto-puberal. Na maioria das vezes não se trata de uma vulvovaginite por agente específico que exija tratamento medicamentoso. Pode significar apenas secreção fisiológica decorrente das modificações hormonais que ocorrem na puberdade ou da variação do ciclo menstrual.

Nas meninas menores, frequentemente ocorre uma vulvovaginite inespecífica, comumente associada à higiene genital inadequada, o que acarreta desequilíbrio na homeostase bacteriana e, muitas vezes, é interpretada como doença, como será detalhado adiante.

Para diagnóstico preciso e manejo adequado do corrimento genital é importante a compreensão da fisiologia vaginal, dos possíveis mecanismos de defesa da mucosa vaginal ante as agressões e infecções, da microbiota vaginal, assim como dos agentes que podem estar envolvidos em sua etiologia.

A mucosa vaginal da criança é delgada, atrófica, seca e levemente hiperemiada, com ausência da lactobacilos (bacilos de Döderlein) e pH entre 6,5 e 7,5. Na puberdade, quando se inicia o aumento da produção estrogênica pelos ovários, ocorrem a pluriestratificação do epitélio vaginal e a presença do glicogênio. A microbiota vaginal transforma-se então em mista, com predomínio dos bacilos de Döderlein, e o pH torna-se mais ácido (entre 3,8 e 4,5). A microbiota mista, com predomínio de lactobacilos, desempenha importante papel na proteção vaginal contra processos infecciosos.

A microbiota da vagina é constituída de vários microrganismos, entre eles, *Alcaligenes faecalis*, *Escherichia coli*, enterococo α e β-hemolítico, *Klebsiella enterobacter*, *Lactobacillus* sp., *Pseudomonas aeruginosa*, *Staphylococcus aureus*, Staphylo-

coccus epidermidis, estreptococos α-hemolíticos, estafilococos β-hemolíticos do grupo B e outras bactérias. Além desses, *Candida albicans* e *C. tropicalis, Gardnerella vaginalis, Mycoplasma hominis* e *Ureaplasma urealyticus* já foram detectados como comensais em crianças e adolescentes, sem causar vulvovaginite.

Em virtude da multiplicidade de microrganismos da microbiota vaginal, deve-se evitar a solicitação rotineira de culturas de secreção vaginal, cujos resultados podem, muitas vezes, ser enganosos.

Como estabelecer o diagnóstico de vulvovaginite?

Basicamente, pela história e exame físico. A história clínica detalhada é muito importante para o diagnóstico, com intuito de identificar possíveis fatores desencadeantes ou associados. O tempo e a duração da sintomatologia, as características das secreções (recorrência, ardor, prurido, odor, cor, quantidade, aspecto), o uso prévio de medicamentos e os hábitos de higiene são de investigação obrigatória.

Convém atentar para o fato de que o uso indiscriminado de antibióticos na tentativa de tratar um corrimento persistente pode desequilibrar a microbiota vaginal e favorecer a instalação de uma vulvovaginite.

Os sintomas podem ser múltiplos: dor, prurido e ardência vulvar (principalmente quando a urina entra em contato com os tecidos irritados) em variados graus de intensidade, podendo ocorrer, até mesmo, sangramento (em virtude da irritação da mucosa vaginal inflamada ou, eventualmente, da presença de corpo estranho no canal vaginal).

Em algumas situações, a vulvovaginite inespecífica pode estar associada à queixa de aderência dos pequenos lábios da vulva (coalescência de pequenos lábios), ocluindo total ou parcialmente o vestíbulo e deixando transparecer uma tênue membrana translúcida na linha mediana.

Em geral, a presença de coalescência dos pequenos lábios (ninfas) decorre de uma vulvovaginite inespecífica associada ao hipoestrogenismo fisiológico da criança. Nesses casos, além da orientação quanto à higiene genital, é necessária a prescrição de creme à base de estrogênio de ação local (estriol) para a abertura da coalescência (adesão das ninfas).

Ao exame físico, é importante observar a higiene geral da criança/adolescente e se ela está acometida por alguma infecção em outro sistema (respiratório ou dermatológico), uma vez que essas infecções podem provocar contaminação secundária da genitália.

Na genitália externa, cabe observar a presença de hiperemia, esmegma, secreções características, quantidade, coloração e odor da secreção.

Exames complementares não costumam ser necessários, pois o aspecto da secreção já direciona para o tipo de infecção, porém, se o quadro se tornar recorrente ou se houver dúvidas sobre o agente etiológico que está provocando os sintomas, podem ser realizados os seguintes exames:

- **Exame a fresco do conteúdo vaginal:** quando se dispõe de microscópio, pode ser feito no momento do exame físico.
- **Teste das aminas ou *Whiff test*:** adicionar hidróxido de potássio (KOH) 10% a uma gota da secreção vaginal – será positivo quando o examinador perceber o odor de peixe cru, o que indicará a presença de vaginose bacteriana (ou *Gardnerella vaginalis*).
- **Gram e cultura de secreção vaginal:** para identificação do agente etiológico.
- **Parasitológico de fezes e/ou *swab* anal:** em caso de suspeita de oxiúros.
- **Sumário de urina e urocultura:** em caso de suspeita de infecção urinária associada.
- **Colpovirgoscopia (em crianças/adolescentes sem atividade sexual):** exame *restrito* aos casos de corrimentos rebeldes e suspeitas de corpo estranho na vagina. Na maioria da vezes, é necessária a sedação.

Causas das vulvovaginites na infância

Vulvovaginites inespecíficas

Provocada pelo desequilíbrio do ecossistema vaginal, que possibilita a proliferação de microrganismos colonizadores da microbiota vaginal mista. Esse desequilíbrio pode ser desencadeado por algumas situações fisiológicas, como menstruação ou relação sexual (nos casos de adolescentes com atividade sexual). Outros fatores externos podem romper o equilíbrio do ecossistema: roupas justas e/ou sintéticas, masturbação compulsiva, soluções antissépticas e sabonetes irritantes, condições precárias de higiene perineal, corpo estranho na vagina, presença de parasitas intestinais na vagina (oxiúros) e estados de imunodepressão (uso prolongado de antibióticos, corticoides, infecções sistêmicas).

O principal fator desencadeante da vulvovaginite inespecífica na criança, entretanto, é a higiene perineal inadequada, que pode estar presente em decorrência de:

1. Condições socioeconômicas desfavoráveis, com precariedade da higiene corporal de maneira geral e, particularmente, da genitália externa.
2. Medo de lesão himenal: com esse temor, a mãe ou responsável tende a não fazer a correta higiene dos órgãos genitais da menina.
3. Higiene anal feita no sentido posteroanterior, levando fezes para a vulva e a vagina.
4. Manipulação pela própria criança dos órgãos genitais com as mãos sujas, podendo inclusive (nos casos de focos de infecção respiratória ou dermatológica) levar germes para a genitália, ou a introdução de pequenos objetos na vagina.
5. Uso frequente e contínuo de roupas justas e de tecidos sintéticos, dificultando a perspiração adequada da região vulvovaginal, o que é pior nas crianças obesas.
6. Falta da proteção estrogênica da vagina, o que torna o epitélio tênue e suscetível a abrigar agentes infecciosos.
7. Ausência de acidez vaginal, necessária para proteção da genitália.
8. Posição anteriorizada da vulva e distância curta entre a vagina e o ânus.
9. Falta de pilificação pubiana.

Conduta

Na falta de um agente etiológico, o tratamento das vulvovaginites inespecíficas consiste apenas nas seguintes medidas:

- Orientação quanto à mudança de hábitos de higiene: orientar higine genitoanal (da frente para trás), lavagem das mãos antes da manipulação genital e lavagem adequada da genitália na hora do banho.
- Orientação de vestuário adequado: evitar calças e *shorts jeans* e tecidos sintéticos apertados.
- Tratamento das parasitoses associadas.
- Uso de antisséptico, anti-inflamatório ou acidificantes locais em banhos de assento por 5 a 10 dias.
- Uso de sabonete neutro na higiene diária.

Vulvovaginites por parasitas (oxiúros)

A sintomatologia das vulvovaginites por parasitas é semelhante à das vulvovaginites inespecíficas, porém pode haver queixa de prurido anal ou vaginal à noite.

Ao exame, pode ser observada secreção inespecífica ou ausente. Não se observa necessariamente o parasita, que tem hábito noturno. Além das medidas gerais, todos os membros da família devem ser tratados com:

- Mebendazol ou albendazol, nas doses habituais, por dois ciclos com intervalo de 2 a 3 semanas ou
- Pamoato de pirvínio, 5 a 10mg/kg (máximo de 600mg), em dose única, repetindo após 2 a 3 semanas.

Vulvovaginite fúngica ou candidíase vulvovaginal (geralmente por *Candida albicans*)

Essa é a segunda causa mais frequente de vulvovaginite na infância. A queixa principal é o sintoma de prurido vulvovaginal intenso. Na criança, muitas vezes, é mais comum uma vulvite (genitália externa) do que uma vaginite.

Ao exame da genitália externa observam-se, com frequência, hiperemia, edema, descamação de pele ou mucosa, além de secreção branca grumosa do tipo "nata de leite" aderida à mucosa vaginal. Em geral, o quadro clínico é muito característico, dispensando a cultura da secreção. Muitas vezes, caracteriza-se como quadro de urgência ginecológica e necessita tratamento imediato. Em casos menos sintomáticos, ou em caso de dúvida, pode-se aguardar a cultura da secreção vaginal, que confirmará a presença do fungo.

O tratamento de primeira escolha é local com antissépticos (banho de assento) associados a creme vaginal específico (antifúngico local) em aplicação externa na vulva ou endovaginal com auxílio de sonda uretral adaptada à seringa. O tempo de aplicação vai depender da substância utilizada:

- **Miconazol:** 14 noites.
- **Nistatina:** 10 noites.
- **Isoconazol:** sete noites.
- **Terconazol ou isoconazol:** cinco noites.

Nas crianças maiores (> 20kg) e em adolescentes, além das medidas de higiene local, pode-se optar pelo tratamento VO, ou quando ocorrer quadro de candidíase recorrente, de difícil controle ou resistente ao tratamento tópico. Pode-se usar cetoconazol, 200 a 400mg/dia (dependendo do peso), por 5 dias.

Em adolescentes maiores (> 16 anos) pode ser utilizado ainda itraconazol, 200mg pela manhã e 200mg à noite, em 1 dia de tratamento, ou fluconazol, 150mg, em dose única.

Vulvovaginite por gonococo (*Neisseria gonorrhoeae*)

Felizmente, não é comum. No entanto, diante de confirmação laboratorial, é obrigatória a investigação de violência sexual (contaminação sexual), bem como a solicitação de sorologia para sífilis, hepatite B e HIV. A sintomatologia pode não ser muito característica, mas na maioria das vezes a secreção é mucopurulenta, amarelo-esverdeada, em grande quantidade e de odor desagradável. O diagnóstico deve ser sempre confirmado por meio do Gram da secreção (presença de diplococos gram-negativos) e/ou cultura da secreção em meios seletivos.

Opções terapêuticas

- **Ampicilina:** 50 a 100mg/kg/dia, a cada 6 horas por 10 dias, VO.
- **Azitromicina:** 10mg/kg/dia, em dose única diária por 3 dias, VO. Em adolescentes maiores (com mais de 50kg), pode-se administrar azitromicina, 1g, em dose única, VO.

Vulvovaginite por tricomonas (tricomoníase)

Ocasionada por um protozoário, *Trichomonas vaginalis*, não é comumente encontrada na prática diária dos ambulatórios de ginecologia infanto-puberal. A confirmação da presença do *T. vaginalis* em criança também implica a necessidade de investigação de contaminação sexual. Os sintomas frequentemente relatados são secreção amarelada bolhosa com ou sem odor e prurido vulvovaginal de variados graus de intensidade. Nas adolescentes com atividade sexual em que é possível a visualização do colo uterino com espéculo, podem-se visualizar as paredes vaginais e o colo uterino eritematosos, com aspecto de framboesa. Contudo, o exame especular está restrito às adolescentes com atividade sexual. Nas crianças, o diagnóstico é confirmado pelo exame direto a fresco, no qual se observa, ao microscópio, o protozoário movimentando-se ativamente na lâmina, ou pela cultura da secreção vaginal.

O tratamento deve ser preferencialmente VO, devido à possibilidade de o parasita alojar-se na uretra. Utilizam-se:

- **Metronidazol:** 40mg/kg/dia, a cada 8 horas, por 7 a 10 dias.
- **Tinidazol ou secnidazol:** 30mg/kg (máximo 2g), em dose única.

Vulvovaginite por gardnerela (vaginose bacteriana)

A *Gardnerella vaginalis* pode ser assintomática. Em geral, só apresenta sintomas quando associada a outras bactérias e, por isso, a simples presença da gardnerela é chamada de vaginose bacteriana. O sintoma principal consiste na presença de odor forte característico de *peixe cru*. Ocorre corrimento pouco intenso, branco-acinzentado, que não provoca prurido ou ardor. Há pouca inflamação. Pode ser encontrada em culturas realizadas para investigação de corrimento em crianças e adolescentes, mas, em geral, não é a causadora da sintomatologia. Com frequência, é confundida com lactobacilos ao exame microscópico, podendo acarretar confusão diagnóstica. O teste das aminas ou *Whiff test* (adição de KOH a 10% sobre uma gota do conteúdo vaginal) confirma a presença da gardnerela em razão da liberação das aminas voláteis que exalam o odor característico (de peixe cru).

Apesar de o tratamento ser igual ao utilizado para tricomoníase, sua presença não está necessariamente associada ao contato sexual.

Vulvovaginite alérgica

Processos alérgicos podem ocorrer na genitália externa, provocando, em geral, vulvite (externa) em vez de vaginite. Podem-se observar edema, hiperemia e prurido intenso, confundindo com uma vulvite fúngica, mas em geral não há secreção. A criança ou adolescente pode ter história de atopia. Pode-se ou não identificar o contato com o agente alergênico, como tecidos sintéticos em roupas justas, determinados absorventes higiênicos, sabonetes, loções etc. O tratamento consiste no afastamento do agente alergênico e na adoção das medidas gerais de banhos de assento com soluções antissépticas/anti-inflamatórias, além de cremes à base de corticoides na vulva, para alívio dos sintomas por período de 7 a 10 dias.

Vulvovaginite por corpo estranho

A vulvovaginite provocada por corpo estranho é muito característica. Em geral, a história é de corrimento intenso, de odor bastante desagradável, e que ocorre de maneira aguda ou subcrônica. Pode ou não haver o relato de introdução de pequenos objetos na vagina, como caroço de feijão, palitos, pedaços de esponja de travesseiros ou outros.

O exame físico é revelador, porque o odor é bastante fétido, e às vezes pode-se observar parte do corpo estranho se exteriorizando pelo introito vaginal. Um exame sob narcose (colpovirgoscopia ou exame especular com espéculo de virgem) pode ser necessário para identificação e retirada do material. Após a retirada do corpo estranho, devem ser prescritas medidas locais de higiene com banhos de assento, utilizando soluções contendo anti-inflamatório ou antisséptico local.

Causas de vulvovaginites em adolescentes sem atividade sexual

A vulvovaginite tem, em geral, as mesmas causas encontradas nas vulvovaginites da infância. Além disso, nesse período também são muito comuns queixas de corrimento em determinados dias do mês, correspondentes ao período da ovulação. Essa secreção, em geral, não apresenta sintomas associados, como prurido, e é inodora e incolor, esbranquiçada ou discretamente amarelada. Pode ocorrer ainda secreção vaginal decorrente de excitação sexual.

Causas de vulvovaginites em adolescentes com atividade sexual

Em adolescentes com atividade sexual, as causas de vulvovaginites são as mesmas encontradas na mulher adulta. As mais comuns são: cândida, gardnerela e tricomonas. Desse modo, a investigação e o tratamento são os mesmos já estabelecidos para cada situação. Podem ainda ocorrer as cervicites, em decorrência de infecção por gonococo ou clamídia, além de infecções por herpes e HPV, as quais devem ser encaminhadas e acompanhadas pelo ginecologista.

Problemas menstruais na adolescência

A adolescência é marcada por variações aceitáveis na frequência, no intervalo e no volume do fluxo menstrual, decorrentes de alterações fisiológicas por imaturidade do eixo hipotálamo-hipófise-ovário (HHO).

Com frequência, cólicas menstruais, que cedem com analgésicos, antiespasmódicos ou anti-inflamatórios específicos, acompanham essas alterações. O uso não orientado de anticoncepcionais orais também é causa de sangramentos irregulares e pode simular distúrbios da menstruação.

Em geral, trata-se de distúrbios autolimitados nos quais só se intervêm quando há persistência do processo. Em todo caso, é importante excluir distúrbio do sistema hematológico ou alterações hormonais, antes de classificar a alteração.

Diante de queixa de alteração menstrual deve-se:

- **Coletar dados detalhados da história menstrual:** idade da menarca, duração e frequência dos ciclos menstruais, quantidade do fluxo e presença de coágulos, presença de cólica menstrual e intensidade da dor, uso de contraceptivos/outros medicamentos, história familiar relativa à menarca/distúrbios menstruais, bem como a atitude familiar e pessoal diante da menstruação.
- **Realizar exame físico geral:** peso, altura, avaliação de mucosas, pressão arterial, pulso e palpação abdominal (busca de visceromegalias).
- **Realizar exame ginecológico para complementar a história e fornecer subsídios para o diagnóstico:** avaliar a genitália externa e proceder ao exame especular (caso a adolescente já tenha iniciado atividade sexual). Muitas vezes, no momento do exame físico, pode-se completar a indagação de acordo com o que está sendo observado, e informações valiosas podem ser obtidas nesse momento, principalmente se a adolescente preferir ser examinada sem a presença do acompanhante (ela deve ficar livre para escolher se deseja ou não que a mãe ou o acompanhante permaneça na sala de exame).
- **Realizar exames complementares direcionados:**
  - Ultrassonografia pélvica, para avaliação morfológica do útero e anexos.
  - Hemograma, para avaliar série branca (p. ex., leucoses), série vermelha (p. ex., anemia de variados graus) e série plaquetária (p. ex., distúrbios da coagulação).
  - Dosagem de gonadotrofinas (LH, FSH), prolactina, TSH e T_4.
  - Ferritina e coagulograma podem ser necessários.
  - Pode ser cogitado teste imunológico (β-HCG) para descartar gravidez inicial em processo de abortamento, dependendo de cada caso.

Diante de qualquer alteração observada no exame físico ou nos exames complementares, deve-se adotar conduta específica para cada caso.

Em geral, faz-se uma breve explanação sobre a fisiologia do ciclo menstrual. Os intervalos aceitáveis são de 21 a 35 dias, com duração de 3 a 8 dias e fluxo em quantidade variável e de difícil mensuração. O que vai orientar a identificação de fluxo alterado, principalmente quando a queixa é de hemorragia, é a observação de sinais de anemia no exame físico ou no exame hematológico. É importante caracterizar o ciclo de cada paciente individualmente por meio do perfil menstrual – anotação rigorosa dos dias e da duração de cada ciclo. O tratamento específico vai depender do distúrbio encontrado:

Hemorragia endometrial disfuncional (HED)

Sangramento irregular e persistente, muitas vezes abundante, proveniente da cavidade uterina, sem causa orgânica que o justifique, em consequência da própria imaturidade do eixo HHO. Pode-se apresentar sob duas formas clínicas:

- **Hipermenorreia:** refere-se a sangramento prolongado, por mais de 8 dias, ou quantidade excessiva, ou à associação de ambos. O volume excessivo é também denominado menorragia.
- **Metrorragia:** quando há desaparecimento do ritmo menstrual e a perda sanguínea torna-se continuada e em grande quantidade.

A conduta será escolhida de acordo com a gravidade do quadro clínico.

Quando o sangramento é excessivo com comprometimento do estado geral, levando a quadro de anemia aguda e desidratação, a paciente deve ser internada para reposição de volume e, se necessário, hemotransfusão. A decisão por hemotransfusão (concentrado de hemácias) vai depender dos valores de concentração da hemoglobina (se abaixo de aproximadamente 7g/dL) e do estado geral da paciente.

Além disso, é necessária a correção do descontrole hormonal para interromper o sangramento. Utilizam-se quatro comprimidos de 1,25 ou 2,5mg de estrogênios conjugados (5 a 10mg/dia) ao dia, que são suficientes para interromper a hemorragia dentro de 48 horas. Se isso não ocorrer, deve-se suspeitar de causa orgânica não diagnosticada. Uma vez obtida a hemostasia, inicia-se o tratamento combinado de estrogênio com progesterona.

O progestogênio poderá ser acrescentado ao estrogênio durante 10 dias, ou o estrogênio poderá ser substituído pela associação de estrogênio-progestogênio ou pílula anticoncepcional combinada, com doses de 30 a 50µg de etinilestradiol (a dose deve ser elevada para que possa exercer o efeito farmacológico desejado).

Adota-se o seguinte esquema de tratamento: anticoncepcional oral de média dosagem (50µg de etinilestradiol e 25µg de levonorgestrel), um comprimido a cada 8 horas por 5 dias ou até a interrupção do sangramento, aumentando-se o intervalo para um comprimido a cada 12 horas por mais 3 dias e, em seguida, para um comprimido ao dia por mais 20 dias. Daí em diante, pode-se optar pela utilização de anticoncepcional hormonal combinado de baixa dose, de modo contínuo ou cíclico, por 4 a 6 meses. Na fase inicial, em virtude das náuseas causadas pela alta dosagem dos esquemas hormonais, pode ser necessário o uso de antiemético.

Nas adolescentes com atividade sexual, pode-se manter o esquema de anticoncepcional oral de baixa dosagem por tempo indeterminado. É importante manter o controle periódico no ambulatório, com dosagens de hemoglobina e controle (registros) dos ciclos.

Os casos mais leves, que não comprometam o estado geral e que não necessitem internamento, podem ser controlados desde o início com anticoncepcional de maneira cíclica por 3 a 6 meses, associado à suplementação de ferro medicamentoso (30 a 60mg de ferro elementar ao dia VO, até a normalização do eritrograma e da ferritina).

Amenorreia

Amenorreia primária

Caracteriza-se pela ausência da menarca, ou seja, ocorre na paciente que nunca menstruou e pode estar relacionada com diferentes etiologias (puberdade tardia/malformação genital).

A condução do problema deve obedecer a um roteiro adequado, evitando desperdício de tempo e exames e posicionando a adolescente em uma das três situações seguintes, após anamnese e exame físico cuidadosos:

1. Roteiro de investigação de amenorreia primária na presença de caracteres sexuais secundários bem desenvolvidos e idade > 16 anos (Figura 96.2).
2. Roteiro de investigação de amenorreia primária na presença de caracteres secundários hipodesenvolvidos ou ausentes e idade > 14 anos (Figura 96.3).
3. Roteiro de investigação de amenorreia primária na presença de caracteres sexuais secundários heterossexuais (Figura 96.4).

Amenorreia secundária

Consiste na ausência de menstruação após a menarca e também está relacionada com variadas etiologias. Anamnese detalhada e exame físico cuidadoso guiam a investigação. Deve-se sempre afastar a possibilidade de *gravidez* e, a partir daí, investigar as outras causas.

Afastada a gravidez, a causa mais comum de amenorreia secundária na adolescência é a síndrome da anovulação crônica (SAC), expressão atualmente utilizada para substituir a consagrada "síndrome dos ovários policísticos", que, na maioria das vezes, é de caráter transitório.

Nessa faixa etária é conveniente manter-se atento ainda a causas pouco lembradas, como anorexia nervosa, mudança de ambiente, estresse e atividade física extenuante.

Exames complementares devem ser solicitados de acordo com a hipótese que se está investigando:

- Ultrassonografia pélvica.
- Dosagem sérica de LH, FSH, estradiol, testosterona, SDHEA, prolactina, TSH e T_4.
- Radiografia ou tomografia computadorizada de sela túrcica.

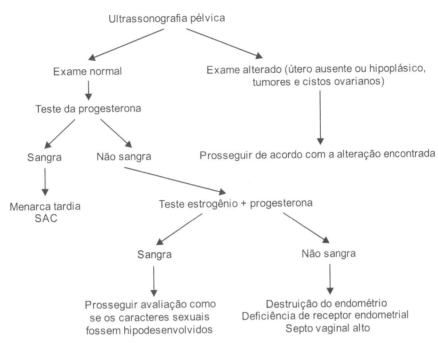

Figura 96.2 Roteiro para investigação de amenorreia primária na presença de caracteres sexuais secundários bem desenvolvidos e idade > 16 anos. (*SAC: síndrome da anovulação crônica.)

Síndrome da anovulação crônica (SAC)

A SAC é decorrente de alterações hormonais hiperandrogênicas, que se expressam clinicamente por hirsutismo, acne, obesidade e alterações menstruais (amenorreia ou oligomenorreia). A hiperinsulinemia é comum mesmo quando não há obesidade. Os ovários apresentam-se quase sempre aumentados de volume e com policistose bilateral. Deve-se estabelecer diagnóstico diferencial com outras doenças de manifestações androgênicas.

A finalidade principal do tratamento é reduzir o hiperandrogenismo relativo por meio de:

- Tratamento do hirsutismo com medidas cosméticas.
- Dieta e exercício (a redução do peso nas obesas é medida importante para diminuição do hiperandrogenismo).
- Anticoncepcional hormonal oral: de preferência, compostos contendo progestogênio de baixo potencial androgênico ou com ação antiandrogênica, como desogestrel, gestodene ou ciproterona. Se a paciente não está exposta

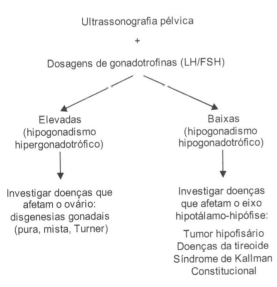

Figura 96.3 Roteiro para investigação de amenorreia primária na presença de caracteres secundários hipodesenvolvidos ou ausentes e idade > 14 anos.

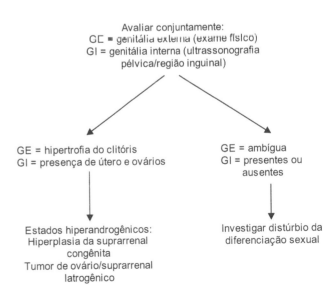

Figura 96.4 Roteiro para investigação de amenorreia primária na presença de caracteres sexuais secundários heterossexuais.

a gravidez (não tem atividade sexual), pode-se utilizar o acetato de medroxiprogesterona, 5mg/dia, na segunda fase do ciclo, por 12 dias, com a finalidade de promover a descamação cíclica do endométrio.
- Metformina, utilizada nos casos de pacientes com resistência insulínica, presente em grande parte das portadoras de SAC. Utiliza-se a dose de 1,5g/dia (dividida em doses de 500mg a cada 8 horas).

Dismenorreia (cólica menstrual)

Queixa comum e motivo frequente de falta às aulas, não existe recurso específico para o diagnóstico de dismenorreia, uma vez que se trata de um sintoma.

A anamnese cuidadosa é a única forma de diagnóstico e, de acordo com a intensidade dos sintomas, adota-se o tratamento específico. Exames físico e ginecológico, bem como ultrassonografia pélvica, são úteis para afastar possível causa orgânica (endometriose ou malformação do aparelho genital).

O tratamento é feito com analgésicos, antiespasmódicos e anti-inflamatórios não esteroides específicos. A dismenorreia primária (sem causa orgânica identificável) está associada a produção aumentada de prostaglandina durante o período menstrual, o que aumenta a contração uterina.

Medidas associadas, como termoterapia (bolsa de água morna), diminuição no consumo de chás, café e refrigerantes à base de cola e esclarecimento sobre o benefício do exercício físico, podem ser muito úteis.

Anticoncepcional oral combinado em baixa dosagem é outra opção de tratamento, principalmente para aquelas pacientes com vida sexual.

Tensão pré-menstrual (TPM) ou síndrome pré-menstrual (SPM)

Esses sintomas físicos e emocionais se iniciam na fase lútea do ciclo menstrual (segunda fase do ciclo) e desaparecem com a menstruação. Interferem na qualidade de vida e no desempenho das tarefas. Entre os sintomas se incluem: alteração de humor (irritabilidade e depressão), fadiga, insônia, alteração do apetite, edema, hipersensibilidade mamária e distensão abdominal. Ainda não há consenso sobre a causa da TPM. Quando há maior gravidade do quadro e prevalecem os sintomas psíquicos, a Associação Americana de Psiquiatria denomina o quadro de síndrome disfórica pré-menstrual (SDPM).

O tratamento é tão variado quanto a riqueza dos sintomas:
- Medidas gerais: dieta (limitar a ingestão de líquidos, evitar cafeína e sal) e exercícios.
- Diuréticos, ansiolíticos, antidepressivos, progesterona, vitamina B_6 (piridoxina), vitamina E, ácido gamalinoleico, cálcio e magnésio na segunda fase do ciclo até o início da menstruação.
- Psicoterapia de apoio.
- Antidepressivos inibidores seletivos de recaptação da serotonina (ISRS): fluoxetina, sertralina, paroxetina.
- Anticoncepcional hormonal oral pode ser usado na tentativa de manipulação hormonal do ciclo menstrual, impedindo os ciclos ovulatórios que são mais dolorosos.

Anticoncepção na adolescência

Aspectos ético-legais da contracepção na adolescência

A Conferência Internacional sobre População e Desenvolvimento (CIPD), realizada em 1994 no Cairo, foi um marco para a saúde sexual e reprodutiva. Pela primeira vez, 179 governos, inclusive o do Brasil, reconheceram os direitos reprodutivos contidos em documentos internacionais sobre direitos humanos, entre eles os dos adolescentes.

Em 1999, a Organização das Nações Unidas (ONU) reviu e avaliou a implementação das decisões da CIPD, evento conhecido como *Cairo + 5*, avançando nos direitos conferidos aos jovens, como a garantia do direito dos adolescentes à privacidade, ao sigilo, ao consentimento informado, à educação, inclusive a inclusão de educação sexual no currículo escolar, à informação e à assistência à saúde reprodutiva.

Outra importante evolução quanto à prática anticonceptiva na adolescência foi possibilitada pela estruturação do documento *Adolescência, Contracepção e Ética – Diretrizes*, em 2003, respaldado pela Federação Brasileira das Associações de Ginecologia e Obstetrícia (FEBRASGO) e a Sociedade Brasileira de Pediatria (SBP), que reforça direitos anteriormente determinados pelo Estatuto da Criança e do Adolescente, como privacidade e confidencialidade no atendimento e o sigilo profissional, e realça outros, como educação sexual e prescrição de métodos anticoncepcionais.

Apesar do surgimento de contraceptivos hormonais com novos esquemas posológicos, doses menores e diferentes vias de administração, toda adolescente que procura o serviço de saúde deve ser alertada para a necessidade da "dupla proteção" quando necessitar de contracepção.

A *dupla proteção* refere-se à proteção contra gravidez e DST, podendo também referir-se à utilização de dois métodos para prevenir a gestação, uma vez que não existe método considerado 100% seguro, aumentando a proteção contraceptiva. Embora qualquer método possa ser associado ao preservativo, a contracepção hormonal oral associada ao uso de preservativo (masculino) tem sido a combinação mais utilizada na prática diária. Desse modo, estimula-se a participação do casal (cada um fazendo a sua parte) na responsabilidade pela contracepção.

Escolha do método anticoncepcional

Respeitando os critérios de elegibilidade, quaisquer métodos hormonais podem ser usados desde a menarca. Convém investigar o uso de medicamentos de maneira contínua ou temporária que possam interagir com o contraceptivo hormonal, sobretudo o oral. São eles: antiácidos, antibióticos, anticonvulsivantes e outros, como isotretinoína (altera os níveis lipídicos e a função hepática), o *hipericum perforatum* e laxantes.

Da avaliação mínima prévia à prescrição de anticoncepção hormonal a uma adolescente deverão constar: aferição do peso e da pressão arterial, exame das mamas e avaliação da função hepática. Diante das limitações para a execução dessa avaliação, não se deve desperdiçar a chance de prescrição, pois seu adiamento pode resultar em gravidez não planejada.

Devem ser marcadas consultas de controle (a cada 6 meses) para avaliação da compreensão quanto ao modo de usar e avaliação dos parâmetros físicos e laboratoriais.

A OMS considera que a possibilidade de uma gravidez indesejada representa um risco bem maior do que o uso de um método contraceptivo; portanto, *a idade não deve constituir restrição ao uso de qualquer método, e questões sociais e comportamentais devem nortear sua escolha.*

Métodos contraceptivos disponíveis

Não existe método contraindicado para adolescentes. Todos poderão ser utilizados depois de avaliação adequada, analisando-se cada caso individualmente. A compreensão adequada, bem como a motivação para utilizar o método escolhido, é muito importante para aumentar a eficácia do método. É importante fornecer aos adolescentes informações sobre os métodos contraceptivos existentes, discutindo vantagens e desvantagens para cada caso, individualmente, permitindo à adolescente, de preferência em conjunto com o parceiro, a escolha do método mais adequado, sempre garantindo a privacidade e a confidencialidade.

Métodos de barreira
Condom/preservativo masculino

Seu uso deve ser encorajado, principalmente entre os adolescentes. Exige grande motivação do casal, pois interfere na dinâmica da relação sexual, porém é o único que fornece a "dupla proteção", prevenindo gravidez e DST/AIDS, ao mesmo tempo. Por isso, deve ser discutido e reforçado a cada consulta, mesmo que a adolescente faça uso de outro método contraceptivo seguro.

Deve-se orientar cuidadosamente quanto ao modo de usar, ao momento adequado de sua colocação na relação sexual e à importância de observar a data de validade e o local de conservação. Alguns são lubrificados com silicone ou lubrificantes à base de água. Não devem ser utilizados com lubrificantes à base de petróleo, como vaselina, devido ao risco de ruptura. Em indivíduos alérgicos ao látex, podem ocorrer vermelhidão, prurido e edema (condição extremamente rara).

Preservativo feminino

Consiste em uma bolsa de plástico ou borracha leve com um anel leve e flexível em cada extremidade, que se adapta à vagina e protege o colo do útero, a vagina e a genitália externa. O produto é pré-lubrificado e descartável. Embora pouco divulgado, pode ser uma opção para ser utilizado em combinação com a pílula anticoncepcional, promovendo a dupla proteção.

Diafragma

Método contraceptivo vaginal que consiste em um capuz de silicone ou látex, macio e com aro de metal flexível, colocado pela própria mulher no fundo da vagina, antes da relação sexual, cobrindo o colo do útero. Esse método forma uma barreira que impede que os espermatozoides penetrem o útero. Sua eficácia está relacionada com o uso correto em todas as relações sexuais. Pode ser utilizado em conjunto com o gel espermicida ou apenas como método de barreira, sem o gel. Deve ser colocado a qualquer momento antes do coito, mas só deve ser retirado 8 horas após a relação sexual. Não interfere na dinâmica da relação sexual, uma vez que pode ser inserido horas antes do coito.

Métodos hormonais

Os métodos hormonais de contracepção podem ser usados por diferentes vias de administração:

- Orais: combinados e apenas com progestogênio.
- Injetáveis: mensais e trimestrais.
- Implante subdérmico.
- Anel vaginal.
- Adesivo transdérmico.
- Intrauterina: espécie de dispositivo intrauterino (DIU).

Contraceptivos hormonais orais combinados

Não há, em geral, restrições ao uso dos anticoncepcionais hormonais orais combinados na adolescência, podendo representar o método de escolha quando se deseja uma contracepção segura (embora deva ser sempre recomendada sua associação ao uso de condom). Respeitando o direito de escolha livre e informada, as adolescentes podem utilizar esse método desde a menarca, por ser bastante seguro e eficaz. Para sua prescrição devem ser considerados a ausência de contraindicações absolutas e a frequência de relações sexuais, bem como a motivação para tomar a pílula diariamente e o custo. Os anticoncepcionais hormonais orais combinados são compostos por um estrogênio e um progestogênio em diferentes doses e esquemas. Atuam inibindo a ovulação e tornando o muco cervical espesso, o que dificulta a passagem dos espermatozoides.

As pílulas de menor dosagem (15, 20, 30 ou 35μg de etinilestradiol) apresentam as seguintes vantagens: menor ocorrência de efeitos colaterais, boa eficácia, desde que sejam tomadas regularmente a cada 24 horas, e representam a primeira escolha para as adolescentes.

Efeitos secundários que podem ser observados com o uso de contraceptivos hormonais orais: náuseas, cefaleia leve, sensibilidade mamária e aumento de varizes, entre outros sintomas; alterações menstruais, que vão desde *spots* ou sangramentos intermenstruais até a amenorreia pós-pílula, cuja incidência está mais relacionada com o padrão menstrual anterior do que com o tempo de uso do método; alterações do humor, como depressão, e menor interesse sexual podem ocorrer ocasionalmente. Embora descritos, acidentes vasculares, tromboembolismo e morte são eventos raros. O ideal é que a prescrição e o acompanhamento do uso dos contraceptivos hormonais sejam feitos por ginecologista.

Utilização não contraceptiva de contraceptivos hormonais orais combinados. Os anticoncepcionais hormonais também são utilizados em adolescentes para controle do ciclo menstrual, proporcionando sangramentos mais curtos e menos intensos, além de poderem prevenir a anemia ferropriva, provocada por hipermenorreia, e diminuir a frequência e a intensidade das cólicas menstruais, ou para o tratamento de TPM.

Contraindicações absolutas. Apesar dos inúmeros benefícios, a contracepção hormonal oral combinada é absolutamente contraindicada em algumas situações, como: história atual ou pregressa de tromboflebite venosa profunda ou doença tromboembólica, doença vascular encefálica, carcinoma de mama e endométrio, tumor hepático e coronariopatia ou valvulopatia.

Contracepção hormonal oral apenas com progesterona

Consiste no uso de comprimidos que contêm doses baixas de progestogênio (0,35mg de acetato de noretindrona ou 30mg de levonorgestrel ou 75mg de desogestrel). Devem ser tomados de modo ininterrupto, sem pausa entre as cartelas. Podem provocar irregularidades menstruais e/ou amenorreia. Esse método é frequentemente utilizado no período da amamentação e também por adolescentes portadoras de doenças cardíacas com contraindicação para o uso de anticoncepcionais orais combinados e do DIU.

Anticoncepcionais hormonais injetáveis mensais ou trimestrais

A via de administração é intramuscular. Os de uso mensal apresentam mecanismo de ação semelhante ao dos anticoncepcionais orais. Existem diferentes tipos de composição. Estão indicados naquelas pacientes com contraindicações ao uso de anticoncepcionais hormonais orais, nos casos de pacientes psiquiátricas e em outras situações em que haja dificuldade de colaboração na tomada diária dos contraceptivos hormonais orais. Representam boa opção para adolescentes que frequentemente esquecem de tomar ou que apresentam intolerância gástrica às pílulas, ou ainda para aquelas que não querem declarar sua atividade sexual.

O injetável de uso trimestral é composto por acetato de medroxiprogesterona 150mg (AMP-D), que atua inibindo a ovulação, espessando o muco cervical, adelgaçando o endométrio e dificultando a passagem dos espermatozoides. É administrado em injeções intramusculares a cada 3 meses.

Há evidências de diminuição da densidade mineral óssea ao longo do tempo em usuárias de AMP-D, aumentando o risco de osteoporose futura, sobretudo se administrado nos primeiros anos de vida menstrual. Seu uso não está recomendado antes dos 16 anos de idade.

As adolescentes candidatas a esse método devem ser orientadas quanto à ingestão de cálcio (1.300mg/dia) e vitamina D (600UI/dia) e à realização de exercícios físicos, visando à prevenção de osteoporose futura.

Outras vias de administração de métodos hormonais

Anel vaginal. Anel flexível, transparente e de superfície lisa, inibe a ovulação mediante a liberação diária de 15µg de etinilestradiol e 120µg de etonogestrel, absorvidos pela mucosa vaginal. Deverá ser inserido pela própria paciente no primeiro dia do ciclo menstrual, mantido no canal vaginal durante 21 dias e retirado para 1 semana de intervalo, quando ocorrerá a "menstruação". Seus critérios de elegibilidade são os mesmos considerados com relação aos contraceptivos hormonais orais. Tem as vantagens de ser prático, inserido pela própria paciente apenas uma vez ao mês, discreto e promover bom controle de ciclo.

Adesivo transdérmico. Adesivo aplicado em qualquer parte do corpo, evitando as mamas, libera 20µg de etinilestradiol e 150µg de norelgestromina (metabólito ativo do norgestimato) por dia e atua suprimindo a ovulação, além de determinar alterações no muco cervical e no endométrio. Deve ser trocado semanalmente, durante 3 semanas, seguidas de 1 semana de intervalo, quando ocorrerá a menstruação. Além de sua alta eficácia e praticidade (trocas semanais), o progestogênio apresenta baixa androgenicidade. Algumas adolescentes podem considerá-lo antiestético (tamanho e cor do adesivo) e indiscreto (evidencia o uso do contraceptivo). É possível a ocorrência de reações cutâneas e menor aderência à pele de atletas, sobretudo nadadoras.

Implantes subdérmicos. Contêm o etonogestrel (metabólito ativo do desogestrel), veiculado em um bastão de etilenovinilacetato, que é implantado no tecido subcutâneo do antebraço por um profissional treinado. Trata-se de um método de longa duração (3 anos) e eficaz. Há ausência de ovulação nos primeiros 2 anos de uso. Aumenta a viscosidade do muco cervical, inibindo a penetração dos espermatozoides. Pode causar sangramentos irregulares e amenorreia. Por ser administrado pela via subdérmica, evita a passagem pelo fígado, reduzindo os efeitos hepáticos dos contraceptivos orais com progestogênio.

Anticoncepção oral de emergência

Também conhecida como "pílula pós-coito" ou "pílula do dia seguinte", a anticoncepção oral de emergência está indicada em situações excepcionais, como após relação sem proteção, falha potencial de um método já utilizado ou estupro, com o objetivo de prevenir gravidez indesejada. Pode ser utilizada até 72 horas após a relação desprotegida, sendo tanto mais eficaz quanto mais precocemente for administrada. Não há contraindicações para sua prescrição.

A contracepção de emergência atua por excelência inibindo ou retardando a ovulação. Mecanismos outros, como alteração na função do corpo lúteo e interferência no transporte ovular e na capacitação dos espermatozoides, também são citados. Não há registros de que interfira na fecundação nem na implantação; não determina alterações endometriais nem tem efeito teratogênico. A adolescente deve ser orientada quanto à repetição da dose caso apresente vômitos dentro de 2 horas após a ingestão do medicamento.

Dispositivo intrauterino (DIU) com cobre ou medicado com levonorgestrel

Consiste em um pequeno objeto de plástico, flexível, em formato de T, frequentemente com revestimento ou envolvido parcialmente com fios de cobre ou medicado com levonorgestrel (LNG). Exige profissional treinado para sua inserção.

Dependendo do modelo, pode permanecer por 5 a 10 anos dentro da cavidade uterina. Inserido por meio de um procedimento simples e ambulatorial, devem ser efetuadas revisões periódicas para avaliação de seu posicionamento correto, bem como realizado o tratamento de eventuais infecções vaginais.

Atua impedindo a fertilização, seja dificultando a passagem do espermatozoide pelo trato reprodutor feminino, seja prevenindo a implantação do ovo na cavidade uterina.

Tem ação contraceptiva eficaz e por tempo prolongado, com imediato retorno da fertilidade. O índice de falha do DIU em adolescentes é menor do que o observado com pílula, e por isso não há contraindicação para seu uso em nulíparas.

Os DIU de cobre podem intensificar dismenorreia, fluxo e duração da menstruação. Os DIU medicados com LNG melhoram a dismenorreia, reduzem o fluxo menstrual e corrigem possível anemia provocada por hipermenorragia.

Método cirúrgico permanente
Laqueadura tubária

A Lei do Planejamento Familiar (9.263/1997) restringe o emprego de métodos cirúrgicos em menores de 25 anos de idade com menos de dois filhos. O uso desses métodos na adolescência restringe-se às condições clínicas ou genéticas que tornem imperativo evitar a gravidez permanentemente, situações que são excepcionais. A laqueadura pode ser considerada nos casos de adolescentes com incapacidade mental e/ou física devastadora e irreversível com impossibilidade definitiva de cuidar de uma criança. No prontuário médico devem ser registrados o caráter irreversível da condição médica e a impossibilidade de uso de qualquer outro método contraceptivo. Além disso, o guardião legal deve ser devidamente informado sobre o caráter definitivo da esterilização e seu índice de falha.

Métodos comportamentais: calendário (tabela ou Ogino-Knauss), temperatura basal, muco cervical (Billings) e coito interrompido

Os métodos comportamentais ou de abstinência periódica são métodos de contracepção fundamentados na determinação do período fértil da mulher. As informações sobre o ciclo menstrual e o período fértil devem ser transmitidas de maneira muito clara. São métodos desaconselháveis para adolescentes em virtude de sua alta taxa de falha, da irregularidade menstrual característica do período da adolescência e do caráter ocasional e não programado da relação sexual dos adolescentes, dificultando a escolha do período não fértil.

Além de não promoverem nenhum tipo de proteção contra as DST, exigem grande motivação do casal, assim como intimidade e conhecimento do próprio corpo.

Embora a prática do "coito interrompido" seja frequentemente utilizada pelos adolescentes, esse método não deve ser estimulado.

Bibliografia

Almeida JAM. O reconhecimento da ginecologia infanto-juvenil e da obtetrícia na adolescência. Editorial. Revista da SOGIS-BR 2007; 8(1):2.

Amerepam (Org). Manual de ginecologia. Coordenação Barbosa MG, Sartori MGF. 1. ed. São Paulo: Roca, 2013.

Brasil. Ministério da Saúde. Secretaria de Atenção a Saúde. Área de Saúde do Adolescente e do Jovem. Marco Legal Saúde, um Direito de Adolescentes. Brasília: Ministério da Saúde, 2005:21-55.

Conselho Federal de Medicina (CFM) – Código de Ética Médica 2009. Disponível em: http://portal.cfm.org.br/index.php?option=com_content&view=category&id=9&Itemid=122.

Costa MCO, Costa Pio M da, O Neto, AF. Desafios da abordagem ao adolescente: confidenciabilidade e orientação contraceptiva. J Pediatr 1998; 74(1):5-10.

Duarte GA, Alvarenga AT, Osis MJD et al. Participação masculina no uso de métodos contraceptivos. Cad Saúde Pública 2003; 19:207-16.

Faúndes A, Brache V, Alvarez F. Emergency contraception – clinical and ethical aspects. Gynecol Obstetr 2003; 82:297-305.

Guimarães AMDN, Vieira MJ, Palmeira AJ. Informações dos adolescentes sobre métodos anticoncepcionais. Rev Latino Am Enferm 2003; 11:293-8.

Leal MM. Anticoncepção. In: Coates V, Beznos GW, Françoso LA (eds.) Medicina do adolescente. São Paulo: Sarvier, 2003:339-60.

Ministério da Saúde – Secretaria de Atenção à Saúde. Saúde Integral de Adolescentes e Jovens. Orientações para Organização de Serviços de Saúde. Série A. Normas e manuais técnicos. Brasília – DF, 2005.

Pereira SM. Contracepção hormonal oral na adolescência: uma boa opção. Rev Bras Ginecol Obstet 2006; 28(1):65.

Pokorny SF. O exame genital de pré-púberes e peripuberais. In: San-Filippo, Muran, Lee, Dewhurst (eds.). Ginecologia pediátrica e da adolescente. Rio de Janeiro: Guanabara Koogan, 1997.

Sanfillippo JS, Muran D, Dewhurst J, Lee PA. Pediatric and adolescent gynecology. 2. ed., UK: Elsevier, 2001.

Souza AI, Guerra GV. Consulta ginecológica infanto-puberal. In: Santos et al. (eds.) Ginecologia clínica: diagnóstico e tratamento – IMIP. Rio de Janeiro: MedBook, 2007.

Souza AI, Pituba MC, Ferro RS. Corrimento genital. In: Figueira F, Alves JGB, Bacelar CH (eds.). Manual de diagnóstico diferencial em pediatria – IMIP. Rio de Janeiro: Guanabara Koogan, 2005.

Taquette SR, Vilhena MM, Silva MM, Vale MP. Conflitos éticos no atendimento à saúde de adolescentes. Cad Saúde Pública 2005; 21(6):1717-25.

WHO – Medical eligibility criteria for contraceptive use. 4. ed., 2009. Disponível em: http://whqlibdoc.who.int/publications/2010/9789241563888_eng.pdf.

WHO – World Health Organization. Health for the world's adolescents. 2015. Disponível em: http://www.who.int/maternal_child_adolescent/topics/adolescence/second-decade/en/.

Capítulo 97

Violência contra Crianças e Adolescentes

André Pimentel
Betinha Cordeiro Fernandes (Elizabeth)

*Você já pensou como é ser criança,
confiar num pai e ele se aproveitar da
sua inocência e tocar você onde não deveria?*
MA, 18 anos, sexo feminino

INTRODUÇÃO

A violação aos direitos das crianças e adolescentes é um agravo presente em todos os continentes e está incluída entre os cinco principais problemas de saúde pública mundial desde 1993.

Longe de serem um problema da sociedade pós-moderna, muitos crimes contra crianças são relatados na própria Bíblia. Durante séculos, crianças e jovens foram considerados propriedades de seus pais, os quais tinham plenos direitos de tratá-los da maneira que lhes conviesse. Nessa época, recebiam pouca atenção e cuidados tanto no âmbito familiar como do poder público, e acreditava-se que os castigos físicos intensos eram necessários para manter a disciplina e educar.

Apenas no século XIX os valores estabelecidos começaram a ser modificados como processo evolutivo social. Em 1881, a Sociedade Protetora de Animais da Grã-Bretanha estendeu sua proteção à criança, fundando a Sociedade Nacional de Prevenção da Crueldade contra Crianças, em 1889.

A *síndrome da criança com maus-tratos* foi descrita pela primeira vez em 1860 por Ambrosio Tardieu, professor de Medicina Legal em Paris, com base em necropsias de 32 crianças golpeadas ou queimadas até a morte.

A partir do século XX, passaram a ser descritos casos sob a perspectiva científica. Em 1962, Kempe e cols. foram os primeiros a introduzir a expressão *síndrome da criança chacoalhada (shaken baby syndrome)*, publicando a descrição completa dos casos com aspectos pediátricos, psiquiátricos, radiológicos e legais.

No Brasil, a violência também é fruto de um processo histórico. Os registros indicam que, no período colonial, gerações de crianças foram feitas escravas sem terem ao menos o direito a pai e mãe, uma vez que os senhores de engenho podiam vendê-las. Nessa mesma época, as crianças de origem indígena também eram violentadas sexualmente e eram vítimas de outros tipos de maus-tratos.

Quando não tinham morte precoce, os menores precisavam trabalhar nas plantações de cana-de-açúcar ou nas casas das senhoras, e as mocinhas serviam de escravas sexuais a seus senhores.

O país evoluiu para a implantação da roda (1726), um cilindro giratório localizado na parede da Santa Casa, que permitia o acolhimento de crianças sem o escrutínio das religiosas que ali viviam; ao longo do tempo foram sendo fundados diversos abrigos para a internação de crianças ilegítimas ou nascidas na pobreza.

Por muitos anos a relação entre pais e filhos foi pautada na construção social ("meus pais batiam em mim"), como ainda o é, por meio da transmissão transgeracional de comportamentos violentos, que passam de pais/avós a filhos e netos.

Apenas com o advento do Estatuto da Criança e do Adolescente, em 1990, esses seres passaram a ser considerados sujeitos de direito e o Estado oficializou a assistência às vítimas de violência.

Atualmente, sabe-se que grande parcela desses casos permanece na surdina ou é mascarada por queixas físicas e psicossomáticas, tanto no Sistema Único de Saúde (SUS) como em clínicas particulares. As agressões mais drásticas podem chegar às emergências.

Percebe-se a importância do conhecimento desses agravos pelos profissionais da saúde. Nesse sentido, este capítulo objetiva abordar os atos violentos mais frequentes, visando contribuir para que os pediatras possam identificar e intervir adequadamente diante de problema tão devastador.

VIOLÊNCIA: UMA DINÂMICA COMPLEXA

Segundo a Organização Mundial da Saúde (OMS), violência é toda situação que se configura pelo uso de força física ou poder, em ameaça ou na prática, contra si próprio, contra outra pessoa ou contra um grupo ou comunidade, e que resulte ou possa resultar em sofrimento, morte, dano psicológico, desenvolvimento prejudicado ou privação.

Um viés bioecológico insinua-se nessa definição, uma vez que fatores individuais, da dinâmica familiar, socioculturais e políticos interagem e podem produzir mudanças de comportamento, promovendo atitudes violentas.

De etiologia multifatorial, os atos violentos acontecem de maneira distinta em diferentes comunidades. Por meio do interjogo entre fatores da história de vida, inter-relações sociais, contextos comunitários e inúmeras tensões que põem em risco as normas sociais, pode-se compreender a complexidade das situações violentas e elaborar estratégias em saúde pública.

A Figura 97.1 apresenta o modelo bioecológico com a interação de fatores que ocasionam atos violentos. No âmbito individual, destacam-se impulsividade, vitimação de maus-tratos, consumo excessivo de substâncias lícitas e ilícitas e transtornos psiquiátricos ou psicológicos.

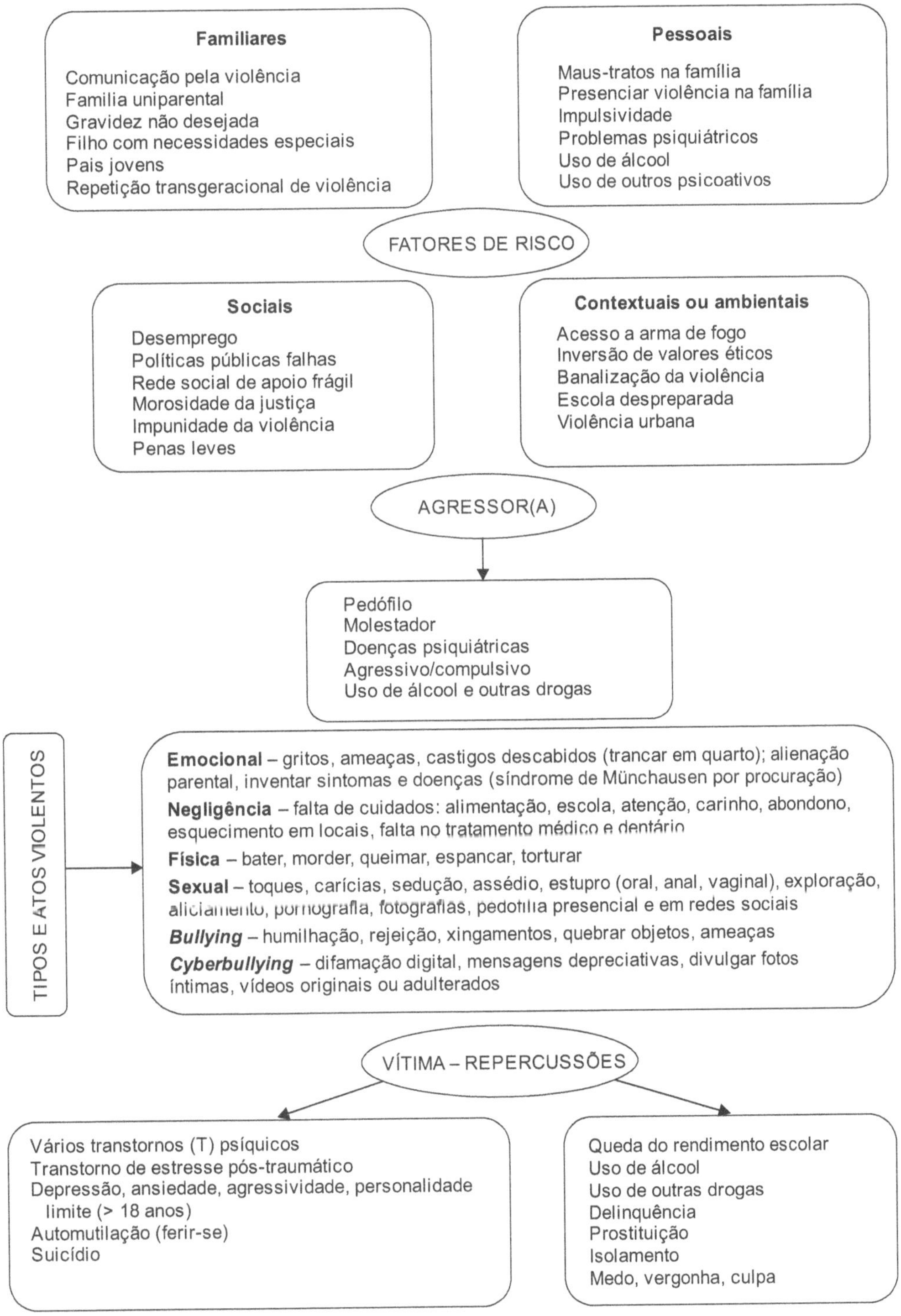

FATORES DE RISCO

Familiares
- Comunicação pela violência
- Família uniparental
- Gravidez não desejada
- Filho com necessidades especiais
- Pais jovens
- Repetição transgeracional de violência

Pessoais
- Maus-tratos na família
- Presenciar violência na família
- Impulsividade
- Problemas psiquiátricos
- Uso de álcool
- Uso de outros psicoativos

Sociais
- Desemprego
- Políticas públicas falhas
- Rede social de apoio frágil
- Morosidade da justiça
- Impunidade da violência
- Penas leves

Contextuais ou ambientais
- Acesso a arma de fogo
- Inversão de valores éticos
- Banalização da violência
- Escola despreparada
- Violência urbana

AGRESSOR(A)
- Pedófilo
- Molestador
- Doenças psiquiátricas
- Agressivo/compulsivo
- Uso de álcool e outras drogas

TIPOS E ATOS VIOLENTOS

Emocional – gritos, ameaças, castigos descabidos (trancar em quarto); alienação parental, inventar sintomas e doenças (síndrome de Münchausen por procuração)
Negligência – falta de cuidados: alimentação, escola, atenção, carinho, abondono, esquecimento em locais, falta no tratamento médico e dentário
Física – bater, morder, queimar, espancar, torturar
Sexual – toques, carícias, sedução, assédio, estupro (oral, anal, vaginal), exploração, aliciamento, pornografia, fotografias, pedofilia presencial e em redes sociais
Bullying – humilhação, rejeição, xingamentos, quebrar objetos, ameaças
Cyberbullying – difamação digital, mensagens depreciativas, divulgar fotos íntimas, vídeos originais ou adulterados

VÍTIMA – REPERCUSSÕES

- Vários transtornos (T) psíquicos
- Transtorno de estresse pós-traumático
- Depressão, ansiedade, agressividade, personalidade limite (> 18 anos)
- Automutilação (ferir-se)
- Suicídio

- Queda do rendimento escolar
- Uso de álcool
- Uso de outras drogas
- Delinquência
- Prostituição
- Isolamento
- Medo, vergonha, culpa

Figura 97.1 Dinâmica da violência segundo o modelo bioecológico.

No âmbito das relações intrafamiliares, podem ser citados: desvinculação entre pais e filhos, gravidez indesejada, famílias que se comunicam com agressividade, parceiros violentos, filhos com necessidades especiais e a influência dos "grupos de iguais".

No que se refere aos contextos comunitários, a falta de tolerância quanto às diversidades, as relações trabalhistas de exploração ou escravidão, comunidades onde impera o tráfico de drogas, extrema pobreza ou ausência de apoio institucional apresentam-se como gatilhos para o aumento da violência.

Quanto aos fatores sociais, a fragilidade de leis, a impunidade, normas culturais que apoiam o uso excessivo da força dos pais sobre os filhos e da polícia contra os cidadãos e movimentos que propiciam a guerra em vez da diplomacia criam uma atmosfera propensa à violência.

Fatores mais amplos, como falhas das políticas públicas de saúde, de educação e socioeconômica, que proporcionam altos níveis de desigualdade entre grupos populacionais, também são muito relevantes.

EPIDEMIOLOGIA – PERFIL NACIONAL E LOCAL

Segundo o Mapa da Violência de 2015, as mortes naturais na faixa de 0 a 19 anos de idade sofreram forte queda (76%) de 1980 a 2013. Por outro lado, as mortes por causas externas, nessa mesma faixa etária e no mesmo período de tempo, tiveram aumento de quase 34%.

A separação das causas externas em seus diversos componentes descortina uma bruta realidade: os suicídios de crianças e adolescentes aumentaram ao longo do tempo; acidentes e outros tipos de violência diminuíram significativamente, e os homicídios são os principais responsáveis pelo crescimento desse tipo de mortalidade entre os jovens (Figura 97.2).

As taxas de óbito (por 100 mil) de adolescentes de 16 a 17 anos de idade por suicídio aumentaram 45% entre 1980 e 2013. Nessa mesma faixa de idade e período, a taxa por homicídio apresentou acréscimo elevado (496%). A maior parte das vítimas é do sexo masculino, de raça negra e com baixa escolaridade.

Quanto ao perfil local, os dados têm demonstrado crescimento significativo da violência. Segundo a Gerência de Polícia da Criança e do Adolescente (GPCA), em 2006 foram registrados 4.652 crimes contra crianças e adolescentes em Pernambuco. Desses, 13,3% (622 crimes) foram de natureza sexual. No período de janeiro a fevereiro de 2008 foram registrados 785 crimes contra pessoas da mesma faixa etária.

Estudo realizado em Recife/PE em 2012, computando 3.119 notificações de violência em todas as faixas etárias, revelou que 67% das vítimas eram do sexo feminino e que houve predomínio de vítimas do sexo masculino entre 0 e 9 anos de idade (51,2%).

Analisando-se por tipo de violência, a negligência/abandono prevaleceu em menores de 10 anos (68% do total de casos notificados entre crianças). Atos sexuais foram mais frequentes (via anal e sedução) entre meninos de 10 a 19 anos de idade e no sexo feminino (85%). Os crimes de estupro por via anal tiveram maior confirmação nas vítimas femininas entre 14 e 18 anos (42,9%) e em crianças entre 5 e 9 anos do sexo masculino (37,8%). Os principais agressores foram vizinhos/amigos, namorados/companheiros e os pais. Nesse estudo, a violência física predominou após a infância e a adolescência.

TIPOLOGIA DA VIOLÊNCIA

Os principais tipos de violência são de ordem emocional, negligência, física e sexual. Cabe mencionar que as situações podem ser assim classificadas, porém cada ato implica uma pluralidade de tipos de violência, o que em si já constitui uma agressão emocional:

- **Violência emocional:** atos de ameaçar, humilhar, isolar de amigos ou da família ou gritar, mais frequentes nas famílias que não aprendem a comunicar-se ou a educar por meio do diálogo, utilizando-se do recurso do poder. Pode ser subclassificada em negligência, síndrome de Münchausen por procuração e alienação parental.
  - **Negligência:** trata-se da omissão com relação às necessidades básicas: alimentação inadequada ou ausente, higiene precária, privação de cuidados médicos ou dentários, ausência de proteção contra as intempéries (frio, calor), privação de afeto e atenção, ausência de estimulação ao desenvolvimento social e descaso com a fre-

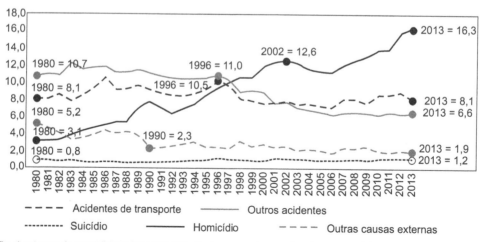

Figura 97.2 Evolução das taxas de mortalidade (por 100 mil) por causas externas de crianças e adolescentes de 0 a 19 anos de idade – Brasil, 1980/2013.

quência à escola (permitir que um adolescente desista de estudar). Em sua forma extrema, caracteriza-se pelo abandono da criança ou do adolescente em qualquer local, sem responsáveis capazes de prover cuidados.

– **Síndrome de Münchausen por procuração:** situação em que um dos genitores, quase sempre a mãe, simula ou provoca doenças no filho, que então é levado para receber cuidados médicos.

Essa expressão foi tomada emprestada de Asher (1951), que descreveu um quadro em que adultos apresentam histórias clínicas elaboradas e mentirosas com a presumível intenção de obter a atenção da equipe médica. O nome alude ao personagem fantasioso da literatura alemã, que relatava histórias de proezas em sua vida militar e de desportista. As palavras "por procuração" (*by proxy*) foram acrescentadas para ressaltar que a sintomatologia fantasiosa envolve seres indefesos – filhos em desenvolvimento.

São relatados quadros recorrentes de dor ou febre, diarreia e outros, tornando necessário submeter a vítima a inúmeras consultas, exames complementares, medicamentos e mesmo internações desnecessárias.

As mães ou os responsáveis, portadores de problemas emocionais, buscam atenção e para recebê-la adicionam substâncias que alteram o aspecto da urina ou das fezes, nas orelhas, ou oferecem secretamente medicamentos a seus filhos.

Uma vez identificada a farsa, a vítima precisa da proteção de outros parentes ou de instituições, e a mãe deve ser encaminhada para acompanhamento em psiquiatria e psicoterapia.

– **Alienação parental:** esse tipo de violência foi descrito por Richard Gardner, psiquiatra americano. Trata-se da tentativa de impedir o convívio com o ex-cônjuge, inserindo falsas memórias ou induzindo a percepção negativa do genitor alienado. Em outras ocasiões, acusa adoecimento durante as visitas ao ex-cônjuge e, nos casos graves, há a acusação de violência sexual.

Decorre de imaturidade psíquica, possessividade sobre o filho ou desequilíbrio psíquico do provocador, mais frequentemente a mãe, que emite mensagens de reprovação ou de falsos acontecimentos. Quando com mais idade, o filho aceita como verdadeiro tudo que lhe é informado e rompe os laços afetivos com o acusado. Permanece alienado do genitor, o que se constitui em verdadeira "morte afetiva".

Em geral, os casos são muito complexos, envolvendo a necessidade de articulação da área médica com a psicologia forense e jurídica, na tentativa de elucidar a verdade e proteger a criança/adolescente.

- **Violência física:** dentre os atos destacam-se, pela frequência ou brutalidade, a síndrome do bebê sacudido, a síndrome dos maus-tratos ou espancamento, tortura e castigos físicos.
    – **Síndrome do bebê sacudido ou chacoalhado:** trata-se de quadro grave, em geral em lactentes e principalmente em menores de 6 meses de vida. Durante um ato de fúria, o adulto sacode o bebê com movimentos abruptos e violentos, e o cérebro do bebê acompanha os abalos de aceleração e desaceleração.

    Em consequência, ocorre hemorragia subdural ou de pequenos vasos cerebrais, ocasionando quadros agudos de convulsão e coma ou sequelas neurológicas: atraso no desenvolvimento, epilepsia, lesões da coluna e cegueira. Os casos mais graves terminam em morte. Em geral, os pais ou responsáveis chegam à emergência com o relato dissimulado de súbita perda de consciência ou convulsão, queda ou sem causa aparente.

    – **Síndrome da criança espancada ou espancamento:** caracteriza-se pela presença de ferimentos em várias partes do corpo, que tomam a forma do objeto utilizado na agressão – fios de eletrodomésticos, galhos de árvores, sapatos, dedos (tapas), ferro elétrico, moedas ferventes, queimaduras, equimoses, mordeduras, alopecia traumática, traumatismos orais, abrasões ou fraturas.

    Os sinais aparecem sobretudo na pele e nas mucosas, seguindo-se ossos (fraturas e calos de cicatrização), sistema nervoso central, genitália e, por fim, estruturas torácicas e abdominais (hemorragia de vísceras).

- **Violência sexual ou abuso sexual:** consiste em atos de cunho sexual ou erótico de pessoa com desenvolvimento mais adiantado que a criança ou adolescente, um adulto ou mesmo outro adolescente mais velho, que se impõe por ameaça ou sedução para obter satisfação pessoal ou de terceiros.

    Essas práticas são geralmente impostas, mas deve-se ficar atento aos casos de sedução, principalmente aos atos incestuosos, que podem durar anos e nos quais predomina a indução ao ato por palavras, promessas ou troca de favores, o que dissimula a agressão e muitas vezes a vítima é culpabilizada.

    A violência sexual pode se expressar de várias maneiras: estupro, *voyeurismo*, exploração sexual infantil, pornografia, obscenidades ou fotografias. Pode envolver pessoas de qualquer profissão ou posição social e passa pela questão de gênero, sendo mais comum no feminino por motivos culturais – desvalorização da mulher ou por considerar que esse é um comportamento inerente ao sexo masculino ("é coisa de homem").

    Importante lembrar que estupro é atualmente definido como qualquer ato libidinoso ou conjunção carnal mediante constrangimento, uso de violência, grave ameaça ou por sedução (vítima ≤ 14 anos de idade). Portanto, incluem-se desde carícias, toques e manipulação dos órgãos genitais até o coito oral, anal ou vaginal.

AUTORES DA VIOLÊNCIA CONTRA CRIANÇAS E ADOLESCENTES

Em geral, os agressores são pessoas muito próximas, consanguíneas ou mantêm laço afetivo com a vítima ou sua família, como genitores ou outros cuidadores. Nos casos de violência física, na maioria das vezes a autoria recai sobre a mãe, embora os casos mais graves sejam perpetrados pela figura paterna.

Os autores de abusos sexuais costumam ser homens, e em cerca de 90% dos casos são responsáveis os próprios pais ou companheiros da mãe. No entanto, podem ser autores outros familiares ou pessoas que tenham ou não proximidade com a vítima.

Em 20% dos casos, esse tipo de violência pode ser causado por adolescentes, cabendo diferenciá-lo de jogos sexuais próprios da idade – contatos entre crianças de mesma faixa etária, crianças, pré-púberes ou púberes, envolvendo apenas toques ou exibicionismo, sem coerção e conforme o nível de maturidade dos envolvidos.

Considera-se pedófilo o indivíduo que tem uma parafilia (perversão na linguagem psicanalítica), isto é, um transtorno do desenvolvimento sexual que o impulsiona a satisfazer desejos eróticos com crianças e adolescentes. Essa pessoa pode nunca concretizar o ato (nunca agredir de fato uma vítima), mas tem fantasias e desejos nesse sentido. Apenas os *atos* e *consequências* de um pedófilo são considerados crimes (as fantasias não).

Diferente do pedófilo, o molestador não apresenta preferência sexual por crianças e adolescentes; em geral, casa-se e constitui família, porém, havendo oportunidade, cede aos impulsos de violar menores. Essas pessoas costumam ter baixa autoestima e baixa moral e, em geral, sofreram algum tipo de abuso no passado.

Ambos, pedófilos e molestadores, têm plena consciência de que realizam atos ilegais, embora possam racionalizar de maneira contrária. Em adolescentes, essas parafilias são consideradas a partir dos 16 anos de idade, com a diferença de pelo menos 5 anos de idade entre os próprios e suas vítimas, especialmente quando de 14 anos de idade ou menos.

Ao lidar com essas situações, é necessário bastante habilidade, pois um(a) agressor(a) tende a negar, atribuir sua atitude ao uso excessivo de álcool ou outros psicoativos, ou culpabilizar a vítima.

A criança normalmente demonstra curiosidade sobre o corpo adulto, porém não apresenta a maturação psíquica necessária para avaliar de fato o que acontece e suas consequências, sendo responsabilidade do adulto orientá-la de modo adequado e não permitir ou induzir essa aproximação.

Convém ter cuidado com a afirmativa de que todas as mães são coniventes com a violação sofrida pelos filhos. Segundo Sauter (2009), na maior parte dos casos elas não sabem do ocorrido, pois a maioria dos abusos ocorre durante sua ausência. Enfrentar o perpetrador exige um trabalho psíquico árduo, especialmente se for o companheiro ou familiar, porém grande parte das genitoras busca ajuda após algum período de dúvida, por medo de causar uma injustiça ou mesmo de sofrer represálias do agressor.

Aquelas que realmente sabem, e não interrompem de algum modo o ciclo de vitimação, são pessoas portadoras de fragilidade psíquica prévia (baixa autoestima, sentimentos de traição) associada a psicopatologias. Está fora da alçada da equipe de saúde a tarefa de investigação e julgamento, ficando a cargo da área policial e jurídica.

O Quadro 97.1 lista os agressores e as respectivas vítimas, do ponto de vista qualitativo, de casos atendidos por um dos autores.

SUSPEITA E DIAGNÓSTICO DA VIOLÊNCIA

A violência é mais ardilosa quando envolve crianças e adolescentes, uma vez que não é de fácil constatação, costuma ser silenciosa, verbal ou simbólica, e ocorre no interior de ambientes de maior convivência, longe do âmbito público.

Quadro 98.1 Agressores sexuais dos casos atendidos por um dos autores e respectivas vítimas, do ponto de vista qualitativo – Recife, 1995 a 2015

Agressores	Vítimas
Pai/padrasto[1]	Filhos(as), enteadas; escolares, adolescentes
Tio	Meninas escolares, meninos em fase escolar[2], adolescentes do sexo feminino[3]
Avô	Meninas em fase pré-escolar[4]
Mãe	Meninas em fase escolar e meninos em fase pré-escolar
Irmão adolescente	Irmã adolescente
Adolescente (vizinho, primo, em creche[5])	Lactentes (6 meses)[6]; meninas em fase pré-escolar
Vizinho (adolescente, adulto, idoso)	Escolares de ambos os sexos
Médico	Meninas adolescentes; jovens[7]
Professor (2º grau)	Alunas adolescentes
Empregado da casa	Meninas em fase escolar, adolescentes do sexo feminino
Funcionário público	Meninas adolescentes
Padre	Rapazes (15 anos) com retardo mental
Motorista escolar	Pré-escolares com 2 anos e 8 meses
Babá	Meninos em fase pré-escolar
Vigilantes da residência	Meninas em fase escolar, adolescentes do sexo feminino, jovens do sexo feminino

Fonte: Betinha C. Fernandes; atendimentos no SUS e em clínica particular.
[1]Pais e padrastos computados juntos pela mesma função simbólica na família; [2]Escolares: de 6 a 10 anos de idade incompletos; [3]Pré-escolares: 2 a 6 anos de idade incompletos; [4]Adolescentes: 10 a 20 anos de idade incompletos; [5]Adolescente com retardo mental, filho da responsável pela creche; [6]Lactentes: 28 dias a 2 anos de idade incompletos; [7]Jovens: aqui computados aqueles entre 20 e 25 anos de idade incompletos.

A suspeita surge na anamnese ou no decorrer do exame físico. Ressalte-se que muitos dos sinais e sintomas identificados são inespecíficos, inclusive as mudanças de comportamento, e podem ocorrer em outras situações que não são violência. Portanto, é extremamente importante a contextualização de cada situação.

História incompatível com as lesões existentes ou com o desenvolvimento motor da criança, relatos discordantes entre os responsáveis ou o depoimento espontâneo da vítima devem sempre merecer credibilidade. Raramente a vítima simula ou inventa o acontecimento, especialmente nos casos de abuso sexual.

No Quadro 97.2 estão listados os princípios que norteiam a suspeita e o diagnóstico de violência contra pacientes pediátricos.

REPERCUSSÕES

Convém lembrar que os atos violentos acarretam alto custo emocional e social para as vítimas, que se encontram em processo de formação, e também para os familiares, além dos custos para a saúde pública.

Quadro 97.2 Sinais e sintomas que indicam suspeita ou confirmação de violência na infância e adolescência

Tipo de violência	Sinais e sintomas
Emocional ou de qualquer tipo	Medos constantes; cuidado ou preocupação em não desagradar; agressividade; relutância em voltar para casa; baixo rendimento escolar; diminuição do tamanho cerebral e do hipocampo (ressonância magnética); marcas nos lábios (por vítima se morder por medo, dor ou ameaças)
Síndrome de Münchausen por procuração	Sintomas não se encaixam em nenhuma doença ou agravo; relato de melhora ao chegar ao hospital, mas piora em casa; genitor(a) muito solícito(a); exame físico e exames complementares sem alterações
Alienação parental	Julgamento negativo contra o ex-cônjuge diante dos filhos; dificultar o exercício da autoridade parental; omitir informações escolares e médicas ou alteração de endereço; exagerar em adoecimentos do filho ao retornar das visitas com o(a) genitor(a); solicitar repetidos atestados de doença para evitar o contato do filho em visitas com o(a) genitor(a), falsa denúncia de abuso sexual
Negligência	Atraso na busca de cuidados à saúde sem causa justificável; indiferença física ou afetiva; higiene e nutrição precárias; abandono mesmo que apenas por horas; falta de adequada supervisão escolar e das atividades da criança ou adolescente; doença crônica sem tratamento
Bebê chacoalhado	História de acidente não compatível com as lesões existentes; relato de conduta incompatível com a idade ou capacidade psicomotora do bebê; relatos discordantes dos responsáveis; hemorragia retiniana, cegueira ou lesões oftalmológicas; convulsões; sinais focais por hemorragia subdural ou encefálica; lesões da coluna vertebral; morte; sequelas no desenvolvimento neuromotor ou cognitivo
Violência física (criança espancada)	Equimoses em locais relativamente protegidos: braços, faces mediais e posteriores das coxas, mãos, orelhas, pescoço, genitália e regiões glúteas; equimoses extensas ou dispersas e em diferentes fases de resolução (coloração variada); relato de acidentes repetidos; fraturas em crianças com menos de 3 anos de idade ou hematoma subperiostal em diferentes fases de cicatrização; ferimentos bilaterais ou em várias partes do corpo; queimaduras extensas, bilaterais (forma de *luva* em mãos, nádegas); ruptura de vísceras
Violência sexual	Maioria dos casos sem lesões evidentes; sonolência inexplicável; enantema, petéquias em mucosa oral; mordidas (*love bite*) no corpo ou no pescoço; lesões físicas associadas a alterações genitais, perineais – hiperemia, edema, escoriações, fissura anal, pregas anais apagadas ou alargamento do esfíncter anal, ruptura ou alargamento himenal, ruptura perineal, sangramentos, evidências de IST e gravidez; hipersexualização (comportamento de exacerbado erotismo e incompatível com a idade); desenhos ou brincadeiras que sugerem cunho erótico

Quaisquer maus-tratos, principalmente quando repetidos, podem ocasionar baixa autoestima, dificuldades nos relacionamentos sociais, transtornos psíquicos variados, quadros psicossomáticos, interrupção ou desaceleração do crescimento, baixo rendimento escolar e redução do desenvolvimento do hipocampo, local relacionado com as emoções, o que pode ser comprovado por imagens de ressonância magnética.

Quanto ao abuso sexual em si, as repercussões estão relacionadas com a duração – os atos incestuosos costumam ocorrer durante anos e são extremamente danosos –, com o grau de proximidade com o abusador – sendo maior o impacto quando o abuso é perpetrado pelo pai/padrasto ou outro familiar – e com a presença de danos físicos, relação sexual e surgimento de DST ou gravidez.

Atos provocados por padrastos, por outro familiar ou por alguém afetivamente muito próximo da vítima podem ser tão danosos quanto aqueles cujos responsáveis são os próprios genitores, em virtude da função simbólica que o agressor exerce.

A violação sexual pode induzir isolamento, agressividade, medos, ansiedade, depressão, sentimentos de raiva, vergonha e culpa; transtornos do pânico ou de estresse pós-traumático; alterações do sono; enurese noturna; tendência à revitimização; comportamento sexual desajustado – anorgasmia, aversão sexual, dispareunia; comportamento homoafetivo, prostituição; condutas automutiladoras (ferir-se), uso excessivo de substâncias, fuga do lar, tentativa e êxito suicida.

A reação da família também influi, sendo positiva quando há crédito na revelação e a busca por cuidados médicos e psicológicos e pelas providências jurídicas.

CONDUTA MÉDICA

O profissional deve adotar uma conduta fundamentada na empatia e na neutralidade, não devendo lançar acusações, mesmo que suspeite de um provável agressor. Tanto a investigação como as penalidades são das alçadas policial e jurídica. Os objetivos do atendimento são cuidar das lesões, desculpabilizar (esclarecer que a responsabilidade é de quem causou o fato) e proteger a vítima de novas agressões, oferecer acolhimento e suporte psíquico e reorganizar os vínculos familiares.

São indicados no atendimento de emergência: acolhimento e escuta, exame físico com avaliação da gravidade do caso e solicitação de exames complementares. Em todos os casos de violência, deve ser fornecida orientação sobre medidas legais e notificado o caso, mantendo o vínculo com a vítima e os familiares sempre que possível.

Convém entrevistar toda a família em conjunto, para avaliação das respostas e contradições, registrando os relatos de maneira clara e detalhada. O exame físico deve ser realizado na presença de um dos responsáveis, esclarecendo os procedimentos às crianças maiores. Merecem especial atenção as áreas mais envolvidas em atividades sexuais: boca, mamas, genitais, região perineal, nádegas e ânus.

Os exames complementares consistem em:

- Coagulograma (para diferenciar hematomas, equimoses ou petéquias de coagulopatias).

- Radiografias de todo o esqueleto em caso de suspeita de maus-tratos físicos nas crianças com menos de 2 anos de idade e, às vezes, até os 6 anos; em crianças de outras idades, utilizam-se radiografias localizadas de acordo com o caso. Ressalte-se que a radiografia pode ser normal na fase aguda do traumatismo, devendo ser repetida após 2 semanas. Qualquer local pode apresentar fraturas, embora as costelas e os ossos dos membros superiores e inferiores sejam os mais atingidos.
- Radiografias e tomografia computadorizada, para investigação de lesões intracranianas e intra-abdominais.

Em casos de violência sexual, além dessas condutas, deve ser considerada a possibilidade de DST e realizada profilaxia em todas as vítimas; nas adolescentes que já tiveram menarca, e se houve coito vaginal, convém iniciar profilaxia de gravidez.

O paciente não deve ser banhado até a coleta de amostras (ideal); deve-se pesquisar a presença de sêmen em mucosa oral, genital ou retal, se o abuso ocorreu há menos de 72 horas; material para cultura deve ser coletado de secreção vaginal e endocervical, se houve coito. Devem ser realizadas sorologias para HIV, lues e β-HCG (na emergência e posteriormente em ambulatório).

O atendimento ambulatorial pode ser o momento da revelação ou seguimento do caso, após a emergência. No primeiro caso, se a violência foi recente – 7 a 10 dias –, a conduta assemelha-se à adotada na emergência. O seguimento deve ser realizado por intermédio de equipe multiprofissional capacitada, incluindo pediatra, ginecologista, assistente social, psicoterapeuta, enfermeiro e auxiliares.

Deve haver continuidade no exame clínico, resultados de exames complementares iniciais e de controle, acompanhamento psicoterapêutico à vítima e aos familiares; orientação sobre os percalços jurídicos, deixando claro o que compete ao setor de saúde e às instâncias legais. Cabe destacar o importante papel das equipes multiprofissionais. Os esquemas de profilaxia contra gravidez e agentes infecciosos e de seguimento nas agressões sexuais estão descritos no Quadro 97.3.

NOTIFICAÇÃO E DENÚNCIA – OS CAMINHOS PARA A PROTEÇÃO DAS VÍTIMAS

A notificação consiste no registro formal do atendimento a qualquer pessoa com suspeita ou confirmação de ter sofrido agravos violentos. A notificação deve ser realizada mesmo em casos suspeitos.

Quadro 97.3 Esquemas de profilaxia e de seguimento nos casos de violência sexual

Profilaxia	Medicamento/Especificações	Dosagem/Recomendações
Gravidez	Levonorgestrel (anticoncepção de urgência)	1 comprimido 750mg 12/12h ou 2 comp. em dose única; 30 minutos antes ingerir antiemético; se vomitar até 2 horas após ingestão, repetir o comprimido. Maior eficácia se usado em até 5 dias após a agressão
Lues	Penicilina benzatina (Eritromicina em caso de sensibilidade à penicilina)	Criança < 25kg: 600.000UI IM, em dose única; > 25kg: 1.200.000UI IM, em dose única. Adolescente: 2.400.000UI via IM, em dose única. Eritromicina: 50mg/kg/dia VO 6/6h 15 dias
Gonorreia, clamidíase, cancro mole, tricomoníase	Azitromicina ou eritromicina (clamídia, cancro mole) + ceftriaxona (gonorreia) + metronidazol ou secnidazol ou tinidazol (tricomoníase) amoxicilina (clamídia)	Azitromicina < 45kg: 20mg/kg em dose única (máximo 1g); > 45kg: 1g VO em dose única. Ceftriaxona: 250mg IM, em dose única. Metronidazol: 15mg/kg VO 8/8h, 7 dias (máximo 2g). Secnidazol: 10mg/kg VO em dose única. Adolescente: Amoxicilina 500mg VO 8/8h 7 dias. Secnidazol ou tinidazol: 2,0g VO em dose única
Hepatite B	Vacina ou imunoglobulina hiperimune (Ig)	Gamaglobulina hiperimune contra hepatite B: 0,06mL/kg IM; se ultrapassar 5mL, administrar em grupos musculares diferentes. Melhor ação: até 48h após a agressão; fazer no máximo até 14 dias após vacina completa: não fazer reforço nem Ig específica. Vacinação incompleta: completar esquema e Ig. Não imunizado: esquema de 3 doses da vacina e Ig
Hepatite C	Não existe profilaxia atualmente	Coletar sorologia no atendimento inicial e seguimento
HIV	Antirretrovirais por 28 dias (retrovírus da imunodeficiência adquirida)	Conforme esquema vigente no centro de referência; maior eficácia até 72h da agressão. Até descartar contaminação (6 meses), se vida sexual ativa: uso regular de preservativos. NÃO: engravidar, amamentar, doar sangue
Tétano	Vacina ou imunoglobulina hiperimune; soro específico	Se lesões potencialmente infectantes e paciente com esquema vencido. Indicações conforme o Plano Nacional de Imunizações (PNI)
Seguimento ambulatorial		
Consultas de retorno	Avaliação clínica, exames de controle	Após 30, 60, 90 e 180 dias
Sorologias	Repetir conforme agente infeccioso	VDRL: 45 e 90 dias; hepatites B e C: 180 dias. Anti-HIV: 90 e 180 dias (hemograma e transaminases após os antirretrovirais)

Fonte: Ministério da Saúde – Programa Nacional de DST/Aids. Normas Técnicas, 2006.

A ficha de notificação (FN) é uma ferramenta que possibilita dar início à proteção à vítima e ao suporte à família, devendo ser preenchida pelo profissional que prestou o atendimento. Nela constam dados sobre a vítima e seus responsáveis, relato do acontecido, descrição do exame clínico e exames complementares realizados.

O preenchimento da FN é obrigatório, podendo a responsabilidade ser partilhada com a equipe de saúde. Convém que o profissional converse com a família, esclarecendo que a notificação vai possibilitar o suporte necessário. Nos locais em que não se dispõe da FN, o profissional deve realizar um relatório o mais completo possível.

A FN será enviada ao Conselho Tutelar (CT) do município onde a vítima reside (mesmo que a ocorrência tenha sido em outro local) por meio da direção do serviço de saúde onde houve o atendimento. Na falta de CT, deve-se encaminhar para a Vara da Infância e Juventude.

Um membro do CT fará visita domiciliar e entrevistas com os responsáveis e, se considerar cabível, entrará em contato com a Gerência de Polícia da Criança e do Adolescente (GPCA) e/ou Ministério Público (MP) para dar início ao processo.

No atendimento em consultório particular, a vítima e os familiares devem ser encaminhados para equipe multiprofissional especializada, a qual dispensará o apoio necessário.

A denúncia é feita por um dos responsáveis pela vítima ou por órgão competente – Direção Hospitalar, CT ou MP. Na emergência, a polícia deverá ser acionada de imediato (geralmente presente nos serviços públicos) ou a GPCA, que providencia exame pericial no Instituto de Medicina Legal (IML).

Compete lembrar que o agressor deve ser penalizado por seu crime, mas também precisa receber atendimento psicossocial; de outro modo, provavelmente manterá seu comportamento danoso.

BULLYING: A VIOLÊNCIA NAS ESCOLAS

O termo *bullying* tem origem inglesa (*to bully*: ameaçar, dominar, intimidar) e é internacionalmente adotado para referir-se à violência escolar, que se constitui em verdadeiro problema de saúde pública.

Trata-se de transgressão individual ou grupal (intimidadores), diferentemente de conflitos normais ou brigas de estudantes, contra uma vítima escolhida. Consiste em verdadeiros atos de violência física e psicológica, repetidamente impostos a pessoas mais vulneráveis do ponto de vista físico, psicológico ou socioeconômico, com importantes repercussões imediatas e em longo prazo.

De acordo com o tipo de confronto, pode-se classificar o *bullying* como:

- **Intimidação física:** qualquer contato físico que possa causar ferimentos, como bater, chutar, espancar ou tomar algum objeto da vítima, destruindo-o.
- **Intimidação verbal:** ameaças de violência, apelidos, xingamentos, comentários ofensivos sobre religião, gênero ou orientação sexual, etnia ou *status* socioeconômico.
- ***Bullying* indireto:** espalhar boatos ou histórias, difamar ou repassar informações sigilosas sem autorização da vítima.
- *Ciberbullying*: envio/publicação/difusão de mensagens, imagens ou informações sigilosas pelas redes sociais eletrônicas, meio de comunicação mais difundido entre os jovens.
- ***Bullying* emocional:** inclui humilhações, exclusão, marginalização, hostilidade a outrem ou a um grupo.
- ***Bullying* sexual:** as atitudes fundamentam-se na esfera da sexualidade ou de gênero, variando do assédio ou discriminação sexual até casos de violência sexual.

Os atos de *bullying* produzem consequências a curto e longo prazo não só para a vítima, mas para todo o ambiente escolar. A duração, o tipo, a regularidade e a intensidade das agressões, assim como as características próprias da vítima, causarão maiores ou menores efeitos negativos.

Como nos demais casos de violência, destacam-se a queda do rendimento escolar, a recusa em ir para a escola, transtornos de ansiedade e/ou de humor, alterações psicossomáticas.

A longo prazo, o *bullying* pode promover baixa autoestima, retração social, dificuldade de relacionamentos, repetição de comportamentos agressivos e mesmo transtornos psiquiátricos de maior morbidade.

Estudos apontam que os autores da violência podem sofrer ou ter sofrido violência doméstica e repetir esse comportamento na escola; tendem a permanecer na mesma atitude antissocial, envolvendo-se em atos delinquentes e criminosos e repetindo violências no ambiente de trabalho e na futura família, se não receberem ajuda especializada.

As testemunhas do *bullying* podem apresentar comportamento de leniência por medo de se tornarem as próximas vítimas, o que promove sentimentos de culpa, de impotência ou mudanças de comportamento.

A intervenção, principalmente preventiva, se faz na escola, na família e na sociedade. Recomendam-se monitoramento por meio de câmeras de vídeos, divulgação de campanhas de educação sobre o problema, envolvendo toda a comunidade escolar – alunos, professores, pais e funcionários – estímulo à denúncia dos casos e empoderamento da resiliência (capacidade humana de enfrentar conflitos e superá-los).

Com relação ao(s) agressor(es), recomendam-se a análise do problema e a intervenção individualizada, a comunicação aos familiares e tentativa de resolução por meio do diálogo, estimulando a solidariedade e a boa convivência. Os casos mais graves devem ser submetidos a intervenção em saúde mental ou encaminhados à GPCA.

CONSIDERAÇÕES FINAIS

O combate à violência contra os indefesos é tarefa árdua. Os pediatras e outros profissionais devem se manter alertas e atualizados com as normas e técnicas para prestar um bom atendimento às vítimas.

Verifica-se a necessidade de políticas públicas mais consistentes e de maior articulação entre o campo da saúde com os Conselhos Tutelares, a Justiça da Infância e Juventude, o Ministério Público e toda a sociedade, para que se modifique radicalmente a realidade que imprime tanta dor e danifica o tecido social.

Bibliografia

Araújo LS, Coutinho, MP, Miranda, RS, Saraiva, ERA. Universo consensual de adolescentes acerca da violência escolar. Psico-USF 2012; 17(2):243-51.

Barboza GE, Schiamberg LB, Oehmke J, Korzeniewski SJ, Post L, Heraux CG. Individual characteristics and the multiple contexts of adolescent bullying: an ecological perspective. Journal of Youth and Adolescence 2009; 38(1):101-21.

Blanchard R, Lynkins A, Wherrett D et al. Pedophilia, hebephilia and the DSM-V. Arch Sex Behav 2009; 38(3):335-50.

Brasil. Lei 8.069/90. Estatuto da Criança e do Adolescente. Disponível em: http://www.planalto.gov.br/CCIVIL_03/leis/L8069.htm. Acesso em julho de 2015.

Brasil. Ministério da Saúde. Prevenção e tratamento dos agravos resultantes da violência sexual contra mulheres e adolescentes: norma técnica. Brasília: Ministério da Saúde, 2005.

Brasil. Ministério da Saúde. Secretaria de Vigilância em Saúde. Programa Nacional de DST e Aids. Manual de Controle das Doenças Sexualmente Transmissíveis. Programa Nacional de DST e Aids. Série Manuais 68. 4. ed. Brasília: Ministério da Saúde, 2006.

Conselho Estadual de Assistência Social de Pernambuco (CEAS/PE)/ Conselho Estadual de Defesa dos Direitos da Criança e do Adolescente (CEDCA/PE), em Pernambuco. Plano decenal de enfrentamento à violência sexual contra crianças e adolescentes do estado de Pernambuco – 2008-2017. Disponível em: http://www2.cedca.pe.gov.br/c/document_library/get_file?uuid=12803e99-c84d-4278-98ac-2013f3902bca&groupId=81019. Acesso em: 15/07/2015.

Flaherty EG, Perez-Rossello JM, Levine MA, Hennrikus WL. Evaluating children with fractures for child physical abuse. Pediatrics 2014; 133(2):2014; e477-e489.

Gardner RA. Parental alienation syndrome vs. parental alienation: which diagnosis should evaluators use in child- custody disputes? The American Journal of Family Therapy 2002; 30(2):93-115.

Kempe CH, Silverman FN, Steele BF, Droegemueller W, Silver HK. The Battered Child Syndrome. JAMA 1962; 181:105-12.

Knous-Westfall HM, Ehrensaft MK, Macdonell KW, Cohen P. Parental intimate partner violence, parenting practices, and adolescent peer bullying: a prospective study. Journal of Child and Family Studies 2012; 21(5):754-66.

Lanning KV. Child molesters: a behavioral analysis for professionals investigating the sexual exploitation of children. 10. ed. Virginia: National Center for Missing and Exploited Children/Federal Bureau of Investigation (FBI)/US Department of Justice, 2010:29-41.

Lee CH. An ecological systems approach to bullying behaviors among Middle School students in the United States. Journal of Interpersonal Violence 2011; 26(8):1664-93.

Lopes Neto AA. Bullying – comportamento agressivo entre estudantes. J Pediatr (Rio J) 2005; 81(5 Supl):S164- S172.

Meadow R. Munchausen syndrome by proxy. The hinterland of child abuse. Lancet 1977; 13(2):343-5.

Oliveira WA, Silva JL, Yoshinaga ACM, Silva MA. Interfaces entre família e bullying escolar: uma revisão sistemática. Psico-USF Itatiba Jan./Apr, 2015; 20(1).

Olweus D. School bullying: development and some important challenges. Annual Review of Clinical Psychology 2013; 9(1):751-80.

Prado-Júnior C. Formação do Brasil contemporâneo. São Paulo: Companhia das Letras, 2011.

Salter A. Predadores, pedófilos estupradores e outros agressores sexuais. São Paulo: M. Books do Brasil, 2009.

Silva MCM, Brito AM, Araújo AL, Abath MB. Caracterização dos casos de violência física, psicológica, sexual e negligências notificados em Recife, Pernambuco, 2012. Epidemiol Serv Saúde, Brasília, 2013; 22(3):403-12.

Sociedade Brasileira de Pediatria, Centro Latino-Americano de Estudos de Violência e Saúde Jorge Carelli (Claves), Escola Nacional de Saúde Pública ENSP/FIOCRUZ. Guia de atuação frente a maus-tratos na infância e na adolescência. 2. ed. Rio de Janeiro: Ministério da Justiça, 2011.

SEÇÃO XVII

Miscelânea

Capítulo 98

Alterações Fonoaudiológicas na Infância

Rebeca Domingues Raposo
Aline de Moura Castro
Roberta Torres Santos
Carla Baptista Vasquez Cordeiro

INTRODUÇÃO

O desenvolvimento infantil tem início na vida intrauterina e compreende o crescimento físico, a maturação neurológica e a construção de habilidades relacionadas com o comportamento, com o objetivo de tornar a criança competente para responder às suas próprias necessidades e às do meio em que está inserida. As mudanças biológicas e psicológicas que ocorrem possibilitam que a criança adquira novos comportamentos e modifique os antigos.

Neste capítulo serão abordadas as seguintes alterações fonoaudiólogicas:

- Alterações na linguagem.
- Perda auditiva na infância.
- Disfonia infantil.
- Dislexia.

ALTERAÇÕES NA LINGUAGEM

Durante as consultas ambulatoriais, a observação de atraso na linguagem é mais frequente do que se imagina, principalmente em crianças que nasceram prematuramente. Do mesmo modo, também surgem outras questões, como as "trocas de letras na fala", gagueira etc. E muitos profissionais da área de saúde se perguntam: até quando é normal e podemos aguardar? Quando devemos encaminhar?

A observação cuidadosa do desenvolvimento é importante para, caso necessário, se proceder a uma intervenção preventiva e envolve atividades relacionadas com a promoção do desenvolvimento normal e a detecção de problemas próprios da atenção primária à saúde da criança.

O desenvolvimento da linguagem depende da integridade anatomofisiológica, da maturação do sistema nervoso central (SNC) e de aspectos emocionais e sociais, entre outros.

A linguagem é um sistema de comunicação que inclui a fala, a linguagem corporal, os gestos e as expressões faciais e inicia-se com o nascimento do bebê. O comportamento e as ações do bebê informam sobre o desenvolvimento da linguagem e sobre o cognitivo e o social.

Mesmo antes dos 12 meses de vida, quando costuma pronunciar suas primeiras palavras, a criança é extremamente comunicativa. Ela se utiliza de gestos, olha fixamente, vocaliza, balbucia e responde a estímulos, consegue pedir e fazer referência a objetos e pessoas; através de uma intensa atividade motora e de seu balbucio, com uma entonação bem marcada, consegue se comunicar e obtém respostas dos adultos que, ao entenderem suas demandas, reforçam o desenvolvimento da linguagem. Desse modo, o balbucio transforma-se nas primeiras palavras com significado.

Entre os 12 e os 18 meses de vida, aumentam a compreensão e a expressão, o que pode ser comprovado pela ampliação do vocabulário utilizado.

Dos 18 aos 24 meses, a criança começa a perceber a necessidade de responder imitando a fala do outro; elabora questões sobre a rotina do dia a dia e as responde. Inicia a troca de turnos, ou seja, começa a entender a dinâmica na qual cada um fala a seu turno, podendo começar a tomar parte na conversa.

Dos 2 aos 5 anos de idade, a linguagem dá lugar a um pensamento concreto, organizado e que reflete o fazer, as ações da criança, a qual já é capaz de falar sobre um passado próximo.

A expansão do vocabulário e das demais características da fala depende das relações sociais e também está relacionada com o desenvolvimento cognitivo. Os fatores ambientais envolvem aspectos sociofamiliares, ou seja, privação de estímulo, ausência de modelo correto de fala e privação de aprendizagem, e os fatores emocionais envolveriam a imaturidade emocional, aspectos afetivos prejudicados, dificuldade em estabelecer vínculos comunicativos etc.

Cabe ao profissional de saúde que atua junto à população pediátrica reconhecer os sinais de alerta para possíveis desvios nesse desenvolvimento. Para isso, é imperativo que conheça o desenvolvimento normal e perceba precocemente os atrasos e/ou desvios, além de orientar, de maneira adequada, os cuidadores sobre o que se espera ou não que a criança apresente em determinada fase do desenvolvimento.

Durante a consulta, deve observar e interagir com a criança, utilizando brinquedos e/ou fazendo perguntas simples sobre sua rotina, o que torna possível a obtenção de dados tanto sobre a linguagem como a respeito do desenvolvimento social da criança. Além disso, precisa estar atento às queixas dos cuidadores e sempre perguntar o que a criança já consegue fazer, o que ainda não faz etc.

Desenvolvimento da linguagem

Cabe considerar, durante a observação do desenvolvimento normal da linguagem, a existência de uma linguagem receptiva (referente à compreensão da linguagem) e de uma linguagem expressiva (referente à fala) (Quadro 98.1).

No Quadro 98.2 estão descritas as principais alterações no desenvolvimento da linguagem observadas durante a infância.

Ao perceber que a criança pode apresentar atraso e/ou alteração no desenvolvimento da linguagem, o profissional de saúde deve encaminhá-la para uma avaliação fonoaudiológica para que sejam realizados o devido diagnóstico e a intervenção apropriada.

Atraso de linguagem

Sabe-se que cada criança apresenta um ritmo próprio para aquisição da linguagem e que vários fatores podem interferir nesse processo, como:

- **Fatores orgânicos:** falhas nos órgãos periféricos e/ou no SNC.
- **Fatores não orgânicos:** envolvem os fatores ambientais e emocionais.

Apesar dessas variáveis, espera-se que em torno dos 2 anos de idade a criança já comece a utilizar a linguagem verbal para se comunicar. Quando isso não ocorre, considera-se a ausência de atraso de linguagem. Assim, atraso de linguagem simples ou específico consiste em dificuldade na aquisição da linguagem.

As alterações nos padrões temporais normais são consideradas atraso de linguagem, embora outros aspectos do desenvolvimento estejam normais ou evoluindo bem próximo da normalidade. Nesses casos, quando a criança não apresenta desenvolvimento da linguagem satisfatório, são recomendados: avaliação auditiva; encaminhamento para a escola (caso não a frequente); orientação familiar quanto à estimulação da linguagem e à retirada de hábitos prejudiciais aos órgãos fonoarticulatórios (chupeta, mamadeira etc.); trabalho fonoaudiológico; outras avaliações complementares, se necessário.

A partir do momento em que se detecta a dificuldade, e depois de executadas as intervenções necessárias, o desenvolvimento posterior da linguagem pode ocorrer sem alterações significativas.

Distúrbio fonológico

As trocas ou omissões de fonemas são esperadas no desenvolvimento da linguagem até determinada idade. Se persistirem, a criança deve ser encaminhada para avaliação fonoaudiológica. Por isso, é importante que o pediatra conheça as etapas de desenvolvimento da aquisição dos fonemas (Quadro 98.3) para que possa reconhecer o mais precocemente possível suas alterações e encaminhar a criança para uma avaliação fonoaudiológica.

Distúrbio específico de linguagem

O distúrbio específico de linguagem (DEL) caracteriza-se por importantes prejuízos que se configuram como atrasos e alterações persistentes na aquisição da linguagem, na ausência de patologia que desencadeie tal atraso ou alteração. Pode revelar ampla variabilidade de manifestações clínicas, que dependem da gravidade do caso, e pode sofrer alterações durante o desenvolvimento.

Para ser considerado DEL, a criança precisa apresentar maturação de linguagem atrasada em pelo menos 12 meses em relação à idade cronológica; no entanto, esse atraso não pode estar associado a deficiência auditiva, disfunção neuromotora, deficiência mental ou transtornos invasivos de desenvolvimento.

Algumas crianças apresentam dificuldades apenas na expressão, outras na expressão e compreensão da linguagem:

- Demoram mais tempo para reconhecer, recuperar, formular e produzir as palavras, em virtude da lentificação no processamento das informações, que pode estar relacionada com falhas nas representações semânticas e na organização cognitiva.
- Podem manifestar simplificações fonológicas, frequentemente desviantes (simplificações não observadas no processo normal de aquisição de linguagem).
- Apresentam vocabulário restrito, com uso demasiado de dêiticos (*pronomes pessoais e demonstrativos*, bem como os *advérbios de lugar e de tempo*), perífrases (substituição de uma palavra por uma expressão longa e indireta com o mesmo significado) e gestos representativos.
- Exibem estruturação gramatical simplificada e ordenação de palavras de maneira não usual.
- Apresentam dificuldade para entender sentenças ou palavras específicas, como marcadores espaciais ou temporais, realização de comandos linguísticos de maneira incorreta, respostas incorretas sob questionamento e dificuldade em manter o tópico de conversação.

Em geral, as queixas relatadas na clínica pediátrica referem-se a alterações no processo de aprendizagem e/ou atraso na aquisição da linguagem.

A etiologia parece assumir um padrão multifatorial, ou seja, alterações genéticas relacionáveis com o distúrbio e fatores sociais e emocionais que maximizam a manifestação genética. Estudos têm relatado prevalência maior em meninos, embora ainda não existam pesquisas epidemiológicas, sobretudo com a população brasileira.

Crestani e cols. demonstraram os principais fatores no diagnóstico e na terapia de sujeitos com DEL (Figura 98.1).

Quadro 98.1 Desenvolvimento normal da linguagem

Idade	Linguagem receptiva	Linguagem expressiva
1 mês	Assusta-se com sons altos Acalma-se com a voz humana	Produz choro diferenciado (1 mês e meio a 2 meses)
3 meses	Localização: começa a procurar os sons	Vocaliza em resposta à fala Sorriso social (2 a 4 meses)
4 meses	Responde virando a cabeça quando ouve seu nome (4 a 6 meses)	Inicia balbucio com consoante: P, B, D Produz jogo vocal quando brinca com brinquedos (p. ex., gritos e sons orais diversos) Troca turnos na conversa com o interlocutor (emitindo sons)
5 meses	Distingue as entonações na voz (raiva, carinho) – mudanças na expressão facial e/ou gestos Reconhece sons ambientes familiares	
6 meses	Começa a compreender palavras familiares (papai, mamãe, tchau)	Duplica sílabas no balbucio Responde a seu nome com vocalização (50% das vezes)
8 meses	Responde ao "não"	Produz cinco ou mais consoantes: P, B, T, D, M, N Balança a cabeça para "não" Começa a bater palmas e a dar tchau
9 meses	Dá um objeto quando solicitado Segue direções simples quando acompanhadas de gestos ("pega a bola!" – aponta) Compreende perguntas simples ("onde está a mamãe?")	Tenta imitar* sons Utiliza gestos – apontar, chamar, dar
12 meses	Responde a ordens simples não acompanhadas de gestos ("pega a bola!", "vem!") Compreende algumas situações sociais (repreensão, brincadeiras) Identifica** uma parte do corpo Compreende até 10 palavras	Produz as primeiras palavras (12 a 14 meses) Utiliza-se de gestos ou vocalizações para pedir objetos (12 a 14 meses) A maioria das palavras tem uma ou duas sílabas (12 a 18 meses) A fala é 25% inteligível (12 a 18 meses) Imita* sons de animais (12 a 15 meses)
15 meses	Aponta para objetos comuns quando nomeados ("cadê o carrinho?")	Produz quatro a sete palavras (14 a 16 meses) Comunica-se por meio de gestos acompanhados de vocalizações e/ou verbalizações (14 a 16 meses)
16 a 18 meses		Produz seis a 12 palavras Usa palavras para expressar desejos e se comunicar Imita* a maioria das palavras
18 meses	Responde a algumas perguntas com "o quê" e "onde" (18 a 24 meses) Aponta para três partes do corpo Presta atenção em figuras e identifica uma ou mais Compreende até 50 palavras	Começa a combinar duas palavras (18 a 24 meses) Nomeia*** uma figura (18 a 24 meses) Imita* sentenças com até três palavras (18 a 24 meses) Nomeia*** algumas partes do corpo (18 a 24 meses)
21 a 22 meses	Compreende alguns pronomes pessoais	Utiliza entonação interrogativa (20 a 22 meses)
2 anos	Aponta pelo menos quatro partes do corpo Aponta cinco ou mais figuras Compreende a preposição "em"	Produz a maioria das vogais e consoantes Produz 50 a 200 palavras A fala é 65% inteligível Utiliza sentenças de duas a três palavras Utiliza alguns pronomes
3 anos	Compreende perguntas com "o quê", "onde", "por quê" Conhece cores básicas Tem noção de igual e diferente Separa objetos em grupos básicos (brinquedos, comidas)	Inicia a produção de frases complexas Faz perguntas com "o quê", "onde", "quem" Regulariza verbos no passado Produz as consoantes: P, B, T, D, K, G, F, V, S, Z, L, M, N, X, J, R (3 anos e meio)
4 anos	Responde corretamente a questões sobre atividades da vida diária Compreende rima (palavras que terminam com o mesmo som – p. ex., pão, cão) e alteração (palavras que começam com o mesmo som – p. ex., pato, panela)	Nomeia*** cores básicas Conta até cinco Usa pronomes pessoais adequadamente Utiliza frases negativas e interrogativas Utiliza conjunções ("mas", "e") Utiliza pronomes relativos ("que" "cujo") Produz o som "LH" (p. ex., espeLHo), sílabas com a consoante final S (p. ex., paSta) Inicia o uso de encontros consonantais (p. ex., PRato)
5 anos	Entende conceitos de tempo (antes/depois, ontem/amanhã) Compreende ordens complexas Conhece letras do alfabeto Entende materiais com parágrafos curtos (p. ex., livros de histórias infantis lidos pelo adulto)	Domina a maioria das regras sintáticas e conversa facilmente Conta histórias curtas e bem estruturadas Utiliza os tempos verbais passado e futuro corretamente Produz sílabas com a consoante final R (p. ex., poRco)
5 anos e meio	Compreende conjunções "se", "quando", "porque" Compreende sentenças complexas, inclusive voz passiva	Continua a dominar formas sintáticas e morfológicas irregulares

* "Imitar" – quando repete a palavra.
** "Identificar" – quando perguntada, ela mostra o objeto.
*** "Nomear" – quando a criança dá nome ao objeto.

Quadro 98.2 Desenvolvimento da aquisição fonológica

Normal até	Processo fonológico
2 anos e 6 meses	Redução de sílaba = "come" uma sílaba da palavra (p. ex., "teca" = peteca) Harmonia consonantal = "repete" uma consoante da palavra (p. ex., "**t**e**t**eca" = peteca) Plosivação de fricativas = troca F, V, S, Z, X, J por P, B, T, D, K, G
3 anos	Interioriza o som velar = troca K por T (p. ex., **t**asa = casa), G por D (p. ex., **d**ole = gole)
3 anos e 6 meses	Posteriorização para o som velar = troca T por K (p. ex., **k**eia = teia), D por G (p. ex., **g**ago = dado) Simplificação de líquida = troca "LH" por L ou Y (p. ex., mi**l**o = milho; pa**y**a = palha), R por l ou Y (p. ex., ca**l**o = caro; pê**y**a = pêra)
4 anos e 6 meses	Posterioriza para o som palatal = troca S por X (p. ex., **x**apo = sapo), Z por J (p. ex., a**j**ul = azul) Interioriza para palatal = troca X por S (p. ex.: **s**ave = chave), J por Z (p. ex., **z**elo = gelo)
7 anos	Simplificação da consoante final = omite ou troca as consoantes finais R e S (p. ex., poco ou po**y**co = porco; pata = pa**s**ta) Simplificação do encontro consonantal = omite ou troca a consoante do encontro (p. ex., pato ou p**l**ato = prato)

Quadro 98.3 Alterações no desenvolvimento da linguagem

Alteração	Características
Atraso de linguagem	Atraso tanto na linguagem receptiva como na expressiva, porém acompanha a mesma sequência do desenvolvimento normal (descrita no Quadro 98.1)
Distúrbio fonológico	Alteração na fonologia ("trocas de sons na fala"), embora as demais áreas linguísticas* se encontrem adequadas
Distúrbio específico de linguagem	Desvio do desenvolvimento normal com alterações em uma ou várias áreas linguísticas*
Gagueira	Repetições, prolongamentos ou bloqueios frequentes de sons, sílabas ou palavras, ou hesitações ou pausas frequentes que perturbam a fluência verbal
Transtorno invasivo do desenvolvimento – autismo infantil	Alterações no contato afetivo, insistência na manutenção de rotinas, interesse por objetos estranhos e alterações na comunicação

*Áreas linguísticas – fonologia (sons da língua), léxico (vocabulário), sintaxe (estrutura frasal), semântica (significado/sentido da mensagem) e pragmática (uso social da linguagem).

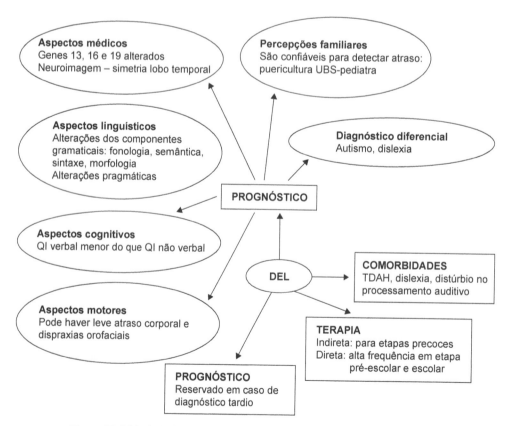

Figura 98.1 Principais fatores no diagnóstico e na terapia de indivíduos com DEL.

O diagnóstico pode ser estabelecido entre os 18 e os 24 meses de vida, desde que o profissional se mantenha atento às percepções da família sobre a evolução linguística da criança. Quanto mais precoces o diagnóstico e a intervenção terapêutica e a educacional, melhor o prognóstico para a adaptação social dos indivíduos com DEL.

As crianças que apresentam essas alterações devem ser encaminhadas para avaliação fonoaudiológica. Assim, é necessário instrumentalizar os profissionais da saúde, em especial o pediatra, para que possam agir no diagnóstico e na prevenção primária dos distúrbios de linguagem oral e escrita.

Gagueira

Por volta dos 2 anos e meio de idade, durante o desenvolvimento da linguagem e da fala, a criança pode começar a gaguejar, pois está se adaptando às palavras novas, o que é chamado de "gagueira fisiológica", "disfluência comum" ou "gagueira desenvolvimental". Esse distúrbio é caracterizado por rupturas excessivas e/ou longas na fluência durante a formulação linguística da fala.

Essa quebra da fluência é algo habitual na fala das crianças em idade de estruturação da linguagem. Entretanto, recomenda-se que a criança seja encaminhada para avaliação fonoaudiológica, principalmente se apresentar histórico familiar de gagueira.

Andrade (2006) sugere que, enquanto a criança aguarda avaliação, algumas orientações podem ser dadas aos pais para evitar o reforço da gagueira:

- Prestar mais atenção ao conteúdo do que à maneira como a criança fala.
- Evitar críticas ou correções à fala da criança.
- Repetir naturalmente o que a criança falou gaguejando ou de maneira incorreta. Comentar de maneira positiva, demonstrando que a ouviu e prestou atenção ao que ela falou e não em como falou.
- Evitar que a criança se sinta envergonhada ou diminuída em razão da gagueira (sentimentos negativos podem piorá-la).
- Ajudar a criança a falar mais suavemente, estabelecendo um padrão mais lento e relaxado, evitando a fala rápida. Pausas breves entre as palavras e as sentenças são muito eficientes.
- Parar um segundo ou mais antes de responder. Esse tempo vai fazer com que a criança se sinta menos preocupada e fique mais relaxada, pois irá ampliá-lo para que processe sua resposta. Evitar apressar a criança quando ela estiver tentando falar ou gritar com ela quando gaguejar.
- Reservar um tempo, diariamente, para dar atenção exclusiva à criança. Isso evita que a criança tenha que competir com os outros para ser ouvida e até de usar a gagueira para isso.
- Fornecer à criança um modelo apropriado de fala. Utilizar sentenças e vocabulário apropriados à idade da criança. Evitar usar sentenças muito longas e complexas. Procurar falar mais pausadamente as frases mais longas.
- Promover um ambiente familiar de conversação não competitivo. Tentar mostrar à criança que ela é ouvida por todos da família e que ela pode ter sucesso ao controlar uma conversa.

Às vezes, atraso e/ou alteração no desenvolvimento da linguagem e na fala ou a ausência de fala podem ser secundários a uma perda auditiva. Nesses casos é imprescindível o encaminhamento para avaliação audiológica, além do acompanhamento fonoaudiológico e otorrinolaringológico.

PERDA AUDITIVA NA INFÂNCIA

De acordo com a Organização Mundial da Saúde (OMS), cerca de 300 milhões de pessoas apresentam perdas auditivas de grau moderado a profundo, 80% das quais vivem em países em desenvolvimento. Segundo dados de diferentes estudos epidemiológicos, a prevalência da deficiência auditiva varia de 1 a 6 neonatos para cada 1.000 nascidos vivos e de 1 a 4 para cada 100 recém-nascidos provenientes de unidade de terapia intensiva neonatal (UTIN).

Perda auditiva consiste na redução da audição e pode ocasionar prejuízos com relação à inteligibilidade da mensagem falada para a interpretação apurada ou para a aprendizagem. Qualquer tipo de perda auditiva pode comprometer a linguagem, o aprendizado, o desenvolvimento cognitivo e a inclusão social da criança. O impacto na fala e na linguagem é diretamente proporcional ao grau de perda auditiva.

O primeiro ano de vida de uma criança é fundamental para seu desenvolvimento auditivo. Assim, o diagnóstico precoce e a intervenção imediata são fundamentais para o desenvolvimento das crianças com perda auditiva. O diagnóstico deve estar firmado aos 3 meses de vida e a intervenção deve iniciar-se até o sexto mês de vida.

Tanto para médicos como para pais e cuidadores, os sinais e sintomas da perda auditiva são sutis, considerando-se que as crianças com perda auditiva são extremamente vigilantes quanto a outros fatores ambientais. Perdas leves a moderadas podem passar despercebidas até a idade escolar.

O diagnóstico de perda auditiva baseia-se na história clínica da criança, nos fatores de risco gestacionais, pré-, peri- e pós-natais, no histórico de doenças infecciosas e respiratórias, na avaliação otorrinolaringológica e nos testes audiológicos.

São considerados indicadores de risco para deficiência auditiva:

- Preocupação dos pais com o desenvolvimento da criança, da audição, fala ou linguagem.
- Antecedente familiar de surdez permanente, com início na infância (os casos de consanguinidade devem ser incluídos).
- Permanência na UTI por mais de 5 dias ou uso de ventilação extracorpórea ou assistida; exposição a agentes ototóxicos (antibióticos aminoglicosídeos e/ou diuréticos de alça); hiperbilirrubinemia; Apgar neonatal de 0 a 4 no primeiro minuto ou de 0 a 6 no quinto minuto; peso ao nascer < 1.500g.
- Infecções congênitas (toxoplasmose, rubéola, citomegalovírus, herpes, sífilis, HIV).

- Anomalias craniofaciais envolvendo orelha e osso temporal.
- Síndromes genéticas que usualmente expressam deficiência auditiva.
- Distúrbios neurodegenerativos.
- Infecções bacterianas ou virais pós-natais, como citomegalovírus, herpes, sarampo, varicela e meningite.
- Traumatismo craniano.
- Quimioterapia.
- Nas fases pré-escolar e escolar, a perda auditiva decorre, de modo geral, de alterações adquiridas, como acúmulo de cerúmen, corpo estranho, otite externa, otite média serosa e, nos casos persistentes, otite média crônica.

Além desses fatores, deve-se levar em consideração o comportamento social e acadêmico das crianças relatado pelos pais, os quais podem ajudar nessa investigação.

Complementada a história clínica, devem ser realizados os exames auditivos, que confirmarão ou não a perda auditiva e o tipo e o grau do comprometimento. Esses se dividem em objetivos e subjetivos, e sua indicação depende da idade da criança e do grau de desenvolvimento neuropsicomotor global e cognitivo. Os testes audiológicos objetivos são mais precisos, pois dispensam a necessidade de resposta do paciente.

Não indicados com frequência para triagem auditiva em neonatos e lactentes, os testes subjetivos são realizados a partir da observação clínica da resposta ao estímulo sonoro (reflexo cócleo-palpebral, audiometria comportamental, audiometria de respostas condicionadas). Embora essas avaliações ainda sejam realizadas, nenhum estudo foi capaz de comprovar eficácia e acurácia suficientes desses métodos.

Mesmo sendo considerada uma avaliação subjetiva, é importante que o pediatra, durante o exame de rotina, fique atento ao comportamento auditivo do bebê (Quadro 98.4) para reconhecer precocemente possíveis alterações.

Atualmente, recomenda-se que a triagem auditiva neonatal (TAN) seja realizada, preferencialmente, nos primeiros dias de vida (24 a 48 horas) na maternidade ou até, no máximo, durante o primeiro mês de vida, a não ser nos casos em que a saúde da criança não possibilite a realização dos exames. Nos casos em que o nascimento ocorreu no domicílio, fora do ambiente hospitalar ou em maternidades sem triagem auditiva, a realização do teste deverá ocorrer no primeiro mês de vida.

A TAN faz parte de um conjunto de ações que devem ser implementadas para a atenção integral à saúde auditiva na infância: triagem, monitoramento e acompanhamento do desenvolvimento da audição e da linguagem, diagnóstico e reabilitação. Consiste no teste e reteste, com medidas fisiológicas e eletrofisiológicas da audição, com o objetivo de encaminhamento para diagnóstico dessa deficiência e intervenções adequadas à criança e sua família.

Os testes fisiológicos que compõem a TAN são: emissões otoacústicas (EOA) e potencial evocado auditivo de tronco encefálico (PEATE) convencional ou automático (PEATEa). As EOA correspondem à energia sonora emitida pelas células ciliadas externas da cóclea em resposta a um estímulo sonoro. A resposta geralmente está ausente em casos de perda auditi-

Quadro 98.4 Comportamento auditivo de bebês

Idade	Fonte sonora	Nível de resposta
0 a 6 semanas	50 a 70dB	Dilatação dos olhos, piscar, agitação ou despertar do sono, surpresa
6 semanas a 4 meses	50 a 60dB	Dilatação dos olhos, movimentação ocular, pestanejo, silêncio, início da virada rudimentar da cabeça aos 4 meses
4 a 7 meses	40 a 50dB	Vira a cabeça em plano lateral próximo ao som, atitude de ouvinte
7 a 9 meses	30 a 40dB	Localização direta de sons para o lado e em duas etapas (para o lado e para baixo), em caso de sons abaixo do ouvido
9 a 13 meses	25 a 35dB	Localização direta: sons para o lado/para baixo e em duas etapas (para o lado e para baixo), em caso de sons acima do ouvido
13 a 16 meses	25 a 30dB	Localização direta de sons em todas as direções
16 a 24 meses	25 dB	Localização direta de sons em todas as direções

Fonte: Downs, 1989.

va ≥ 30dB. O PEATEa analisa a atividade cerebral elétrica em resposta ao estímulo sonoro. Ao contrário da EOA, ele é capaz de avaliar a via auditiva neural, possibilitando o diagnóstico de recém-nascidos com neuropatia auditiva (NA). Nesses casos, as células ciliadas externas funcionam normalmente, porém as células ciliadas internas ou o nervo auditivo foram danificados.

As crianças reprovadas em qualquer etapa da TAN devem ser encaminhadas para diagnóstico da deficiência auditiva. O diagnóstico definitivo se dá mediante a aplicação de testes como PEATE com pesquisa de limiares auditivos, imitanciometria com sonda de 1.000Hz e das emissões otoacústicas (transitórias e produto de distorção). Para que o diagnóstico seja firmado, deve-se testar o lactente em mais de um momento.

Para crianças maiores são recomendadas outras avaliações. A audiometria lúdica é alternativa possível para a faixa etária de 6 meses a 6 anos, podendo ser realizada de acordo com o desenvolvimento neuropsicomotor da criança (p. ex., a criança é solicitada a realizar um ato motor, como encaixar uma peça de um brinquedo ao ouvir o estímulo acústico).

A audiometria tonal e a vocal buscam quantificar os limiares auditivos. A audiometria tonal verifica a menor intensidade sonora capaz de gerar sensação auditiva na criança para tons puros, enquanto a audiometria vocal o faz para estímulos de fala. Em virtude da complexidade dos comandos, essas avaliações são indicadas para crianças a partir dos 3 anos de idade. O equipamento utilizado consiste em cabine acústica, audiômetro, fones de ouvido, material para reforço visual e brinquedos pedagógicos.

A audiometria em campo livre tem o objetivo de fazer com que a criança associe o estímulo sonoro apresentado ao estímulo visual de reforço. Esse tipo de avaliação tem característica mais quantitativa. Esse exame tem a vantagem de ser de fácil realização e apresenta como desvantagem a suscetibilidade a interferências ambientais, pistas visuais e interferências dos pais.

Na triagem auditiva em escolares, os exames mais utilizados são a imitanciometria, a audiometria tonal e as emissões otoacústicas. Os testes visam detectar, principalmente, as perdas condutivas, que são mais frequentes nessa população. Nesses programas de triagem auditiva em escolares, o objetivo é diagnosticar as crianças com perda auditiva leve, visto que a perda moderada, associada a uma clara dificuldade para se comunicar, já teria sido reconhecida nessa fase da vida.

A partir desses exames, é possível verificar o grau e o tipo de comprometimento para que se realizem os encaminhamentos necessários e se inicie o tratamento adequado.

Alguns comportamentos são indicativos de perda auditiva e devem chamar a atenção dos pediatras e outros profissionais da saúde, como pedidos frequentes para que se repitam frases, virar a cabeça em direção ao orador, falar com intensidade elevada ou reduzida, demonstrar esforço ao tentar ouvir, olhar e concentrar-se nos lábios do interlocutor, ser desatento na sala de aula, preferir o isolamento social, ser passivo ou tenso, cansar-se com facilidade, não se esforçar para demonstrar capacidade e ter dificuldade no aprendizado.

Alguns sinais e sintomas podem estar associados à perda auditiva e merecem atenção, como respiração oral, tontura, otalgia e zumbido. Também devem submeter-se à avaliação auditiva as crianças com dificuldades de linguagem oral (trocas fonéticas, inversões e dificuldade de articulação) e de linguagem escrita (trocas, dificuldades na expressão escrita e na leitura).

A qualificação e a atenção dos profissionais da saúde para a perda auditiva possibilitam o encaminhamento precoce dos casos suspeitos, o que pode resultar no tratamento da possível etiologia e nas adaptações fonoaudiológicas, sociais e escolares necessárias.

A perda auditiva na infância é importante problema de saúde pública tanto pela frequência como pelos intensos prejuízos linguísticos, educacionais e psicossociais que pode determinar. A necessidade de triagens auditivas no período neonatal e nos escolares é consensual.

DISFONIA INFANTIL

A disfonia infantil é definida por Gindri e cols. (2008) como "um distúrbio em que a voz das crianças tem seu papel comunicativo prejudicado, comprometendo a mensagem verbal e emocional". É mais frequente no gênero masculino, na faixa etária entre os 6 e os 10 anos, com destaque para os nódulos vocais. A maior tendência observada no gênero masculino se deve, provavelmente, à exigência social de um comportamento mais agressivo.

Em geral, trata-se de crianças que apresentam como características hiperatividade, agressividade, tendência à liderança e fala excessiva e de forte intensidade. Também apresentam o perfil emocional de uma criança ansiosa e agitada.

As crianças disfônicas apresentam, em geral, vozes com qualidade rouco-soprada, tempos máximos de fonação reduzidos, *pitch* e *loudness* inadequados e incoordenação pneumofonoarticulatória.

A rouquidão pode estar associada ao uso intenso e inadequado da voz, sendo, também, o sintoma mais comum nos quadros de disfonia decorrente de abuso vocal, uso inadequado da voz ou associado às alterações de vias aéreas superiores.

As lesões laríngeas mais comuns na infância são os nódulos vocais, lesões estreitamente relacionadas com o comportamento vocal excessivo e que caracterizam uma disfonia orgânico-funcional.

A etiologia das alterações vocais em crianças tem sido amplamente discutida por diversos autores, mas a classificação comumente utilizada é a que divide as disfonias, segundo a etiologia, em:

- **Disfonias funcionais:** subdivididas em disfonias funcionais primárias por uso incorreto da voz, disfonias funcionais secundárias por inadaptações vocais (p. ex., assimetria laríngea e fendas) e disfonias funcionais por alterações psicogênicas, relacionadas com o componente emocional.
- **Disfonias orgânico-funcionais:** secundárias a lesão decorrente do abuso e mau uso da voz. Apesar de os nódulos vocais serem um dos principais fatores etiológicos das disfonias infantis, encontram-se outras lesões laríngeas responsáveis, como quistos, pontes de mucosa e sulcos vocais que, quando não diagnosticados corretamente, podem justificar o insucesso da terapia. Essas lesões estruturais mínimas são definidas como "um grupo de anomalias congênitas menores cujo impacto, quando existente, restringe-se à função fonatória da laringe, podendo ir desde simples variações anatômicas até malformações congênitas menores".
- **Disfonias orgânicas:** não dependem do uso da voz e apresentam diferentes causas, como:
  - Alterações com origem nos órgãos da comunicação, como malformações congênitas, traumáticas, inflamatórias, neoplásicas e problemas auditivos.
  - Alterações com origem em outros órgãos e aparelhos: endocrinológicas, desordens neurológicas e psiquiátricas, doenças renais, autoimunes e disfonias por refluxo gastroesofágico. Na infância, uma patologia infecciosa muito comum é a papilomatose, caracterizada pela mudança do caráter das células sob certas influências externas, muito comuns nas cordas vocais.

Apesar de pouco valorizada durante muito tempo, a disfonia infantil é considerada atualmente patologia importante, tendo em vista que a voz faz parte do indivíduo e sua alteração pode influenciar sua vida social e profissional. A maior conscientização das necessidades preventivas e terapêuticas dos problemas vocais, bem como os avanços dos métodos de diagnósticos de fácil execução técnica, tem contribuído para o aumento do diagnóstico em pacientes pediátricos.

Para avaliação da voz humana é necessária uma complexa combinação de dados que proporcionem a construção de um quadro conceitual que vai possibilitar e/ou embasar a explicação de como e por que ocorreu a perturbação. Para detectar os distúrbios vocais, na avaliação fonoaudiológica são utilizados métodos de avaliação perceptivo-auditiva e avaliação acústica.

A avaliação perceptivo-auditiva é exame subjetivo e pressupõe que o profissional julgue uma amostra vocal produzida pelo falante com queixas de utilização de voz. A avaliação acústica refere-se a medidas objetivas, computadorizadas, que complementam a avaliação perceptivo-auditiva.

Para diagnóstico diferencial das disfonias, o otorrinolaringologista também tem papel primordial por sua capacidade de fazer uso adequado de avaliações que identificam o problema laríngeo em questão (Gindri, 2008). As avaliações do otorrinolaringologista e do fonoaudiólogo são complementares para o melhor entendimento e a recuperação vocal dos casos.

Na infância, a disfonia pode apresentar consequências nefastas no desenvolvimento da capacidade de comunicação socialmente adequada. Se não for tratada a tempo, poderá não ser possível a reabilitação completa e a criança apresentará a disfonia na idade adulta, o que provocará diversas limitações, nomeadamente em relação ao exercício de profissões que utilizam a voz como instrumento de trabalho. Por isso, torna-se fundamental a intervenção terapêutica.

O tratamento das disfonias pode combinar terapia cirúrgica, terapia comportamental e terapia de voz. Uma terapia de voz e uma terapia comportamental de sucesso vão incorporar atividades adequadas à faixa etária do paciente e são a área de responsabilidade de avaliação/intervenção do fonoaudiólogo.

DISLEXIA

Segundo Porto (2009), a dislexia consiste em uma dificuldade específica de aprendizado da linguagem em leitura, soletração, escrita, em linguagem expressiva ou receptiva. Não é considerada uma doença, mas um funcionamento peculiar do cérebro para processar a linguagem. Não tem cura, mas pode ter seus sintomas amenizados. Trata-se do distúrbio de maior incidência nas salas de aula, ocorrendo em várias classes sociais e em pessoas com níveis de inteligência variáveis, desde as que não conseguem ler e escrever até aquelas que conseguem atingir o nível superior.

A dislexia afeta grande parte da população. Trata-se de pessoas inteligentes, mas que precisam de mais tempo em relação aos não disléxicos. São pessoas criativas, com percepção emocional avantajada. Muitas vezes são confundidas como hiperativas e desatentas, por não terem motivação para concentrar-se em algo cujo significado não conseguem reconhecer.

As crianças com dislexia apresentam um conjunto de sinais de alerta durante a infância. Entretanto, o diagnóstico definitivo só deve ser realizado após a entrada da criança na escola, quando se inicia a aprendizagem da leitura e da escrita. Alguns autores defendem que esse diagnóstico só deve ser efetuado 2 anos após a entrada da criança na escola, já que dificuldades na fase inicial da leitura e escrita anteriores a essas idades são muito frequentes. Apesar de o diagnóstico definitivo ter de esperar, a intervenção deverá ser iniciada o mais precocemente possível.

Alguns sinais de alerta durante a infância devem receber atenção especial:

- Atraso na aquisição da linguagem (a criança começou a dizer as primeiras palavras mais tarde do que o habitual e a construir frases mais tardiamente).
- Problemas de linguagem durante seu desenvolvimento e dificuldades em pronunciar determinados sons.
- Dificuldades em memorizar e acompanhar canções infantis.
- Dificuldade na consciência e manipulação fonológica. Dificuldade em perceber que os sons das palavras podem dividir-se em partes menores e em manipular esses mesmos sons, entre outros sinais.

As queixas mais frequentes no período escolar consistem em dificuldades no reconhecimento de letras e fonemas; em soletrar; na leitura (as crianças apresentam resistência para ler, não gostam de ler em voz alta); na compreensão de textos; em contar e recontar história e na percepção espacial e temporal. Apresentam ainda disgrafia (letra feia), confusão de palavras e desorganização geral.

Na avaliação são observadas:

- Leitura e escrita marcadas por trocas, omissões, junções e aglutinações de grafemas.
- Confusão entre letras de formas vizinhas, como em mato por nato.
- Confusão entre letras relacionadas com produções fonéticas semelhantes, como em trode por trote, popre por pobre, galçada por calçada.
- Omissão de letras e/ou sílabas, como em entrando por encontrando, gera por guerra.
- Adição de letras e/ou sílabas como, por exemplo, em muimto por muito ou guato por gato.
- União de uma ou mais palavras e divisão inadequada de vocábulos, como é possível verificar em eraumaves (era uma vez) e a mi versario (aniversário).

A dislexia vem sendo estudada por diversas áreas, como pedagogia, psicologia, fonoaudiologia, pediatria e oftalmologia. Nenhuma dessas áreas, no entanto, consegue explicar isoladamente esses distúrbios.

O diagnóstico deve ser estabelecido por equipe multidisciplinar, composta por profissionais experientes nesse domínio, que precisa descartar fatores como déficit intelectual, disfunções ou deficiências auditivas e visuais, lesões cerebrais (congênitas e adquiridas) e desordens afetivas anteriores ao processo de fracasso escolar.

Não são necessários exames específicos (apesar de se tratar de uma doença neurológica), nem há exames que consigam estabelecer esse diagnóstico. O diagnóstico é unicamente clínico, para o qual não se realiza, habitualmente, uma profunda investigação das condições de ensino daquele que é examinado. O tratamento não se baseia, na maioria das vezes, no uso de medicação.

O tratamento frequentemente consiste em treinamento de habilidades de caráter fundamentalmente pedagógico, sendo imprescindível uma visão interdisciplinar para que a criança seja mais bem compreendida e tratada.

Vale salientar, ainda, que nem toda criança com dificuldade para ler e escrever deve ser considerada portadora de dislexia. Portanto, devem ser afastadas aquelas com aprendizado inadequado, bem como os portadores de algum distúrbio que dificulte o processo de aprendizado.

Bibliografia

Andrade CRF. Manual para se conhecer a gagueira. Barueri (SP): Pró-Fono, 2006.

Befi-Lopes DM, Bento ACP, Perissinoto J. Narração de histórias por crianças com distúrbio específico de linguagem. Pró-Fono R Atual Cient 2008; 20(2):93-8.

Behlau M, Bordin S, Sheila I. Livros infantis: material motivador para crianças disfônicas em processo terapêutico. Brasil, PUC–Campinas. 2011.

Botting N, Riches N, Gaynor M, Morgan G. Gesture production and comprehension in children with specific language impairment. Br J Dev Psychol 2010; 28(1):51-69.

Caon G, Ries LG. Motor developmental screening in the first two years of life. Pediatr Mod 2003 Jul 3; 39(7):248-52.

Crais RE, Watson LR, Baranek GT. Use of gesture development in profiling children's prelinguistic communication skills. American Journal of Speech-Language Pathology 2009; 18:95-108.

Crestani AH, Oliveira LD, Vendruscolo JF, Ramos-Souza AP. Distúrbio específico de linguagem: a relevância do diagnóstico inicial. Rev. CEFAC, São Paulo, 2013; 15(1):228-37.

Fernandes E. Teorias de aquisição da linguagem. In: Goldgeld M (ed.) Fundamentos em fonoaudiologia: linguagem. Rio de Janeiro: Guanabara Koogan, 1998:1-13.

Finneran DA, Leonard LB, Miller CA. Speech disruptions in the sentence formulation of school-age children with specific language impairment. Int J Lang Commun Disord 2009; 44(3):271-86.

Fritsch A, Oliveira G, Behlau M. Opinião dos pais sobre a voz, características de comportamento e de personalidade de seus filhos. Revista CEFAC 2011; 13(1):112-22.

Gasparini G, Azevedo R, Behlau M. Experiência na elaboração de estórias com abordagem cognitiva para tratamento de disfonia infantil. Méd Biol 2004; 3(1):82-4.

Gindri G, Cielo C, Finger L. Disfonia por nódulos vocais. Salusvita 2008; 27(1):91-101.

Guo LY, Tomblin JB, Samelson V. Speech disruptions in the narratives of English-speaking children with specific language impairment. J Speech Lang Hear Res 2008; 51(3):722-38.

Hage SRV, Cendes F, Montenegro MA, Abramides D, Guimarães CA, Guerreiro MM. Specific language impairment: linguistic and neurobiological aspects. Arq Neuro-Psiquiatr 2006; 64(2a):173-80.

Joint Committee on Infant Hearing (US JCIH). Year 2007 position statement: principles and guidelines for early hearing detection and intervention programs. Pediatrics 2007; 120:090-931.

Lewis DR, Marone SAM, Mendes BCA, Cruz OLM, de Nóbrega M. Comitê multiprofissional em saúde auditiva, Comusa. Brazilian Journal of Otorhinolaryngology 2010; 76(1):121-8.

Lewis DR. Multiprofessional committee on auditory health: COMUSA. Brazilian Journal of Otorhinolaryngology, São Paulo, 2010; 76(1):121-8.

Limongi SCO. A construção da linguagem na criança paralítica cerebral. In: Paralisia cerebral: processo terapêutico em linguagem e comunicação (pontos de vista e abrangências). Carapicuíba (SP): Pró-Fono, 2000:119-42.

Limongi SCO (org.). Fonoaudiologia – informação para a formação – Linguagem: desenvolvimento normal, alterações e distúrbios. Rio de Janeiro: Guanabara Koogan, 2003.

Logan KJ, Mullins MS, Jones KM. The depiction of stuttering in contemporary juvenile fiction: implications for clinical practice. Psychol School 2008; 45(7):609-26.

MacGregor LJ, Corley M, Donaldson DI. Listening to the sound of silence: disfluent silent pauses in speech have consequences for listeners. Neuropsychologia 2010; 48(14):3982-93.

Massi G, Santana APO. A desconstrução do conceito de dislexia: conflito entre verdades. Paideia 2011; 21(50):403-11.

Menezes CGL, Takiuchi N, Befi-Lopes DM. Memória de curto prazo visual em crianças com distúrbio específico de linguagem. Pró-Fono R Atual. Cient 2007; 19(4):363-9.

Miranda LP, Resegue R, Figueiras AC. Children and adolescents with developmental disabilities in the pediatric outpatient clinic. J Pediatr (Rio J) 2003; 79 (Suppl 1):S33-42.

Oliveira CMC, Fiorin M, Nogueira PR, Laroza CP. Perfil da fluência: análise comparativa entre gagueira desenvolvimental persistente familial e isolada. Rev CEFAC 2013; 15(6):1627-34.

Oliveira CMC, Souza HA, Santos AC, Cunha DS. Análise dos fatores de risco para gagueira em crianças disfluentes sem recorrência familial. Rev CEFAC 2012; 14(6):1028-35.

Patel H, Feldman M. Universal newborn hearing screening; Canadian Paediatric Society, Community Paediatrics Committee. Paediatr Child Health 2011; 16(5):301-5.

Pessoa JH. Desenvolvimento da criança, uma visão pediátrica. Sinopse de Pediatria 2003; 9:72-7.

Porto O. Psicopedagogia institucional: teoria, prática e assessoramento psicopedagógico. 3. ed. Rio de Janeiro: Wak, 2009.

Ratis CA, Batista Filho M. Process and structural aspects of monitoring growth in children under the age of five years at public health services in the state of Pernambuco, Brazil. Rev Bras Epidemiol 2004; 7:44-53.

Ribeiro VV, Leite APD, Alencar BLF, Bail DI, Bagarollo MF. Avaliação vocal de crianças disfônicas pré e pós intervenção fonoaudiológica em grupo: estudo de caso. Revista CEFAC 2013; 15(2):485-94.

Rehder I. Dicas de bem-estar e higiene vocal para o canto. In: Behlau M, Rehder I (eds.) Higiene vocal para o canto coral. Rio de Janeiro: Revinter, 2009:23-9.

Roth FP, Worthington CK. Treatment resource manual for speech-language pathology. 2. ed. San Diego, CA: Singular Thomson Learning, 2001.

Sandri MA, Meneghetti SL, Gomes E. Perfil comunicativo de crianças entre 1 e 3 anos com desenvolvimento normal de linguagem. Rev CEFAC 2009; 11(1):34-41.

Sansavini A, Guarini A, Alessandroni R, Faldella G, Giovanelli G, Salvioli G. Are early grammatical and phonological working memory abilities affected by preterm birth? Journal of Communication Disorders 2007; 40:239-56.

Scheuer CL, Befi-Lopes DM, Wertzner HF. Desenvolvimento da linguagem: uma introdução. In: Limongi SCO (ed.) Fonoaudiologia – informação para a formação – Linguagem: desenvolvimento normal, alterações e distúrbios. Rio de Janeiro: Guanabara Koogan, 2003:1-18.

Sheng L, McGregor KK. Lexical-semantic organization in children with specific language impairment. J Speech Lang Hear Res 2010; 53(1):146-59.

Silva LF, Flabiano FC, Bühler KEB, Limongi SCO. Emergência dos esquemas simbólicos em crianças com síndrome de Down, prematuros de muito baixo peso e crianças com desenvolvimento típico. Rev CEFAC 2010; 12(3):400-11.

Smith A, Sadagopan N, Walsh B, Weber-Fox C. Increasing phonological complexity reveals heightened instability in inter-articulatory coordination in adults who stutter. J Fluency Disord 2010; 35:1-18.

WHO Fact sheet No. 300, April 2010. Deafness and hearing impairment.

Capítulo 99

Principais Doenças Ortopédicas em Pediatria

Regis Andrade Filho

PÉ PLANO

Consiste na associação de um valgo do retropé à horizontalização do primeiro metatarsiano. Na criança, existem alterações no formato do pé inerentes ao próprio crescimento, incluindo o pé plano fisiológico em determinada fase da infância. Quando existe o arco plantar, este se forma devido à adaptação da marcha. O que se deve reconhecer são as formas patológicas que podem ocasionar alterações funcionais.

Exame físico

O arco interno do pé é dado pela forma do osso e dos artelhos e não é evidente no recém-nascido, cuja planta do pé é plana como um mata-borrão. Trata-se do pé plano fisiológico. Com o crescimento, a curva do pé deixa de ser mascarada pela gordura local e as partes moles vão se modificando, havendo perda progressiva daquele excesso de frouxidão ligamentar, o que leva à correção do formato do pé chato. Após a deambulação, o encurtamento da aponeurose plantar constitui elemento essencial para a manutenção do pé, o que se torna bem evidente quando se solicita à criança que se apoie na ponta dos pés.

Muitas crianças são levadas ao médico pela mãe em razão das deformidades de seus calçados, quando há desgaste preferencial do bordo interno do retropé. Algumas alterações de inserção tendinosa, encurtamento muscular e alterações ósseas de natureza congênita ou adquirida podem ser responsáveis pela deformidade dos pés planos.

Tratamento

A finalidade do tratamento é evitar que a deformidade se estruture, o que levaria à formação de um pé plano grave no futuro. Vale lembrar que a maioria dessas crianças evoluirá espontaneamente para correção satisfatória. A realização dos exercícios de alinhamento do pé é dificultada nas crianças pequenas e não se mostra útil nas crianças maiores. O uso de botas ortopédicas e palmilhas não nos parece útil, a não ser em casos muito especiais e raros. São poucas as indicações cirúrgicas para o tratamento de pés planos valgos em crianças mais jovens. No adolescente de pé plano valgo sem alteração tendinosa ou óssea e que apresente dores, o tratamento a ser proposto será o ortopédico conservador, e somente quando este se mostrar ineficaz será considerada uma cirurgia óssea: osteotomia ou artrorrise limitada.

DEFORMIDADES ANGULARES E ROTACIONAIS DOS MEMBROS INFERIORES

Metatarso aduzido

Trata-se de uma deformidade do pé com adução do antepé. Às vezes, é confundida com "pé torto", porém não apresenta alterações na região do retropé e do calcâneo. Pode-se corrigir passivamente a deformidade, sendo a correção espontânea em 85% dos casos. Às vezes, torna-se necessário o uso de aparelhos gessados e manipulações.

Deformidade rotacional do membro inferior

Essa deformidade é muito frequente entre os bebês. Apesar de causar ansiedade nos pais, na maioria das vezes, a moldagem intrauterina é a responsável pela aparência rotacional dos membros inferiores.

A correção espontânea é esperada, e a rotação externa dos quadris e interna das tíbias tende a ser corrigida antes dos 10 anos de idade. Eventualmente, é necessário tratamento cirúrgico.

Deformidade angular do membro inferior: geno varo e geno valgo

Essas deformidades se constituem em queixas muito frequentes nos consultórios médicos. A deformidade em varo dos joelhos é comum ao nascimento e tende a se acentuar após o início da deambulação, atingindo o ápice por volta dos 18 meses, principalmente entre as crianças obesas. A partir dessa idade, inicia a retificação com inversão do eixo do joelho, que passa a ser valgo em torno de 2 a 3 anos de idade. A correção espontânea do valgo cursa até os 5 ou 6 anos de idade. Existem alterações que são causadas pela doença de Blount (tíbia vara), condrodisplasia metafisária, raquitismo, displasia fibrocartilaginosa focal e como sequelas de infecção ou traumatismo.

O tratamento, quando indicado, consiste no uso de órteses longas ou em procedimentos cirúrgicos.

CLAUDICAÇÃO NA CRIANÇA

A claudicação na criança pode representar um desafio para o médico. Os distúrbios que causam claudicação geralmente variam de acordo com a idade. Assim, pode ser subdividida em três grupos:

- **Grupo A:** crianças que estão aprendendo a andar (de 1 a 3 anos de idade).
- **Grupo B:** crianças entre os 4 e os 10 anos de idade.
- **Grupo C:** adolescentes.

Para a avaliação da criança que claudica, um histórico completo deve ser feito pelo médico. A anamnese pode ajudar a estabelecer um diagnóstico precoce, mesmo antes do exame adequado, incluindo estudos com exames complementares: sangue, radiografia, ultrassonografia, cintilografia, tomografia e ressonância magnética.

Grupo A

A criança que está começando a andar ainda não adotou um padrão de marcha definido. Normalmente, tem a base alargada e apresenta movimentos descoordenados e rápidos. Conforme "amadurece", os movimentos se tornam mais serenos. As crianças, muitas vezes, claudicam para aliviar as extremidades doloridas, mas em seus primeiros meses de deambulação a claudicação pode ser o resultado de distúrbios indolores. A marcha antálgica é o tipo mais comum de claudicação. A criança quer diminuir a fase de apoio sobre a extremidade dolorida. As causas mais frequentes podem ser assim descritas.

1. **Artrite séptica:** apresenta-se com dor articular de início rápido, progredindo com febre e comprometimento do estado geral. O tratamento exige rapidez na intervenção cirúrgica, principalmente quando o quadril é a articulação comprometida.
2. **Sinovite transitória:** também se apresenta com quadro agudo de dor articular, claudicação e restrição dos movimentos do quadril. O comprometimento do estado geral é quase desprezível em oposição à artrite séptica. Os sintomas clínicos geralmente mostram resolução gradual e completa do quadro em alguns dias (em geral, por volta de 10 dias).
3. **Discite:** trata-se de infecção do disco intervertebral normalmente provocada pelo *S. aureus*. Provoca dor na região lombar e, muitas vezes, a marcha está comprometida desde o início, tendendo a se agravar com a progressão do processo infeccioso. A expressão espondilite infecciosa é recente e designa a soma de discite e osteomielite vertebral, revelados como processos infecciosos similares após o uso da ressonância magnética.
4. **Fraturas:** em crianças que estão começando a caminhar, uma entorse do pé pode ocasionar fratura da tíbia. Pode não haver história de traumatismo na criança que claudica ou se recusa a pisar. A radiografia pode revelar ou não a fratura na fase aguda. Basta um período curto de imobilização do segmento para restabelecer a normalidade.
5. **Distúrbios neurológicos:** o distúrbio neurológico mais comum é a paralisia cerebral branda. A história da gravidez e do parto e um exame completo podem ser úteis para firmar esse diagnóstico. O tratamento inicial envolve fisioterapia e terapia ocupacional.
6. **Distúrbios congênitos do desenvolvimento:** a displasia do quadril e a coxa vara congênita, por exemplo, podem provocar retardo no início da deambulação e uma claudicação com o membro mais curto, naquele caso unilateral, com apoio em equino do pé do lado comprometido. O tratamento é cirúrgico.
7. **Artrite reumatoide juvenil:** os sintomas se desenvolvem lentamente e são acompanhados de edema discreto, calor e restrição da amplitude dos movimentos.
8. **Neoplasias:** os tumores ósseos são incomuns nessa faixa etária. Quando presentes, são identificados por radiografias. A literatura enfatiza o papel da leucemia e do osteoma osteoide como responsáveis pela claudicação nessa faixa etária.

Grupo B

As crianças mais velhas podem comunicar-se melhor do que as que estão dando seus primeiros passos: são mais cooperativas e têm padrões de marcha estabelecidos. As queixas nessa faixa etária deverão ser consideradas, uma vez que essas crianças não têm interesse em simulação, mas estão ligadas nas atividades lúdicas. Periodicamente se queixam de dores nas pernas, em geral à noite. Essa dor cede à massagem e raramente necessita medicação.

Convém proceder a uma avaliação completa antes de afastar uma patologia inaparente (conhecida como *dor de crescimento*). As patologias citadas anteriormente devem ser guardadas na memória quando se avalia uma criança nessa faixa etária com claudicação. Podem ser incluídos aqui a doença de Perthes (necrose avascular da cabeça do fêmur) e o menisco discoide do joelho. Ambos devem ser bem avaliados para indicação de tratamento intervencionista.

Grupo C

O adolescente com claudicação pode ser mais preciso ao narrar a história do problema. Entretanto, ele pode simular, acentuando os sintomas, se não deseja praticar atividades físicas, como aulas de educação física. Entre as patologias mais frequentes encontra-se o escorregamento epifisário femoral proximal, cujo tratamento é cirúrgico. A displasia do quadril e a condrólise são patologias incomuns nessa faixa etária. As lesões provocadas por superuso estão se tornando mais comuns em virtude de esportes e competições organizados, quando as exigências de preparo físico se tornam mais evidentes. O joelho é o local mais afetado, sendo a tendinite patelar ou a apofisite tibial as causas mais comuns do quadro doloroso. O tratamento pode consistir em repouso, gelo e, em casos extremos, uso de anti-inflamatórios não esteroides.

Finalizando a lista das patologias que acometem os adolescentes e que causam dor com claudicação, pode-se citar a osteocondrite dissecante do joelho, do quadril e do tornozelo. A coalizão tarsal, caracterizada por pé plano valgo doloroso, exige tratamento especializado, muitas vezes por meio de procedimento cirúrgico.

ALGIAS VERTEBRAIS DORSOLOMBARES (DORES NAS COSTAS)

As crianças que apresentam dores nas costas devem ser avaliadas clinicamente em todas as situações. No entanto, sabe-se que muitas crianças mais velhas e adolescentes têm dores lombares que simulam as queixas da população adulta. Evidentemente, não é necessária a avaliação dessas crianças por meio de radiografia, ressonância magnética, tomografia ou cintilografia. O exame físico e a história clínica são fundamentais. Devem ser determinadas a localização e a duração da dor. As dores leves de curta duração são, na maioria das vezes, ocasionadas por traumatismos musculares em decorrência da prática de esportes.

As causas infecciosas vêm acompanhadas de febre, tremores e perda de peso. Nos casos de tumores, muitas vezes a dor apresenta característica noturna (como no osteoma osteoide). A irradiação para as nádegas e a face posterior das pernas pode sugerir hérnia discal ou fratura de apófise transversa.

Um exame neurológico é fundamental para o diagnóstico da patologia: força muscular, sensibilidade e reflexos. Por fim, deve-se fazer uma avaliação geral, para afastar causas não ortopédicas de dores lombares, como aquelas relacionadas com patologias do trato geniturinário. Entre as patologias de etiologia infecciosa pode ser citada a discite, mais comum em crianças até os 5 anos de idade e que pode estar associada à osteomielite do corpo vertebral. Essa patologia pode ser causada pelo *S. aureus* ou pela *M. tuberculosis*, como na espondilite tuberculosa.

As patologias de desenvolvimento que provocam dores na região toracolombar são mais frequentemente representadas pela doença de Scheuermann. A patologia acomete mais os adolescentes do gênero masculino, apresentando-se como uma dor torácica alta, entre as escápulas. Ao exame físico constata-se, primordialmente, uma excessiva cifose. As causas mais comuns de dores identificáveis na região lombar, entre os adolescentes, são a espondilólise e a espondilolistese. Acometem mais os ginastas e os dançarinos, principalmente em situações de treinamento mais forçado.

As doenças inflamatórias, como artrite reumatoide juvenil e espondilite anquilosante, são mais raras e, em caso de suspeita, serão mais bem avaliadas por exames laboratoriais.

A etiologia neoplásica corresponde a aproximadamente 5% das causas de dores lombares. Entre as neoplasias mais encontradas, podem ser citados: osteoma osteoide e osteoblastoma, granuloma eosinofílico, cisto ósseo, sarcoma de Ewing e sarcoma osteogênico. Às vezes, as leucemias também podem provocar dores nas costas.

As etiologias viscerais, como infecção de trato urinário, hidronefrose e cistos de ovário, podem ser confundidas com lombalgias.

As causas de etiologia psicológica só deverão ser admitidas após avaliação completa, descartando-se outras patologias de origem orgânica. Convém lembrar que a escoliose idiopática não é causa de dores nas costas.

Bibliografia

Tachajam MO. Pediatrics orthopedics. 2. ed., Philadelphia: WB Saunders Co, 1990.

Capítulo **100**

Baixo Desempenho Escolar

Cláudia Machado Siqueira
Maria do Carmo Mangelli Ferreira
Luciana Mendonça Alves

INTRODUÇÃO

As queixas relacionadas com dificuldades escolares são cada vez mais frequentes nas consultas pediátricas. Por isso, cabe ao profissional de saúde se capacitar para compreender melhor as demandas das crianças/adolescentes e suas famílias que se apresentam com queixas de baixo desempenho acadêmico.

O desenvolvimento de um indivíduo apresenta impacto ao longo da vida nos âmbitos da saúde, do bem-estar, da educação e da cidadania. É papel da sociedade garantir que todo o potencial de desenvolvimento de um indivíduo seja alcançado. A aquisição e o desenvolvimento de habilidades acadêmicas são essenciais para o crescimento psicológico e social de um ser humano. Na sociedade moderna, os domínios da leitura, da escrita e da aritmética são determinantes para o sucesso do indivíduo e de sua sociedade.

O desenvolvimento é um processo dinâmico e influenciado diretamente por fatores biogenéticos e condições psicossociais. As experiências vividas, sejam elas negativas ou positivas, repercutem diretamente tanto no funcionamento como nas estruturas cerebrais. A aquisição e o desenvolvimento das habilidades acadêmicas dependem da promoção prévia de habilidades sensorimotoras, comunicativas, cognitivas e socioemocionais que ocorrem nos primeiros anos de vida. Na idade escolar, a criança enfrenta os inúmeros desafios de uma educação formal. Em razão do aumento gradual das exigências acadêmicas, quaisquer dificuldades nessas habilidades tornam-se evidentes e têm como resultado final os sintomas de baixo desempenho escolar e/ou problemas comportamentais. Esses sintomas podem se manifestar em diferentes intensidades e contextos.

Os sintomas de baixo desempenho escolar são manifestações comuns a várias etiologias. O fracasso escolar pode ser causa ou consequência de dificuldades emocionais, problemas comportamentais ou dificuldades sociais, sendo altamente estressante para todos os atores envolvidos no processo (indivíduo, família, professor, escola). As causas são múltiplas, apresentando frequentemente a concorrência ou a associação de várias condições. Consequentemente, reveste-se de extrema importância o conhecimento dos diferentes quadros clínicos e seus critérios diagnósticos para as intervenções adequadas.

NOMENCLATURA

Em virtude do envolvimento de diversas áreas (educação, saúde e jurídico) no processo de aprendizagem, há grande dificuldade na normatização dos conceitos envolvidos. É evidente a necessidade de alinhamento das definições, conceitos e classificações para melhorar a comunicação entre essas áreas, de modo a facilitar o acesso dos indivíduos à intervenção adequada e a criação de políticas públicas.

Do ponto de vista médico, em relação ao tema em questão, três classificações encontram-se padronizadas: a *Classificação Estatística Internacional de Doença e Problemas Relacionados com a Saúde*, a *Classificação Internacional de Funcionalidade, Incapacidade e Saúde* e o *Manual Diagnóstico e Estatístico dos Transtornos Mentais*. As duas primeiras são organizadas e publicadas pela Organização Mundial da Saúde (OMS), e o manual, pela Associação Psiquiátrica Americana.

A *Classificação Estatística Internacional de Doença e Problemas Relacionados com a Saúde*, ou *Classificação Internacional de Doença (CID)*, consiste em uma padronização de codificação de doenças e outros problemas relacionados com a saúde. Sua décima e última versão (CID-10) foi revisada em 2007. Tem papel fundamental na comunicação mundial entre profissionais de saúde e na elaboração de estratégias políticas ligadas à saúde e à epidemiologia. O CID-10 não é específico para os transtornos mentais, especialmente os associados ao neurodesenvolvimento, e apresenta inúmeras críticas em relação a esse tema.

A *Classificação Internacional de Funcionalidade, Incapacidade e Saúde (CIF)* é um modelo de funcionalidade que tem como objetivo avaliar o impacto de qualquer doença/transtorno em três níveis: componentes de funções e estruturas do corpo (prejuízos), atividades de vida diária (limitações) e participações sociais (restrições). Todos os níveis são influenciados por fatores ambientais e pessoais. O CIF contribui para o esclarecimento das definições de deficiência ou incapacidade, utilizando os conceitos atuais de funcionalidade e dos fatores contextuais.

O *Manual Diagnóstico e Estatístico dos Transtornos Mentais (DSM)* tem como finalidade unificar os termos e descrições dos transtornos mentais e padronizar a linguagem utilizada e os critérios diagnósticos para os transtornos mentais. O DSM é importante no direcionamento clínico, pois o diagnóstico em saúde mental é fundamentado em sinais e sintomas, não dependendo de testes ou exames biológicos. A última atualização (DSM-5) ocorreu em 2013, sendo produto da cooperação entre clínicos e pesquisadores norte-americanos e estrangeiros, visando garantir que a nova classificação fornecesse uma fonte segura e cientificamente embasada para aplicação em pesquisa e na prática clínica.

Na abordagem do baixo desempenho escolar, deve-se caracterizar o que é a dificuldade escolar (DE). A DE está relacionada com problemas de origem pedagógica e/ou sociocultural, extrínsecos ao indivíduo (sem qualquer envolvimento orgânico). Os transtornos do neurodesenvolvimento têm base neurobiológica intrínseca e relacionam-se com problemas na aquisição e no desenvolvimento de determinadas funções cerebrais na infância. Várias pesquisas demonstram que em torno de 15% a 20% das crianças no início da escolarização apresentam dificuldade de aprendizado. Essas estimativas podem alcançar 30% a 50%, quando analisados os primeiros 6 anos de escolaridade.

O profissional da saúde tem como função essencial a condução do sintoma de baixo desempenho escolar, como: (1) orientação de pais/responsáveis sobre a importância da educação na vida de suas crianças, especialmente daquelas provenientes de situações socioculturais desfavoráveis; (2) vigilância do desenvolvimento neuropsicomotor e do biorritmo individual da criança, principalmente nas crianças que apresentem fatores de risco para dificuldades em aprender; (3) identificação precoce dos sinais/sintomas de condições associadas a baixo desempenho acadêmico – convém averiguar causas extrínsecas (socioculturais e pedagógicas) e causas intrínsecas (emocionais, problemas visuais [erros de refração, insuficiência de convergência e acomodação], problemas auditivos [otite média de repetição, alteração do processamento auditivo, entre outros], déficits sensoriais [visuais e auditivos], anemia ferropriva, deficiência de zinco, alteração do ciclo circadiano [apneia de sono], hipotireoidismo, entre outros); (4) referenciar para especialistas quando necessário (otorrinolaringologia, oftalmologia, neurologia, psiquiatria, psicopedagogia, fonoaudiologia, psicologia e terapia ocupacional); (5) orientar que os transtornos do neurodesenvolvimento persistem ao longo da vida, porém com capacidade de melhora, desde que as intervenções adequadas sejam efetivas; (6) desincentivar o emprego de terapias alternativas sem evidências científicas; (7) disponibilizar fonte de informação segura e confiável para os responsáveis e as crianças/adolescentes.

Sabe-se que crianças provenientes de famílias esclarecidas, engajadas no tratamento, apresentam melhor prognóstico.

A infância é um período altamente favorável à prevenção e à estimulação, apesar de apresentar maior vulnerabilidade a insultos. Como o objetivo é desenvolver todo o potencial do indivíduo e identificar precocemente desvios do desenvolvimento, intervenções adequadas podem minimizar ou sanar as dificuldades encontradas. Reveste-se de extrema importância o conhecimento sobre os possíveis fatores de risco para o surgimento de problemas de aprendizagem, e o acompanhamento atento deve ser sistemático nesses casos.

São considerados fatores de risco intrínsecos: história familiar positiva (p. ex., dificuldade na alfabetização, repetência, entre outros); exposição fetal a nicotina, álcool e substâncias ilícitas; insultos no período pré- e perinatal (p. ex., sofrimento fetal agudo, restrição do crescimento intrauterino), baixo peso ao nascimento (≤ 2.500g) e prematuridade (< 37 semanas); condições médicas crônicas (p. ex., desnutrição, respirador oral, diabetes tipo 1, anemia falciforme, neurofibromatose, esclerose tuberosa, epilepsia, entre outros) e histórico de quimio e/ou radioterapia. São considerados fatores de risco extrínsecos: vulnerabilidade socioeconômica, famílias conflituosas, pais/cuidadores com nível baixo de instrução, exposição a ambientes pouco estimuladores, ensino inadequado e expectativas pedagógicas acima das capacidades, habilidades e interesses do indivíduo em alguns grupos sociais.

A Figura 100.1 apresenta o modelo proposto por Shanks e Robinson, que demonstra a correlação entre o ambiente familiar, o *status* socioeconômico, o estresse e o impacto no desenvolvimento infantil. O modelo aponta a influência significativa do contexto econômico e familiar, do nível de estresse e de suportes provenientes da família e da comunidade no desenvolvimento e na saúde da criança. Pesquisas recentes enfatizam o papel do estresse tóxico nos primeiros anos de vida, levando a alterações biológicas, comportamentais e funcionais.

O modelo apresentado na Figura 100.1 alerta para a necessidade de maiores esforços das políticas públicas no sentido de identificar as crianças/famílias e comunidades mais vulneráveis, estabelecendo estratégias de intervenção e suporte social. Por outro lado, contesta-se alegando que as crianças, suas famílias e o contexto em que vivem são dinâmicos e podem reagir às circunstâncias adversas de maneira que é difícil predizer. É interessante a reflexão acerca da influência do ambiente familiar e da comunidade, suas consequências no circuito biológico das crianças e os resultados educacionais que derivam desses fatores. Esses efeitos podem persistir ao longo da vida de um indivíduo.

Outro aspecto a ser considerado diz respeito às filosofias educacionais. Os métodos de ensino atuais são muito questionados. O melhor método pedagógico é aquele que oferece o aperfeiçoamento de habilidades e o desenvolvimento de capacidades à maioria dos indivíduos. Cabe salientar que alguns indivíduos se beneficiam de estratégias individualizadas de ensino e mediadas ativamente. A exposição da criança a situações de aprendizagem extremamente difíceis ou muito fáceis (além ou aquém de sua capacidade) ocasiona desinteresse, des-

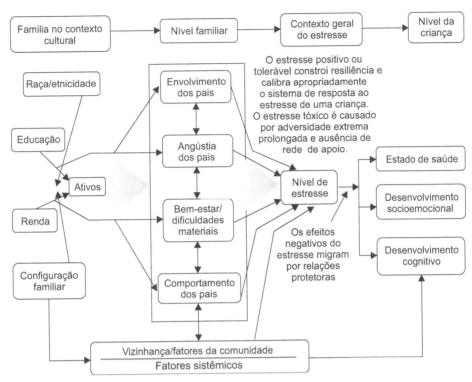

Figura 100.1 Esquema proposto por Shanks e Robinson para descrever a relação entre a posição socioeconômica familiar, as interações e os resultados da educação infantil em um exemplo de estresse doméstico tolerável.

motivação e distração. Independentemente da causa de baixo desempenho acadêmico, o fracasso escolar implica graves consequências, como frustração, sentimento de menos-valia, insucesso, além de estresse e dificuldade familiar, escolar e social.

Neste capítulo serão utilizados os termos e critérios diagnósticos adotados pelo DSM-5. Serão abordados alguns dos principais transtornos do neurodesenvolvimento com impacto nas áreas acadêmicas, como deficiência intelectual, transtorno de déficit de atenção/hiperatividade, transtorno específico de aprendizagem e transtorno de desenvolvimento de coordenação.

TRANSTORNO DO DESENVOLVIMENTO INTELECTUAL OU DEFICIÊNCIA INTELECTUAL

A expressão retardo mental (CID-10) foi substituída por deficiência mental (OMS) e/ou deficiência intelectual (DSM-5), por inúmeros motivos. A deficiência intelectual (DI) ou transtorno do desenvolvimento intelectual consiste em déficits funcionais (intelectuais e adaptativos) nos domínios conceitual, social e prático, tendo início no período de desenvolvimento. O diagnóstico deve ser realizado por meio de avaliação clínica e por testes padronizados e individualizados de funções intelectuais e adaptativas. Estima-se que 1,5% a 2% da população mundial apresentem deficiência intelectual.

Os sinais e sintomas variam conforme a causa, a idade e a gravidade. A DI pode ser classificada de acordo com a gravidade em leve, moderada, grave e profunda. Quanto maior a gravidade dos déficits, mais precoce o aparecimento dos sinais e sintomas. A DI grave pode ser identificada nos primeiros 2 anos de vida, pois geralmente é acompanhada de atraso motor, linguístico e social. Os casos leves podem se manifestar como dificuldade acadêmica. Os déficits em funções intelectuais e adaptativas repercutem negativamente, em especial no ambiente escolar.

A expressão atraso global do desenvolvimento deve ser utilizada para designar crianças com menos de 5 anos que apresentam fracasso em marcos de desenvolvimento intelectual e com dificuldade de participação em testes padronizados. Essas crianças necessitarão acompanhamento e reavaliações posteriores.

A DI tem múltiplas causas e apresentações variadas. Está presente em diversas síndromes genéticas e patologias neurológicas, sendo a síndrome de X frágil causa comum de DI genética familiar. Há consenso na literatura de que a exposição fetal ao álcool e a substâncias ilícitas diminui os níveis de inteligência e é causa evitável de DI.

O Quadro 100.1 mostra a definição dos critérios diagnósticos utilizados no DSM-5 de maneira abreviada.

Segundo o DSM-5, a DI exclui outros diagnósticos, como transtorno específico de aprendizagem, transtorno de déficit de atenção/hiperatividade e transtorno de desenvolvimento de coordenação.

TRANSTORNO DE DÉFICIT DE ATENÇÃO/HIPERATIVIDADE

O transtorno de déficit de atenção/hiperatividade (TDA/H) é o mais prevalente dos transtornos mentais na infância. Seus sinais e sintomas se iniciam antes dos 12 anos de idade e têm impacto ao longo da vida, acarretando prejuízos acadêmicos e sociais, no bem-estar e na qualidade de vida.

Quadro 100.1 Critérios diagnósticos de deficiência intelectual segundo o DSM-5

Critério A (sintomas):	déficits em funções intelectuais, como raciocínio, solução de problemas, planejamento, pensamento abstrato, juízo, aprendizagem (acadêmica e por experiência). Devem ser confirmados por avaliação clínica e por testes de inteligência padronizados e individualizados
Critério B (prejuízo):	déficits em funções adaptativas que resultam em fracasso em alcançar padrões de desenvolvimento e socioculturais em relação à independência pessoal e à responsabilidade social. Sem apoio continuado, os déficits limitam o funcionamento em uma ou mais atividades diárias (comunicação, participação social e vida independente) e em múltiplos ambientes (casa, escola, trabalho e comunidade)
Critério C (idade de início):	início dos déficits intelectuais e adaptativos durante o período de desenvolvimento

Fonte: Manual Diagnóstico e Estatístico dos Transtornos Mentais – 5. ed.

A prevalência mundial estimada de TDA/H é de 5,3% em escolares, variando conforme a metodologia utilizada na pesquisa, principalmente os critérios diagnósticos utilizados (DSM ou CID), a avaliação de prejuízo e as fontes de informação. Segundo revisão sistemática e metanálise realizada por Polanczync e cols., não existe variação na prevalência de TDA/H em relação à localização geográfica e ao ano da pesquisa nas últimas três décadas. Sua prevalência na idade adulta é em torno de 2,5%.

O TDA/H é caracterizado por sintomas acentuados de desatenção, desorganização e/ou hiperatividade-impulsividade, incompatíveis com a idade ou o nível de desenvolvimento, que persistem por pelo menos 6 meses e estão presentes em dois ou mais ambientes. Os sintomas (e não os prejuízos) devem ter iniciado antes dos 12 anos de idade, segundo o DSM-5.

O Quadro 100.2 resume os critérios diagnósticos para TDA/H atualizados pelo DSM-5.

Quadro 100.2 Critérios diagnósticos de TDA/H segundo o DSM-5 de maneira abreviada e adaptada

Critério A (sintomas):	padrão persistente de desatenção e/ou hiperatividade-impulsividade, por pelo menos 6 meses, em um grau inconsistente com o nível do desenvolvimento, com impacto negativo direto nas atividades sociais e acadêmico-profissionais. São necessários seis ou mais sintomas de desatenção ou hiperatividade-impulsividade
Critério B (idade de início):	vários sintomas de desatenção ou hiperatividade-impulsividade presentes antes dos 12 anos de idade
Critério C ("universalidade"):	vários sintomas de desatenção ou hiperatividade-impulsividade presentes em dois ou mais ambientes (p. ex., casa, escola, trabalho)
Critério D (prejuízo):	evidências claras de interferência dos sintomas no funcionamento social, acadêmico/profissional ou que reduzem sua qualidade
Critério E (condições de exclusão):	os sintomas não ocorrem exclusivamente no curso de esquizofrenia ou outro transtorno psicótico e não são bem explicados por outro transtorno mental

Fonte: Manual Diagnóstico e Estatístico dos Transtornos Mentais – 5. ed.

Na atualização do DSM-5 foram mantidos, sem alteração, os nove sintomas de desatenção e os nove sintomas de hiperatividade/impulsividade de TDA/H. Foram adicionados novos exemplos de sintomas, considerando adolescentes mais velhos e adultos. As descrições dos sintomas ainda não são ideais para pré-escolares e adolescentes, além de não serem capazes de avaliar os impactos funcionais.

De acordo com os sintomas, o TDA/H pode ser classificado em três apresentações: combinados, predominantemente desatentos e predominantemente hiperativos/impulsivos. O termo apresentação no DSM-5 substituiu o termo tipo usado anteriormente no DSM-IV, pois estudos longitudinais evidenciaram mudança dos sintomas de TDA/H ao longo da vida. A agitação motora diminui até a adolescência, mas persistem os sintomas de impulsividade e distratibilidade. Observa-se grande heterogeneidade (intra- e interindividual e ao longo da vida) na apresentação clínica do TDA/H, com necessidades peculiares a cada fase.

Segundo o DSM-5, o diagnóstico de TDA/H é fundamentado no número de sintomas de acordo com a faixa etária. Para o diagnóstico em crianças e adolescentes são necessários seis ou mais sintomas de desatenção ou hiperatividade/impulsividade e cinco ou mais sintomas em adolescentes mais velhos e adultos (17 anos de idade ou mais). No Brasil, dois questionários estruturados de triagem para TDA/H são padronizados e validados: o MTA-SNAP-IV e o ASRS-18 (*Adult Self-Report Scale*). O MTA-SNAP-IV é preenchido por pais/responsáveis e professores com base em sintomas descritos pelo DSM-IV, sendo utilizado em crianças e adolescentes. O ASRS-18 consta de sintomas de TDA/H adaptados para o contexto da vida adulta, também com base no DSM-IV. Apesar de embasados no DSM-IV, esses instrumentos permanecem úteis na triagem, pois o DSM-5 não estabeleceu mudanças significativas quanto aos critérios diagnósticos de TDA/H. Tendo em vista a preocupação crescente com relação ao impacto funcional, o DSM-5 classifica a gravidade do TDA/H em leve, moderada e grave, de acordo com o prejuízo social e/ou profissional.

O Quadro 100.3 apresenta as questões relacionadas com o TDA/H e a funcionalidade acadêmica segundo o CIF.

No DSM-5, o transtorno do espectro autista não é mais considerado critério de exclusão para diagnóstico de TDA/H. Evidências científicas demonstram que ambas as condições coexistem com elevada frequência: 20% a 50% das crianças com TDA/H preenchem critérios para transtorno do espectro autista e 30% a 80% das portadoras do transtorno do espectro autista preenchem critérios para TDA/H. A deficiência intelectual foi mantida como critério de exclusão.

As comorbidades são muito frequentes em casos de TDA/H, sendo essencial sua identificação para a compreensão dos sintomas e da evolução, além da escolha da intervenção e dos tratamentos adequados. As condições associadas podem acentuar as dificuldades do TDA/H. É comum sua associação a transtornos específicos de aprendizagem, de ansiedade e depressão (condições internalizantes), além de transtorno opositivo-desafiador e transtornos de conduta (condições externalizantes). Os transtornos específicos de aprendizagem (TEAp) estão presentes em 25% a 40% dos casos de TDA/H, comparados a 7% a 10% da população geral.

Quadro 100.3 TDA/H e Classificação Internacional de Funcionalidade, Incapacidade e Saúde (CIF)

TDA/H e comprometimento acadêmico e educacional		
↓	↓	↓
Prejuízos das funções mentais	**Limitações nas atividades de vida diária**	**Restrições nas participações sociais**

1. **Prejuízos globais**
   a) **Funções executivas:** cognição, controle inibitório, energia e sua condução
   a) **Aversão à demora**
2) **Prejuízos específicos:**
   Percepção
   Comunicação/linguagem
   Atenção, memórias
   Psicomotricidade
   Regulação emocional
   Metacognição: organização, planejamento, gestão do tempo, flexibilidade cognitiva, autoconhecimento, julgamento e resolução de problemas
3. **Prejuízo na execução de sequência de movimentos complexos**
	1. **Dificuldade com tarefas e demandas gerais:** desde realização de tarefas escolares até autocontrole emocional
	2. **Dificuldades na aprendizagem** e aplicação de conhecimento na leitura, escrita e matemática
	3. **Dificuldades emocionais:** baixa estima
	4. **Dificuldades de comunicação e de relacionamento interpessoal**
	5. **Limitações de mobilidade e autocuidado**
		1. **Desvantagens em importantes áreas da vida:**
		   a) **Problemas educacionais:** necessidades de programas educacionais, educação especial, repetência, expulsões, evasão escolar, abandono da vida acadêmica
		   b) **Problemas com a comunidade, sociais ou na vida civil:** ajustamento social, permanência em empregos e relacionamentos, risco de acidentes, uso excessivo de substâncias lícitas e ilícitas

↑	↑	↑
Fatores ambientais (escolares/ familiares/comunidade) e pessoais Produtos e tecnologia, condições de moradia e ambiente Apoio e relacionamentos/atitude Serviços, sistemas e políticas públicas		

Fonte: adaptado de Loe e Feldman, 2007.

TRANSTORNO DE DESENVOLVIMENTO DE COORDENAÇÃO

O transtorno do desenvolvimento da coordenação (TDC) é reconhecido como patologia pela Organização Mundial da Saúde e a Associação Americana de Psiquiatria. Historicamente já foi nomeado como síndrome da "criança desajeitada" e confundido com dispraxia do desenvolvimento. Não há descrição de diferenças raciais e culturais. No Reino Unido, um estudo populacional identificou 1,7% de crianças com TDC entre os 7 e os 8 anos de idade. A etiologia do TDC ainda é pouco definida, mas fortes fatores genéticos (coeficiente de herdabilidade de 0,47 a 0,69) e fatores biológicos de risco são conhecidos, como prematuridade e exposição fetal a álcool e substâncias ilícitas.

O TDC compromete a coordenação motora grossa e/ou fina e tem impacto de intensidades diferentes nas atividades da vida diária. Apresenta-se de acordo com a idade, as expectativas e as motivações individuais e/ou familiares. Em geral, a criança apresenta dificuldades no planejamento e na execução motora, manifestadas por lentidão e qualidade inadequada no autocuidado e em habilidades motoras (p.ex., na escrita, no uso de tesoura, na cópia). É comum o desinteresse na execução de trabalhos escolares, como no desenvolvimento em jogos/brincadeiras típicas para a idade, em virtude de suas dificuldades.

O TDC apresenta prejuízo acentuado no desenvolvimento das habilidades motoras na ausência de problemas físicos/neurológicos conhecidos. As manifestações comprometem o cotidiano das crianças/adolescentes e de suas famílias ao longo da vida nos campos sociais, emocionais e comportamentais e perdura na vida adulta.

O Quadro 100.4 apresenta os principais critérios diagnósticos para o TDC segundo o DSM-5, de maneira abreviada e adaptada.

O diagnóstico de TDC é clínico, fundamentado na anamnese, no exame físico, no relatório da escola e dos pais e na avaliação psicométrica, realizada principalmente pelo terapeuta ocupacional. No Brasil, o DCDQ *(Developmental Coordination Disorder Questionnaire)*, questionário estruturado sobre a coordenação motora da criança, é validado para triagem de TDC em crianças de 5 a 15 anos de idade. O ACOORDEM (Avaliação de Coordenação e Destreza Motora) avalia a coordenação motora de escolares, sendo mais um instrumento importante para auxiliar o diagnóstico. Os instrumentos mais utilizados para avaliação de motricidade grossa e fina em escolares são o MABC-II *(Movement Assessment Battery for Children)* e o BOTMP-2 *(Bruininks-Oseretsky Test of Motor Proficiency)*.

Outras condições costumam estar associadas, sendo necessários diagnóstico diferencial e identificação de comorbidades e coocorrência. Pesquisas demonstram sobreposição frequente de TDC a atraso de linguagem, TDA/H, transtorno específico de aprendizagem e transtorno do espectro autista, assim como epilepsia rolândica benigna da infância. Outra coexistência frequente e bem descrita é a de TDC com a síndrome da hipermotilidade articular. Pesquisas recentes evidenciam maior risco de depressão e ansiedade em indivíduos com TDC, assim como obesidade.

Quadro 100.4 Critérios diagnósticos de transtorno de desenvolvimento de coordenação (TDC) segundo o DSM-5

Critério A (sintomas):	aprendizado e execução de habilidades motoras coordenadas estão substancialmente abaixo do esperado para a idade cronológica e as oportunidades para aprender o uso de habilidades. Dificuldades são manifestadas por falta de jeito, lentidão e imprecisão de habilidades motoras (uso de tesoura, escrever à mão, andar de bicicleta)
Critério B (prejuízo):	o déficit nas habilidades motoras descritas no Critério A interfere significativa e persistentemente nas atividades cotidianas apropriadas à idade cronológica, causando impacto na produtividade acadêmica e escolar, em atividades pré-vocacionais e profissionais, lazer e brincadeiras
Critério C (início dos sintomas):	ocorre precocemente no período de desenvolvimento
Critério D (condições de exclusão):	os déficits motores não são bem explicados por deficiência intelectual ou visual e não são atribuídos às condições neurológicas que afetem o movimento (p. ex., paralisia cerebral, distrofia muscular e doença neurodegenerativa)

Fonte: Manual Diagnóstico e Estatístico dos Transtornos Mentais – 5. ed.

TRANSTORNO ESPECÍFICO DE APRENDIZAGEM

O transtorno específico de aprendizagem (TEAp) é um transtorno do neurodesenvolvimento que afeta a percepção e/ou o processamento de informações verbais e/ou não verbais de modo eficiente e preciso, ocasionando prejuízo na aprendizagem de áreas acadêmicas.

A prevalência de TEAp varia entre 5% e 15% em escolares de diferentes línguas e culturas, sendo mais frequente no gênero masculino (2:1). Apresenta origem neurobiológica com forte herança genética, sendo modulado por fatores ambientais. Embora muitas pesquisas genéticas estejam em andamento, ainda não foi identificado um gene responsável. A história familiar é considerada o mais importante fator de risco para dislexia.

A suspeita diagnóstica de TEAp é clínica, com base na anamnese (história do desenvolvimento, condições médicas e familiares), em relatórios escolares, descrições de intervenções prévias, escalas de avaliação e na avaliação psicoeducacional. Cabe ressaltar que as dificuldades persistem por pelo menos 6 meses, apesar de intervenção adequada. As dificuldades não podem ser transitórias, e um sintoma isolado não é suficiente para o diagnóstico de TEAp. Esta é a única condição descrita no DSM-5 para a qual se utiliza de dados de intervenção como recurso diagnóstico. A abordagem atual enfoca o papel da resposta à intervenção (RTI – *response to intervention*) no diagnóstico de TEAp, enfatizando o enorme valor do acesso à intervenção precoce no ambiente escolar. A RTI é diagnóstica e terapêutica. O DSM-5 recomenda a avaliação psicométrica (testes individualizados e padronizados) como instrumento complementar para elucidar o diagnóstico e estratégias de intervenção.

O Quadro 100.5 apresenta os critérios diagnósticos de TEAp segundo o DSM-5.

Segundo orientação do DSM-5, é necessário especificar todos os domínios e sub-habilidades acadêmicas comprometidos nos três domínios acadêmicos (leitura, escrita e matemática).

Quadro 100.5 Critérios diagnósticos de transtorno específico de aprendizagem segundo o DSM-5 de maneira resumida

Critério A (sintomas):	dificuldades na aprendizagem e no uso de habilidades acadêmicas, indicadas pela presença de pelo menos um dos sintomas seguintes, persistindo por pelo menos 6 meses, apesar da intervenção dirigida a essas dificuldades: 1. Leitura de palavras de maneira imprecisa ou lenta e com esforço 2. Dificuldade para compreender o sentido do que é lido 3. Dificuldade em soletrar (ou escrever ortograficamente) 4. Dificuldade com expressão escrita 5. Dificuldades para dominar o senso numérico, fatos numéricos ou cálculo 6. Dificuldade no raciocínio lógico-matemático
Critério B (prejuízo):	as habilidades acadêmicas comprometidas estão substancial e quantitativamente abaixo do esperado para a idade, confirmadas por medidas individualizadas e padronizadas de desempenho e por avaliação clínica abrangente, com interferência significativa no desempenho acadêmico ou profissional ou nas atividades cotidianas Para indivíduos ≥ 17 anos de idade, história documentada das dificuldades de aprendizagem com prejuízo pode ser substituída por avaliação padronizada
Critério C (idade de início):	as dificuldades de aprendizagem iniciam-se durante os anos escolares, mas podem não se manifestar completamente até que as exigências pelas habilidades afetadas excedam as capacidades limitadas do indivíduo
Critério D (critérios de exclusão):	as dificuldades de aprendizagem não podem ser explicadas por deficiências intelectuais, problemas de acuidade visual ou auditiva não corrigida, outros transtornos mentais ou neurológicos, adversidade psicossocial, falta de proficiência na língua de instrução acadêmica ou instrução educacional inadequada

Fonte: Manual Diagnóstico e Estatístico dos Transtornos Mentais – 5. ed.

A inabilidade de ler e compreender é um dos principais entraves à aprendizagem, com sérias consequências emocionais, educacionais e sociais. Por meio da leitura proficiente, o indivíduo extrai conhecimento e significado de caracteres simbólicos escritos. A leitura se desenvolve, de maneira didática, em três aspectos: (1) a decodificação (associação letra-som); (2) a fluência (habilidade para ler palavras e textos automaticamente com acurácia e velocidade adequadas); (3) a compreensão (proficiência). A compreensão de leitura tem estreita relação com domínio do vocabulário da língua.

O desenvolvimento da habilidade de escrita respeita a correspondência letra-som e a gramática da língua. Ao final do processo, a expressão escrita deve estar organizada de maneira clara e compreensível ao leitor.

De maneira didática, o desenvolvimento do processamento mental aritmético ocorre em quatro etapas: (1) senso numérico, capacidade inata de avaliar numerosidade; (2) representação verbal; (3) representações numéricas e (4) raciocínios aritméticos.

Os termos *dislexia* e *discalculia* são apontados como alternativos segundo o DSM-5. A dislexia refere-se a um padrão de dificuldade de aprendizagem caracterizado por problemas com reconhecimento preciso ou fluente das palavras, decodificação e habilidades para soletrar pouco desenvolvidas. Ressalte-se a importância da especificação das dificuldades adicionais, como dificuldades com a compreensão de leitura ou

Quadro 100.6 Especificações dos domínios e sub-habilidades acadêmicos comprometidos no transtorno específico de aprendizagem segundo o DSM-5

Com prejuízo na leitura	Precisão na leitura de palavras Velocidade ou fluência de leitura Compreensão da leitura
Com prejuízo na expressão da escrita	Precisão na ortografia Precisão na gramática e na pontuação Clareza e organização da expressão escrita
Com prejuízo na matemática	Senso numérico Memorização de fatos aritméticos Precisão ou fluência de cálculo Precisão no raciocínio matemático

Fonte: Manual Diagnóstico e Estatístico dos Transtornos Mentais – 5. ed.

raciocínio matemático. Discalculia refere-se a um padrão de dificuldades caracterizadas por problemas com processamento numérico, aprendizagem de fatos aritméticos e execução de cálculos matemáticos precisos ou fluentes.

No DSM-5 não foram descritos os termos *disortografia* e *disgrafia*, amplamente empregados na literatura. O perfil de transtorno de aprendizagem não verbal, descrito e endossado por diversos pesquisadores, também não foi incluído no DSM-5.

Segundo o DSM-5, de acordo com a gravidade, o TEAp pode ser classificado em leve, moderado ou grave. Seu impacto é avaliado pelas adaptações e acomodações necessárias, intensidade de resposta a intervenções especializadas e prognóstico.

O diagnóstico diferencial de TEAp é feito com instruções educacionais inadequadas, padrões normais de variação do desenvolvimento infantil, deficiência intelectual, dificuldades de aprendizagem de origem neurológica ou sensorial, TDA/H e outros transtornos mentais.

No TEAp, é alta a prevalência de comorbidades com transtorno de linguagem, TDA/H, ansiedade, depressão, entre outros. A literatura assinala taxas de coocorrência entre dislexia e TDA/H de 15% a 40%, sendo sempre necessária a investigação da sobreposição dessas condições. O diagnóstico diferencial e o estabelecimento das coocorrências/comorbidades associadas são um imenso desafio para os profissionais especialistas em transtornos de aprendizagem, mas são imprescindíveis para a definição de estratégias de intervenção adequadas e o sucesso terapêutico.

TRATAMENTO

O trabalho multidisciplinar é essencial em todos os transtornos de neurodesenvolvimento. O médico (da atenção primária ou pediatra) deve acompanhar sistematicamente as crianças identificadas no grupo de risco para apresentar dificuldades escolares. Os objetivos são: desenvolvimento pleno das capacidades do indivíduo e identificação precoce dos desvios do desenvolvimento. Orientações e intervenções precoces podem atenuar ou até mesmo sanar as dificuldades encontradas. Nos casos em que há indicação de reabilitação, deve-se realizar o planejamento terapêutico de acordo com as necessidades individuais. A educação familiar sobre a condição e o envolvimento da família no tratamento são preditores de sucesso. O acesso a serviços de reabilitação e políticas públicas de suporte a esses indivíduos são fundamentais, principalmente naqueles casos expostos a maior vulnerabilidade socioeconômica.

A seguir, serão discutidos os tratamentos específicos de cada transtorno.

Deficiência intelectual

Para a melhor assistência aos indivíduos com DI e suas famílias, é determinante uma abordagem multidisciplinar embasada em um modelo biopsicossocial. Ressalte-se a importância do entendimento da gravidade dos déficits intelectuais e adaptativos, da identificação das condições médicas e transtornos mentais associados e da avaliação da situação psicossocial. Costuma ocorrer sua associação a condições biopsicossociais adversas e comorbidades.

A capacidade de aprendizagem das crianças com DI é potencializada por mediação ativa competente, e elas são beneficiadas por intervenção multidisciplinar precoce e educação de qualidade.

Transtorno de déficit de atenção/hiperatividade

O tratamento de crianças e adolescentes com TDA/H deve contemplar a diminuição de sintomas e a funcionalidade do indivíduo. Como em qualquer condição médica, o tratamento ideal é multimodal, associando intervenção farmacológica e psicoterapêutica à educação familiar.

Os medicamentos psicoestimulantes constituem a primeira linha no tratamento do TDA/H, em virtude de seus altos níveis de segurança, tolerabilidade e eficácia, quando associadas à educação familiar. Fortes evidências científicas demonstram que os psicoestimulantes consistem na primeira escolha para o tratamento do TDA/H, sendo liberados pelo Food and Drug Administration (FDA) para indivíduos com mais de 6 anos de idade. No Brasil, encontram-se disponíveis duas categorias de psicoestimulantes: o metilfenidato e a lisdexanfetamina.

O metilfenidato apresenta as formulações de liberação imediata e prolongada (tecnologia sodas e oros). O de liberação prolongada (tecnologia sodas) tem efeito bimodal, possibilitando a liberação de dois picos ao dia, com tempo de ação de 6 a 8 horas. O metilfenidato de tecnologia oros apresenta curva ascendente de concentração plasmática ao longo do dia, com tempo de ação de 10 a 12 horas. As fórmulas de liberação prolongada devem ser administradas pela manhã, em razão de sua ação prolongada. As fórmulas de liberação imediata podem ser usadas de duas a três vezes por dia, uma vez que seu efeito tem duração de 3 a 4 horas. A lisdexanfetamina é o único pró-fármaco disponível para o tratamento de TDA/H, que se torna ativa após metabolização sanguínea, com tempo de duração superior a 13 horas. A posologia dos psicoestimulantes deve ser individualizada de acordo com as características pessoais (condições médicas associadas, agenda diária), a resposta ao tratamento e o surgimento de efeitos colaterais. Os efeitos colaterais mais comuns em curto prazo são: cefaleia, perda de apetite, redução de peso, dor abdominal, insônia, irritabilidade e sintomas gastrointestinais. Caracteristicamente, são autolimitados, dose-dependentes, de média intensidade e são minimizados com a redução da dose e/ou com o uso continuado.

Em longo prazo, os efeitos adversos mais relatados são alterações discretas da frequência cardíaca e da pressão arterial e discreta redução da estatura final. A dependência e o uso excessivo de psicoestimulantes são raros. A tendência atual é tratar ao longo do dia, sendo necessários acompanhamento médico frequente e reavaliações sistemáticas do tratamento. Na prática clínica, são comuns os "feriados terapêuticos", que consistem na suspensão da medicação nos fins de semana e nas férias escolares de crianças/adolescentes com maior prejuízo acadêmico e perda de peso excessiva, mas não existe consenso entre os especialistas.

Na literatura médica, encontram-se referências ao tratamento do TDA/H com antidepressivos tricíclicos (imipramina, nortriptilina), agonistas α-adrenérgicos (clonidina, guanfacina) e bupropiona. A atomoxetina é um fármaco não psicoestimulante que pode ser utilizado. A guanfacina e a atomoxetina ainda não se encontram disponíveis no mercado brasileiro.

Transtorno de desenvolvimento de coordenação

O tratamento do TDC é multimodal, fundamentado em educação familiar, na adoção de métodos como terapia de integração sensorial e cognitiva, e no desenvolvimento de intervenções e acomodações necessárias para o desenvolvimento de habilidades. A terapia ocupacional identifica individualmente os pontos fortes e as habilidades que deverão ser desenvolvidas para aquisição e desempenho adequado das habilidades motoras. A intervenção tem a finalidade de desenvolver a independência da criança nas atividades da vida diária de acordo com a demanda da própria criança, da família e da escola.

Transtorno específico de aprendizagem

No TEAp com prejuízo na leitura e/ou na expressão escrita, o tratamento é dividido em duas etapas: intervenção com base nas habilidades do processamento fonológico e nas adaptações das acomodações. A intervenção fonoaudiológica busca o aprimoramento das habilidades de linguagem e do pensamento dedutivo, além do treino de decodificação, fluência e compreensão de leitura e escrita. As acomodações devem ser adaptadas às necessidades individuais, incluindo tempo maior para leitura (essencial), uso de *tablets*, computadores e gravadores, testes orais e/ou em salas separadas e evitando questões de múltipla escolha. Convém ter cuidado com terapias alternativas, muitas vezes dispendiosas e sem evidências científicas que comprovem seus benefícios. Em 2009 e 2011, a Academia Americana de Pediatria enfatizou que, apesar de os problemas visuais interferirem nos processos de aprendizagem, a causa primária dos TEAp (incluindo a dislexia) não é visual: "Não existe evidência científica que justifique o tratamento com exercícios oculares, terapia comportamental visual ou uso de filtros ou lentes coloridas. Esses tratamentos não são endossados e não deveriam ser recomendados."

Em relação ao TEAp com prejuízo na matemática, o tratamento é complexo em virtude da grande heterogeneidade de apresentação e da alta frequência de comorbidades associadas. A escolha terapêutica é individualizada de acordo com o perfil cognitivo funcional, sempre com objetivo de reforçar os pontos fortes e promover as habilidades aritméticas. O uso de tecnologia também pode ser amplamente implementado quando necessário.

CONSIDERAÇÕES FINAIS

Independentemente dos motivos do fracasso escolar, este ocasionará problemas comportamentais e de ajuste social. A cada ano as defasagens pedagógicas se acumulam e intensificam gradualmente. Quando são identificados sintomas precoces, estão indicados intervenção precoce e monitoramento sistemático dos resultados.

A identificação das possíveis causas de fracasso escolar é fundamental na escolha da intervenção adequada, que pode incluir desde a orientação aos pais de como melhor estimular suas crianças até o encaminhamento a especialistas nas áreas da saúde da educação.

Os profissionais da saúde e da educação necessitam cada vez mais de capacitação para enfrentar os desafios e a complexidade do tema em prol do bem-estar dessas crianças e adolescentes.

No Brasil, observa-se carência de estudos epidemiológicos sobre o tema e de diretrizes das políticas de saúde e educação para atender as demandas peculiares desse grupo de crianças/adolescentes, tornando premente a realização de pesquisas sobre o tema no contexto brasileiro, além da capacitação dos profissionais da saúde e da educação sobre o tema. É por meio da criação e do desenvolvimento de políticas públicas de saúde e educação que será possível garantir o desenvolvimento pleno desses indivíduos, sua cidadania e inserção na sociedade.

O Quadro 100.7 apresenta, de maneira resumida, o diagnóstico diferencial dos transtornos abordados neste capítulo.

Agradecimentos

Agradecemos a toda a equipe do LETRA e a nossos pacientes que nos ensinam a cada dia.

Quadro 100.7 Diagnóstico diferencial dos transtornos abordados

Condições médicas	Deficiência intelectual (DI)	Transtorno de déficit de Atenção/ hiperatividade (TDAH)	Transtorno de desenvolvimento de coordenação (TDC)	Transtorno específico de aprendizagem (TEAp)
Principais habilidades alteradas	Funções intelectuais como raciocínio, solução de problemas, planejamento, pensamento abstrato, juízo, aprendizagem	Padrão persistente de desatenção e/ou hiperatividade-impulsividade por mais de 6 meses em dois ambientes diferentes	Aprendizado e execução de habilidades motoras coordenadas	Dificuldades na aprendizagem e no uso de habilidades acadêmicas
Principais critérios diagnósticos	Déficits em funções adaptativas Fracasso em alcançar padrões de desenvolvimento e socioculturais em relação à independência Déficits intelectuais e adaptativos iniciam-se durante o período de desenvolvimento	Sintomas em grau inconsistente com o nível do desenvolvimento, com impacto negativo direto nas atividades sociais e acadêmico-profissionais São necessários seis ou mais sintomas de desatenção ou hiperatividade-impulsividade Início dos sintomas antes de 12 anos	Abaixo do esperado para a idade Interfere significativa e persistentemente nas atividades cotidianas apropriadas à idade cronológica Ocorre precocemente no período de desenvolvimento	Persiste por pelo menos 6 meses, apesar da intervenção dirigida Abaixo do esperado para a idade Interferência no desempenho acadêmico ou nas atividades cotidianas Início durante os anos escolares
Critérios de exclusão	Não se aplica Nota: é importante ressaltar que é comum a presença de DI em diversas condições clínicas e neurológicas	Esquizofrenia ou outro transtorno psicótico Não são bem explicados por outro transtorno mental como deficiência intelectual Nota: é importante ressaltar que o transtorno do espectro autista não é considerado critério de exclusão pelo DSM-5	Deficiência intelectual ou visual Condições neurológicas que afetem o movimento (p. ex., paralisia cerebral, distrofia muscular)	Deficiências intelectuais Problemas de acuidade visual ou auditiva Outros transtornos mentais ou neurológicos Adversidade psicossocial Falta de proficiência na língua de instrução acadêmica ou instrução educacional adequada
Especificações	Prejuízo nas atividades de vida diária e grande impacto na vida acadêmica	Prejuízo nas esferas pessoal, social, acadêmica e laborativa	Prejuízo nas atividades de vida diária Prejuízos escolares	Com prejuízo na leitura Com prejuízo na expressão da escrita Com prejuízo na matemática
Intensidade	Leve Moderada Grave Profunda	Leve Moderada Grave	Não se aplica	Leve Moderada Grave
Instrumentos diagnósticos	Devem ser confirmados por avaliação clínica e por testes de inteligência padronizados e individualizados	Devem ser confirmados por avaliação clínica Uso de questionários semiestruturados	Devem ser confirmados por avaliação clínica e psicométrica Uso de questionários semiestruturados	Devem ser confirmados por avaliação clínica e resposta a intervenção especializada por pelo menos 6 meses

Bibliografia

American Academy of Pediatrics SoO, Council on Children with Disabilities, Ophthalmology AAo, Ophthalmology AAfP, Strabismus, Orthoptists AAoC. Learning disabilities, dyslexia, and vision. Pediatrics 2009; 124:837-44.

American Psychiatric Association. Diagnostic and statistical manual of mental disorder. 5. ed. Arlington, VA: American Psychiatric Publishing, 2013.

Bjørnebekk G, Kjøbli J, Ogden T. Children with conduct problems and co-occurring ADHD: behavioral improvements following parent management training. Child Fam Behav Ther 2015; 37:1-19.

Bölte S, Schipper E, Holtmann M et al. Development of ICF Core Sets to standardize assessment of functioning and impairment in ADHD: the path ahead. Eur Child Adolesc Psychiatry 2014; 23:1139-48.

Cardoso AA, Magalhães LC. Análise da validade de critério da Avaliação da Coordenação e Destreza Motora (ACOORDEM) para crianças de 7 e 8 anos de idade. Revista Brasileira de Fisioterapia 2012; 16:16.

Carrion-Castillo A, Franke B, Fisher SE. Molecular genetics of dyslexia: an overview. Dyslexia 2013; 19:214-40.

Classifications of disease: International Classification of Diseases (ICD). World Health Organization, 2014. Disponível em: http://www.who.int/classifications/icd/en/. Acesso em: 20/12/2014.

Coghill D, Hodgkins P. Health-related quality of life of children with attention-deficit/hyperactivity disorder versus children with diabetes and healthy controls. Eur Child Adolesc Psychiatry 2015.

Colomé R, Sans A, López-Sala A, Boix C. Transtorno de aprendizaje no verbal: características cognitivo-conductuales y aspectos neuropsicológicos. Rev Neurol 2009; 48:77-81.

Curchack-Lichtin J, Chacko A, Halperin J. Changes in ADHD symptom endorsement: preschool to school age. An official publication of the International Society for Research in Child and Adolescent Psychopathology 2014; 42:993-1004.

de Schipper E, Lundequist A, Wilteus AL et al. A comprehensive scoping review of ability and disability in ADHD using the International Classification of Functioning, Disability and Health-Children and Youth Version (ICF-CY). Eur Child Adolesc Psychiatry 2015.

Di Nubila HBV, Buchalla CM. O papel das classificações da OMS-CID e CIF nas definições de deficiência e incapacidade. Revista Brasileira de Epidemiologia 2008; 11:324-35.

Epstein JN, Loren REA. Changes in the definition of ADHD in DSM-5: subtle but important. (Report). Neuropsychiatry 2013; 3:455.

Farias N, Buchalla CM. A classificação internacional de funcionalidade, incapacidade e saúde da Organização Mundial da Saúde: conceitos, usos e perspectivas. Revista Brasileira de Epidemiologia 2005; 8:187-93.

Feero WG, Guttmacher AE, Mefford HC, Batshaw ML, Hoffman EP. Genomics, intellectual disability, and autism. The New England Journal of Medicine 2012; 366:733-43.

Feldman HM, Reiff MI. Attention deficit-hyperactivity disorder in children and adolescents. New England Journal of Medicine 2014; 370:838-46.

Fletcher JM. Dyslexia: the evolution of a scientific concept. Journal of the International Neuropsychological Society 2009; 15:501-8.

Fletcher JM, Lyons GR, Fuchs LS, Barnes MA (eds.) Transtorno de aprendizagem da identificação à intervenção. Porto Alegre: Artmed, 2009.

Handler SM, Fierson WM, AAP AAP. Joint technical report: learning disabilities, dyslexia, and vision. Pediatrics 2011; 127:e818-56.

Karande S, Kulkarni M. Poor school performance. Indian Journal of Pediatrics 2005; 72:961-7.

Kaufmann L, von Aster M. The diagnosis and management of dyscalculia. Dtsch Arztebl Int 2012; 109:767-78.

Keulers EH, Hendriksen JG, Feron FJ et al. Methylphenidate improves reading performance in children with attention deficit hyperactivity disorder and comorbid dyslexia: an unblinded clinical trial. Eur J Paediatr Neurol 2007; 11:21-8.

Kieling R, Rohde LA. ADHD in children and adults: diagnosis and prognosis. Curr Top Behav Neurosci 2012; 9:1-16.

Kirby A, Sugden D, Purcell C. Diagnosing developmental coordination disorders. Arch Dis Child 2014; 99:292-6.

Kirby A, Williams N, Thomas M, Hill EL. Self-reported mood, general health, wellbeing and employment status in adults with suspected DCD. Research in Developmental Disabilities 2013; 34:1357-64.

Koumoula A. The course of attention deficit hyperactivity disorder (ADHD) over the life span. Psychiatrike 2012; 23 Suppl 1:49-59.

Kratochvil CJ, Vaughan BS, Barker A, Corr L, Wheeler A, Madaan V. Review of pediatric attention deficit/hyperactivity disorder for the general psychiatrist. The Psychiatric Clinics of North America 2009; 32:39-56.

Kucian K, Aster M. Developmental dyscalculia. Eur J Pediatr 2015; 174:1-13.

Lingam R, Hunt L, Golding J, Jongmans M, Emond A. Prevalence of Developmental Coordination Disorder using the DSM-IV at 7 years of age: a UK population-based study. Pediatrics 2009; 123:E693-E700.

Loe IM, Feldman HM. Academic and educational outcomes of children with ADHD. Journal of Pediatric Psychology 2007; 32:643-54.

Maneeton B, Maneeton N, Likhitsathian S et al. Comparative efficacy, acceptability, and tolerability of lisdexamfetamine in child and adolescent ADHD: a meta-analysis of randomized, controlled trials. Drug Des Devel Ther 2015; 9:1927-36.

Mattos P, Segenreich D, Saboya E, Louzã M, Dias G, Romano M. Adaptação transcultural para o português da escala Adult Self-Report Scale para avaliação do transtorno de déficit de atenção/hiperatividade (TDAH) em adultos. Archives of Clinical Psychiatry 2006; 33:188-94.

Mattos P, Serra-Pinheiro MA, Rohde LA, Pinto D. Apresentação de uma versão em português para uso no Brasil do instrumento MTA-SNAP-IV de avaliação de sintomas de transtorno do déficit de atenção/hiperatividade e sintomas de transtorno desafiador e de oposição. Revista de Psiquiatria do Rio Grande do Sul 2006; 28:290-7.

Missiuna C, Moll S, King G, Stewart D, Macdonald K. Life experiences of young adults who have coordination difficulties. Can J Occup Ther 2008; 75:157-66.

Pastura G, Mattos P. Efeitos colaterais do metilfenidato. Revista de Psiquiatria Clínica 2004; 31:100-4.

Pliszka S. Practice parameter for the assessment and treatment of children and adolescents with attention-deficit/hyperactivity disorder. J Am Acad Child Adolesc Psychiatry 2007; 46:894-921.

Polanczyk G, Lima MS, Horta BL, Biederman J, Rohde LA. The worldwide prevalence of ADHD: a systematic review and metaregression analysis. Am J Psychiatry 2007; 164:942-8.

Polanczyk GV, Willcutt EG, Salum GA, Kieling C, Rohde LA. ADHD prevalence estimates across three decades: an updated systematic review and meta-regression analysis. Int J Epidemiol 2014; 43:434-42.

Prado MSS. Tradução e adaptação cultural do Developmental Coordination Disorder Questionnaire (DCDQ). Universidade Federal de Minas Gerais, 2007.

Rommelse NJ, Franke B, Geurts H, Hartman C, Buitelaar J. Shared heritability of attention-deficit/hyperactivity disorder and autism spectrum disorder. European Child & Adolescent Psychiatry 2010; 19:281-95.

Shanks TRW, Robinson C. Assets, economic opportunity and toxic stress: a framework for understanding child and educational outcomes. Economics of Education Review 2012.

Sibley MH, Kuriyan AB, Evans SW, Waxmonsky JG, Smith BH. Pharmacological and psychosocial treatments for adolescents with ADHD: An updated systematic review of the literature. Clinical Psychology Review 2014; 34:218-32.

Siqueira CM, Flores JAM, Ferreira MCM, Alves LM. Baixo desempenho escolar e suas diferentes causas: diagnóstico diferencial. In: Pereira RS (ed.) Abordagem multidisciplinar de aprendizagem. Lisboa-Portugal: QualConsoante, 2015:155-78.

Siqueira CM, Gurgel-Giannetti J. Mau desempenho escolar: uma visão atual. Revista da Associação Médica Brasileira 2011; 57:78-87.

Spira EG, Fischel JE. The impact of preschool inattention, hyperactivity, and impulsivity on social and academic development: a review. Journal of Child Psychology and Psychiatry 2005; 46:755-73.

Subcommittee on Attention-Deficit/Hyperactivity Disorder SCoQI, Management. ADHD: clinical practice guideline for the diagnosis, evaluation, and treatment of Attention-Deficit/Hyperactivity Disorder in children and adolescents. Pediatrics 2011; 128:1007-22.

Von Aster MG, Shalev RS. Number development and developmental dyscalculia. Developmental Medicine & Child Neurology 2007; 49:868-73.

Wolraich M, Brown L, Brown RT et al. ADHD: clinical practice guideline for the diagnosis, evaluation, and treatment of attention-deficit/hyperactivity disorder in children and adolescents. Pediatrics 2011; 128:1007-22.

Capítulo **101**

Abordagem Multidisciplinar da Violência contra Crianças e Adolescentes

Maria Dilma Bezerra de Vasconcellos Piscoya
Maria Carmelita Maia e Silva
Karla Danielle Xavier do Bomfim
Nathália Amanda de Vasconcellos Piscoya

INTRODUÇÃO, CONCEITUAÇÃO E EPIDEMIOLOGIA

A violência contra a criança e o adolescente tem sido alvo de denúncias crescentes e recebido atenção especial, tornando-se um problema cada vez mais evidente na sociedade. Por se tratar de um problema com raízes profundas, implicando danos imediatos e futuros para a saúde física e mental de suas vítimas, assim como pela possibilidade de replicação desse fenômeno em futuras gerações, esse tipo de violência alcançou proporções mundiais e transformou-se em um problema de saúde pública.

O Ministério da Saúde (MS) adota o conceito de violência utilizado pela Organização Mundial da Saúde (OMS), segundo o qual:

> Violência é o uso intencional da força física ou do poder, real ou em ameaça, contra si próprio, contra outra pessoa, ou contra um grupo ou uma comunidade, que resulte ou tenha grande possibilidade de resultar em lesão, morte, dano psicológico, deficiência de desenvolvimento ou privação.

Quanto à violência que acomete crianças e adolescentes, o Ministério da Saúde a define como quaisquer atos ou omissões dos pais, parentes, responsáveis, instituições e, em última instância, da sociedade em geral, que redundem em dano físico, emocional, sexual e moral às vítimas, estando portanto relacionada com estilos de vida e o conjunto de condicionantes sociais, históricos e ambientais.

As causas desse fenômeno são complexas e precisam ser analisadas em seus componentes sócio-históricos, econômicos, culturais e subjetivos, incluindo os biológicos individuais, que interagem com familiares, comunitários e sociais. Embora atinja todas as classes sociais, a violência apresenta-se com mais frequência entre as menos favorecidas. Suas consequências afetam a saúde individual e coletiva e os serviços do setor. As unidades de saúde, antes muito mais orientadas para atender as enfermidades biomédicas, são obrigadas a fornecer respostas às vítimas de violência física, sexual, psicológica, de negligência ou de abandono, aumentando os gastos do setor com emergência, assistência e reabilitação, além dos danos mentais e emocionais incalculáveis nas vidas das vítimas e suas famílias.

No Brasil, os atos de violência e os acidentes constituem a terceira ou segunda causa de morte na população geral e a primeira causa de morte entre os indivíduos de 5 a 49 anos de idade. Segundo o Caderno Brasil, presente no relatório Situação Mundial da Infância, publicado pelo Fundo das Nações Unidas para a Infância (Unicef, 2011), 60% dos casos registrados contra crianças e adolescentes ocorreram em ambiente doméstico, 22% na esfera pública e 18% em instituições de saúde, centros de detenção ou unidades de assistência social, entre outros. Dados do Mapa da Violência 2014 revelam que, a partir dos 13 anos de idade, o número de vítimas de homicídio vai crescendo rapidamente, até atingir o pico de 2.473 mortes na idade de 20 anos, notadamente no gênero masculino (91,6%).

No Recife, segundo dados de notificação da rede de saúde SINAN-NET Recife 2012, foram computadas 3.119 notificações de casos de violência interpessoal, entre as quais predominou a faixa etária de 0 a 9 anos, representando 33,6% das notificações. A forma de violência mais notificada foi a física (49,5%), seguida por negligência/abandono (28,0%) e sexual (23,9%). Em menores de 10 anos de idade, prevaleceram a negligência/abandono e o gênero masculino. Para todos os demais tipos de violência, detectou-se predomínio de vítimas do gênero feminino. As residências foram consideradas o local em que mais frequentemente ocorreram essas violências, e o principal agressor foi um familiar. As vítimas foram encaminhadas, principalmente, para os serviços de saúde.

Para que esses casos de violência jamais voltem a acontecer, seja nas relações atuais, seja se perpetuando pelas gerações futuras (violência intergeracional), são necessários mecanismos de prevenção. Estes se iniciam mediante a adoção de medidas preventivas à ação violenta, demonstrando com a necessária firmeza que crianças e adolescentes são sujeitos de direito e, portanto, a sociedade não tolera que sejam alvos de violações.

Considerando sua transcendência e magnitude, a violência é reconhecida como um problema de saúde pública complexo, e um conjunto de instrumentos legais foi criado para estimular a notificação dos casos de violência interpessoais, tornando-se objeto de políticas públicas com o propósito de garantir e promover os direitos sociais de proteção às vítimas desse tipo de agravo. Destaca-se o Estatuto da Criança e do Adolescente (ECA), Lei 8.069, de 13 de julho, que criou condições de proteção dos direitos da criança e do adolescente. O ECA obriga a notificação da violência doméstica contra a criança ou adolescente, propõe medidas judiciais de intervenção para a família negligente, protege a vítima e estabelece a prevenção do fenômeno, criando precondições para que meninas e meninos sejam criados de maneira mais saudável e respeitosa. Os casos de suspeita ou confirmação de violência devem ser obrigatoriamente comunicados ao Conselho Tutelar da respectiva localidade. A obrigatoriedade da notificação está assegurada também pelo Conselho Federal de Medicina, a despeito do receio de muitos médicos que a omitem, alegando segredo profissional.

Considerando todos esses avanços, estima-se que o número de vítimas seja muito maior, tornando necessária a preparação adequada dos profissionais de saúde para a identificação de casos, a qual é dificultada pelo costume cultural da sociedade de acobertar episódios de violência contra crianças e adolescentes mediante um "pacto do silêncio" do qual participariam familiares, vizinhos, sociedade e até profissionais que lidam com vítimas em potencial, o que culmina com a proteção do agressor em detrimento da vítima. A despeito do mito de que a família é sempre protetora, tem sido observada com maior frequência a ocorrência de atos de violência no âmbito familiar, praticados por pessoas com algum laço de parentesco com a vítima, consanguíneo ou não, e que podem ou não ocupar o mesmo espaço físico.

O primeiro passo no cuidado de crianças e adolescentes em situação de violência consiste no acolhimento, entendido como um posicionamento ético que não pressupõe hora nem a especificidade de um profissional, mas o compartilhamento de saberes, angústias e criatividade do modo de fazer, quando o profissional toma para si a responsabilidade e as resoluções de acordo com cada situação. Convém valorizar as informações da criança e do adolescente, considerando que o relato espontâneo apresenta alta credibilidade, com sutiliza na abordagem para evitar mais traumas e revitimizações. Com frequência, a criança ou adolescente é acusado como partícipe ou causador do ato agressivo, devendo ser lembrado que essa culpa leva a um bloqueio da "revelação" e aceitação do atendimento.

Devem ser evitados julgamentos e comentários de alerta, indignação, censura, acusações ou confrontos. Na entrevista, é fundamental estabelecer uma relação de confiança, empática, deixando claro que o maior objetivo é a proteção da criança e do adolescente.

O atendimento dos casos de violência não deve ser uma ação solitária. Desde o princípio, deve-se lançar mão de uma equipe multiprofissional, no próprio serviço, articulada com uma rede de proteção integral do território, que possa apoiar as medidas tomadas pelo profissional de saúde na garantia de direitos e de proteção.

O serviço deve estabelecer um plano de atenção aos casos, o que pressupõe o preenchimento de prontuário único pelos diferentes profissionais envolvidos no atendimento. Deve-se anotar tudo o que for dito na consulta, de modo legível e claro, ao expressar a fala da criança ou do adolescente, de sua família ou de outra pessoa. Além da história e sua cronologia, o prontuário deve conter exame físico com descrição detalhada das lesões, localização e dimensão, dados individuais e familiares, medicação, solicitação de exames, procedimentos adotados e encaminhamentos. Nesse tipo de atendimento é importante anotar o comportamento da criança durante o exame.

O profissional da saúde desempenha papel importante no cuidado das crianças e adolescentes não apenas quanto ao diagnóstico, mas também na avaliação dos riscos, no sentido de evitar dinâmicas abusivas. Essa atitude pode ser uma oportunidade única na história dessas crianças e adolescentes na perspectiva de mudança de rumo. O profissional pode contribuir para a construção de uma nova maneira de a família cuidar dos filhos, explicando os benefícios da procura de ajuda dos cuidados de proteção. Caso os profissionais percebam um ambiente favorável, a orientação educativa é fundamental nas situações de violência. Convém explicar, em linguagem apropriada, as graves consequências da violência para o crescimento e desenvolvimento saudável da criança ou adolescente e a importância de uma mudança nessa situação.

TIPOS E NATUREZA DE VIOLÊNCIA MAIS FREQUENTES

A OMS classifica a violência em três amplas categorias, segundo as características daqueles que cometem os atos violentos: (a) violência autodirigida; (b) violência interpessoal; (c) violência coletiva. Cada uma das categorias é ainda subdividida em tipos específicos.

A violência autodirigida é subdividida em comportamento suicida e agressão autoinfligida. O primeiro inclui desde pensamentos suicidas até o suicídio propriamente dito. A autoagressão inclui atos como a automutilação.

Violência interpessoal refere-se à violência praticada por outro indivíduo ou por pequeno grupo de indivíduos e ocorre nas relações entre pessoas que demonstram dificuldades em resolver conflitos, seja em relações familiares ou comunitárias (violência interpessoal familiar e comunitária, respectivamente). Ressalte-se que a violência comunitária caracteriza-se pelo fato de ser praticada por indivíduos sem laços parentais, conhecidos e desconhecidos.

A violência coletiva, estrutural ou social, é aquela praticada por organizações maiores, como estados, grupos armados, milícias e grupos terroristas. Caracteriza-se por qualquer distinção, exclusão ou restrição dos direitos humanos, liberdades fundamentais, política econômica, social ou cultural, muitas vezes banalizadas pela sociedade (p. ex. discriminação racial, social ou de gênero). Esses tipos estão relacionados com a natureza física, sexual, psicológica ou negligência/abandono.

Neste capítulo serão abordados com mais detalhes as violências interpessoais intrafamiliar e comunitária, por serem as que mais frequentemente acometem crianças e adolescentes, e nas quais a saúde tem a possibilidade de intervir de maneira mais precoce, tanto na promoção como na prevenção e na assistência às pessoas envolvidas.

A seguir, são apresentados os tipos de violência segundo sua natureza:

- **Violência física:** todo ato violento com uso de força física, de maneira intencional e não acidental, praticado pelos pais, familiares ou responsáveis pela criança ou adolescente, com objeto de ferir, deixando ou não marcas evidentes (p. ex., palmadas, beliscões, espancamentos, cascudos, puxões de orelha, queimaduras com ferro ou cigarro), como também os castigos corporais mundialmente praticados como recurso pedagógico para impor limites, compromete a internalização moral e transmite modelos agressivos para a solução dos problemas, podendo inclusive levar à morte.
- **Síndrome de Münchausen por procuração:** caracterizada pela simulação ou criação, por um dos responsáveis ou cuidador, de sinais e sintomas que caracterizam doenças em seus filhos. Nessa situação, um dos pais submete a criança a consultas médicas e exames, alegando sintomas físicos fictícios e chegando a falsificar material coletado para exame, produzir sinais por meio de medicações ou laxantes, fazendo com que ela seja submetida a investigações e tratamentos médicos e/ou cirúrgicos desnecessários e potencialmente deletérios. Quase sempre a criança tem menos de 6 anos de idade, o que facilita a ação dos agressores. Segundo alguns terapeutas, os agressores, na maioria das vezes, apresentaram algum tipo de relação conflituosa com seus pais em uma etapa de seu desenvolvimento.
- **Síndrome do bebê sacudido:** causada pela movimentação brusca da criança, segurada pelos braços ou pelo tronco, provocando deslocamento do tecido encefálico e causando desde micro-hemorragias até ruptura de artérias, veias e fibras nervosas.
- **Negligência/abandono:** caracteriza-se pela omissão dos pais ou responsáveis pela criança ou adolescente, inclusive organizações institucionais, em prover as necessidades básicas para o desenvolvimento. Pode ser fruto de omissão e/ou despreparo para maternidade e paternidade (p. ex., privação de vestuário ou medicamento, falta de atendimento à saúde e à educação, descuido da higiene, prevenção de acidentes etc.). O abandono é a forma mais grave de negligência.
- **Violência sexual:** todo ato ou jogo sexual em que crianças ou adolescentes são usados para a gratificação sexual de um adulto ou mesmo de um adolescente em estágio de desenvolvimento psicossocial mais adiantado, com base em uma relação de poder. Abrange relações homo- ou heterossexuais, podendo ocorrer sem contato físico, como "voyeurismo" (obtenção de prazer sexual por meio de observação), pornografia e exibicionismo, ou com contato físico, como em casos de estupro, manipulação de órgãos sexuais e ato sexual com ou sem penetração. Práticas sexuais entre adultos e menores de 14 anos de idade, mesmo com o consentimento destes, são consideradas violência de vulneráveis, pois até essa idade não há maturidade para a tomada de decisões dessa natureza.

A Lei 12.015/2009 (Crimes contra a Dignidade Sexual) considera crime de estupro de vulnerável qualquer tipo de relacionamento sexual (conjunção carnal ou ato libidinoso) com crianças e adolescentes com idade inferior a 14 anos, independentemente do gênero. Também é considerada crime a prática desses atos diante de menores de 14 anos ou induzi-los a presenciar.

Essas violências costumam ocorrer em ambientes domésticos e têm como principais perpetradores os próprios pais, padrastos, avôs, tios, irmão mais velho ou outras pessoas que mantêm com a criança uma relação de dependência, afeto e confiança, as quais deveriam proteger essas crianças e adolescentes.

COMO DIFERENCIAR JOGOS SEXUAIS INFANTIS DE VIOLÊNCIA SEXUAL?

Guiadas pela curiosidade espontânea de exploração de seu corpo, é comum que na infância as crianças criem brincadeiras e jogos sexualizados, como toque e exposição dos genitais, autoestimulação, beijos, brincadeiras tipo "papai e mamãe" etc. Essas brincadeiras/jogos costumam ocorrer entre faixas etárias semelhantes, com participação voluntária, e o relacionamento entre os participantes é cordial e amigável.

No entanto, se ficar caracterizada a existência de coerção e se os envolvidos estiverem em estágios de desenvolvimento diferentes, não devem ser considerados "jogos sexuais" entre crianças e adolescentes, mas sinais de alerta para a existência de algum grau de violência sexual.

EXPLORAÇÃO SEXUAL

A exploração sexual é caracterizada pela utilização sexual de crianças e adolescentes com a intenção de lucro ou troca, tanto financeiro como de qualquer outra espécie. Em geral, eles são usados por meio de persuasão ou coação, podendo haver um intermediário que age como aliciador. A exploração sexual acontece em todas as classes sociais e em ambos os gêneros, sendo mais frequente entre as mulheres e adolescentes de baixa renda. Esse tipo de violência ocorre de quatro formas: em rede de prostituição, de pornografia, especialmente na internet, de tráfico para fins sexuais e em viagens de turismo.

SINAIS E SINTOMAS INDICADORES DE VIOLÊNCIA CONTRA CRIANÇAS E ADOLESCENTES

Por se tratar de um fenômeno complexo, que envolve questões biológicas, psicossociais, históricas e culturais, os sinais e sintomas indicativos desse tipo de violência se apresentam de várias maneiras. Além da etapa do desenvolvimento da criança e do adolescente e do tipo de violência, alguns fatores contribuem para aumentar a gravidade do dano sofrido e, consequentemente, a manifestação de sintomas, como duração dos maus-tratos por longo período, proximidade de vínculo entre vítima e agressor, diferença entre a idade da vítima e a do perpetrador, vários abusadores, apoio por parte dos familiares na revelação, danos físicos graves, coito com penetração, DST, gravidez e grave ameaça.

Embora algumas crianças e adolescentes façam a revelação, é mais comum a demonstração dessa violência por meio de sinais e sintomas, que podem surgir de diferentes modos, desde a ausência de sinais e sintomas até a manifestação de sérios problemas físicos, emocionais e sociais. O importante é saber que, em qualquer idade, nem sempre os sintomas são bem definidos. A mudança de comportamento e brincadeiras sexualizadas têm sido as principais queixas por parte dos familiares e cuidadores em caso de suspeição da violência sexual contra crianças.

O comportamento da criança e da família é o primeiro sinal ao qual o examinador deverá estar atento. O exame é muito incômodo para a vítima, e a revelação exige o diálogo e uma abordagem acolhedora, humanizada e valorizada.

Verbalização da criança

Uma criança que menciona, de modo espontâneo ou por meio de um questionário não sugestivo, ter sido vítima de maus-tratos ou violência sexual geralmente está dizendo a verdade. O profissional violência deve ficar atento aos detalhes descritos pela criança durante o relato.

Prazo da consulta

A reação normal dos pais diante de um ferimento significativo no filho é consultar o médico o mais rápido possível. Os pais que estão envolvidos em casos de maus-tratos contra crianças geralmente retardam a consulta por vários dias.

História contraditória

Quando o traumatismo é acidental, os pais fornecem habitualmente uma história clara e precisa, mesmo se não presenciaram o evento. O profissional deve ficar atento quando não pode obter a história para explicar lesões traumáticas importantes (ausente) ou quando esta é vaga e varia de um interrogatório a outro. Convém entrevistar as testemunhas do evento separadamente.

História anterior de traumatismo múltiplo

A revisão do prontuário médico da criança pode revelar uma abundância de "acidentes". Consideram-se suspeitos três ou mais "acidentes" com necessidade de consulta médica.

INDICADORES FÍSICOS
Maus-tratos

Caracteriza-se pela presença de lesões físicas, como queimaduras, hematomas, feridas e fraturas, que não se adequam à causa alegada (p. ex., fraturas múltiplas inexplicadas em diferentes estágios de consolidação, fraturas de costelas em menores de 2 anos, fraturas de crânio por sacudidas vigorosas – a síndrome do bebê sacudido) e ocultação de lesões antigas e não explicadas (Figuras 101.1).

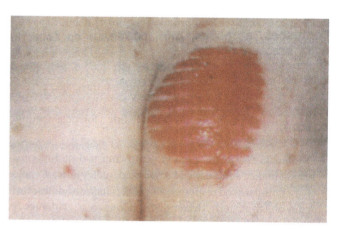

Figura 101.1 Criança de 5 anos de idade, do gênero masculino, apresentando queimaduras com diferentes tempos de ocorrência. Extensa queimadura na nádega direita, demonstrando padrão de *grill*. (Hobbs C, Wyne JM. Physical signs of child abuse. UK: WB Saunders Company, 2001.)

Comportamento da criança e do adolescente

A vítima tende a mostrar-se muito agressiva ou apática, hiperativa ou depressiva, temerosa, com tendência ao isolamento e à autodestruição. Apresenta também baixa autoestima e tristeza, alega agressão dos pais e relata ter medo destes. Ocorre o relato de causas pouco viáveis para as lesões, fugas de casa, problemas de aprendizado e faltas frequentes à escola.

Características da família

Em geral, a família oculta as lesões, justificando-as de modo pouco convincente ou contraditório. Descreve a criança como má e desobediente e faz uso excessivo de álcool ou substâncias ilícitas. Demonstra expectativas irreais quanto à criança, defende uma disciplina severa e tem antecedentes de maus-tratos na família.

Violência sexual

Convém suspeitar quando a criança ou adolescente apresenta gravidez precoce, infecções urinárias frequentes, dor ou inchaço na área genital e/ou anal, lesões e sangramentos, secreções vaginais ou penianas, DST, dificuldade de caminhar, baixo controle dos esfíncteres, fissuras anais, interrupções das pregas anais, infecção orofaríngea por gonococo ou, ainda, enfermidades psicossomáticas (Figuras 101.2 e 101.3).

Comportamento da criança e do adolescente

As crianças e adolescentes vítimas da violência sexual costumam adotar um comportamento de "silêncio" quanto a um ou mais abusos sofridos, em decorrência do sentimento de medo, vergonha ou culpa. Pode-se também observar comportamento sexual inadequado para a idade (masturbação excessiva). Não confiam em adultos; fogem de casa; regridem a um estado de desenvolvimento anterior; fazem brincadeiras sexuais agressivas ou alegam abusos de suicídio e autoflagelação. A toxicomania e o alcoolismo são reações habituais.

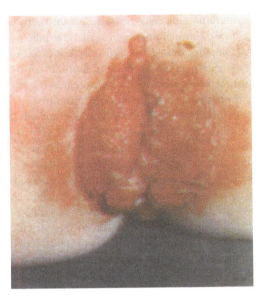

Figura 101.2 Criança de 5 anos de idade com sangramento genital, apresentando diminuição da orla himenal e ruptura até a parede vaginal posterior, o vestíbulo e a fúrcula. (Hobbs C, Wyne JM. Physical signs of child abuse. UK: WB Saunders Company, 2001.)

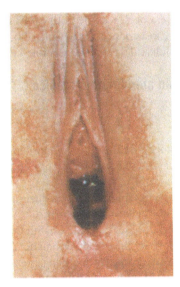

Figura 101.3 Criança de 11 meses. A foto mostra verrugas abundantes na região anal. Posteriormente, foi descoberto que os pais tinham verrugas (o modo de transmissão dessas verrugas não foi confirmado). (Hobbs C, Wyne JM. Physical signs of child abuse. UK: WB Saunders Company, 2001.)

Características da família

A família frequentemente oculta o abuso; é muito possessiva, negando à criança contatos sociais normais; acusa a criança de promiscuidade, sedução sexual e de praticar atividades sexuais fora de casa; acredita que o contato sexual é uma forma de amor familiar; acusa outro agressor para proteger algum membro da família. Em oito a cada 10 casos o agressor é conhecido da criança. Essa pessoa, em geral, é alguém de quem a criança gosta e em quem confia. Os adultos conhecidos e os familiares próximos (p. ex., pai, padrasto ou irmão mais velho) são os agressores sexuais mais frequentes e mais desafiadores.

Violência psicológica

Esse tipo de abuso pode manifestar-se como problemas de saúde (p. ex., obesidade ou anorexia; afecções de pele; depressão), ou como baixa autoestima, timidez excessiva, conduta agressiva e/ou defensiva, distúrbios do sono e dificuldade na fala, comportamentos infantis, enurese noturna e atraso no desenvolvimento psicomotor.

Comportamento da criança e do adolescente

Comportamentos extremos de timidez ou agressividade, destrutividade e autodestrutividade; problemas do sono; isolamento; baixo conceito de si próprio; abatimento profundo; tristeza; ideia e tentativa de suicídio; insegurança.

Características da família

Tem expectativas irreais sobre a criança; rejeita; aterroriza; ignora; exige em demasia; corrompe; isola; descreve a criança como má e diferente das demais.

Negligência

São indicativos de negligência: padrão de crescimento deficiente e aspecto de má higiene corporal; uso de roupas sujas; fadiga constante e pouca atenção; problemas físicos e necessidades não atendidas; presença de lesões físicas de repetição e sem tratamento ou, ainda, vestimenta inadequada ao clima local.

Comportamento da criança e do adolescente

Comportamentos extremos de hiper- ou hipoatividade; faltas ou atrasos constantes à escola ou ao médico; higiene dental precária; comportamentos infantis ou depressivos.

Características da família

Os pais negligentes costumam demonstrar pouca preocupação e desinteresse pela criança ou adolescente, ignorando-os constantemente.

Há um vínculo muito pequeno de afinidade entre os pais e os filhos no convívio diário. Outra característica comum é a história pregressa de violência doméstica sofrida pelos agressores.

ATENDIMENTO CLÍNICO NOS CASOS DE VIOLÊNCIA CONTRA A CRIANÇA E O ADOLESCENTE

Em todo o mundo, o enfrentamento eficaz do fenômeno da violência contra crianças e adolescentes ainda é muito difícil. Esse fenômeno deve ser abordado de maneira multiprofissional e intersetorial, em redes integradas no território.

Para evitar que os profissionais permaneçam como meros espectadores nos casos de violência doméstica, é imprescindível a coordenação de ações em rede, dentro de cada município, garantindo às crianças e aos adolescentes assistência integral e proteção por profissionais da área jurídica, da saúde, do serviço social e da psicologia.

Uma intervenção pontual poderá interromper o ciclo da violência e evitar a morte de crianças e adolescentes. Os profissionais da saúde devem ser capazes de reconhecer, entre os pacientes, as potenciais vítimas de violência. Ao suspeitar que uma criança ou adolescente sob seus cuidados esteja sofrendo algum tipo de violência, o profissional da saúde deverá adotar uma série de condutas de modo a quebrar o ciclo de violência:

- Ouvir atentamente a criança/adolescente e/ou seu acompanhante e dedicar-lhe toda a atenção.
- Levar a sério tudo o que for dito. As crianças e os adolescentes que encontram quem os escute com atenção e compreensão reagem melhor do que os que não encontram esse tipo de apoio.
- Ficar calmo, pois reações extremas poderão aumentar a sensação de culpa na criança/adolescente.
- Procurar não perguntar diretamente sobre os detalhes da violência sofrida e não fazer a criança repetir sua história várias vezes, o que poderá perturbá-la e aumentar seu sofrimento.
- Proteger a criança ou o adolescente e explicar, seja qual for a situação, que ele(a) não tem culpa (é comum a criança ou adolescente sentir-se responsável por tudo o que está acontecendo).
- Explicar que a criança/adolescente agiu de maneira correta ao decidir relatar o ocorrido.
- A criança não deve ser apressada a relatar tudo de uma só vez, principalmente se estiver muito emocionada. Por outro lado, deve ser encorajada a narrar com liberdade tudo o que tenha acontecido, escutando-a carinhosamente para que se sinta confiante e enfatizando sempre que o abusador, e não a criança, é o responsável pelo ocorrido.

Cabe lembrar que:

- Ouvir relatos de abuso ou violência poderá ser difícil para toda a equipe.
- A confiança da criança poderá aumentar o peso da responsabilidade do profissional que a atende.

PROGRAMA DE ATENÇÃO À CRIANÇA E AO ADOLESCENTE VÍTIMAS DE VIOLÊNCIA DO IMIP

Implantado em novembro de 2001, o Programa de Atenção à Criança e ao Adolescente Vítimas de Violência funciona com o nome de Ambulatório de Apoio e tem como objetivo atender crianças e adolescentes na faixa etária de 0 a 19 anos que apresentam indícios de violência e que são encaminhados para atendimento no IMIP. Esses pacientes chegam ao serviço tanto pela emergência (pediátrica e obstétrica) como pelo ambulatório de pediatria ou de ginecologia. Atualmente, o programa conta com uma equipe multidisciplinar formada por médicos (pediatra e ginecologista), assistente social e psicóloga. De 2002 a 2006, o ambulatório de apoio atendeu 241 crianças e adolescentes vítimas de violência, em 80,2% das vezes por violência sexual, na forma de atentado violento ao pudor. O gênero mais acometido foi o feminino (62,9%) e a idade mais prevalente, menor de 10 anos (70%). Mais frequentemente o suposto agressor foi o próprio pai/padrasto (27,5%).

As famílias de crianças e adolescentes atendidas no ambulatório de apoio apresentavam-se em situação de precariedade e vulnerabilidade social e eram, em sua maioria, muito pobres e quase completamente desassistidas pelo poder público. A chamada "desestruturação das relações familiares" associada à violência doméstica intrafamiliar constituiu um importante fator explicativo para a violência sexual. As percepções do beneficiário e usuário do programa quanto aos serviços de atenção e apoio às crianças e aos adolescentes vitimizadas foram positivas.

No contexto de vida das famílias atendidas, marcado por um padrão de iniquidade social, vulnerabilidade e exclusão, a oferta de um serviço de atendimento especializado e qualificado como o ambulatório de apoio é descrita como um refúgio, ou mesmo como uma tábua de salvação ou ponto de apoio, no sentido da reconstituição dos vínculos familiares rompidos pela vivência deletéria da violência. Além disso, constata-se o estímulo para que as famílias, quando diante da violação de seus direitos, façam o registro da denúncia nas delegacias, reforçando a ideia de que o ambulatório de apoio se constitui, para a maior parte dessas famílias, em um facilitador de acesso às outras políticas públicas (Figura 101.4).

Todos os profissionais da saúde mencionam, além do reconhecimento e do atendimento das lesões físicas e emocionais, a preocupação e a obrigação de notificar as ocorrências aos órgãos de proteção à criança, como Conselho Tutelar, Promotoria Pública e Juizado da Infância e Adolescência.

Rotina/fluxo do atendimento médico
Avaliação inicial de uma criança/adolescente vítima de violência

- Há a necessidade de um esforço coordenado de médico, psicólogo e assistente social e de um ambiente seguro e protegido.
- As equipes devem ser instruídas a reduzir o tempo de espera da vítima que aguarda atendimento.
- O examinador deve ser paciente e habilidoso.
- O paciente deve ser informado e apoiado. Deve-se garantir às vítimas assistência médica abrangente e apoio emocional com os devidos encaminhamentos para o psicólogo e outras terapias adicionais.

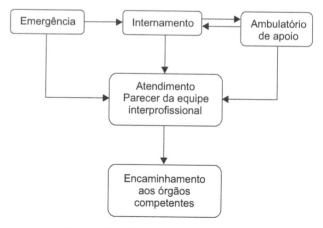

Figura 101.4 Fluxograma de atendimento.

Objetivos do atendimento

- Detecção e tratamento de lesões físicas.
- Identificação e profilaxia de DST e gravidez.
- Apoio emocional e encaminhamento necessários (serviços psicológicos, sociais etc.).
- Coleta de evidências forenses (até 72 horas).
- Orientação sobre processos legais.

Anamnese

- Após a garantia de que não há lesões graves que ponham em risco a vida, deve-se obter uma anamnese minuciosa, sensível e despojada de juízo de valor, e documentá-la usando as próprias palavras da vítima, sempre que possível.
- Nome do suposto agressor e sua relação com a vítima.
- Circunstâncias relacionadas com a agressão: local, atos específicos, sintomas físicos e comportamentais.
- Dados relevantes: data da última menstruação, menarca, atividade sexual prévia, possibilidade de gravidez, história prévia de DST, uso de álcool e substâncias ilícitas pela vítima ou família.

Exame físico

- Atenção a lesões antigas e novas.
- As lesões devem ser medidas, desenhadas e/ou fotografadas.
- Convém registrar localização, tamanho e cor de todas as equimoses, lacerações, marcas e mordeduras.
- O abdome deve ser examinado cuidadosamente à procura de traumatismos extragenitais.
- Realiza-se exame dos tratos genital e urinário e da região anal.

Exames complementares

- Recomendam-se culturas (vagina, ânus e faringe) para detecção de DST.
- Coleta imediata de sangue para sorologia de DST: HIV, sífilis, hepatite B (HbsAg) e C (anti-HCV e transaminase glutâmico-pirúvica [TGP]), além de avaliação do estado sorológico anterior.
- Os exames para sífilis (VDRL – *Venereal Disease Research Laboratory*), e HIV (ELISA – *Enzyme linked Immunosorbent Assay*), hepatite B (HbsAg) e hepatite C (anti-HCV e TGP) devem ser repetidos após 6 meses.
- O uso de colposcópio, quando disponível, é muito útil para a documentação das lesões.

Quimioprofilaxia para DST

- **HIV**: utilizam-se os antirretrovirais nas situações em que não se conhece o estado sorológico do agressor. Encaminhar para os serviços especializados: IMIP, Hospital Agamenon Magalhães e Hospital Correia Picanço.
- **Clamídia**: azitromicina, 20mg/kg VO, em dose única (dose máxima: 1g).
- **Gonorreia**:
  - < 45kg: ceftriaxona, 125mg IM, em dose única.
  - > 45kg: ceftriaxona, 250mg IM, em dose única, ou ofloxacina, 400mg VO, em dose única, ou tianfenicol, 2,5g VO, em dose única.
- **Tricomonas**:
  - Criança: metronidazol, 15mg/kg/dia, a cada 8 horas por 7 dias (dose máxima: 2g).
  - Adolescente: metronidazol, 2g, ou secnidazol, 2g, ou tinidazol, 2g VO, em dose única.
- **Sífilis**: criança – penicilina benzatina, 50.000UI/kg IM, em dose única (dose máxima: 2.400.000UI); adolescente – 2.400.000UI em dose única.

Quimioprofilaxia para as DST em situação de violência sexual

- Adolescente > 45kg e gestantes: penicilina benzatina + ceftriaxona + azitromicina. A administração profilática do metronidazol é facultativa ou pode ser postergada, devendo esse medicamento ser evitado durante o primeiro trimestre de gravidez (Quadro 101.1).
- Criança e adolescente < 45kg: inclui as mesmas drogas do esquema para adultos: penicilina benzatina + azitromicina + ceftriaxona.
- Profilaxia na gravidez – 2 semanas:
  - Levonorgestrel: 1 comprimido + 1 comprimido após 12 horas = Postinor-2® ou Pozato®.
  - Pílula em baixa dose:
    - 50µg EE + norgestrel 0,5mg: 2 comprimidos + 2 comprimidos após 12 horas.
    - 30µg EE + norgestrel 0,3mg: 4 comprimidos + 4 comprimidos após 12 horas.
  - Vacinação antitetânica e para hepatite B nas não imunizadas.
  - Náuseas e vômitos: antiemético.
  - Planos de acompanhamento: verbalmente e por escrito.
  - Encaminhar para serviços apropriados e confirmar nas visitas de acompanhamento.
  - Encaminhar a vítima para o serviço social, após preenchimento de parecer dos casos suspeitos ou confirmados de violência para encaminhamento às autoridades competentes (Conselhos Tutelares, Gerência de Política da Criança e do Adolescente [GPCA] ou Ministério Público).
  - Encaminhar ao Instituto de Medicina Legal (IML) os casos que necessitem exame de corpo de delito.

Quadro 101.1 Profilaxia das DST não virais em adultos e adolescentes com mais de 45kg. Esse esquema pode ser utilizado durante a gestação

Medicação	Apresentação	Via de administração	Posologia
Penicilina G benzatina	1,2 milhão UI	IM	2,4 milhões UI (1,2 milhão em cada nádega), dose única
Ceftriaxona	250mg	IM	250mg, dose única
Azitromicina	500mg	VO	2 comprimidos, dose única

Fonte: Brasil, Ministério da Saúde. Secretaria de Vigilância em Saúde. Programa Nacional de DST e Aids. Manual de Controle de Doenças Sexualmente Transmissíveis – DST. 4. ed. Brasília: Ministério da Saúde, 2006. 140 pág. (Série Manuais, nº 68).

- Notificar os casos de suspeita ou confirmação de violência contra crianças e adolescentes em ficha específica em três vias (uma via para o serviço, uma via para ser encaminhada ao Conselho Tutelar da região de moradia da criança/adolescente e uma via para a Secretaria Municipal de Saúde, a quem caberá o envio posterior da informação à Secretaria Estadual de Saúde).
- A atenção/notificação dos casos é responsabilidade da unidade como um todo e não apenas dos profissionais que fazem o atendimento dessas crianças e adolescentes.

Rotina da equipe social
- Entrevista social com a família dos pacientes atendidos, com a finalidade de conhecer sua situação socioeconômica, identificando os riscos sociais e os fatores que interferem na saúde do paciente.
- Informação e orientação sobre os acompanhamentos necessários aos casos, identificando e reconhecendo a realidade do meio em que se vai atuar e buscando a participação dos pacientes na definição de alternativas para o problema identificado.
- Elaboração de Parecer Social, registrando os dados considerados importantes para a resolução do problema para análise, interpretação e avaliação destes.
- Preenchimento da guia de encaminhamento para informar as instituições envolvidas sobre o acompanhamento e o tratamento realizado.
- Condução aos órgãos competentes, a fim de encaminhar os casos para serem acompanhados pela rede de atendimento, sob a perspectiva da integralidade.
- Acompanhamento ambulatorial dos casos, verificando as modificações da problemática social vivenciada a partir das intervenções realizadas e propondo novas formas de ação, quando necessário.
- Reuniões de grupos com familiares, facilitando o entendimento de questões referentes às crianças e aos adolescentes e estimulando a participação e a responsabilização na vida desses.
- Visitas domiciliares, constatando as condições de vida do paciente e intervindo na realidade de acordo com as possibilidades existentes nas relações interpessoais, familiares e comunitárias.

Rotina da equipe de psicologia
- Oferecer um local seguro e confiável, onde a criança/adolescente poderá expor a situação vivida.
- Apoio emocional.
- Entrevista psicológica com acompanhante ou familiar.
- Avaliar, orientar e lidar com as emoções e reações da vítima e de seus familiares ou acompanhantes.
- Avaliação da desorganização psíquica e dos mecanismos de defesa.
- Reações psicossomáticas.
- Reações do grupo social em que a vítima está inserida (acolhimento e apoio, críticas, descriminação, revolta, expulsão).
- Encaminhamento para avaliação psiquiátrica (quadros psicopatológicos, como distúrbios depressivos e fóbicos), caso necessário.
- Quando ocorre gravidez, avaliar os sentimentos relacionados com a constatação de gravidez como resultado da violência sexual.

Apoio do ponto de vista legal
Não se pode pensar em diminuir os riscos e modificar a situação de violência sem o respaldo das leis. As leis de proteção à população infanto-juvenil existentes no Brasil resultaram de muitas lutas e da mobilização de vários segmentos da sociedade, que não admitiram se calar ante esse absurdo e que tiveram a coragem de dar os primeiros passos para reverter o quadro de práticas e políticas excludentes.

A seguir, são destacados alguns artigos que podem contribuir para que se continue nesse caminho.

Do Estatuto da Criança e do Adolescente:
- "Art 13 – Os casos de suspeita ou confirmação de maus-tratos contra criança ou adolescente serão obrigatoriamente comunicados ao Conselho Tutelar da respectiva localidade, sem prejuízo de outras providências legais."
- "Art 98 – As medidas de proteção à criança e ao adolescente são aplicáveis sempre que os direitos reconhecidos nesta Lei forem ameaçados ou violados;
  I. Por ação ou omissão da sociedade ou do Estado
  II. Por falta, omissão ou abuso dos pais ou responsável
  III. Em razão de sua conduta."
- "Art. 130 – Verificada a hipótese de maus-tratos, opressão ou abuso sexual impostos pelos pais ou responsável, a autoridade judiciária poderá determinar, como medida cautelar, o afastamento de agressor da moradia comum."
- "Art 245 – Deixar o médico, professor ou responsável por estabelecimento de atenção à saúde e de ensino fundamental, pré-escola ou creche, de comunicar à autoridade competente os casos de que tenha conhecimento, envolvendo suspeita ou confirmação de maus-tratos contra criança ou adolescente. Pena – multa de 3 a 20 salários de referência, aplicando-se o dobro em caso de reincidência."

Como romper o ciclo de violência
- **Prevenção primária:** atingir as causas da violência antes que esta se instale (p. ex., identificar e debater nos programas de centros de saúde, escolas e comunidades os fatores sociais, culturais e ambientais que favoreçam os maus-tratos).
- **Prevenção secundária:** detecção precoce de crianças em situação de risco, impedindo os atos de violência e/ou sua repetição (p. ex., família usuária de substâncias lícitas e ilícitas, negligente etc.)
- **Prevenção terciária:** acompanhamento integral à vítima e ao agressor em centros especializados que disponham de equipe multidisciplinar.

Bibliografia
ABRAPIA. Abuso sexual contra crianças e adolescentes. 2000.
ABRAPIA. Maus-tratos contra crianças e adolescentes. Proteção e prevenção. Guia de orientação para profissionais de saúde. 2000.

Assis SG. Crescer sem violência: um desafio para educandos. Rio de Janeiro: Fiocruz/Claves, 11019.

Brasil, 11010. Estatuto da Criança e do Adolescente (Lei 8069, de 13 de julho 11010). Brasília, DF.

Brasil. Notificação de maus-tratos contra crianças e adolescentes pelos profissionais de saúde. Brasília: Ministério da Saúde, 2002.

Brasil. Ministério da Saúde. Política nacional da morbimortalidade por acidentes e violências: Portaria MS/GM 737, de 16/05/01. Brasília, DF: Ministério da Saúde, 2002.

Brasil, Ministério da Saúde. Secretaria de Atenção à Saúde. Departamento de Ações Programáticas Estratégicas. Linha do cuidado para atenção integral à saúde de crianças, adolescentes e suas famílias em situação de Saúde. Departamento de Ações Programáticas Estratégicas. Brasília: Ministério da Saúde, 2010 104, p. il. (Série F. Comunicação e Educação em Saúde).

Brasil, Ministério da Saúde. Violência intrafamiliar – orientação para prática em serviço. Brasília, Ministério da Saúde, 2002 (Cadernos de Atenção Básica, 8).

Drezett J. Abuso sexual contra crianças e adolescentes, Pediatria Atual set 2002; 15.

Fernandes SM. O Protocolo – Abuso Sexual de Crianças. Pediatria Atual, maio 2003; 16.

Gonçalves E, Ferreira H. SAL. A notificação da violência intrafamiliar contra criança e adolescente por profissionais de saúde. Caderno Saúde Pública, Rio de Janeiro, jan/fev 2002; 18(1).

Hobbs CJ. Physical signs of child abuse. UK,11019.

Horton H. Violência durante a infância eleva o risco de depressão nas mulheres. The Lancet 2001; 358(9298):1472.

Mapa da violência 2014 – Os jovens do Brasil – Flacso Brasil. Waiselfisz JJ. Rio de Janeiro, 2014.

Minayo MC. Conceitos e terorias e tipologias da violência: a violência faz mal à saúde: In: Najaine K, Assis SG, Constantino P (Org.). Impactos da violência na Saúde. Rio de Janeiro: Fiocruz, 2009:21-42.

Moura ATMS, Reichenheim ME. Efeitos dos maus-tratos durante a infância na adolescência. Arch Pediatr Adolec Méd 2002; 156:824-30.

Paes-Sousa R, Vaitsman J. Cadernos de Estudos Desenvolvimento Social em Debate – Síntese das Pesquisas de Avaliação de Programas Sociais do MDS. Brasília, 2007.

Santana D. Maus-tratos na infância e na adolescência. Disponível em: www.medstudents.com.br http://www.medstudents.com.br. Acesso em 05/06/2003.

Santos HO. Crianças espancadas. Campinas, SP: Saraiva, 11019.

Silva MCM. Descortinando a violência sexual em crianças e adolescentes: análise da invisibilidade do problema sobre a ótica epidemiológica e clínica-legal. Maria Carmelita Maia e Silva. Recife: M. C. M. e Silva, 2009.145 f.: il.

Silva MCM, Brito AM, Araújo AL, Abath MB. Caracterização dos casos de violência física, psicológica, sexual e negligências notificadas em Recife, Pernambuco, 2012.

Sociedade Brasileira de Pediatria – SBP. Guia de atuação frente a maus-tratos na infância e na adolescência. Rio de Janeiro: Sociedade Brasileira de Pediatria, 2001.

UNICEF. Situação Mundial da Infância, 2011.

Capítulo 102

Testes de Triagem Neonatal

Luciana Cordeiro Souza Lima

INTRODUÇÃO

Os testes de triagem neonatal aplicam-se ao diagnóstico precoce de doenças que possam ter prevalência elevada na população em geral ou doenças cujo diagnóstico tardio possa acarretar elevada morbidade e/ou mortalidade. No Brasil estão regulamentados os testes de triagem neonatal em papel filtro ("teste do pezinho"), triagem auditiva neonatal ("teste da orelhinha"), teste da oximetria de pulso ("teste do coraçãozinho") e o teste do reflexo vermelho ("teste do olhinho"). Outro teste de triagem neonatal, conhecido como "teste da linguinha", foi regulamentado por lei em 2014, mas sua utilização tem sido controversa. O objetivo deste capítulo é descrever os testes de triagem realizados no Sistema Único de Saúde (SUS), os procedimentos padronizados para sua realização e as condutas a serem adotadas de acordo com os resultados encontrados.

TESTES DE TRIAGEM NEONATAL EM PAPEL FILTRO ("TESTE DO PEZINHO")

Regulamentado e tornado universal em 2001, o "teste do pezinho" foi implantado em diferentes fases. Atualmente, é universal a realização de triagem para as seguintes condições clínicas: hipotireoidismo congênito, fenilcetonúria, hemoglobinopatias e fibrose cística.

Outras condições clínicas, como deficiência de biotinidase, estão em fase de implantação ou podem constar em testes de rastreamento mais ampliados realizados em serviços privados (p. ex., hiperplasia suprarrenal congênita, deficiência de G6PD, galactosemia, espectrometria de massas em *tandem*, deficiência de MCAD e doenças infecciosas).

Normas e rotina para a triagem neonatal

1. **Idade para a coleta:** a triagem neonatal deve ser realizada no nascido vivo após 48 horas e com, no máximo, 30 dias de vida. O período ideal situa-se entre 3 e 7 dias de vida.

2. **Amostra:** a amostra do sangue venoso é coletada em filtro de papel por meio de punção da parte lateral do calcanhar. O sangue deve preencher totalmente cada um dos círculos do calcanhar. Após a coleta, o filtro de papel é mantido em temperatura ambiente até a secagem completa do sangue. A amostra deve ser enviada até 5 dias após a coleta. A contaminação do filtro de papel com fezes, urina, álcool ou outras substâncias pode contribuir para resultados falsos.

Situações especiais

- **Recém-nascidos prematuros internados:** a coleta deve ser feita até 7 dias de vida e repetida de 90 a 120 dias após o nascimento, para que o exame seja considerado completo e com risco mínimo de falso-positivos ou negativos.
- **Recém-nascidos que necessitaram transfusões sanguíneas:** deve-se tentar programar a coleta para antes da transfusão sanguínea. Caso isso não seja possível, coleta-se a amostra da maneira habitual para triagem de outras doenças, e deve-se fazer nova coleta 120 dias após a transfusão.
- **Recém-nascidos em uso de medicamentos:** o uso de medicamentos não é fator restritivo para a coleta da amostra. Convém informar, na ficha de registro, as medicações em uso.

Hipotireoidismo congênito

Doença frequente, o hipotireoidismo congênito apresenta incidência de 1 em 3.000 nascidos vivos e, se não diagnosticado precocemente, pode determinar danos neurológicos graves e irreversíveis. Sua apresentação clínica é variável, e a ocorrência de sintomas pode se dar somente quando os danos já são irreversíveis mesmo com tratamento adequado. Uma vez diagnosticado, o tratamento é realizado com medicações de fácil acesso mediante reposição de levotiroxina, sendo de fundamental importância sua triagem neonatal.

O diagnóstico do hipotireoidismo congênito é estabelecido pela dosagem aumentada de TSH e diminuída de T_4. O teste de triagem em papel filtro utiliza a dosagem de TSH, devendo ser interpretado como a seguir:

- **< 10mU/mL:** resultado normal – não necessita acompanhamento clínico específico;
- **10 a 20µU/mL:** resultado indeterminado – deve ser realizada segunda coleta em papel filtro. Se novo resultado < 10mU/mL, deve ser interpretado como normal e não necessitará acompanhamento específico. Em caso de novo resultado > 10mU/mL, devem ser realizados acompanhamento clínico específico e dosagem de TSH, T_4 e T_4 livre séricos para confirmação diagnóstica;
- **> 20mU/mL:** resultado alterado – devem ser realizados acompanhamento clínico específico e dosagem de TSH, T_4 e T_4 livre séricos para confirmação diagnóstica.

Fenilcetonúria

Doença decorrente da deficiência da enzima fenilalanina-hidroxilase, a fenilcetonúria resulta no acúmulo da fenilalanina no sangue e nos tecidos do recém-nascido. Tem incidência estimada em 1 em 12.000 nascidos vivos. A fenilalanina é um aminoácido essencial presente no leite materno, de modo que a ausência do diagnóstico precoce da fenilcetonúria pode determinar retardo mental grave. Para melhorar a sensibilidade do teste de triagem para essa condição, o ideal é que o "teste do pezinho" seja realizado pelo menos 48 horas após exposição a dieta proteica (leite materno ou fórmula láctea). O tratamento é factível e baseia-se na restrição dietética da fenilalanina, podendo ser iniciado assim que estabelecido o diagnóstico, evitando-se os danos neurológicos graves da doença.

Hemoglobinopatias

A principal hemoglobinopatia na população brasileira é a anemia falciforme, com incidência de 1 em 400 a 1 em 1.000 nascidos vivos. As técnicas utilizadas na triagem neonatal são a cromatografia líquida de alta precisão e a focalização isoelétrica, possibilitando a triagem para anemia falciforme e outras alterações da hemoglobina. A apresentação clínica da anemia falciforme é tardia, com início a partir do segundo semestre de vida. No entanto, seu aparecimento pode ocorrer com fenômenos vasoclusivos, crises álgicas, sequestro esplênico ou predisposição a infecções graves e que ameaçam a vida. O diagnóstico precoce pode determinar intervenção profilática ou terapêutica precoce, reduzindo a morbidade e a mortalidade desses pacientes e justificando, assim, a triagem neonatal para essa doença. A interpretação dos resultados e as condutas adotadas devem estar de acordo com a descrição da presença de determinados tipos de hemoglobina (Quadro 102.1).

Fibrose cística

A fibrose cística é doença multissistêmica com apresentação clínica variável em gravidade e idade de aparecimento, com incidência de 1 em 4.000 nascidos vivos. O marcador da triagem neonatal é o aumento da tripsina imunorreativa. O tratamento é factível a partir da reposição de enzimas pancreáticas. Uma vez alterado o resultado da triagem neonatal,

Quadro 102.1 Interpretação e conduta conforme resultados encontrados para triagem neonatal de hemoglobinopatias em papel filtro

Resultado	Interpretação	Conduta
FA	Sem doença falciforme	Não necessita acompanhamento específico
FAS	Traço falciforme	
FAC	Traço C	
FAD	Traço D	
FS	Doença falciforme	Devem ser encaminhados a centros de referência para tratamento de doença falciforme
FSC		
FSD		

o paciente deve ser encaminhado a centro de referência no tratamento da fibrose cística para que o diagnóstico seja confirmado com a iontoforese (teste do suor) ou teste genético para a mutação mais frequente dessa doença (dF508).

Deficiência de biotinidase

A deficiência de biotinidase é uma doença genética caracterizada pela deficiência da enzima biotinidase, responsável pela absorção e regeneração orgânica da biotina, uma vitamina existente nos alimentos que compõem a dieta normal. Essa vitamina é indispensável para a atividade de diversas enzimas. A incidência da doença é de 1 em 70 mil nascidos vivos. O quadro mais grave é marcado por convulsões, retardo mental e lesões de pele. Seu diagnóstico é difícil a partir dos sinais clínicos, que são pouco característicos. O tratamento é simples e consiste na administração VO, de uma dose diária suplementar de biotina, a qual promove o funcionamento normal das diversas enzimas que dela dependem.

TESTE DE TRIAGEM AUDITIVA NEONATAL ("TESTE DA ORELHINHA")

O "teste da orelhinha" foi regulamentado em agosto de 2010 pela Lei federal 12.303, que tornou obrigatória a realização do teste de emissões otoacústicas evocadas (EOAE) em todos os recém-nascidos. Antes da regulamentação, a triagem auditiva era realizada apenas em pacientes com fatores de risco predeterminados (Quadro 102.2). No entanto, até 50% dos diagnósticos de deficiência auditiva eram estabelecidos em pacientes sem fatores de risco. O diagnóstico tardio determina pior prognóstico, pois períodos iniciais do desenvolvimento da linguagem já estariam perdidos.

O EOAE consiste na utilização de aparelho digital e sondas e é teste rápido e indolor, idealmente realizado durante o sono. O período ideal para o exame são os primeiros 28 dias de vida. Se houver resposta positiva nos dois ouvidos, os pais devem ser orientados quanto ao desenvolvimento normal da linguagem e da audição na infância, não necessitando novos testes ou acompanhamento especializado.

Em caso de falha na resposta aos estímulos em qualquer um dos ouvidos, a criança deve ser reavaliada de 30 a 50 dias após. O reteste deve ser realizado nos dois ouvidos, mesmo que apenas um tenha falhado no primeiro teste. Se for regis-

Quadro 102.2 Fatores de risco para deficiência auditiva em recém-nascidos

Permanência em UTI neonatal por mais de 2 a 5 dias
Malformações de cabeça e pescoço
Síndromes associadas a deficiências auditivas
História familiar de deficiência auditiva congênita
Consanguinidade dos pais
Infecções congênitas (TORCHS)
Peso ao nascer < 1.500g
Hiperbilirrubinemia
Uso de medicação ototóxica por > 5 dias
Meningite bacteriana
Apgar ≤ 4 no 1º minuto
Apgar ≤ 6 no 5º minuto
Uso de ventilação mecânica por > 5 dias

trada resposta positiva nos dois ouvidos no reteste, os pais devem ser orientados quanto ao desenvolvimento normal da linguagem e da audição na infância, não necessitando novos testes ou acompanhamento especializado. Se permanecer a falha na resposta, o paciente deverá ser encaminhado a especialista (otorrinolaringologista) e outros testes auditivos deverão ser realizados. A falha no primeiro teste pode ser decorrente da presença de vérnix na orelha externa ou efusão na orelha média nos primeiros dias de vida.

A Sociedade Brasileira de Pediatria recomenda que, na presença de fatores de risco para deficiência auditiva, o paciente seja avaliado não somente pelo EOAE, mas também por meio do potencial auditivo evocado de tronco encefálico, pois é maior o risco de lesões neurológicas nessa população.

TESTE DO REFLEXO VERMELHO ("TESTE DO OLHINHO")

O teste do reflexo vermelho (teste do reflexo de Brucker) pode detectar qualquer patologia que determine obstrução no eixo visual, como catarata, glaucoma congênito, opacidades congênitas da córnea, tumores intraoculares, inflamações intraoculares importantes ou hemorragias vítreas. A principal doença a ser triada pelo "teste do olhinho" é o retinoblastoma, cuja incidência é de 1 em 15 mil nascidos vivos. No entanto, pequenos tumores podem não alterar esse teste, sendo o resultado falso-negativo, o que determina a necessidade de realização, desde o nascimento até os 2 anos de idade, do exame da órbita, estruturas externas do olho, motricidade ocular, musculatura, pupila e reflexo vermelho em consultas subsequentes.

Em 2008 no Estado de Pernambuco, passou a ser obrigatória a realização do teste pelo SUS, o qual deve ser realizado idealmente antes da alta da maternidade ou no máximo nos primeiros 30 dias de vida. A técnica do exame consiste na incidência de feixe luminoso proveniente de oftalmoscópio ou retinoscópio segurado próximo ao olho do examinador e a 30cm do olho do recém-nascido. O teste deve ser realizado em ambiente com baixa luminosidade e não exige dilatação da pupila. O resultado considerado normal consiste na obtenção bilateral de reflexo vermelho brilhante nos dois olhos. Pontos pretos, assimetria ou a presença de reflexo branco demandam encaminhamento para o oftalmologista e a realização de fundo de olho.

TESTE DA OXIMETRIA DE PULSO ("TESTE DO CORAÇÃOZINHO")

O "teste do coraçãozinho" foi regulamentado como sendo obrigatório no SUS em junho de 2014, após consulta pública para incorporação de tecnologias em saúde pelo CONITEC. A incidência de cardiopatia congênita crítica em recém-nascidos é de 1 a 2 em 1.000 nascidos vivos. Destes, até 30% podem receber alta da maternidade sem diagnóstico. A literatura registra sensibilidade de 75% e especificidade de 99% para o diagnóstico de cardiopatias críticas, dentre as quais:

- **Cardiopatias com fluxo pulmonar dependente de canal arterial:** atresia pulmonar e similares.
- **Cardiopatias com fluxo sistêmico dependente de canal arterial:** síndrome de hipoplasia de coração esquerdo, coarctação de aorta crítica e similares.
- **Cardiopatias com circulação em paralelo:** transposição de grandes vasos.

O teste deve ser realizado idealmente nas primeiras 24 a 48 horas de vida ou antes da alta da maternidade, mas não em sala de parto, momento no qual o recém-nascido pode ainda apresentar saturação de oxigênio variável com a idade gestacional e o tempo de vida. Além disso, não deve ser realizado em menores de 34 semanas de idade gestacional.

A técnica é simples e consta de aferição da oximetria de pulso no membro superior direito e em um dos membros inferiores. O resultado normal é uma $SatO_2 \geq 95\%$ nos dois membros e uma diferença < 3% entre as duas medidas. Quando o resultado é normal, o paciente pode receber alta e não necessita de acompanhamento especializado.

Se a $SatO_2$ for < 95% em qualquer uma das medidas ou se houver diferença > 3% entre as medidas dos dois membros, o teste deve ser repetido 1 hora depois. Se o segundo teste tiver resultado normal, o paciente poderá receber alta e não necessitará acompanhamento especializado. Se a alteração se mantiver, o paciente deverá ser submetido ao ecocardiograma e não poderá receber alta da maternidade até o esclarecimento diagnóstico.

Estudos realizados na Suécia e no Reino Unido detectaram a necessidade de realização de ecocardiograma em 0,23% e 0,98% dos recém-nascidos testados, respectivamente. No Reino Unido, 13,3% dos recém-nascidos que realizaram o ecocardiograma apresentaram cardiopatia moderada ou grave. Em Pernambuco, ainda não se encontram disponíveis dados que possibilitem estimar a taxa de necessidade de realização do ecocardiograma e o impacto orçamentário desse teste de triagem. No entanto, a situação é preocupante em razão da restrição desse exame confirmatório a poucas unidades de saúde que atendam ao SUS no Estado de Pernambuco.

O teste de triagem não descarta a realização de exame físico minucioso e detalhado do aparelho cardiovascular antes da alta hospitalar, especialmente da palpação de pulsos femorais e periféricos em todos os recém-nascidos já na sala de parto e em exames subsequentes.

AVALIAÇÃO DO FRÊNULO DA LÍNGUA ("TESTE DA LINGUINHA")

A Lei 13.002, de junho de 2014, tornou obrigatória a realização do "teste da linguinha" em todos os recém-nascidos no SUS. Esse protocolo de avaliação busca o diagnóstico precoce da anquiloglossia (ou língua presa), que poderia limitar os movimentos da língua e interferir nas funções de sugar, mastigar, engolir e falar.

O protocolo de avaliação do frênulo da língua deve ser seguido por profissional habilitado (fonoaudiólogo), respeitando a técnica proposta no Protocolo de Avaliação do Frênulo Lingual para Bebês (Martinelli, 2013). Para a triagem neonatal (realizada nas primeiras 48 horas após o nascimento) é realizada somente a avaliação anatomofuncional dos recém-nascidos, considerando que estes demoram de 15 a 20 dias para se adaptar às novas condições de vida. Valores < 5 são normais. Resultados entre 5 e 6 são duvidosos, devendo ser realizado reteste após 30 dias. Essa avaliação inicial possibilita o diagnóstico dos casos mais graves e a indicação da frenotomia lingual (pique na língua) já na maternidade, se a soma total dos escores for ≥ 7, pois, nesse caso, considera-se a interferência do frênulo nos movimentos da língua.

O reteste é realizado após 30 dias de vida. No reteste é aplicado o protocolo completo para um bebê bem acordado e com fome (próximo à hora da mamada), para que possa ser realizada a avaliação da sucção nutritiva. Se a soma total dos escores da história clínica e do exame clínico (avaliação anatomofuncional e avaliação da sucção não nutritiva e nutritiva) for ≥ 13, pode-se considerar a interferência do frênulo lingual nos movimentos da língua e encaminhar para cirurgia. Se for realizado apenas o exame clínico (avaliação anatomofuncional e avaliação da sucção não nutritiva e nutritiva) e a soma total dos escores for ≥ 9, pode-se considerar a interferência do frênulo nos movimentos da língua e encaminhar para cirurgia.

Apesar de sua regulamentação, esse teste de triagem tem recebido críticas e ainda não é realizado de rotina no nosso serviço. A Sociedade Brasileira de Pediatria, após a regulamentação do teste, divulgou nota técnica onde esclarece que "a anquiloglossia apresenta mortalidade e morbidade próximas de zero e que mesmo sua presença em grau mais severo no recém-nascido jamais irá se constituir em um quadro de urgência ou emergência clínica ou cirúrgica, onde a vida ou a morte deste recém-nascido dependerá exclusivamente do 'Teste da Linguinha', não havendo, portanto, quaisquer justificativas médicas para sua pesquisa em particular".

Além disso, ressalta que o projeto de lei foi fundamentado em ensaio clínico em que foram analisados apenas 10 recém-nascidos a termo, população insuficiente para produzir significância estatística e poder de evidência em um total de quase 3 milhões de nascidos vivos anualmente no Brasil. Em contrapartida, estudo de revisão sistemática na base de dados Medline e Biblioteca Cochrane em 2009 concluiu que ainda não há evidências para a adoção de um protocolo de diagnóstico e tratamento para essa condição clínica, de modo que concluíram por solicitar a revogação da lei em agosto de 2014.

Bibliografia

Abramson DH, Beaverson K, Sangani P et al. Screening for retinoblastoma: presenting signs as prognosticators of patient and ocular survival. Pediatrics 2003; 112:1248-55.

Agostini OS. Cartilha do teste da linguinha: para mamar, falar e viver melhor. 1. ed. São José dos Campos (SP): Pulso Editorial, 2014.

Brasil. Ministério da Saúde – Departamento de Gestão e Incorporação de Tecnologias em Saúde da Secretaria de Ciência, Tecnologia e Insumos Estratégicos. Teste do coraçãozinho (oximetria de pulso) na triagem neonatal. Brasília(DF): Comissão Nacional de Incorporação de Tecnologias no SUS (CONITEC). Relatório nº 115, 2014.

Brasil. Ministério da Saúde. Secretaria de Assistência à Saúde. Coordenação-Geral de Atenção Especializada. Manual de normas técnicas e rotinas operacionais do Programa Nacional de Triagem Neonatal. Brasília (DF): Ministério da Saúde, 2002.

Brasil. Ministério da Saúde. Secretaria de Atenção à Saúde. Departamento de Ações Programáticas Estratégicas. Diretrizes de Atenção à Saúde Ocular na Infância: detecção e intervenção precoce para prevenção de deficiências visuais. Brasília(DF): Ministério da Saúde, 2013.

Junior DC, Burns DAR, Lopez FA. Tratado de pediatria da Sociedade Brasileira de Pediatria. 3. ed. Barueri (SP): Manole, 2014.

Martinelli RLC, Marchesan IQ, Berretin-Felix G. Protocolo de avaliação do frênulo lingual para bebês: relação entre aspectos anatômicos e funcionais. Rev Cefac 2013; 15(3):599-610.

Suter VG, Bornstein MM. Ankyloglossia: facts and myths in diagnosis and treatment. J Periodontol 2009; 80(8):1204-19.

Capítulo 103

Oportunidade Cirúrgica em Pediatria

Paulo Sérgio Gomes Nogueira Borges
Luciana Santana Lima

INTRODUÇÃO

Especialidade médica abrangente, a cirurgia pediátrica envolve o diagnóstico e o tratamento de afecções variáveis tanto de recém-nascidos como de crianças mais velhas. No ambulatório de Cirurgia Pediátrica isso não é diferente, e observa-se grande variedade de afecções cirúrgicas.

Os pacientes cirúrgicos pediátricos são referenciados pelos inúmeros serviços de pediatria clínica, o que explica a importância, para o pediatra, de conhecer as patologias cirúrgicas, bem como sua fisiopatologia, o diagnóstico e o tratamento.

Vale salientar que algumas patologias cirúrgicas nem sempre exigem intervenção quando de seu diagnóstico e podem ser acompanhadas clinicamente com resolução total. Outras são acompanhadas até certa idade e, se não houver regressão, indica-se cirurgia. A maioria das patologias é passível de correção cirúrgica no momento do diagnóstico.

As patologias cirúrgicas mais comumente atendidas no ambulatório incluem: fimose, hérnias inguinal, umbilical e epigástrica, cistos cervicais (tireoglosso, branquiais), fístulas e seios cervicais, criptorquidia, varicocele, hidrocele, pólipo retal, coaptação de ninfas e linfangiomas, dentre outras.

As patologias cirúrgicas pediátricas ambulatoriais que exigem intervenção cirúrgica quando diagnosticadas são: linfadenite aguda supurativa; cisto tireoglosso; higroma cístico; cistos, fístulas e seios branquiais; cistos e seios pré-auriculares; hérnia epigástrica; hérnia inguinal; e criptorquidia.

As patologias cirúrgicas pediátricas ambulatoriais que podem ser acompanhadas e para as quais, a depender da evolução, indica-se ou não o procedimento cirúrgico são: hérnia umbilical; granuloma umbilical; hidrocele; cisto de cordão; coaptação de ninfas; e fimose.

PATOLOGIAS CIRÚRGICAS PEDIÁTRICAS
Afecções cervicais
Linfadenomegalias
Linfadenite aguda supurativa

A linfadenite aguda supurativa é a causa mais frequente de tumoração no pescoço, normalmente seguida de processo infeccioso, que envolve conjuntiva, ouvido, couro cabeludo ou vias aéreas superiores. Os agentes mais comuns são *S. aureus* e *Streptococcus* hemolítico do grupo A.

Ao exame físico, observa-se tumoração dolorosa ao toque, hiperemiada e aquecida; se houver flutuação, está indicada drenagem cirúrgica.

A manutenção da supuração é indicativa da necessidade de investigação de tuberculose ganglionar e linfadenites de etiologia pouco comum.

A biópsia deve ser indicada nas seguintes situações:

1. Gânglios > 2cm, presentes por mais de 6 semanas.
2. Gânglios > 2cm que continuam crescendo após 2 meses.
3. Massas ganglionares com gânglios duros e confluentes.
4. Gânglios supraclaviculares.

Cisto tireoglosso

A mais comum das massas cervicais congênitas, o cisto tireoglosso localiza-se mais comumente (80%) logo abaixo do osso hioide, na linha média do pescoço. Sua principal característica é a mobilidade à protrusão da língua ou à deglutição, tendo em vista sua conexão com a base da língua e com o osso hioide. Pode manifestar-se como abscesso cervical mediano (secundário à infecção por bactérias da cavidade oral em vista de sua comunicação com o forame cego), fistulização secundária, ou pode sofrer degeneração maligna.

Em caso de suspeita diagnóstica de cisto tireoglosso, deve ser realizada ultrassonografia da região cervical. Os principais diagnósticos diferenciais são feitos com tireoide ectópica, cisto dermoide e linfonodos.

O tratamento é cirúrgico e consiste na remoção do cisto, juntamente com a porção média do osso hioide, e ligadura do conduto próximo à base da língua. O índice de recidiva é de 3% com essa técnica.

Higroma cístico

As afecções linfáticas podem ocorrer em qualquer região do organismo em que existam vasos linfáticos. Em geral, incidem em áreas onde a circulação linfática é mais rica, como região cervicofacial (75%), axilas (20%), virilha, mediastino, retroperitônio e pelve.

O diagnóstico é eminentemente clínico, com presença de tumoração de limites imprecisos, amolecida e indolor. Mais da metade dos casos é diagnosticada no período neonatal. A depender da localização, a tumoração pode causar compressão e desvio de estruturas nobres, dentre elas, a via aérea, sendo considerada uma urgência cirúrgica.

O tratamento de pequenas lesões que não comprometem estruturas nobres costuma ser cirúrgico. Em caso de grandes lesões, a ressecção cirúrgica é geralmente ineficaz como tratamento isolado, sendo indicadas múltiplas abordagens, como infiltração da tumoração com susbstâncias esclerosantes (bleomicina, OK-432), corticoterapia, interferon e, mais recentemente, a rapamicina.

Cistos, fístulas e seios branquiais

Decorrentes de falhas do desenvolvimento embrionário do aparelho branquial (remanescentes), podem ser uni- ou bilaterais (2% a 3%). As patologias do primeiro arco branquial localizam-se na região pré-auricular e comunicam-se com o ouvido externo. As do segundo arco são mais comuns e localizam-se ao longo da borda anterior do músculo esternocleido-occipitomastóideo e comunicam-se com a faringe. As do terceiro e quarto arcos são muito raras.

Podem apresentar supurações e infecções recorrentes, bem como drenagem de secreção salivar. O tratamento é instituído quando do diagnóstico. É necessário um período sem infecção para realização do ato cirúrgico.

Torcicolo congênito

O torcicolo congênito é uma patologia secundária à ruptura do músculo esternocleido-occipitomastóideo durante parto laborioso com lesão das fibras musculares, hematoma e substituição por tecido fibroso e retração muscular. Existem duas formas de apresentação clínica: em recém-nascidos e lactentes, observam-se tumoração de consistência endurecida, indolor, no trajeto do músculo, e rotação da cabeça para o lado afetado; em crianças maiores, observa-se o aparecimento de torcicolo, associado ou não à deformidade da face. O diagnóstico é clínico, e o tratamento baseia-se em fisioterapia, que pode ser feita pela própria mãe. O tratamento cirúrgico é reservado para casos selecionados.

Cistos e seios pré-auriculares

São pregas ectodérmicas sequestradas durante a formação do ouvido externo. Existe tendência familiar, e um terço dos casos é bilateral. O diagnóstico é clínico, observando-se pequeno orifício localizado em região anterior da orelha e podendo haver saída de secreção purulenta e sebácea.

A cirurgia é indicada nos casos de saída de secreção purulenta, porém em um período em que não haja infecção.

Malformações da parede abdominal
Hérnia umbilical

A hérnia umbilical é um defeito das estruturas musculo-aponeuróticas do anel umbilical, o que promove a protrusão de conteúdo abdominal. Observa-se tumoração redutível, indolor, em região de cicatriz umbilical. O diagnóstico é clínico. O tratamento instituído depende do tamanho do defeito, da idade da criança e de ter havido encarceramento antes ou não. Em geral, em defeitos de 0,5 a 2cm, pode-se observar por até 2 a 3 anos, principalmente em crianças de raça negra, já que existe a possibilidade de fechamento espontâneo. Defeitos > 2cm podem ser acompanhados clinicamente; se não estiver ocorrendo progressão do fechamento espontaneamente, indica-se cirurgia. Passado de encarceramento é indicativo de cirurgia, independentemente da idade.

Hérnia epigástrica

Consiste em herniação do tecido adiposo pré-peritoneal através de defeito aponeurótico da linha média (geralmente local da passagem de vasos pré-peritoneais), podendo existir desde o xifoide até o umbigo. O diagnóstico é clínico. A presença de dor local é frequente. O tratamento é cirúrgico quando do diagnóstico, independentemente da idade.

Granuloma umbilical

Caracteriza-se pela presença de tecido de granulação em cicatriz umbilical que se desenvolve após queda do cordão umbilical. Clinicamente, observa-se pequena tumoração avermelhada e friável no umbigo. O diagnóstico é clínico, e o tratamento é feito com aplicação de bastão de nitrato de prata, com bons resultados. Em caso de insucesso, procede-se à eletrocauterização da tumoração.

Afecções da região inguinal e dos testículos

A cavidade peritoneal comunica-se com a túnica vaginal através de uma evaginação do peritônio (chamado processo vaginal ou conduto peritoniovaginal) até o término da migração do testículo. Começa então um processo de obliteração retrógrada a partir do anel inguinal interno em direção ao testículo, que se completa no fim do terceiro trimestre de gravidez. Quando essa obliteração não acontece, ou acontece de maneira incompleta, encontram-se as patologias cirúrgicas da região.

Hérnia inguinal

Consiste na protrusão de conteúdo abdominal para a região inguinal através da persistência do conduto peritoniovaginal, sendo mais frequente do lado direito (60%). A queixa principal é a presença de tumoração na região inguinal, redutível, que piora aos esforços. No diagnóstico clínico, nota-se a presença de tumoração indolor na região inguinal com transiluminação negativa e espessamento do conduto inguinal (sinal do papel de seda). A indicação cirúrgica ocorre no momento do diagnóstico.

Hidrocele

Acúmulo de líquido peritoneal em torno do testículo, a hidrocele pode ser residual ou comunicante (persistência do conduto peritoniovaginal). O diagnóstico é clínico e revela a presença de tumoração cística em bolsa escrotal, geralmente irredutível, com transiluminação positiva. Quando persiste por mais de 1 ano de idade, ou quando associada a hérnia ou hidrocele gigante, a cirurgia está indicada.

Cisto de cordão

Caracteriza-se pelo acúmulo de líquido peritoneal na porção média do conduto peritoniovaginal, podendo comunicar-se com a cavidade abdominal. O diagnóstico é clínico com palpação de tumoração cística pouco móvel na porção média do conduto inguinal. A cirurgia é realizada após os 6 meses ou no momento do diagnóstico, quando associado a hérnia inguinal.

Distopias testiculares (criptorquidia, ectopia testicular, testículo retrátil, anorquidia)

Na 28ª semana de vida, os testículos iniciam a descida a partir do retroperitônio, direcionando-se para os anéis inguinais profundos, e por volta da 32ª semana entram nas bolsas escrotais.

Os fatores relacionados com essa descida incluem desde mudanças anatômicas no embrião até a presença de hormônios androgênicos e gonadotróficos.

Em geral, a suspeita diagnóstica surge em razão de os pais nunca terem palpado os testículos na bolsa; já terem palpado os testículos, mas no momento não; ou observarem bolsa escrotal vazia com tumoração palpável em outra região (inguinal/crural/perineal).

Criptorquidia

Consiste em parada da descida do testículo em seu trajeto normal, não alcançando a bolsa escrotal; pode localizar-se no retroperitônio ou no canal inguinal. A cirurgia geralmente está indicada entre 6 e 12 meses de vida.

Ectopia testicular

Após atravessar o conduto inguinal, o testículo desvia-se de seu caminho normal e localiza-se de modo aberrante: externamente à aponeurose do músculo oblíquo externo, na coxa, no dorso do pênis ou no lado oposto (ectopia cruzada).

Testículo retrátil

A hipertrofia ou hipercontratilidade da musculatura cremastérica pode fazer com que o testículo, que normalmente chegou até a bolsa, seja palpado, geralmente, na região inguinal. Fixa-se na bolsa na puberdade.

Anorquia

Consiste na ausência de um ou de ambos os testículos (rara – menos de 5%) e é decorrente de falha na gênese embriológica.

Orquiepididimite

Patologia infecciosa testicular e de seus apêndices, é mais comum em crianças com mais de 10 anos, embora possa acontecer em qualquer idade. As principais causas são: hematogênica (viral ou bacteriana), cirurgias e manipulação das vias urinárias e defeitos anatômicos que possibilitem fluxo retrógrado pelo deferente. Pode haver história de parotidite epidêmica recente ou de seus sintomas. História de traumatismo também deve ser avaliada, visto que há incidência maior de processo infeccioso testicular após lesão.

O tratamento consiste em banho de assento, suspensão dos testículos e uso de anti-inflamatórios não esteroides.

Afecções dos genitais externos

Femininos

Coaptação de ninfas (sinéquia vulvar)

A malformação mais frequente dos genitais externos femininos consiste na fusão completa ou parcial dos pequenos lábios na linha média, geralmente secundária a baixa taxa de estrogênios ou dermatite amoniacal. Em geral assintomática, em alguns casos a criança pode referir certo desconforto durante as micções.

O diagnóstico é clínico. O tratamento pode ser conservador com uso de pomadas à base de estrogênios, tendo como inconveniente a possibilidade de a criança apresentar pilificação da região. O tratamento cirúrgico consiste em abertura cruenta dos pequenos lábios e orientação para banhos de assento e uso de vaselina por pelo menos 2 meses.

Masculinos

Fimose

Estreitamento do orifício prepucial com impossibilidade de exteriorização da glande e, às vezes, de visualização do meato uretral, a fimose pode ser classificada em:

- **Fisiológica:** a fimose é considerada fisiológica até os 4 anos de vida. As aderências encontradas entre o prepúcio e a glande durante esse período representam apenas um atraso na separação dessas estruturas no desenvolvimento normal da criança, sendo a conduta expectante.
- **Adquirida:** quando, após os 2 anos de idade, é impossível a exteriorização da glande e existem queixas como esforço miccional, jato urinário partido, postites, balanopostites e infecção urinária, está indicado o tratamento.

Pode-se lançar mão do tratamento conservador com uso de pomada de corticoide de baixa potência por tempo determinado, com intuito de lise das aderências entre glande e prepúcio, com bons resultados. Se não há resposta ao tratamento conservador, está indicada a postectomia.

Parafimose

A parafimose consiste no estrangulamento da glande pelo orifício prepucial. Deve-se tentar a redução manual em até 24 horas após o estrangulamento. O tratamento clínico deve ser feito após a redução manual (coadjuvante) ou, quando não há indicação para redução (passadas mais de 24 horas do episódio), banhos de assento com água morna e permanganato de potássio apresentam bons resultados. A postoplastia está indicada por motivos estéticos e deverá ser feita de 1 a 2 meses após o episódio.

Balanopostite

Inflamação aguda do sulco balanoprepucial, pode apresentar supuração. É mais frequente em crianças maiores com prepúcio longo, por acúmulo de esmegma e higiene local precária. O tratamento é clínico com uso de banhos de assento com água morna e permanganato, além de orientação higienodietética.

Bibliografia

Holcomb III, George W, Murphy JD, Ostlie DJ. Ashcraft's pediatric surgery. 5. ed. EUA: Saunders-Elsevier, 2010.
Elluru RG. Seminars in Pediatric Surgery 2014; 23:178-85.
Maksoud JG. Cirurgia pediátrica. 2. ed., Rio de Janeiro: Revinter, 2003.
O'Neill JA, Coran AG, Folkalsrud E, Grosfeld JL. Pediatric Surgery. 6. ed., St. Louis: Mosby, 2006.
Puri P, Höllwarth ME (eds.) Pediatric surgery. Ireland: Springer, 2006:640.
Snodgrass WT. Pediatric urology. EUA: Springer, 2013.

Capítulo 104

Erro Inato do Metabolismo: Quando Pensar?

Ana Cecília Menezes de Siqueira
Andréa de Melo Santos

INTRODUÇÃO

Os erros inatos do metabolismo (EIM) consistem em distúrbios de natureza genética que geralmente correspondem a um defeito enzimático capaz de acarretar a interrupção de uma via metabólica. Esses erros são considerados a causa das doenças metabólicas hereditárias em que a ausência de um produto esperado, o acúmulo de substrato da etapa anterior à interrompida ou o surgimento de uma rota metabólica alternativa podem levar ao comprometimento dos processos celulares.

As doenças metabólicas hereditárias são consideradas individualmente raras, mas são numerosas na coletividade, com frequência aproximada de 1 para 5.000 nascidos vivos. As perturbações metabólicas agudas são eventos relativamente frequentes na infância, e suas causas mais comuns são as infecções, a imaturidade e as disfunções ventilatórias e hidroeletrolíticas; entretanto, em um pequeno grupo de pacientes, são decorrentes de uma doença metabólica primária.

A apresentação clínica desses distúrbios agudos é bastante inespecífica, fazendo com que os médicos só investiguem os EIM quando são afastadas as causas mais frequentes. A demora em diagnosticar um EIM, assim como em seu tratamento específico, pode ser devastadora para o paciente e sua família, em virtude dos efeitos permanentes da doença e, consequentemente, dos riscos de morte. Por outro lado, o esforço na detecção e intervenção precoces em pacientes com EIM tem promovido evoluções clínicas favoráveis, prevenção de danos irreversíveis, assim como o aconselhamento genético para a família, evitando o surgimento de novos afetados.

Classificação

A classificação de Saudubray e Charpentier utiliza o fenótipo clínico das doenças e as coloca em três grandes grupos, como mostra o Quadro 104.1.

MANIFESTAÇÕES CLÍNICAS

Muitas crianças portadoras de um EIM de manifestação aguda parecem normais ao nascimento. Os sintomas poderão ter início desde as primeiras horas até as primeiras semanas de vida. Em outras ocasiões podem ser adiados por meses, até que um evento desencadeie o catabolismo (como febre, infecção, traumatismo etc.), ou até que uma modificação alimentar suplante equilíbrios bioquímicos até ali sustentados pela criança. Assim, essas doenças costumam ter variantes de apresentação neonatais agudas, infantis subagudas ou ainda intermitentes. As manifestações clínicas

Quadro 104.1 Classificação clínica das doenças hereditárias

Grupos	Características	Doenças
1. Defeito de síntese ou catabolismo de moléculas complexas	Sinais e sintomas permanentes e progressivos	Lisossomais e peroxissomais
2. Defeito no metabolismo intermediário	Intoxicação aguda e crônica	Aminoácidos, ácidos orgânicos, ciclo da ureia e intolerância aos açúcares
3. Defeito na produção/utilização de energia	Metabolismo intermediário de fígado, músculo e cérebro	Doenças de depósito do glicogênio, hiperlacticemias congênitas, doenças mitocondriais e defeito de β-oxidação de ácidos graxos

de um EIM que promovem descompensação, com risco de morte do paciente, são inespecíficas e incluem recusa alimentar, vômitos, desidratação, letargia, hipotonia e convulsão. Esse quadro é semelhante ao de sepse, que também pode estar presente, uma vez que os EIM predispõem aos quadros infecciosos.

Algumas pistas são importantes para a suspeita de um EIM:

- Consanguinidade entre os pais.
- História de abortos anteriormente.
- História familiar positiva de óbitos neonatais ou infantis de causa não (bem esclarecida).
- Movimentos fetais anormais (hipotonia e convulsões intraútero).
- História gestacional: hiperêmese persistente, esteatose hepática aguda, parto laborioso, síndrome HELLP (*Haemolysis, Elevated Liver enzymes, Low Platelet count*).
- Dificuldade em ganhar peso e estatura.
- Perda de aquisições de marcos do desenvolvimento.
- Quadros recorrentes de vômitos, diarreia, desidratação, acidose metabólica, hipoglicemia, letargia, coma, convulsões e ataxia.
- Intercorrências no berçário, como distúrbios metabólicos de difícil controle, sepse e manifestações neurológicas.
- Relato de aversão a determinados alimentos.
- Disfunção/falência cardíaca (taquicardia, arritmia, miocardiopatia dilatada ou hipertrófica).
- Cor e odor urinários anormais.
- Odor de suor alterado.
- Raquitismo.
- Catarata.
- Ascite congênita ou hidropisia fetal.
- Hepatomegalia com ou sem esplenomegalia, icterícia e insuficiência hepática.
- Circunstâncias provocativas consistentes (p. ex., jejum ocasionando os sintomas).
- Características dismórficas.
- Falta de resposta à terapêutica adequada dos sintomas e sinais referidos.
- Melhora dos sinais e sintomas quando realizada exsanguineotransfusão ou diálise peritoneal.

DIAGNÓSTICO

A investigação de uma doença metabólica depende da experiência do profissional, com alto grau de suspeição, das condições econômicas e da disponibilidade de exames específicos de triagem adequados.

Nesse contexto, vale destacar o papel fundamental da triagem neonatal, o "teste do pezinho", que possibilita a detecção de muitas doenças metabólicas em sua fase pré-clínica, prevenindo o dano neurológico ou mesmo a morte que essas patologias podem ocasionar.

Diante de uma criança agudamente enferma, história clínica e exame físico detalhados, com pesquisa de fácies atípica, crescimento, desenvolvimento, sinais neurológicos, presença de visceromegalias e exame oftalmológico, conduzem à realização de exames laboratoriais de triagem gerais (Quadro 104.2) e específicos.

Quadro 104.2 Exames de triagem gerais e específicos

Sangue	Urina	Exames específicos
Hemograma	Sumário	Cromatografia de açúcares e aminoácidos
Gasometria	Cetonas	
Na, K, Cl	Substância redutora	
Anion gap		Perfil de acilcarnitinas
Glicemia		Ácidos orgânicos
Amônia		Ácido orótico
Lactato		
TGO, TGP, GGT		
CK		
Colesterol total e frações		
Triglicerídeos		
Ácido úrico		
Ureia/creatinina		

Portanto, a associação dos dados clínicos aos resultados de exames suspeitos é uma saída para o diagnóstico correto e a determinação do tratamento mais eficaz.

TRATAMENTO

O tratamento adequado dos EIM depende muito do diagnóstico de qual doença metabólica está acarretando o desequilíbrio bioquímico. No entanto, existem procedimentos de emergência, sobretudo para as doenças metabólicas enquadradas no grupo II, que visam ao controle da manifestação aguda para posterior controle permanente com a terapêutica apropriada. As doenças metabólicas hereditárias do grupo II, ou intermediário, caracterizam-se por não prejudicarem o desenvolvimento embrionário e fetal e, após o nascimento, apresentar um intervalo variável livre de sintomatologia até o aparecimento de sinais e sintomas de intoxicação aguda (p. ex., vômitos, falência hepática, coma) ou crônica (p. ex., déficit de crescimento e desenvolvimento, alterações visuais, miocardiopatia). Há um intervalo para o surgimento das manifestações clínicas desse grupo de patologias decorrentes do acúmulo dos metabólitos, tipicamente associadas ao início do aleitamento ou às mudanças alimentares da criança mais velha, ou ainda à sobrecarga proteica, além de alterações do estado catabólico decorrentes de febre, infecções ou redução da ingesta alimentar.

Ao mesmo tempo que se objetiva a adoção de medidas terapêuticas para restabelecer o equilíbrio metabólico, deve-se iniciar investigação bioquímica nesses pacientes agudamente enfermos e que não têm diagnóstico, com coleta de amostras de sangue e urina antes mesmo de qualquer manejo terapêutico.

Essa investigação deverá ser feita com coleta de urina para realização de sumário de urina, pesquisa de substâncias redutoras, bem como congelamento de uma amostra para posterior realização de exames específicos em etapa subsequente da investigação. O sumário de urina fornece valiosas informações (p. ex., a presença de corpos cetônicos pode ser decorrente da indisponibilidade momentânea de glicose às células, como, por exemplo, no jejum). No entanto, a existência de cetonas circulantes evidencia a ausência de bloqueio ao aproveitamento dos ácidos graxos, os quais são desviados para seu aproveitamento energético. Se o pH urinário estiver ácido, confirmará acidose metabólica decorrente do metabolismo intermediário; se estiver normal ou alcalino, levará à suspeita de acidose metabólica por espoliação de bicarbonato.

Em relação ao exame de sangue, devem ser realizados gasometria arterial ou venosa, ionograma com dosagem de sódio e cloretos para o cálculo do *anion gap* (AG), glicemia, cálcio, amônia, lactato, além dos demais exames necessários de acordo com o quadro clínico do paciente. Torna-se imprescindível, também, a coleta de 5mL de plasma para congelamento imediato, os quais servirão como amostra coletada em um momento de descompensação bioquímica, antes do início do manejo clínico e/ou terapêutico.

A gasometria indicará, dentre outras alterações, se há consumo de bicarbonato e se o pH se encontra dentro da normalidade. Muitas vezes, o pH pode estar normal em decorrência de uma alcalose respiratória compensatória e, por este motivo, não deve ser um parâmetro avaliado isoladamente. O AG normal equivale a 12 ± 4, e a documentação de uma acidose metabólica com AG elevado, em uma criança, reforça a hipótese de um EIM.

Após a coleta dos exames iniciais e, com frequência, antes mesmo dos resultados, deve-se iniciar o tratamento agudo, cujo primeiro passo deve consistir na suspensão da dieta e, consequentemente, da ingestão proteica e de carboidratos, visando à interrupção na oferta de possíveis toxinas. Essa medida, quando mantida por breve período, não se traduz em consequências danosas ao paciente caso não seja confirmado um EIM, porém pode salvar a vida daqueles que apresentam essa patologia.

Paralelamente, deve-se realizar o tratamento do desequilíbrio metabólico, mediante correção da desidratação, da acidose, da hipoglicemia e do distúrbio eletrolítico, se existentes, visando estimular o anabolismo. O uso de solução de glicose a 10% e eletrólitos, em uma quota de 150 a 200mL/kg/dia, além de representar uma oferta evidente de energia, promove hidratação e diurese forçada, com possível aumento da excreção renal dos compostos tóxicos acumulados. Medidas mais drásticas de estímulo ao anabolismo, como a glicoinsulinoterapia, deverão ser reservadas aos quadros com diagnóstico definido.

Em níveis > 400mmoles/L, a amônia é um potente agente osmolar, capaz de produzir edema cerebral agudo com evolução para o óbito, se não tratada a tempo. Para controle da hiperamonemia, pode-se lançar mão de diálise peritoneal, exsanguineotransfusão ou manitol, quando indicados.

Outra medida a ser introduzida, quando possível, consiste na suplementação com cofatores, visando aumentar a atividade da enzima residual. Esses cofatores são constituídos por vitaminas sem efeitos colaterais importantes e capazes de corrigir alguns EIM específicos. O coquetel consiste na administração de vitamina B_1 (tiamina), vitamina B_2 (riboflavina), biotina, L-carnitina e vitamina B_{12}. Algumas vezes, nos recém-nascidos e lactentes com crises convulsivas refratárias aos anticonvulsivantes usuais, faz-se necessário, também, o teste terapêutico com piridoxina (vitamina B_6).

Em caso de suspeita de EIM, a terapêutica é possível por meio de uma abordagem inicial, por pediatras gerais e neonatologistas, visando estabilizar o paciente e realizar a coleta de poucos ensaios bioquímicos disponíveis, dando início à investigação diagnóstica para posteriores avaliação e condução em Centro de Referência.

Bibliografia

Bain MD, Nussey SS, Chalvers RA. Metabolic and endocrine effects of human growth hormone in a patient with methylmalonic acidaemia (Abstract). Apresentado no VI International Congress of Inborn Errors of Metabolism, Milão, Itália. Maio de 1994.

Bradburn J, Shapira E. Nutritional treatment of children with inborn errors of metabolism. In: Suskind RM, Lewinter Suskind I (eds.) Textbook of pediatric nutrition. New York: Raven Press, 1993.

Cornejo VE. Dietoterapia en errores innatos del metabolismo. Rev Chil Nutr [online] 2004; 31(1):18-24.

Husny AS, Fernandes-Caldato MC. Erros inatos do metabolismo: revisão de literatura. Rev Para Med [online] 2006; 20(2):41-5.

Jardim LB, Aston-Prolla P. Erros inatos do metabolismo em crianças e recém-nascidos agudamente enfermos: guia para o seu diagnóstico e manejo. J Pediatr. (Rio J.) 1996; 72(2):63-70.

Martins AM. Inborn errors of metabolism: a clinical overview. São Paulo Med J/Rev Paul Med 1999; 117(6):251-65.

Saudubray JM, Ogier H. Clinical approach to inherited metabolic disorders. In: Fernandes J, Saudubray JM, Tada K (eds.) Inborn metabolic diseases. Berlim: Springer-Verlag, 1990.

Schwartz IV, Souza CFM, Giugliani R. Tratamento de erros inatos do metabolismo. J Pediatr (Rio J.) [online] 2008; 84(4, suppl.): S8-S19.

Souza ICN. Triagem urinária para erros inatos do metabolismo em crianças com atraso no desenvolvimento. [Tese – Mestrado]. São Paulo(SP): Universidade Federal de São Paulo – Escola Paulista de Medicina, 2002.

Windus D. Fluid and electrolyte management. In: Orland M, Saltman R (eds.) Manual of medical therapeutics. 25. ed. Boston: Little, Brown, 1986.

Capítulo 105

Exames Complementares em Crianças Assintomáticas

Fernanda Maria Ulisses Montenegro

INTRODUÇÃO

A divulgação de medidas preventivas pelos meios de comunicação e pela própria saúde pública, a solicitação frequente de exames pelos médicos e a crença no poder da tecnologia médico-científica levam grande parte dos usuários do Sistema Único de Saúde e da população em geral a acreditar que, quanto mais exames complementares e testes realizados, maior a proteção.

Os usuários costumam solicitar à equipe de saúde uma série de exames, o *check up*. Entretanto, cabe aos profissionais de saúde o trabalho educativo de desconstruir a ideia de que "quanto mais exame, melhor." Para isso, o profissional deve esclarecer as preocupações e os medos dos pacientes e das mães/pais, no caso das crianças, e tentar explicitar os riscos e benefícios desses exames.

A prática rotineira do exame de *check up* em pediatria, com exames de fezes, sangue e urina, tem pouca utilidade na prática clínica. Atualmente, nos grandes centros urbanos, com a melhoria nas condições de vida da população em geral, não faz sentido estabelecer essa rotina na saúde da criança.

Os exames complementares são, como o próprio nome diz, complementares à consulta, visando ao estabelecimento de diagnósticos que a anamnese e o exame físico não são capazes de fazer isoladamente.

Os exames complementares frequentemente solicitados em consultas de puericultura ou comumente indicados na literatura são: hemograma, exames de fezes, sumário de urina e perfil lipídico.

HEMOGRAMA

Não há, até o momento, estudos com um delineamento adequado para avaliar o impacto do rastreamento de anemia em crianças assintomáticas. Deve-se levar em conta a prevalência de anemia em cada grupo populacional para a decisão sobre aqueles de maior risco e dos que mais se beneficiariam com o rastreamento. Por isso, sugere-se a avaliação das características dos fatores de risco e proteção da criança e da comunidade em que vive para que possa haver um posicionamento adequado sobre o rastreio de anemia para cada paciente.

O grupo etário em que é maior a prevalência de anemia é composto por crianças de 6 a 24 meses de vida, em razão do rápido crescimento, associado à ingestão frequentemente inadequada de ferro nessa faixa etária.

O Programa Nacional de Suplementação de Ferro recomenda a suplementação de todas as crianças de 6 a 18 meses de vida (a partir dos 4 meses para as que não estiverem em aleitamento materno exclusivo) e mais cedo para as de baixo peso ao nascer e as prematuras (com menos de 37 semanas). Por isso, não é necessária a realização de diagnóstico laboratorial de rotina para todas as crianças, desde que ocorra a suplementação de ferro para prevenção. Recomenda-se o rastreamento sistemático para anemia apenas para crianças de risco, como se encontra descrito no Quadro 105.1.

EXAMES DE FEZES E SUMÁRIO DE URINA

Não há documentação científica que comprove que a realização rotineira desses exames em crianças assintomáticas tenha qualquer impacto em sua saúde. O exame parasitológico de fezes pode ser realizado em crianças que vivam em áreas de maior prevalência de parasitoses intestinais, mas não existem recomendações a respeito da frequência ideal. De qualquer modo, devem ser estimuladas medidas preventivas contra verminoses (como uso de calçados, lavagem e/ou cocção adequada dos alimentos, lavagem das mãos antes das refeições, manutenção de unhas curtas e limpas, boa higiene pessoal e proteção dos alimentos contra poeira e insetos). Destaca-se que, embora não se recomende exame comum de urina para crianças assintomáticas, o profissional da saúde deve manter-se atento a manifestações inespecíficas em crianças pequenas, como febre, irritabilidade, vômitos, diarreia e desaceleração do crescimento ponderoestatural, que podem estar relacionadas com infecção urinária.

Quadro 105.1 Rastreamento de anemia em crianças

Classificação	Condutas
Menores de 12 meses	
Crianças em aleitamento materno exclusivo até os 6 meses de vida	1 a 2mg/kg/dia de ferro dos 6 aos 18 meses de vida. Se não tiver sido suplementada, convém solicitar hemograma entre 9 e 12 meses
Crianças em uso de fórmulas com leite de vaca não enriquecidas com ferro	1 a 2mg/kg/dia de ferro dos 4 aos 18 meses de vida. Se não tiver sido suplementada, deve-se solicitar hemograma entre 9 e 12 meses
Prematuros sadios e bebês pequenos para a idade gestacional (PIG)	2mg/kg/dia após 1 mês de vida por 2 meses. Depois, deve-se reduzir a dose para 1 a 2mg/kg/dia até os 18 meses. Convém solicitar hemograma aos 15 meses
Prematuros com história de hemorragia perinatal, gestação múltipla, ferropenia materna grave durante a gestação (Hb < 8), hemorragias uteroplacentárias e hemorragias neonatais (ou múltiplas extrações sanguíneas)	2 a 4mg/kg/dia de ferro dos 2 aos 6 meses de vida, quando deve ser solicitado hemograma. Se o resultado do exame for normal, reduz-se a dose para 1 a 2mg/kg/dia até os 18 meses de vida. Se houver anemia, mantém-se a dose de tratamento. Nova pesquisa de anemia deve ser feita aos 15 meses
Maiores de 24 meses – grupo de risco	
Dieta pobre em ferro: vegetarianos, excesso de laticínios (> 2 copos de leite por dia ou equivalente) e baixa ingesta de frutas e verduras Infecções frequentes, hemorragias frequentes ou profusas (epistaxes, sangramentos digestivos), cardiopatias congênitas cianóticas, uso prolongado de AINE e/ou corticoides VO, fatores ambientais (pobreza, acesso limitado a alimentos)	Deve-se solicitar hemograma e agir conforme o resultado. Sugere-se pesquisa anual nesse grupo de risco até os 5 anos de idade. A anemia é tratada com 3mg/kg/dia de ferro e aconselhamento dos pais sobre dieta rica em ferro

Fonte: Brasil, 2012.
AINE: anti-inflamatórios não esteroides.

PERFIL LIPÍDICO

Sabe-se que metade das crianças com dislipidemia se tornará adulta dislipidêmica. O tratamento da dislipidemia na infância tem se mostrado eficaz em diminuir os níveis de lipídios em populações selecionadas, embora nenhum estudo tenha avaliado o impacto do referido tratamento em desfechos clínicos (p. ex., eventos cardiovasculares) na infância ou na idade adulta. Exatamente pela falta de boas evidências sobre o assunto, os consensos diferem em suas recomendações. Recomenda-se a pesquisa do perfil lipídico (colesterol, HDL, triglicerídeos e LDL) de crianças cujos pais ou avós apresentaram doença cardiovascular precoce (antes dos 55 anos de idade para homens e dos 65 anos para mulheres) ou cujos pais tenham níveis de colesterol total > 240mg/dL. O rastreamento deve ser realizado, a partir dos 2 anos de idade, a cada 3 a 5 anos.

Recomenda-se ainda que, durante a assistência à saúde da criança, o foco da prevenção, mediante a solicitação de exames complementares desnecessários, seja alterado para uma adequada comunicação com os pais para lidar com problemas de comportamento e de segurança das crianças e adolescentes. Conhecer a família, o ambiente doméstico e a comunidade, fomentar sua melhoria e torná-la mais segura pode ter maior impacto positivo na saúde do que a solicitação de exames.

Bibliografia

Brasil. Ministério da Saúde. Secretaria de Atenção à Saúde. Departamento de Atenção Básica. Rastreamento/Ministério da Saúde. Secretaria de Atenção à Saúde. Departamento de Atenção Básica. Brasília: Ministério da Saúde, 2010. 95 p.: il. (Série A. Normas e Manuais Técnicos) (Cadernos de Atenção Básica, nº 29).

Brasil. Ministério da Saúde. Secretaria de Atenção à Saúde. Departamento de Atenção Básica. Saúde da criança: crescimento e desenvolvi-mento/Ministério da Saúde. Secretaria de Atenção à Saúde. Departamento de Atenção Básica. Brasília: Ministério da Saúde, 2012. 272 p.: il. (Cadernos de Atenção Básica, nº 33).

Índice Remissivo

A
Abandono da criança ou do adolescente, 663
Abdome, exame, 34
Abscessos profundos, febre, 358
Abuso sexual, 631
Acidentes, 142-152
- abordagem, 142
- agressões por armas, 151
- aspiração e ingestão de corpo estranho, 147
- brinquedos, 147
- epidemiologia, 143
- fatores de risco, 144
- intoxicações exógenas, 150
- medidas preventivas, 144
- parquinhos, 145
- perfil da família e sociedade, 142
- prevenção
- - primária, 144
- - secundária, 152
- - terciária, 152
- quedas, 144
- queimaduras, 146
- submersão, 151
- trânsito, 148
- vascular encefálico (AVE), 155
Ácido, alimentação infantil, 66
- alfalinolênico, 66
- linoleico, 66
Acidose tubular renal, 287
Acne, 411
- cosméticos, 412
- curso e prognóstico, 413
- estival, 412
- infantil, 412
- juvenil, 411
- - avaliação do paciente, 411
- - classificação, 411
- - etiopatogenia, 411
- - mecânica, 412
- - medicamento tópico, 412
- - neonatal, 412
- - ocupacional, 412
- orientação ao paciente, 413
- por medicamentos sistêmicos, 412
- vulgar, tratamento, 412
Adenovírus, 168
Adesivo transdérmico, 626
Adolescentes
- abordagem médica, 595
- - consulta, 598
- - ética no atendimento, 596
- - saúde sexual e reprodutiva, 596
- anticoncepção, 624
- aspectos psíquicos, 611
- comportamento e desenvolvimento cerebral, 610
- considerações, 614
- crescimento e desenvolvimento físico, 600
- - aspectos endócrinos, 601
- - considerações, 607
- - fatores de influência, 600
- - final da puberdade, 607
- - ganho em altura, 602
- - indicações para investigação, 607
- - índice de massa corporal, 606
- - início das características e evolução, 602
- - maturação sexual, 606
- - mudanças pubertárias
- - - sexo feminino, 603
- - - sexo masculino, 605
- - musculatura e força, 603
- - outros órgãos, 603
- - proporções corporais, 603
- - tecido adiposo, 603
- desenvolvimento psicossocial, 609
- - atitude social reivindicatória, 613
- - contradições, 613
- - distemporalidade, 613
- - fantasia e imaginário, 612
- - flutuações do humor, 614
- - integração a grupos de coetâneos, 612
- - lutos, elaboração, 612
- - religião, 612
- - separação dos pais e grupo familiar, 614
- - sexualidade, 613
- estágios de Tanner, 618
- família/crise dos pais, 614
- final, 614
- ginecologia infanto-puberal, 616
- - amenorreia, 622
- - corrimento genital/vulvovaginites, 618
- - exame, 617
- - problemas menstruais, 621
- - queixas frequentes, 616
- - - diagnóstico, 618
- - - tratamento, 618
- - sigilo médico, 616
- influência sociocultural, 609
Afogamento, 151
Água, alimentação infantil, 66
AIDS (síndrome da imunodeficiência adquirida), febre, 359
Albendazol, 390
Aleitamento materno, 57
- complementado, 65
- definição, 64
- efeitos potenciais, 60
- - diabetes melito tipo 2, 61
- - lipídios plasmáticos, 60
- - pressão arterial, 60
- - quociente de inteligência, 61
- - sobrepeso e obesidade, 60, 78
- exclusivo, 64
- favorecimento de um ótimo crescimento, 57
- fornecimento adequado de água para hidratação, 58
- importância como prevenção, 57
- melhora do desenvolvimento neuropsicomotor e do vínculo afetivo, 57
- predominante, 65
- proteção contra
- - alergias, 58, 59
- - infecções, 58, 59
- - outras afecções, 58, 59
Alergia, 137
- alimentar, 235
- - considerações, 238

- - manifestações clínicas, 235
- - tratamento, 237
- aumento nos últimos anos, 137
- prevenção
- - primária, 138
- - recomendações aos pacientes e aos familiares, 140
- - secundária, 140
- - terciária, 140
Algias vertebrais dorsolombares, 650
Alienação parental, 631
Alimentação na infância, 24, 64-75
- complementar, 65
- - criança com aleitamento materno exclusivo, 65
- - crianças sem aleitamento materno, 71
- definição, 64
- escolar, 75
- ferro, 74
- flúor, 75
- frutas, 68, 69
- grupos de alimentos
- - proteicos, 67
- - ricos em carboidratos, 67
- - ricos em lipídios, 67
- - ricos em vitaminas e minerais, 67
- hábitos saudáveis, 78
- necessidades nutricionais, 65
- outros alimentos, 70
- papa salgada, 69
- pirâmide alimentar, 70
- pré-escolar, 75
- suplementação, 74
- valores de referência para a oferta de nutrientes, 66
- vitaminas, 74
- zinco, 74
Alterações fonoaudiológicas na infância, 639
- disfonia infantil, 645
- dislexia, 646
- linguagem, 639
- perda auditiva, 643
Ambulatório, atendimento, 5-17
- abordagem, 5
- agendamento das consultas, 11
- avaliação, 16
- Brasil, 7
- consulta por telefone e e-mail, 15
- ensino médico, 6
- equipe, 14
- especificidades do atendimento ambulatorial de pediatria, 8
- estrutura física, 8
- - acesso, 9
- - fluxo de pacientes, 10
- - recepção e acolhimento, 9
- - sala de espera, 10
- importância, 6
- organização de um serviço, 5-17
- pesquisa, 6
- princípios da atenção primária, 7
- prontuário, 12
- qualidade, 15
- sistema de anotação dos diagnósticos, 13
- tipos de serviços, 7
- vantagens, 5
Amebíase, 384

Amenorreia, 622
- primária, 622
- secundária, 622
Ancilostomíase, 386
Anel
- linfático de Waldeyer, 245
- - doenças obstrutivas, 245
- vaginal, 626
Anemias
- carenciais, 491
- - ferropriva, 491
- - - consequências funcionais, 494
- - - diagnóstico, 494
- - - etiologia, 492
- - - metabolismo do ferro, 492
- - - profilaxia, 497
- - - quadro clínico, 493
- - - tratamento, 496
- - megaloblásticas por deficiência
- - - folato, 498
- - - vitamina B12, 500
- - hemolíticas, 504
- - avaliação diagnóstica, 505
- - classificação, 505
- - extrínsecas, 505
- - fisiopatologia, 504
- - intrínsecas, 505
- - tratamento, 507
Anorquia, 676
Antibióticos, uso racional no ambulatório, 404
Anticoncepção na adolescência, 624
- aspectos ético-legais, 624
- métodos, 624
- - condom/preservativo masculino, 625
- - comportamentais, 627
- - diafragma, 625
- - DIU (dispositivo intrauterino), 627
- - hormonais, 625
- - laqueadura tubária, 627
- - pílula pós-coito, 626
- - preservativo feminino, 625
Antimicrobiano, escolha, 405
Antiparasitários
- albendazol, 390
- cambendazol, 390
- furazolidona, 392
- ivermectina, 391
- levamisol, 390
- mebendazol, 390
- metronidazol, 392
- niclosamida, 391
- nitazoxanida, 392
- oxamniquina, 392
- pamoato
- - oxipirantel, 391
- - pirantel, 391
- - pirvínio, 391
- piperazina, 391
- praziquantel, 391
- secnidazol, 392
- tetramisol, 390
- tiabendazol, 390
Antropometria, 24
Ânus, exame, 35
Arboviroses, 322
- chikungunya, 333-343
- dengue, 322-329
- zika, 329-333

Artrite
- febre reumática, 485
- idiopática juvenil, 309
- - abordagem, 309
- - classificação, 309
- - evolução, 311
- - exames complementares, 311
- - oligoartrite, 310
- - poliarticular, 310
- - psoriásica, 310
- - quadro clínico, 310
- - relacionada com entesite, 310
- - sistêmica, 310
- - tratamento, 311
- reumatoide juvenil, febre, 360
Ascaridíase, 385
Asma na infância, 175, 177-185
- abordagem, 177
- classificação, 179
- considerações, 185
- diagnóstico, 178, 181
- epidemiologia, 177
- exames complementares, 180
- fisiopatogenia, 177
- persistente, 179
- tratamento, 181
Aspiração e ingestão de corpo estranho, 147
Atenção básica, 7
Atendimento pediátrico, 3
- considerações, 36
- consulta médica, 21
- história clínica, 21
- - identificação, 21
- exame físico, 24
- - abdome, 34
- - abordagem e visão geral, 24
- - antropometria, 24
- - ânus, 35
- - aspectos gerais, 30
- - ausculta, 29
- - boca e faringe, 31
- - cabeça, 30
- - gânglios linfáticos, 30
- - inspeção, 29
- - palpação, 29
- - pele e mucosas, 30
- - percussão, 29
- - pescoço, 31
- - pressão arterial, 25
- - sistemas
- - - cardiovascular, 33
- - - digestório, 34
- - - esquelético, 35
- - - geniturinário, 34
- - - nervoso, 35
- - - respiratório, 32
- - tórax, 32
- princípios, 21-36
Aterosclerose, 154
Atividade física na infância
- crescimento da criança, 85
- fora da escola, 79
Atopia, 138
Atraso
- linguagem, 640
- puberal, 521
- - diagnóstico, 523

Índice Remissivo **685**

- - hipogonadismo
- - - hipergonadotrófico, 521, 522
- - - hipogonadotrófico funcional ou transitório, 521
- - - hipogonadotrófico permanente, 521, 522
- - retardo constitucional do crescimento e da puberdade, 521
- - tratamento, 523
Atresia das coanas, 250
Audição, perda na infância, 643
Ausculta, 29
Autismo, 460
- diagnóstico, 463
- epidemiologia, 460
- etiologia, 461
- pediatra, papel, 464
- sinais clínicos, 462
- tratamento, 463

B

Baixa estatura
- familiar, 527
- idiopática, 528
Baixo desempenho escolar, 651
- considerações, 658
- nomenclatura, 651
- transtorno
- - déficit de atenção/hiperatividade, 653
- - desenvolvimento de coordenação, 655
- - desenvolvimento intelectual, 653
- - específico de aprendizagem, 656
- tratamento, 657
Balanopostite, 677
Balantidíase, 385
Basófilos, 517
Boca
- exame, 31
- sintomas, 23
Bruxismo, 563
Bullying, 635
- emocional, 635
- indireto, 635
- sexual, 635

C

Cabeça, exame, 30
- síndrome de Down, 42
Cadeias ganglionares, 30
Cálcio, alimentação infantil, 66
Calendário nacional de vacinação, 115
Cambendazol, 390
Câncer, febre, 360
Candidíase vulvovaginal, 620
Carboidratos, alimentação infantil, 66, 72
Cardiopatias congênitas, 477
- acianogênicas, 477
- baixa estatura, 528
- cianogênicas, 479
- coarctação da aorta, 479
- comunicação
- - interatrial, 478
- - interventricular, 478
- estenose
- - aórtica, 479
- - pulmonar, 478
- persistência do canal arterial, 478
Carência psicossocial, 528

Cárie dentária, 559
- diagnóstico, 560
- etiologia, 560
- etiopatogenia, 560
- patologia morfológica e funcional, 560
- prevenção, 560
- - controle da dieta, 560
- - flúor, 561
- - higiene bucal, 561
- tratamento, 560
Cefaleias na infância e adolescência, 433
- definição, 433
- diagnóstico, 433
- epidemiologia, 433
- formas clínicas, 434
- prognóstico, 435
- tipo tensional, 435
- tratamento, 435
Celulite, 427
Cérebro imaturo e epilepsia, 446
Chiado no peito, 172
Chikungunya, 333
- alterações laboratoriais, 337
- coinfecção, 337
- definição de caso, 343
- diagnóstico diferencial, 337
- dor articular, 336
- espectro clínico, 334
- fase
- - aguda ou febril, 334
- - crônica, 336
- - subaguda, 335
- gestantes, 337
- manifestações atípicas e graves, 336
- tratamento, 337
- vigilância epidemiológica, 343
Chupeta, 562
Cianose, 473
- avaliação ambulatorial, 474
- central, 473
- periférica, 473
Ciberbullying, 635
Cirurgia em pediatria, 674
- anorquidia, 676
- balanopostite, 677
- cisto
- - branquial, 675
- - cordão, 676
- - pré-auriculares, 675
- - tireoglosso, 674
- coaptação de ninfas, 676
- criptorquidia, 676
- distopias testiculares, 676
- ectopia testicular, 676
- fimose, 676
- fístulas branquiais, 675
- granuloma umbilical, 675
- hérnia
- - epigástrica, 675
- - inguinal, 675
- - umbilical, 675
- hidrocele, 675
- higroma cístico, 674
- linfadenite aguda supurativa, 674
- orquiepididimite, 676
- parafimose, 676
- seios
- - branquiais, 675

- - pré-auriculares, 675
- testículo retrátil, 676
- torcicolo congênito, 675
Cistinúria, 287
Cistos
- branquiais, 675
- cordão, 676
- erupção dentária, 557
- lâmina dentária, 557
- ovarianos foliculares, 550
- pré-auriculares, 675
- tireoglosso, 674
Citomegalovirose, diagnóstico sorológico, 351
- anticorpos
- - IgG, 352
- - IgM, 352
- congênita, 352
Claudicação na criança, 649
Cloro, alimentação infantil, 66
Coaptação de ninfas, 676
Coarctação da aorta, 479
Cobre, alimentação infantil, 66
Condom, 625
Cólica menstrual, 624
Colite indeterminada, 231
Comprimento/estatura por idade, 94, 98
Comunicação
- interatrial, 478
- interventricular, 478
Conjuntiva, 579
Conjuntivites, 579
- agudas, 579
- alérgica, 257, 581
- - diagnóstico, 582
- - tratamento, 583
- crônica, 580
- - diagnóstico, 580
- - tratamento, 580
- crônicas, 579
- hiperagudas, 579
- oftalmia neonatal, 579
- purulenta aguda, 580
- virais, 581
- - diagnóstico, 581
- - tratamento, 581
Constipação intestinal
- aguda, 207
- classificação, 207
- conceito, 207
- crônica, 207
- - diagnóstico, 208
- - exames, 208
- - funcional, 232
- - prognóstico, 210
- - tratamento, 209
Consulta
- e-mail, 15
- médica, 21
- - alimentação, 24
- - ambiente/condições socioeconômicas, 22
- - antecedentes pessoais, 22
- - desenvolvimento, 24
- - exercício e lazer, 24
- - história da doença atual, 21
- - identificação, 21
- - imunização, 24

- - interrogatório sintomatológico, 22
- - queixa principal, 21
- - telefone, 15
Convulsão febril, 437
- clínica, 437
- definição, 437
- diagnóstico, 438
- fisiopatologia, 437
- prognóstico, 438
- recorrência e epilepsia, 438
- tratamento, 438
Coreia de Sydenham, 485
Coreoatetose paroxística
- cinetogênica, 468
- distônica familiar, 469
Corrimento genital, 618
Crescimento da criança, 25
- acompanhamento, 82-105
- - abordagem, 82
- adolescentes, 600
- alterações
- - baixa estatura idiopática, 528
- - cardiopatia congênita, 528
- - carência psicossocial, 528
- - desnutrição, 527
- - displasias ósseas, 527
- - doenças
- - - gastrointestinais, 527
- - - hematológicas, 528
- - - hepática crônica, 528
- - - pulmonares, 528
- - - renais, 528
- - endócrinas, 528
- - erros inatos do metabolismo, 528
- - inflamação/infecção crônica, 528
- - pequenos para a idade gestacional, 527
- - primárias, 527
- - secundárias, 527
- - síndromes genéticas, 527
- avaliação, 86
- - crianças nascidas pré-termo, 91
- - dinâmica do crescimento linear, 91
- - métodos, 524
- - - estatura e peso, 525
- - - estatura-alvo, 525
- - - idade óssea, 526
- - - idade-estatura e idade-peso, 525
- - - proporções dos segmentos corporais, 526
- - - velocidade de crescimento, 525
- - referenciais adotados, 89
- considerações, 93
- critério de normalidade, 88
- curvas de referência, 87
- deficiência do hormônio do crescimento, 528
- deficiente, 524, 526
- - avaliação da criança, 529
- - baixa estatura familiar, 527
- - causas não endócrinas, 527
- - retardo constitucional do crescimento e puberdade, 527
- - variantes da normalidade, 527
- definição, 524
- diferenças entre as curvas da OMS/2006 e as da NCHS/1977, 90
- dor, 298
- grupos de risco associados à maior ocorrência de problemas, 82

- hormônios envolvidos, 524
- índices e indicadores, 87
- intrauterino e crescimento pós-natal, 86
- linear, 82
- - atividade física, 85
- - estimulação psicossocial, 85
- - fatores neuroendócrinos, 84
- - herança genética, 83
- - meio ambiente, 84
- - nutrição, 85
- - monitoramento, 93
- - normal, 524
- - velocidade de crescimento (VC), 85
Criptorquidia, 676
Criptosporidíase, 385
Crise
- epiléptica, 443
- febril, 437
Cromo, alimentação infantil, 66
Curva de perímetro cefálico/idade, 89

D

Deficiência
- 21-hidroxilase, 536
- - diagnóstico laboratorial, 537
- - tratamento, 537
- - variante clássica, 536
- - variante não clássica, 537
- ferro, 491
- intelectual, 653
- - tratamento, 657
Deglutição
- atípica, 563
- distúrbios, 223
Dengue, 322-329
- alta hospitalar, 325
- aspectos clínicos na criança, 325
- classificação dos casos, 328
- diagnóstico, 325
- espectro clínico, 323
- etiologia, 323
- fisiopatogenia, 323
- óbito, 328
- tratamento, 325
Dentes
- cáries, 559
- erupção, 555, 556
- natais, 556
- neonatais, 556
- traumatismos, 568
Dermatite atópica, 257
Dermatose cinzenta, 418
Desenvolvimento da criança, 24
- adolescentes, 600
- alimentar, 224
- continência urinária, 263
- linguagem, 640, 641
- motor global, 225
- primeira infância, 103-112
- - acompanhamento, 104, 105
- - alerta no exame físico, 104
- - conceitos, 103
- - considerações, 112
- - fatores de risco, 104
- puberal
- - feminino, 97
- - masculino, 101

- sistema imunológico, 378
- sistema sensorimotor oral e comportamento alimentar na infância, 223, 225
Desnutrição, 527
Desvio
- septo nasal, 250
- tônico paroxístico do olhar vertical, 468
Diabetes melito, 531
- classificação, 531
- definição, 531
- diagnóstico, 532
- tipo 1
- - autoimune, 531
- - idiopático, 531
- - quadro clínico, 532
- tipo 2, 532
- - efeito potencial do aleitamento materno, 61
- - quadro clínico, 532
- tratamento, 533
Diafragma, contracepção, 625
Diagnósticos, anotações, 13
Diarreia
- aguda, 212-217
- - abordagem, 212
- - aspectos clínicos, 213
- - conceito, 212
- - etiopatogenia, 212
- - investigação complementar, 213
- - prevenção, 217
- - tratamento, 214
- - - alimentação, 214
- - - hidratação, 214
- - - medicamentos, 216
- crônica, 218
- - abordagem, 218
- - causas, 219
- - com sangue, 221
- - considerações, 221
- - esteatorreia, 221
- - investigação, 220
- - osmótica, 220
- - secretória, 220
Dieta de transição, 65
Discinesias paroxísticas, 468
Disfonia infantil, 645
Disfunções do trato urinário inferior, 263
Dislexia, 646
Dismenorreia, 624
Dispepsia funcional, 229
Displasias ósseas, 527
Distonia paroxística do lactente, 469
Distopias testiculares, 676
Distúrbios
- específico da linguagem, 640
- fonológico, 640
- hemorrágicos, 509
DIU (dispositivo intrauterino), 626
Doenças
- adultas com raízes na infância, 154-158
- - aterosclerose, 154
- - cardiovascular, 155
- - considerações, 158
- - prevenção, 156
- - vascular encefálica, 155
- alérgicas, 137-140
- - aumento nos últimos anos, 137
- - conceitos básicos, 138
- - considerações, 141

- - prevenção
- - - primária, 138
- - - secundária, 140
- - - terciária, 140
- - recomendações ao paciente e aos familiares, 140
- celíaca, 231
- Crohn, 231, 361
- crônica, 37
- - caracterização, 37
- exantemáticas, 345
- gastrointestinais, baixa estatura, 527
- granulomatosa, febre, 361
- Hand-Schuller-Christian, 362
- hematológicas, baixa estatura, 528
- hepáticas, baixa estatura, 528
- inflamatória intestinal, 231
- Kawasaki, 361
- Lyme, febre, 360
- obstrutivas do anel linfático de Waldeyer, 245
- periodontal na infância, 565
- - epidemiologia, 565
- - etiologia, 565
- - gengivite placa-induzida, 565
- - periodontite, 566
- - prevenção, 567
- - tratamento, 566
- plaquetárias, 512
- - trombastenia de Glanzmann, 514
- - trombocitopenias, 512
- Pringle, 414
- pulmonares, baixa estatura, 528
- renais, baixa estatura, 528
- Ritter von Rittershain, 428
- sobressalto, 468
- tecido conjuntivo, 300
- - febre, 360
- vasculares, 512
- - adquiridas, 512
- - congênitas, 512
Dores
- abdominal, 228
- - aguda, 228
- - classificação, 228
- - crônica, 228-233
- - - funcional, 228
- - - orgânica, 228, 230
- costas, 650
- crescimento, 298
- - características, 298
- - diagnóstico, 298
- - tratamento, 298
- membros, 297
- - anamnese, 297
- - características, 297
- - exame físico, 297
- - fibromialgia, 298
- - investigação laboratorial, 297
- - síndrome da hipermobilidade benigna, 298
- - sintomas associados, 297
Ducto nasolacrimal, obstrução congênita, 590
Duodenite, 230

E

Ectima, 427
Ectopia testicular, 676
Edema, 292

Encefalopatia
- crônica não evolutiva, 440
- - classificação, 441
- - definição, 440
- - diagnóstico, 441
- - epidemiologia, 440
- - etiologia, 440
- - patogenia, 441
- - prognóstico, 442
- - quadro clínico, 441
- - tratamento, 441
- epiléptica, 444
Endocardite infecciosa, febre, 358
Enterobíase, 387
Enurese, 263
- avaliação, 264
- conceito, 264
- epidemiologia, 264
- etiologia, 264
- tratamento, 266
Enxaqueca abdominal, 229
Eosinófilos, 517
Epífora, 588
- avaliação, 589
Epilepsia, 443-461
- ausência da infância, 448
- benigna do lactente, 446
- cérebro imaturo, 446
- crises
- - focais, 444
- - generalizadas, 444
- definição, 443
- encefalopatia epiléptica, 444
- occipital
- - início precoce, 448
- - início tardio, 448
- outros conceitos e termos, 446
- resolvida, 444
- rolândica, 447
- síndrome
- - Dravet, 447
- - eletroclínicas da infância, 447
- - epiléptica, 444
- - Lennox-Gastaut, 449
- - Panayiotopoulos, 448
- - West, 446
- síndromes
- - eletroclínicas do lactente, 446
- tratamento, 450
Epúlide congênita do recém-nascido, 557
Equipe do ambulatório, 14
Erisipela, 427
Eritema
- infeccioso, 347
- - diagnóstico, 347
- - manifestações clínicas, 347
- - tratamento, 348
- pigmentar fixo, 418
Eritrograma, 515
Erros inatos do metabolismo, 528, 678
- classificação, 678
- definição, 678
- diagnóstico, 679
- manifestações clínicas, 678
- tratamento, 679
Erupção
- dentária, 555
- - sintomatologia, 556
- escarlatiniforme estafilocócica, 428

Escabiose, 423
- tratamento, 424
Escarlatina, 347
- diagnóstico, 347
- manifestações clínicas, 347
- tratamento, 347
Esclerose tuberosa, 414
Esofagite de refluxo, 230
Esotropia
- acomodativa, 585
- infantil não acomodativa, 585
Espancamento da criança, 631
Esquistossomose, 388
- febre, 359
Estatura da criança, 25
- avaliação, 525
- por idade, 96, 100
Esteatorreia, 221
Estenose
- aórtica, 479
- pulmonar, 478
Estimulação psicossocial e crescimento infantil, 85
Estrabismo, 584
- convergente, 584
- diagnóstico, 586
- divergente, 585
- intermitentes, 585
- paralíticos, 586
- tratamento, 586
- verticais, 585
Estrongiloidíase, 387
Exame(s)
- complementares em crianças assintomáticas, 681
- fezes, 681
- físico da criança, 24
- - abdome, 34
- - abordagem e visão geral, 24
- - antropometria, 24
- - ânus, 35
- - aspectos gerais, 30
- - ausculta, 29
- - boca, 31
- - cabeça, 30
- - faringe, 31
- - gânglios linfáticos, 30
- - inspeção, 29
- - palpação, 29
- - pele e mucosas, 30
- - percussão, 29
- - pescoço, 31
- - pressão arterial, 25
- - sistema
- - - cardiovascular, 33
- - - digestório, 34
- - - esquelético, 35
- - - geniturinário, 34
- - - nervoso, 35
- - - respiratório, 32
- - tórax, 32
- ginecológico, 617
- oftalmológico realizado pelo pediatra, 573
- - encaminhamento para o oftalmologista, 575
- - infância, 574
- - período neonatal, 573
- - pré-escolares, 574

Exantema, 345
- súbito, 348
- - diagnóstico, 348
- - manifestações clínicas, 348
- - tratamento, 348
Exercícios e lazer da criança, 24
Exploração sexual, 663

F
Faringe
- exame, 31
- sintomas, 23
Faringoamigdalite aguda, 168
- complicações, 169
- diagnóstico, 168
- prognóstico, 169
- quadro clínico, 168
- tratamento, 169
Febre, 356
- origem obscura, 356-363
- - abscessos profundos, 358
- - artrite reumatoide juvenil, 360
- - doença
- - - Crohn, 361
- - - granulomatosas, 361
- - - Hand-Schuller-Christian, 362
- - - Kawasaki, 361
- - - Letterer-Siwe, 362
- - - Lyme, 360
- - - neoplásica, 360
- - - tecido conjuntivo, 360
- - endocardite infecciosa, 358
- - esquistossomose, 359
- - exame físico cuidadoso e repetido, 357
- - exposição a contatos, 357
- - granuloma eosinofílico, 362
- - histiocitoses, 362
- - idade, 357
- - infecções, 358
- - - bacterianas, 358
- - - citomegalovírus, 359
- - - espiroquetas, 360
- - - fungos, 360
- - - parasitárias, 359
- - - rickéttsias, 360
- - - urinária, 358
- - - virais, 359
- - laboratório, 362
- - leishmaniose, 359
- - leptospirose, 360
- - leucemias, 361
- - linfomas, 361
- - lúpus eritematoso sistêmico, 360
- - magnitude, 357
- - malária, 359
- - mononucleose infecciosa, 359
- - procedência, 357
- - prognóstico, 363
- - sarcoidose, 361
- - sífilis, 360
- - síndrome da imunodeficiência adquirida, 359
- - síndrome hemofagocítica, 362
- - sinusite, 358
- - tempo de doença, 357
- - tipo de febre, 357
- - toxoplasmose, 359

- - tratamento, 363
- - tromboflebite, 361
- - tuberculose, 358
- - uso de medicamentos, 357
- - verificar, 357
- - por medicamentos, 361
- - psicogênica, 361
- - reumática, 360, 484
- - - artrite, 485
- - - cardite, 485
- - - coreia, 485
- - - diagnóstico, 485
- - - epidemiologia, 484
- - - eritema marginado, 485
- - - evolução tardia, 486
- - - nódulos subcutâneos, 485
- - - patogênese, 484
- - - quadro clínico, 484
- - - tratamento, 486
- - tifoide, 358
Ferro, alimentação infantil, 66, 74
- deficiência, 491
- - consequências funcionais, 494
- metabolismo, 492
Fibras, alimentação infantil, 66
Fibromialgia, 298
- diagnóstico, 299
- manifestações, 299
- tratamento, 299
Fibrose cística, 186-190
- abordagem, 186
- alterações do muco, 187
- diagnóstico, 187
- epidemiologia, 186
- fisiopatologia, 187
- genética, 186
- infecção, 187
- patologia, 187
- transporte iônico, 186
- tratamento, 188
Fimose, 676
Fístulas branquiais, 675
Fitofotodermatite, 419
Flúor, alimentação infantil, 66, 75
Folatos, deficiência, 498
Foliculite, 427
Fósforo, alimentação infantil, 66
Frutas, alimentação infantil, 69
- composição nutricional, 68
Furazolidona, 392
Furúnculo, 427

G
Gagueira, 643
Gânglios linfáticos, exame, 30
Gardnerela, vulvovaginites, 620
Gastrite, 230
Gengivite placa-induzida, 565
Geno
- valgo, 648
- varo, 648
Giardíase, 384
Ginecologia infanto-puberal, 616
- exame, 617
- queixas frequentes, 616
- - amenorreia, 622
- - anticoncepção, 624

- - corrimento genital/vulvovaginites, 618
- - problemas menstruais, 621
- sigilo médico, 616
Glomerulonefrite aguda pós-infecciosa, 268
- pós-estreptocócica, 269
- - biópsia renal, 270
- - complicações, 270
- - diagnóstico
- - - diferencial, 270
- - - laboratorial, 270
- - epidemiologia, 268
- - etiologia, 268
- - fisiopatologia, 269
- - patogenia, 268
- - prognóstico, 270
- - quadro clínico, 269
- - tratamento, 270
Gorduras, alimentação infantil, 66, 72
Granuloma
- eosinofílico, 362
- umbilical, 675

H
Hábitos
- alimentares saudáveis na infância, 78
- bucais, 562
- - bruxismo, 563
- - deglutição atípica, 563
- - onicofagia, 563
- - sucção não nutritiva: digital e chupeta, 562
- - tratamento, 563
Hanseníase
- forma indeterminada, 414
- forma tuberculoide, 419
Helmintos, 383
- ancilostomíase, 386
- ascaridíase, 385
- enterobíase, 387
- esquistossomose, 388
- estrongiloidíase, 387
- himenolepíase, 388
- necatoríase, 386
- oxiuríase, 387
- teníase, 388
- tricuríase, 386
Hemácias, avaliação
- coloração, 516
- formato, 516
- inclusões eritrocitárias, 516
- tamanho, 516
Hematoma
- erupção dentária, 557
- septo nasal, 250
Hematúria na infância, 272
- classificação, 273
- diagnóstico etiológico, 273
- fisiopatologia, 272
- macroscópica, 273
- microscópica, 275
Hemograma em pediatria, 681
- interpretação, 515
- - séries
- - - branca, 516
- - - plaquetária, 517
- - - vermelha, 515
Hemorragia endometrial disfuncional, 62

Hemostasia, 509
- primária, 509
- secundária, 509
Hepatites virais, 364-372
- A, 364
-- achados laboratoriais, 365
-- apresentação clínica, 364
-- diagnóstico, 365
-- prevenção, 365
-- tratamento, 365
- B, 365
-- apresentação clínica e laboratorial, 366
-- epidemiologia, 365
-- profilaxia, 366
-- tratamento, 366
- C, 367
-- diagnóstico, 368
-- história natural, 367
-- monitoramento, 368
-- sinais clínicos e sintomas, 368
-- transmissão, 367
-- transplante hepático, 369
-- tratamento, 368
- considerações, 372
- D, 369
-- apresentação clínica, 369
-- diagnóstico, 370
-- profilaxia, 370
-- tratamento, 370
- E, 370
-- apresentação clínica, 370
-- diagnóstico, 371
-- gravidez, 372
-- infecções crônicas, 370
-- manejo, 371
-- neonatos, 371
- G, 371
- TT, 372
Hepatoesplenomegalia, 375
- abordagem à criança, 376
- abordagem, 376
- diagnóstico laboratorial, 377
Herança genética e crescimento da criança, 83
Hérnia
- epigástrica, 675
- inguinal, 675
- umbilical, 675
Hidrocele, 675
Higroma cístico, 674
Himenolepíase, 388
Hipercalciúria, 287
Hiperecplexia, 468
Hiperlipidemia, 292
Hipermenorreia, 622
Hiperoxalúria, 287
Hiperplasia congênita das suprarrenais, 535
- complicações, 539
- deficiência da 21-hidroxilase, 536
- formas, 535
- triagem, 539
Hipersensibilidade, 138
Hipertensão arterial na criança, 276
- abordagem, 276
- definição, 276
- diagnóstico clínico e laboratorial, 277
- epidemiologia, 276
- etiologia, 276
- fatores de risco, 276

- sinais e sintomas, 277
- tratamento, 277
Hipertireoidismo na infância, 541
- definição, 541
- diagnóstico laboratorial, 542
- etiologia, 541
- quadro clínico, 542
- tratamento, 542
-- cirúrgico, 543
-- iodo radioativo, 543
-- medicamentoso, 542
Hipertrofia dos tecidos linfoides, 250
Hiperuricosúria, 287
Hipoalbuminemia, 292
Hipocromia residual, 414
Hipogonadismo
- hipergonadotrófico, 521, 522
- hipogonadotrófico funcional ou
    transitório, 521
- hipogonadotrófico permanente, 521, 522
Hipomagnesemia, 287
Hipomelanose de Ito, 414
Hipotireoidismo na infância, 544
- adquirido, 545
-- diagnóstico, 546
-- quadro clínico, 546
-- tratamento, 546
- classificação, 544
- congênito, 544
-- diagnóstico, 545
-- etiologia, 544
-- quadro clínico, 544
-- tratamento, 545
-- triagem neonatal, 545
- puberdade precoce, 550
Histiocitose, 362
História da doença atual, 21
HIV (vírus da imunodeficiência humana),
    acompanhamento ambulatorial, 315
- diagnóstico laboratorial, 316
- etiologia, 315
- imunopatogênese, 316
- quadro clínico, 317
- transmissão materno-infantil, 319
- transmissão perinatal, 316
- tratamento, 317
Hormônios
- crescimento (GH), 524
-- deficiência, 528
- esteroides gonadais, 524
- glicocorticoides, 524
- IGF, 524
- insulina, 524
- tireoide, 524

I

Ictiose ligada ao sexo, 419
Idade, avaliação, 525
IMC por idade, 95, 97, 99, 101
Impactação fecal, 208
Impetigo, 426
Implantes subdérmicos, 626
Imunização, 24, 114-134
- abordagem, 114
- calendário nacional de vacinação, 115
- centros de referência para imunobiológicos
    especiais, 134

- contraindicações, 115
-- falsas, 117
- lactentes prematuros, 133
- precauções, 117
- suspeita ou confirmação de infecção pelo
    HIV, 118
- vacinas
-- BCG, 118
-- dupla bacteriana, 119
-- hepatite A, 125
-- hepatite B, 118
-- imunodeprimidos e situações especiais, 132
-- influenza (gripe), 128
-- meningocócicas, 130
-- papilomavírus humano (HPV), 126
-- pentavalente bacteriana de células inteiras-
    DTP+Hib+hepatite B, 119
-- pneumocócicas conjugadas, 128
-- poliomielite, 122
-- rotavírus, 121
-- tríplice bacteriana, 120
-- tríplice viral, 123
-- varicela, 123
Imunodeficiência, 379
- primárias, 381
Incontinência
- fecal crônica, 208
- pigmentar, 420
- acromiante, 414
Índices de crescimento
- E/I (comprimento ou altura), 87
- IMC/I, 88
- P/E, 88
- P/I, 87
- PC/I, 88
Infecções
- bacterianas, febre de origem obscura, 358
- citomegalovírus, febre, 359
- espiroquetas, febre, 360
- febre de origem obscura, 358
- fungos, febre, 360
- parasitárias, febre, 359
- repetição, 378
- rickéttsias, febre, 360
- trato urinário, 282
-- abordagem, 282
-- conceito, 282
-- defesa do hospedeiro, 282
-- diagnóstico, 283
-- etiologia, 282
-- fatores predisponentes, 282
-- litíase urinária, 287
-- quadro clínico, 283
-- tratamento, 284
- urinária, febre, 358
- vias aéreas superiores, 165-170
-- considerações, 170
-- faringoamigdalite aguda, 168
-- otite média aguda, 169
-- rinofaringite aguda, 165
-- rinossinusite aguda, 166
- virais, febre, 359
Inspeção, 29
Integração sensorial, 226
Interrogatório sintomatológico, 22
Intimidação
- física, 635
- verbal, 635

Intolerância alimentar, 234
- carboidratos, 234
- - diagnóstico, 234
- - tratamento, 234
- lactose, 231
Intoxicações exógenas, 150
Isosporíase, 385
Ivermectina, 391

J
Jogos sexuais, 663

K
Kussmaul, ritmo, 32

L
Lacrimejamento, 588
Lactose, intolerância, 231
Laqueadura tubária, 627
Leishmaniose, febre, 359
Leptospirose, febre, 360
Leucemias, 361, 513
Leucodermias, 414
Levamisol, 390
Linfadenite aguda supurativa, 674
Linfócitos, 516
Linfomas, febre, 361
Linguagem, 639
- alterações, 639
- atraso, 640
- desenvolvimento, 640
- distúrbio
- - específico, 640
- - fonológico, 640
- - gagueira, 643
Lipídios plasmáticos, efeito potencial do aleitamento materno, 60
Líquen estriado, 414
Litíase renal, 286
- acidose tubular renal, 287
- cistinúria, 287
- diagnóstico laboratorial e de imagem, 288
- fatores de risco, 286
- fisiopatologia, 286
- hipercalciúria, 287
- hiperoxalúria, 287
- hiperuricosúria, 287
- hipocitratúria, 287
- hipomagnesemia, 287
- infecção do trato urinário, 287
- obstrução do trato urinário, 287
- quadro clínico, 287
- seguimento clínico, 290
- tratamento, 288
- - cirúrgico, 289
- - clínico, 288
Litotripsia extracorpórea por ondas de choque (LECO), 288
Lúpus eritematoso sistêmico, 302-307
- apresentação clínica, 302
- diagnóstico, 302
- epidemiologia, 302
- febre, 360
- fenômeno de Raynaud, 303
- manifestações
- - cardíacas, 305

- - constitucionais, 303
- - hematológicas, 305
- - mucocutânea, 303
- - musculoesqueléticas, 304
- - pulmonares, 305
- - renais, 304
- - sistema nervoso, 304
- síndrome antifosfolípide, 305
- tratamento, 306
- - medicamentos, 307

M
Magnésio, alimentação infantil, 66
Malária, febre, 359
Manchas
- acrômicas, 415
- - nevo halo, 415
- - vitiligo, 415
- *cafe au lait*, 420
- hipercrômicas, 418
- - dermatose cinzenta, 418
- - eritema pigmentar fixo, 418
- - fitofotodermatite, 419
- - hanseníase na forma tuberculoide, 419
- - ictiose ligada ao sexo, 419
- - incontinência pigmentar, 420
- - mastocitose, 420
- - melanoma maligno, 420
- - nevo
- - - melanocítico, 421
- - - Ota, 421
- - - *Spillus*, 421
- - pitiríase *versicolor*, 421
- - tinha negra palmar, 422
- - xeroderma pigmentoso, 422
- hipocrômicas, 414
- - esclerose tuberosa, 414
- - hanseníase na forma indeterminada, 414
- - hipocromia residual, 414
- - incontinência pigmentar acromiante, 414
- - líquen estriado, 414
- - nevo acrômico, 414
- - pitiríase
- - - *alba*, 415
- - - *versicolor*, 415
- mongólica, 421
Mastocitose, 420
Masturbação infantil, 469
Maus-tratos à criança e ao adolescente, 664
Mebendazol, 390
Melanoma maligno, 420
Membro inferior, deformidades
- angular, 648
- rotacional, 648
Menarca precoce isolada, 552
Menstruação, problemas na adolescência, 621
Metatarso aduzido, 648
Metronidazol, 392
Metrorragia, 622
Microtropias, 585
Minerais, alimentação infantil, 66, 72
Mioclonia
- benigna da infância, 469
- neonatal benigna do sono, 469
Molibdênio, alimentação infantil, 66

Monócitos, 517
Mononucleose infecciosa, 352
- febre, 359
Mosaicismo, 41

N
Nariz, sintomas, 23
Nasoangiofibroma juvenil, 251
Necatoríase, 386
Negligência com a criança ou adolescente, 663, 665
Nervos cranianos, exame, 36
Neutrófilos, 516
Nevo
- acrômico, 414
- halo, 415
- melanocítico, 421
- Ota, 421
- *Spillus*, 421
Niclosamida, 391
Nitazoxanida, 392
Nódulos de Bohn, 557
Nutrição na infância, 85
- fetal e obesidade na vida adulta, 78

O
Obesidade, prevenção, 77
- aleitamento materno, 60, 78
- aspectos legais, 80
- atividade física fora da escola, 79
- considerações, 81
- escola, papel, 79
- programas de intervenção, 80
- sono, 80
- vida adulta, nutrição fetal, 78
Obstrução
- congênita do ducto nasolacrimal, 590
- trato urinário, 287
Odontologia, atenção na primeira infância, 555
- alterações
- - cisto de erupção, 557
- - cistos da lâmina dentária, 557
- - dentes nasais e neonatais, 556
- - epúlide congênita do recém-nascido, 557
- - hematoma de erupção, 557
- - nódulos de Bohn, 557
- - pérolas de Epstein, 557
- erupção dentária, 555, 556
- importância da psicologia, 555
Oftalmia neonatal, 579
Olhos
- cuidados com a visão, 576
- - como detectar os problemas, 576
- - diagnóstico diferencial de apresentações clínicas na infância, 577
- exame oftalmológico realizado pelo pediatra, 573
- sintomas, 23
Oligoartrite, 310
Oligoelementos, alimentação infantil, 72
Onicofagia, 563
Orquiepididimite, 676
Ortopedia, principais doenças em pediatria, 648
- claudicação, 649
- deformidades angulares e rotacionais dos membros inferiores, 648

- dores nas costas, 650
- pé plano, 648
Otite média
- aguda, 169
- - complicações, 170
- - diagnóstico, 170
- - etiologia, 170
- - tratamento, 170
- crônica, 246
- - colesteatomatosa, 247
- - não colesteatomatosa, 246
- secretora, 248
Ouvidos, sintomas, 23
Oxamniquina, 392
Oxiuríase, 387

P

Pacto
- pela Vida, 19
- Redução da Mortalidade Materna e Neonatal, 19
Palpação, 29
Pamoato
- oxipirantel, 391
- pirantel, 391
- pirvínio, 391
Papa salgada, 69
Parafimose, 676
Parasitoses intestinais, 232, 383-392
- anemia, 383
- antiparasitários, 390
- - albendazol, 390
- - cambendarol, 390
- - furazolidona, 392
- - ivermectina, 391
- - mebendazol, 390
- - metronidazol, 392
- - niclosamida, 391
- - nitazoxanida, 392
- - oxamniquina, 392
- - pamoato de oxipirantel, 391
- - pamoato de pirantel, 391
- - pamoato de pirvínio, 391
- - piperazina, 391
- - praziquantel, 391
- - secnidazol, 392
- - tetramisol/levamisol, 390
- - tiabendazol, 390
- - tinidazol, 392
- diarreia, 383
- dor abdominal, 383
- eliminação de vermes, 383
- eosinofilia, 383
- helmintos, 383
- - ancilostomíase, 386
- - ascaridíase, 385
- - enterobíase, 387
- - esquistossomose, 388
- - estrongiloidíase, 387
- - himenolepíase, 388
- - necatoríase, 386
- - oxiuríase, 387
- - teníase, 388
- - tricuríase, 386
- manifestações
- - cutâneas, 384
- - pulmonares, 383

- prevenção, 392
- prolapso retal, 383
- protozoários, 383
- - amebíase, 384
- - criptosporidíase, 385
- - giardíase, 384
- - isosporíase, 385
- prurido anal e vulvar, 383
- sangue nas fezes, 383
Paroníquia estafilocócica, 428
Pé plano, 648
- exame físico, 648
- tratamento, 648
Pele
- exame, 30
- sintomas, 23
Pequenos para a idade gestacional, 527
Percussão, 29
Perdas
- auditiva, 38, 643
- fôlego, 468
Perfil lipídico, 682
Perímetro
- abdominal, 25
- cefálico, 25
- - para idade, 95, 99
- - síndrome de Down, 47
- torácico, 25
Periodontite, 566
- agressiva, 566
- associadas a doenças sistêmicas, 566
- generalizada, 566
- localizada, 566
Perolas de Epstein, 557
Persistência do canal arterial, 478
Pescoço, exame, 31
- síndrome de Down, 42
Pescoço, sintomas, 23
Peso da criança
- avaliação, 525
- estimativa, 25
- idade, 94, 96, 98, 100
Pielonefrite, febre, 358
Pílula pós-coito, 626
Piodermites, 426
- celulite, 427
- conceito, 426
  considerações, 426
- ectima, 427
- erisipela, 427
- erupção escarlatiniforme estafilocócica, 428
- foliculite, 427
- furúnculo, 427
- impetigo, 426
- paroníquia estafilocócica, 428
- síndrome da pele escaldada estafilocócica, 428
- tratamento, 429
Piperazina, 391
Pirâmide alimentar, 70
Pitiríase
- alba, 415
- versicolor, 415, 421
Plaquetas, 517
Pneumonia aguda, 198
- abordagem, 198
- diagnóstico, 199
- etiologia, 198

- fisiopatologia, 199
- prevenção, 202
- tratamento, 201
Polipose nasal, 251
Política Nacional de Atenção Integral à Saúde da Criança, 19
Potássio, alimentação infantil, 66
Praziquantel, 391
Preservativos
- feminino, 625
- masculino, 625
Pressão arterial, 25
- aleitamento materno, efeito potencial, 60
- cuidados para aferição, 25
- procedimento de medida, 26
Programa
- Assistência Integral à Saúde da Mulher e da Criança, 19
- Humanização da Atenção ao Parto e Nascimento, 19
- Nacional de Imunização, 19
- Saúde da Família, 19
Projeto de Redução da Mortalidade Infantil, 19
Prontuário, 12, 21
Proteínas, alimentação infantil, 66, 72
Proteinúria, 292
Protozoários, 383
- amebíase, 384
- balantidíase, 385
- criptosporidíase, 385
- giardíase, 384
- isosporíase, 385
Pseudocrises, 468
Puberdade, 548
- precoce, 548
- - classificação, 548
- - definição, 548
- - gonadotrofina-dependente ou verdadeira, 548
- - - causas, 549
- - - diagnóstico, 549
- - - exames de imagem, 549
- - - tratamento, 549
- - gonadotrofina-independente ou pseudopuberdade precoce, 550
- - - causas, 550
- - - tratamento, 551
- - isolada, 552
- variantes normais do desenvolvimento, 552
Púrpura de Henoch-Schönlein, 512

Q

Qualidade na atenção ambulatorial, 15
Quedas, 144
Queimaduras, 146
Queixa principal, 21
Quociente de inteligência, efeito potencial do aleitamento materno, 61

R

Rede de Atenção à Saúde Materno-Infantil, 19
Refluxo gastroesofágico, 239, 240
- apresentações clínicas, 240
- diagnóstico, 240
- tratamento, 241

Regurgitação infantil, 239
- diagnóstico, 239
- tratamento, 240
Respiração, 249
- bucal, 249
- - aleitamento materno ausente ou insuficiente, 251
- - alterações
- - - corporais, 252
- - - craniofaciais e dentárias, 251
- - - funções bucais, 252
- - - musculares orofaciais, 252
- - - várias, 253
- - atresia das coanas, 250
- - características clínicas do paciente, 251
- - corpo estranho, 251
- - desvio do septo nasal, 250
- - diagnóstico, 253
- - etiologia, 249
- - exames, 254
- - hábitos bucais deletérios, 251
- - hábitos residual e adquirido, 251
- - hematoma do septo nasal, 250
- - hipertrofia dos tecidos linfoides, 250
- - impotentes funcionais, 253
- - nasoangiofibroma juvenil, 251
- - orgânicos ou genuínos, 253
- - papel do pediatra, 254
- - polipose nasal, 251
- - puramente funcionais, 253
- - rinite alérgica, 250
- - tumores nasais, 250
- nasal, 249
Retardo constitucional do crescimento e da puberdade, 521, 527
Retocolite ulcerativa, 231
Rinite alérgica, 250, 255
- abordagem, 255
- conjuntivite alérgica, 257
- considerações, 260
- dermatite atópica, 257
- diagnóstico, 257
- disfunção da trompa de Eustáquio, 257
- quadro clínico, 256
- síndrome de alergia oral, 257
- sinusite, 257
- tratamento, 257
Rinofaringite aguda, 165
- etiopatogenia, 165
- patologia, 165
- prevenção, 166
- quadro clínico, 165
- sinais e sintomas, 165
- tratamento, 166
Rinossinusite aguda, 166
- classificação das sinusites, 166
- complicações, 168
- diagnóstico, 167
- medidas preventivas, 168
- prognóstico, 168
- sinais e sintomas, 166
- tratamento, 167
Ritmo de Kussmaul, 32
Rosário costal raquítico, 32
Rubéola, 346
- diagnóstico, 346
- diagnóstico sorológico, 354

- manifestações clínicas, 346
- prevenção, 347
- tratamento, 347

S

Saco lacrimal, 589
Sarampo, 345
- diagnóstico, 346
- manifestações clínicas, 345
- prevenção, 346
- tratamento, 346
Sarcoidose, febre, 361
Saúde da criança, 18
- Atenção Integrada às Doenças Prevalentes na Infância (AIDPI), 19
- compromissos internacionais assumidos, 19
- iniciativas nacionais, 19
- Programa de Saúde de Família (PSF) e a reconfiguração da assistência, 19
- situação sociodemográfica e epidemiológica, 18
Secnidazol, 392
Seios
- branquiais, 675
- pré-auriculares, 675
Selênio, alimentação infantil, 66
Septo nasal
- desvio, 250
- hematoma, 250
Serviço ambulatorial, 5-17
- anotação dos diagnósticos, 13
- avaliação, 16
- Brasil, 7
- consulta por telefone e e-mail, 15
- cronograma de agendamentos das consultas de puericultura, 11
- ensino médico, 6
- equipe do ambulatório, 14
- especificidades, 8
- estrutura física do ambulatório, 8
- pesquisa, 6
- princípios da atenção primária, 7
- prontuário, 12
- qualidade na atenção, 15
- tipos, 7
Sibilância, 172
- diagnóstico, 174
- epidemiologia, 172
- episódica, 175
- fisiopatologia, 173
- intermitente grave, 179
- multifatorial, 175
- não atópica, 179
- persistente atópica, 175
- persistente não atópica, 175
- prognóstico, 175
- transitória, 175, 179
- tratamento, 175
Sífilis, febre, 360
Síncope, 467
- não cardíaca, 467
Síndrome
- alergia oral, 257
- anovulação crônica, 623
- antifosfolípide, 305
- bebê sacudido ou chacoalhado, 631, 663
- Bloch-Sulzberguer, 420

- criança espancada ou espancamento, 631
- Down, 41-53
- - abordagem, 41
- - acompanhamento subsequente, 52
- - considerações, 52
- - curva de crescimento, 43
- - diagnóstico
- - - pós-natal, 50
- - - pré-natal, 49
- - estimulação precoce, 52
- - informação aos familiares, 51
- - puericultura da criança, 51
- - reconhecimento clínico, 42
- - - anormalidades urológicas, 49
- - - artropatia, 49
- - - baixa estatura, 42
- - - cabeça e pescoço, 42
- - - características neonatais, 42
- - - cognição, 48
- - - crescimento, 42
- - - demência, 48
- - - distúrbios comportamentais e psiquiátricos, 48
- - - doença cardíaca, 42
- - - extremidades, 42
- - - imunodeficiência, 49
- - - instabilidade atlantoaxial, 49
- - - manifestações gastrointestinais, 42
- - - obesidade, 42
- - - perda de audição, 42
- - - problemas oftalmológicos, 42
- - - reprodução, 49
- Dravet, 447
- Duane, 586
- Ehlers-Danlos, 512
- enteropatia induzida pelas proteínas alimentares, 235
- epiléptica, 444
- espancamento, 512
- hemofagocítica, 362
- hemolítico-urêmica, 513
- hipermobilidade benigna, 298
- - diagnóstico, 298
- - tratamento, 298
- intestino irritável, 219, 229
- Klinefelter, 522
- lactente chiador, 172
- - abordagem, 172
- - conceitos essenciais, 172
- - considerações, 176
- - definição, 172
- - diagnóstico, 174
- - epidemiologia, 172
- - fatores predisponentes, 172
- - fisiopatologia da sibilância, 173
- - tratamento, 175
- Lennox-Gastaut, 449
- McCune-Albright, 550
- Moebius, 586
- Münchausen por procuração, 631, 663
- nefrótica, 291
- - diagnóstico laboratorial, 292
- - edema, 292
- - epidemiologia, 291
- - etiologia, 291
- - fenômenos tromboembólicos, 292
- - hiperlipidemia, 292
- - hipoalbuminemia, 292

- - indicações de biópsia, 294
- - infecções, 292
- - mecanismos fisiopatológicos, 292
- - proteinúria, 292
- - quadro clínico, 292
- - tratamento, 293
- pele escaldada estafilocócica, 428
- pré-menstrual (SPM), 624
- Sandifer, 469
- Turner, 522
- West, 446
Sinéquia vulvar, 676
Sintomas por sistemas
- boca, 23
- circulatório, 23
- digestório, 23
- faringe, 23
- geniturinário, 23
- hematológico, 23
- linfoide, 23
- musculoesquelético, 23
- nariz, 23
- olhos, 23
- ouvidos, 23
- pele e anexos, 23
- pescoço, 23
- respiratório, 23
Sinusite, 166, 257
- complicações, 168
- diagnóstico, 167
- febre, 358
- tratamento, 167
Sistema
- cardiovascular, exame, 33
- circulatório, sintomas, 23
- digestório
- - exame, 34
- - sintomas, 23
- esquelético, exame, 35
- geniturinário
- - exame, 34
- - sintomas, 23
- hematológico, sintomas, 23
- imunológico, desenvolvimento, 378
- linfoide, sintomas, 23
- musculoesquelético, sintomas, 23
- nasolacrimal, 588
- - anatomia, 588
- - embriologia, 588
- nervoso
- - exame, 35
- - sintomas, 23
- respiratório
- - exame, 32
- - sintomas, 23
Sobrepeso, prevenção, 77
- aleitamento materno, 60
Sódio, alimentação infantil, 66
Sono na infância, 80
Sopro cardíaco, 480
- avaliação, 480
- considerações, 483
- contínuo, 482
- diastólico, 482
- ejeção, 482
- fluxo pulmonar, 481
- inocentes, 481
- orgânicos, 482

- pulmonar periférico, 481
- regurgitação, 482
- sistodiastólico, 483
- sistólico
- - aórtico, 482
- - supraclavicular, 481
- Still, 481
- zumbido ou rumor venoso, 482
Sucção, 224
- digital, 562

T
Telangiectasia hemorrágica hereditária, 512
Telarca precoce isolada, 552
Teníase, 388
Tensão pré-menstrual (TPM), 624
Testes de triagem neonatal, 670
- coraçãozinho, 672
- linguinha, 673
- olhinho, 672
- orelhinha, 671
- pezinho, 670
- - deficiência de biotinidase, 671
- - fenilcetonúria, 671
- - fibrose cística, 671
- - hemoglobinopatias, 671
- - hipotireoidismo congênito, 670
- - normas e rotina, 670
- - situações especiais, 670
Testículo retrátil, 676
Testotoxicose familiar, 550
Tetramisol, 390
Tiabendazol, 390
Tinha negra palmar, 422
Tinidazol, 392
Tórax
- em quilha, 32
- exame, 32
- funil, 32
- peito de pombo, 32
- sapateiro, 32
Torcicolo
- congênito, 675
- paroxístico benigno da infância, 469
Tosse, 192
- aguda, 193
- avaliação, 194
- considerações, 197
- crônica, 193
- definição, 193
- eficaz, 194
- etiologia, 194
- ineficaz, 194
- produtiva, 194
- seca, 194
- tratamento, 195
Toxoplasmose
- diagnóstico sorológico, 350
- - anticorpos
- - - IgA, 351
- - - IgE, 351
- - - IgG, 350
- - - IgM, 351
- - congênita, 351
- febre, 359
Translocação robertsoniana, 41

Transtornos
- déficit da atenção e hiperatividade (TDAH), 452
- - base neurobiológica, 453
- - comorbidades, 456
- - definição, 653
- - diagnóstico, 453
- - fatores de risco genéticos e ambientais, 452
- - meninas, 456
- - prognóstico, 457
- - quadro clínico, 453
- - tratamento, 456, 657
- desenvolvimento de coordenação, 655
- - tratamento, 658
- desenvolvimento intelectual, 653
- específico de aprendizagem, 656
- - tratamento, 658
- paroxísticos não epilépticos, 467
- - desvio tônico paroxístico do olhar vertical, 468
- - discinesias paroxísticas, 468
- - distonia paroxística do lactente, 469
- - hiperecplexia ou doença do sobressalto, 468
- - masturbação infantil, 469
- - mioclonia
- - - benigna da infância, 469
- - - neonatal benigna do sono, 469
- - perda de fôlego, 468
- - pseudocrises, 468
- - síncope, 467
- - síndrome de Sandifer, 469
- - torcicolo paroxístico benigno da infância, 469
- - vertigem paroxística benigna, 469
Trato urinário
- infecção, 282
- - conceito, 282
- - defesa do hospedeiro, 282
- - diagnóstico, 283
- - etiologia, 282
- - fatores predisponentes, 282
- - quadro clínico, 283
- - tratamento, 284
- inferior, disfunções, 263
- obstrução, 287
Traumatismo dentário, 568
- avulsão ou perda do dente, 568
- considerações, 569
- escurecimento do dente, 568
- fratura, 568
- intrusão, 568
- prevenção, 568
Tricomoníase, 620
- vulvovaginites, 620
Tricuríase, 386
Trissomia 21 livre, 41
Trombastenia de Glanzmann, 514
Trombocitopenias, 512
- imune primária, 513
Tromboflebite, 361
Tuberculose na infância, 397
- definição, 397
- diagnóstico, 399
- epidemiologia, 397
- etiologia, 397
- extrapulmonar, 399
- febre, 358

- infecção primária, 398
- latente, 398
- pulmonar, 398
- radiologia, 399
- tópicos importantes, 401
- transmissão, 397
- tratamento, 399
- - controle, 403
Tumores
- nasais, 250
- ovarianos, 550

U
Úlcera péptica, 230
Urina, 286

V
Vacinação, 114
- calendário nacional, 115
- Centros de Referência para Imunobiológicos Especiais – CRIE, 134
- contraindicações, 115
- - falsa, 117
- imunodeprimidos, 132
- lactentes prematuros, 133
- precauções, 117
- suspeita ou confirmação de infecção pelo HIV, 118
Vacinas
- BCG, 118
- - apresentação, 118
- - composição, 118
- - conservação, 118
- - contraindicações, 118
- - esquema, 118
- - eventos adversos, 118
- - evolução normal, 118
- - paciente com possibilidade de transmissão vertical do HIV, 118
- - via de administração, 118
- dupla bacteriana, 119
- - conservação, 120
- - eventos adversos, 120
- - paciente com possibilidade de transmissão vertical do HIV, 120
- - via de administração, 119
- febre amarela, 125
- hepatite A, 125
- hepatite B, 118
- - conservação, 119
- - paciente com possibilidade de transmissão vertical do HIV, 119
- influenza (gripe), 128
- - conservação, 128
- - constituição, 128
- - contraindicações, 128
- - época de administração, 128
- - esquema vacinal, 128
- - eventos adversos, 128
- - paciente com possibilidade de transmissão vertical do HIV, 128
- - via de administração, 128

- meningocócicas, 130
- papilomavírus humano (HPV), 126
- - conservação, 127
- - desenvolvimento da vacina, 127
- - duração da imunidade, 127
- - esquema, 127
- - estratégia do PNI, 127
- - eventos adversos, 127
- - portadores do vírus, esquema vacinal, 127
- pentavalente bacteriana de células inteiras, 119
- pneumocócicas conjugadas, 128
- poliomielite, 122
- polissacarídicas, 129
- rotavírus, 121
- tríplice
- - bacteriana, 120
- - viral, 123
- - varicela, 123
Varicela, 348
- diagnóstico, 348
- manifestações clínicas, 348
- prevenção, 348
- tratamento, 348
Velocidade de crescimento, 85, 91, 525
Vermifugação periódica, 393
- alergia, 395
- desempenho cognitivo, 395
- melhora do estado nutricional, 393
- resistência aos antiparasitários, 394
Vertigem paroxística benigna, 469
Vias aéreas superiores, infecções, 165
- considerações, 170
- faringoamigdalite aguda, 168
- otite média aguda, 169
- rinofaringite aguda, 165
- rinossinusite aguda, 166
Violência contra crianças e adolescentes, 628-636
- abordagem multidisciplinar, 661
- alienação parental, 631
- atendimento clínico, 665
- autores, 631
- *bullying*, 629, 635
- conceituação, 661
- conduta médica, 633
- considerações, 635
- *cyberbullying*, 629
- definição, 628
- diagnóstico, 632
- diferenciação de jogos sexuais, 663
- emocional, 629, 630
- epidemiologia, 630, 661
- exploração sexual, 663
- física, 629, 631, 663
- indicadores, 663
- maus-tratos, 664
- negligência, 629, 630, 663, 665
- notificação e denúncia, 634
- programas de atenção à criança e ao adolescente, 666
- psicológica, 665

- repercussões, 632
- sexual, 629, 631, 663, 664
- sinais e sintomas, 663
- síndrome
- - bebê sacudido ou chacoalhado, 631, 663
- - criança espancada ou espancamento, 631
- - Münchausen por procuração, 631, 663
- suspeita, 632
- tipos e natureza, 662
Vírus
- coxsáckie, 168
- Epstein-Barr, 168, 352
- - sorologia, 353
Visão, cuidados, 576
Vitaminas, alimentação infantil, 66, 67, 72
- A, 74
- abordagem, 74
- B12, 74
- - deficiência, 500
- C, 74
- D, 74, 159
- - abordagem, 159
- - considerações, 161
- - deficiência, 159
- - funções não ósseas, 161
- - metabolismo, 159
- - prevenção, 160
- - *status*, 160
- - tratamento, 160
- K, 74
Vitiligo, 415
Vulvovaginites, 618
- alérgica, 621
- com atividade sexual, 621
- corpo estranho, 621
- diagnóstico, 619
- fúngica, 620
- gardnerela, 620
- gonococo, 620
- inespecíficas, 619
- parasitas (oxiúros), 620
- sem atividade sexual, 621
- tricomonas, 620

W
Waldeyer, anel, 245

X
Xeroderma pigmentoso, 422

Z
Zika, 329
- acometimento neurológico, 331
- definição de casos, 332
- diagnóstico diferencial, 333
- diagnóstico, 332
- epidemiologia, 329
- espectro clínico, 329
- microcefalia, 331
- tratamento, 333
Zinco, alimentação infantil, 66, 74